心血管介入并发症防治
——陷阱规避与处理策略

Complications in Cardiovascular Interventions: Prevention, Pitfall Avoidance, and Management

主　编　韩雅玲　王祖禄

副主编（按姓氏笔画排序）

丁世芳　王效增　王琦光　陈韵岱　赵仙先

荆全民　徐　凯　陶　凌　曹　丰　梁　春

北京大学医学出版社

XINXUEGUAN JIERU BINGFAZHENG FANGZHI——XIANJING GUIBI YU CHULI CELÜE

图书在版编目（CIP）数据

心血管介入并发症防治 ：陷阱规避与处理策略 / 韩雅玲，王祖禄主编 . -- 北京 ：北京大学医学出版社，2025. 6（2025. 12 重印）. -- ISBN 978-7-5659-3436-0

Ⅰ. R540.6

中国国家版本馆 CIP 数据核字第 2025261MH2 号

心血管介入并发症防治——陷阱规避与处理策略

主　　编： 韩雅玲　王祖禄

出版发行： 北京大学医学出版社

地　　址：（100191）北京市海淀区学院路 38 号　北京大学医学部院内

电　　话： 发行部 010-82802230；图书邮购 010-82802495

网　　址： http://www.pumpress.com.cn

E-mail： booksale@bjmu.edu.cn

印　　刷： 北京信彩瑞禾印刷厂

经　　销： 新华书店

责任编辑： 高　瑾　畅晓燕　　**责任校对：** 靳新强　　**责任印制：** 李　啸

开　　本： 889 mm×1194 mm　1/16　　**印张：** 41.5　　**字数：** 1254 千字

版　　次： 2025 年 6 月第 1 版　2025 年 12 月第 2 次印刷

书　　号： ISBN 978-7-5659-3436-0

定　　价： 298.00 元

编者名单

主　编　韩雅玲　王祖禄

副主编（按姓氏笔画排序）

丁世芳　王效增　王琦光　陈韵岱　赵仙先

荆全民　徐　凯　陶　凌　曹　丰　梁　春

编　者（按姓氏笔画排序）

丁力平　中国人民解放军火箭军特色医学中心
丁世芳　中国人民解放军中部战区总医院
于世勇　中国人民解放军陆军军医大学第二附属医院
于　波　中国医科大学附属第一医院
于海波　中国人民解放军北部战区总医院
万继业　中国医科大学附属盛京医院
卫世强　中国人民解放军陆军第八十三集团军医院
马文帅　中国人民解放军空军军医大学第二附属医院
马彦卓　中国人民解放军联勤保障部队第九八〇医院
马颖艳　中国人民解放军北部战区总医院
王　江　中国人民解放军陆军军医大学第二附属医院
王　剑　中国人民解放军北部战区总医院
王　耿　中国人民解放军北部战区总医院
王　浩　中国人民解放军总医院第二医学中心
王　斌　中国人民解放军北部战区总医院
王　斌　中国人民解放军总医院第二医学中心
王　璇　中国人民解放军北部战区总医院
王　磊　中国人民解放军东部战区总医院
王子琛　中国人民解放军北部战区总医院
王冬梅　中国人民解放军联勤保障部队第九八〇医院
王兆丰　中国人民解放军北部战区总医院
王旭开　中国人民解放军陆军特色医学中心
王汝涛　中国人民解放军空军军医大学第一附属医院
王红勇　中国人民解放军陆军特色医学中心
王忠超　中国人民解放军北部战区总医院
王建铭　中国人民解放军北部战区总医院
王承竹　中国人民解放军火箭军特色医学中心
王祖禄　中国人民解放军北部战区总医院
王艳炜　中国人民解放军联勤保障部队第九八〇医院
王效增　中国人民解放军北部战区总医院
王琦光　中国人民解放军北部战区总医院
支雪涵　中国人民解放军北部战区总医院
毛　帅　中国人民解放军总医院第九医学中心
孔令锋　中国人民解放军联勤保障部队第九八〇医院
邓　捷　西安交通大学附属第二医院
邓玮婷　中国人民解放军北部战区总医院
石宇杰　中国人民解放军总医院第七医学中心
石燕昆　中国人民解放军联勤保障部队第九二〇医院
卢　青　中国人民解放军中部战区总医院
田　兵　沈阳医学院附属中心医院
白　元　中国人民解放军海军军医大学第一附属医院
成小凤　中国人民解放军陆军军医大学第二附属医院
曲小龙　中国人民解放军陆军军医大学第一附属医院
朱　航　中国人民解放军总医院第六医学中心
朱鲜阳　中国人民解放军北部战区总医院
向定成　中国人民解放军南部战区总医院

刘　达　中国人民解放军北部战区总医院
刘　兵　中国人民解放军空军军医大学第一附属医院
刘　荣　中国人民解放军北部战区总医院
刘　婧　中国人民解放军北部战区总医院
刘　湃　中国人民解放军北部战区总医院
刘甲兴　中国人民解放军联勤保障部队第九一〇医院
刘会君　中国人民解放军陆军第八十三集团军医院
刘宏斌　中国人民解放军总医院第二医学中心
刘海伟　中国人民解放军北部战区总医院
齐　斌　中国人民解放军北部战区总医院
齐书英　中国人民解放军联勤保障部队第九八〇医院
闫庆凯　中国人民解放军陆军特色医学中心
关绍义　中国人民解放军北部战区总医院
汝磊生　中国人民解放军联勤保障部队第九八〇医院
汤　沂　中国人民解放军东部战区总医院
许国卿　中国人民解放军北部战区总医院
孙东源　中国人民解放军北部战区总医院
孙志军　中国人民解放军总医院第一医学中心
孙佳琪　中国人民解放军北部战区总医院
孙鸣宇　中国人民解放军北部战区总医院
阴彦龙　中国人民解放军陆军第八〇集团军医院
杜大勇　中国人民解放军第三〇五医院
李　平　中国人民解放军陆军军医大学第二附属医院
李　妍　中国人民解放军空军军医大学第二附属医院
李　虎　中国人民解放军南部战区海军第一医院
李　洁　中国人民解放军联勤保障部队第九八〇医院
李　洋　中国人民解放军北部战区总医院
李　根　中国人民解放军北部战区总医院
李　健　中国医科大学附属第一医院
李　彬　中国人民解放军联勤保障部队第九六〇医院
李　毅　中国人民解放军北部战区总医院
李　霜　中国人民解放军西部战区总医院
李子琪　中国人民解放军北部战区总医院
李伟杰　中国人民解放军空军军医大学第一附属医院
李延斌　中国人民解放军北部战区总医院
李华康　中国人民解放军陆军军医大学第一附属医院
李运田　中国人民解放军第三〇五医院
李志文　中国人民解放军联勤保障部队第九八〇医院
李言明　中国人民解放军东部战区总医院
李述峰　哈尔滨医科大学附属第二医院
李树岩　吉林大学白求恩第一医院
李思麒　中国人民解放军北部战区总医院
李俊峡　中国人民解放军总医院第七医学中心
李馨妍　中国人民解放军北部战区总医院
杨　茜　中国人民解放军联勤保障部队第九八〇医院
杨永健　中国人民解放军西部战区总医院
杨丽霞　中国人民解放军联勤保障部队第九二〇医院
杨聪德　中国人民解放军联勤保障部队第九一〇医院
连榅林　中国人民解放军东部战区总医院
肖家旺　中国人民解放军北部战区总医院
肖　遥　中国人民解放军北部战区总医院
吴变稳　中国人民解放军联勤保障部队第九八〇医院
何永铭　中国人民解放军陆军军医大学第二附属医院
冷利华　中国融通医疗健康集团安庆一一六医院
沈　敏　中国人民解放军空军军医大学第一附属医院
宋雨杭　中国人民解放军北部战区总医院
宋治远　中国人民解放军陆军军医大学第一附属医院
张　坡　中国医科大学附属盛京医院
张　奇　中国人民解放军北部战区总医院
张　萍　中国人民解放军北部战区总医院
张　铮　中国人民解放军火箭军特色医学中心
张　磊　中国人民解放军北部战区总医院
张　磊　中国人民解放军海军军医大学第一附属医院
张必利　中国人民解放军海军军医大学第一附属医院
张志辉　中国人民解放军陆军军医大学第一附属医院
张泽宇　中国人民解放军总医院第二医学中心

张晓江　中国人民解放军联勤保障部队第九八〇医院
陆清声　中国人民解放军海军军医大学第一附属医院
陈　宇　中国人民解放军总医院第六医学中心
陈少伯　中国人民武装警察部队特色医学中心
陈韵岱　中国人民解放军总医院第六医学中心
武　敏　中国人民解放军北部战区总医院
林贵杨　中国人民解放军北部战区总医院
尚夕宁　中国人民解放军北部战区总医院
易　甫　中国人民解放军空军军医大学第一附属医院
周　鹤　中国人民解放军北部战区总医院
周景昱　中国人民解放军空军军医大学第一附属医院
单兴华　中国人民解放军海军军医大学第一附属医院
赵　蓓　中国人民解放军总医院第九医学中心
赵玉英　中国人民解放军联勤保障部队第九八〇医院
赵仙先　中国人民解放军海军军医大学第一附属医院
郝　芳　中国人民武装警察部队特色医学中心
郝鑫蕊　中国人民解放军北部战区总医院
荆全民　中国人民解放军北部战区总医院
胡桃红　中国人民解放军火箭军特色医学中心
段天兵　中国人民解放军南部战区总医院
宫剑滨　中国人民解放军东部战区总医院
宫　智　中国人民解放军联勤保障部队第九八〇医院
晋　军　中国人民解放军陆军军医大学第二附属医院
晋　群　中国人民解放军联勤保障部队第九六〇医院
徐　凯　中国人民解放军北部战区总医院
徐白鸽　中国人民解放军北部战区总医院
栾　颖　哈尔滨医科大学附属第二医院
高　阳　中国人民解放军北部战区总医院
郭文怡　中国人民解放军空军军医大学第一附属医院
郭志福　中国人民解放军海军军医大学第一附属医院
陶　凌　中国人民解放军空军军医大学第一附属医院
黄　岚　中国人民解放军陆军军医大学第二附属医院
黄松群　中国人民解放军海军军医大学第一附属医院
曹　丰　中国人民解放军总医院第二医学中心
符灵智　中国人民解放军联勤保障部队第九八〇医院
章　明　中国人民解放军总医院第一医学中心
梁　明　中国人民解放军北部战区总医院
梁　春　中国人民解放军海军军医大学第二附属医院
梁延春　中国人民解放军北部战区总医院
梁国标　中国人民解放军北部战区总医院
梁振洋　中国人民解放军北部战区总医院
彭　笑　中国人民解放军北部战区总医院
彭程飞　中国人民解放军北部战区总医院
蒋　博　中国人民解放军总医院第一医学中心
董玉书　中国人民解放军北部战区总医院
韩雅玲　中国人民解放军北部战区总医院
程　康　中国人民解放军总医院第二医学中心
曾春雨　中国人民解放军陆军特色医学中心
曾清泽　中国人民解放军联勤保障部队第九一〇医院
谢显学　中国人民解放军联勤保障部队第九一〇医院
谢海方　中国人民解放军北部战区总医院
靳志涛　中国人民解放军火箭军特色医学中心
慕燕艳　中国人民解放军北部战区总医院
蔡智伟　中国人民解放军联勤保障部队第九一〇医院
裴宜斌　中国融通医疗健康集团安庆一一六医院
谭　虎　中国人民解放军陆军军医大学第二附属医院
翟恒博　中国人民解放军北部战区总医院
薛　毅　中国人民解放军第三〇五医院

前　言

心血管介入治疗技术自20世纪后半叶诞生以来，已成为现代心脏病学领域最具革命性的突破之一，在冠心病、心律失常、结构性心脏病等心血管疾病的诊疗中发挥日益重要的作用，为无数患者提供了更微创、更精准、更高效、更安全的治疗选择。然而，任何医疗操作都伴随着一定风险，并发症的发生不仅可能影响手术效果，甚至可能危及患者生命。因此，如何有效预防、早期识别和妥善处理并发症，是每一位心血管介入医师必须掌握的核心技能。

在我国，心血管介入诊疗技术已广泛应用于各级医疗机构，手术量逐年攀升。但不同地区、不同医院、不同医师并发症的发生率及处理能力参差不齐。如何规范操作流程、优化围术期管理、提高并发症防治能力，已成为提升我国心血管医疗质量的关键环节。

近年介入心脏病学领域快速发展，冠心病介入治疗领域诞生了新一代药物洗脱支架、生物可吸收支架、新一代药物球囊以及应对严重钙化病变的血管内振波碎石术（IVL）等先进技术及器械；经导管主动脉瓣置换（TAVR）及二尖瓣修补术（TEER）等瓣膜病介入治疗、心律失常导管消融、心脏植入性电子器械（CIED）、左心耳封堵，以及高级机械循环辅助系统ECMO和IMPELLA等均得到蓬勃发展。由此，我们结合近年最新临床研究、国际指南及中国实践经验，编写了这本《心血管介入并发症防治——陷阱规避与处理策略》，旨在为心血管介入医师提供一部最新心血管介入实战背景下的权威参考工具。本书全面梳理了当前临床各类心血管介入技术的常见、少见及罕见并发症，涵盖了不同手术类型的并发症特点、危险因素、预防措施和处理流程；还通过典型病例分析，为读者提供更具操作性的实用指导。

本书的编写团队由全军心血管疾病介入诊疗质控委员会牵头，汇集了全国、全军数十家顶尖医疗中心的资深介入专家。在内容编排上力求简明实用。每一章节均以并发症的病理生理机制为切入点，深入浅出地分析其发生原因，进而提出针对性的防治建议，全书贯穿强调了“防大于治”的理念，希望通过规范、严谨的操作流程和风险预警体系的建立，最大程度的降低并发症发生率。对于已经发生的并发症，详细介绍了快速识别和有效处理的临床路径，帮助医师在紧急情况下做出正确决策并学到“管用的招数”。

本书的编写凝聚了资深心血管介入专家团队的智慧和经验，他们倾注了大量心血，将多年积累的宝贵经验毫无保留地分享给读者。在此谨向所有参编同道致以诚挚的谢意！同时也衷心感谢出版社编辑团队的辛勤付出，使本书得以顺利出版。

“苟日新，日日新，又日新”。由于医学知识日新月异，书中内容难免存在不足之处，恳请各位同道不吝指正。期待本书能成为心血管介入医师的实用工具书，为推动我国心血管介入诊疗高质量发展，提高广大患者的幸福感、获得感和安全感，做出实实在在的贡献。

韩雅玲

2025年5月

目　录

1 冠状动脉介入治疗并发症

第 1 节　经股动脉途径常见并发症

经股动脉途径是冠状动脉介入最常使用的血管径路，尽管当前经桡动脉途径的应用越来越多，但当出现桡动脉痉挛或存在解剖异常等情况时必须换用经股动脉途径，病变及病情需要使用较大直径的器械（如指引导管或主动脉内球囊反搏等）也需要经股动脉途径。介入诊疗操作种类繁多，不同目的的介入操作并发症的类型和发生率亦不同。经股动脉途径出现的血管径路并发症，多数为出血、血肿、动脉夹层、血栓形成、假性动脉瘤及动静脉瘘。诊断性介入的血管径路并发症以出血、血栓形成和栓塞最常见，而出血、假性动脉瘤和动静脉瘘则常见于治疗性介入操作。经股动脉途径进行诊断性及治疗性介入操作的血管径路并发症发生率分别为 0.1%～2% 及 0.5%～5%，需外科手术干预的血管径路发生率为 0.9%。采用较大的血管鞘、抗凝并进行复杂的治疗性介入操作（动脉粥样斑块旋切、主动脉内球囊反搏、左心室辅助装置及瓣膜成形术等）的血管径路并发症发生率可高达 14% 左右。血管径路并发症的发生不仅增加患者痛苦、延长住院时间，而且会导致死亡率的增加。

一、经股动脉途径并发症的危险因素

经股动脉途径血管并发症的发生主要依赖于患者因素（性别、年龄、体重、合并疾病等）、操作因素（诊断性或治疗性介入、鞘管大小、穿刺部位及操作者技术熟练程度等），也与围术期用药不当有关。近年来血管径路并发症的发生率有上升趋势，这可能与复杂介入治疗病例数增加和强化抗凝治疗有关。经股动脉途径血管并发症的常见危险因素见表 1-1-1。

诸多研究指出老年患者出现血管径路并发症的危险性较高，可能与合并周围血管疾病的发生率较高有关。既往资料表明，女性的血管径路并发症发生率高于男性，并认为可能与女性体型较小、血管较细有关；由于女性比男性患者冠心病症状晚出现 10 年左右，也有人认为女性血管径路并发症发生率高可能与年龄较大有关。美国国家心血管网（NCN）数据库中 22 家医院共 109 708 例患者的回顾性分析发现，女性经皮冠状动脉介入治疗（PCI）者通常较男性更年老及患有多种疾病，女性总的血管径路并发症发生率高于男性（5.4% *vs.* 2.7%，$P < 0.001$）。

由于技术的进步，主动脉内球囊反搏术（intra-aortic balloon pump，IABP）的操作已简化，其适应证也扩大。但植入 IABP 的总血管径路并发症发生率仍较高（15% 左右），重大血管径路并发症

表 1-1-1　经股动脉途径血管并发症的常见危险因素

分类	具体因素
患者因素	女性 高龄 肥胖 肾功能不全 高血压 低体重 周围血管疾病 急性心肌梗死
操作因素	较大的鞘管 同时穿刺股静脉并置入静脉鞘 主动脉内球囊反搏或其他血流动力学支持设备 穿刺部位过高或过低 鞘管留置时间过长 是否使用血管闭合装置
围术期用药	过度抗凝 合用糖蛋白Ⅱb/Ⅲa 抑制剂 使用肝素，而不是比伐芦定

（大出血、栓塞、需要外科干预的肢体缺血或其他外科干预的情况、全身感染、球囊破裂或由上述并发症导致的死亡）发生率为11%。对植入IABP者而言，高血压、糖尿病及周围血管疾病是发生血管径路并发症的相关危险因素，周围血管疾病、女性、体表面积＜1.8 m^2及心功能不全是发生重大并发症的独立预测指标。

二、常见并发症及处理

（一）动脉夹层

因髂股动脉硬化狭窄或走行迂曲致较粗硬的导丝或导管通过不畅，如仍强行插入，易使导丝或导管头端进入血管内膜下形成夹层。如沿此夹层跟进血管鞘极易导致动脉穿破。因此，在操作过程中切忌动作粗暴，对年龄较大或估计有动脉硬化者，插管宜选用细而柔软的导丝或导管。在推送短导丝的过程中如遇阻力，应在透视下判断是否进入股动脉分支或者形成股动脉夹层乃至穿破股动脉，以及时回抽并调整导丝的方向，如仍不能成功者可更换为泥鳅导丝。在送入导管过程中，如遇阻力应即刻透视观察导管头端位置，亦可手推少量造影剂观察血管情况，以减少髂股动脉动脉夹层的发生。此类夹层走行为逆血流而上，多数后果并不严重，自行闭合可能性较大，一旦发生可予严密观察，择期再行介入或换对侧穿刺。

（二）鞘管进入血管周围间隙

导丝沿穿刺针跟进过程中，穿刺针移位进入股动脉鞘内，或者直接穿出股动脉，导丝沿腰大肌前缘进入腹膜后间隙。由于该间隙组织疏松，有时导丝导管进入相当顺畅，即便有经验的操作者也很难体会其是否在动脉内还是在动脉外。当进导丝导管有阻涩感、患者诉腰背酸痛时应高度怀疑导丝或导管已进入血管腔外。如手推造影剂呈片状或带状分布，久滞不消则可明确诊断，但手推造影剂应缓慢、少量，以免人为扩大腹膜后间隙撕裂小血管造成血肿。防治措施：穿刺时持针要稳固，针尾喷血流畅后插入导丝，进导丝时如遇阻力，应在X线透视下观察导丝位置，不可强行插入。

（三）导丝嵌顿

在股动脉穿刺过程中导丝可嵌顿于股动脉分支，出现导丝前进时有阻力而又不能回撤的局面，若强行拔出可导致导丝折断或撕裂股动脉壁。导丝嵌顿可与如下因素有关：①操作时间过长，导丝导管反复刺激血管或进入股动脉分支而使之痉挛；②局麻不当，患者因疼痛而过于紧张；③股动脉及其分支严重动脉粥样硬化。发生导丝嵌顿现象后切忌强行拔导丝，暂停手术，安慰患者，休息数分钟后多可自行缓解。亦可经股动脉前壁补加局部麻醉药或经股动脉内注入利多卡因以解除痉挛。

（四）导丝滑入股动脉

导丝滑入股动脉是一种操作失误所致的并发症，为鞘管跟进过程中扩张器将短导丝带入股动脉所致。操作者只要在鞘管跟进的过程中对短导丝稍加注意即可避免。此外，还有将反复使用的鞘管折断入股动脉者，但较少见。发生后，可使用抓捕器取出，必要时需外科干预。

（五）血栓形成

主要原因有股动脉内膜损伤、鞘管内外壁血栓形成以及股动脉穿刺部位存在粥样硬化病变。股动脉穿刺部位血栓形成的典型表现为肢体疼痛、苍白、脉搏消失、感觉异常和运动障碍。术前和术后检查肢体搏动的情况很重要。如脉搏微弱、消失，需迅速松开包扎带，严密观察，加强抗凝，给予溶栓治疗，必要时介入或者外科手术干预。

（六）假性动脉瘤

假性动脉瘤（pseudoaneurysm，PSA）是指经皮穿刺后血液通过损伤的动脉壁破裂口进入血管周围组织并形成一个或多个腔隙（瘤腔），收缩期动脉血液经过载瘤动脉与瘤腔之间的通道（瘤颈部）流出到瘤腔内，舒张期血流回流到动脉内的一种病理现象（图1-1-1）。近年来，随着心血管介入技术的广泛开展，各种大口径导管、鞘管的运用及围术期抗凝药物的应用使心血管介入术所致的股动脉PSA发生率显著增加。多数文献报道PSA发生率为0.05%～6.25%。发生PSA的主要原因有：①与穿刺部位偏低及压迫不当有关，一则血管口径细小易损伤，二则拔管后因血管周围均为软组织不易压迫止血；②动脉导管或鞘管的型号过大，导管（鞘）口径≥8 F；③技术不熟练：反复穿刺及球囊导管回抽不充分时拔管均可使动

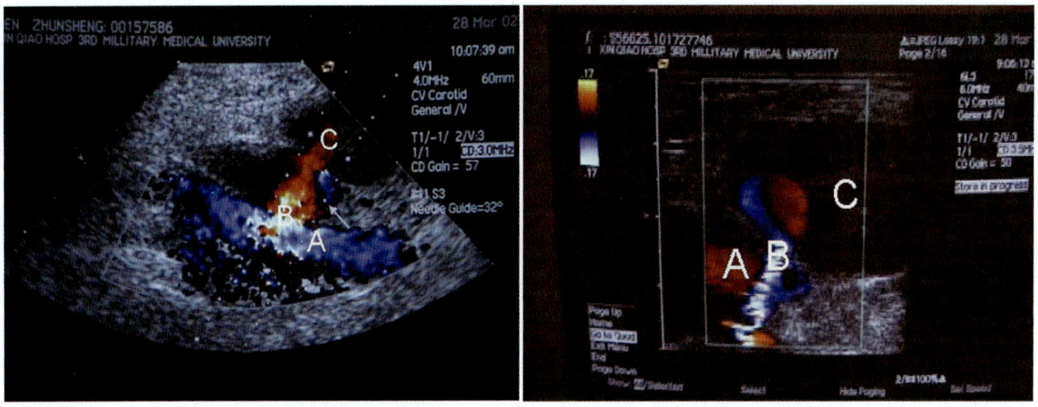

图 1-1-1 股动脉穿刺所致假性动脉瘤 A. 载瘤动脉；B. 瘤颈部；C. 瘤腔

脉创口扩大；④术中及术后使用抗凝药物；⑤术后过早活动。预防 PSA 的关键是准确的动脉穿刺和拔除鞘管后的有效压迫止血及加压包扎。

多数 PSA 不能自愈，并可不断长大而伴发压迫症状加重、栓塞，甚至自行破裂，因此一旦确诊以早期治疗为宜。治疗方法有加压包扎、超声引导下按压修复（ultrasound guided compression repair，UGCR）、超声引导下注射凝血酶（ultrasound guided thrombin injection，UGTI）及外科手术行 PSA 切除和动脉修补术。近年来处理医源性 PSA 已发生了很大的变化，需要外科干预者大大减少。但当经无创或微创方法处理无效或合并感染时，应及时行 PSA 切除和动脉修补术。

加压包扎操作简单，所需费用低、并发症少，适要于小的单纯性 PSA。UGCR 通过使 PSA 瘤颈部内形成凝血块，阻止血液进一步进入到瘤腔中并使瘤腔转化为血肿。具体方法：先以彩色多普勒超声对 PSA 进行细致扫描，辨别出瘤颈部，将探头置于 PSA 颈部的上方，在彩色多普勒超声全程监控下压迫 PSA 颈部直至颈部压闭或无血流通过，但同时保持股动脉通畅，持续压迫 20 ～ 30 分钟左右缓慢减压。如瘤颈部仍有血流，可重复压迫。UGCR 成功后加压包扎 12 小时、卧床休息 24 小时。其操作要点是确认压住了瘤颈部，UGCR 治疗的 PSA 通常直径小于 4 cm。对加压包扎或 UGCR 治疗 PSA 而言，影响治愈的主要因素有：①动脉破裂口的位置和大小：过大的破口及不易压迫的位置成功率低；②病程的长短：PSA 超过 1 个月的患者，可能由于瘤颈部和瘤腔内因内皮细胞覆盖而不易形成血栓；③抗凝药物的使用。

近年来日益增多的临床实践证明超声引导下注射凝血酶（UGTI）治疗 PSA 创伤性小、安全有效，成功率达 90% 以上，显著高于 UGCR 法，逐渐成为治疗 PSA 的首选方法。包括作者所在单位在内的国内多家医院几乎与国外同步开展了这项技术。具体方法：先以彩色多普勒超声对 PSA 进行仔细扫描，确定载瘤动脉破口位置、PSA 颈部宽度及长度、PSA 腔大小和数量。无菌操作将三通管分别连接凝血酶（300 ～ 500 单位 / 毫升）和生理盐水注射器，在盐水注射器保持负压下使 19 ～ 22 G 针经皮进入 PSA 腔中，确定穿刺针尖在 PSA 腔中央，应尽量远离颈部或在假腔边缘血流缓慢处。采用非彩色模式并通过彩色血流信号证实导管及穿刺针的位置。在超声监测下从小剂量开始将凝血酶（每次 0.2 ml，总量 1 ～ 3 ml）注入 PSA 腔，至超声见 PSA 假腔内血栓形成，腔内和通过瘤颈部的彩色血流信号消失（图 1-1-2）。术后卧床 3 ～ 6 小时，至能耐受情况下逐步正常活动，可 24 ～ 48 小时后复查超声，必要时可重复注射。手术前后测定远端动脉搏动及邻近部位的血管情况以排除血栓扩大及发生栓塞。随着 UGTI 治疗 PSA 病例数量的增多，相应的并发急性血栓形成的报道也增多，主要原因为凝血酶外溢到相应血管内所致，值得警惕。迄今国内外尚未见有 UGTI 治疗 PSA 而发生出血及并发过敏症的报道。

为减少以上并发症，作者建议在 UGTI 封堵时注意以下几点：①注射凝血酶的穿刺针在单纯性 PSA 时尽可能在瘤腔底部，远离瘤颈部注射，在复杂 PSA 首选在远端瘤腔的底部注射，使瘤腔血栓形成过程由远离瘤颈部的部位向瘤颈部延伸；②注射凝血酶速度宜慢，剂量偏小，平均剂量明显低于国外的报道，小量的凝血酶即可使瘤腔内的纤维蛋白原形成纤维蛋白，触发凝血系统，促进血栓形成；③当注射凝血酶后仍有残余血流时，

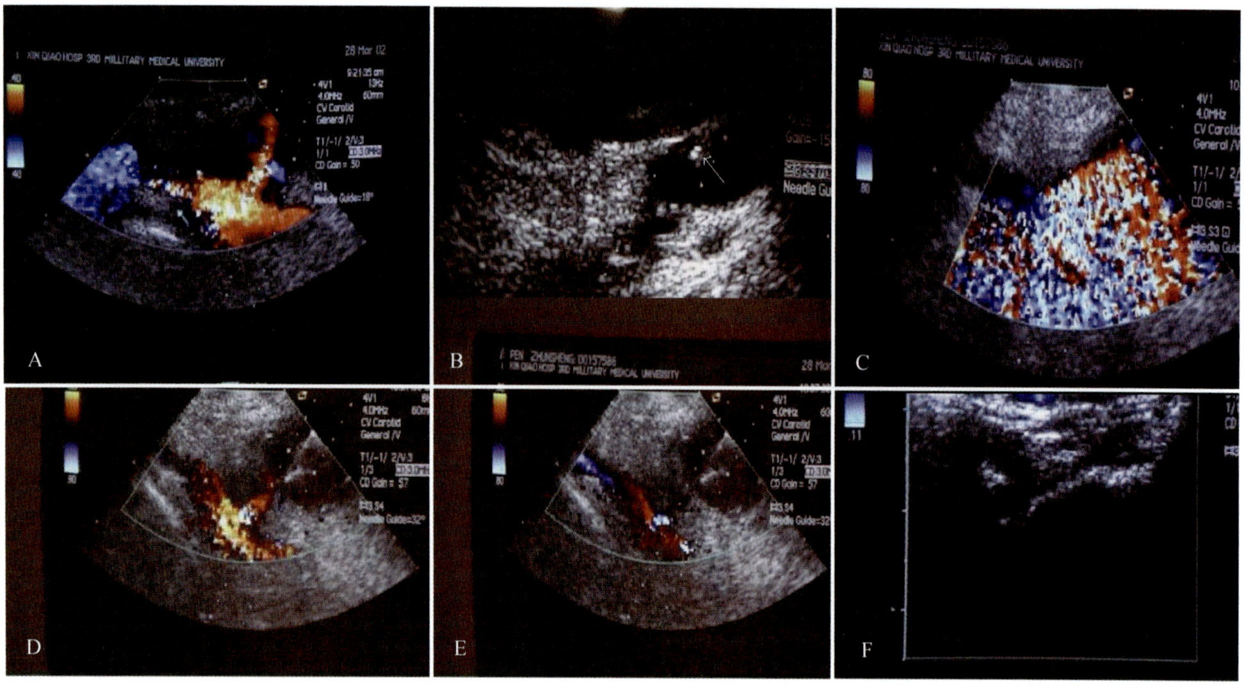

图 1-1-2 超声引导下注射凝血酶治疗 PSA。**A.** 股动脉假性动脉瘤；**B.** 超声引导下注射针进入瘤腔底部（箭头处）；**C.** 经注射针注入盐水出现超声频闪现象；**D.** 注入凝血酶瘤腔内血栓逐渐形成；**E.** 瘤腔内血栓形成、瘤颈部封闭；**F.** 术后足背动脉血流良好

允许临床观察，多数瘤腔可自然封闭。

（七）动静脉瘘

当穿刺针同时穿透股动脉和股静脉，在两者之间产生一个通道，股动脉流出的血液进入股静脉腔内即形成动静脉瘘（arteriovenous fistula，AVF）。AVF 多位于腹股沟韧带下 3 cm 处，因该处的股静脉多在股动脉或其分支的下方。避免反复穿刺损伤股动脉和股静脉是预防 AVF 产生的主要措施。AVF 和 PSA 一样，多在数天内出现，并有不断增大和破裂的危险，需要积极处理。其治疗可先采用压迫法治疗，如直接手压迫或超声导引下按压修复等，多数 AVF 可闭合。对上述处理无效者应及时外科手术修补。

（八）血肿

股动脉穿刺点血肿为最常见的经股动脉途径并发症，其主要原因有：①股动脉损伤：反复多次穿刺，鞘管过粗或使用扩张器均可严重损伤血管壁；②患者凝血功能差，血小板严重减少，或术中抗凝剂的大量应用；③压迫止血手法不当：只压在皮肤穿刺点上而未能有效压住血管穿刺点，压迫时间过短，下肢活动过早，患者剧烈咳嗽等；④患者合并高血压、动脉粥样硬化等全身性疾病，尤其是老年患者于加压包扎时因其皮肤弹性较差而固定不好。穿刺点血肿多为自限性，大多可自行吸收，但往往最初忽视对小血肿的观察，使血肿变得越来越大，导致严重后果，以致发展为 PSA。此外，若穿刺点过高而穿入髂外动脉，术后常因无坚硬的骨性平台为压迫提供支撑点而引起盆腔血肿或腹膜后血肿，这是一种严重的穿刺点并发症。腹膜后血肿往往失血量大，又不易被识别，若不能及时诊断和治疗，可因失血性休克而致患者死亡。可行 CT 血管造影明确破口处，腹部 B 超可探及局部液性暗区或血肿存在，腹腔穿刺抽出不凝血即可确诊。一旦确诊应立即处理，包括输血和压迫止血，必要时行经血管径路介入封堵术、栓塞术或外科修补止血。

（九）血管迷走反射

血管迷走反射（vasovagal reaction，VVR），又称血管神经性迷走反射，因其常在拔鞘管时发生故而常称之为“拔管综合征”。VVR 往往在介入后休息 4 ～ 6 小时进行拔管时发生，临床上较为常见，只是大部分症状轻微而未引起重视。VVR 多表现为拔除动脉鞘时突然发生血压下降、心率减慢、面色苍白、全身大汗淋漓、恶心、呕吐、呼吸减慢、神志淡漠。疼痛、紧张和血容量偏低是引起 VVR 的主要原因，精神过度紧张、动脉穿刺部位有血肿、局部按压力量过猛等为其主要诱发因素，尤其是有晕厥病史者更容易发生。如患者在拔鞘管时感到疼痛和紧张，刺激可通过外周感受器传入中枢神经，通过传出神经使血管扩张和心动过缓，导致血压下降，加上介入过程中诸多原因引起患者血容量偏低而引发 VVR。为此，拔除鞘管前应向患者做好解释工作，消除其恐惧和紧张心理，必要时局部麻醉，避免疼痛。VVR 多为良性经过，但若处理不及时亦可导致死亡。因此，一旦发生即应紧急处理：首先令患者保持卧位，轻者给予快速补充等渗盐水 500 ~ 1000 ml，静脉注射阿托品 0.5 ~ 1.0 mg，患者多在 15 ~ 30 分钟缓解，重者应立即静脉注射多巴胺 3 ~ 10 mg、阿托品 0.5 ~ 2.0 mg，必要时给予多巴胺 500 ~ 1000 μg/min 静脉滴注，多在 30 ~ 40 分钟内恢复正常。

三、减少经股动脉途径并发症的措施

减少经股动脉途径并发症的措施主要有以下三个方面：①改良穿刺技术方法；②加强围术期管理；③重视穿刺点处理。

（一）改良股动脉穿刺技术方法

通常股动脉穿刺有两种方法。目前临床常用的 Seldinger 穿刺法为前壁穿刺法，穿刺针只穿透动脉前壁而进入动脉腔内。另一种技术为透壁法，穿刺针先后穿透血管的前、后壁，然后略退穿刺针进入血管腔内。前壁穿刺技术仅造成一个动脉伤口，缺点是针尖可能引起血管内膜损伤；后者虽很少造成血管内膜损伤，但可因血管后壁穿破而出现腹膜后血肿。

股动脉总干下行分为股浅动脉和股深动脉，穿刺部位一般选择股动脉总干较为安全，因为总干的管径粗、管壁较厚。股浅动脉比股动脉总干管径小且管壁较薄、容易损伤，股动脉 PSA 最常见于动脉穿刺部位选择在股深动脉或股浅动脉的情况。腹股沟处 AVF 也与股动脉穿刺部位过低，并同时穿透了邻近的静脉或其分支有关。腹股沟皮肤皱褶并不是可靠的股动脉解剖标志，其与股动脉的关系变异很大，在肥胖患者可因皮下脂肪厚而下移，此时如将其作为股动脉穿刺的解剖标志，很可能造成穿刺点过低而误穿股浅动脉，故应避免将腹股沟皮肤皱褶作为穿刺的解剖标志。触诊股动脉搏动最强点也不是经股动脉途径进行介入的良好预测指标，有时可因股动脉搏动微弱而触诊困难，尤其肥胖或低血压患者，以及既往有血肿或瘢痕患者。值得注意的是，经典的触诊髂前上棘和耻骨结节代表腹股沟韧带的方法，也并不总是可靠。预防动脉血管径路并发症的前提在于准确的穿刺技术，减少穿刺次数有助于降低血管径路并发症的发生。与一次穿刺成功组相比，反复动脉穿刺者动脉血栓形成及动脉搏动减弱者显著增多。以下几种方法有助于准确定位穿刺点。

1. 透视指导穿刺

股动脉穿刺前透视指导有助于识别骨性标志，尤其股骨头（安全区）。理想的穿刺部位位于股骨头上方、股动脉分叉近段、腹股沟韧带远段这一区域。超过腹股沟韧带尤其超越腹壁下动脉会增加腹膜后血肿风险，因为此处压迫时缺乏股骨头的支撑；相反，低于股骨头会增加假性动脉瘤和动静脉瘘的风险。多数情况下分叉位于股骨头中心的下方，如果没有超声或者术前影像学检查，股骨头中心可作为最佳穿刺部位。刺入皮肤进入股动脉之前，应重复透视确认穿刺针位于股骨头下内象限的底部，因为穿刺针需在皮下组织走行一段距离才进入股动脉。研究表明透视指导的股动脉穿刺是出血并发症减少的独立预测因子。一项前瞻性的注册研究显示透视指导明显降低假性动脉瘤和其他动脉损伤的发生率。

2. 超声引导穿刺

由于股动脉与股骨头的解剖存在变异，透视不能保证总能准确识别最佳穿刺部位。超声引导下股动脉穿刺具有以下优势：能直接观察股动脉及其分支股浅动脉和股深动脉；观察到针尖刺入股动脉前壁，避免刺破后壁；避开动脉粥样硬化和钙化斑块；识别不慎刺入股静脉的情况。尤其适用于位置较深、直径较小的股动脉，肥胖患者以及全身抗凝的患者，对于此类患者首次穿刺成功很重要，能有效降低并发症的发生率。FAUST 试验比较了超声引导穿刺与透视指导穿刺的 1004 例非 ACS 患者，两组之间置管成功率相似（86.4% *vs.* 83.3%，$P = 0.17$），但超声引导穿刺能显著提高高位股动脉分叉患者鞘管置入的成功率（82.6% *vs*. 69.8%，$P < 0.01$），而且超声引导下股动脉穿刺显著减少了穿刺次数（1.3±0.9 *vs*. 3.0±3.2，$P < 0.001$），提高了首次穿刺成功率（82.7% *vs*. 46.4%，$P < 0.001$），同时降低了静脉误穿率（2.4% *vs*. 5.8%，$P < 0.001$），缩短了穿刺时间［（185±175）秒 *vs*.（213±194）秒，$P = 0.02$］，最终减少了59%的血管并发症（1.4% *vs*. 3.4%，$P = 0.041$），这主要归功于减少了血肿的发生率。

3. 微穿刺技术（micropuncture technique）

穿刺次数以及使用穿刺针的大小都与血管并发症相关，采用21 G微穿刺针配合0.018英寸导丝（Micropunc-ture Introducer Set，Cook Medical Inc.，Bloomington，Indiana）进行动脉穿刺，相对于传统的18 G穿刺针可以缩小56%的穿刺口，在误穿静脉、导丝前送不畅或经微穿刺鞘管股动脉造影证实股动脉不在安全区时，可以明显提高压迫止血的成功率，减少经股动脉途径并发症。

4. 股动脉造影

建议所有患者穿刺成功后即刻进行股动脉造影确认穿刺点确实位于股动脉，美国AHA专家共识将穿刺后行股动脉造影列为ⅠC类推荐。腹壁下动脉是腹股沟韧带和腹膜后腔的替代影像学标志，它是髂外动脉穿过腹股沟韧带前的最后主要分支。并发症的发生多见于穿刺点低于股动脉分叉或高于腹壁下动脉下界。同侧30°股动脉造影可以更好将股动脉主干与股浅动脉、股深动脉的分叉分开，优于后前位造影。造影时向中间适当牵拉鞘管有助于确认穿刺部位。如果穿刺部位不理想，拔出鞘管后压迫止血。重复穿刺后置入大鞘管前应再次造影以确认是否位于最佳穿刺部位。

（二）加强围术期管理

1. 严格根据体重给予肝素

不同目的和类型的介入操作对抗凝剂的要求和使用不尽相同。介入操作中抗凝剂使用的主要目的是预防动脉和（或）静脉血栓形成。最常使用的抗凝剂是肝素。过量使用抗凝剂是发生血管径路并发症的重要危险因素。

手术过程中肝素的用量应根据激活凝血时间（ACT）而定，指南推荐冠脉造影及PCI给予50～70 IU/kg肝素，以维持ACT在200～250秒（合用糖蛋白Ⅱb/Ⅲa受体拮抗剂时）或250～300秒（未使用糖蛋白Ⅱb/Ⅲa受体拮抗剂时）。但一项对非ST段抬高型急性冠脉综合征患者的研究发现大约1/3的患者肝素抗凝是过度的。对4项随机试验的8369例患者的分析发现，ACT延长导致出血明显增多，而缺血事件无差异，ACT峰值是股动脉出血并发症的预测因子。因此，在合理范围内减少肝素剂量以避免过度抗凝、维持相对较低的ACT水平是安全有效的。CIAO试验显示择期简单病变患者如术前已经给予双联抗血小板预处理，可以考虑不使用肝素抗凝。而另外一项包含418例PCI患者的前瞻性注册研究显示，术中给予30 IU/kg肝素，术后仅有1例（0.24%）发生需要输血或外科修复的严重血管并发症，但有2.9%的患者在术后1个月发生死亡、心肌梗死或者再次血运重建。因此，目前还不建议PCI中给予极低剂量肝素或完全不给予肝素。

此外，有报道指出血小板减少也是独立预测血管径路出血并发症的危险因素，因此对于血小板降低者，可根据出凝血功能检查适当减少抗凝剂的用量，避免过度抗凝对血管径路并发症的影响。

2. 慎重强化抗血小板治疗

目前尚无证据显示糖蛋白Ⅱb/Ⅲa受体拮抗剂对肌钙蛋白阴性患者有益，应避免在择期PCI术中应用。对于急性冠脉综合征患者，糖蛋白Ⅱb/Ⅲa受体拮抗剂的使用也应慎重，当术中出现缺血并发症时可考虑使用。接受糖蛋白Ⅱb/Ⅲa受体拮抗剂时减少肝素剂量并维持相对较低的ACT水平，能降低约90%的血管径路出血并发症。

3. 推荐使用比伐芦定替代肝素

比伐芦定相对于肝素联合糖蛋白Ⅱb/Ⅲa受体拮抗剂的出血并发症显著减少。ACUITY试验中，术中应用比伐芦定组的急性冠脉综合征患者介入治疗后30天出血并发症发生率明显低于肝素联合糖蛋白Ⅱb/Ⅲa受体拮抗剂组（3.0% *vs*. 5.7%，$P < 0.001$）。HORIZONS-AMI试验报道接受PCI治疗的STEMI患者中，术中应用比伐芦定较肝素联合糖蛋白Ⅱb/Ⅲa受体拮抗剂减低30天死亡率达34%，主要是由于大出血并发症减少了40%。

4. 尽量减少动脉血管鞘型号

对于相同体重和体表面积者，使用大血管鞘增加动脉出血及血栓形成的发生率，而使用较小的血管鞘、缩短操作时间，以及尽量不令动脉后壁出血可有效减少介入术后动脉出血和血栓形成的发生率。多中心随机试验显示与7/8 F鞘管相比，6 F鞘管降低了股动脉并发症发生率，缩短了操作时间和透视时间，减少了造影剂用量以及拔除鞘管后股动脉压迫时间。由于大部分复杂分叉病变均可以经6 F鞘管完成，如非必要应避免使用7 F以上鞘管。统计显示，PCI后发生血管径路并发症的患者中有82%使用了8 F以上的动脉鞘，而无并发症的患者中仅37%使用了8 F以上鞘管。当股动脉细小（周围血管疾病、糖尿病和女性患者），又插入较大的鞘管和留置时间过长（如置入IABP）时，容易产生血栓形成或栓塞的并发症。Sola等报告对100例采用4 F鞘管和导管进行诊断性左心导管术，压迫止血后仅4例患者在股动脉穿刺处有小的出血斑（直径2.5～5 cm）。采用小导管及血管鞘是当前冠脉介入诊疗操作的趋势，尤其国外在门诊接受冠脉造影患者中越来越多地应用小口径导管及鞘管，这将有助于减轻血管损伤及血管径路并发症的发生。

5. 强化血压控制

未控制的高血压是经股动脉途径并发症的危险因素，拔除鞘管前应确保良好的血压控制。

（三）重视穿刺点处理

1. 血管闭合装置的应用

早期研究报道血管闭合装置（vascular closure devices，VCD）增加血管并发症的发生率，随着装置的改进、技术的进步和操作者熟练程度的提高，近期的一些研究显示VCD较手工压迫明显减少出血并发症。对16项临床试验中纳入的5048例患者的荟萃分析显示，VCD较手工压迫显著减少血管并发症。一项前瞻性的注册研究纳入12 937例连续入组病例，结果提示VCD的应用与血管并发症的减少有关。Northern New England PCI Registry研究纳入46 830例患者，结果同样表明VCD有效预防了血管并发症。ACUITY试验分析了11 621例非ST段抬高型急性冠脉综合征（NSTE-ACS）患者，结果显示VCD的应用降低了22%的血管并发症风险。维克森林大学（Wake Forest University）医学中心进行的单中心注册研究在10年间纳入了35 016例患者，发现VCD的应用是降低血管并发症的强独立预测因子。NCDR CathPCI Registry研究纳入的样本量非常大，共计1 522 935例患者，分析了VCD与手工压迫对出血并发症的影响，结果发现使用VCD或比伐芦定均能降低PCI患者出血并发症，降幅最低的是同时应用VCD和比伐芦定的患者（图1-1-3）。对于出血高危险患者，VCD和比伐芦定的联合应用降低出血并发症的绝对值达3.8%。自20世纪90年代中期以来，随着VCD的广泛使用，在减少血管并发症的同时，显著缩短了术后卧床和住院时间，

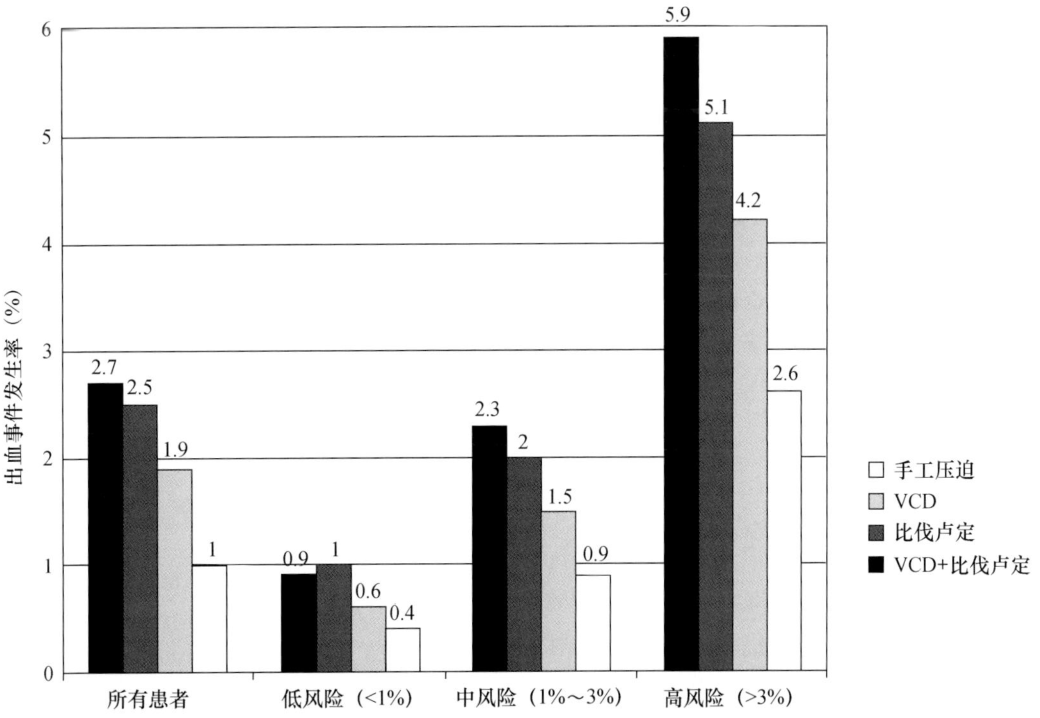

图1-1-3 血管闭合装置（VCD）与手工压迫对不同出血风险患者出血事件的影响

提高患者舒适度，并可减少静脉血栓形成和血管迷走反射的发生率。

不同 VCD 的效果不同。VasoSeal（Datascope Corporation，Montvale，NJ）增加血管并发症的发生，目前已经基本退市。而 AngioSeal（St. Jude Medical，St. Paul，MN）和 Perclose（Abbott Vascular，Abbott Park，IL）在减少血管并发症方面的临床研究显示其不劣于机械压迫，甚至更优。经桡动脉途径血管并发症的发生率明显低于经股动脉途径，有一些研究比较了使用 VCD 是否可以达到与经桡动脉途径同样有效的降低穿刺部位并发症的效果。一项纳入 118 例 ST 段抬高型心肌梗死（STEMI）行直接 PCI 患者的随机单中心临床试验结果显示经桡动脉途径与使用 VCD（StarClose）的经股动脉途径出血并发症的发生率相似（8.2% *vs.* 10.2%）。另外一项使用 VCD（Perclose）的观察性研究同样显示二者之间并发症发生率无差别。但意大利一项单中心的研究发现 1492 例非 ACS 患者使用经桡动脉途径的血管并发症明显低于使用 VCD 的经股动脉途径。目前正在进行的 ARISE 研究是首个多中心临床试验，在 NSTE-ACS 患者中比较经桡动脉途径与使用 VCD（AngioSeal）的经股动脉途径出血并发症的发生率，结果将为 VCD 预防经股动脉途径并发症提供依据。

2. 尽早拔除血管鞘

减少鞘管留置时间能明显减少出血并发症并改善预后。股动脉留置鞘管的患者应保持仰卧位，同时观察其有无血管径路并发症。最常见的并发症是穿刺部位出血和血肿，多是抗凝过度所致血液轻度外渗的结果。处理方法包括减少肝素用量或暂时停用并持续轻压动脉穿刺部位。对于严重出血，可用口径大一点的鞘并持续压迫动脉数小时，直到肝素效应基本消失；也可采用机械压迫器压迫动脉穿刺部位，如 C 形夹、气压装置或使用 VCD。

小结

诊断和（或）治疗性心血管介入后在穿刺局部血管发生并发症在所难免，股动脉由于管径较粗、操作方便，经股动脉途径仍是当前冠状动脉介入常使用的血管径路。该血管径路并发症主要为出血、血肿、动脉夹层、血栓形成、假性动脉瘤及动静脉瘘。血管径路并发症的发生不仅增加患者痛苦、延长住院时间，而且会导致死亡率的增加。其发生与患者因素（性别、年龄、体重、合并疾病等）、操作因素（诊断性或治疗性介入、鞘管大小、穿刺部位及操作者技术熟练程度等）以及围术期用药不当均有关。通过改良穿刺技术方法、加强围术期管理、重视穿刺点处理等措施可以减少经股动脉途径的并发症，这些方法可以联合应用，确保每一步操作都顾及穿刺入路的安全，同时应注意识别高危患者，加强随访和观察，及时发现并采取有效措施处理相应并发症。

（中国人民解放军陆军军医大学第二附属医院
于世勇　黄岚）

参考文献

[1] 陈纪林 . 冠心病介入治疗并发症的防治 . 北京：人民卫生出版社，2010.

[2] 李为民，李悦 . 心脏介入治疗并发症防治 . 北京：北京大学医学出版社，2012.

[3] Lee MS，Applegate B，Rao SV，et al. Minimizing femoral artery access complications during percutaneous coronary intervention：a comprehensive review. Catheter Cardiovasc Interv，2014，84：62-69.

[4] Baker NC，Ansel GM，Rao SV，et al. The choice of arterial access for percutaneous coronary intervention and its impact on outcome：An expert opinion perspective. Am Heart J，2015，170：13-22.

[5] Rapoport S，Sniderman KW，Morse SS，et al. Pseudo-aneurysm：a complication of faulty technique in femoral arterial puncture. Radiology，1985，154：529-530.

[6] 黄岚，晋军，覃军，等 . 超声引导凝血酶注射治疗股动脉假性动脉瘤可行性及影响因素探讨 . 中华超声影像学杂志，2004，13：528-531.

[7] Trimarchi S，Smith DE，Share D，et al. Retroperitoneal hematoma after percutaneous coronary intervention：prevalence，risk factors，management，outcomes，and predictors of mortality：a report from the BMC2 （Blue Cross Blue Shield of Michigan Cardiovascular Consortium）registry. JACC Cardiovasc Interv，2010，3：845-850.

[8] Sherev DA，Shaw RE，Brent BN. Angiographic predictors of femoral access site complications：implication for planned percutaneous coronary intervention. Catheter Cardiovasc Interv，2005，65：196-202.

[9] Pitta SR，Prasad A，Kumar G，et al. Location of femoral

artery access and correlation with vascular complications. Cathet Cardiovasc Interv, 2011, 78: 294-299.

[10] Doyle BJ, Ting HH, Bell MR, et al. Major femoral bleeding complications after percutaneous coronary intervention: Incidence, predictors, and impact on long-term survival among 17, 901 patients treated at the Mayo Clinic from 1994 to 2005. J Am Coll Cardiol, Intv, 2008, 1: 202-209.

[11] Applegate RJ, Sacrinty MT, Kutcher MA, et al. Trends in vascular complications after diagnostic cardiac catheterization and percutaneous coronary intervention via the femoral artery, 1998 to 2007. J Am Coll Cardiol Intv, 2008, 1: 317-326.

[12] Sciahbasi A, Fischetti D, Picciolo A, et al. Transradial access compared with femoral puncture closure devices in percutaneous coronary procedures. Int J Cardiol, 2009, 137: 199-205.

[13] Mann T, Cowper PA, Peterson ED, et al. Transradial coronary stenting: comparison with femoral access closed with an arterial suture device. Catheter Cardiovasc Interv, 2000, 49: 150-156.

[14] de Andrade PB, LA EM, Tebet MA, et al. Design and rationale of the AngioSeal versus the Radial approach In acute coronary SyndromE (ARISE) trial: a randomized comparison of a vascular closure device versus the radial approach to prevent vascular access site complications in non-ST-segment elevation acute coronary syndrome patients. Trials, 2013, 14: 435-442.

[15] Garrett PD, Eckart RE, Bauch TD, et al. Fluoroscopic localization of the femoral head as a landmark for common femoral artery cannulation. Catheter Cardiovasc Interv, 2005, 65: 205-207.

[16] Fitts J, Ver LP, Hofmaster P, et al. Fluoroscopy-guided femoral artery puncture reduces the risk of PCI-related vascular complications. J Interv Cardiol, 2008, 21: 273-278.

[17] Ahmed B, Piper WD, Malenka D, et al. Significantly improved vascular complications among women undergoing percutaneous coronary intervention: a report from the Northern New England Percutaneous Coronary Intervention Registry. Circ Cardiovasc Interv, 2009, 2: 423-429.

[18] Seto AH, Abu-Fadel MS, Sparling JM, et al. Real-time ultrasound guidance facilitates femoral arterial access and reduces vascular complications: FAUST (Femoral Arterial Access With Ultrasound Trial). JACC Cardiovasc Interv, 2010, 3: 751-758.

[19] Ben-Dor I, Maluenda G, Mahmoudi M, et al. A novel, minimally invasive access technique versus standard 18-gauge needle set for femoral access. Catheter Cardiovasc Interv, 2012, 79: 1180-1185.

[20] Sanborn TA, Ebrahimi R, Manoukian SV, et al. Impact of femoral vascular closure devices and antithrombotic therapy on access site bleeding in acute coronary syndromes: The Acute Catheterization and Urgent Intervention Triage Strategy (ACUITY) trial. Circ Cardiovasc Interv, 2010, 3: 57-62.

[21] Brener SJ, Moliterno DJ, Lincoff AM, er al. Relationship between activated clotting time and ischemic or hemorrhagic complications: analysis of 4 recent randomized clinical trials of percutaneous coronary intervention. Circulation, 2004, 110: 994-998.

[22] Stabile E, Nammas W, Salemme L, et al. The CIAO (Coronary Interventions Antiplatelet-based Only) study: A randomized study comparing standard anticoagulation regimen to absence of anticoagulation for elective percutaneous coronary intervention. J Am Coll Cardiol, 2008, 52: 1293-1298.

[23] Godon P, Rioufol G, Finet G, et al. Efficacy and safety of lowdose heparin (30 IU/kg) during coronary angioplasty. Arch Mal Coeur Vaiss, 2001, 94: 984-988.

[24] O'Gara PT, Kushner FG, Ascheim DD, et al. 2013 ACCF/AHA guideline for the management of ST-elevation myocardial infarction: executive summary: a report of the American College of Cardiology Foundation/ American Heart Association Task Force on Practice Guidelines. J Am Coll Cardiol,2012,61: 1-26.

[25] Lincoff AM, Bittl JA, Harrington RA, et al. Bivalirudin and provisional glycoprotein Ⅱb/Ⅲa blockade compared with heparin and planned glycoprotein Ⅱb/Ⅲa blockade during percutaneous coronary intervention: REPLACE-2 randomized trial. JAMA, 2003, 289: 853-863.

[26] Stone GW, McLaurin BT, Cox DA, et al. Bivalirudin for patients with acute coronary syndromes. N Engl J Med, 2006, 355: 2203-2216.

[27] Stone GW, Witzennbichler B, Guagliumi G, et al. Bivalirudin during primary PCI in acute myocardial infarction. N Engl J Med, 2008, 358: 2218-2230.

[28] Nikolsky E, Mehran R, Halkin A, et al. Vascular complications associated with arteriotomy closure devices in patients undergoing percutaneous coronary procedures: a meta-analysis. J Am Coll Cardiol, 2004, 44: 1200-1209.

[29] Vaitkus PT. A meta-analysis of percutaneous vascular closure devices after diagnostic catheterization and percutaneous coronary intervention. J Invasive Cardiol, 2004, 16: 243-246.

[30] Arora N, Matheny ME, Sepke C, et al. A propensity

analysis of the risk of vascular complications after cardiac catheterization procedures with the use of vascular closure devices. Am Heart J，2007，153：606-611.

[31] Marso SP，Amin AP，House JA，；National Cardiovascular Data Registry. Association between bleeding events and in-hospital mortality after percutaneous coronary intervention. JAMA，2010，303：2156-2164.

第2节　经桡动脉途径常见并发症

经皮冠状动脉介入治疗（percutaneous coronary intervention，PCI）传统的入路是经股动脉途径。经股动脉PCI术后需要长时间卧床，并且穿刺部位出血、血肿和血管迷走神经反射等并发症发生率高，严重时可危及生命。经过数十年的临床研究，现已证明，相比股动脉，经桡动脉途径（transradial arterial access，TRA）可降低主要不良心血管事件，包括局部血管并发症和出血的发生风险，这可以提高医疗保健质量并降低成本。目前经桡动脉途径已成为进行冠状动脉造影和PCI的首选入路，且在急性冠脉综合征患者的使用中获得Ⅰ类推荐。

经桡动脉行冠状动脉介入治疗（transradial coronary intervention，TRI）具有创伤小、术后无需长时间卧床、患者舒适度高等优点，深受广大介入医师和患者的青睐。但是由于桡动脉直径较细，国人桡动脉内径平均2.2～2.7 mm，个别小于2.0 mm，特别是合并钙化或解剖路径的变异时，桡动脉相关并发症的发生风险会明显增加，术中的并发症，如桡动脉痉挛、闭塞，动脉夹层、穿孔，导管扭曲，严重时可致手术失败；术后的并发症包括出血、前臂血肿、骨筋膜室综合征、神经损伤、手功能障碍、假性动脉瘤等。随着穿刺器械的不断改良和技术的进一步发展，在右桡动脉先前已被使用或不适合重复手术的情况下，远端桡动脉（鼻咽窝段解剖水平）或尺动脉可能是替代的进入部位，可能进一步减少桡动脉路径相关的并发症。因此，每一位介入医师应当充分认识桡动脉途径的优、缺点，时刻注意可能的并发症，在手术过程中和手术后保持警惕，做到心中有数，减少经桡动脉途径并发症的发生。本节主要介绍经桡动脉途径行冠脉介入操作中常见并发症的发生、预防及处理方法。

一、桡动脉痉挛

经桡动脉途径介入治疗中，桡动脉痉挛（radial artery spasm，RAS）是最常见的并发症。桡动脉痉挛目前尚缺乏统一的定义，一般是指介入导管或器械途经桡动脉段时发生的可逆性的桡动脉收缩，使导管和导丝无法顺利推送或后撤。RAS发生率较高，可达4%～20%，病理生理学研究认为这与桡动脉壁上丰富的肾上腺素受体有关，当导管操作中血管壁受到拉伸和局部创伤时，血管反应性增加，导致平滑肌血管收缩。RAS可以发生于经皮冠状动脉造影及介入治疗全程，在经桡动脉途径进行导管操作和拔鞘过程中最易发生。手臂疼痛是桡动脉痉挛最常见的临床表现。在治疗血管痉挛或切换到其他手术部位时，通常需要暂停手术。手臂疼痛、痉挛的其他原因包括血管结构的扭曲、变异，其中最常见的是来自肱动脉或腋动脉近端相对更高位置的桡动脉变异性分支。研究报道，RAS的易发因素包括：女性、低龄、低体重、糖尿病、桡动脉直径细小、动脉粥样硬化、患者紧张、反复穿刺、鞘管直径过大、术中频繁交换导管等。

桡动脉痉挛可在术中或术后短时间内突然发生，一旦发生就有可能导致穿刺失败、患肢疼痛、血管损伤、手术时间延长，甚至PCI手术无法继续。因此，对桡动脉痉挛应以预防为主，预防措施包括：导管室房间温度不要过低；冬季时消毒液适当加温；放松患者紧张情绪；预防性含服硝酸甘油片；充分局部浸润麻醉；桡动脉穿刺时力争“一针见血”，避免反复穿刺；选择大小合适的导管，避免过大外径的导管；操作导管应温柔，避免粗暴动作；撤出桡动脉鞘时应快速、轻柔，以最大限度减少患者不适。国外研究利用超声引导下的血管评估可用于识别与RAS相关的桡动脉解剖因素。超声引导还提高了首次尝试血管穿刺的成功率，最大限度地减少了桡动脉置管的次数，并降低了手术失败率。然而，超声引导下的桡动脉穿刺并不能降低血肿或痉挛的发生率。

如果RAS已发生或者持续存在，可以考虑给予适当的镇静及止痛剂。如果痉挛严重造成导管不能回撤、动脉鞘不能拔除，可以考虑以下措施：①经桡动脉鞘侧孔注入硝酸甘油 200 μg，必要时可重复；②使用钙通道阻滞剂，如维拉帕米、地尔硫䓬、尼卡地平；③在前臂热敷使痉挛的动脉放松；④镇静剂和止痛剂加量，如给予吗啡 3 ～ 5 mg 静脉或皮下注射。如果这些措施都无效，最好暂停手术 1 小时或更长时间，采用延迟撤管方法。在等待期间，应当维持适当的镇静和镇痛，减轻患者不安。如果仍然无济于事，可以考虑臂丛神经阻滞治疗顽固性桡动脉痉挛，方法为经肌间沟途径以 1.5% 利多卡因 25 ml 行臂丛神经阻滞，桡动脉痉挛常立即解除，可顺利撤出导管。千万不能暴力拔管，这可能导致桡动脉破裂或者内膜撕裂。必要时，可以请血管外科医生会诊，协助取出导管，这种情况很少发生。

二、桡动脉闭塞

桡动脉闭塞（radial artery occlusion，RAO）是指桡动脉搏动消失，体积描记及血氧定量检查波形消失或者多普勒检查血流信号消失。通过桡动脉插入鞘管或导管会导致血管内皮损伤，手术后的径向压迫会导致血液停滞，可能导致桡动脉血栓形成和 RAO。RAO 也是经桡动脉入路的主要临床并发症之一，术后 24 小时发病率高达 7.24%，术后＞ 1 周时发病率高达 5.1%。由于手部由桡动脉、尺动脉双重供血，所以 RAO 发生一般不会引起手部缺血和功能障碍等临床症状，但是会影响冠脉介入中桡动脉通路重复使用，在伴随尺动脉功能不全的情况下可能造成罕见的手缺血以及需要冠状动脉旁路移植术（coronary artery bypass graft，CABG）的患者使用桡动脉作为冠状动脉的旁路移植血管。经桡动脉途径介入术后发生桡动脉闭塞的主要危险因素包括：患者有糖尿病、超声显示桡动脉内径＜ 2 mm、鞘管过长、鞘管 / 桡动脉直径比例过大、导管操作时间过长、抗凝不充分、压迫时间过长。此外，反复多次的穿刺和不规范的粗暴操作均能增加血管内膜的损伤，诱发桡动脉痉挛，从而延长了手术时间和鞘管留置时间。研究显示，术后延长压迫时间和不适当地增加压力是导致 RAO 的主要原因。RAO 的发生机制主要为桡动脉内皮损伤影响血管的正常收缩和舒张，诱发血管痉挛，导致血流速度减慢；同时，血管内皮损伤还导致血管内皮下胶原纤维和组织因子暴露，促进血栓形成。

为预防桡动脉闭塞的发生，术者在术前应对患者全身情况及桡动脉情况进行评估，术中合理选择器械、规范操作，术后及时拔除桡动脉鞘管并减少压迫时间，加强伤口观察。最重要的一点是要能做到早期识别桡动脉闭塞的高危患者，在没有完全闭塞前及时处理，可以减少 RAO 的发生。根据临床观察和血管多普勒超声检查证实，在桡动脉闭塞发生之前一般均有患侧桡动脉搏动减弱的先兆。为了有利于比较介入治疗前后桡动脉搏动情况和术后桡动脉搏动减弱的确认，术者在术前应有意识地触诊、评估每一例患者的桡动脉搏动，必要时可通过血管多普勒超声检查桡动脉血流情况。在一项涉及 790 名患者的随机对照试验中，亲水涂层鞘管或鞘管长度对 RAO 的发生影响没有显著差异。较大尺寸的鞘管或引导导管会造成更大的血管损伤，并与超声检测的桡动脉血流量减少有关，而相对较小口径的器械与较低的 RAO 发生率有关。桡动脉压迫时间（＞ 4 小时 *vs.* ＜ 4 小时）是桡动脉闭塞率的有力预测因素，这表明在尽可能短的时间内进行完全止血对保持桡动脉通畅很重要。在一项对 400 名患者进行的随机研究中，当未止血的压迫时间减少时，桡动脉闭塞的发生率显著降低。此外，在桡动脉鼻咽窝段采用经远端桡动脉穿刺技术建立通道，可以减少 RAO 发生率。对多项随机对照试验的荟萃分析证明了这种方法的安全性。

三、桡动脉夹层和穿孔

桡动脉穿孔（radial artery perforation）是一种少见的并发症，发生率＜ 1%，通常是由导丝穿刺致桡动脉小分支破裂或导管尖端在推进时“切割”动脉壁引起的“剃刀效应”引起。因此，应避免在感觉到阻力时继续推进导丝，而应将导丝拉回并重新调整方向。桡动脉穿孔发生时往往会导致前臂血肿，通常患者描述手臂疼痛和前臂血肿形成。如果早期不被识别，可能发展为骨筋膜室综合征。需要注意的是，手臂疼痛早期表现可能并不突出，甚至不存在，而且前臂血肿可能不一定很快表现出来，在这些情况下，穿孔的诊断可能比较困难。

桡动脉夹层或穿孔的常见原因有：①解剖学因素。桡动脉解剖学变异的主要类型有桡动脉细小、迂曲、环形桡动脉、双桡动脉、高位桡动脉。Numasawa等观察研究了744例患者，发现桡动脉解剖学变异的发生率为9.1%，其中，桡动脉迂曲、环形桡动脉、高位桡动脉的发生率分别为5.6%、1.5%和5.2%。桡动脉解剖学变异常使介入器械难以顺利通过，是导致桡动脉相关并发症及中途改为经股动脉途径的主要原因。②患者因素。研究发现，女性、高龄、身材矮小、吸烟、高血压、糖尿病等人群的血管条件差，属于桡动脉夹层和穿孔的高危人群。此外，血管内皮功能障碍和血管平滑肌高反应性，也增加了上述人群发生桡动脉痉挛或穿孔的概率。因此，对于存在桡动脉相关并发症高危风险的患者，更应该轻柔操作，减少并发症发生的可能。③器械因素。经桡动脉途径介入术中，为减少桡动脉痉挛的发生，常使用亲水涂层导丝及导管。但是，亲水性超滑导丝的应用一方面确实减少了摩擦力及对血管壁的刺激，但另一方面触觉反馈也下降，使导丝容易进入桡动脉分支而不易察觉，增加了桡动脉穿孔和分支破裂的风险。此外，在处理冠状动脉复杂病变如左主干病变、分叉病变、慢性完全闭塞（CTO）病变、严重钙化需要旋磨的病变时，常常需要内腔更大的指引导管，直径为7 F的指引导管用于桡动脉途径可能会增加桡动脉穿孔的风险。作者所在中心的经验是，对于需要使用7 F指引导管的患者，进行桡动脉造影，判断桡动脉直径的粗细，来决定是否能够使用7 F动脉鞘及7 F指引导管。经过选择的病例，使用7 F鞘管及导管还是比较安全的。④操作因素。粗暴推送导丝、导管导致桡动脉夹层及穿孔是常见的操作因素。术者的手术经验和动作的精细程度与桡动脉相关并发症密切相关，培养良好的手感和掌握娴熟的手术技巧至关重要！经桡动脉送入导丝或导管时，一旦有推送阻力，尤其是患者主诉前臂疼痛时，一定要考虑到桡动脉痉挛、夹层或穿孔的可能，及时行桡动脉造影进行识别处理。对于初学者来说，“手上没数”是普遍的问题，但只要一招一式规范操作，不盲目求快，逐渐积累经验和手感，掌握各种手术技巧，就可以避免操作相关并发症的发生。

若桡动脉造影发现桡动脉夹层或穿孔，根据不同严重程度选择不同的处理方法。若单纯为桡动脉夹层或者轻微穿孔，立即予以加压包扎、冰块冷敷，改其他入路进行手术或者终止手术，支架植入术后一般不停用抗凝及抗血小板治疗，但需密切观察前臂血肿的范围、皮肤张力、前臂的皮肤温度，必要时请骨科会诊，行血肿部穿刺减压或切开减压，以防止骨筋膜室综合征的发生。

桡动脉穿孔的严重后果包括前臂严重血肿、骨筋膜室综合征甚至急性手缺血，重点是做到有效预防。在操作中，桡动脉穿刺成功后及时经桡动脉鞘侧孔推注抗痉挛药物（如200 μg硝酸甘油），要求动作轻柔精细，在透视下推送导丝、导管，注意观察导丝头端的行进方向及途径。如果导丝前进不畅，立即停止推送导丝，从鞘管侧孔注射造影剂观察桡动脉形态及走行十分必要。对于存在桡动脉夹层和穿孔高风险的患者，一开始即进行桡动脉造影亦非常必要。桡动脉造影的技巧如下：①控制造影剂剂量，一般仅需3～5 ml；②造影剂最好用台上的肝素生理盐水1∶1稀释，可以有效预防造影时的手臂疼痛、不适；③推注造影剂的力量不宜过大。及早进行桡动脉造影，额外的电离辐射剂量很小，所提供的影像学信息却很丰富，有助于术者及时识别桡动脉途径有无解剖学变异、桡动脉痉挛，指导术者选择合适的手术器械，减少桡动脉夹层及穿孔的发生。

在经桡动脉PCI过程中，造影结束后需交换送入指引导管，指引导管不易到位时也需要更换新的指引导管，在推送指引导管前进时常易发生桡动脉痉挛，推送指引导管即引起前臂剧烈疼痛，若强行推送可能导致桡动脉夹层或穿孔，若放弃又影响手术进程。有时，反复使用抗痉挛药物也不能缓解。即使经验丰富的术者，遇到这个问题也常常觉得棘手。根据作者所在中心的实践经验，如遇上述情况，可以保留指引导管内的0.035英寸导引钢丝，送入0.014英寸PTCA导丝至锁骨下动脉或升主动脉，指引退出导管内的0.035英寸导丝，沿PTCA导丝送入2.0 mm顺应性球囊，球囊前1/3部分伸出指引导管头端，后2/3部分位于指引导管内，以2～4 atm低压力持续扩张，然后沿PTCA导丝整体推送指引导管及球囊，待越过桡动脉痉挛段到达肱动脉段以远时，再撤去压力，退出球囊、PTCA导丝，重新送入0.035英寸导引钢丝引导指引导管到位，这一方法称为球囊辅助技术（balloon-assisted tracking，BAT）。使用这种方法既解决了指引导管通过桡动脉困难的问题，又避免了患者前臂疼痛，防止桡动脉夹层及穿孔的发生。

四、前臂血肿

随着桡动脉介入专用器械的进步和术者经验的不断积累，经桡动脉途径介入治疗的一些严重并发症，如桡动脉穿孔等并发症越来越少，但前臂血肿（forearm hematoma）依然是临床常见的并发症。在经桡动脉介入早期阶段，由于认识不足，即使在术者关注之下，血肿仍可能发生。与经股动脉途径发生的血肿相比，经桡动脉途径发生的血肿更加隐蔽。由于看不到明显的出血，特别是手臂在用无菌巾单覆盖情况下，直到手术结束才发现前臂已经肿胀。一般来说，单纯行冠状动脉造影患者的桡动脉血肿发生率较介入治疗者要低。北京安贞医院周建军等研究 1689 例经桡动脉途径患者，共出现前臂血肿 154 例，其中男性患者 98（8.3%）例，女性患者 56（11.0%）例，女性高于男性，但无明显统计学差异（$P = 0.131$）。冠状动脉造影患者中前臂血肿共发生 48（5.1%）例，介入治疗者为 106（13.9%）例，两组前臂血肿发生率的差异具有统计学意义（$P = 0.014$）。其中＞65 岁组前臂血肿发生 109（11.1%）例，而＜65 岁组发生 45（6.4%）例，两组差异具有统计学意义（$P = 0.036$）。研究结果显示，女性、高龄、行介入治疗患者术后前臂血肿发生率较高，为高危患者。

患者主诉前臂疼痛或者感觉异常（麻木），常会引起医生重视，进而进行仔细的检查评估，检查巾单下的手臂。前臂血肿发生的原因及时机包括：①术中桡动脉穿刺不顺利时出现穿刺部位血肿；②术中导丝、导管导致桡动脉或小动脉分支损伤或破裂，这类前臂血肿由于术中导管占据桡动脉空间，起到暂时止血作用，一旦拔除导管，即可出现出血及前臂血肿，多在拔除桡动脉鞘管后发生，穿刺局部腕带加压返回病房后 1 ～ 3 小时左右出现前臂血肿；也有少数病例在术后较晚时间撤除桡动脉压迫器后发生。

2006 年，Bertrand 等对经桡动脉 / 尺动脉途径发生的前臂血肿提出简易分级：从桡动脉 / 尺动脉穿刺点向近心端计算血肿范围，Ⅰ级：血肿直径＜ 5 cm；Ⅱ级：血肿直径 5 ～ 10 cm；Ⅲ级：＞ 10 cm，血肿位于前臂范围内，不超过肘关节；Ⅳ级：血肿直径扩展至上臂，超出肘关节；Ⅴ级：整个手臂（骨筋膜室综合征）。2011 年，Kern MJ 进一步改进，形成表 1-2-1 所示分级及处理建议。

对于前臂血肿应做到早预测、早发现、早治疗。一旦发生，应针对不同原因分类处理。如果是桡动脉穿刺不顺利导致的穿刺局部血肿，此类血肿在术中即会发生，易发现，易处理。通常的处理方法为：经局部腕带加压包扎或者桡动脉压迫器加压压迫后，血肿加重和扩展的可能性很小，配合患侧肢体抬高，促进静脉回流，预后良好。同时，返回病房后及时测量患肢的肿胀程度、标记肿胀范围，观察肿胀局部张力、加压腕带或压迫器的松紧程度，询问患者皮肤感觉、手指有无麻木，嘱患者做握拳和外展等活动，注意观察末梢循环功能、指端皮温，评价神经感觉及运动功能。如未发现肿胀程度及局部张力明显进展，只需每隔 15 分钟进行严密观察。如在短时间内即发现患肢肿胀程度加剧，局部张力增高，可以用“手臂包裹技术”处理，具体做法为：在桡动脉穿刺点止血后，用纱布宽松包绕手臂然后用弹力绷带或纱布绷带从肘部一直包裹到腕部，对前臂提供压迫。然后检查止血装置，必要时重置位置。在肿胀局部及近心端采用弹力绷带或纱布

表 1-2-1 前臂血肿简易分级及处理

分级	Ⅰ级	Ⅱ级	Ⅲ级	Ⅳ级	Ⅴ级
发生率	≤ 5%	＜ 3%	2%	≤ 0.1%	＜ 0.01%
定义	＜ 5 cm，局限、表浅的血肿	5 ～ 10 cm，局限、合并中度肌肉渗透的血肿	＞ 10 cm，肘关节以下的前臂血肿和肌肉渗透	血肿和肌肉渗透超出肘关节以上	整个手臂（骨筋膜室综合征）
治疗	止痛，压迫，局部冰敷	止痛，压迫，局部冰敷	止痛，压迫，局部冰敷，血压计袖带充气	止痛，压迫，局部冰敷，血压计袖带充气	考虑外科

绷带轻度加压包扎，可以防止进一步出血和血肿延展。许多中心采取汞式血压计袖带充气压迫法，结合冰敷，效果很好。各单位的具体做法可能略有差异，作者所在中心的经验是将汞柱式血压计袖带包裹在肘关节近心端的上臂，将袖带充气使水银柱超出收缩压约 20～30 mmHg，压迫 5～10 分钟，放松袖带 2 分钟，交替进行，结合前臂冰敷，能够有效阻止血肿加重，并促进血肿吸收。

对于术中未出现血肿的患者，病房医生应该询问术中情况，了解手术进程，术中是否出现导丝、导管推送不顺利等情况，植入支架患者术后是否需要使用低分子量肝素及血小板糖蛋白Ⅱb/Ⅲa 受体拮抗剂（替罗非班）等抗凝、抗血小板治疗。现代信息技术的发展，使得许多医院通过 PACS 系统实现了导管室手术影像向病房电脑的即时传输，病房医生可以及时了解每一例患者的全程手术情况。如果发现患者手术进程不顺利，或者通过电话、微信等通信方式与导管室手术人员沟通，发现有特殊需要关照的病例，应该加强伤口观察，防患于未然。一旦发现前臂血肿发生，及时、果断采用弹力绷带或纱布轻度加压包扎的方法进行处理。此外，应询问手术医师能否停用抗凝药物等，防止血肿进一步扩展。若加压包扎处理后，局部张力依然较高，可考虑给予 20% ～ 25% 甘露醇 125 ml 静脉滴注，降低前臂肿胀程度。

前臂血肿处理过程中可能出现加压部位张力性水泡；若压迫过紧则可能出现迷走神经反射导致患者大汗、血压及心率下降；压迫不当或张力过高导致神经损伤。前臂出血和血肿最严重的并发症是导致手部缺血的骨筋膜室综合征，这是一个极其少见但很危险的并发症，发生时需行外科筋膜切开术。另据报道，一个危险性较小但是使人衰弱的并发症是慢性局部疼痛综合征（chronic regional pain syndrome）或反射性交感神经营养障碍（reflex sympathetic dystrophy），这种并发症非常罕见，认为与长时间的穿刺通路压迫有关，保守治疗即可。这些都是需要预防的情况。事实上，前臂血肿的转归一般都会朝好的方向发展。经过前述处理后，前臂肿胀程度及局部组织张力在数小时后开始逐渐缓解，局部胀痛减轻，一旦加压腕带解除，末梢循环改善，疼痛明显减轻。通常在治疗 3 天后，大部分患者胀痛消失，前臂肿胀程度明显减轻，不会遗留功能障碍。

总之，加强对高危人群的观察和预处理，对于前臂血肿的预防至关重要。应仔细询问术中情况及术后用药，如认为前臂血肿发生率高，则可预防性地对患者前臂进行轻度加压包扎，防止严重血肿出现。

五、急性前臂骨筋膜室综合征

骨筋膜室综合征（compartment syndrome）属于外科疾病范畴，大多数病例与骨折相关，多发生于 40 岁以内的年轻男性，四肢（前臂和小腿）受到与骨折相关的高能挤压伤和冲击伤时容易发生急性骨筋膜室综合征。心内科医师往往接触机会较少，普遍对之认识不足。随着经桡动脉冠状动脉介入治疗在临床的广泛应用，继发于前臂血肿的急性前臂骨筋膜室综合征（acute compartment syndrome of the forearm）是一种虽罕见但凶险的 TRI 血管并发症，广大介入医师应有所了解。

急性前臂骨筋膜室综合征是指前臂的桡、尺骨骨间膜、肌间隔和深筋膜所构成的筋膜间室内的肌肉、神经和血管受致病因素影响，急性缺血而产生的一系列早期症状及体征。国外报道其发生率为 0.02% ～ 0.004%，若诊治不当，可导致残疾。

当前臂血肿发生，出血未止而又未能得到及时有效的处理，由于骨筋膜间室结构致密，弹性较小，不能向周围扩张，容积相对固定，从而使筋膜间室内压力增高。压力增高使间室内淋巴与静脉回流的阻力加大，而静脉压增高，促进毛细血管内压力增高，从而渗出增多，更增加了间室内容物的体积，使间室内压力进一步升高，形成恶性循环。筋膜间室内压增高到一定程度会造成其内组织血流量减少，维持血供的肌性小动脉闭合，血流停止，组织缺血。研究表明，当筋膜间室内压力上升至 30 mmHg（4 kPa）时，小动脉即闭合，这是临床诊断的客观依据和手术指征。其病理变化为：当缺血达 8 小时，会发生不可逆性功能障碍，肌肉缺血坏死。肌肉坏死后呈果酱样物质，失去再生能力，最终被纤维结缔组织所替代，表现为瘢痕挛缩。肌细胞缺血 24 小时后坏死最为明显，故筋膜切开减压术一般要争取在 24 小时内进行，以防肌细胞变性坏死。压迫和缺血也会导致神经干病变，如缺血 30 分钟即可出现神经功能障碍，缺血 6 小时引发不完全坏死，恢复血供后有功能部分恢复，缺血 1 ～ 24 小时可导致永久性功能丧失。轻者表现为神经失用，即神经功能障碍而无解剖学改变，其病理为神经节段性脱髓鞘改变。压迫解除后神经功能常可恢复，髓鞘可以再生，但较难恢复到正常厚度，致神经传导速度减慢。重者引发重度脱髓鞘变性，引起轴索不完全损害。神经受瘢痕化肌肉的压迫，血液供应严重受损，导致轴索变性，或神经束或神经干长段瘢痕化，使该段神经完全丧失功能。

急性前臂骨筋膜室综合征的临床表现早期常以“5P”征来描述：疼痛（pain）、苍白（pallor）、无脉（pulselessness）、麻痹（paresis）、感觉异常（paresthesia）。①疼痛：是本病最常见的症状和重要主诉，常为最早发病信号。疼痛的特征表现为烧灼性、敏感性、难以忍受性、无定位性。②受累神经分布区感觉异常：表现为过敏、感觉减退或消失，两点辨别觉消失最早。③手指被动牵伸痛。此 3 点是早期诊断的最重要症状和体征。其他如肿胀、压痛、苍白、发绀及桡动脉搏动减弱等可作为参考。

骨筋膜间室内压力的测定被认为是最客观的标准，也是筋膜切开减压术的重要依据。如果室内压大于 30 mmHg（4.0 kPa），则诊断成立。如室内压在舒张压以下 1.3 ～ 2.7 kPa 时，表明组织已经缺血，但肌性小动脉尚未完全闭合。据此可有效地减少误诊和不必要的手术切开。室内压的测定常用 Whitside 法，利用简单的针头血压计连接法，将 18 号针头插入所需测量的筋膜室内测量压力，该法操作简便，安全方便。但由于测压方法、个体差异及病情的不同，在临床上，既要参考室内压的测定，也要重视临床的症状和体征。有研究显示肌酸激酶的升高与肌肉组织的病理变化程度相一致，认为当肌酸激酶达到 2400 U/L 以上时，需行筋膜室切开术，但此检查影响因素较多，应用有一定局限性。当前臂骨筋膜室综合征进展到中晚期，患肢功能部分或完全丧失，诊断相对比较容易。

骨筋膜室切开减压术是急性期最有效的治疗方法，时机把握很重要。在发病 6 ～ 8 小时内手术，预后良好，8 小时以后将发生肌肉或神经不可逆性变化。手术方法一般作整个前臂掌侧的“S”形全长切口，由肱二头肌肌腱内侧起越过肘窝，经前臂掌侧正中，达肌腱肌腹连续部，必要时可跨过腕管。深筋膜及各屈肌群肌膜均应彻底切开减压，并探查血管及神经，及时修复血管损伤及松解神经。

急性前臂骨筋膜室综合征的预防在于对前臂血肿的重视及早期有效处理。同时，需要医生、护士、患者及家属的多方重视及配合。医护人员要避免检查不仔细、医学知识宣教不到位的问题，教会患者及家属有关注意事项，学会自身观察。

六、血胸

经桡动脉介入治疗已经成为目前治疗冠心病的主要方法，但该项技术属于有创技术，同时，由于肝素、低分子量肝素、比伐芦定、阿司匹林、氯吡格雷、替格瑞洛、替罗非班等抗栓药物的常规应用，出血是 TRI 术后不可避免的并发症。

TRI 出血并发症多为穿刺部位动脉出血导致前臂血肿、冠状动脉破裂穿孔导致心脏压塞等。血胸（hemothorax）在 TRI 开展早期，缺乏经验的中心偶有报道。近年来，随着 TRI 技术的普及和认识的提高，血胸的发生率已大大降低，在有经验的中心，这种并发症应该可以避免。

在经桡动脉途径介入操作中，血胸的发生多与导丝、导管操作不当有关。最常见的原因是术者推送导丝时导丝进入腋动脉、锁骨下动脉的小分支而不觉，继续推送则引起小分支远端穿孔，尤其是使用亲水涂层导丝时更易发生。因此，在经桡动脉途径推送导丝、导管过程中，强调全程透视下操作，强调术者培养良好的手感，可以有效避免此类并发症的发生。在少数病例，血胸发生的原因可能为抗凝机制问题。尤须警惕肝素诱导的血小板减少症（heparin-induced thrombocytopenia，HIT），HIT 以血小板减少和血栓形成为主要特征，临床诊断依据包括：①肝素治疗后血小板＜ 50×10^9/L；②停用肝素后血小板能够恢复；③可并发血栓形成；④实验室检查证实存在肝素依赖性血小板抗体；⑤除外其他导致血小板减少的原因，如药物、感染、自身免疫性血小板减少症。

TRI 并发血胸的临床表现多不典型。多在 PCI 术后数小时内出现症状，可能与出血缓慢、出血量达到一定程度才出现临床症状有关。有的患者术后自觉背部不适、不能耐受，而心率及血压无变化；有的患者会出现气短、胸闷症状；也有患者一开始表现为血压、心率下降，类似于迷走反射表现，很容易误诊。症状、体征的不典型，可能误导医生的诊治思路，不能及时诊断出来，待典型临床表现出现、想到血胸时后果往往已较严重，出血量已经很大。因此，术后应密切观察，如出现胸闷及血压下降应考虑全面，充分考虑可能出现的并发症；重视体格检查，及早发现并及早处理。确诊主要依靠超声及胸部 X 线片检查，简便快捷。术后血红蛋白较术前明显下降对诊断也有帮助。

血胸的处理须积极。确诊后适当减少抗凝剂及抗血小板药物用量，尽快行胸腔穿刺抽出积血减轻肺压迫，部分患者需请外科医生行胸腔置管引流术。根据血红蛋白及生命体征决定是否输血。同时要积极寻找明显出血点，防止继续出血。

七、假性动脉瘤

经股动脉途径年代，假性动脉瘤（pseudoaneurysm）是一种比较常见的股动脉并发症。进入经桡动脉途径时代，由于桡动脉及其周围解剖的关系，假性动脉瘤极其罕见。假性动脉瘤可以通过超声检查确诊，常采用超声引导下压迫或者注射凝血酶的方法处理。

（中国人民解放军海军军医大学第一附属医院
单兴华　张必利　赵仙先）

参考文献

[1] Rao SV，Dharma S. 25 Years of transradial intervention：looking back and anticipating what is ahead. JACC Cardiovasc Interv，2017，10（22）：2266-2268.

[2] Hamon M，Pristipino C，Di Mario C，et al. Consensus document on the radial approach in percutaneous cardiovascular interventions：position paper by the European Association of Percutaneous Cardiovascular Interventions and Working Groups on Acute Cardiac Care** and Thrombosis of the European Society of Cardiology. EuroIntervention，2013，8（11）：1242-1251.

[3] Roffi M，Patrono C，Collet JP，et al. 2015 ESC Guidelines for the management of acute coronary syndromes in patients presenting without persistent ST-segment elevation：Task Force for the Management of Acute Coronary Syndromes in Patients Presenting without Persistent ST-Segment Elevation of the European Society of Cardiology（ESC）. Eur Heart J，2016，37（3）：267-315.

[4] Ibanez B，James S，Agewall S，et al. 2017 ESC Guidelines for the management of acute myocardial infarction in patients presenting with ST-segment elevation：The Task Force for the management of acute myocardial infarction in patients presenting with ST-segment elevation of the European Society of Cardiology（ESC）. Eur Heart J，2018，39（2）：119-177.

[5] Mason PJ，Shah B，Tamis-Holland JE，et al. An update on radial artery access and best practices for transradial coronary angiography and intervention in acute coronary syndrome：a scientific statement from the American Heart Association. Circ Cardiovasc Interv，2018，11（9）：e000035.

[6] Banerjee S，Walker M. Distal radial artery access for coronary catheterization：a curated approach. JACC Cardiovasc Interv，2022，15（12）：1216-1218.

[7] Kar S. Systematic review of alternative access for cardiac catheterization and percutaneous coronary intervention：Dorsal distal radial and ulnar artery catheterization. Catheter Cardiovasc Interv，2019，94（5）：706-713.

[8] Roy S，Kabach M，Patel DB，et al. Radial artery access complications：prevention，diagnosis and management. Cardiovasc Revasc Med，2022，40：163-171.

[9] Moussa Pacha H，Alahdab F，Al-Khadra Y，et al. Ultrasound-guided versus palpation-guided radial artery catheterization in adult population：A systematic review and meta-analysis of randomized controlled trials. Am Heart J，2018，204：1-8.

[10] Deftereos S，Giannopoulos G，Raisakis K，et al. Moderate procedural sedation and opioid analgesia during transradial coronary interventions to prevent spasm：a prospective randomized study. JACC Cardiovasc Interv，2013，6（3）：267-273.

[11] Tsigkas G，Papageorgiou A，Moulias A，et al. Distal or traditional transradial access site for coronary procedures：a single-center，randomized study. JACC Cardiovasc Interv，2022，15（1）：22-32.

[12] Eid-Lidt G，Rivera Rodríguez A，Jimenez Castellanos J，et al. Distal radial artery approach to prevent radial artery occlusion trial. JACC Cardiovasc Interv，2021，14（4）：378-385.

[13] Dharma S，Kedev S，Patel T，et al. The predictors of post-procedural arm pain after transradial approach in 1706 patients underwent transradial catheterization. Cardiovasc Revasc Med，2019，20（8）：674-677.

[14] Avdikos G，Karatasakis A，Tsoumeleas A，et al. Radial

artery occlusion after transradial coronary catheterization. Cardiovasc Diagn Ther，2017，7（3）：305-316.

[15] Zankl AR，Andrassy M，Volz C，et al. Radial artery thrombosis following transradial coronary angiography：incidence and rationale for treatment of symptomatic patients with low-molecular-weight heparins. Clin Res Cardiol，2010，99（12）：841-847.

[16] 田军，储毓舜，王俊娥，等．经桡动脉介入治疗术后桡动脉闭塞的危险因素及防止闭塞的方法．中国循环杂志，2011，26（04）：260-262.

[17] Dharma S，Kedev S，Patel T，et al. A novel approach to reduce radial artery occlusion after transradial catheterization：postprocedural/prehemostasis intra-arterial nitroglycerin. Catheter Cardiovasc Interv，2015，85（5）：818-825.

[18] Pancholy SB，Patel TM. Effect of duration of hemostatic compression on radial artery occlusion after transradial access. Catheter Cardiovasc Interv，2012，79（1）：78-81.

[19] Koutouzis M，Kontopodis E，Tassopoulos A，et al. Distal versus traditional radial approach for coronary angiography. Cardiovasc Revasc Med，2019，20（8）：678-680.

[20] Elbadawi A，Elgendy IY，Jia X，et al. Meta-analysis of randomized trials comparing distal transradial versus conventional transradial approach for coronary procedures. Am J Cardiol，2022，173：147-149.

[21] Calviño-Santos RA，Vázquez-Rodríguez JM，Salgado-Fernández J，et al. Management of iatrogenic radial artery perforation. Catheter Cardiovasc Interv，2004，61（1）：74-78.

[22] 靳志涛，靳兴国，丁力平，等．经皮冠状动脉介入治疗术中桡动脉穿孔的危险因素与处置策略．中国介入影像与治疗学，2014，11（12）：787-791.

[23] Numasawa Y，Kawamura A，Kohsaka S，et al. Anatomical variations affect radial artery spasm and procedural achievement of transradial cardiac catheterization. Heart Vessels，2014，29（1）：49-57.

[24] Buturak A，Demirci Y，Dağdelen S. Management of an iatrogenic radial artery perforation：a case report. Turk Kardiyol Dern Ars，2013，41（4）：332-325.

[25] Kanei Y，Kwan T，Nakra NC，et al. Transradial cardiac catheterization：a review of access site complications. Catheter Cardiovasc Interv，2011，78（6）：840-846.

[26] Tejas Patel，Sanjay Shah，et al. Balloon-assisted tracking：a must-know technique to overcome difficult anatomy during transradial approach. Catheter Cardiovasc Interv，2014，83（2）：211-220.

[27] 周建军，李海燕．经桡动脉介入治疗后前臂血肿原因分析及护理对策．中国循证心血管医学杂志，2015，7（03）：405-406.

[28] Bertrand OF，De Larochellière R，Rodés-Cabau J，et al. A randomized study comparing same-day home discharge and abciximab bolus only to overnight hospitalization and abciximab bolus and infusion after transradial coronary stent implantation. Circulation，2006，114（24）：2636-2643.

[29] Bertrand OF. Acute forearm muscle swelling post transradial catheterization and compartment syndrome：prevention is better than treatment！ Catheter Cardiovasc Interv，2010，75（3）：366-368.

[30] Burzotta F，Trani C，Mazzari MA，et al. Vascular complications and access crossover in 10，676 transradial percutaneous coronary procedures. Am Heart J，2012，163（2）：230-238.

[31] Tizón-Marcos H，Barbeau GR. Incidence of compartment syndrome of the arm in a large series of transradial approach for coronary procedures. J Interv Cardiol，2008，21（5）：380-384.

[32] Schmidt AH. Acute compartment syndrome. Injury，2017，48 Suppl 1：S22-s5.

[33] Din JN，Murphy A，Chu K，et al. Radial artery pseudoaneurysms after transradial cardiac catheterisation. Vasa，2016，45（3）：229-232.

第3节 冠状动脉痉挛

早在1845年，Latham提出冠状动脉痉挛（coronary artery spasm，CAS）可导致心绞痛。1959年Prinzmetal详细地描述了一种心脏外膜冠状动脉痉挛所引起疾病的临床症状和心电图表现，并将其称为变异型心绞痛。随后，该假说被后来的冠状动脉造影所证实。CAS是一种病理生理状态，是心外膜冠脉自发性或在某些诱因下出现的可逆性完全或次完全闭塞，不伴有心肌耗氧量的增加。因发生痉挛的部位、严重程度以及有无侧支循环等差异而表现为不同的临床类型，统称为冠状动脉痉挛综合征（coronary artery spasm syndrome，CASS）：CAS可引起各种类型的心绞痛；完全闭塞性痉挛持续不能缓解即导致AMI，包含在非阻塞性冠状动脉心肌梗死（myocardial infarction with non-obstructive coronary arteries，MINOCA）中；严重而持久的 CAS 可诱发各种心律失常，左冠状动脉痉挛多表现为室性心律失常，严重者可发生室性心动过速、心室颤动，甚至猝死；右冠状动脉痉挛则多表现为心动过缓、窦性停搏或完全性房室传导阻滞；反复发作的弥漫性 CAS 可导致缺血性心肌病、心力衰竭。在经皮冠状动脉介入治疗（percutaneous coronary intervention，PCI）中区分痉挛和病变是非常重要的，因目前尚无充分的证据表明介入操作干预冠脉痉挛部位是一种有益的治疗策略。然而目前较少在冠脉 PCI 中使用麦角新碱或乙酰胆碱进行激发试验来鉴别二者，通常通过于冠脉内注射硝酸酯类等血管扩张剂进行甄别。

一、流行病学

目前缺乏总体人群的流行病学资料，现有资料均来自临床因胸痛怀疑 CASS 的高危人群。日本一项研究显示，在冠状动脉造影显示粥样硬化的胸痛患者中进行乙酰胆碱激发试验，阳性率达到 43%。另一项韩国研究对冠状动脉造影显示无显著血管狭窄的胸痛患者进行乙酰胆碱激发试验，其阳性率为 48%。国内报道在静息性胸痛且冠状动脉造影狭窄＜ 50% 的小样本人群中行乙酰胆碱激发试验，阳性率为 75%，提示我国可能是 CASS 的高发地区。而近期发表的临床基本特征相似的 921 例高加索人的阳性率为 33.4%。上述 4 项研究的阳性率差异较大，日本研究入选了所有胸痛患者，而韩国和中国研究则排除了劳力性胸痛患者，入选对象均为静息性胸闷、胸痛患者，属于 CASS 的高发人群，所以阳性率更高。

二、危险因素及发病机制

（一）危险因素

肯定的危险因素包括吸烟和血脂代谢紊乱，可分别使 CASS 风险增加 3.2 倍和 1.3 倍；使用含可卡因的毒品、酗酒亦是诱发 CASS 的重要危险因素；冠状动脉粥样硬化和心肌桥等则是 CASS 的易患因素，但冠状动脉粥样硬化相关的其他危险因素，如高血压、糖尿病，则在多数临床研究中未发现与 CASS 存在相关性。

（二）发病机制

CASS 的病因和发病机制尚未明确。CASS 的发生可能与以下机制相关。

1. 血管内皮细胞结构和功能紊乱　主要表现为一氧化氮储备能力降低，使内皮素 / 一氧化氮比值升高，导致基础血管紧张度增高，在应激性刺激时，内皮素分泌水平显著占优而诱发 CASS。氧化应激、炎症等因素通过不同机制影响内皮细胞的结构和功能而参与 CASS 发生。

2. 血管平滑肌细胞的收缩反应性增高　在收缩性刺激因子作用下出现过度收缩。

3. 自主神经功能障碍　目前倾向于认为 CASS 患者在非痉挛发作的基础情况下处于迷走神经活动减弱、交感神经活性相对较高的状态，从而使痉挛易感性增加。亦有研究认为，痉挛发生前交感和迷走神经的活性发生了逆转，迷走神经活性显著占优而诱发 CASS。

4. 遗传易感性　东亚 CASS 发病率远高于欧美，提示可能与遗传相关，已经明确与 CASS 相关的基因型变异包括内皮型一氧化氮合成酶、内皮素 -1 及酯酶 C-δ1 蛋白相关基因等变异。

三、诊断

（一）临床表现

1. CAS 各临床类型的表现（表 1-3-1）

2. PCI 术中 CAS 的分类

（1）指引导管、导丝操作引起的痉挛

1）粗暴操作指引导管，如指引导管插入过快、插入过深；

2）指引导丝进出冠脉。

（2）球囊扩张相关的冠脉痉挛

1）病变内痉挛：据报道，在球囊成形术中，大约有 4.2% 的患者会发生冠脉痉挛，易感因素包括非钙化病变、偏心性病变以及较为年轻的患者。在实际操作中，腔内影像学检查（如血管内超声）有助于鉴别是顽固性痉挛还是夹层形成。一种特殊的形式是所谓的手风琴效应。其是一种一过性的内膜褶皱（偶尔会持续存在），对血管痉挛缓解措施的反应较为迟钝。大多数病例可通过使用药物［如硝酸酯类和（或）非二氢吡啶类钙通道阻滞剂等］处理缓解。反复低压力的 PTCA 虽然有

表 1-3-1 冠脉痉挛的临床表现

CAS 分类	临床特点
典型冠脉痉挛性心绞痛	即变异型心绞痛，多在后半夜至上午时间段发作，发作时心电图呈一过性 ST 段抬高，T 波高耸，或 T 波假性正常化。冠状动脉造影多可见动脉硬化斑块，激发试验多诱发出局限性或阶段性痉挛。
非典型冠脉痉挛性心绞痛	临床表现为在静息状态、尤其是空气不流通的环境下容易发作的轻度胸闷，伴有心电图 ST 段下移和（或）T 波倒置，多数持续时间相对较长，且容易被呼吸新鲜空气、轻度体力活动等兴奋交感神经的动作减轻
CAS 诱发急性心肌梗死	部分年轻患者常有精神创伤、过度劳累、大量主动或被动吸烟、吸毒或大量饮酒等病史。
CAS 诱发心律失常	左冠状动脉痉挛多表现为室性心律失常、猝死，右冠状动脉痉挛则多表现为心动过缓。

效，但使用较少。

2）远段心外膜血管痉挛：PCI 治疗之后，远段血管痉挛较为常见，远段心外膜血管痉挛可以通过于冠脉内推注血管扩张剂（最常用硝酸甘油）得到缓解，也可通过持续静脉滴注血管扩张剂预防其发生。

3）微血管痉挛：与心外膜血管痉挛不同，微血管痉挛涉及的因素更多，如内皮功能障碍、中性粒细胞浸润、血小板聚集、纤溶酶原激活物抑制剂 -1、组织因子和炎症因子（sCD40L，可溶性 E- 选择素）等，且其对硝酸酯类等药物反应较差。

4）术后痉挛：无论采取何种干预措施，大约 2/3 的介入治疗后患者都会出现 CAS。这表明，在冠状动脉介入治疗之前可能存在功能异常，在一些患者中，它们甚至可能是心绞痛和缺血的主要原因。而术后几个月内在 PCI 部位仍容易发生痉挛，据报道，PCI 术中分别使用麦角新碱和乙酰胆碱，可使 15% 和 46% 的患者发生冠脉痉挛。

（3）支架植入相关的冠脉痉挛

1）支架植入后引起的痉挛：第一代药物洗脱支架可能会在支架周围区域引起与运动相关的反常血管收缩。新型支架似乎较少引起心外膜血管收缩，但可能与微血管痉挛相关。近期的 ORBITA 缺血研究表明，PCI 治疗 3 个月后，几乎 50% 的患者会出现持续性心绞痛。

2）支架脱载引起的痉挛：支架脱载通常发生在支架进入到钙化和（或）严重弯曲的血管段时，或者在无法前进的支架撤回期间发生。指引导管支撑力的不佳会进一步加重该情况。其他典型的支架脱载情况包括支架进入已经植入支架的侧支（分叉）和已经部分膨胀的支架撤回期间。任何冠状动脉支架的脱载均具有冠状动脉血栓形成、痉挛或脑血管系统栓塞的风险。

（4）准分子激光冠状动脉切除术相关的冠脉痉挛：准分子激光冠状动脉切除术（ELCA）是 20 世纪 80 年代末兴起的一种治疗外周血管动脉粥样硬化的成熟疗法，现也广泛用于复杂冠状动脉病变，如血栓性病变、严重钙化病变、不可跨越或不可扩张的病变、慢性闭塞病变和支架膨胀不良的情况。报道的准分子激光冠状动脉切除术中出现的痉挛发生率约为 1.2% ～ 16%，但在改进技术后其发生率已明显降低。

（5）斑块旋磨术相关的冠脉痉挛：据报道 1.6% ～ 6.6% 的斑块旋磨患者中会发生血管痉挛，同时旋磨产生的微小颗粒（5 ～ 10 μm）也可引起微血管功能障碍，导致冠脉微血管痉挛。临床研究发现，虽然旋磨术后的严重并发症并不比 PTCA 相关的并发症更常见，但冠脉痉挛是一个突出特征。在肝素盐水装置中常规添加血管扩张剂可以预防血管痉挛，且在大多数情况下，及时于冠脉内输注硝酸酯类或非二氢吡啶类钙通道阻滞剂等药物可以缓解。

（6）血栓抽吸术相关的冠脉痉挛：血栓抽吸术会带来血管创伤的风险，同时，有血栓脱落致远端冠脉狭窄、痉挛，甚至闭塞的风险。不同的抽吸设备发生不良事件的概率不同，但总体上与未经抽吸处理的传统 PCI 流程不良事件发生率无明显差异。

（7）冠状动脉夹层和血栓：冠状动脉夹层和血栓是常见的引起顽固性痉挛的原因。往往需要经多体位造影和（或）腔内影像学明确。引起夹层的原因很多，包括指引导管、导引导丝、球囊扩张等所有介入操作均有可能。

（8）其他：如血管高反应性、造影剂过敏等。

（二）辅助检查（表 1-3-2）

辅助检查的方法主要如表 1-3-2 所示，CAS 诊断的金标准仍然是冠脉造影检查。

（三）冠脉痉挛诊断流程图（图 1-3-1）

表 1-3-2　冠脉痉挛的辅助检查

无创性检查	**标准 12 导联心电图** **Holter 心电图：**可通过连续监测 24 ～ 48 小时或增加监测次数来提高诊断阳性率，其检出率为 20% ～ 30%；埋藏式 Holter 能捕捉到发作次数较少的 CAS。 **核素灌注心肌显像负荷试验：** 其阳性判定标准为在静息状态下存在灌注缺损，但在负荷显像时恢复正常，或原有的灌注缺损得到不同程度改善，此检查的敏感性为 100%，特异性为 40%；结合临床症状、心电图运动负荷试验阴性或恢复期阳性，敏感性为 96%，特异性为 94%。 **过度换气与心电图运动负荷联合试验：** 其方法为首先行过度换气，心绞痛发作则为阳性，若阴性则继续 Bruce 运动平板试验。符合以下至少 1 条标准为试验阳性：至少 2 个相邻导联出现 ST 段抬高≥ 0.2 mV；ST 段水平型或下斜型压低≥ 0.1 mV。该检查的敏感性为 63% ～ 84%，特异性约为 100% **过度换气与冷加压联合试验：** 其方法为过快过深呼吸 6 分钟，30 次 / 分，右手浸入冰水中（浸至腕关节）2 分钟，15 分钟内每隔 1 分钟做一次超声心动图监测室壁运动并记录图像。出现以下标准之一为阳性：典型胸痛，心电图显示 ST 段移位≥ 0.1 mV，超声心动图显示室壁运动异常。该检查的敏感性为 91%，特异性为 90%。
有创性检查	**冠脉造影检查：** 在冠脉造影检查过程中，观察到冠脉痉挛（狭窄程度达 90% 以上）自行发作，或经诱发出现血管痉挛，或观察到硝酸酯类药物对狭窄血管的显著扩张作用并伴有心电图 ST 段恢复，即可诊断为冠脉痉挛。 **创伤性激发试验：** 对于冠状动脉造影未见明显固定性狭窄的胸痛或胸闷患者，均应在造影后进行药物激发试验以明确或排除 CASS。与麦角新碱相比，乙酰胆碱激发试验发生严重并发症的概率较低，应用更广泛。

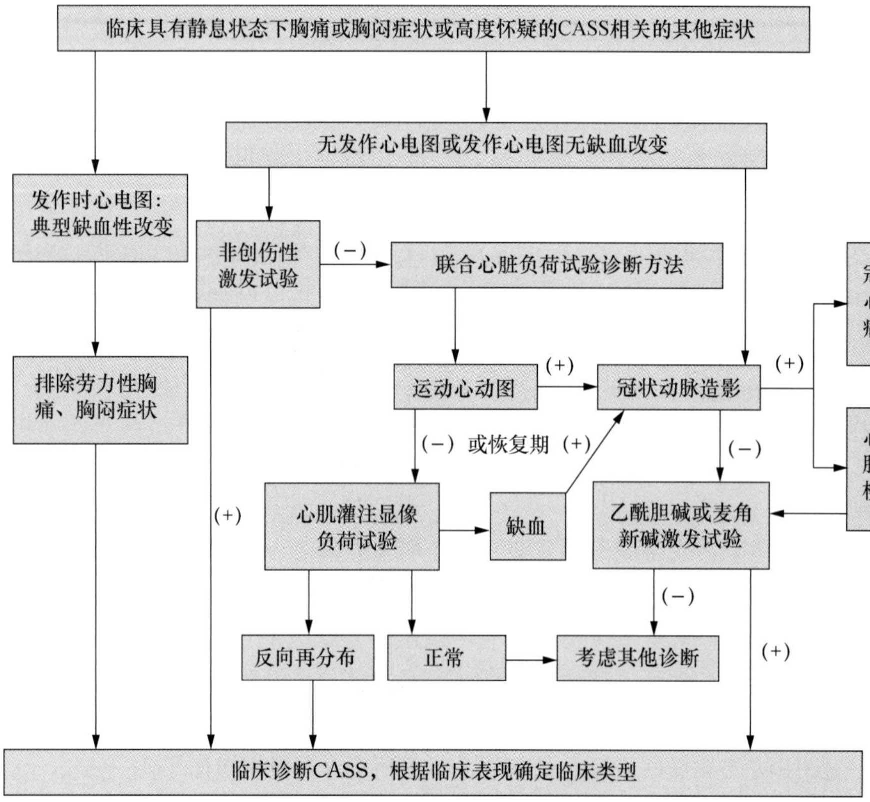

图 1-3-1　冠脉痉挛诊断流程图

四、治疗

（一）急性发作的治疗

不同类型CASS急性发作期的处理重点略有不同，但总体原则是迅速缓解持续性CAS状态，及时处理并发症。主要包括以下方法。

1. 药物治疗

（1）硝酸甘油：首选舌下含服或喷雾剂口腔内喷雾，若在5分钟左右仍未能显著好转可以追加剂量，若连续使用2次仍不能缓解，应尽快静脉滴注硝酸甘油；导管室内发生的CASS可直接于冠脉内推注硝酸甘油100～200 μg，通常可立即缓解冠脉痉挛，部分患者需反复多次注射硝酸甘油方能解除，某些患者可能需要更大剂量。有研究指出，冠脉内注射硝酸甘油达100～200 μg时，对体循环血压影响不大。硝酸甘油对微循环无明显直接作用。

（2）钙通道阻滞剂（CCB）：部分顽固性CASS患者使用硝酸甘油无效，或可能因反复或连续使用而产生耐药，可以改用短效CCB或两者联合应用，特别顽固的患者可持续静脉输注。介入治疗时可使用非二氢吡啶类钙通道阻滞剂维拉帕米100～200 μg或者地尔硫䓬0.5～1 mg冠脉内推注。

（3）硝普钠：冠脉内推注硝普钠剂量一般为50～200 μg，更多用于无复流处理中。

（4）腺苷：冠状动脉内注射腺苷可以使心肌需氧量增加的应激源增加。由于腺苷是在低氧张力下释放的，可诱导微血管扩张，这与血管体积的募集和远端压力的降低创造了一个潜在的空间，为增加心肌血流量创造了驱动力。后续流量的增加并不直接依赖于内皮相关血管释放一氧化氮。冠脉内推注36～72 μg递增剂量的腺苷。若效果不佳，则可以给予高达100 μg的进一步给药[21]。

（5）尼可地尔：尼可地尔是一种硝酸盐和钾离子通道激活剂，冠脉内注射0.5 mg，静脉注射4 mg，6 mg/h维持剂量。日本学者Fujii亦推荐冠脉内注射尼可地尔（每次1 mg）有效。

（6）选择性Rho激酶抑制剂法舒地尔：研究发现，原发性VSMC高反应性一个主要机制是Rho激酶活性的增加，这种酶通过直接作用和间接抑制肌球蛋白磷酸酶来增加对钙离子的敏感性，从而有利于VSMC的收缩。Rho激酶抑制剂法舒地尔已被证明可以预防变异型心绞痛患者中Ach诱导的CAS，这表明这种酶实际上可能在临床环境中发挥作用，因此可能构成一个重要的治疗靶点。已有临床试验表明，冠脉内输注法舒地尔12～30 mg、推注3分钟可缓解冠脉痉挛。

（7）抗血小板治疗：持续性痉挛多发展为AMI或猝死，应尽早启动抗血小板治疗，包括阿司匹林300 mg和氯吡格雷300～600 mg负荷剂量或替格瑞洛180 mg负荷剂量，后续阿司匹林100 mg/d和氯吡格雷75 mg/d或替格瑞洛90 mg，2次/日常规剂量维持。

（8）镇静镇痛药物：可以缓解紧张情绪、降低心肌耗氧量以缓解心绞痛，但需慎用吗啡等阿片类药物，以防诱发或加重冠脉痉挛。

2. 器械治疗的合理使用

（1）选择尺寸合适的介入器械，如选择合适尺寸的指引导管、球囊、支架、旋磨头等。

（2）撤除介入器械：若明确病变处痉挛，在使用药物治疗时，保留导丝通过病变的状态以维持血管的通路；若靶血管远段发生痉挛，可能需要部分或完全撤出导丝，以使痉挛得到完全缓解。

（3）反复球囊扩张：若使用药物后病变内痉挛仍然存在，采用适当大小的球囊进行延时（2～5分钟）、低压（1～4 atm）扩张往往有效。事实上，绝大多数的痉挛发作对硝酸酯类、非二氢吡啶类等药物和反复的PTCA均反应良好。但反复痉挛发生如果由血管内膜撕裂所致，不主张球囊反复扩张，以免加重血管损伤而使痉挛加重。

（4）冠脉支架植入术：CASS患者原则上不主张支架植入，但应该作为其他非手术措施均失败后的选择，如夹层引起的顽固性痉挛、中重度冠状动脉狭窄基础上合并CAS者或者明确的固定性、局限性CAS可能从介入治疗中获益，必要时可考虑CABG与PCI杂交策略。

（5）全身循环支持：若患者出现严重冠脉痉挛，同时伴有缺血及低血压等情况时，处理上会发生矛盾（使用硝酸酯类、非二氢吡啶类钙通道阻滞剂等会加重低血压），可考虑使用全身循环支持设备，如主动脉内球囊反搏（IABP）、体外膜肺氧合系统（ECMO）、IMPELLA系统等。

（二）稳定期的治疗

对于诊断明确的各种类型CAS，应从病理机制和相关危险因素入手，应用下述药物（必要时可联合应用）坚持长期治疗，目的是防止复发，减少 CASS 的发生。

1. 危险因素和诱发因素的控制　包括戒烟酒，控制血压，维持适当的体重，纠正糖、脂代谢紊乱，避免过度劳累和减轻精神压力等。其中吸烟是我国 CAS 最重要的危险因素，应强化戒烟指导，并防止被动吸烟。

2. 药物治疗

（1）CCB：CCB 是疗效最肯定且应用最广泛的防治 CAS 药物。①地尔硫䓬：可作为首选，适用于心率偏快且心功能良好的患者。常用剂量为每次 30 ～ 60 mg，每日 3 ～ 4 次。其缓释或控释制剂每次 90 mg，每日 1 ～ 2 次，清晨发作者，可以睡前口服长效制剂。②硝苯地平：硝苯地平缓释或控释制剂主要适用于心动过缓和合并高血压的 CAS 患者。常用剂量缓释制剂每次 20 mg，每日 2 次或控释制剂每次 30 mg，每日 1 ～ 2 次。③氨氯地平：适用于合并心功能不全、心动过缓或传导阻滞的 CAS 患者，常规剂量每次 2.5 ～ 10 mg，每日 1 次。但在与其他 CCB 的非随机对照分析中并未显示出明显的优势。④贝尼地平：亦可作为首选，具有对 L、T 和 N 通道的三通道阻滞作用，起效平缓，不激活交感，对心率无明显影响，水肿发生率相对较低，适用于各类 CAS 患者。剂量每次 4 ～ 8 mg，每日 1 ～ 2 次。荟萃研究表明，贝尼地平能改善 CAS 临床预后并降低死亡率。

（2）硝酸酯类药物：其预防 CAS 复发的疗效不如 CCB，常用于不能使用 CCB 时的替代或当 CCB 疗效不佳时与之联合。由于有耐药性，硝酸酯类药物不宜采用覆盖全天的给药方式，应尽可能留下 6 ～ 8 小时的空白期以防发生耐受。

（3）钾通道开放剂：目前临床应用尼可地尔，在增加冠状动脉血流量的同时不影响血压、心率及心脏传导系统，无耐药性，可长期应用。由于其作用机制与当前的抗心绞痛药物不同，当疗效不佳时可与之联用。禁用于心源性休克及伴有左心室衰竭、低血压和特异性体质的患者。常用剂量每次 5 ～ 10 mg，每日 3 次。

（4）他汀类药物：可以显著降低 CAS 的发作频率并改善血管内皮功能，应根据 CASS 的临床类型确定胆固醇的目标值或降低幅度，坚持长期应用，但尚无充分的循证医学证据。

（5）抗血小板治疗：CASS 患者均应接受抗血小板治疗，长期口服阿司匹林 100 mg/d 或硫酸氢氯吡格雷 75 mg/d，以防发生急性冠状动脉事件。临床表现急性冠脉综合征时应使用双联抗血小板治疗。

（6）β 受体阻滞剂：对于合并冠脉器质性狭窄或严重心肌桥，且临床主要表现为劳力性心绞痛的患者，若 CCB 和硝酸酯类疗效不佳时可以慎重联合使用高选择性 β 受体阻滞剂。对于冠脉无显著狭窄的 CASS 患者禁忌单独使用。

3. 非药物治疗

（1）经皮冠状动脉介入治疗：CASS 患者原则上不主张介入治疗，中重度冠脉狭窄基础上合并 CAS 者或者明确的固定性、局限性 CAS 可能从介入治疗中获益，必要时可考虑 CABG 与 PCI 杂交策略。

（2）埋藏式自动除颤起搏器：对于因 CAS 诱发的持续性室性心动过速或心室颤动等所导致的心搏骤停存活患者，在规范药物治疗下仍反复发作者，可在进行充分评估的基础上考虑安装埋藏式自动除颤起搏器。

五、病例报告

病例 1：冠脉造影术中的冠脉痉挛 1 例

患者女性，72 岁，因反复胸闷、气促 7 年，于 2022 年 1 月 17 日入院。患者于 7 年前在当地医院行冠脉造影并植入支架（具体不详），术后长期服药，既往其他病史无特殊。诊断：①冠状动脉性心脏病，冠脉三支病变，劳力性心绞痛，心功能Ⅱ级，②冠状动脉支架植入状态，③高血压 3 级，很高危。入院后给予阿司匹林 100 mg 1 次 / 晚，阿托伐他汀 20 mg 1 次 / 晚，琥珀酸美托洛尔 47.5 mg 1 次 / 日。2022 年 1 月 19 日行冠脉造影示：冠脉均衡型。左主干未见明显异常，前降支近段狭窄约 40% ～ 50%，中段原支架通畅，支架以远弥漫性狭窄约 50% ～ 60%，前降支远段可见心肌桥，收缩期狭窄约 70%，第一对角支开口狭窄约 80%，TIMI 3 级；回旋支开口狭窄约 30% ～ 40%，远段狭窄约 80% ～ 90%，TIMI 3 级；右冠脉全程弥漫性狭窄约 50% ～ 80%，TIMI 3 级。经与家属商议决定行回旋支及右冠脉 PCI 术，指引导管至右冠脉开口后，于冠脉内注射硝酸甘油 200 μg 后重复造影提示右冠脉痉挛基本消失，遂未行右冠脉 PCI 术。进一步行回旋支 PCI 术，先后将 FIREBIRD2 2.75 mm×18 mm、FIREBIRD2 3.0 mm×13 mm 药物支架送至回旋支远段狭窄处，支架间重叠 3 mm，对位良好后释放支架，重复造影见狭窄消失，未见血栓及夹层，TIMI 3 级（图 1-3-2）。术后 1 年随访，患者胸闷、气促明显缓解，未述其他不适。继续予以抗血小板、调脂、改善心肌重构等治疗。

病例 2：光学相干断层成像（OCT）检查术中的冠脉痉挛 1 例

患者男性，68 岁，因反复胸闷、心悸 9 年，于 2023 年 2 月 23 日入院。1 年前在我院行前降支支架（生物可吸收支架）植入术，既往有高血压、前列腺增生病史。诊断：①冠状动脉性心脏病，冠脉三支病变，劳力性心绞痛，心功能Ⅱ级；②冠状动脉支架植入状态；③高血压 3 级，很高危；④前列腺增生。入院后给予阿司匹林 100 mg 1 次 / 晚，氯吡格雷 75 mg 1 次 / 晚，阿托伐他汀 20 mg 1 次 / 晚，琥珀酸美托洛尔 47.5 mg 1 次 / 早，沙库巴曲缬沙坦 100 mg 1 次 / 早。2023 年 2 月 27 日冠脉造影示：右冠脉优势型。左主干正常，前降支原支架近段狭窄约 20% ～ 30%，原支架通畅，TIMI 3 级；回旋支开口及近段狭窄约 20% ～ 30%，TIMI 3 级；右冠脉近段局限性狭窄约 20% ～ 30%，TIMI 3 级。为进一步明确可吸收支架的吸收情况，经与家属商议后决定行前降支 OCT 检查术，提示：原生物可吸收支架处已完全内皮化，支架已部分吸收。检查术中患者突发胸闷、恶心、呕吐等不适，心率增快至 130 ～ 150 次 / 分，为房性心动过速，血压降至 60/40 mmHg，给予多巴胺持续静脉泵入维持血压，碳酸氢钠纠正酸中毒等对症治疗后患者症状缓解，复查冠脉造影及行 OCT 检查证实前降支支架近段冠脉痉挛，中远段狭窄约 50% ～ 90%，立即给予硝酸甘油 200 μg 后痉挛未解除，数分钟后再次给予地尔硫䓬 200 μg 冠脉内推注解除冠脉痉挛，再次复查冠脉造影提示前降支冠脉血流恢复、痉挛消失（图 1-3-3），患者症状明显缓解，心电监护提示：心率 96 次 / 分，血压 100/62 mmHg。术后继续予以双联抗血小板、调脂、降压、解痉等治疗，随访患者生命体征平

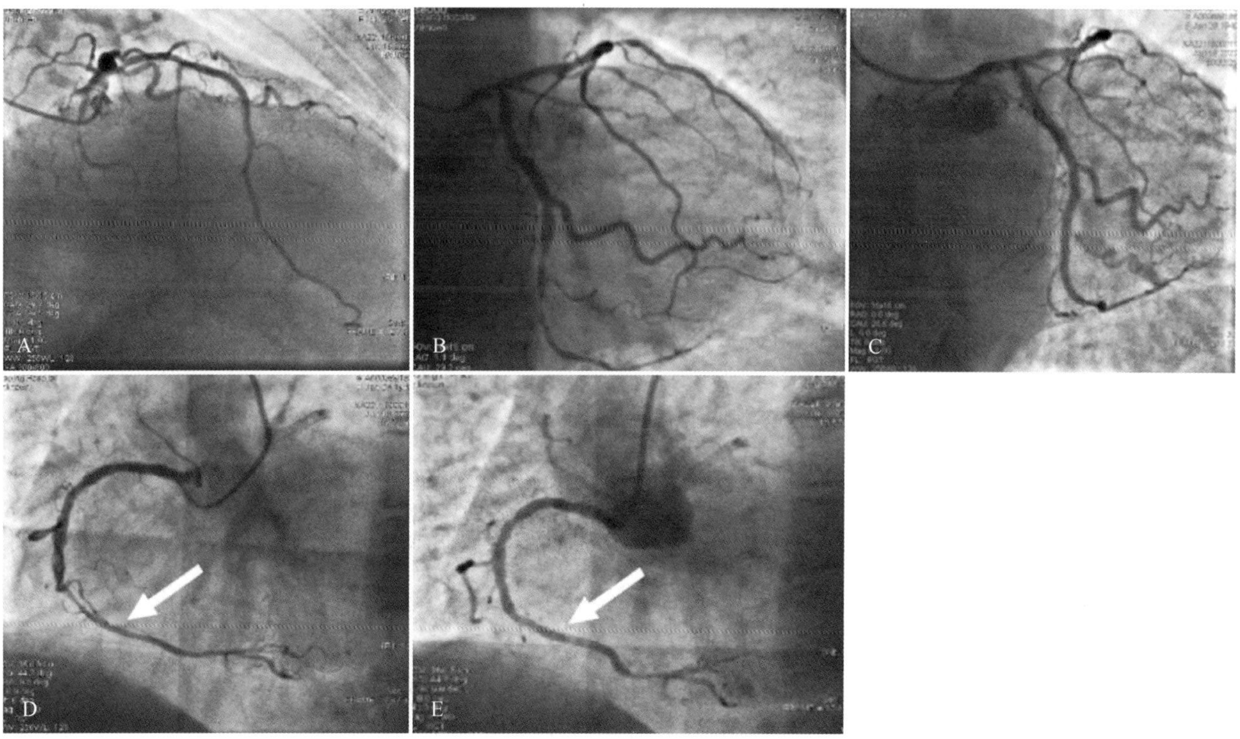

图 1-3-2 冠脉均衡型。**A.** 左主干未见明显异常，前降支近段狭窄约 40% ～ 50%，中段原支架通畅，支架以远弥漫性狭窄约 50% ～ 60%，前降支远段可见心肌桥，收缩期狭窄约 70%，第一对角支开口狭窄约 80%，TIMI 3 级；**B.** 回旋支开口狭窄约 30% ～ 40%，远段狭窄约 80% ～ 90%，TIMI 3 级；**C.** 回旋支中远段植入 FIREBIRD2 2.75 mm×18 mm、FIREBIRD2 3.0 mm×13 mm 药物洗脱支架 2 枚；**D.** 右冠脉全程弥漫性狭窄约 50% ～ 80%，TIMI 3 级，中远段可见明显痉挛；**E.** 冠脉内推注硝酸甘油 200 μg 后右冠脉痉挛基本消失

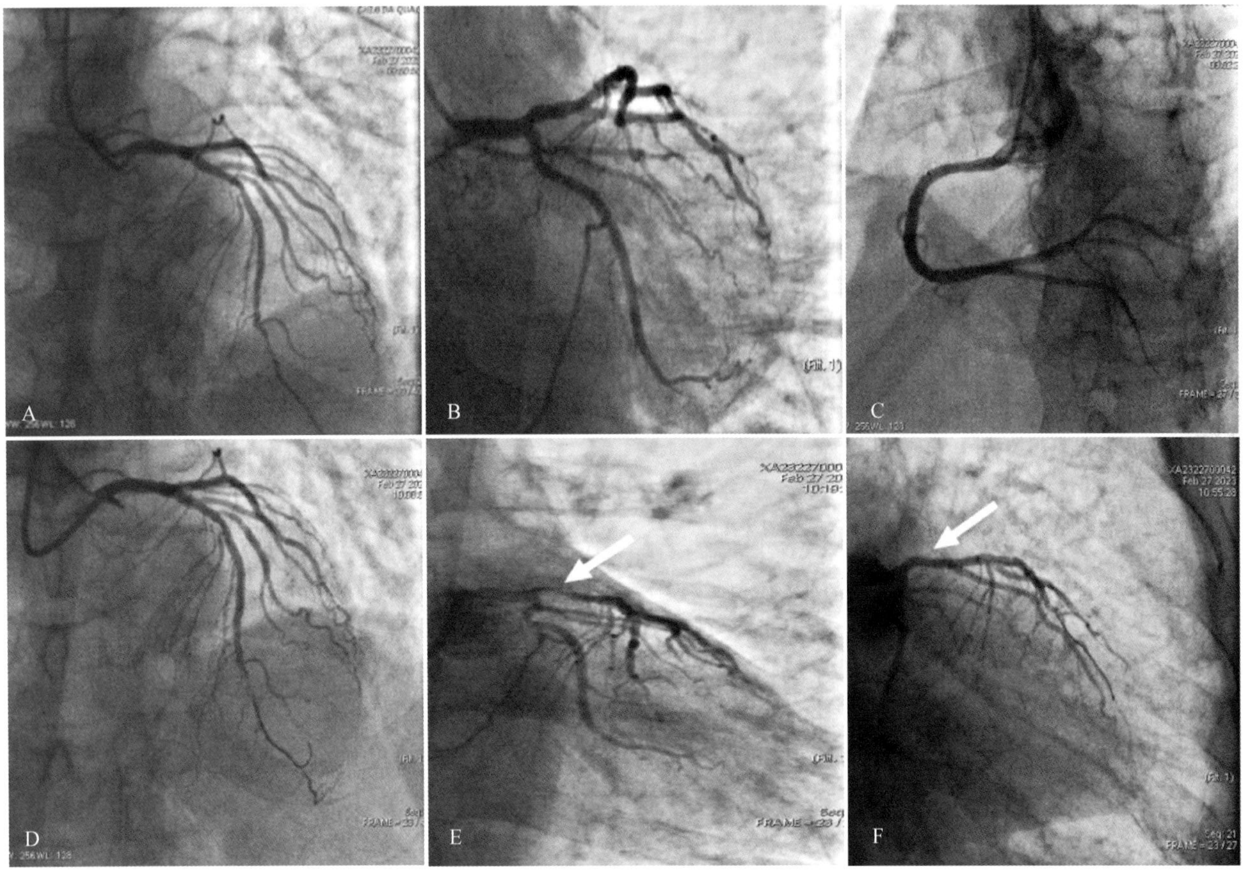

图 1-3-3 右冠脉优势型。**A**. 左主干正常，前降支原支架近段狭窄约 20% ～ 30%，原支架通畅，TIMI 3 级；**B**. 回旋支开口及近段狭窄约 20% ～ 30%，TIMI 3 级；**C**. 右冠脉近段局限性狭窄约 20% ～ 30%，TIMI 3 级；**D**. 前降支行 OCT 检查术；**E**. OCT 检查术后冠脉造影提示冠脉近段重度狭窄；**F**. 冠脉内先后推注硝酸甘油、地尔硫䓬后前降支近段狭窄消失，提示冠脉痉挛

稳，无明显不适。

病例 3　冠脉 PCI 术中冠脉痉挛 1 例

患者男性，76 岁，因突发胸闷、心悸 5 天，于 2022 年 4 月 26 日入院。入院前 5 天当地医院造影提示右冠脉重度迂曲伴狭窄，介入术中患者右冠脉反复重度痉挛并伴室性心动过速（室速）、心室颤动（室颤）反复发作，予以积极抢救后转入我院进一步治疗，既往有高血压病史。诊断：①冠状动脉性心脏病，右冠脉重度狭窄，不稳定型心绞痛，心功能 3 级，②高血压 2 级，很高危，③高血压性心脏病，室间隔、左室后壁增厚，心功能 3 级。入院后给予阿司匹林 100 mg 1 次 / 晚，氯吡格雷 75 mg 1 次 / 晚，阿托伐他汀 20 mg 1 次 / 晚，沙库巴曲缬沙坦 50 mg 2 次 / 日。2022 年 4 月 29 日冠脉造影示：前降支近中段弥漫性狭窄约 40% ～ 50%，TIMI 3 级；回旋支血管未见明显狭窄，TIMI 3 级，可见左冠脉向右冠脉逆灌显影；右冠脉严重迂曲，全程弥漫性狭窄约 50% ～ 99%，以中远段局限性狭窄为重，TIMI 3 级。因患者外院 PCI 术中反复发作室速、室颤，遂决定在 ECMO 的支持下行右冠脉的进一步介入治疗。首先对于右冠脉中远端狭窄处予以 PIONEER 2.5 mm×15 mm 球囊 10 ～ 14 atm 预扩张后，拟将 1 枚 PROMUS PREMIER MONORALL 3.5 mm×16 mm 支架通过近段迂曲段送至远端狭窄处，反复尝试不能通过，所有输送系统全部退出，再次将指引导管送至右冠脉开口，在延伸导管的支撑下将原 PROMUS PREMIER MONORALL 3.5 mm×16 mm 支架送至近段，反复尝试仍不能通过迂曲段，重复造影提示冠脉近段出现严重痉挛，反复于冠脉内推注硝酸甘油后痉挛明显减轻，因考虑患者冠脉严重迂曲，强行通过支架可能引发其他并发症，决定予以申淇 3.0 mm×20 mm 药物球囊 12 atm 扩张，退出冠脉内导丝后痉挛基本消退（图 1-3-4）。随后患者安全返回病房，术后予以阿司匹林 100 mg 1 次 / 晚，氯吡格雷 75 mg 1

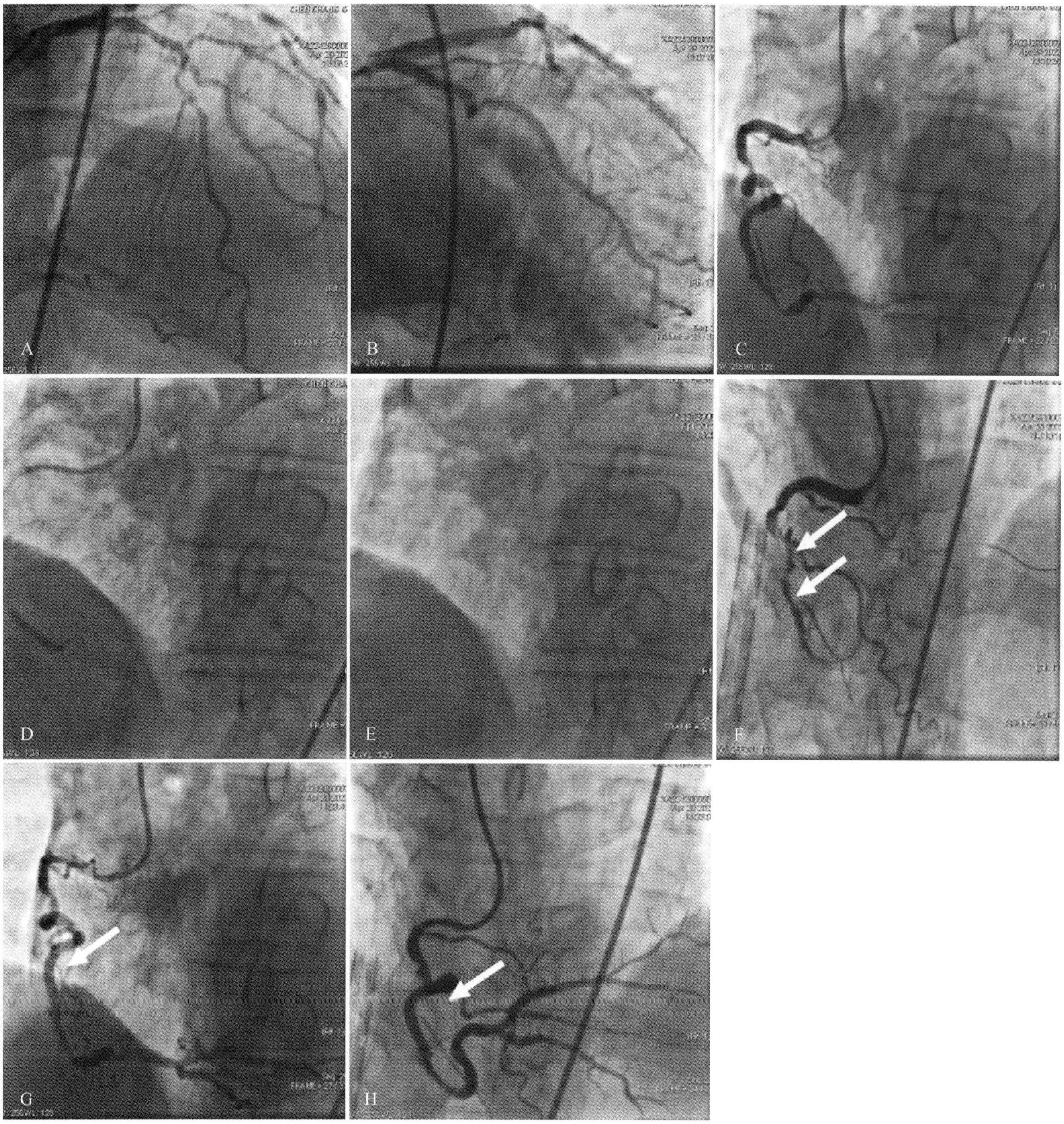

图 1-3-4 右冠脉优势型 **A**. 左主干正常，前降支近中段弥漫性狭窄约 40% ～ 50%，TIMI 3 级，可见左冠脉向右冠脉逆灌显影；**B**. 回旋支血管未见明显狭窄，TIMI 3 级；**C**. 右冠脉严重迂曲，全程弥漫性狭窄约 50% ～ 99%，以中远段局限性狭窄为重，TIMI 3 级；**D**. 右冠脉中远段狭窄处予以 PIONEER 2.5 mm×15 mm 球囊 10 ～ 14 atm 预扩张，拟将 1 枚 PROMUS PREMIER MONORALL 3.5 mm×16 mm 支架通过近段迂曲段送至中远段狭窄处；**E**. 反复尝试不能通过，所有输送系统全部退出；**F**. 将原 PROMUS PREMIER MONORALL 3.5 mm×16 mm 支架送至近段，反复尝试仍不能通过迂曲段，重复造影提示冠脉近段严重痉挛；**G**. 反复予以冠脉内硝酸甘油推注后痉挛明显减轻，予以申淇 3.0 mm×20 mm 药物球囊 12 atm 扩张；**H**. 退出冠脉内导丝后痉挛基本消退

次 / 晚，阿托伐他汀 20 mg 1 次 / 晚，琥珀酸美托洛尔 47.5 mg 1 次 / 日，沙库巴曲缬沙坦 100 mg 2 次 / 日，呋塞米 20 mg 1 次 / 日，螺内酯 20 mg 1 次 / 日，达格列净 10 mg 1 次 / 日。随访 1 年患者未再发生心血管相关事件。

☞ **点评**：

CAS 在冠脉 PCI 时较易发生，不同类型 CASS 处理重点略有不同，但总体原则是迅速缓解持续性 CAS 状态，及时处理并发症。首选予以冠脉内推注硝酸甘油 100 ～ 200 mg，部分顽固性 CASS

患者使用硝酸甘油无效，或可能因反复或连续使用而产生耐药，可联合使用地尔硫䓬冠脉内注射。也可予以镇静镇痛药物缓解患者紧张情绪、降低心肌耗氧量以缓解心绞痛。因持续性痉挛多发展为 AMI 或猝死，应尽早启动抗血小板治疗；若发生各种恶性心律失常或心搏骤停等威胁生命的并发症，应加强生命支持，必要时予以主动脉内球囊反搏、ECMO 等支持下及时使用扩血管药解除 CAS 状态，不宜按照常规单独使用收缩血管的升压药。本节展示 3 例病例 PCI 中引起的冠脉痉挛，分别经过冠脉内注射硝酸甘油，或联合地尔硫䓬冠脉内注射后缓解。这 3 例 PCI 术中 CAS 的处置提示我们：① PCI 期间 CAS 是常见的，可能是原发性的，也可能由导丝、球囊及支架等器械引起，因此术中应轻柔操作各种器械，避免选择直径过大的球囊、支架及旋磨头等，出现 CAS 时及时处理并观察各项生命体征，避免更严重并发症的发生；②介入诊治时发生的 CAS 可直接在冠脉内推注硝酸甘油 100 ～ 200 μg，通常可立即缓解冠状动脉痉挛，部分患者需要反复多次注射硝酸甘油方能解除，这在该 3 例患者中表现得较为明显。部分顽固性 CAS 患者使用硝酸甘油无效，或可能因反复或连续使用而产生耐药，可以加用地尔硫䓬 200 μg 等冠脉内推注解除痉挛，这在病例 2 中得以体现。③在病情允许的情况下，有时需要退出冠脉诊治器械，痉挛才能完全消除，如病例 3 中导丝的退出。④对于病情、冠脉病变复杂的患者，手术开始之前一定要做好充分的相应准备工作。如病例 3 患者，在院外行 PCI 术时，因为迂曲的右冠脉反复痉挛而出现室速、室颤，因此我们决定在 ECMO 的支持下行右冠脉进一步介入治疗，虽然术中也出现了右冠脉反复痉挛，但未再出现室速、室颤，保证了患者的安全。由于右冠脉极度弯曲并弥漫性痉挛，支架不能通过近端迂曲冠脉，我们也及时改变了手术策略，以药物球囊扩张远端病变，效果良好。⑤病例 3 患者必要时采用右冠脉 CABG 也是可行的措施之一。

（中国人民解放军陆军特色医学中心
王红勇　曾春雨）

参考文献

[1] Prinzmetal M，Kennamer R，Merliss R，et al. Angina pectoris. A variant form of angina pectoris；preliminary report. Am J Med，1959，27：375-388.

[2] Ford TJ，Rocchiccioli P，Good R，et al. Systemic microvascular dysfunction in microvascular and vasospastic angina. Eur Heart J，2018，39（46）：4086-4097.

[3] Redwood，Simon，Nick Curzen，et al. Oxford textbook of interventional cardiology，2 edn，Oxford Textbooks in Cardiology（Oxford，2018；online edn，Oxford Academic，1 Oct. 2018）.

[4] Pasupathy S，Tavella R，Beltrame JF. Myocardial infarction with nonobstructive coronary arteries（MINOCA）：The past，present，and future management. Circulation，2017，135（16）：1490-1493.

[5] Lanza GA，Careri G，Crea F. Mechanisms of coronary artery spasm. Circulation，2011，124（16）：1774-1782.

[6] Adlam D，Azeem T，Ali T，et al. Is there a role for provocation testing to diagnose coronary artery spasm？Int J Cardiol，2005，102（1）：1-7.

[7] 向定成，曾定尹，霍勇 . 冠状动脉痉挛综合征诊断与治疗中国专家共识 . 中国介入心脏病学杂志，2015，23（4）：181-186

[8] Sueda S，Kohno H，Fukuda H，et al. Frequency of provoked coronary spasms in patients undergoing coronary arteriographyusing a spasm provocation test via intracoronary administration of ergonovine. Angiology，2004，55：403-411.

[9] Kim MH，Park EH，Yang DK，et al. Role of vasospasm in acute coronary syndrome：insights from ergonovine stress echocardiography. Circ J，2005，69：39-43.

[10] 向定成，洪长江，龚志华，等 . 冠状动脉痉挛的血管造影及血管内超声特点 . 中华超声影像学杂志，2005，15：5-8.

[11] Ong P，Athanasiadis A，Borgulya G，et al. Clinical usefulness，angiographic characteristics，and safety evaluation of intracoronary acetylcholine provocation testing among 921 consecutive white patients with unobstructed coronary arteries. Circulation，2014，129：1723-1730.

[12] Dorros G，Cowley MJ，Simpson J，et al. Percutaneous transluminal coronary angioplasty：report of complications from the National Heart，Lung，and Blood Institute PTCA Registry. Circulation，1983，67（4）：723-730.

[13] Hokimoto S，Tabata N，Yamanaga K，et al. Prevalence of coronary macro- and micro-vascular dysfunctions

after drug-eluting stent implantation without in-stent restenosis. Int J Cardiol，2016，222：185-194.

[14] Ong P，Athanasiadis A，Perne A，et al.Coronary vasomotor abnormalities in patients with stable angina after successful stent implantation but without in-stent restenosis. Clin Res Cardiol，2014，103（1）：11-19.

[15] Pirozzolo G，Seitz A，Martínez Pereyra V，et al. Different vasoreactivity of arterial bypass grafts versus native coronary arteries in response to acetylcholine. Clin Res Cardiol，2021，110（2）：172-182.

[16] Yamanaka Y，Shimada Y，Tonomura D，et al. Laser vaporization of intracoronary thrombus and identifying plaque morphology in ST-segment elevation myocardial infarction as assessed by optical coherence tomography. J Interv Cardiol，2021，2021：5590109.

[17] Mauri L，Reisman M，BuchbindeM，et al. Comparison of rotational atherectomy with conventional balloon angioplasty in the prevention of restenosis of small coronary arteries：results of the Dilatation vs Ablation Revascularization Trial Targeting Restenosis（DART）. Am Heart J，2003，145（5）：847-854.

[18] Svilaas T，Vlaar PJ，van der Horst IC，et al. Thrombus aspiration during primary percutaneous coronary intervention. N Engl J Med，2008，358（6）：557-567.

[19] Takumi T，Yang EH，Mathew V，et al. Coronary endothelial dysfunction is associated with a reduction in coronary artery compliance and an increase in wall shear stress. Heart，2010，96（10）：773-778.

[20] Fischell TA. Pharmaceutical interventions for the management of no-reflow. J Invasive Cardiol，2008，20（7）：374-379.

[21] Fischell TA，Carter AJ，Foster MT，et al. Reversal of “no reflow” during vein graft stenting using high velocity boluses of intracoronary adenosine. Cathet Cardiovasc Diagn，1998，45（4）：360-365.

[22] Kikuchi Y，Takahashi J，Hao K，et al. Usefulness of intracoronary administration of fasudil，a selective Rho-kinase inhibitor，for PCI-related refractory myocardial ischemia. Int J Cardiol，2019，297：8-13.

[23] Chu G，Zhang G，Zhang Z，et al. Clinical outcome of coronary stenting in patients with variant angina refractory to medical treatment：a consecutive single-center analysis. Med Princ Pract，2013，22：583-587.

[24] Nishigaki K，Inoue Y，Yamanouchi Y，et al. Prognostic effects of calcium channel blockers in patients with vasospastic angina：a meta-analysis. Circ J，2010，74：1943-1950.

[25] Xiang DC，Yin JL，He JX，et al. Resting chest pain，negative treadmill exercise electrocardiogram，and reverse redistribution in dipyridamole myocardial perfusion scintigraphy might be the features of coronary artery spasm. Clin Cardiol，2007，30：522-526.

[26] JCS Joint Working Group. Guidelines for diagnosis and treatment of patients with vasospastic angina（coronary spastic angina）（JCS 2013）. Circ J，2014，78：2779-2801.

第4节 主动脉夹层与冠心病

主动脉夹层（aortic dissection，AD）属于急性致命性胸痛，是一种凶险的致死率非常高的疾病，虽然发生率较低，但临床上易漏诊及误诊。若未积极治疗，24小时内死亡率每小时递增1%～2%，急性期（发病2周内）的病死率高达70%，其中，Standford A型AD死亡率可达80%～90%。近年来，随着医务人员对主动脉疾病认识的提高，以及影像诊断、心血管内外科、麻醉及体外循环技术的进步，AD的诊出率不断提高，手术死亡及并发症发生率明显下降。

一、主动脉夹层的机制、病因和分期

AD是主动脉腔内的血液从主动脉内膜撕裂处进入主动脉中膜，使中膜分离，沿主动脉长轴方向扩展形成主动脉壁的真假两腔分离的状态，可累及各个分支血管，引起相应的并发症，当病变累及冠状动脉时，可出现急性心肌缺血。

AD的病因主要包括高血压、结缔组织疾病、先天性心血管疾病、损伤，以及其他的妊娠、梅毒、心内膜炎、系统性红斑狼疮等。

AD通常根据发病时间进行分期。传统分期方法将AD分为急性期和慢性期。发病时间≤14天为急性期，发病时间＞14天为慢性期。AD进入慢性期后病情趋于稳定，其并发症发生率特别是主动脉破裂概率远低于急性期。

二、主动脉夹层的分型

AD分型的目的是指导临床治疗和评估预后。

1965 年 DeBakey 首次根据 AD 原发破口的位置及夹层累及范围提出 DeBakey 分型，将 AD 分为Ⅰ、Ⅱ、Ⅲ型。Ⅰ型：原发破口位于升主动脉或主动脉弓，夹层累及大部或全部胸升主动脉、主动脉弓、胸降主动脉、腹主动脉；Ⅱ型：原发破口位于升主动脉，夹层累及升主动脉，少数可累及主动脉弓；Ⅲ型：原发破口位于左锁骨下动脉以远，夹层范围局限于胸降主动脉为Ⅲa 型，向下同时累及腹主动脉为Ⅲb 型。1970 年 Daily 根据夹层的累及范围提出了 Stanford 分型，将 AD 分为 A、B 两型。凡是夹层累及升主动脉者为 Stanford A 型，相当于 DeBakey Ⅰ型和Ⅱ型；夹层仅累及胸降主动脉及其远端为 Stanford B 型，相当于 DeBakey Ⅲ型（图 1-4-1）。

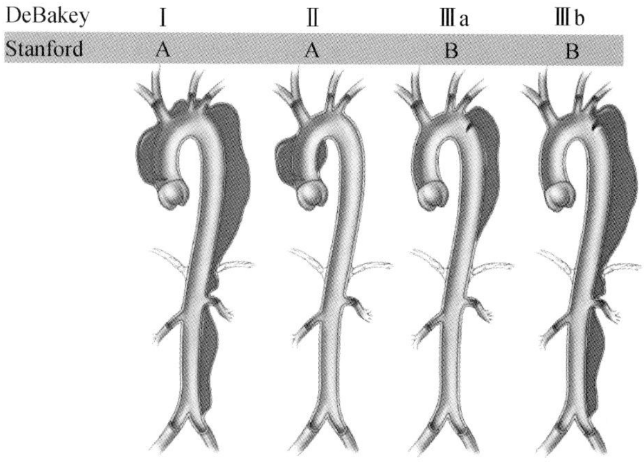

图 1-4-1 主动脉夹层 Stanford 分型和 DeBakey 分型

Stanford A 型 AD 导致心肌缺血的机制可简单概括为：压迫、剥离、断裂。对应 Neri 分型的 3 种亚型：A 型（压迫）是由于冠脉外血肿（如主动脉或心包血肿）对冠脉开口处的外在压迫，或主动脉内膜片堵塞冠脉开口，冠脉结构正常；B 型（剥离）是由于 AD 撕裂至冠脉，冠脉假腔对真腔的挤压；C 型（断裂）是最严重的类型，冠状动脉从主动脉根部离断，直接导致冠脉阻塞（图 1-4-2）。

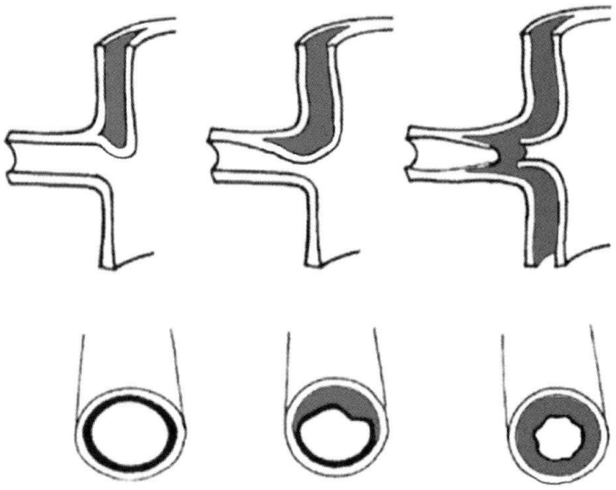

图 1-4-2 Stanford A 型主动脉夹层累及冠状动脉的 Neri 分型

三、主动脉夹层的诊断

血管造影曾被认为是 AD 诊断的“金标准”，但是对于内膜片、内膜破口及主动脉双腔的显示并不优于 CTA。作为一种侵入性有创操作，依靠血管造影明确 Stanford A 型 AD 的诊断存在巨大的风险。因此，血管造影不作为 AD 的常规诊断检查手段，仅作为 Stanford B 型 AD 行覆膜支架植入手术中的辅助检查。

四、主动脉夹层的治疗

AD 的治疗主要包括药物治疗、介入治疗、外科手术治疗三种。药物治疗禁止溶栓，避免抗栓、抗凝。介入治疗（覆膜支架腔内隔绝术）被认为是治疗 Stanford B 型 AD 首选的手术方法，它通过在真腔内植入覆膜支架，并对夹层原发破口实施封堵，使得假腔内血液失去交通，有效降低假腔的压力，减少主动脉破裂风险，其优点主要有创伤小、出血少、恢复快，死亡率低，尤其适用于高龄及全身情况差、无法耐受传统手术者。对于 Stanford A 型的 AD，外科手术是主要的治疗方法，尤其患者合并心脏压塞、急性主动脉关闭不全，或伴有左心衰竭时。外科手术治疗旨在切除内膜撕裂口，避免夹层破裂引起大出血，然后重建由于内膜片或者假腔引起血管阻塞区域血流状况。

五、主动脉夹层累及冠状动脉

AD 累及冠脉开口、继发 AMI 时误诊率和病死率极高，临床上常被诊断为一般的 AMI，在急诊行冠脉造影时有些征象应警惕 AD：

（1）寻找冠脉开口困难：主要由于升主动脉管腔变形影响造影导管操作，冠脉开口变形、位移或闭塞等原因，造影导管口常常难以顺利到位，需要非选择性主动脉根部造影。

（2）升主动脉间接征象：包括升主动脉管腔形态变窄，升主动脉外缘膨出与管腔距离增宽，动脉瓣反流等。

（3）升主动脉直接征象：导管真腔造影有时可显示AD直接征象；有时仅隐约显现微小夹层征象，需要仔细观察。偶尔导管直接进入主动脉假腔，推注造影剂发现造影剂滞留。

（4）孤立性冠脉开口狭窄：冠脉开口病变属于常见病，但其余冠脉节段基本正常的所谓“孤立性”开口病变往往提示特殊病因。

（5）AD四联征：部分患者根据造影中异常征象，可总结为AD四联征：右冠脉开口狭窄、死亡“芭蕾”（造影导管摆动明显）、主动脉瓣反流、主动脉窦底平直。

六、病例报告

病例1：升主动脉夹层累及双侧冠脉开口

患者李某，男性，30岁，小学体育老师。高血压病史7年，最高170/100 mmHg，未服药。主因“突发胸痛2小时”于2015年5月20日18：40就诊。于当日16：30上体育课时突然出现胸骨后剧烈压榨样疼痛，深吸气时明显，伴大汗、呼吸困难，持续不能缓解，18：40至我院急诊科，血压（BP）132/72 mmHg，呼吸频率（RR）36次/分，双肺呼吸音粗，双肺可闻及少量湿啰音，心率（HR）106次/分，各瓣膜听诊区未闻及明显杂音，心电图提示：窦性心律、aVR导联ST段弓背抬高0.3 mV，Ⅰ、Ⅱ、Ⅲ、aVF及V_4～V_6导联ST段压低0.3～0.5 mV，V_1～V_3导联呈QS型（图1-4-3）；心肌酶：cTnT 0.224 ng/ml ↑，CK 190.8 U/L，CK-MB 12.02 ng/ml ↑。

19：35急诊PCI，右股动脉入路，胸部透视未见气胸、纵隔增宽、胸腔积液，心界正常。以JR4、JL4造影导管进行选择性左右冠脉造影，但未找到左右冠脉开口，检查中发现造影导管摆动显著。心电监护示：尖端扭转型室速、室颤，患者意识丧失，立即给予200 J双向电除颤1次，恢复意识及窦性心律，HR 124次/分，BP 85/50 mmHg，指氧饱和度85%。穿刺左侧股动脉，置入IABP，穿刺右侧股静脉，置入静脉鞘，给予补液。患者诉胸痛减轻，心电监护示：HR 120次/分，BP 122/60 mmHg，Ⅰ、Ⅱ、Ⅲ、aVF及V_4～V_6导联ST段压低有所回复。给予艾司洛尔控制心率。更换JL5、AL1造影导管，再次寻找冠脉开口，未成功。换用5 F猪尾造影导管于升主动脉造影，示：升主动脉、主动脉弓、降主动脉未见明显夹

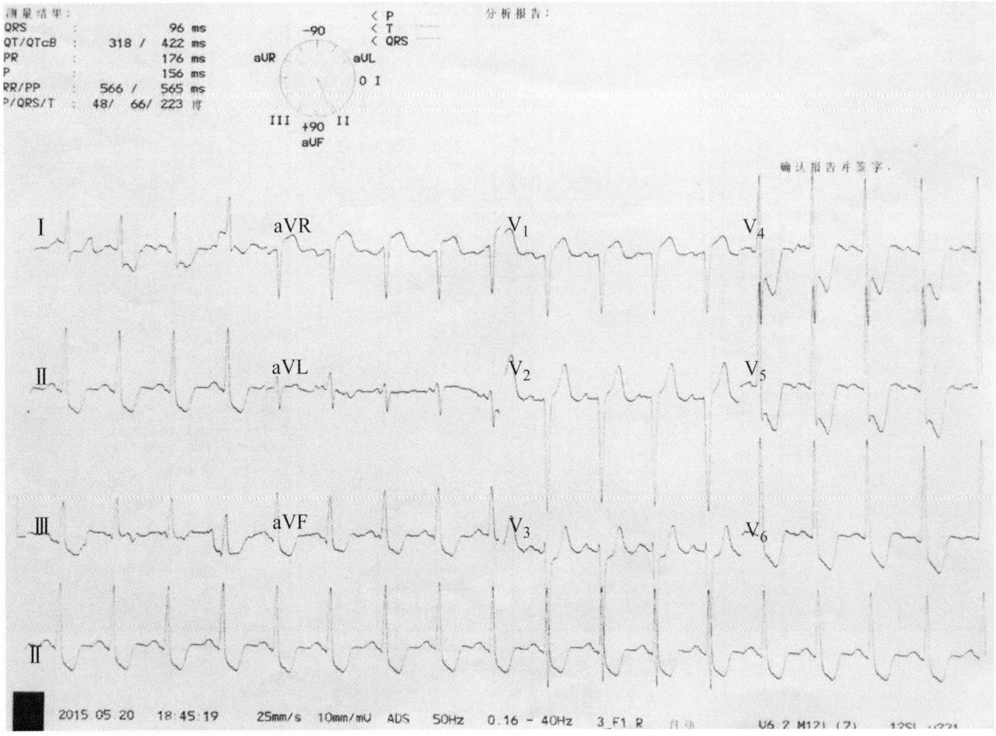

图1-4-3 急诊室心电图

层，升主动脉根部增宽明显，主动脉瓣反流（图1-4-4）。因呼吸心率快，手术暂停。将5 F猪尾导管送入主肺动脉行肺动脉造影，未见左下肺动脉及右下肺动脉栓塞。21∶20手术结束，患者神志清楚、胸痛明显缓解。BP 147/58 mmHg，RR 35次/分，HR 114次/分，指氧饱和度93%。

术后超声心动图：主动脉瓣二叶畸形，主动脉关闭不全，主动脉窦夹层撕裂的内膜片随血流运动，主动脉瓣大量反流。诊断：主动脉瓣二叶瓣，主动脉窦夹层，急性左心衰竭。转入心外科，急诊行Bentall＋升主动脉＋半弓置换术，术后恢复良好，于2015年5月31日出院。

病例2：

男性55岁，胸闷痛3小时余，于2019年3月24日8∶52就诊。急诊血压206/91 mmHg，既往少量饮酒，无吸烟。3个月前发现血压150/90 mmHg，未服药。发病当日凌晨3点于睡觉中疼醒，8点、9点查心梗三项均正常。心电图未见明显心肌缺血表现（图1-4-5）。

行CTA检查提示AD，Ⅰ型（图1-4-6）。

急诊心脏外科手术治疗。术中见升主动脉、主动脉弓夹层形成，其内可见血栓，行主动脉根部置换术（David手术）＋全弓＋降主动脉支架植入术。

☞ 点评：

病例1为青年男性，临床表现为突发胸骨后剧烈压榨样疼痛，心电图提示aVR导联ST段弓背抬高，Ⅰ、Ⅱ、Ⅲ、aVF及V_4～V_6导联ST段压低，心肌坏死标志物cTnT升高，极易在急诊一线诊断为急性心肌梗死，转绿色通道行造影＋PCI。但造影过程中换多种造影导管均未寻找到冠脉开口，肺动脉造影未见肺动脉栓塞征象，非选择性冠脉造影见主动脉根部增宽，主动脉瓣反流，应考虑AD的可能，手术结束时胸痛症状缓解，血流动力学稳定，不宜置入IABP辅助治疗。后及时行超声心动图检查发现AD，转心外科行外科手术，结局良好。

病例2鉴别诊断相对容易，虽临床表现为胸

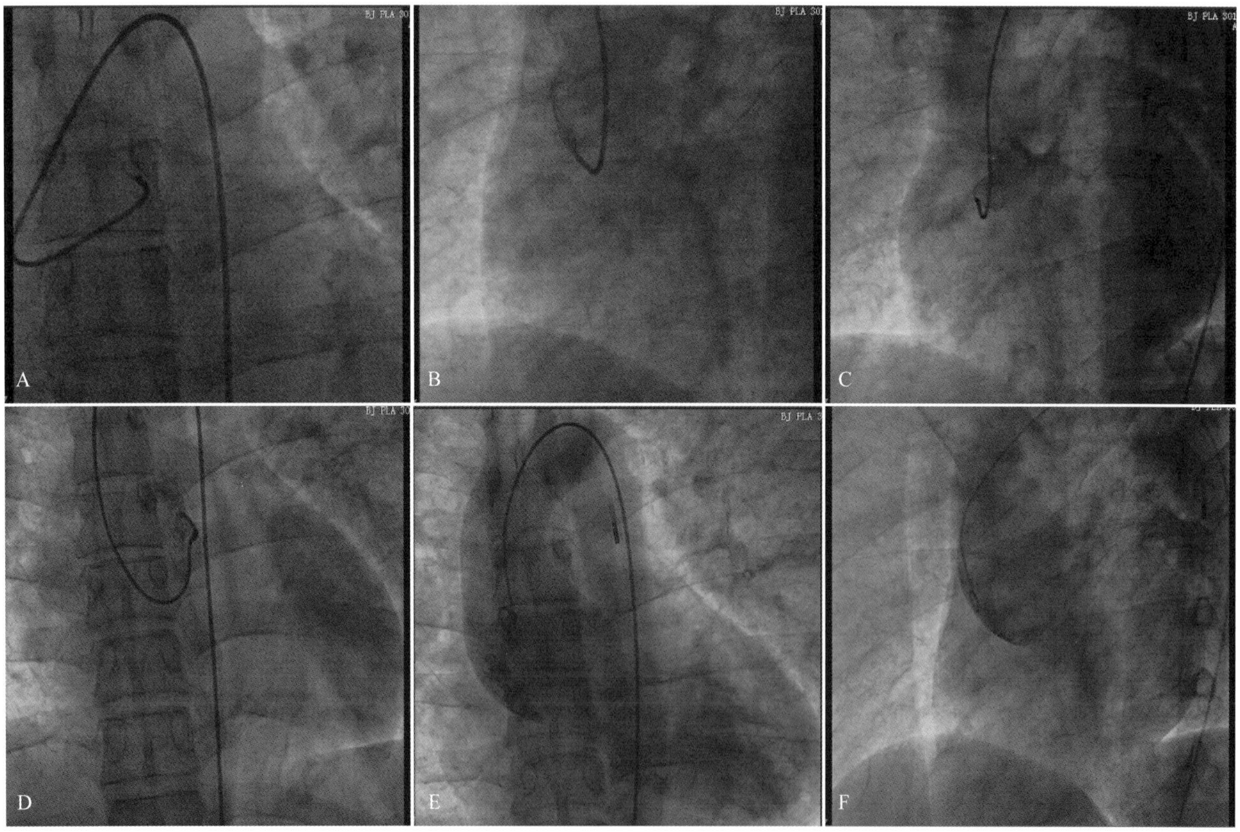

图1-4-4 冠脉造影图像 **A**. JL4造影导管未找到左冠脉开口，造影导管摆动显著；**B**. JR4造影导管未找到右冠脉开口，造影导管摆动显著；**C**. AL1造影导管未找到右冠脉开口；**D**. AL1造影导管未找到左冠脉开口；**E**. 右前斜升主动脉造影，升主动脉增宽，主动脉瓣大量反流；**F**. 左前斜升主动脉造影，升主动脉增宽，主动脉瓣大量反流

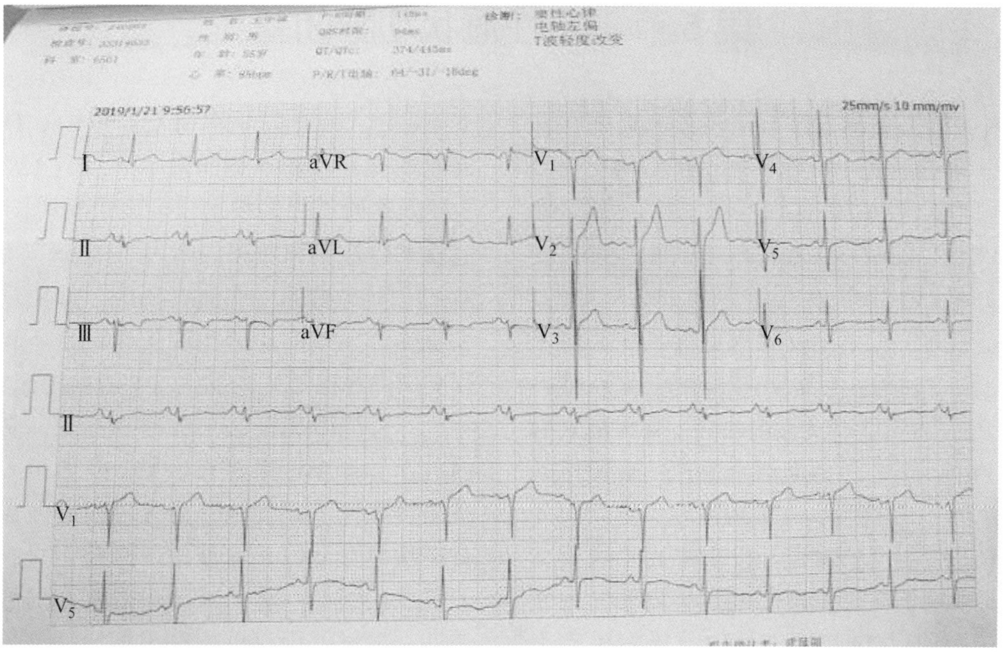

图 1-4-5 急诊室心电图

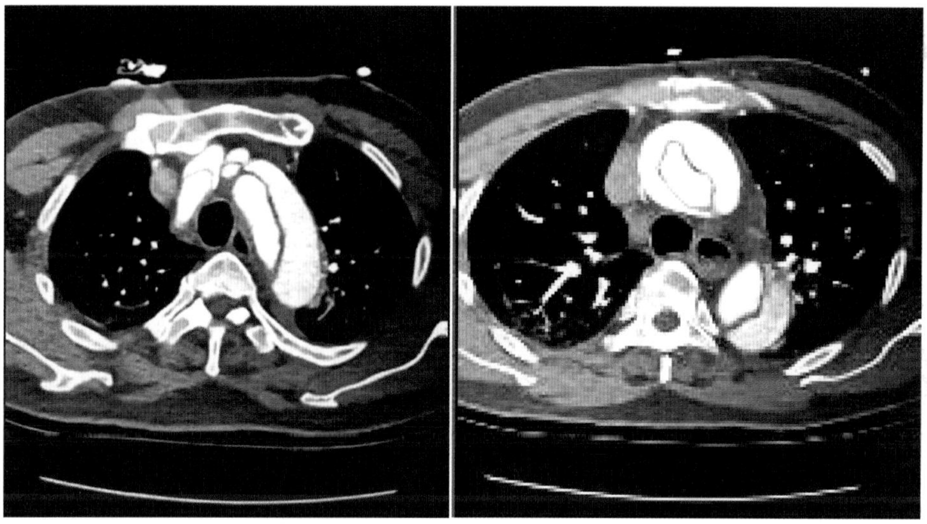

图 1-4-6 胸腹部 CTA 提示主动脉夹层，Ⅰ型

痛，但心电图无明显心肌缺血改变，心肌坏死标志物水平正常，诊断急性心肌梗死证据不充分，及时行 CTA 检查发现 AD，转外科手术治疗。

（中国人民解放军总医院第二医学中心
刘宏斌　王浩）

参考文献

[1] 中华医学会，中华医学会杂志社，中华医学会全科医学分会，中华医学会《中华全科医师杂志》编辑委员会，心血管系统疾病基层诊疗指南编写专家组. 胸痛基层诊疗指南（2019 年）. 中华全科医师杂志，2019，18（10）：913-919.

[2] 中国医师协会心血管外科分会大血管外科专业委员会. 主动脉夹层诊断与治疗规范中国专家共识. 中华胸心血管外科杂志，2017，33（11）：641-654.

[3] Neri E，Toscano T，Papalia U，et al. Proximal aortic dissection with coronary malperfusion：presentation，management，and outcome. J Thorac Cardiovasc Surg，2001，121：552-560.

第 5 节　急性冠状动脉闭塞

支架内血栓是最易发生心肌梗死、猝死并且严重影响患者预后的 PCI 术后并发症之一，PCI 术后支架内血栓形成发生率不高，裸金属支架（BMS）血栓形成发生率为 0.5% ～ 1%，药物洗脱支架（DES）血栓形成发生率为 1% ～ 3.1%。支架内血栓分为：①早期支架内血栓：支架植入后 0 ～ 30 日，包括急性支架内血栓（支架植入后 24 小时内）和亚急性支架内血栓（支架植入后 24 小时至 30 日）；②晚期支架内血栓：支架植入后 30 天至 1 年；③极晚期支架内血栓：支架植入后超过 1 年。早期支架内血栓发生率高于晚期支架内血栓发生率，文献报道早期支架内血栓的发生率为 1%，晚期、极晚期支架内血栓发生率为 0.35%。

一、支架内血栓形成的危险因素

支架内血栓形成的危险因素可从以下几方面进行分析。

1. 患者及病变因素　与支架内血栓发生有关的患者因素包括左心室射血分数减低、糖尿病、高龄、肾功能不全、在急性冠脉综合征发生情况下植入支架。在急性冠脉综合征时植入支架易发生血栓，可能与愈合延迟、炎症的存在、坏死的脂质核心暴露于血液中造成易栓环境及血小板活性增强有关。分叉病变、支架内再狭窄等病变特点可能与支架内血栓的增加有关。目前支架覆盖从“正常到正常”的介入治疗策略和更加复杂病变的血运重建，也使发生支架内血栓的危险性增加。“标签”（on-lable）适应证的使用并没有增加死亡及 AMI 的发生，但现在约 60% 以上的 DES 使用为“非标签”适应证，包括非常小的血管、慢性完全闭塞病变、分叉病变、左主干病变、支架内再狭窄、多支血管病变、大隐静脉桥病变和急性 AMI 等，上述特征均可能会增加支架内血栓的发生。

2. 操作因素　支架贴壁不良、支架长度、残余狭窄、持续的慢血流、植入多个支架、正性重构、夹层等都是增加支架内血栓形成的危险因素。根据既往的研究显示，裸支架 BMS 植入后迟发性支架贴壁不良的发生率为 4% ～ 5%，DES 植入后迟发性支架贴壁不良的发生率可达 12%，其机制主要是血管外弹力膜增长与斑块的增长不成比例。冠状动脉造影和血管内超声（IVUS）可以观察到新的、不常见的一些血管反应，如血管扩张即正性重塑，导致明显的晚期支架贴壁不良，最终引起支架内血栓形成和发生急性心肌梗死。

3. 过早停用抗血小板药物治疗　支架在血管内可诱导血小板黏附和聚集，支架植入过程中的高压扩张使内膜损伤，易致内膜下致血栓的分子及斑块成分暴露于血液中，因此，只有采用充分的抗血小板治疗才能保证手术操作的可行性和安全性，过早停用双重抗血小板治疗是导致支架内血栓发生的首要因素。

4. 支架的因素　植入 DES 后，支架上的药物可以诱导冠状动脉血管的延期愈合，阻止平滑肌细胞的生长，同时阻止了内皮化。药物发挥作用的时间越长，对组织的渗透作用越强，内皮化作用越差。在动脉粥样硬化的血管植入 DES，到完全的血管内皮化修复至少需要 2 年时间，延迟愈合不仅延缓了血管反应过程导致的再狭窄，也有助于血栓的形成。内皮化延迟使 DES 对抗血小板药物的依赖性更强。

二、病例报告

病例 1：急性 STEMI 支架植入术后急性血栓形成

患者男性，37 岁，因胸痛 3 小时，于 2022 年 6 月 19 日入院。既往有吸烟史 10 余年，每日 1 包，未戒烟。患者发病后拨打“120”，行心电图检查提示Ⅱ、Ⅲ、aVF 导联 ST 段抬高，远程心电图发送至我科，诊断为急性下壁心肌梗死，于救护车上给予阿司匹林 300 mg、氯吡格雷 300 mg，由“120”急诊绕行急诊科、CCU 直达我院导管室，诊断：急性下壁心肌梗死，Killip 分级Ⅰ级。2022 年 6 月 19 日冠脉造影示：左主干（LM）：未见明显异常；左前降支（LAD）：近中段狭窄 60%，对角支开口及近段狭窄 90%；左回旋支（LCX）：

近段狭窄 60%，中段狭窄 30%；右冠脉（RCA）：近段狭窄 40%，中段完全闭塞，TIMI 血流 0 级。急诊实施 PCI 过程：根据造影结果结合心电图及临床表现，梗死相关冠脉为 RCA，决定行 PCI 术开通 RCA 闭塞病变。用 Sprinter 2.5 mm×15 mm 球囊至病变处，以 10 atm 3 秒预扩张，植入 Firebird 3.0 mm×23 mm 支架至病变处，准确定位后以 12 atm 5 秒打开支架，未进行高压后扩张，造影提示狭窄消失，支架近远端无撕裂，血流 TIMI 3 级，入门到球囊扩张时间（door to balloon，DTB）22 分钟，术后抗栓方案：阿司匹林 300 mg 1 次 / 日，1 个月后改 100 mg 1 次 / 日，长期应用；氯吡格雷 75 mg 1 次 / 日，1 年以上；于 2022 年 6 月 19 日（术后 17 小时）再次出现胸痛，复查冠脉造影示右冠脉支架内血栓形成，用 Sprinter 3.25 mm×12 mm 球囊至病变处，以 16 atm 3 秒扩张，造影提示 RCA 支架内可见血栓影，给予替罗非班 10 mg 冠脉内注射，数分钟后造影未见血栓影，血流 TIMI 3 级（图 1-5-1）。术后在原有抗血小板药物基础上加用替洛非班维持 48 小时。患者于 1 周后出院，继续口服阿司匹林 100 mg 1 次 / 日，替格瑞洛 90 mg 1 次 /12 小时，1 年。随访 1 年患者未再发生血栓事件。

☞ 点评：

发生在早期的支架内血栓，常考虑与支架贴壁不良、支架扩张不全有关。此例以命名压释放支架，未进行标准 PSP 技术规范操作，术后很快支架内急性血栓形成，再次上台，选稍大球囊高压后扩张，并经调整抗凝、抗血小板方案，患者安全出院，得到较好预后。

支架贴壁不良（stent malapposition，SM）指在支架植入术后，至少有 1 处或以上的支架梁与动脉管壁内膜未能完全贴合。明显的支架贴壁不良在造影时可见支架影外造影剂充填的龛影，而血管内超声可以确诊 SM。光学相干断层成像因其高于血管内超声 10 倍的分辨率，亦可用于诊断 SM。根据支架植入后即刻检查是否存在 SM 以及随访的演变情况可将 SM 分为 2 类：①急性 SM：术后即刻检查提示存在 SM。②晚期 SM：术后 6 ～ 9 个月随访发现 SM。

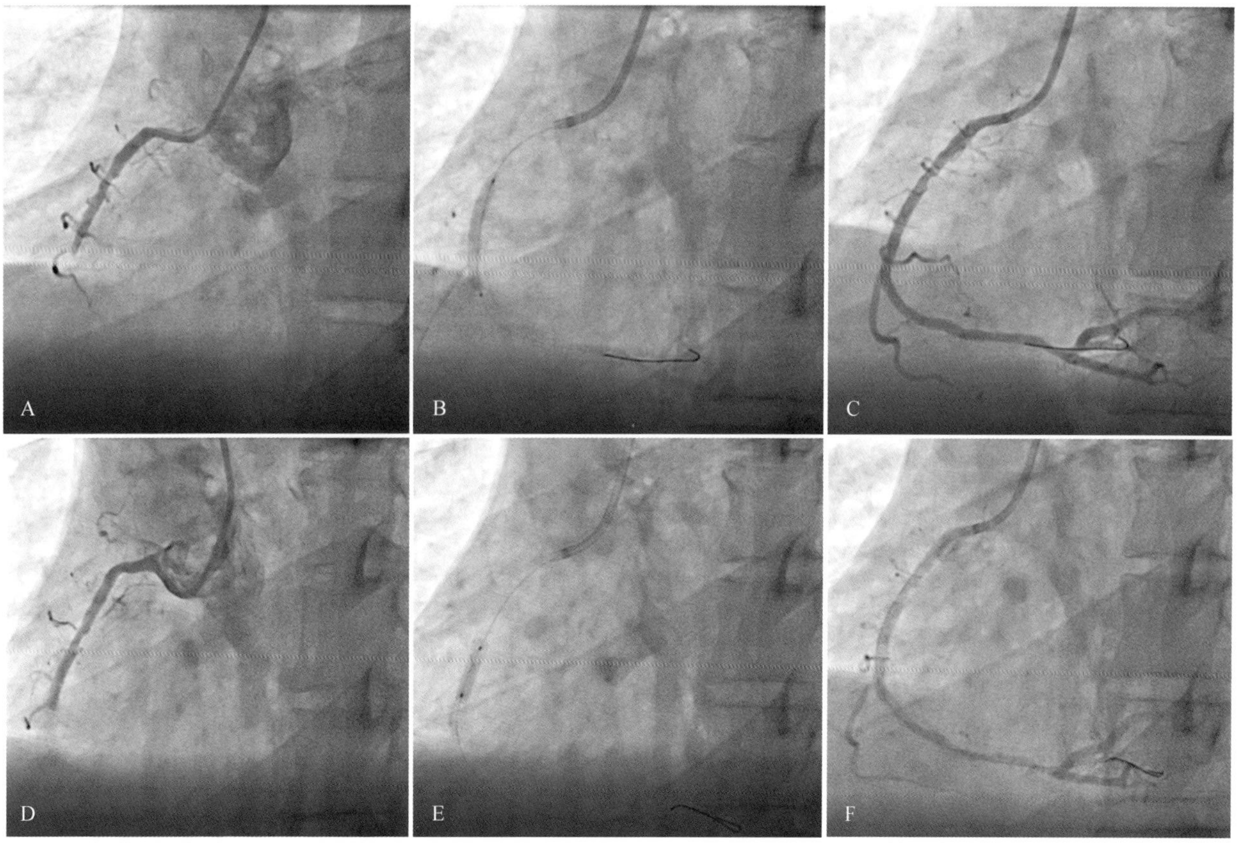

图 1-5-1 **A**. 2022 年 6 月 19 日造影：RCA 近段狭窄 40%，中段完全闭塞；**B**. 12 atm 5 秒植入 Firebird 3.0 mm×23 mm 支架至病变处，未进行高压后扩张；**C**. 术后血流 TIMI 3 级；**D**. 术后 17 小时造影示右冠脉支架内血栓形成；**E**. 放置 Sprinter 3.25 mm×12 mm 球囊至病变处，用 16 atm 3 秒扩张；**F**. 术后血流恢复 TIMI 3 级

在临床上，急性 SM 可以导致动脉瘤、晚期支架内血栓形成、再狭窄、心肌梗死、靶病变再次血运重建、心脏性猝死等。

关于急性 SM 的防治措施，目前主要有以下几点：①选取适合的支架；②按照标准的 PSP 技术规范操作；③ IVUS 指导下的球囊后扩张；④双联抗血小板治疗。

（中国人民解放军联勤保障部队第九二〇医院
杨丽霞　石燕昆）

参考文献

［1］Sarno G，Lagerqvist B，Nilsson J，et al. Stent thrombosis in new generation drug-eluting stents in patients with STEMI undergoing primary PCI：a report from SCAAR. J Am Coll Cardiol，2014，64（1）：16-24.

［2］韩雅玲 . PCI 围术期抗血栓治疗的再思考——《中国 PCI 指南（2016）》解读 . 中华保健医学杂志，2016，18（5）：349-351.

［3］Le Ni，Hao Chen，Zhurong Luo，et al. Bioresorbable vascular stents and drug-eluting stents in treatment of coronary heart disease：a meta analysis. Journal of Cardiothoracic Surgery，2020，15（2）：1258-1279.

［4］Batchelor R，Dinh D，Brennan A，et al. Incidence，predictors and clinical outcomes of stent thrombosis following PCI. Heart，Lung and Circulation，2019，28（2）：51-72.

［5］Björn Redfors，Shmuel Chen，Ori Ben-Yehuda，et al. Association between hypertension，platelet reactivity，and the risk of adverse events after percutaneous coronary intervention（From the ADAPT DES Study）. The American Journal of Cardiology，2019，124（9）. 289-295.

［6］Marc Laine，Vassili Panagides，Corinne Frère，et al. Platelet reactivity inhibition following ticagrelor loading dose in patients undergoing percutaneous coronary intervention for acute coronary syndrome. Journal of Thrombosis and Haemostasis，2019，17（12）：78-85.

第 6 节　冠状动脉穿孔

经皮冠状动脉介入治疗（PCI）在冠心病的治疗中具有重要的地位。但是，PCI 毕竟是有创性治疗，会或多或少地发生各种并发症，如冠状动脉穿孔。近年来随着冠状动脉复杂病变治疗数量的增多以及新器械、新技术的应用，冠状动脉穿孔的发生率呈增加趋势，需要医护人员对介入相关的并发症高度重视，及早发现并做好相应处理。

一、冠状动脉穿孔的定义、分型

冠状动脉穿孔（coronary perforation，CP）是指造影剂或血液经明确的冠状动脉撕裂处流至血管外，严重时产生心脏压塞，若发现和处理不及时，常可危及患者生命。冠脉穿孔是冠脉介入治疗中少见但非常严重的并发症，发生率为 0.1% ～ 2.5%，相关死亡率可高达 7% ～ 17%，常被称为“导管室的噩梦”。

Ellis 等根据影像学形态特征将冠脉穿孔分为三型：Ⅰ型：X 线下可见造影剂局部呈蘑菇状或溃疡状向血管外突出，局限于冠脉外膜下，无外漏，较为常见；Ⅱ型：X 线下可见造影剂渗漏至心肌或心包内，但无喷射状漏出；Ⅲ型：X 线下可见造影剂通过＞ 1 mm 的冠脉破口呈喷射状漏入心包、心腔或冠状静脉，又分两个亚型：Ⅲa 型：造影剂漏入心包；Ⅲb 型：造影剂漏入心室腔或其他部位。

Ellis 分型有助于判断冠脉穿孔的预后及指导治疗策略选择。Ⅰ型穿孔多为良性，但有迟发心脏压塞可能，死亡率约为 0.3%；Ⅱ型穿孔经过积极的处理，多数患者的血流动力学可逐渐稳定，其死亡率约为 0.4%；大部分的Ⅲa 型穿孔进展迅速并出现心脏压塞，死亡率高达 21.2%，常需要急诊外科手术。Ⅲb 型穿孔相对稳定，但可导致冠脉–心室瘘或冠脉–静脉瘘。

二、冠状动脉穿孔的危险因素

（一）患者特征

冠脉穿孔的危险人群主要为老年、女性、高血压和急性冠脉综合征患者。原因是老年患者的动脉粥样硬化病变弥漫，病变长且普遍存在血管钙化，同时血管多迂曲，在进行介入治疗时对球囊扩张及支架释放压力的承受能力差，特别是在钙化病变和非钙化病变的交界部位，容易发生血管壁撕裂。高血压患者的冠脉病变特点与高龄患者相似，且高血压增大了介入治疗中血管壁所承受的冲击力及剪切力，更容易发生血管壁夹层、穿孔及破裂。不稳定型心绞痛和急性心肌梗死患者接受急诊冠脉介入治疗时，由于患者处于急性炎性反应期，血管壁在应激状态下，球囊扩张时更易发生穿孔。

（二）冠脉血管病变特点

冠脉 B 或 C 型病变、严重钙化病变、CTO 病变、成角病变、严重扭曲病变、小血管病变和分叉病变等复杂的冠脉病变会增加冠脉穿孔的风险。有报道显示，发生冠脉穿孔的病变全部是 B 型（39.7%）和 C 型病变（60.3%）；此外，报道还发现重度钙化病变、慢性闭塞性病变、极度迂曲成角病变和静脉桥血管病变均是预测冠脉穿孔的独立危险因素。研究发现冠脉肌桥部位的血管壁平滑肌密度偏低，血管腔内径相对非肌桥部位小，血管壁较薄较脆，在此处植入支架易发生穿孔。

（三）介入器械因素

导丝损伤，球囊高压力扩张，支架植入，斑块切除装置的使用，如旋磨、激光治疗等都是造成冠脉穿孔的常见器械原因。

1. 导丝损伤　导丝穿透远端末梢血管是最常见的导致冠脉穿孔的原因，特别是使用超滑亲水涂层导丝以及治疗慢性闭塞性病变时使用硬导丝时更容易发生。这些导丝因其涂层超滑、超软，极易在输送过程中穿透血管壁，或者在未证实导丝在血管真腔情况下，盲目使用球囊扩张，引起穿孔；导丝引起的冠脉穿孔往往在血管远段或分支血管。

2. 球囊高压力扩张　球囊高压力扩张，压力超过命名压甚至爆破压，往往是导致冠脉破裂的重要原因之一。此外，过高压力扩张可能导致球囊破裂，球囊中的造影剂高速喷出，造成冠脉穿孔。选择过大的切割球囊和加压切割球囊超出命名压，特别是在严重钙化或弯曲血管病变进行切割时，也容易造成冠脉穿孔。

3. 支架植入　在血管发生穿孔的并发症中支架植入后支架段内血管发生破裂相对多见，破裂的主要原因有以下几种：①血管条件不好，如弥漫不规则严重狭窄伴钙化或弯曲成角弥漫狭窄病变或狭窄段内的口径相差较大。②支架口径选择过大（超过 1∶1.1 的比例）或支架释放压力过高或支架植入后行球囊高压力后扩张。③支架本身出现断裂刺破血管。④支架植入肌桥中易造成冠脉穿孔。有时在球囊预扩张时已经造成血管壁局部严重撕裂，甚至Ⅰ型穿孔，此时如果植入支架过大或释放压力偏大，支架金属丝嵌入血管壁内膜，可进一步撕裂血管壁，导致植入支架后发生Ⅱ型甚至Ⅲ型冠脉穿孔。

4. 斑块切除装置　严重钙化病变使用旋磨、激光治疗等也是发生冠脉穿孔的重要原因。这些装置对血管壁的机械损伤较大，特别是使用较大直径的旋磨头（1.75 mm 以上）在血管弯曲病变处进行旋磨。文献报道，旋磨导致的冠脉穿孔发生率在 0.7%，准分子激光治疗中为 1.3% ～ 3.0%。这些病变中钙化、迂曲和口部病变更多，并且一旦发生穿孔，多为Ⅱ型和Ⅲ型冠脉穿孔。

5. 技术操作　当介入医生操作粗暴或不规范、对器械和技术不熟悉时，冠脉穿孔的风险会显著增加。尤其是操作导丝、导管时用力硬顶或硬拉，导丝和导管对冠脉造成损伤。有时在没有完全确定导丝进入确切部位时，即盲目进行球囊扩张、旋磨也会造成冠脉穿孔等。

6. 其他因素　PCI 过程中护士没有密切观察患者有无胸闷、胸痛、呼吸困难、出冷汗等情况，没有严密监测心率、心律、血压的变化，未能及早发现冠脉穿孔。

（四）药物因素

冠脉介入治疗术前、术中均常规使用抗凝药物和抗血小板药物，当血管壁损伤撕裂后，这些药物明显增加血管壁破裂出血的风险，如Ⅰ型冠脉穿孔出现血液缓慢外渗，术中及术后即刻往往没有心包积液，而在口服氯吡格雷、阿司匹林，合用肝素或血小板膜糖蛋白（P）Ⅱb/Ⅲa 受体拮抗剂后逐渐出现心包积液量增加，导致延迟性心脏压塞。

三、冠状动脉穿孔及心脏压塞的临床表现和诊断

冠脉穿孔的临床症状依其出血量的多少和速度而定，轻者可无明显异常症状，重者则表现为急性心脏压塞。

1. 从症状上看　常见的主诉为胸痛、胸闷、呼吸困难等。突发的呼吸困难是急性心脏压塞的突出表现，可伴有出汗、烦躁、面色苍白等。病情严重的患者可出现意识丧失。一些出血速度较慢的患者，持续性低血压及大汗是常见的临床表现，且补液及应用升压药疗效欠佳，常需要和血管迷走反射相鉴别。

2. 从体征上看　冠脉穿孔后由于血液快速漏入心包腔内，导致急性心脏压塞，常引起严重的血流动力学障碍。监护常提示血压低、脉压减小，心率先增快后减慢并可出现奇脉。查体可见心脏压塞三联征，即 Beck 三联征（颈静脉怒张、心音遥远、动脉压降低，脉压＜ 20 mmHg）。导丝引起的冠脉穿孔可导致迟发性心脏压塞，常呈亚急性临床过程，起病缓慢，常发生在术后数小时，患者多数已被送回病房，极易漏诊。

3. 从辅助检查看　床旁超声心动图检查是诊断心包积液的金标准，可通过不同切面对心包积液进行实时动态的图像观察。在导管室通过 X 线透视确认心包积液是一种重要的方法，表现为：①心影外缘搏动消失；②心包积液时在后前位透视心影内，心外缘与积液之间有时可出现“半透光带”；③穿刺后注射少量造影剂证实造影剂弥漫在心包腔内。

4. 从血管造影上看　表现为造影剂外渗，可见造影剂经手术血管靶病变部位涌出并滞留在心包腔，可证实为冠脉穿孔。

四、冠状动脉穿孔的处理

应根据患者冠脉穿孔的类型及血流动力学情况决定治疗策略。对于 Ellis Ⅰ型穿孔一般无需进一步处理，但在术后需密切观察血压、心率，并定期复查心脏彩超。一旦患者术后数小时内发生迟发型心脏压塞，应立即进行心包穿刺。Ellis Ⅱ型穿孔一旦经影像确认可应用球囊持续低压扩张压迫破口，根据患者耐受时间决定扩张时间，直至影像确认无造影剂外渗，同时密切观察血流动力学，若出现急性心脏压塞立即行心包穿刺术。同时可考虑远端栓塞（包括应用弹簧圈、缝线、自身脂肪、凝血酶、明胶海绵等）或植入覆膜支架等方法封堵破口。Ellis Ⅲ型穿孔患者多需要应用物理方式闭塞破口，包括栓塞治疗和覆膜支架。上述治疗效果不佳时，应采用外科手术的方法急性处理。

（一）一般处理方法

1. 球囊封堵　造影发现冠脉破口后，将导丝保留在穿孔血管处，将球囊迅速置于破口前方进行球囊封堵。球囊封堵不仅可以减少心包积液量，还可以为进一步心包穿刺、封堵破口争取时间。球囊封堵需要注意几个问题：①要选择直径与血管直径相当的球囊，位置选择在破口近端。②球囊应用 2 ～ 6 atm，封堵时间一般以 10 ～ 15 分钟为一个周期。因为每次封堵时间过长，若＞ 30 分钟，会诱发心肌梗死；时间过短，反复减压球囊观察，则止血效果下降；若穿孔未闭合，可再次低压扩张 10 ～ 15 分钟。若破口持续存在，尽早考虑覆膜支架或栓塞。③期间患者若不能耐受持续胸痛，可选择灌注球囊，但国内少有备货。④禁忌在短时间内反复减压球囊复查造影。⑤球囊封堵切忌应用大球囊、长球囊、高压力单次长时间封堵。因为大血管的长时间缺血可导致急性心肌梗死，甚至血流动力学障碍、心源性休克等更严重的并发症。

2. 逆转抗凝、抗栓药物　抗凝及抗血小板药物能够增加球囊封堵破口的难度。应考虑静脉给予鱼精蛋白中和肝素，1 mg 鱼精蛋白能中和 100 U 肝素。然而，应用鱼精蛋白中和肝素有可能导致冠脉内急性血栓形成，故目前多数学者不主张积极应用鱼精蛋白。作者对此持谨慎意见，不主张常规去肝素化。

3. 血流动力学支持　心脏压塞解除后，若血压不稳，可以考虑使用 IABP 泵，一般持续 24 ～ 48 小时。

4. 动态观察指标　①监测生命体征。②超声心动图检查，了解心包积液量的动态变化。③化验 ACT 值，使其达到 150 ～ 200 秒内。④注意每 15 ～ 30 分钟反复轻微注射少量造影剂，观察血管破口有无封住。

5. 心脏压塞的处理　若血流动力学稳定，可在超声心动图引导下穿刺；若血流动力学不稳定，应紧急行床旁心包穿刺。穿刺术后应行一系列超声心动图检查监测心包积液量。心包穿刺部位常选用剑突下或经心尖部位。穿刺针成功后使用带有多侧孔的猪尾引流管持续（负压）引流。可行深静脉穿刺置管，回输心包内不凝血液，减少血容量迅速丢失。

（二）对小血管和血管远端穿孔的处理

对于末端血管，或者血管直径小于 1.5 mm 的小血管远端发生穿孔，可考虑使用促栓材料：包括凝胶海绵、凝胶微胶粒、自体脂肪颗粒、自体凝血块、弹簧圈或其他促栓材料如聚乙烯醇等栓塞病变血管。栓塞材料选择上采用“就地取材、简单有效”方式，有什么用什么，熟悉什么用什么。我们中心发现通过缝线进行远端栓塞，具有效果确切、费用低、无致炎作用及无残留影像等优点，对于远端的冠脉穿孔可作为首选。远端栓塞治疗的出现显著降低了心脏压塞的发生率和急诊 CABG 的手术比例，已经成为处理严重冠状动脉穿孔的关键手段。

（三）对大血管穿孔的处理

当破孔较大、大量造影剂外喷或球囊扩张堵塞破孔失败时，可于破孔部位植入聚四氟乙烯（PTFE）材料的覆膜支架，封住破孔。该方法成功率几乎为 100%，多可避免急诊外科旁路移植（搭桥）手术。

1. 覆膜支架　此类支架外形较粗，植入前应使用非顺应性球囊对病变处血管进行充分高压扩张，以利于支架通过病变；覆膜支架释放后，再用非顺应性球囊对支架充分扩张，使支架充分贴壁，良好贴壁有利于封堵破口。然而，在一些血管扭曲、钙化，病变扩张不充分的患者，覆膜支架不易到位，易脱载，释放时膨胀不良和贴壁不良，导致破口难以封闭。同时还应警惕覆膜支架回缩导致与破口内侧的支架产生间隙，进而出现延迟心脏压塞等并发症。覆膜支架适用于大的非钙化血管，不宜用于弯曲钙化病变血管。需要注意的是，覆膜支架的植入会增加血栓和再狭窄的概率，故应加强抗血小板治疗。

2. 多层支架重叠封堵破口　原理为多枚支架重叠形成的多层钢梁使网孔明显变小，支架间的网孔基本可以封闭，达到类似覆膜支架的效果。此时再予以球囊低压压迫血管，多能封住破口。且如果穿孔部位有较大分支血管，使用多层支架重叠法可以避免分支血管的闭塞，减少缺血事件的发生。但是，同一部位多层支架重叠，增加支架内再狭窄的发生率，也可能导致支架内皮化变慢或不能完全内皮化，增加支架内血栓形成的风险。此外，操作时对医师的要求较高，风险较大，不宜首选，且远期效果尚需进一步研究。

（四）对血管分叉处血管穿孔的处理

若是分叉处血管穿孔，分支血管直径较小，可单纯球囊长时间压迫止血，若长时间仍不能封堵时可选择植入覆膜支架。对于分支血管直径粗大的主要血管，供血面积较大，采用球囊止血的同时应积极联系外科进行相应处理。

（五）特殊类型血管穿孔的处理

1. 双授血、多授血血管的穿孔处理　慢性完全闭塞病变患者侧支循环的形成过程中，闭塞部位血管可有至少一根授血血管现象。在开通闭塞血管的过程中侧支循环形成的通道血管穿孔是较常见的严重并发症之一。一旦发生应首先确定穿孔血管位置，这是非常关键的。当有微导管在血管通道内时，会因手风琴现象（accordion phenomenon）隐藏了侧支通道出血，因此在病变处进行扩张后，需进行 2 次冠脉造影明确通道有无早期穿孔：①逆向微导管退回后，导丝留在通道内。②导丝退出血管通道，双侧（顺向、逆向）微导管留在可疑破口附近时。确定有破口后，接下来经微导管从正向、逆向双侧在接近破口处各放置微弹簧圈，若仍有造影剂外泄，可使用 1 ml 注射器通过微导管推注 0.5 ml 生理盐水将自体血栓小心推送至弹簧圈前，以使弹簧圈能捕捉到自体血栓，将含有破口通道血管彻底封堵住。

2. 对于多授血血管穿孔　若破口位于多支血管交汇点，此时应从各个血管近端在破口前分别栓塞破口，治疗方式同上。

（六）外科手术

紧急外科手术是冠状动脉穿孔最后的治疗手段，一旦球囊封堵出现严重心肌缺血后果，或者覆膜支架植入治疗失败，应立即转外科手术。需要强调的是，“最后”的手段并不意味着要拖延患者到心脏压塞状态；也不是一定要尝试所有方法均失败后才考虑外科手术。对于较大穿孔，若条件允许，可直接紧急外科手术治疗。外科手术治疗冠脉穿孔包括补片修补、结扎穿孔血管和 CABG 手术。

五、冠状动脉穿孔的预防

第一，要提高警惕和认识，对于高危人群、复杂病变以及器械使用中可能导致的冠脉穿孔要有一定的预见性。要识别预判穿孔高危情况，包括钙化、成角、分叉病变，特别要注意 CTO 病变和心肌桥狭窄病变。

第二，影像学上，在介入治疗结束前，导引导管和导丝完全撤出前，必须进行不同体位投照造影，并认真观察治疗部位、导丝经过部分以及血管远段有无造影剂滞留或外渗，有无心肌、心包染色。

第三，选择合理的治疗策略，应用适当的器械，细心操作。尽量减少或避免使用亲水导丝、硬导丝等。导丝操作时应确保导丝在血管真腔内，此时导丝头端旋转自如，前行或后退不会有阻力感。如发现导丝不在血管真腔内，应重置导丝，特别是在 CTO 病变、迂曲病变、分叉病变等复杂病变的治疗中。同时还要避免导丝进入血管远段过远，穿出血管。使用硬导丝或亲水导丝开通 CTO 病变后，宜先换回较软的常规导丝，再继续后续操作。

应充分熟悉球囊的性能参数，如材质、顺应性、爆破压等。放置支架或选择后扩张球囊时，其直径与血管比值应接近 1.0。此外，后扩张球囊一定不要超出支架段，特别是不要超出支架远段的边缘，后扩张的压力要高于支架释放的压力，但不宜过高，只要压痕明显减轻即可。选用切割球囊时其直径应略小于血管直径。球囊和支架输送困难时，注意导丝和指引导管的相对运动，避免导丝和指引导管过度深插。

第四，合理使用抗凝、抗血小板药物，掌握术中、术后肝素和 GPⅡb/Ⅲa 受体拮抗剂使用指征和剂量，观察出血倾向。对于术中容易出现冠脉穿孔的患者，术后应停用 GPⅡb/Ⅲa 受体拮抗剂，防止导丝所致小裂口因抗凝药物而无法自行封堵，继而出现 PCI 术后延迟性心脏压塞。

总之，冠脉穿孔是相对少见而严重的冠脉介入并发症，作为术者，应识别冠脉穿孔高危人群，细心操作，预防为主。术中严密观察患者症状及血流动力学变化，及早发现冠脉穿孔。一旦出现急性心脏压塞，应立即行心包穿刺。在球囊低压力封堵基础上植入覆膜支架或远端栓塞治疗是封闭穿孔的主要手段，必要时可请心外科急诊手术治疗。

六、病例报告

病例 1：导丝致右冠脉远端穿孔保守治疗成功

69 岁，女性患者，以“活动时胸闷、胸痛 5 年，加重 3 个月”为主诉入院。冠脉造影：右冠近中段闭塞（图 1-6-1）。采用右侧桡动脉入路，6 F EBU 指引导管，以平行导丝技术（Pilot 200 和 Mircle 12）反复前向探查，最后 Mircle 12 导丝通过闭塞段至远端（图 1-6-2）。术中患者逐渐

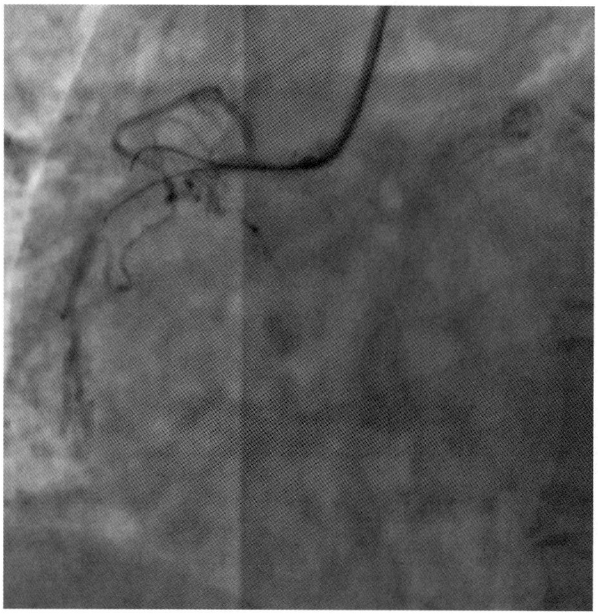

图 1-6-1 右冠脉近中段闭塞

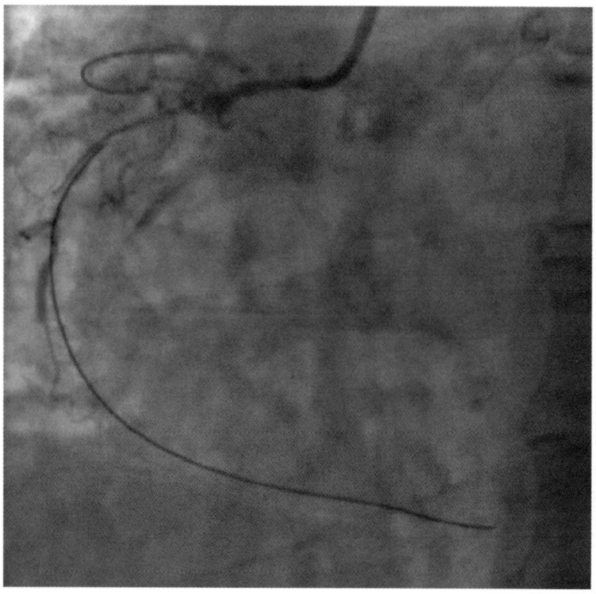

图 1-6-2 导丝通过闭塞段至远端

出现烦躁不安、呼吸困难，心电监护显示血压60/40 mmHg，心率120次/分，X线透视显示：心影外缘搏动消失，出现“半透光带”，诊断心脏压塞（图1-6-3）。立即于剑突下途径行心包穿刺，并留置猪尾导管，抽出约150 ml不凝固血性液体，患者症状缓解。同时经Mircle 12导丝送微导管至右冠脉中段，通过微导管进行超选择性造影，发现后降支远端有造影剂流向心包穿孔（图1-6-4）。立即用Maverick2.0/20 mm预扩张球囊在右冠脉近端进行封堵（图1-6-5），球囊压力6 atm，封堵时间以10～15分钟为一个周期，30分钟后再次造影显示出血停止，提示穿孔自行闭合（图1-6-6）。术后安返病房，36小时后拔出猪尾导管，经药物调理治疗1周后患者出院。

经验教训：开通慢性闭塞病变时使用超滑亲水涂层导丝和硬导丝时很容易发生冠状动脉远端穿孔。因此术中应细心操作，密切观察患者症状，如出现心脏压塞应立即给予心包穿刺，同时积极处理穿孔。本例是导丝致远端血管破裂，由于没有使用球囊扩张，这种情况下通过近端血管进行封堵大部分患者破口能自行闭合。

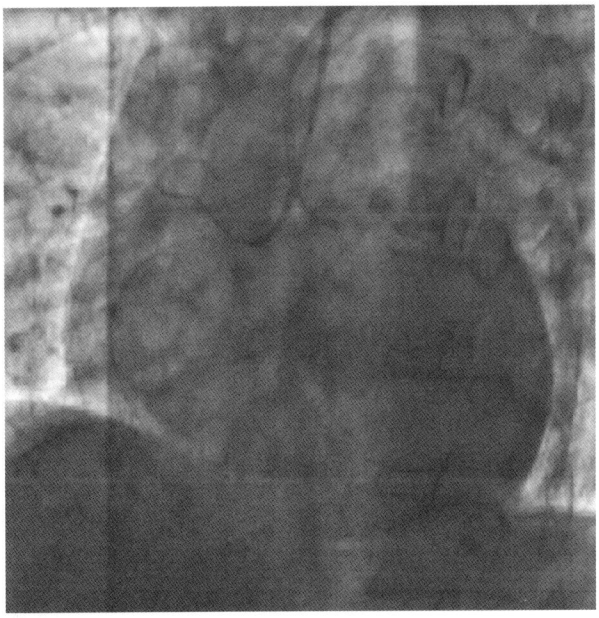

图1-6-3 心影外缘搏动消失，出现“半透光带”

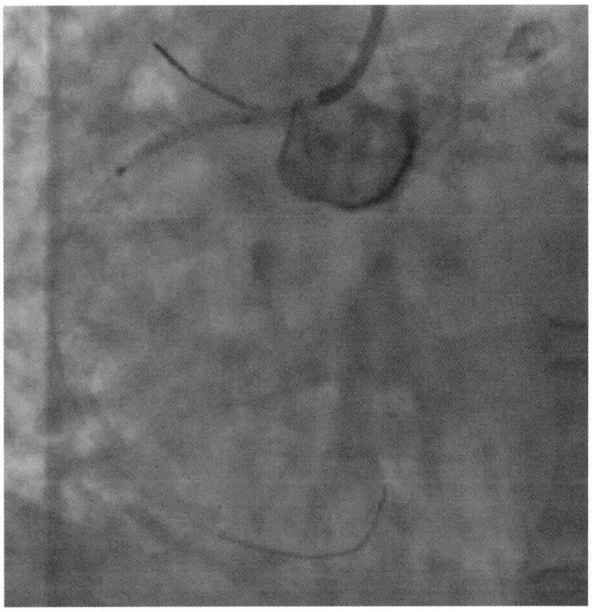

图1-6-5 右冠脉近端球囊封堵

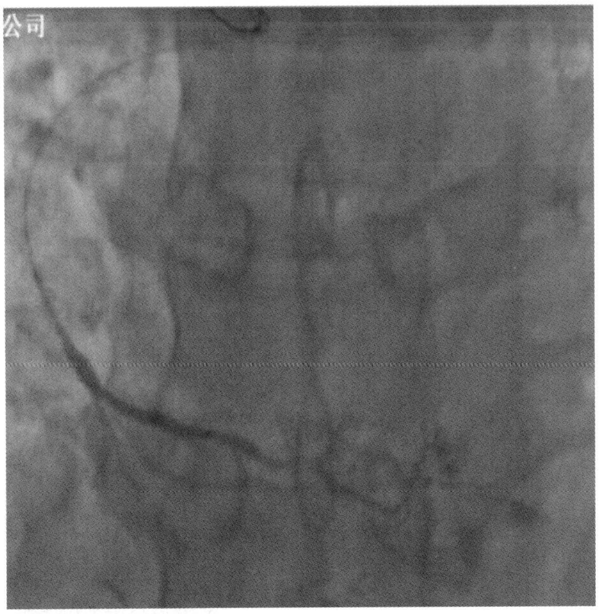

图1-6-4 后降支远端破裂穿孔

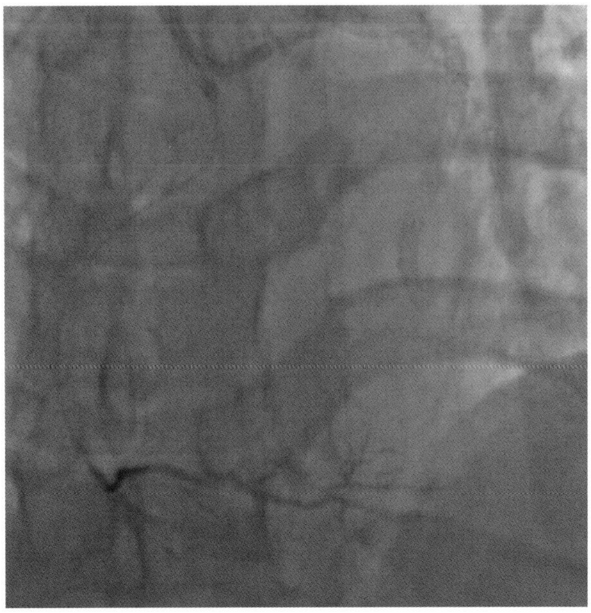

图1-6-6 成功封堵远端穿孔

病例 2：迟发心脏压塞弹簧圈成功封堵远端穿孔

75 岁女性患者，以“发作性胸闷、胸痛 3 年，加重 1 个月”为主诉入院。冠脉造影：右冠脉中段闭塞（图 1-6-7）。右侧桡动脉入路，使用 6 F SAL1.0 指引导管，送 Pilot 150 导丝通过闭塞段至远端，以 Maverick2.0 mm×20 mm 的预扩张球囊扩张后，植入 3 枚 DES 支架（图 1-6-8），术后心电监护未见异常，患者未诉不适。安返病房 3 小时后，患者出现恶心、呕吐，伴烦躁不安、呼吸困难，心电血压监护显示血压 90/50 mmHg，心率 130 次 / 分，紧急床旁超声发现心包腔中量积液（图 1-6-9），立即在超声引导下行心包穿刺，并留置猪尾导管，抽出约 200 ml 不凝固血性液体，患者症状略缓解，同时开通多条静脉通道并予以补液。30 分钟后再次从留置管抽出血液 200 ml，考虑患者存在心包内持续活动性出血，且患者围术期行充分抗血小板、抗凝治疗，血管穿孔处不能自行封闭止血，立即停用血小板糖蛋白Ⅱb/Ⅲa 受体拮抗剂，并快速转移患者至导管室，心脏透视可见心影外缘搏动消失，心外缘与积液之间有“半透光带”。即刻经左侧桡动脉行冠脉造影，造影发现右冠脉中段锐缘支末端有造影剂渗出（图 1-6-10），送入 NS 导丝至锐缘支，球囊持续压迫锐缘支血管近段 20 分钟，再次造影显示渗出未能自行封闭，遂经微导管于锐缘支近端血管置入 2 个弹簧圈（图 1-6-11），5 分钟后再次造影显示末端渗出停止。术后安返病房，48 小时后拔出猪尾导管，经药物调理治疗 1 周后患者出院，1 个月随访患者一般状况可。

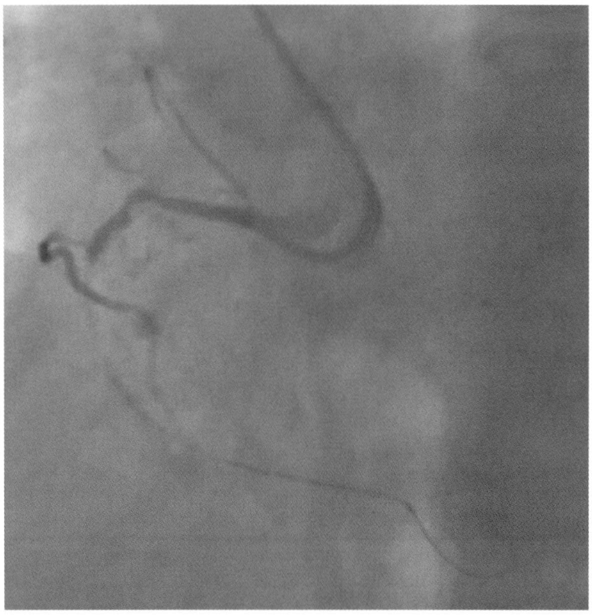

图 1-6-7 右冠脉中段完全闭塞

经验教训：导丝穿透远端末梢血管是最常见的导致冠脉穿孔的原因，特别是使用超滑亲水涂层导丝以及治疗慢性闭塞性病变过程中使用硬导丝时更容易发生。这些导丝因其涂层超滑、超软，极易在输送过程中穿透血管壁。对于末端血管，可考虑使用促栓材料进行封堵，本例患者是作者所在中心早期处理的病例，使用弹簧圈成功封堵。

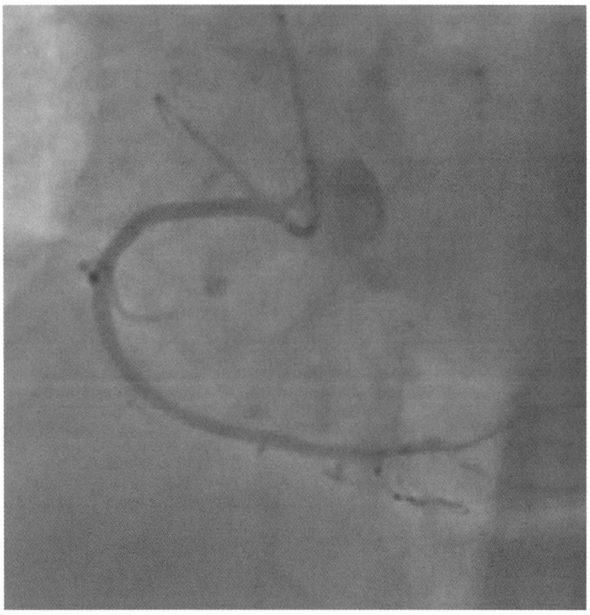

图 1-6-8 右冠脉植入 3 枚支架

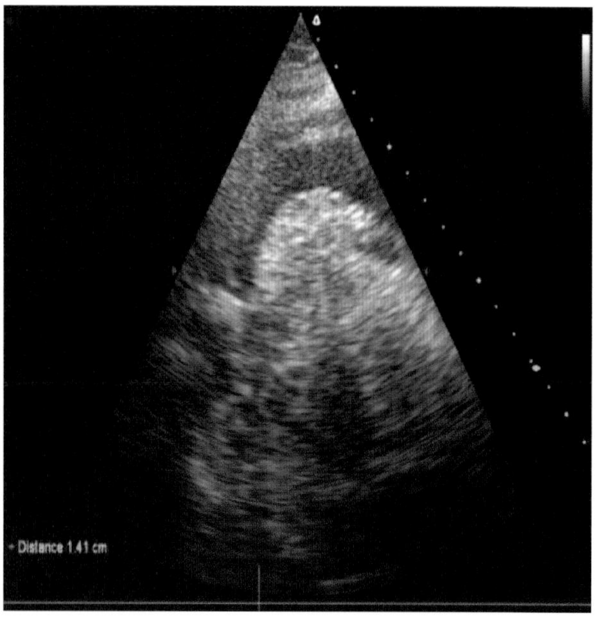

图 1-6-9 床旁超声显示心包积液

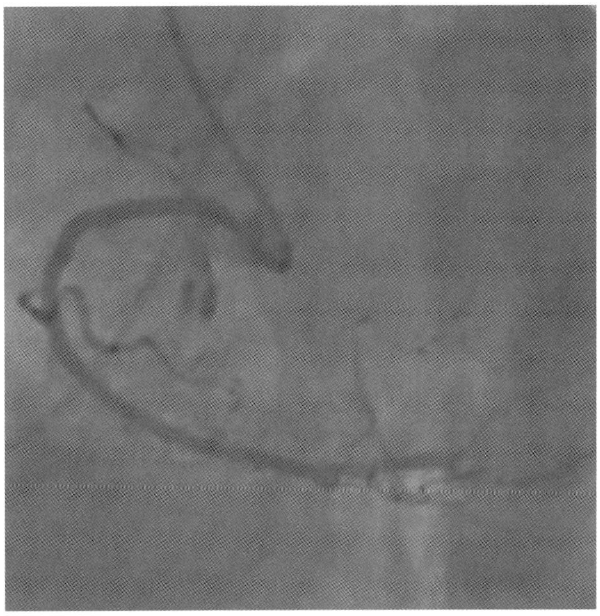

图 1-6-10 右冠脉中段锐缘支远端破裂

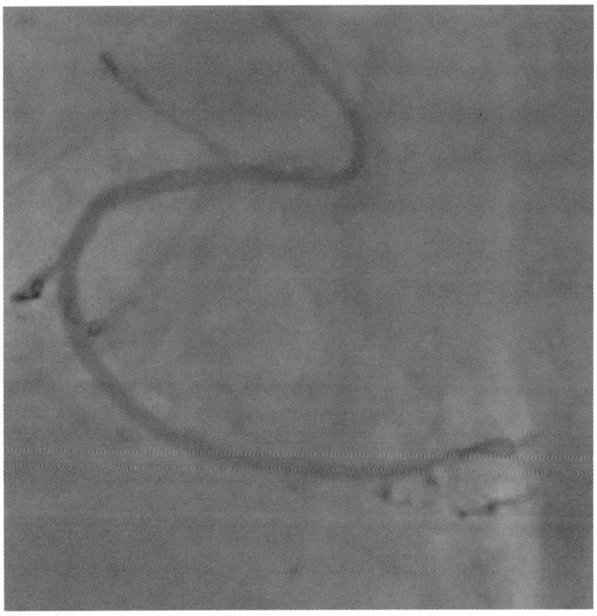

图 1-6-11 右冠脉中段锐缘支植入 2 枚弹簧圈

另外，抗凝及抗血小板药物能够增加球囊封堵破口的难度，可考虑静脉给予鱼精蛋白中和肝素。然而，应用鱼精蛋白中和肝素有可能导致冠脉内急性血栓形成，作者对此持谨慎意见，不主张常规去肝素化。

病例 3：覆膜支架成功封堵回旋支中段穿孔

75 岁女性患者，因“发作性心前区疼痛 5 年，加重 2 个月”入院。冠脉造影显示，回旋支（LCX）中段 85% 局限性狭窄（图 1-6-12）。行 LCX 病变介入治疗，球囊预扩张后于 LCX 中段植入 DES（3.5 mm×24 mm，12 atm）支架（图 1-6-13），支架植入后造影发现支架扩张不充分，再使用 4.0 mm×12 mm 球囊行高压后扩张（16 atm）（图 1-6-14）。后扩张后造影发现支架中段血管破裂（图 1-6-15），患者很快出现心脏压塞，立即行心包穿刺，并用 3.5 mm×12 mm 球囊在破口近端封堵，考虑到破口较大，单纯球囊封堵破口不能自行闭合，同时用 3M 贴和 3.5 mm×24 mm 支架制作覆膜支架，覆膜支架到位后，以 16 atm 释放

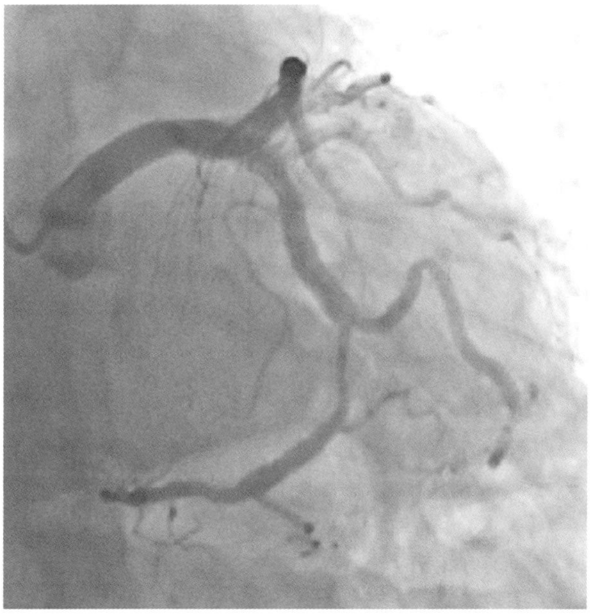

图 1-6-12 回旋支中段 85% 狭窄

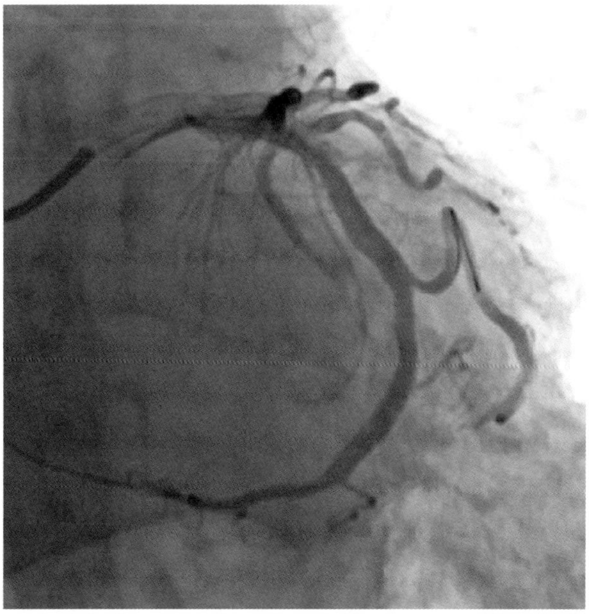

图 1-6-13 LCX 中段植入 3.5 mm×24 mm 支架

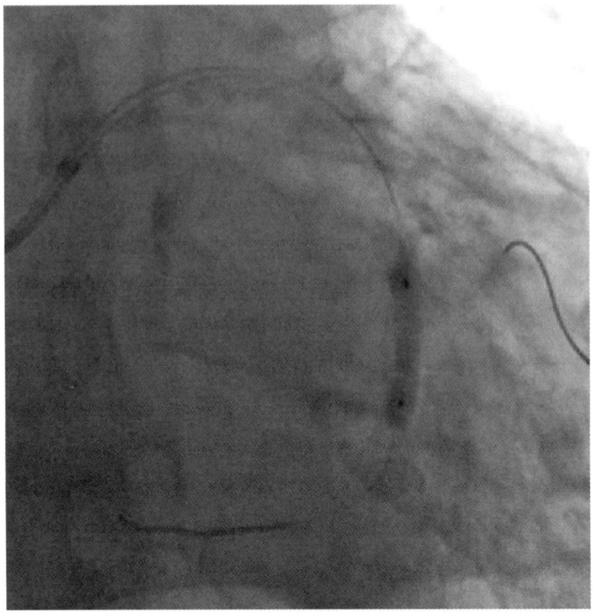

图 1-6-14 4.0 mm×12 mm 球囊高压后扩张

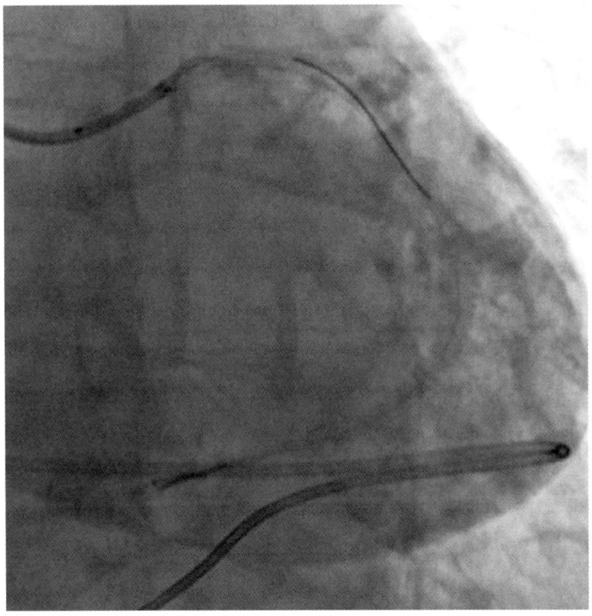

图 1-6-15 回旋支支架中段血管破裂

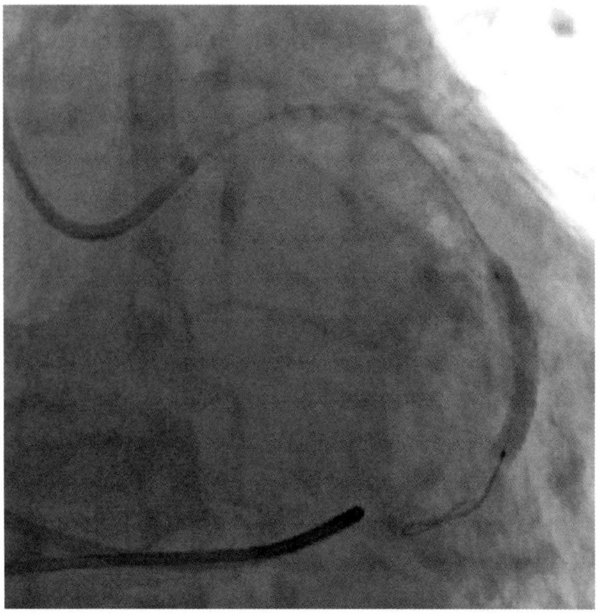

图 1-6-16 植入 3.5 mm×24 mm 覆膜支架

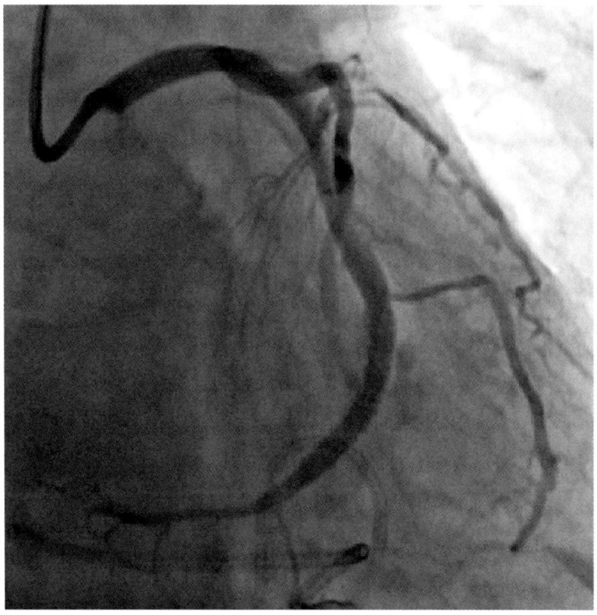

图 1-6-17 成功封堵破口

（图 1-6-16），再用 4.0 mm×12 mm 球囊行高压后扩张（16 atm），成功封堵破口（图 1-6-17）。心包穿刺引流管于 36 小时拔除。

经验教训：本例血管破裂与大支架、大球囊（4.0 mm）、高压后扩张有密切关系。这种情况下发生的穿孔多为Ⅲ型穿孔，破口自行闭合的可能性几乎没有。从治疗角度来说需要放置覆膜支架。覆膜支架外形较粗，植入前应对病变处血管进行充分高压扩张，以利于支架通过病变；覆膜支架释放后，再用非顺应性球囊对支架充分扩张，使支架充分贴壁，良好贴壁有利于封堵破口。同时还应警惕覆膜支架回缩导致与破口内侧的支架产生间隙，进而出现延迟心脏压塞等并发症。

（中国人民解放军第三〇五医院
李运田　杜大勇　薛毅）

参考文献

[1] Ellis SG，Ajluni S，Arnold Az，et al. Increased coronary perforation in the new device era：Incidence，classification，management，and outcome. Circulation，1994，90：2725-2730.

[2] Ioannis Stathopoulos，Kirk Garratt. Coronary perforation mortality rate. Catheterization and Cardiovascular Interventions，2009，74：1131.

[3] Kiernan TJ，Yan BP，N.Ruggiero N，et al. Coronary artery perforations in the contemporary interventional era. J Interven Cardiol，2009，22：350-353.

[4] Shimony A，Zahger D，Straten MV，et al. Incidence，risk factors，management and outcomes of coronary artery perforation during percutaneous coronary intervention. Am J Cardiol，2009，104：1674-1677.

[5] Oliver P，Dniel A，Nkur G，et al. Prevalence and outcomes of coronary artery perforation during percutaneous coronary intervention. Euro Intervention，2017，13（5）：e595-e601.

[6] Lorenzo A，Enrico P，Mohamed A，et al. Coronary artery perforation during chronic total occlusion percutaneous coronary intervention：epidemiology，mechanisms，management，and outcomes. Euro Intervention，2019，15（9）：e804-e811.

[7] Tim K，Chun SK，Rhodri D. Coronary perforation complicating percutaneous coronary intervention in patients presenting with an acute coronary syndrome：an analysis of 1013 perforation cases from the British Cardiovascular Intervention Society database. Int J Cardiol，2020，299：37-42.

[8] Vennela A，Judit K，Spyridon K，et al. Incidence，treatment，and outcomes of coronary artery perforation during percutaneous coronary intervention. J Invasive Cardiol，2022，34（7）：E499-E504.

[9] Jan H，Stefan KJ，Bo L，et al. Very longterm outcome of coronary covered stents：a report from the SCAAR registry. EuroIntervention，2019，14（16）：1660-1667.

[10] Philopatir M，Nicklas H，Mohammad M，et al. Coronary perforation incidence，outcomes and temporal trends（COPIT）：a systematic review and meta-analysis. Open Heart，2022，9（2）：e002076.

[11] Ribeiro MH，Campos CM，Padilla L，et al. Risk burden of coronary perforation in chronic total occlusion recanalization：latin American CTO registry analysis. J Am Heart Assoc，2022，11（11）：e024815.

[12] Protty MB，Hussain HI，Gallagher S，et al. Rotational atherectomy complicated by coronary perforation is associated with poor outcomes：analysis of 10，980 cases from the British Cardiovascular Intervention Society Database. Cardiovasc Revasc Med，2021，28：9-13.

[13] Kilic ID，Fabris E，Serdoz R，et al. Coronary covered stents. EuroIntervention，2016，12（10）：1288-1295.

[14] Sandoval Y，Lobo AS，Brilakis ES，et al. Covered stent implantation through a single 8-french guide catheter for the management of a distal coronary perforation. Catheter Cardiovasc Interv，2017，90（4）：584-588.

[15] Qin Q，Chang SF，Xu RD，et al. Short and long-term outcomes of coronary perforation managed by coil embolization：A single center experience. International Journal of Cardiology，2020，298（1）：18-21.

[16] Shemisa K，Karatasakis A，Brilakis ES，et al. Management of guidewire induced distal coronary perforation using autologous fat particles versus coil embolization. Catheter Cardiovasc Interv，2017，89（2）：253-258.

[17] Shemisa K，Karatasakis A，Brilakis ES，et al. Management of guidewire induced distal coronary perforation using autologous fat particles versus coil embolization. Catheter Cardiovasc Interv，2017，89（2）：253-258.

[18] Kotsia AP，Brilakis ES，Karmpaliotis D，et al. Thrombin injection for sealing epicardial collateral perforation during chronic total occlusion percutaneous coronary interventions. J Invasive Cardiol，2014，26（9）：E124-E126.

[19] Debinski M，Zurakowski A，Buszman P. Primary percutaneous coronary intervention complicated by left anterior descending artery perforation：a case report. Kardiol Pol，2009，67：446-448.

[20] Kinnaird T，Kwok CS，Kontopantelis E，et al. Incidence，determinants，and outcomes of coronary perforation during percutaneous coronary intervention in the United Kingdom between 2006 and 2013：a analysis of 527121 cases from the British Cardiovascular Intervention Society Database. Cir Cardiovasc Interv，2016，9（8）：e003449.

第7节　支架内再狭窄

一、概述

支架内再狭窄（in-stent restenosis，ISR）是指植入的支架内或支架近、远端边缘 5 mm 内的血管段管腔直径减少≥ 50%。ISR 仍然是目前心血管介入治疗的一大难题，在裸金属支架（BMS）时代，BMS 植入后会引起血管损伤，导致成纤维细胞增殖和新生内膜组织增生（NIH），这是 ISR 发生的主要机制。虽然药物洗脱支架（DES）的引入和迭代大大提高了经皮冠状动脉介入治疗（PCI）的疗效和安全性，但是每年仍有 1% ～ 2% 的患者会发生需要进一步治疗的 ISR。与冠脉新发病变相比，ISR 具有更高的主要不良心血管事件发生风险，而且 ISR 会反复多次出现，严重影响患者预后。

二、ISR 机制

ISR 的主要机制是新生内膜组织增生，其次是新发动脉粥样硬化形成，其他机制还包括血管弹性回缩及重构、斑块脱落（早期）以及血栓机化、新生内膜形成和重构（晚期）等。发生 ISR 的病理机制可以概括为患者相关或生物因素、手术相关因素、解剖相关因素和支架相关因素。

（一）患者相关或生物因素

患者临床因素方面主要包括糖尿病、慢性肾病、高龄、女性和较高的体重指数等。尤其在糖尿病患者中，高糖或高胰岛素血症引起的代谢改变可加速 NIH 的形成。ISR 的生物学因素包括耐药性和超敏反应。血管在接触抗增殖药物后可能产生耐药性，耐药性可以是原发性（遗传易感性个体）或继发性。支架植入体内后还会出现超敏反应和炎症反应，二者均会促进 NIH 的形成，从而导致 ISR。

（二）手术相关因素

支架扩张不足、支架贴壁不良以及支架间隙等是增加 ISR 风险的主要手术相关因素。支架扩张不足和术后最小管腔面积较小与 ISR 的发生密切相关，尤其是在支架植入后 1 年内。支架尺寸过小、扩张压力过低或钙化病变等均会引起支架扩张不充分，从而增加 ISR 的风险。支架贴壁不良是指支架壁未与血管壁紧密贴合，在支架梁和动脉内膜之间留下被血液占据的空间。研究表明，与 BMS 相比，DES 更容易发生晚期支架贴壁不良，可能与聚合物或抗增殖药物引起的过敏反应导致血管重塑有关。此外，支架间隙与 ISR 高风险和靶病变血运重建风险增加相关。支架间隙定义为两个支架之间冠状动脉病变的不连续覆盖，两个 DES 之间的间隙缺乏支架覆盖，该间隙内的冠状动脉病变区域无法得到抗增殖药物作用和金属支架的机械支撑，从而增加 ISR 和靶病变再次血运重建的风险。优化支架植入，避免支架扩张不足、支架贴壁不良和支架间隙可有效降低 ISR 风险。

（三）解剖相关因素

影响 ISR 的解剖相关因素包括病变血管大小、病变特征和局部应力等。血管大小是 BMS 和 DES 植入后发生 ISR 的预测因素。小血管支架植入术后通常获得的最小管腔面积较小，血管损伤及金属密度较高。病变方面，高凝状态降低了抗增殖药物的渗透和分布，血栓病变或血栓溶解延迟易导致支架植入不完全。此外，钙化病变会导致支架扩张不足和支架贴壁不良，与较高的 ISR 和靶病变再次血运重建风险相关。

（四）支架相关因素

影响 ISR 的支架因素包括支架类型、药物分布、药物类型、支架回缩、支架纵向变形、支架壁厚度和支架断裂等。研究发现 BMS 和 DES 新内膜形成的时间过程有较大差异。BMS 植入后 6 ～ 8 个月的晚期管腔丢失［支架植入后即刻最小管腔直径（MLD）减去随访时的 MLD］趋于峰值，之后随时间减少。相反，DES 植入后 5 年内，新生内膜的积聚仍会持续。研究表明 BMS-ISR 与弥漫性或增殖性病变相关性更大，而 DES-ISR 则与局灶性或边缘 NIH 相关。

近期美国心血管造影和介入学会（SCAI）发

布的ISR共识提出了一种综合考虑ISR机制与支架植入时间的新分类。SCAI提出了早期（＜30天）、晚期（30天至1年）和极晚期（＞1年）ISR的成因。早期再狭窄可能的原因是支架小、扩张不充分和支架断裂。晚期再狭窄的原因包括延迟愈合、支架未覆盖和内膜过度增生。而极晚期再狭窄的原因为新生动脉粥样硬化、内膜增生和支架断裂。

三、ISR组织病理学

细胞外基质中的平滑肌细胞增殖是ISR的主要病理过程之一。BMS-ISR的组织病理学特点是组织均匀，平滑肌细胞密度更大，而DES-ISR的组织病理学特征往往是低细胞和富含蛋白多糖。

四、ISR临床表现

BMS-ISR在支架植入后的6～8个月左右达到峰值，而DES-ISR在支架植入后的几年内会持续增加。ISR最初被认为是一个进展缓慢、相对良性的病理过程，有时可能只是在复查冠脉造影时发现。但ISR也可以表现为急性冠脉综合征，某些ISR患者在临床上可出现心肌损伤标志物升高，达到心肌梗死的诊断标准。既往研究也发现在DES-ISR患者的腔内影像学检查中存在急性斑块破裂和支架内血栓形成的病理特征。

五、ISR类型和影像学特征

（一）冠脉动脉造影

冠状动脉造影能够准确判断ISR的病变严重程度。不同的ISR形态学表现与预后和治疗密切相关。因此合理的ISR分型有助于评估和指导ISR治疗。Mehran等根据冠脉造影结果提出了较常用的BMS-ISR分型，分型主要基于以下3个造影特征：ISR长度（≤10 mm：局灶，＞10 mm：弥漫性）、ISR位置（支架内或支架边缘以外）和闭塞（是或否）。主要分为4型：Ⅰ型：局灶型；Ⅱ型：弥漫型、支架内；Ⅲ型：弥漫型、支架内和边缘；Ⅳ型：闭塞型。在Mehran等的研究中，Ⅰ型（局灶型）至Ⅳ型ISR（闭塞型）的靶病变再次血运重建的发生率分别为19%、35%、50%和83%，研究发现ISR类型是靶病变再次血运重建的独立预测因素。但以上分型是基于BMS，而非现在广为应用的DES。该分型也仅基于冠脉造影，不能提供有关ISR潜在病理生理机制的信息。Waksman分型是基于腔内影像学的分型，该分型将DES-ISR分为5型：机械性（Ⅰ型，ⅠA：扩张不足，ⅠB：支架断裂），生物性（Ⅱ型，ⅡA：内膜增生，ⅡB：新动脉粥样硬化-非钙化，ⅡC：新动脉粥样硬化-钙化），混合性（Ⅲ型），慢性完全闭塞（Ⅳ型），Ⅴ型：先前使用＞2个支架治疗的病变。

（二）血管内超声

血管内超声（IVUS）有助于了解支架植入后的血管重塑、支架扩张不足以及ISR中NIH的分布。IVUS能够识别外弹力层，更易确定血管尺寸，提供实际血管大小并优化支架扩张。与局灶性ISR相比，在IVUS上弥漫性ISR最小管腔部位的总支架长度更长，支架未膨胀率更高。IVUS还可以发现与ISR相关的原因，如新生内膜增生、成熟的新生动脉粥样硬化、支架膨胀不全、支架尺寸过小和血管钙化等。

（三）光学相干断层成像

光学相干断层成像（OCT）的空间分辨率是IVUS的10倍。OCT能够对ISR新生内膜组织进行详细的表征，识别出新生动脉粥样硬化。但OCT不适合重度狭窄和开口部位的ISR病变；与IVUS相比，OCT组织穿透性降低，不能识别外弹力层，不易确定血管尺寸；OCT对有多层金属支架的患者情况的显示也具有挑战性。但OCT可以更好地描述组织特征及管腔-内膜界面。BMS-ISR在OCT上通常显示均匀的高信号组织带。DES-ISR在OCT上表现为异质性或层状外观，反映了具有高蛋白多糖或纤维蛋白含量的低细胞新生内膜。

根据OCT表现，ISR也可分为4型：

（1）同质性：均匀的高信号，低背向散射，为典型的平滑肌细胞含量高的区域。

（2）异质性：混合信号，代表富含蛋白多糖的新生内膜或早期新生动脉粥样硬化斑块的存在。

（3）衰减型：浅表高信号、高背向散射，脂质核心斑块可能。

（4）分层型：最常表现为浅表高信号和深部低信号，通常在支架结构周围区域。

SCAI 共识建议通过腔内成像技术常规评估以确定 ISR 的原因，建议常规腔内成像技术指导下对 ISR 进行再次 PCI。ISR 的机制主要取决于支架及其与冠脉血管壁的关系，而不是管腔本身，通过 IVUS 和 OCT 可详细评估冠脉和支架情况，能够有效指导和优化再次血运重建的策略。

五、ISR 冠脉生理学

对 ISR 病变进行再次血运重建之前，应证明 ISR 病变与症状或缺血相关，但目前关于血流储备分数（FFR）或瞬时无波比率（iFR）评估 ISR 的数据有限。目前尚缺乏随机对照研究的数据来支持 FFR 指导的 ISR 治疗策略。

六、ISR 治疗策略

ISR 的机制不同、复发率高，在治疗方面具有一定挑战性。在治疗时，应认真评估最初干预的细节，包括病变复杂程度、既往植入支架类型和植入技术，以确定可能导致 ISR 的因素，同时建议积极使用腔内影像学检查评估，以协助制订最佳治疗策略。

处理 ISR 时充分的病变预处理是决定手术成功的重要因素，切割球囊、棘突球囊或刻痕球囊等特殊类型球囊相较于普通球囊对病变的预处理效果更佳。如果支架扩张不良，可考虑超高压球囊扩张、血管内振波碎石术（intravascular lithotripsy，IVL）、准分子激光冠脉内斑块消蚀术（excimer laser atherectomy，ELCA）或冠脉旋磨术（rotational atherectomy，RA）。在多层支架的 ISR 患者中，由于 ISR 复发率过高，应考虑冠状动脉旁路移植术。如果尝试对存在多层支架的 ISR 进行 PCI 时，应尽可能避免额外植入 DES，药物涂层球囊（DCB）和高压切割球囊扩张 + 血管内近距离放射治疗（intravascular brachytherapy，IVBT）可能是替代再次植入支架的有效治疗方法。目前 ISR 的常见治疗策略主要有以下几种。

（一）再次植入 DES

再次植入 DES 是治疗 ISR 的有效方法。有研究证明依维莫司洗脱支架（EES）植入是改善再狭窄的最有效治疗，其次是 DCB。也有部分研究证实 DCB 治疗 ISR 病变非劣于 DES。研究发现抗增殖药物的耐药性是 DES-ISR 的潜在机制。然而在治疗 DES-ISR 时，没有明确的证据表明应使用不同类型的 DES。在 ISAR-DESIRE2 试验中，西罗莫司洗脱支架和紫杉醇洗脱支架的治疗效果相似。最新的 2021 美国心脏病学会（ACC）/ 美国心脏协会（AHA）/SCAI 冠状动脉血运重建指南指出，再次植入 DES 是治疗 ISR 的Ⅰa 类适应证。

（二）药物涂层球囊（DCB）

多项 RCT 试验证明，应用 DCB 治疗 ISR 安全有效。已有研究表明，治疗 BMS-ISR，DCB 优于普通球囊。目前欧洲指南建议使用 DES 或 DCB 治疗 ISR（Ⅰ类推荐）。

（三）动脉粥样硬化消融治疗

ISR 中动脉粥样硬化消融治疗的基本原理是去除阻塞性再狭窄组织，以最大化扩大管腔横截面积。RA 和 ELCA 是 ISR 中使用最多的两种动脉粥样硬化消融技术。

（四）血管内近距离放射治疗

IVBT 通过递送局部放射性锶 -90/ 钇 -90 来抑制成纤维细胞增殖，从而抑制支架内的新生内膜形成。但基于 SISR 和 TAXUSV 研究结果，西罗莫司洗脱支架和紫杉醇洗脱支架在治疗 BMS-ISR 方面优于 IVBT。目前 IVBT 是治疗复发性 DES 或多层 ISR 的有效方法之一。

（五）血管内碎石术

IVL 通过提供局部脉动声压波，释放能量，从而去除钙化的冠状动脉斑块。在伴有钙化的 ISR 病变中，IVL 可诱导钙化斑块断裂和动脉粥样硬化消融。在严重钙化病变中，使用高压非顺应性球囊扩张或切割球囊扩张进行一些病变预处理有助于提高 IVL 的可传导性，避免对 IVL 球囊的潜在损伤。

（六）药物治疗

目前缺乏在 ISR 人群中评估双联抗血小板治疗（DAPT）最佳持续时间的随机对照试验

（RCT）。目前没有足够的证据表明因ISR接受PCI治疗的患者与新发病变接受PCI治疗的患者需要接受不同的DAPT管理。接受PCI治疗的ISR患者的DAPT治疗策略同样需要根据患者临床表现（稳定型冠心病还是急性冠脉综合征）进行指导。根据现有临床指南，ISR患者在DES治疗后，应接受至少1年的DAPT。如果患者接受DCB或切割球囊扩张治疗，尤其是在出血风险较高的情况下，可以考虑缩短DAPT持续时间；如果没有高出血风险，接受IVBT的患者应接受延长的DAPT治疗。

（七）冠状动脉旁路移植术

与PCI相比，冠状动脉旁路移植术具有较低的靶病变血运重建风险。当心外膜大血管出现复发性ISR时，可考虑冠状动脉旁路移植术。

七、病例报告

病例1：支架内再狭窄病例

患者男性，54岁，主因间断胸闷20年，加重1个月于2021年2月25日入院。既往有糖尿病、冠脉旁路移植、冠脉支架植入病史。入院诊断：①冠状动脉粥样硬化性心脏病，不稳定型心绞痛，冠状动脉旁路移植术后，冠状动脉支架植入术后，心功能Ⅱ级；②2型糖尿病。患者于20年前无明显诱因感胸闷不适，2001年行冠脉造影检查提示冠脉多支病变，给予冠脉旁路移植术治疗，术后症状缓解。2019年患者胸闷复发，伴气短，给予抗血小板聚集、扩张血管等治疗，症状好转，但仍反复发作。患者于2020年3月5日复查冠脉造影提示：RCA近段100%狭窄；LM段99%狭窄；LAD近段100%狭窄；LCX近段99%狭窄，远段显影不清晰（TIMI血流1级）。并于右冠脉近段行PTCA术，于LM-LCX近段病变处植入2.75 mm×24 mm支架1枚，术后给予患者“阿司匹林、他汀、氯吡格雷、美托洛尔”等药物治疗，症状缓解。近1个月患者感胸闷复发，步行500米左右需停下休息，伴气短，无胸痛，为求进一步复查冠脉造影至我院就诊。患者入院后于2021年2月25日行选择性冠脉造影＋支架植入术，造影结果：RCA近段100%闭塞；LAD近段100%闭塞；LCX近段95%狭窄（支架内增生）。桥血管造影示LIMA-LAD血流通畅。大隐静脉-钝缘支（SVG-OM）近段80%狭窄。先后使用2.0 mm×15 mm普通球囊、2.75 mm×10 mm切割球囊扩张LCX近段病变，LM-LCX近段行IVUS检查示：支架膨胀欠佳，原支架最小管腔面积为2.97 mm^2，LM支架开口贴壁不良。分别用2.75 mm×15 mm、3.5 mm×15 mm、4.0 mm×8 mm高压球囊扩张LM-LCX近段，于LM-LCX近段病变处以压力7 atm 3.5 mm×26 mm DCB扩张60秒，多角度造影显示DCB扩张处血管狭窄消失，血流通畅。DCB扩张后再次进行IVUS检查，LM-LCX近段最小管腔面积6.78 mm^2（图1-7-1）。目前门诊随访患者恢复良好，无明显症状。

☞ **点评：**

支架膨胀不全、支架尺寸过小以及术后最小管腔面积较小均与ISR的发生密切相关，尤其是在支架植入后1年内。本例患者也是由于原支架尺寸选择过小导致支架植入后不足1年就发生了ISR。对于左主干病变，强烈建议进行腔内影像学评估来进行支架尺寸选择以及支架植入的优化。从本例患者可以看出，2020年行PCI治疗时未进行腔内影像学检查，导致支架尺寸选择过小，从本次影像学检查发现本来3.5 mm的血管，在上一次介入处理时仅植入了2.75 mm的支架，这是造成本次ISR的重要原因。腔内影像学检查（IVUS或OCT）能够比冠脉造影更加准确地判断血管直径，尤其是IVUS可以识别支架后面的外部弹性层，更易确定血管尺寸，能够提供实际血管大小并优化支架扩张。在病变预处理上，术者先后使用了普通球囊、切割球囊，IVUS检查发现最小管腔面积仍偏小，进一步使用了更大尺寸的非顺应性球囊进行高压扩张，最终使得病变得到了充分的预处理。良好的预处理结果使得本例患者可以选择DCB进行治疗，治疗后进一步通过IVUS评估介入治疗效果，以指导优化治疗，最终达到了满意的治疗效果。

本例借鉴：①左主干分叉病变患者，尤其是完全闭塞或次全闭塞病变，可能会出现血管萎缩表现，单纯冠脉造影难以精确判定血管直径，强烈推荐使用腔内影像学检查进行病变评估，以确定病变狭窄程度、血管直径，选择合适的支架尺寸等。IVUS能够识别外弹力层，更易确定血管尺

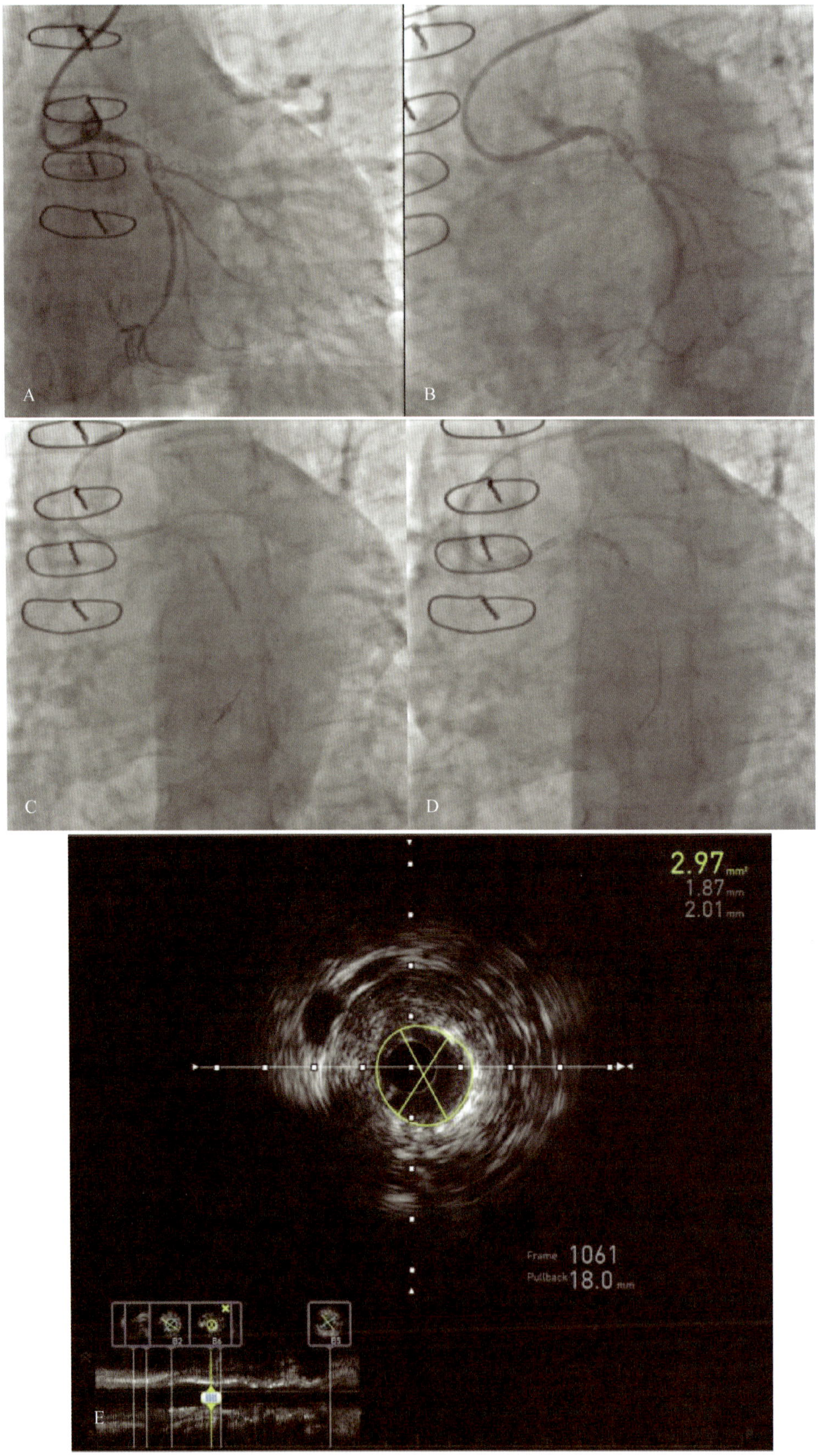

图 1-7-1　A ～ B. 2021 年 2 月 25 日冠脉造影：LAD 近段 100% 闭塞；LCX 近段 95% 狭窄（支架内增生）；**C ～ D**. 先后用 2.0 mm×15 mm 普通球囊、2.75 mm×10 mm 切割球囊扩张 LCX 近段病变；**E**. 球囊扩张后 LM-LCX 近段行 IVUS 检查示：支架膨胀欠佳，原支架最小管腔面积为 2.97 mm^2，LM 支架开口贴壁不良；**F ～ G**. 分别用 2.75 mm×15 mm、3.5 mm×15 mm、4.0 mm×8 mm 高压球囊扩张 LM-LCX 近段，于 LM-LCX 近段病变处使用 3.5 mm×26 mm DCB 1 枚进行治疗；**H**. DCB 后再次进行 IVUS 检查，LM-LCX 近段最小管腔面积 6.78 mm^2；**I**. DCB 处理后的最终造影结果

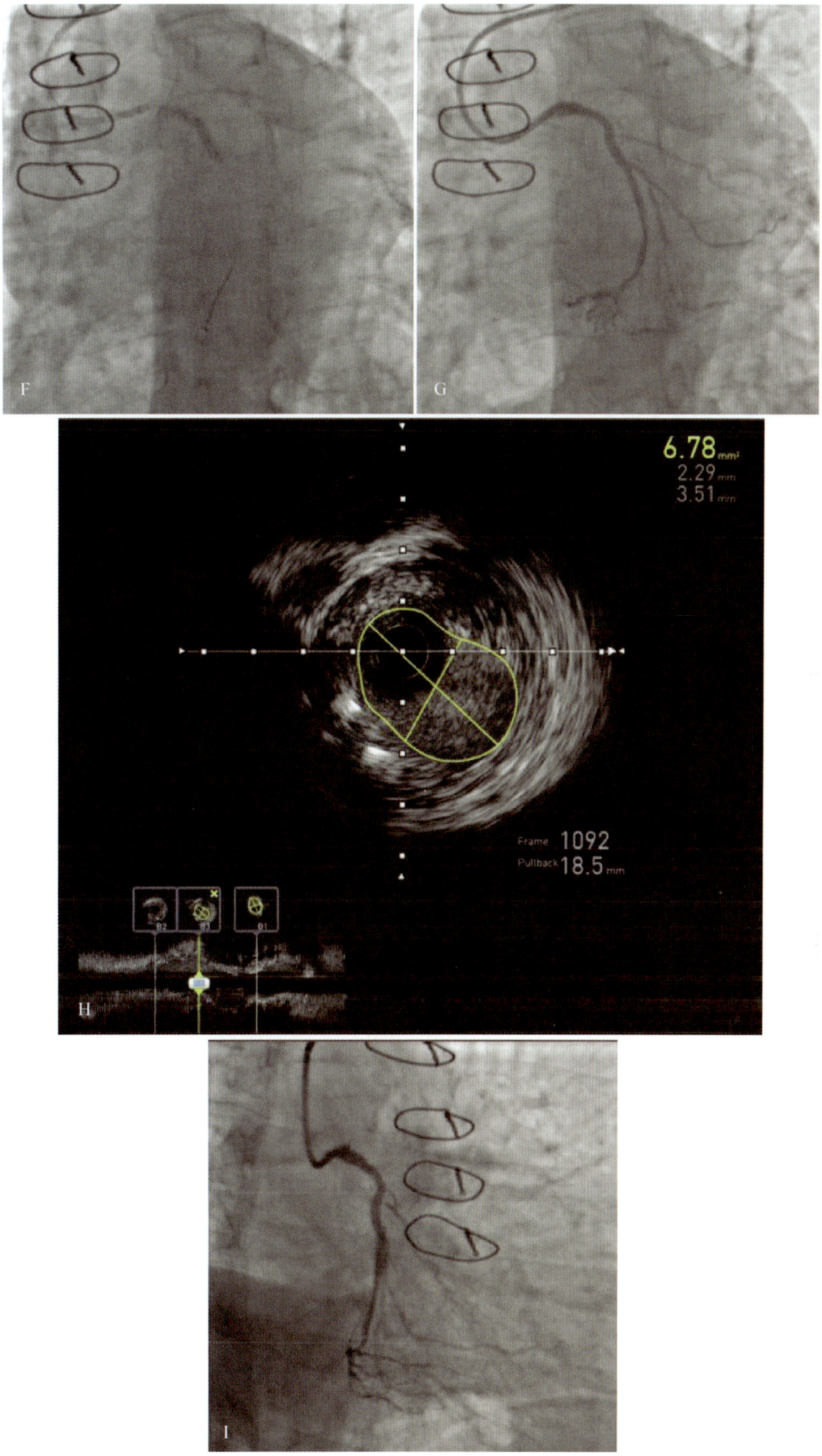

图 1-7-1 续

寸，建议左主干病变使用IVUS进行病变评估和优化PCI治疗。②病变预处理一定要充分，预处理时可以选择切割球囊、棘突球囊、刻痕球囊等特殊类型球囊，也可以选择非顺应性球囊高压扩张，病变预处理后同样建议通过腔内影像学检查评估预处理效果，由于IVUS不像OCT那样需要使用造影剂冲刷，一定程度上可以减少夹层风险，因此预处理后可以使用IVUS进行预处理效果评估。③不管是再次植入支架治疗还是DCB治疗，治疗后仍推荐使用腔内影像学检查评估介入治疗效果。

（中国人民解放军空军军医大学第一附属医院
陶凌　王汝涛）

参考文献

[1] Nusca A, Viscusi MM, Piccirillo F, et al. In stent neo-atherosclerosis: pathophysiology, clinical implications, prevention, and therapeutic approaches. Life (Basel), 2022, 12 (3): 393.

[2] Madhavan MV, Kirtane AJ, Redfors B, et al. Stent-related adverse events > 1 year after percutaneous coronary intervention. J Am Coll Cardiol, 2020, 75: 590-604.

[3] Giustino G, Colombo A, Camaj A, et al. Coronary in-stent restenosis: JACC state-of-the-art review. J Am Coll Cardiol, 2022, 80 (4): 348-372.

[4] Alfonso F, Coughlan JJ, Giacoppo D, et al. Management of in-stent restenosis. EuroIntervention, 2022, 18 (2): e103-e123.

[5] Klein LW, Nathan S, Maehara A, et al. SCAI expert consensus statement on management of in-stent restenosis and stent thrombosis. J Soc Cardiovasc Angiogr Interv, 2023, 2 (4): 100971.

[6] Mehran R, Dangas G, Abizaid AS, et al. Angiographic patterns of in-stent restenosis: classification and implications for long-term outcome. Circulation, 1999, 100 (18): 1872-1878.

[7] Shlofmitz E, Iantorno M, Waksman R. Restenosis of drug-eluting stents: a new classification system based on disease mechanism to guide treatment and state of-the-art review. Circ Cardiovasc Interv, 2019, 12 (8): e007023.

[8] Lawton JS, Tamis-Holland JE, Bangalore S, et al. 2021 ACC/AHA/SCAI guideline for coronary artery revascularization: a report of the American College of Cardiology/American Heart Association Joint Committee on Clinical Practice Guidelines. J Am Coll Cardiol, 2022, 79: e21-e129.

[9] Neumann FJ, Sousa-Uva M, Ahlsson A, et al. 2018 ESC/EACTS guidelines on myocardial revascularization. Eur Heart J, 2019, 40: 87-165.

第8节　支架内血栓

一、支架内血栓

支架内血栓（stent thrombosis，ST）形成是经皮冠状动脉介入治疗（PCI）术后少见但严重的并发症之一，是困扰介入医师的一大难题。大多数患者表现为急性冠脉综合征（acute coronary syndrome，ACS），通常心电图上ST段抬高。其原因是冠脉内支架内部或支架附近形成血栓，血栓完全或不完全堵塞冠脉，可在冠脉造影时查见，大多数病例需行冠脉造影以确诊。死亡和心肌梗死是支架内血栓形成的常见并发症。在金属裸支架（BMS）时代，其发病率约为1.2%。在药物洗脱支架（DES）时代，DES本身并没有增加支架内血栓的发病率，但近年来随着复杂介入治疗的增多，其发病率有所增加，3年随访发现第一代DES支架内血栓发生率为2.2%，第二代DES为1.0%，多因素分析发现第一代DES发生血栓率高于BMS，而第二代发生率与BMS没有差异。支架内血栓一旦发生，后果极其严重，病死率高达25%～30%。因此，临床医师全面了解支架内血栓的成因、影响因素及防治措施，对于预防和治疗支架内血栓尤为重要。

二、病例报告

下面通过以下发生支架内血栓患者的病例分析，总结经验教训，避免重蹈覆辙。

病例1：冠脉前降支PCI术后支架内亚急性血栓

（一）病例资料

女，67岁，主因“间断胸痛20余天，加重6天”入院。患者20多天前于活动后出现间断性胸痛，为心前区压榨性疼痛，无其他伴随症状。6天前，静息时胸痛发作，呈持续性，伴有肩背部放射痛。当地就诊心电图提示：窦性心律，ST段压低（具体导联不详），血液检验示心肌酶升高。既往高血压、糖尿病多年，血压、血糖控制欠佳。无吸烟饮酒史。

患者冠心病症状较为典型，收治入院。查体：体温36.2℃，脉搏89次/分，呼吸18次/分，血压139/75 mmHg，身高150 cm，体重67 kg，体重指数（BMI）29.78 kg/m^2。入院时心肌酶学处于正常范围内，心电图示：窦性心律，ST段改变（V_2～V_6导联，图1-8-1所示）。超声心动图未见明显异常，左心室射血分数69%。初步诊断：①冠心病，急性冠脉综合征；②高血压3级，很高危；③2型糖尿病。

（二）冠脉造影及介入治疗过程

入院后完善相关检查，进行冠脉造影示：冠脉呈左优势型。左主干边缘不规则，前向血流TIMI 3级；前降支全程弥漫性病变伴钙化90%，前向血流TIMI 3级；回旋支开口至远段弥漫性狭窄85%，前向血流TIMI 3级；右冠脉中段节段性狭窄95%，前向血流TIMI 2～3级（图1-8-2）。印象：冠心病　三支病变。造影结果符合糖尿病合并冠心病患者的冠脉特点，考虑管腔病变弥漫且多发，建议其行旁路移植（搭桥）手术处理，患者和家属均拒绝。考虑前降支近段病变严重狭窄，决定行前降支介入治疗，考虑到前降支管壁弥漫动脉硬化，尽量行单纯药物球囊扩张成形术，避免植入支架。

手术经过：6 F JL3.5指引导管送至左冠脉开口，将Runthrough NS导丝送至前降支远端并固定；沿导丝送入ScoreFlex Balloon 2.0 mm×15 mm球囊以6 atm预扩张，造影残余狭窄小于30%，未见夹层；送入B.Braun. Melsungen AG 2.0 mm×

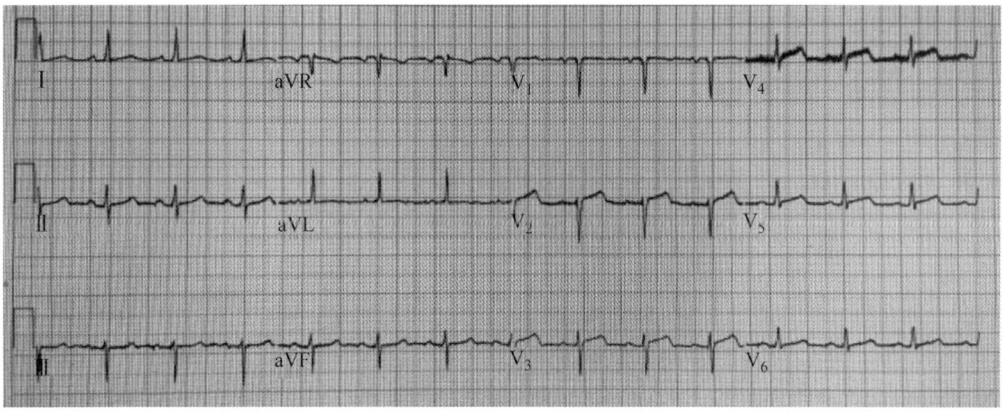

图1-8-1　入院心电图

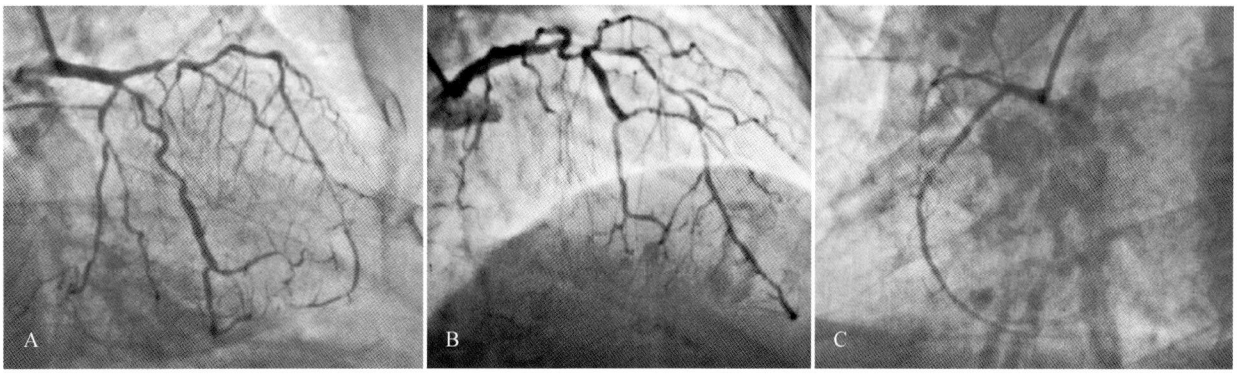

图1-8-2　术前冠脉造影。**A**～**B**. 前降支全程弥漫狭窄，血管细，近段严重狭窄90%；回旋支近段弥漫狭窄70%～85%；**C**. 右冠脉发育小，中段严重狭窄95%

17 mm 药物涂层球囊，两端覆盖病变以 8 atm 60 秒扩张病变；造影发现病变处出现夹层，送入 2.25 mm×18 mm 支架以 8 atm 释放（考虑狭窄远端血管细，故选择支架直径 2.25 mm），覆盖夹层处，多体位造影发现支架近段贴壁不良；送入后扩张球囊 2.5 mm×12 mm 以 8 ～ 10 atm 进行后扩张；多体位造影支架膨胀良好，未见夹层及贴壁不良，无残余狭窄，前向血流 TIMI 3 级。将 JR4.0 指引导管顺利送至右冠脉开口，将 BMW 导丝送至右冠脉远端并固定；送入 2.0 mm×15 mm 球囊以 6 ～ 8 atm 扩张病变处；多体位造影狭窄减轻，残余狭窄小于 30%，无夹层，前向血流 TIMI 3 级。术毕（图 1-8-3）。

（三）病情变化

术后患者安返病房，未诉不适，一般情况良好。术后第一、第二、第三天患者一般情况可，未诉胸痛发作。术后第四天早晨患者感剧烈胸痛，较前程度加重，疼痛位置不变，血压 73/40 mmHg，心率 72 次 / 分。检查心电图示：窦性心律 V_1 ～ V_5 导联 ST 段抬高（图 1-8-4），急检心肌酶：肌钙蛋白 T 6.33 ng/ml ↑，肌酸激酶 3172 U/L ↑，肌酸激酶同工酶 288 ng/ml ↑。结合症状、体征，考虑急性心肌梗死。准备急诊再次造影。

紧急手术：患者入导管室后，测血压 94/52 mmHg，给予多巴胺 2.5 mg 静推后，静脉滴注多巴胺维持血压。穿刺股动脉，顺利将 6 F EBU3.5 指引导管送至左冠脉开口，造影前降支原支架内近段闭塞，前向血流 TIMI 0 级（图 1-8-5）。将 Runthrough NS 导丝通过闭塞段送至前降支远端并固定，沿导丝送入 2.0 mm×20 mm 球囊至闭塞处以 12 atm 扩张，造影血流通畅，前向血流 TIMI 2 级，可见支架远段血栓影；沿导丝送入 FINECROSS 微导管，回撤导丝后，经微导管依次给予替罗非班 6 ml、尿激酶 10 万单位冠脉内给药。多体位造影前降支血流通畅，前向血流 TIMI 3 级。血压 84/47 mmHg，拔出股动脉鞘管后置入 IABP 机械辅助装置。观察 10 分钟，患者仍感胸痛，但较术前症状明显减轻，心电图 ST 段回落不明显。多体位造影前降支血流通畅，前向血流 TIMI 3 级（图 1-8-6）。术后行前降支 IVUS 检查试图寻找支架内血栓的原因：LAD 自远端弥漫动

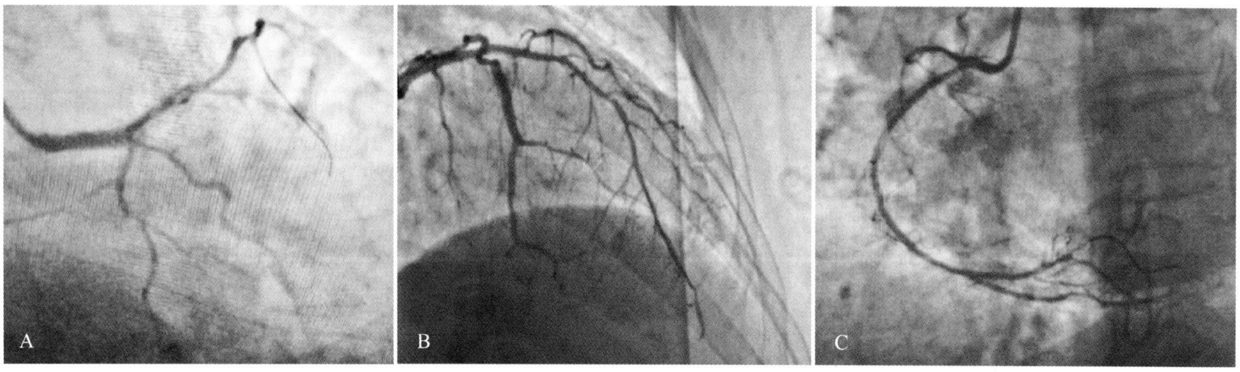

图 1-8-3 介入治疗术中和术后影像。**A.** 前降支近段 DCB 后可见夹层；**B.** 前降支支架植入术后；**C.** 右冠脉 PTCA 术后

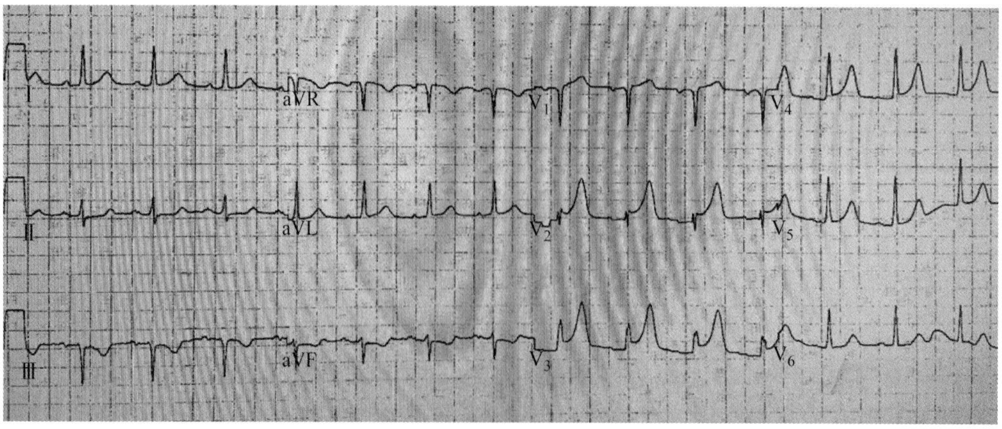

图 1-8-4 术后胸痛时心电图

脉硬化，支架两端未见夹层，支架远端可见残余斑块，支架较血管相对偏小，最小支架横截面积（MSA）4.58 mm^2（图 1-8-7）。结束手术。

安返病房，床旁超声心动图提示：节段性室壁运动障碍（左心室心尖部、前壁心尖段、室间隔心尖段运动障碍），左心室整体功能减低，左心室射血分数（LVEF）47%，LVEF 值较入院时降低。术后强化抗血小板聚集处理，使用替洛非班至术后 48 小时，将氯吡格雷改换为替格瑞洛。术后第三天下午顺利撤出 IABP，术后患者恢复良好。

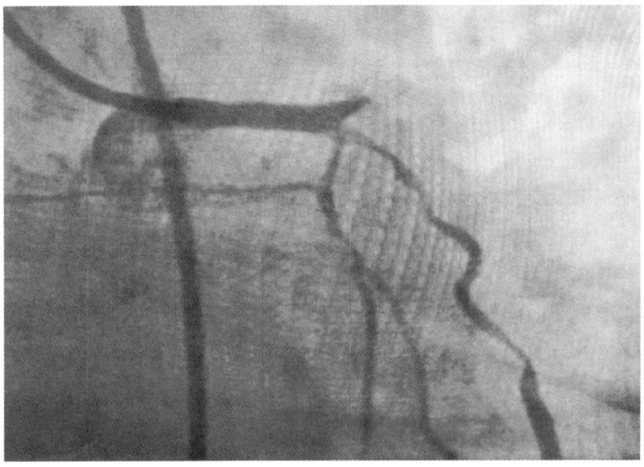

图 1-8-5 支架植入术后第四天胸痛时造影

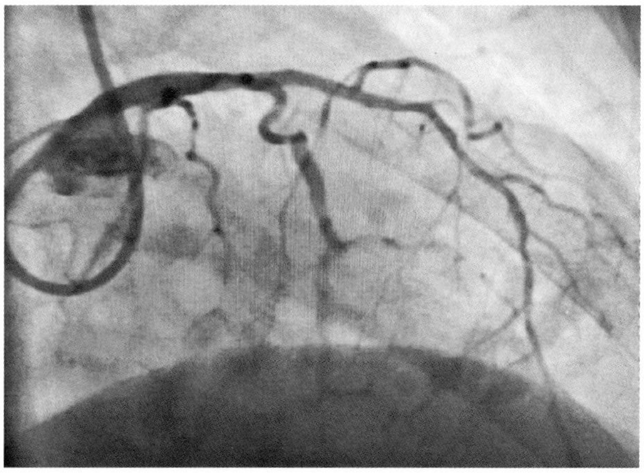

图 1-8-6 前降支开通

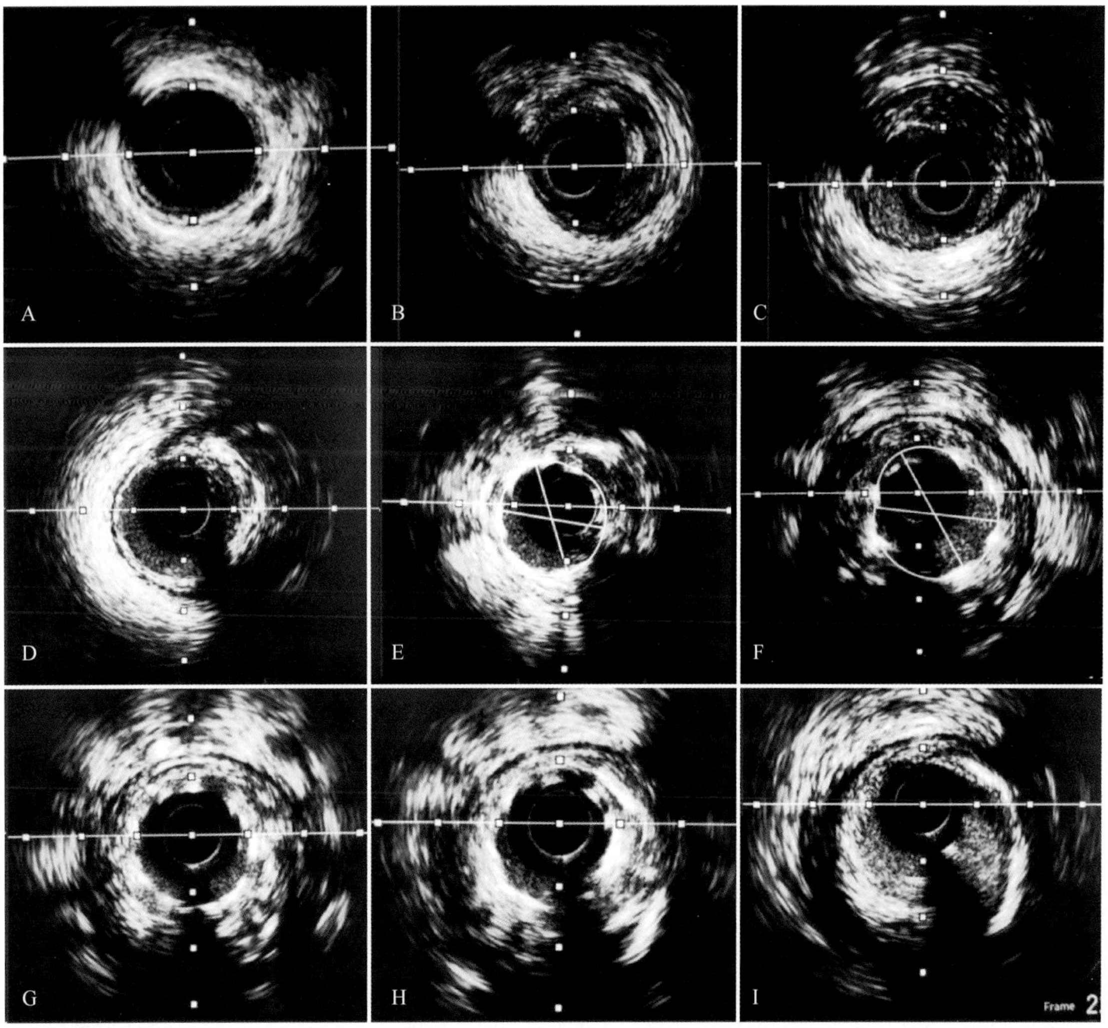

图 1-8-7 前降支远端相对正常段至支架近端超声图像。**A.** 前降支远端正常段；**B ～ C.** 前降支弥漫病变；**D.** 支架远端可见混合斑块，未见夹层；**E ～ H.** 支架贴壁良好，MSA 4.58 mm^2；**I.** 支架近端贴壁不良，长度 1 mm，未见明显斑块负荷，未见夹层

（四）支架内血栓原因分析

本例术后发生亚急性支架内血栓的原因考虑：①患者因素：为 ACS 患者，且具有多年糖尿病、高脂血症病史，使自身血液呈现高凝状态。②病变因素：前降支血管弥漫动脉硬化。冠心病合并糖尿病患者比起单纯冠心病患者，其冠脉弥漫性病变发生率更高，常累及多支，病变更加复杂，这也意味着治疗难度更高，术后发生并发症的概率增高，预后效果较差。③操作因素：小支架，患者冠脉弥漫性病变，管腔几乎全程受累，血管直径缩小。如果局部处理最重病变，只能选择直径同样较小的支架植入，不能完全覆盖病变。如果完全覆盖病变，从远端到近段植入多个长支架是否会避免支架内血栓？但支架长度也是形成血栓的一个危险因素。从第二次球囊扩张后 IVUS 检查发现支架远端仍然有明显的斑块负荷，选择“点支架”治疗弥漫病变时难免选择小支架，有条件时应该应用血管内超声等腔内检查确定合适的支架尺寸及着陆点。该病例后来的血管远端可见相对正常段，是否应该自远端到近端完全覆盖病变，虽然支架长，但可选择支架由小到大符合血管原直径，从而避免大血管套小支架的情况？以上疑问值得深思。

病例 2：急性前壁 STEMI 介入治疗术后急性支架内血栓

（一）病例资料

男性，62 岁，因反复发作性胸痛 6 小时，就诊于急诊科，诊断“急性前壁心肌梗死”，予急诊冠脉造影。既往高血压病史，未规律用药；吸烟史 40 余年，每日约 40 支。超声心动图提示节段性室壁运动障碍（左心室心尖部、室间隔心尖段运动障碍），室间隔增厚；左心室射血分数 48%。

（二）冠脉造影及介入治疗过程

急诊造影提示 LAD 发出 D1 后闭塞；LCX 及 RCA 未见明显狭窄（图 1-8-8）。

应用 EBU3.5 指引导管到达左冠脉开口，BMW 和 Runthrough 导丝分别送入 LAD 和 D1 远端，2.0 mm×15 mm 球囊扩张后可见弥漫性狭窄，植入 3.0 mm×29 mm 支架，支架跨过 D2 分支，应用 3.0 mm×10 mm 后扩张球囊扩张，扩张压力 12 ～ 16 atm，重复造影可见 D2 开口狭窄，交换导丝后应用 1.5 mm×15 mm 球囊扩张 D2 开口，D2 开口狭窄好转后结束手术（图 1-8-9）。

（三）病情变化

准备推回病房时患者再次出现胸痛，心电监护提示前壁导联 ST 段再次抬高，紧急穿刺股动脉，静脉持续应用 GPⅡb/Ⅲa 受体拮抗剂 8 ml/h，送入 EBU3.5 指引导管到达左冠脉开口，重复造影可见 LAD 支架内血栓影，D2 闭塞，分别将 BMW 和 Runthrough 导丝送达 LAD 和 D2 远端，应用 2.0 mm×15 mm 球囊扩张 D2 开口，恢复 D2 血流后行 LAD 血管内超声检查，应用 3.5 mm×12 mm 后扩张球囊以 12 ～ 16 atm 扩张支架，支架内血栓消失，症状缓解，心电图 ST 段回落，置入 IABP 后返回病房继续治疗（图 1-8-10）。

IVUS 检查显示支架远端无夹层、无残余病变，参考段支架面积 6.92 mm^2；近段分叉处 MSA 4.96 mm^2；支架近端无残余病变，近端约 1 mm 可见贴壁不良，支架面积 6.98 mm^2（图 1-8-11）。术

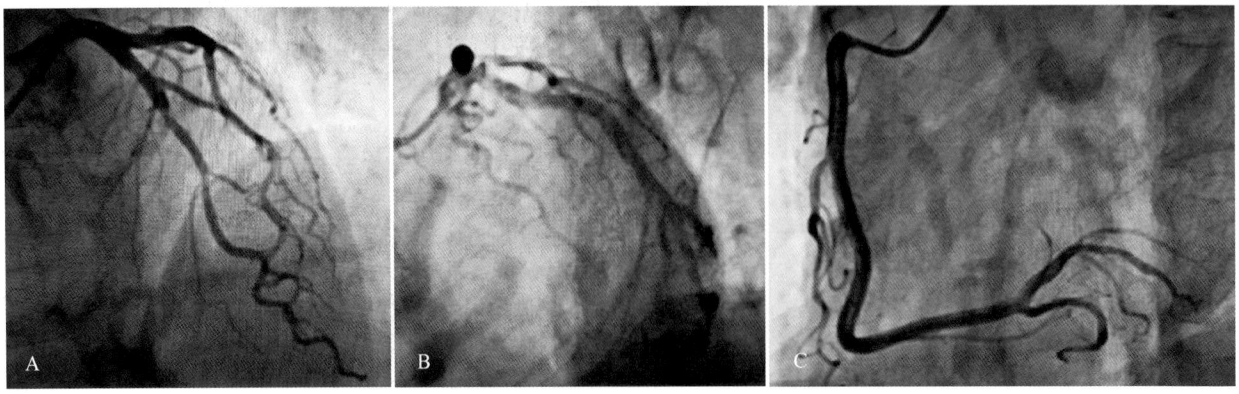

图 1-8-8 冠脉造影结果。**A.** 提示前降支在发出第二对角支处完全闭塞；**B.** 回旋支未见狭窄；**C.** 右冠脉未见明显狭窄

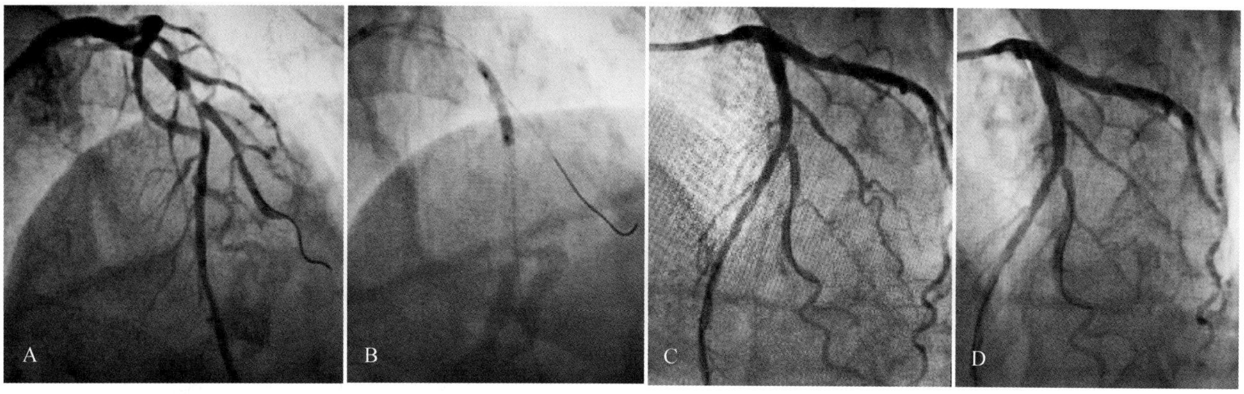

图 1-8-9 介入治疗过程及术后。**A**. 导丝通过闭塞段到达远端球囊扩张后；**B**. 支架释放；**C**. 支架释放后可见 D2 开口狭窄；**D**. 对角支开口球囊扩张后最终结果

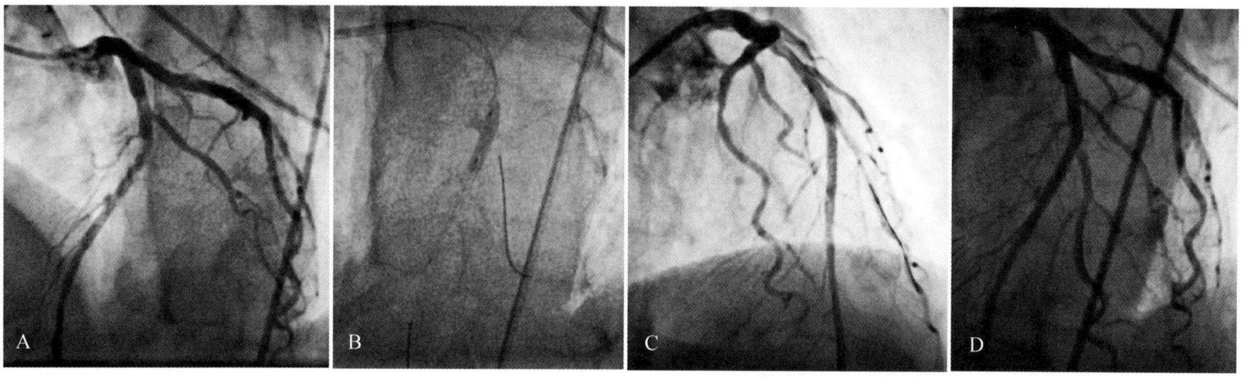

图 1-8-10 再次介入治疗过程。**A**. D2 闭塞，LAD 支架内血栓形成；**B**. 以后扩张球囊扩张；**C** ～ **D**. 术后最终结果

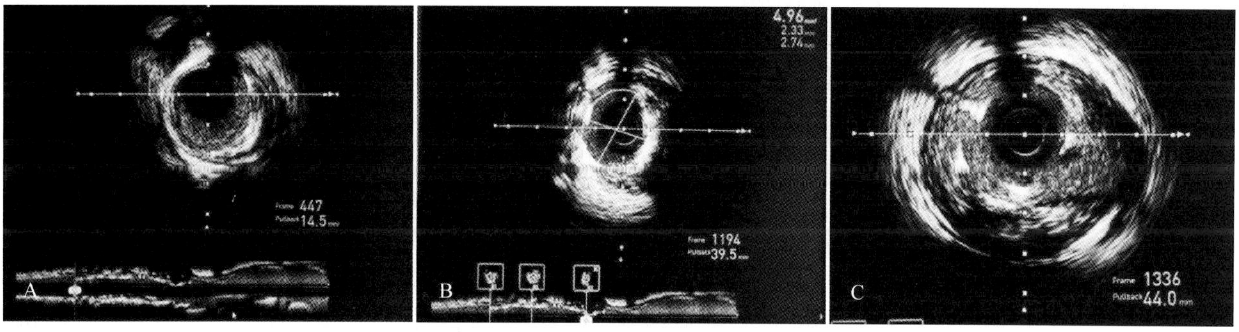

图 1-8-11 IVUS 检查结果。**A**. 支架远端无夹层、无残余狭窄；**B**. MSA 4.96 mm^2；**C**. 支架近端可见贴壁不良

后 IVUS 检查提示 MSA 7.57 mm^2，支架近端贴壁不良明显好转，支架面积增加到 7.76 mm^2（图 1-8-12）。

（四）支架内血栓原因分析

该患者发生支架内血栓原因考虑如下：①最主要原因考虑为抗栓强度不足：支架内血栓形成后追问病史患者诉在急诊给予负荷量药物后不久出现恶心、呕吐 1 次。急诊上台前医生只关注有没有给予负荷量，没有详细询问后续呕吐病史，导致术中抗栓强度不足；②次要原因包括患者病情为急性心肌梗死、闭塞病变、分叉病变、最后边支后扩张没有对吻扩张、支架近端没有完全贴壁、支架膨胀欠佳，MSA ＜ 5.5 mm^2 等多种因素；③术中仔细观察图像可发现支架边缘不光滑，如图 1-8-13，此时考虑已经开始形成支架内血栓，应及时采取加强抗栓、再次后扩张处理，可避免后续血栓加重，导致 D2 闭塞的发生。

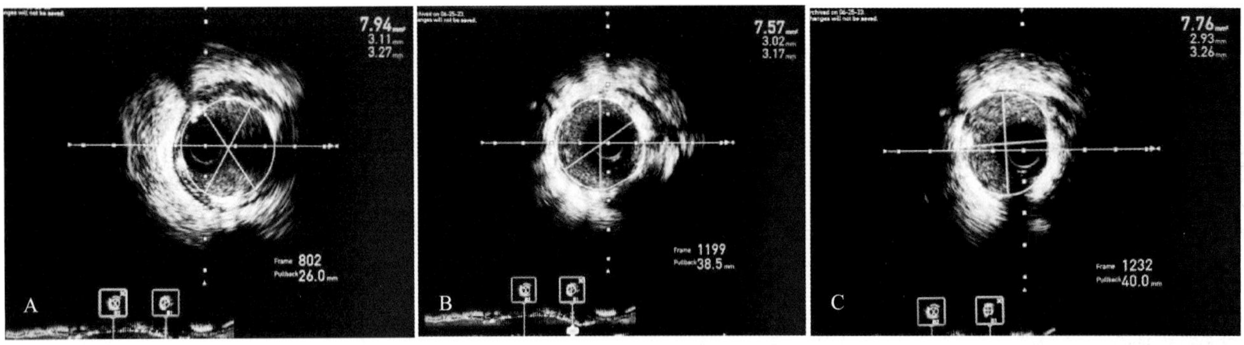

图 1-8-12 最终 IVUS 检查结果。**A**. 参考段支架面积 7.94 mm^2；**B**. 支架 MSA 7.57 mm^2；**C**. 支架近端贴壁不良情况较明显好转，支架面积 7.76 mm^2

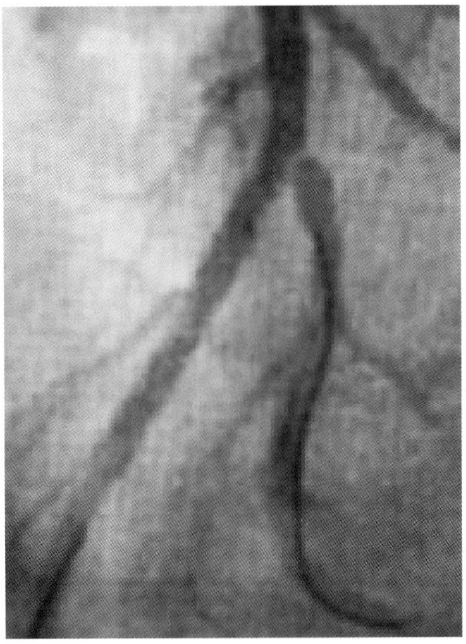

图 1-8-13 前降支支架边缘不光滑

病例 3：急性前壁 STEMI 介入术中和术后支架内血栓

（一）病例资料

男性，50 岁，主因“胸闷 10 余年，加重 20 天”入院。患者入院前 10 年劳累后出现持续性胸闷、胸痛，于外院诊断为“急性心肌梗死”，具体治疗不详，平素未规律服药。20 余天情绪激动后出现胸闷伴大汗，持续约 30 分钟缓解，于当地医院诊断为“急性心肌梗死”，具体治疗不详。4 天前无诱因胸闷再发，伴大汗，口服硝酸甘油症状无改善，持续半小时减轻。既往有糖尿病史，间断口服降糖药物，吸烟史，BMI 26 kg/m^2。入院查体生命体征稳定，心肺腹查体未见明显异常。心电图：V_1 ～ V_4 导联可见病理性 q 波、ST 段抬高 0.1 ～ 0.2 mV、T 波双向。超声心动图：各房室腔大小形态正常，左心室射血分数 40%，节段性室壁运动障碍（室间隔心尖段、下壁心尖段、左心室心尖部运动障碍）。

（二）冠脉造影及介入治疗过程

择期造影显示（图 1-8-14）：左主干未见明显狭窄，前降支开口至中远段弥漫性狭窄，最重 90%，回旋支近段节段性狭窄 50%，远段弥漫性狭窄，最重 70%，右冠脉中段节段性狭窄 75%，远段弥漫性狭窄，最重 70%。

考虑靶病变为前降支，行介入治疗。肝素总量 75 mg。应用 6 F JL4 导管，Runthrough 导丝，分别应用预扩张球囊 2.5 mm×20 mm、1.5 mm×10 mm 扩张前降支和对角支后植入支架 2.5 mm×36 mm、2.75 mm×28 mm，支架膨胀欠佳，应用后扩张球囊 2.75 mm×10 mm 扩张，压力 16 ～ 20 atm，从远及近共扩张 8 次，患者出现剧烈胸痛伴出汗，心电监护示 V_1、V_2、V_3 导联 ST 段抬高，造影显示第三对角支丢失（图 1-8-15），将另一 Runthrough 导丝送入第三对角支，沿对角支导丝用 1.5 mm×10 mm 球囊扩张支架网眼，第三对角支显影，但前降支支架内出现散在多处点状血栓影（图 1-8-16）。于冠脉内注射欣维宁 250 μg、硝酸甘油 100 μg，继而欣维宁 250 μg/h 持续静点，静推普通肝素 10 mg，10 分钟后患者诉胸痛逐渐缓解，V_1 ～ V_3 导联 ST 段较前回落，测 ACT 216 秒，追加肝素 20 mg，20 分钟患者症状完全消失，ST 段回落至基线，造影示前降支支架内血栓明显减少（图 1-8-17），血流 TIMI 3 级，观察 20 分钟患者无不适主诉，复测 ACT 260 秒，返回病房。

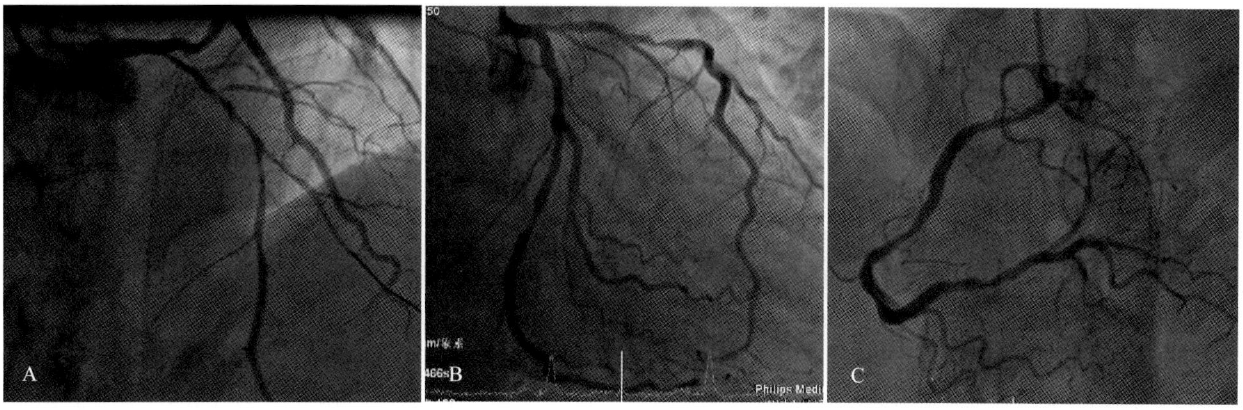

图 1-8-14 **A**. LAD 开口至中远段弥漫性重度狭窄，最重 90%；**B**. 显示回旋支节段性狭窄；**C**. 右冠脉中段和远段狭窄 70%～75%

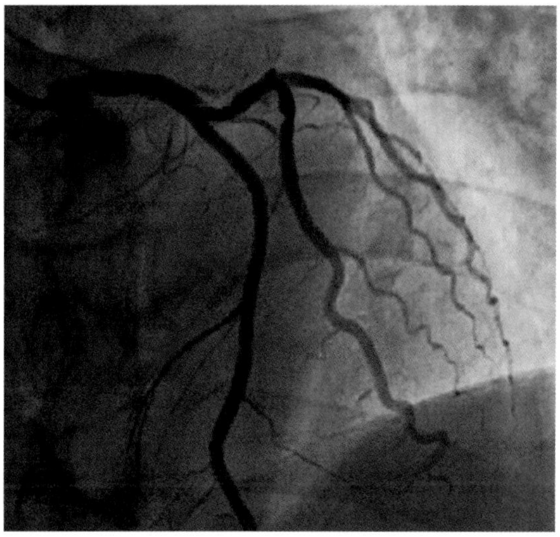

图 1-8-15 LAD 支架植入后狭窄消失，第三对角支闭塞

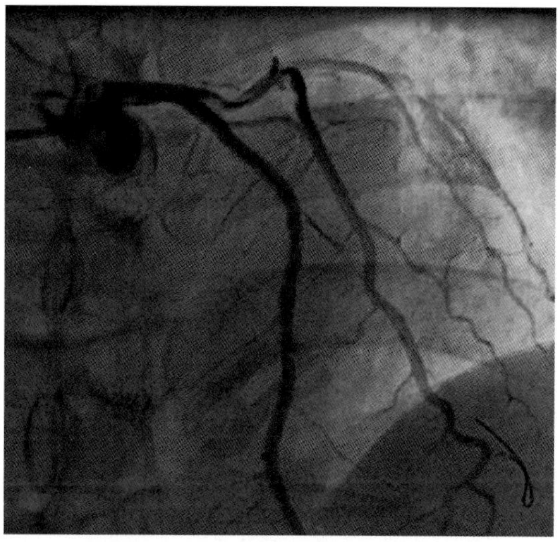

图 1-8-16 支架内可见散在点状白色阴影

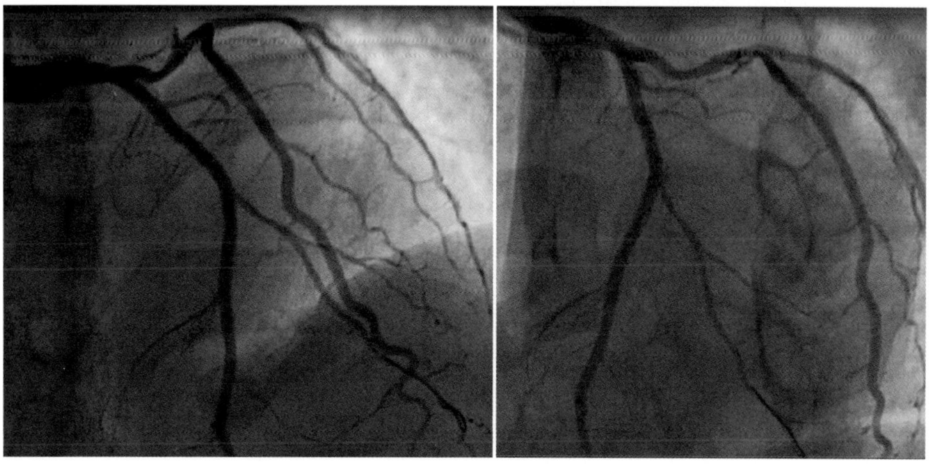

图 1-8-17 不同角度造影均显示支架内血栓消失，支架膨胀良好

患者返回病房后，查血栓弹力图实验 AA（75.2%）、ADP（0.5%），给予替罗非班 250 μg/h 持续静点 48 小时，阿司匹林 100 mg 1 次 / 日口服，氯吡格雷 75 mg 1 次 / 日口服，低分子量肝素 0.4 ml 每 12 小时皮下注射。

（三）病情变化

术后第 5 天患者突发心前区不适，伴大汗、后背疼痛，查心电图示：V_2 ～ V_4 导联 ST 段抬高 0.1 ～ 0.2 mV，T 波高尖，给予硝酸甘油舌下含服效果差，予硝酸甘油注射液缓慢静滴，15 分钟诉症状减轻，半小时复查心电图 ST 段仍抬高，T 波较前回落，急查心肌损伤三项结果回报正常。8：00 给予盐酸替罗非班氯化钠注射液 500 μg 静推，继以 350 μg/h 静脉泵入，行急诊冠脉造影（图 1-8-18）。显示前降支近段闭塞，余血管情况同前。给予肝素总量 75 mg 后应用 6 F EBU3.5 指引导管，Runthrough 导丝通过闭塞处到达远端，造影示前降支支架内血栓影（图 1-8-18），给予替罗非班 500 μg/h 持续泵入，沿导丝送入抽吸导管，反复抽吸共 4 次，抽出少许血栓，于冠脉内注射替罗非班 250 μg，观察 20 分钟后造影示前降支血流恢复，无夹层，TIMI 血流 3 级（图 1-8-19）。监测 ACT 309 秒，结束手术。

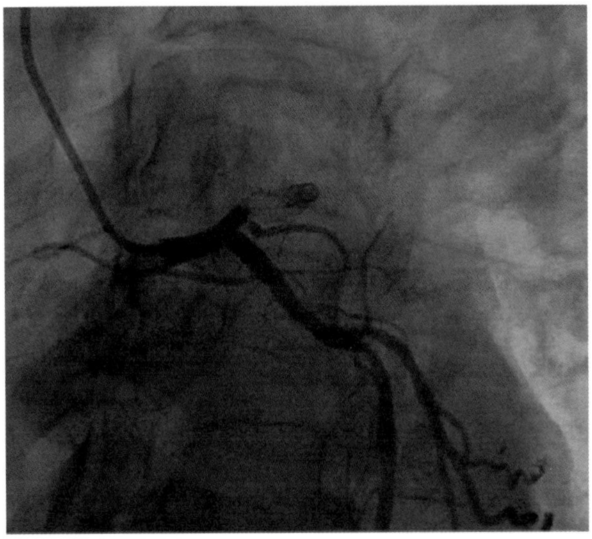

图 1-8-18 造影显示 LAD 自支架近端完全闭塞

48 小时后复查血栓弹力图实验 AA（64.9%）、ADP（0.5%）。将阿司匹林改为 200 mg 1 次 / 日口服，停用氯吡格雷，改为替格瑞洛 90 mg 2 次 / 日口服治疗。观察数天，患者无症状，出院。

（四）支架内血栓原因分析

患者以急性冠脉综合征入院，有糖尿病史，左心室射血分数 40% 提示心功能不全，前降支长病变且管腔不大，为易患因素。该患者术前已行双联抗血小板治疗，用药足量，仍发生支架内血栓，根据血栓弹力图结果考虑存在氯吡格雷抵抗。此外第一次术中给予足量肝素后再次追加 10 mg，测 ACT 仅 216 秒，提示患者对肝素反应差。

该患者同时发生操作期间的支架内血栓（intraprocedural stent thrombosis，IPST）和亚急性支架内血栓。操作期间的支架内血栓为特殊类型的早期支架内血栓，发生在支架植入期间。目前报道的相关危险因素包括：患者相关因素——STEMI 患者、高白细胞计数；药物相关的因素——是否应用 GP Ⅱb/Ⅲa 受体拮抗剂、单独应用比伐卢定、急救用 GP Ⅱb/Ⅲa 受体拮抗剂；病变相关的因素——分叉和富含血栓病变、基线最小管腔直径；支架相关的因素——单支血管内支架总长度、支架个数和 BMS 应用。在 BMS 支架年代很少受到关注。Chieffo 等早期报道了在第一代 DES 植入时出现 IPST 的病例，在植入 CYPHER 支架的 1362 例患者中有 5 例发生了 IPST，所有患者术前都应用了 ADP 受体拮抗剂，但都没有应用 GP Ⅱb/Ⅲa 受体拮抗剂，在多因素分析中显示只有单支血管内支架总长度是 IPST 的危险因素。

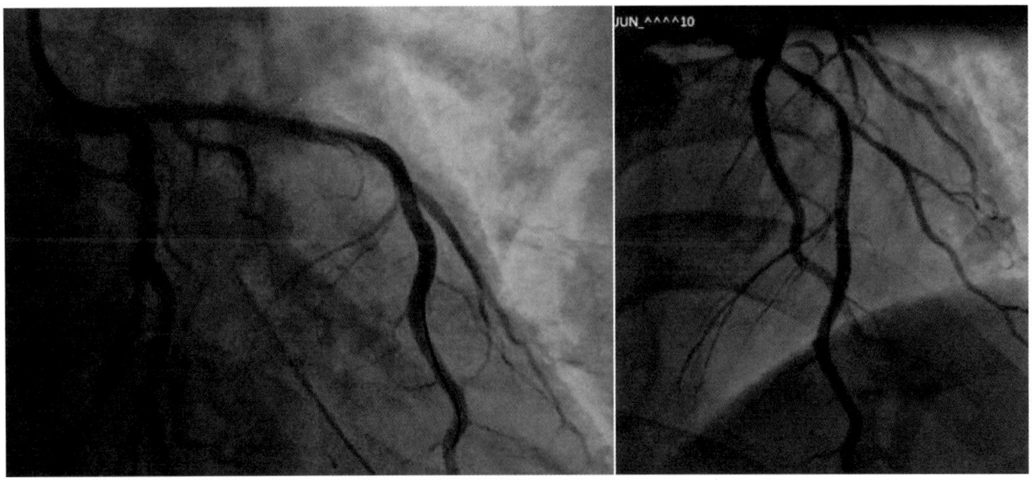

图 1-8-19 LAD 通畅，TIMI 血流 3 级，支架内少许充盈缺损

BiondiZoccai 等发表的 RECIPE 研究指出在植入 DES 后发生 IPST 的比例在该研究中为 0.5%，危险因素包括植入支架个数和支架长度、基线最小管腔直径及是否应用 GP Ⅱb/Ⅲa 受体拮抗剂。发生 IPST 的患者在 30 天和 1 年随访时发生 MACE 事件概率高，发生 IPST 的患者在术后 48 小时内和 30 天内发生支架内血栓的风险升高。该患者在发生操作期间的支架内血栓后应该及时改用替格瑞洛，或许能避免后面亚急性血栓形成。

三、支架内血栓讨论

（一）支架内血栓的定义

2007 年由美国和欧洲学者组成的学术研究联盟提出了支架内血栓的扩展定义，将支架内血栓分为明确的、很可能的和可能的三类。

1. 明确的支架内血栓　指靶病变相关血管原因发生的心肌梗死或死亡或经过造影证实有冠状动脉被血栓闭塞。

2. 很可能的支架内血栓　指 PCI 术后 1 个月内死亡或心肌梗死，未经过造影证实的。

3. 可能的支架内血栓　指 PCI 术后 30 日后发生的任何不明原因的死亡。

（二）支架内血栓的分型

按照支架内血栓形成的时间，支架内血栓可分为：早期支架内血栓：即支架植入后 0 ～ 30 日内发生的血栓，包括急性支架内血栓（支架植入后 24 小时内）和亚急性支架内血栓（支架植入后 24 小时至 30 日）；晚期支架内血栓：支架植入后 31 日至 1 年；迟发晚期支架内血栓：支架植入后超过 1 年。

（三）支架内血栓形成的主要原因

1. 与支架植入相关因素　多发生于早期支架内血栓，常见于支架贴壁不良、支架扩张不全、支架过长（＞ 30 mm）、植入多个串联支架、支架植入术后残余狭窄。

支架膨胀不良或贴壁不良是发生支架内血栓的最常见因素；此外，开口病变、分叉病变、成角、钙化病变等，术中选择支架直径偏小、扩张压力不足和（或）充盈时间不够都会导致支架贴壁不良；支架过长、植入多个串联支架，导致血管内皮损伤，内膜下组织和胶原暴露过多，激活血小板和纤维蛋白附着及沉积形成血栓和血栓瀑布效应。

此外，斑块脱落、碎屑样物质进入远端血管引起弥散性血管内凝血，并向近端延伸形成支架内血栓；远端血管持续性痉挛或严重狭窄也可以形成支架内血栓。

Horrison-AMI 研究进行了急性心肌梗死支架内血栓的血管内超声（IVUS）观察和分析，得出严重残余狭窄（管腔面积＜ 4 mm^2）、斑块负荷＞ 70%、支架边缘夹层、明显的血栓或斑块突出管腔为支架内血栓形成的重要预测因素。

2. 内皮延迟愈合和内皮覆盖不全　DES 延迟内皮化是潜在的增加血栓形成的因素。DES 不仅可抑制平滑肌细胞的增殖和迁移，同样也抑制内皮细胞，病理检查结果显示在内皮覆盖不全的局部可见微血栓和血小板聚集。支架作为异物在血管壁内诱发血小板黏附和活化凝血过程，并且支架植入过程中高压扩张和非顺应性球囊的扩张使血管受到损伤，使内膜下胶原暴露，所以抗血小板治疗是必需的。

3. 患者相关因素　包括合并糖尿病、合并肾衰竭、合并心功能不全、过早停用“双重”抗血小板治疗、基因多态性导致的阿司匹林和氯吡格雷无反应、患有恶性肿瘤。

氯吡格雷抵抗或低反应性是急性冠脉综合征（ACS）患者 DES 植入后 6 个月内支架内血栓形成和心源性死亡的独立预测因子。目前已发现恶性肿瘤、抗磷脂综合征、川崎病、巨细胞动脉炎等患者存在高凝状态，易发支架内血栓。

4. 病变相关因素　研究显示大多数支架内血栓发生在前降支、长病变、急性心肌梗死患者分叉病变、闭塞病变、桥血管病变、多支血管病变、坏死核心等部位。

（四）支架内血栓形成的防治方法

降低支架内血栓形成风险的整体原则是技术与药物并重（图 1-8-20）。首先，优化技术是其中的重要环节，如选择合适尺寸的支架，充分的支架扩张，避免支架贴壁不良，避免支架覆盖不全，避免在分叉病变使用 2 个支架，尽量在 IVUS 或 OCT 的指导下植入支架。其次，双联抗血小板治疗对降低支架内血栓形成风险至关重要，一定要

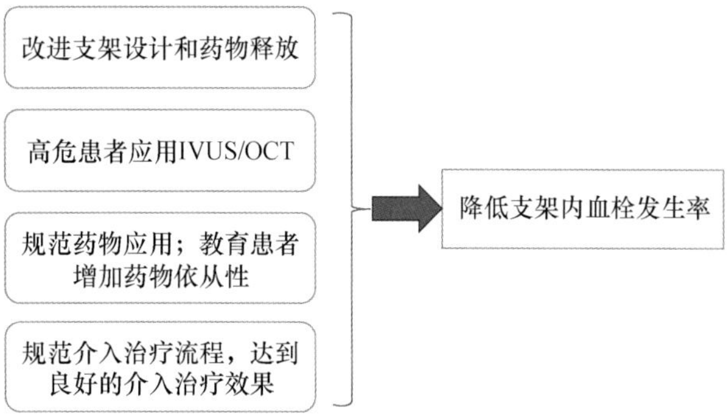

图 1-8-20 降低支架内血栓发生率的措施

确认术前抗栓药物用量达到标准，急诊患者一定要确认服用药物，如有呕吐情况时要考虑到抗栓药应用不充分的可能，及时补救。另外部分患者对氯吡格雷存在抵抗，推荐对于高风险患者直接应用替格瑞洛。

治疗主要包括：血栓抽吸、球囊扩张、再次支架植入，应用 GPⅡb/Ⅲa 受体抑制剂、更换有效的抗血小板药物、延长 DAPT 时间等。

总之，支架内血栓尽管发生率低，但却可能致命，介入规范化、个体化治疗以及加强术后抗血小板治疗是目前预防支架内血栓形成的重要手段，IVUS 等新技术的开展有助于支架内血栓的预防和诊断。

（中国人民解放军总医院第六医学中心　陈韵岱）

参考文献

[1] Kereiakes DJ，Choo JK，Young JJ，et al.Thrombosis and drug-eluting stents：A critical appraisal.Reviews in Cardiovascular Medicine，2004，5：9-15.

[2] Tada T，Byrne RA，Simunovic I，et al. Risk of stent thrombosis among bare-metal stents，first-generation drug-eluting stents，and second-generation drug-eluting stents：results from a registry of 18334 patients. JACC Cardiovasc Interv，2013，6：1267-1274.

[3] Kastrati A. New anti-platelet agents：The end of resistance？Thrombosis Research，2012，130 Suppl 1：S53-55.

[4] Chieffo A，Bonizzoni E，Orlic D，et al. Intraprocedural stent thrombosis during implantation of sirolimus-eluting stents. Circulation，2004，109：2732-2736.

[5] Biondi-Zoccai GG，Sangiorgi GM，Chieffo A，et al. Validation of predictors of intraprocedural stent thrombosis in the drug-eluting stent era. Am J Cardiol，2005，95：1466-1468.

[6] Xu Y，Qu X，Fang W，Chen H. Prevalence，correlation and clinical outcome of intra-procedural stent thrombosis in patients undergoing primary percutaneous coronary intervention for acute coronary syndrome. J Interv Cardiol，2013，26：215-220.

[7] Brener SJ，Cristea E，Kirtane AJ，et al. Intra-procedural stent thrombosis：a new risk factor for adverse outcomes in patients undergoing percutaneous coronary intervention for acute coronary syndromes. JACC Cardiovasc Interv，2013，6：36-43.

[8] Généreux P，Stone GW，Harrington RA，et al. Impact of intraprocedural stent thrombosis during percutaneous coronary intervention：insights from the CHAMPION PHOENIX trial（clinical trial comparing cangrelor to clopidogrel standard of care therapy in subjects who require percutaneous coronary intervention）. J Am Coll Cardiol，2014，63：619-629.

[9] Cutlip DE，Windecker S，Mehran R，et al.Clinical end points in coronary stent trials：A case for standardized definitions. Circulation，2007，115：2344-2351.

[10] Choi SY，Witzenbichler B，Maehara A，et al. Intravascular ultrasound findings of early stent thrombosis after primary percutaneous intervention in acute myocardial infarction：a Harmonizing Outcomes with Revascularization and Stents in Acute Myocardial Infarction（HORIZONS-AMI）substudy. Circ Cardiovasc Interv，2011，4（3）：239-247.

[11] Byrne RA，Joner M，Kastrati A. Polymer coatings and delayed arterial healing following drug-eluting stent implantation. Minerva Cardioangiol，2009，57：567-584.

[12] Palmerini T，Dangas G，Mehran R，et al. Predictors and implications of stent thrombosis in non-ST-segment elevation acute coronary syndromes：the ACUITY Trial. Circ Cardiovasc Interv，2011，4（6）：577-584.

[13] Andrade J，Al AA，Saw J，et al. Acute stent thrombosis in a patient with giant cell arteritis. Can J Cardiol，2008，24（4）：e25-e26.

[14] Reejhsinghani R，Lotfi AS. Prevension of stent thrombosis：challenges and solutions. Vascular Health and Risk Management，2015，11：93-106.

第9节 支架膨胀不全

支架内再狭窄（in-stent restenosis，ISR）和支架内血栓（stent thrombosis，ST）是导致经皮冠状动脉介入治疗（percutaneous coronary intervention，PCI）术后不良心血管事件的重要原因，而支架膨胀不全则是ISR和ST形成的主要机制之一。裸金属支架（bare metal stent，BMS）时代，PCI术后的ISR发生率可达16%～44%；药物洗脱支架（drug-eluting stents，DES）的普及使得ISR发生率明显降低，但仍可能有高达6%的发生率。无论是第一代还是第二代药物洗脱支架，发生支架膨胀不全时其1年内的ST发生率均明显增加。支架膨胀不全是公认的预测ISR和ST的最强因素，与ISR相比，引起ST的支架膨胀不全往往更加弥漫和严重。

一、支架膨胀不全的定义

支架膨胀通常是指最小支架横截面积（minimal stent area，MSA）的绝对值（绝对膨胀），或是其与参考管腔面积的比值（相对膨胀）。原则上更大的支架膨胀绝对值与更好的支架长期通畅性、更好的临床结局以及更低的支架失败风险相关。支架膨胀不全通常定义为冠状动脉支架植入后，最小管腔直径未达到平均参考直径的80%。支架膨胀不全可以存在于支架某一局部节段，也可以存在于支架全段。

二、支架膨胀不全的原因

影响支架膨胀的因素很多，主要分为病变原因和操作原因。靶血管直径以及靶病变范围、类型等是支架膨胀不全发生的主要病变因素；预处理、支架型号选择以及后处理则是支架膨胀不全发生的主要操作因素。

有研究表明，在靶血管直径相对较小或严重弥漫病变处易发生支架膨胀不全。在冠状动脉重度钙化病变中，支架膨胀不全或贴壁不良的发生率明显增加，并且与钙化斑块范围、长度以及厚度呈正相关。另外，浅表钙化成角或者管腔内的钙化小结，也会限制支架的膨胀程度，导致局部膨胀不全。再者，对于钙化病变，预处理后如果残余管腔面积过小也容易引起支架膨胀不全，钙化环经过处理后断裂更有利于支架的良好膨胀。因此，在重度钙化冠状动脉病变中，尽可能消蚀断裂钙化环、去除钙化小结，充分做好病变预处理，是避免支架膨胀不全的重要保证。

一般情况下，支架的额定释放压力在12 atm。有研究报道即使使用14 atm释放支架，也只有大约2/3的支架能达到理想膨胀，这提示支架内球囊的压力可能不足以满足支架膨胀的要求。支架球囊通常为半顺应球囊，在斑块负荷较重或钙化病变的情况下，更有可能达不到支架的理想膨胀。因此，支架植入术后对于释放效果的腔内影像学检查以及必要时的充分后扩张对于减少支架膨胀不全的发生有着非常重要的意义，尤其是对于血管直径比较大的病变，或者两个串联支架重叠的部位，仅依赖冠状动脉造影（coronary angiography，CAG）影像判断支架植入效果容易因视觉误差而漏诊支架膨胀不全。

三、支架膨胀不全的检测方法

（一）冠状动脉造影

作为最直接的影像证据，CAG在一定程度上可以判断血管大致状态，对预处理/后处理的球囊扩张形态以及支架球囊的膨胀情况可视化较强，因此对于严重支架膨胀不全较容易发现。由于目前大部分冠脉支架在DSA下的显影并不十分充分，并且支架本身为网状结构，支架与血管内膜之间残留缝隙以及血管夹层等可以被造影剂填充而导致影像的误判，因此CAG在支架植入后膨胀状态的判断上有一定的局限性。

（二）血管内超声（intravascular ultrasound，IVUS）

2018年《血管内超声在冠状动脉疾病中应用的中国专家共识》指出：IVUS通过对病变程度、性质和累及范围的精确判断，可帮助选择治疗策略和方法，指导介入治疗过程，实现PCI术后即刻支架最优化，并可监测相关并发症。理想的 BMS 支架植入结果的 IVUS 标准（MUSIC 标准）包括：①支架完全贴壁；②支架内最小横截面积（cross-sectional area，CSA）≥平均参考血管 CSA 的 90%；③偏心指数≥ 0.7。在药物洗脱支架时代，支架扩张效果是影响预后的最主要因素之一，最小管腔横截面积（minimum lumen area，MLA）≤ 5 mm^2、支架边缘斑块负荷≥ 50%、支架边缘夹层、弥漫的支架贴壁不良是远期不良事件的独立预测因素。使用 IVUS 指导支架植入的位置，可评估支架扩张是否充分，同时能够最大程度地减少血管的物理丢失，并及时发现边缘夹层等并发症。虽然目前对于 IVUS 指导的支架植入结果还有争议，但近年来的大型荟萃分析均显示，IVUS 指导的支架植入能够降低主要不良心血管事件发生率，改善预后。IVUS 中支架膨胀不全的最常用定义为最小支架横截面积（minimum stent area，MSA）＜ 90% 的远端参考血管管腔面积，或 80% 的远端与近端参考血管的平均管腔面积。在一个包含 7484 例 IVUS 指导的 BMS 支架植入病例的研究中，0.4% 在 7 天内发生造影证实的支架内血栓，在 23 例早期支架内血栓且有完整 IVUS 图像的患者中 78% 可见支架膨胀不全，而匹配组仅有 33%。对于 DES，支架膨胀不全同样是预测早期支架内血栓的独立危险因素，而 DES 植入后的 ISR 主要为局灶型，DES 局部处理的技术问题（如支架膨胀不全）可能发挥了更为重要的作用。

（三）冠脉内光学相干断层成像（optical coherence tomography，OCT）

OCT 现已逐渐发展成为临床精准优化冠状动脉介入治疗的重要工具之一，具有与 IVUS 相比更高的分辨率。虽然在 OCT 图像中支架小梁的后方会出现信号缺失的光影，遮盖深处的血管壁结构，但是 OCT 对支架小梁前方组织结构的显示比 IVUS 更为清晰。因此评价支架植入的效果是 OCT 临床应用价值的核心内容之一。

使用 OCT 指导 PCI 能够在相当程度上优化治疗策略，并能显著改善患者预后。OCT 主要在手术策略制订、支架种类及器械尺寸选择、术后并发症的识别与处理方面指导和优化 PCI。为此，中华医学会心血管病学分会冠脉腔内影像及生理学学组、介入心脏病学组、动脉粥样硬化与冠心病学组组织国内相关领域专家，在 2017 年《光学相干断层成像技术在冠心病介入诊疗领域的应用中国专家建议》的基础上，针对 OCT 在冠心病介入诊疗中存在争议的临床问题，基于现有的循证医学证据形成《光学相干断层成像技术在冠心病介入诊疗中应用的中国专家共识》，以便提供最新的具有临床指导价值的导向性文件，规范 OCT 的临床应用，充分发挥 OCT 精准指导冠心病介入诊疗、优化支架植入效果、降低心血管不良事件发生率、改善患者近远期预后的作用。在 OCT 图像中，可采用支架“膨胀率”来评价支架膨胀情况，其公式为：支架膨胀率＝最小支架面积 / 平均参考血管段面积 ×100%。一般将膨胀率 90% 作为评价即刻支架膨胀不全的临界值。ILUMIEN Ⅰ研究表明，OCT 检测的支架膨胀不全比率可达 41.3%，目前支架膨胀率的计算有两种方法，第一种方法是将支架分成长度相等的 2 段并分别计算近、远段膨胀率，当存在目测直径超过 2.5 mm 的分支时，OCT 可以自动识别到分支开口并以分支为界，分段计算膨胀率；第二种方法是使用锥形法计算支架的整体膨胀率。上述两种膨胀率均可通过调节 OCT 设备实现自动分析显示。支架优化目标包括 MSA ＞远端参考管腔面积，MSA ＞平均参考面积的 80% 或 90%。考虑到使 MSA 达到平均参考管腔面积的 90% 很难实现，国内专家组认为在临床实践中，将支架植入术后 MSA ＞平均参考管腔面积的 80% 作为支架优化的推荐目标是较为合理的。同时，建议在非左主干病变中 MSA 至少应达到 4.5 mm^2，以减少 MACE 发生。

（四）冠状动脉 CT 血管成像（coronary CT angiography，CCTA）

随着 CT 设备的不断更新以及重建算法的逐步改进，CCTA 对于冠状动脉支架的显示能力已得到明显提升，同时 CCTA 最大密度投影法和曲面重建可以明确看到冠脉支架的网格，以及支架是否有塌陷及膨胀不全。但是受限于钙化病变对射线的影响，临床应用仍比较有限。

四、支架膨胀不全的预防措施

支架植入应力争达到“最佳”或“理想”的植入效果，即支架完全覆盖球囊预扩张的血管病变段、支架两端相邻血管无明显损伤及夹层、支架膨胀完全且贴壁良好。结合支架膨胀不全的主要原因，在重度冠脉钙化病变中，充分的病变预处理，扩大管腔面积，断裂钙化环、消蚀钙化病变和钙化小结以解除钙化为应对支架膨胀限制的有效方法。

（一）特种球囊预处理

针对钙化病变，特种球囊品类比较多，包括高压球囊、切割球囊、棘突球囊、双导丝球囊、刻痕球囊等，不同的球囊对病变的预处理能力具有一定的差异。

切割球囊，顾名思义，具有切割作用的球囊，通过附着于球囊表面的切割刀片，对血管内膜及斑块进行有序、充分扩张，与普通球囊的钝性、无序扩张相比，对血管内膜损伤小、炎性反应轻，在钙化病变中具有重要的临床应用价值。但由于切割球囊刀片顺应性较差，对于钙化、迂曲成角病变有时难以通过。

高压球囊主要应用于普通的轻度钙化病变，具有一定的效果，但成功率较低，还增加无复流、穿孔、冠脉撕裂、球囊破裂等各种并发症的发生率；而双导丝球囊是在普通球囊的囊壁外侧附加一根导丝，通过导丝对血管壁的挤压作用达到集中扩张，对血管壁进行聚力纵向切割，这种扩张模式可在一定程度上减少血管内膜损伤，降低血管内膜撕裂的发生率，增加最小管腔直径，提高手术成功率，在钙化病变中有一定的应用价值。但是其切割效果不如切割球囊。

棘突球囊，主要由低顺应性球囊和附在球囊表面的 3 条间隔 120° 的尼龙成分棘突组成。在球囊进入斑块并扩张时 3 个尼龙棘突通过其垂直挤压作用而切断钙化环，纵向切开斑块和管壁形成斑块裂缝，最大限度地扩张靶病变；同时通过性良好，可更好地嵌入斑块，有效减少球囊膨胀时的滑脱现象；球囊放气后棘突的回缩性好，直径较小，能安全撤出冠脉血管。与普通球囊和切割球囊相比，棘突球囊大大降低了对正常血管壁的损伤风险，同时通过性优于切割球囊，但是切割效果也不如切割球囊。

刻痕球囊，为近两年应用于临床的切割球囊和双导丝球囊的改进产品，通过三条螺旋包绕在球囊表面的三角形镍钛金属丝，在球囊扩张时螺旋形金属丝滑动和旋转，在球囊表面产生轴向力量切割冠脉斑块，在斑块表面产生划痕，有利于打开斑块使管腔扩大，在中等程度以下钙化斑块的预处理中具有较好的临床效果。

（二）冠状动脉旋磨术（rotational atherectomy，RA）

RA 对于严重钙化、偏心的狭窄等病变效果较显著。2021 年《冠状动脉钙化病变诊治中国专家共识（2021 版）》指出，RA 一方面可以提高后续器械的通过，另一方面能有效修饰钙化病变，使管腔内壁平滑，钙化环断裂，有利于后续球囊扩张成功，改善支架膨胀和贴壁情况，从而降低支架内血栓和再狭窄的发生率。因此，共识推荐对于冠状动脉造影中重度钙化、球囊无法通过或无法扩张的病变，如腔内影像学提示大角度、长厚钙化病变直接行计划性冠状动脉旋磨术。

（三）准分子激光冠状动脉斑块消蚀术（excimer laser coronary atherectomy，ELCA）

采用氯化氙作为活性介质，释放 308 nm 波长的紫外线光脉冲（冷激光），主要作用于蛋白质和脂质，通过光化学效应、光热效应和光机械效应对冠状动脉斑块或血栓组织进行消蚀（穿透深度为 0 ～ 30 μm）。最早 1992 年 ELCA 被美国食品药品监督管理局批准用于冠状动脉病变的介入治疗。其主要适应证为支架内再狭窄、静脉桥血管病变、慢性完全闭塞病变、钙化病变、支架膨胀不全、分叉病变以及血栓性病变等。由于旋磨治疗需通过微导管交换导丝，在遇有严重狭窄钙化病变无法实现导丝交换时，可先行 ELCA，为后续的旋磨治疗创造条件。此外，ELCA 对轻-中度钙化具有确定作用，此类病变通常会更好吸收激光能量，适于随后的消融。在冠状动脉钙化病变治疗中，ELCA 是机械旋磨术（常规旋磨和轨道旋磨术）的重要补充，为旋磨不成功病变提供了新的选择。对于非顺应性球囊或切割 / 棘突球囊不能充分扩张病变，或 OCT 提示钙化角度＞180° 、钙化长度＞ 5 mm 和钙化厚度＞ 0.5 mm 病变，在机械旋磨术失败后，可选择行 ELCA。

（四）冠状动脉轨道旋磨术（coronary orbital atherectomy，COA）

最初用于外周动脉，后经改进而应用于冠脉。环形COA是一种新型重塑斑块的器械，既能减少总的斑块负荷、改变动脉的顺应性，又能减少血管壁的损伤。现有的临床研究资料显示，COA作为一种新型的斑块修饰技术，对严重冠状动脉钙化病变具有良好的治疗效果和安全性。COS最主要的适应证为适合行支架植入术或经皮冠状动脉球囊扩张术的原位严重钙化病变；此外，由于COA小的旋磨头设计和可通过调整转速以改变修饰血管的直径，使其操作简便、易行，也被认为可能适用于严重钙化的多支病变、开口病变、分叉病变、无保护左主干病变以及慢性完全闭塞病变。ORBIT Ⅰ和ORBIT Ⅱ研究证实，对于冠状动脉严重钙化的患者，术前进行环形COA预处理，支架植入成功率分别达到了98%及97.7%，从而为严重冠脉钙化病变治疗增加了新选择。通过对钙化斑块的修饰，进一步降低支架膨胀不全的发生率。

（五）冠状动脉血管内碎石术（intravascular Lithotripsy，IVL）

基于治疗泌尿系结石的碎石理念，人们创新性地研发了一种IVL系统，它在工作原理上区别于传统的钙化病变治疗技术，术中导管能够将超声发生器发出的声波沿导管输送到碎石球囊，使用间歇脉冲破坏位于血管壁浅表层和深层的钙质，震碎和重塑更深层的钙化病变，引起钙化部分形成微裂隙，球囊更容易扩张，同时减小软组织损伤，避免球囊扩张导致的并发症，为冠状动脉钙化病变的治疗提供了一种全新选择和有力“武器”，并有望成为冠状动脉钙化病变的“终结者”。目前，欧洲和美国以及中国均已批准了Shockwave C2（震波球囊）冠状动脉IVL系统用于钙化病变的治疗。相应的国产品牌产品也已上市许多。

五、支架膨胀不全的治疗

部分冠脉病变在造影下的钙化并不明显，但支架植入后发现支架局部存在膨胀不全；而对于部分严重钙化病变，即使通过充分的预处理，但支架植入后仍不能充分扩张，或者未经过充分预处理勉强植入支架，无法充分扩张，存在支架内再狭窄风险，需要进行后处理，可采用前述预处理方法，包括超高压球囊、RA、ELCA以及IVL。

对于部分支架膨胀不全，非顺应性超高压力球囊（OPN NC，High-Pressure PTCA Balloon）独特的双层球囊结构，可以耐受更大超高压力，对于常规后扩张球囊无法满意扩张的支架有一定的优势。

如经过高压后扩张后支架仍未能充分膨胀，或者术前处理不充分导致支架膨胀不全，可考虑采用RA对支架进行旋磨，但属非常规补救性操作，风险较大，特别容易发生旋磨头嵌顿、旋磨头与支架丝缠绕等，应尽量避免。

支架膨胀不全时，也可以使用ELCA，激光能量可传递至血管内支架的表面，但并不破坏支架结构，对预处理不充分的斑块进行消融，可以改变支架外斑块应力，提高支架扩张的成功率。既往ELLEMENT注册研究对28支严重钙化支架膨胀不全的患者，进行ELCA高能效治疗，成功治疗27例，有效改善了支架膨胀不全，管腔直径和面积均明显增加，证实了ELCA治疗钙化所致支架膨胀不全的有效性。

IVL可以通过脉冲震碎支架外部的钙化斑块，同时并不破坏斑块结构，有利于再次高压后扩张，也可有效改善支架膨胀不全，目前临床应用证据稍有不足，后续还需更多的临床相关研究来验证。

如经过上述处理支架仍存在严重膨胀不全，需考虑行冠脉旁路移植术。但本身冠状动脉血管严重钙化可使冠脉旁路移植术后不良并发症的发生率明显增加。

总之，现有证据表明不论是BMS还是DES时代，支架膨胀不全是支架内血栓形成及再狭窄等不良临床事件的显著预测因素，应高度重视。其原因多为冠脉严重钙化，特别是环状钙化、成角钙化等，对于严重钙化病变预处理非常重要，一旦植入支架发生膨胀不全，可以应用超高压球囊、旋磨、ELCA等，但均有一定风险，因此预防比治疗更为重要。

六、病例报告

病例1：支架膨胀不全导致支架内再狭窄

患者男性，67岁，因“劳力性胸闷气促10年，再发加重3天”于2022年10月12日入院。平素间断性胸闷气促；入院3天前出现心前区压迫感，伴出汗，快走出现，休息缓解。既往2012年于外院诊断冠心病并行介入治疗，植入3枚支架（具体不详），1年后当地医院复查CAG未见异常；1年前再发胸痛于当地医院再次行PCI治疗，于右冠脉植入2枚支架，现长期口服阿司匹林肠溶片及阿托伐他汀钙片；明确高血压病史10年，服用贝那普利，自诉血压尚可；2型糖尿病史2年，服用二甲双胍控制血糖，血糖情况不详；吸烟50年，40支，已戒2年。入院诊断：冠状动脉粥样硬化性心脏病，不稳定型心绞痛，冠状动脉支架植入术后，高血压（3级，极高危），2型糖尿病。入院血生化：肝肾功能正常，尿酸461 μmol/L，甘油三酯2.19 mmol/L，随机血糖13.41 mmol/L，糖化血红蛋白7.70%，心肌酶正常。超敏肌钙蛋白T 25.88 ng/L ↑，BNP 348.20 pg/ml ↑。心电图：窦性心律，ST-T改变。入院复查冠状动脉造影：LAD近段支架内轻度内膜增生，中远段见斑块和肌桥；LCX近段支架内轻度内膜增生；RCA中段支架内明显内膜增生，两处狭窄约50%，考虑支架内再狭窄，OCT显示右冠脉中段原支架连接处两支架间距750 μm，内层支架膨胀不全，支架内膜过度增生，最小管腔面积2.62 mm^2（图1-9-1），予以2.75 mm×6 mm切割球囊预处理后，应用3.0 mm×12 mm高压球囊扩张，3.0 mm×20 mm紫杉醇药物球囊处理后再次造影显示狭窄消失，OCT显示内层支架膨胀不全改善，最小管腔面积8.10 mm^2，局部未见血管夹层（图1-9-2）。

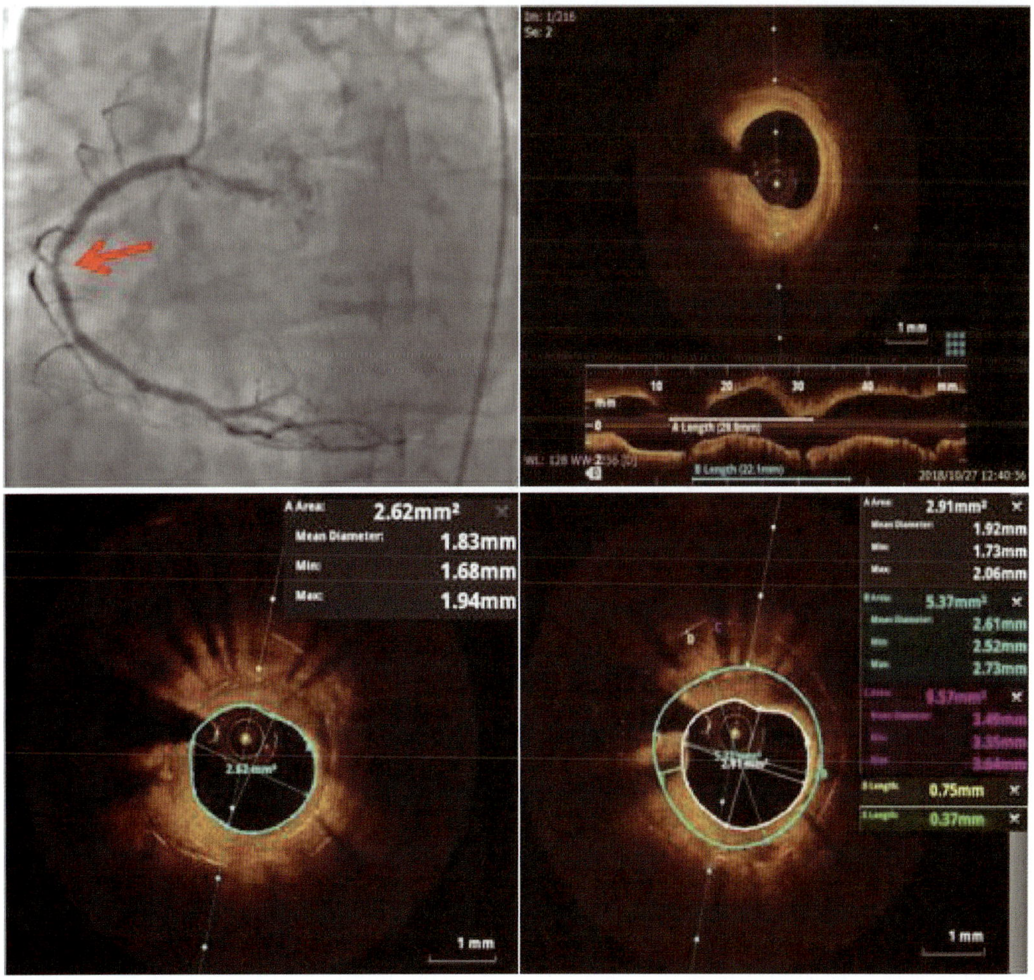

图1-9-1 RCA中段支架内明显内膜增生，考虑支架内再狭窄，OCT显示右冠脉中段原支架连接处两支架间距750 μm，内层支架膨胀不全，支架内膜过度增生，最小管腔面积2.62 mm^2

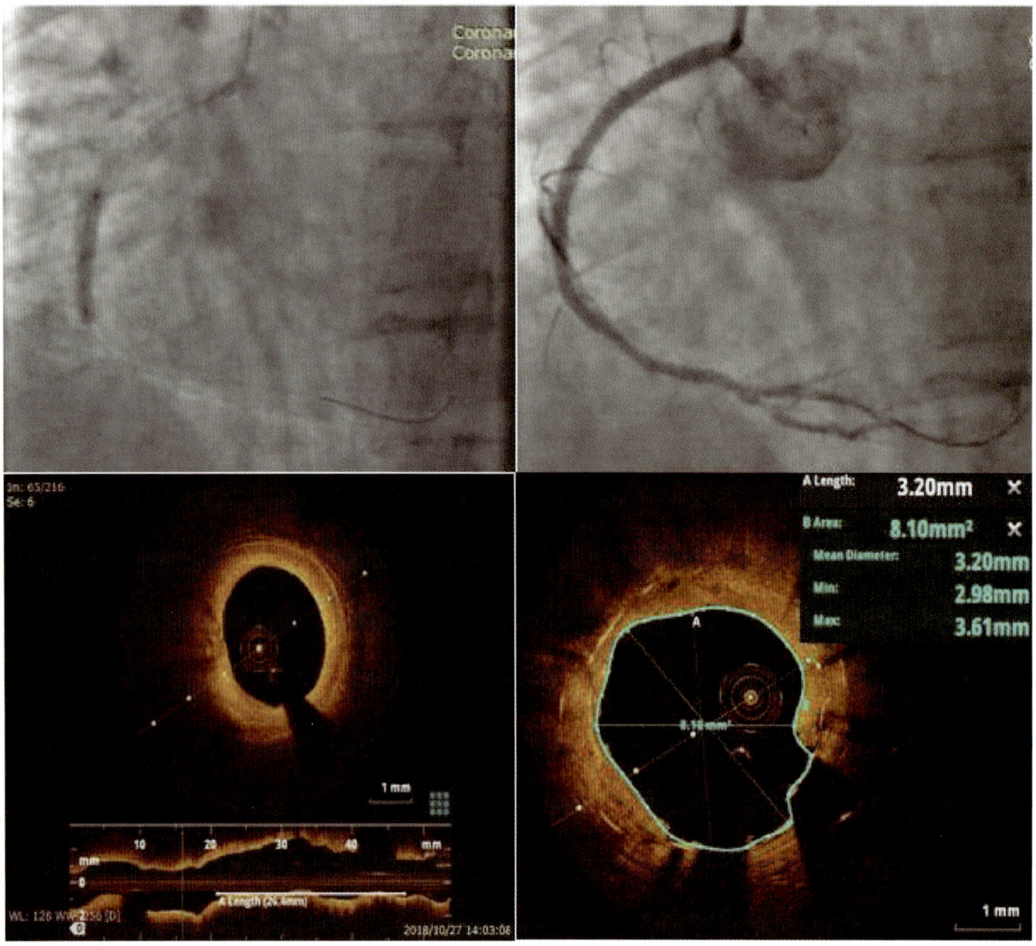

图 1-9-2 右冠脉支架内切割球囊及药物球囊处理后狭窄消失，OCT 显示内层支架膨胀不全改善，最小管腔面积 8.10 mm²

出院后予以“阿司匹林肠溶片 100 mg 1 次 / 日，替格瑞洛 90 mg 2 次 / 日，瑞舒伐他汀钙片 10 mg 1 次 / 日”以及高血压及糖尿病药物，门诊随访至今，未再次出现胸闷等症状。

病例 2：支架膨胀不全致支架内亚急性血栓形成

患者女性，75 岁，因阵发性心前区疼痛 1 周于 2022 年 9 月 17 日入院。入院前 1 周出现心前区闷痛，伴有出汗及左上肢乏力，每日发作 10 余次，每次持续约几分钟至半小时不等，当地医院心电图提示窦性心律，下壁导联 T 波倒置，前壁导联 T 波低平，予以“硫酸氢氯吡格雷片、阿托伐他汀钙片、单硝酸异山梨酯缓释片”等药物治疗后效果不佳，仍反复出现胸痛发作，至我院就诊。既往明确高血压、糖尿病病史多年，长期口服左氨氯地平 2.5 mg 1 次 / 日，血压控制一般，甘精胰岛素降糖，血糖控制一般。入院后查肌钙蛋白正常，肝肾功能大致正常。行冠状动脉造影提示：前降支近段及中段外膜钙化伴弥漫性斑块形成，重度狭窄 70% ～ 80%，回旋支近段轻度狭窄 30%，右冠脉近段重度狭窄 90%，后降支起始段重度狭窄 95%。分别于右冠脉后降支及近段重度狭窄处植入 2.5 mm×20 mm、4.0 mm×14 mm 支架各一枚（图 1-9-3、图 1-9-4），因患者自身原因前降支病变拟择期处理，术后胸痛未再次发作，3 日后出院。院外规律服用“硫酸氢氯吡格雷片 75 mg 1 次 / 日，阿司匹林肠溶片 100 mg 1 次 / 日，瑞舒伐他汀钙片 10 mg 1 次 / 晚，比索洛尔 2.5 mg 1 次 / 日，单硝酸异山梨酯缓释片 40 mg 1 次 / 日”以及糖尿病药物。患者返家后第二天起再次出现胸闷、胸痛，与前类似，发作频次及程度较前减轻，可自行缓解，因反复出现，于 2022 年 9 月 28 日再次入院，心电图与前比较变化不大，心肌钙蛋白 0.09 ng/ml，余指标无特殊异常，再次造影提示前降支病变同前，右冠脉后降支支架内血栓形成（图 1-9-5），近段支架未见再狭窄，行 OCT 检查

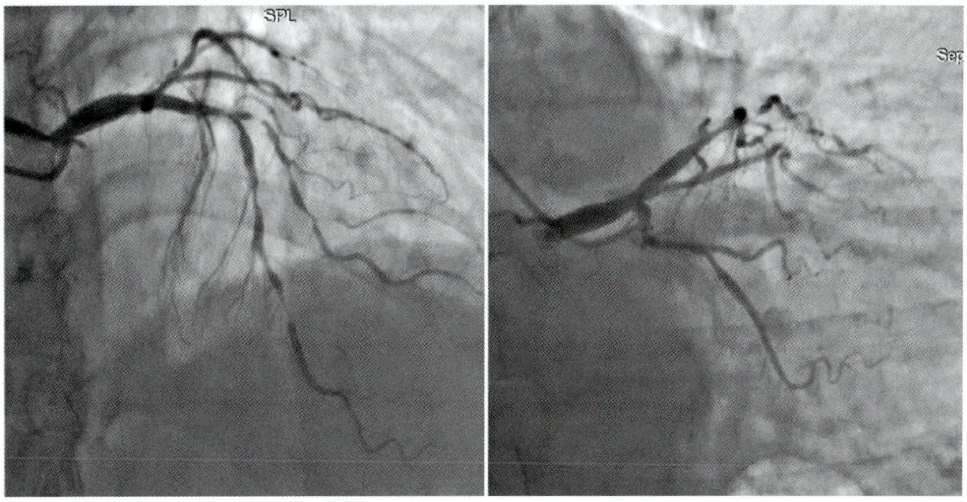

图 1-9-3 前降支及回旋支造影

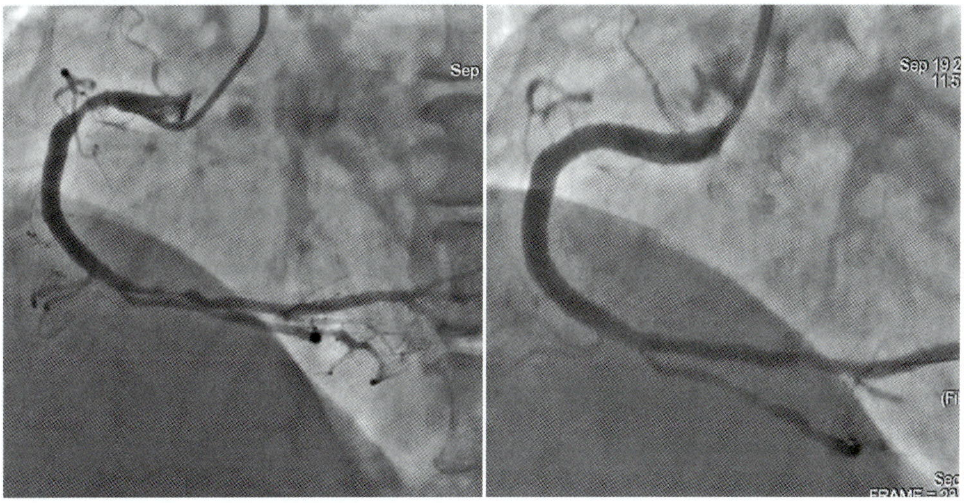

图 1-9-4 右冠脉造影及处理后

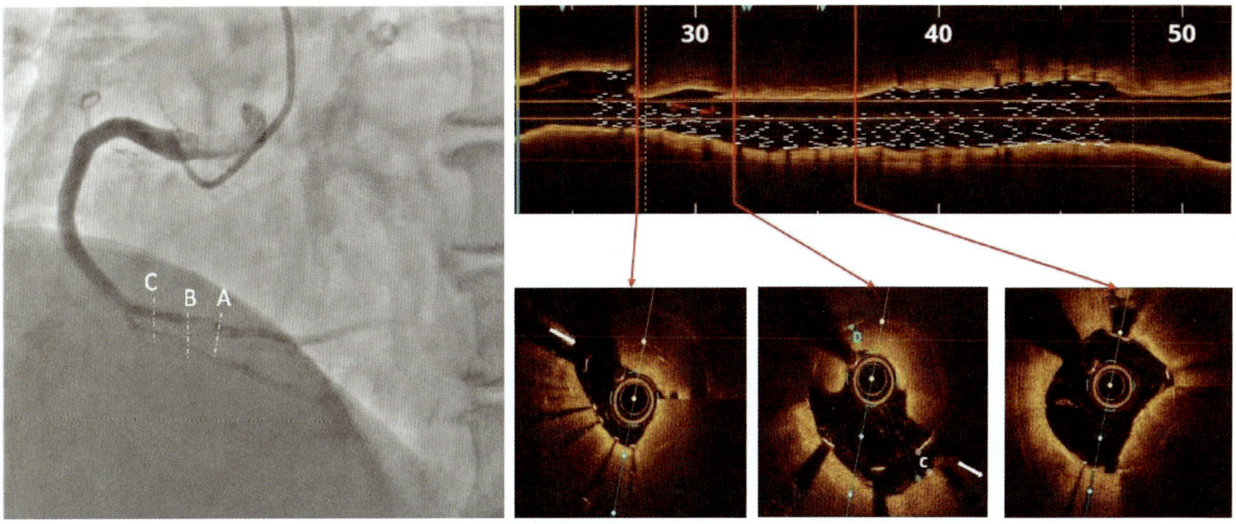

右冠脉后降支起始段支架内血栓形成

A：支架远端MSA 1.27 mm^2 大量血栓，膨胀不全伴贴壁不良

B：严重贴壁不良，大于400 μm(C)，管腔直径2.75 mm(D)

C：少量血栓

图 1-9-5 右冠脉造影提示后降支起始段支架内血栓形成，OCT 检查提示原支架膨胀不全伴严重贴壁不良

提示后降支起始段支架内血栓形成，局部支架膨胀不全伴贴壁不良，予以 2.75 mm×10 mm 高压球囊后扩张后支架内血栓基本消失，再次行 OCT 检查提示原支架膨胀不全处支架膨胀良好，贴壁良好（图 1-9-6）。同时行前降支支架植入术（图 1-9-7）。术后调整硫酸氢氯吡格雷片为替格瑞洛 90 mg 2 次 / 日。院外规律随访至今，未再次出现明显胸闷、胸痛发作。

病例 3：支架膨胀不全导致胸痛症状再发

男，50 岁，反复胸痛 1 年余，加重 1 周入院，1 周前因急性下壁心肌梗死于外院行右冠脉 2 枚支架植入术，术后常规服用抗栓、调脂等药物，出院 2 日后再次出现胸痛发作，位置与前类似，程度稍减轻，既往明确高血压、高脂血症病史。入院心电图提示窦性心律，ST-T 改变，根据患者提供外院造影结果可见首次右冠脉中段支架严重膨胀不全。再次造影显示右冠脉中段支架严重膨胀不全，血流 TIMI 3 级，OCT 检查提示原支架远段严重膨胀不全，管腔面积 1.47 mm^2，近段支架内轻度膨胀不全，管腔面积 3.13 mm^2（图 1-9-8）。采用 3.0 mm×10 mm 高压球囊后扩张改善不明显，予以激光消蚀治疗，采用 1.7 mm

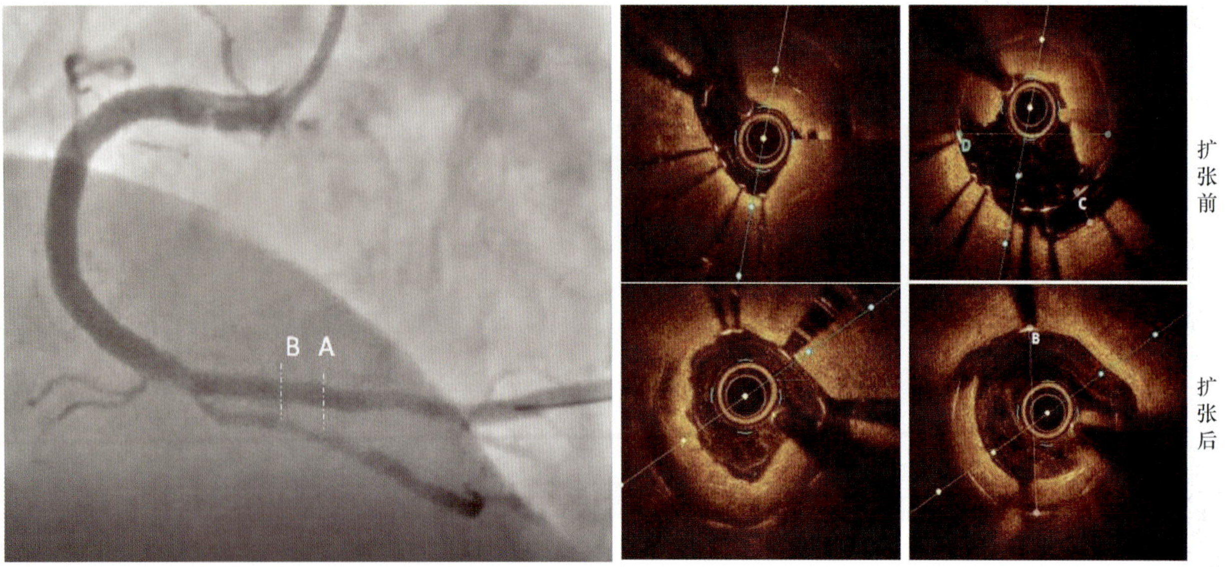

右冠脉后降支起始段支架内狭窄消失

A：血栓体积减小，管腔面积由1.27 mm^2增加到2.65 mm^2

B：支架膨胀及贴壁改善：支架直径由2.4 mm增加到2.74 mm

图 1-9-6 右冠脉支架内 2.75 mm×10 mm 高压球囊后扩张后血栓基本消失，OCT 检查提示血栓明显减少，原支架膨胀及贴壁情况均改善

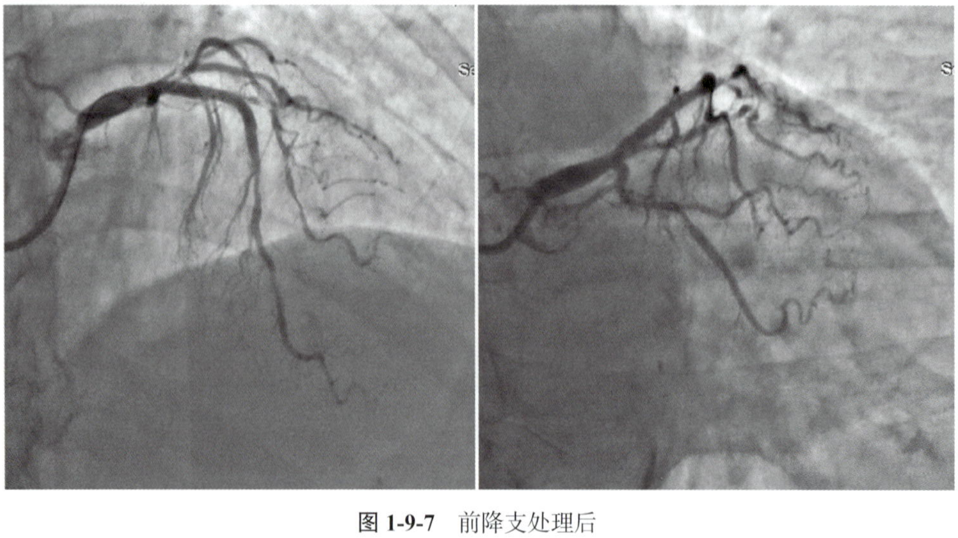

图 1-9-7 前降支处理后

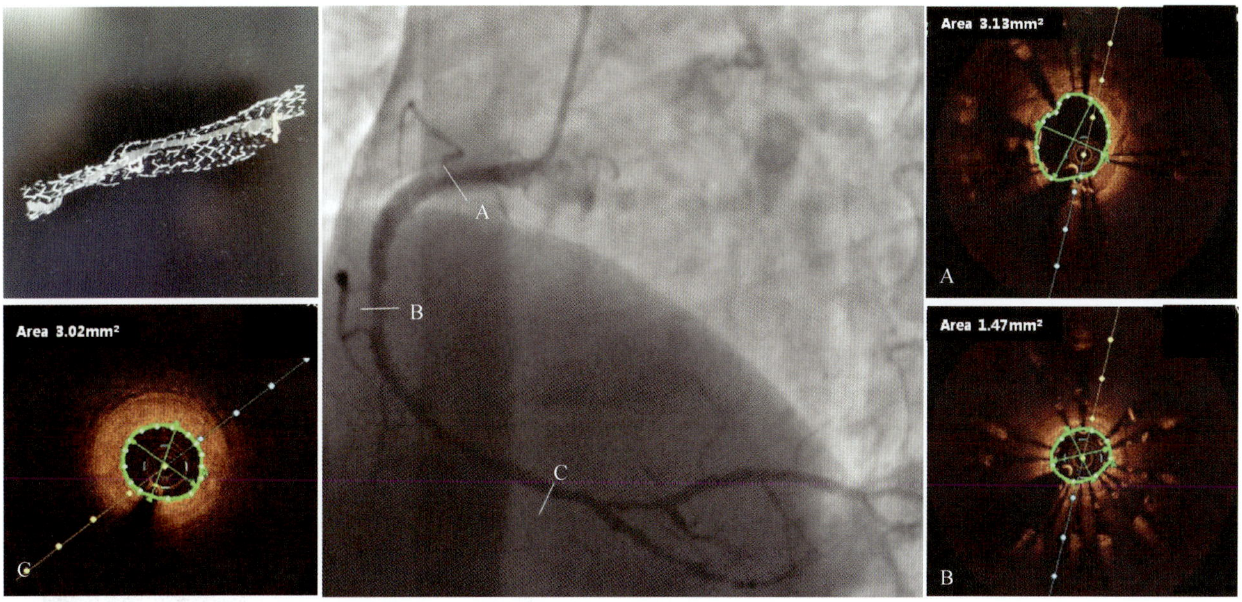

图 1-9-8 右冠脉造影显示原支架膨胀不全，OCT 显示远段及近段支架内管腔面积分别为 1.47 mm^2 及 3.13 mm^2，三维重建可见支架远段局部严重膨胀不全

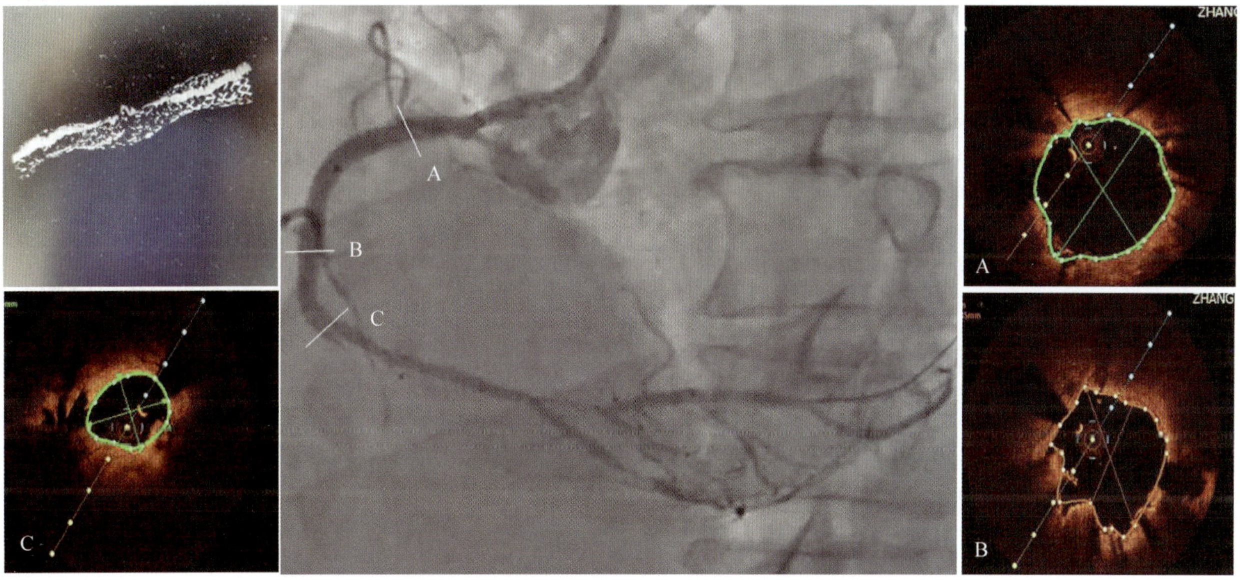

图 1-9-9 右冠脉经 ELCA 消蚀后高压再扩张，造影显示原支架膨胀完全，OCT 显示原支架膨胀不全处均明显改善，支架膨胀率 81%，最小支架横截面积 4.33 mm^2

激光导管，50 mJ/mm^2，40 Hz 共消蚀 3 次，再次以 3.5 mm×15 mm 高压球囊充分后扩张，支架膨胀不全改善良好，MSA 4.33 mm^2。

（中国人民解放军陆军军医大学第一附属医院
张志辉　曲小龙）

参考文献

[1] SonodaS，MorinoY，AkoJ，et al. Impact of final stent dimensions on long-term results following sirolimus-eluting stent implantation：serial intravascular ultrasound analysis from the sirius trial. J Am Coll Cardiol，2004，43（11）：1959-1963. DOI：10.1016/j.jacc.2004.01.044.

[2] HongMK，MintzGS，LeeCW，et al. Intravascular ultrasound predictors of angiographic restenosis after sirolimus-eluting stent implantation. Eur Heart J，2006，27（11）：1305-1310. DOI：10.1093/eurheartj/ehi882.

[3] PratiF，RomagnoliE，BurzottaF，et al. Clinical impact of OCT findings during PCI：the CLI-OPCI Ⅱ Study. JACC Cardiovasc Imaging，2015，8（11）：1297-1305. DOI：

10.1016/j.jcmg.2015.08.013.

[4] Briguori C，Tobis J，Nishida T，et al. Discrepancy between angiography and intravascular ultrasound when analysing small coronary arteries. Eur Heart J，2002，23：247-254.

[5] Lee MS，Shah N. The Impact and pathophysiologic consequences of coronary artery calcium deposition in percutaneous coronary interventions. J Invasive Cardiol，2016，28（4）：160-167. Epub 2015 Aug 25. PMID：26301561.

[6] Kajander OA，Pinilla-Echeverri N，Jolly SS，et al. Culprit plaque morphology in STEMI-an optical coherence tomography study：insights from the TOTAL-OCT substudy. EuroIntervention，2016，12（6）：716-723. doi：10.4244/EIJV12I6A116. PMID：27542783.

[7] Li Q，He Y，Chen L，Chen M. Intensive plaque modification with rotational atherectomy and cutting balloon before drug-eluting stent implantation for patients with severely calcified coronary lesions：a pilot clinical study. BMC Cardiovasc Disord，2016，16：112. doi：10.1186/s12872-016-0273-8. PMID：27230875；PMCID：PMC4882826.

[8] Brodie BR，Cooper C，Jones M，et al. Is adjunctive balloon postdilatation necessary after coronary stent deployment? Final results from the POSTIT trial. Catheter Cardiovasc Interv，2003，59：184-192.

[9] 血管内超声在冠状动脉疾病中应用的中国专家共识专家组. 血管内超声在冠状动脉疾病中应用的中国专家共识（2018）. 中华心血管病杂志，2018，46（5）：344-351. DOI：10.3760/cma.j.issn.0253-3758.2018.05.005

[10] Mintz GS，Guagliumi G. Intravascular imaging in coronary artery disease. Lancet，2017，19，390（10096）：793-809. doi：10.1016/S0140-6736（17）31957-8.

[11] Cheneau E，Leborgne L，Mintz GS，et al. Predictors of subacute stent thrombosis：results of a systematic intravascular ultrasound study. Circulation，2003，8，108（1）：43-7. doi：10.1161/01.CIR.0000078636.71728.40. Epub 2003 Jun 23. PMID：12821553.

[12] WijnsW，ShiteJ，JonesMR，et al. Optical coherence tomography imaging during percutaneous coronary intervention impacts physician decision-making：ILUMIEN Ⅰ study. Eur Heart J，2015，36（47）：3346-3355. DOI：10.1093/eurheartj/ehv367.

[13] MaeharaA，Ben-YehudaO，AliZ，et al. Comparison of stent expansion guided by optical coherence tomography versus intravascular ultrasound：the ILUMIEN Ⅱ study（observational study of optical coherence tomography [OCT] in patients undergoing fractional flow reserve [FFR] and percutaneous coronary intervention）. JACC Cardiovasc Interv，2015，8（13）：1704-1714.

[14] WilliamsBK，ChangJS，FlynnHW. Optical coherence tomography imaging of chorioretinal folds associated with hypotony maculopathy following pars plana vitrectomy. Int Med Case Rep J，2015，8：199-203. DOI：10.2147/IMCRJ.S86143.

[15] MeneveauN，SouteyrandG，MotreffP，et al. Optical coherence tomography to optimize results of percutaneous coronary intervention in patients with Non-ST-elevation acute coronary syndrome：results of the multicenter，randomized DOCTORS study（does optical coherence tomography optimize results of stenting）. Circulation，2016，134（13）：906-917. DOI：10.1161/CIRCULATIONAHA116.024393.

[16] AliZA，MaeharaA，GénéreuxP，et al. Optical coherence tomography compared with intravascular ultrasound and with angiography to guide coronary stent implantation（ILUMIEN Ⅲ：OPTIMIZE PCI）：a randomised controlled trial. Lancet，2016，388（10060）：2618-2628. DOI：10.1016/S0140-6736（16）31922-5.

[17] BuccheriS，FranchinaG，RomanoS，et al. Clinical outcomes following intravascular imaging-guided versus coronary angiography-guided percutaneous coronary intervention with stent implantation：a systematic review and bayesian network meta-analysis of 31 studies and 17，882 patients. JACC Cardiovasc Interv，2017，10（24）：2488-2498. DOI：.

[18] ChamiéD，CostaJR，DamianiLP，et al. Optical coherence tomography versus intravascular ultrasound and angiography to guide percutaneous coronary interventions：the iSIGHT randomized trial. Circ Cardiovasc Interv，2021，14（3）：e009452. DOI：10.1161/CIRCINTERVENTIONS.120.009452.

[19] 中华医学会心血管病学分会，中华心血管病杂志编辑委员会. 光学相干断层成像技术在冠心病介入诊疗中应用的中国专家共识. 中华心血管病杂志，2023，51（2）：109-124. DOI：10.3760/cma.j.cn112148-20220602-00436.

[20] William Wijns，Junya Shite，Michael R Jones，et al. Optical coherence tomography imaging during percutaneous coronary intervention impacts physician decision-making：ILUMIEN I study. Eur Heart J，2015，14；36（47）：3346-3355. doi：10.1093/eurheartj/ehv367

[21] Ashida K，Hayase T，Shinmura T. Efficacy of lacrosse NSE using the “leopard-crawl” technique on severely calcified lesions. J Invasive Cardiol，2013，25（10）：555-564. PMID：24088433.

[22] 王伟民，霍勇，葛均波. 冠状动脉钙化病变诊治中国专家共识（2021 版）. 中国介入心脏病学杂志，2021，29（05）：251-259.

[23] Fernandez JP, Hobson AR, McKenzie D, et al. Beyond the balloon: excimer coronary laser atherectomy used alone or in combination with rotational atherectomy in the treatment of chronic total occlusions, non-crossable and non-expansible coronary lesions. EuroIntervention, 2013, 9(2): 243-250. doi: 10.4244/EIJV9I2A40. PMID: 23454891.

[24] Staniloae CS, Korabathina R. Orbital atherectomy: device evolution and clinical data. J Invasive Cardiol, 2014, 26(5): 215-219. PMID: 24791720.

[25] Parikh K, Chandra P, Choksi N, et al. Safety and feasibility of orbital atherectomy for the treatment of calcified coronary lesions: the ORBIT I trial. Catheter Cardiovasc Interv, 2013, 81(7): 1134-1139. doi: 10.1002/ccd.24700. Epub 2013 Mar 5. PMID: 23460596.

[26] Lee M, Généreux P, Shlofmitz R, et al. Orbital atherectomy for treating de novo, severely calcified coronary lesions: 3-year results of the pivotal ORBIT Ⅱ trial. Cardiovasc Revasc Med, 2017, 18(4): 261-264. doi: 10.1016/j.carrev.2017.01.011. Epub 2017 Jan 23. PMID: 28162989.

[27] Brodmann M, Werner M, Brinton TJ, et al. Safety and performance of lithoplasty for treatment of calcified peripheral artery lesions. J Am Coll Cardiol, 2017, 15,70(7): 908-910. doi: 10.1016/j.jacc.2017.06.022. PMID: 28797363.

[28] Latib A, Takagi K, Chizzola G, et al. Excimer Laser LEsion modification to expand non-dilatable stents: the ELLEMENT registry. Cardiovasc Revasc Med, 2014, 15(1): 8-12. doi: 10.1016/j.carrev.2013.10.005. Epub 2013 Oct 22. PMID: 24290659.

第10节 支架贴壁不良

随着经皮冠状动脉腔内血管成形术、金属裸支架和新型药物洗脱支架在心脏介入领域的广泛应用，支架内再狭窄率显著降低。但伴发的不断增高的支架内血栓风险以及支架贴壁不良引起越来越多学者的重视，人们已经开始质疑药物洗脱支架的晚期安全性问题。其中支架贴壁不良这一晚期不良事件的相关因素是目前临床介入心脏病学领域研究的热点。

一、支架贴壁不良的定义与分类

支架贴壁不良（stent malapposition，SM）指在支架植入术后，至少有1处或以上的支架梁与动脉管壁内膜未能完全贴合，且在支架梁后存在血流（不包括覆盖于边支的支架）。明显的支架贴壁不良在造影时可见支架影外造影剂充填的龛影，而血管内超声（IVUS）可以确诊SM。光学相干断层成像（OCT）因其高于IVUS 10倍的分辨率，亦可用于诊断SM。

支架贴壁不良可分为获得性支架贴壁不良和持续性支架贴壁不良。前者定义为支架植入术后即刻IVUS或OCT检查支架完全贴壁，而随访时发生支架贴壁不良。后者则是在术后即刻检查和随访中持续存在支架贴壁不良。

支架贴壁不良还可分为急性支架贴壁不良和晚期支架贴壁不良。前者发生在支架植入后即刻，后者则定义为随访过程中观察到的支架贴壁不良。急性支架贴壁不良可逐渐消失，也可持续存在；与血管之间的间隙可以增加，或者减少，也可保持稳定。晚期支架贴壁不良既可以是晚期获得性的，也可以是急性支架贴壁不良持续存在的结果。

区分不同类型支架贴壁不良，特别是发现晚期获得性支架贴壁不良需要在支架植入即刻和随访时行血管内影像学检查。

二、支架贴壁不良的发生率

Ako等报告持续性支架贴壁不良发生率在裸金属支架组为9.8%，西罗莫司药物洗脱支架组为7.5%。Siqueria等研究发现在195例药物洗脱支架植入患者中13例发生持续性支架贴壁不良（西罗莫司支架组12例，紫杉醇支架组1例）。Shah等回顾性分析发现，裸金属支架植入后晚期支架贴壁不良发生率为4.4%。Hong等分析了881例（包含992处病变）经裸金属支架治疗的患者，晚期支架贴壁不良的发生率为5.4%。

尽管药物洗脱支架能够显著降低支架内再狭窄的发生率，然而与植入裸金属支架相比，药物洗脱支架晚期支架贴壁不良的发生率似乎更高，且不同类型的药物洗脱支架发生率也不同。

既往多中心随机研究和单中心注册研究表明，药物洗脱支架晚期获得性支架贴壁不良的发生率为5%～12%。RAVEL试验对植入西罗莫司药物洗脱支架患者的随访研究发现，支架贴壁不良的发生率为21%，而裸金属支架组为4%。如此高的发生率可能是由于RAVEL试验并未在支架植入术后即刻进行IVUS检查，统计数据中包括了急性持续性支架贴壁不良和晚期获得性支架贴壁不良。

Ako等分析SIRIUS试验发现，西罗莫司支架晚期贴壁不良发生率为8.7%，而裸金属支架则未发生贴壁不良。一项TAXUS-Ⅳ、-Ⅴ、-Ⅵ试验的荟萃分析显示，紫杉醇支架组晚期支架贴壁不良发生率为8.4%，裸金属支架组为3.5%。

Hong等分析了557例（包含705处病变）接受西罗莫司和紫杉醇洗脱支架治疗的患者，晚期支架贴壁不良总体发生率为12.1%，西罗莫司支架组13.2%，而紫杉醇支架组为8.4%。植入支架前行冠状动脉旋切术、急性心肌梗死患者直接支架植入术以及慢性完全闭塞病变组，晚期支架贴壁不良的发生率明显增加，分别为25%、32%和27.5%。

三、支架贴壁不良的发生机制

研究表明，植入裸金属支架与支架内再狭窄血管内照射治疗晚期支架贴壁不良的发生部位主要在支架边缘，而药物洗脱支架晚期贴壁不良主要发生在支架中部。这表明支架贴壁不良的形成可能有不同的生物学机制。研究表明，药物洗脱支架对其边缘新生内膜形成抑制较少，这种支架内新生内膜的不对称分布可能与药物洗脱支架晚期贴壁不良的发生有关。药物使得血管壁早期修复过程延迟，同时使这些部位动脉发生正性重构，从而导致了晚期获得性支架贴壁不良。

急性持续性支架贴壁不良主要发生在支架边缘，其发生原因主要与支架植入技术有关。严重钙化病变使支架不能均匀扩张，导致支架膨胀不全，也参与了支架贴壁不良的形成机制。

晚期获得性支架贴壁不良最主要的发生机制是正性重构。IVUS检查发现，冠状动脉外弹力膜面积增加超过了中膜和斑块面积增加的幅度，使支架与血管内膜发生分离。研究表明，裸金属支架与药物洗脱支架发生晚期支架贴壁不良都存在血管的正性重构。血栓和残余斑块的溶解使得斑块加中膜的面积减少也可导致晚期获得性支架贴壁不良的产生。这种机制常见于急性冠脉综合征患者行直接支架植入术后。

此外，还有一些关于晚期获得性支架贴壁不良发生机制的假设，尚未得到证实。例如，斑块回缩也可能导致支架贴壁不良，这种机制可见于支架内照射治疗后。然而，药物洗脱支架植入术后即刻与随访的IVUS发现，斑块面积并没有明显改变。而Hong等研究则显示斑块加中膜的面积有轻度增加。此外，慢性支架回缩也可能引起晚期获得性支架贴壁不良。然而，也有研究表明，支架在随访中并没有发生明显的回缩。

四、支架贴壁不良的预后

支架内血栓形成是支架植入术后致命的并发症。支架贴壁不良的部位可以为纤维素和血小板的聚集提供一个局部空间，由此有学者推测晚期获得性支架贴壁不良可能与支架内血栓的形成有关，然而目前尚未形成一致的结论。既往6～12个月的短期及中期研究未能证实晚期支架贴壁不良与支架内血栓事件存在明显联系。RAVEL试验表明，所有植入西罗莫司药物洗脱支架后发生支架贴壁不良的患者，1年内均未发生支架内血栓性闭塞，而裸金属支架组中1例贴壁不良的患者接受了靶病变血运重建。SIRIUS试验在支架植入后6个月对患者行IVUS检查，发现共有19例支架贴壁不良，裸金属支架组6例、西罗莫司支架组13例，其中12例为急性持续性支架贴壁不良，而7例晚期支架贴壁不良全部为药物洗脱支架，在为期12个月的临床随访期内并未发生不良事件。TAXUS-Ⅱ IVUS亚组对46例发生晚期支架贴壁不良的患者（裸金属支架组21例，紫杉醇支架组25例）进行12个月的临床随访，结果显示，无论是裸金属支架组还是紫杉醇支架组，发生晚期支架贴壁不良的患者与未发生晚期贴壁不良的患者相比，其死亡、Q波型心肌梗死、非Q波型心肌梗死、靶病变血运重建发生率均相似，所有晚期支架贴壁不良的患者均没有支架内血栓形成。Hong等则评价了药物洗脱支架与不良事件的关系，他在对542例患者683处病变进行10个月的临床随访后发现，除了非晚期支架贴壁不良组有1例患者发生猝死外，晚期支架贴壁不良组与非晚期支架贴壁不良组并无其他严重心脏不良事件（包括心源性死亡、心肌梗死和靶病变血运重建）发生，两组的无事件生存率也无明显差异。

上述试验的随访时间均未超过1年，可能未观察到一些晚期不良事件。研究表明，晚期获得性支架贴壁不良可能与极晚期支架内血栓的发生有关。葛均波等报道一例DES植入后29个月发生极晚期支架内血栓形成，并通过IVUS证实支架内存在晚期支架贴壁不良。Feres等也报告2例药物洗脱支架植入后发生极晚期血栓的患者，其支架内血栓处存在晚期支架贴壁不良。Siqueria等对195例植入药物洗脱支架的患者平均随访24.3个月，结果在支架植入后的12个月内，非支架贴壁不良组、持续性支架贴壁不良组和晚期支架贴壁不良组严重心脏不良事件差异无统计学意义，3组均无支架内血栓形成。在支架植入12个月之后，晚期支架贴壁不良组有2例发生心肌梗死，造影证实为支架内血栓形成。

Cook等的研究首次证实了晚期获得性支架贴壁不良可能导致支架内血栓的发生。鉴于晚期获得性支架贴壁不良发生率低，迟发性血栓并不常见，他们将研究对象设为发生极晚期血栓的患者。13例发生极晚期支架内血栓的患者在术前行IVUS检查，并与144例植入药物洗脱支架后8个月常规IVUS复查无支架内血栓的患者比较。结果显示，极晚期支架内血栓形成患者发生支架贴壁不良的概率更高（77% *vs.* 12%，$P < 0.01$），最大不完全贴壁面积更大［（8.7±7.5）mm^2 *vs.*（4.0±3.8）mm^2，$P = 0.03$］。尽管该试验并未能区分急性持续性支架贴壁不良和迟发获得性支架贴壁不良，但贴壁不良间隙的大小似乎更为重要。

然而，Hong等对80例患者83处发生迟发贴壁不良的病变和452例患者588处贴壁良好的病变进行了平均31个月的临床随访。结果显示，晚期支架贴壁不良组1例发生心源性死亡，1例发生急性心肌梗死。而对照组有2例发生心源性死亡，2例发生急性心肌梗死。1例晚期支架贴壁不良的患者需进行靶病变血运重建，8例无支架贴壁不良的患者需进行靶病变血运重建。两组3年无事件生存率并无显著差异。51处急性持续性贴壁不良的病变也与3年临床不良事件无关。多元回归分析表明，晚期支架贴壁不良及贴壁不良的面积并不是主要不良事件的预测因素。

五、支架贴壁不良的预测因素

多因素回归分析显示，不稳定型心绞痛、支架长度、支架重叠、支架植入术前行斑块旋切术、慢性闭塞病变、急性心肌梗死直接支架植入术和无糖尿病病史是晚期获得性支架贴壁不良的预测因素。支架植入后血栓溶解可能是不稳定型心绞痛和急性心肌梗死患者直接支架植入术后发生贴壁不良的主要原因。斑块旋切术可能对血管造成过度损伤，而慢性闭塞病变时导丝走行于内膜下形成假腔或支架植入假腔后损伤了血管外膜，这些因素都可能导致晚期获得性支架贴壁不良。长支架、支架重叠过多，易发生支架膨胀不全。这些因素都可能导致晚期获得性支架贴壁不良。

而糖尿病患者支架植入后新生内膜增殖明显，这可能部分阻止了晚期获得性支架贴壁不良的发生。

六、支架贴壁不良的防治措施

关于支架贴壁不良的防治措施，目前主要有以下几点：

1. 干预血管正性重构　由于支架贴壁不良主要是由血管正性重构引起的，因此支架贴壁不良可能是血管对支架内一种成分持续的炎症反应或高反应性的外在表现。目前，多种新型支架（药物、聚合物、支架平台）已引起研究者的关注，主要用于提高支架的生物相容性。主要包括新一代药物涂层支架、生物可降解聚合物支架、钴铬合金的支架平台、生物可吸收支架等。研究发现，新一代DES（佐他莫司和依维莫司涂层）发生晚期支架贴壁不良的概率明显低于紫杉醇与雷帕霉素涂层DES；生物可降解支架、无聚合物DES在减少晚期支架贴壁不良方面均优于永久聚合物DES；钴铬合金的支架平台、生物可吸收支架在减少晚期支架贴壁不良方面均表现了诱人的前景。

2. 阻止斑块体积的降低　由于血栓溶解会导致斑块体积的降低，故行PCI术时应在植入支架前进行血栓抽吸以及应用自膨胀支架等方法。自膨胀支架具有更好的生物相容性，能够适应血管壁发生的早期改变（血栓溶解和血管扩张）。有研究报道，运用自膨胀镍钛合金支架治疗急性心肌梗死患者，术后即刻的支架贴壁不良在支架植入术后 3 天消失，说明了自膨胀支架对于支架贴壁不良的有效性。

3. 阻止慢性支架回缩　目前关于此方面的研究较少，主要集中在新型支架平台的研究上。

4. 优化支架植入　IVUS 指导下的球囊后扩张；推荐非顺应性球囊；已经发现的晚期支架贴壁不良，如给予球囊扩张或植入更大支架，可能因再次血管损伤而激活新的正性重构和晚期获得性或迟发性支架贴壁不良（LASM）过程，甚至支架断裂，产生新问题。

5. 双联抗血小板治疗　推荐高危 LSAM 患者，随访 IVUS 或 OCT 检测，确诊后应给予双联抗血小板治疗。

七、结语

总之，在药物涂层支架广泛应用的今天，支架贴壁不良的发生率及预后一直是临床关注的重点问题。未来如何进一步评价 LASM 与临床不良事件的关系以及定量化分析 LASM 与不良事件的关系，具有重要的临床意义。

（中国人民解放军北部战区总医院　马颖艳
中国人民解放军海军军医大学第一附属医院
郭志福）

参考文献

[1] Ako J，Morino Y，Honda Y，et al. Late incomplete stent apposition after sirolimus-eluting stent implantation：a serial intravascular ultrasound analysis. J Am Coll Cardiol，2005，46（6）：1002-1005.

[2] Siqueira DA，Abizaid AA，Costa Jde R，et al. Late incomplete opposition after drug-eluting stent implantation：incidence and potential for adverse clinical outcomes. Eur Heart J，2007，28（11）：1304-1309.

[3] Shah VM，Mintz GS，Apple S，et al. Background incidence of late malapposition after bare-metal stent implantation. Circulation，2002，106（14）：1753-1755.

[4] Hong MK，Mintz GS，Lee CW，et al. Incidence，mechanism，predictors，and long-term prognosis of late stent malapposition after bare-metal stent implantation. Circulation，2004，109（7）：881-886.

[5] Serruys PW，Degertekin M，Tanabe K，et al. Intravascular ultrasound findings in the multicenter，randomized，double-blind RAVEL（Randomized study with the sirolimus-eluting VElocity balloon-expandable stent in the treatment of patients with de novo native coronary artery Lesions）trial. Circulation，2002，106（7）：798-803.

[6] Mintz GS，Weissman NJ，Dawkins K，et al. Frequency，predictors，and clinical outcomes of late acquired incomplete stent apposition in patients treated with Taxus stents：a volumetric intravascular ultrasound meta analysis from the TAXUS Ⅳ，Ⅴ，and Ⅵ trials. J Am Coll Cardiol，2006，47（Supp-B）：26B.

[7] Hong MK，Mintz GS，Lee CW，et al. Late stent malapposition after drug-eluting stent implantation：an intravascular ultrasound analysis wi th long-term fol low-up. Circulation，2006，113（3）：414-419.

[8] Kozuma K，Costa MA，Sabate M，et al. Late stent malapposition occurring after intracoronary bet a-irradiation detected by intravascular ultrasound. J Invasive Cardiol，1999，11（10）：651-655.

[9] Tanabe K，Serruys PW，Degertekin M，et al. TAXUS Ⅱ Study Group. Incomplete stent apposition after implantation of paclitaxel-eluting stents or bare metal stents：insights from the randomized TAXUS Ⅱ trial. Circulation，2005，111（7）：900-905.

[10] Mosseri M，Satler L F，Pichard AD，et al. Impact of vessel calcification on outcomes after coronary stenting. Cardiovasc Revasc Med，2005，6（4）：147-153.

[11] Mintz GS，Shah VM，Weissman NJ. Regional remodeling as the cause of late stent malapposition. Circulation，2003，107（21）：2660-2663.

[12] Zhang F，Qian J，Ge J. Very late stent thrombosis in late stent malapposition after sirolimus-eluting stent implantation. Int Heart J，2007，48（5）：591-596.

[13] Feres F，Costa J R Jr，Abizaid A. Very late thrombosis after drug-eluting stent s. Catheter Cardiovasc Interv，2006，68（1）：83-88.

[14] Cook S，Wenaweser P，Togni M，et al. Incomplete stent apposition and very late stent thrombosis after drug-eluting stent implantation. Circulation，2007，115：2426-2436.

[15] Hong MK，Mintz GS，Lee CW，et al. Impact of late drug-eluting stent malapposition on 3-year clinical event s. J Am Coll Cardiol，2007，50（15）：1515-1516.

第11节 冠状动脉夹层

冠状动脉夹层是指冠状动脉内膜撕裂或壁内滋养血管破裂出血形成血管假腔，继而压迫真腔，部分或完全阻断冠状动脉血流的心血管疾病。可表现为急性冠脉综合征（acute coronary syndrome，ACS），严重者甚至出现心脏性猝死，有些患者可无明显症状。

冠脉夹层可发生在医源性冠脉内介入操作，也可能是患者自身内在原因，冠状动脉血管壁三层结构的任意层次撕裂，通常病变位于内中膜。医源性冠脉夹层可见于冠脉介入治疗过程中的任何环节，如导丝暴力操作、指引导管损伤、球囊扩张、支架后边缘剪切所致等。自发冠脉夹层，除了冠状动脉粥样硬化斑块破裂引起冠脉夹层外，妊娠、围生期、肌纤维发育不良、结缔组织疾病、全身炎症、激素使用、大量吸烟、剧烈运动等易感因素均可促进血管内膜撕裂或中膜滋养血管密度增加、自发破裂出血形成血肿，逐渐形成夹层。冠脉夹层形成假腔内血液聚集会压迫真腔，使真腔不同程度狭窄甚至闭塞，影响正常的冠脉血流供应，从而导致心肌缺血、梗死。

一、冠状动脉夹层的评估

CAG能实时观察血流方向和血流速度，可以对夹层进行分型，对于夹层的治疗有重要意义。临床通过CAG图像观察夹层范围、夹层特征、血肿挤压管腔程度、远段血流情况，对夹层进行分型，实时指导介入治疗。但对于内膜完整，仅表现为冠脉内壁间血肿（IMH），假腔未见造影剂充盈，真、假腔无“交通”，仅轻度狭窄或闭塞的情况，易漏诊或误诊。由于CAG仅显示纵行二维图像，故在鉴别真假腔、破口位置、夹层原因、IMH与动脉粥样硬化上存在一定局限性。同时，由于CAG的分辨率低，对于小夹层，甚至介入治疗后产生的小夹层存在漏诊风险。可以通过冠脉腔内影像学检查来提高冠脉内夹层诊断率。

IVUS对于一些单纯根据冠状动脉造影难以诊断的冠脉夹层具有明显优势。IVUS下冠脉夹层主要表现为内膜撕裂，伴大小不一的假腔、血肿形成。其中内膜撕裂表现为内膜片的连续性中断（内膜片为一层搏动性的高回声结构）；假腔的外侧壁仅表现为一层高回声结构（不同于真腔的“高-低-高”三层回声结构）；壁内血肿则常表现为内膜与中膜之间的均质新月形强回声结构。但是IVUS的空间分辨率仅为150 μm，对于内膜瓣、局部的夹层开口、真正的腔内血栓等细微结构可能难以完全识别，而可能漏诊一些微小的内膜撕裂。

OCT的空间分辨率比IVUS更高，为10～15 μm。所以OCT在区分管腔与内膜界面，识别撕裂的内膜瓣、假腔、壁内血肿、腔内血栓等细微结构时具有显著优势。对于冠脉内小夹层诊断更为精准，对于夹层范围、夹层角度、夹层深度更为清晰，对于冠脉夹层的介入治疗、随访更有临床意义。

冠状动脉计算机断层血管造影（coronary computed tomographic angiography，CCTA）为冠脉疾病主要的无创影像技术。冠脉夹层在CTA上表现为：管腔内可见螺旋状或平行于管腔的低密度内膜撕裂片影及“双腔征”，真、假腔密度相近或假腔稍低于真腔，真腔内径不变或变窄，假腔内有时可见低密度血栓。CCTA通过强大的图像后处理技术：MPR、CPR、VR等，结合原始横断面薄层图像，可很好地显示夹层的位置、范围及鉴别内膜撕裂片、真假腔，诊断相对容易。但CCTA由于存在空间分辨率、容积效应和图像伪影等因素，存在一定的假阳性，对于直径＜2.0 mm的血管难以对其结构进行准确成像，另外由于不是实时图像，无法在术中指导介入治疗。

二、冠脉夹层的治疗

根据冠脉夹层的形态学特点及严重程度，按照美国国立心、肺和血液研究所（NHLBI）标准分为A～F共6型（表1-11-1），旨在评估冠状动脉夹层的预后，并为处理提供依据。A、B型夹层极少导致血管闭塞的发生，若无临床症状，可不予处理；C～F型夹层使急性心肌梗死、急诊冠状动脉旁路移植术（CABG）和死亡的危险增加5～10倍，被认为是有意义的冠状动脉夹层，需要处理；其他类型包括长夹层（长度大于10 mm）和

表 1-11-1　不同类型夹层的特点与急性闭塞发生率

分型	特点	急性闭塞发生率（%）
A 型	管腔内有微小透 X 线区，无或仅有少量造影剂滞留	–
B 型	双管（腔）样改变，两腔之间有一透 X 线带，无或仅有少量造影剂滞留	3
C 型	管腔外帽样改变，管腔外造影剂滞留	10
D 型	管腔内螺旋状充盈缺损	30
E 型	新出现的持续充盈缺损	9
F 型	非 A-E 型导致血流障碍或血管完全闭塞	69

导致狭窄＞ 50% 的夹层也增加缺血并发症的危险，因而即使没有血流障碍也是植入支架的合理指征。

若冠脉夹层导致冠脉所供应心肌持续性缺血、血流动力学障碍、明显冠脉血流不畅（TIMI 0～1 级），则应考虑血运重建［PCI 或冠状动脉旁路移植术（CABG）］。

冠脉夹层导致冠脉急性闭塞发生率低的患者，应该接受药物治疗。大多数研究主张接受急性期双联抗血小板治疗（一般使用阿司匹林和氯吡格雷），冠脉壁内滋养层血管破裂引发冠脉内壁间血肿，在未行支架植入术的情况下，双抗药物虽然会预防壁内血栓形成但会延长出血时间。血管紧张素转化酶抑制剂 / 血管紧张素受体拮抗剂、螺内酯、β 受体阻滞剂均应考虑最大化剂量用于血压可耐受、左心室功能障碍或心律失常、非冠脉痉挛性冠脉夹层的治疗。对于合并冠脉痉挛的 SCAD，建议联用钙通道阻滞剂类药物。而合并动脉粥样硬化疾病或糖尿病时，应该接受他汀类药物治疗。有文献显示，自发冠脉夹层与避孕药服用相关。对于自发冠脉夹层患者应避免服用避孕药物，改用其他避孕方式。对于自发性冠脉夹层的女性，妊娠存在高风险，应该避免，因为针对自发性冠脉夹层的电离辐射检查和药物治疗会导致母体及胎儿受到伤害。

（中国人民解放军总医院第一医学中心　章明
中国人民解放军总医院第二医学中心　曹丰）

三、病例报告

病例 1：医源性右冠脉开口夹层介入治疗

患者女性、64 岁，间断性胸闷 8 年，加重 1 周入院。既往高血压 6 年，阻塞性睡眠呼吸暂停低通气综合征（OASAS）5 年，子宫肌瘤切除术后。2018 年 10 月 SPET-CT：左心室前壁、下壁、间壁、心尖部负荷下出现缺损。冠脉 CT 示：前降支轻度狭窄。入院后心电图：窦性心律大致正常心电图。超声心动图：二尖瓣、三尖瓣轻度反流，LVEF 57%。入院诊断：①冠心病，不稳定型心绞痛；②高血压 3 级，极高危组；③睡眠呼吸暂停低通气综合征。择期冠脉造影示：前降支近段斑块形成，右冠脉中段局限性临界病变。在操作指引导管 Launcher JR4.0/6 F 时，患者心绞痛明显，血压下降，心电图未见明显变化。造影显示右冠脉开口夹层，血管远端不显影，完全闭塞。迅速操控 Runthrough 进真腔，至右冠脉远段未成功。采用双导丝技术，操控 Sion 后，最终用 Sion 导丝进入血管真腔，到达右冠脉远段。造影显示：右冠脉开口夹层伴有血肿形成，右冠脉夹层一直延伸到右冠脉第二转折以远。立即于右冠脉开口植入 3.5 mm×29 mm 支架以 14 atm 扩张释放。将第二枚 2.75 mm×29 mm 支架植入至右冠脉第二转折以远，完全覆盖远段夹层，以 14 atm 扩张释放。最后植入第三枚 3.0 mm×38 mm 支架以 12 atm 扩张释放，与第一枚支架及第二枚支架重叠释放。复查造影显示：右冠脉血流 TIMI 血流 3 级，右冠脉远段支架以远无夹层，右冠脉开口支架可见血肿，但右冠窦无血肿，支架贴壁良好（图 1-11-1）。患者 1 年随访未有不适。复查冠脉 CT 未见明显狭窄。

☞点评：

医源性冠脉夹层是介入手术中较为常见的并发症之一，严重冠脉夹层可导致急性心肌梗死，甚至发生猝死。冠脉夹层可以发生在介入操作的诸多环节，包括冠脉造影、操作指引导管、操控

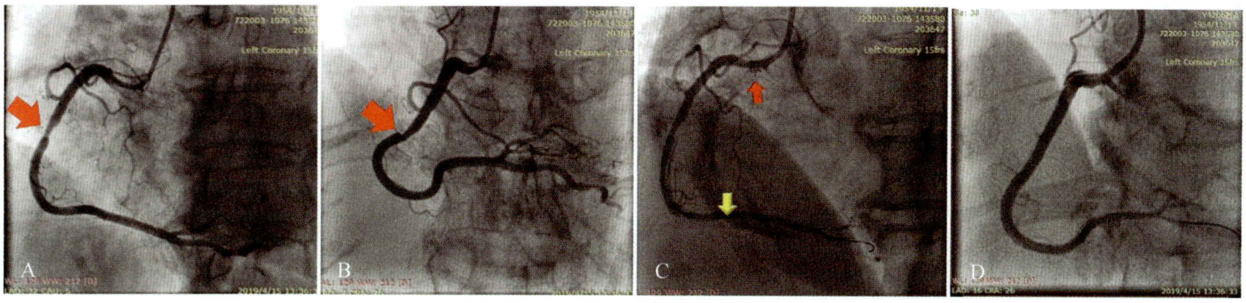

图 1-11-1 **A**，**B**. 冠脉造影显示：右冠脉中段可见狭窄，病变发白；**C**. 右冠脉开口急性完全闭塞，导丝进入真腔后，冠脉血流恢复，造影显示右冠脉开口夹层伴血肿，夹层一直延伸至右冠脉第二转折以远；**D**. 右冠脉开口、远段，在右冠脉中段顺序植入支架后，造影显示支架贴壁良好，支架边缘未见夹层，右冠窦未见血肿产生，右冠脉近段可见血肿，但未向右冠脉开口及右冠脉远段延伸

导丝（导丝出指引导管时，导丝通过狭窄病变处等）或球囊预扩张以及支架释放时。医源性冠脉夹层重在预防。对于左、右冠脉开口病变，选择头端较长指引导管（如 AL、EBU 和 XB 系列等）或 7 ～ 8 F 管腔较大指引导管往往容易导致开口嵌顿、夹层，特别是指导导管到位后不同轴、张力过高、用力推注造影剂等。因此，对于冠脉开口或近端有病变，选用比较强支撑力的指引导管时，尽量将指引导管开口撤离至冠脉开口一定的距离；或者在指引导管开口与主动脉之间放一根导丝，防止导管冲进冠脉内。

导丝出指引导管口和通过病变时要轻柔，球囊扩张后造影明确有无严重夹层延伸，支架释放要尽量覆盖病变，支架释放时压力不要过大，球囊边支保护时压力不要过大等。在指引导管到位、导丝通过病变后、球囊扩张后、支架植入后要尝试“冒烟”或造影，仔细阅图，对于已经发生的医源性冠脉夹层尽早发现，特别是患者出现不适、心电图变化、血流动力学不稳定时，一定要考虑冠脉夹层可能。发现的夹层，根据患者的症状、心电图变化、冠脉血流、血流动力学变化，及时做出处理。对于冠脉闭塞发生率较低的患者密切观察，使用紧张素转化酶抑制剂/血管紧张素受体拮抗剂、螺内酯、β 受体阻滞剂均应考虑在血压、心率可耐受状态下最大化剂量，减少夹层延伸，使用双抗药物减少急性闭塞的发生。对于需要介入治疗的病例，支架释放应该首先覆盖远段夹层，再覆盖近段夹层，最后释放中段夹层。对于严重钙化、迂曲，和夹层逆向严重影响冠脉窦、升主动脉的病例，应该及时外科处理。对于可疑、微小夹层，可采用腔内影像学检查，特别是 OCT 检查，来明确处理策略。

该医源性冠脉夹层发生于 JR4.0 指引导管沿 J 型钢丝至右冠窦时，J 型钢丝头端对右冠脉开口造成损伤，JR4.0 指引导管不同轴的情况下推注造影剂，夹层进一步向远段延伸，最终冠脉开口完全闭塞。冠脉开口闭塞后，导丝及时进入真腔到达远段，是该患者的生命线。采用双导丝技术，导丝误入假腔后，不着急“冒烟”或者造影，调整另外一根导丝尝试找寻真腔，此时选择导丝时尽量选用头端柔软、操控性好的导丝（如 BMW、Runthrough 和 SION 等），少使用超滑导丝如 Whisper、Pilot 等系列；操作导丝时可采用快速旋转、轻柔缓慢推进，如前进困难适时后退调整，必要时使用 IVUS 指导确定是否在真腔。该患者导丝到达真腔后，未进行球囊预扩张，血流即恢复，可能是导丝遮挡了夹层片的原因。冠脉血流恢复后，我们未进行预扩张，直接行支架植入。由于冠脉夹层破口在右冠脉开口，为防止远段介入治疗过程中夹层逆向撕向右冠窦，所以采取首先于右冠脉开口植入支架，确认支架释放完全覆盖右冠脉开口后，植入第二枚支架覆盖远段夹层，最后植入第三枚中间支架。支架植入后充分后扩张，确认开口支架及远段支架贴壁良好。最后造影确认冠脉窦及远段支架远段未有造影剂滞留或充盈缺损。手术结束后严格控制血压、心率。长期双抗、他汀等治疗。患者预后良好。

（中国人民解放军总医院第一医学中心　章明
中国人民解放军总医院第二医学中心　曹丰）

病例 2：前降支迂曲钙化病变PCI术中出现螺旋夹层1例

女性，77岁，因“发作性胸闷、心慌4年，再发1小时”于2015年10月29日入院。入院后诊断为“冠状动脉粥样硬化性心脏病、急性非ST段抬高型心肌梗死，心功能2级；阵发性房颤；高血压2级”。既往有高血压病史10年，无糖尿病史，无烟酒等不良嗜好，无冠心病家族史。于2015年11月4日行冠脉造影示：冠脉分布呈右优势型，左主干未见狭窄，LAD近段斑块形成，伴局部血管瘤、钙化及夹层形成，局部最重处狭窄约95%，血流TIMI 3级（图1-11-2A）；LCX多发斑块形成伴轻度狭窄，血流TIMI 3级（图1-11-2B）；RCA中段90%狭窄，前向血流TIMI 3级（图1-11-2C）。征得患者及家属同意后于左冠脉行介入治疗，在诊断导丝引导下送6 FEBU3.5指引导管至LCA开口，送BMW导丝至LAD远端，首次送入波科2.5 mm×15 mm球囊至病变处以12 atm预扩张（图1-11-2D），扩张不满意，球囊不能通过，换用波科2.5 mm×20 mm球囊至病变处再次以12 atm预扩张（图1-11-2E），球囊预处理满意（图1-11-2F），拟于病变处植入波科3.5 mm×28 mm支架，前降支开口冠脉夹层、造影剂滞留（图1-11-2G），以9 atm释放支架，造影提示无复流（图1-11-2H），考虑远段病变覆盖不全，于病变远段植入波科3.5 mm×14 mm支架（图1-11-2I），以9 atm释放支架，造影提示：仍无前向血流，病变以远球囊低压力扩张，造影提示：远端螺旋样夹层（图1-11-2J），前向TIMI血流1级。2021年9月8日患者再次入院，复查冠脉造影提示：左冠脉血流通畅（图1-11-2K、L），前向血流TIMI 3级，未见严重狭窄；于右冠脉中段植入火鸟3.0 mm×29 mm支架（图1-11-2M）。

☞ 点评：

PCI术中继发性冠脉夹层是冠心病介入治疗的严重并发症之一，发生于大血管近端的夹层往往导致大面积心肌梗死或缺血，在合并低血压、休克等情况下，往往危及生命。因此PCI术中应对患者冠脉病变进行充分的评估、积极预防冠脉夹层的发生，一旦发生要及时识别并给予正确处理。

PCI继发性冠脉夹层形成因素包括冠状动脉解剖因素及介入操作相关因素。

1. 冠状动脉解剖因素：①严重扭曲、成角病变（＞45°）；②长节段和弥漫病变；③钙化病变；④严重偏心性病变；⑤慢性闭塞性病变；⑥复杂冠脉病变。

2. 介入操作相关因素：①指引导管过度深插、特殊类型指引导管（如Amplatz导管）、管腔直径较大等因素；②球囊直径明显大于病变血管直径（＞1∶1.2）、普通球囊高压力扩张钙化或难扩张病变、球囊破裂、切割球囊或双导丝球囊技术治疗血管弯曲处病变；③较硬的导丝通过钙化、扭曲病变，易损伤血管内膜或刺破血管壁；④支架球囊扩张时支架对两端管壁挤压。

该病例患者为高龄，长期高血压，冠脉造影

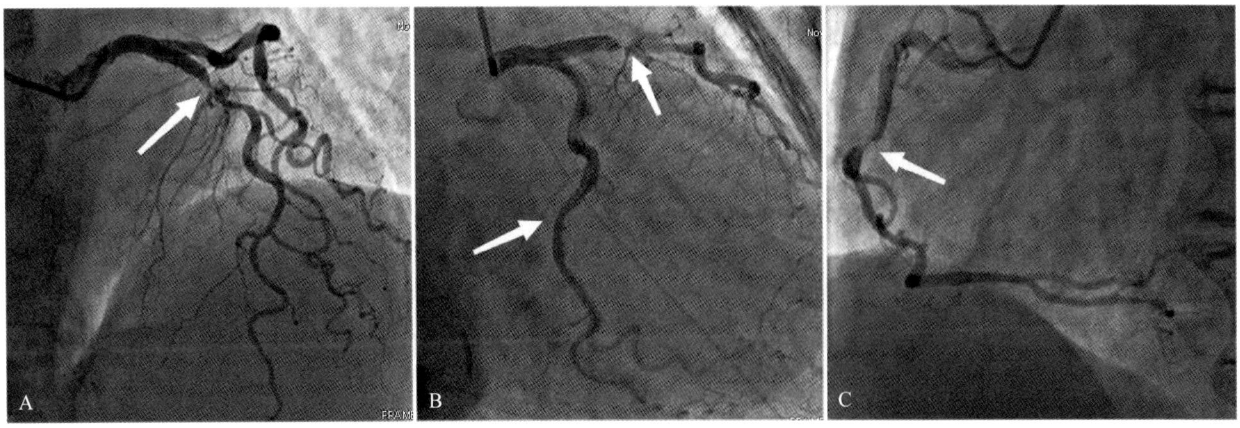

图1-11-2 **A.** 箭头提示LAD近段95%狭窄；**B.** 箭头提示LAD近段95%狭窄，LCX远段动脉粥样硬化；**C.** 箭头提示RCA中段90%狭窄，后降支近段60%～70%狭窄；**D.** LAD近段植入2.5 mm×15 mm球囊扩张；**E.** LAD近段植入2.5 mm×20 mm球囊扩张；**F.** 箭头提示LAD病变处球囊处理后；**G.** LAD近段3.5 mm×28 mm支架定位时近段夹层；**H.** 箭头示LAD近段支架释放后无复流；**I.** 箭头示LAD病变远段植入3.5 mm×14 mm支架；**J.** 病变充分覆盖后，前向1级血流；**K.** 2021年9月复查左冠脉造影；**L.** 2021年9月复查左冠脉造影；**M.** 右冠脉中段植入3.0 mm×29 mm支架

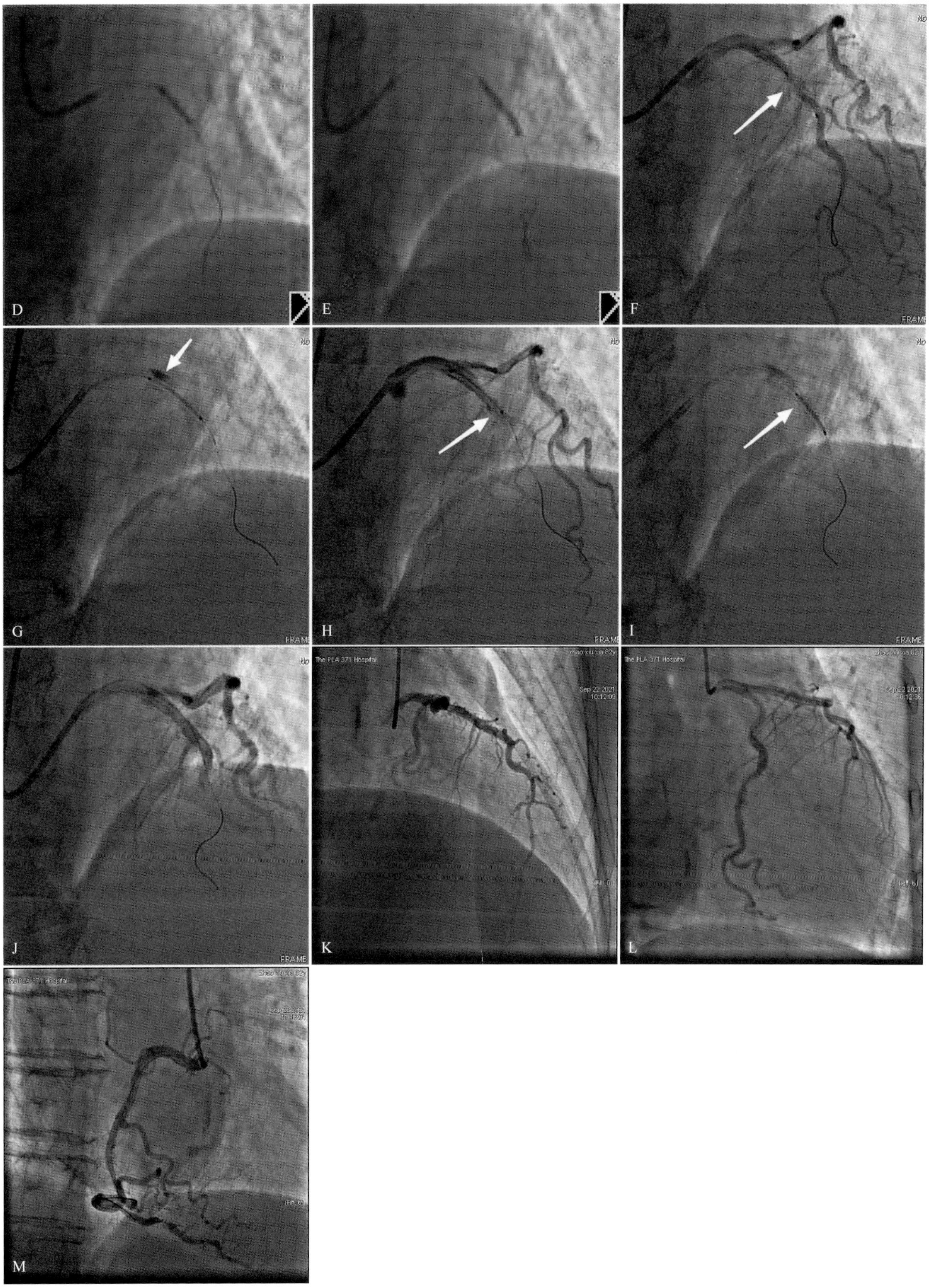

图 1-11-2 续

结果提示：严重扭曲、钙化、弥漫病变，为继发性冠脉夹层的常见原因。术前应充分评估病变的性质，必要时行血管内超声指导：①血管内超声可充分判断冠脉钙化的程度；②球囊扩张后行血管内超声检查，可以更好地判断病变预处理情况，早期发现继发的冠脉夹层，减少造影剂的推注，避免球囊扩张后冠脉夹层的进一步加重；③血管内超声可以指导支架型号的选择，避免支架过大；④血管内超声可以指导支架的定位，避免支架定位期间反复推注造影剂进一步扩大夹层范围，充分覆盖病变以及球囊扩张后冠脉夹层的入口。在没有血管内影像学的情况下，可以用不大于血管直径的短非顺应性球囊，于标准压力下预扩张，预防球囊破裂；密切监测有创压力曲线、避免无意间的指引导管深插，稳定指引导管、导丝生命线，一旦影像提示冠脉夹层，尽量少推注造影剂，以长支架充分覆盖病变及夹层开口。

对于医源性冠脉夹层的治疗原则：血管直径＜2.5 mm，其供血范围很小或没有症状者，可行药物治疗，否则要重复PTCA或植入支架。如血管直径＞2.5 mm，需要植入支架。植入支架后夹层消失，血流通畅，症状缓解者可接受，否则需CABG治疗。

该患者为高龄，冠脉夹层后只覆盖了夹层的撕裂口，术后强化抗栓，再次复查冠脉造影提示：相应血管血流通畅，血管内膜及支架内无夹层、血肿、增生病变。

（中国人民解放军陆军第八十三集团军医院
卫世强　刘会君）

病例3：指引导管延长导管内用力推注造影剂致右冠脉夹层1例

患者，女性，79岁，因“反复胸闷、胸痛10余年，再发1个月”于2021年12月17日入院。患者于2009年8月26日因出现胸骨后压榨样疼痛，向背部及左上肢放射，伴全身大汗、恶心，就诊于我院，完善检查后诊断“冠心病，非ST段抬高型心肌梗死；高血压3级，很高危”，行冠脉造影及PCI术，于回旋支中段、右冠脉近中段、右冠脉后分叉前、左心室后支狭窄处各植入支架（Medtronic）一枚，术后恢复良好，出院后规律服药治疗（阿司匹林、阿托伐他汀、美托洛尔、氨氯地平等），1个月前胸闷、胸痛再发。既往有高血压、痛风病史。入院查体：脉搏76次/分，血压132/86 mmHg，神志清楚，未见颈静脉怒张，双肺未闻及干湿啰音，心浊音界正常，心律齐，各瓣膜听诊区未闻及杂音，双下肢无水肿。心电图、肌钙蛋白正常。2021年12月27日冠脉造影显示（见图1-11-3 A～C）：左前降支（LAD）近中段弥漫性狭窄约50%～80%伴钙化，第一对角支开口局限性狭窄90%；左回旋支（LCX）近段节段性偏心性狭窄50%，中段支架内血流通畅，无再狭窄。可见左冠脉向右冠脉供应侧支循环（侧支血流1级）。右冠脉（RCA）优势型，右冠脉近中段支架内再狭窄约70%～99%，右冠脉后分叉前、左心室后支（PLA）支架内完全闭塞，前向血流TIMI 0级。根据冠脉造影结果，决定对右冠脉病变行PCI术（手术过程见图1-11-3 D～J）。经右桡动脉鞘送JR指引导管到右冠脉开口，在导引延伸导管和微导管支撑下，送导引钢丝通过右冠脉闭塞病变至左心室后支远段，但微导管无法通过右冠脉远段闭塞病变，退出微导管，改送1.5 mm×15 mm球囊通过闭塞病变并扩张，再先后用2.0 mm×15 mm、2.5 mm×15 mm、3.0 mm×12 mm球囊在支架内再狭窄病变处多次扩张，退出球囊，由于助手用力过大，再造影发现右冠脉远段重度夹层，考虑右冠脉是闭塞病变且有左冠脉逆供血，遂终止手术，继续药物治疗。术后患者无明显不适。

☞点评：

冠状动脉夹层是指冠状动脉内膜撕裂，或内膜下血肿形成，引起冠状动脉血流急剧受阻，甚至管腔闭塞，可导致急性心肌缺血、急性心肌梗死、心脏性猝死。冠脉夹层分为原发性、继发性两种。介入过程引起的夹层属于继发性冠脉夹层。介入引起冠脉夹层的常见原因有：①在操作方面，没有全程进行X线透视，导致导管深插、导丝进入假腔，球囊高压力反复扩张，反复操作导丝、球囊及支架损伤血管内膜；②选用器械方面，选用口径过大或支撑力过强的导管、较硬的导丝或较大的球囊；③推注造影剂时用力过大，造影剂用量过多，尤其是发生在导管与冠状动脉不同轴的情况下；④冠脉解剖方面，冠脉严重扭曲成角病变、严重偏心性病变、长节段和弥漫病变、严重钙化病变、慢性闭塞性病变及复杂冠状动脉病变易发生夹层。

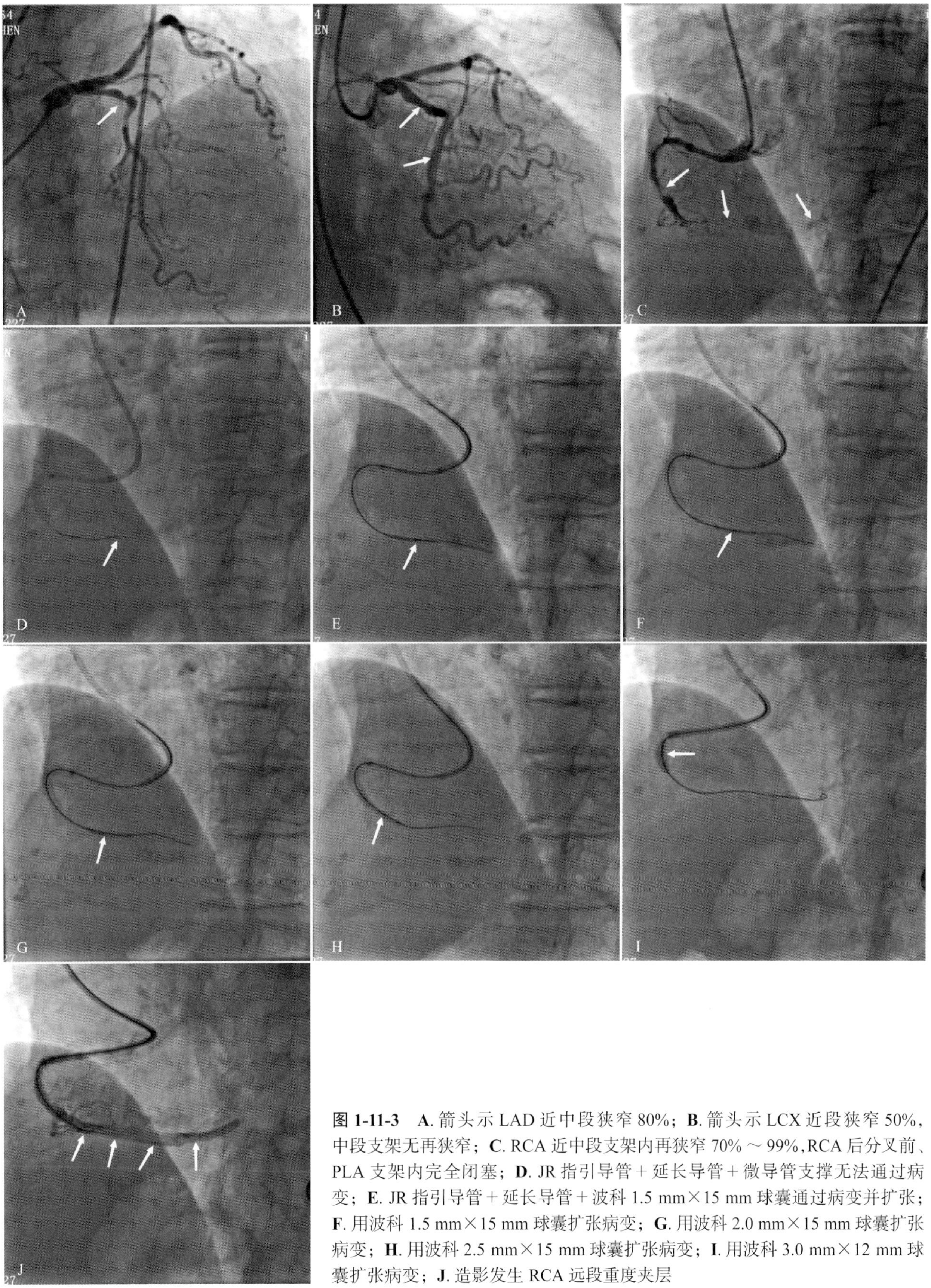

图 1-11-3 **A**. 箭头示 LAD 近中段狭窄 80%；**B**. 箭头示 LCX 近段狭窄 50%，中段支架无再狭窄；**C**. RCA 近中段支架内再狭窄 70% ～ 99%，RCA 后分叉前、PLA 支架内完全闭塞；**D**. JR 指引导管＋延长导管＋微导管支撑无法通过病变；**E**. JR 指引导管＋延长导管＋波科 1.5 mm×15 mm 球囊通过病变并扩张；**F**. 用波科 1.5 mm×15 mm 球囊扩张病变；**G**. 用波科 2.0 mm×15 mm 球囊扩张病变；**H**. 用波科 2.5 mm×15 mm 球囊扩张病变；**I**. 用波科 3.0 mm×12 mm 球囊扩张病变；**J**. 造影发生 RCA 远段重度夹层

出现冠脉夹层后，常采用以下办法：①保守（药物）治疗：适用于夹层位于单一的分支血管，且血流动力学未受明显影响或病情稳定的病例。②植入支架：夹层累及较大血管，相对局限，影响血流动力学稳定。但支架植入后可能会导致夹层扩大、血肿形成，甚至血管闭塞。③冠状动脉旁路移植术：适用于冠脉多支血管病变、左主干夹层、累及血管范围大、血流动力学极不稳定、支架植入困难时或支架植入失败时。

本例患者 3 年前于回旋支中段、右冠脉近中段、右冠脉后分叉前、左心室后支狭窄处各植入支架，本次入院冠脉造影：右冠脉近中段支架内再狭窄约 70% ～ 99%，右冠脉后分叉前、左心室后支支架内完全闭塞，前向血流 TIMI 0 级，但有来自左冠脉的侧支供应。发生夹层的主要原因是：右冠脉支架内再狭窄严重，管腔空间面积很小；为加强支撑力，使用指引导管延长导管并深插；推注造影剂用力过大、用量太多。本例患者右冠脉虽然很大，但因为原来右冠脉基本闭塞，有来自左冠脉的侧支供应，故发生夹层后没有出现急性心肌缺血、梗死、心室颤动、猝死的并发症，也因为如此，我们及时终止手术，采用保守治疗，终未发生不良后果。

（中国人民解放军联勤保障部队第九一〇医院
刘甲兴　杨聪德）

第 12 节　无复流现象

经皮冠状动脉介入治疗（PCI）为目前临床上治疗冠状动脉粥样硬化性心脏病最主要、最有效的方法，可以显著改善冠心病患者的生活质量。但在介入治疗过程中我们发现大约有近 5% ～ 50% 患者虽然心外膜主支冠状动脉已解除狭窄和阻塞，仍出现远端前向血流丧失（TIMI 0 ～ 1 级，无复流）或明显减慢（TIMI 2 级，慢血流），导致心肌细胞灌注不能维持，即发生了无复流现象。

无复流现象绝大多数发生在急性冠脉综合征尤其是 ST 段抬高型急性心肌梗死患者，也可以发生在稳定性冠心病患者。尽管无复流现象的产生机制目前尚未十分清楚，但目前部分学者认为导致无复流发生的主要机制与微循环阻塞、再灌注损伤等因素相关。除此之外，可能同个体易感性也有一定联系。我国于 2022 年发布了《ST 段抬高型心肌梗死患者急诊 PCI 微循环保护策略中国专家共识》，对冠脉无复流现象从机制到防治措施等方面进行了详尽的阐述。

一、冠脉无复流的发生机制

（一）微循环的栓塞及痉挛

接受介入诊疗的冠心病患者尤其是 STEMI 患者在介入操作中，血管壁上的血栓和斑块在导丝、球囊及支架的机械作用下形成微小血栓和斑块碎片，随血流至远端微循环导致栓塞和痉挛，栓塞和痉挛程度与手术操作时碎屑脱落及累积量密切相关。当冠状动脉微循环阻塞超过 50% 时，会引起心肌灌注的减少。规范化手术操作可有效减轻医源性微循环栓塞及痉挛。

（二）缺血 / 再灌注损伤

心外膜冠状动脉闭塞导致心肌细胞及内皮细胞缺血坏死、细胞间质肿胀，促炎因子及缩血管物质释放增多，同时一氧化氮生成减少及血管内皮生长因子上调，这些因素导致血管舒张功能减退、微血管阻塞发生以及血管通透性增加。缺血持续时间越长，心肌受损程度越重，因此冠脉无复流严重程度和缺血时间有明显的相关性。STEMI 患者缺血时间越长，无复流发生率越高。另外，再灌注损伤与缺血时间及再灌注时的血流量有密切关系。研究显示，再灌注对心肌的损害可能比缺血性损伤本身更严重，心肌缺血时间超过最佳血运重建时间，再行血运重建会加重已存在的内皮损伤，而且血流恢复越迅速，微血管损伤越重。再灌注导致流入管腔内的血小板及中性粒细胞增加，产生氧自由基、前列环素、蛋白水解酶，进一步加重炎症反应，与原本预存的内皮功能损伤一同增加无复流的风险。

（三）个体差异及危险因素

血管反应性存在个体差异，栓子脱落产生的栓塞和痉挛程度也有所不同。冠脉无复流的危险因素还有：

1. 临床因素　吸烟、糖尿病、高血压、血脂异常、肾功能不全、心源性休克等。

2. 血管因素　靶病变血管直径大、病变复杂程度高、缺血时间较长（> 6 小时）、侧支循环差及存在高血栓负荷。

3. 病变斑块性质　病变性质为破裂斑块、富含脂质、斑块负荷重。上述因素共存时，发生急诊 PCI 术中冠脉无复流的概率更高。

二、降低冠脉无复流的风险及出现无复流时的操作

冠脉无复流的防治策略主要包含药物策略、非药物策略以及优化介入手术操作流程。

（一）药物防治策略

1. 静脉及冠脉内用药　依据患者的病变及病情，应用药物来规避和减少无复流的发生。以冠状动脉（病变局部或其远端）或经静脉的方式给药。给予扩张小血管药物，可预防或缓解微循环痉挛及栓塞，增加心肌有效灌注量。高血栓负荷时，可于静脉或冠状动脉内给予溶栓药物，也可用微导管、侧向灌注球囊等在血栓局部注入，以减轻血栓负荷。不同的药物可以出现不同的副作用，因此需要注意控制剂量。常用药物、剂量及其给药途径见表 1-12-1。

2. 半量溶栓＋PCI 策略　常规易化 PCI（溶栓＋介入）因增加颅内出血风险未在临床广泛应用。半量静脉溶栓＋PCI 能够获得与 PPCI 相似的疗效，不增加出血风险，且患者心外膜血流和心肌灌注等指标的改善均优于 PPCI。建议发病时间 < 6 小时，预计 PPCI 延迟 1 h 以上的 STEMI 患者可考虑行半量溶栓＋PCI 策略。

3. 口服用药　①抗血小板药物：阿司匹林联合 P2Y12 受体抑制剂是 STEMI 治疗的基石。与氯吡格雷相比替格瑞洛具有较低的急诊 PCI 术中慢血流 / 无复流发生率。建议非高出血风险的 STEMI 患者使用替格瑞洛联合阿司匹林的双联抗血小板治疗，不耐受替格瑞洛或高出血风险患者可选用氯吡格雷。②他汀类药物：除降低血脂外，他汀类药物还可减轻内皮细胞的损伤及微血管炎症，对微循环具有保护作用。PCI 前使用负荷剂量的强化他汀类药物治疗可显著降低术后发生无复流 / 慢血流的风险，减少不良事件发生，改善患者远期预后，但存在药物肝损害的风险。③其他药物：PCI 术前口服尼可地尔可达到与静脉或冠状动脉内使用类似的效果，建议术后继续服用尼可地尔。

（二）非药物防治策略

1. 血栓抽吸　对高血栓负荷进行抽吸能减少血栓容量，降低微血管栓塞的发生及改善心肌灌注。建议对高血栓负荷患者进行血栓抽吸，并注意其操作技巧。尤其对于 IRA 直径较大（> 3.0 mm）、血

表 1-12-1　静脉及冠脉内药物防治策略

常用药物	推荐给药途径	常用剂量	备注
扩张微循环药物			
硝普钠	冠状动脉内给药	每次 50 ～ 100 μg	半衰期短，可冠状动脉内多次给药
腺苷	冠状动脉内给药	每次 100 ～ 200 μg	半衰期短，可冠状动脉内多次给药
尼可地尔	冠状动脉内给药	每次 2 ～ 4 mg	半衰期长，术前单次给药
非二氢吡啶类钙通道阻滞剂	冠状动脉内给药	维拉帕米每次 100 ～ 200 μg；地尔硫䓬每次 200 ～ 400 μg	具有负性肌力、负性传导作用，心力衰竭及心率偏慢的患者慎用
抗栓药物			
血小板糖蛋白Ⅱb/Ⅲa 受体拮抗剂	负荷量可静脉或冠状动脉内给药，静脉维持	10～25 μg/kg 负荷量，之后 0.10～0.15 μg/（kg · min）维持 36 h	适用于血栓负荷重、抗血小板治疗不充分以及已经发生无复流的患者
重组组织型纤溶酶原激活剂（阿替普酶、替奈普酶）	半量阿替普酶联合 PCI 时静脉给药；替奈普酶冠状动脉内给药	阿替普酶：负荷 8 mg，之后 90 min 静脉滴注 42 mg；替奈普酶：4 ～ 8 mg	注意出血风险，冠状动脉靶血管内应用可考虑正向或逆向溶栓
重组人尿激酶原	冠状动脉内给药	10 ～ 20 mg	注意出血风险

栓负荷较重、反复手动抽吸无效的患者可以考虑使用机械抽吸。在操作中注意在回撤抽吸导管时，持续负压避免血栓脱落，当抽吸导管全程负压撤出体外后，应反复使用肝素盐水冲洗指引导管，避免血栓残留。

2. 准分子激光消融术　对血栓负荷重、其他方法效果不佳的患者可以酌情考虑采用准分子激光消融术进行消融减栓。

3. 延迟支架植入术　高血栓负荷及存在无复流高风险的患者 TIMI 血流恢复 3 级后，或经各种方法较长时间尝试后，TIMI 血流仍不能恢复 3 级的患者，可结束手术送入监护室强化抗栓治疗，择期行冠状动脉支架植入术。

（三）介入手术的优化操作及注意事项

介入手术的规范化操作可以减少无复流的发生，增加心肌的有效再灌注。以下是根据临床经验，对 STEMI 患者实施急诊 PCI 的几条建议：

1. 先快后慢　为减少缺血 / 再灌注损伤及微栓塞，尽量缩短入急诊科球囊导管扩张时间以尽早开通血流。闭塞血管恢复血流后，应适当放慢操作速度，以避免快速的大量血流灌注导致心肌再灌注损伤。

2. 降低血栓负荷　当血栓负荷较重时（TIMI 血栓分级 ≥ 4 级），冠状动脉内注入 GPⅡb/Ⅲa 受体拮抗剂，也可使用尿激酶原等新型溶栓药物在靶血管内正向或逆向溶栓。效果不佳者应用抽吸导管抽吸或激光导管消融血栓，以减少血栓容积，避免冠状动脉微循环栓塞。

3. 维持心肌有效灌注压　血压偏低时，考虑扩容并应用升压药物。药物效果欠佳时应考虑器械辅助装置如主动脉内球囊反搏、体外膜肺氧合等。

4. 扩血管药物应用　扩张微循环药物可以避免介入治疗导致的微血管栓塞和痉挛。可选择单次冠状动脉内（或静脉）应用尼可地尔，或在球囊扩张和支架植入后于冠状动脉内小剂量注入硝普钠或腺苷，其半衰期较短，可多次给药。为使扩血管药物完全起效，建议给药后等待数分钟，密切观察心电、血压等，待血流恢复后再进行下一步操作。

5. 减少造影剂使用　尽量减少冠状动脉造影次数和造影剂的使用剂量，避免心肌进一步损伤。黏稠的造影剂会增加微循环阻力，影响血流，尤其当存在低血压、心率过快或过慢时造影剂排空会更慢，对该类患者更需谨慎。可在透视下少量注射稀释后的造影剂观察血流，当 TIMI 血流 3 级时方可造影。

6. 避免复杂术式　分叉病变避免双支架植入术，多支病变仅处理梗死相关动脉（IRA），除非其他血管影响血流动力学，否则可择期处理。尽量减少急诊 PCI 手术的时间，减少围术期并发症。

7. 特殊人群的防护　①老年或合并肾病、脑血管疾病及其他系统疾病的患者：冠状动脉处理策略更要简化，以最安全的方式来解决临床问题，减少围术期不良事件；②年轻患者尽可能采用无植入介入技术：IRA 恢复 TIMI 血流 3 级后，可使用光学相干断层成像了解病变性质，如直径狭窄率＜ 70%，且为斑块侵蚀，可选择强化药物治疗，避免植入支架。

8. 支架选择　① STEMI 急性期常存在血管痉挛，评估血管直径前要在冠状动脉内酌情给予硝酸酯类药物，同时避免低血压；②尽量根据造影结果选择大小适宜、完全覆盖病变的支架；③尽量避免植入较多或过长的支架，避免因反复后扩张操作引起无复流；④考虑使用腔内影像学指导支架的选择和植入；⑤需后扩张时，扩张前应用血管扩张剂，有可能减轻微血管栓塞和痉挛引起的无复流。

9. 药物涂层球囊的应用　随着无植入介入技术的广泛开展，有研究显示在 STEMI 患者中应用药物涂层球囊（DCB）是安全、有效的，主要针对 IRA 预处理后残余狭窄 ≤ 30%，无远端血流限制性夹层或血肿的患者。因 DCB 不需要后扩张，可能会对术中无复流的发生起到一定预防作用。但应注意当残余血栓负荷重时使用 DCB 效果不佳。

三、病例报告

病例 1：RCA 支架植入后大压力扩张导致无复流

患者男性，65 岁，因“阵发性心前区疼痛 10 天”于 2023 年 5 月 4 日入院，既往糖尿病病史。诊断：①冠状动脉粥样硬化性心脏病，不稳定型心绞痛；② 2 型糖尿病。入院后给予阿司匹林 100 mg 口服 1 次 / 日，硫酸氢氯吡格雷 75 mg 口服 1 次 / 日，瑞舒伐他汀 10 mg 口服 1 次 / 晚，并于冠脉诊疗当日给予硫酸氢氯吡格雷 300 mg 顿服。5 月

8 日行冠脉造影检查结果示：冠脉供血呈右优势型，LM 开口可见狭窄程度约 30% 的硬化斑块，LAD 近段及中段内膜不光滑，可见多处狭窄程度 30% ～ 40% 硬化斑块，远端血流 TIMI 3 级；LCX 细小，管腔内径约 1.5 mm，开口及远段可见狭窄程度约 95% 的局限性狭窄，远端血流 TIMI 3 级。对角支内膜不光滑，狭窄度约 20% ～ 30%，远端血流 TIMI 3 级。RCA 近中段可见狭窄度约 30% ～ 40% 的硬化斑块，中远段约 50% ～ 85% 弥漫性狭窄。

实施 PCI 过程：处理靶血管为 RCA。在预处理右冠脉病变后，选用 4.0 mm×38 mm Promus Premier 支架于 RCA 中远段病变处以 11 atm 扩张释放，后选用 4.0 mm×12 mm NC Sprinter 后扩张球囊至支架内进行高压后扩张。此时心电监护提示 ST 段抬高，血压由 150/90 mmHg 下降至 100/70 mmHg，患者出现咽痛，出现了冠脉无复流，给予去甲肾上腺素维持血压同时，送入 FINECROSS 微导管至支架以远给予硝普钠 200 μg 5 次，ST 段回落及症状消失后复查造影显示血管恢复通畅（图 1-12-1）。

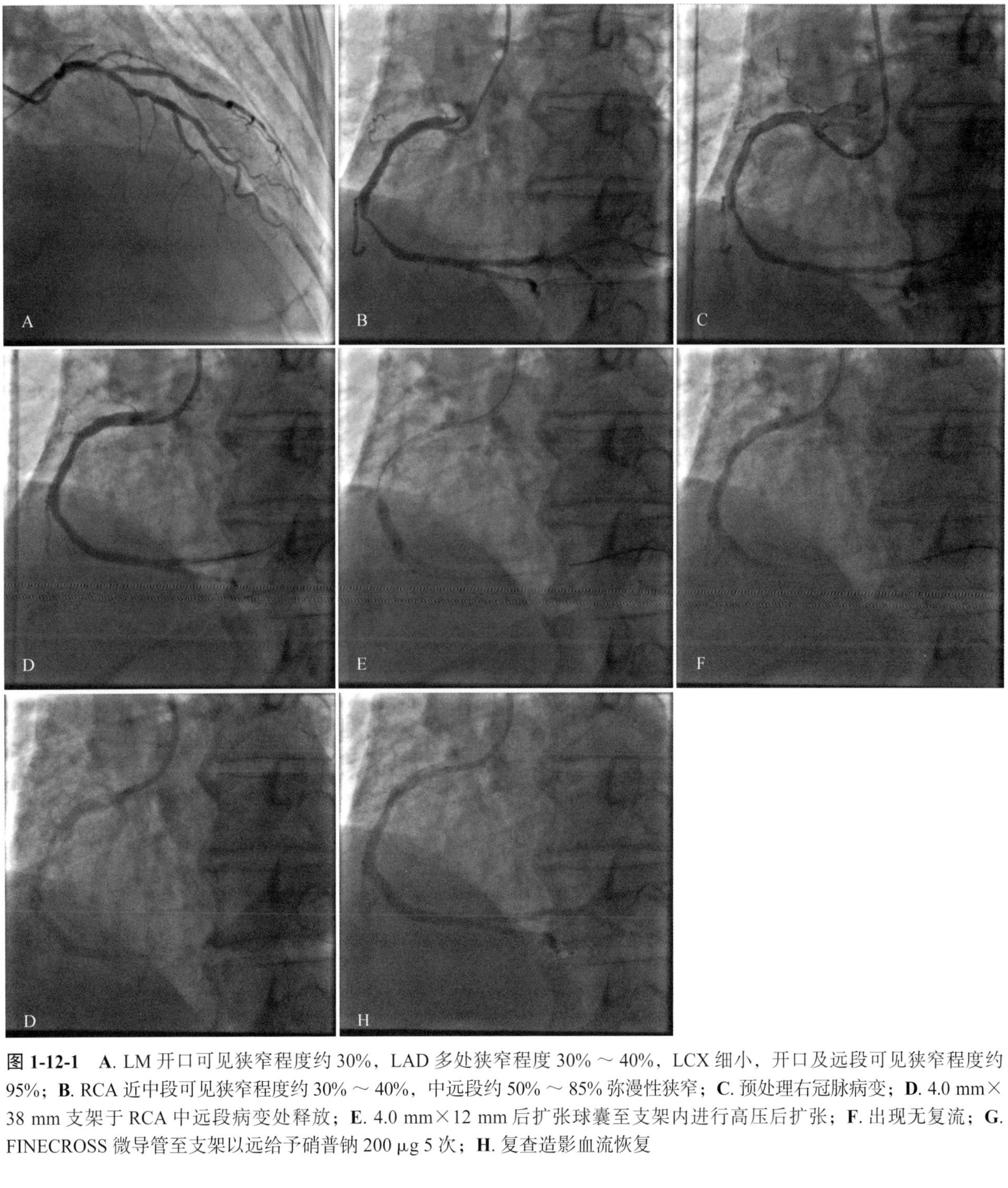

图 1-12-1 **A**. LM 开口可见狭窄程度约 30%，LAD 多处狭窄程度 30% ～ 40%，LCX 细小，开口及远段可见狭窄程度约 95%；**B**. RCA 近中段可见狭窄程度约 30% ～ 40%，中远段约 50% ～ 85% 弥漫性狭窄；**C**. 预处理右冠脉病变；**D**. 4.0 mm×38 mm 支架于 RCA 中远段病变处释放；**E**. 4.0 mm×12 mm 后扩张球囊至支架内进行高压后扩张；**F**. 出现无复流；**G**. FINECROSS 微导管至支架以远给予硝普钠 200 μg 5 次；**H**. 复查造影血流恢复

☞点评：

右冠脉支架植入后出现慢血流在临床上很常见，常见的原因很有可能与微血管功能障碍、内皮功能障碍、血栓负荷重、胆固醇结晶碎片的释放有关。在介入治疗过程中，导丝的进入、球囊和支架的机械性扩张可能导致动脉粥样斑块破裂，由脂质基质、内皮细胞和血小板、血栓组成的斑块碎屑引起微血管的机械性阻塞，造成微血管缺血和损伤。

此例患者为2型糖尿病患者，冠脉分布为右优势型，血管钙化明显，病变前后血管直径达4.0 mm，且病变较长，因此选择4.0 mm×38 mm支架低压力释放，植入后即刻显示血流通畅，同等直径后扩张球囊以14～16 atm扩张近、中段后出现无复流，心电监护显示ST段抬高，血压由150/90 mmHg下降至100/70 mmHg，患者出现咽痛，去甲肾上腺素维持血压同时，微导管至支架以远给予硝普钠200 μg 5次，ST段回落及症状消失后造影显示血管通畅。

本例借鉴：

1. 局部钙化严重、血栓负荷重的病变在支架释放后或高压扩张后易发生慢血流及无复流，释放支架时尽量一次高压扩张，避免二次高压力后扩张；此例患者因为植入长支架，当支架膨胀不全或者过长必须进行后扩张时应先于冠脉内给予扩血管药，保证血流速度正常后再进行后扩张；因此建议可先给予硝普钠或者硝酸甘油后再进行后扩张，后扩张结束后再给予硝普钠等扩血管药物后进行造影。

2. 此例无复流的处理较规范，经微导管冠脉内至支架远端推注硝普钠连续多次，泵入去甲肾上腺素3 mg维持血压，并且坚决不造影，症状消失及ST段回落后先"冒烟"证实血流已经恢复正常速度，再进行造影判断。

3. 术后我们给予了替罗非班泵入，替罗非班是血小板GPⅡb/Ⅲa受体拮抗剂，有效抑制血小板激活及血管活性物质的释放，小样本的随机对照试验表明，在高血栓负荷的病例中使用替罗非班可改善冠脉微循环，在TIMI血流、冠脉流速、90分钟内ST段回落以及30天MACE事件发生率方面，替罗非班治疗组有明显的获益。

病例2：RCA支架植入后导致无复流

患者女性，65岁，因"阵发性心前区疼痛3天，加重1天"于2022年10月15日入院，患者3天前情绪波动后出现心前区闷痛，持续时间约1小时，未给予特殊处理，1天前，患者自觉上述症状加重，就诊于我院，心电图提示：下壁导联ST段轻度抬高。既往高血压病史。诊断：①冠状动脉粥样硬化性心脏病，急性下壁ST段抬高型心肌梗死，心功能Ⅰ级（Killip分级）；②高血压（3级，很高危）。入院后当日给予替格瑞洛180 mg口服，后给予阿司匹林100 mg口服1次/日，替格瑞洛90 mg口服2次/日，瑞舒伐他汀10 mg口服1次/晚。患者心肌梗死超过介入诊疗时间窗。于10月20日择期行冠脉造影检查：冠脉供血呈右优势型，LM未见明显狭窄，LAD近中段完全闭塞，远端血流TIMI 0级；LCX细小，近段完全闭塞，可见侧支循环，远端血流TIMI 1级，RCA近中段可见狭窄度约50%～85%的长病变，中远段内膜不光滑，狭窄程度约30%，左心室后支可见90%局限性狭窄，远端血流TIMI 3级。患者三支血管病变+LAD闭塞病变，建议行外科旁路移植（搭桥）治疗，患者家属拒绝，遂尝试开通LAD，在微导管支撑下导丝无法通过闭塞病变，遂放弃。2022年10月22日行冠脉介入治疗。

实施PCI过程：处理靶血管为RCA，为逆向开通前降支做准备。在预处理右冠脉病变后，选用3.5 mm×33 mm火鸟支架于RCA近中段病变处以12 atm扩张释放，后选用3.5 mm×15 mm波科后扩张球囊至支架内进行高压后扩张。此时患者诉胸痛，心率由70次/分下降至50次/分，推注少量造影剂显示冠脉无复流。立即给予多巴胺及去甲肾上腺素维持血压，于冠脉内给予硝普钠100 μg×4次，患者症状改善，心率、血压均恢复正常，复查造影显示无夹层、穿孔等并发症，冠脉血流恢复（图1-12-2）。

☞点评：

此例患者风险较大，以急性下壁心肌梗死入院，入院时超过时间窗，症状缓解，因此给予充分抗栓1周后进行造影检查，造影显示前降支回旋支均为闭塞病变，远端可见自身桥侧支形成，血流TIMI 1级，右冠脉虽为罪犯血管，但是血流TIMI 3级，因此策略为开通前降支后再干预右冠

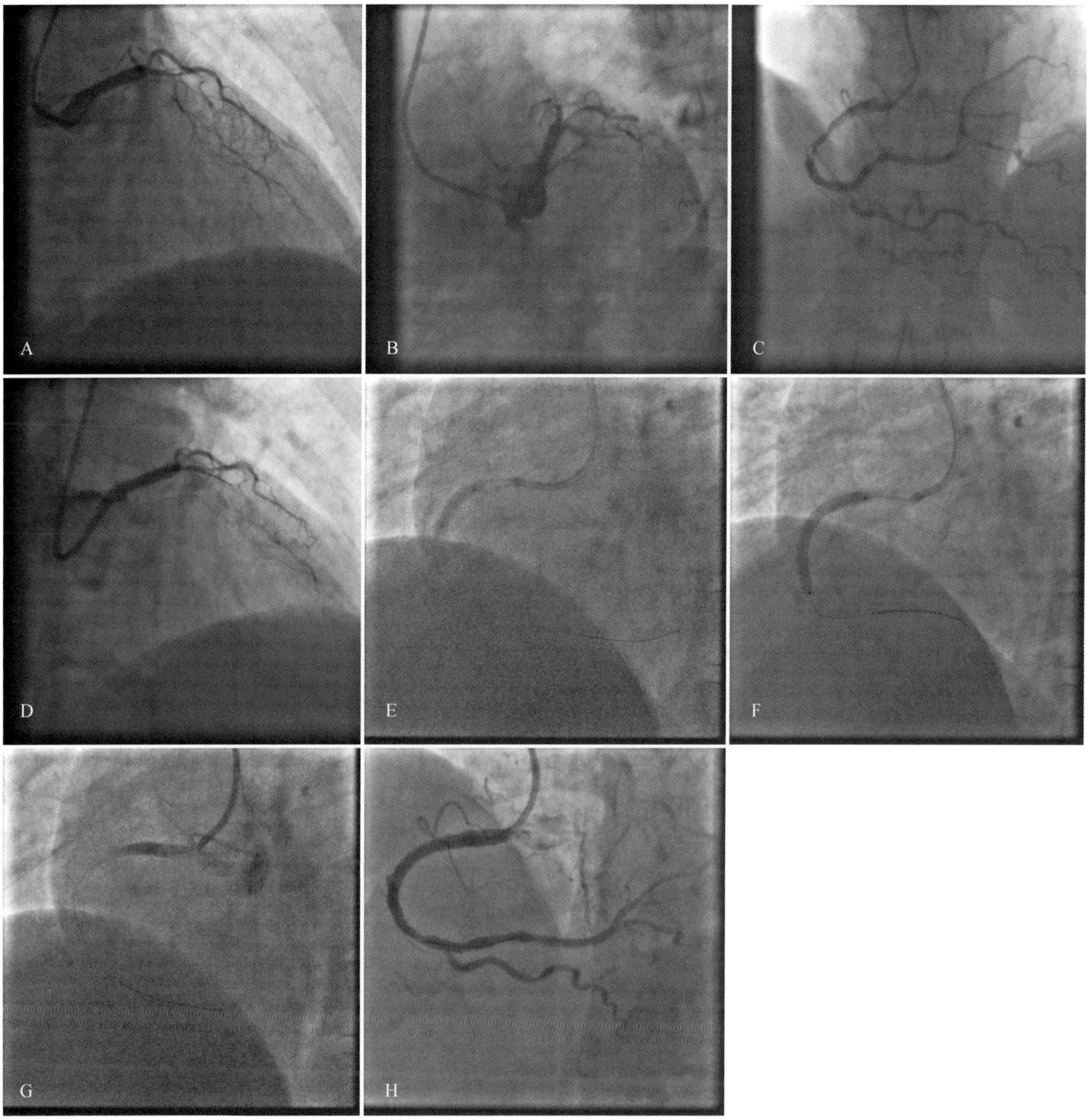

图 1-12-2 **A**、**B**. LM 未见明显狭窄，LAD 近中段完全闭塞，远端血流 TIMI 0 级；LCX 细小，近段完全闭塞，可见侧支循环，远端血流 TIMI 1 级；**C**. RCA 近中段可见狭窄程度约 50% ～ 85% 的长病变，中远段内膜不光滑，狭窄程度约 30%，左心室后支可见 90% 局限性狭窄；**D**. LAD 病变未开通；**E**. 预处理 RCA 病变；**F**. 3.5 mm×33 mm 火鸟支架于 RCA 近中段病变处以 12 atm 扩张释放；**G**. 3.5 mm×15 mm 波科后扩张球囊至支架内进行高压后扩张后出现无复流；**H**. 于冠脉内给予硝普钠 100 μg×4 次，复查造影冠脉血流恢复

脉罪犯血管，几经尝试均不能进入 LAD 真腔，建议患者行搭桥治疗，患者拒绝后再进行阿司匹林加替格瑞洛抗栓 1 周后准备逆向开通 LAD，因此决定 RCA 处理完全后进行下一步操作，预扩张充分及硝酸甘油注射后选择 3.5 mm×33 mm 支架，同等直径后扩张后出现无复流，心率降至 40 次 / 分，血压降至 70/50 mmHg，以多巴胺及去甲肾上腺素维持血压，于冠脉内给予硝普钠 100 μg×4 次，患者症状改善，心率、血压均恢复正常，最后造影显示无夹层、穿孔等并发症。无复流的发生具有个体差异性，局部的血管创伤（即粥样斑块破坏）后组织因子暴露于白细胞、血小板和内皮细胞中激活凝血系统，导致微血栓形成，堵塞微血管。有实验表明，当有 50% 以上冠脉毛细血

管堵塞后，心肌血流不可逆地降低，造成无复流。

本例借鉴

1. 此例患者术者已经十分警惕无复流的发生，尤其是多支病变，右冠脉为生命线，虽经充分抗栓治疗后进行操作，但未行 CYP2C19 基因及血小板功能检测，应进行此类检查以便更加个体化指导抗栓方案。

2. LAD 未开通，为进行逆向操作干预右冠脉病变，风险较高，右冠脉虽为罪犯血管，但也是目前最重要血管，处理时每一步都规范操作，操作者肉眼观察整个血管床，没有任何血栓，仍出现无复流，说明抗栓时间还是较短，无症状时可能延后至心肌梗死 1 个月时更安全。

3. 对近期心肌梗死、长病变的血栓高危患者，可采用更加强化的抗栓方案（替格瑞洛，或氯吡格雷和阿司匹林基础上加用西洛他唑的三联抗血小板药物治疗）。

病例 3：右冠脉大量血栓急诊未开通，抗栓后逆向开通植入支架后无复流

患者男性，48 岁，因“阵发性胸痛 2 天，加重 1 天”于 2021 年 7 月 20 日入院，患者 2 天前突发胸痛不适，持续半小时后自行缓解，1 天前再次出现上述症状，持续不缓解，就诊于外院，就诊期间突发意识丧失，心电监护提示窦性停搏，给予心肺复苏成功后心电图提示下壁心肌梗死，转至我院行急诊冠脉介入诊疗。诊断：冠状动脉粥样硬化性心脏病，急性下壁 ST 段抬高型心肌梗死，心功能Ⅱ级（Killip 分级）。立即给予进口替格瑞洛 180 mg 口服，阿司匹林 300 mg 口服。急诊冠脉造影提示：冠脉供血呈右优势型，LM 未见明显狭窄,LAD 中段心肌桥，远端血流 TIMI 3 级；LCX 远段 80% 节段性狭窄，远端血流 TIMI 1 级，RCA 粗大，自 RCA 中段完全闭塞，远端可见血栓影，远端血流 TIMI 0 级。在球囊预处理 RCA 病变后，远端仍未显影，考虑血栓负荷较重，遂行血栓抽吸及冠脉内尿激酶溶栓治疗，RCA 血流恢复至 TIMI 1 ～ 2 级。考虑 RCA 粗大，血栓负荷较重，选择延迟支架植入治疗。

经规范抗栓治疗 1 个月后，2021 年 8 月 22 日再次行冠脉介入治疗：LM 未见明显狭窄，LAD 中段管壁不规则，远端血流 TIMI 3 级，LAD 远端向 RCA 发出侧支循环；LCX 远段 80% 节段性狭窄，远端血流 TIMI 1 级，RCA 粗大，自 RCA 中段完全闭塞，远端血流 TIMI 0 级。尝试开通 RCA，在微导管支撑下采用正向导丝升级技术未开通闭塞病变，遂停止手术。

实施 PCI 过程：经规范抗栓治疗 3 个月后尝试逆向开通 RCA 病变。对侧造影提示：RCA 近中段闭塞，闭塞段至后三叉前，可见间隔支及回旋支向 RCA 提供侧支，侧支循环建立良好。经逆向开通 RCA 闭塞病变并给予球囊预处理后，选用 2.75 mm×15 mm NC Sprinter 后扩张球囊再次预处理 RCA 病变，选用 3.5 mm×15 mm 药物球囊定位于 RCA 远段-后降支（PD）近段病变处，以 9 atm 扩张释放 60 秒，后选用 3.5 mm×38 mm 波科支架于 RCA 远段-左室后支（PL）近段病变处以 9 atm 扩张释放，3.5 mm×38 mm SYNERGY 支架于 RCA 中-远段病变处以 11 atm 扩张释放，复查造影发现 RCA 血流缓慢，RCA 近段可见血栓影，给予替罗非班 12 ml 及硝普钠 100 μg 多次冠脉内注射后，再选用 4.0 mm×18 mm 吉威支架定位于 RCA 近-中段病变处以 12 atm 扩张释放。复查造影血流恢复 TIMI 3 级，支架近段可见血栓影，考虑患者 RCA 近段血管管腔粗大，不再植入支架，建议药物抗凝治疗。后选用 4.0 mm×15 mm 及 4.5 mm×15 mm 波科后扩张球囊至支架内进行高压后扩张。IVUS 检查支架贴壁良好，近段可见血栓影（图 1-12-3）。

☞ 点评：

冠脉长时间缺血后可出现内皮功能障碍，形态学上表现为内皮细胞肿胀并向微血管内突出，这可能导致微血管管腔闭塞。另外，心肌缺血导致的心肌细胞间质性水肿可能造成微血管压迫，两者进一步加重微循环缺血，导致无复流的发生。在临床上，该机制代表了非常难以治疗的结构性或解剖学无复流，这也可能是在临床研究中，缩短 STEMI 发生到直接 PCI 时间可有效降低死亡率的原因。此例为急性下壁心肌梗死急诊 PCI，血压、血氧饱和度均较差，上台后即出现室性扑动、心室颤动，电复律后给予呼吸机辅助呼吸，镇静后行冠脉造影，右冠脉血栓负荷严重，抽吸后效果欠佳，给予 30 万尿激酶冠脉内溶栓，恢复 TIMI 血流 2 级结束手术，其后 1 个月充分抗栓后拟处理右冠脉罪犯病变，未开通，3 个月后正向仍

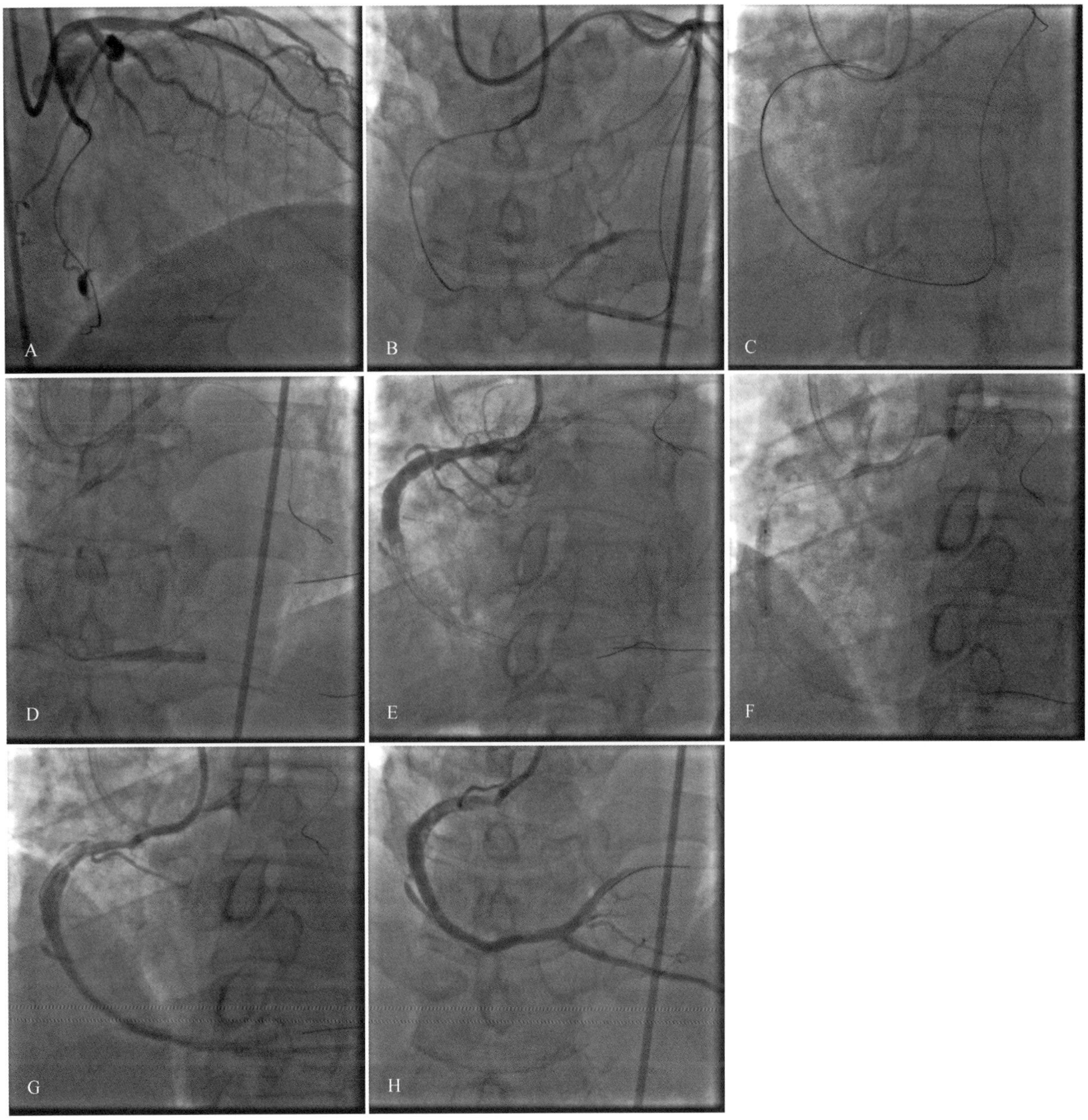

图 1-12-3 **A**、**B**. 对侧造影提示：RCA 近中段闭塞，闭塞段至后三叉前，可见间隔支及回旋支向 RCA 提供侧支，侧支循环建立良好。**C**. 逆向建立轨道；**D**. 3.5 mm×15 mm 药物球囊定位于 RCA 远段 -PD 近段病变处，以 9 atm 扩张释放 60 秒；**E**. 第二个支架——3.5 mm×38 mm SYNERGY 支架于 RCA 中-远段病变处以 11 atm 扩张释放，复查造影发现 RCA 血流缓慢，RCA 近段可见血栓影；**F**. 替罗非班 12 ml 及硝普钠于冠脉内注射后，再选用 4.0 mm×18 mm 吉威支架定位于 RCA 近-中段病变处以 12 atm 扩张释放；**G**、**H**. 造影血流恢复 TIMI 3 级，支架近段可见血栓影

未开通，遂准备逆向开通，正向微导管接逆向导丝成功后，IVUS 证实全程真腔，由远至近植入 2 枚支架后出现无复流，补入第 3 枚后血流恢复。

本例借鉴

1. 右冠状动脉为罪犯血管，特点为完全闭塞，粗大，血栓负荷重，术中进行预扩张后仍不能恢复血流，遂进行冠脉内血栓抽吸操作。研究显示，约 30% 患者并未抽出血栓样物质，并且血栓抽吸虽减少远端栓塞，但未改善远期预后，且增加卒中风险；TOTAL 研究显示，与单纯直接 PCI 相比，血栓抽吸联合直接 PCI 不能使 STEMI 患者进一步获益，并增加了 30 天脑卒中的发生率，因此血栓抽吸在指南中是不推荐的，但是严重血栓负荷的患者，例如本例患者，血栓抽吸亦是不得已的选择，且抽吸后远端血流较前有所改善。

2. 经过以上操作后仍不能恢复血流，术者给予冠脉内尿激酶30万单位溶栓治疗，有证据表明，冠脉内溶栓联合PCI能够使阻塞血管的血栓总体积消失或减少，并减少向前微循环血栓总体积，整体改善冠状动脉及微循环系统灌注，从而使包括远端微循环在内的功能血管开通，即实现“无渣灌注”，并且无复流发生率明显降低，因此在血栓负荷较重的患者可以给予冠脉内溶栓，药物可选择纤维蛋白选择性溶栓剂，包括重组组织型纤溶酶原激活剂和单链前尿激酶，或者非纤维蛋白选择性溶栓剂，包括链激酶、尿激酶，以前者多用，一是开通率高，二是出血概率小，因此有条件时还是使用纤维蛋白选择性溶栓剂。

3. 第一次因血栓负荷较重，以恢复血流为主，考虑到植入支架只会加重无复流，因此决定积极抗栓后再行下一步治疗，阿司匹林肠溶片100 mg 1次/日＋替格瑞洛90 mg 2次/日进行抗栓，但后面两次仍然正向开通艰难，可考虑加用第三种药物如西洛他唑。

4. 最后一次开通血管后虽经IVUS证实真腔，但植入两枚支架覆盖病变后仍出现无复流，应用硝普钠等药物仍无缓解，IVUS排除壁间血肿或夹层可能，考虑原因为未完全覆盖机化血栓所致，遂补入支架，血流恢复，血栓机化的过程简单来说就是血栓被肉芽组织替代，变成纤维组织的过程。血栓通常在形成后，会从血管壁向血栓长入内皮细胞和成纤维细胞，然后形成肉芽组织，血栓机化的最早过程大约在血栓形成后的1～2天就已经开始，比较大的血栓在2周左右也可以完成机化，机化后的血栓和血管壁紧密粘连，不容易脱落，因此出现无复流原因较多，要准确判断。

5. 支架植入后近端IVUS证实有血栓形成，给予替罗非班12 ml冠脉内注射，未再使用溶栓药物，考虑是操作时间过长，应立即测试ACT时间，及时调整肝素用量，近端出现血栓，不宜再行支架植入，以抗栓治疗为主。

病例4：前降支急性闭塞，预处理后无复流

患者男性，77岁，因“阵发性心前区疼痛6小时”于2022年4月2日入院，患者6小时前骑车途中出现心前区钝痛，向双侧上肢放射，持续不缓解。心电图提示前壁心肌梗死。诊断：冠状动脉粥样硬化性心脏病，急性前壁心肌梗死，心功能Ⅰ级（Killip分级）。立即给予替格瑞洛180 mg口服，阿司匹林300 mg口服。急诊冠脉造影提示：冠脉供血呈右优势型，LM末端30%狭窄，LAD中段发出D1后完全闭塞，远端血流TIMI 0级，D1近段30%～50%节段性狭窄；LCX中段50%节段性狭窄，远端血流TIMI 1级，RCA近-中段30%～50%节段性狭窄，远端血流TIMI 3级。

实施PCI过程：导丝通过LAD闭塞段，选用2.5 mm×15 mm双导丝球囊“趟”过闭塞段，LAD远端血流恢复TIMI 3级，发现狭窄最重处位于LAD中段，约70%狭窄，使用该双导丝球囊预扩张后出现LAD无复流。于冠脉内注射1000单位普通肝素、替罗非班8 ml、硝酸甘油200 μg，复查造影LAD恢复TIMI 3级血流。3.5 mm×33 mm微创支架定位于LAD中段病变以9 atm扩张释放，后选用3.5 mm×12 mm波科后扩张球囊至支架内进行高压后扩张（图1-12-4）。

☞ 点评：

无复流分为两大类：①再灌注无复流，即急诊PCI中出现的无复流现象；②介入性无复流，指非急诊PCI中出现的无复流现象。本例患者为急性前壁心肌梗死，进入胸痛中心流程后迅速启动导管室进行介入治疗，评估后术中使用比伐芦定抗栓，罪犯血管为前降支，呈完全闭塞，导丝通过后使用2.5 mm×15 mm球囊沿导丝通过病变后“冒烟”，显示LAD远端恢复TIMI 3级血流，狭窄最重处约70%，遂扩张病变处，造影显示血流中断，分别给予冠脉内注射1000 U普通肝素、替罗非班8 ml、硝酸甘油200 μg，血流恢复后支架植入，结果满意。

本例借鉴：①本例患者即为急诊PCI中出现的无复流现象，导丝及球囊通过后即恢复3级血流，扩张后又出现完全闭塞，考虑原因还是为血栓负荷过重，此种情况临床多见，这种无复流的发生多与操作时间与压力有明显的相关性，因此球囊预扩张时适宜低压力长时间扩张血管，造影前可给予硝普钠等扩张血管药物后再评价血管情况。②粥样斑块破裂后血小板激活、黏附和聚集是动脉血栓形成的关键性起始步骤，发生急性缺血性事件患者的血小板更大、反应性更强，替罗非班是一种非肽类的血小板糖蛋白Ⅱb/Ⅲa受体的可逆性拮抗剂，是目前最强的抗血小板聚集药物之一，可强效抑制血小板功能。抑制的时间与药

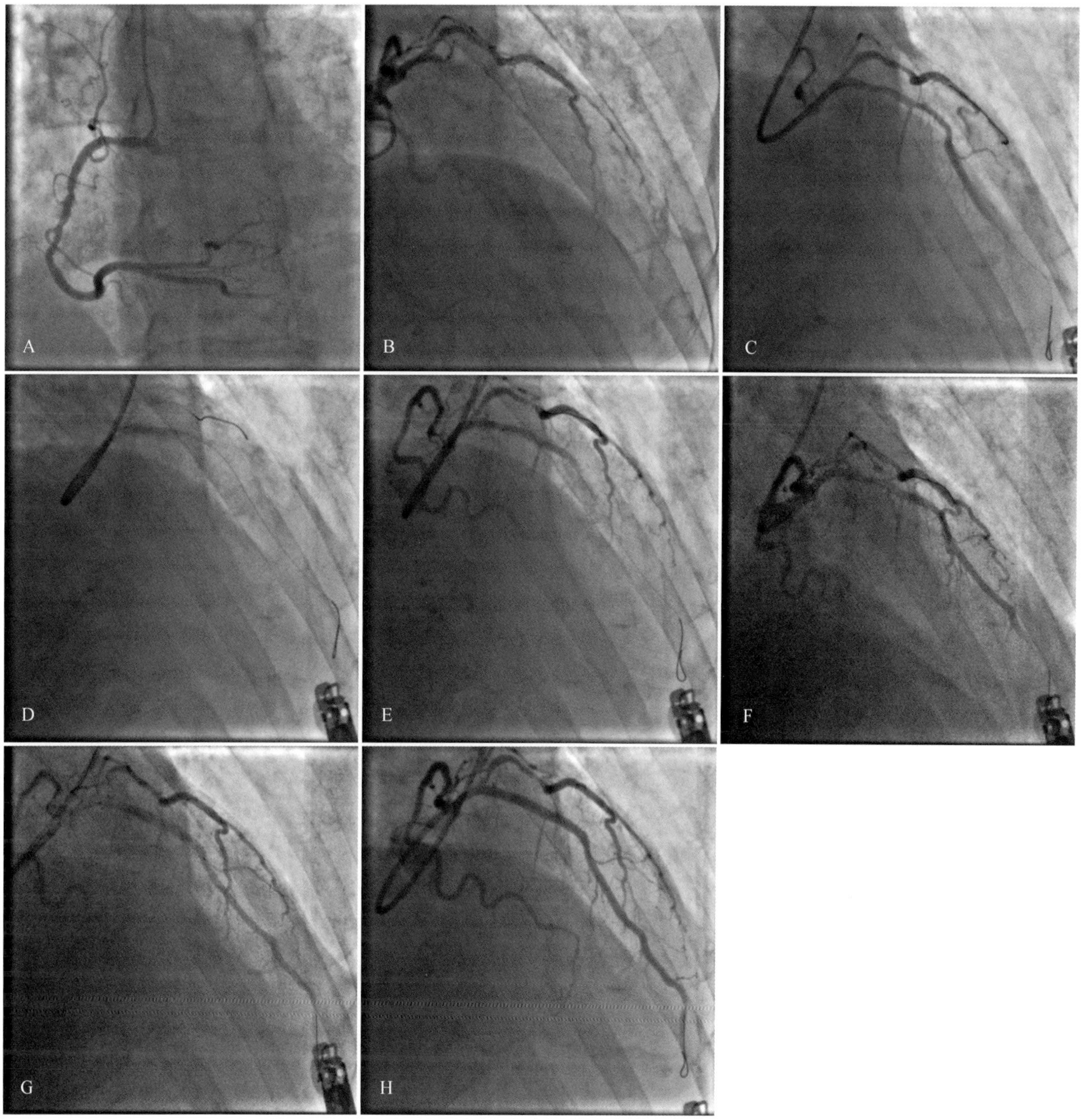

图 1-12-4 **A**. RCA 近-中段 30% ～ 50% 节段性狭窄，远端血流 TIMI 3 级；**B**. LM 末端 30% 狭窄，LAD 中段发出 D1 后完全闭塞，远端血流 TIMI 0 级，D1 近段 30% ～ 50% 节段性狭窄；LCX 中段 50% 节段性狭窄，远端血流 TIMI 1 级；**C**. 导丝通过 LAD 闭塞段，选用 2.5 mm×15 mm 双导丝球囊"趟"过闭塞段，LAD 远端血流恢复 TIMI 3 级；**D**. 双导丝球囊预扩张后出现 LAD 无复流；**E**. 于冠脉内注射 1000 单位普通肝素、替罗非班 8 ml；**F**. 复查造影 LAD 恢复 TIMI 3 级血流；**G**、**H**. 3.5 mm×33 mm 微创支架定位于 LAD 中段病变以 9 atm 扩张释放，后选用 3.5 mm×12 mm 波科后扩张球囊至支架内进行高压后扩张

物的血浆浓度相平行，因此本例出现无复流时考虑是斑块破裂及球囊扩张加重了血小板活化及聚集，冠脉内给予替罗非班后血流恢复，可作为处理无复流时的重要药物之一。③ BRIGHT-4 研究表明，对于拟行急诊经皮冠脉介入治疗的 ST 段抬高型心梗患者，与肝素单药抗凝治疗相比，单次给药＋PCI 术后高剂量延长注射 2 ～ 4 小时的抗凝方案可显著降低 30 天全因死亡及 BARC 3 ～ 5 型大出血的复合终点，降低支架内血栓形成的发生风险，因此此例患者比伐芦定使用延长至术后 4 小时，未再出现其他不良事件。④本例患者应用了比伐芦定、肝素及替罗非班，应测试 ACT 时间，避免出血可能。

病例5：急性下壁心肌梗死多支病变，支架植入术后无复流

患者女性，73岁，因“持续性胸闷、气短12小时”于2023年4月30日入院，患者12小时前无明显诱因出现胸闷气短，伴端坐呼吸，自服速效救心丸症状未缓解，就诊于我院急诊，心电图提示急性下壁心肌梗死。诊断：①冠状动脉粥样硬化性心脏病，急性下壁心肌梗死，心功能Ⅲ级（Killip分级）；②高血压（3级，很高危）；③2型糖尿病。立即给予进口替格瑞洛180 mg口服，阿司匹林300 mg口服。并给予强心、利尿及血管活性药物治疗后，行急诊冠脉造影提示：冠脉供血呈右优势型，LM未见明显狭窄，LAD中远段弥漫性钙化病变，狭窄度30%～90%，远端血流TIMI 3级，LCX起始部狭窄60%，近段血管狭窄95%，中远段血管欠规则，远端血流TIMI 2级，RCA全程弥漫性钙化，70%～90%弥漫性狭窄，左室后支近段可见血栓影，远端血流TIMI 0级。

实施PCI过程：目标血管RCA。导丝通过RCA闭塞段，选用2.0 mm×15 mm预扩张球囊及2.5 mm×15 mm双导丝球囊预处理RCA病变，预处理期间多次冠脉内注入硝酸甘油100 μg，选用2.5 mm×24 mm波科支架定位于RCA远段病变以12 atm扩张释放，后选用2.75 mm×26 mm美敦力支架定位于RCAm病变以9 atm扩张释放，复查造影RCA血流TIMI 1级，考虑冠脉无复流，给予冠脉内注射硝酸甘油100 μg，替罗非班5 ml，复查造影RCA血流TIMI 2级，选用3.0 mm×33 mm海利欧斯支架定位于RCA近段病变以12 atm扩张释放，复查造影提示远端血流TIMI 0级，冠脉内两次注入硝酸甘油100 μg，硝普钠100 μg，替罗非班6 ml效果欠佳，后给予阿替普酶20 mg冠脉内溶栓，复查造影血栓明显减少，远端血流TIMI 2级。2.5 mm×8 mm波科后扩张球囊无法到达远端支架，遂至近中段支架内进行高压后扩张。再次出现无复流，左心室后支近段出现血栓影，选用2.0 mm×15 mm波科预扩张球囊至左室后支近段血栓处以6 atm预扩张，并于冠脉内注入硝普钠100 μg、替罗非班6 ml。复查造影左室后支仍残留血栓影，远端血流TIMI 2级（图1-12-5）。患者症状缓解，遂停止手术。

☞点评：

何时开通血管、处理哪支病变为本例患者面临的抉择，多支血管病变尤其多支闭塞血管判断罪犯血管很重要；患者患糖尿病多年，因急性下壁心肌梗死入院，入院即发作急性左心衰竭，上台时血氧饱和度81%，血压110/70 mmHg（应用去甲肾上腺素及多巴酚丁胺），诊断心肌梗死后心衰，即使错过手术窗，也应及早启动开通罪犯血管，因此立即行急诊治疗，造影证实为三支病变，钙化明显，符合糖尿病血管病变，罪犯血管为右冠状动脉，左室后支可见明显血栓影，因血管弥漫狭窄，处理时间较长，且反复出现无复流，植入第二枚支架后出现血流减慢至TIMI 1～2级，硝酸甘油及替罗非班处理后恢复，第三枚支架植入后血流直接中断，多次给予硝普钠及替罗非班，血流恢复差，此时远端支架内可见血栓影，又给予阿替普酶20 mg冠脉内溶栓，因支架过长，为贴壁良好给予后扩张，结果再次出现无复流，并且左室后支近端再次出现血栓影，冠脉内注射硝普钠、阿托品、替罗非班等药物，症状消失，左室后支可见少量血栓影，远端血流TIMI 2级，未恢复3级血流，术后替罗非班持续泵入36小时，本例患者病变弥漫，不得已植入3个串联支架，扩张及支架植入过程可导致血管内皮损伤，内膜下组织和胶原暴露过多，激活血小板和纤维蛋白附着及沉积形成血栓和血栓瀑布效应。此外，斑块脱落、碎屑样物质进入远端血管也可引发微血管血栓，并向近端延伸形成支架内血栓；远端血管持续性痉挛或严重狭窄也可以产生支架内血栓。此外，患者为急性心肌梗死高凝状态，抗血小板药物抵抗等多种原因可导致血栓事件多次发生，造成无复流现象。

本例借鉴：①罪犯血管为右冠状动脉，整个右冠状动脉狭窄程度很重，处理左室后支罪犯血管势必要全程扩张，因此是否急诊处理决策很关键，如患者病情稳定，术者可能加强抗栓为第一选择，但因病情较重，术中决定将整支血管完全处理，从后续反复出现无复流及血栓形成来看此决策确实值得商榷。②使用溶栓药物治疗无复流，目前来说，未见明确临床研究；但是如果对于明确的高负荷血栓导致远端栓塞、血流不好时，可以使用溶栓药物来治疗，当然这种情况不称为无复流，而是称为远端分支栓塞导致血流不佳。本

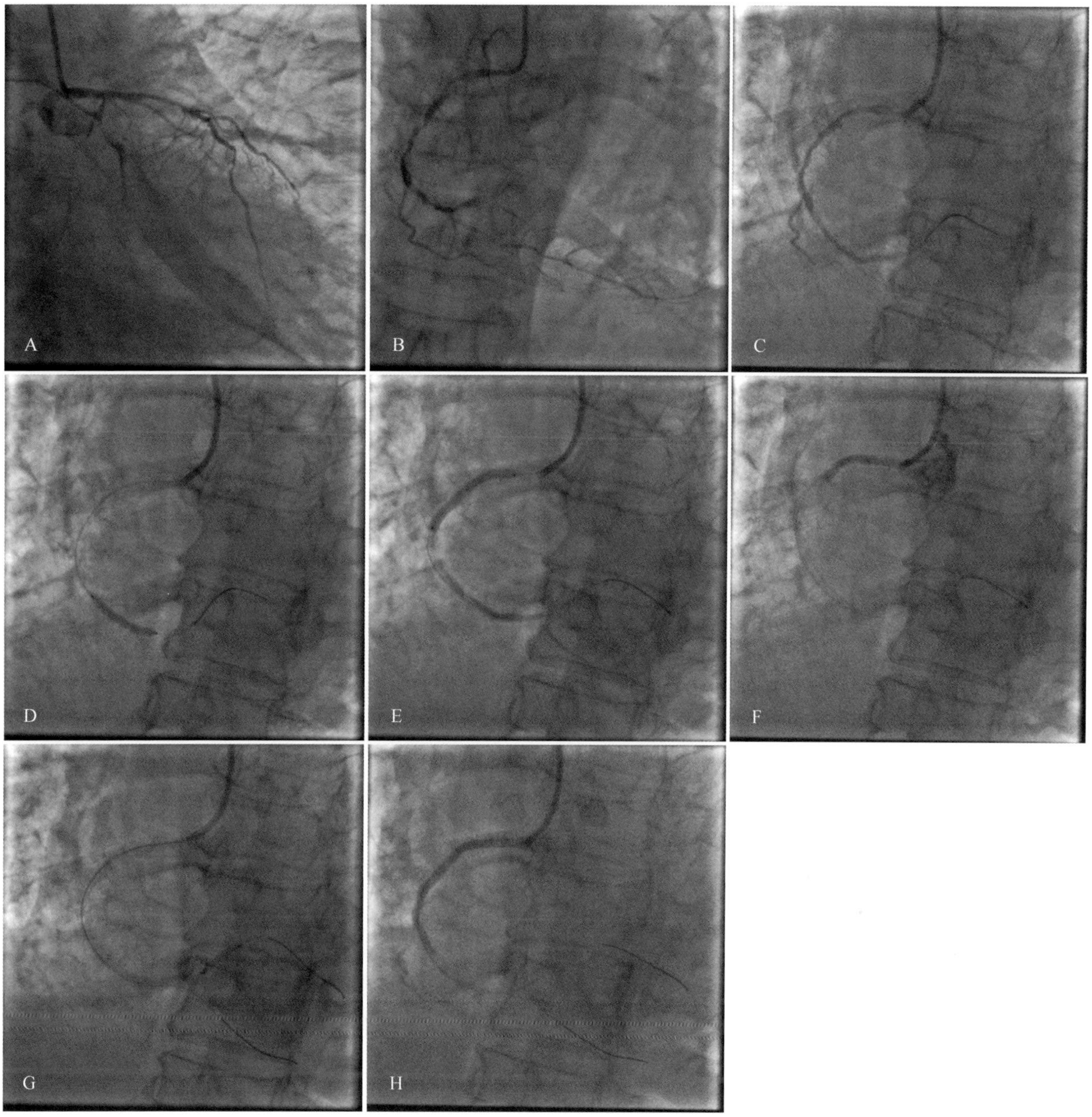

图 1-12-5 **A.** LM 未见明显狭窄，LAD 中远段弥漫性钙化病变，狭窄 30% ～ 90%，LCX 起始部狭窄 60%，近段血管狭窄 95%，中远段血管欠规则，远端血流 TIMI 2 级；**B.** RCA 全程弥漫性钙化，70% ～ 90% 弥漫性狭窄，左室后支近段可见血栓影，远端血流 TIMI 0 级；**C.** 导丝通过 RCA 闭塞段，选用 2.0 mm×15 mm 预扩张球囊及 2.5 mm×15 mm 双导丝球囊预处理 RCA 病变；**D.** 2.5 mm×24 mm 波科支架定位于 RCA 远段病变以 12 atm 扩张释放；**E.** 第三个支架选用 3.0 mm×33 mm 海利欧斯支架定位于 RCA 近段病变以 12 atm 扩张释放；**F.** 出现 RCA 无复流；**G.** 冠脉内两次注入硝酸甘油 100 μg，硝普钠 100 μg，替罗非班 6 ml、阿替普酶 20 mg，左室后支近段出现血栓影，选用 2.0 mm×15 mm 波科预扩张球囊至左室后支近段血栓处以 6 atm 预扩张，并于冠脉内注入硝普钠 100 μg、替罗非班 6 ml。**H.** 左室后支仍残留血栓影，远端血流 TIMI 2 级

例患者为无复流与血栓形成交替出现，且无复流促进了血栓的形成，使用溶栓药物是必要的。③主动脉球囊反搏已于术中准备，但因患者生命体征较稳定及其他原因未使用，IABP 治疗改善心功能方面毋庸置疑，但是对于无复流的治疗可能与收缩期降低心脏后负荷，降低心肌耗氧有关，而与无复流无关，另外有研究证实，IABP 治疗可预防血管再通后闭塞，减少血管活性物质，改善心肌重塑，促进患者心功能恢复，因此本例患者应尽早使用。④反复出现的无复流与血栓形成与操作时间过长也有关，因此急诊 PCI 治疗以恢复 3 级血流最为重要，可择期再处理残余病变。

病例6：急性心梗支架植入后扩张无复流

患者男性，70岁，因“阵发性心前区疼痛26年，加重2天”于2022年2月20日入院，患者26年前无明显诱因出现阵发性心前区疼痛，未予特殊处理，2天前患者自觉胸闷、胸痛发作频繁就诊于我院急诊。心电图提示急性下壁心肌梗死。诊断：①冠状动脉粥样硬化性心脏病，急性下壁心肌梗死，心功能Ⅱ级（Killip分级）；②高血压（3级，很高危）。立即给予替格瑞洛180 mg口服，阿司匹林300 mg口服。行急诊冠脉造影提示：冠脉供血呈右优势型，LM开口正常，LAD近-中段50%～70%弥漫性狭窄，远端血流TIMI 3级；LCX近-中段两处30%～50%局限性狭窄，远端血流TIMI 3级，RCA近-中段完全闭塞，远端血流TIMI 0级（图1-12-6 A，B）。

实施PCI过程：目标血管RCA。微导管支撑下导丝通过RCA闭塞段，2.0 mm×15 mm预扩

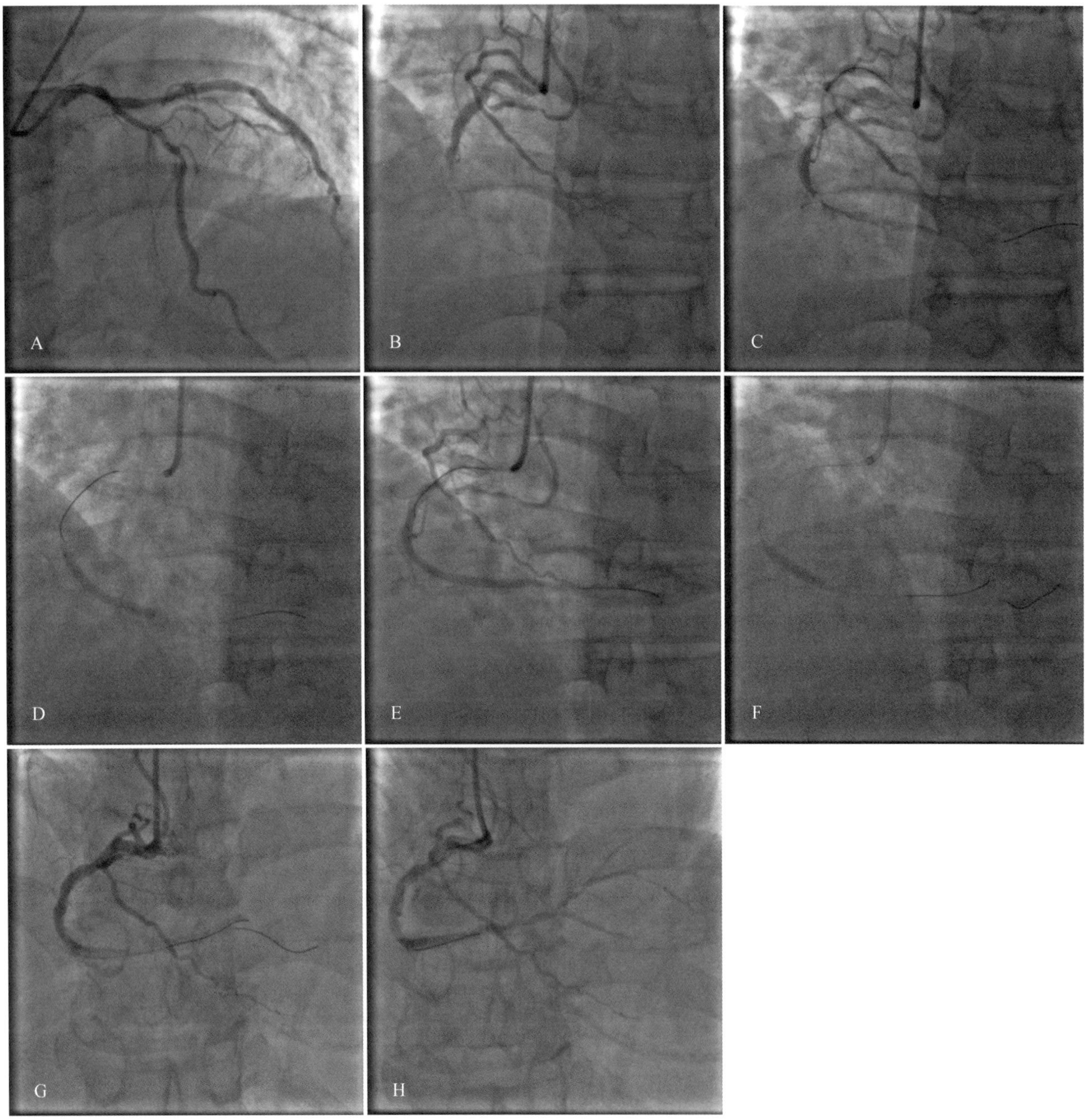

图1-12-6 **A**. LM开口正常，LAD近-中段50%～70%弥漫性狭窄，远端血流TIMI 3级；**B**. RCA近-中段完全闭塞，远端血流TIMI 0级；**C**. 微导管支撑下导丝通过RCA闭塞段，以2.0 mm×15 mm预扩张球囊“趟”过闭塞病变后，RCA远段显影；**D**. 继续预处理RCA后，选用3.5 mm×33 mm REDSII支架定位于RCA中段病变以12 atm扩张释放；**E**. 植入另一根导丝至PL增加支撑力；**F**. 3.5 mm×15 mm后扩张球囊至支架内进行高压后扩张；**G**. 出现无复流；**H**. 于冠脉内注入硝普钠100 μg、替罗非班6 ml。复查造影远端血流TIMI 3级

张球囊“趟”过闭塞病变后，RCA远段显影，予进一步预处理后，选用3.5 mm×33 mm REDSII支架定位于RCA中段病变以12 atm扩张释放，后选用3.5 mm×15 mm后扩张球囊至支架内进行高压后扩张。出现无复流，冠脉内注入硝普钠100 μg、替罗非班6 ml。复查造影远端血流TIMI 3级（图1-12-6 C-H）。

☞ 点评：

患者有高血压病史多年，急性下壁心肌梗死入院，尽管患者症状持续2天，但入院时患者仍有胸痛症状，考虑仍有未坏死心肌，因此考虑急诊行冠脉介入诊疗，挽救缺血心肌，改善患者预后。冠脉造影证实罪犯血管为右冠状动脉。导丝通过较顺利，预处理病变后植入药物洗脱支架即时效果可，但后扩张球囊通过支架不顺利，遂使用双导丝增加支撑力使高压球囊顺利通过支架，但高压球囊后扩张后出现无复流，考虑为高压力后扩张引起的冠脉痉挛及微小栓塞所导致，给予解痉、抗栓药物治疗后冠脉恢复3级血流。

本例借鉴：①急性心肌梗死患者，血栓负荷较重且RCA粗大，无复流风险较高，患者病变的预处理较为顺利，未见明显球囊膨胀不全及弹性回缩，对于此类患者建议支架植入时给予更大的压力，尽量做到支架“一次成型”，避免后续的后扩张操作。②如果支架膨胀不满意，确实需后扩张时，扩张前应预防性应用血管扩张剂，必要时于冠脉内注入替罗非班，尽可能降低微血管栓塞和冠脉痉挛导致无复流的风险。

（中国人民解放军联勤保障部队第九六〇医院
晋群　李彬）

参考文献

[1] Montone RA，Camilli M，Del Buono MG，et al. No-reflow：Update on diagnosis，pathophysiology and therapeutic strategies. Giornale Italiano Dicardiologia（2006），2020，21（6）：4S-14S.

[2] 中华医学会心血管病学分会，中华心血管病杂志编辑委员会. ST段抬高型心肌梗死患者急诊PCI微循环保护策略中国专家共识. 中华心血管病杂志，2022，50（3）：221-230.

[3] Allencherril J，Jneid H，Atar D，et al. Pathophysiology，diagnosis，and management of the noreflow phenomenon. Cardiovasc Drugs Ther，2019，33（5）：589597.

[4] Kaur G，Baghdasaryan P，Natarajan B，et al. Pathophysiology，diagnosis，and management of coronary no-reflow phenomenon. The International Journal of Angiology，2022，31（2）：107-112.

[5] Agarwal SK，Agarwal S. Role of intracoronary fibrinolytic therapy in contemporary PCI practice. Cardiovasc Revasc Med，2019，20（12）：11651171.

[6] 郭权，李牧蔚，曹清野，等. ST段抬高型心肌梗死患者行优化流程直接经皮冠状动脉介入治疗预防无复流/慢血流的效果及对短期预后的影响. 中华实用诊断与治疗杂志，2021，35（7）：658661.

第13节　肝素诱导的血小板减少症

接受心血管介入治疗的患者往往采用双联抗血小板治疗（阿司匹林＋氯吡格雷）甚至三联抗血小板治疗（联合替罗非班），然而即使在使用如此强效的抗血小板治疗的同时，仍有少数患者发生血栓栓塞性疾病，如下肢深静脉血栓、肺栓塞、脑卒中等，此时应当警惕一种疾病的发生——肝素诱导的血小板减少症（heparin-induced thrombocytopenia，HIT）。

一、HIT的分型

HIT是指应用肝素期间或之后出现血小板计数的减少。临床上分为两种类型：Ⅰ型HIT和Ⅱ型HIT。Ⅰ型HIT约占10%，属于非免疫性肝素相关性血小板减少症，通常发生在普通肝素或低分子量肝素治疗后2～3天。是由于肝素与循环血小板直接相互作用引起血小板聚集和扣押，造成一过性、无症状性的轻度血小板减少（血小板计数很少低于100×10^9/L），一般在停用肝素后4日内血小板计数恢复正常，并不增加血栓栓塞危险性，是一种良性过程，无需特殊治疗。而Ⅱ型HIT则由免疫介导，引起血小板大量丢失（血小板计数往往低于100×10^9/L，或者在原有基础上下降50%）伴血栓形成。现在，Ⅰ型HIT被“非免疫性肝素相关性血小板减少症”所取代，而临床上的 HIT 则特指Ⅱ型 HIT。

HIT 根据给予肝素后发生血小板减少的时间可分为经典型、速发型和迟发型。HIT 特征性的血小板计数降低一般发生于初始给予肝素后的 5 ～ 14 天，特别是在围术期给予的肝素（经典型 HIT）。速发型 HIT 指的是血小板计数突然下降（24 小时内），此种情况发生于近期曾暴露于肝素（一般为 1 个月内，偶可长达 100 天）而使患者存在 HIT 抗体。偶尔，在停用肝素后长达 3 周时可发生血小板减少（迟发型 HIT）。迟发型 HIT 较罕见，可发生在应用极小剂量肝素（如肝素冲管或肝素封管）的患者；也可发生在应用大剂量肝素的患者，通常 HIT 抗体滴度较高，临床情况可能更严重。虽然血小板减少是 HIT 最常见的临床表现，但高达 25% 的患者在发生血小板减少之前已经发生了血栓形成。

根据 HIT 的临床表现，还可分为孤立性 HIT（isolated HIT）和 HIT 伴血栓形成综合征（heparin-induced thrombocytopenia and thrombosis syndrome，HITT）。孤立性 HIT 是指只有血小板减少而无血栓形成。HITT 则指 HIT 合并静脉或动脉血栓栓塞性疾病。约有 30% ～ 60% 的Ⅱ型 HIT 患者伴有动静脉血栓形成，甚至约 25% 的患者在出现血小板减少前就已经发生血栓，通常以静脉血栓为主，临床主要表现为下肢深静脉血栓和肺栓塞。静脉留置导管处也是血栓的好发部位。动脉血栓形成虽然少见，但 5% ～ 10% 的患者可因心、脑等重要器官的血栓导致死亡。

二、HIT 的发生率和危险因素

HIT 的发生风险与肝素的类型和肝素暴露的时间、患者类型、创伤的严重程度和性别等有关。目前国内尚缺乏 HIT 的流行病学调查结果。国外的资料表明，住院患者使用普通肝素的 HIT 发生率为 1% ～ 5%，使用低分子量肝素多＜ 1%。使用来源于猪的普通肝素 HIT 的发生率明显高于使用来源于牛的普通肝素。给予肝素后的 5 ～ 14 天为 HIT 的发病高峰期。行心脏或骨科手术给予普通肝素的患者发生 HIT 的风险（1% ～ 5%）明显高于内科或产科患者（0.1% ～ 1%）。女性发生 HIT 的风险约是男性的 2 倍。

三、HIT 的发病机制

生理情况下血小板因子 4（PF4）储存于血小板 α 颗粒中，当血小板受到刺激时，PF4 释放入血，与体内带负电荷的葡胺聚糖生物分子肝素结合，使 PF4 构象发生改变从而暴露抗原表位，形成 PF4/ 肝素复合物，可刺激机体产生 PF4/ 肝素抗体（主要是 IgG）。该抗体的 Fab 片段可识别具有抗原性的 PF4/ 肝素，并与其特异性结合，同时 Fc 片段与血小板表面的 Fc γ RIIa 受体结合进一步促进血小板活化与聚集，活化的血小板又进一步释放 PF4，使肝素诱导的血小板活化持续进行。这种正反馈机制导致血小板不断减少和机体高凝状态。血小板的激活尚可引起具有高凝活性的血小板微粒的产生、促进凝血反应。另外，由于血管内皮表面存在肝素样分子，抗体 /PF4/ 硫酸类肝素复合物可在其表面形成，促进组织因子（TF）的表达和释放，进而引起凝血级联反应和血栓形成。近年国外研究表明，HIT 的发生与基因多态性有关，纯合型 Fc γ RⅡA-131H、Fc γ RⅢA-158V 是Ⅱ型 HIT 发病的高危因素。而国内研究发现，纯合 Fc γ RⅢB-NA2 可能是Ⅱ型 HIT 发病的一个高危因素。

四、HIT 的诊断

目前诊断 HIT 主要依靠临床评估和实验室检查。对所有使用肝素治疗的患者应动态监测血小板，尤其是近 3 个月内有肝素使用史的患者，如果出现血小板减少或急性血栓形成更应该警惕 HIT 发生，对于高度疑似患者可行 4Ts 评估。2018 年肝素诱导的血小板减少症中国专家共识建议将 4Ts 评分作为诊断 HIT 的初步筛查试验。

4Ts 评分，主要包括血小板减少的数量特征、血小板减少的时间特征、血栓形成类型以及是否存在其他导致血小板减少的原因四个要素，四项评分相加，根据得分多少确定 HIT 的临床可能性，0 ～ 3 分为低度可能性、4 ～ 5 分为中度可能性、6 ～ 8 分为高度可能性（表 1-13-1）。4Ts 评分有很高的阴性预测值（99.8%），但特异性较低。中度、高度可能 4Ts 评分的阳性预测值分别为 14% 和 64%。所以临床评估低度可能的患者可排除

HIT，中度和高度临床可能性患者应检测 HIT 抗体，不能确认和有条件时可以进行血小板功能测定。诊断流程见图 1-13-1。

血小板功能测定包括肝素诱导的血小板聚集实验（heparin—induced platelet aggregation，HIPA）、血清素释放实验（serotonin release assay，SRA）、ATP 释放法和血小板微颗粒测定法。SRA 法敏感性和特异性高，是诊断 HIT 的金标准，但其操作复杂、技术要求高、所需时间长、需使用同位素、具有放射性，目前只有少数有经验的实验室可以完成。

HIT 抗体检测包括混合抗体（IgG、IgA、IgM）检测和 IgG 特异性抗体检测；HIT 混合抗体诊断特异性较低，但敏感性较高，仅可用于排除诊断；IgG 特异性抗体诊断的特异性高，在设定合理临界值的基础上，结合临床评估可实现诊断。

表 1-13-1　4Ts 评分

评估要素	2 分	1 分	0 分
血小板减少的数量特征	相对降低＞ 50% 或绝对值降至（20 ～ 100）$\times 10^9$/L	相对降低 30% ～ 50% 或绝对值降至（10 ～ 19）$\times 10^9$/L	相对降低＞ 50% 或绝对值降至 10×10^9/L 以下
血小板减少的时间特征	5 ～ 10 天或≤ 1 天（近 30 天内有肝素应用史）	＞ 10 天或≤ 1 天（近 30 ～ 100 天内有肝素应用史）	≤ 4 天（近期无肝素应用史）
血栓或其他后遗症	新发血栓，皮肤坏疽，静脉注射肝素后出现急性系统性反应	再发血栓或血栓加重，非坏死型皮肤损伤，可疑血栓（未证实）	无
其他导致血小板减少的原因	无	可能	确定

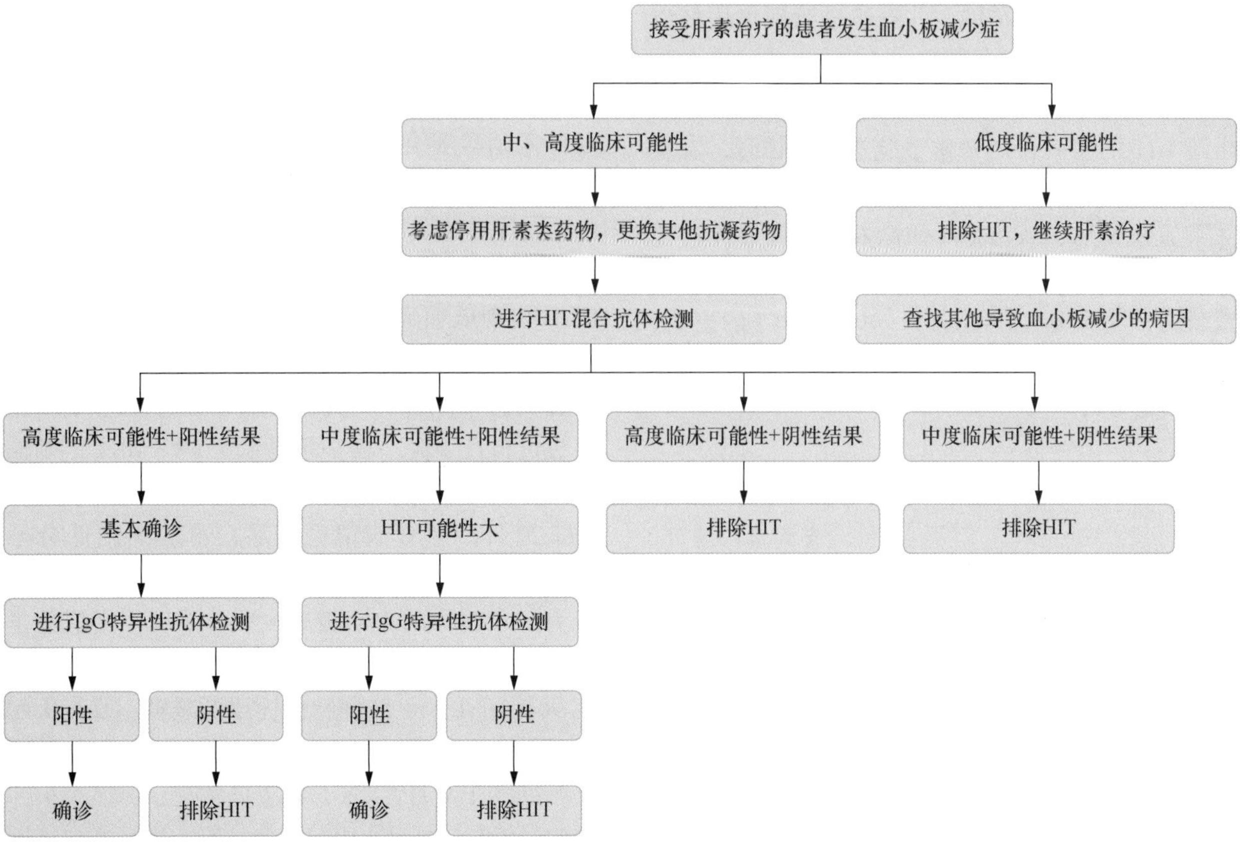

图 1-13-1　肝素诱导的血小板减少症的诊断流程

五、HIT 的处理

HIT 一经诊断或者临床高度怀疑（中高度临床可能性），应立即停用肝素类抗凝药物，包括使用肝素冲管，并使用非肝素类抗凝药物替代抗凝。替代药物包括阿加曲班、比伐芦定、磺达肝癸钠、新型口服抗凝药和华法林。避免预防性输入血小板，以免促进血栓形成。急性 HIT 治疗时，华法林为禁忌证。因早期应用华法林可加重高凝状态，引起四肢静脉坏疽。所以应在血小板恢复至 150×10^9/L、INR 正常后再使用华法林，并与非肝素类抗凝药至少重叠 5 天。对单纯血小板减少的患者，治疗至血小板恢复后 1 个月，而伴血栓形成的患者需要治疗 3 ～ 6 个月。

特殊临床情况处理——经皮冠状动脉介入治疗（PCI）干预：证据显示，比伐芦定和阿加曲班可以安全和有效地用于 PCI 术中抗凝。比伐芦定是 PCI 围术期主要推荐的胃肠外药物。由于磺达肝癸钠对接触性血栓作用不佳，所以不适于 PCI 术中应用。HIT 患者 PCI 术后需要继续抗凝，短期内可以考虑使用比伐芦定或阿加曲班；后续维持可以使用磺达肝癸钠，并逐步过渡到华法林或考虑使用新型口服抗凝药物。

既往 HIT 病史的患者抗凝药物选择：既往发生过 HIT 的患者再次暴露于肝素类药物时，发生 HIT 风险高于无 HIT 病史者；无论血栓预防（如关节置换术后）或治疗（如已发生静脉血栓栓塞症），使用磺达肝癸钠发生 HIT 的风险小于肝素或低分子量肝素（LMWH）。对于行 PCI 的患者，即便 HIT 抗体检测已经阴性，仍推荐术中使用非肝素抗凝药。

（中国人民解放军东部战区总医院
宫剑滨　汤沂）

六、病例报告

病例 1：肝素诱导的血小板减少症伴脑出血患者 1 例

患者，老年女性，66 岁，因“反复胸痛、胸闷半月余，双下肢疼痛乏力 3 天”入院，患者 2014 年 8 月 8 日晨 8：00 无明显诱因突发胸痛，为压榨样，持续不缓解，至我院，查心电图提示急性下壁、后壁心肌梗死，立即入院行急诊冠状动脉造影＋支架植入术。于左室后支近段植入药物支架一枚，手术顺利，术后予阿司匹林、依替巴肽、氯吡格雷抗血小板聚集，低分子量肝素抗凝，阿托伐他汀降脂、稳定斑块等治疗，症状缓解后于 2014 年 8 月 17 日出院。8 月 19 日，患者突发剑突下不适，至我院予抑酸、护胃等治疗，症状好转后于 8 月 20 日出院。8 月 22 日，患者出现双下肢持续性疼痛、乏力，再次入院。入院查体：血压 140/90 mmHg，神志清楚，双肺呼吸音清，未闻及干湿啰音，心前区无隆起及凹陷，心率 54 次 / 分，律齐，心音正常，各瓣膜区未闻及病理性杂音，双下肢肿胀，皮肤表面可见静脉，有触痛，无淤血、瘀斑。入院诊断为：①冠心病，急性下壁、后壁心肌梗死，冠状动脉支架植入术后；②高血压（3 级，极高危组）；③下肢疼痛原因待查。入院后予阿司匹林、替格瑞洛抗血小板聚集，地尔硫䓬缓解冠脉痉挛，坎地沙坦降压、防止心室重构，雷贝拉唑抑酸护胃等治疗，急查血常规结果示：血小板 54×10^9/L，心肌酶谱正常，下肢血管超声显示：双侧股浅静脉、腘静脉、胫静脉多发血栓形成。8 月 22 日加用低分子量肝素加强抗凝治疗。当日晚 22 时，患者出现头痛，当时停用硝酸酯类药物，23 日晨，患者疼痛仍不缓解，伴有恶心，未吐，急查头颅 CT 示右侧枕叶脑出血，予停用抗血小板抗凝药物，并加用甘露醇、甘油果糖治疗，患者疼痛有所缓解。患者于 8 月 25 日出现低血压、恶心、呕吐，复查头颅 CT 出血面积较前无明显扩大，考虑患者症状与容量不足有关，予扩容、升压等治疗。复查血常规示血小板进行性下降。血小板最低至 18×10^9/L，予输注血小板 1 个单位后，血小板回升至 45×10^9/L。8 月 29 日，患者病情稳定后，再次加用低分子量肝素，血小板再次下降至 31×10^9/L，考虑患者为肝素诱导的血小板减少症，予以停用低分子量肝素，改用磺达肝癸钠抗凝，血小板逐渐回升至 96×10^9/L，下肢静脉血栓逐渐减轻。复查头颅 CT（2015 年 9 月 17 日）示：右侧枕叶出血吸收后改变。于 9 月 22 日，复查血常规示：血小板为 146×10^9/L，加用达比加群酯抗凝，患者症状缓解后出院。随访：患者恢复良好，2015 年 5 月，复查血小板为：516×10^9/L。

☞ 点评：

HIT是肝素使用过程中较少发生的一种危害严重的血栓形成性疾病，未及时诊断及治疗可导致严重的疾病甚至死亡。HIT通常发生于肝素接触后的5～14天，本患者在肝素接触后的第14天因下肢疼痛伴双下肢深静脉血栓形成入院，血常规示血小板仅有54×10⁹/L，而患者在第一次入院时查血小板为449×10⁹/L，4Ts评分达到6分，支持HIT的诊断。但因我们初始对HIT的诊断缺乏经验，直到再次使用低分子量肝素，引起血小板再次下降，方诊断明确。HIT常表现为血小板减低合并血栓形成，但较少发生出血。本患者在治疗过程中发生脑出血，使疾病的治疗更为棘手。HIT治疗的原则为立即停用低分子量肝素，改为直接凝血酶抑制剂（DTI）治疗，如阿加曲班、水蛭素或磺达肝癸钠（在无法获得DTI时）。治疗过程中，尽量避免输注血小板。由于HIT的发生原因为HIT抗体的产生，引起针对血小板的免疫反应，因此单纯输注血小板，并不能减少HIT抗体及免疫反应的发生。待血小板恢复至正常水平后，可考虑加用口服抗凝药物如华法林或达比加群酯。

本例借鉴：① HIT的治疗并不困难，但关键在于及时诊断。近期有肝素接触史的患者若出现血栓形成、血小板显著下降，应当首先排除HIT。本患者于8月9日开始使用低分子量肝素，8月15日停用，当时血小板为449×10⁹/L，8月19日再次入院时，血小板为314×10⁹/L，较第一次入院时已经有所下降，至8月22日第三次入院时，血小板仅为54×10⁹/L，结合患者多发的下肢静脉血栓，HIT诊断依据已十分充分，但由于我们对HIT认识经验不足，一开始并未想到该病，因患者入院当天出现脑出血，停用了所有的抗凝药物，血小板计数有所回升，但再次使用低分子量肝素后，血小板再次下降，最低至31×10⁹/L，我们才明确了该患者HIT的诊断。由于实验条件的限制，未行HIT抗体的检测，否则依据更为充分。② HIT的治疗首选DTI，但在无法获得DIT药物时，磺达肝癸钠因其极少引起血小板减少，同样具有比较好的治疗效果。③ HIT的急性期血液处于高凝状态，一经诊断，应立即开始抗凝治疗，即使血小板恢复至正常范围，仍应坚持使用口服抗凝药物至少1个月左右。但是HIT急性期应避免使用华法林，因华法林会使具有抗凝作用的C蛋白快速下降，而具有促凝作用的因子Ⅶ逐渐增加，导致血液的高凝状态甚至四肢静脉坏疽。本患者待血小板恢复至146×10⁹/L之后，开始加用达比加群酯，远期随访显示抗凝效果良好，无出血或血栓事件发生，血小板恢复至正常水平。

（中国人民解放军东部战区总医院
汤沂　宫剑滨）

病例2：急性心梗PCI术后肝素诱导的血小板减少症1例

患者，男性，72岁，因“反复胸痛10余天，加重伴全身大汗4小时”于2021年8月9日02：00急诊入院。吸烟30支/天。查体：脉搏94次/分，呼吸20次/分，血压96/67 mmHg，双下肺可闻及少许湿啰音，心浊音界向两侧稍扩大，心律齐，各瓣膜听诊区未闻及杂音。血常规：白细胞12.1×10⁹/L，中性粒细胞百分比87.5%，血小板169×10⁹/L。高敏肌钙蛋白T 1.350 ng/ml ↑，NT-proBNP 2571.50 pg/ml ↑，ALT 131.0 U/L ↑，AST 336.4 U/L ↑，CK-MB 232.9 U/L ↑，LDL-C 3.19 mmol/L，Cr 112.2 μmol/L ↑。心电图：窦性心律，左心室高电压，Ⅰ、aVL、V_4～V_6导联ST段压低≥0.05 mV，T波低平；aVR导联ST段稍抬高。床边超声：双侧胸腔少量积液，左心室壁运动不协调，左心房扩大（42 mm），二尖瓣及主动脉瓣轻度反流，左心功能降低（EF 48%）。

诊断：急性心梗（左主干病变可能），急性左心衰竭。予吸氧、吗啡3 mg稀释后静推，阿司匹林300 mg口服，替格瑞洛180 mg口服，瑞舒伐他汀10 mg口服。急诊冠脉造影（图1-13-2A～B）：右冠脉（RCA）全程不规则狭窄30%～50%。左主干（LM）开口局限性狭窄约95%；左前降支（LAD）近中段节段性狭窄60%～80%，LAD血流TIMI 2级；左回旋支（LCX）正常。PCI过程（图1-13-2C～J）：EBU3.5指引导管到位后，推送波科2.75 mm×12 mm球囊到LM开口处预扩张后植入（Firebird2）4.0 mm×13 mm支架一枚，后以波科4.0 mm×12 mm球囊进行支架内后扩张。于LAD近中段植入（Firebird2）3.0 mm×33 mm支架一枚，并以波科3.0 mm×12 mm球囊后扩张。二支架重叠3 mm。术后用达肝素钠5000 U，皮下

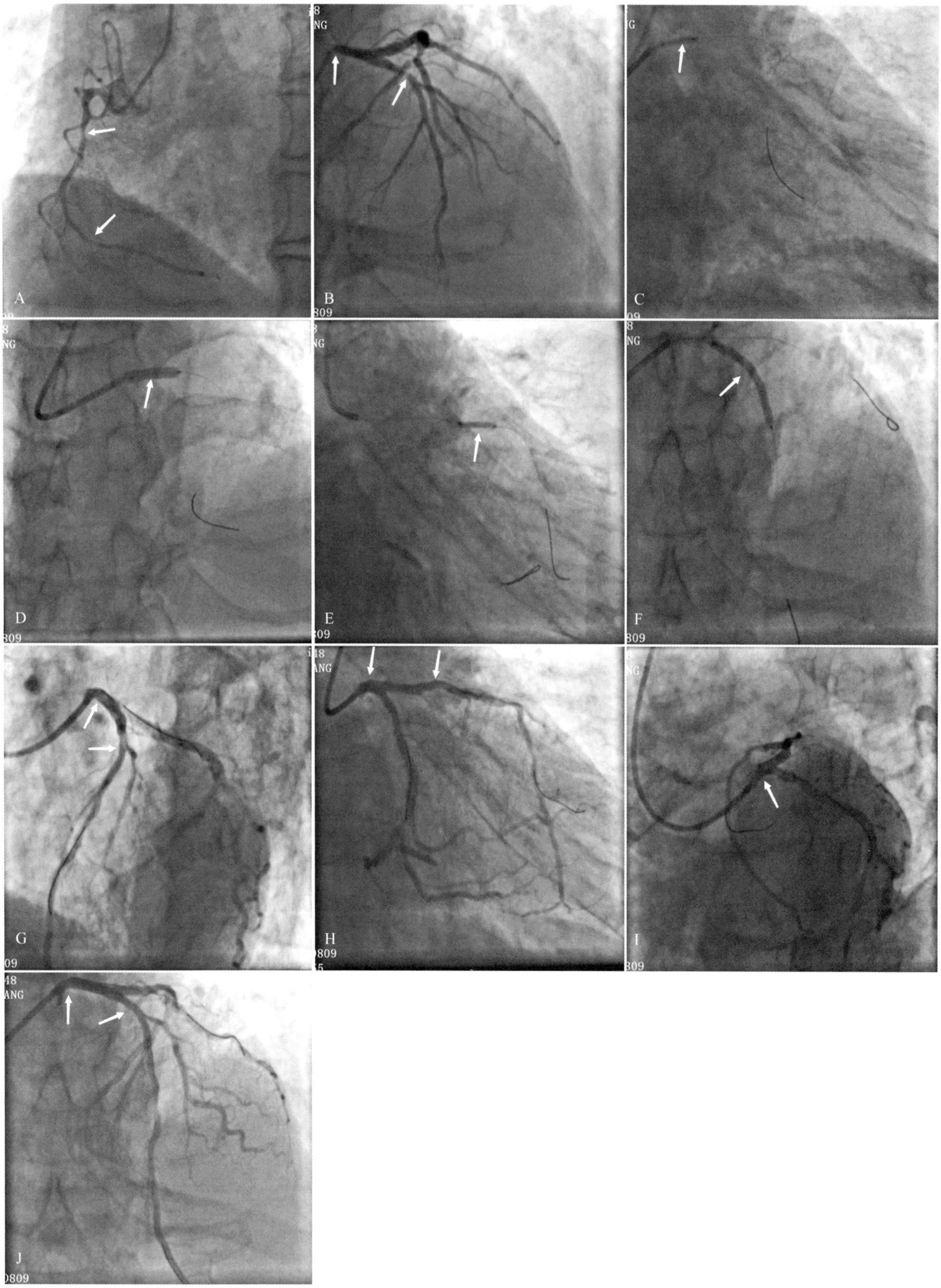

图 1-13-2 **A**. RCA 全程不规则狭窄 30% ～ 50%；**B**. LM 开口局限性狭窄约 95%；LAD 近中段狭窄 60% ～ 80%；**C**. LM 开口以波科 2.75 mm×12 mm 球囊预扩张；**D**. LM 植入（Firebird2）4.0 mm×13 mm 支架一枚，跨过 LCX；**E**. LAD 狭窄处以波科 2.75×12 mm 球囊预扩张；**F**. LAD 狭窄处植入（Firebird2）3.0 mm×33 mm 支架一枚；**G** ～ **J**. 术后造影 LM、LAD、LCX 未见明显残余狭窄，无夹层、血栓，血流 TIMI 3 级，箭头所示为支架植入处

注射 1/12 h；替罗非班 2.5 mg + 40 ml 生理盐水静脉泵入 10 ml/h，患者未再胸痛，生命体征平稳。

术后当天夜间体温升高达 38.5℃，急查血常规：白细胞计数 10.04×10^9/L ↑，中性粒细胞百分比 97.51% ↑，血小板计数 10.00×10^9/L ↓、超敏 C 反应蛋白（hsCRP）58.00 mg/L ↑、降钙素原（PCT）0.261 ng/ml ↑。凝血功能正常。术后第 1 天上午查血常规：白细胞计数 13.78×10^9/L ↑、中性粒细胞百分比 96.31% ↑、血小板计数 5.00×10^9/L ↓，血小板进一步下降。请血液科会诊进行相关免疫检查：抗核抗体＜ 1：80，β2 糖蛋白 1 抗体阴性，抗心磷脂抗体阴性，抗核抗体（ANA）谱十二联检测均阴性。抗人球蛋白 IGG/C3 阳性。初步考虑：①肝素诱导的血小板减少可能性大；②血栓性血小板减少性紫癜待排。立即停用低分子量肝素、替罗非班，替格瑞洛改为氯吡格雷，临时输注滤白单采血小板 1 个治疗量，并加用甲泼尼龙 80 mg 静脉滴注 1 次 / 日，肌注重组促血小板生成素注射液（TPO）促进血小板生成，哌拉西林钠他唑巴坦钠抗感染，重组人脑利钠肽抗心衰，加强制酸护胃治疗。术后第三天（2021 年 8 月 12 日）输注浓缩血小板 12 单位。术后第四天（2021 年 8 月 13 日）血小板计数升到 81.00×10^9/L。术后第五天（2021 年 8 月 14 日）血小板计数恢复正常 139.00×10^9/L。术后第六天（2021 年 8 月 15 日）血小板计数 323.00×10^9/L。术后第七天病情好转出院，继续服用阿司匹林、氯吡格雷、呋塞米、螺内酯、瑞舒伐他汀、泮托拉唑等药，门诊随访复查血小板未再下降。

☞ 点评：

本例患者血小板减少的原因可能有：①原发性血小板减少：患者在入院时血小板正常，可排除。②血栓性血小板减少：患者冠脉开通后未见明显血栓，术后无并发严重感染、凝血功能障碍，也无并发下肢静脉血栓、肺栓塞，可排除。③药物性血小板减少。相关药物包括肝素类药物（包括普通肝素和达肝素）、替罗非班、阿司匹林、替格瑞洛。a. 阿司匹林、替格瑞洛引起的血小板减少多发生于服药 1 ～ 2 周内，且常伴随白细胞 / 中性粒细胞减少，本例患者手术当天即发生血小板急骤减少，白细胞及中性粒细胞升高，因此阿司匹林、替格瑞洛引起的可能性不大。b. 替罗非班是血小板糖蛋白Ⅱb/Ⅲa 受体拮抗剂，通过阻断纤维蛋白原与血小板的结合，达到抗血小板聚集作用，该药引起的血小板减少发生率约 0.5% ～ 2%，常在给药 24 小时内发生，其抑制血小板功能为可逆性，在停药 1 ～ 6 日（中位数 2.1 日）血小板即可恢复正常水平，本例患者替罗非班为术后使用且使用不足 3 小时，其引起血小板减少不能排除，但可能性也较小。c. 肝素诱导的血小板减少症（HIT）：是使用肝素类药物过程中伴发的一种免疫介导的严重不良反应，临床主要表现为血小板减少，继发血栓形成，还可伴有急性全身反应（如寒战、发热、呼吸困难）或出血表现，致残率、病死率较高。分为Ⅰ型和Ⅱ型，Ⅰ型为良性过程，无需停药和特殊处理；Ⅱ型按血小板出现下降的时间又分 3 型：经典型（最常见，一般发生于用药后的 5 ～ 10 天）、速发型（常发生于给药后 24 小时内）、迟发型（最少见，见于停药后 3 周内）。4Ts 评分是目前公认的用来对疑似 HIT 患者进行临床危险度分层的工具，它由 4 个要素构成：血小板减少的数量特征、血小板减少的时间特征、血栓或其他后遗症、有无其他导致血小板减少的原因。4 项评分相加，≤ 3 分为低度可能性，4 ～ 5 分为中度可能性，6 ～ 8 分为高度可能性。根据评分本例患者有中-高度临床可能性。由于患者暴露于多种血小板减少的原因中，而作者所在医院条件不足，无法行 HIT 抗体检测和血小板功能分析试验等相关检查进一步明确。

早期识别和及时治疗对降低致残率和病死率十分重要。对需使用肝素类药物抗凝的患者，临床医师应密切关注其血小板的动态变化，并熟练掌握各种替代抗凝药物的适应证，做到早诊断、早治疗，减少不良事件的发生。治疗原则为立即停用肝素类药物，必要时加用非肝素抗凝剂预防血栓栓塞。严重病例可输血小板治疗。本例患者被成功救治，也是归因于早期发现，早期治疗。

（中国人民解放军联勤保障部队第九一〇医院
刘甲兴　蔡智伟）

参考文献

[1] Warkentin TE. An overview of the heparin—induced thmmboeytopenia syndrome. Semin Thromb Hemost, 2004, 30：273-283.

[2] O'DONNELL J. Anticoagulants：therapeutics，risks，and toxicity-special emphasis on heparin-induced thrombocytopenia（HIT）. J Pharm Prac,2012,25（1）：22-29.

[3] Jaax ME，Greinacher A. Management of heparin-induced thrombocytopenia. Expert Opin Pharmacother，2012，13（7）：987-1006.

[4] Baldwin ZK，Spitzer AL，Ng VL，et al. Contemporary standards for the diagnosis and treatment of heparin-induced thrombocytopenia（HIT）. Surgery，2008，143（3）：305-312.

[5] Massimo Franchini. Heparin-induced thromboeytopenia：a update. Thromb J，2005，3：14.

[6] Warkentin TE，Kelton JG. Temporal aspects of heparininduced thrombocytopenia. N Engl J Med，2001，344（17）：1286-1292.

[7] Warkentin TE，Kelton JG. Delayed-onset heparin-induced thrombocytopenia and thrombosis. Ann Intern Med，2001，135（7）：502-506.

[8] Lubenow N，Kempf R，Eichner A，et al. Heparin-induced thrombocytopenia：temporal pattern of thrombocytopenia in relation to initial use or reexposure to heparin. Chest，2002，122（1）：37-42.

[9] Martel N，Lee J，Wells PS. Risk for heparin-induced thrombocytopenia with unfractionated and low-molecular-weight heparin thromboprophylaxis：a meta-analysis. Blood，2005，106（8）：2710-2715.

[10] Lee GM，Arepally GM. Diagnosis and management of heparin-induced thrombocytopenia. Hematol Oncol Clin North Am，2013，27（3）：541-563.

[11] Linkins LA，Dans AL，Moores LK，et al. Treatment and prevention of heparin-induced thrombocytopenia：Antithrombotic Therapy and Prevention of Thrombosis，9th ed：American College of Chest Physicians Evidence-Based Clinical Practice Guidelines. Chest，2012，141（2Suppl）：e495S-530S.

[10] Greinacher A，Farner B，Kroll H，et al. Clinical features of heparin-induced thrombocytopenia including risk factors for thrombosis. A retrospective analysis of 408 patients. Thromb Haemost，2005，94（1）：132-135.

[11] Linkins LA，Dans AL，Moores LK，et al. Treatment and prevention of heparin-induced thrombocytopenia：antithrombotic therapy and prevention of thrombosis，9th ed：American College of Chest Physicians evidence-based clinical practice guidelines. Chest，2012，141（2 Suppl）：e495S-e530S.

[12] Warkentin TE，Sheppard JA，Sigouin CS，et al. Gender imbalance and risk factor interactions in heparin-induced thrombocytopenia. Blood，2006，108（9）：2937-2941.

[13] Arepally GM，Qrtel TL. Heparin-induced thrombocytopenia. AnnuRev Med，2010，61：77-90.

[14] Alberio，Lorenzo. Heparin—induced thrembocytopenia：some working hypotheses on pathogenesis，diagnostic strategies and treatment IJ. Hemostasis and Thrombosis，2008，15（5）：456-464.

[15] Kehon JG，Smith JW，Warkentin TE，et al. Irmnunoglobulin G from patients with heparin—induced thrombocytopenia binds to a complex of heparin and platelet factor 4 U. J-Blood，1994，83：3232-3239.

[16] Visentin GP，Ford SE，Scott JP，et al. Antibodies from patients with heparin—induced thrombocytopenia/thrombosis are specific for platelet factor 4 complexed with heparin or bound to endothelial cells. J Clin Invest，1994，93：81-88.

[17] 贾瑞春，汪辉，王京华. FcγRⅢB基因多态性分布与Ⅱ型肝素诱导血小板减少症易感性关系的研究. 临床血液学杂志，2009，22（9）：451-453.

[18] 中国医师协会心血管内科医师分会血栓防治专业委员会与编辑委员会. 肝素诱导的血小板减少症中国专家共识（2017）. 中华医学杂志，2018，98（6）：408-417.

[19] Cuker A，Gimotty PA，Crowther，MA，et al.（2012）Predictive value of the 4Ts scoring system for heparin-induced thrombocytopenia：a systematic review and meta-analysis. Blood，120：4160-4167.

[20] 许俊堂. 肝素诱导的血小板减少症中国专家共识解读. 中国循环杂志，2018，33：117-121.

第14节　冠状动脉介入治疗围术期上消化道出血

大量循证医学证据证明了抗栓（抗凝及抗血小板）治疗在冠心病经皮冠状动脉介入治疗（percutaneous coronary intervention，PCI）围术期中的治疗价值，国内外指南也一致地强调PCI后双联抗血小板治疗（双抗）在防止血栓形成中的重要性。然而，抗血小板治疗也是一把“双刃剑”，它在降低心血管事件风险的同时，也显著增加了患者出血事件发生率。其中，上消化道出血是冠状动脉介入治疗围术期抗血小板治疗最常见的出血并发症。接受冠脉介入治疗患者一旦发生上消化道出血，医生将会面临两难的抉择，一方面为了控制上消化道出血，需停用抗血小板药物；另一方面，冠脉介入治疗术后早期停用抗血小板药物又增加了支架内血栓在内的心血管事件风险；如何正确处置，是每个介入医生都可能面对的重大挑战。因此，对于冠脉介入治疗术后患者，充分的评估、积极的预防、合理选择抗血小板方案以及出血后正确的处理，尤为重要。

一、冠脉介入围术期上消化道出血的定义

上消化道出血是指屈氏韧带以上的消化道疾患引起的出血，也包括胰管或胆管的出血和胃空肠吻合术后吻合口附近疾患引起的出血。上消化道出血临床表现为呕血、黑便及头晕、面色苍白、心率增快、血压降低等周围循环衰竭征象。个别患者出血量较大，肠蠕动过快也可出现血便。在诊断上消化道出血时要除外下列情况：服某些药物（如铁剂、铋剂等）和食物（如动物血等）引起粪便发黑，便潜血阳性，但此时用免疫法（只针对粪便中的人血红蛋白，与动物血红蛋白没有交叉，也不受饮食及药物等因素的干扰）检查便潜血呈阴性可资鉴别。另外也要除外某些口、鼻、咽部或呼吸道病变出血被吞入消化道的情况。

围术期是围绕手术的一个全过程，包含手术前、手术中及手术后的一段时间，具体是指从确定手术治疗时起，直到与这次手术有关的治疗基本结束为止，时间约在术前 5 ～ 7 天至术后 7 ～ 12 天。冠脉介入治疗围术期上消化道出血具体时间目前尚无统一标准，通常特指冠脉介入术后 1 个月内发生的上消化道出血。

二、冠脉介入治疗围术期上消化道出血的发生率

冠脉介入治疗围术期上消化道出血，同抗血小板药物的使用，具有十分密切的关系。研究表明，阿司匹林可使消化道损伤危险增加 2 ～ 4 倍。14 项安慰剂对照研究的荟萃分析显示，阿司匹林导致严重消化道出血的绝对危险为每年 0.12%，并与剂量相关。一项回顾性研究提示，氯吡格雷（75 mg/d）与阿司匹林（100 mg/d）导致消化道出血的危险相似，相对危险度分别为 2.7 和 2.8。同单独抗血小板治疗相比，双联抗血小板治疗显著增加了消化道出血的风险。CREDO 试验对 PCI 患者随访 1 年发现，氯吡格雷联合阿司匹林组较单用阿司匹林组消化道出血发生率明显增加（1.4% *vs.* 0.3%，$P < 0.05$）。OPT-PEACE 研究显示，相较于单用阿司匹林或氯吡格雷，阿司匹林联合氯吡格雷的消化道出血风险显著增高（0.6% *vs.* 5.4%，$P = 0.001$）。PLATO 研究直接比较 DAPT 中替格瑞洛和氯吡格雷的胃肠道出血风险，替格瑞洛组和氯吡格雷组在大出血风险方面没有显著差异（分别为 11.6% 和 11.2%），但替格瑞洛显著增加 ACS 患者的消化道出血风险（RR = 1.23，95%CI：0.93 ～ 1.64）。

三、冠脉介入治疗围术期上消化出血对预后的影响

冠脉介入治疗围术期发生上消化道出血，严重影响患者临床预后。根据对 ACUITY 研究结果分析，发生大出血的 ACS 患者 30 天内死亡率为 7.3%，而未出血组的死亡率为 1.2%；出血组 30 天内缺血事件以及支架内血栓的发生率均高于未出血组，且平均住院日较长。PCI 围术期上消化道出血对患者 30 天内的死亡率也有明显的影响，一项研究综合分析了 GUSTOIIb、PURSUIT、PARAGON A 及 B 研究的数据后提示，不仅严重的出血会增加患者 30 天的死亡率及心肌梗死的发生率，而且即便轻微出血，也会对 ACS 的预后产生影响。该研究中，发生过轻微出血事件的 ACS 患者，30 天死亡率和心梗发生率分别是 3.5% 和 11.5%，明显高于未出血组的 2.9% 和 7.4%，并且这种影响会持续到半年以后。ACUITY 研究显示心梗后 30 天内发生严重出血事件者 1 年后病死率是 28.9%，明显高于未出血者的 3.4%。Philippe 等研究 PCI 术后出血增加全因死亡率（13.0% *vs.* 3.2%，$P < 0.0001$）。而如果需要输血的严重出血者，其死亡、心肌梗死、紧急介入治疗和复合缺血事件发生率都明显高于不需要输血的轻度出血者。

四、抗血小板药物导致上消化道出血的机制

（一）阿司匹林

1. 局部作用　阿司匹林对消化道黏膜有直接刺激作用，可直接作用于胃黏膜的磷脂层，破坏胃黏膜的疏水保护屏障；在胃内崩解使白三烯等细胞毒性物质释放增多，进而刺激并损伤胃黏膜；也可损伤肠黏膜屏障。

2. 全身作用　阿司匹林可使环氧化酶（COX）活性中心的丝氨酸乙酰化，抑制胃黏膜的 COX-1 和 COX-2 活性，导致前列腺素（PG）生成减少。PG 主要调控胃肠道血流和黏膜的功能。PG 生成减少是阿司匹林引起胃肠道黏膜损伤的主要原因。

（二）ADP 受体拮抗剂

该类药物通过阻断血小板膜上的 ADP 受体发挥抗血小板作用。与阿司匹林不同，ADP 受体拮抗剂并不直接损伤消化道黏膜，但可抑制血小板衍生的生长因子和血小板释放的血管内皮生长因子，从而阻碍新生血管生成和影响溃疡愈合。ADP 受体拮抗剂可加重已存在的胃肠道黏膜损伤，包括阿司匹林、非甾体抗炎药（NSAIDs）以及幽门螺杆菌（Hp）感染导致的消化道损伤。

五、冠脉介入治疗围术期消化道出血的危险因素

1. 上消化道出血病史　既往上消化道出血史、消化道溃疡是 PCI 术后上消化道出血最强危险因素。

2. 年龄因素　年龄 ≥ 75 岁或每增长 10 岁，出血风险明显增加，是发生上消化道出血的独立预测因子。

3. 贫血　贫血是上消化道出血的危险因素，REPLACE-2 试验中发现贫血与非贫血患者出血的发生率分别为 4.9% 和 2.8%（$P < 0.0001$），而上消化道出血的发生率之比更是高达 4 倍。

4. 肾功能不全　是心血管事件及死亡的主要危险因素。在 GRACE 研究中，肾功能不全患者出血的发生率升高，可能是与肾功能不全影响某些抗栓药物经肾排泄有关。

5. 性别　上消化道出血更常出现在女性患者，在一项对 18 039 例 PCI 患者的研究中发现，女性患者有更高的出血发生率。

6. HP 感染　HP 感染可加重阿司匹林的消化道损伤作用。使用阿司匹林的 Hp 阳性者发生十二指肠溃疡的 OR 值为 18.5，发生胃溃疡的 OR 值为 2.3，根除 Hp 可降低有溃疡出血病史患者溃疡复发的风险。

7. 其他　长期服用激素或非甾体抗炎药、心搏骤停、心源性休克、糖尿病、体重指数（BMI）$< 25\ kg/m^2$、高血压等。

六、冠脉介入治疗围术期发生消化道出血的救治

冠脉介入治疗围术期发生消化道出血，将严重影响患者预后。如何平衡抗栓与出血的关系，是治疗策略选择的关键。对于冠脉介入治疗围术期发生消化道出血的患者，首先应对患者进行充分的评估，包括患者血流动力学状况、出血量及风险评估，以及冠脉血栓风险评估，对于出血量大、有活动性出血的患者，应尽早行胃镜检查，条件允许情况下，积极行内镜下止血治疗。结合患者血栓及出血的风险，合理调整抗栓药物方案，目前仍缺乏统一的治疗方案，应结合专家共识推荐，根据患者情况给予个体化治疗方案，以期为患者带来最大获益。

（一）冠脉介入围术期消化道出血患者的评估

1. 消化道出血严重程度及风险的评估　依据 2011 年出血学术研究会（Bleeding Academic Research Consortium，BARC）制订的出血分类标准（表 1-14-1），抗血栓药物相关出血患者的预后与出血部位及出血量密切相关，其中 0 ～ 2 型为轻度出血，3 ～ 4 型为严重出血，5 型为致死性出血。目前专家共识推荐，采用 BARC 分型对冠脉介入治疗围术期上消化道出血严重程度进行评估。另外，推荐根据年龄、实验室检查和合并症进行消化道出血 ABC 评分（表 1-14-2），以早期识别高死亡风险（≥ 8 分）的患者。ABC 评分低、中、高危者，上消化道出血 30 天死亡率分别为 1.0%、7.0% 及 25%。我国《急性非静脉曲张性上消化道出血多学科防治专家共识》推荐对于急性上消化道出

表 1-14-1 出血学术研究会（BARC）出血分型

出血分型	临床指征
0 型	无出血
1 型	无需立即干预的出血，患者无需因此就医或住院，包括出血后未经咨询医生而自行停药等情况
2 型	任何明显的、需要立即干预的出血，包括：①需要内科、非手术干预；②需住院或提升治疗级别；③需要进行持续评估的出血
3 型	
3a 型	明显出血，其血红蛋白下降 30 ～ 50 g/L；需输血治疗
3b 型	明显出血且血红蛋白下降≥ 50 g/L；心脏压塞；需外科手术干预或控制的出血（除牙齿、鼻部、皮肤及痔疮出血）；需静脉应用血管活性药物的出血
3c 型	颅内出血（除外微量脑出血、脑梗死后出血转化、椎管内出血）；经影像学检查、腰椎穿刺证实的出血；损害视力的出血
4 型	冠状动脉旁路移植术（CABG）相关的出血：①围术期 48 小时内的颅内出血；②胸骨切开术后持续出血需再次手术止血；③ 48 小时内输入 1000 ml 以上全血或浓缩红细胞；④ 24 小时内胸管引流≥ 2 L
5 型	致死性出血
5a 型	未经尸检或影像学检查证实的临床可疑的致死性出血
5b 型	经尸检或影像学检查证实的确切的致死性出血

表 1-14-2 消化道出血 ABC 评分

因素	计分
年龄	
60 ～ 74 岁	1
≥ 75 岁	2
实验室检查	
尿素氮＞ 10 mmol/L	1
白蛋白＜ 30 g/L	2
肌酐	
100 ～ 150 μmol/L	1
＞ 150 μmol/L	2
合并症	
意识改变	2
肝硬化	2
播散性恶性肿瘤	4
ASA 评分	
3	1
≥ 4	3

表 1-14-3 Blatchfold 评分

项目	检测结果	评分
收缩压（mmHg）	100 ～ 109	1
	90 ～ 99	2
	＜ 90	3
血尿素氮（mmol/L）	6.5 ～ 7.9	2
	8.0 ～ 9.9	3
	10.0 ～ 24.9	4
	≥ 25	6
血红蛋白（g/L）		
男性	120 ～ 129	1
	100 ～ 119	3
	＜ 100	6
女性	100 ～ 119	1
	＜ 100	6
其他表现	脉搏≥ 100 次 / 分	1
	黑便	1
	晕厥	2
	肝脏疾病	2
	心力衰竭	2

血患者，采用 Blatchfold 评分（表 1-14-3），在内镜检查前，预判哪些患者可能需要接受输血、内镜检查、手术等后续干预措施，其取值范围 0 ～ 23 分，≥ 6 分为高危。

2. 冠脉介入治疗围术期消化道出血患者血栓风险评估 缺血事件相关的因素较多，临床医生需结合临床特征、病变特征、介入操作及器械特征、术中并发症、PCI 时间以及血小板功能等综合评估。首先，应明确患者心血管疾病诊断：稳定性冠心病风险相对较低，急性冠脉综合征患者血栓事件风险高。其次，对于高龄、合并糖尿病、肿瘤、创伤等的患者，其血栓风险显著增高。目前指南推荐使用 GRACE 风险评分系统对患者心脏事件风险进行评估，评分＞140 分为血栓高危，评分≤108 分为低危（表 1-14-4）。患者冠脉病变特点及接受介入治疗的复杂程度，也同患者血栓事件风险高度相关，左主干病变、分叉病变、开口病变、严重钙化病变、多支血管病变、长病变及小血管病变，均是围术期发生血栓事件的高危病变；另外，术中存在高血栓负荷、夹层、支架贴壁不良等情况，也极大增加了患者发生血栓事件风险。对于冠脉病变风险评分系统，Syntax Ⅱ评分结合了患者冠脉病变的特点及复杂程度，以及患者临床特征情况，能够更好评估冠脉介入治疗术后患者远期预后，目前已被推荐用于冠脉介入治疗术后患者心脏事件评估。阜外医院及哥伦比亚大学联合研究表明，Syntax Ⅱ评分是对左主干病变患者 PCI 术后远期死亡率的独立预测指标，其预测远期预后的能力远远超过 Syntax 评分。除此之外，接受介入治疗的时间，也是血栓风险的重要因素，PCI 术后 1 周内，亚急性支架内血栓形成风险较高，1 个月内停用双联抗血小板治疗（DAPT）的血栓风险也较高。

（二）急性上消化道出血的液体复苏

对于急性上消化道出血，合并血流动力学障碍的患者，应积极给予液体复苏。常用的复苏液体包括生理盐水、平衡液、人工胶体和血液制品。无论是否可以立即得到血液制品或胶体液，通常主张先输入晶体液。合并感染的患者应禁用或慎用人工胶体。在没有控制消化道出血情况下，应早期使用血液制品。

1. 输血　严重出血可导致循环衰竭乃至死亡，但输血本身也可导致或加重炎症反应，输血适应证把握不当可能增高病死率。一般建议，血红蛋白低于 70 g/L 时应考虑输血，但仅建议将血红蛋白升至 70 ～ 90 g/L。

1992 年，美国医师协会制订了临床输血指南，指南规定决定是否为患者输血不是依据血红蛋白水平，而是依据临床症状，只有临床评估贫血有可能导致较高风险的缺血并发症时才为患者输血，如心脏病患者因发生失血出现心前区疼痛、窦性心动过速的表现。《2011ESC 血栓工作组对急性冠脉综合征患者出血的管理策略》中推荐，在血流动力学稳定，没有明显的出血症状，HCT ＞ 25% 或血红蛋白＞ 80 g/L 时，不建议输血。ESC2011 年关于《非 ST 段抬高型急性冠脉综合征诊断及治疗指南》中指出，基础状态下耐受良好的 ACS 合并出血或贫血患者，在其血流动力学稳定、HCT ＞ 25% 或血红蛋白＞ 70 g/L 时，不建议输血治疗，血红蛋白目标值为 90 ～ 100 g/L，大量失血患者可同时口服补铁。ACS 患者入院时及住院期间出现的贫血，包括上消化道出血所致的贫血等，会增加患者近期及远期的死亡率。Sunil V.Rao 等根据 GUSTOIIb、PURSUIT 和 PARAGON 三项大型临床试验结果，纳入了 24 112 名 ACS 患者，其中

表 1-14-4　GRACE 风险评分表

年龄（岁）	得分	心率（次 / 分）	得分	收缩压（mmHg）	得分	肌酐（mg/dl）	得分	Killip 分级	得分	危险因素	得分
＜ 30	0	＜ 50	0	＜ 80	58	0 ～ 0.39	1	Ⅰ	0	入院时心搏骤停	39
30 ～ 39	8	50 ～ 69	3	80 ～ 99	53	0.4 ～ 0.79	4	Ⅱ	20	心电图 ST 段改变	28
40 ～ 49	25	70 ～ 89	9	100 ～ 119	43	0.8 ～ 1.19	7	Ⅲ	39	心肌坏死标志物升高	14
50 ～ 59	41	90 ～ 109	15	120 ～ 139	34	1.2 ～ 1.59	10	Ⅳ	59		
60 ～ 69	58	110 ～ 149	24	140 ～ 159	24	1.6 ～ 1.99	13				
70 ～ 79	75	150 ～ 199	38	160 ～ 199	10	2.0 ～ 3.99	21				
80 ～ 89	91	≥ 200	46	≥ 200	0	≥ 4	28				

2401人接受了输血治疗。与未输血者相比，输血者死亡率及再发心肌梗死概率更高，在校正了年龄、合并疾病危险因素后，输血者30天内死亡或再发心肌梗死的危险比为2.92，95%CI为2.55～3.35。但也有不同的研究结果。CRUSADE研究共纳入44 242名非ST段抬高的ACS患者，根据他们住院期间接受输血前最低的血细胞比容（红细胞压积）情况分为4组，其中包括了住院期间发生上消化道出血的患者，分别比较各组接受输血对死亡率的影响。结果在红细胞压积小于24%组，输血可以减少死亡率。红细胞压积大于27%组中，输血会增加死亡率，而中间组，输血对死亡率无影响。目前ACS的治疗指南强调，在血流动力学稳定的ACS患者中，对红细胞压积＞25%或血红蛋白＞80 g/L者予以输血治疗可能对预后产生不利影响。因此，在相应上消化道出血的ACS患者中应根据患者具体情况，权衡利弊，谨慎决定。

2. 输血与扩容　缺血性心脏病患者出现贫血，输血治疗能够增加氧的供给，改善预后，但由于库存红细胞中一氧化氮水平很低，输血后导致一氧化氮明显下降会造成血管收缩进而加重心肌缺血，同时储存血红细胞内的2,3二磷酸甘油减少，使得红细胞对氧的亲和力增加，影响氧的释放；输血的同时还输入大量的炎症介质或因子，这使心肌缺血进一步恶化。如出血量大、血流动力学有改变时，应首先补液扩充血容量，当①收缩压＜90 mmHg，或较基础收缩压降低幅度＞30 mmHg；②血红蛋白＜50～70 g/L，红细胞压积＜25%；③心率增快＞120次/分，应输血治疗。

（三）内镜检查与治疗

内镜既可明确出血的病因和部位，还能通过其进行止血治疗，是抗栓治疗合并出血处理的重要环节。同时，我国口服抗栓药物相关消化道损伤防治专家共识建议采用Forrest分级（见表1-14-5）评估患者消化道再出血风险。内镜检查应兼顾缺血、出血及内镜操作的风险。内镜检查过程中机械性的压力刺激传入神经，患者的焦虑紧张，神经内分泌激素的变化可能抑制副交感神经系统而兴奋交感神经系统，镇静剂、麻醉剂的使用可引起心肌缺血或心律失常。但内镜检查对于上消化道出血程度的判断及是否需要输血可提供重要依据。若患者无明显心肌梗死及危重心力衰竭等，尽量在24小时内行胃镜检查，急性心梗并发明显的消化道出血在生命体征平稳后也推荐积极的内镜检查。缺血风险高危患者，应当推迟内镜检查治疗，进行相关风险评估，每24～28小时重新评估是否行内镜检查。合并BARC出血分型≥3型或内镜检查提示为高危（Forrest Ⅰ～Ⅱb）的患者，应在严密监测及生命体征平稳的条件下于24～48小时内行内镜检查（严重出血12小时以内），以便尽早明确诊断和进行必要的干预。1999年Cappell和Iacovone两位医师的研究显示，急性心肌梗死合并消化道出血的患者在血流动力学稳定后积极行胃镜检查的获益大于风险。但仅表现为黑便的急性心梗患者，内镜不作为常规检查。内镜检查获益主要有：早期明确出血部位、内镜下进行止血治疗；减少输血需求；为评估再出血提供危险分层依据；为下一步制订抗血小板治疗策略提供指导。胃镜止血起效迅速、疗效确切，应作为首选。常用的内镜下止血方法及机制为：①局部喷洒止血药如凝血酶、去甲肾上腺素、巴曲酶（立止血）、孟氏液、中药五倍子等。②通过闭塞病灶周围血管起到止血作用。注射组织胶、无水乙醇、乙氧硬化醇等使血管内形成血栓，周围组织坏死后继发纤维形成而发挥作用。③将血管夹置于出血部位夹闭出血血管，起机械压迫作用。④应用微波、激光、热探头等在出血部位产生的热效应，使组织凝固，达到止血效果等。

表1-14-5　消化溃疡出血征象Forrest分级

Forrest分级	再出血发生率（%）
Ⅰ级　活动性出血病灶	
Ⅰa：喷射样出血	55
Ⅰb：活动性出血	55
Ⅱ级　近期出血性病灶	
Ⅱa：血管显露	43
Ⅱb：附着血凝块	22
Ⅱc：黑色基底	10
Ⅲ级　无近期出血迹象	
Ⅲ：基底清洁	5

（四）抑酸治疗和胃黏膜保护剂

1. 组胺H2受体拮抗剂（H2RA）　H2RA可抑

制胃酸、提高胃内 pH，从而减少 H^+ 反弥散，降低胃蛋白酶的活性，阻止出血后的血凝块被消化，促进溃疡部肉芽组织的生成。另外，较高的 pH 值能够促进血小板的聚集而易于凝血，从而起到止血的作用，因此对应激性溃疡和急性胃黏膜病变出血的防治有良好作用。

2. 质子泵抑制剂（PPI） 发生消化道出血后，抑酸治疗非常关键。因发生消化道出血后，胃肠黏膜形成血痂、自我修复的过程均为 pH 依赖性，最佳胃内 pH 值为 5 左右，而常规剂量的 H2RA 达不到该抑酸要求，控制上消化道出血效果较差，因此发生消化道出血后仍首选 PPI。研究表明，在服用阿司匹林联合氯吡格雷的患者中，PPI 比 H2RA 更有效地预防上消化道出血的发生。2011ESC 关于《非 ST 段抬高型急性冠脉综合征诊断及治疗指南》推荐既往有消化道溃疡或消化道出血史的冠心病患者，治疗冠心病的同时可给予 PPI（除外奥美拉唑）。

PPI 是目前最为常用的高效抑酸药，然而 PPI 需通过肝细胞色素 P450（CYP）系统的 2C19 代谢。而氯比格雷也要通过 CYP2C19 活化，其活化产物与血小板 P2Y12 受体不可逆结合，从而阻断 ADP 作用于 P2Y12 受体介导的血小板聚集过程。研究证实 CYP2C19 基因多态性和 CYP2C19 抑制剂可影响氯吡格雷的抗血小板作用，因此推测 PPI 会干扰氯吡格雷的活化，从而影响其抗血小板作用。现发现 5 种 PPI 对 CYP2C19 均具有竞争性抑制作用，其中泮托拉唑和雷贝拉唑的抑制作用最低。Martine Gilard 等开展了一个随机、双盲试验，以血小板反应指数（PRI）作为指标，评价奥美拉唑与安慰剂相比干扰氯吡格雷的抗血小板作用。结果示奥美拉唑可能干扰氯吡格雷的抗血小板作用。Edmund Pezalla 等进行了一项回顾性的队列研究，将服用氯吡格雷的冠心病患者分为安慰剂组、小剂量 PPI 组和大剂量 PPI 组。一年后三组的急性心肌梗死发生率分别为 1.38%、3.08%、5.03%，大剂量 PPI 组与安慰剂组相比，具有统计学差异（$P < 0.05$），在校正了高血压、高脂血症、心衰等因素后，这种差异仍然存在。上述研究结果提示，泮托拉唑可能对 CYP2C12 的影响最小，不会干扰氯吡格雷的抗血小板作用，可以作为使用氯比格雷的 ACS 患者预防消化道大出血的首选 PPI。但 PPI 对氯吡格雷抗血小板作用的影响和心血管事件终点试验的临床研究结果并不一致。

对于服用双联抗血小板药物的高危患者，国内外专家已达成需要给予 PPI 进行保护的共识。2009 年至今，美国 FDA 与欧盟相继警示氯吡格雷不要与奥美拉唑及埃索美拉唑联合应用，但是不包括其他 PPI。临床实践中，是否预防性使用 PPI 以减少抗血小板药物的消化道损伤，临床医师应根据患者的个体特点、用药时间等评估。对于上消化道出血高危患者仍需联合 PPI，但应充分考虑不同 PPI 对氯吡格雷抗血小板作用的影响，建议避免使用对 CYP2C19 抑制作用强的 PPI，如奥美拉唑和埃索美拉唑。近年来多个临床观察性研究对这一点虽无统一的结论，但倾向于奥美拉唑及埃索美拉唑对氯吡格雷影响较大，而泮托拉唑的影响较小。

（五）生长抑素及其类似药物

生长抑素是由多个氨基酸组成的环状活性多肽，能够减少内脏血流，降低门静脉压力，抑制胃酸和胃蛋白酶分泌，抑制胃肠道及胰腺肽类激素分泌等，使用生长抑素可显著降低消化性溃疡出血患者的手术率，预防早期再出血的发生。

奥曲肽是人工合成的 8 肽生长抑素类似物。皮下注射后吸收迅速而完全，30 分钟血浆浓度可达到高峰，消除半衰期为 100 分钟，静脉注射后其消除呈双相性，半衰期分别为 10 分钟和 90 分钟。使用方法：急性出血期应静脉给药，起始快速静脉滴注 50 μg，继以 25 ～ 50 μg/h 持续静脉泵入或滴注，疗程 5 日。

（六）抗栓药物调整

冠脉介入治疗围术期发生上消化道出血，应充分评估患者的出血风险及血栓风险，合理调整抗栓治疗策略。对于冠脉介入治疗患者，早期停用双联抗血小板治疗，显著增加支架内血栓发生率。因此，对于血栓高危患者，应当尽量避免停用 DAPT 治疗。对于小出血（如 BARC 出血分型＜ 3 型出血），可在充分止血、联用 PPI 基础上，继续 DAPT 治疗。PLATO 研究表明，同氯吡格雷相比，替格瑞洛具有更高的消化道出血风险。因此，如患者使用替格瑞洛为基础的 DAPT，建议更换为氯吡格雷治疗。如患者为严重出血（如 BARC 出血分型≥ 3 型），应考虑减少药物种类及剂量，并积极进行内镜检查明确出血病因，如能够在内镜下充分止血，且经内镜专家评估，再出血风险较低患者，可继续使用DAPT治疗。如患者出血风险较高，可考虑单抗血小板治疗。单抗血小板药物选择目前仍存在争议，通常临床选择氯吡格雷75 mg口服。但对于溃疡性出血复发危险较高的患者，不建议使用氯吡格雷替代阿司匹林，而应该给予阿司匹林联合PPI治疗。当出血无法控制或可能威胁生命时，应立即停药，并予新鲜血小板输注等治疗。需要强调的是，冠脉介入治疗围术期发生消化道出血后的抗栓策略，并不是一成不变的，应当在密切观察病情与反复的风险评估后，及时进行调整。对于早期评估为小出血、出血低危，继续DAPT治疗的患者，如血红蛋白进行性下降，活动性出血经治疗无法停止的，应当停用或减少抗血小板药物。

应当尽可能缩短停用DAPT时间，对于消化道出血患者，应当每天对患者出血情况进行评估，满足以下条件考虑出血已经得到控制，5日后可恢复使用抗血小板药物：①血流动力学稳定；②不输血情况下血红蛋白稳定；③BUN不继续增高；④肠鸣音不活跃；⑤便潜血转阴（非必需条件）。

1. 隐性出血（便潜血阳性）　无需停用DAPT，如口服替格瑞洛，建议更换为氯吡格雷。可继续阿司匹林100 mg/d，氯吡格雷75 mg/d治疗。对于出血风险高危患者，可考虑使用吲哚布芬100 mg 2次/日代替阿司匹林。联合使用PPI。

2. 显性出血　有明显呕血或黑便，但血流动力学稳定，血红蛋白下降< 20 g，BARC分型< 3型出血。对于血栓风险高危患者，应当尽量保留DAPT治疗，尽早行内镜检查评估，如可充分止血或继续出血风险低患者，建议继续口服阿司匹林及氯吡格雷治疗。对于血栓风险较低患者，可停用阿司匹林，保留氯吡格雷75 mg/d治疗。同时联用PPI及胃黏膜保护剂，动态评估患者出血情况。如患者血红蛋白保持稳定，无活动性出血证据，3～5天后恢复DAPT治疗。出血高危患者可考虑使用吲哚布芬100 mg 2次/日代替阿司匹林。

3. 消化道大出血　短时间内大量出血或持续活动性出血无法中止，血红蛋白下降≥30 g，出现血流动力学障碍患者，出血为患者主要矛盾，对于抗血小板治疗，应当减量或完全停用。对于血栓风险高危患者，建议尽早行内镜检查评估，如可充分止血或继续出血风险低，可保留氯吡格雷75 mg/d治疗，停用阿司匹林。如出血无法控制，血红蛋白仍进行性下降，则应完全停用抗血小板药物。如血栓风险相对较低，应当停用抗血小板药物。同时给予PPI及胃黏膜保护剂、生长抑素等治疗，每天评估患者出血风险，如患者血流动力学稳定，无活动性出血证据，5天后可恢复单药抗血小板治疗，通常给予氯吡格雷75 mg/d。继续观察出血情况，如患者病情稳定，无进一步出血证据，7天左右可恢复DAPT治疗。

（七）介入及手术止血治疗

1. 选择性血管造影及栓塞治疗　选择性胃左动脉、胃十二指肠动脉、脾动脉或胰十二指肠动脉血管造影，针对造影剂外溢或病变部位经血管导管滴注血管升压素或去甲肾上腺素，导致小动脉和毛细血管收缩，使出血停止。无效者可用明胶海绵栓塞。

2. 手术治疗　因抗凝药物的应用，外科手术存在术中、术后止血困难的风险，因此需评估效益与风险程度。诊断明确但药物和介入治疗无效者可考虑手术结合术中内镜止血治疗。

七、冠脉介入治疗围术期消化道出血的预防

（一）识别高危人群

PCI术后上消化道出血的高危人群包括：急性心肌梗死、急诊PCI、高龄、女性、糖尿病、贫血、肾功能不全患者，上消化道出血病史、溃疡病史患者，有消化不良或有胃食管反流症状、幽门螺杆菌感染患者，合用华法林等抗凝药物的患者，使用非甾体抗炎药患者等。择期PCI术中发生无再流、冠状动脉夹层、心源性休克、心搏骤停、心室颤动等并发症时，术后上消化道出血的并发症发生率亦增加。对于这些高危患者，在PCI术前及术后24小时内应用PPI预防上消化道出血是合理的。

（二）筛查与根除Hp

对于长期服用小剂量阿司匹林的患者，Hp感染是消化道出血的独立危险因素，根除Hp可降低溃疡和出血的复发。目前推荐的筛查方法为13C或14C呼气试验、粪便Hp抗原检测。检测前需停用

抗菌药物及铋剂至少 4 周，停用 PPI 至少 7 天。建议在长期抗血小板治疗前检测 Hp，阳性者应根除。

（三）应用 H2RA 预防消化道损伤

研究证明 H2RA 可轻度减少上消化道出血的风险。对服用阿司匹林的患者，法莫替丁与氯吡格雷之间无药物相互作用，且同时有保护胃黏膜的作用，可预防胃十二指肠溃疡和糜烂性食管炎的发生。H2RA 的疗效优于安慰剂，但比 PPI 差，其优点是费用较低，对不能使用 PPI 的患者可考虑应用。应避免使用西咪替丁，因其为 CYP2C19 强效抑制剂，可影响氯吡格雷的活化。

（四）应用 PPI 预防消化道损伤

内镜和流行病学研究均发现，PPI 明显降低服用阿司匹林和（或）氯吡格雷患者所致消化道损伤的发生率。在随机对照临床试验中，PPI 可使双联抗血小板治疗患者消化道出血减少 87%。PPI 是预防抗血小板药物相关消化道损伤的首选药物，优于米索前列醇等黏膜保护剂和 H2RA。目前多个指南均强调了对有出血风险的患者使用 DAPT 时应当使用保护胃黏膜的药物，尤其是 PPI。为了最大程度地减少抗血小板治疗的消化道损伤，中国专家共识建议临床医生采用标准化的流程进行风险评估和筛查（图 1-14-1）。

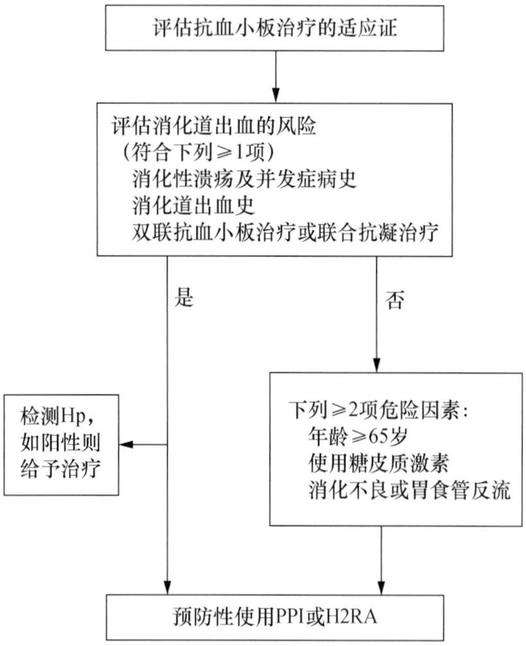

图 1-14-1 消化道出血风险评估和筛查的标准化流程

（五）合理选择冠脉介入支架

对于出血高危患者，应当选择能够耐受更短时间 DAPT 的产品。目前已有多项临床研究证明了新一代药物涂层支架，包括可降解聚合物涂层支架，能够采用极短时间 DAPT 序贯单联抗血小板治疗（SAPT）。MASTER DAPT 试验结果显示，在接受干预的高出血风险、持续随访 1 年以上的患者中，使用生物可降解聚合物西罗莫司洗脱支架进行经皮冠状动脉介入治疗，应用短期 DAPT 可降低出血风险，而不增加缺血风险。LEADERS FREE Ⅱ 试验共有 1203 例高出血风险的冠心病患者植入 BioFreedom 支架并应用 1 个月超短期 DAPT 方案，试验结果表明，相比于金属裸支架，在仅进行 1 个月 DAPT 的高风险出血患者人群中，具有显著更优的安全性和更好的疗效。对于消化道出血高危患者，选择具有短期 DAPT 适应证的新一代药物涂层支架，能够更好地平衡出血与缺血风险，为患者带来更多获益。

（六）合理选择抗栓治疗策略

冠脉介入治疗围术期消化道出血，大多同抗栓药物使用有关。对于消化道出血高危患者或已发生过消化道出血的患者，应当选择对胃肠损伤小、出血风险相对较低的抗血小板药物，尽量缩短 DAPT 时程，以减少消化道出血的风险。

（七）药物种类的选择

替格瑞洛同氯吡格雷相比，其出血发生率更高。PLATO 研究表明，同氯吡格雷相比，替格瑞洛具有更高的消化道出血风险。因此，对于消化道出血高危患者，应当尽量避免使用替格瑞洛。需要 DAPT 患者，建议阿司匹林联合氯吡格雷治疗。如患者仅需单抗治疗，阿司匹林与氯吡格雷孰优孰劣目前仍不确定。有研究提示，氯吡格雷（75 mg/d）与阿司匹林（100 mg/d）导致消化道出血的危险相似，相对危险度分别为 2.7 和 2.8。CAPRIE 研究结果显示使用氯吡格雷的患者比使用阿司匹林的患者因消化道出血住院的发生率低（0.7% *vs.* 1.1%），但研究中使用的阿司匹林剂量为 325 mg/d，而非目前临床常用的阿司匹林 75 ～ 150 mg/d。我国《急性冠脉综合征抗栓治疗合并出血防治多学科专家共识》建议溃疡性出血复发危险较高的患者，应给予阿司匹林而非氯吡格雷。

OPT-PEACE研究显示，几乎所有接受常用抗血小板治疗的患者均发生胃肠道损伤。阿司匹林与氯吡格雷的任何胃肠道损伤（92.4% *vs.* 96.2%；$P = 0.18$）、糜烂（91.7% *vs.* 95.5%；$P = 0.21$）以及溃疡发生率（13.6% *vs.* 15.2%；$P = 0.73$）相似。吲哚布芬抑制ADP、5-羟色胺、血小板因子4、β-凝血球蛋白等血小板因子的释放起到抗血小板聚集的作用，是一种非常有效的血小板环氧化酶抑制剂，其生化、功效和临床效果与标准剂量的阿司匹林相当。吲哚布芬胃肠道不良反应较阿司匹林少，可在阿司匹林过敏、不耐受时作为替代药物。OPTION研究显示，相较于阿司匹林联合氯吡格雷，吲哚布芬联合氯吡格雷1年净不良临床事件风险（包括心血管死亡、非致死性心肌梗死、缺血性卒中、支架内血栓或BARC 2/3或5型出血）降低27%（4.47% *vs.* 6.11%，$P = 0.015$），其获益主要来源于出血事件减少。因此，对于消化道出血高危患者，可选择吲哚布芬作为阿司匹林的替代治疗。

（八）双抗抗血小板治疗的时程选择

几项临床研究均证实，当阿司匹林与氯吡格雷联合应用时，消化道出血发生率明显高于单用1种抗血小板药物，其风险增加2～3倍。对于消化道出血高危患者，应当结合患者血栓事件风险，尽可能选择更短时程的DAPT，以降低出血发生率。对于新一代DES支架，多项临床研究证实，短期DAPT（3～6个月）未增加支架内血栓风险，且降低出血风险。已有证据证实，采用新型可降解涂层支架患者，1个月超短时间DAPT，具有良好的安全性及有效性。因此，对于接受Biofreedom等有循证证据支架治疗的患者，建议DAPT 1个月，后持续SAPT。对于新一代DES支架患者，如缺血低危，建议DAPT 1个月，后持续SAPT；如缺血高危，建议DAPT 3～6个月，后持续SAPT。

八、病例报告

病例1：急性心肌梗死PCI术后上消化道出血

主诉：女性，81岁，主因“劳力性胸痛17日，加重8小时”入院。

现病史：患者于入院前17日出现劳力性胸痛，快步走时发作，呈胸骨后压榨样疼痛，伴出汗，休息约20分钟自行缓解。之后患者上述症状反复发作，未予特殊治疗。患者入院前8小时睡眠时无诱因再次发作胸痛，症状明显加重。急诊就诊于我院，诊断为“冠心病　急性下壁心肌梗死”。

既往史：高血压病史10年，糖尿病史5年，陈旧性脑梗死3年，消化不良病史（未检查胃镜）5年，高脂血症病史2年。

体格检查：血压74/52 mmHg。体重45 kg，神清，烦躁，高枕卧位。心率102次/分，律齐，未闻及杂音，双肺底可闻及细湿啰音。

实验室检查：肌钙蛋白14.4 ng/ml，血红蛋白（HGB）98 g/L，红细胞比容33%，血小板计数（PLT）133×10^9/L；肌酐130 μmol/L，活化部分凝血活酶时间（APTT）107.8秒，纤维蛋白原（FIB）4.2 g/L，总胆固醇5.62 mmol/L，低密度脂蛋白胆固醇4.01 mmol/L。

心电图：窦性心动过速，Ⅱ、Ⅲ、aVF导联ST段抬高0.2～0.4 mV。V_1～V_4导联呈QS波伴ST段压低。

入院诊断：冠脉粥样硬化性心脏病，急性下壁心肌梗死，陈旧性前壁心梗，心功能4级（Killip分级）。

诊治经过：入院后行急诊冠脉造影，术前负荷剂量阿司匹林300 mg、氯吡格雷600 mg，持续泵入多巴胺15 μg/（kg·min）维持血压，普通肝素100 U/kg。

冠脉造影：前降支（LAD）近段完全闭塞，前向血流TIMI 0级，回旋支（LCX）中段狭窄50%，前向血流TIMI 3级，右冠脉（RCA）近段完全闭塞，可见造影剂滞留，前向血流TIMI 0级，可见右向左侧支循环（图1-14-2）。

治疗过程：患者冠脉血栓负荷中，给予静脉泵入盐酸替罗非班氯化钠注射液10 ml/h。结合心电图此次罪犯血管为 RCA，置入主动脉内球囊反搏（IABP），于 RCA 行血栓抽吸，血栓负荷明显减少，植入 3.0 mm×33 mm 支架一枚，术后前向血流 TIMI 3 级（图 1-14-3）。术后患者症状明显缓解，血流动力学逐步稳定。

术后予阿司匹林 100 mg/d、氯吡格雷 75 mg/d，静脉泵入肝素，维持 APTT 50～70 秒，阿托伐他汀每晚 20 mg，继续静脉泵入盐酸替罗非班氯化钠注射液 10 ml/h 维持 24 小时。术后 3 日血压 126/74 mmHg，拔除 IABP 泵。

术后 4 日，患者突发呕血，为暗红色，约

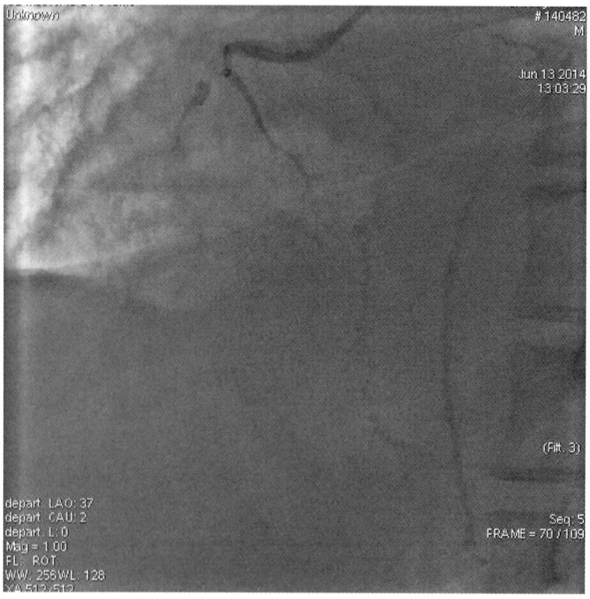

图 1-14-2　CAG 图（右冠脉近段闭塞，可见血栓影及右向左侧支循环）

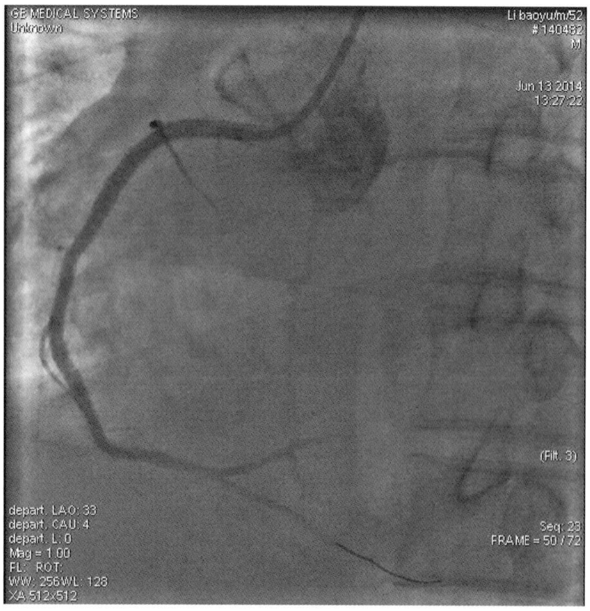

图 1-14-3　治疗过程

300 ml，伴大汗、全身湿冷、面色苍白。测血压 70/48 mmHg，心率 120 次 / 分，律齐。心电图：窦性心动过速。急查血常规：HGB 58 g/L，红细胞压积 21%，PLT 107×10^9/L；急查凝血功能：APTT 48.8 秒，FIB 3.2 g/L。

考虑为上消化道大出血，失血性休克。

给予深静脉置管，快速补液，输注悬浮红细胞共 600 ml，同时停用阿司匹林及氯吡格雷；禁食水，胃肠减压，凝血酶胃管注入，静脉点滴泮托拉唑 80 mg/d 及生长抑素 250 μg 缓慢静推后，持续 250 μg/h 静点。患者对症治疗后，生命体征逐步平稳；但第二天再次呕血 200 ml，急请消化内科会诊，建议行急诊胃镜检查，检查示：胃黏膜水肿、充血、多发点片状糜烂灶，胃内可见血凝块，未见明确的活动性出血。继续上述治疗，未再出血，血压 118/65 mmHg，HB98 g/L，出血第三天加用氯吡格雷 75 mg/d。出血后 6 日患者便潜血转为阴性，恢复进食，停用静脉 PPI，加用泮托拉唑 40 mg 2 次 / 日（3 个月），吲哚布芬 100 mg 2 次 / 日。随访 1 年，患者无不适。

☞ **点评**：抗栓与出血，如何掌控两者平衡

各国指南均建议：植入支架且有口服抗栓治疗指征患者，建议长期优化抗栓治疗方案；2013 年替罗非班治疗冠心病中国专家共识指出：STEMI 接受直接 PCI 的患者无论是否植入支架，出现下列情况建议给予替罗非班：血栓负荷重、血流慢或者无复流或血栓性并发症，或没有接受足量有效双联抗血小板治疗的患者。如无禁忌证，拟行直接 PCI 的 STEMI 患者也可常规给予替罗非班；高危 STEMI 患者可在转运行直接 PCI 的上游给予替罗非班。2021 ACC/AHA 冠脉血运重建指南建议，ACS 患者接受 PCI 治疗，如伴有较高血栓负荷或存在慢血流，可使用替罗非班静注，以提高手术成功率。双联抗血小板治疗时间仍推荐 9～12 个月，其中植入金属裸支架者为至少 1 个月，植入药物洗脱支架者为至少 6 个月。新指南推荐长期服用小剂量阿司匹林（70～100 mg/d），对阿司匹林不耐受者则建议长期应用氯吡格雷（75 mg/d）。

临床决策：本病例为高危患者，患者高龄，急性 ST 段抬高型心肌梗死，合并心源性休克；CAG 示 RCA 大量血栓，发生无复流风险较高，因患者有陈旧性前壁心梗，LAD 完全闭塞，LCX

中度狭窄，RCA一旦发生无复流，可能发生致命性事件。因此，在标准双联抗血小板治疗基础上联用替罗非班。因置入IABP，因此同时给予肝素抗凝治疗。但本患者同时出血风险也为高危，有急性心梗的应激反应、老年女性、低体重、消化不良病史、四联抗栓治疗、心源性休克等因素。CRUSADE评分高达88分，为出血高危人群，发生出血风险为19.5%。

本例患者血栓及出血均为高危，在预防血栓形成时，一定也要预防出血，如何平衡抗栓与出血，结合指南，应先对患者进行血栓及出血风险评估，采取个性化治疗方案。对出血高危者，冠脉介入治疗术中可考虑使用比伐芦定抗凝以降低出血风险。应不用或减量使用GPⅡb/Ⅲa受体拮抗剂，并建议早期使用质子泵抑制剂。该患者主要存在以下问题，一是术中使用肝素，且剂量偏大，对于本患者，为出血高危患者，应当首选比伐芦定抗凝治疗。二是替罗非班用量偏大，本患者考虑平衡缺血与出血风险，应当更加审慎使用替罗非班，尽量避免使用，如确需使用，其剂量应当为正常用量的1/2～2/3。三是对于高危出血人群应该早期应用PPI以预防出血。发生消化道大出血后，因影响到血流动力学，给予红细胞输注，并给予质子泵抑制剂及生长抑素等治疗，血流动力学平稳后及时进行胃镜，胃镜Rockall评分10分，属再发出血高危，停用所有抗栓药物，出血停止后首先加用氯吡格雷，便潜血阴性时加用对消化道损失更小的吲哚布芬，静脉PPI后加用口服泮托拉唑半年，随访患者预后良好。

（中国人民解放军总医院第七医学中心
石宇杰　李俊峡）

参考文献

[1] Yeomans ND，Lanas AI，Talley NJ，et al. Prevalence and incidence of gastroduodenal ulcers during treatment with vascular protective doses of aspirin. Aliment Pharmacol Ther，2005，22：795-801.

[2] McQuaid KR，Laine L. Systematic review and meta-analysis of adverse events of low-dose aspirin and clopidogrel in randomized controlled trials. Am J Med，2006，119：624-638.

[3] Lanas A，Garcia-Rodriguez LA，Arryo MT，et al. Risk of upper gastrointestinal ulcer bleeding associated with selective cyclo-oxygenase-2 inhibitors，traditional non-aspirin non-steroidal anti-inflammatory drugs，aspirin and combinations. Gut，2006，55：1731-1738.

[4] Aronow HD，Steinhubl SR，Brennan DM，et al. Bleeding risk associated with 1 year of dual antiplatelet therapy after percutaneous coronary intervention：Insights from the Clopidogrel for the Reduction of Events During Observation（CREDO）trial. Am Heart J，2009，157（2）：369-374.

[5] Han Y，Liao Z，Li Y，et al. Magnetically controlled capsule endoscopy for assessment of antiplatelet therapy-induced gastrointestinal injury. J Am Coll Cardiol，2022，18；79（2）：116-128.

[6] Kang HJ，Clare RM，Gao R，et al. Ticagrelor versus clopidogrel in Asian patients with acute coronary syndrome：a retrospective analysis from the Platelet Inhibition and Patient Outcomes（PLATO）Trial. Am Heart J，2015，169：899-905.

[7] Manoukian SV，Feit F，Mehran R，et al. Impact of major bleeding on 30-day mortality and clinical outcomes in patients with acute coronary syndrome：an analysis from the ACUITY Trial. J Am Coll Cardiol，2007，49（12）：1362-1368.

[8] Rao SV，O'Grady K，Pieper KS，et al. Impact of bleeding severity on clinical outcomes among patients with acute coronary syndromes. American Journal of Cardiology，2005，96（9）：1200-1206.

[9] Philippe Généreux，Gennaro Giustino，Bernhard Witzenbichler，et al. Incidence，predictors，and impact of post-discharge bleeding after percutaneous coronary intervention. J Am Coll Cardiol，2015，66（9）：1036-1044.

[10] Lee JM，Park SY，Choi JH，et al. Clinical risk factors for upper gastrointestinal bleeding after percutaneous coronary intervention：a single-center study. Gut Liver，2016，10（1）：58-62.

[11] Feit F，Voeltz MD，Attubato MJ，et al. Predictors and impact of major hemorrhage on mortality following percutaneous coronary intervention from the REPLACE-2 Trial. Am J Cardiol，2007，1；100（9）：1364-1369.

[12] López-Sendón J，Dabbous OH，López de Sá E，et al. In-hospital outcomes associated with fibrinolytic and thienopyridine use in patients with ST-segment elevation acute myocardial infarction. The global registry of acute coronary events. Rev Esp Cardiol，2009，62（5）：501-509.

[13] Huang JQ，Sridhar S，Hunt RH. Role of helicobacter pylori infection and non-steroidal anti-inflammatory drugs in peptic-ulcer disease：a meta-analysis. Lancet，

2002，359：14-22.

［14］Mehran R，Rao SV，Bhatt DL，et al. Standardized bleeding definitions for cardiovascular clinical trials：a consensus report from the Bleeding Academic Research Consortium. Circulation，2011，123（23）：2736-2747.

［15］Laursen SB，Oakland K，Laine L，et al. ABC score：a new risk score that accurately predicts mortality in acute upper and lower gastrointestinal bleeding：an international multicentre study. Gut，2021，70（4）：707-716.

［16］《中华消化外科杂志》编辑委员会，《中华消化杂志》编辑委员会．急性非静脉曲张性上消化道出血多学科防治专家共识（2019 版）．中华消化外科杂志，2019，18（12）：1094-1100.

［17］Lawton JS，Tamis-Holland JE，Bangalore S，et al. 2021 ACC/AHA/SCAI Guideline for coronary artery revascularization：a report of the American College of Cardiology/American Heart Association Joint Committee on Clinical Practice Guidelines. J Am Coll Cardiol，2022，79（15）：1547.

［18］Cerrato E，Barbero U，Quadri G，et al. Prediction of long-term patient outcome after contemporary left main stenting using the SYNTAX and SYNTAX Ⅱ scores：A comparative analysis from the FAIL-Ⅱ multicenter registry（failure in left main study with 2nd generation stents-Cardiogroup Ⅲ study）. Catheter Cardiovasc Interv，2020，96（1）：E17-E26.

［19］Xu B，Généreux P，Yang Y，et al. Validation and comparison of the long-term prognostic capability of the SYNTAX score-Ⅱ among 1，528 consecutive patients who underwent left main percutaneous coronary intervention. JACC Cardiovasc Interv，2014，7（10）：1128-1137.

［20］Philippe GSH，Felicita A，et al. Bleeding in acute coronary syndromes and percutaneous coronary interventions：position paper by the working group on thrombosis of the European society of cardiology. Eur Heart J，2011，32（15）：1854-1864.

［21］ESC Committee for Practice Guidelines.ESC Guidelines for the management of acute coronary syndromes in patients presenting without persistent ST-segment elevation. European Heart Journal，2011，32：2999-3054.

［22］Aronson D，Suleiman M，Agmon Y，et al. Changes in haemoglobin levels during hospital course and long-term outcome after acute myocardial infarction. Eur Heart J，2007，28：1289-1296.

［23］Rao SV，Jollis JG，Harrington RA，et al. Relationship of blood transfusion and clinical outcomes in patients with acute coronary syndromes. JAMA，2004，292（13）：1555-1562.

［24］Alexander KP，Chen AY，Wang TY. Transfusion practice and outcomes in non-ST-segment elevation acute coronary syndromes. American Heart Journal，2008，155（6）：1047-1053.

［25］中华心血管病杂志（网络版）编辑委员会．口服抗栓药物相关消化道损伤防治专家共识．中华心血管病杂志（网络版），2021，04（1）：1-8.

［26］Cappell MS，Iacovone FM Jr. Safety and efficacy of esophagogastroduodenoscopy after myocardial infarction. Am J Med，1999，106（1）：29-35.

［27］Ng FH，Tunggal P，Chu WM，et al. Esomeprazole compared with famotidine in the prevention of upper gastrointestinal bleeding in patients with acute coronary syndrome or myocardial infarction. Am J Gastroenterol，2012，107（3）：389-396.

［28］Gilard M，Arnaud B，Cornily JC，et al. Influence of omeprazole on the antiplatelet action of clopidogrel associated with aspirin：the randomized，double-blind OCLA（Omeprazole CLopidogrel Aspirin）study. J Am Coll Cardiol，2008，51（3）：256-260.

［29］Pezalla E，Day D，Pulliadath I. Initial assessment of clinical impact of a drug interaction between clopidogrel and proton pump inhibitors. J Am Coll Cardiol，2008，52（12）：1038-1039.

［30］Steg PG，Huber K，Andreotti F，et al. Bleeding in acute coronary syndromes and percutaneous coronary interventions：position paper by the Working Group on Thrombosis of the European Society of Cardiology. Eur Heart J，2011，32（15）：1854-1864.

［31］Macaione F，Montaina C，Evola S，et al. Impact of dual antiplatelet therapy with proton pump inhibitors on the outcome of patients with acute coronary syndrome undergoing drug-eluting stent implantation. ISRN Cardiol，2012：692761.

［32］中国医师协会心血管内科医师分会，中国医师协会心血管内科医师分会血栓防治专业委员会，中华医学会消化内镜学分会，等．急性冠状动脉综合征抗栓治疗合并出血防治多学科专家共识．中华内科杂志，2016，55（10）：813-824.

［33］Bhatt DL，Cryer BL，Contant CF，et al. Clopidogrel with or without omeprazole in coronary artery disease. N Engl J Med，2010，363：1909-1917.

［34］Lin KJ，Hernandez-Diaz S，Garcia Rodriguez LA. Acid suppressants reduce risk of gastrointestinal bleeding in patients on antithrombotic or anti-inflammatory therapy. Gastroenterology，2011，141：71-79.

［35］抗血小板药物消化道损伤的预防和治疗中国专家共识组．抗血小板聚集抗血小板药物消化道损伤的预

防和治疗中国专家共识（2012 更新版）. 中华内科杂志，2013，52（3）：264-270.

[36] Landi A，Heg D，Frigoli E，et al. Abbreviated or standard antiplatelet therapy in HBR patients：final 15-month results of the MASTER-DAPT trial. JACC Cardiovasc Interv，2023，16（7）：798-812.

[37] Krucoff MW，Urban P，Tanguay JF，et al. Global approach to high bleeding risk patients with polymer-free drug-coated coronary stents：The LF Ⅱ study. Circ Cardiovasc Interv，2020，13（4）：e008603.

[38] CAPRIE Steering Committee. A randomised，blinded，trial of clopidogrel versus aspirin in patients at risk of ischaemic events（CAPRIE）. Lancet，1996，348（9038）：1329-1339.

[39] Marzo A，Crestani S，Fumagalli I，et al. Endoscopic evaluation of the effects of indobufen and aspirin in healthy volunteers. Am J Ther，2004，11（2）：98-102.

[40] Wu H，Xu L，Zhao X，et al. Indobufen or aspirin on top of clopidogrel after coronary drug-eluting stent implantation（OPTION）：a randomized，open-label，end point-blinded，noninferiority trial. Circulation，2023，147（3）：212-222.

第 15 节　冠状动脉介入治疗失败后行急诊冠状动脉旁路移植术

一、概述

冠状动脉介入治疗（percutaneous coronary intervention，PCI）失败是指冠心病介入治疗术中和术后任何时间靶血管治疗部位发生血栓、再狭窄或完全性闭塞等所导致靶血管血运重建最终失败，其包括 PCI 不能顺利完成，常见于慢性完全闭塞病变（chronic total occlusion，CTO）介入失败，此时应由心内、外科团队综合考虑下一步治疗；以及 PCI 过程中出现并发症，应根据并发症严重程度对症处理。手术失败分为 4 种类型：①全身状况差、不能承受 PCI 手术过程而被迫停止手术；②冠状动脉病变复杂、手术难度大导致支架不能植入，或已植入支架但靶血管血流未能恢复；③因手术器械准备不足，无专用器材而导致手术结束；④术中出现心脏压塞等严重危及生命的并发症而中断手术。

PCI 失败转为急诊冠状动脉旁路移植术（urgent or emergent coronary artery bypass grafting，emergent CABG）是指确认 PCI 手术失败后，从决定行 CABG 补救起 24 小时内为避免不必要的发病和死亡进行的旁路移植手术。目前需要紧急手术来处理 PCI 相关并发症的情况并不常见（＜ 1%），仅在有经皮技术无法充分解决的重大并发症的患者中需要。

PCI 手术转为急诊 CABG 的预测因素包括既往心肌梗死、心源性休克、三支血管病变和 C 型病变（表 1-15-1）。同时具备 4 个预测因素的病例转为急诊 CABG 的发生率达 9.3%，而具备 3 个和 3 个以下预测因素的病例转为急诊 CABG 的总发生率为 0.3%。由于长病变、重度钙化病变和迂曲病变等 C 型病变的患者 PCI 手术更可能失败，并转为急诊 CABG，所以前述 4 个预测因素中，C 型病变是 PCI 手术转为急诊 CABG 最一致的预测因素。美国心脏病学会 / 美国心脏协会（American College of Cardiology/American Heart Association，ACC/AHA）冠状动脉病变分型如表 1-15-1。2010 年美国心血管造影与介入学会（the Society of Cardiovascular Angiography and Intervention，SCAI）简化病变分型，将血管通畅度作为分型标准，与 ACC/AHA 冠状动脉病变分型标准结合，对 PCI 失败的预测更为准确（表 1-15-2）。近年，根据对国家住院患者样本数据库的分析，紧急手术的危险因素包括复杂的解剖结构、周围血管疾病、心力衰竭、卒中、高血压、血液透析、结缔组织病、肺病和肥胖，已经制定评分来预测是否需紧急外科手术，但即使是评分系统中最高的 1/3 患者，也仅有 0.6% 的病例需要急诊手术。2018 年欧洲心脏病学会（European Society of Cardiology，ESC）心肌血运重建指南通过评价围术期并发症、健康及生活质量改善情况和长期无死亡、心梗、再次血运重建发生，判断各项治疗策略的获益风险比，来决定是否选择 CABG 手术治疗，指出外科手术的预估死亡率、血运重建的预期成功率、冠状动脉解剖复杂程度是决定血运重建策略的重要因素（表 1-15-3），解剖结构适合两种手术且外科手术预估风险较低的稳定性冠心病患者的血运重建策略推荐以及多支病变伴 / 不伴左主干病变

表 1-15-1 美国心脏病学会 / 美国心脏协会（ACC/AHA）冠状动脉病变分类

病变特征	A 型	B 型	C 型
病变范围	局限（＜ 10 mm）	管状（10 ～ 20 mm）	弥漫（＞ 20 mm）
病变形态	向心性	偏心性	
进入难度	容易	近段血管中度弯曲	近段血管极度弯曲
是否成角	非成角（＜ 45°）	中度成角（45° ～ 90°）	重度成角（＞ 90°）
钙化程度	管壁光滑	中至重度钙化	
闭塞程度	非完全闭塞	完全闭塞＜ 3 个月	完全闭塞＞ 3 个月
病变部位	非开口	开口部	
分支受累	不累及主要边支	需要导丝保护的分叉病变	无法保护主要边支
血栓形成	无血栓	有血栓	
静脉桥血管病变			伴易碎病变的变性静脉桥

表 1-15-2 2010 年美国心血管造影与介入学会（SCAI）简化病变分型

类型	特征	病变成功率
Ⅰ	不符合 ACC/AHA 的 C 型病变标准，血管通畅	96.8%
Ⅱ	符合 ACC/AHA 的 C 型病变标准，血管通畅	90.0%
Ⅲ	不符合 ACC/AHA 的 C 型病变标准，闭塞	87.6%
Ⅳ	符合 ACC/AHA 的 C 型病变标准，闭塞	75.0%

表 1-15-3 2018 年欧洲心脏病学会（ESC）CABG 与 PCI 的选择推荐

推荐	分类	等级
外科手术风险评估		
推荐使用 STS 评分计算 CABG 术后住院期间或 30 天内死亡率和住院期间发病率	Ⅰ	B
可考虑使用 EuroSCORE Ⅱ 评分计算 CABG 术后住院期间死亡率	Ⅱb	B
CAD 复杂性评估		
对于 LM 或多支病变患者，推荐使用 SYNTAX 评分计算 CAD 的解剖复杂程度以及 PCI 后长期死亡率和发病率	Ⅰ	B
在考虑选择 PCI 还是 CABG 时，应优先考虑血运重建的完全程度	Ⅱa	B

EuroSCORE：欧洲心脏手术风险评估系统；CABG：冠状动脉旁路移植术；CAD：冠状动脉；LM：左主干；PCI：经皮冠状动脉介入治疗；STS：胸外科协会

的稳定型心绞痛患者中，心脏团队在制定决策时需要考虑的因素见表 1-15-4 及图 1-15-1。根据外科预估风险选择个体化治疗策略（表 1-15-5）。除了个体手术风险和器械可获得性，糖尿病和冠脉解剖复杂程度［通过 SYNTAX 评分（表 1-15-6）］同样决定了 PCI 和 CABG 的获益。此外，血运重建的完全性同样是选择合适治疗策略的关键因素。心肌血运重建的预后和症状改善与血运重建的完全性密切相关。2021 年 ACC 血运重建指南则建议使用胸外科医师协会（society of thoracic surgeons，STS）风险评分计算患者的手术风险，可用于为接受冠状动脉疾病（coronary artery disease，CAD）外科血运重建患者做出治疗决策。明确这些预测因素及风险评估，可以帮助我们更好地预测 PCI 手术的个体化风险，并根据个人技术水平、医院的设备、外科支持水平以及心脏团队的共同决策，更好地选择患者。

表 1-15-4　解剖结构适合两种手术且外科手术预估风险较低的稳定性冠心病患者的血运重建策略推荐

根据 CAD 范围进行推荐	CABG		PCI	
	分类	等级	分类	等级
一根血管 CAD				
不伴 LAD 近段狭窄	Ⅱb	C	Ⅰ	C
合并 LAD 近段狭窄	Ⅰ	A	Ⅰ	A
两根血管 CAD				
不伴 LAD 近段狭窄	Ⅱb	C	Ⅰ	C
合并 LAD 近段狭窄	Ⅰ	B	Ⅰ	C
左主干 CAD				
左主干病变，SYNTAX 评分较低（0～22）	Ⅰ	A	Ⅰ	A
左主干病变，SYNTAX 评分居中（23～32）	Ⅰ	A	Ⅱa	A
左主干病变，SYNTAX 评分较高（≥33）	Ⅰ	A	Ⅲ	B
三根血管 CAD，且无糖尿病				
三支病变，SYNTAX 评分较低（0～22）	Ⅰ	A	Ⅰ	A
三支病变，SYNTAX 评分居中或较高（＞22）	Ⅰ	A	Ⅲ	A
三根血管 CAD，且合并糖尿病				
三支病变，SYNTAX 评分较低（0～22）	Ⅰ	A	Ⅱb	A
三支病变，SYNTAX 评分居中或较高（＞22）	Ⅰ	A	Ⅲ	A

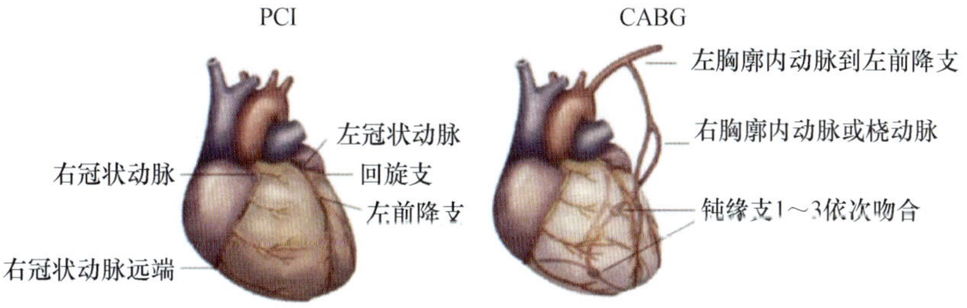

适合PCI	适合CABG
临床特征： 存在严重合并症（评分未能充分反映出来） 高龄/虚弱/预期寿命短 存在影响复苏过程的限制性疾病	临床特征： 糖尿病 LV功能下降（EF≤35%） 存在DAPT禁忌证 再发弥漫性支架内再狭窄
解剖特征和技术： 多支血管冠状动脉疾病且SYNTAX评分为0～22 CABG由于解剖结构无法实现完全血运重建或缺乏移植血管 严重胸部变形或脊柱侧凸 腹部辐射后遗症 瓷型主动脉	解剖特征和技术： 多支血管冠状动脉疾病且SYNTAX评分≥3 PCI由于解部结构无法实现完全血运重建 重度钙化病变易导致扩张不完全
	需要联合治疗 升主动脉病变存在外科联合手术治疗适应证同期进行其他外科手术

图 1-15-1　多支病变伴 / 不伴 LM 病变的稳定型心绞痛患者中，心脏团队需要考虑的因素

表 1-15-5　2018 ESC 指南比较 PCI 和 CABG 的主要随机对照临床试验中 EuroSCORE 得分

试验	EuroSCORE PCI	EuroSCORE CABG
SYNTAX	3.8±2.6	3.8±2.7
BEST	2.9±2.0	3.0±2.1
FREEDOM	2.7±2.4	2.8±2.5
PRECOMBAT	2.7±1.8	2.8±1.9
EXCEL	未报道	未报道
NOBLE	2（2～4）	2（2～4）

表 1-15-6　SYNTAX 评分计算方法

步骤	变量评估	方式
第一步	支配区域	根据冠状动脉优势型（左或右）判断冠脉分布的权重。SYNTAX 评分系统中无均衡性这一选项
第二步		根据冠脉分布的权重，每一根病变冠脉部位有不同的得分，从 0.5（如后间隔支）到 6（左优势型中左主干）不等

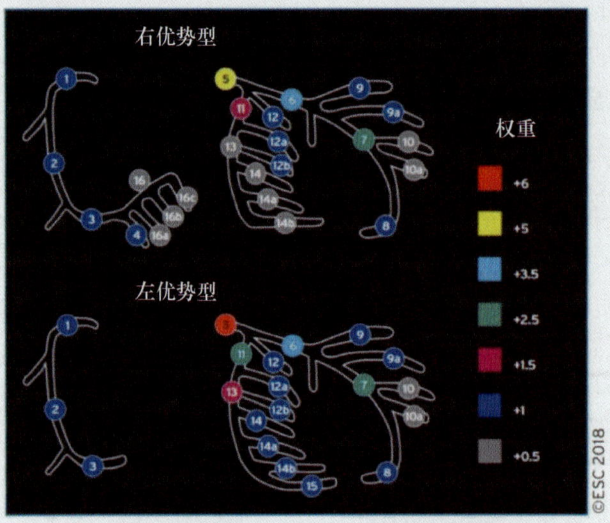

步骤	变量评估	方式
第三步	直径狭窄程度	狭窄 50%～99% 时，每个病变冠状动脉段的得分乘以 2，而完全闭塞时乘以 5 完全闭塞时，若存在以下情况要加分： • 病程＞3 年或未知　+1 • 钝型头端　+1 • 肌桥　+1 • 第一节段远段不可见　+1 每有一个远段不可见则 • 闭塞处有边支　+1 若直径＜1.5 mm +1 两支直径均＜1.5 mm 或≥1.5 mm +0 直径≥1.5 mm（如分叉病变）
第四步	三叉病变	若存在三叉病变，根据病变节段加分 • 一段　+3 • 两段　+4 • 三段　+5 • 四段　+6
第五步	分叉病变	根据 Medina 分型，分叉病变按照类型相应加分： • Medina 1，0，0-0，1，0-1，1，0　+1 • Medina 1，1，1-0，0，1-1，0，1-0，1，1　+2 此外，当分叉角度＜70° 时额外加 1 分

续表

步骤	变量评估	方式
第六步	主动脉口部病变	存在主动脉口部病变时额外加 1 分
第七步	重度扭曲	存在病变近段严重扭曲时额外加 2 分
第八步	病变长度	病变长度＞20 时额外加 1 分
第九步	钙化	存在重度钙化时额外加 2 分
第十步	血栓	存在血栓时额外加 1 分
第十一步	弥漫病变 / 小血管病变	存在弥漫病变且病变远段血管较细（如病变远段至少 75% 的节段血管直径＜2 mm）时额外加 1 分

二、PCI 手术失败转为急诊 CABG 的发生率

尽管过去30年来经皮冠脉介入治疗（percutaneous coronary intervention，PCI）技术和相关药物治疗取得了显著进步，包括操控更好的导丝、新型支架和抗血小板药物的出现及术者技术和经验的积累，PCI 手术操作成功率大幅提高，但急诊 CABG 仍然是 PCI 失败后挽救心肌和患者生命的有效手段。

自 1977 年首创 PCI 报道以来，外科待命即成为常规。早期的介入实践期间，PCI 失败后行急诊 CABG 率最高达到 14%。美国国立心、肺和血液学研究所（National Heart，Lung and Blood Institute，NHLBI）的数据显示，1977 至 1981 年急诊 CABG 率为 6%，1985—1986 年下降至 3%。根据一项回顾分析，1992—2000 年 18 593 例行 PCI 的患者，PCI 失败后行急诊 CABG 的例数为 113 例（0.61%）。张怀军等回顾分析了阜外医院 1998 年 1 月至 2002 年 12 月共 4945 名 PCI 患者中 9 例 PCI 因术中发生意外和术后急性心肌缺血的患者施行急诊 CABG，发生率为 0.18%。裴汉军等回顾了 2002—2010 年阜外医院 8 年间 PCI 失败行急诊 CABG 的情况，共有 11 例，尽管精确的比率无法算出，比较前四年 9 例的数据，发生率应是大为降低了。美国梅奥临床中心的数据显示，支架时代初期及当代 PCI 术后急诊 CABG 的发生率分别为 0.7% 和 0.3%；华盛顿医学中心的数据是 0.41%，这些数据与支架时代之前（2.9%）相比已经显著降低（表 1-15-7）。美国 2003—2014 年 1 605 641 例 PCI 手术患者中，5561 例（0.3%）患者接受了急诊 CABG，随着支架技术及操作的改进，过去需行急诊 CABG 的并发症如冠状动脉夹层引起的急性血管闭塞等情况已明显减少，但其他并发症如冠状动脉穿孔和主动脉损伤等导致的需行急诊 CABG 的可能性却有所增加，在该项研究期间急诊 CABG 的发生率、合并症和总体住院死亡率有所增加，而急诊 CABG 后的住院死亡率保持不变。1995 年支架开始广泛应用，与支架时代之前相比，PCI 失败行急诊 CABG 例数整体上显著下降，这主要与支架时代之前介入治疗的冠状动脉夹层等并发症导致急诊外科手术较多有关。

三、PCI 并发症行外科手术的适应证与禁忌证

冠状动脉介入治疗术后行急诊外科手术的指征目前仍有争议。随着医疗器械的进步和术者经验的提高，鉴于急诊 CABG 的高风险性，很多 PCI 并发症都可以不采用急诊 CABG 的方法解决，只有在尝试失败后且缺血风险高和（或）血流动力学不稳定时才转为急诊 CABG。因此本部分内容主要提供 PCI 手术失败的解决思路以及转为急诊 CABG 的时机。2018 年 ESC 血运重建指南对于急诊 CABG 的需求则主要局限于因医源性血管闭塞而无法经皮挽救的大面积、进展中的心肌梗死患者，或 PCI 相关血管破裂行心包穿刺后复发性心脏压塞的患者。2021 年美国 ACC/AHA、SCAI 于 *Circulation* 和 *JACC* 上共同发表了冠脉血运重建指南取代了 2011 年 CABG 指南以及 2011 年和 2015 年 PCI 指南，并对 2012 年稳定型缺血性心脏病（stable ischemic heart disease，SIHD）指南、2013 年 ST 段抬高型心肌梗死（ST-segment elevation myocardial infarction，STEMI）和 2014 年非 ST 段抬高型急性冠脉综合征（non-ST elevation myocardial infarction-Acute coronary syndrome，NSTE-ACS）指南的部分章节进行修订。新版指南推荐急诊 CABG 的禁忌证：对于 STEMI 患者在不存在缺血或大面积心肌梗死风险的情况下，或由于无复流状态或靶血管远端不良而导致外科血运重建不可行时在直接 PCI 失败后不应行急诊 CABG（表 1-15-8）。

具体来讲，急诊 CABG 的适应证包括：冠脉多支病变、血管急性闭塞、广泛的冠状动脉夹层、不完全血运重建、冠状动脉穿孔、器械通过失败、球囊扩张失败、器械脱载和栓塞以及其他引起的血流动力学不稳定而需要外科干预的情况。Roy 等纳入了一项 1994 年 8 月至 2008 年 1 月间华盛顿大学医院 21 957 名患者的回顾性研究，其

表 1-15-7　PCI 失败转为急诊 CABG 的发生率和结局

研究者	研究类型	样本量	发现
Samir B Pancholy 等，2021	观察性研究	1605641	5561 例（0.3%）患者接受急诊 CABG，急诊 CABG 的发生率、合并症和总体住院死亡率有所增加，而急诊 CABG 后的住院死亡率保持不变，观察到择期 PCI 不良结局的增加趋势。
Roy P 等，2009	观察性研究	21957	90 例（0.41%）需要急诊 CABG；独立预测因素包括急性心梗（OR：2.7；95% CI：1.4 ～ 5.3；$P = 0.003$）、心源性休克（OR：4.8；95% CI：2.3 ～ 9.7；$P < 0.001$），三支血管病变（OR：1.7；95% CI：1.2 ～ 2.4；$P = 0.004$）和 C 型病变（OR：2.8；95% CI：1.5 ～ 5.2；$P = 0.001$）。
Andreasen JJ 等，2000	观察性研究	8620	132 例（1.5%）需行急诊 CABG，死亡率为 12%。
Talley JD 等，1990	观察性研究	430	术前心肌缺血，PTCA 前直径狭窄＜ 90%，多支血管病变与 5 年死亡和非致死性心梗相关。
Craver JM 等，1992	观察性研究	9860	699 例需行急诊 CABG，死亡率 3.1%；多支血管病变与年龄＞ 60 岁是 5 年预后的独立预测因素。
Stamou SC 等，2006	观察性研究	2273 off-pump CABG；3487 on-pump CABG	off-pump CABG 与住院天数缩短（OR：0.6；95% CI：0.47 ～ 0.64；$P < 0.01$）、肾衰竭减少（OR：0.5；95% CI：0.37 ～ 0.72；$P < 0.01$）以及 IABP 需求减少（OR：0.5；95% CI：0.3 ～ 0.71；$P < 0.01$）相关。

off pump，无体外循环辅助；on pump，体外循环辅助；CABG，冠状动脉旁路移植术；CI，可信区间；IABP，主动脉内球囊反搏；OR，危险分数；PCI，经皮冠状动脉介入治疗；PTCA，经皮冠状动脉腔内成形术。

表 1-15-8《2021 ACC/AHA/SCAI 冠脉血运重建指南》推荐

推荐类别	内容
Ⅰ	对于 ST 段抬高型心肌梗死和心源性休克或血流动力学不稳定的患者，PCI 或 CABG（当 PCI 不可行时）可提高生存率，而不考虑 MI 发病后延迟再灌注（B-R）。 对于正在考虑进行 CABG 的患者，建议计算胸外科医师协会（STS）风险评分，以帮助对患者风险进行分层（B-NR）。
Ⅱa	对于 PCI 不可行或不成功的 ST 段抬高型心肌梗死患者，存在大面积心肌梗死风险者，急诊或紧急 CABG 可作为一种有效的再灌注方式来改善临床预后（Ⅱa，B-NR）。 急性非 ST 段抬高型急性冠脉综合征患者 PCI 失败，且有持续性缺血、血流动力学受损或动脉闭塞伴大量心肌处于危险中，适合行 CABG，急诊 CABG 是合理的（Ⅱa，B-NR）。
Ⅱb	在射血分数正常、三支主要冠脉明显狭窄（伴或不伴近端 LAD）和解剖结构适合 CABG 的 SIHD 患者中，用于提高生存率是合适的（B-R）。
Ⅲ	对于 STEMI 患者，以下情况在直接 PCI 失败后不应进行急诊 CABG：不存在缺血或大面积心肌梗死风险，或由于无复流状态或靶血管远端不良而导致外科血运重建不可行时（C-EO）。

中共有90名患者行急诊CABG术，其指征为三支血管病变（40.3%）、冠状动脉夹层（27.4%）、急性闭塞（16.1%）、冠状动脉穿孔（8.1%）和器械通过失败（8.1%）。阜外医院2002—2010年间11例患者PCI失败转为急诊CABG术，其指征为冠状动脉夹层5例（45.5%）、冠状动脉穿孔3例（27.3%）、病变无法充分扩张1例（9.1%）、血管急性闭塞1例（9.1%）和支架脱载1例（9.1%）。由于急诊CABG和STEMI机械并发症的手术治疗相关死亡率仍较高，只有在持续缺血和有大面积心肌梗死风险患者中，才应考虑在PCI失败后行急诊CABG以恢复梗死动脉的血流。尽管没有临床随机试验专门评估STEMI、NSTE-ACS及PCI失败患者的急诊CABG与药物治疗或延迟血运重建的对比，对于有持续缺血或血流动力学损害者，多项回顾性研究表明，急诊方法可降低患者的死亡率。对于STEMI或心源性休克的机械并发症患者的急诊治疗，CABG及相关过程可能是必要的。机械辅助装置的植入对于STEMI机械并发症患者的暂时性治疗可能是有用的，紧急手术仍然是最好的治疗方法。

（一）冠状动脉夹层

有研究表明，广泛的血管夹层导致严重缺血是急诊CABG的最常见指征，包括主动脉夹层、左主干夹层和其他血管夹层以及夹层导致的急性闭塞。

夹层的补救最重要的是术中采用支架压闭夹层入口，解除血肿引起的闭塞，并防止血肿进一步扩张。但这种补救方法要求导丝在远段真腔，若导丝尚未进入远段真腔，或者术中不慎脱出，则很难再将导丝送至远段真腔。个别情况下，由技术水平高的PCI医生，在血管内超声和微导管的辅助下将导丝送至远段真腔，并完成支架植入的补救工作。需要转为CABG的情况常为：①导丝脱出，无法再次进入；②球囊和支架都无法通过；③夹层累及升主动脉，保守治疗预计效果不佳；④夹层较为广泛，预计支架无法解决问题。因急诊CABG风险较大，是否急诊CABG要按照血运重建指南推荐，根据累及缺血面积、持续缺血情况及患者血流动力学情况做出决定。因此，操作过程中导丝保持在远端真腔是救治成功与否的关键，一旦不小心脱出，可以在血管内超声指导下进入远端真腔，若技术条件不能达到，缺血范围大，如果不处理，预计后果严重者，应尽早转为急诊CABG。根据新版血运重建指南只有对于存在持续缺血和有大面积心肌梗死风险患者，才应考虑在PCI失败后进行急诊CABG以恢复梗死动脉的血流。

冠状动脉夹层的特点是冠状动脉内膜中断和壁内血肿形成，导致血管压迫，典型的表现为急性冠脉综合征。观察性研究表明，大多数自发性冠状动脉夹层患者保守治疗，无需进一步干预即可康复。常规PCI可能会导致夹层进展，球囊扩张和支架植入都可能使血肿扩大，导致血管闭塞，但对于持续性缺血、血管闭塞或血流动力学不稳定者，可能需要紧急血运重建。医源性左主干夹层现已很少见，但是其在PCI并发症中却是灾难性的，常常导致心肌梗死和猝死，目前文献报道发生率已经＜0.1%。左主干夹层的治疗包括保守治疗、紧急支架植入，以及急诊CABG。由于撕裂片的不确定性，以及潜在的灾难性后果，很少采取保守治疗，多数患者需要快速封闭夹层破口或急诊CABG。医源性导管诱发的冠状动脉开口部夹层（iatrogenic catheter-induced ostial coronary artery dissections，ICOCAD）是一种罕见但具有潜在破坏性的心导管并发症，临床表现从无症状到突然血管闭塞导致心肌梗死和死亡。一项对10年间接受冠状动脉造影的55 968名患者进行的筛查研究，从地方和国家数据库中检索全因死亡率，结果显示ICOCAD的总患病率为0.09%（51/55 968名患者），指引导管所致者占病例的75%（n＝37）。一半的ICOCAD病例涉及右冠状动脉，而其余病例与左主干（23/51，45%）和左内乳动脉（2/51，4%）相关。大多数ICOCAD患者（42/51，82%）接受经皮冠状动脉介入治疗，而其余患者接受冠状动脉旁路移植术（3/51，6%）或保守治疗（6/51，12%）。三例死亡发生在入院时，而48/51（94.1%）患者安全出院，中位随访3.6年没有再发死亡病例。另一项日本纳入15家医院17 225名患者的研究显示导管诱发的冠状动脉夹层人群发病率为1.1%，其中并发夹层组，院内全因死亡率为6.5%，心源性死亡率为14.1%，3.4%的患者行CABG治疗，10.8%并发术后心肌梗死，结果显示女性、复杂PCI和近端病变为独立危险因素，导管诱发的冠状动脉夹层与院内不良心血管事件相关，对于复杂病变，合适的手术方案的选择非常重要。

（二）冠状动脉穿孔

冠状动脉穿孔致造影剂或者血液经冠状动脉撕裂口流出至血管外，严重时可产生心包积血和心脏压塞。尽管此并发症比较少见，但其严重程度却可以致命。文献报道的冠脉穿孔事件发生率为 0.1% ～ 0.7%，在 CTO 的介入治疗中更为常见，发生率约为 4.8%，所致心脏压塞率高达 10% ～ 48%，需急诊手术率为 2.8% ～ 12.7%。冠脉穿孔的危险因素包括：患者因素（高龄及女性、既往 CABG）、病变因素（急性或者慢性完全闭塞病变、成角病变、分叉病变、严重迂曲病变、细小冠脉病变及严重钙化病变）、器械使用（冠状动脉旋磨术及旋切术、机械血栓抽吸术、冠脉激光成形术等）、操作相关［球囊或支架不匹配和（或）高压力扩张、冠状动脉导丝末端移位（尤其是亲水涂层钢丝）］。出现下列情况要考虑冠状动脉穿孔的可能：球囊扩张或导丝推送过程中患者突发胸痛，推送导丝或者器械时阻力较大；患者心率加快，血压与心率加快不匹配，考虑心脏压塞症状。

冠脉穿孔的处理在其他章节有详细论述，总体来讲包括非外科处理和外科处理。根据穿孔原因、穿孔大小、穿孔位置、造影剂溢出面积及患者血流动力学是否稳定制订治疗方案。处理原则为：首先需要停止引起穿孔的操作，采用球囊压迫穿孔处，并采用多种方式尽量延长压迫时间；暂停抗凝治疗，保持血流动力学稳定，心包置管缓解心脏压塞；最后采用覆膜支架或利用微血栓形成终止出血。如果以上努力都无效，出现出血不可控及血流动力学不稳定等情况，建议外科治疗。冠脉穿孔转为 CABG 的发生率为 2.7% ～ 39%，死亡率为 2.6% ～ 17%（表 1-15-9）。支架前时代冠脉穿孔转为 CABG 较多，而近年数据显示发生率仅有 2.7%，甚至更低（0.8%）。图 1-15-2、图 1-15-3 是冠脉穿孔处理的流程及转为急诊 CABG 的时机。

（三）急性冠脉闭塞

急性冠脉闭塞（abrupt closure 或 acute closure）发生率从 PTCA 时代的 3% 平稳降至支架时代的 0.3%。这一降低趋势与支架应用及有效的抗栓药物应用（包括Ⅱb/Ⅲa 受体拮抗剂、双联抗血小板药物、直接凝血酶抑制剂）有关。根据 NHLBI

表 1-15-9　冠脉穿孔的发生率和结局

作者 / 研究时间	样本量	穿孔	心脏压塞	CABG	心肌梗死	死亡
Kiernan JT et al（2000—2008）	14 281	0.48	18	3	7.4	5.9
Fasseas P et al（1990—1991）	16 298	0.58	11.6	10.5	12.6	7.5
Aljuni SC et al（1988—1992）	8932	0.4	17	37	26	9
Dippel EJ et al（1995—1999）	6214	0.58	22	22	NA	11
Ellis SG et al（1990—1991）	12 900	0.4	24	24	16	5
Gruberg L et al（1990—1999）	30 746	0.27	31	39	34	10
Gunning MG et al（1995—2001）	6245	0.8	46	15	NA	112
Javaid A et al（1996—2005）	38 559	0.19	19	35	NA	17
Shimony A et al（2001—2008）	9568	0.59	15.8	7	NA	7
Stankovic G et al（1993—2001）	5728	1.5	12	13	18	8
Ramana RK et al（2001—2004）	4886	0.5	4	20	32	8
Witzke CF et al（1995—2003）	12 658	0.3	18	5	5	2.6
Tim Kinnaird，MD et al（2006—2013）	527 121	0.33	222	42	87	145
Jaywant M et al（2011—2018）	4532	0.79	8	1	1	1
Avula，V et al（2014—2019）	10 278	0.7	9	3	NA	4

改编自 Topol 和 Teirstein 主编 . *Textbook of Interventional Cardiology* 以及近年研究现状；NA，不清。

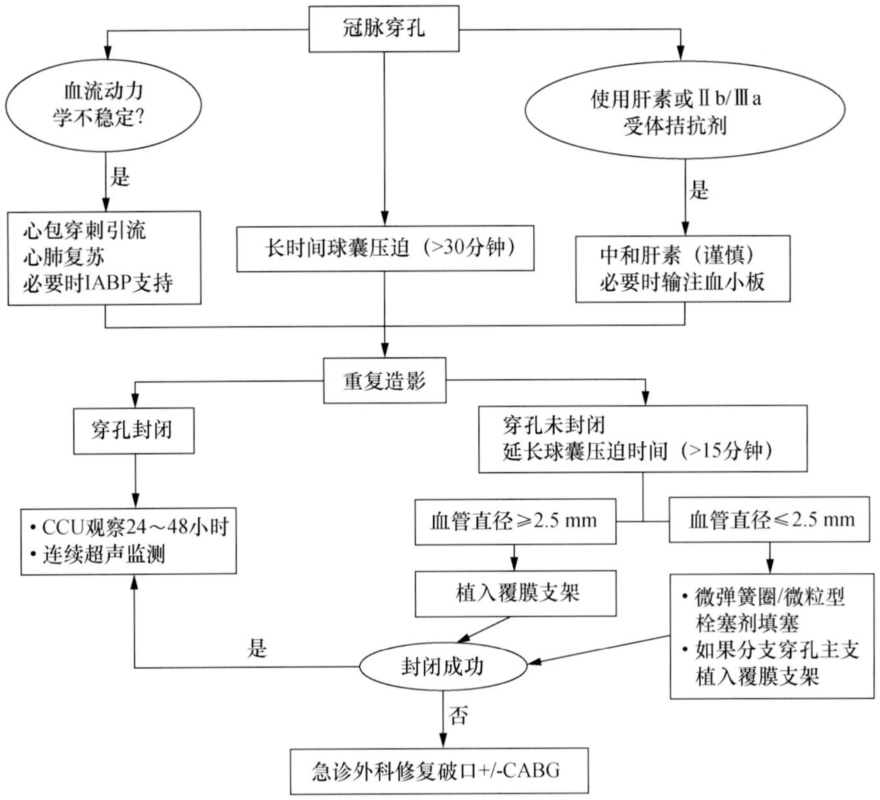

图 1-15-2 冠脉穿孔的处理流程及急诊CABG的时机。改编自Topol和Teirstein主编. *Textbook of Interventional Cardiology* 和周玉杰等主译《心血管介入并发症：病例与图谱》

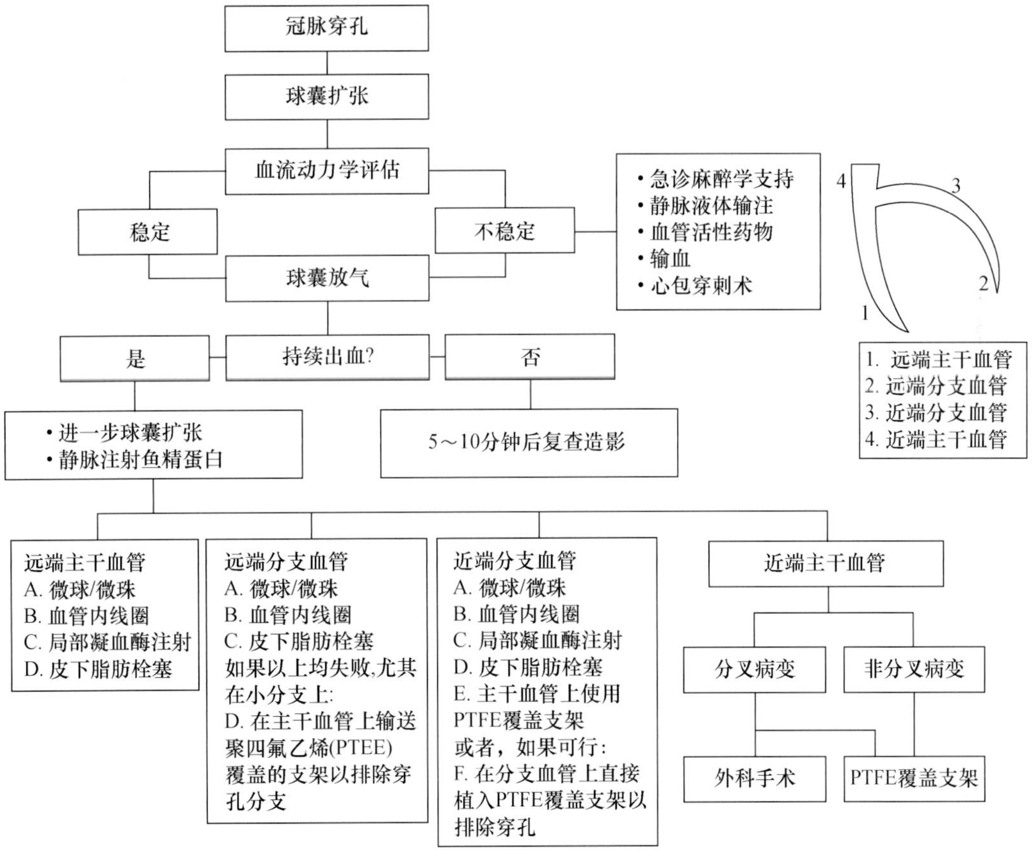

图 1-15-3 第一步是在穿孔近端或穿孔部位用低压（2～4个大气压）球囊充气立即止血。有创血流动力学评估和经胸超声心动图区分稳定和不稳定患者。对于不稳定的患者，应开始心包穿刺、积极复苏和容量支持以实现稳定。球囊通常在5～10分钟后放气，以评估出血的持续性。如果问题得到解决，应在5～10分钟后重复进行血管造影术，以确认最终止血。如果出血持续，应考虑进一步球囊扩张或静脉注射鱼精蛋白。进一步的管理取决于穿孔部位。远端主干血管（1）应使用微球或微珠粒、血管内线圈、局部凝血酶注射或皮下脂肪栓塞。远端分支（2）可以像1一样处理，加之可能在主血管中输送聚四氟乙烯（PTFE）覆膜支架，以排除穿孔分支。如果近侧分支（3）足够大，可以考虑直接植入PTFE覆膜支架，或者应该像2一样进行管理。如果不在分叉部位，则可以使用PTFE覆膜支架有效治疗近端主血管（4）的穿孔。否则，血管分叉附近的穿孔应使用聚四氟乙烯覆盖的支架或紧急转为手术治疗

动态注册研究报告，急性闭塞的减少使得PCI失败转为急诊CABG发生率减少（从3%降低至0.7%），也将围术期死亡率从1985—1986年的1.4%降低至2006年的0.7%，近期数据死亡率仍为1.0%以下。

急性冠脉闭塞最常见的原因是损伤至中膜的夹层。内膜撕裂可伴随壁内血肿，均可引起机械阻塞，机械阻塞加上内膜下结构暴露，可以继发引起血栓，继而血管收缩（但血管收缩一般不是引起急性闭塞的常见原因）。在支架前时代，急性闭塞主要原因为夹层（28%）、血栓（20%）、两者均有（7%）、原因不清（50%）。急性闭塞的预测因素包括：不稳定型心绞痛、多支血管病变、女性。造影特点中，近端迂曲、长病变等C型病变是急性闭塞的最强预测因子。血栓性急性闭塞的风险因素包括已经存在的血栓、退化的静脉桥血管以及近期心肌梗死。空气栓塞和无复流在急性闭塞中也需要鉴别诊断，其他章节有论述。大多数急性闭塞的预后证据来源于支架前时代，在PTCA时代，6%的患者死亡，36%经历非Q波心肌梗死，30%转为急诊CABG。

急性闭塞引起急性缺血，可表现为心电图改变、低血压、高血压、胸痛、室性心律失常和（或）心动过缓。出现急性闭塞后，首要任务是维持血流动力学稳定及解除缺血状态。重度的迷走反射也会引起心动过缓和血压降低，应该在必要时给予阿托品、静脉推注盐水和血管活性药物。对于心电不稳定者应该及时识别，并给予抗心律失常药物或电复律治疗。

急性闭塞大致可以分为两种情况，一种为远端心肌血流异常，一种是远端心肌血流正常。第一种情况常见原因为无复流现象，其机制包括微循环肿胀、炎症、痉挛以及微栓塞形成。第二种情况常见原因为夹层和血栓。远端心肌血流若正常，通过植入支架、血栓抽吸，甚至急诊CABG可以解除缺血；然而若闭塞远端血流异常，植入支架或者CABG是无效的，这种情况在无复流章节有详细论述。若远端血流正常，原因不明确时（特别是支架内血栓），行血管内超声或光学相干断层成像检查寻找特定原因，并给予合适治疗是必要的。

当努力失败时，若非无复流及广泛痉挛引起的急性闭塞，且冠状动脉持续闭塞的情况下，则根据闭塞位置、患者的临床情况，以及风险获益评估，可考虑急诊CABG。由于急诊CABG的巨大风险，按照指南推荐，急性闭塞血管引起缺血心肌的面积、持续时间和致死风险及血流动力学状态为是否转为急诊CABG的最重要考量指标。图1-15-4是急性闭塞的处理流程以及急诊CABG的时机选择，图1-15-5为急性闭塞的不同机制及其对应流程。

（四）介入器械栓塞

器械在冠脉中丢失或栓塞是PCI术中非常难处理的并发症之一。可能是因为这种并发症的发生率较低，因此许多术者对于如何回收器械及相关的技术并不熟悉。幸运的是，最近几年PCI术中器械丢失的发生率明显下降，这主要是由于器械设计的技术改进和预先安装支架的广泛应用。包括支架、导丝、球囊、血管内超声导管、远端保护装置和旋磨头等设备都可能在冠脉中发生脱载、损坏、栓塞或者嵌顿。最常见的是支架内脱载或栓塞（表1-15-10），这种情况在2000年前被报道发生率高达8.3%，近年，尽管报道更为复杂，但发生率已经显著下降至0.29%～0.32%，需急诊手术率为5%～13%，所致死亡率已很低。近年关于支架脱载多为个案报道，随着发生率的显著下降，大样本观察性研究已明显减少。而支架脱载栓塞转为CABG的比例为5%～17%，死亡率在3%～15%之间。介入治疗中，更好地认识这些罕见并发症可以避免心脏外科手术和严重并发症，如卒中、心肌梗死、血管穿孔和死亡。支架脱载需要区分导丝上或导丝下的脱载。前者应通过支架内球囊扩张或通过向远端插入微导管来帮助支架获取。如果脱载的支架不在导丝上，则应考虑使用GuideLiner、缠绕导丝或圈套技术来获取该装置。如果其他措施失败，应考虑支架挤压或在旁边加放支架，介入器械丢失的技术流程见图1-15-6。

当有缺陷的器械出现在冠状动脉中时，最重要的原则是不要失去导丝在远段血管中的位置，它可以提供很多可能的回收办法。第二重要的原则是，要避免连续使用和强行拉扯嵌顿的器械，因为这个动作只会使器械卡得更紧。第三原则是将器械安全送到髂总或者腋动脉。如果回撤支架不可能，另一个方法就是就地释放支架，前提是该

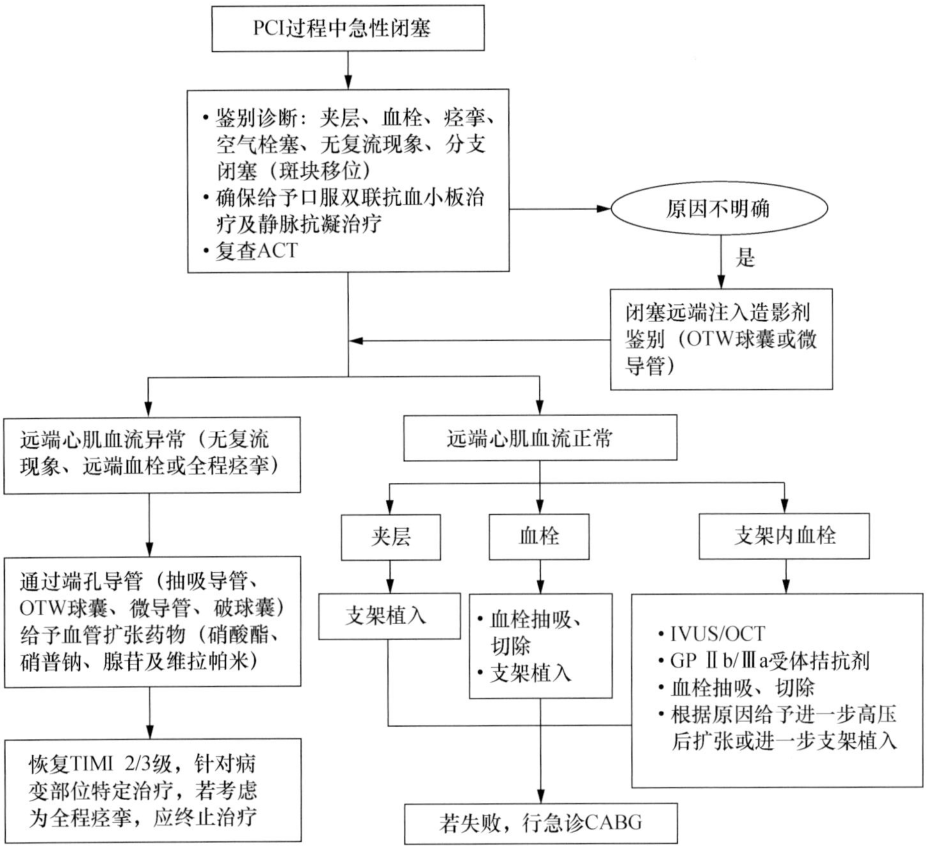

图 1-15-4 急性闭塞的处理流程及急诊 CABG 的时机。改编自 Topol 和 Teirstein 主编 . *Textbook of Interventional Cardiology* 和周玉杰等主译 .《心血管介入并发症：病例与图谱》

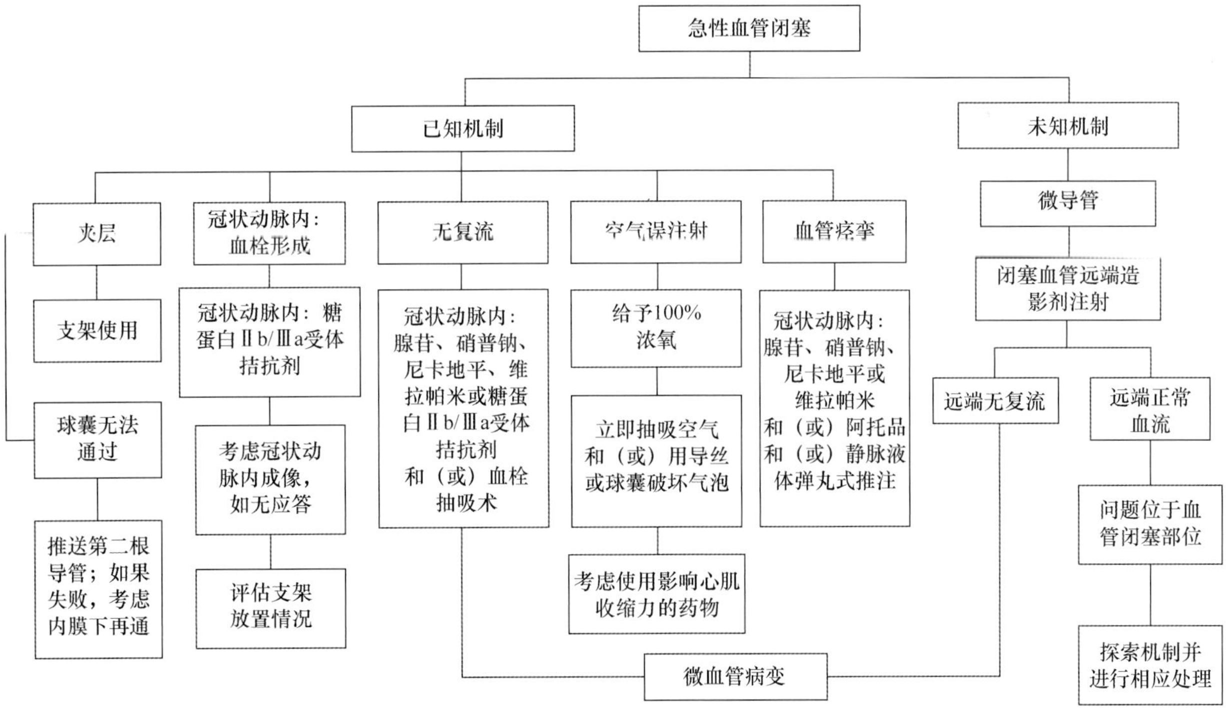

图 1-15-5 首先需考虑患者的稳定性：不稳定的患者必须接受血流动力学支持和缺血的改善，包括血管加压药、正性肌力药、主动脉内球囊反搏装置和左心室辅助装置。夹层需要使用支架。如果无法到达真腔，可以考虑内膜下再通。冠状动脉内（IC）血栓用局部糖蛋白（GP）Ⅱb/Ⅲa 受体拮抗剂治疗。应考虑 IC 成像。如果无应答，应评估支架的放置情况。无复流应使用腺苷、硝普钠、尼卡地平或维拉帕米，用或不用阿昔单抗，选择性地向闭塞处远端输送“冲洗鸡尾酒”疗法。空气注射需要立即抽吸或用引导器或气球破坏气泡，同时给予 100% 浓度的氧气以帮助其吸收。可能需要一种影响心肌收缩力的药物。血管痉挛应使用硝酸甘油、“冲洗鸡尾酒”、阿托品、液体弹丸或血管加压药治疗。对于未知机制的突然血管闭塞，远端微导管造影剂注射应区分无复流和局灶性夹层

表 1-15-10 支架脱载相关心血管事件

研究者	发生率	样本量	死亡（%）	心肌梗死（%）	CABG
Brilakis ES，et al	0.32	38	3	11	5
Bolte J，et al	1.7	387	6.2	3.9	17
Cantor WJ，et al	8.3	108	2.8	5	16
Eggebrecht H，et al	0.9	20	15	NA	15

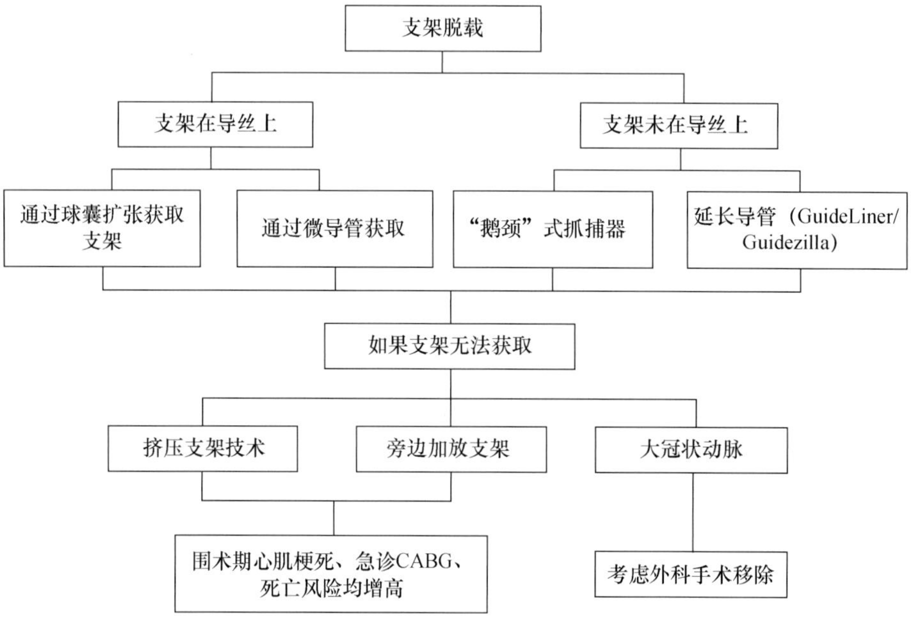

图 1-15-6 可用于介入器械丢失的技术

区域动脉已栓塞或者无关紧要，并且导丝仍然在支架内。然而如果导丝不幸脱出，另一个办法就是用一个新的支架将脱载支架挤压至血管壁上。

回撤丢失支架最常用的方法就是小球囊技术。采用 1.25 ～ 1.5 mm 的球囊穿过支架到达支架远端并扩张，回撤球囊和支架，一起撤离冠脉至指引导管中，如不能撤入指引导管内，则可以将整个系统一起撤至股动脉或桡动脉，经鞘管拔出。第二项不需要太多额外器械的技术是双导丝技术，即采用另外一根导丝经栓塞片段旁边送至远段，使两根导丝缠绕在一起，并将缺陷器械拉至冠脉口。这项技术的关键点是第二根导丝不能穿过支架中央腔，以及两根导丝要很好缠绕。第三项技术是圈套技术，可以用来回收丢失的支架或者其他器械，不论导丝是否在器械中，这项技术都可以使用。这种装置包括一根导管和一根带环的可活动的导丝，在透视下用环圈出栓塞的器械。要注意的是，圈套器械不能靠拉扯环状导丝，而要通过操作导管进行，否则可能会丢失器械。如果栓塞片段在冠脉中的位置相当远，圈套装置或许能够到达远段，但是器械沿导丝纵轴活动范围局限，要想圈套住栓塞片段，并将之撤至冠脉口会有困难。可以在原导丝旁边再置入一根导丝，作为套圈的轨道。通过这种方法，我们可以将套圈由原导丝远端滑至栓塞片段处，并成功圈套栓塞片段，拉至冠脉口。另一方面，如果支架或栓塞的器械内没有导丝，我们要注意两点，一是要正确对准丢失器械的自由端，二是要将圈套环和器械平面垂直。当这些技术均失败，或最终急性冠状动脉闭塞发生，就要考虑急诊外科手术，取出栓塞的器械片段。

旋磨头嵌顿是更加令人头疼的事情。它通常由于头端陷入弥漫的、严重的钙化成角病变部位引起；或者由于所谓的“Kokesi 效应”，旋磨头通过先前未经扩张的病变时，由于旋磨头大于病变的孔径导致不能回撤。撤出旋磨头的方法包括四种。第一种是轻轻用手牵引，可增加旋磨头的转速；第二种是在旋磨头远端置入另外一根导丝，沿第二根导丝送入小球囊，在旋磨头旁边扩张出更大空间，以便回撤旋磨头；第三种方法是通过回撤旋磨导丝，因为旋磨导丝头端较粗可以卡住旋磨头并将旋磨头撤出；第四种方法是拆除暴露旋磨头，并送入圈套装置，将旋磨头回收。若以上方法都失败，建议转为急诊外科手术。

（五）支架内血栓

术中支架内血栓和急性支架内血栓（支架植入24小时内出现的支架内血栓）都是急性闭塞的重要原因。支架能够扩张狭窄病变，稳定夹层，但是金属本身就是致栓因素。稳定性冠心病择期PCI，早期支架内血栓（＜30天）发生率为0.3%～0.5%；急性冠脉综合征行PCI，早期支架内血栓发生率可达3.4%（ST段抬高型心肌梗死，STEMI）和1.4%（非ST段抬高型心肌梗死，NSTEMI）。术中支架内血栓和急性支架内血栓的发生率分别为0.8%～1.2%和0.1%～0.9%。支架内血栓死亡率很高，可以达到26%～45%。

支架内血栓的原因包括患者因素和手术因素。患者因素包括肝素抵抗、抗血小板药物抵抗、肝素诱导的血小板减少症等；手术因素包括支架膨胀贴壁不良、支架边缘夹层以及支架断裂等。CHAMPION-PHOENIX研究发现，术中支架内血栓的风险因素包括STEMI（OR＝2.07，P＝0.004）、NSTEMI（OR＝1.87，P＝0.04；）、PCI术前造影可见血栓（OR 1.79，P＝0.01）以及支架总长度（OR＝1.03/mm，P＜0.0001）。

当支架内血栓出现时，首先要考虑的是快速恢复灌注减少心肌损伤。方法包括药物措施和机械措施。P2Y12受体抑制剂可以考虑换用替格瑞洛或普拉格雷，术中可以使用糖蛋白Ⅱb/Ⅲa受体拮抗剂或新型P2Y12受体抑制剂坎格瑞洛。若考虑肝素诱导的血小板减少症，则要将抗凝药物换为直接凝血酶抑制剂比伐芦定。恢复灌注的方法首选血栓抽吸术和血栓切除术，若无效也可以通过球囊扩张法恢复灌注。恢复灌注后应行血管内超声检查以明确支架问题，若支架膨胀不良，则继续高压扩张，若为支架断裂和边缘夹层，则应新植入支架覆盖病变。但是新植入支架一定要特别谨慎，因为每增加1毫米长度的支架，就会将术中支架内血栓风险增加1倍。

如经药物和机械处理后，未恢复灌注或者反复发生支架内血栓，血管供血范围大或血流动力学有下行趋势，应及时转为急诊CABG。但在STEMI患者血栓负荷较大时，由于无复流状态的存在，CABG不太可能改善心肌的血流灌注，急诊CABG在这种情况下可能是有害的，并可能使患者面临不必要的风险，因此急性支架内血栓及高血栓负荷状态下，急诊CABG的选择需慎重。

四、PCI并发症外科术式和围术期管理

（一）术式选择

冠状动脉旁路移植术常用的手术方法包括两种，一种是体外循环辅助的旁路移植术（on pump CABG，ONCABG）；另外一种是非体外循环辅助的旁路移植术（off-pump CABG，OPCABG）。

1. ONCABG　是常用的传统手术方法，采用中度低温体外循环，温血诱导停跳，间断冷血灌注，终末温血复苏的方法，先吻合远端，复跳后再吻合近端。其优点是术野无血，吻合过程比较从容，同期可以处理合并病变，达到完全血运重建。

2. OPCABG　则是不采用体外循环辅助，并在心脏不停跳情况下进行旁路移植术。其优点是能够避免体外循环，并在常温下进行，缺血/再灌注损伤较轻，对凝血机制影响小，神经系统并发症少。但其缺点是：显露相对困难，吻合难度增大，学习曲线长，可能出现血流动力学不稳定，对外科和麻醉要求都较高，有时难以达到完全血运重建。若OPCAB失败，改为ONCABG，这种情况下死亡率会显著增高。

3. 术式选择　PCI失败后急诊CABG选择何种术式，CABG到底要不要体外循环和停跳，目前还有争议。Puskas等的研究证明，OPCABG能够减少住院死亡率及主要并发症，对于高危患者能够降低住院死亡率。而其他一些研究则得出结论，OPCAB手术结局不及ONCABG。最近的一项荟萃分析，综合了100项，共纳入了19 192名患者的随机对照研究（randomly controlled trials，RCT），并分析了高危患者亚组的情况。结果发现，两种术式对全因死亡率没有影响[风险比值（OR）＝0.88，95%可信区间（confidence index，CI）＝0.71～1.09，P＝0.25]，但是OPCABG可以降低卒中风险28%（OR＝0.72，95%CI＝

0.56～0.92，$P=0.009$）。此荟萃分析发现，对于高危患者，OPCABG则可以显著降低全因死亡率（$P<0.01$）、心肌梗死（$P<0.01$）和卒中（$P<0.01$）发生率。另一项长达20年的近远期预后研究结果显示由经验丰富的外科医生进行OPCABG与较低的手术死亡率、较少的术后并发症相关，20年生存率及再干预率相似。而急诊CABG均属于高危CABG，采用OPCABG避免体外循环、主动脉钳夹和插管，从而减少了脑血管的栓塞，对于脑血管意外患者，CABG应推迟6～8周后进行，且推荐OPCABG。另外，OPCABG还避免了体外循环引起的炎症反应，减轻了高凝状态，保护肾脏，从而减少并发症，改善了高危患者的预后。而新近纳入1 235 089例CABG患者的研究结果显示与ONCABG相比，OPCABG与临床死亡率风险增加相关，但当由经验丰富的高级别外科医生进行OPCABG时，这种风险则显著降低。

因此，《2014年欧洲心脏病学会/欧洲心胸外科学会（European Society of Cardiology/European Association for Cardiac-thoracic Surgery，ESC/EACT）血运重建指南》推荐OPCABG应在OPCABG手术量大的医院用于高危患者（Ⅱa）。2021年ACC血运重建指南指出，与ONCABG相比，OPCABG与早期拔管、减少输血和缩短机械通气时间有关，并可能改善肺风险增加患者的预后，这可能与避免体外循环引起的全身炎症反应及其对肺功能的影响有关，因此推荐对于患有严重肺部疾病的患者，由有经验的外科医生进行非体外循环手术可能是降低围术期风险的合理选择（Ⅱb类推荐）。对于主动脉明显钙化的患者，在由经验丰富的外科医生进行手术时，使用避免主动脉操纵的技术（非体外循环技术或心脏不停跳）是合理的，以减少围术期卒中的发生率（Ⅱa类推荐）。

（二）血流动力学支持

PCI手术失败转为急诊CABG患者的心脏有一个共同点，就是缺血储备严重受损，承受心律失常带来的血流动力学紊乱、短暂的缺血再灌注损伤或者慢血流/无复流的能力更差。这就要求治疗团队能够识别这样的风险，预计手术过程中可能发生的状况，并决定是否置入机械辅助装置及置入哪种机械辅助装置。否则，一系列的有害事件可能发生，导致心输出量（cardiac output，CO）进一步减少和缺血加重，最终导致心源性休克（cardiac shock，CS）或恶性室性心律失常。机械循环支持包括体外循环心肺支持、全人工心脏、经皮循环辅助装置（percutaneous cardiac assist devices，PCAD）。其中PCAD包括IABP、TandemHeart、Impella和体外膜肺氧合器（extracorporeal membrane oxygenation，ECMO）。治疗心源性休克的机械循环支持装置有四个基本特征：①置入不需要或者极少需要外科参与；②人员通过简单培训可以完成启动和维持；③能够间断或持续辅助冠脉和外周循环数小时或数天；④通过减少心肌作功给心肌提供有效支持。符合这四个要求，临床目前应用最广泛的是IABP和ECMO。

主动脉内球囊导管通过置入左锁骨下动脉和肾动脉之间，在左心室舒张期充气，突然阻止降主动脉内血流，使主动脉内舒张期血压升高，挤压更多血流进入冠状动脉，改善冠状动脉的供血和供氧；在左心室收缩期球囊突然放气，主动脉内压力骤然下降，产生一空穴，使左心室射血阻力降低，左心室后负荷减轻，减少左心室壁张力及左心室作功和耗氧。IABP是创伤最小、安装也最容易的机械循环支持装置。尽管目前关于IABP的有益性尚有争议，但多项注册研究提示IABP能够降低30天死亡率。近期研究显示，CABG人群中IABP使用率约为3.9%，Meta分析显示预防性IABP使用可减少高危CABG患者的死亡率及主要不良心脑血管事件（MACCE）发生率。另一欧洲多中心研究证明，高危患者CABG围术期使用IABP能够显著降低30天死亡率、围术期心肌梗死、低心排血量发生率，并缩短住院天数。尽管此研究中只有不到10%是急诊CABG，研究结论支持高危患者围术期使用IABP。Biancari等的研究还提示，IABP用得越多，早期和晚期死亡率越低。既往涉及急诊CABG的研究中，使用IABP的频率达到24%～43%。因此在PCI术失败转为急诊CABG过程中，若目标血管供血面积大，已发生心源性休克或者心源性休克风险高，应尽早置入IABP，以降低围术期死亡率，减少围术期心肌梗死和脑卒中事件。

ECMO通过引流患者的静脉血，经过人工肺后通过机械泵将血液经静脉或动脉输回患者体内，从而改善机体的低氧血症，排除二氧化碳，使衰竭的心肺得到休息，降低肺动脉压力，减轻心脏负荷，为心功能恢复赢得时间，并避免长期机械通气可能造成的气道压伤或氧中毒。20 世纪 60 年代后 ECMO 开始用于心肺辅助，治疗严重心力衰竭和心源性休克，并提高了生存率。严重心力衰竭并不难诊断，但是重要的是在患者多脏器功能衰竭之前做出诊断。IABP 只对左心室起到辅助作用，而且对肺功能无影响。ECMO 既能起到双心室辅助作用，又能起到心肺辅助作用，可以为系统快速恢复灌注，并由于其简便性和可移动性，成为多种情况下的临时或短期心肺辅助支持技术。ECMO 治疗失败的主要原因是有心脑不可逆损害，如能及早确定高危患者，并在术前或术后早期开始应用，ECMO 能够缩短休克时间，避免术后并发症。ECMO 在国外急诊 CABG 临床研究中应用的比例从 0 到 4.7% 不等。

（三）急诊 CABG 并发症

PCI 失败后转为急诊 CABG 的并发症与择期 CABG 的并发症相同。患者在 PCI 术前或术中往往使用了抗栓药物，包括阿司匹林、ADP 受体拮抗剂、Ⅱb/Ⅲa 受体拮抗剂以及低分子量肝素等。而且，急诊 CABG 患者往往伴有血流动力学不稳定，并发慢性阻塞性肺疾病的情况较择期 CABG 发病率更高、更严重。CABG 的并发症包括卒中、大出血、肾功能不全、心房颤动、胃肠道并发症、纵隔感染、肋骨感染、肺炎、静脉血栓栓塞、肺动脉高压等。本部分主要介绍 PCI 手术失败转为急诊 CABG 三方面的并发症：大出血和心脏压塞、急性肾功能不全和脑部并发症。

1. 大出血和心脏压塞　PCI 转为急诊 CABG 术前应用了抗血小板药物、抗凝药物，体外循环对凝血机制的影响都会导致心脏直视手术发生非外科因素的出血。虽已有数据显示在接受 CABG 作为心肌梗死后紧急手术患者中使用双联抗血小板药物与出血风险增加无关，且具有临床获益，然而术后仍需密切监测。患者术后返回 ICU 4 ～ 6 小时内，每 15 ～ 30 分钟挤压引流管 1 次，密切观察心包纵隔内引流液的颜色、性状、量及温度。高危 PCI 术前和术中应尽量避免使用Ⅱb/Ⅲa 受体拮抗剂，以免在转为 CABG 后加重出血。术后出血量较多，应及时复查激活凝血时间（activated clotting time，ACT），酌情使用鱼精蛋白，纠正任何潜在的凝血功能障碍；对于引流量多的患者，可考虑使用维生素 K，并密切观察用药后引流管的引流情况，注意是否有血凝块出现，避免引流管堵塞造成心脏压塞。若使用抗凝药物，连续 2 小时内每小时引流量超过 100 ml，可能存在吻合口出血，需要立即开胸探查出血。若患者心率突然或逐渐增快，血压进行性下降，中心静脉压进行性增高，患者尿量减少则应考虑心脏压塞的可能性。大约 1/5 的患者术后 20 天会出现心包积液，心脏压塞的发生率为 1% ～ 2.6%，心包积液的处理取决于患者血流动力学状态及超声心动图结果。一项多中心研究中，急诊 CABG 因出血需要再次手术的发生率为 7.9%。

2. 急性肾功能不全　CABG 术后急性肾功能不全的主要表现为尿量减少［＜ 0.5 ml/（kg · h）或 400 ml/24 h］、氮质血症（尿素氮水平＞ 17.85 mmol/L，或持续＞ 8.5 mmol/L）、肌酐水平增高（＞ 5 mg/dl 或持续＞ 2 mg/dl）。急性肾功能损伤和急性肾衰竭仍然是心脏手术术后严重并发症，以及导致短期和长期死亡的重要因素，据报道发生率为 5% ～ 42%。Roy 研究报道 PCI 转为急诊 CABG 肾功能不全发生率为 25.6%；阜外医院报道的为 9.1%（1/11 例）；美国 NIS 数据库数据显示急诊 CABG 者急性肾功能损伤发生率为 12.9%（715/5561）。动脉粥样硬化、高血压和糖尿病均可累及肾动脉，导致肾动脉狭窄和肾小球受损，从而导致肾储备功能减退，这是 CABG 较其他心脏手术更容易发生肾功能不全的病理基础。而术中或术后动脉灌注不足所致肾脏缺血、缺氧是术后肾功能不全的病理生理基础。因此急诊 CABG 围术期要维持较高的动脉灌注压，使用血管活性药物将收缩压维持在正常上限水平；监测每小时尿量，及时使用大剂量呋塞米（速尿），使尿量＞ 1 ml/（kg · h），关注血清钾的浓度、尿素氮和肌酐水平。若血清钾＞ 6.0 mmol/L，有明显氮质血症指征时应积极进行肾脏替代治疗，必要时行血液透析。

3. 脑部并发症　脑部并发症包括脑血栓栓塞和急性颅内出血。近年，美国最大的全对数据库 NIS 数据库统计结果显示行急诊 CABG 患者中急性卒中发生率为 2.0%。由于冠心病患者常伴有脑血管硬化和颈动脉狭窄，因此术后出现脑部并发症的概率较高；部分升主动脉严重粥样硬化甚至钙化的患者，术中若出现粥样斑块脱落，则很容易出现脑动脉栓塞的情况。另外，体外循环时可以引起高凝状态，导致在术后脑血管事件增多；CABG术后心房颤动也是脑血管意外的原因之一。术后关注患者是否出现苏醒延迟、昏迷、脑血栓、意识障碍等情况，一旦出现应尽早给予脱水治疗。对于CABG术前已经出现神经系统功能障碍的患者是否应进行急诊CABG尚存在争议，但有研究显示，这种情况下行急诊CABG仍然有58.3%的住院期间生存率，所以出现神经系统功能障碍似乎也可以根据患者情况、家属意愿等考虑进一步尝试转为急诊CABG。

4. 预后　急诊CABG住院死亡率和并发症发生率都很高。PCI后行紧急CABG与高死亡率相关，死亡率在7.4%～21%。英国注册数据报告显示住院期间MACCE的发生率为14%，存活的术后患者住院时间延长9天。尽管围术期死亡率高，但似乎幸存者具有良好的长期预后。单中心的研究提示，PCI并发症相关的急诊CABG早期死亡率在8%～17%之间，如果患者伴有心源性休克、肺动脉高压和严重左心室功能障碍死亡率可以达到43%～63%。Slottosch等回顾性分析急诊CABG患者821名，其中因PCI相关并发症行CABG者52名，其中24人（46%）有明显的心电图改变，提示为STEMI。手术血运重建是通过针对受损的靶冠状动脉血管进行的，并对其他受损血管进行额外的血运重建，结果显示院内心源性死亡率为13.5%（7/52），院内全因死亡率为15.4%（8/52）。术前复苏、心源性休克和STEMI是院内心源性死亡率的预测因素，提示急诊CABG治疗PCI后的急性冠状动脉并发症具有可接受的临床结果，术前STEMI、心源性休克或复苏状态临床预后不佳，因此需重视紧急心脏外科手术时机。阜外医院曾报道，患者PCI失败后行急诊CABG，住院死亡率为9.1%（1/11），Q波型心肌梗死发生率为18.2%（2/11）。急诊CABG肾功能不全和神经系统并发症的高发生率与远期预后密切相关。最新的芬兰多中心研究观察了急诊CABG的远期预后情况，住院死亡率为10.1%，1、3、5年的死亡率分别为13.6%、18.4%和23.9%。

（四）围术期抗血小板药物应用

几乎所有PCI都会应用双联抗血小板药物（dual anti-platelet therapy，DAPT）。临床研究证明，术前应用阿司匹林很安全，仅轻微增加出血，并能够降低手术死亡率和致残率。

而P2Y12受体抑制剂（氯吡格雷、普拉格雷）可增加CABG出血率和输血量。尤其在PCI转为急诊CABG时，停药＜24小时进行手术，大出血事件（心脏压塞或再次手术）显著增加。若停药5天以上，CABG引起的出血就不再增加了；但是停药1～4天的情况尚不确定，尽管致死性出血并不增加，但输血量会增加。因此，从出血方面考虑，氯吡格雷停用5天以上进行CABG是合理的，若比较紧急，停用氯吡格雷24小时只轻微增加大出血风险。因为考虑到患者稳定性、床位周转、患者意愿以及外科团队对自身技术的自信，大约2/3的患者在停用氯吡格雷5天内进行了CABG。关于普拉格雷的经验比较少，TRITON-TIMI38研究显示，普拉格雷较氯吡格雷显著增加CABG相关的大出血（13.4% *vs.* 3.2%，$P < 0.001$）。如果可能，CABG前最好停用普拉格雷＞7天。替格瑞洛较氯吡格雷是一种可逆、起效快速、更有效、抗血小板作用更一致的抗血小板药物，在停用后较氯吡格雷恢复更加快速。PLATO研究中，632名患者使用替格瑞洛，629名患者使用氯吡格雷，并在停用7天内行CABG，此研究提示可以在停用替格瑞洛24～72小时后进行CABG。但很多患者在推荐时间前进行手术，大出血率（59.3% *vs.* 57.6%）和输血率（55.7% *vs.* 56.5%）相似。而且在停药1、2、3天时进行CABG，两种药物也没有出血方面的差异。因此指南推荐，急诊CABG应停用氯吡格雷或替格瑞洛24小时以上（表1-15-11）。这样看来，为了减少急诊CABG出血风险，高危PCI术前最近一次氯吡格雷服用时间应该做到仔细计算，才能保证急诊CABG停用氯吡格雷或替格瑞洛24 h以上。

坎格瑞洛（Kengreal™）是一种静脉用P2Y12受体抑制剂，起效快，作用可逆。随机对照、双盲、多国家Ⅲ期CHAMPION PHOENIX研究比较了稳定型心绞痛、急性冠脉综合征PCI术前应用静脉用坎格瑞洛，或口服氯吡格雷的效果，坎格瑞洛较氯吡格雷显著降低随机后48小时的全因死亡、心肌梗死、缺血引起的再次血运重建或支架内血栓等主要终点事件[68]。48小时严重或致死性非CABG相关出血在两种药物之间并无显著差异。

表 1-15-11 《2021 ACC/AHA/SCAI 冠脉血运重建指南》关于旁路移植术围术期抗血小板药物使用的推荐

推荐级别	术前	术后
Ⅰ	• 对于行 CABG 患者，如果术前已每日服用阿司匹林，建议继续服用阿司匹林至手术，以减少缺血事件发生 • 对于急诊 CABG，术前应停用氯吡格雷和替格瑞洛至少 24 小时，以减少严重出血并发症 • 对于行 CABG 患者，建议在手术前停用短效糖蛋白Ⅱb/Ⅲa 受体拮抗剂（爱替非肽和替罗非班）4 小时和阿昔单抗 12 小时，以减少出血和输血的风险	对于 CABG 者，阿司匹林（每天 100～325 mg）应在术后 6 小时内开始使用，之后长期服用，以减少 SVG 闭合和不良心血管事件的发生。
Ⅱ	对于在术前接受 P2Y12 受体抑制剂治疗的择期 CABG 者，在 CABG 术前停用氯吡格雷 5 天、替格瑞洛 3 天、普拉格雷 7 天，以减少大出血和输血的风险（Ⅱa，B-NR）。	在行 CABG 者中，与单药阿司匹林相比，阿司匹林联合替格瑞洛或氯吡格雷双联抗血小板 1 年可能是合理的，以提高静脉桥血管的通畅率（Ⅱb，B-R）。
Ⅲ	对于未服用阿司匹林的择期 CABG 者，不建议在术前即刻（手术前 24 小时内）起始应用阿司匹林（每天 100～300 mg）。	

由于坎格瑞洛起效时间只需要 3～5 分钟，停药后 1 小时即可失效，且抗血小板作用可逆，成为可能转为急诊 CABG 的高危 PCI 理想的 P2Y12 受体抑制剂。

术后早期应用阿司匹林可以提高静脉桥血管的存活率，因此应该早期应用阿司匹林。尽管 < 100 mg 阿司匹林副作用较小，但对于静脉桥血管来说，每次 100～325 mg，每天 3 次的用法对静脉桥血管的存活更加有效。肠溶阿司匹林 100 mg 与 75 mg 氯吡格雷联用可以抑制血小板功能 44%，并不是特别理想，因此更推荐可溶型的阿司匹林。

五、心脏团队及杂交手术室

心脏团队（heart team）由介入心脏病医生和心外科医生组成。心脏团队评估患者病情和冠脉解剖，决定是进行 PCI、CABG 还是杂交术，在选择治疗策略前与患者方讨论血运重建策略。有研究报道，复杂性稳定型冠心病治疗由心脏团队联合做出血运重建决策较随机行 PCI 或 CABG 取得了更好的预后效果。

PCI 失败是否转为急诊 CABG？以怎样的术式进行 CABG？是否置入 IABP 和 ECMO？致死性心律失常如何处理？出院前是否植入体内除颤器（implantable cardiac defibrillator，ICD）？这些问题都需要介入心脏病医生和心脏外科医生共同决策。按照新版血运重建指南，对于正在考虑进行冠状动脉血运重建但仍不确定最佳治疗策略的患者，建议采用多学科心脏团队合作的方法，包括来自介入心脏病学、心脏外科和临床心脏病学团队的代表，以改善患者的预后（Ⅰ级推荐，B 级证据）。对于接受血运重建的患者，应以患者为中心——即考虑患者的偏好和目标、文化信仰、健康素养和健康的社会决定因素——并与患者的支持系统合作，做出决策（Ⅰ级推荐，C 级证据）。在接受冠状动脉造影或血运重建的患者中，如果可行，应提供关于经皮和手术心肌血运重建中有关益处、风险、治疗后果和潜在替代方案的充分信息，并有足够的时间进行知情决策，以改善临床结果（Ⅰ级推荐，C 级证据）。一般认为，进行 PCI 的医院应该有心外科做支持，并能够行急诊旁路移植术；而且，PCI 甚至冠脉造影术前知情同意书都应加入“必要时至外科行 CABG 术”条目。

但“真实世界”中，很多无心外科支持的医院都在进行 PCI 术，而这种模式也一直处于争议状态。Wennberg 等比较了 1121 家具备外科支持和不具备外科支持的医院行 PCI 的情况，发现在无外科支持的医院行非急诊 / 挽救 PCI 的死亡率要高于有外科支持的医院。相反，另外一些报道则支持无外科支持的医院行 PCI 术，当然这些医院 PCI 设备齐全，术者经验也较为丰富。2007 年 SCAI 公布了首个无外科现场后备（surgery on site，SOS）的 PCI 专家共识，2014 年做了更新，时隔 8 年再次做了更新，并提出了一种新的 PCI 治疗流程图（图 1-15-8）。

融合了心血管外科和内科技术优势的杂交手

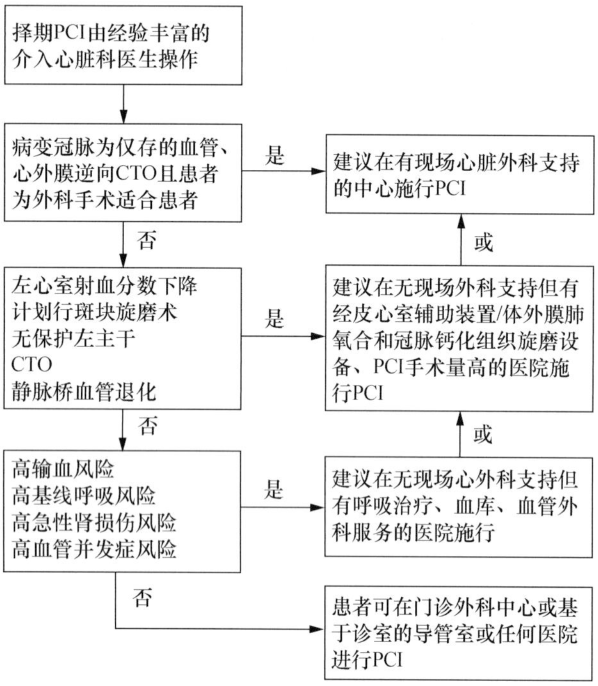

图 1-15-8 新的 PCI 治疗流程图

术促生了杂交手术室（hybrid operating room）。而杂交手术室和心脏团队会让 PCI 失败后转为急诊 CABG 更为及时、协调，围术期管理更加符合内外科程序，或许是未来发展的方向。如今杂交冠状动脉血运重建术（hybrid coronary revascularization，HCR）将 PCI 与 CABG 相结合，与传统的 CABG 相比，减少了出血、呼吸机使用时间和住院时间，与 PCI 相比，HCR 提供了左内乳动脉的耐用性和生存优势，融合了 PCI 和 CABG 的积极特征。2022 年《中国冠状动脉杂交血运重建专家共识》为杂交手术提供了具体参考依据，与单独使用 CABG 和多支血管 PCI 相比，未来还需要进行充分有力的随机试验来评估 HCR 的结果和成本效益。

六、病例报告

病例：指引导管引起左主干双向夹层一例

病史和诊断性检查：66 岁女性患者，患有高血压、糖尿病史 20 余年。患者目前表现为静息性心绞痛。冠脉造影显示：右冠状动脉优势型，前降支弥漫钙化病变，狭窄 70% ～ 90%；旋支中段 80% 狭窄；RCA 中段 90% 狭窄（图 1-15-9）。

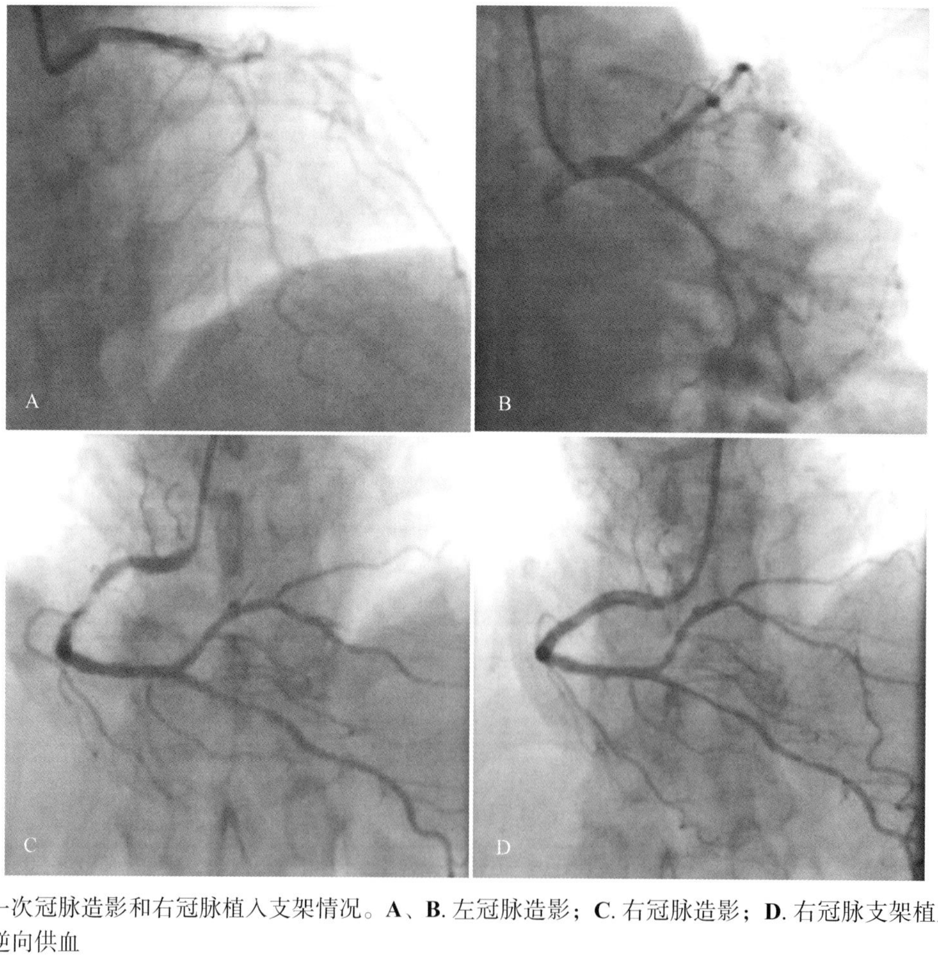

图 1-15-9 第一次冠脉造影和右冠脉植入支架情况。**A**、**B**. 左冠脉造影；**C**. 右冠脉造影；**D**. 右冠脉支架植入后，可见右冠脉向前降支逆向供血

治疗策略：和家属充分沟通，患者选择行 PCI 术。首次介入处理此次发病罪犯病变 RCA；分期通过冠脉旋磨术处理 LAD 病变。

并发症及处理：右冠脉成功植入支架。行前降支 PCI 术前，因指引导管与左主干贴壁太紧，造影剂高压冲击导致左主干双向夹层，血肿延伸至升主动脉、回旋支和前降支，导致前降支和回旋支急性闭塞（图 1-15-10）。患者无明显不适，血流动力学稳定。由于患者右冠脉优势型，右冠脉成功血运重建后向左冠脉逆向供血，所以患者并未出现血流动力学不稳定和心绞痛。IABP 支持，继续观察 30 分钟，患者症状、体征仍无加重表现，控制血压，连续超声心包探查，进入 CCU 观察 72 小时，患者病情持续平稳转至外科择期行 CABG。

经验教训：指引导管置入和推注造影剂时，动作应轻柔，轻轻“冒烟”确定指引导管与冠状动脉壁贴合不紧时再行造影；若贴合太紧，则应轻轻回撤指引导管使指引导管不贴壁时再行造影。

讨论：按照指南推荐，血流动力学稳定，涉及血管供血面积不大，不应考虑转为急诊 CABG。本例患者右冠脉优势型，右冠脉血运重建成功后向前降支逆向供血，因此 LAD 急性闭塞导致的危险心肌并不大。而且，患者无持续缺血症状及血流动力学稳定，考虑到急诊 CABG 的高死亡率，不选择转为急诊 CABG。但若患者出现持续缺血症状和（或）血流动力学不稳定，应快速置入 IABP，并转至外科进行急诊 CABG。

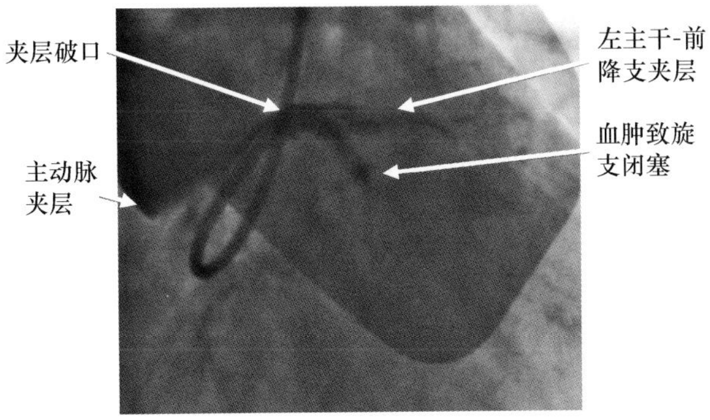

图 1-15-10 左冠脉置入指引导管行造影后由指引导管口形成双向夹层

（中国人民解放军北部战区总医院 刘海伟 翟恒博
中国人民解放军联勤保障部队第九八〇医院 赵玉英）

参考文献

[1] 中国心脏内外科冠心病血运重建专家共识组．中国心脏内、外科冠心病血运重建专家共识．中华胸心血管外科杂志，2016，32（12）：707-716.

[2] Nashef SA，Roques F，Sharples LD，et al. EuroSCORE Ⅱ. Eur J Cardiothorac Surg，2012，41（4）：734-744；discussion 744-5.

[3] Neumann Franz-Josef，Sousa-Uva Miguel，Ahlsson Anders，et al. 2018 ESC/EACTS Guidelines on myocardial revascularization. European Heart Journal，2019，40（2）：87-165.

[4] Roy P，de Labriolle A，Hanna N，et al. Requirement for emergent coronary artery bypass surgery following percutaneous coronary intervention in the stent era. Am J Cardiol，2009，103（7）：950-953.

[5] Krone RJ，Laskey WK，Johnson C，et al. A simplified lesion classification for predicting success and complications of coronary angioplasty. Registry Committee of the Society for Cardiac Angiography and Intervention. Am J Cardiol，2000，85（10）：1179-1184.

[6] Pancholy SB，Patel GA，Patel NR，et al. Trends，outcomes，and predictive score for emergency coronary artery bypass graft surgery after elective percutaneous coronary intervention（from a nationwide dataset）. Am J Cardiol，2021，144：46-51.

[7] Andreasen JJ，Mortensen PE，Andersen LI，et al. Emergency coronary artery bypass surgery after failed percutaneous transluminal coronary angioplasty. Scand Cardiovasc J，2000，34（3）：242-246.

[8] Talley JD，Weintraub WS，Roubin GS，et al. Failed elective percutaneous transluminal coronary angioplasty requiring coronary artery bypass surgery. In-hospital and late clinical outcome at 5 years. Circulation，1990，82（4）：1203-1213.

[9] Craver JM，Weintraub WS，Jones EL，et al. Emergency coronary artery bypass surgery for failed percutaneous coronary angioplasty. A 10-year experience. Ann Surg，1992，215（5）：425-434.

[10] Stamou SC，Hill PC，Haile E，et al. Clinical outcomes of nonelective coronary revascularization with and without cardiopulmonary bypass. J Thorac Cardiovasc Surg，2006，131（1）：28-33.

[11] Gruntzig AR，Senning A，Siegenthaler WE. Nonoperative dilatation of coronary-artery stenosis：percutaneous transluminal coronary angioplasty. N Engl J Med，1979，301（2）：61-68.

[12] Detre K，Holubkov R，Kelsey S，et al. Percutaneous transluminal coronary angioplasty in 1985—1986 and

1977—1981. The National Heart, Lung, and Blood Institute Registry. N Engl J Med, 1988, 318 (5): 265-270.

[13] Seshadri N, Whitlow PL, Acharya N, et al. Emergency coronary artery bypass surgery in the contemporary percutaneous coronary intervention era. Circulation, 2002, 106 (18): 2346-2350.

[14] 张怀军，胡盛寿，宋云虎，等. 冠状动脉介入治疗冠心病失败后急诊冠状动脉旁路移植术. 中国胸心血管外科临床杂志，2005，12 (4): 256-257.

[15] 裴汉军，吴永健，杨跃进，等. 冠心病患者介入治疗失败后行急诊冠状动脉旁路移植术的预后. 中华心血管病杂志，2012，40 (1): 30-33.

[16] Yang EH, Gumina RJ, Lennon RJ, et al. Emergency coronary artery bypass surgery for percutaneous coronary interventions: changes in the incidence, clinical characteristics, and indications from 1979 to 2003. J Am Coll Cardiol, 2005, 46 (11): 2004-2009.

[17] Lawton Jennifer S, Tamis-Holland Jacqueline E, Bangalore Sripal, et al. 2021 ACC/AHA/SCAI Guideline for coronary artery revascularization: a report of the American College of Cardiology/American Heart Association Joint Committee on Clinical Practice Guidelines. Circulation, 2022, 145 (3): e18-e114.

[18] Acharya D, Gulack BC, Loyaga-Rendon RY, et al. Clinical characteristics and outcomes of patients with myocardial infarction and cardiogenic shock undergoing coronary artery bypass surgery: data from the Society of Thoracic Surgeons National Database. Ann Thorac Surg, 2016, 101: 558-566.

[19] Axelsson TA, Mennander A, Malmberg M, et al. Is emergency and salvage coronary artery bypass grafting justified? The Nordic Emergency/Salvage Coronary Artery Bypass Grafting study. Eur J Cardiothorac Surg, 2016, 49: 1451-1456.

[20] Singh V, Rodriguez AP, Bhatt P, et al. Ventricular septal defect complicating ST-elevation myocardial infarctions: a call for action. Am J Med, 2017, 130: 863.e1-863.e12.

[21] Lanz J, Wyss D, Räber L, et al. Mechanical complications in patients with STsegment elevation myocardial infarction: a single centre experience. PLoS One, 2019, 14: e0209502.

[22] Ramasamy Anantharaman, Bajaj Retesh, Jones Daniel A, et al. Iatrogenic catheter-induced ostial coronary artery dissections: Prevalence, management, and mortality from a cohort of 55,968 patients over 10 years. Catheterization Cardiovascular Interventions. 2021, 98 (4): 649-655.

[23] Hiraide T, Sawano M, Shiraishi Y, et al. Impact of catheter-induced iatrogenic coronary artery dissection with or without postprocedural flow impairment: a report from a Japanese multicenter percutaneous coronary intervention registry. PLOS ONE, 2018, 13 (9): e0204333.

[24] Giannini F, Candilio L, Mitomo S, et al. A practical approach to the management of complications during percutaneous coronary intervention. JACC Cardiovasc Interv, 2018, 11 (18): 1797-1810.

[25] Kinnaird T, Kwok CS, Kontopantelis E, et al. Incidence, determinants, and outcomes of coronary perforation during percutaneous coronary intervention in the United Kingdom between 2006 and 2013: an analysis of 527 121 cases from the British cardiovascular intervention society database. Circ Cardiovasc Interv, 2016, 9 (8): e003449.

[26] Doll JA, Hira RS, Kearney KE, et al. Management of percutaneous coronary intervention complications: algorithms from the 2018 and 2019 Seattle percutaneous coronary intervention complications conference. Circ Cardiovasc Interv, 2020, 13 (6): e008962.

[27] Sapontis J, Salisbury AC, Yeh RW, et al. Early procedural and health status outcomes after chronic total occlusion angioplasty: a report from the open-CTO registry (outcomes, patient health status, and efficiency in chronic total occlusion hybrid procedures). JACC Cardiovasc Interv, 2017, 10 (15): 1523-1534.

[28] Eng MH MJW, Teirstein PS. Complications of percutaneous coronary intervention. In: Topol EJaTPS ed. Textbook of Interventional Cardiology. New York: Elsevier, 2016.

[29] Kassier Adnan, Fischell Tim A. Managing coronary artery perforation after percutaneous coronary intervention. Expert Review of Cardiovascular Therapy, 2022, 20 (3): 215-222.

[30] Kostantinis Spyridon, Simsek Bahadir, Karacsonyi Judit, et al. Incidence, mechanisms, treatment, and outcomes of coronary artery perforation during chronic total occlusion percutaneous coronary intervention. American Journal of Cardiology, 2022, 182: 17-24.

[31] Kiernan TJ, Yan BP, Ruggiero N, Eisenberg JD, et al. Coronary artery perforations in the contemporary interventional era. J Interv Cardiol, 2009, 22 (4) 350-353.

[32] Fasseas P, Orford JL, Panetta CJ, et al. Incidence, correlates, management, and clinical outcome of coronary perforation: analysis of 16, 298 procedures.

Am Heart J，2004，147（1）：140-145.

[33] Ajluni SC，Glazier S，Blankenship L，et al. Perforations after percutaneous coronary interventions：clinical，angiographic，and therapeutic observations. Cathet Cardiovasc Diagn，1994，32（3）：206-212.

[34] Dippel EJ，Kereiakes DJ，Tramuta DA，et al. Coronary perforation during percutaneous coronary intervention in the era of abciximab platelet glycoprotein Ⅱb/Ⅲa blockade：an algorithm for percutaneous management. Catheter Cardiovasc Interv，2001，52（3）：279-286.

[35] Ellis SG，Ajluni S，Arnold AZ，et al. Increased coronary perforation in the new device era. Incidence，classification，management，and outcome. Circulation，1994，90（6）：2725-2730.

[36] Gruberg L，Pinnow E，Flood R，et al. Incidence，management，and outcome of coronary artery perforation during percutaneous coronary intervention. Am J Cardiol，2000，86（6）：680-682，

[37] Gunning MG，Williams IL，Jewitt DE，et al. Coronary artery perforation during percutaneous intervention：incidence and outcome. Heart，2002，88（5）：495-498.

[38] Javaid A，Buch AN，Satler LF，et al. Management and outcomes of coronary artery perforation during percutaneous coronary intervention. Am J Cardiol，2006，98（7）：911-914.

[39] Shimony A，Zahger D，Van Straten M，et al. Incidence，risk factors，management and outcomes of coronary artery perforation during percutaneous coronary intervention. Am J Cardiol，2009，104（12）：1674-1677.

[40] Stankovic G，Orlic D，Corvaja N，et al. Incidence，predictors，in-hospital，and late outcomes of coronary artery perforations. Am J Cardiol，2004，93（2）：213-216.

[41] Roguin A，Beyar R. Coronary perforation 2006—watch for the wire. J Invasive Cardiol，2005，17（11）：606-608.

[42] Witzke CF，Martin-Herrero F，Clarke SC，et al. The changing pattern of coronary perforation during percutaneous coronary intervention in the new device era. J Invasive Cardiol，2004，16（6）：257-301.

[43] Nawale Jaywant M，Chaurasia Ajay S，Borikar Nikhil Anand，et al. Single center 7 year experience of coronary artery perforation：angiographic and procedural characteristics，management and outcome. Heart Views，2019，20（3）：93-100.

[44] Avula Vennela，Karacsonyi Judit，Kostantinis Spyridon，et al. Incidence，treatment，and outcomes of coronary artery perforation during percutaneous coronary intervention. Journal of Invasive Cardiology，2022，34（7）：E499-E504.

[45] Giannini Francesco，Candilio Luciano，Mitomo Satoru，et al. A practical approach to the management of complications during percutaneous coronary intervention. JACC Cardiovascular Interventions，2018，11（18）：1797-1810.

[46] Candilio Luciano，Mitomo Satoru，Carlino Mauro，et al. Stent loss during chronic total occlusion percutaneous coronary intervention：Optical coherence tomography-guided stent' crushing and trapping. Cardiovascular Revascularization Medicine，2017，18（7）：531-534.

[47] 周玉杰，霍勇，葛均波，等主译.心血管介入治疗并发症：病例与图谱.天津：天津科技翻译出版有限公司，2013.

[48] Venkitachalam L，Kip KE，Selzer F，et al. Twenty-year evolution of percutaneous coronary intervention and its impact on clinical outcomes：a report from the National Heart，Lung，and Blood Institute-sponsored，multicenter 1985—1986 PTCA and 1997—2006 Dynamic Registries. Circ Cardiovasc Interv，2009，2（1）：6-13.

[49] Biancari F，Onorati F，Rubino AS，et al. Outcome of emergency coronary artery bypass grafting. J Cardiothorac Vasc Anesth，2015，29（2）：275-282.

[50] Bolte J，Neumann U，Pfafferott C，et al. Incidence，management，and outcome of stent loss during intracoronary stenting. Am J Cardiol，2001，88（5）：565-567.

[51] Cantor WJ，Lazzam C，Cohen EA，et al. Failed coronary stent deployment. Am Heart J，1998，136（6）：1088-1095.

[52] Eggebrecht H，Haude M，von BC，et al. Nonsurgical retrieval of embolized coronary stents. Catheter Cardiovasc Interv，2000，51（4）：432-440.

[53] Kowalewski M，Pawliszak W，Malvindi PG，et al. Off-pump coronary artery bypass grafting improves short-term outcomes in high-risk patients compared with on-pump coronary artery bypass grafting：Meta-analysis. J Thorac Cardiovasc Surg，2016，151（1）：60-77.e58.

[54] Raja Shahzad G，Garg Sheena，Soni Manish K，et al. On-pump and off-pump coronary artery bypass grafting for patients needing at least two grafts：comparative outcomes at 20 years. European Journal OF Cardio-Thoracic Surgery，2020，57（3）：512-519.

[55] Kim Hee Jung，Chung Jae Eun，Jung Jae Seung，et

al. Current status of off-pump coronary artery bypass grafting in patients with multiple coronary artery disease compared with on-pump coronary artery bypass grafting: The Korean National Cohort Study. Thoracic and Cardiovascular Surgeon，2018，66（6）：470-476.

[56] Squiers John J，Schaffer Justin M，Banwait Jasjit K，et al. Long-term survival after on-pump and off-pump coronary artery bypass grafting. Annals of Thoracic Surgery，2022，113（6）：1943-1952.

[57] Kolh P，Windecker S. ESC/EACTS myocardial revascularization guidelines 2014. Eur Heart J，2014，35（46）：3235-3236.

[58] 龚庆成. 体外循环技术指导. 北京：人民军医出版社，2005.

[59] Ahmad Imtiaz，Islam Mujahid Ul，Rehman Mujeeb Ur，et al. Frequency of intra-aortic balloon pump insertion and associated factors in coronary artery bypass Grafting in a tertiary care hospital.Pakistan Journal of Medical Sciences，2021，37（2）：393-397.

[60] Rampersad Penelope P，Udell Jacob A，Zawi Rami，et al. Preoperative intraaortic balloon pump improves early outcomes following high-risk coronary artery bypass graft surgery：A meta-analysis of randomized trials and prospective study design. Journal of Invasive Cardiology，2018，30（1）：2-9.

[61] 韩春雷，张旭. 杂交（HYBRID）手术室建设. 中国医疗设备，2011，26（9）：84-87.

[62] Montrief Tim，Koyfman Alex，Long Brit. Coronary artery bypass graft surgery complications：A review for emergency clinicians. American Journal of Emergency Medicine，2018，36（12）：2289-2297.

[63] Hussain Azar，Crispi Vassili，Ajab Shereen，et al. Is the use of dual antiplatelet therapy following urgent and emergency coronary artery bypass surgery associated with increased risk of cardiac tamponade? Journal of Clinical and Translational Research，2021，7（2）：229-233.

[64] Verevkin A，von Aspern K，Leontyev S，et al. Early and long-term outcomes in patients undergoing cardiac surgery following iatrogenic injuries during percutaneous coronary intervention. J Am Heart Assoc，2019，8（1）：e010940.

[65] Slottosch I，Liakopoulos O，Kuhn E，et al. Outcome after coronary bypass grafting for coronary complications following coronary angiography. J Surg Res，2017，210：69-77.

[66] Thielmann M，Wendt D，Slottosch I，et al. Coronary artery bypass graft surgery in patients with acute coronary syndromes after primary percutaneous coronary intervention：a current report from the North-Rhine Westphalia surgical myocardial infarction registry. J Am Heart Assoc，2021，10（18）：e021182.

[67] Kwok CS，Sirker A，Nolan J，et al. A national evaluation of emergency cardiac surgery after percutaneous coronary intervention and postsurgical patient outcomes. Am J Cardiol，2020，130：24-29.

[68] Keating GM. Cangrelor：A review in percutaneous coronary intervention. Drugs，2015，75（12）：1425-1434.

[69] Grines Cindy L，Box Lyndon C，Mamas Mamas A，et al. SCAI expert consensus statement on percutaneous coronary intervention without on-site surgical backup. JACC-Cardiovascular Interventions，2023，16（7）：847-860.

[70] 中国冠状动脉杂交血运重建专家共识（2022）编写组. 中国冠状动脉杂交血运重建专家共识（2022）. 中华胸心血管外科杂志，2022，38（7）：385-395.

[71] Moreno Pedro R，Stone Gregg W，Gonzalez-Lengua Carlos A，et al. The hybrid coronary approach for optimal revascularization：JACC Review Topic of the Week. J Am Coll Cardiol，2020，76（3）：321-333.

第 16 节　空气栓塞

经皮冠状动脉介入治疗（percutaneous coronary intervention，PCI）是冠状动脉粥样硬化性心脏病的重要诊治方法，即经皮穿刺周围动脉（股动脉或桡动脉等），沿动脉向心脏方向推送导管、导丝、球囊和（或）支架等介入治疗器械至冠状动脉狭窄病变部位，对其狭窄病变进行扩张、抽吸、疏通的一类治疗技术，缓解症状，使患者获益。作为侵入性技术，在诊疗过程中难免出现并发症。随着手术量的增加，一些手术中的空气栓塞现象初见端倪，发生虽罕见，但致死性高。空气栓塞，又称气体栓塞，是指空气进入患者心血管系统所引发的一种疾病，其发生通常与手术、创伤和中心静脉导管的应用等相关。气体进入静脉或动脉系统可能发生在临床各个专业的实践中。静脉气体栓塞可以引起心血管功能衰竭或反常动脉气栓。动脉气体栓塞机体的末梢动脉，当发生在心脑血管时，会造成严重残疾甚至死亡。迅速而有效的重要生命功能的支持和保护是最重要的治疗方式。冠状动脉空气栓塞可见于心脏体外循环手术复跳、先天性心脏病介入封堵术、冠状动脉造影检查及冠状动脉内支架植入手术等过程中。据报道，心导管相关冠状动脉空气栓塞发生率为 0.1% ～ 0.3%，本节就心脏手术中的空气栓塞进行探讨。

一、发病原因

所有心导管检查或心脏介入治疗时操作不当，均会导致空气栓塞。一拟行冠状动脉造影排查冠心病的 55 岁男性患者，将 Tig 导管送入右冠脉口时，患者开始出现严重的胸痛，血压下降、心率减慢，心电监测示三度房室传导阻滞，冠状动脉造影示右冠状动脉中段及远段分别见条状充盈缺损，患者进入休克状态。立即给予高浓度吸氧、药物等治疗并抽吸空气，约 15 分钟后患者逐渐恢复，造影检查证实空气栓塞消失，心电图恢复。可能原因是导管抽吸不足导致空气进入，引起空气栓塞。静脉少量空气栓子进入右心，通过肺滤过排出，不会有明显的症状和体征。动脉空气栓子栓塞的临床表现取决于空气栓子的体积和栓塞动脉供血部位，左心房和左心室的气体栓子可以流动进入任何器官的供血动脉，最危险的是冠状动脉和颅内动脉的气体栓塞。冠状动脉空气栓塞在射频消融术中发生较少，但随着房间隔穿刺、心房颤动射频消融术的广泛开展，左心系统的空气栓塞并发症有增多的趋势，仍需高度重视。一项回顾性分析，回顾 437 例 524 次经股动脉行介入诊疗术中或术后发生并发症及其原因，其中异位栓塞发生率为 0.4%，主要原因为选择导管欠佳、栓塞剂选择和释放不当，及操作者经验不足等。Chan 等的报道称，血管内介入治疗的并发症与血管变异及手术操作有关。Xiao 等发现大量的空气栓塞可由咳嗽和深呼吸引发，猛力吸气或咳嗽，胸腔内形成负压，此时在置入除颤电极前若没有堵住撕开鞘口，可使气体通过鞘管进入肺循环，导致空气栓塞。高龄及术前应用镇静药物均是空气栓塞发生的重要危险因素。心脏介入诊疗过程中的空气栓塞，多为医源性因素使气泡进入血流，从而引起局部血流中断或留滞于微循环中，从而导致局部或相关器官缺血、缺氧，使组织细胞坏死。气体可在手术过程中的不同环节由多种途径进入血流。最常见原因包括造影导管、指引导管、止血 Y 阀、三联三通板、环柄注射器等，在手术过程中气泡未被完全抽吸或冲洗干净；在推注造影碘剂时有气泡被带到冠状动脉内；球囊、导丝进入或撤出导管速度过快，Venturi 效应将空气夹带进入血管；主动脉球囊反搏（IABP）装置的气囊破裂等均可引发气体栓塞。球囊导管破裂一般很少发生，且扩张冠状动脉球囊破裂时进入血流的气体量很小，一般无明显症状。而用于外周血管介入或瓣膜成形术的球囊若在送入前未充分检查及准备，一旦发生破裂，会使大量气体进入血流。房间隔封堵器释放过程中，封堵器内未排净的气体经左心房、左心室至升主动脉，容易造成冠状动脉尤其是右冠状动脉空气栓塞，静脉系统内的气体经心腔由右向左分流，引起矛盾性栓塞是动脉系统气体栓塞的另外途径。

二、临床表现

空气栓塞后的临床表现与空气进入的多少、大小及堵塞相关部位有关。小量气体进入患者体内可能出现一过性的胸闷症状，或者不引起临床症状和血流动力学改变，一般没有太大的影响。当有大量气体进入血流时，患者会突然出血局部组织缺血、缺氧的表现，出现胸痛，心电图提示心肌缺血或损伤，严重时可能出现低血压、意识丧失及各种心律失常，如心动过缓、传导阻滞、心室颤动甚至心搏停止，若挽救不及时可出现死亡。

三、诊断

于冠状动脉造影检查手术的影像中即可判断，即随着碘造影剂的注入，透视或造影中可见圆滚的气泡经过冠状动脉，气体随造影剂流向血管远端，可造成血流显影减慢，或远端出现造影剂显影中断。若患者心电监测提示有心电图缺血或心肌损伤表现，甚至出现前述临床表现，可使空气栓塞诊断更加明确。

四、空气栓塞的预防

在心血管介入治疗中：在所有手术操作前要

严格按照操作规程，排空导管和血管鞘中的气体，冲洗后的指引导管若不立即使用，放置后也有可能产生气泡，因此，在使用之前均应进行冲洗。在送入导丝、球囊等操作时，避免动作过快将空气带入。在器械送入或回撤中，器械越大，指引导管中夹带空气的风险就越大，在目前的 PCI 中，血栓抽吸导管因其外腔接近 6 Fr，因此在推送过程中发生空气栓塞的风险也较大，在器械进入和回撤时要注意关闭 Y 阀。在球囊扩张操作前必须排尽整个系统中的气体。导管进入主动脉或撤回导引钢丝后应使用注射器回抽，使导管排尽气体，充满血液。三通加压注射系统及所有连接管道应严格排除所有气泡（气体被高压注入危险更大），当造影剂剩余不多时，应及时更换造影剂，勿使空气进入三通加压注射系统。随着造影剂注射系统在 PCI 中的应用，可在一定程度上防止空气栓塞的发生，但其却不能防止在连接管路上产生的人为错误，还需提高警惕。此外，因 CTO-PCI 需要频繁交换器械、手术时间较长、需要应用微导管以及应用 trap balloon 技术等，因此 CTO-PCI 较非 CTO-PCI 更易出现空气栓塞。值得注意的是，在穿刺锁骨下、颈静脉时，最好嘱患者做呼气动作或屏气时取下注射器；左心系统气体栓塞危险大，在左心系统操作和房间隔操作时更应谨慎。

五、治疗措施

一旦发现有空气栓塞，要立即停止操作，检查空气进入原因并采取措施避免气体继续进入。同时立即给予纯氧吸入（经面罩吸入纯氧是促使空气栓塞缓解的主要治疗方法，吸入 100% 浓度的纯氧可使空气中氮气的浓度下降，从而使栓塞的空气中的氮气从气泡中沿浓度梯度向周围组织弥散，使气泡变小；动脉氧分压增加在理论上会使氧气向气泡内流动，增加气栓的容积，但实际上由于组织耗氧活跃，氧浓度梯度依然有利于气泡向外弥散，使气泡缩小以至消除）。对于有症状者，需积极对症处理，包括吗啡止痛、IABP 和血管收缩药物维持血压等，防治心律失常（根据心电监护密切观察病情变化，若严重缓慢性心律失常可静脉应用阿托品，必要时给予临时起搏器植入术；若快速性心律失常，尤其是室性心律失常，可给予利多卡因或胺碘酮等药物，并准备好一旦出现恶性心律失常如心室颤动发生的救治措施），并根据进入气体量的多少决定下一步治疗措施。血流恢复的速度主要取决于气体栓塞的大小和数量，研究表明，冠脉内空气栓塞大多在 5 ～ 10 分钟内自行消散，当少量空气进入冠状动脉内时，空气可以自然排出，不必特殊处理，症状可很快缓解。当冠状动脉进入气体量多时，可在栓塞血管内注射钙通道阻滞剂或硝酸甘油等血管扩张剂解除血管痉挛，也可在栓塞血管内快速注射盐水或血液以助于驱散气体栓子，或试用导丝将血管内气体栓子刺破以减少栓子的体积，或直接打碎远端血管的气泡，使气体尽快排出。冠脉内大量空气栓塞可造成冠状动脉内大分支阻塞，可以立即将造影导管置入冠状动脉内，并使用 20 ～ 50 ml 注射器强力回抽，直至抽出含大量气泡的血液为止，或采用血栓抽吸导管或球囊导管将气泡抽出。当出现低血压、严重心动过缓等循环衰竭表现时，除需采用上述治疗方法外，还需要心肺复苏，以促进气体的清除。

六、病例报告

病例 1：冠状动脉造影术中左冠脉回旋支空气栓塞

患者男性，52 岁，因发作性胸痛 1 个月，于 2023 年 8 月 8 日入院。既往健康，否认高血压、糖尿病、消化道疾病及脑血管病等疾病史。诊断：①冠状动脉粥样硬化性心脏病，不稳定型心绞痛。心电图提示：窦性心律，V_1 ～ V_6 导联 T 波低平或倒置。入院后给予阿司匹林 300 mg 及氯吡格雷 300 mg 负荷量，其后分别以阿司匹林 100 mg，口服，1 次 / 日，氯吡格雷 75 mg，口服，1 次 / 日，匹伐他汀 2 mg，口服，1 次 / 晚。2023 年 8 月 9 日行冠脉造影检查，经回抽排气后“冒烟”证实 5 F Tig 管进入左冠脉口后，观察患者血压约为 140/70 mmHg，心率约 80 次 / 分，遂于冠脉内予 1 ml 硝酸甘油，行足位造影后患者突发胸闷痛，气短，并有咽部缩紧感，心电监测提示 ST 段抬高约 0.1 ～ 0.2 mV，血压约 110/60 mmHg，心率较前无明显变化。冠脉造影示回旋支近段及钝缘支近段可见圆形透亮的充盈缺损（图 1-16-1），远端血流减慢，遂立即停止操作，予患者吸氧、加快补液速度后血压仍下降至约 100/50 mmHg，立即予间羟胺对症升压，约 5 分钟后患者症状缓解，血压升高，生命体征平稳。在确定患者血流动力学稳定后再次复查冠脉造影示回旋支空气栓塞消失（图 1-16-2），血流恢复，心电图恢复至术前。遂行冠脉造影示：左主干大致正常，前降支近段 60% ～ 70% 狭窄，中段 80% 狭窄，第一对角支口部 80% 狭窄，近段 90% 狭窄，回旋支近远段 90% 狭窄，RCA 远段 30% 狭窄。同台实施 PCI：于前降支近中段及回旋支近远段各植入 1 枚支架，

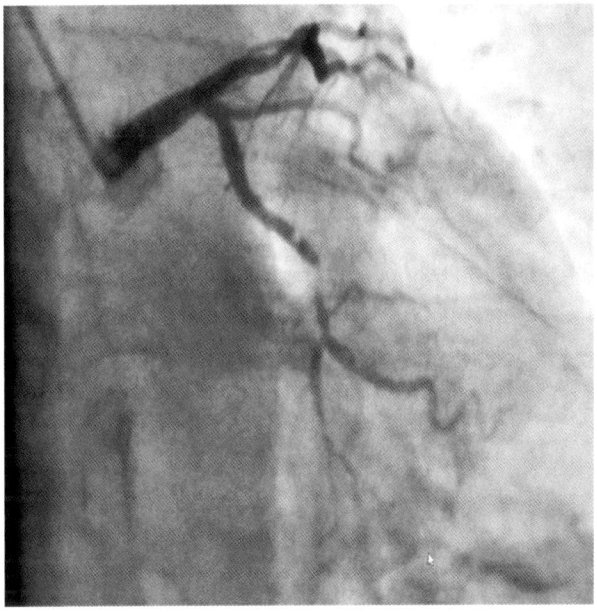

图 1-16-1 回旋支近段及钝缘支近段可见圆形透亮的充盈缺损

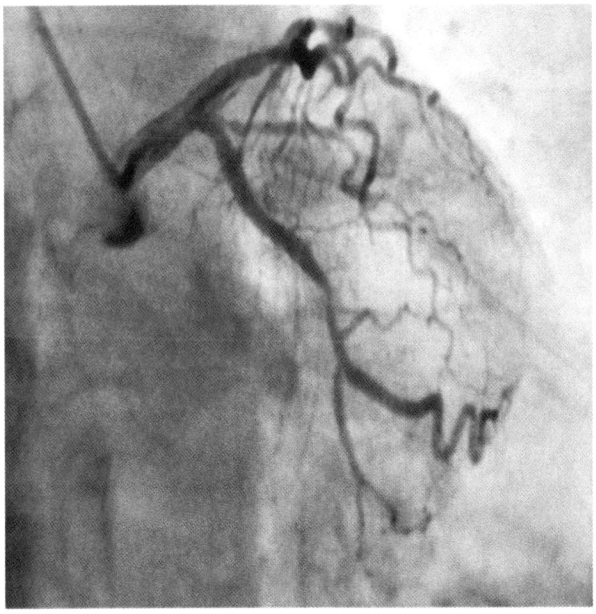

图 1-16-2 复查冠脉造影示回旋支空气栓塞消失

第一对角支应用药物球囊扩张。术后患者无胸痛、胸闷、气短症状，心电图较术前无明显变化。患者于 2023 年 8 月 11 日出院，出院后继续口服阿司匹林 100 mg 1 次 / 日，氯吡格雷 75 mg 1 次 / 日，1 年，匹伐他汀 2 mg 1 次 / 晚。

☞ **点评：**

冠状动脉空气栓塞是冠脉造影的一种较为罕见的并发症。空气栓塞的典型造影表现为冠脉内圆形或类长条状透亮的充盈缺损，其边缘十分光滑。少量气体会随血流消失于冠脉远端，大量气体则会阻滞血流，此时造影可见冠脉血流突然中断，远端完全不显影，易与冠脉痉挛、慢血流、无复流等混淆。大量空气栓塞患者可能血压很快下降，神志丧失。空气栓塞大多由医源性操作引起，主要是由于注射造影剂前抽吸不充分、球囊破裂、进退导丝或球囊时混入空气，若诊断及处理不及时，会造成极其严重的后果。本例借鉴：①本例造影因冠脉内注射硝酸甘油前未充分回抽，导致将硝酸甘油注射入冠脉时气体进入冠脉。本病例给予我们启示：造影时应加强对手术细节的把控，进一步加强手术安全意识。②因冠脉空气栓塞几乎完全是医源性的，所以意识到冠脉造影术中可能出现的空气栓塞至关重要，当患者出现胸痛、低血压及心律失常时，医生应考虑将冠脉栓塞作为鉴别诊断之一。③空气栓塞的发生应以预防为主，因此对初次接触心导管的医生和护士的培训起到关键作用，并且造影时应熟记空气栓塞的处理方法。在手术过程中需严格遵守操作方法，动作轻柔，连接导管系统时应仔细排气，时刻保持连接系统密闭，向冠脉内注射药物时要充分回抽，进退导丝球囊时要充分小心避免进入空气。

七、小结

气体进入静脉或动脉系统可能发生在临床各个专业的实践中。静脉气栓可以引起心血管功能衰竭或反常动脉气栓。动脉气栓栓塞可使局部组织血供阻断，进而产生缺血改变，其严重程度与栓塞水平、程度和靶器官状态有关。当发生在心脑血管系统中，会造成严重残疾甚至死亡。迅速而有效的重要生命功能支持和保护是最佳的治疗方式。在冠状动脉造影和支架植入时，操作不当

可使大量气体直接进入冠脉内，影响冠脉循环，患者可以出现胸痛、血压下降，甚至休克，心电图上出现缺血表现。需要注意的是，患者的低血压和心电图 ST 段改变可以出现在胸痛之前，个别患者甚至没有胸痛。故手术过程中对患者心电监测、血氧、血压的密切关注尤为重要。对严重的心律失常、低氧血症和低血压状态不及时处理会严重危及患者的生命。由于心脏和大脑对缺血的耐受性差，医源性引入空气气泡至这些器官是非常危险的，手术全程应监测血压、血氧，密切观察患者病情变化，及时发现问题，避免严重后果发生。同时注重手术操作，避免不必要风险的发生，积极面对手术中的并发症，制订合理的治疗对策，将侵入性手术并发症发生率降至最低，把并发症消灭在萌芽状态。

（中国人民解放军北部战区总医院
王耿　孙东源　肖遥）

参考文献

[1] Agarwal R，Sinha DP. Coronary artery air embolism. J Invasive Cardiol，2019，31（8）：E264.

[2] 管鑫，景红霞，李威，等 . 右冠状动脉空气栓塞救治 1 例 . 中国急救复苏与灾害医学杂志，2022，17（11）：1537-1538.DOI：10.3969/j.issn.1673-6966.2022.11.033.

[3] 周胜华，刘启明 . 心导管术基本操作常见问题与对策 . 北京：军事医学出版社，2009，23-26.

[4] 孙晓龙，石红春 . 经皮血管内介入并发症的分析与防治 . 重庆医学，2010，19：2629-2630.

[5] Chan AO，Yun MF，Hui CK，et al. A prospective study regarding the complications of transcatheter intraarterial lipiodol chemoembolization in patients with hepatocellular carcinoma. Cancer，2002，94：1747.

[6] Xiao PX，Hu ZY，Zhang H，et al. Massive pulmonary air embolism during the implantation of pacemaker，case reports and literature analysis. Eur Rev Med Pharmacol Sci，2013，17（23）：3157-3163.

[7] 陈和景，林海若，黄晓波，等 . 心脏再同步化治疗除颤器植入术中合并右心系统大量气栓一例 . 中国心脏起搏与心电生理杂志，2022，36（06）：583-584.

[8] Huang YY，Chen MR. Coronary air embolism during transcatheter closure of atrial septal defects. The Journal of Pediatrics，2014，164（3）：669.

[9] Dib J，Boyle AJ，Chan M，et al. Coronary air embolism：a case report and review of the literature. Catheter Cardiovasc Intervent，2006，68：879-890.

[10] Kahn JK，Hartzler GO. The spectrum of symptomatic coronary air embolism during balloon angioplasty：causes，consequences，and management. American Heart Journal，1990，119：1374-1377.

[11] Liu SF，Lee TY，Wong SL，et al.Transient cortical blindness：a complication of bronchial artery embolization in cystic fibrosis. Thorax，1997，51：99.

第 17 节　支架脱载

支架脱载（stent loss or dislodgement）是指冠状动脉支架未释放在需要植入支架部位时，从所附着的输送系统（支架球囊）上松动或脱落，是经皮冠状动脉介入治疗（PCI）过程中的严重并发症。在支架治疗冠状动脉疾病的初期阶段，术者需要将裸支架通过手捏的方式装载到球囊上，支架脱载的情况并不少见，发生率高达 8% ～ 15%。

随着支架预安装技术的问世以及生产工艺的改进，支架脱载发生率已大幅降低，有报道在 0.07% ～ 0.58% 不等。但是支架脱载往往会造成严重的后果，如冠状动脉栓塞、支架内血栓形成、血管急性闭塞、急性心肌梗死。脱载后的支架脱落在冠状动脉以外，也可能会导致脑梗死或外周动脉栓塞。支架脱载与不良临床后果有关，包括死亡、紧急冠状动脉旁路手术、需要输血的出血并发症和靶血管远期通畅率低等。

一、支架脱载的危险因素

支架脱载与患者病变特征、器械性能和术者操作等因素密切相关，术者必须熟悉支架脱载的原理机制及易患因素。支架脱载的常见机制包括试图穿过坚硬的冠脉病变时支架从球囊上剥落，支架被病变“卡死”后回撤支架时与球囊脱离、支架近端钢梁皱缩变形翘起后在病变近段或指引导管开口处被剥离等（图 1-17-1）。

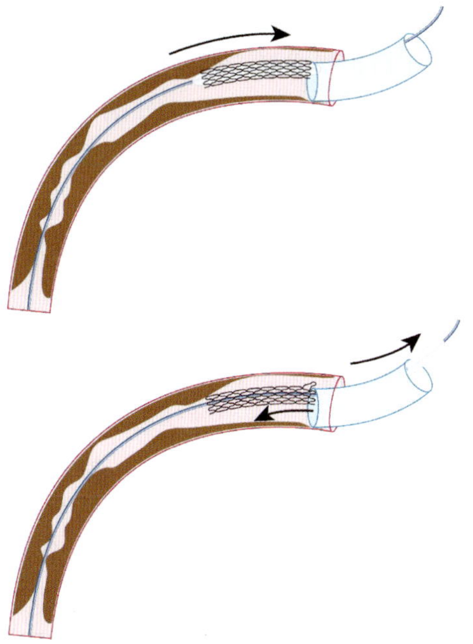

图 1-17-1 指引导管不同轴导致支架被刮落

（一）病变因素

包括病变处或病变近段严重钙化、严重成角或严重迂曲、通过近段支架或通过支架网眼植入新的支架、长段弥漫性病变、血管严重痉挛、开口部病变等。

（二）器械因素

包括支架与球囊镶嵌不够紧密、指引导管与冠状动脉开口不同轴、指引导管或指引导丝支撑力不够、使用长支架通过严重扭曲成角或钙化病变、自制指引导管侧孔剐蹭支架、延长导管移行部焊点剐蹭支架、使用已经弯折的指引导管等。不同的支架设计、封装工艺可能会导致支架性能的不同，支架钢梁的厚度也会对支架是否容易变形造成影响。有研究发现，在同等条件进行测试，有些支架容易整体从球囊上被拉出，也有些其他支架则会出现部分性钢梁节段变形。

（三）操作因素

包括病变预处理不充分时仍强行推送支架，撤回支架时未预先将指引导管与冠状动脉开口同轴，支架在病变处嵌顿遇到阻力后仍强行前送或回撤支架，未经预扩张的直接支架植入术等。有一些特殊术式也会增加支架脱载风险，如 Szabo 技术在体外做导丝穿越时需对支架加压 2 ～ 4 atm（图 1-17-2），此制备过程会使支架脱载风险加大。

二、支架脱载的处理

支架脱载的紧急处理基本原则：即便支架脱载的发生率极低，术者也要时刻紧绷预防支架相关并发症发生这根弦，做到知晓如何预防、掌握处置技巧。这就需要术者具备良好的心理素质、过硬的介入操作技能和较高的综合临床应变能力。一旦发生了支架皱缩变形或拉长变形，术者应该第一时间识别，小心地将支架移出体外，避免将支架变形演变成支架脱载，而一旦发生了支架脱载，也切莫惊慌失措，术者需牢记以下基本原则：

1. 先确保血流通畅，稳住冠脉有效灌注，再考虑如何进一步处置支架脱载并发症；若患者冠脉血流畅通、生命体征稳定，则术者应当沉着冷静，稳妥处置。

2. 发生脱载时，术者应及时发现，看清楚未膨胀支架的具体位置，尽一切可能保持指引导丝留在原位，指引导丝不要撤出脱载支架外。保留导丝是后续有效处理的基础，一旦导丝脱出支架，将会使进一步处理变得非常被动，这对于支架脱载于冠脉内的患者尤为重要。

3. 绝大多数支架脱载都不会即刻影响冠脉血流，术者有充足的时间思考解决方案，也可以请更有经验的术者协助处理，从而避免因处理不当而导致次生严重后果。

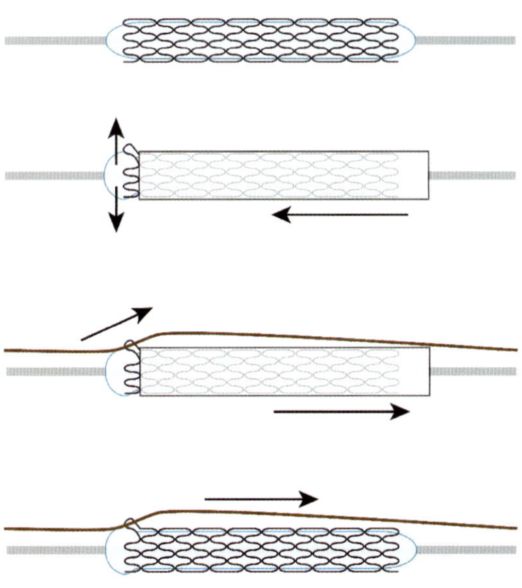

图 1-17-2 Szabo 技术制备过程

三、支架脱载的处理方法

支架脱载发生后，术者需立即确认指引导管和指引导丝的稳定性，防止器械弹出，同时以适度的推注压力复查造影，明确冠状动脉血流状态。当患者情况不稳定时，不必浪费时间强求回收支架，可以考虑就地释放或支架挤压的方式，尽快恢复有效血流灌注。术者要知晓处置支架脱载的各种方法，熟悉以下支架脱载处理流程图（图1-17-3），并熟练掌握以下技术：

（一）择机释放

是指将脱载支架就地释放于冠状动脉内（图1-17-4），适于指引导丝仍在支架内、支架撤出难度较大或失败、支架尚未发生严重变形且支架释放位置尚可接受等情形，尤其是脱载支架引起栓塞进而影响冠脉血流时。若指引导丝已经脱出支架外，则需再次将导丝送入支架内；若支架仍能移动，则尽可能前推支架至尽量远处以减少血流受影响的范围，或将支架前送或回撤至更为理想的释放位置，以实现血管直径与支架直径尽量匹配，有利于后扩张成形，保证后续支架良好贴壁。释放前，要仔细查看支架有无外翻毛刺等，避免球囊扩张时出现血管穿孔。在择机释放前，建议先使用较小球囊在支架内分段扩张，然后再更换较大球囊依次扩张直至支架完全贴壁。

（二）支架挤压

是指用新的支架将脱载支架挤压至血管壁一侧（图1-17-5），适于指引导丝已不慎被拉出至脱载支架外，导丝再次送入脱载支架内失败，且支架无法取出或影响冠状动脉血流等情形。可以尝试在脱载支架外再送入另一根指引导丝，使用直径较小的球囊轻柔地将其推送至脱载支架部位，自近及远依次扩张，再换用直径适中的非顺应性球囊对支架再次挤压，之后选择比脱载支架更长的支架或采用串联支架，完全覆盖已脱载支架并将脱载支架完全隔绝在新支架与血管壁之间，再使用非顺应性球囊充分扩张以确保新支架完全贴壁良好。

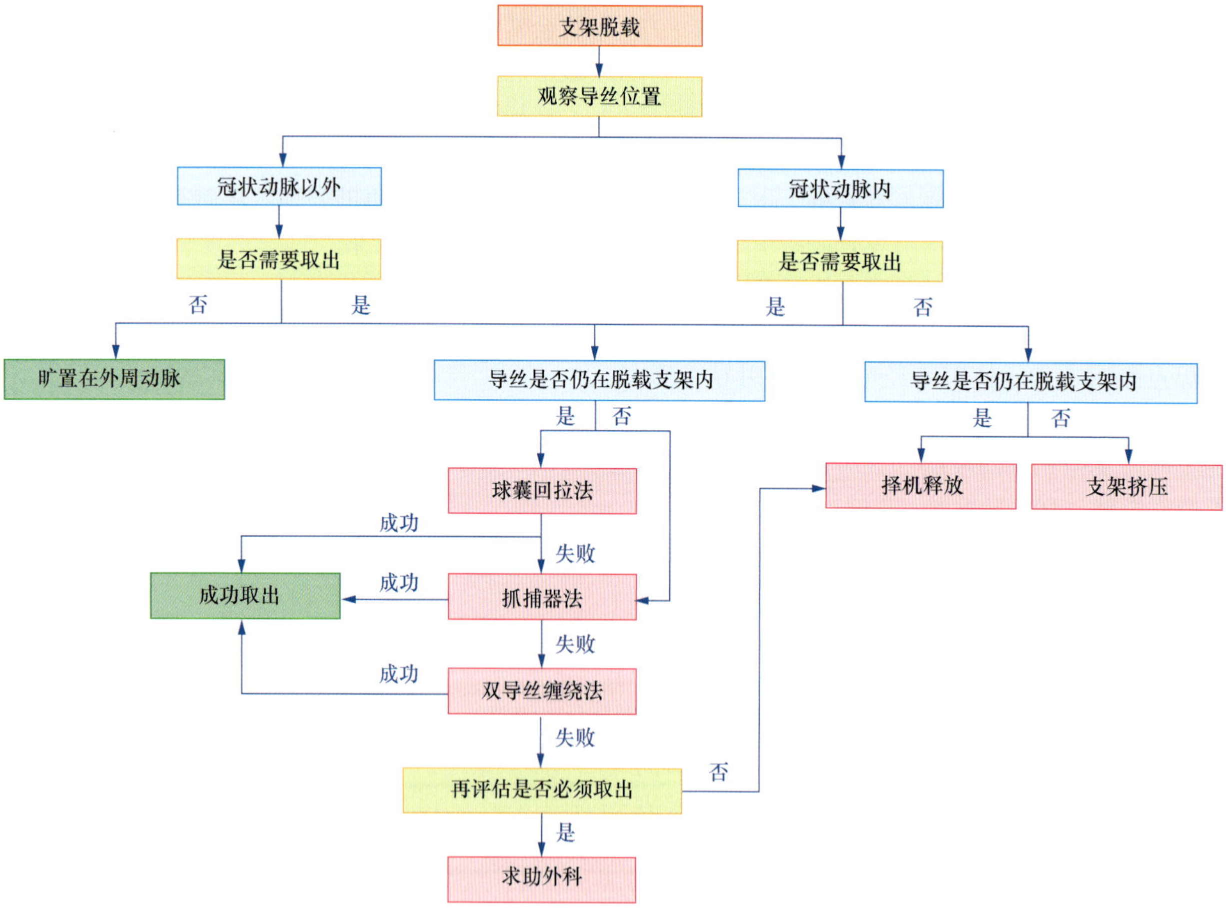

图1-17-3 支架脱载处理流程图

（三）支架取出

患者冠脉血流灌注充分且生命体征稳定时，对于部分或完全脱载于冠脉内的支架，只要条件允许，多数术者首选的处理方法是将脱载支架取出体外，或移出冠脉至外周血管内旷置或释放。根据支架脱载的部位和支架是否在导丝上，可以

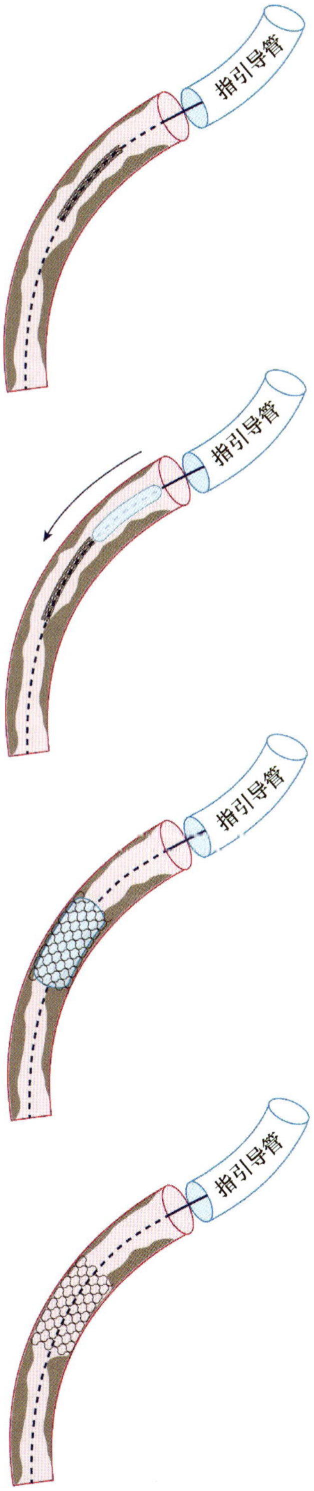

图 1-17-4 脱载支架择机释放示意图

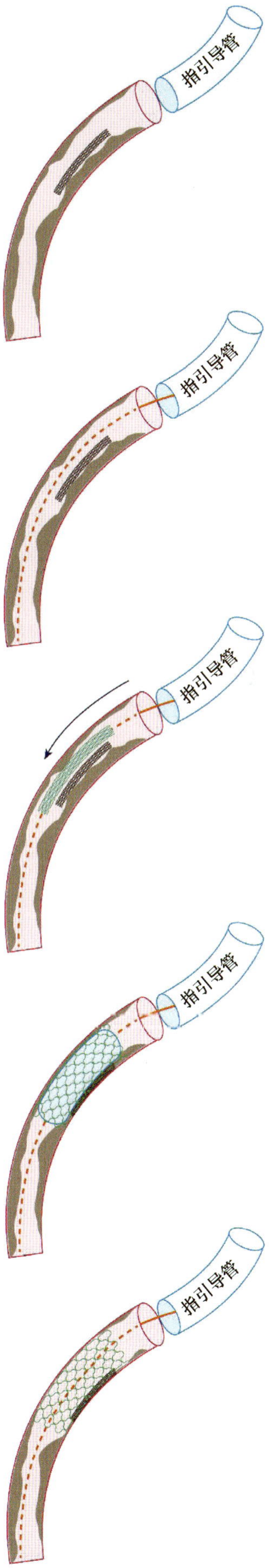

图 1-17-5 支架挤压示意图

采用球囊、导丝、圈套器、钳夹器等工具将支架取出，对于移出至外周动脉的脱载支架，亦可采用外科手术方式取出体外。在冠脉内已经完全展开的移位支架，尽量避免取出，以免在取出过程中出现新的并发症。

1. 球囊回拉法　当指引导丝仍在脱载支架内时，可以尝试使用小直径球囊沿指引导丝通过脱载支架，于支架远端扩张，然后小心回撤球囊使其将脱载支架带回（图 1-17-6），需全时透视下观察支架是否随球囊一起移动并进入指引导管。通常情况下，球囊回拉会导致脱载支架远段变形，部分膨胀并包裹球囊近侧部，因此，在回撤时务必保持恒定低速，避免突然用力导致支架短缩变形，导致球囊滑出。脱载支架接近于全部收回至指引导管时，不必追求球囊亦能整体返回指引导管，因球囊外径大且球囊近侧部可能贴附有支架钢梁，故保持球囊与指引导管头端的密切贴合的持续张力，即可将整套系统回撤。建议选择通过性能好的长球囊，若前送球囊时遇到阻力，仅有部分球囊进入但无法完全穿过支架，可考虑更换更小直径球囊，必要时可以先在支架内行低压球囊扩张，再小心尝试推送长球囊。如果在从冠脉撤回时感受到明显阻力，则需细心观察脱载支架近段是否已变形。

球囊回拉法适用于预估支架回撤阻力不大且支架无变形等情形。术者们会过于高估支架钢梁的形态保持能力，事实上，球囊回拉时可以轻易使支架远侧部变形。多数情况下，支架脱载于严重钙化、迂曲或弥漫狭窄的病变处，因此，除非脱载支架是在粗大血管内的意外脱载，否则，在复杂病变血管使用球囊回拉法取出脱载支架并不容易。

2. 双导丝缠绕法　双导丝缠绕法是将另一根导丝送至脱载支架远端，通过与原支架内导丝共同在体外旋转，以期实现在脱载支架远端形成缠绕物的方法。具体操作方法是，保持原有指引导丝在脱载支架内，将另一根弹簧圈护套型指引导丝沿脱载支架外送至血管远端，尽量使两根导丝前送并分别送入不同分支的深部，然后将两根导丝安装在同一个导丝扭控器上，沿同一方向旋转导丝扭控器，使两根导丝在脱载支架远端缠绕为一体，随后轻柔并持续用力回撤导丝，可带动支架回撤至指引导管内（图 1-17-7）。

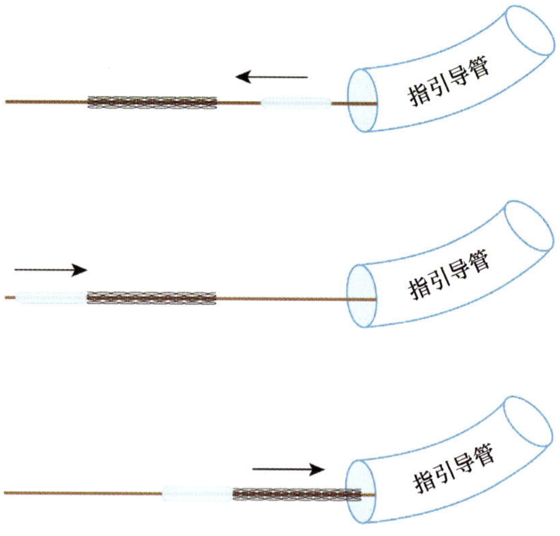

图 1-17-6　球囊回拉法示意图

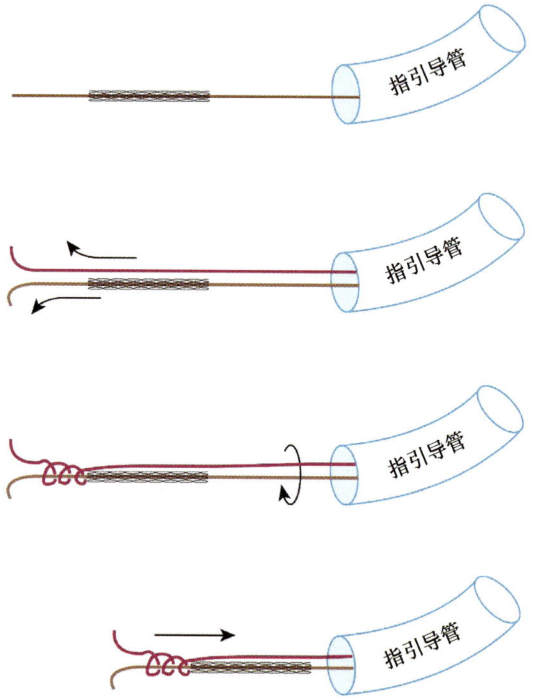

图 1-17-7　双导丝缠绕法示意图

理论上，在体外同时旋转两根导丝，可以将扭控力逐渐向导丝远段传导，当导丝在脱载支架近端形成缠绕时，无法对脱载支架产生足够的禁锢，回撤时也就无法拖拽脱载支架移动。因此，第二根导丝需尽量全程在支架外，当第二根导丝穿过支架网眼到达远端时，则可能出现近端缠绕而非远端缠绕；而当第二根导丝也从脱载支架内部通过时，则会形成无效缠绕，即便导丝在脱载支架远端形成缠绕，回拉时也无法对支架产生拖拽。当两根导丝的头端均位于血管远端同一管腔内时，体外扭控会逐渐传导至导丝末端，进而通过末端扭控力释放，使得体外扭控变得无效，无法产生有效缠绕。在实际操作中，多数术者坦言双导丝缠绕法难以实现，主要是未考虑到以上操作技巧。

缠绕导丝拖拽脱载支架离开冠脉后，若支架无法进入指引导管但双导丝缠绕牢靠，则可以将支架固定于指引导管头端，将整套系统一并撤出。

3. 抓捕器法 如以上方法尝试失败且导管室备有合适的器材，则可以尝试使用抓捕器直接抓捕脱载支架。市面上可用工具有鹅颈圈套器（如 Amplatz Goose Neck snare EV3，Micro Elite snare 等）、三环圈套器（图 1-17-8）、网篮抓捕器、活检钳、异物钳、自制抓捕器等。下面以鹅颈圈套器为例简述使用方法。

鹅颈圈套器由一个抓捕器和一根导引套管构成，抓捕器分为抓捕器杆、抓捕环；导引套管的作用主要为器械交换、抓捕器锁定等。

当指引导丝在脱载支架内时，鹅颈圈套器有以下两种使用方法：

（1）单导丝同轴圈套法：沿原有指引导丝送入导引套管，再将圈套器套入导丝尾端，固定导引套管及指引导丝，将圈套器送至支架近端，前送抓捕环使其环绕脱载支架近段，然后再前送导引套管使抓捕环收紧，之后再轻轻将脱载支架连同抓捕器和导引套管同步回收（图 1-17-9）。

（2）平行导丝同轴圈套法：更为简便的方法是平行导丝同轴圈套法，是将原有指引导丝留在原位，沿脱载支架边缘送入第二根支撑力较好的指引导丝，沿该导丝送入导引套管至脱载支架远端，撤除第二根指引导丝，沿导引套管送入圈套器，在脱载支架以远回撤导引套管，使抓捕环展开，之后再调整原有指引导丝进入抓捕环，固定原有指引导丝，回撤圈套器，将抓捕环置于脱载支架近段，再前送导引套管使抓捕环锁紧，然后将圈套器和支架一并回撤至指引导管内（图 1-17-10）。

当指引导丝已不在脱载支架内时，亦可采用支架外导丝圈套法，方法同平行导丝同轴圈套法。需要注意的是，因失去原有指引导丝的导引作用，若抓捕环距离脱载支架近段过远，则支架可能会因失去同轴性而对血管壁造成损伤，故建议抓捕时尽量将抓捕环锁定在脱载支架近端。抓捕环锁定在脱载支架近端时，脱载支架也会更容易回撤入指引导管内。

在没有圈套器的导管室，也可以尝试自制圈套器，举例如下。

（1）早期的自制圈套器是使用 1 根 300 cm 导丝，在体外先将导丝对折，送入 4 F 或 5 F 造影导管，导丝的对折处伸出导管头端形成抓捕环，进行抓捕，但因为对折处为导丝杆，往往硬度较大，操纵难度较大，且有损伤血管风险，仅适用于外周血管。

（2）Sumitsuji 法自制抓捕器：该方法由日本 Sumitsuji 医生首创并命名，是采用 1 根 5-in-6

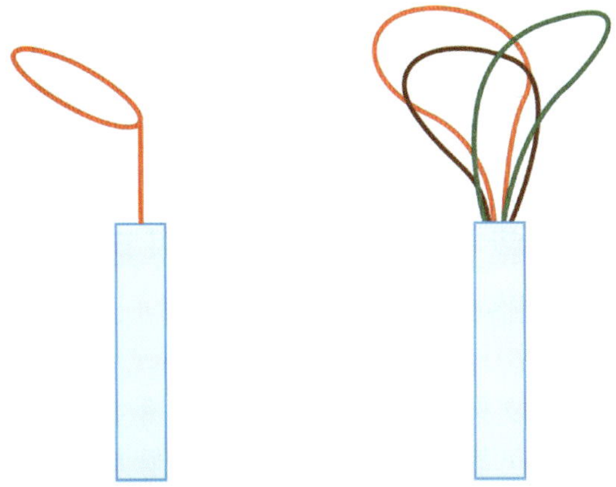

图 1-17-8 圈套器示意图

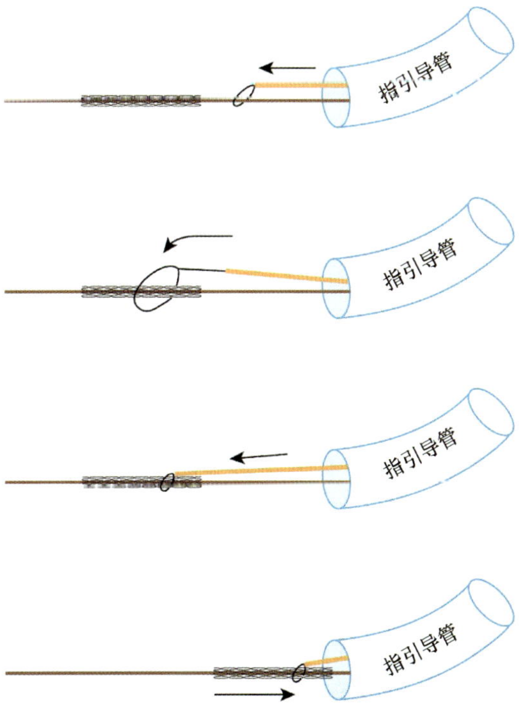

图 1-17-9 单导丝同轴圈套法示意图

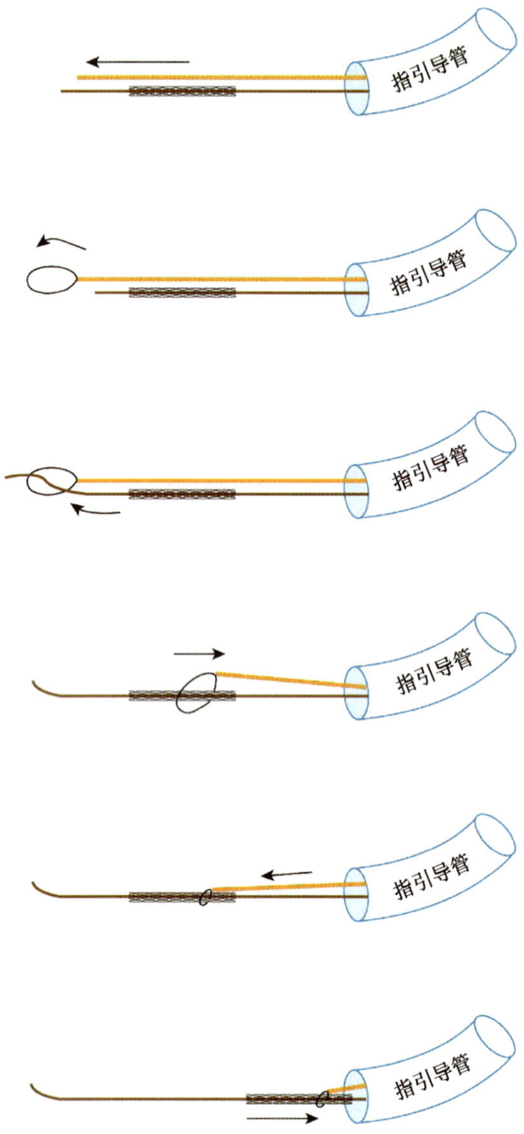

图 1-17-10 平行导丝同轴圈套法示意图

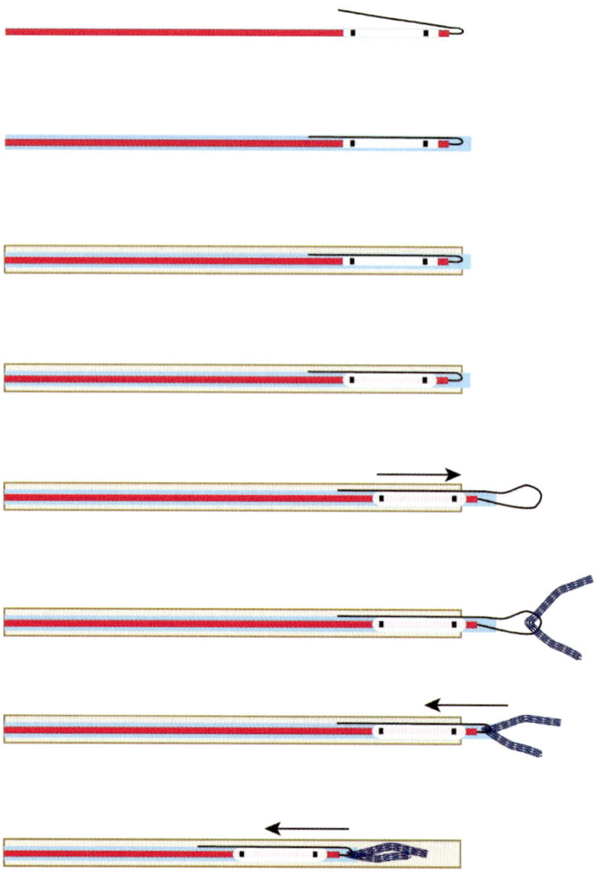

图 1-17-11 Sumitsuji 法自制抓捕器示意图

的子导管在指引导管内作为导引套管，在子导管的头端将 1 根指引导丝的头端 2 ～ 5 cm 做 180° 反折弯曲，使用 2.0 ～ 2.5 mm 直径的球囊加压进行锚定，导丝可以通过球囊的中心腔自由地送出、收回，形成任意大小直径的圈套，因导丝头端柔软度高，可操作性好。若无子导管，可以使用长度 110 cm 以上的造影导管替代。使用时将 Sumitsuji 法自制抓捕器推送到指引导管头端处，推送指引导丝释放圈套。成功圈套脱载支架后回撤指引导丝并前推子导管，使圈套环收紧，回撤整套系统，尽可能使圈套处部分支架进入指引导管内，然后连同脱载支架、自制抓捕器和指引导管一并撤出体外（图 1-17-11）。

4. 延长导管夹持法　当脱载支架位于冠脉近段，且支架近端无变形、无贴壁时，若指引导丝仍在脱载支架内，可以采用延长导管夹持法。首先沿指引导丝送入延长导管，调整延长导管与脱载支架同轴，使支架近端进入延长导管内，尽可能前送延长导管使支架最大程度进入延长导管内，然后将新球囊轻轻送至延长导管远端并与延长导管末端平齐，此期间注意避免将已进入延长导管的脱载支架段推出，之后扩张球囊将支架近段牢固锚定，连同延长导管一并回撤，回撤时应注意调整指引导管位置，防止损伤冠脉开口。若回撤时阻力较大，可适当使用旋转力量回撤（图 1-17-12）。

四、脱载支架移出冠状动脉后的处理策略

脱载支架离开冠脉后，一旦在升主动脉再次脱载，则可能会顺血流漂至颈内动脉系统导致脑栓塞等严重后果。因此，后续整套系统移除的操作需在全程透视下进行。即便不漂流至颅内动脉，

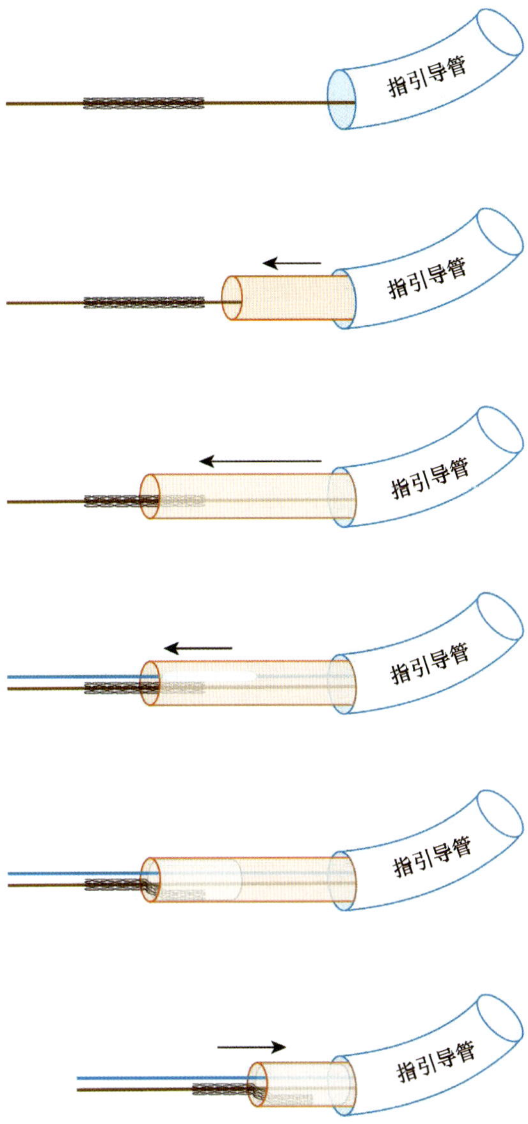

图 1-17-12　延长导管夹持法示意图

支架若在主动脉内再次脱载，也可能随机漂流至上肢动脉、肠系膜动脉、肾动脉、脾动脉、盆部或下肢动脉内。将脱载支架从冠脉移除，是并发症补救成功的第一步，而将脱载支架顺利移出体外，则是考验综合介入技术能力的另一个重要方面。

将脱载支架移动至动脉鞘附近时，若整套系统能够成功进入动脉鞘，则可将脱载支架移出体外。若整套系统无法进入动脉鞘，可能的原因是支架皱缩、膨胀变形，则需要采取其他策略将支架取出，如更换较大鞘管直接回收法、扩大桡动脉穿刺点直接钳夹法、肱动脉顺向穿刺法。也可以采用经对侧血管径路圈套抓捕法，是指穿刺对侧股动脉或桡动脉，经指引导管送入圈套器在合适区域将脱载支架抓捕，从对侧穿刺路径回收脱载支架。

对于无法将脱载支架移出体外的情形，可能将其置于不重要的血管内旷置，如髂内动脉、股深动脉等，多数情况下，在外周动脉内旷置支架不会影响相应组织供血。支架作为可显影的异物，通过 CT 等手段很容易检出，因此，对于旷置在体内的支架，务必要告知患者和家属手术实情，取得谅解，以免术后因其他原因就医时发现体内残留的支架，造成被动局面。

五、支架脱载的预防原则

支架脱载是少见的医源性并发症之一，可以导致冠脉闭塞、脑血管及外周动脉栓塞乃至死亡，因此，积极预防才是关键。需要术者知晓支架脱载的发生机制，才能从患者病变特征、器械性能和术者操作等三个方面做好预防，尽可能选择支撑力足够、同轴性较好的指引导管，采用更优化的技术提高支架输送路径的稳定性，对病变进行充分预扩张，必要时使用切割球囊、棘突球囊、非顺应性球囊等将病变处的斑块充分打开；要学会在透视下或电影条件下识别钙化病变，对于有疑问的病例，可以借助腔内影像学技术手段有效识别钙化病变，严重钙化病变应尽早使用斑块消蚀技术进行预处理。支架输送时遇到阻力切勿强行推送或回撤，需冷静分析受阻原因与对策；回撤支架时务必保持指引导管与支架同轴，预防支架近端变形。支架变形或松动时要果断更换或及时换用通过性能更好的支架。

六、小结

尽管支架脱载是少见的并发症，处理不当仍会导致严重后果。因此应注重预防，尽量避免出现此类并发症。当发生支架脱载时，术者一定要沉着应对，冷静处理，始终保持高度集中的注意力和机敏的反应，掌握支架脱载的处理原则和技术策略，严格防止次生灾难发生。

（中国人民解放军火箭军特色医学中心
胡桃红　丁力平）

七、病例报告

病例1：已释放的支架被脱载支架拽出

患者男性，65岁，因活动后胸闷、胸痛于外院就诊，行冠脉造影示三支病变，前降支（LAD）近端狭窄率约为90%，回旋支（LCX）近端狭窄率亦约为90%，右冠脉（RCA）近段至中段可见弥漫狭窄，RCA远端呈完全闭塞病变。在LAD近段植入2.75 mm×26 mm药物洗脱支架（DES），在RCA近段及中段自远及近依次植入2.75 mm×38 mm和2.75 mm×22 mm的DES（图1-17-13），拟择期再干预RCA远端病变，遂终止手术。

次日，经由右股动脉入路行RCA远端病变介入治疗，导丝通过RCA远端病变后，以2.5 mm×20 mm的球囊对RCA远端病变处进行预扩张，之后尝试将2.5 mm×38 mm的DES送入，均无法通过病变处，拟将支架拉回后再次充分预扩张，回撤支架时发现未膨胀的新支架被前一天植入的RCA近段旧支架卡住，无法回撤。术者略增加用力回撤后，支架球囊被撤回，却发现新支架已脱载！仔细观察发现脱载支架几乎完全位于RCA开口以外（图1-17-14），在升主动脉内随血流飘动。

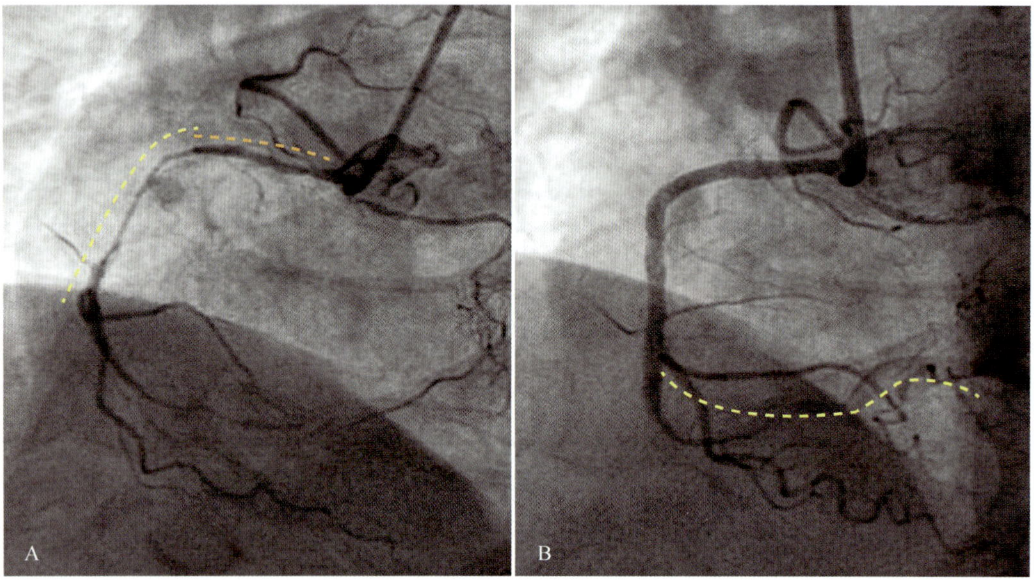

图1-17-13 RCA近段及中段病变处理情况 **A.** RCA近段至中段弥漫狭窄病变；**B.** RCA近段及中段病变干预后造影

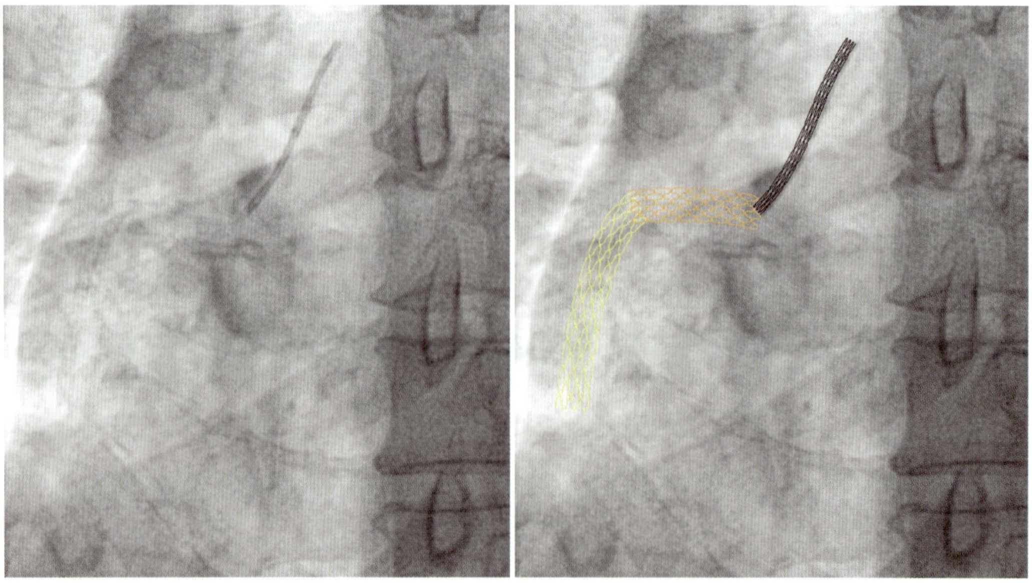

图1-17-14 RCA新支架脱载

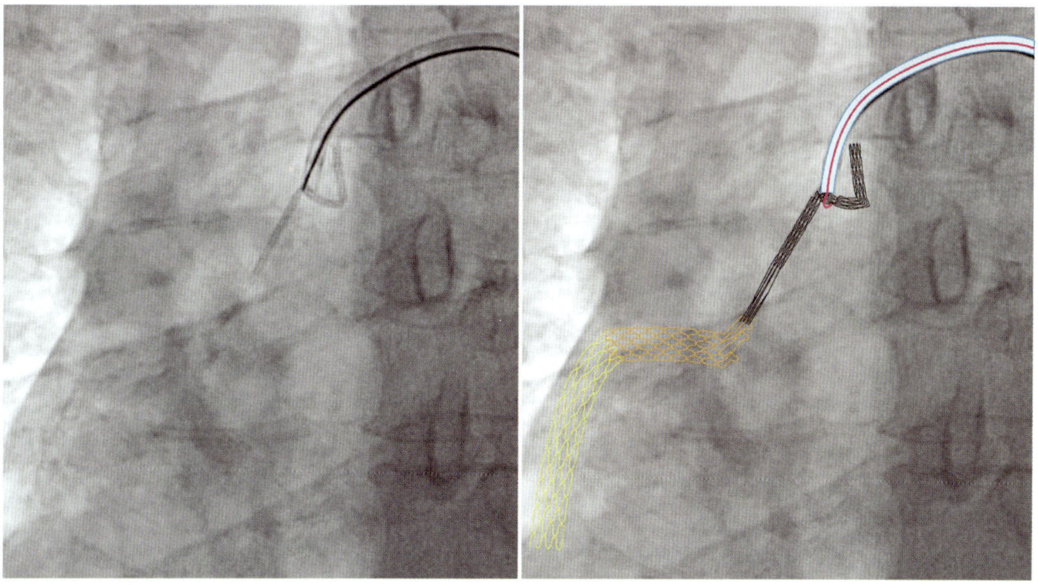

图 1-17-15 圈套器成功捕捉脱载支架

患者出现胸痛症状，心电监护示Ⅱ、Ⅲ和 aVF 导联 ST 段抬高。

从股动脉交换粗鞘，送入 8 F 指引导管，使用圈套器尝试捕捉支架。在升主动脉内多次尝试后，圈套环终于将脱载支架中段抓住，收紧圈套环使整套系统更为牢固，将整套系统向前推送多次，以期使脱载支架与 RCA 近段旧支架脱离。不幸的是，多次尝试后未能使二者解离，在透视下反而观察到 RCA 近段旧支架逐渐变形，并在脱载支架拉拽的作用下部分延展到升主动脉内（图 1-17-15）。

努力无果，不得不向外拖拽整套系统，在圈套器的持续回拉下，脱载支架中段弯折并随着系统进入指引导管内，并在透视下观察到前一天植入的 RCA 近段旧支架也被拉伸拖拽进指引导管内，之后两枚支架随圈套器从指引导管一并被移出体外（图 1-17-16）。

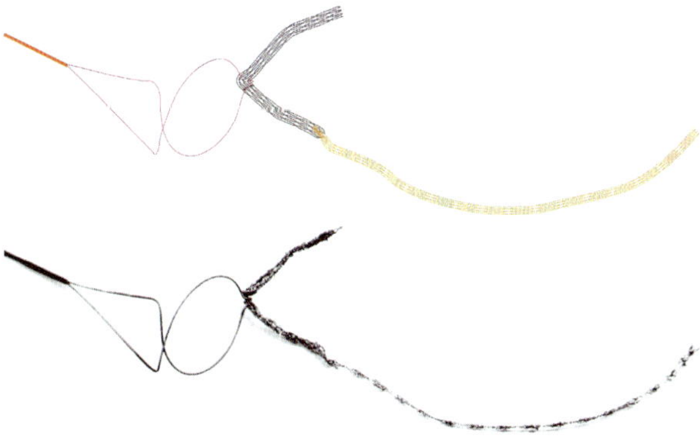

图 1-17-16 两枚脱载支架均已变形

复查造影见 RCA 开口部存在夹层，冠脉内无旧支架残留物，遂继续行介入治疗，于 RCA 远端植入 3.0 mm×38 mm 支架、近端植入 3.5 mm×34 mm 支架，手术效果满意（图 1-17-17）。

☞ **点评：**

介入操作技术重要，成熟的策略则更为重要。该例并发症完全可以避免。首先，处置 RCA 病变时为何不自远及近干预，即便 RCA 近段至中段有弥漫病变，也可以先行预扩张后暂时搁置，待将远端病变处置完成后再植入近端支架。即便已经

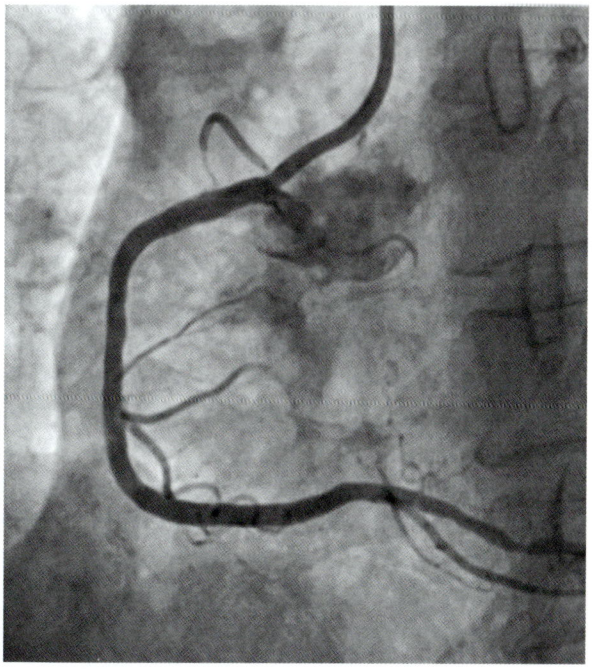

图 1-17-17 RCA 最终复查造影

植入 RCA 近段至中段支架，也并非需要短时间内再次上台处置远端病变，毕竟，未经内皮化的已植入支架很容易刮损或挂住新支架。其次，当远端没有良好的流出道时，仅植入近端支架，也存在较高的再闭塞风险。如本例的做法，打算在前一日植入支架内通过，最明智的做法是对支架进行高压扩张，使其潜在的支架贴壁不良或膨胀不全导致支架内不光滑的风险降到最低，也可以使用延长导管，使新支架尽量避免与前次支架金属丝直接剐蹭。

术者需要知晓支架平台的设计原理，了解不同支架金属梁的基本结构，在手术操作中不要存在侥幸心理，在出现风险时，需将次生风险降至最低。出现支架脱载后，术者不要目标偏移，当把全部目光聚焦在如何捕捞出脱载支架时，不要忘记血管可能会出现内膜损伤、血管夹层、血管穿孔或者急性闭塞。本例患者很幸运，完全展开的支架被脱载支架拉出时 RCA 没有完全闭塞，试想如果出现急性闭塞，该会是什么结局？

术者们容易掉入“补救成功就是武功高强”的怪圈，甚至是当补救成功奇葩并发症时，会四处炫技，炫耀自己如何成功处置了罕见并发症。殊不知一位成熟的术者，首先要考虑到如何预防、如何避免并发症发生，而不是擅长如何补救。这当然不是否认补救的重要性，而是要强调，预防大于补救。

（中国人民解放军火箭军特色医学中心　靳志涛）

病例 2：冠脉原支架网眼致新植入支架脱载

患者男性，73 岁，既往有高血压、高脂血症，14 年前曾因冠心病于 LAD 近端植入 3.0 mm×18 mm 支架，4 年前第二次行介入治疗，在左主干–回旋支（LM-LCX）植入 4.0 mm×22 mm 支架，此次因不稳定型心绞痛就诊，造影见 RCA 近段约 90% 狭窄，LAD 近段至中段可见 80% ～ 95% 的长段狭窄（图 1-17-18）。前次手术已将 RCA 病变进行干预，手术顺利。此次拟行 LAD 近段至中段狭窄病变介入治疗。

使用 6 F EBU3.5 指引导管，将 Runthrough NS 指引导丝经 LM-LCX 支架网眼送至 LAD 远端，将 3.25 mm×15 mm 非顺应性球囊通过 LM-LCX 支架网眼推送至 LAD 内，对 LM-LCX 支架网眼及 LAD 近段至中段狭窄病变处依次扩张成形。打算将 3.5 mm×33 mm 支架送至 LAD 病变处。然而，支架在 LM-LCX 旧支架处受阻，虽经多次尝试，新支架仍无法通过 LM-LCX 支架网眼。拟将支架略回撤时，发现新支架远端已经卡在旧支架处，用力回拽时发现新支架与球囊分离，且导丝已脱出，支架脱载后，远段被拉伸变形，远端仍禁锢在 LM 支架内，近端则漂浮在升主动脉内（图 1-17-19）。漂浮的支架段随着患者的心跳和呼吸有节奏的活动。尝试使用鹅颈圈套器对脱载支架抓捕，因支架活动度过大，未能成功，遂改为三环圈套器（图 1-17-20），支架被成功抓捕并被移出体外。

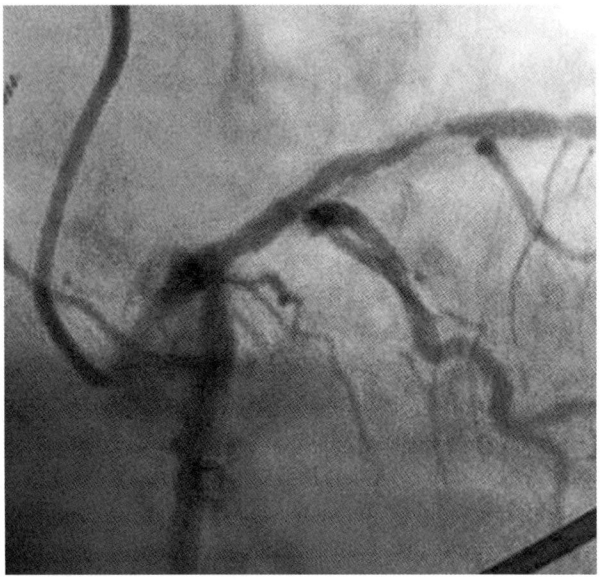

图 1-17-18　LAD 近段至中段病变

因支架远段被拉伸变形并断裂，在 LM 内有部分残留支架段，故需要进一步处理。使用 2.0 mm×15 mm 非顺应性球囊对 LAD 近段至 LM 进行扩张成形，之后使用血管内超声（IVUS）评估观察发现，LM 支架中部存在贴壁不良，原 LAD 近端支架与 LAD 开口部尚有距离，遂从 LM-LCX 支架网眼内送入延长导管，再从延长导管内送入 3.0 mm×38 mm 支架植入至 LAD 近段至中段狭窄病变处，并用 3.25 mm×15 mm 非顺应性球囊后扩张，最后从 LAD 近端至 LM 开口部植入 4.0 mm×15 mm 支架（图 1-17-21），复查造影结果满意。

☞ **点评：**

该病例的预处理不可谓不充分，使用非顺应

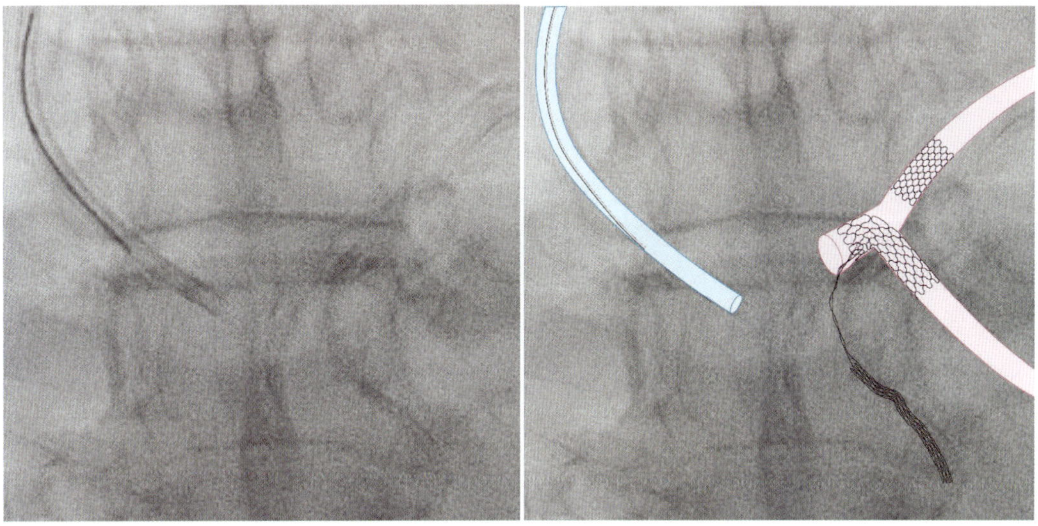

图 1-17-19 支架脱载后漂浮在升主动脉内

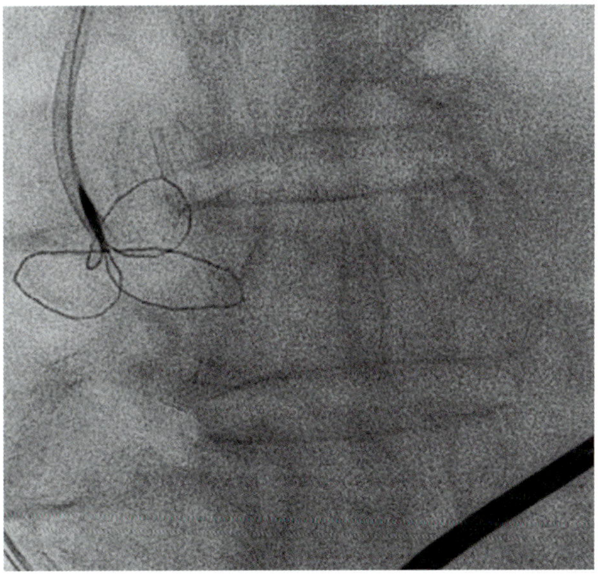

图 1-17-20 三环圈套器成功抓捕支架

性球囊对支架网眼和病变处进行充分扩张，仍然在推送支架时被旧支架挂住，可以说对于此类情况的确防不胜防。支架脱载在 LM 并漂浮在升主动脉内，是一种极为凶险的并发症，幸好该脱载支架被拉断，如若不然，一旦将旧支架拉拽变形，LM 急性闭塞的风险并不是没有。不同支架平台的结构设计不同，支架环的连接数决定了支架拉伸变形时是否易于断裂。当部分支架漂浮在升主动脉内，显然不能任由支架旷置在此，否则支架被持续冲刷后迟早会断裂或整体脱落导致不可预测后果的其他脏器栓塞事件。在此情况下，原位释放和就地挤压均不可能实施，只能选择支架取出。无论采取哪种手段，都需要将脱载支架挪动位置。该例术中出现支架脱载后，因导丝已经脱出且支架活动度过大，常规支架取出技术难以成

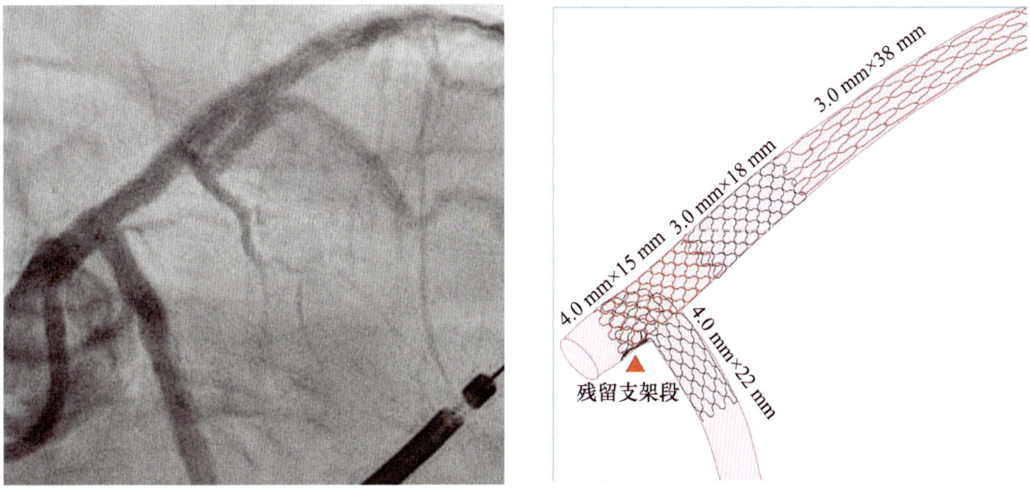

图 1-17-21 残留支架段被挤压后复查造影

功，术者果断采用三环圈套器，成功地将支架捕获，提示在处置不同情况时需要有更合适的器械备用。

遇到棘手的情况，最考验术者的心理素质，既要确保患者自身血管不出现急性闭塞，又要想办法将脱载支架顺利取出。如果取出技术明显超出自己的能力范围，建议及时求助上级医生或其他学科介入术者前来支援。对于残留在冠脉内的支架部分，单纯旷置的血栓形成风险较高，建议实施支架挤压技术将残端挤压到血管壁上。另外，腔内影像技术能够探寻并发症发生原因，延长导管可以减少支架输送过程中的困难，在此例的后续处理过程中得到了充分印证。

（中国人民解放军火箭军特色医学中心　张铮）

病例3：分叉病变双支架脱载并心源性休克

患者女性，58岁，因不稳定型心绞痛入院，冠脉造影见LM远段50%狭窄，LAD及LCX开口部75%～80%狭窄，LAD中段弥漫性重度狭窄（图1-17-22），RCA未见明确异常。先对患者行非体外循环冠状动脉旁路移植术（OPCAB），术中做了左内乳动脉（LIMA）到第一对角支（D1）和右内乳动脉（RIMA）到远端LAD的血管吻合。

外科术后7天复查造影，见RIMA到LAD远端桥血管血流通畅，但是左内乳动脉（LIMA）到第一对角支（D1）的桥血管完全闭塞。遂决定对自身血管进行干预，打算处理LAD开口部、LAD中段及LCX开口部病变。使用7 F EBU指引导管，分别将指引导丝送至LAD和LCX远端，先将3.0 mm×15 mm支架植入到LAD中段病变处（图1-17-23），再使用2.5 mm×15 mm球囊依次扩张LAD和LCX开口部。

计划使用mini-crush技术，打算将2.5 mm×12 mm支架置于LCX近段，将3.5 mm×23 mm支架作为主支支架置于LAD-LM，使其与LAD中段支架重叠衔接。LCX支架到位备用后，推送LAD支架，虽经多次尝试，LAD支架仍无法到达预期部位。考虑到需要再次充分预扩张，打算将两套支架系统回撤到指引导管内，却发现两枚支架均已脱载，此时两根导丝分别仍在支架内。尝试使用5 mm鹅颈圈套器把LM-LAD的支架取出，当该枚支架被成功捕捞后，发现该支架拉拽另一枚LCX开口部支架进入LM内（图1-17-24），遂决定放弃该方法。在回收圈套器时，又发现情况变得更糟，圈套器未能完全解脱，却将支架拉伸变形，支架丝近端已进入指引导管内。当时患者生命体征稳定，支架丝从LM延伸至升主动脉内，将圈套器彻底解脱后，打算撤回整套系统，转外科治疗。

系统移除后患者突然出现胸痛，进而出现心源性休克，立即将另一根7 F EBU指引导管送入，

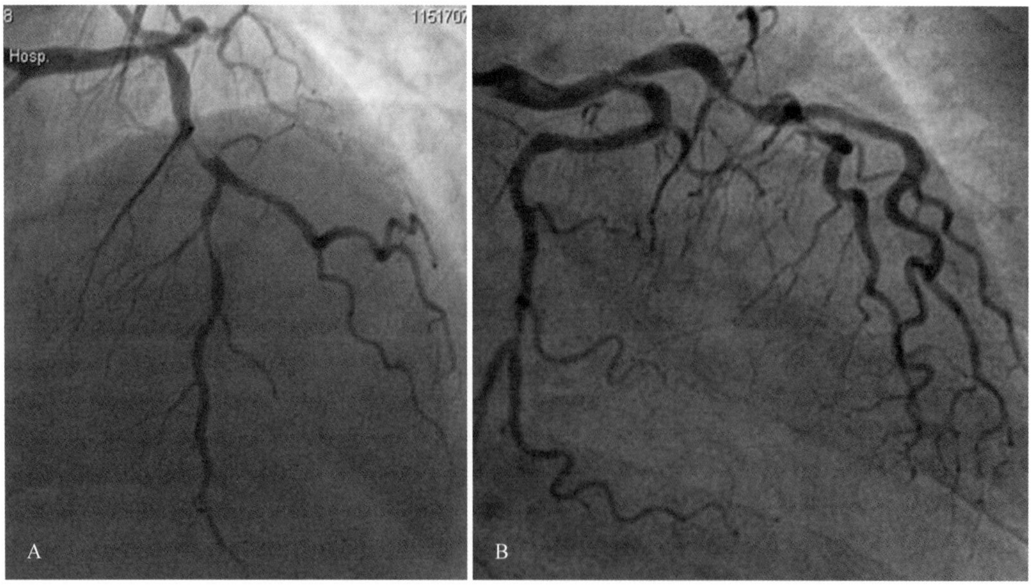

图1-17-22　左冠脉造影。**A.** LAD中段弥漫性重度狭窄；**B.** LAD及LCX开口部均有狭窄

冠脉造影显示 LM 内急性血栓形成，LAD 几乎完全闭塞（图 1-17-25），果断使用 2.5 mm×15 mm 球囊将 LM-LAD 扩张至 8 个大气压（atm），并将一个新的 3.5 mm×23 mm 支架送至 LM-LAD 病变处释放，该支架跨越 LCX 开口部，支架植入后左冠脉前向血流恢复（图 1-17-26），血压逐渐稳住，之后再通过 LM-LAD 支架网眼送入导丝至 LCX，使用 2.5 mm×15 mm 球囊将 LCX 开口部扩张至 14 atm，复查造影虽然 LCX 远端血流略迟缓，但左冠脉整体血流可以接受且患者生命体征已经稳定。

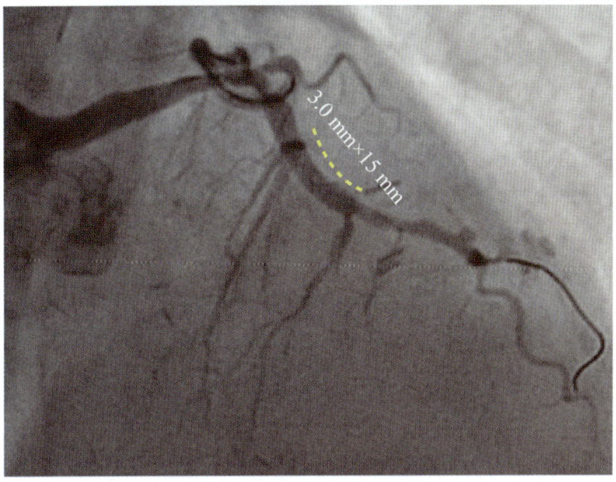

图 1-17-23　LAD 中段病变处植入 3.0 mm×15 mm 支架

脱载的两枚支架尚在 LM 内，于是再于 LM 内植入 3.5 mm×23 mm 支架，将该两枚变形的脱载支架完全挤压在血管壁上（图 1-17-27），复查造影效果满意，结束手术。出院时给予包括西洛他唑在内的三联抗血小板药物治疗。6 个月后再次复查冠脉造影，结果良好。

☞ 点评：

病变充分预处理的重要性无需赘述，在本例中，mini-crush 操作中的主支和边支支架相互影响导致支架脱载，说明术者在处理分叉病变时对双

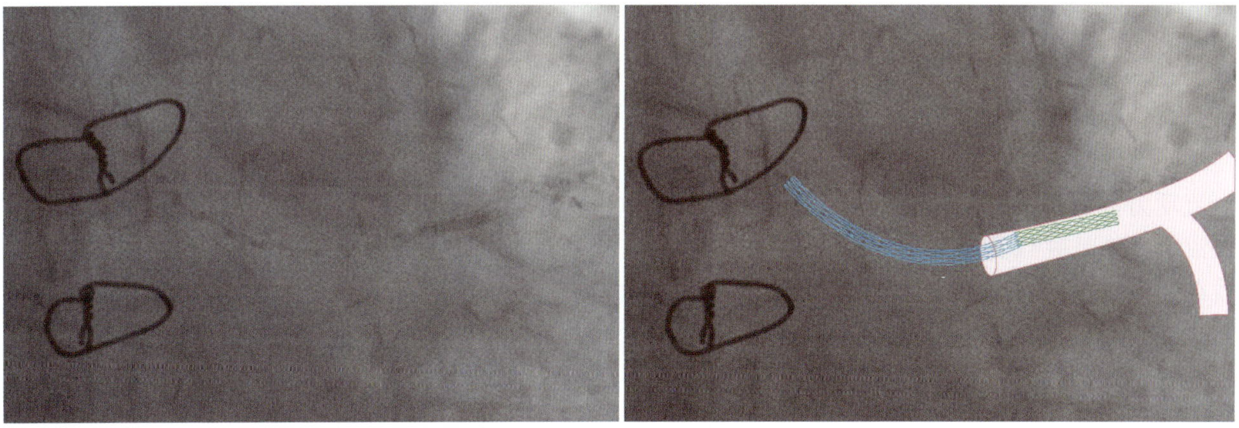
图 1-17-24　LM-LAD 支架被圈套器捕捞后拖拽 LCX 支架

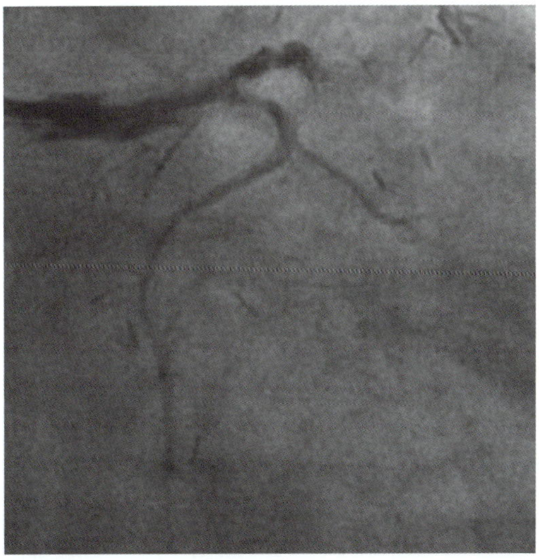
图 1-17-25　LM 内急性血栓形成，LAD 几乎完全闭塞

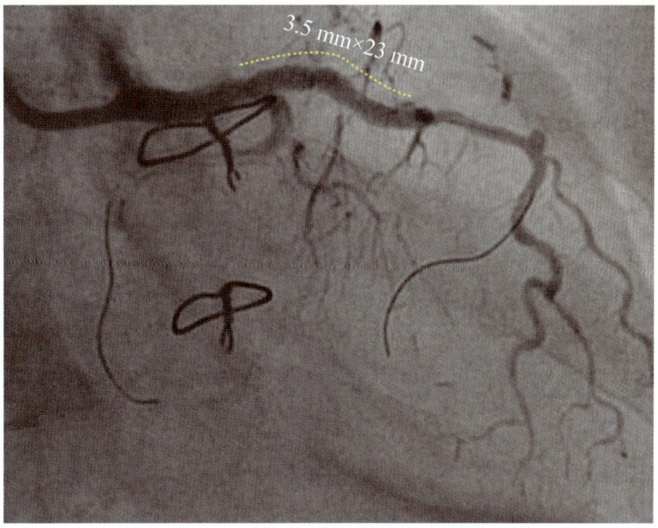

图 1-17-26　3.5 mm×23 mm 支架送至 LM-LAD 病变处释放

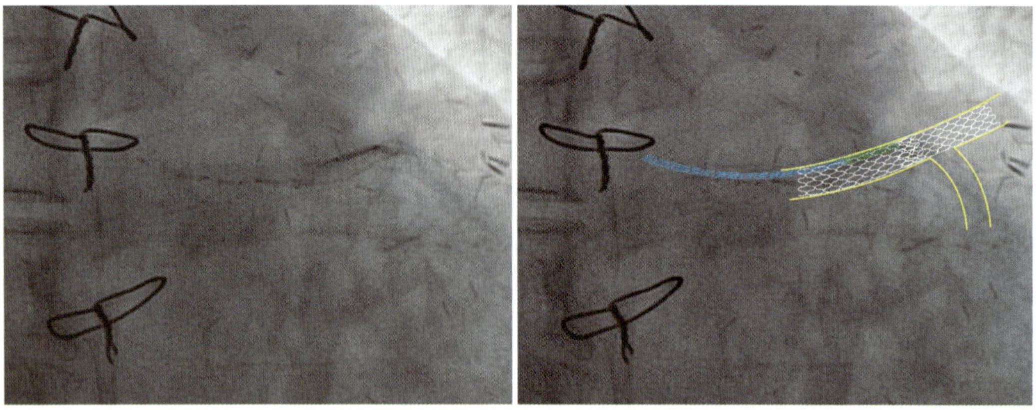

图 1-17-27 将两枚脱载支架完全挤压在血管壁上

支架植入技术的处理细节方面缺乏经验。在处理分叉病变时，术者应掌握不同术式一旦遇到困难时的转换策略，在做病变预处理和支架定位时考虑到支架或球囊挤压后可能存在的血管急性闭塞风险，必要时及时变换术式。当意识到病变预处理不充分时回撤支架务必小心，要全程透视下轻柔回撤支架系统，防止支架脱载。

“屋漏偏遇连夜雨”，在情况变得越来越糟之时，要学会取舍，知晓哪个方向更重要。该例在使用圈套器打算取出支架时遇到了困难，当出现血流动力学崩溃时，最紧要的是尽快恢复左冠脉血流，而不是脱载支架的取出。其实在尝试取出脱载支架时，提前穿刺其他部位预置鞘管备用非常重要，甚至于提前将另一根指引导管预置到位也是必要的，至少能够在血流崩溃时第一时间开通血管。在紧急开通血管时，术式变得不甚重要，影像学表现漂亮也变得不再重要，抢时间保全患者性命才最重要。患者生命体征稳定后，将两枚脱载支架完全挤压到血管壁上是比较明智的选择，毕竟，已经没有哪一种更为安全的策略可供选择了。

（中国人民解放军火箭军特色医学中心　王承竹）

病例 4：脱载支架前推再次释放

患者男性，55 岁，因不稳定型心绞痛入院，运动平板试验阳性，冠脉造影提示 RCA 正常，钝缘支（OM）呈完全闭塞状态，LAD 中段呈约 75% 狭窄（图 1-17-28）。前次手术已经开通 OM，并植入支架，此次拟对 LAD 中段病变处进行干预。使用 7 F EBU 指引导管，将指引导丝送至 LAD 远端，考虑到 LAD 狭窄并不严重，决定采取直接支架植入术。

打算在 LAD 植入 3.5 mm×24 mm 支架，经反复尝试，支架无法通过 LM 进入 LAD 内。鉴于指引导管与 LM 开口部不同轴，在调整指引导管位置时，支架球囊受到拉扯，指引导管调整完毕后，发现支架已经与球囊分离，并脱载于 LM 内（图 1-17-29）。

保留原指引导丝在支架腔内，将 1.25 mm×6 mm 球囊沿导丝通过脱载支架，成功地将该小球囊送至远端，使用球囊回拉法多次尝试，均未能将支架回收。

1.25 mm×6 mm 球囊尝试过程中，突然发现该球囊能够推送脱载支架进入 LAD 内，经过不断

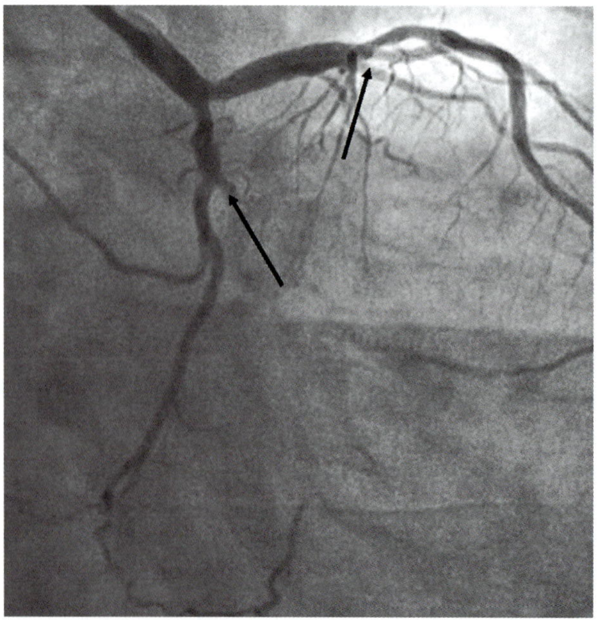

图 1-17-28 钝缘支完全闭塞，LAD 中段约 75% 狭窄

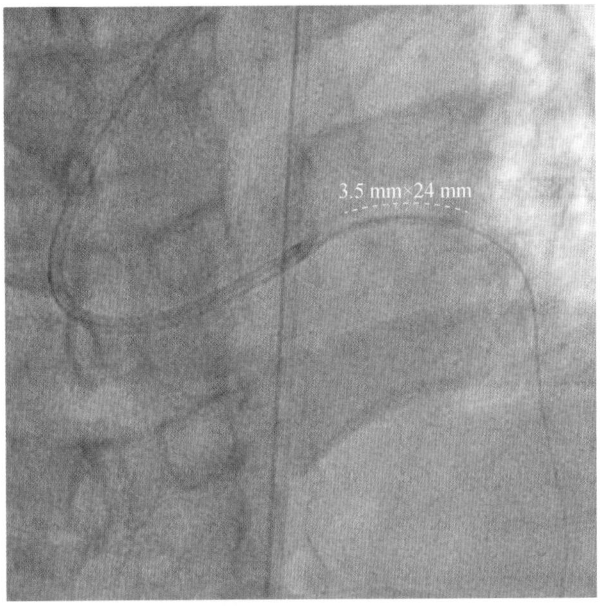

图 1-17-29 LAD 支架球囊脱载于 LM 内

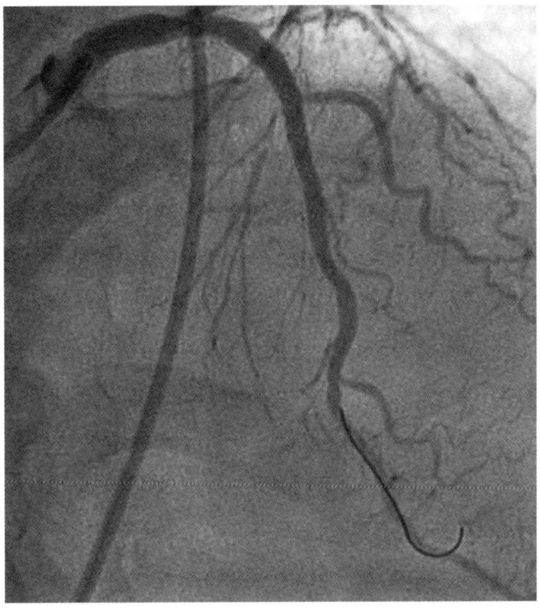
图 1-17-31 复查造影血管成形满意

努力，终于将支架推送到 LAD 中段病变位置，并使用该球囊对支架进行扩张（图 1-17-30）。之后，又使用 2.5 mm×12 mm 新球囊对支架再次扩张，把脱载支架的 3.5 mm×24 mm 球囊于体外冲洗干净后，送入至 LAD 中段已部分扩张的支架内，精确定位使之与支架完全对齐，之后进行充分扩张，复查造影显示支架植入位置合适，血管成形满意（图 1-17-31）。

☞ **点评：**

直接支架植入术是指不进行预扩张，直接将支架植入，早年提出该概念的历史背景是介入耗材昂贵，采取直接支架植入术可以降低手术费用，有可能缩短操作时间。随着介入技术的进步，多数学者不再主张直接支架植入术，既是有担心 DES 药物涂层破坏的风险，也会增加手术难度及并发症风险。该病例令人感兴趣的是，当使用小球囊尝试将脱载支架回拉时，竟然可以将支架向前推动。

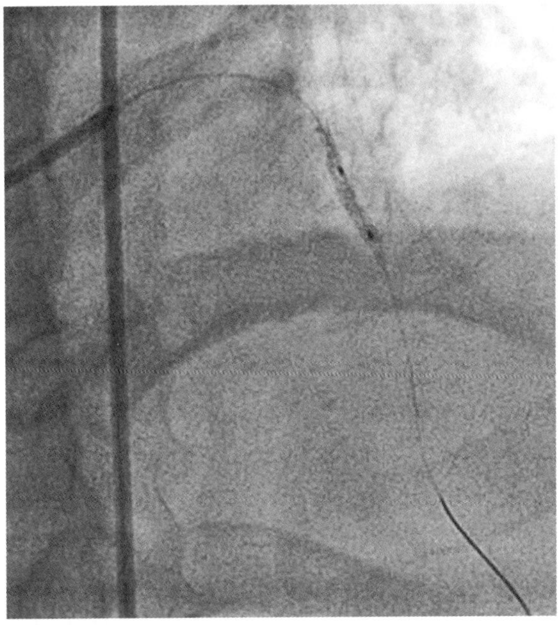
图 1-17-30 脱载支架被推送到 LAD 中段病变位置

因此，不得不怀疑，支架脱载的原因不是血管迂曲、钙化、未做预处理等，而是术者操作失误，使得原本不至于脱载的简单病变变成了复杂并发症处置病例。

增加指引导管支撑力的方法有多种，除了调整指引导管形态和位置，还可以采取双导丝支撑等其他技术，该病例在调整指引导管位置时支架球囊受到拉扯，估计是将支架近端卡在了指引导管口部，操作不慎导致球囊受到暴力回拉，出现支架脱载。支架脱载后要确保指引导丝仍位于脱载支架内部，有多种应对方案可供实施，使用球囊回拉法无法将支架回收，有可能支架近端已经变形。

使用球囊向前推送支架竟然能够成功，其实也存在一定的风险，本病例的成功不可复制，不能作为支架脱载补救措施的可选方案，毕竟向前推送脱载支架既有支架远端进一步变形甚至刺破血管壁的风险，也有更为远端血管被脱载支架的金属条栓塞后更难以补救的风险。因此，这种向前推送支架的方法看一看即可，不应模仿。

（中国人民解放军火箭军特色医学中心　丁力平）

病例 5：指引导管支撑力弱导致支架脱载

患者男性，61 岁，因急性非 ST 段抬高型心肌梗死入院，冠状动脉造影显示 LCX 近端完全闭塞是罪魁病变，LAD 近段呈完全闭塞（图 1-17-32），RCA 近段呈次全闭塞病变，狭窄率大于 95%，可见间隔支至 RCA 远端、左室后支至 LAD 远端的逆向侧支循环。建议患者及家属采取冠状动脉旁路移植（搭桥）术，遭拒绝。遂决定行 PCI 治疗，先处理 RCA 病变，在 RCA 近段病变处植入 3.0 mm×28 mm 支架，再干预 LCX 病变。选用 7 F JL4 指引导管经股动脉入路手术，指引导丝成功送至 LCX 远端，复查造影充分显示 LCX 血管情况，可见 LCX 近段迂曲钙化。先使用 1.5 mm×15 mm 球囊对 LCX 近段病变处预扩张，之后再使用 2.0 mm×20 mm 球囊再次扩张（图 1-17-33），打算在 LCX 近段病变处植入 2.5 mm×28 mm 支架，然而，经过多次尝试仍无法将支架推送到目标病变部位。

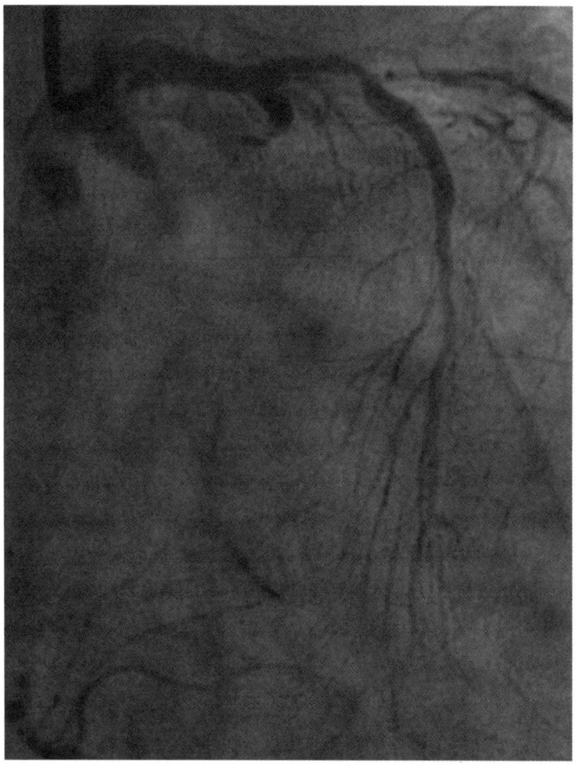

图 1-17-32　LCX 及 LAD 近段完全闭塞

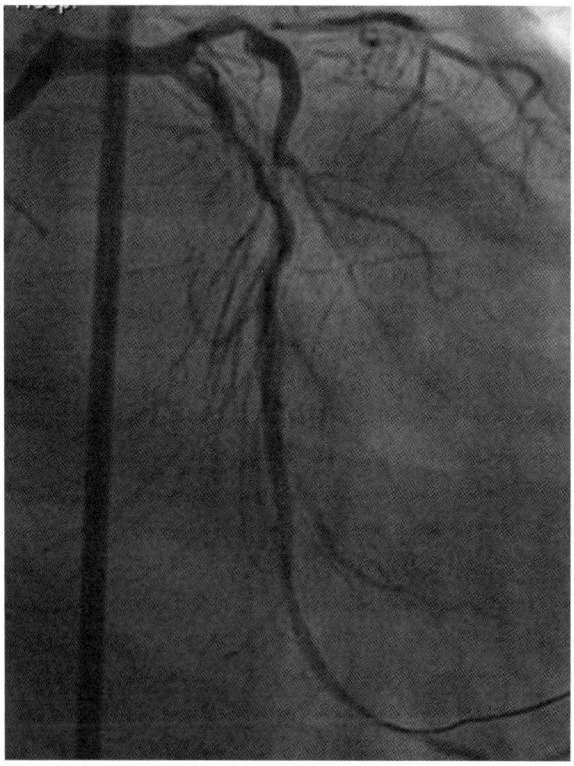

图 1-17-33　2.0 mm×20 mm 球囊扩张 LCX 近段病变

决定对 LCX 近段病变处再次充分扩张，在将支架回拉进指引导管时，发现支架脱载，此时支架已经移位到升主动脉内（图 1-17-34）。幸运的是，指引导丝一直在脱载支架内。分别采用球囊回收技术和双导丝缠绕技术补救，均未能捕捉成功，后改为鹅颈圈套器，成功将支架圈套固定，将圈套器回撤时，发现圈套器和脱载支架无法进入指引导管内，遂将圈套器和脱载支架拉紧固定在指引导管头端（图 1-17-35），回撤整套指引导管系统，使其从股动脉鞘移出。观察被移出体外的脱载支架，发现其近端严重变形（图 1-17-36）。将 JL4 指引导管更换为 7 F EBU 指引导管，重新送入指引导丝，使用 2.5 mm×20 mm 球囊对 LCX 近段病变处再次充分扩张，成功将 2.5 mm×28 mm 支架植入至 LCX 近段，结束手术。

☞点评：

指引导管的选择原则是支撑力强、同轴性好，是根据冠脉开口解剖特点、升主动脉根部大小及冠脉开口部情况决定的。JL 系列指引导管支撑力弱，在处置 LCX 病变时往往会遇到困难，其原因是 LCX 从 LM 发出的角度偏大。因此，在处理 LCX 病变时要提前预估到导管支撑力是否足够。指引导管的直径越大，则支撑力越强，该例手术已经使用了 7 F 指引导管，但是因 LCX

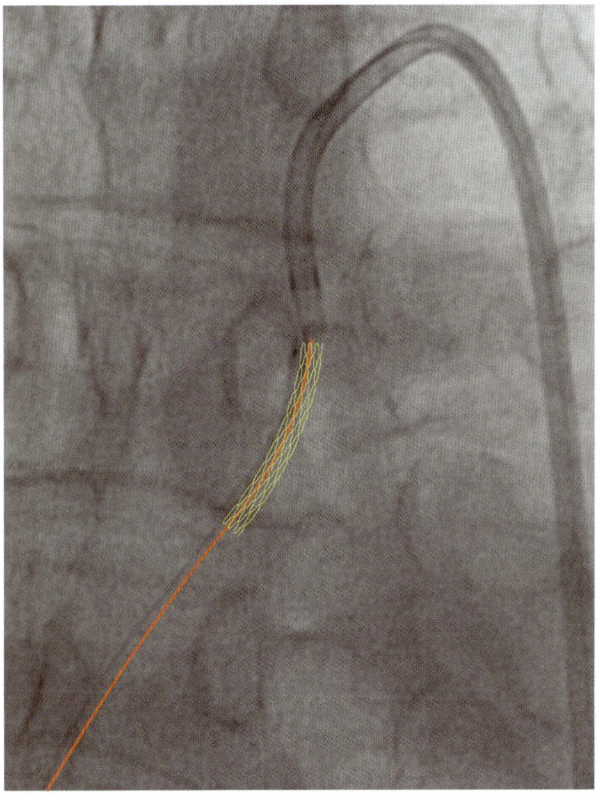

图 1-17-34 脱载支架移位到升主动脉

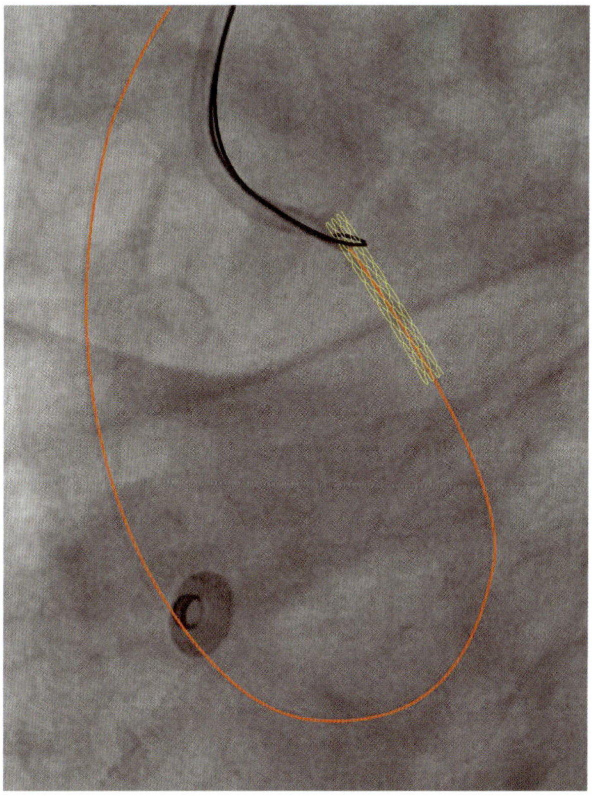

图 1-17-35 圈套器和脱载支架拉紧固定在指引导管头端

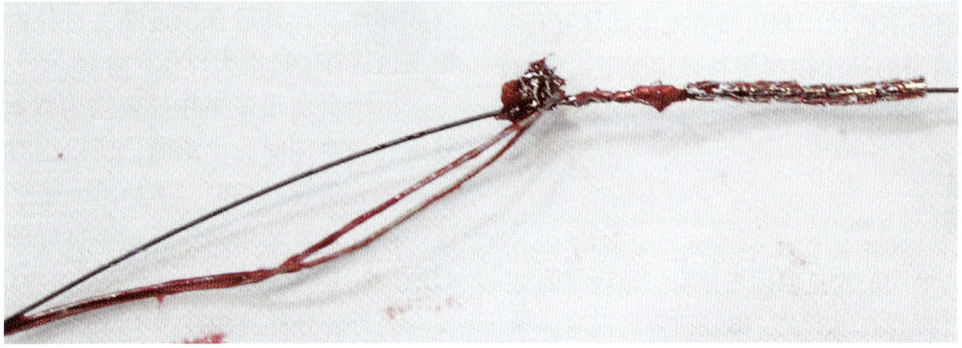

图 1-17-36 移出体外的脱载支架近端严重变形

近段迂曲钙化，导致支架推送困难。遇到此类情况，尽量不要过多尝试，不要等到支架被卡住再放弃尝试。

指引导管自身支撑力不足时，有些术者会通过手法操作使指引导管获得主动支撑，比如“深坐”技术等，此时可能会牺牲指引导管与冠状动脉口的同轴性。在将支架回拉到指引导管时，需要提前调整指引导管，使之与冠状动脉同轴。

支架脱载往往与病变预处理不充分有关，该例手术对 LCX 近段病变急性再次扩张，并更换为支撑性能更好的 EBU 指引导管，成功完成了后续手术。对病变的预处理至关重要，在预扩张时如果发现球囊存在腰征或滑动，往往提示病变过硬，则需要及时更换为非顺应性球囊或长球囊，必要时需要采用切割球囊、棘突球囊等特殊球囊处置。既往观点认为，要避免球囊扩张时血管壁深度损伤，则采用无创伤性预扩张策略，该种观点所选用的预扩张球囊往往偏小。

纠正一个概念，即不要以“预扩张球囊”“后扩张球囊”来对球囊进行划分，而应该以顺应性和耐受高压性能对球囊进行区分，以便于对不同病变进行针对性预处理。当遇到难以扩张成形的病变时，可以选择同一直径的非顺应性球囊以更高压力扩张，而不是直接升级球囊直径。非顺应性球囊施以较高的压力时可以保持较固定和可预测的扩张直径，避免过度膨胀或“狗骨头”现象发生。对于严重钙化的病变或出现球囊破裂的病例，要及时采用腔内影像技术评估，以早期发现钙化小结或环形钙化等情况，避免更为严重的并发症发生。

（中国人民解放军火箭军特色医学中心　胡桃红）

第 18 节　导丝断裂（变形）

一、概述

目前心血管死亡仍然是我国居民的首位死亡原因，经皮冠状动脉介入治疗（PCI）是治疗缺血性心脏病的主要手段之一。在 PCI 过程中，导丝是必不可少的辅助器械，PCI 时导丝断裂于冠状动脉内是介入治疗中的少见并发症，研究报道的发生率仅为 0.02% ～ 0.08%。导丝断裂可能位于冠脉血管内，也可能漂浮于主动脉内。若导丝断裂被支架贴于血管壁一般不会造成严重后果，但是某些情况下，脱落的导丝可部分阻断血流或随血流向末梢迁移，造成动脉栓塞，停留原位的导丝也有可能诱发血栓，此外漂浮于血管内的导丝末端也可能随心脏搏动而刺出血管发生动脉穿孔。因此，对于断裂的导丝在权衡利弊情况下，建议尽可能将其取出体外。

二、原因

导致导丝断裂的常见原因主要与冠脉病变的复杂程度和 PCI 操作技术有关。既往研究发现增加导丝断裂风险的因素主要包括：冠脉严重钙化病变，扭曲病变，主支血管与分支血管角度较小的分叉病变，拘禁导丝技术时被拘禁的导丝部分长度过长，导丝弯曲的位置或者拘禁导丝的位置位于焊点接合处以及拘禁导丝位于两层支架之间等。

三、治疗

导丝断裂的治疗方法目前缺乏统一标准，研究报道多为病例个案或病例系列报道。目前的治疗选择主要包括保守治疗、介入治疗和外科治疗。若一些细小导丝，特别是残余在小的、长期闭塞的冠脉内或血管远端，且患者无症状，可考虑将其留在原位，采取保守治疗的策略，但建议患者接受一定时间的双抗治疗以预防栓塞事件。外科手术可完全移除断裂在体内的导丝，冠脉旁路移植（搭桥）时亦可同时完成血运重建，但其出血风险相对高，恢复时间偏长。

介入处理导丝断裂的方法较多：确认导丝变形 / 断裂后不要马上回撤导丝，如果导丝已完全分离，可以考虑进行支架植入，把断掉的导丝压在血管壁上；如果导丝未完全分离，则沿导丝送入微导管，尽量送至远端导丝断裂处，到达后固定微导管，回撤导丝；还可以沿导丝送入延长导管，送至远端导丝断裂处，送入另一导丝及球囊，球囊扩张后将导丝夹在延长导管内，一起撤出；此外，可以使用各种类型的圈套：包括鹅颈管圈套和环圈套，其适合于近端大口径血管；活检钳钳夹也适合于近端大口径血管。

由于目前很多工作导丝均为双 coil 结构，内外两层很难同时完全离断，所以也有报道采用旋磨技术先将导丝切断，然后进一步处理残留的导丝，而且该方法也初步显示了良好的安全性和有效性。

另外，导丝缠绕技术（twisting wire technique）是目前较为常用、方便快捷的处理导丝断裂的介入方法之一。多导丝缠绕技术是在残留在体内的导丝上缠绕多根导丝从而取出断裂导丝的方法，适用于中小型血管，多数情况下使用两根导丝即可，某些情况可能需要两根以上导丝才能够有效缠绕住断裂的导丝并将其拉出体外。某种程度上，多导丝缠绕技术存在可预见性和抓捕力相对较低的缺点，近期有学者报道了一种单导丝抓捕取出残留导丝的技术——knuckle-twister 技术。该技术利用单根导丝即可完成，具体操作步骤如下：①使用聚合物护套锥形导丝（如 Fielder XT-A）作为抓捕导丝；②将该导丝前端做成一个约 3 ～ 6 cm 长的关节导丝（knuckle），knuckle 的大小取决于断裂导丝所在的血管长度；③将形成的 knuckle 送入冠脉内，直至将其送至与残留导丝平行的位置；④或者将 knuckle 送至残留导丝的略微远端处；⑤旋转该抓捕导丝；⑥边旋转导丝边回撤导丝，直至 knuckle 与残留导丝紧密缠绕在一起；⑦回撤 knuckle 及被缠绕的断裂导丝至指引导管内；⑧该技术还可以通过使用延长导管以防止近端血管受损或 knuckle 及残留导丝的缠绕体与近端支架进一步缠绕。

四、预防措施

进行 PCI 过程中需规范谨慎操作，提前评估是否会出现导丝断裂或变形的风险。以下各项措施可能有助于避免导丝变形或断裂：①串联病变、严重钙化或扭曲病变，导丝通过时头端摆动较差，不宜强行通行，避免导丝迂曲、缠绕或卡压。②操作过程中时刻注意导丝的旋切力，避免同一方向过度旋转，容易导致导丝折断。

③使用拘禁导丝技术时，导丝拘禁的长度不能过长；导丝拘禁的时间不宜过长。④切忌拘禁导丝焊点接合处。⑤拘禁导丝技术交换导丝前不宜对主支支架进行高压扩张，否则边支拘禁导丝有被卡住的风险。⑥选择拘禁导丝时应首选可控性好、操作性能强的导丝，不宜采用超滑涂层的导丝，以免回撤导丝发生变形或断裂。

五、病例报告

病例 1：PCI 术中导丝断裂遗留冠状动脉内

患者男性，73 岁，主因胸闷、气短 6 月余，加重 3 个月于 2023 年 7 月 2 日入院。既往有高血压、支气管哮喘病史。入院诊断：①冠状动脉粥样硬化性心脏病，不稳定型心绞痛，心功能Ⅱ级；②支气管哮喘；③高血压 1 级（高危）。患者于 6 月余前活动后出现胸闷、气短，程度中等，每次症状持续约几分钟至十几分钟不等，休息后可缓解；无胸痛、咳嗽、咳痰、咯血，无反酸、烧心、恶心、呕吐，无心慌、黑矇、晕厥及意识丧失，无大汗、濒死感，无呕血、黑便，未予诊治。3 个月前患者无明显诱因上述症状再次发作，部位、性质同前，自诉症状较前加重，频率较前增加，就诊于我院门诊，行冠脉 CTA 检查提示：冠脉多支病变重度狭窄，给予抗血小板、降脂稳定斑块等药物治疗，症状仍反复发作，为求进一步行冠脉造影至我院就诊。

患者入院后于 2023 年 7 月 9 日行选择性冠脉造影＋支架植入＋冠脉血管内超声（IVUS）检查，造影结果：右冠脉（RCA）近段 75% 狭窄，RCA 远段 75% 狭窄；左主干（LMT）40% 狭窄；前降支（LAD）近段 85% 狭窄（钙化），LAD 中段 40% 狭窄（伴心肌桥），第一对角支（D1）段 75% 狭窄；回旋支（LCX）近段 75% 狭窄。逆行插管送 7 F EBU3.5 指引导管至 LMT 开口处，送 Intuition 导丝入 LCX，AnyreachC 导丝进入 LAD，Inno 导丝进入 D1，先用 2.0 mm×20 mm 普通球囊对 D1 开口进行 PTCA，然后使用 2.5 mm×20 mm 普通球囊扩张 LMT-LAD。进一步行 IVUS 检查：LMT 末端最小管腔面积 4.8 mm^2，LMT-LAD 近段脂质、纤维弥漫性斑块，伴有钙化；LCX 近段脂质、纤维斑块，伴钙化。尝试使用 3.0 mm×10 mm 切割球囊进一步预处理 LMT-LAD 病变，但由于钙化严重，3.0 mm×10 mm 切割球囊无法通过，所以先使用 3.0 mm×12 mm 非顺应性球囊对 LMT-LAD 病变进行预处理，然后使用 3.0 mm×10 mm 切割球囊处理。切割球囊处理后造影发现 LCX 开口受影响，所以使用 2.5 mm×10 mm 切割球囊处理 LCX 近段病变，IVUS 检查发现 LCX 面积 5.8 mm^2，于 LCX 近段病变处使用 2.5 mm×20 mm 药物球囊治疗。之后于 LMT-LAD 近段植入 1 枚 3.0 mm×30 mm 药物涂层支架，再用 3.5 mm×15 mm 非顺应性球囊进行高压后扩张。后扩张后复查 IVUS，发现 LMT-LAD 近段支架贴壁不良，进一步使用 4.0 mm×12 mm 非顺应性球囊进行高压后扩张。后扩张后复查 IVUS 提示 LMT-LAD 近段支架贴壁良好。目前门诊随访患者恢复良好，无明显不适症状（图 1-18-1）。

☞ **点评：**

PCI 过程中发生导丝断裂的常见原因主要与冠脉病变的复杂程度和 PCI 操作技术有关，研究发现冠脉严重钙化病变、扭曲病变、主支血管与分支血管角度较小的分叉病变均会增加导丝变形或断裂的风险，此例患者的造影和 IVUS 检查均提示存在钙化，LCX 较为扭曲，而且 LCX 与 LAD 的夹角相对较小，因此容易出现导丝变形或断裂。此外该例患者采用了拘禁导丝技术，通过

图 1-18-1E 可以看到 LCX 较为扭曲且导丝远端形成较长的 knuckle，头端可能被损坏，本例患者被拘禁的导丝部分长度也较长。该患者的拘禁导丝为 Intuition 导丝，而 Intuition 导丝是亲水涂层导丝，容易出现导丝脱丝、断裂的风险。另外术者在左主干支架植入后未及时交换导丝，而是使用高压球囊反复后扩张左主干内的支架，使得压在支架外的导丝更不易撤回，最终出现导丝断裂。

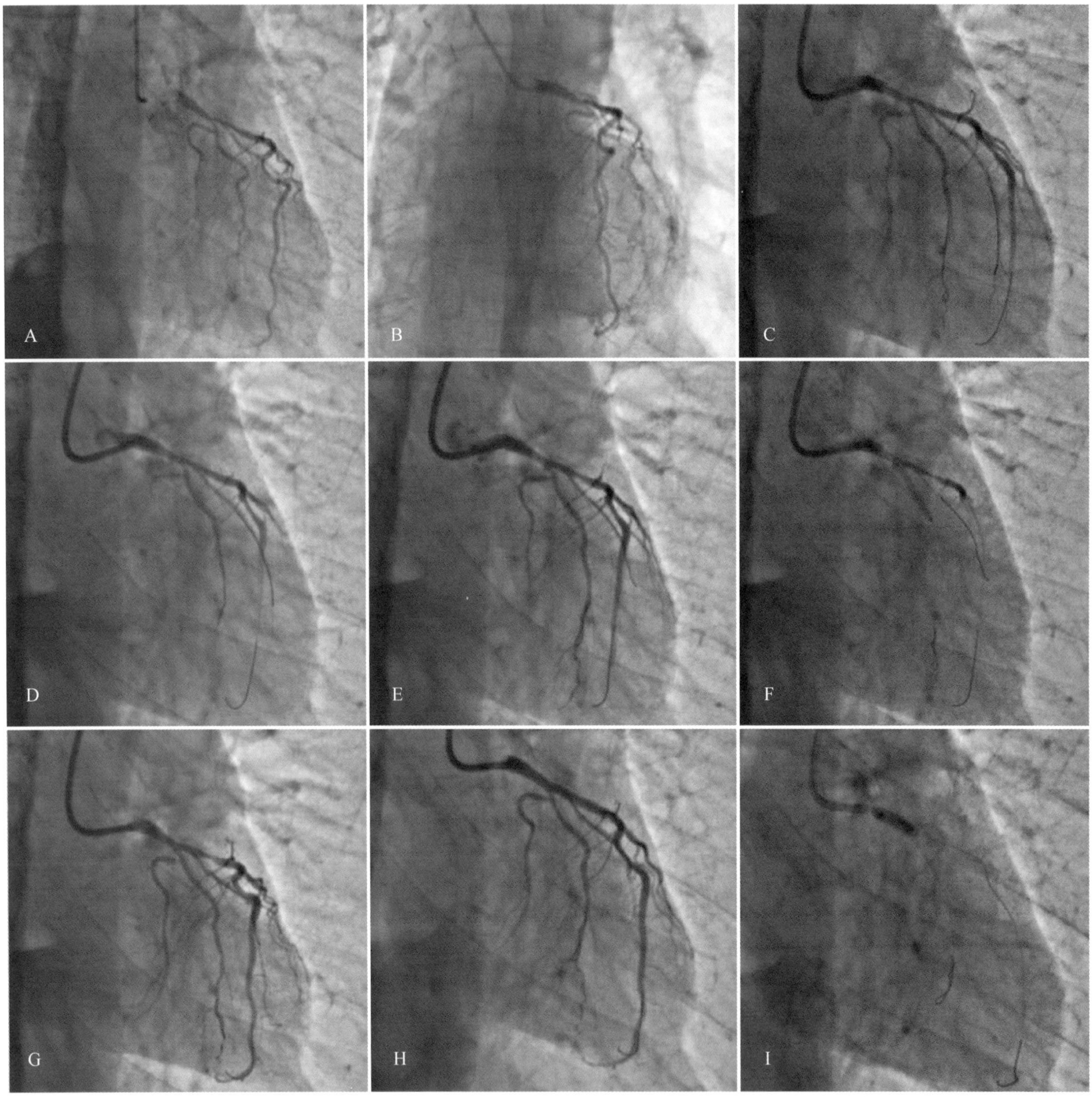

图 1-18-1　A ～ B. 2023 年 7 月 9 日造影结果：LMT40% 狭窄；LAD 近段 85% 狭窄（钙化），LAD 中段 40% 狭窄（伴心肌桥），D1 段 75% 狭窄；LCX 近段 75% 狭窄；**C.** 使用 2.0 mm×20 mm 普通球囊对 D1 开口进行 PTCA，使用 2.5 mm×20 mm 普通球囊扩张 LMT-LAD，扩张后造影如图 C；**D.** 普通球囊扩张后 IVUS 检查提示 LMT 末端最小管腔面积 4.8 mm^2，尝试使用 3.0 mm×10 mm 切割球囊进一步预处理 LMT-LAD 病变，由于钙化严重，3.0 mm×10 mm 切割球囊无法通过，进而先使用 3.0 mm×12 mm 非顺应性球囊进行预处理，然后使用 3.0 mm×10 mm 切割球囊处理，切割球囊处理后造影发现 LCX 开口受影响，造影结果如图 D；**E.** LCX 开口受影响后使用 2.5 mm×10 mm 切割球囊处理 LCX 近段病变（注意：此时 LCX 内的导丝远端 knuckle 部分较长）；**F ～ G.** 于 LCX 近段使用 2.5 mm×20 mm 药物球囊治疗；**H.** 于 LMT-LAD 近段植入 1 枚 3.0 mm×30 mm 药物涂层支架；**I.** 未交换导丝的情况下，先后使用 3.5 mm×15 mm 及 4.0 mm×12 mm 非顺应性球囊对左主干支架进行高压后扩张；**J.** 支架后扩张后冠脉造影；**K.** 回撤 LCX 内的 Intuition 导丝时，导丝显影段脱丝后断裂，被压在 LMT 支架下，拉出导丝后检查导丝头端约 10 mm 处出现断裂。导丝断裂在血管内较短，且被支架贴壁在血管内，未进一步处理

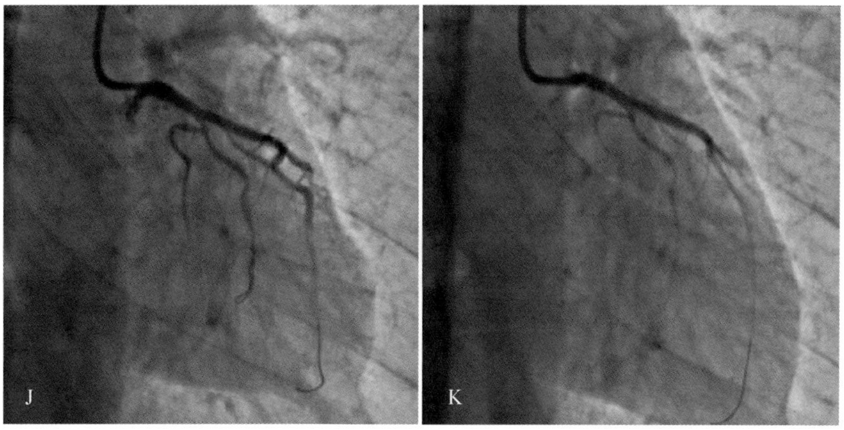

图 1-18-1 续

本例借鉴：①冠脉严重钙化病变、扭曲病变、主支血管与分支血管角度较小的左主干分叉病变患者，容易出现导丝变形或断裂，应提前预判该风险，在器械选择（导丝选择）、操作技术（拘禁导丝、是否在高压扩张支架前交换导丝等）方面做好充分准备。②拘禁导丝技术时一定要注意尽可能选择非亲水涂层导丝，被拘禁的导丝部分长度不宜过长，被拘禁的时间不宜过长，尽量保护好导丝远端，避免形成过长的 knuckle 导致头端受损，增加回撤时出现导丝变形或断裂的风险。③分叉病变进行拘禁导丝技术时，主支支架植入后不宜以过大压力扩张，更要谨慎在交换导丝前进行非顺应球囊高压后扩张，否则会导致拘禁导丝压在支架钢梁下，造成导丝回撤困难，增加导丝变形或断裂的风险。④本例患者导丝断裂在血管内较短，且被支架贴壁在血管内，术者未进一步处理。但应注意加强抗栓，加强定期随访，最好必要时进行造影随访，观察断裂的导丝情况，必要时进一步处理。

（中国人民解放军空军军医大学第一附属医院
陶凌　王汝涛）

参考文献

［1］Stolker JM，Allen DS，Cohen DJ，et al. Comparison of procedural complications with versus without interventional cardiology fellows-in-training during contemporary percutaneous coronary intervention. Am J Cardiol，2014，113（1）：44-48.

［2］Meledin V，Perkhulov V，Gandelman G，et al. Fractured guidewire entrapped in the ostium of right coronary artery mimicking aortic flap. JACC Cardiovasc Interv，2019，12（9）：890-891.

［3］Doll JA，Hira RS，Kearney KE，et al. Management of percutaneous coronary intervention complications：Algorithms from the 2018 and 2019 seattle percutaneous coronary intervention complications conference. Circ Cardiovasc Interv，2020，13（6）：e008962.

［4］Giannini F，Candilio L，Mitomo S，et al. A practical approach to the management of complications during percutaneous coronary intervention. JACC Cardiovasc Interv，2018，11（18）：1797-1810.

［5］Coskun E，Altınay L，Tekin A，et al. Entrapment of broken guidewire in the coronary artery：a rare percutaneous coronary intervention complication requiring urgent revascularization. Int J Cardiovasc Sci，2020，33：419-422.

［6］Wakami T，Fukunaga N，Shimoji A，et al. Surgical removal of a fractured guide wire for coronary angioplasty and coronary artery bypass grafting：Report of a case. Kyobu Geka，2022，75（6）：467-471.

［7］Wang X，Ye J，Gao JQ，et al. A case report of fractured guidewire removal by rotational atherectomy. J Cardiothorac Surg，2021，16（1）：342.

［8］Li C，Chen Z，Wang M. Retrieving entrapped guidewire using rotablation technique：case series and literature review. Eur Heart J Case Rep，2022，6（7）：ytac261.

［9］Devidutta S，Lim ST. Twisting wire technique：An effective method to retrieve fractured guide wire fragments from coronary arteries. Cardiovasc Revasc Med，2016，17（4）：282-286.

［10］Leibundgut G，Achim A，Krivoshei L. Safe and predictable transcatheter removal of broken coronary guidewires：the “knuckle-twister” technique：a case series report. Eur Heart J Case Rep，2023，7（8）：ytad311.

第 19 节　冠状动脉介入治疗的器械并发症

随着冠脉介入器械的不断更新，冠脉介入医生的技术水平的不断提高，冠脉介入诊断和治疗领域已经取得了显著的进展，无论数量和难度均有着明显提高。心脏介入医生现在更愿意挑战治疗各类复杂的冠脉病变。但复杂病变的介入操作无疑在一定程度上增加了发生并发症的风险，介入医生如何能在安全完成复杂病变的同时，预防和规避并发症的发生，这就需要医生能准确判断各种复杂冠脉病变介入治疗的适应证和禁忌证，对复杂病变进行全面分析，并选择正确的治疗策略。尽管我们努力地规避陷阱，但在临床的实际介入诊疗中，仍可能发生并发症，其中一些可能导致严重的健康问题甚至死亡。因此，如何最大限度地减少并发症，提前预防、及时识别和正确处理显得至关重要。

在冠脉介入手术中，所有手术操作过程所使用的器械到位和进出过程都可能存在并发症。导管器械包括指引导管、球囊导管、支架导管、旋磨导管、血管内超声（intravascular ultrasound，IVUS）、光学相干断层成像（optical coherence tomography，OCT）、激光导管、震波球囊导管、血栓抽吸导管、血管血栓保护装置导管等。在操控这些导管器械时，务必小心谨慎，按照标准操作流程执行，从而降低可能导致的介入途径血管通道以及冠脉损伤，如穿刺血管并发症，血管内发生急性、亚急性血栓形成，血管破裂，分支血管闭塞，慢血流，无复流等风险。

对于各类介入导管器械在体内的断裂或损伤，取出的难度会根据不同因素而异。但无论何种器械，取出时都应具备一系列共同特点，包括 X 线下清晰可见、具备良好的柔韧性、无明显的倒刺、易于捕获和未与血管壁嵌顿贴合。本节着重讨论介入手术中导管器械可能出现的并发症，如各类导管器械的断裂、打结、嵌顿无法回撤等问题，并对如何处理这些问题进行了深入的分析和总结。

一、指引导管

指引导管在冠脉介入治疗中起到至关重要的作用。它为导丝、球囊和支架等器械提供了一个稳定、强支撑的传输路径，它也是注射造影剂进入体内的通路。此外，它还能够持续感知监测整个介入路径中的压力并实时反馈，规避和减少并发症的发生。所以根据不同冠脉病变，选择和熟练操控合适的指引导管是确保介入治疗成功的关键环节。常见的指引导管有 Judkins 型：这是最常用的指引导管，主要用于左、右冠脉（JL、JR）。这种导管的特点是操作简单，损伤冠脉开口的风险相对低，适用于大多数患者，但其支撑性均相对较弱，所以在处理简单病变时更为常用。其他如 EBU、BL 和 XB 型导管的优势在于它们的支撑力强、操作简单且并发症少，是左冠脉行经皮冠状动脉介入治疗（PCI）的首选，但对于高位置的左冠脉可能不太适用。Amplatz（AL1，AL2）导管则提供了极好的支撑力，常用于处理复杂病变、异常起源的冠脉病变和大隐静脉桥血管病变。但 AL 指引导管的操控难度较大，可能会损伤冠脉开口和主动脉窦，因此一般不适用于开口病变。超短头的 Amplatz（SAL）也是常用的右冠脉指引导管，其支撑力比 JR 好，但与标准型 Amplatz 相比，其支撑力仍较弱，但操作更为简便和安全性更高，对于需要极强支撑力的右冠脉复杂病变不建议使用，如冠状动脉慢性完全闭塞病变，一般使用 AL 或者 JL 指引导管，JL 指引导管可利用其弯曲的设计，从而提供更强的支撑能力，可以应用于大多数右冠脉复杂病变，基于笔者应用经验予以特别推荐。MP 型（multipurpose）导管是多功能导管，常用于开口朝上的右冠脉和左、右静脉桥病变，但是支撑力均较弱，往往需要延长导管进行辅助。IMA 型（internal mammary）导管专为内乳动脉桥病变设计，能提供充足的支撑力。

导管毕竟是空腔器械，在遭遇血管扭曲或者过度旋转操作时可能出现导管打折甚至折断，如处理不当，导管可能会在血管中嵌顿，造成导管无法前进或后退的困境。

（一）导管打折的原因

一般包括：①导管的损坏和断裂，通常是由于操作不当引起的，如同一方向连续过度旋转，暴力推送或回撤；②血管过于扭曲，导致空腔导管在进退时支撑力不足，从而造成导管打折；③操作者在操作时过度过快旋转导管，造成导管损伤，同时没有监测导管压力，导致导管在进入细小血管时嵌顿打折；④导管扭曲打折容易出现的部位在髂外动脉段、肱动脉段、升主动脉。

（二）预防导管打折的方法

主要包括：①在介入治疗前应充分了解患者的情况，特别是对于老年人、高血压患者和糖尿病患者；②在使用导管前应仔细检查，确保其质量、光滑度和型号都符合要求；③在操作过程中应轻柔、细致，避免粗暴操作；④若穿刺后发现外周动脉严重迂曲，可加用长鞘或更换入路。

（三）对于导管打折的处理

首先在保证冠脉安全的情况下，采取措施将其取出。如果导管在小动脉中打折，可以使用导丝来支撑，然后小心地反向旋转操作以打开。特定条件下，可以通过体外加压固定导管头端，反方向旋转导管松解打折导管；也可以使用球囊或抓捕器械从另外入路进入后锚定或固定导管头端，通过牵拉旋转松解打折的导管。如果导管仍然无法取出，可能需要外科手术协助。

二、球囊和支架导管

球囊扩张设备在PCI中起到关键作用。它需要球囊尖端细小、柔软、通过性好又要输送杆韧性十足、支撑力强，以便通过扭曲的冠脉并到达和通过严重狭窄血管部位。球囊包含了不透X线的点状材料，在X线下可以清晰地看到球囊定位。球囊的种类有：导丝全程球囊和快速交换球囊。球囊的结构包括：球囊尖端、球囊本体和推送杆。球囊材料主要是尼龙和聚乙烯，这决定了球囊的顺应性。球囊扩张设备由于需要通过扭曲的血管和狭窄部位，有时可能会出现弯折，导致充盈球囊的造影剂被阻碍。随着技术的进步，球囊和支架的折断问题在临床上已经很少见了，但一旦出现，可能会带来很大的风险。导致这些问题的原因可能包括：支架球囊可能会进入支架的网眼中，导致支架和输送系统分离困难；在严重的狭窄、钙化或扭曲的病变中，没有进行充分的扩张或旋磨，导致球囊或支架被折断；球囊导管在推出或推送时被弯折；导管的质量问题如推送杆和球囊之间的软连接松脱等。对于球囊和支架折断的问题，处理方法包括：如球囊离断处位于指引导管内，使用与指引导管直径相近的球囊送到冠脉球囊杆离断处，高压扩张后在X线全程透视下连同指引导管一起轻轻退出，以取出球囊遗留在指引导管的残端。若球囊杆离断在冠脉内，可能使用冠脉内抓捕器来抓捕取出；若球囊杆离断脱落在指引导管外，可从其他路径进入，应用抓捕器抓捕导管残端，通常应用大型号的动脉鞘管；必要时需外科手术治疗。

三、旋磨导管

冠脉旋磨术在钙化病变的介入治疗中起到了关键作用，但操作相对复杂，在介入治疗过程中可能出现一些并发症，如旋磨导丝嵌顿、断裂、穿孔，旋磨头的嵌顿和脱落，血管穿孔（尽管很少，但严重）。如果这些并发症没有得到及时和适当的处理，可能会导致灾难性的后果，如急性心肌梗死、急性心力衰竭、冠脉破裂、心脏压塞等紧急情况，有可能需要进行急诊冠状动脉旁路移植术或甚至面临死亡。

大多数冠脉旋磨术相关并发症都与不恰当的病例选择和不规范的操作有关，这意味着并发症是可以控制和预防的。关键的预测因素包括患者的性别、心功能状态、心肌梗死病史以及冠脉不同复杂程度的病变，如成角、迂曲、弥漫长病变等。

为了确保旋磨的安全性和有效性，应该由有经验的术者对病变进行评估，判断是否应进行旋磨，如需旋磨则选择合适大小的旋磨头，必要时通过腔内影像学评估。操作者应该在行旋磨前在体外进行旋磨仪的测试，包括推进器同旋磨导丝是否紧密连接，高低速时旋磨头转数等。旋磨过程中密切注意旋磨导丝和旋磨头的位置，以防导丝出现穿孔、嵌顿或断裂，旋磨头出现嵌顿或穿孔等情况，出现任何不正常的阻力都应该被立即识别和纠正。此外，确保指引导管同冠脉开口的正确位置和形状也是至关重要的。

旋磨头嵌顿是冠脉旋磨的常见并发症，笔者近两年在遭遇旋磨头嵌顿时，将旋磨导管、导丝和指引导管的Y阀锁死，然后一起向外持续轻轻给力牵拉，随着心脏搏动，都会简单地将旋磨头取出。

四、IVUS及OCT导管在冠状动脉评估中的重要性

尽管冠脉造影长期以来一直被视为评估冠脉病变的金标准，但它也有其局限性。例如，它只能显示血管内腔的轮廓，而不能提供关于管壁或斑块的详细信息。这就是腔内影像学技术发挥作用的地方，通过IVUS和OCT可以更准确地评估病变的性质和复杂程度，从而制订更合适的治疗策略。在操作时要注意通过高阻力病变时，IVUS或OCT导管难以通过造成导管同导丝分离过远，从而造成导管打折或打结难以取出，同时需谨慎防止在回撤导管时嵌顿于支架远端或高阻力病变处。OCT导管检查最主要并发症就是需要反复显影剂冲洗血流来获得清晰图像，可能增加造影剂（对比剂）肾损伤的风险，同时在球囊扩张后可能增加冠脉夹层的风险。IVUS导管于冠脉内操作时图像不清晰，通过IVUS探头末端连接的注射器排水改善清晰度时，会将IVUS导管内的气体推入冠脉内形成气栓，造成慢血流发生，从而可能引起灾难性后果。

五、震波球囊导管

主要通过对球囊进行低压扩张，向病变发射非聚焦、脉冲式的强力冲击波，安全地碎裂浅、深层钙化，改善血管顺应性，以便后续支架的充分膨胀。震波球囊通过声压力波实现球囊内的震波效果，而非靠球囊本身的压力来扩张血管，对于治疗钙化病变具有良好效果，而且安全性高。但是震波球囊的通过性不及普通球囊，对于实施震波球囊的冠脉对球囊型号有要求，过大球囊容易造成冠脉夹层或冠脉破裂，因此通常通过腔内影像学选择震波球囊的型号大小。而且球囊型号较大时注意球囊回抱情况，如球囊回抱欠佳可能影响冠脉血流引发心源性事件，而球囊型号较小对钙化处理可能达不到预期效果。

（中国人民解放军北部战区总医院　荆全民
沈阳医学院附属中心医院　田兵）

六、病例报告

病例1：经股动脉应用鹅颈抓捕器辅助取出嵌顿冠状动脉造影导管

男性，72岁，因“反复气短1周，右侧前臂剧烈疼痛2小时”由外院急救车转运至我院，绕行急诊科及病房直接送达导管室。患者因反复气短1周在基层医院诊断为“急性非ST段抬高型心肌梗死”，于2019年4月27日急诊行冠脉造影术，使用Performa® 多功能造影导管（Merit Medical）完成左冠脉造影，左冠脉无急诊PCI指征。在试图完成右冠脉造影时反复旋转导管，不能进入右冠脉开口，继续操作时患者诉前臂疼痛，术者发现旋转导管尾端时导管尖端未见移动，回抽导管未见回血，经导管动脉压力监护无血压，且导管推送、回撤、旋转均会导致患者前臂剧烈疼痛。透视发现导管在右侧桡动脉及肱动脉两处打折，其中桡动脉内导管形成环襻样螺旋，术者试图压迫肱动脉反向旋转导管完成体外松解，但反向旋转时桡动脉段螺旋减轻时肱动脉打折加重，提示两处打折方向相反。此时患者生命体征不平稳，遂电话联系我院并通过急救车转运患者来院。入院查体：脉搏44次/分，血压202/97 mmHg，心率46次/分，律不齐，心音强弱不等，心电监护提示房颤律。右侧前臂屈侧腕横纹近心端约4 cm可见桡动脉鞘，桡动脉鞘外留存多功能造影导管约25 cm，体外部分完好。透视可见桡骨粗隆下方导管呈环襻样打折，肱骨内上髁内上方打折（图1-19-1A）。导管尖端位于胸锁关节下方气管影中央（图1-19-1B）。体外触碰导管患者剧烈疼痛，不能耐受。以0.2%局部浸润麻醉后穿刺右侧股动脉，置入6 F动脉鞘，穿刺成功后追加肝素1000 IU。沿J型导丝送入6 F JR4.0指引导管（Lancher，Medtronic），先完成右冠脉造影，提示右冠脉近端第一转折处局限性中重度偏心狭窄，中远段弥漫性中度狭窄，后侧支中段局限性偏心中重度狭窄，血流TIMI 3级，无急诊PCI指征。在J型导丝保护下回撤指引导管至主动脉弓，操作指引导管，将J型导丝送入右侧锁骨下动脉，保持指引导管不触碰血管壁，以鹅颈抓捕器确切抓捕造影导管尖端（图1-19-1C），助手固定指引导管及抓捕器，确保造影导管尖端固定，术者

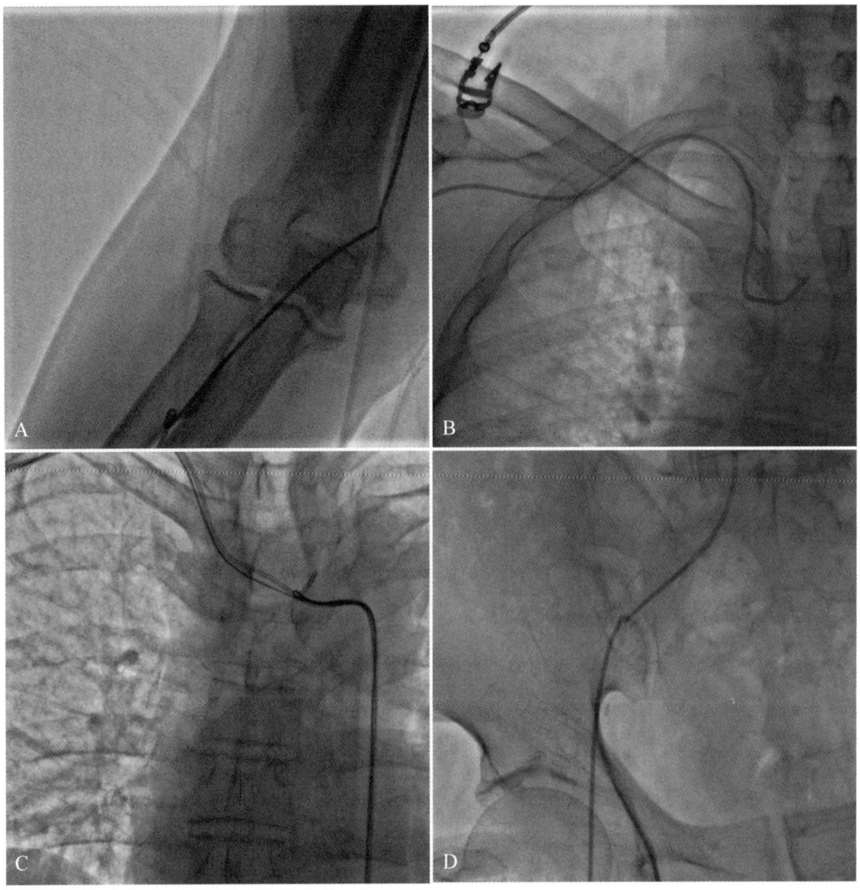

图 1-19-1 经股动脉取出嵌顿的造影导管。**A.** 导管打折并嵌顿于桡动脉-肱动脉内，远心端成襻，位于桡骨粗隆下方，近心端打折处位于肱骨内上髁内上方；**B.** 导管尖端位于主动脉弓且尖端指向头侧，尖端在气管影中央；**C.** 造影导丝放入右侧锁骨下动脉，鹅颈抓捕器捕获造影管尖端；**D.** 自股动脉侧退出嵌顿导管至体外

在另一名助手帮助下于体外徒手压迫固定肱动脉同时尝试将造影导管于体外解螺旋。再次证实桡动脉及肱动脉不能体外同时解螺旋，且旋转时患者疼痛明显。术者和助手两侧拉紧后可将导管向近心端移动且患者疼痛远轻于向远心端移动，在将导管打折处拖曳至肱动脉内后保持股动脉侧拉紧，离断体外部分后将导管由股动脉侧拖出体外（图 1-19-1D）。检查导管断端完整，无体内异物存留。患者桡动脉疼痛消失，透视下推注少量稀释造影剂未见桡动脉渗漏，拔除桡动脉鞘管后前臂至上臂下段加压包扎，拔出股动脉鞘管后股动脉穿刺部位加压包扎。手术历时 22 分钟。取出嵌顿导管后患者前臂疼痛缓解，血压逐渐平稳下降至 165/62 mmHg，返回病房后平卧 4 小时。住院观察 48 小时，无明显不适，顺利出院。

（中国人民解放军南部战区海军第一医院　李虎）

病例 2：经股动脉使用鹅颈抓捕器固定扭折造影导管尖端辅助解除扭折 1 例

女性，75 岁，因“反复胸痛 8 小时，右臂疼痛 1 小时”由外院急救车转运至我院，绕行急诊科及病房直接送达导管室。患者因反复胸痛发作 8 小时在基层医院诊断为“急性非 ST 段抬高型心肌梗死”，于 2020 年 2 月 29 日行急诊冠脉造影术，使用 Performa® 多功能造影导管（Merit Medical），未完成冠脉造影，反复推送撤回及旋转造影导管过程中患者诉突发右臂疼痛，术者随即检查导管，见压力曲线消失，导管不能回撤及推送，触碰导管患者即发生右臂疼痛，透视见导管在右肱骨内上髁内上方形成多重环襻且环襻内多处打折。尝试徒手压迫肱动脉旋转导管，不能解螺旋且患者右上臂下段剧烈疼痛。遂电话联系我院后通过急救车转运来院。入院查体：脉搏 84 次 / 分，血压 160/89 mmHg。无胸痛发作。右侧前臂屈侧腕横纹近心端约 3 cm 可见桡动脉鞘，桡动脉鞘外留存多功能造影导管约 35 cm，体外部分完好。透视见导管在右肱骨内上髁内上方形成多重环襻且环襻内多处打折（图 1-19-2A），导管尖端位于胸锁关节（图 1-19-2B）。尝试推送导管，导管尖端不移动，回撤导管患者上臂疼痛。以 0.2% 局部浸润麻醉后穿刺右侧股动脉，置入 6 F 动脉鞘，穿刺成功后追加肝素 1000 IU。沿 J 型导丝送入 6 F JR4.0 指引导管（Lancher，Medtronic），先完成右冠脉造影，提示右冠脉近中段弥漫性中重度狭窄并迂曲，TIMI 3 级血流。在 J 型导丝保护下指引导管进入头臂干，导丝及导管均不能进入右侧锁骨下动脉。经指引导管头臂干造影显示右侧锁骨下动脉高度迂曲，嵌顿导管在距锁骨下动脉开口 15 mm 的锁骨下动脉第二转折处（图 1-19-2C）。退出指引导管，以 JL4.0 造影导管完成左冠脉造影，提示左主干发育短，未见明显异常，前降支近中段弥漫性重度狭窄，回旋支近中段弥漫性轻到中度狭窄，中远段局限性中重度狭窄，第二钝缘支局限性重度狭窄，远段血流 TIMI 2 级，参考直径 2.0 mm，考虑为罪犯病变，胸痛已缓解，血管直径较小，暂不介入干预。再次送 JR4.0 指引导管至头臂干，以 Runthrough 冠脉介入导丝（Terumo）为导引，将 0.035 英寸泥鳅造影导丝放入右侧锁骨下动脉（图 1-19-2D），反复尝试指引导管不能进入锁骨下动脉。操作指引导管开口对正锁骨下动脉开口，将泥鳅导管交换为 J 型 0.038 英寸造影导丝。在造影导丝支持下将指引导管推入锁骨下动脉并越过嵌顿导管尖端。将 J 型导丝交换为泥鳅导丝后可兼容鹅颈抓捕器进入锁骨下动脉，反复尝试在回撤指引导管时捕捉嵌顿导管尖端。多次尝试后成功捕获嵌顿导管尖端（图 1-19-2E）。助手于体外拉紧指引导管及抓捕系统，术者于体外尝试解螺旋嵌顿导管。反复尝试不能完全解开，但可在患者无疼痛情况下回撤并拉直导管。术者在助手配合下拉紧对侧导管同时轻柔回撤嵌顿导管，至打折处进入桡动脉鞘，松解抓捕器，术者顺利将嵌顿导管由右侧桡动脉鞘退出体外。患者术中及术

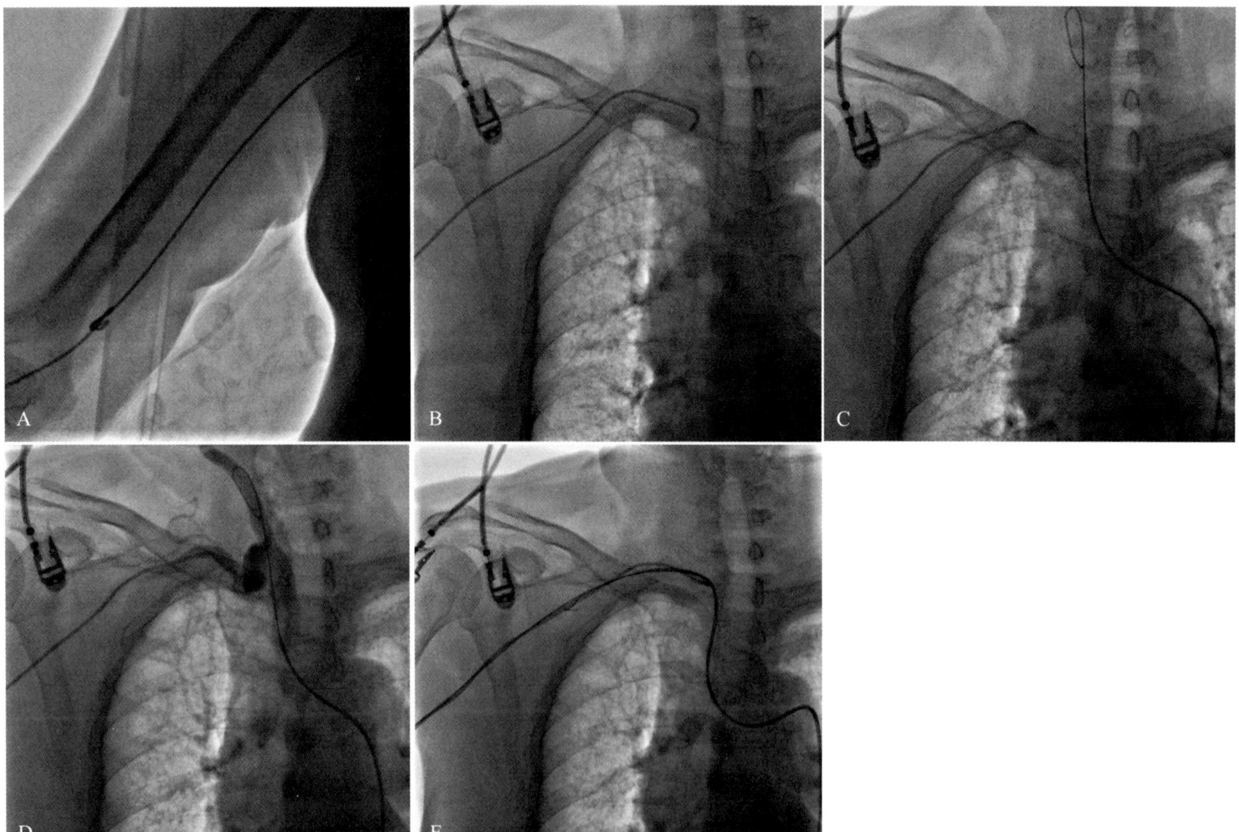

图 1-19-2 经股动脉固定导管经桡动脉取出嵌顿的造影导管。**A.** 导管打折并嵌顿于桡动脉-肱动脉内，呈多重襻状，打折处位于肱骨内上髁内上方；**B.** 导管尖端位于胸锁关节；**C.** 造影显示嵌顿导管位于高度迂曲的锁骨下动脉末端，至锁骨下动脉开口前有反折样高度迂曲，锁骨下动脉开口向下成角；**D.** 于冠脉介入导丝辅助下送造影导丝进入锁骨下动脉；**E.** 于冠脉造影导丝支持下以鹅颈抓捕器捕获造影导管尖端，拉紧并尽量解螺旋后由桡动脉退出嵌顿的造影导管

后未发作胸痛，罪犯血管供血范围小，参考直径小于 2.5 mm，可暂不血管重建。手术历时 72 分钟，术中追加肝素 1000 IU。透视下推注少量稀释造影剂未见桡动脉渗漏，拔除桡动脉鞘管后前臂至上臂下段加压包扎，拔出股动脉鞘管后股动脉穿刺部位加压包扎。返回病房后平卧 4 小时。住院观察 7 天，无明显不适，拒绝择期血管重建，顺利出院。

☞ 点评:

1. 经桡动脉单导管冠状动脉造影导管嵌顿的预防　Campeau 于 1989 年首次完成经桡动脉冠脉造影（transradial coronary angiography，TRC），Kiemeneij 于 1992 年首次完成了经桡动脉 PCI。因为其出血风险较低和术后可早期活动，近年 TRC 趋于普及。根据目前的指南，桡动脉路径也推荐用于 ST 段抬高型心肌梗死。桡动脉、肱动脉、锁骨下动脉、头臂干等路径血管的迂曲和桡动脉痉挛是桡动脉路径冠脉介入常见的困难，增加了患者和操作者的辐射暴露。Langer 等报道应用单根导管的策略并发症发生率低于使用分别的左、右 Judkins 导管（1.6% *vs.* 6.6%，$P < 0.002$）。当单导管策略失败需要使用 Judkins 导管时，这一比例略微上升至 2.4%。Liebenthal 等研究了 TRC 失败风险的特征并总结了预测因素。TALENT 研究显示，≥ 70 岁的患者中，右锁骨下动脉组与左锁骨下动脉组相比，辐射暴露更大，这提示右锁骨下动脉迂曲更为常见。一个大型回顾性分析确定：老年、女性、身高较低、高血压、吸烟和体重指数较高是严重右锁骨下动脉迂曲的独立预测因子。另一个大的回顾性研究发现年龄≥ 75 岁、女性、身材矮小、冠状动脉旁路移植术史是 TRC 失败的预测因子。最近的回顾性分析表明，年龄≥ 75 岁和女性是 TRC 失败的独立预测因素。虽然少数研究证实矮小可作为 TRC 失败的预测因子，但在目前的研究中，这一与患者相关的特征并不能预测单独使用通用导管完成冠脉造影的失败。在目前的研究中，慢性肾脏疾病是导管普遍失效的预测因素。总之，这些数据表明，使用通用导管完成冠脉造影失败的机制可能是主动脉根部的变形。本节展示的二例均由外院术者尝试使用单根通用导管失败并引起导管打折和嵌顿。发生导管打折和断裂，多由于术者未能严格遵守操作规范，未能轻柔操作导管，并未能在操作中关注动脉压力监护曲线。迂曲的血管和严重的动脉硬化是导管打折的重要解剖预测因子，但过度地旋转导管才是打折的根本原因。术者术前应全面了解临床和各种检查资料，对可能增加造影完成难度的临床因素如老年、女性、高血压病史、糖尿病等加以注意。选择合格且保存恰当的导管，严禁使用过期和复用的导管，从包装取出导管和同一次手术中再次使用导管应仔细检查有无折痕，尤其是术中明确遇到肱动脉迂曲、锁骨下动脉迂曲、Ⅲ型主动脉弓、常规造影导丝难以进入主动脉弓的操作困难，务必警惕导管打折危险。操作过程中应轻柔旋转、提拉和推送导管，避免单方向（常顺时针）多次旋转。作者所在中心培训介入医师时强调不必单方向反复旋转导管，提倡一次单方向旋转 180° 未完成时可逆时针旋转再次操作，从未出现导管打结或嵌顿，也很少发生导管打折。同时非需要造影剂推注指示路径时应持续经导管监测动脉压，排除患者本身因素的动脉压突然降低或压力曲线消失应警惕导管打折可能。旋转时如头端与尾端不能 1∶1 传导旋转，尤其头端不能随尾端旋转活动应警惕打折，旋转力传导不佳的迂曲血管可考虑带造影导丝操作，避免打折。

2. 导管打折和嵌顿的识别　术中动脉压力监护曲线变平、压力显著降低或消失，首先观察患者反应和与患者沟通，排除患者临床症状，观察脉搏氧曲线无变化，可基本确认导管打折，应立刻于透视下寻找导管打折位置。常见锁骨下动脉段打折，罕见桡动脉、肱动脉和体外部分打折。旋转操作过程中发现导管尖端不能 1∶1 随操作移动，应立即于透视下确定是否有打折，操作得当常可避免临床后果。术中发现导管推送、旋转、回撤困难均应排除导管打折。患者操作侧手臂疼痛也应检查导管是否打折。如不能推送及回撤导管则判定为导管嵌顿，注意判断导管打折所致或动脉痉挛所致。

3. 导管打折和嵌顿的处理　及时发现的轻微打折常可通过反向轻轻旋转导管解开。如未发现导管打折超过 1 周，反向旋转后压力曲线可见，可直接轻柔推送泥鳅导丝通过打折处，如未发现血管径路困难和冠脉开口解剖复杂，有经验的术者常可使用该导管完成造影避免浪费。如存在解剖困难应果断更换导管并考虑带导丝操作。如导管打折后导丝不能通过，可尝试应用冠脉介入导丝

（0.014 英寸）通过打折处并球囊扩张。

打折的导管如反向解离困难，且打折部位在桡动脉内，可体外压迫肱动脉固定导管再尝试解离。如不能解离且导管未嵌顿，可尝试导丝通过，包括冠脉介入导丝在内导丝均不能通过时可考虑以造影导丝支撑将导管尖端尽量置于远离冠脉开口、主动脉瓣等危险位置，并尽量避免导管尖端留存于头臂干等重要外周分支，避免长时间操作引发脑栓塞或其他重要脏器栓塞。本节展示病例 1 导管尖端在主动脉弓，病例 2 导管尖端在锁骨下动脉内，均有导致重要脏器栓塞风险。临床操作中尽量避免导管长时间位于该位置。如需要长时间操作，充分肝素化是预防栓塞的重要保证，但出血风险较高，且有肝素诱导的血小板减少风险。

一旦发生嵌顿，操作者的体外简单解离的难度显著升高，需要有相应的预案和器材准备。常用的器材是圈套器，包括鹅颈抓捕器和多环抓捕器，实际应用均可顺利完成异物抓捕。活检钳对于嵌顿的导管而言易导致导管破损，一般不建议使用。如无圈套器，可采用自制圈套器解决，使用指引导管和冠脉介入导丝，将导丝于体外从指引导管尖端送出，在适当位置反折（确保远心端留有足够长度方便体外操作，确保导丝尖端的弹簧圈段完全位于导管内，确保球囊压迫部分为导丝体部而非远端焊接段），反折时不要形成硬折损坏导丝结构，让反折在体外的部分可灵活地扩大或者缩小。使用冠脉扩张球囊在指引导管内压迫反折进导管的导丝，使导丝活动适度受限，通常选择直径略大于指引导管内径的非顺应性球囊。

从股动脉途径处理桡动脉途径的导管嵌顿是必要的应急选择，反之亦然。有专家建议采用大直径鞘管方便处理，但大直径导管经股动脉途径并发症发生率较高。本节采用 6 F 鞘管，减低了并发症风险。逆向送入导管，结合圈套器（正规产品或自制）固定导管尖端，方便解开打折或打结的嵌顿导管。病例 1 因不能完全解开，离断体外段由股动脉途径取出。此时需要注意导管特性，Merit 生产的导管尖端有 1 cm 的柔软结构，此段管壁无钢丝支持，抓捕到此段从股动脉拉出对血管损伤小。对无此设计的导管应尽量抓捕导管末端并将导管尖端回撤到指引导管或鞘管内取出，以减轻穿刺口损伤。病例 2 成功将嵌顿导管拉直并由桡动脉取出，多数对侧穿刺的目的为解离打折部位即可。两例均未尝试导丝通过，是考虑导管体内留存时间长，导管内血栓存留可能性高，且两例导管尖端都位于易于诱发脑栓塞的危险部位，减少不必要操作可降低进一步并发症风险。两例成功病例提示 6 F 指引导管可容纳至少 1 条抓捕器、1 条冠脉造影导丝和 1 条冠脉介入导丝，且没有再增加器械的空间，更复杂的操作仍建议大直径导管。

对于不能介入取出的嵌顿导管，为避免更多并发症，应及早请血管外科会诊，切开嵌顿的血管取出导管。导管嵌顿作为一种罕见的严重并发症，与操作者的不规范或粗暴操作高度相关，或与操作时精力不集中相关，加强培训和教育，确保规范化和高度集中精力操作是避免其发生的关键。

（中国人民解放军南部战区海军第一医院　李虎）

病例 3：PCI 术中后扩张球囊破裂、球囊皮脱落 1 例

女性，47 岁，因“发作性胸痛 3 天”于 2023 年 3 月入院，既往有高血压病史，一直口服药物，入院诊断“冠心病，不稳定型心绞痛，高血压 2 级，很高危”，无糖尿病史，无烟酒等不良嗜好。入院后完善相关检查未见手术禁忌，行冠脉造影示：左主干正常；左前降支近段分出间隔支后呈闭塞性病变，前向血流 TIMI 0 级（图 1-19-3A、B）；左回旋支、右冠脉均未见明显狭窄，前向血流 TIMI 3 级，远端至 LAD 侧支循环形成。此次干预 LAD，LAD 干预过程中，送 6 F EBU3.5 导管至左冠脉开口，沿导管送入 GW1 Runthrough 冠脉介入导丝顺利通过闭塞病变处到达 LAD 远段，沿 GW1 Runthrough 冠脉介入导丝送 Sprinter 2.0 mm×20 mm 球囊至中段由远及近以 12 atm 预扩张，复查造影见 LAD 及 D1 恢复前向血流，TIMI 3 级，沿 GW1 Runthrough 冠脉介入导丝于 LAD 近中段由远及近串联植入药物支架 3 枚（Stent1 Firebird2 2.75 mm×23 mm、Stent2 Firebird2 3.0 mm×18 mm、Stent3 Firebird2 3.5 mm×18 mm），复查造影见支架膨胀不全，D1 闭塞，考虑 D1 开口受累（图 1-19-3 C），沿导管送入 GW2 Sion 冠脉介入导丝穿支架网眼至 D1 远段，沿 GW1 Runthrough 冠脉介入导丝送球囊 2 NC-Sprinter 2.75 mm×12 mm 以

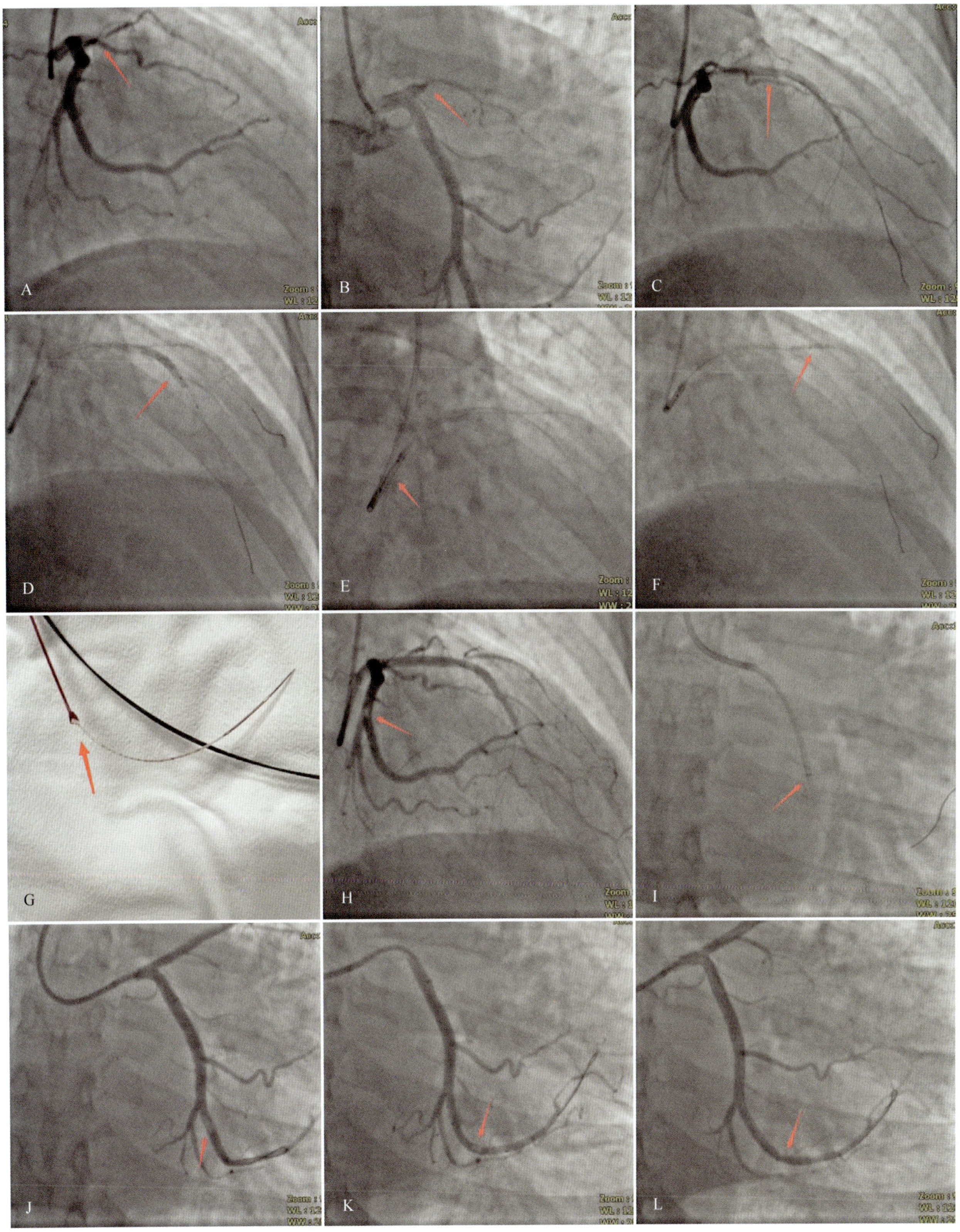

图 1-19-3 **A**，**B**. 箭头提示 LAD 近段完全闭塞；**C**. 箭头提示 LAD 近中段植入支架后；**D**. 箭头提示后扩张球囊破裂；**E**. 箭头提示后扩张球囊退回指引导管内无法撤出体外；**F**. 箭头提示球囊扩张 D1 开口；**G**. 箭头提示球囊皮脱落残余；**H**. 箭头提示球囊皮脱落至 LCX 远段分叉处；**I**. 箭头提示 Guidzilla 延长导管在脱落球囊皮近端反复抽吸；**J**. 箭头提示反折导丝将脱落球囊皮推送至 LCX 分叉远端；**K**. 箭头提示支架覆盖脱落球囊皮；**L**. 箭头提示支架覆盖球囊皮后最终结果

18 atm 后扩张支架 1 时，出现球囊 2 的球囊破裂（图 1-19-3 D），撤出破裂球囊至指引导管内，在指引导管内远端转折处无法撤出体外（图 1-19-3 E），此时沿 GW2 Sion 冠脉介入导丝送球囊 3 Sprinter 1.5 mm×15 mm 顺利通过到达 D1 开口处以 6 atm 扩张（图 1-19-3 F），再次尝试撤出球囊 2 的破裂球囊，多次尝试成功撤出体外，撤出后见球囊皮脱落（图 1-19-3 G），撤出指引导丝后造影见球囊皮脱落入 LCX 远段分叉（图 1-19-3 H）。再次沿导管送入 GW1 Runthrough 冠脉介入导丝到达 LAD 远段，分次沿 GW1 Runthrough 冠脉介入导丝送球囊 4 NC-Sprinter 2.75 mm×12 mm、球囊 5 NC-Sprinter 3.0 mm×12 mm、球囊 6 NC-Sprinter 3.5 mm×12 mm 以 16 ～ 18 atm 后扩张支架。复查造影 LAD 支架膨胀良好，未见残余狭窄及夹层，前向血流 TIMI 3 级。沿导管送入 GW1 Runthrough 冠脉介入导丝到达 LCX 远段，沿 GW1 Runthrough 冠脉介入导丝送 Guidzilla 延长导管至脱落球囊皮近端反复抽吸（图 1-19-3 I），未能抽出脱落球囊皮，拟尝试用沿 GW1 Runthrough 冠脉介入导丝送球囊 1 将脱落球囊皮推送至 LCX 分叉以远后植入支架覆盖脱落球囊皮，多次尝试失败后，用 GW1 Runthrough 冠脉介入导丝头端反折成功将脱落球囊皮推送至 LCX 分叉以远（图 1-19-3 J），随后沿 GW1 Runthrough 冠脉介入导丝送入支架 4 Firebird2 3.0 mm×23 mm 至 LCX 远段脱落球囊皮处（图 1-19-3 K），定位准确后以 12 atm 扩张释放支架，再沿 GW1 Runthrough 冠脉介入导丝送球囊 5 NC-Sprinter 3.0 mm×12 mm 以 18 atm 后扩张支架 4。复查造影支架膨胀良好，未见残余狭窄及夹层，前向血流 TIMI 3 级（图 1-19-3 K）。

术后恢复可，无胸痛再发，院外随访 1 月余，目前患者状态良好，无胸闷、胸痛等异常不适。

☞ 点评：

随着介入治疗的普遍开展，因器械质量、病变复杂、人为因素造成的器械断裂或脱落于血管内屡见不鲜，这些断裂、脱落的器械成为对身体造成潜在影响的不安全因素，断裂或脱落在体内的器械均应尽可能取出。本例患者因后扩张球囊破裂，随后球囊皮脱落入冠脉内，因无法取出，通过将脱落的球囊皮推送至血管远段，予以支架覆盖，最终患者康复出院。

造成球囊破裂的原因包括局部病变钙化过重、球囊释放压力过高、球囊压力升高过快、球囊耐压强度不足及球囊本身质量问题等，本例后扩张球囊破裂后，球囊撤出困难，分析不排除主支、分支导丝相互缠绕所致，术中由于后续操作不慎球囊皮脱落入其他冠脉中，拟通过抽吸方法取出，尝试后失败，同时考虑该方法也存在球囊皮脱落至近段血管、其他冠脉以及进入主动脉内，造成更为严重的并发症风险，遂放弃该方法；考虑应用通过圈套、梭形篮套、心肌活检钳、钩状导引钢丝及导管组合、球囊加压拖带等取出断裂导丝的技术，但本例造影显示脱落球囊皮形状如团块状，该技术恐难以成功，最终被迫通过支架覆盖将脱落球囊皮释放至冠脉远端。

在实践操作中，后扩张球囊应逐渐释放压力扩张，同时不要超过球囊爆破压，如球囊破裂后撤出球囊时避免暴力操作，球囊撤出困难时，分析原因如是否由于球囊回抱不充分、导丝缠绕等，必要时可联同指引导丝、破裂球囊及输送系统一同撤出体外，防止类似事件的发生。

（中国融通医疗健康集团安庆一一六医院
裴宜斌　冷利华）

参考文献

[1] 韩雅玲 . 老年经皮冠状动脉介入治疗的并发症及其防治 . 解放军保健医学杂志，2005，7（4）：200-203.

[2] Kandan S R，Johnson T W. Management of percutaneous coronary intervention complications. Heart，2019，105（1）：75-86.

[3] 方唯一，侯旭敏 . 我国冠脉介入治疗并发症十年经验回顾 . 中华心血管病杂志，2005，33（z1）：150.

[4] Joo Myung Lee，Doyeon Hwang，Jonghanne Park，et al. Percutaneous coronary intervention at centers with and without on-site surgical backup：an updated meta-analysis of 23 studies. Circulation，2015，132（5）：388-401.

[5] Mandeep Singh，David R Holmes Jr，Gregory J Dehmer，et al. Percutaneous coronary intervention at centers with and without on-site surgery：a meta-analysis. JAMA，2011，306（22）：2487-94.

[6] Gregory J Dehmer，Michael A Kutcher，Syamal K Dey，et al. Frequency of percutaneous coronary interventions at facilities without on-site cardiac surgical backup-A report from the American College of Cardiology-National Cardiovascular Data Registry（ACC-NCDR）. Am J

Cardio，2007，99（3）：329-32.
[7] 温尚煜，尚瑞平，于宏颖，等. 冠状动脉内旋磨术并发症分析、预防及处理技巧. 中国介入心脏病学杂志，2017，25（12）：677-681
[8] Campeau L. Percutaneous radial artery approach for coronary angiography. Cathet Cardiovasc Diagn，1989，16（1）：3-7.
[9] Kiemeneij F，Laarman GJ. Percutaneous transradial artery approach for coronary Palmaz-Schatz stent implantation. Am Heart J，1994，128（1）：167-174.
[10] Sciahbasi A，Frigoli E，Sarandrea A，et al. Radiation exposure and vascular access in acute coronary syndromes：The RAD-Matrix Trial. J Am Coll Cardiol，2017，69（20）：2530-2537.
[11] Ibanez B，James S，Agewall S，et al. 2017 ESC Guidelines for the management of acute myocardial infarction in patients presenting with ST-segment elevation：The Task Force for the management of acute myocardial infarction in patients presenting with ST-segment elevation of the European Society of Cardiology（ESC）. Eur Heart J，2018，39（2）：119-177.
[12] Chen O，Goel S，Acholonu M，et al. Comparison of standard catheters versus radial artery-specific catheter in patients who underwent coronary angiography through transradial access. Am J Cardiol，2016，118（3）：357-361.
[13] Langer C，Riehle J，Wuttig H，et al. Efficacy of a one-catheter concept for transradial coronary angiography. PLoS One，2018，13（1）：e0189899.
[14] Liebenthal R，Butler S，Coppola J，et al. Predictors of universal catheter failure in transradial coronary angiography. J Invasive Cardiol. 2019，31（11）：341-345.
[15] 朱玉峰，李虎，黄金燕，等. 介入取出断裂脱落至心腔内 PICC 管 1 例. 人民军医，2018，61（6）：549-551.
[16] 韩雅玲，王祖禄，朱鲜阳. 规避陷阱：心血管基本介入并发症防治攻略. 北京：人民卫生出版社，2016：279-315.

第 20 节 造影剂相关性急性肾损伤

一、造影剂相关性急性肾损伤定义演变及更新

造影剂相关性急性肾损伤（contrast-associated acute kidney injury，CA-AKI）之前传统的定义为造影剂导致的肾损伤（contrast induced nephropathy，CIN），后来多数人认为采用 CA-AKI 更准确，定义的改变强调了使用造影剂后出现 AKI 患者的异质性、多因素致病的结果。CA-AKI 是继缺血性肾损伤及药物性肾损伤外的医院获得性 AKI 的第三大病因。2018 年欧洲泌尿生殖放射学会（european society of urogenital radiology，ESUR）采用造影剂后急性肾损伤（post contrast-acute kidney injury，PC-AKI）这一术语，定义为造影剂使用后 72 小时内出现的 AKI，推荐诊断标准为 72 小时内血肌酐值升高≥ 26.5 μmol/L 或≥基线值 1.5 倍。

二、CA-AKI 的流行病学

碘造影剂在临床的应用经验超过 70 年，根据不同渗透性的大小，可以将造影剂分为四类：高渗离子性单体、低渗非离子性单体、低渗离子性二聚体、等渗非离子性二聚体。随着介入诊疗技术的广泛开展，伴随而来的是 CA-AKI 的发病率逐年上升。早些年，美国梅奥诊所对 7586 例经皮冠状动脉介入治疗（percutaneous coronary intervention，PCI）患者的统计结果显示，PCI 所致 AKI 发生率大约为 3.3%，不同操作引起 AKI 的发病率也不一致，冠脉造影术（coronary angiography，CAG）后 AKI 发病率约 0.5% ～ 3%，PCI 后 AKI 发病率可高达 14.5% ～ 42%。按照新的定义和标准，CA-AKI 的门急诊患者发生率约为 15.5%，其中 18.6% ～ 46.9% 的 CA-AKI 患者可能发展为持续性肾功能损伤或慢性肾病。

三、CA-AKI 的主要危险因素

CA-AKI 的主要危险因素包括几大类：一是与患者相关的危险因素，二是造影剂给药途径，三是造影剂本身因素，具体可归纳如表 1-20-1。

使用造影剂之前，结合评估工具，有助于识别 CA-AKI 高危患者，具有的危险因素越多，发生 CA-AKI 的风险越高，表 1-20-2 是常用的危险因素评分量表。

表 1-20-1　CA-AKI 的主要危险因素

与患者相关的危险因素	前期肾脏疾病（慢性肾脏病或近期有过 AKI）	eGFR ＜ 60 ml/（min·1.73^2）
	老龄	＞ 75 岁
	糖尿病	特别是合并肾功能不全［eGFR ＜ 40 ml/（min·1.73^2）］
	心血管疾病	心力衰竭、高血压、血管疾病
	使用肾毒性药物	氨基糖苷类、非甾体抗炎药、抗病毒药如阿昔洛韦
	血流动力学不稳定	低血容量、败血症
造影剂给药途径	动脉给药或静脉给药	风险最高的是首过肾动脉途径，如：左心室造影、胸主动脉、肾动脉上的腹主动脉造影以及肾动脉直接造影
造影剂因素	造影剂用量	碘造影剂＞ 350 ml 或＞ 4 ml/kg
	高渗造影剂	
	短时间重复使用造影剂	＜ 72 小时

表 1-20-2　CA-AKI 危险因素评分量表

低血压	5
主动脉内球囊反搏	5
充血性心力衰竭	5
年龄＞ 75 岁	4
贫血	3
糖尿病	3
造影剂剂量	每 100 ml 为 1
血清肌酐＞ 1.5 mg/dl	4
肾小球滤过率估测值＜ 60 ml/（min·1.73 m^2）	40 ～ 60 为 2 20 ～ 40 为 4

与评分相关的危险分层

风险评分	CIN 风险	透析风险
≤ 5	7.5%	0.04%
6 ～ 10	14.0%	0.12%
11 ～ 16	26.1%	1.09%
＞ 16	57.3%	12.6%

四、CA-AKI 的临床表现

CA-AKI 患者大多临床症状较轻微且患者无明显不适，容易被临床医生所忽视，严重的可表现为少尿型或非少尿型肾衰竭，尿液分析可见蛋白尿、各种管型尿、血尿、尿比重及尿渗透压下降。血清肌酐水平一般在 3 ～ 5 天达到高峰，可保持高水平 1 ～ 2 周，30% 发生少尿，虽然大部分经治疗后肾功能可好转或完全康复，但仍有部分患者发展为不可逆肾衰竭需临时或永久透析。

五、CA-AKI 的发生机制

CA-AKI 发病机制复杂，有些机制还不甚明了，普遍认为导致 CA-AKI 的主要发病机制包含两方面，一是造影剂直接的细胞毒性作用，二是血流动力学改变导致肾灌注下降。实际上 CA-AKI 可能是多种机制共同作用的结果。

1. 造影剂对肾小管上皮细胞的直接毒性　造影剂为水溶性，极少与血浆蛋白结合，主要通过肾小球滤过，在肾小管既不被分泌也不被吸收，同时由于肾小管内大量水分被重吸收，造成肾小管内造影剂浓度较血浆内高几十倍，从而导致肾小管上皮细胞受损，具体表现为肾小管上皮细胞空泡变性、间质水肿、溶酶体改变、肾小管线粒体细胞损伤、细胞色素 C 释放以及细胞质膜完整性破坏等。高渗性造影剂对肾小管上皮细胞的毒性作用更大，可引起肾小管上皮细胞剥离，细胞内腺苷三磷酸（adenosine tri-phosphate，ATP）合成减少，细胞膜通透性降低和细胞间紧密连接重新分布。造影剂对肾小管上皮的直接细胞毒性，与造影剂种类有关，高渗造影剂比低渗或等渗造影剂的细胞毒性更强。

2. 造影剂介导肾血流动力学改变及肾缺血　从

肾血流动力学来讲，肾皮质的灌注大，血流量达到4.2 ml/（g·min），氧分压在50 mmHg左右；而髓质的肾小管区血流量则只有1.9 ml/（g·min），氧分压水平可低至20 mmHg。由于肾髓质髓袢的重吸收过程氧耗量大，导致髓质氧分压低，肾髓质外髓部对缺氧耐授性差，易出现缺氧性损伤。造影剂注入肾血管后可短暂引起肾血管扩张，一般持续20分钟左右，而后进入肾血管持续收缩状态，可达4小时以上。肾血管持续性收缩导致肾处于缺血缺氧状态，同时引起肾血流重新分配，血液从肾髓质流向肾皮质，加重肾髓质的缺血缺氧。CA-AKI时肾髓质的髓袢升支粗段可发生严重的组织损伤，这是由于造影剂渗透性利尿作用，增加了肾髓质外髓部钠离子的重吸收和转运，使髓质氧供需进一步失衡。上述肾脏血流动力学的改变，可引起肾脏缺血缺氧性损伤，最终导致肾功能受损。

3. 内皮功能紊乱　正常情况下肾血管在多种血管活性因子的调节下保持舒缩平衡，如血管舒张因子一氧化氮（nitric oxide，NO）、前列腺素、血管收缩因子内皮素等。血管内注入造影剂后可损伤血管内皮细胞，使血管舒张因子和收缩因子合成及分泌失调，造成血管收缩失衡，进一步导致肾缺氧、肾小管上皮细胞坏死，最终导致肾功能损害的发生。

4. 活性氧（reactive oxygen species，ROS）介导的损伤　氧化应激在CA-AKI发病中占有重要位置。大量研究证实造影剂可通过多种途径使肾脏ROS合成增多，氧化应激水平增强。首先，造影剂可损伤基底膜及系膜细胞，引起中性粒细胞趋化作用增强，从而导致ROS产生增加。其次，造影剂可通过促使肾脏内NADPH氧化酶、黄嘌呤氧化酶活性增强，同时降低超氧化歧化酶等抗氧化酶活性，增加肾脏ROS合成。此外，造影剂可通过释放碘分子直接诱导ROS生成。造影剂不仅能产生氧自由基，而且能降低肾皮质过氧化氢酶和超氧化歧化酶的活性，增加氧自由基的产生，从而产生对肾脏的毒性作用。

5. 肾小管阻塞　血管内注入造影剂后，尤其是在血容量不足的情况下，可引起草酸盐、尿酸盐的沉积，引起肾小管阻塞，从而导致肾功能的损害。同时也有研究报道，使用造影剂后可在50%患者微血管内发现微胆固醇栓子，造成胆固醇栓塞综合征，从而引发肾功能不全。造影剂还可以使Tamm-Horsfall蛋白在肾小管聚集沉淀，引起小管阻塞。

6. 渗透压及黏度效应　在血管内注入造影剂后，由造影剂所致的渗透性利尿作用，使肾血容量减少，同时激活肾素-血管紧张素-醛固酮系统，加重肾血管收缩，使血液变得黏稠，血流速度减慢。同时造影剂经肾小球滤过进入肾小管后既不被重吸收也不被分泌，使肾小管内的造影剂变得特别黏稠，易形成栓子堵住肾小管，进一步降低肾小管重吸收作用。

CA-AKI是临床常见的医源性肾损伤，虽然对其发病机制的认识不断深入，但仍不十分清楚。为了提高CA-AKI的诊治水平，尚需进行更加深入研究。总结以上发生机制，如图1-20-1所示。

六、CA-AKI的防治

CA-AKI一旦发生，目前尚无有效的治疗方法，临床医生需要关注的是如何预防以降低CA-AKI的发生率。主要预防措施包括造影剂的选择、减少造影剂用量、水化治疗、及时停用肾毒性药物、必要时药物治疗和血液滤过治疗。

1. 造影剂的选择　造影剂的直接毒性主要取决于其理化性质，不同的碘造影剂的肾毒性不同，应根据患者的情况选择合适的造影剂类型。从渗透性的角度来讲，造影剂对肾小管上皮细胞的毒性强弱依次为高渗造影剂＞低渗造影剂＞等渗造

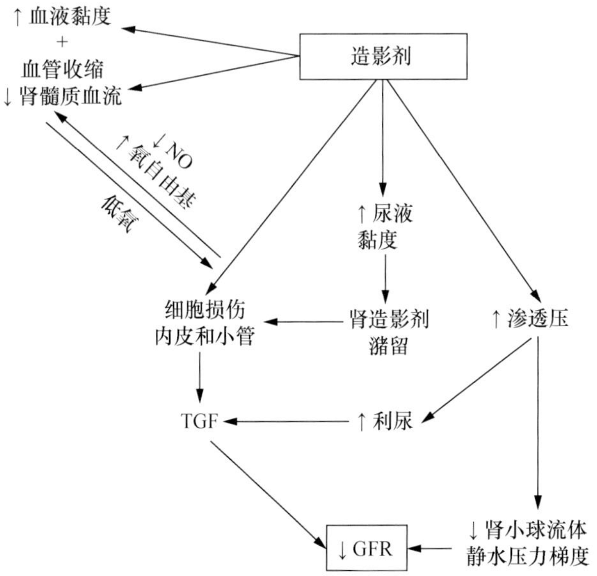

图1-20-1　CA-AKI发生机制图

影剂，但等渗造影剂渗透压较低、黏度大，低渗造影剂渗透压较高、黏度小，等渗和低渗造影剂哪一种更好，目前没有结论。有基于慢性心力衰竭患者的实验研究表明，与低渗造影剂相比，心力衰竭患者使用等渗造影剂后发生肾损伤的风险更低。目前国内外的共识或指南均推荐使用等渗或低渗造影剂进行血管成像检查。

2. 控制造影剂的用量　Cigarroa 等提出造影剂用量的计算公式：造影剂用量（ml）＝［5 ml× 体重（kg）］/ 血清肌酐（mg/dl），而且每次用量不得超过 300 ml。造影剂用量在 100 ～ 140 ml 时，CA-AKI 的发生率最低；超过最大用量的患者中，CA-AKI 的发生率为 21% ～ 37%；未超过最大用量的患者中，发生率仅为 0% ～ 2%。Laskey 等研究亦发现，造影剂用量 / 肾小球滤过率＞ 3.7，是预测冠脉介入诊疗术后血肌酐升高的独立因素。对于术前存在慢性肾功能不全的患者，冠脉介入诊疗术中应严格控制造影剂的用量，不应超过术前肾小球滤过率毫升数的 2 倍，用量超过 5 ml/kg 时，极可能导致 CA-AKI 发生并需要透析治疗。如果需要分次行冠脉介入治疗，两次手术的间隔时间应在 10 天以上。

3. 水化治疗　水化治疗是目前唯一被循证医学证实，降低 CA-AKI 发生的有效预防措施。水化治疗可增加肾血流量，使原尿生成增加，从而降低造影剂的浓度，同时下调肾素-血管紧张素-醛固酮系统与肾小管球间反馈环路，减轻肾血管的收缩，缩短造影剂在肾小管的停留时间，减轻造影剂对肾的损害。因而水化治疗得到了目前指南的推荐。

水化的方式有静脉补液和口服补液两种，有研究发现口服补液对 CA-AKI 的预防作用不劣于静脉补液，然而对于静脉水化还是口服水化如何选择，目前没有明确的定论。目前对于水化剂的选择，多数人选择生理盐水，但有人倾向于碳酸氢钠。

Mueller 等对 1620 例患者进行随机对照试验，在冠脉介入治疗术前 24 小时开始，两组患者分别给予 0.9% 盐水和 0.45% 盐水，静脉滴注的速度均为 1 ml/（kg · h），0.9% 盐水组较 0.45% 盐水组 CA-AKI 的发生率明显降低。ESUR 推荐的水化方案是：如果用生理盐水，介入术前 6 小时按 1.0 ～ 1.5 ml/（kg · h）的速度静脉输注，术后按同等速度和剂量持续 6 小时；如果用碳酸氢钠，介入术前 1 小时按 3 ml/（kg · h）的速度静脉输注，术后按 1.0 ml/（kg · h）的速度持续 6 小时。

但近期针对水化治疗的有效性，也有人发出了不同的声音，其中 AMACA-AKIG 研究没有显示水化治疗的获益。因此水化治疗的有效性、水化治疗的液体种类，以及水化治疗的方式和方法，在真实世界里，需要更大样本量的随机对照研究来证实。

4. 其他药物治疗

（1）N- 乙酰半胱氨酸（N-acetylcysteine，NAC）：NAC 在动物实验中提示其具有抗氧化能力和血管舒张的特性，乙酰半胱氨酸作为肾脏保护剂的潜力是有希望的。一项研究提示预防性口服 NAC 并水化，可防止慢性肾功能不全患者接受造影剂引起的肾功能损害。然而有些研究却对此提出了质疑，认为 NAC 对 CA-AKI 无预防作用，对于 NAC 在临床上应用于 CA-AKI 的预防治疗还有待进一步研究明确。

（2）他汀类药物：他汀类药物具有调脂以外的抗氧化及内皮保护作用，从理论上讲可以用于 CA-AKI 的预防。Patti 等研究显示，他汀类药物治疗组较对照组 CA-AKI 的发生率显著降低（3% *vs*. 27%），多个研究也得出了类似的结果。然而 PROMISS 实验显示，247 例存在慢性肾功能不全患者，短期应用大剂量他汀类药物并不能降低 CA-AKI 的发生率。总之，他汀类药物可否预防 CA-AKI，目前尚缺乏有力的证据。

（3）抗坏血酸：抗坏血酸是一种安全且耐受良好的抗氧化剂。有研究提示接受血管造影的高危人群预防性口服抗坏血酸治疗：对照组 20% 的患者出现 CA-AKI，而抗坏血酸组中 CA-AKI 的发生率只有 9%。一项 Meta 分析发现，维生素类药物可使冠脉造影术后的 CA-AKI 发生率降低 46%。但这些研究都是小样本研究，抗坏血酸对 CA-AKI 的预防作用尚需进一步研究。

5. 血液滤过　血液滤过是通过对流滤过以及滤膜的吸附作用，将造影剂从人体内排出，但造影剂一旦经过肾脏，CA-AKI 的过程就发生了，血液滤过不能影响这一过程的发生。对严重肾病的患者，在术前 4 ～ 8 小时持续到术后 18 ～ 24 小时，血液滤过是必要的预防措施。Schindler R 等的研究提示，行血液透析或血液滤过可以有效去除放射检查所使用的造影剂，减少 CA-AKI 的发生风险。但这个研究结果受到了质疑，Frank 等研究提示，造影剂可以被血液透析清除干净，但是对肾功能和终末期肾衰竭的发生率没有影响，提示不能有效预防 CA-AKI。指南也不建议围术期使用血液透析或血液滤过来预防 CA-AKI。

最近，由临床多学科专家组成的 CA-AKI 防治专家共识工作小组，回顾 CA-AKI 方面的有关文献，结合了专家们的临床实践经验，共同制定出 CA-AKI 防治简明流程，见图 1-20-2。

（中国人民武装警察部队特色医学中心
陈少伯　郝芳）

七、病例报告

病例 1：老年女性心力衰竭患者冠状动脉支架植入术后造影剂肾病

患者，女性，81 岁，因“活动后胸闷、气促 8 天”于 2021 年 10 月 18 日入院。既往史：2 型糖尿病 20 年，口服“沙格列汀 1 粒 1 次 / 日，二甲双胍 0.5 g 2 次 / 日，米格列醇 2 粒 3 次 / 日”，未规律监测血糖。入科查体：脉搏 74 次 / 分，血压 129/70 mmHg，心、肺、腹查体未见明显阳性体征，肾彩超正常，心彩超：二、三尖瓣轻度反流，左心室射血分数 48%；高敏肌钙蛋白 T 1.2 ng/ml。肌酐 121.5 μmol/L、尿酸 365.1 μmol/L、肌酐清除率 27.77 ml/min、氨基末端 -B 型利钠肽前体 10324.10 pg/ml；血红蛋白浓度 95.00 g/L。

诊断：①急性非 ST 段抬高型心肌梗死，心功能Ⅳ级；② 2 型糖尿病；③肾功能不全。入院后予阿司匹林、氯吡格雷、阿托伐他汀、呋塞米、螺内酯、泮托拉唑、维格列汀、二甲双胍、米格列醇、单硝酸异山梨酯等治疗。

2021 年 10 月 19 日冠脉造影（图 1-20-3 A ～ D）：左前降支（LAD）近段弥漫性狭窄 80% ～ 99% 25 mm（病变跨过第一对角支），LAD 中远段弥漫性狭窄 40% ～ 50%，第一对角支（D1）开口局限性狭窄 99%，中间支近中段弥漫性狭窄 70% ～ 99%，近中段弥漫性狭窄 50% ～ 60%，左室后支（PLA）近段局限性狭窄 50%，后降支（PLD）近中段节段性狭窄约 50% ～ 70%。PCI 过程（图 1-20-3 E ～ L）：D1 直径小，开口狭窄仅用乐普 2.0 mm×20 mm 球囊扩张，未再做其他处理。LAD 狭窄用波科 2.5 mm×20 mm 球囊预扩张后仍有明显狭窄，植入 Firebird2 支架 3.0 mm×29 mm 一枚，并用 3.5 mm×12 mm 非顺应性球囊扩张，中间支近中段病变，以 2.0 mm×20 mm 球囊扩张后，再用乐普 2.0 mm×28 mm 药物涂层冠脉球囊扩张。术后各血管无明显狭窄，血流 TIMI 3 级。

术前因患者心力衰竭症状重，未予水化处理，术中使用碘克沙醇 130 ml。术后静滴氯化钠注射液 250 ml，术后第三天出现尿量减少（230 ml/24 h）、肌酐进行性上升（由入院时的 121.5 μmol/L 升到 523.7 μmol/L），予小剂量多巴胺、大剂量托拉塞米

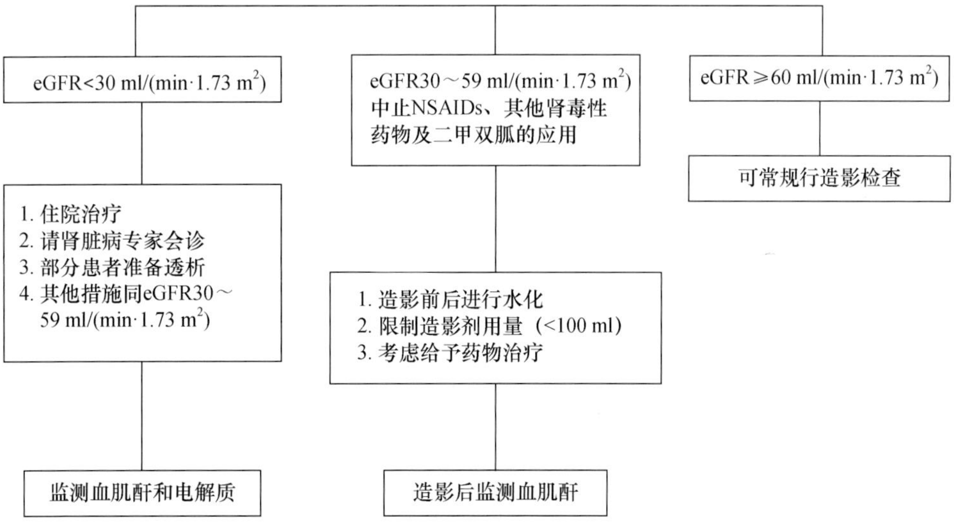

图 1-20-2　CA-AKI 防治简明流程图

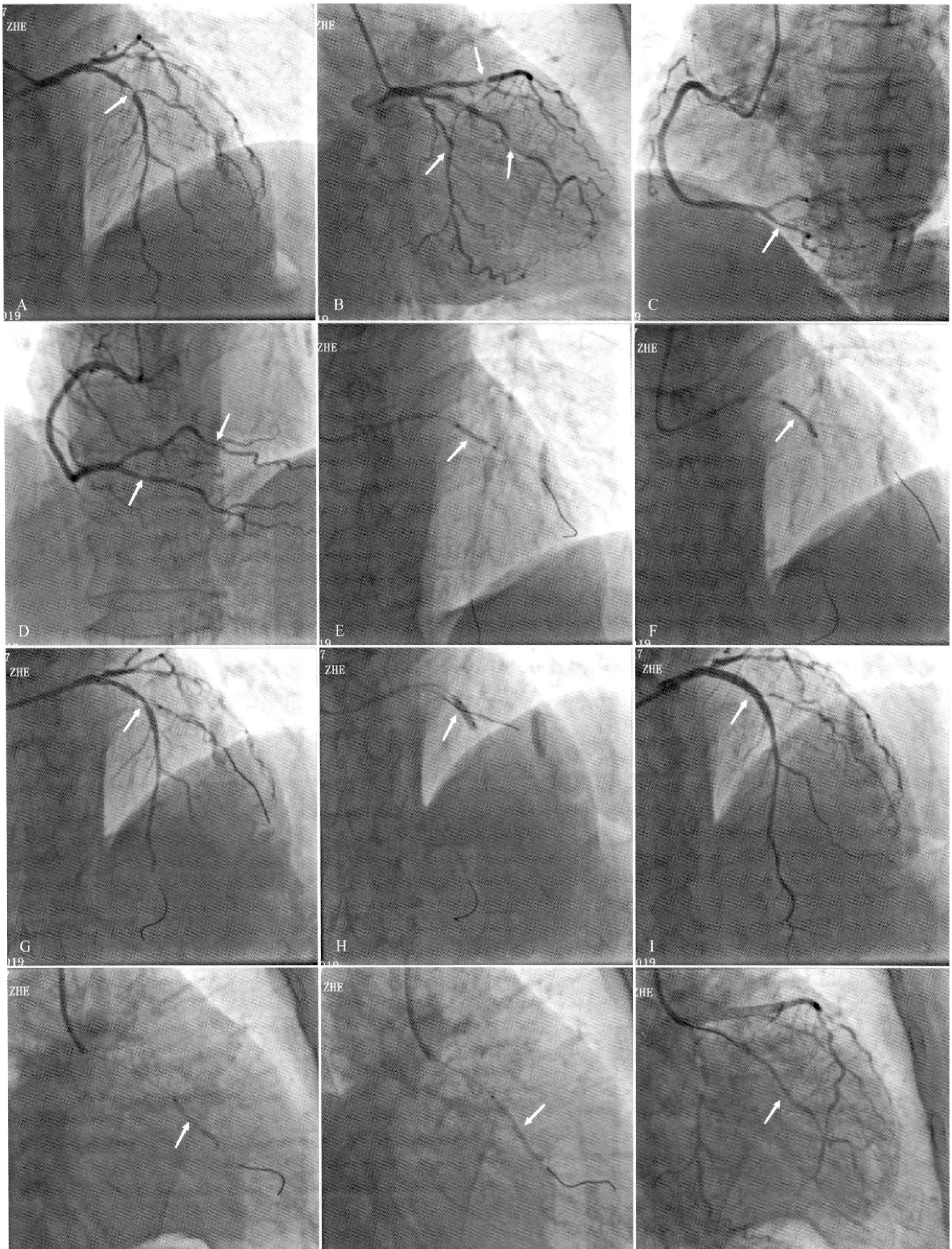

图 1-20-3 **A**. LAD 近段弥漫性狭窄 80%～99% 25 mm（病变跨过第一对角支），D1 开口局限性狭窄 99%；**B**. 中间支近中段弥漫性狭窄 70%～99%，近中段弥漫性狭窄 50%～60%；**C**～**D**. PLA 近段局限性狭窄 50%，PLD 近中段节段性狭窄约 50%～70%；**E**. D1 用乐普 2.0 mm×20 mm 球囊扩张；**F**. LAD 波科 2.5 mm×20 mm 球囊预扩张；**G**. LAD 植入 Firebird2 支架 3.0 mm×29 mm 一枚；**H**. LAD 植入支架后用波科 3.5 mm×12 mm 球囊后扩张；**I**. LAD 术后效果；**J**. 中间支用乐普 2.0 mm×20 mm 球囊预扩张；**K**. 左冠脉中间支用乐普 2.0 mm×28 mm 药物涂层冠脉球囊扩张；**L**. 左冠脉中间支药物球囊治疗后效果

效果欠佳，改用血液净化治疗23小时左右，患者肌酐下降到279 μmol/L，尿量增加到2600 ml/24 h，之后又透析2次，共住院11天，出院后随访肾功能未再恶化。

（中国人民解放军联勤保障部队第九一〇医院 刘甲兴 蔡智伟 谢显学）

病例2：心力衰竭、糖尿病肾功能不全冠脉支架植入术后造影剂肾病

患者，女性，60岁，因“反复气促1年，加重1个月”于2022年2月10日入院，既往史：有糖尿病史30余年，有高血压病史10余年。入院后查氧分压60.00 mmHg↓、氧饱和度90.00%↓，血红蛋白浓度86.00 g/L↓，白蛋白35.8 g/L↓，胆固醇7.24 mmol/L↑、低密度脂蛋白胆固醇4.00 mmol/L↑、葡萄糖21.85 mmol/L↑、糖化血红蛋白9.6%↑、尿素19.22 mmol/L↑、肌酐232.7 μmol/L↑、尿酸467.6 μmol/L↑，高敏肌钙蛋白T0.059 ng/ml↑，NT-proBNP 14100.90 pg/ml↑，尿葡萄糖＋＋＋＋↑、尿蛋白＋＋↑。心电图：窦性心律，T波改变。胸部CT（图1-20-4）：肺淤血、双侧胸腔积液。心脏彩超：室间隔稍增厚（11 mm），左心房、左心室增大（左心房内径42 mm、左心室内径57 mm），左心功能降低（EF31%）。

入院诊断：①慢性心力衰竭急性加重，心功能Ⅳ级；②冠心病？③高血压3级（很高危）；④高胆固醇血症；⑤高尿酸血症；⑥2型糖尿病，糖尿病性肾病，慢性肾功能不全，肾性贫血。入院后予抗血小板、抗凝、调脂、稳定斑块、降压、降糖、抗心衰等药物治疗，下肢水肿消退，仍有活动后气促，但能平卧。

为排除缺血性心肌病，于2023年2月28日行冠脉造影（图1-20-5 A～E）：前降支（LAD）近段至远段弥漫性狭窄50%～95%，左回旋支（LCX）近段局限性狭窄50%～60%，中远段弥漫性狭窄80%～95%，钝圆支（OM）近段节段性狭窄60%～70%，右冠脉（RCA）主干近段至远段弥漫性狭窄70%～99%，近段一分支细长且开口局限性狭窄30%～40%。右冠脉优势型。可见左冠脉向右冠脉远段发出侧支循环，侧支血供1级。决定先行右冠脉PCI，前降支病变择期再处理（手术过程见图1-20-5 F～L）。导丝到位后，先用波科2.5 mm×15 mm球囊预扩张，之后右冠脉由远（后分叉前）到近植入Firebird2支架2.75 mm×23 mm、3.0 mm×33 mm、3.5 mm×23 mm各一枚，并以相应大小非顺应性球囊进行后扩张。术中应用碘克沙醇150 ml。术后第4天（2022年3月2日）出现尿少（280 ml/ 24 h）、气喘加重，复查尿素18.70 mmol/L、肌酐525.1 μmol/L。Pro-BNP25371.40 pg/ml均较前明显升高。给予大剂量托噻咪联合托伐普坦、小剂量多巴胺等处理，效果欠佳。2022年3月2日晚改用血液透析，之后几天尿量逐渐增加到650 ml/24 h、700 ml/24 h、1500 ml/24 h、2470 m/24 h，2022年3月8日复查肌酐263.8 μmol/L，2022年3月11日顺利出院。

☞ **点评：**

造影剂肾病是指使用造影剂48小时内血清肌酐清除率比造影前下降25%，或血清肌酐增加了0.5 mg/dl，并排除其他引起急性肾衰竭的因素。

60%的患者早期出现少尿、无尿，利尿剂效果差。血清肌酐通常在24小时内升高，96小时达

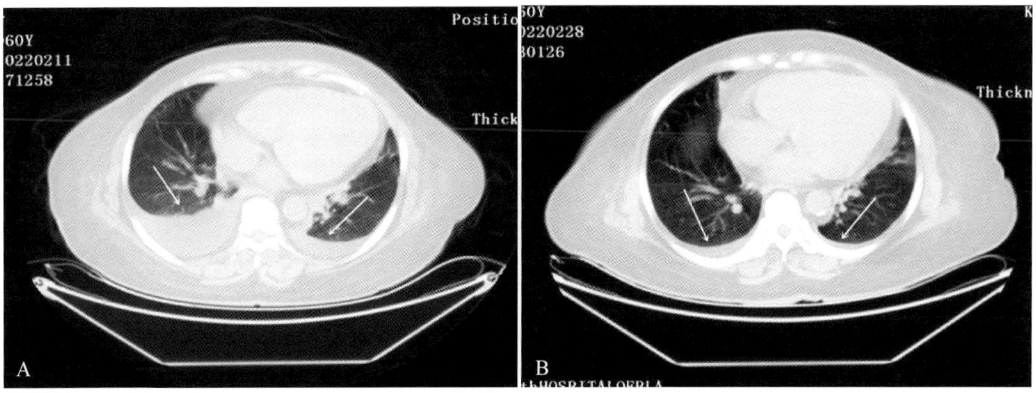

图1-20-4 A. CT示：肺淤血、双侧胸腔积液；**B.** CT示：双侧胸腔积液基本吸收

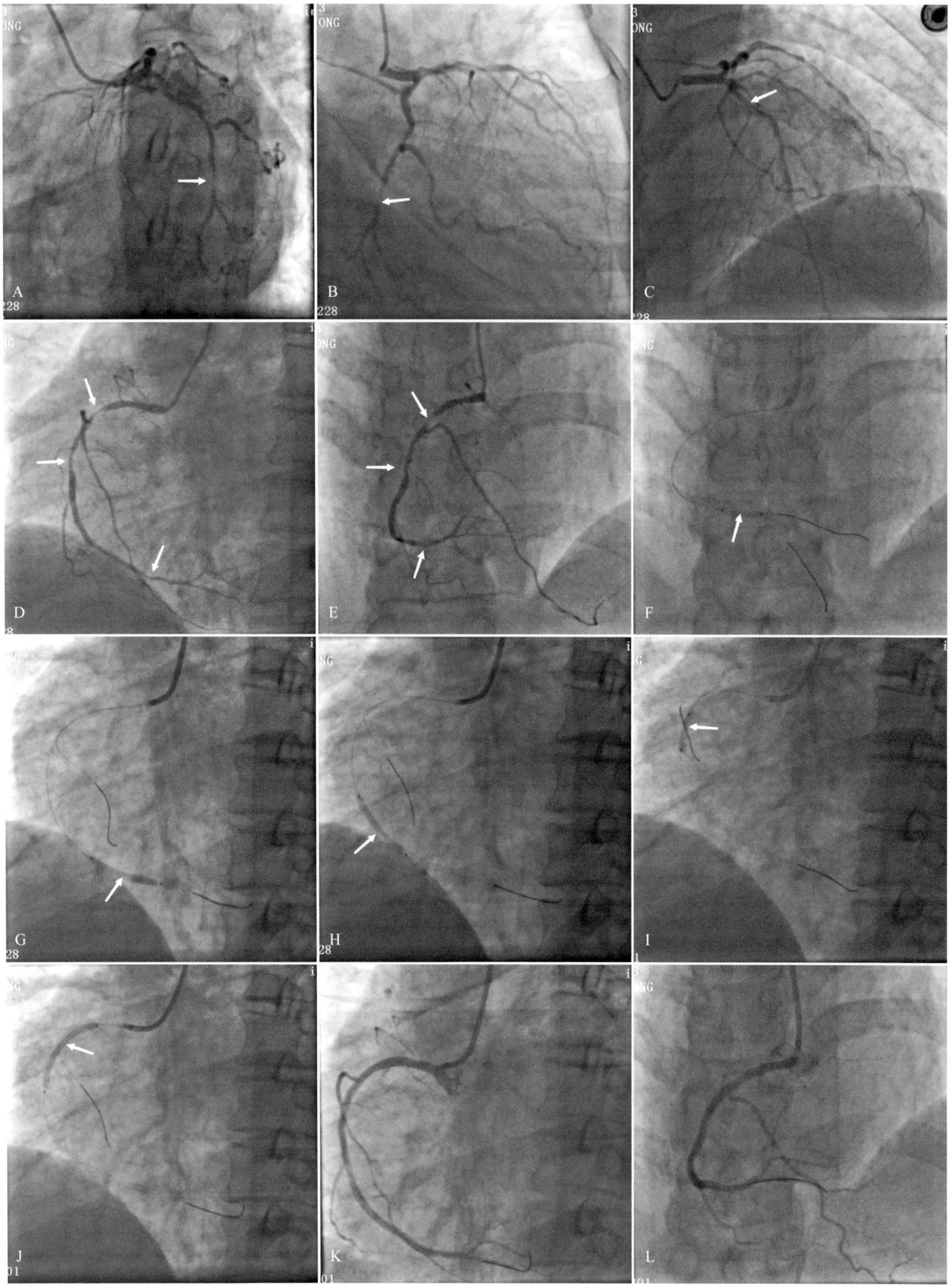

图 1-20-5　A ～ B. LCX 中远段弥漫性狭窄 80% ～ 95%；**C**. LAD 近段至远段弥漫性狭窄 50% ～ 95%；**D**. RCA 主干近段至远段弥漫性狭窄 70% ～ 99%；**E**. RCA 主干近段至远段弥漫性狭窄 70% ～ 99%；**F**. RCA 用波科 2.5 mm×15 mm 球囊预扩张；**G**. RCA 远段植入 Firebird2 支架 2.75 mm×23 mm 一枚；**H**. RCA 中段植入 Firebird2 支架 3.0 mm×33 mm 一枚；**I**. RCA 植入支架后用波科球囊后扩张；**J**. RCA 近段植入 Firebird2 支架 3.5 mm×23 mm 一枚；**K** ～ **L**. RCA 支架植入术后造影无明显残余狭窄

峰值，一般7～10天后恢复到基础值，有的需要1～3周才恢复到基础值。大多数患者肾功能可自然恢复，10%患者需要透析治疗；不可逆肾衰竭者少见，需要长期维持透析。

发病机制：常用的造影剂（对比剂）均为高渗性，在体内以原形由肾小球滤过而不被肾小管吸收，但水分却在肾小管被重吸收，这样就造成造影剂在肾内浓度增高，可致肾血管长时间痉挛性收缩，髓质缺血以及肾小管内皮损伤而发生急性肾损害。危险因素包括：①原有肾功能不全；②肾病综合征；③糖尿病伴肾功能不全；④肝硬化伴肾功能不全；⑤充血性心力衰竭；⑥血容量减少或脱水；⑦多发性骨髓瘤；⑧痛风；⑨肾毒性药物；⑩高血钙。

这2例患者均有明确PCI手术适应证，术前评估存在充血性心力衰竭、糖尿病或高血压、原有肾功能不全、服用多种药物，第1例患者高龄、第2例患者有高尿酸等高危因素，预测发生造影剂肾病的可能性很大，进行了相应的预防措施：包括术中选用肾损伤性小的等渗非离子型造影剂（碘克沙醇），用量少，只有130～150 ml；第2例患者冠脉造影为严重多支病变，但为减少造影剂用量，只处理一支病变，拟择期再行其他血管介入治疗。因顾虑心衰加重，故术前术后未进行水化。但术后还是发生了急性肾衰竭，最终经血液透析病情恢复。

借鉴：①确需手术者，术前评估很重要，要详细询问病史，常规检测肾功能、电解质、尿常规、血糖、尿酸等指标。②对于存在多种高危险因素的患者，术中尽可能选择低渗或等渗对比剂，严格控制造影剂的用量，病变复杂的患者要分期手术，减少造影剂的用量。③术前术后可用生理盐水静滴水化，加速造影剂排泄，如存在心力衰竭，也可水化，但输液速度宜慢，或同时使用利尿剂，并注意出入量平衡。④痛风患者可用5%碳酸氢钠静脉滴注以碱化尿液，增加尿酸盐排泄。⑤术前谈话要告知相应风险，一旦发生少尿型急性肾衰竭，经扩容、利尿等仍无效，应紧急果断采取透析治疗，以免延误病情。

（中国人民解放军联勤保障部队第九一〇医院
刘甲兴　蔡智伟　谢显学）

参考文献

［1］Vandenberghe W，Hoste E. Contrast-associated acute kidney injury：does it really exist，and if so，what to do about it? F1000Res，2019，8（F1000 Faculty Rev）：753.

［2］McCullough PA，Choi JP，Feghali GA，et al. Contrast-induced acute kidney injury. J Am Coll Cardiol，2016，68（13）：1465-1473.

［3］Van der Molen AJ，Reimer P，Dekkers IA，et al. Post-contrast acute kidney injury-Part 1：definition，clinical features，incidence，role of contrast medium and risk factors：recommendations for updated ESUR contrast medium safety committee guidelines. Eur Radiol，2018，28（7）：2845-2855.

［4］McCullough PA，Wolyn R，Rocher LL，et al. Acute renal failure after coronary intervention：incidence，risk factors，and relationship to mortality. Am J Med，1997，103（5）：368-375.

［5］Chomicka I，Kwiatkowska M，Lesniak A，et al. Post-contrast acute kidney injury in patients with various stages of chronic kidney disease-is fear justified ? Toxins（Basel），2021，13（6）：395.

［6］Everson M，Sukcharoen K，Milner Q. Contrast-associated acute kidney injury. BJA Educ，2020，20（12）：417-423.

［7］Mehran R，Aymong E，Nikolsky E，et al. A simple risk score for prediction of contrast-induced nephropathy after percutaneous coronary intervention：development and initial validation. J Am Coll Cardiol，2004，44（7）：1393-1399.

［8］Remy WF，Hylke JK，Aart J. Contrast-induced nephropathy：pharmacology，pathophysiology and prevention. Insights Imaging，2013，4（6）：811-820.

［9］Shweta B，Rahul NP. Pathophysiology of contrast-induced acute kidney injury. Intervent Cardiol Clin，2020，9（3）：293-298.

［10］Zager RA，Johnson AC，Hanson SY. Radiographic contrast media-induced tubular injury：evaluation of oxidant stress and plasma membrane integrity. Kidney Int，2003，64（1）：128-139.

［11］Haller C，Hizoh I. The cytotoxicity of iodinated radiocontrast agents on renal cells in vitro. Invest Radiol，2004，39（5）：149-154.

［12］Sendeski MM. Pathophysiology of renal tissue damage by iodinated contrast media. Clin Exp Pharmacol Physiol，2011，38（5）：292-299.

［13］Ward DB，Brown KC，Valentovic MA. Radiocontrast agent diatrizoic acid induces mitophagy and oxidative stress via calcium dysregulation. Int J Mol Sci，2019，

20（17）：4074.

[14] Liu B，Chai Y，Guo W，et al. MicroRNA-188 aggravates contrast-induced apoptosis by targeting SRSF7 in novel isotonic contrast-induced acute kidney injury rat models and renal tubular epithelial cells. Ann Transl Med，2019，7（16）：378.

[15] Kiss N，Hamar P. Histopathological evaluation of contrast-induced acute kidney injury rodent models. Biomed Res Int，2016：2016：3763250.

[16] Brezis M，Rosen S. Hypoxia of the renal medulla—its implications for disease. N Engl J Med，1995，332（10）：647-655.

[17] Heyman SN，Rosen S，Rosenberger C. Renal parenchymal hypoxia，hypoxia adaptation and the pathogenesis of radiocontrast nephropathy. Clin J Am Soc Nephrol，2008，3（2）：288-296.

[18] Pallone TL，Turner MR，Edwards A，et al. Countercurrent exchange in the renal medulla. Am J Physiol Regul Integr Comp Physiol，2003，284（5）：R1153-1175.

[19] Heyman SN，Rosenberger C，Rosen S. Regional alterations in renal hemodynamics and oxygenation：a role in contrast medium-induced nephropathy. Nephrol Dial Transplan，2005，20（Suppl 1）：i6-11.

[20] Sendeski M，Patzak A，Pallone T，et al. Iodixanol，constriction of medullary descending vasa recta，and risk for contrast medium-induced nephropathy. Radiology，2009，251（10）：697-704.

[21] Liu ZZ，Viegas VU，Perlewitz A，et al. Iodinated contrast media differentially affect afferent and efferent arteriolar tone and reactivity in mice：a possible explanation for reduced glomerular filtration rate. Radiology，2012，265（3）：762-771.

[22] Bakris GL，Lass N，Gaber AO，et al. Radiocontrast medium-induced declines in renal function：a role for oxygen free radicals. Am J Physiol，1990，258（1 Pt 2）：F115-120.

[23] Heyman SN，Rosen S，Khamaisi M，et al. Reactive oxygen species and the pathogenesis of radiocontrast-induced nephropathy. Invest Radiol，2010，45（6）：188-195.

[24] Persson PB，Hansell P，Liss P. Pathophysiology of contrast medium-induced nephropathy. Kidney Int，2005，68（1）：14-22.

[25] Briguori C，Donnarumma E，Quintavalle C，et al. Contrast induced acute kidney injury：potential new strategies. Curr Opin Nephrol Hypertens，2015，24（2）：145-153.

[26] Heyman SN，Reichman J，Brezis M. Pathophysiology of radiocontrast nephropathy：a role for medullary hypoxia. Invest Radiol，1999，34（11）：685-691.

[27] Speck U. Contrast media：overview，use and pharmaceutical aspects. 4th edition. Berlin：Springer，1999：8-83.

[28] Reucci J，Fagat T，Serra R，et al. Update on the renal toxicity of iodinated contrast drugs used in clinical medicine. Drug Healthc Patient Saf，2017，9（2）：25-37.

[29] Mccullough PA，Choi JP，Feghall GA，et al. Contrastinduced acute kidney injury. J Am Coll Cardiol，2016，68（13）：1465-1473.

[30] Sendeski MM.Pathophysiology of renal tissue damage by iodinated contrast media. Clin Exp Pharmacol Physiol，2011，38（5）：292-299.

[31] Weisbord SD，Cheryon D. Contrast-associated acute kidney injury is a myth：No. Intensive Care Med，2018，44（1）：107-109.

[32] Azzalini L，Vilca LM，Lombardo F，et al. Incidence of contrast induced acute kidney injury in a large cohort of all-comers undergoing percutaneous coronary intervention：comparision of five contrast media. Int J Cardiol，2018，273（5）：69-73.

[33] 中华医学会放射学分会质量控制与安全管理专业委员会. 肾病患者静脉注射碘对比剂应用专家共识. 中华放射学杂志，2021，55（6）：580-590.

[34] Zhang F，Lu Z，Wang F. Advances in the pathogenesis and prevention on contrast-induced nephropathy. Life Sci，2020，259：118379.

[35] 李永祥，迟路湘. 对比剂后急性肾损伤研究进展. 微循环学杂志，2023，33（1）：102-107.

[36] Song T，Song M，Ge Z，et al. Comparison of the nephrotoxic effects of iodixanol versus iohexol inpatients with chronic heart failiure undergoing coronary angiography or angioplasty. J Interv Cardiol，2017，30（3）：281-285.

[37] 中华医学会心血管病学分会介入心脏病学组，中华医学会心血管病学分会大血管病学组，中华心血管病杂志编辑委员会. 经动脉心血管介入诊治中含碘对比剂相关不良反应防治的中国专家共识（2021）. 中华心血管病杂志，2021，49（10）：972-985.

[38] Van Der Molen AJ，Reimer P，Ddekers IA，et al. Post-contrast acute kidney injury-Part 1：Definition，clinical features，incidence，role of contrast medium and risk factors：Recommendations for updated ESUR Contrast Medium Safety Committee guidelines. Eur Radiol，2018，28（7）：2845-2855.

[39] Zhang F，Lu Z，Wang F. Advances in the pathogenesis and prevention of contrast-induced nephropathy. Life Sci，2020，259：118379.

[40] 胡铁，黄适芝，朱力，等. 对比剂急性肾损伤的预

防措施研究进展.湘南学院学报（医学版），2022，24（3）：73-77.
[41] Davenport MS，Perazella MA，Yee J，et al. Use of intravenous iodinated contrast media inpatients with kidney disease：consensus statements from the American college of radiology and the national kidney foundation. Radiology，2020，294（3）：660-668.
[42] Zaki HA，Bashir K，Iftikhar H，et al. Evaluating the effectiveness of pretreatment with intravenous fluid in reducing the risk of developing contrast-induced nephropathy：A systematin review and meta-analysis. Cureus，2022，14（5）：e24825
[43] Martin-Morenno PL，Varo N，Martinez-Anso E，et al. Comparision of intravenous and oral hydration in the prevention of contrast -induced actual kidney injury in low-risk patients：a randomized trial. Nephron，2015，131（1）：51-58.
[44] Jang JS，Jin HY，Seo JS，et al. Sodium bicarbonate therapy for the prevention of contrast-induced acute kidney injury-a systematic review and meta-analysis. Circ J，2012，76（9）：2255-2265.
[45] Subramaniam RM，Suarez-Cuervo C，Wilson RF，et al. Effectiveness of Prevention Strategies for Contrast-Induced Nephropathy：A Systematic Review and Meta-analysis. Ann Intern Med，2016，164（6）：406-416.
[46] Mueller C，Buerkle G，Buettner H，et al. Prevention of contrast media-associated nephro-pathy：randomized comparison of 2 hydration regimens in 1620 patients undergoing coronary angioplasty. Arch Intern Med，2002，162（3）：329-336.
[47] Stacul F，Van Der Molen AJ，Reimer P，et al. Contrast-induced nephropathy：updated ESUR contrast media safety committee guidelines. Eur Radiol，2011，21（12）：2527-2541.
[48] Nijssen EC，Rennenberg RJ，Nelemans PJ，et al. Prophylactic hydration to protect renal function from intravascular iodinated contrast materialin patients at high risk of contrast-induced nephropathy（AMACA-AKIG）：a prospective，randomised，phase 3，controlled，open-label，non-inferiority trial. Lancet，2017，389（10076）：1312-1322.
[49] Tepel M，Van Der Giet M，Schwarzfeld C，et al. Prevention of radiographic-contrast-agent-induced reductions in renal function by acetylcysteine. N Eng J Med，2000，343（3）：180-184.
[50] Mehran R，Caixeta A. N-acetylcysteine in preventing contrast-induced nephropathy. To give，or not to give：that is the question. Rev Esp Cardiol，2010，63（1）：9-11.
[51] Tanaka A，Suzuki Y，Suzuki N，et al. Does N-acetylcysteine reduce the incidence of contrast-induced nephropathy and clinical events in patients undergoing primary angioplasty for acute myocardial infarction. Intern Med，2011，50（7）：673-677.
[52] Shepherd J，Kastelein JJ，Bittner V，et al. Effect of intensive lipid lowering with atorvastatin on renal function in patients with coronary heart disease：the Treating to New Targets（TNT）study. Clin J Am Soc Nephrol，2007，2（5）：1131-1139.
[53] Han Y，Zhu G，Han L，et al. Short-term rosuvastatin therapy for prevention of contrast-induced acute kidney injury in patients with diabetes and chronic kidney disease. J Am Coll Cardiol，2014，63（1）：62-70.
[54] Leoncini M，Toso A，Maioli M，et al. Early high-dose rosuvastin for contrast-induced nephropathy prevention in acute coronary syndrome：results from the PRATO-ACS study. J Am Coll Cardiol，2014，63（1）：71-79.
[55] Zhou YL，Chen LQ，Du XG. Efficacy of short-term moderate or high-dose statin therapy for the prevention of contrast-indued nephropathy in high-risk patients with chronic kidney disease：Systematic review and meta_ analysis. Clinics（Sao Paulo），2021，76：e1876.
[56] Spargias K，Alexopoulos E，Kyrzopoulos S，et al.Ascorbic acid prevents contrast-mediated nephropathy in patients with renal dysfunction undergoing coronary angiography or intervention. Circulation，2004，110（18）：2837-2842.
[57] 唐庚，马根山.维生素预防冠状动脉造影术后对比剂肾病的Meta分析.中国循环杂志，2018，33（2）：181-186.
[58] Schindler R，Stahl C，Venz S，et al. Removal of contrast media by different extracorporeal treatments. Nephrol Dial Transplant，2001，16（7）：1471-1474.
[59] Frank H，Werner D，Lorusso V，et al. Simultaneous hemodialysis during coronary angiography fails to prevent radiocontrast-induced nephropathy in chronic renal failure. Clin Nephrol，2003，60（3）：176-182.
[60] Fliser D，Laville M，Covic A，et al. A European Reanl Best Practice（ERBP）position stamen on Kidney Disease Improving Global Outcoms（KDIGO）clinical practice guidelines on acute kidney injury：Part1：definitions，conservative management and contrast-induced nephropathy. Nephrol Dial Transplant，2012，27（12）：4263-4272.

第21节 放射线损伤与保护

一、概念和有关数据

（一）与辐射相关的国际组织和国内监管机构

1. 国际原子能机构（International Atomic Energy Agency，IAEA） 是一个同联合国建立关系，由世界各国政府在原子能领域进行科学技术合作，同时兼管地区原子安全及测量检查的合作机构。在1954年12月第九届联合国大会通过决议，要求成立一个专门致力于和平利用原子能的国际机构。经过两年筹备，有82个国家参加的规约会议于1956年10月26日通过了国际原子能机构（简称“机构”）的《规约》。1957年7月29日，《规约》正式生效。同年10月，国际原子能机构召开首次全体会议，宣布机构正式成立。总部位于奥地利维也纳。组织机构包括大会、理事会和秘书处。

2. 国际放射防护委员会（International Commission on Radiological Protection，ICRP） 成立于1928年，当时名称是国际X射线和镭防护委员会，1950年重新改组，重新改名为现名称。ICRP由主委员会和4个常设委员会组成。

3. 联合国原子辐射效应科学委员会（United Nations Scientific Committee on the Effects of Atomic Radiation，UNSCEAR） 是联合国下属的一个委员会，1955年由联合国大会决定成立，为审议和评价电离辐射照射水平和健康危害的主要国际科学团体。

4. 中华人民共和国环境保护部 2008年，根据第十一届全国人民代表大会第一次会议批准的国务院机构改革方案和《国务院关于机构设置的通知》（国发200811号），设立环境保护部，是正部级部门，为国务院组成部门。环保部仍负责拟订并实施环境保护规划、政策和标准，组织编制环境功能区划，监督管理环境污染防治，协调解决重大环境保护问题，还有环境政策的制订和落实、法律的监督与执行、跨行政地区环境事务协调等任务。

（二）我国放射防护基本标准法规文件

《电离辐射防护与辐射源安全基本标准》（GB 18871—2002）

（三）辐射相关剂量单位

1. 入射体表剂量（entrance of surface dose，ESD） 在X射线诊断中，各部位、各种条件下的X线摄影是常见的检查。检测受检者入射体表投照部位中心的空气比释动能，可作为受检者ESD的参考。通常用包括反散射后空气中的吸收剂量表示，测量单位为毫戈瑞（mGy）。一般采用两大类方法来获取：一种是在人体或利用物理模体代替人体开展直接测量，测量常用的剂量计有热释光剂量元件或直读式各类剂量仪，另一种是基于摄影所用的相关参数，利用经验公式或蒙特卡罗模拟计算方法来计算得到。

2. 剂量面积乘积（dose-area products，DAP） DAP是指放射线束的横截面积与所致平均辐射剂量的乘积，在X线介入诊疗中作为X线血管造影机所输出总授与能量的一种量度指标，表示单位通常为μGy · m^2。DAP有助于检测引起患者随机性效应的剂量风险大小。

ESD与DAP的意义：许多X线造影设备不能实时监测ESD值，通常以透视时间用来反映ESD的水平。但是，投射时间仅仅是反映皮肤辐射伤害的一个粗略指标，其影响因素很多，如患者体表面积大小、透视剂量率、X线管球与患者之间的距离以及采集次数。DAP是辐射皮肤损伤的另外一个指标。据Chida等报道，受检者最大皮肤辐射剂量与DAP之间有良好相关性（$r = 0.724$），因此可以把DAP作为辐射皮肤损伤的一个参考指标。在实际临床工作中，ESD和DAP是进一步估算器官吸收剂量、全身有效剂量的依据，也是探索、改善受检者辐射防护的客观指标。目前，一般平板数字化血管造影系统大多都配置有辐射剂量测量装置。与每次辐射事件（透视或图像采集）相关数据被自动记录到检查协议（examination protocol），介入诊疗结束后以DICOM图像格式读取，记录数据包括管电压（kV）、管电流（mA）、ESD、DAP、投照角度、每一采集序列图像总帧数、累计透视时间、累计DAP、累计ESD。其中，累计DAP和累计ESD可作为对受检者及检查者潜在辐射危险的评估指标。

（四）我国成年人X线受检者辐射剂量指导水平

充分考虑受检者的适应证以及达到诊断治疗目的所需的图像质量标准的同时，合理调节照射野、滤线板、投照条件等，并在可行和适当时采用器官屏蔽措施，确保患者所受到的照射是达到预期诊断目标所需的最小照射，见表1-21-1。

（五）常规放射检查辐射剂量参考值与经皮冠状动脉介入治疗（PCI）等的比较

常规胸片检查一次受照射剂量为0.02 mSv（毫西弗特），可标记为一次胸部X线照射剂量，约等于大自然背景辐射剂量连续照射0.008年。而PCI术平均受照射剂量约为15（7～57）mSv，等价于胸部X线照射750次（350～2800），约等于大自然背景辐射剂量连续照射6.3年，诊断性冠脉造影所接受辐射剂量约为PCI术的一半。射频消融术所受辐射与PCI术相持平，但冠脉CTA同样达到了PCI术所受辐射剂量。辐射剂量最多的为扩张性慢性冠脉闭塞，为81（17～194）mSv，等价于4050（850～9600）次胸片，约为大自然背景辐射剂量照射33.7年，见表1-21-2。

表1-21-1 典型成年受检者常用X射线摄影剂量指导水平

检查部位	投照方位	每次摄影入射体表剂量/mGy
腰椎	AP	10
	LAT	30
	LSJ	40
腹部，胆囊造影，静脉尿路造影	AP	10
骨盆	AP	10
髋关节	AP	10
胸	PA	0.4
	LAT	1.5
胸椎	PA	7
	LAT	20
牙齿	牙根尖周	7
	AP	5
头颅	PA	5
	LAT	3

注：AP：前后位投照，LAT：侧位投照，LSJ：腰骶关节投照，PA：后前位投照。入射受检者体表剂量系空气中吸收剂量（包括反散射）。这些值是对通常片屏组合情况（相对速度200）；如对高速片屏组合（相对速度400～600），则表中数值应减少到1/3～1/2。

二、背景资料

心血管疾病是介入治疗应用最广泛的领域，大约60%的介入手术用于心血管疾病的介入治疗。自1929年Forssmann在自己身上实施人类首例心导管检查以来，导管介入治疗得到迅速发展，而第一例经皮冠状动脉腔内成形术（percutaneous transluminal coronary angioplasty，PTCA）应用于心血管疾病的介入治疗也已有30余年历史。内科介入治疗以创伤小、疗效快、患者痛苦轻、精度高的特点近年来被越来越多的患者所接受与认可。目前介入治疗已成为心血管疾病的有效、便捷的治疗方法，特别是冠状动脉球囊扩张和冠状动脉支架植入术广泛应用于临床，挽救了许多患者的生命，被认为是20世纪医学发展最重要的贡献之一。而随着介入器材的不断改进、新型器材的不断应用、介入术者经验的不断累积、基于循证医学的指南不断更新，以PTCA为基础的PCI术已拓宽到临床高危患者及复杂冠脉病变患者。

然而，大量研究表明，介入治疗对患者和介入医师都会造成一定的辐射损害，远比X线诊断检查或普通的外科操作造成的辐射损害大很多。因为介入治疗往往接受辐射的时间较长、拍片数量更多，且采用的设备辐射更大，尤其是在复杂血管病变中，损伤更加明显。

国内外大量研究发现，在PCI过程中患者和术者所接受的X线辐射剂量，与诸多因素有关，包括X线血管造影机参数、防护设备、防护管理、操作技术以及诸多临床因素。根据目前X线血管造影机和防护设备的发展，最主要的影响因素涉及防护管理、操作技术和临床因素。

防护管理流程，目前在国外基本成熟，包括医学伦理、术中辐射监测、术后辐射危险评估及处理。

操作技术主要包括透视时间、图像采集序列次数、桡或股动脉路径等。拟人体模（anthropomorphic phantom）试验证实投照角度与患者所接受辐射强度有关，可增加透视剂量面积乘积（fluoroscopic dose-area product，DAP），Kuon对PCI过程中不同投照角度［左前斜（LAO）＋足位（CAU）、LAO＋

表 1-21-2　常见心脏检查的标准参考剂量

诊疗方法	有效剂量（mSv）	相当于普通胸片次数（每次 0.02 mSv）	换算为自然本底辐射时间（年）
常规胸片			
胸部正位片	0.02	1	0.008
侵入性诊疗方法			
冠脉造影	7（2～16）	350（100～800）	2.9
经皮冠状动脉介入治疗（PCI）	15（7～57）	750（350～2800）	6.3
心脏射频消融术	15（7～57）	750（350～2800）	6.3
处理 CTO 病变	81（17～194）	4050（850～9600）	33.7
头部和（或）颈部血管造影	5（1～20）	250	2.1
肺动脉或主动脉胸腔血管造影	5（4～9）	250	2.1
腹部血管造影或主动脉造影	12（4～48）	600	5
主动脉瓣成形术	39	1950	16.2
血管内胸腹动脉瘤修复术	76～119	3800～5950	31.6～49.5
计算机断层成像（CT）			
冠状动脉 CTA（64 排）	15（3～32）	750（150～1600）	6.3
冠状动脉钙化 CT	3（1～12）	150（50～600）	1.2
核医学心脏病学			
PET F-18 FDG（氟代脱氧葡萄）	14	700	5.8
铊负荷 / 静息显影	41	2050	17
甲氧基异丁基异腈显影	9	450	3.7
铷 -82 显影	5	250	2.1
N-13 氨负荷 / 静息显影	3	150	1.25

头位（CRA）、右前斜（RAO）＋CAU、RAO＋CRA］之间辐射剂量的比较发现，在 LAO/60°＋CAU/20° 辐射剂量明显增加。

临床因素包括血管病变类型、冠脉迂曲程度、拟介入干预血管数量、患者体重指数（body mass index，BMI）及性别、术者操作数量程度等。

辐射设备本身参数、操作者技术和经验、防护措施和防护设备以及患者个体差异等因素，都对患者和介入医生所受到的辐射剂量产生较大的影响，上述因素造成的差异高达几倍甚至数十倍。所以，在介入治疗的发展过程中，介入设备和辐射防护的优化、介入医师的培训等各个方面都应全面重视。在我国，冠脉介入治疗近 10 年来每年以 20%～30% 的速度发展，于是造成了目前注重医疗目的而忽视辐射损伤防护最优化的现状，并由此引发了一系列的问题。

国际放射防护委员会（ICRP）指出，正确实施的介入治疗必须符合实践的正当性和防护的最优化两条原则。在决定行介入治疗前应充分评估患者接受该治疗的必要性，防止不合理介入治疗的泛滥。因为介入治疗相较于放射检查时间更长、拍照次数更多，如何在保证手术质量的情况下，正确评估患者术中所受的辐射剂量，进行有效的辐射防护，目前已成为临床医师和辐射防护人员所面临的问题。目前国内已有相关措施对介入医师及操作者进行防护，但对患者的防护仍未引起足够重视。尤其是对左主干病变、完全闭塞病变、分叉病变、多支病变等患者，累积的辐射剂量可能会产生急性有害效应。虽然介入医师或操作者有防护措施的保护，但长期的职业暴露造成的辐射累积效应仍不容忽视。另外，介入医师的培训过程往往更重视业务内容的提高，辐射防护意识却经常被淡化，而介入医师或操作者在日常介入治疗过程中的辐射剂量监测也没有引起足够的重视。

辐射损伤效应可分为确定性效应和随机性效应。确定性效应的产生和严重程度取决于吸收剂量。一般采用ESD来定量描述。确定性效应最常见的是皮肤、晶状体的损伤。而随机性效应的主要表现则为致癌和遗传效应，通常用有效剂量（ED）来定量描述。目前，降低介入医师和患者所受辐射损伤的方法主要有两方面：一方面是提高介入技术以减少辐射时间和接受剂量，另一方面则是发展更新介入成像设备和采取防护措施，降低接触到的辐射剂量。

三、PCI辐射损伤

（一）辐射对皮肤、眼晶体反应的潜在作用

皮肤通常是电离辐射进入机体的必经之路，电离辐射的不同累积剂量会造成不同程度及表现的皮肤损伤。在早期，无论是患者还是介入医师，当皮肤暴露累积剂量大于2 Gy后的数小时就会出现短暂性红斑，大约在10天左右会出现血管渗透性的改变，进而引起基底细胞水肿、变性以及炎症反应。约3～5周会出现皮肤上皮细胞的发育不全，在干性脱皮中可见角化过度症。表皮和角质层则是呈湿性脱皮的特征。大约受辐射后26周左右，表皮开始萎缩、变薄，血管扩张，甚至可能会发生凋亡。临床上表皮变薄多以皮下硬结为特征，进一步可发展为表皮纤维化。

皮肤对X线急性反应的敏感度从大到小依次为：颈前部、肘前、腋窝处、末端屈肌表面、胸部、腹部、面部、背部、末端伸肌表面、颈项、头皮、掌跖。头皮毛囊最敏感。糖尿病和甲状腺功能亢进症（甲亢）可增加皮肤对X线的反应。除X线照射时间外，患者BMI也与皮肤接受的X线剂量密切相关，患者BMI越大，PCI中皮肤接受的X线剂量越大，更容易出现放射性皮肤损伤。另外，皮肤对X线的敏感度随各种化疗药物的应用而增加，如放线菌素D、阿霉素、博来霉素、52氟尿嘧啶、甲氨蝶呤。

患者接受X线照射后到出现皮肤症状的时间各不相同，绝大多数在X线照射后2周至3个月之间发生，也有1天之内出现疼痛或3年后出现坏死的情况。根据累积剂量以及时间，将X线对皮肤的损伤分为以下几个时期，其表现特点如下：

A1期：单次入射剂量为0～2 Gy之间，在瞬间、早期、中期以及后期均观察不到皮肤异常。

A2期：单次入射剂量为2～5 Gy之间，在瞬间出现短暂性红斑，早期出现毛发脱落，中期开始逐渐恢复，后期则观察不到皮肤异常。

B期：单次入射剂量为5～10 Gy之间，在瞬间出现短暂性红斑，早期会出现红斑和毛发脱落，中期开始恢复，但是剂量如果高的话会出现永久性毛发脱落，后期会恢复过来，但剂量稍高会出现皮肤萎缩或硬结。

C期：单次入射剂量为5～10 Gy之间，在瞬间出现短暂性红斑，早期还会有红斑存在，会出现脱发，皮肤干燥，但也有恢复过程。中期会出现持续性红斑，永久性毛发脱落。后期出现毛细血管扩张，皮肤萎缩或硬结。皮肤看起来比较虚弱无力。

D期，单次入射剂量大于15 Gy，瞬间会出现暂时性红斑，高剂量照射后，会出现急性期水肿和溃疡。需要长期的介入手术治疗，早期会出现红斑和毛发脱落，皮肤脱落；中期出现皮肤萎缩，恢复不佳引起二次溃疡，需手术介入治疗；更高剂量会导致需手术治疗的皮肤坏疽。长期出现毛细血管扩张，皮肤萎缩或硬结。皮肤损伤可能会持续进展，感染越来越深，需手术治疗。

眼部组织中晶状体对X线最敏感。放射线照射可引起晶状体变性、混浊。除了对晶状体的直接作用，辐射还可以通过对血管系统的调节来影响晶状体功能。一次高剂量或多次辐射才会造成晶状体混浊，且在过了潜伏期以后才表现得比较明显。明显的混浊甚至会发展成为白内障，造成视功能下降。约有50%～70%的晶状体透明度下降与晶状体表面物质改变有关，其余则与晶状体深核部分有关，后极性白内障就是由于蛋白或深部膜系统病变导致反射成像系统受影响而引起的。而这些改变都可能受到电离辐射的影响。晶状体改变发生率和严重程度与操作者年龄、从事放射工作时间以及累计剂量呈正相关。研究表明，对于眼睛来说0.15 Gy已经是其所能承受的最大暴露剂量。当达到辐射剂量阈值时，会对晶状体具有促炎症反应或杀细胞作用，单次辐射达到2 Gy或累积剂量达到5 Gy就会引发白内障。还有研究表明，单次辐射达到0.2 Gy时也会出现白内障。

PCI 后辐射损伤见图 1-21-2。

（二）介入医师辐射损伤

近年来，已报道的介入医师基底细胞癌发病率逐渐上升，不得不引起业内人士的重视。心脏病学介入专家接触电离辐射（IR）的职业病危害被称为“难以忽视的真相”（图 1-21-3）。到现在为止，大部分心脏病学介入专家都认为传统的辐射防护系统可以为身体提供充分的保护而忽略了手术过程中散射辐射暴露。然而，在复杂的手术过程中，介入操作者都暴露于相对高剂量的 IR 水平，通过散射辐射，身体无保护的部位经常与 IR 发生直接接触，传统的 0.5 毫米铅当量的围裙并不能给予介入医师完整的全身防护，从图 1-21-3 可以看出，一些防护服无法保护到的受辐射部位发生基底细胞癌的概率较高。目前，有关这个人群的辐射暴露研究尚缺乏足够多的病例报道来帮助研究者得出实质性结论，因此，介入医师的 IR 风险仍然没有被大多数人所重视。

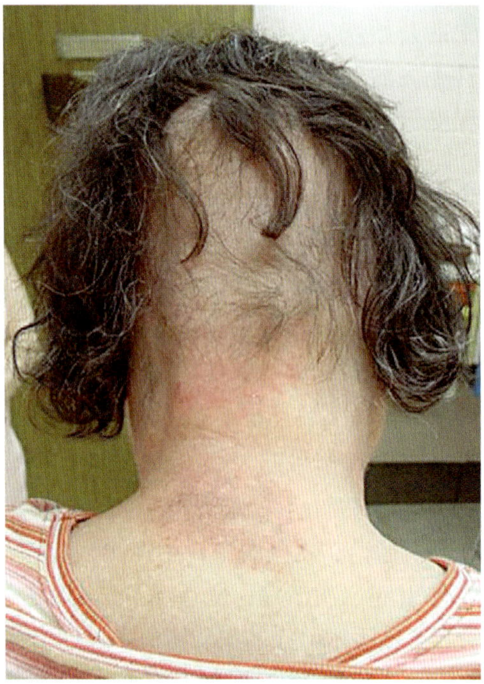

图 1-21-1 一位 60 岁女性因急性卒中成功接受神经介入术后的辐射损伤，投射时间超过 70 分钟，全程共透射显像 43 次。注意头发的脱落和颈部皮肤损伤而不是头皮损伤。这种情况下无法评估剂量的多少

随着不断有新的流行病学研究报告出现，介入医师暴露于 IR 辐射的风险变得更明显。表 1-21-3 为一名介入医师记录自己从 2005 年到 2009 年之间出现辐射诱导的基底细胞癌的位置及次数，最多的部位是左小腿，因为靠近 C 臂，且防护较为薄弱，其余依次为右小腿、后中部、左下肢、左前臂和太阳穴等位置。越来越多研究提示，基底细胞癌已成为介入医师的职业病之一，且发病率呈逐年上升的趋势。

四、PCI 辐射影响因素

（一）PCI 不同靶血管入射皮肤剂量与最大皮肤剂量的关系

在一个 194 例 PCI 单支血管病变回顾性研究

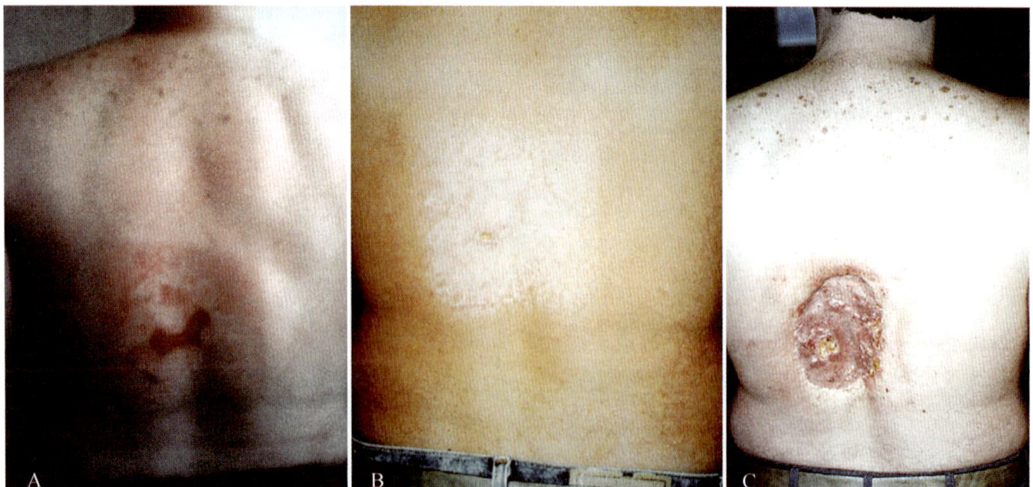

图 1-21-2 一位 40 岁男性经历多次冠脉造影和血管成形术后的辐射损伤。照片显示的是辐射损伤随时间发展的过程。这些照片提供了损伤与射线暴露相关的直观资料。**A.** 暴露后 6 ～ 8 周，出现了持续的伴有中心区暗紫色的红斑，提示存在缺血；**B.** 暴露后 16 ～ 21 周，可见皮肤褪色，且伴有中心区的坏疽；**C.** 暴露后 18 ～ 21 个月，可见深部坏疽且伴有边缘萎缩

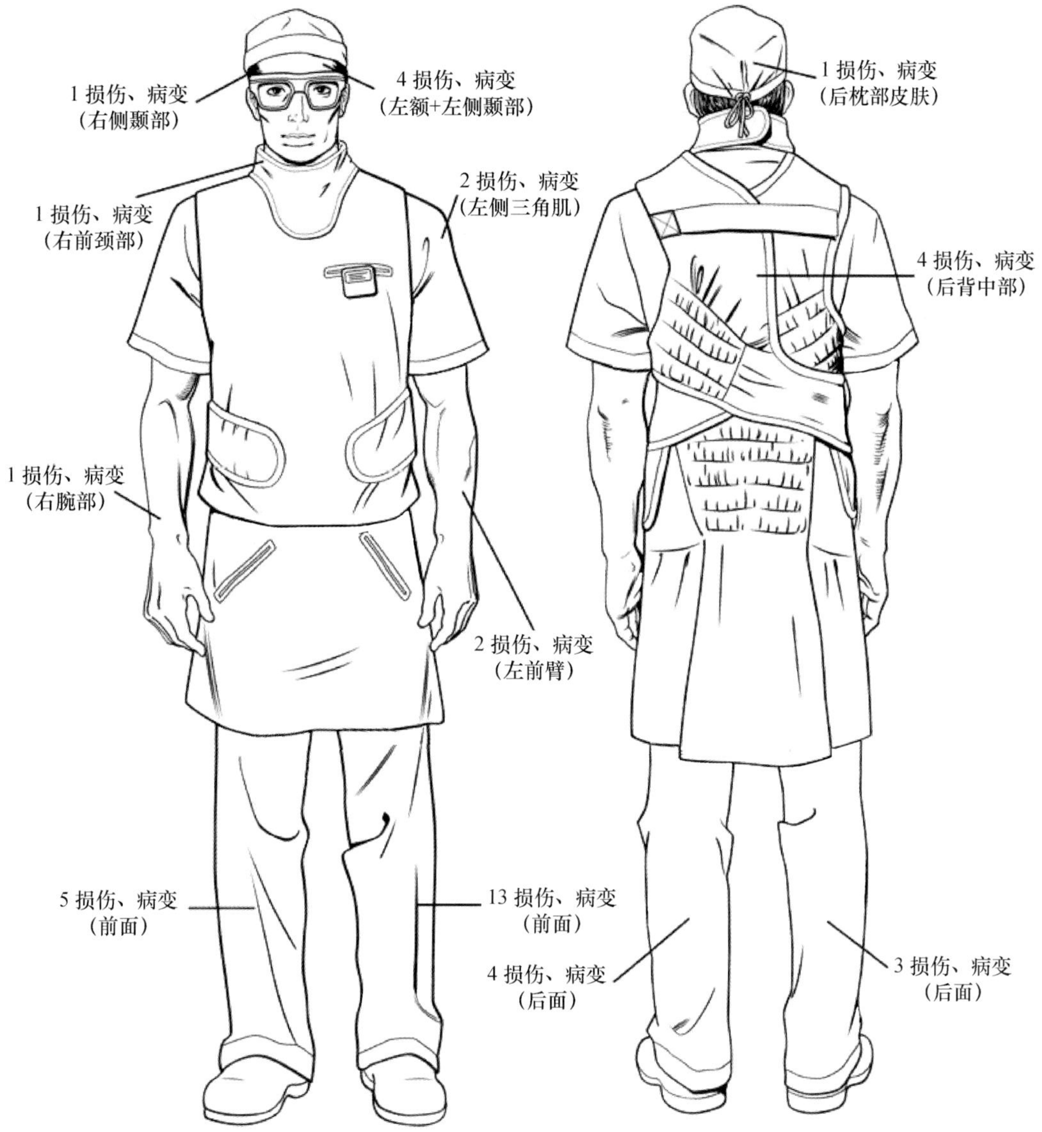

图 1-21-3 传统放射防护下多发性基底细胞癌的分布示意图

表 1-21-3 已报道的该介入医师的基底细胞癌发病次数及部位

年份	部位	例数
2005	左下肢，前胫前	4
2005—2008	后中部	4
	右下肢	3
2009	左小腿	13
	右小腿	5
	左右前臂	3
	左右三角肌	2
	左前臂和太阳穴	4
	后头皮	1
	右前臂	1
	右前颈	1
	总共	41

中，根据 AHA 指南冠脉病变 SYNTAX 评分体系将 PCI 的靶血管分为 1 ～ 3、4、5 ～ 10 和 11 ～ 15 共 4 个组，排除了性别、年龄、体重等因素的影响后，最终测得各组最大皮肤剂量分别占入射皮肤剂量的 48%、52%、50% 和 52%。PCI 过程中的入射皮肤剂量与最大皮肤剂量具有明显的相关性（在 1 ～ 3、4、5 ～ 10 和 11 ～ 15 四个组，r 分别为 0.894、0.935、0.859 和 0.898；$P < 0.001$）（表 1-21-4）。所以，对于每个靶血管的 PCI 来说，最大皮肤剂量约占入射皮肤剂量的 50%。可以通过监测最大皮肤剂量在一定程度上来衡量 PCI 过程中的辐射水平。

表 1-21-4　PCI 不同靶血管入射皮肤剂量与最大皮肤剂量的关系

变量	总量	靶血管 PCI（AHA 分组）剂量			
		5～10	11～15	1～3	4
N	194	69	70	36	19
总入射皮肤剂量（总 ESD，mGy）	2885±2049	2674±1750	3075±2070	3144±2499	2460±2064
最大皮肤剂量（MSD，mGy）	1460±992	1338±953	1609±1011	1499±1044	1285±948
剂量面积乘积（DAP，$cGy\times cm^2$）	15607±10676	15843±10547	15146±9540	15737±11031	16206±14657
r（总 ESD 对 MSD）[a]	0.885	0.859	0.898	0.894	0.935
r（总 ESD 对 DAP）[a]	0.867	0.833	0.881	0.922	0.989

[a] 表示 $P < 0.0001$

（二）PCI 不同动脉入路对术者辐射剂量的影响

随着介入技术和器材的发展更新，经桡动脉入路行冠脉介入越来越多地被使用，因其创伤小、外周血管并发症少，且成功率较高。但桡动脉入路可能增加操作者及患者的辐射暴露的风险却未被重视。有研究发现，在两组造影途径的患者体重、胸部体厚、透视时间和曝光帧数没有明显差异的情况下，桡动脉入路组患者仅行冠脉造影时，操作者累计剂量比股动脉组高 80% 以上，造影后行 PCI 的话也比股动脉组高出 40% 左右。而对于患者，桡动脉入路的累计剂量也明显高于股动脉入路（造影和 PCI 分别高出 65.8% 和 28.2%）。

即使在使用特殊保护装备的情况下，桡动脉入路仍然增加了操作者的辐射暴露，介入专家的健康问题日益严重。桡动脉入路适应证应该根据当前研究尽快重新审议。而且不管是冠脉造影还是 PCI，操作者辐射暴露和患者辐射暴露在桡动脉入路和股动脉入路都呈现明显的相关性。

五、PCI 辐射管理

（一）患者安全流程

2009 年开始实施的一个放射患者辐射安全方案，将介入术中患者安全工作流程分为术前、术中和术后三个阶段。主要有以下三方面内容：①术前评估与咨询服务。该方案给予接受介入手术的患者提供额外的技术辅导，使他们更好地了解确定性增加的风险，并进行额外的风险评估。②术中实时监测突发事件、累计剂量（CD）并告知介入医师，根据 CD 调整剂量，确定继续或停止手术。③术后根据手术中 CD、DAP、总透射时间及造影次数等数据参数来进行 CT 三维重建，并给予患者术后随访指导。这一方案实施起来比较简单，只需要很少的基础设施和资源，并且可以应用到大多数介入手术和操作当中，有效提高介入医师及操作者对整个介入流程的实时了解，降低介入辐射损伤。

1. 术前评估与咨询服务　介入手术前一天，患者在介入放射门诊进行评估，对患者进行充分的相关知识教育，回答患者或家属提出的任何问题，并取得知情同意。在评估期间，要筛选以确定患者是否计划接受辐射诱导皮肤损伤增高的风险，以及他们最近是否接受过其他透视引导的介入治疗。RAD-IR 等研究发现，下述程序都会使皮肤损伤的危险性增高：任何栓塞介入、胆道引流、经颈静脉肝内门体分流安置，以及球囊血管成形术或支架植入术。

接受任何介入治疗的患者都会获得额外的咨询服务以使他们更好地了解确定性风险的增高，并且会给予额外的风险评估。近期接受过透视引导下介入检查的患者要检验有无辐射诱导的皮肤改变。

2. 术中监测　为了使接受介入治疗患者的辐射安全计划取得成功，团队成员必须在整个过程中相互交流。例如，在所有透视引导的介入治疗过程中，技术人员持续监视 CD，即在介入基准点累积的空气比释动能，当达到 CD 的阈值时（例如：2 Gy 或 3 Gy），应该告知主治介入医师。然后技术专家和主治医生进行讨论，对各种选择进行评估，来确定是否继续或终止介入，以及是否减少剂量。为方便技术专家进行剂量监测，应将关键 CD 阈值的表格以及剂量数据的计算说明书张贴在放射介入控制台旁边。

3. 术后文档与咨询　一旦介入治疗完成后，技术专家将下面的数据手动录入到放射信息记录系统：CD、DAP、总透视时间以及用于重建 CT 图像的血管造影影像。因为旋转血管造影引起皮肤剂量分散到较大面积，所以调整后的累计剂量（CD_{adj}）计算公式为：CD_{adj} = CD－200 mGy× 血管造影影像的数目。

介入放射学会和国际辐射防护委员会推荐了一个程序：一旦 CD_{adj} 超过 3 Gy，应详细收集系统中的剂量信息；技师告知助理医生或主治医师，然后他们为患者和家属提供咨询，评估辐射的确定性效应，提供额外的必要信息并回答任何有关症状的问题。1 个月内，所有患者均通过电话联系进行后续的预约诊疗及问题解答，并记录在其病历中。

每隔一定时间，放射科信息系统要由医学物理学家进行质检，建立图表来监测介入特异的辐射剂量的发展趋势，并阐明不同医生所引起的差异。通过数字成像和通信医学设备，以及先进的医学软件，可实现辐射剂量自动化的数据收集过程并得出简化的结构化报告，最终形成一套介入治疗与监测的现代化、规范化流程（图 1-21-4）。

（二）职业人员每年辐射剂量限制

国际放射防护委员会在 1990 的建议书中对于人员的防护及身体不同部位每年剂量限值都提出了标准，分别是眼晶状体不超过 150 mGy，皮肤、手和脚的最大剂量不超过 500 mGy，即介入操作人员的最大工作负荷剂量不超过上述限值（表 1-21-5）。

表 1-21-5　建议的每年职业暴露剂量限值

身体部位	剂量限制（mGy）
眼晶状体	150
皮肤	500
手和脚	500

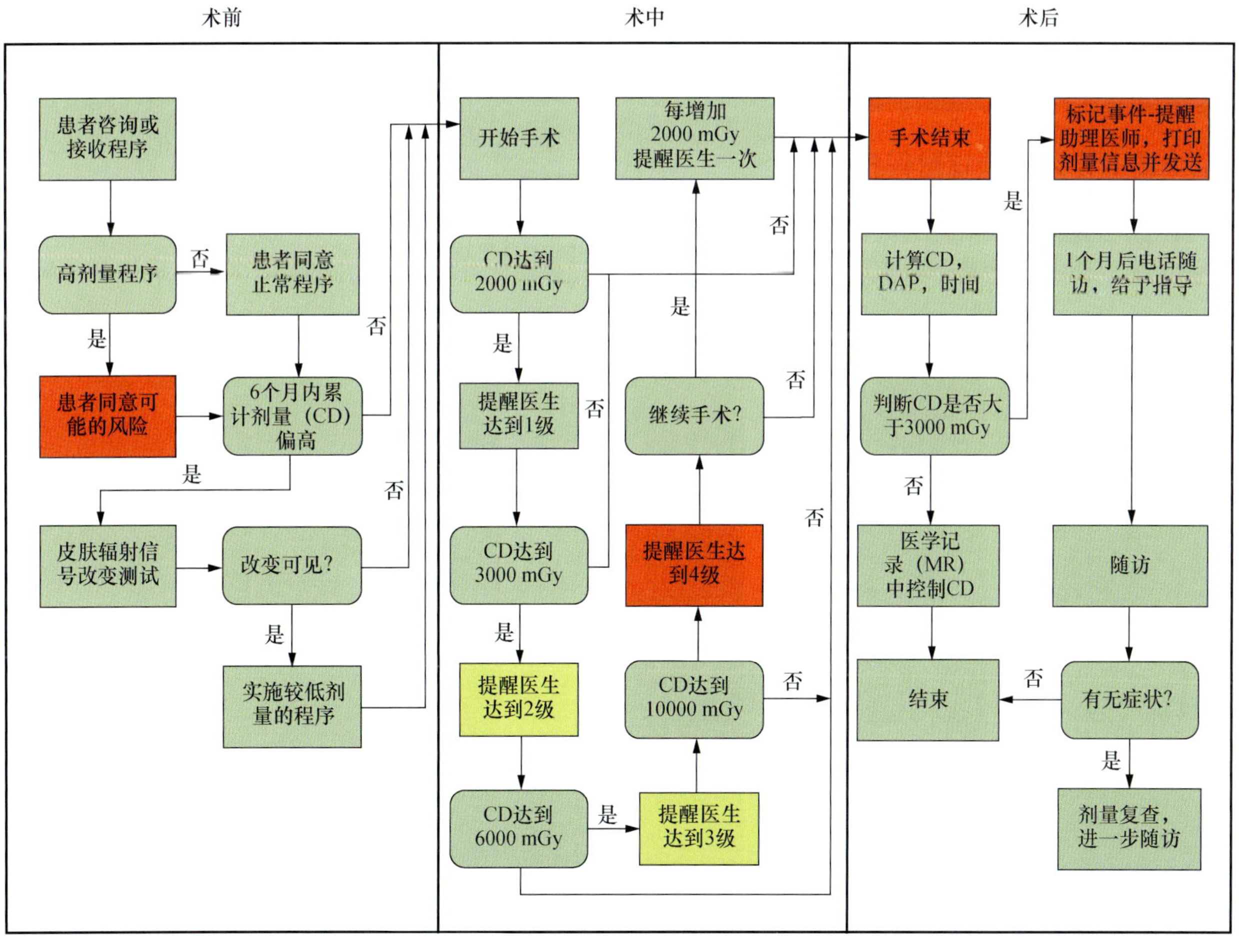

图 1-21-4　介入手术安全流程

（三）患者介入辐射剂量管理

患者辐射需全程实时监测，要求技师、护士或者其他人员要有责任心，要遵循法律或政策的规章制度。辐射实时监测的可行性需要做到以下几点：①对于单次透射估算皮肤峰值剂量达到2000 mGy时，操作者应该被及时告知，以后每隔500 mGy就需要提醒一次。②对于具备空气比释动能（kerma）控制能力的，最初提示剂量可设定为3000 mGy，以后每1000 mGy提醒一次。这种规则相当于起始提示皮肤峰值剂量约为1800 mGy，增量为每次500 mGy。③对于具备监测比释动能面积乘积能力的单位，需提示的水平可根据过程中患者皮肤受X线照射区域的大小来确定。当使用100 cm^2面积时，起始报告剂量即为300 Gy/cm^2，后续增量为100 Gy/cm^2，这种规则相当于起始提示皮肤峰值剂量约为1800 mGy，增量为每次500 mGy。④对于仅能监测透射时间的单位，应该在总透射时间达到30分钟时提示操作者，然后每隔不超过15分钟提醒一次。如果透射次数较多、成像数量多，提示间隔时间应该相对应减少。然而，因为透射时间与其他监测指标的相关性较弱，所以应该慎用透射时间来监测患者的辐射剂量。

（四）介入医师辐射保护

减少患者辐射剂量将会成比例地减少对操作者的散射。因此，这是个双赢的局面，患者和操作人员都受益。有以下几方面措施：

1. 透视时间最小化　透视应该仅仅用来观察运动的物体或结构。回顾过去的图像并保持图像，来研究、使用或者教学，而不是进行额外的透射暴露。如果可能，使用透视循环记录来回顾动态过程（图1-21-5）。使用短期透射来代替连续操作。为了确定或调整叶片位置的透视可以通过使用准直器来消除掉。

2. 透视显像次数最小化　对于数字减影血管造影，使用定做的可变帧频检查来代替恒定的帧率。如果图像质量足够好，可以用存储透视循环代替光谱采集。

3. 使用可行的可降低患者剂量的技术　可行的降低患者剂量的技术包括低透视剂量率设置，低帧率脉冲透视，去除防散射网格，光谱光束过滤，和增加X线光谱能量。改进透视图像处理技术，可以补偿减少曝光量所带来的图像质量下降。导管因为射线穿不透而更容易看见。儿童和一些体型较小的成年人可以不使用防散射网格。这个技术是以降低图像质量为代价来减少辐射剂量的。

4. 改进几何成像链　患者要尽可能远离X线管，图像接收器要尽可能离患者近。

5. 使用准直器　轻轻调节准直器叶片至目标位置。牢固的准直器可以通过降低散射来减少患者剂量、改善图像质量。

6. 使用所有可用的信息来安排介入手术　如有必要，可使用磁共振成像、CT来确定相关解剖

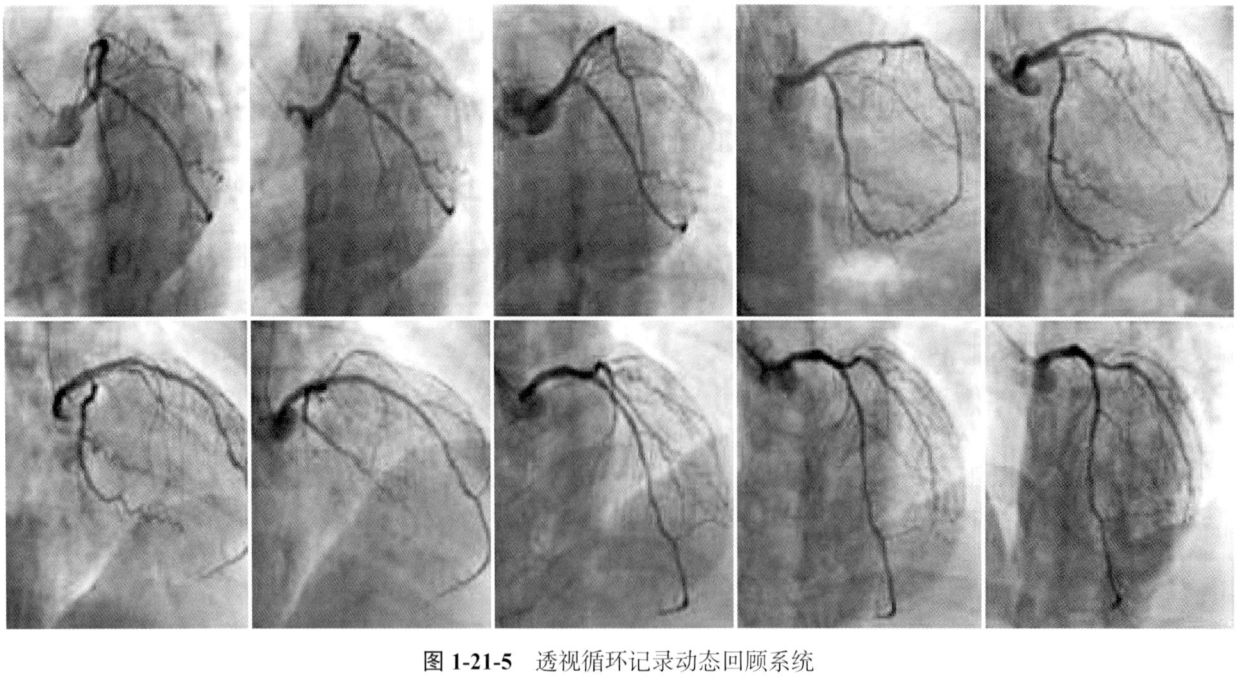

图1-21-5　透视循环记录动态回顾系统

和病理情况从而规划介入手术。

7. 将自己定位在低散射区域　尽可能远离 X 射线光束。记住逆平方定律，使用管道扩展器或持针器，使操作者的手远离暴露场。

8. 使用防护屏蔽（图 1-21-6）　执行 X 线透视引导的介入治疗时，应该穿个人防护围裙，戴甲状腺盾。吊顶式屏蔽层可显著减少其他未受保护的部位的辐射剂量，尤其是头和颈部。另外，建议戴含铅眼镜。桌子下的屏蔽可显著减少下肢的辐射剂量。

9. 使用适当的透视成像设备，优化透视成像系统　比如在介入手术中，使用带有床下球管机的 C 型臂，以代替床上球管机（图 1-21-7）。研究表明，使用床下球管机后，操作者的眼睛、头部、颈部的辐射剂量可大幅减少。

10. 获取适当的培训　如国际原子能机构制作的免费培训程序，网上可以下载，这是一个很好的自我评价工具，可以让操作者对辐射安全操作规范有大致了解。应该多使用医疗模拟器进行练习，保证操作者能彻底熟悉操作特定的透视设备。

11. 佩戴个人辐射剂量监测器，了解自己的剂量　每个介入医师都需要知道自己的职业暴露剂量，以确保个人工作安全。只有一直正确地佩戴个人辐射剂量监测器，才能准确地知道自己的辐射剂量（图 1-21-8）。目前，介入医师剂量监测也已成为学者们的研究热点。

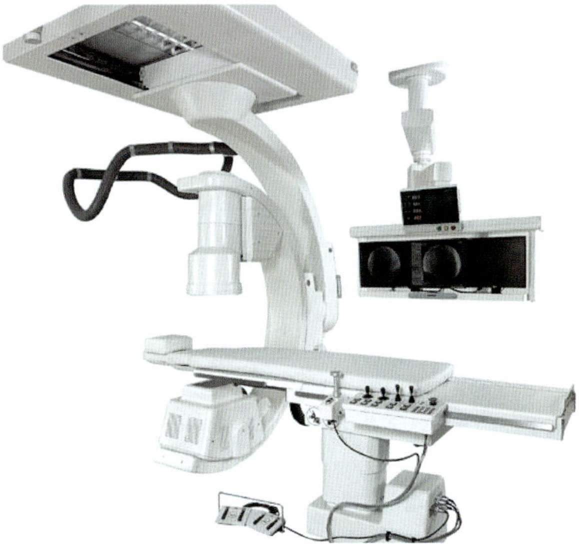

图 1-21-7　先进的透射设备

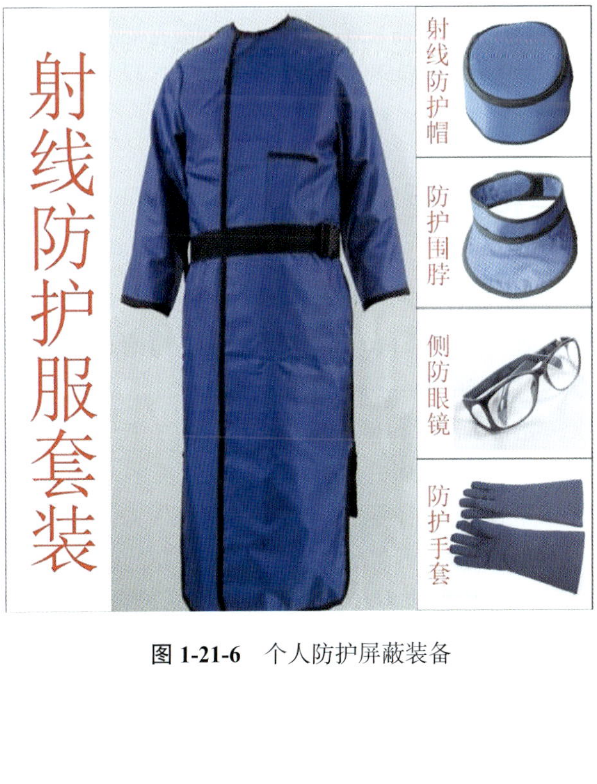

图 1-21-6　个人防护屏蔽装备

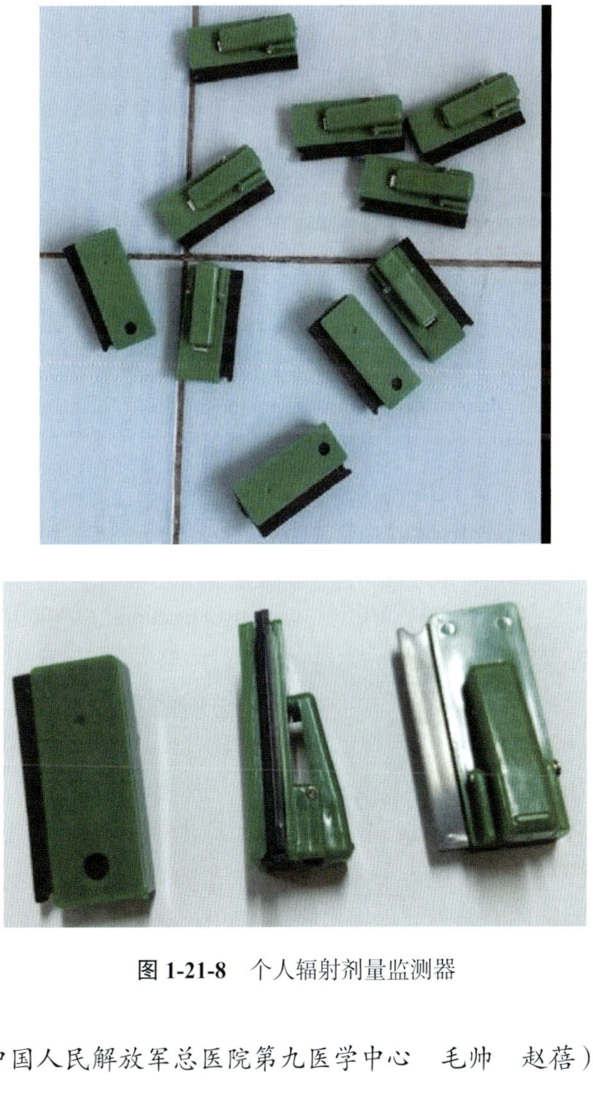

图 1-21-8　个人辐射剂量监测器

（中国人民解放军总医院第九医学中心　毛帅　赵蓓）

参考文献

[1] 中华人民共和国国家质量监督检验检疫总局 . 电离辐射防护与辐射源安全基本标准 . GB 18871-2002.

[2] Kuon E，Glaser C，Dahm JB，et al. Effective techniques for reduction of radiation dosage to patients undergoing invasive cardiac procedures. Br J Radiol，2003，76（906）：406-413.

[3] Suzuki S，Furui S. Factors affecting the patient's skin dose during percutaneous coronary intervention for chronic total occlusion. Circ J，2007，71（2）：229-233.

[4] Picano E，Vano E. The radiation issue in cardiology：the time for action is now. Cardiovasc Ultrasound，2011. 9：35.

[5] Steele JR，Jones AK，Ninan EP，et al. Quality initiatives：Establishing an interventional radiology patient radiation safety program. Radiographics，2012，32（1）：277-287.

[6] Valentin J. Avoidance of radiation injuries from medical interventional procedures. Ann ICRP，2000，30（2）：7-67.

[7] Chida K，Kagaya Y，Saito H，et al. Total entrance skin dose：an effective indicator of maximum radiation dose to the skin during percutaneous coronary intervention. AJR Am J Roentgenol，2007，189（4）：W224-227.

[8] Lo TS，Zaman AG，Stables R，et al. Comparison of operator radiation exposure with optimized radiation protection devices during coronary angiograms and ad hoc percutaneous coronary interventions by radial and femoral routes. Eur Heart J，2008，29（17）：2180.

[9] Stecker MS，Balter S，Towbin RB，et al. Guidelines for patient radiation dose management. J Vasc Interv Radiol，2009，20（7 Suppl）：S263-273.

[10] Klein LW，Miller DL，Balter S，et al. Occupational health hazards in the interventional laboratory：time for a safer environment. Radiology，2009，20（2）：147-152.

[11] Miller DL，Balter S，Schueler BA，et al. Clinical radiation management for fluoroscopically guided interventional procedures. Radiology，2010，257（2）：321-332.

[12] Balter S，Hopewell JW，Miller DL，et al. Fluoroscopically guided interventional procedures：a review of radiation effects on patients' skin and hair. Radiology，2010，254（2）：326-341.

[13] Miller DL，Vañó E，Bartal G，et al.Occupational radiation protection in interventional radiology：a joint guideline of the Cardiovascular and Interventional Radiology Society of Europe and the Society of Interventional Radiology. J Vasc Interv Radiol，2010，21（5）：607-615.

[14] Eagan JT，Jones CT. Cutaneous cancers in an interventional cardiologist：a cautionary tale. J Interv Cardiol，2011，24（1）：49-55.

[15] Hricak H，Brenner DJ，Adelstein SJ，et al. Managing radiation use in medical imaging：a multifaceted challenge. Radiology，2011，258（3）：889-905.

[16] Efstathopoulos EP，Pantos I，Andreou M，et al. Occupational radiation doses to the extremities and the eyes in interventional radiology and cardiology procedures. Br J Radiol，2011，84（997）：70-77.

[17] Steele JR，Jones AK，Ninan EP，et al. Quality initiatives：Establishing an interventional radiology patient radiation safety program. Radiographics，2012，32（1）：277-87.

第 22 节　血管迷走神经反射

血管迷走神经反射（vasovagal reactions，VVR），亦称 Bezold-Jarish 反射，常发生于外科手术椎管内麻醉、采血和心脑血管疾病介入术中及术后，甚至新型冠状病毒（COVID-19）疫苗接种后 10 ～ 40 分钟，具有起病突然、进展迅速的特点，若不能尽早发现和妥善处理，可出现显著心率减慢、休克，甚至晕厥等危及生命的情况。本节主要阐述心血管介入手术相关 VVR。

一、VVR 定义

VVR 是指在机械牵拉、压迫、疼痛、恐惧等各种刺激因素作用下，外周血管强烈舒张导致回心血量急剧下降，以面色苍白、全身冷汗、恶心呕吐、视物模糊、意识丧失为临床表现的现象，是心血管介入术中和术后较为常见但危险性较高的并发症之一，心血管介入手术和经股动脉路径的脑血管介入手术相关 VVR 发病率为 0.2% ～ 10.4% 不等，发生 VVR 患者的临床特点包括：高龄患者发生率高于青中年，股动脉入路发生率高于桡动脉路径，支架植入或球囊扩张发生率高于单纯造影。尽管近些年经桡动脉入路的普及率显著提高，VVR 发生率较前明显减少，积极处理后预后良好，并不会增加冠脉介入术后心血管事件发生率，但是鉴于其进展迅速、危险性高，若不能及时发现并正确处理则显著增加不良事件发生率的特点，仍是冠脉介入手术不容忽视的并发症。

二、发生机制

人体循环系统发育于内胚层，交感神经和迷走神经在心血管功能的调节中发挥重要作用，全身组织器官的血管收缩和舒张活动亦受血管壁上丰富的交感缩血管纤维和迷走神经的相互控制，调节全身血容量的合理分布，其中动脉管壁分布的交感缩血管纤维密度高于静脉，微动脉的密度最高。当交感缩血管纤维紧张性增强时，血管平滑肌收缩性亦增强，血管阻力增加，血压升高；反之，血管阻力降低，血压下降。副交感神经纤维兴奋性增强时，血管舒张，回心血量减少，血压降低。在心房壁、心室壁和肺循环大血管壁分布着心肺感受器，其传入神经纤维走行于迷走神经干内，当心腔和肺动脉内压力升高或血容量增加时，心肺感受器接收刺激信号，迷走神经紧张性加强，交感神经活性减弱，导致心率减慢，心输出量减少，外周血管阻力降低，血压下降。与颈动脉窦、主动脉弓压力感受器不同，心肺感受器感知循环系统低压力的变化，窦弓感受器感知高压力的变化。心肺感受器不仅感知血容量或压力波动，而且感知部分化学物质的浓度变化，比如前列腺素、缓激肽。心肺感受器除了通过迷走神经发挥调节作用之外，还能通过激素调节发挥效应，比如，心肺感受器的传入冲动可抑制血管升压素的释放，导致肾脏排水增多。

VVR 的发生机制尚未完全阐明，目前认为主要由于交感神经和迷走神经的调节功能障碍所致。当疼痛、焦虑、恐惧等刺激因素的信号传至患者皮质中枢和下丘脑，交感神经兴奋性增强，儿茶酚胺释放增多，引发血管收缩、心率加快，心室过度收缩，进而刺激心肺感受器和颈动脉压力感受器，中枢神经系统接收到错误信号，继而下调交感神经活性，提高迷走神经活性，使得内脏器官和肌肉小血管反射性扩张，外周阻力下降，回心血量减少，血压骤降，心率减慢，甚至发生休克。另外，导管和介入器械直接刺激心脏大血管和心室，激活心肺感受器，也会诱发 VVR。

三、发生时机

VVR 可以发生在心血管介入手术的任何阶段，包括穿刺动脉置入鞘管的过程中，导丝、球囊、支架进出血管和手术结束拔出鞘管时以及拔管后 15 分钟以内，以拔出鞘管时最常见，亦称“拔管综合征”，极少数患者出现迟发性 VVR，发生在鞘管拔除 30 分钟后，若患者没有陪护或医护人员未能及时发现，可导致严重后果。

四、主要临床表现

当患者发生 VVR，最初出现精神委靡、呵欠连天等表现，随即出现面色苍白、大汗淋漓、恶心呕吐、胸闷等，继而呼吸心率减慢、血压显著下降，严重时目光呆滞、意识模糊，甚至晕厥、死亡。上述症状最快可在 30 秒内发生。根据发病时的主要表现，将 VVR 分为三类：①血管抑制型：以血压下降为主，可迅速下降至 90/60 mmHg 以下或较基线下降 30% 以上，甚至以休克为首发症状。②心脏抑制型：心率显著减慢，心电监护提示：房室传导阻滞、交界性或室性逸搏心律，甚至出现窦性停搏。③混合型：最常见。表现为全身大汗、面色苍白、打哈欠，严重时患者出现意识模糊或昏迷、心搏骤停；心电监护提示：心率减慢、血压下降，甚至测不出。

值得关注的是，若介入术中出现心率减慢、面色苍白、恶心呕吐等迷走神经张力增高的表现，不能排除低血糖反应和造影剂过敏，前者通过急查指尖血糖可明确诊断，后者除有迷走神经张力增高的表现之外，多伴有皮疹、皮肤瘙痒等过敏表现，两者有一个共同的临床表现即心率偏快，这与 VVR 显著不同，可资鉴别。若患者术中出现低血压，VVR 和急性心包积液是最常见的两个原因，但多数急性心包积液患者表现为心率增快，X 线透视可帮助鉴别。VVR 患者除了心影搏动减慢减弱之外，并无其他显著异常，可通过静脉注射抗胆碱类药物（阿托品或山莨菪碱）或多巴胺，快速缓解症状。发生急性心包积液的患者，X 线透视下心影明显扩大，心影外周搏动明显减弱或无搏动，心影内搏动较强，心影内侧观察到透亮环。

五、紧急处理

当发生 VVR 时，立即将患者平卧，头偏向一侧，避免恶心呕吐时出现误吸，也可采用头低足高位，增加回心血量。予患者吸氧，加快补液速度，必要时增加静脉通道，扩充血容量；若在术中发生，可经介入鞘管快速补充血容量，同时嘱患者用胸部力量用力咳嗽，通过咳嗽增加冠脉内灌注，以减轻因心率缓慢和血压降低导致的冠脉灌注压显著下降所带来的后续并发症。若患者表现为心脏抑制型，静脉注射阿托品 0.5 ～ 1 mg，观察效果，若 1 ～ 2 分钟患者心率仍无明显增快，可再次追加 0.5 ～ 1 mg。若患者为血管抑制型，即刻静脉注射多巴胺 3 ～ 10 mg，必要时追加同样剂量，如血压仍不稳定，可通过静脉持续滴注或注射泵持续泵入，必要时注射肾上腺素。经过上述措施处理后，若仍不能恢复，可植入主动脉内球囊反搏或临时起搏器。

六、预防措施

（一）尽早识别高危人群

包括高龄、前列腺增生、既往发作史、昏厥史或缓慢性心律失常者、预期介入手术时间长、造影剂用量大和空腹时间长的患者，必要时植入临时起搏器或预注射阿托品，但会增加患者口干、尿潴留的发生风险。

（二）术前充分沟通

术前谈话时充分告知患者手术过程、术中疼痛及可能存在的风险，增加患者对手术的认识，缓解患者的焦虑恐惧。研究显示：禁食时间过长是 VVR 发生风险的独立预测因子。因此，1999 年美国麻醉医师协会修订了术前禁食指南，发布了术前禁食的推荐策略：无误吸危险因素的成年患者可在择期手术前 2 小时进食流质，术前 6 小时食用清淡早餐，比如茶和面包，术前 8 小时正常进食。对于接台手术的患者，若未能按照预期进入手术室，需及时通知患者进食或静脉补充血容量，避免出现血容量不足。

（三）术中麻醉充分、精细操作

首选经桡动脉路径，降低经股动脉路径 VVR 的发生风险。充分麻醉介入路径区域的组织，避免疼痛刺激；术中导管、导丝、球囊和支架进出血管时，动作轻柔、避免暴力推注造影剂；时刻关注患者生命体征的波动情况，若需冠脉内注射硝酸甘油，选择合适的注射剂量。

（四）术后处置恰当

介入手术结束拔除鞘管时，需向动脉鞘管区域的组织补充注射利多卡因或对患者适度镇静，但目前存在争议，文献报道：拔管前局部浸润利多卡因，反而会加重疼痛，增加 VVR 发生率；适度镇静不会增加 VVR，但会增加患者静脉血栓、肺栓塞、心律失常等发生率。若条件允许，拔管时推荐应用血管缝合装置，如 Angio-Seal 血管封堵器、Perclose 血管缝合器；甚至，拔除鞘管时患者仰卧位，采用改良的 Valsalva 动作，使口腔和胸腔内压力升至 20 ～ 30 mmHg，保持 10 秒，可以显著降低患者的疼痛，不增加 VVR 发生率。若需人工压迫，避免压迫力量过大、包扎过紧或沙袋过重导致疼痛，使血管腔内压力突然下降，诱发 VVR。术后关注患者的尿量，避免出现尿潴留或者在尿潴留时拔管。

七、病例报告

病例 1：冠状动脉造影术中发生 VVR

患者男性，84 岁，因“活动后心慌、胸闷 6 月”于 2023 年 3 月 21 日入院。既往史：吸烟史 50 年，戒烟 3 个月。入院查体：血压：128/78 mmHg，双肺呼吸音清，未闻及干湿啰音，心率 64 次 / 分，律齐，心音正常，各瓣膜听诊区未闻及病理性杂音，双下肢无水肿。入院后超声心动图提示：各心腔大小正常，未见瓣膜关闭不全或狭窄，左心室收缩功能正常，舒张功能下降。12 导联心电图提示：窦性心律，Ⅱ、Ⅲ、aVF 导联 T 波倒置。检验结果提示：血尿便常规、肝肾功能、电解质、甲状腺功能、凝血 4 项、血脂 8 项未见明显异常，心梗三项、D- 二聚体、BNP 均在正常范围内。入院诊断：胸痛查因，冠心病？入院治疗：阿司匹林肠溶片 0.1 g 1 次 / 晚、硫酸氢氯吡格雷 75 mg 1 次 / 日、阿托伐他汀钙 20 mg 1 次 / 日。充分术前谈话，告知手术必要性和可能存在的风险，完善术前准备后，手术日清晨未禁食，上午10时开始冠脉造影术，手术入路为右侧桡动脉，造影导管到达左冠脉开口开始造影，当造影剂进入左冠脉时，患者诉胸痛不适，遂停止手术，查看心电监护：心率70次/分，血压136/84 mmHg。术者反复检查手术录像，发现造影管与左冠脉开口未能完全同轴，遂在足位调整造影管的位置，使其尽可能同轴。约5分钟后重新冠脉造影，患者再次诉胸痛不适，持续15秒左右，停止推注造影剂后胸痛消失，心电监护提示：心率88次/分，血压160/100 mmHg，术中经造影管向冠脉内注射硝酸甘油200 μg，再次行冠脉造影，患者诉胸痛不适，随即头晕、打哈欠，心电监护示：心率42次/分，血压72/36 mmHg。立即将造影管撤离左冠脉开口，嘱护士静脉推注阿托品0.5 mg，多巴胺5 mg，快速补液，同时经外周静脉途径持续泵入多巴胺（32 ml生理盐水＋多巴胺180 mg，5 ml/h）。5分钟后心电监护示：心率74次/分，血压90/58 mmHg。患者无胸痛，头晕好转。继续观察20分钟后，血压升至138/88 mmHg，心率85次/分，患者无明显不适，继续进行冠脉造影，但未向冠脉内注射硝酸甘油，造影剂进入左冠脉和右冠脉时患者再次诉胸痛不适，停止注射后胸痛缓解。造影提示：左冠脉和右冠脉未见明显狭窄，右冠脉血流偏慢，TIMI血流2级，结束手术，术后返回病房，完善心脏磁共振成像后考虑冠脉微血管病变，确定药物治疗方案后出院。

☞点评：

VVR是心血管介入术中和术后常见的并发症之一，多为良性经过，但发生时血压迅速下降，多为休克血压，心率进行性减慢，通常＜50次/分，伴随皮肤湿冷、面色苍白、全身大汗，伴或不伴恶心呕吐，烦躁不安，部分患者出现胸闷痛、头晕，甚至神志模糊、大小便失禁、晕厥。多种因素可诱发，比如精神紧张、长期吸烟导致血管内皮功能不良，介入器械机械牵拉刺激血管的迷走神经出现血管痉挛，甚至高速流动的造影剂冲击血管内皮，于冠脉内注射过量的扩血管药物等。本例患者发生VVR的诱因可能包括：①患者年龄较大，长期吸烟，内皮功能不良；②术者推注造影剂的力量过大，高速流动的造影剂冲击冠脉血管内皮，刺激迷走神经，诱发胸闷，致使患者紧张，血压一过性升高；③患者血压一过性升高时，于冠脉内注射过量的硝酸甘油，致使患者血压迅速下降，发生了VVR。经验教训：本例患者术中发生VVR，与术者操作关系密切。

为降低VVR发生，需注意：①术前准备：术者要与患者进行充分的谈话，告知手术过程中可能存在疼痛不适，比如建立手术入路，导管、导丝和支架在冠脉内操作，让其充分了解，避免出现疼痛时紧张恐惧，引起血压和心率的波动。②术中操作轻柔规范：导管同轴性好、推注造影剂力量适当，不可大力强推，避免造影剂喷射样进入冠脉，减少内皮刺激，降低夹层的发生率。③给药剂量适当：于冠脉内注射硝酸甘油是预防和缓解冠脉痉挛的有效措施，注射前要根据患者的血压选择合适的剂量，对于术中一过性血压升高的现象要寻找原因，避免通过注射大剂量的硝酸甘油降低血压。研究显示：PCI术中硝酸酯类的不合理使用显著增加VVR的发生风险。

病例2：冠脉介入术中和术后发生VVR

患者女性，72岁，因“胸闷4年，再发加重2周”于2022年4月16日入院。既往糖尿病病史12年，4年前患前壁心肌梗死，二手烟吸入史多年。入院查体：血压104/62 mmHg，双肺呼吸音粗，双下肺闻及中等量湿啰音，心率78次/分，律齐，心音低钝，心尖部闻及收缩期吹风样杂音，余各瓣膜听诊区未闻及病理性杂音，双下肢轻度水肿。入院后超声心动图提示：左心房、左心室增大，右心房和右心室大小正常，二尖瓣中度关闭不全，左心室收缩功能下降，EF 42%，舒张功能下降。12导联心电图示：窦性心律，V_1～V_4导联呈rS型，T波倒置，Ⅱ、Ⅲ、aVF导联ST段压低0.1～0.2 mV，T波倒置。检验结果提示：血尿便常规、肝肾功能、电解质、甲状腺功能、凝血4项未见明显异常，糖化血红蛋白9.6%，低密度脂蛋白胆固醇4.28 mmol/L、甘油三酯5.72 mmol/L。心梗三项、D-二聚体均在正常范围内，BNP 1028 pg/ml。入院诊断：①冠心病，不稳定型心绞痛，陈旧性前壁心肌梗死，PCI术后，心功能Ⅱ级；②糖尿病；③高脂血症。入院治疗：阿司匹林肠溶片0.1 g 1次/晚，硫酸氢氯吡格雷75 mg 1次/日，阿托伐他汀钙20 mg 1次/日，呋塞米20 mg 1次/日，螺内酯20 mg 1次/

日，沙库巴曲缬沙坦钠片 25 mg 2 次 / 日，达格列净 10 mg 1 次 / 日，诺和锐 14U 三餐前皮下注射，甘精胰岛素 20 U 1 次 / 晚。经积极治疗，心功能好转，取得患者和家属手术知情同意，完善术前准备后行冠脉介入术。手术日清晨未禁食，于 9 时送入导管室，首选右侧桡动脉入路，局部麻醉，穿刺针尾部喷血后，送入 0.025 英寸直导丝，多次尝试后，直导丝仍不能跨过肱桡动脉肘部交叉处，术者尝试半植入桡动脉鞘管后行桡动脉造影，见肱桡动脉肘部弯曲纤细，狭窄程度 90%，经鞘管注射 100 μg 硝酸甘油，再次造影后狭窄程度为 30%，遂完全送入桡动脉鞘管，送入 0.035 英寸 J 型造影导丝，但不能顺利通过肱桡动脉肘部交叉处，多次调整导丝角度仍未成功，患者诉右上肢疼痛难忍，桡动脉鞘回撤困难，造影见肘关节处动脉周围存在造影剂外渗，动脉狭窄 99%，同时患者出现恶心、呕吐、胸闷、额头出汗，血压降至 66/42 mmHg，心率降至 38 次 / 分，立即静脉注射阿托品 0.5 mg、多巴胺 3 mg，3 分钟后心率恢复至 82 次 / 分，血压升至 124/80 mmHg，复查造影见肘关节处动脉周围造影剂滞留，外渗未见明显增加，遂改穿刺右侧股动脉继续手术。穿刺前充分麻醉，穿刺顺利，冠脉造影见：前降支支架内 50% 再狭窄，回旋支远段 50% 狭窄，右冠脉近段 90% 狭窄，右冠脉近段球囊扩张后，植入 3.5 mm×26 mm 支架 1 枚，术后返回监护室，持续水化，但未解小便。15 时在监护室拔除股动脉鞘管，拔管过程中患者再次出现恶心、呕吐、胸闷、全身出汗，伴尿失禁，血压由 164/110 mmHg 降至 72/56 mmHg，心率 45 次 / 分，立即静脉注射多巴胺 5 mg、阿托品 0.5 mg，快速输注氯化钠溶液，3 分钟后心率 90 次 / 分、血压 130/82 mmHg，持续观察 6 小时，患者胸闷、出汗消失，血压心率稳定，迁至普通病房，待病情稳定后出院，予以冠心病二级预防，定期门诊随诊。

☞ **点评：**

该患者在术中和术后拔出鞘管时出现 VVR，可能的原因包括：①患者糖尿病和吸二手烟多年，内皮功能不良，动脉容易痉挛，当造影导丝通过障碍时，术者操作粗暴，诱发动脉痉挛，且导致动脉存在微破口，造影剂外渗，刺激迷走神经；②患者术后持续水化，未解小便，膀胱充盈，在拔除股动脉鞘管时诱发 VVR。

本例借鉴：①老年人动脉弯曲比例高，选择桡动脉路径导丝通过困难时，要在透视下轻轻造影，明确是否存在狭窄、痉挛、畸形等，切忌暴力推送导丝，牵拉刺激血管，诱发痉挛和血管破裂；②选择股动脉路径的患者，术后需要较长时间卧床，导致排尿习惯改变，容易出现尿潴留，术后要观察患者尿量，可在拔管前导尿或待小便排出、血压恢复正常后再行拔管。

病例 3：颈动脉介入术中发生 VVR

患者男性，68 岁，因“胸闷 10 年，胸痛伴黑矇 3 个月”入院。既往史：高血压病史 15 年，心房颤动病史 5 年。入院查体：血压 112/64 mmHg，双肺呼吸音清，未闻及干湿啰音，心率 53 次 / 分，律不齐，第一心音强弱不等，各瓣膜听诊区未闻及病理性杂音，双下肢无水肿。心电图示：心房颤动，V_1 ～ V_5 导联 ST 段压低 0.1 mV。超声心动图示：左心房稍大，余各心腔大小正常，室间隔和左心室各壁运动幅度正常，二尖瓣、三尖瓣少量反流，左心室收缩功能正常，舒张功能降低。颈部血管超声提示：左侧颈动脉狭窄 95%。检验结果提示：血尿便常规、肝功能、电解质、甲状腺功能、凝血 4 项未见明显异常，肌酐 134 μmol/L，尿酸 562 μmol/L，血清总胆固醇 4.19 mmol/L，低密度脂蛋白胆固醇 2.78 mmol/L，D- 二聚体 1.4 mg/L，肌钙蛋白 I 0.003 ng/ml，BNP 389.3 pg/ml。入院诊断：①冠心病，不稳定型心绞痛，冠脉支架植入术后；②高血压 3 级（很高危组）；③心房颤动伴缓慢心室率；④左侧颈动脉狭窄。入院治疗：阿司匹林肠溶片 0.1 g 1 次 / 晚，硫酸氢氯吡格雷 75 mg 1 次 / 日，达比加群酯 110 mg 2 次 / 日，阿托伐他汀钙 20 mg 1 次 / 晚，缬沙坦 80 mg 1 次 / 日。完善术前检查评估，告知手术风险后行冠状动脉和颈动脉介入术，手术日禁食早餐。穿刺右侧股动脉后，依次行冠脉介入和左侧颈动脉介入术。冠脉造影提示左主干末端至前降支近段 90% 狭窄，前降支中段支架内通畅，回旋支近段 80% 狭窄，右冠脉近段 40% 狭窄，左主干至前降支植入 4.0 mm×18 mm 支架 1 枚，回旋支近段植入 3.0 mm×15 mm 支架 1 枚，术式为 T 支架。冠脉介入手术约 1 小时 30 分钟。左侧颈动脉处植入 8.0 mm×30 mm 自膨式支架 1 枚，手术时间约 40

分钟。手术顺利，拟拔除右侧股动脉鞘管时，心电监护示：血压 76/44 mmHg，心率由 60 次 / 分下降至 30 次 / 分，患者诉头晕，面色苍白、额头出汗、应答欠灵敏。导管室护士立即静脉推注阿托品 0.5 mg，多巴胺 3 mg，加快静脉补液速度，同时以 10 ml/h 静脉输注 32 ml 生理盐水 + 多巴胺 180 mg。术者同时立即使用 20 ml 注射器，通过右侧股动脉鞘管推注生理盐水，2 分钟内推注 500 ml。指尖血糖为 6.4 mmol/L。3 分钟后心电监护示：心率 70 次 / 分，血压 86/44 mmHg。患者诉好转不明显，且出现恶心呕吐，呕吐物为胃内容物，无咖啡色液。再次追加阿托品 0.5 mg 静脉推注、多巴胺 3 mg 静脉推注。20 分钟后患者诉头晕、恶心好转，面色稍红润，心率升至 102 次 / 分，血压 124/78 mmHg。继续观察 10 分钟后，患者无明显不适，心率 92 次 / 分，血压 118/76 mmHg。对右侧股动脉鞘管区域充分麻醉后，采用 Angio-Seal 血管封堵器封堵股动脉穿刺口，将患者送至 CCU 观察 72 小时，期间未发生头晕、面色苍白、全身出汗等不适，心率和血压稳定，术后复查超声心动图未见心包积液，颈部血管超声提示支架膨胀良好，血流明显改善。患者病情好转后出院。

☞ **点评**：

VVR 的发生与患者过度焦虑恐惧，导管、导丝和支架对血管壁的牵拉刺激及穿刺或拔除鞘管时的疼痛刺激密切相关。本例是冠心病和周围动脉狭窄介入治疗的病例，手术适应证明确，手术过程平稳，但临近手术结束时发生 VVR。经过手术团队的快速处置，VVR 迅速消失，效果满意。本例发生 VVR 的诱因可能包括：①患者年龄较大，自主神经调节能力下降，对疼痛耐受性差；②患者血管弹性下降，合并高血压、肾功能不全，血管代偿功能较差；③患者心房颤动，长期处于心率过慢的状态；④患者左侧颈动脉重度狭窄，植入颈动脉自膨式支架后，可能诱发了窦弓反射，导致交感神经过度激活后，反跳性诱发了迷走神经激活，促使 VVR 发生。

对于 VVR 的预防与处理，本例可供借鉴：①防止血容量不足。若患者为第一台手术，手术日禁食早餐，但需补充葡萄糖等，肾功能不全患者可给予水化。②建立介入手术入路时，要充分局部麻醉，减少疼痛刺激，介入手术操作轻柔，切忌粗暴，尽可能减少导管对血管的刺激。若手术时间较长，拔除鞘管时，再次对手术入路区域的组织麻醉是必要的。③对于术前或术中心率慢、血压偏低的患者，可在介入操作前，特别是支架释放前提前静脉推注阿托品、多巴胺，减少血压低、心率慢的发生率。④若发生了 VVR，需立即静脉推注阿托品、多巴胺等，尽快提升患者的心率、血压，快速补液，可以通过外周静脉通路给予，若在术中发生，通过手术入路的鞘管侧管快速补充晶体是一个更佳的选择。

（中国人民解放军南部战区总医院
段天兵　向定成）

参考文献

[1] Comito C，Bechi L，Serena C，et al. Cardiac arrest in the delivery room after spinal anesthesia for cesarean section：a case report and review of literature. J Matern Fetal Neonatal Med，2020，33（8）：1456-1458.

[2] Goldman M，Uzicanin S，Marquis-Boyle L，et al. Implementation of measures to reduce vasovagal reactions：Donor participation and results. Transfusion，2021，61（6）：1764-1771.

[3] Takase B，Hayashi K，Takei S，et al. Delayed vasovagal reaction with reflex syncope following COVID-19 vaccination. Intern Med，2022，61（14）：2167-2170.

[4] Rama BN，Mohiuddin SM，Mooss AN，et al. Double-blind，randomized，placebo-controlled evaluation of atropine to prevent vasovagal reaction during removal of femoral arterial sheaths. Pharmacotherapy，1997，17（5）：867-873.

[5] Xu JP and Huang JY. Nitrates and risk of vasovagal reaction in femoral sheath removal after percutaneous intervention：A retrospective observational study. Herz，2021，46（Suppl 1）：130-134.

[6] Ghods AA，Roshani A，Mirmohammadkhani M，et al. Effects of Valsalva maneuver on pain and vasovagal reaction during the removing of femoral arterial sheath after percutaneous coronary intervention：A randomized controlled trial. J Perianesth Nurs，2022，37（6）：900-906.

[7] Juergens CP，Lo S，French JK，et al. Vaso-vagal reactions during femoral arterial sheath removal after percutaneous coronary intervention and impact on cardiac events. Int J Cardiol，2008，127（2）：252-254.

[8] Malave B and Vrooman B. Vasovagal reactions during interventional pain management procedures-a review of pathophysiology，incidence，risk factors，prevention，and

management. Med Sci（Basel），2022，3（10）：39.

[9] Wieling W，Jardine DL，de Lange FJ，et al. Cardiac output and vasodilation in the vasovagal response：An analysis of the classic papers. Heart Rhythm，2016，13（3）：798-805.

[10] Moon J，Kim H，Kim JY，et al. Left ventricular hypercontractility immediately after tilting triggers a disregulated cardioinhibitory reaction in vasovagal syncope：echocardiographic evaluation during the head-up tilt test. Cardiology，2010，117（2）：118-23.

[11] Yang Y，Zhang Z，Li T，et al. Risk factors for vasovagal reaction associated with cerebral angiography via femoral catheterisation. Interv Neuroradiol，2017，23（5）：546-550.

[12] ASA. Practice guidelines for preoperative fasting and the use of pharmacologic agents to reduce the risk of pulmonary aspiration：application to healthy patients undergoing elective procedures：a report by the American Society of Anesthesiologist Task Force on Preoperative Fasting. Anesthesiology，1999，90（3）：896-905.

[13] Parach A，Sadeghi-Ghahroudi M，Saeid Y，et al. The effect of evidence-based care guidelines on outcomes after removal of arterial sheath in patients undergoing angioplasty. ARYA Atheroscler，2018，14（6）：237-241.

[14] Kiat Ang C，Leung DY，Lo S，et al. Effect of local anesthesia and intravenous sedation on pain perception and vasovagal reactions during femoral arterial sheath removal after percutaneous coronary intervention. Int J Cardiol，2007，116（3）：321-326.

[15] Kennedy DJ，Schneider B，Smuck M，et al. The use of moderate sedation for the secondary prevention of adverse vasovagal reactions. Pain Med，2015，16（4）：673-679.

[16] Hvelplund A，Jeger R，Osterwalder R，et al. The Angio-Seal femoral closure device allows immediate ambulation after coronary angiography and percutaneous coronary intervention. EuroIntervention，2011，7（2）：234-241.

[17] Sreckovic MJ，Jagic N，Zdravkovic V，et al. Coronary spasm that caused non-ST elevation myocardial infarction appeared in cath lab due to vasovagal reaction. Postepy Kardiol Interwencyjnej，2014，10（2）：138-140.

第 23 节 心脏压塞

心脏压塞是心包疾病的危重并发症，是由于心包腔内液体积聚引起心包内压力增加造成的，以心包腔压力升高、进行性心室舒张期充盈受限、心搏出量和心输出量降低为特征。典型的主诉为呼吸困难，其他症状包括头晕、头胀等，患者病情可急剧恶化出现血压急剧下降，心率升高，甚至发生猝死。按心脏压塞发展的缓急可分为急性心脏压塞和慢性心脏压塞，临床上急性心脏压塞主要由创伤（钝性伤或穿透伤）、医疗操作引起，也可为某些疾病如胸主动脉夹层或急性心肌梗死并发心脏游离壁破裂所致；慢性心脏压塞的常见病因为：感染、恶性疾病、特发性心包炎、肿瘤和尿毒症等疾病所致。由于近年心血管疾病介入技术的飞速发展，导管室内的并发症也时有发生，本节将详细介绍介入手术操作所导致的急（慢）性心脏压塞的病理生理、常见原因、诊断及治疗，并且主要阐述急性心脏压塞相关的系列问题。

一、介入操作相关心脏压塞的发生率

冠状动脉（冠脉）穿孔、破裂是经皮冠状动脉介入治疗（percutaneous coronary intervention，PCI）中最严重的并发症之一，尽管发生率不高（0.1%～3.0%），但可导致急性心脏压塞，如处理不及时可导致患者死亡。Ellis 等早年报道的冠脉穿孔总死亡率为 4.8%（3 例 /62 例）。Kiernan 等近期报道，美国麻省总院 2000—2008 年间 14281 例冠脉介入治疗中发生冠脉穿孔共 68 例，院内死亡率为 5.9%。Shimony 等报道了 2001—2008 年间单中心 9568 例冠脉介入治疗中发生冠脉穿孔、破裂共 57 例，死亡率为 7.0%。射频消融手术中，房颤的射频消融术引发的心脏穿孔发生率高于一般性射频消融手术，其发生率为 1.2% ～ 1.3%，主要与消融时导管的能量有关，而一般性射频消融手术心脏穿孔发生率为 0.1% ～ 0.2%。起搏器植入术心脏穿孔的发生率在 0.5% ～ 0.9% 左右，植入临时起搏器在急性下壁心肌梗死患者中的发生率高达 0.97%。大规模临床研究显示，经导管主动脉瓣置换术（TAVR）心包积液的发生率为 15% ～ 20%，心脏压塞发生率为 0.2% ～ 4.3%。先心病介入治疗中发生心脏压塞最常见于房间隔缺损封堵术，发生率约为 0.12%，动脉导管未闭与室间隔缺损封堵术中罕见，亦可发生于经皮球囊瓣膜成形术中，早期文献也曾提示二尖瓣球囊扩张术时，心脏穿孔及心脏压塞的发生率为 0 ～ 4.1%，平均为 1.62%。

二、心脏压塞的病理生理学

正常人体的心包壁层厚度约 1 ～ 2 mm，心包腔内大约有 15 ～ 50 ml 的心包液，起到润滑作用，静息时心包腔内压力大约为－6 ～－3 mmHg，通常心包腔内压力与胸膜腔内压力大致相等，在呼气和吸气过程中可波动于－5 ～ 6 mmHg 之间。心腔内压力与心包腔内反作用力之间产生的净力使心室壁扩张，该透壁扩张力使正常时右心房内压力为 4 mmHg 或 5 mmHg，此时透壁充盈压为真正的心包腔内充盈压。正常情况下，心包的结构特点仅是指心包壁层，它的结缔组织内有中等量的弹性蛋白，可以传递一些潜在的拉伸力，即心包储备容量。心包储备容量与心室最大前负荷储备容量相互匹配（Starling 现象）。心包壁层顶部的胶原蛋白僵硬且不易弯曲，虽然会造成心包腔和心室腔舒张压升高，但是它们有效地限制心室的急性扩张而且保护肌小节，少量的弹性组织提供了心包有限的伸展性和弹性，保证了心包的容量储备。一旦心包弹性被超出，心包胶原基质处于负荷状态下，压力迅速升高保持心包腔内容积，此时的心包腔里的压力会呈现出陡峭的、接近指数倍数上升。不同患者之间心包顺应性显著不同。

有关心脏压塞的血流动力学研究显示，从心脏压塞组和心包积液无压塞组抽出相等量的积液，心脏压塞组心包腔内最初压力为（20±7）mmHg，而后一组心包腔内压力仅为（5±4）mmHg。同样，对于术后心脏压塞的研究表明，早期发生心脏压塞（600 ml）的液体量比晚期发生心脏压塞的液体量（900 ml）少很多，在晚期心脏压塞发生时，心包良好的顺应性允许更多的液体聚集。急性（出血性）心脏压塞心包积液量要少于慢性心脏压塞，因为急性心脏压塞心包胶原基质来不及重建并且积液量超出了有限的心包腔内容积。慢性心包积液能够聚集是因为心包结缔组织基质（弹性蛋白和胶原）已经重建，但是也只是有限的容量储备。心包腔内游离积液的聚集量超出了心包弹性储备临界值和心包的重建能力将导致心包腔压力升高（显著升高＞7 ～ 10 mmHg）、心室舒张压升高（＞10 mmHg）和心室舒张压均衡（压差＜5 mmHg）。心室透壁扩张力的降低导致室壁向腔内移动，心室壁逐渐被压缩、塌陷，限制了心脏的舒张期充盈并导致每搏量减少，此时脉压变小。通常心包穿刺术前，诊断明确的心脏压塞患者心包腔内压力大约为 20 mmHg。

心脏周围组织器官同样会受到心脏压塞的明显影响，位于心包腔内部分的上、下腔静脉受到心包积液的压迫，肺静脉也可能发生同样的情况。血管造影研究证实心脏压塞时，上腔静脉在呼吸周期中某一特定时期受到的挤压与右心房塌陷相似。从吸气直到呼气，回流入右心系统的静脉血增多，瞬间增加右心系统的容积和心腔内压力，增加心室透壁扩张力。吸气过程中，因为肺静脉血容量增加、肺体积增加，回流入左心系统的静脉血减少。由于右 / 左心系统的充盈存在差异，而心包腔容积增加限制了差异的传递，导致心室间相互依赖，即右心系统的充盈影响左心系统的充盈。心脏压塞时，左心系统（心房）的充盈模式发生改变，以收缩期充盈为主。奇脉常见，但是在呼吸周期并不能总被发现。在呼吸周期的不同时期，就像静脉血回流右心和左心系统时变化一样，奇脉反映了左心系统流入梯度的变化情况以及受限于心包积液的左心系统与右心系统充盈时的相互作用。

心脏压塞时低血压十分常见，尽管早有文献报道且经常被强调，但是血压并不能直接反映出心排出量和组织灌注情况，因此血压下降幅度较小的时候（相对偏低的血压，其实是一个很好的血流动力学危象指标）通常不会引起警觉。同时一些患者还会出现对心脏压塞危象的高肾上腺素反应而使血压升高，这些均使血压不能成为一个敏感反映心脏压塞的血流动力学危象指标。另外此时会出现心率升高和血管收缩，这也是应对每搏量减低做出的代偿机制。一旦这一代偿机制失效，血压会迅速下降。因此到晚期或是终末期患者才发生低血压，而这时其病情也进入到无法逆转的境地。与缩窄性心包炎不同，在心脏压塞时心脏受到挤压，因此整个舒张期充盈是受限的；而在心包缩窄的情况下，舒张早期心包的限制导致心脏舒张早期充盈压过高。

大多数慢性心脏压塞患者积液量至少 500 ml（通常 1000～1500 ml），偶尔也有达到 2000 ml 的。大多数急性心脏压塞病例（如心包穿刺、出血）积液量在 175～200 ml。虽然多数情况下心包积液量与心脏压塞的严重程度一致，但是在临床上这种关系还存在不一致性，因此通过体格检查和影像学手段评价心包积液更加重要，而不是简单地依据积液量做出假设判断。急性血性心包积液常见于创伤、心脏手术以及心脏疾病介入治疗过程中的医源性损伤；通常情况下，尽管积液量不多也可能是致命的，因为其发展迅速超出了心包代偿的能力范围。

三、介入手术时心脏压塞的相关原因及表现

（一）PCI 操作

PCI 手术操作导致冠脉穿孔是心脏压塞最常见的原因之一，冠脉穿孔是指血管壁从内膜撕裂至外膜，以致完全穿透血管壁。Ellis 将冠脉穿孔、破裂分为三型：Ⅰ型，破口突出血管内膜腔外但没有穿破血管外层；Ⅱ型，心包或心肌染色但没有造影剂向血管外喷射外渗；Ⅲ型，造影剂通过大于 1 mm 以上的破口或腔道喷射到血管外，进入心包腔内。心脏压塞可发生于 PCI 术中，也可延迟出现在 PCI 术后 30 分钟至术后 4 日，但绝大多数发生于术后 24 小时内。

1. 患者因素　冠脉穿孔的危险人群主要见于老年、女性、高血压、不稳定型心绞痛及急性心肌梗死患者。研究显示，发生冠脉穿孔、破裂的患者平均年龄为（71±11）岁；另一报道显示的此类患者平均年龄为（67.9±11.7）岁，两项研究均提示为高龄患者。由于老年患者的动脉粥样硬化弥漫且程度不均一，病变长且普遍存在钙化病变，血管壁弹性差，同时血管多迂曲且病变成角，在进行 PCI 治疗时对球囊扩张及支架释放压力的承受能力差，特别是在钙化病变和非钙化病变交界部位，容易发生血管壁撕裂。高血压患者的冠脉病变特点与高龄患者很相似，且高血压增加了介入治疗中血管壁所承受的冲击力及剪切力，更容易发生血管壁夹层、穿孔及破裂。Shimony 等分析提示 PCI 治疗中，高血压的比率在穿孔患者明显高于非穿孔患者（82.0% *vs.* 61.0%，$P=0.005$）。在不稳定型心绞痛和急性心肌梗死患者急诊 PCI 治疗中，由于患者处于急性炎性反应期，血管壁在应激状态下，球囊扩张时更容易发生夹层、穿孔及破裂。研究显示不稳定型心绞痛和急性非 ST 段抬高型心肌梗死是预测介入治疗中发生冠脉穿孔的独立危险因素（OR＝2.93，$P=0.012$）。

2. 血管病变特点　ACC/AHA 病变分类中 B 型和 C 型病变发生冠脉穿孔、破裂的比例极高。在美国一心脏中心的统计中，发生冠脉穿孔、破裂的病变均为 B 型（39.7%）或 C 型病变（60.3%）；在 Shimony 等的报道中这两类病变比率亦分别高达 44% 和 49%，同时也还指出重度钙化病变、慢性闭塞性病变和静脉桥血管病变均是预测冠脉穿孔、破裂的独立危险因素。Kiernan 等报道在冠脉穿孔、破裂的患者中，极度迂曲成角病变（44.1%）和小血管（内径＜2.5 mm）病变（67.6%）所占比例明显增高。这些病变部位的血管壁薄弱，当管腔内压力升高或者有机械性刺激时，可能发生血管穿孔、破裂。此外，右冠脉病变、破裂斑块伴有自发性夹层病变以及肌桥压迫部位的血管壁也是冠脉穿孔、破裂的高发部位。此外，据以往的文献报道，尸检发现冠脉肌桥部位的血管壁平滑肌密度偏低，血管腔内径相对非肌桥部位小，在高压力扩张或植入较大支架时容易发生冠脉穿孔、破裂。

3. 器械因素　造影导管、指引导管损伤冠脉口或主动脉窦；导丝损伤、穿透血管壁；球囊扩张压力过大；支架内径大于血管内径；过高压力进行支架内后扩张；支架断裂；斑块切除装置的使用，如旋磨、旋切、激光治疗等都是造成冠脉穿孔、破裂的常见器械原因。

（1）造影导管、指引导管损伤：操作导管时动作过于粗暴，造成冠脉口部或主动脉窦损伤，多见于冠脉口部存在病变的患者或使用超强支撑力的指引导管（Amplatzer AL 系列、EBU、XB 指引导管等），此时通过造影可发现冠脉口部存在内膜撕裂，造影剂充盈可能不局限于冠脉内或随血液到升主动脉消散，可能整个主动脉窦均有造影剂滞留，需要术者及时观察心包情况。

（2）指引导丝损伤：指引导丝穿出冠脉血管壁，穿透血管壁是导致冠脉穿孔的最常见原因之一。

特别是超滑亲水涂层导丝（如Pilot系列）以及治疗慢性闭塞病变（chronic total occlusion，CTO）时使用的硬导丝（如Miracle系列、Conquest Pro、Progress及Gaia导丝等）。研究报道显示，在西班牙某单中心2000—2008年冠脉介入治疗中指引导丝所致的冠脉穿孔、破裂共15例，发生率为0.35%，其中亲水涂层导丝的使用和CTO的介入治疗与冠脉穿孔、破裂密切相关。导丝引起的冠脉穿孔往往在血管远段或分支血管。有时开始只是Ⅰ型或Ⅱ型穿孔，但如果未及时发现和处理，可能发展为Ⅲ型穿孔，发生迟延的心脏压塞。因此在介入治疗中使用超滑亲水导丝、硬导丝系列、OTW球囊或微导管交换导丝等，以及遇到极度迂曲血管、自发夹层、溃疡病变或血管瘤时，均应小心仔细操作，避免导丝穿透血管壁，特别是远段分支血管。此外，介入治疗中还应仔细观察，一旦发现导丝穿透血管，应严密观察和积极处理。当穿出血管壁时导丝可出现较大范围的漂动，发生穿孔时可有造影剂滞留或外渗，或有心肌、心包染色，若导丝回撤时可能会观察到更明显的造影剂渗出或喷射出血管壁外，在远段血管痉挛时可能会掩盖穿孔，此时可适当给予硝酸甘油冠脉内注射，重复造影检查。当发生了Ⅲ型穿孔、破裂，往往可以看到明确的造影剂外喷和心包透亮带。术后应行超声心动图检查有无心包腔积液，防止破口增大和心脏压塞。

（3）球囊扩张：球囊高压力扩张，特别是顺应性球囊、高压球囊，扩张较硬病变时压力超过命名压甚至爆破压力，往往是导致冠脉破裂的重要原因之一。以往文献报道球囊扩张后引起冠脉穿孔、破裂的发生率大约为0.1%～0.4%。此外，过高压力扩张可能导致球囊破裂，球囊中的造影剂高速喷出，造成冠脉穿孔、破裂。当选择较大后扩张球囊（球囊内径大于支架内径）行支架内后扩张时，如压力过高，也容易导致血管破裂。此外，选择过大的切割球囊和加压切割球囊超出命名压，特别是在严重钙化或弯曲血管病变进行切割时，也容易造成冠脉穿孔、破裂。

（4）支架内径过大：选择支架过大，支架内径/血管内径比超过1.3/1；植入时释放压力过大，支架内后扩张球囊过大或压力过大都是导致冠脉穿孔、破裂的高危因素。有时在球囊颈扩张时已经造成血管壁局部严重撕裂，甚至Ⅰ型穿孔，此时如果植入支架过大或释放压力偏大，支架金属丝嵌入血管壁内膜，可进一步撕裂血管壁，导致植入支架后发生Ⅱ型甚至Ⅲ型冠脉穿孔、破裂。

（5）斑块切除装置：使用斑块切除/移除装置，如旋磨、旋切、激光治疗等被认为是发生冠脉穿孔、破裂的主要原因。通常这些装置对血管壁的机械损伤较大，在使用中应特别仔细。在美国麻省总医院的注册分析中，11.8%的穿孔为旋磨所致。其他文献报道，旋磨导致的冠脉穿孔、破裂发生率为0～0.7%，在抽吸及斑块切除术中为1.3%，准分子激光治疗仪中为1.3%～3.0%。这些病变中钙化、迂曲和口部病变更多，并且一旦发生穿孔，多为Ⅱ型和Ⅲ型冠脉穿孔、破裂。

（6）PCI围术期药物因素：目前PCI治疗术前、术中均常规使用抗凝药物和抗血小板药物，以减少支架内血栓的发生。然而，当血管壁损伤撕裂后，这些药物无疑增加了血管壁破裂出血的风险。其中较轻的Ⅰ型冠脉穿孔出现血液缓慢外渗，导致延迟性心脏压塞与抗凝、抗血小板药物的使用存在很大的关系。这类患者术中及术后即刻往往没有心包积液，而在口服氯吡格雷、阿司匹林，再合用低分子量肝素或血小板膜糖蛋白Ⅱb/Ⅲa受体拮抗剂（GPI）后可能逐渐出现心包积液量增加，甚至心脏压塞。有研究显示在导引导丝所致的冠脉穿孔、破裂导致心脏压塞的7例患者中，5例为使用GPI后发生。因此，一旦高度怀疑或确诊有冠脉穿孔、破裂，应尽量减少抗凝、抗血小板药物的使用。

（二）心律失常介入治疗

1.导管消融治疗　通常冠脉穿孔的危险人群同样也应是导管消融术心脏压塞的危险人群。导管消融术发生心脏压塞的原因最常见于冠状静脉窦破裂，这可能与冠状静脉窦壁较薄弱（尤其合并器质性心脏病、前负荷过重者，其壁更薄），少数患者冠状静脉窦有憩室或畸形有关。因此，在放置冠状静脉窦电极时，尤其对老年女性患者动作一定要轻柔，消融导管不要进得太深，导管张力不可过大；右心房内用力推送导管，使导管进入右心耳后，头端固定，力量易传导至远端，过分用力再推送则会导致心房穿孔。左心房内操作导管时，导管经过房间隔进入左心耳，头端固定，如果误以为进入肺静脉，继续推送导管可能导致左心耳穿孔。该处房壁较薄，缺乏弹性，穿孔后不易闭合，即使心包穿刺引流也不易控制心脏压塞。经主动脉逆行途径消融左侧旁路，在导管跨主动脉瓣时，因用力操作电极导管可经主动脉窦穿入心包腔。

左心室内操作导管可致心脏压塞。消融电极以大弯跨过主动脉瓣后，在左心室内伸直时可能顶破左心室。经主动脉逆行法消融左侧旁路尤其是左前侧壁旁路时，电极勾挂在左心室前侧壁，用力推送或增加导管张力会导致左心室前侧壁穿孔。经主动脉逆行法消融左侧旁路时，导管跨二尖瓣口入左心房操作时，未能跨过二尖瓣口，相反顶到左心室下后壁，如果过度勾挂并且用力推送导管，会导致心室穿孔。消融电极勾挂二尖瓣环用力过猛导致瓣下穿孔。

消融过程中，温度过高会发生焦痂，当内膜与电极粘连时，过度用力回撤导管会导致心脏破裂，或温度过高组织内气化发生爆炸引起心脏破裂。

2. 房间隔穿刺术　房间隔穿刺时误穿右、左心房壁和冠状静脉窦，将导致穿孔的可能。房间隔穿刺不成功时，回撤并向上腔静脉方向推送穿刺针时易穿破右心房。穿刺针进入左心房，但是鞘管通过房间隔困难，过分用力会因惯性作用，导致进针太深而穿破左心房壁。使用长鞘管时，由于有较强的支撑力，推力易传送至导管头端，如推送过深可穿破心脏。导管误经开放卵圆孔进入左心房，未及时识别，继续用力推送，导致左心房穿孔。

3. 左心耳封堵术（LAAC）　心包积液与心脏压塞是LAAC术中最严重的并发症之一，在PROTECT AF研究和PREVAIL研究中，LAAC组分别有4.8%和1.9%的患者发生了需要外科修补或心包穿刺引流的心包积液或心脏压塞；在随后的CAP注册研究，美国3822例LAAC上市后临床研究和EWOLUTION注册研究中，心包积液发生率分别为2.2%、1.02%和0.5%。发生心包积液和心脏压塞并发症的原因与LAAC手术操作和封堵器有关，包括：①房间隔穿刺时，穿刺针或穿刺鞘刺破心房或主动脉根部（9%）；②导丝或导管操作不当刺破左心房或心耳（18%）；③左心耳输送系统操作不当（14%）；④封堵器放置过程中操作不当导致前端刺破心耳（9%）；⑤封堵器回收过程划破心耳（10%）；⑥封堵器牵拉过程中用力过猛撕裂心耳（9%）；⑦未知的原因（31%）。

4. 心脏器械植入手术　在接受心脏起搏器植入术的患者中，发生心脏压塞的发生率不低于0.5%，以植入CRTD/ICD型起搏器多发（发生率为0.57%～0.6%），发生的主要原因是心室内膜导线引发穿孔，或者因为导管进入腔静脉的入路角度不佳，这种情况易发生于老年女性患者。在既往有下壁心肌梗死史患者中，行保护性安装临时起搏器时使右心室发生穿孔、破裂而死亡，其原因可能为电极使室壁瘤破裂，此时通常破口较大，死亡率非常高。

（三）右心导管术

先天性心脏病患者由于心脏解剖结构异常，在行右心导管检查和介入性封堵时也易发生心脏压塞等并发症。因此对房间隔缺损患者行介入术时应提防心房穿孔的发生。主动脉-心房瘘为房间隔缺损（ASD）封堵术后严重的并发症之一，其发生率约为0.06%～0.12%，多发生在封堵术后72小时，也有晚至术后8个月者。一般认为发生原因是ASD前上缘较短以及选择的封堵器未能夹抱住主动脉侧，锐利的封堵器边缘机械性摩擦主动脉根部所致。对主动脉侧边缘较短或缺如者，要将该侧的封堵器呈“Y”形骑跨在主动脉根部，以避免锐利的封堵器边缘直接接触主动脉且随着心脏搏动发生磨蚀及穿孔。对于行ASD介入封堵术后的患者也应严格随访。其心脏压塞的主要临床症状为持续性胸痛。Aggoun曾报道一例Amplatzer封堵器封堵3个月后发生无冠窦-左心房瘘而引起急性溶血的病例，进行了急诊外科手术。

在实施二尖瓣球囊扩张术时，由静脉途径入路需行房间隔穿刺术，且患者此时多存在不同程度的左心房扩张，此时容易发生右心房、左心耳、肺静脉、腔静脉穿孔而导致心脏压塞。在右心导管手术中，可因导管误入心脏静脉的细小分支造成穿孔而引发急性的心脏压塞。

（四）经皮主动脉瓣植入术（TAVI）

TAVI目前已在国内许多大的心脏中心开展。临床研究显示，TAVR心包积液的发生率较高，为15%～20%，逆行经血管途径发生率高于经心尖途径。导致心脏压塞的原因主要有三点：①球囊成形或瓣膜植入过程中主动脉根部破裂，导致动脉出血；②临时起搏导线导致右心室穿孔；③硬导丝引起左心室穿孔。右心室穿孔往往发生于使用旋入式导线的情况下，因此，推荐使用柔软钝化起搏器导线。预防硬导丝引起的左心室穿孔方法为导丝逆行经过主动脉瓣时需格外谨慎、轻柔操作，而操作 Amplatz 导管时尽量只进入左心室流出道（LVOT）2 ～ 3 cm，然后用 J 型尖端动脉导丝替换直的亲水性导丝进一步进入左心室，随后用猪尾导管替换 Amplatz 导管，最后弯曲的硬导丝可以安全放置于心尖。

四、心脏压塞共有的临床表现及诊断

（一）各种介入手术所致心脏压塞均可出现的表现

1. 症状　介入治疗过程中或治疗后，突然出现烦躁不安、呼吸困难、面色苍白、皮肤湿冷、意识淡漠，严重者意识丧失。

2. 体征　呼吸急促、面色苍白、初始心率减慢或增快（多在 90 次 / 分以上），动脉压下降、体循环静脉压升高、心音遥远或心影变小而安静（Beck 三联征），奇脉（吸停脉），颈静脉怒张，严重者呼吸心跳停止。

3. X 线　直接造影观察穿孔局部可见造影剂外溢，透视下可见心影稍增大（或不增大）、搏动减弱或消失，心影内可见与心影隔开的随心跳搏动的环状透亮带（也可见较低的造影剂影像带），距心影边缘 1 cm 左右，分布于心尖部、前壁和下壁近心尖部，左前斜位观察左心缘对诊断大量心包积液较为敏感。

4. 超声心动图　心包积液、右心房和右心室舒张受限，心腔变小、下腔静脉扩张；如连接有测压装置，可见左心房、右心房及静脉系统压力增高。少量积液时可能只表现为一过性类似迷走反射样症状，应及时进行超声检查以明确，并动态观察。

5. 与血管迷走反射鉴别　有的患者在心脏压塞的早期表现为心率减慢，并存的面色苍白和出汗非常类同血管迷走反射，后一种情况也可因心率缓慢而表现为心影“大而搏动弱”。二者的鉴别非常重要，除紧急超声检查外，经静脉注射阿托品不能改善症状应疑诊心脏压塞，进行相应的紧急处理。

（二）心脏压塞的诊断

冠脉 / 心脏穿孔后所出现的临床症状，视穿孔部位及血流外溢的速度而有多种不同表现。多数术中发生的急性心脏压塞具有特征性的临床表现。主要包括①突发呼吸困难、烦躁、意识模糊或意识丧失；②血压突然降低；③心率变化；④特征性 X 线表现（直接造影提示造影剂外溢、心影搏动消失和透明带）；⑤超声心动图检查有积液。如患者具备上述症状＋体征（血压低）＋X 线影像特征可初步诊断为急性心脏压塞。多数患者症状出现时心包腔积血量并不很多。因此高度警惕和早期发现至为关键。当术中患者出现面色苍白、多汗、胸闷、脉搏弱、血压下降时应想到冠脉 / 心脏穿孔的可能性，应立即透视观察心影大小和搏动。若心影扩大，搏动减弱，则应高度怀疑心脏压塞。超声心动图是最可靠的诊断方法。当动脉收缩压维持在 80 ～ 90 mmHg 以上且神志清楚时可先行超声确诊，并严密观察积血量的动态变化。当患者症状严重并需要紧急处理时不需超声确诊，需立即心包穿刺，抽出血液即能确诊，同时又可对心包腔进行减压。

术后延迟心脏压塞的临床表现多样，诊断较困难。对于术后出现低血压或血压突然大幅降低的患者，应考虑心脏压塞的可能，积极的床旁超声心动图检查是诊断的关键。对于术中或术后曾发生过心脏压塞的患者，应防止复发。应常规进行外周动脉内压力监测，如出现低血压或压力交替，即呼气时压力高、吸气时压力低，应考虑再发心脏压塞的可能，可行床旁超声心动图明确诊断，对于 PCI 术后患者同时复查冠脉造影可明确原因。值得注意的是，心脏压塞患者的动脉内压力交替现象有时甚至出现于低血压之前。

对疑似心脏压塞的患者，即使血流动力学相对稳定，也应积极进行超声心动图检查，早期诊断是成功治疗的关键。心脏压塞的超声心动图表现为脏层和壁层心包间存在液性暗区。右心房和（或）右心室舒张期塌陷，二尖瓣流速随呼吸而显著变化。在心脏压塞早期，由于心包腔内压力没有心腔内压力大，超声心动图可能不出现右心房和（或）右心室舒张期塌陷，需要引起注意。观察有无新出现的间隔移位，是发现早期心脏压塞的最敏感方法。

五、心脏压塞的救治

（一）通用的治疗方法

各种介入治疗出现心脏压塞时相同且最为重要的救治方法：

1. 首先停用抗凝药物　视病情酌情减少或停用抗血小板药物、补液、备血、抗感染治疗及联系外科备台等。

2. 心包穿刺引流术　通常在超声心动图、X线和造影剂指示下实施心包穿刺术引流是快速、准确、有效地缓解心脏压塞症状的紧急措施，一旦初步诊断心脏压塞即可采用这种方法。多数病例引流后完全缓解并避免开胸手术。即使对少部分出血不止、必须外科手术的患者，心包穿刺引流术仍是首先应用的抢救措施，可基本保持血流动力学稳定直至进行外科手术。迅速做出正确诊断后，在X线或超声引导下紧急心包穿刺、抽取心包积液及放置多侧孔引流导管引流心包积液，是心脏压塞安全、迅速和有效的治疗方法。

患者取平卧位或半坐位，用锁骨下静脉穿刺针连于10 ml带有造影剂的注射器，经左肋膈角向患者左侧30°～45°、向下30°～45°的方向进针，X线下透视，回抽出血性液体后推注造影剂，如造影剂沿心包分布，证实穿入心包腔内，撤除穿刺针，沿导丝送入锁骨下静脉留置管或猪尾导管，引流至无血液抽出。在超声引导下行心包穿刺，可选择最佳的穿刺窗口。在许多情况下，心尖部入路比剑突下入路更好，尤其适用于冠脉穿孔所致的心脏压塞，心包后部的积液在心尖窗口探查最好，且穿刺针可通过心尖直达心包后部积液处。在少数情况下，不能通过心尖入路穿刺到心包积液，这时肋间入路或较低的胸骨旁入路可能更佳。总之，穿刺的最佳入路应是最短和最容易到达心包积液的入路。需要注意的是，应用剑突下入路时穿刺针应紧贴肋骨下，避免损伤肝左叶。应用肋间入路时，穿刺针应紧贴所选肋间隙的上一肋骨下缘，避免损伤肋间神经或血管。

多数患者一次引流便可以完全缓解，引流管留置12～24小时，对于穿孔较大、穿孔部位不宜闭合者，通过这种引流方法可保持患者血流动力学稳定，为开胸手术治疗提供机会。对于穿刺引流量大于350 ml者，心包抽出血液可经静脉回输，有助于维持血压，回输最大量为800 ml，但目前还没有循证医学证据，回输血量过大，可能导致肺栓塞或弥散性血管内凝血等并发症。

若出血量较大，同时快速而积极补液及输血是必不可少的支持治疗手段。术中应用肝素者立即给予鱼精蛋白中和肝素，鱼精蛋白的剂量由使用肝素量决定。肝素使用后15分钟内，1 mg鱼精蛋白能中和100 U肝素，鱼精蛋白溶于生理盐水中静脉注射。如果肝素使用后长时间用鱼精蛋白，所需要的量要相应减少，可根据ACT结果调整鱼精蛋白用量。

3. 开胸修补　外科开胸手术指征：经鱼精蛋白中和后，已实施有效心包穿刺引流、一次性从心包抽出积血350 ml后仍需继续抽出才能保证血流动力学稳定；经鱼精蛋白中和后，1小时引流量大于800 ml，且血流动力学不稳定；经鱼精蛋白中和后，每小时引流量大于200 ml，连续4小时，并无减少迹象，血流动力学不稳定；穿孔部位明确为心耳部，估计不能自行闭合者；排除引流管阻塞和位置不当，虽不能再引流出血液，但患者症状不能明显改善甚至加重，可能是因为穿孔较大，出血过快，心包的去纤维作用来不及发挥作用，血液凝结所致。

（二）特定的救治方法

1. 冠脉穿孔、破裂的救治　冠脉穿孔、破裂的治疗和处理应当依据破口大小、造影剂外漏程度以及患者血流动力学状况决定。

（1）球囊封堵：对于较小的穿孔，Ⅰ型或Ⅱ型较轻至中等程度穿孔，可以使用球囊低压力（2～6 atm）扩张，持续5～10分钟，封堵破孔，防止心脏压塞。可通过造影观察造影剂是否仍有外渗，判断穿孔是否被封堵。如果是较大的血管，可以在球囊封堵10分钟左右回抽球囊，使冠脉供血恢复，再间断封堵。通常较长时间的低压力球囊扩张封堵可以堵住小的穿孔，60%左右的患者可避免外科手术。特别注意的是，球囊封堵切忌应用大球囊、长球囊、高压力单次长时间封堵。因为大血管的长时间缺血可导致急性心肌梗死，甚至血流动力学障碍、心源性休克等更严重的并发症。

（2）植入覆膜支架：当破孔较大，Ⅲ型穿孔、破裂，大量造影剂外喷或球囊扩张堵塞破孔失败时，可以在破孔部位植入聚四氟乙烯（PTFE）材料的覆膜支架，封住破孔。该方法成功率几乎为100%，多可避免急诊外科旁路移植（搭桥）手术。但是应当注意，如果穿孔、破裂血管部位有边支血管存在，覆膜支架无法避开分支血管时，可能导致分支血管闭塞；此外覆膜支架远期的再狭窄率很高，很可能还需要再次进行介入治疗。而且在封堵球囊放气回撤至最终覆膜支架送到病变部位所花费的时间较长，此期间很容易导致患者心脏压塞加重或死亡的发生。Yanai 等报道的双指引导管方法可较好地解决这一问题。双指引导管方法的技术要点：①当术者意识到发生冠脉穿孔时，封堵球囊应迅速在冠脉穿孔处扩张。②封堵球囊扩张后，指引导管轻微后撤出冠脉开口。③通过另一条股动脉入路送入 1 个 7 F 或 8 F 指引导管至穿孔冠脉开口。④通过第二根指引导管送一根新的指引导丝至穿孔冠脉远端（指引导丝通过穿孔时封堵球囊可短暂放气，然后再次迅速扩张）。⑤覆膜支架沿指引导丝通过第二根指引导管送至封堵球囊近端。⑥封堵球囊放气，回撤到穿孔冠脉近段，送覆膜支架到穿孔处释放。这一方法成功的关键为：封堵球囊、指引导丝和指引导管应在冠脉穿孔被覆膜支架封堵成功后再撤出。如覆膜支架植入后仍有心包渗出，可对覆膜支架进行后扩张或再次植入覆膜支架。如注射血栓形成物质后仍有心包渗出，应明确原因，必要时再次注射。

有时因冠脉穿孔、破裂主要由于血管夹层、撕裂所致，在撕裂部位植入非覆膜支架也可以封住破口。在美国麻省总医院研究报道中，11 例患者采用了支架植入方法，成功封堵了冠脉穿孔破口，其中 7 例采用了覆膜支架，4 例为非覆膜支架。Marti 等报道了 1 例 84 岁老年女性患者，在弥漫伴钙化病变的右冠脉植入 3 枚金属裸支架后发生冠脉穿孔、破裂，通过长时间低压力球囊扩张和再植入 2 枚金属裸支架成功完成治疗。

（3）栓塞远段血管：当穿孔部位发生在较小血管或血管远段末梢部位，支配心肌范围较小，或是慢性闭塞病变，预测这些部位的血管闭塞不会对心功能造成严重影响的前提下，可以采用在穿孔部位置入弹簧圈、患者自身的血凝块、凝血酶、明胶海绵、聚乙烯醇（PVA）等物质封堵破孔部位及远段血管，以避免持续性出血导致心脏压塞。此操作也可通过双指引导管方法来进行。Canton 报道了 1 例 65 岁男性患者，在右冠脉 CTO 病变介入治疗中发生冠脉Ⅲ型穿孔，通过微导管在破裂部位内注射 PVA，成功封堵，避免了急诊外科手术。国内有些医院在介入治疗时在一个注射器中预留患者未经充分抗凝的血液，使之凝固，一旦发生冠脉穿孔即可将血凝块注入穿孔部位，帮助凝血堵住破孔。文献还有个案报道采用胶原、无菌合成胶水等进行远段血管栓塞阻止破口继续出血的情况。

2. 导管消融、右心导管术致心脏破裂的救治　如证明为损伤静脉所致，应进行超选造影寻找破裂穿孔的部位，可采用在穿孔部位置入弹簧圈、患者自身的血凝块、凝血酶、明胶海绵、聚乙烯醇（PVA）等物质封堵破孔部位及远段血管，以避免持续性出血导致心脏压塞。

七、小结

总之，冠脉 / 心脏穿孔、破裂是介入治疗中最严重的并发症之一，导致的心脏压塞而严重威胁患者生命。因此提高认识、规范操作、积极预防、及时诊断和处理至为关键。对于高危患者和高危病变以及容易导致冠脉穿孔、破裂的器械都应充分考虑，仔细操作，在治疗策略和治疗技术上尽量避免和减少此类并发症。一旦发生冠脉 / 心脏穿孔、破裂、急性心脏压塞，要积极处理，全力挽救患者生命。

（中国人民解放军北部战区总医院
刘海伟　王兆丰　韩雅玲）

第 24 节　冠状动脉支架断裂

一、流行病学

冠状动脉支架植入术是经皮冠状动脉介入治疗（percutaneous coronary intervention，PCI）最重要的技术，而随着支架越来越广泛地应用，支架植入术后并发症同样受到人们的关注，冠状动脉支架断裂（coronary stent fracture，CSF）在 2002 年被 Chowdhury 等首次提出。随着支架的不断升级，新型支架钢梁厚度越来越薄，可能导致 CSF 发生率明显升高。而支架在更多病变类型中更广泛的应用，如扭曲成角、钙化、血栓、慢性闭塞病变等，同样增加了 CSF 的发生率。即使在冠状动脉新一代的药物洗脱支架（coronary drug-eluting stents，DES）应用时代，5 年内支架失效率仍高达 20% ～ 25%。与此同时，对血管内超声（intravascular ultrasound，IVUS）及光学相干断层成像（optical coherence tomography，OCT）等腔内影像学检查愈发普遍的应用，使 CSF 更容易被人们发现。近年来 CSF 的发生率在不同的研究中有所不同，在迄今为止可获得的最大数据集中，CSF 发生率高达 22%，并且支架断裂与支架内再狭窄（in-stent restenosis，ISR）、靶病变血运重建术和支架内血栓形成（stent thrombosis，ST）相关。张慧平等研究表明，支架植入后到造影发现支架断裂平均中位时间为 398 天，最长时间近 7 年。在 Nakazawa 等的尸检病例分析中，通过高质量 X 线片检测发现 51 处（29%）CSF。由此可见 CSF 实际发生率并不低，但往往不被重视，使其引发的 ISR、支架内血栓甚至冠脉破裂等并发症常常被忽略。

二、CSF 的形态学分型

Doi 等根据冠脉造影（coronary angiography，CAG）和 IVUS 检查结果，将 CSF 分为：①完全离断型：冠脉造影显示支架断裂处完全分离，IVUS 可发现支架断裂部位金属丝完全缺失；②部分离断型：IVUS 显示支架金属丝缺失超过血管壁的 1/3，但未完全离断；③塌陷型：CAG 显示支架断裂且折叠成角大于 45°。Scheinert 等根据 CSF 程度可分为轻度（支架单个金属丝网格断裂）、中度（＞ 1 个金属丝网格断裂）和严重（支架完全离断）三型。Popma 等根据 CAG 对 CSF 分类：Ⅰ型，单个支架小梁断裂或支架膨胀后两支架小梁间距＞支架直径的 2 倍；Ⅱ型，不完全支架横向断裂，导致支架“V”型水平分离；Ⅲ型，支架完全横向断裂，但断裂的两部分相对位移＜ 1 mm；Ⅳ型，支架完全横向断裂，在心动周期中发生扭转或断裂的两部分相对位移＞ 1 mm。临床及研究中多采用 CAG 或 IVUS 评估术后支架情况，其中 Popma 或 Doi 法描述支架断裂类型较为常用。

三、CSF 的不良影响

（一）CSF 患者的临床表现及预后

CSF 患者可以无临床症状，也可表现为不稳定型心绞痛或稳定型心绞痛，少数会发生急性心肌梗死甚至猝死。Umeda 等对 793 例患者 874 处病灶植入雷帕霉素洗脱支架（SES）的 4 年随访分析发现 CSF 对主要不良心血管事件（major adverse cardiovascular events，MACE）的影响主要发生在第 1 年，其中 CSF 的靶病变血运重建率较高，而第 2 年至第 4 年发生 CSF 患者组与无 CSF 患者组对 MACE 事件的影响相似。

（二）CSF 可导致 ISR

造影检查提示支架断裂处再狭窄的比例更高，DES 发生的再狭窄很大程度上与 CSF 相关。Mahn-Won Park 等发现植入新型 DES 患者中与 CSF 相关的再狭窄和靶病变血运重建术（target lesion revascularization TLR）发生率显著高于与 CSF 无关组。Umeda 等统计数据显示，存在 CSF 情况下的再狭窄率为 15%，而没有 CSF 的再狭窄率仅为 3%；Aoki 等发现支架断裂情况下的再狭窄率为 37.5%，未断裂组的再狭窄率为 12.4%。Lee 等发现 868 个植入西罗莫司洗脱支架的患者中有 26 例发生 ISR，其中 10 处存在 CSF，占 ISR 患者的 38.5%，而对照组 30 个金属裸支架再狭窄病例未发现 CSF。CSF 相关的再狭窄常为局限型，其发生的可能机制有：①断裂支架的金属丝刺激血管壁，导致局部炎症和内膜增生；② CSF 导致其结构被破坏，无法抵抗局部组织弹性回缩；③药物在断裂局部洗脱和释放也减少，无法有效抑制内膜增生。因此 DES 植入后，如发现局限再狭窄，需仔细观察或行 IVUS、OCT 检查判断有无 CSF 发生。

（三）CSF 可致支架内血栓形成

CSF 后的继发急性血栓形成与断裂处支架因无法贴壁导致内皮无法覆盖及支架致冠脉内膜损伤继发血小板激活有关。Chhatriwalla 等回顾分析 289 例 CSF 患者，其中 30 例（10%）发生急性 ST 段抬高型心肌梗死，76 例（26%）发生非 ST 段抬高型心肌梗死或不稳定型心绞痛。Kuramitsu 等随访研究发现，支架内血栓在 CSF 患者中更常见，且 9 个月内 MACE 事件的发生率更高（25.6% *vs.* 2.3%，$P < 0.001$）。一项多中心研究指出，植入 DES 后发生 CSF 与无 CSF 相比存在更高的支架内血栓相关性，但两组在全因死亡率与心源性死亡率方面没有明显差异。

（四）CSF 引起断裂部分支架移动与瘤样扩张

在一例 Bradley 等报道的病例中，支架在右冠脉开口处完全断裂，断裂部分移动至主动脉根部导致主动脉瓣狭窄。Fang 等报道了一例在右冠脉近段植入支架 1 年后完全断裂导致巨大冠状动脉瘤样扩张。Marco Gemelli 等报道了一例冠状动脉旁路移植术治疗 CSF 后发生右冠脉巨大动脉瘤的病例。Kensho Abe 等报道了一例由支架断裂引起的假性动脉瘤感染病例，在长期成功的抗菌给药后，成功进行了冠脉支架移植术。

四、CSF 的发生因素

随着心脏的收缩舒张，植入的支架呈现弯、拉、剪、扭等周期性受力状态，在这种长期往复运动下会诱发支架疲劳继而发生断裂。CSF 的发生与多种因素相关，我们从解剖因素和支架因素两方面来看。

（一）解剖因素

1. 血管成角　位于成角部位的支架在保持其最大弯曲程度下，反复受到伸展、屈曲、扭曲或牵拉的作用，这些因素导致的机械应力有可能使支架出现金属疲劳。Shaikh 等发现在冠脉支架植入部位节段成角（$> 75°$）、重叠支架是导致 CSF 的独立危险因素。血管迂曲同样会使支架受到扭曲的机械力加大而容易发生断裂，严重的血管扭曲可能产生铰链运动（hinge motion）。铰链运动是指在心脏周期中，特定血管段与其近端血管或者分叉血管形成角度变化的运动。Ino 等造影随访研究发现术前心脏舒张末期与收缩末期的血管角度差 $\geqslant 16°$ 时，其预测 ISR 的灵敏度为 64%（28/44），特异度为 74%（366/493），并据此将角度差 $\geqslant 16°$ 的 ISR 称为“铰链运动相关 ISR”，28 例铰链运动相关 ISR 中，9 例发生 CSF。Kuramitsu 等也发现铰链运动是 CSF 的独立预测因素（OR 14.57，95%CI 5.94 ～ 39.78，$P < 0.001$）。Park 等发现 79% 的 CSF 都位于血管铰链点上。

2. 右冠状动脉　由于右冠脉弯曲程度及运动幅度大，对支架应力增加等原因使右冠脉更易发生 CSF。Canan 等分析发现 54% 的药物涂层支架断裂事件发生在右冠脉，31% 的断裂位于左前降支，10% 的断裂位于左回旋支；Chakravarty 分析称 56.4% 的药物涂层支架断裂事件发生在右冠脉，同样高于左前降支与左回旋支。Yang 等 meta 分析结果表明，支架植入时间不影响 CSF 的发生，而位于右冠脉处的支架植入增加了 CSF 的发生率。Xuhc Gong 报道了关于右冠脉双层支架完全断裂的病例。

3. 静脉桥血管　静脉桥血管常较冠脉更长，血管更加扭曲且移动度大，心脏搏动时对支架产生收缩、拉伸、剪切和扭转等机械应力更高，且更易产生铰链点，导致支架易疲劳和断裂。冠脉心肌桥处支架也更易断裂，原因为冠脉心肌桥血管的收缩运动产生的直接机械压力作用于支架，所以，临床医师应避免在冠脉心肌桥处植入支架。

4. 钙化斑块与长病变　斑块的几何形态和力学性能对于支架断裂有直接的影响，钙化程度越严重，支架越易于断裂。Kuramitsu 的研究提示钙化斑块是 CSF 的独立预测因素。除此之外，较长的斑块更易引起支架的断裂。Popma 等调查显示，支架断裂处的病变具有长病变（$\geqslant 20$ mm）、严重钙化等特征。

（二）支架因素

1. 支架材料　冠脉支架通常是金属材料，最常用的合金包括生物医学级不锈钢、钴铬和铂铬。冠脉领域的新兴材料包括镍钛诺（Ni-Ti；镍钛）、生物可吸收镁、生物可吸收铁、生物可吸收聚合物作为支架的骨架。生物可吸收支架的预期是，发挥支架功能，并随着时间的推移逐渐“消失”，恢复自然的动脉血管运动，但迄今为止，这些生物可吸收支架的结果好坏参半。这重新引起了人们对金属合金支架应用的兴趣，因为它们在恢复正常血流的同时允许更大范围的径向支架支撑。然而，由于心脏运动引起的动态负载状态会对长期机械支持产生很大影响，久而久之则容易导致器械断裂。

现有的生物可吸收镁合金支架（biodegradable magnesium alloy stent，BMgS）结构容易出现支撑能力不足、应力集中区域早期断裂等问题。Li Yafei 等研究发现另一种支架结构设计，将传统正弦波支架的横截面减小了近 30%，并在支撑环中间引入了规则的弧形结构。发现了弯曲半径（r）和环长（L）双参数设计对塑性变形、膨胀和抗压性能的影响。非支配排序遗传算法Ⅱ（non-dominated sorting genetic algorithm Ⅱ，NSGA-Ⅱ）用于搜索最优解。结果发现，参数 r 的引入有效地提高了塑性变形和扩张性能，L 的减小提高了支架的抗压能力。最后，获得了优化的支架配置。体外力学测试，包括球囊膨胀、径向强度和柔韧性，验证了此结果。

Chi-Jen Chang 等报告了 1 名心力衰竭患者，研究者在生物可吸收支架植入后 3 ～ 3.5 年内接受了光学相干断层成像评估。对可识别的生物可吸收支架支柱的测量提供了冠脉纵向重塑的证据，没有出现心脏重塑引起的金属 CSF 并发症的严重风险。

2. 支架设计结构（平台）　第一代 DES（Cypher Bx）63% 设计为闭环结构，支架的骨架排列紧密，支架小梁之间通过顶点-顶点方式连接，支撑结构间的角度较小，且分布更规则，支架的刚性增强，可防止支架被过度扩张，但当支架被植入于血管分叉或过度迂曲部位时，支架所承受的剪切力增加，如支架承受的剪切力长期大于支架本身的顺应性时，则易于断裂；新一代 Taxus 支架为开环结构，支架的纵向柔韧性增强，可适应血管成角及弯曲度，当支架位于更大成角或迂曲的血管时，支架承受的纵向剪切力较低，因而不容易断裂。Park 等研究证实了与第一代 Cypher Bx 支架平台相比新一代 DES 支架平台（包括 Cypher Select、Taxus Liberté、Endeavor、Xience V）支架断裂发生率显著降低（1.25% *vs.* 5.8%，$P < 0.001$）。

3. 支架涂层　研究表明与西罗莫司洗脱支架相比，裸金属支架和紫杉醇洗脱支架的 CSF 发生率更低。这个结果有以下几点可能的原因：①与 DES 相比，裸金属支架发生断裂时，血管内皮细胞明显增生可掩盖其断裂，导致难以被发现，同时裸金属支架轻微断裂刺激内膜增生后对支架可以起到夹板样固定的作用，避免形成铰链点，增加了支架的稳定性。②紫杉醇洗脱支架的内皮愈合可能优于西罗莫司等洗脱支架，同样使支架的稳定性增加，加上其开环的设计结构能更好地适应血管机械应力，也可能存在因紫杉醇支架金属丝更薄而造成 CSF 的检出率下降。

4. 支架操作因素　长支架、重叠支架、高压扩张也是造成 CSF 的重要原因。支架越长越容易发生断裂，搏动心脏的冠脉血管壁会施加径向力作用于支架，长支架尤其在中部径向力较大而容易断裂，并且长支架的植入可使血管的初始形态改变，血管按照初始形态舒张、摆动会使支架受到较大的径向力，因而容易发生断裂；重叠支架容易断裂的原因在于其重叠部位在血管移动时成为一支撑点，应力增加可导致金属形变，因而成为 CSF 的好发部位；而超过命名压的球囊膨胀以及高压后扩张可能会因为使支架变形而易于发生断裂，代表未来支架发展趋势的生物可吸收支架（尤其是聚左乳酸材质）对于膨胀压有严格的要求，过度膨胀可能导致 CSF。

五、CSF 的检测手段

CSF 的检测通常有冠脉造影、IVUS、多排螺旋 CT（multi-detector computed tomography，MDCT）、OCT 以及支架显像增强技术（StentBoost）。其中 CAG、IVUS、OCT、StentBoost 均为有创性检查，检测手段的不同可导致 CSF 的检出率差异较大。对于重度 CSF，冠脉造影即可发现，但对于轻度、中度 CSF 则可能出现漏诊，冠脉造影不易发现的单个或多个支架小梁断裂需要IVUS或OCT检查。临床上常用CAG对支架植入患者的支架形态及血管状态进行随访，其能发现Popma 2型及以上的CSF，可出现支架中段“V”型改变及支架断端的纵向或横向位移，可伴有ISR、支架内血栓和冠状动脉瘤样扩张。OCT分辨率高，可达10～15 μm，在冠脉内可更加清晰地检测支架小梁，因而可以被用作CSF的确诊手段，对于重叠支架或断裂后再次植入支架后高危CSF风险患者，因CAG对支架小梁膨胀状态和血管内膜情况显影不清，完善IVUS及OCT检查指导治疗具有重要意义。

Schochlow等通过回顾性OCT数据为CSF提供新的思路。该研究包括两组人群：第一组包括160名接受OCT常规随访的患者，而第二组包括因支架失败而进行OCT的患者。12个月时CSF的患病率为30.8%，病变分叉和钙化病变是CSF独立预测因子。在56名支架失效患者中，CSF的患病率为61.2%，出现再狭窄患者和出现支架血栓形成患者之间的CSF患病率没有差异。在多变量逻辑分析中，支架失效与CSF的OR为12.5（95%CI，5.3～29.4；$P < 0.001$）。当探索不同的CSF类型时，支架之间间隙与支架失效风险具有高达10倍相关性。Soulaidopoulos等的病例同样证实了血管内超声成像对于明确诊断和确定支架断裂的机制以及评估后续PCI术后的最终结果非常有用。

六、CSF的预防

CSF的发生率之高让更多研究者发现CSF是支架植入术后的隐患，患者一旦发生CSF，更容易引发ISR、支架内血栓、急性心肌梗死、猝死等不良结局。这要求我们在初始支架植入过程中遵循正确的操作策略，尽量减少未来发生CSF的可能。

（一）根据冠脉的解剖学形态制订优化治疗策略

前已述及，冠脉的解剖形态是造成CSF的一个重要因素，在制订PCI策略时一定要根据冠脉特征因地制宜，对不同病变特征的处理要点如下：①成角病变：对于成角病变，成角较小者（小于75°）可行介入治疗，可选择长度较短（覆盖病变部位即可）、支架柔顺性较好的支架（如Firebird2、TIVOLI支架等）；成角过大者（大于75°）则应谨慎行支架治疗，可通过FFR检测冠脉的储备功能，如大于0.8则可不行介入治疗，如必须进行介入治疗，同样要遵循上述原则。②分叉病变：为防止CSF，分叉病变中如分支角度偏大，尽量选择单支架治疗，避免在分支行支架术，以免因角度过大导致CSF，分支可行单纯扩张或“Kissing”技术，如分支必须以支架处理，尽量选择“Culotte”技术，角度偏大分叉病变要避免应用“Crush”技术，以免造成支架应力增加而导致CSF，有报道称Crush技术压迫边支血管处支架导致金属丝断裂。③钙化病变：钙化病变可能增加支架承受的机械应力，除为增加支架通过性而行旋磨术外，在钙化病变部位可选用上述柔顺性较好的支架。④长病变：尽量应用单个长支架覆盖病变，避免重叠支架，如单个支架无法完全覆盖，必须行重叠支架时，要注意支架重叠部位尽可能短，重叠部位要避开成角、迂曲、钙化部位。⑤对于迂曲、活动度大的右冠脉、桥血管，所选支架应尽可能短，尽量减少血管对支架的机械应力，定位时要固定好指引导管、导丝、支架，防止因支架过短而出现支架移位，造成不必要的重叠支架。⑥对于心肌桥合并冠脉病变者，支架尽量不要覆盖肌桥部位，血管外面肌束压迫可能会使支架劳损增加而缩短支架寿命。在CAG的基础上，对于复杂病变应善于应用腔内影像学检查从而个体化制订治疗策略，帮助术者明确病变性质从而选择合适的预处理、术式、植入部位及支架种类。

（二）支架的选择及操作

选择支架时除根据病变形态选择合适长度、柔顺性的支架外，更应该注意选择直径大小合适的支架。应选择和血管直径相同或稍小于血管直径的支架，避免选择较小直径支架后，应用大球囊扩张造成支架结构破坏，增加CSF的发生率。Lee等报道的10例CSF患者中，4例用大于支架直径的非顺应球囊后扩张。而对于生物可吸收支架尤其注意，不能超过其膨胀压最高上限。

七、CSF的处理策略及治疗

CSF患者的再次介入干预应慎重，因为导致

CSF发生的解剖因素可能持续存在，支架断裂部位再次植入支架仍有再次发生CSF的可能，甚至导致多处断裂，应严密随访，缩短复查间期。CSF的治疗是未来研究中需要评估的一个问题，支架明显变形或横断的CSF应进一步接受血管成形术治疗。目前，关于哪些SF应该治疗以及如何治疗的数据有限。对于低出血风险的患者，如果诊断为CSF引起的支架内血栓形成，则应优先选择更有效的P2Y12抑制剂（普拉格雷或替格瑞洛而非氯吡格雷），并应考虑将双抗血小板治疗延长至1年以上。对于无症状、无再狭窄发生的CSF，是否需要治疗以防止将来出现严重并发症，多数学者建议严密随访观察，可考虑延长抗血小板治疗的时间与强度。Fuku等研究表明，CSF患者延长双联抗血小板治疗1年，可以减少晚期支架内血栓形成以及心肌梗死的发生。对于有再狭窄症状的CSF，建议应积极干预，目前报道的治疗方法有球囊扩张、植入BMS、植入相同DES或不同DES。对于不同CSF类型的处理方式我们提出如下建议：

1. 由于原CSF发生的因素仍存在，单纯球囊扩张可以避免植入支架后的二次CSF。对于反复植入支架、高龄不能耐受冠状动脉旁路移植术、CSF后ISR严重、不能耐受长期抗血小板治疗、为其他治疗手段预处理的患者，可选择新一代的药物洗脱球囊及棘突球囊、切割球囊。2014年欧洲心脏病学会（ESC）/欧洲心胸外科学会（EACTS）心肌血运重建指南推荐使用DCB治疗各类ISR，证据等级为ⅠA级。同时DCB成为第一个被英国国家健康与临床优化研究院（NICE）评估项目推荐的器械。

2. 对于因使用第一代闭环结构支架而出现的CSF，可选择同种药物的开环支架；对于开环结构西罗莫司等洗脱支架，建议选择依维莫司洗脱支架（everolimus eluting stent，EES）。

3. 支架完全断裂发生急性心肌梗死的患者，须紧急开通血管挽救濒死心肌，如导丝无法通过病变，则应紧急行冠状动脉旁路移植术治疗。

4. 伴有局部血管瘤形成的CSF，可以选择覆膜支架避免动脉瘤破裂穿孔引起心脏压塞，也可以选择冠状动脉旁路移植术。

5. 对行冠状动脉旁路移植术者，静脉桥的扭动是CSF的主要危险因素，应尽量避免支架过长。当静脉桥内CSF时，可植入覆膜支架，因其提供双层支架的硬度和强度，可抵抗反复的机械应力，不易发生金属疲劳。

八、展望

从临床资料来看，随着支架的发展，CSF的发生率也在逐年升高，其引发的诸多并发症影响了患者的生活质量和生存时间，是新一代支架植入后不可忽视的难题。而且由于受到检测的时间以及检测分辨率影响，CSF的发生率常被忽略和低估，需要引起人们的高度重视。除此之外，CSF事件并不是一个结局性事件，很多危险因素都与CSF的发生有关，而CSF又可以引起ISR、支架内血栓、心肌梗死一系列并发症，未来开展何时发生CSF对患者产生不良影响的研究是有必要的。随着全球人口老龄化，对冠脉支架介入治疗的依赖可能会增加，因此我们必须充分了解它们在体内长期反应的复杂性和相互作用的机制。由于支架载荷能力主要决定了支架耐久性反应，并且在单个冠脉血管和人群规模内变化很大，因此也更需要更多体外负载物理测试研究，以提供CSF过程中的关键信息。对于临床医师来说，根据临床经验与病变特征对病变进行系统全面的评估，用正确的方式植入适合的DES非常关键。合理地应用IVUS与OCT检查辅助医师评估病变，有助于避免CSF的发生。但由于受诸多不可控因素的影响，仍不能避免一些支架出现CSF，对于发现存在CSF的患者，医师也应个性化制订治疗策略，根据实际情况慎重选择干预措施。

九、病例报告

病例1：支架断裂合并慢性完全闭塞病变的并发症处理

患者男性，53岁，因发作性胸痛10年余，加重1个月，于2020年11月6日入院。既往有心梗病史，吸烟史。诊断：冠状动脉粥样硬化性心脏病，急性冠脉综合征，不稳定型心绞痛，陈旧性心肌梗死，冠脉支架植入术后。患者于2010年12月25日无明显诱因突发胸骨后烧灼样疼痛，伴出汗、四肢无力，无放射痛，持续30～40分钟可自行缓解，就诊于当地医院诊断“急性冠脉综合征，室性心动过速”入院治疗，2010年1月8日行冠脉造影检查及PCI术：于前降支近中段（75%～95%）病变处植入2枚Cypher支架。术后按出院医嘱服用药物，无再发胸痛。2012年11月22日晚饮酒后出现心前区闷痛，无放射痛，急就诊于当地医院，诊断为“急性心肌梗死”，2012年11月28日行冠脉造影检查示：左主干末端20%狭窄：右冠脉相对细小，右冠脉中段90%狭窄；前降支根部50%狭窄，近段支架内20%内膜增生，前降支中远段支架内50%再狭窄，回旋支近段20%狭窄，回旋支远段30%狭窄，血流均TIMI 3级。PCI术：于前降支中远段支架内单纯PTCA，血流TIMI 3级。术后规律口服药物“阿司匹林、氯吡格雷”等药物治疗。

2020年10月患者常于劳累后上述症状再发，2020年11月6日冠脉造影示：左主干末端20%狭窄；前降支近中段70%～80%狭窄，中段-远段原支架内100%闭塞，支架中远段两处支架完全断裂，血流TIMI 0级，自身Ⅰ级侧支形成，回旋支及右冠脉粥样硬化；PCI：在Corsair微导管支撑下送XT-R导丝未能通过病变处，送Miracle 6导丝顺利通过前降支近中段闭塞处至其远段，经微导管交换Runthrough导丝，退出微导管，经导丝先后推送Empira 2.0 mm×15 mm，Empira NC 2.5 mm×15 mm球囊至前降支近中远段扩张5次，又以切割球囊2.5 mm×6 mm、3.0 mm×6 mm扩张中远段支架再狭窄处6次，着重扩张两处支架断裂部位，退出球囊，于前降支近中段病变处植入Excel 2.75 mm×24 mm支架1枚，血流TIMI 3级，退出支架球囊，又以Empira NC 3.0 mm×15 mm耐高压球囊扩张支架，造影见支架扩张满意，无残余狭窄（图1-24-1），退出球囊、导丝及各级导管，术毕，安返病房。术后治疗方案：阿司匹林100 mg 1次/日，长期应用；氯吡格雷75 mg 1次/日，1年，随访：术后无胸痛再发。

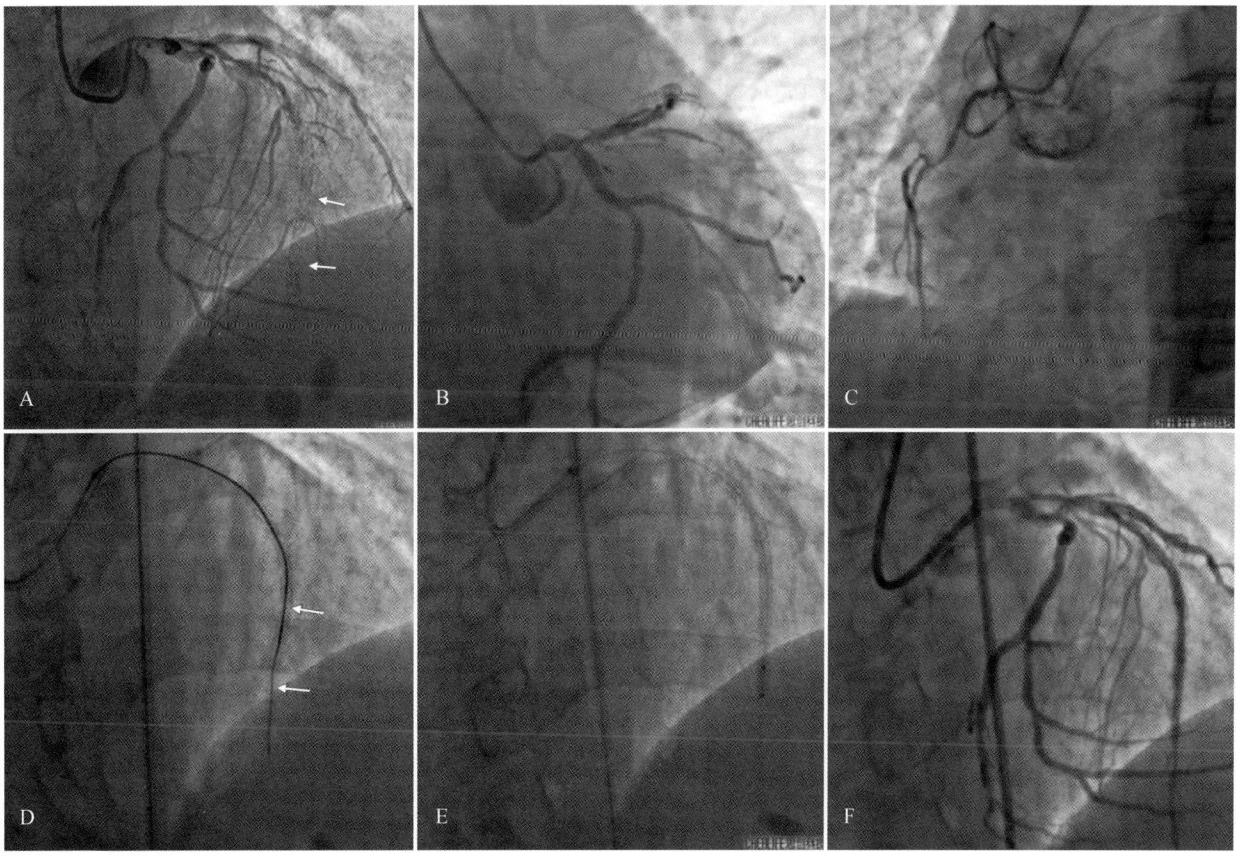

图1-24-1 **A**. 2020年11月6日造影：左主干末端20%狭窄，前降支近中段70%～80%狭窄，中段-远段原支架内100%闭塞，支架远段两处支架断裂，红色箭头为支架断裂处，血流TIMI 0级；**B**～**C**. 回旋支及右冠脉粥样硬化；**D**. 在Corsair微导管支撑下送Miracle 6导丝顺利通过前降支近中段闭塞处至其远段；**E**. 以切割球囊着重扩张远段支架断裂部位；**F**. 血流恢复TIMI 3级，前降支近中段残余狭窄50%；**G**. 于前降支近中段病变处植入Excel 2.75 mm×24 mm支架1枚；**H**～**I**. 充分后扩张后造影见支架扩张满意，无残余狭窄

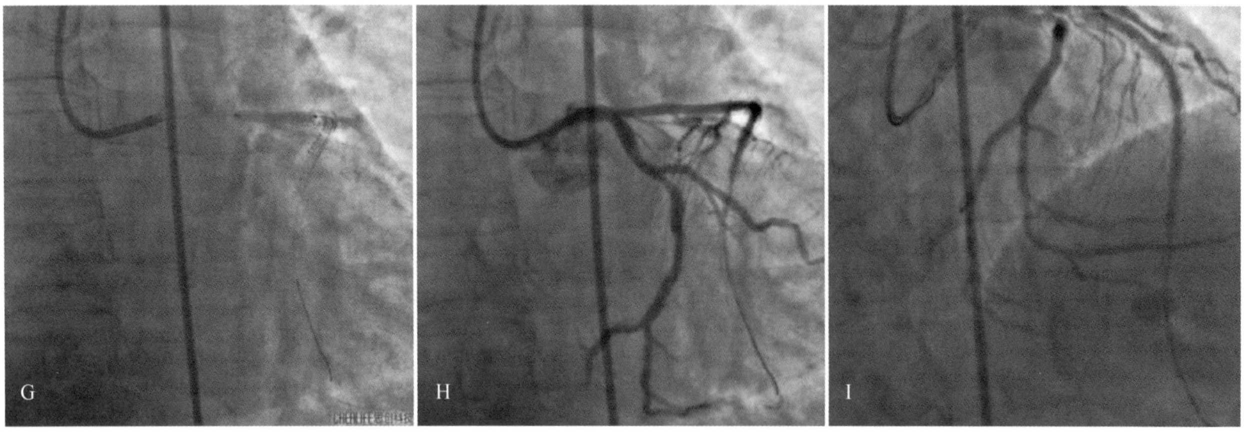

图 1-24-1　续

病例 2：右冠脉远段支架断裂伴支架内重度狭窄

患者男性，59 岁，发作性胸痛 6 年余，加重 1 个月。既往高血压病史，糖尿病病史，十二指肠溃疡病史。诊断：①冠状动脉粥样硬化性心脏病，不稳定型心绞痛（急性冠脉综合征），陈旧性心肌梗死，PCI 术后；②高血压 3 级很高危；③ 2 型糖尿病。患者 6 年前多于劳累、情绪激动后发作胸骨后疼痛、胸闷、气短，疼痛向双上肢放射，休息 4 ～ 5 分钟可缓解，此后反复发作上述症状，未重视。2022 年 8 月 14 日凌晨 2 点无明显诱因下突发剧烈胸痛、大汗，持续数小时不缓解，立即就诊于当地医院，相关检查后诊断为“急性非 ST 段抬高型心肌梗死”，于右冠脉植入支架 4 枚。术后患者规律服用阿司匹林、氯吡格雷等药物，活动后仍有胸痛、胸闷等症状，休息 5 分钟可缓解，于 2022 年 8 月 25 日行冠脉造影，前降支近中段预扩张后植入 Firebird 3.5 mm×13 mm 及 Firebird 2.75 mm×18 mm 支架 2 枚，相连。第一对角支口部-近段预扩张后以轻舟 2.0 mm×20 mm 药物球囊扩张 60 秒，残存狭窄＜ 30%。

2023 年 5 月常于夜间休息时出现胸痛症状。2023 年 6 月 1 日行冠脉造影示：左主干正常，左前降支近中段原支架内无再狭窄，第一对角支口部原药物球囊扩张处无明显狭窄，第一对角支近中段 90% 狭窄；左回旋支动脉粥样硬化；右冠脉中段原支架内 60% 再狭窄，远段原支架近段断裂 90% 再狭窄。PCI：右冠脉行 IVUS 检查示：右冠脉远段支架断裂，于右冠脉远段原支架断裂病变处植入 Firebird 3.0 mm×18 mm 支架 1 枚，充分后扩张，复查造影及 IVUS 示支架贴壁良好，扩张完全（图 1-24-2，图 1-24-3）。

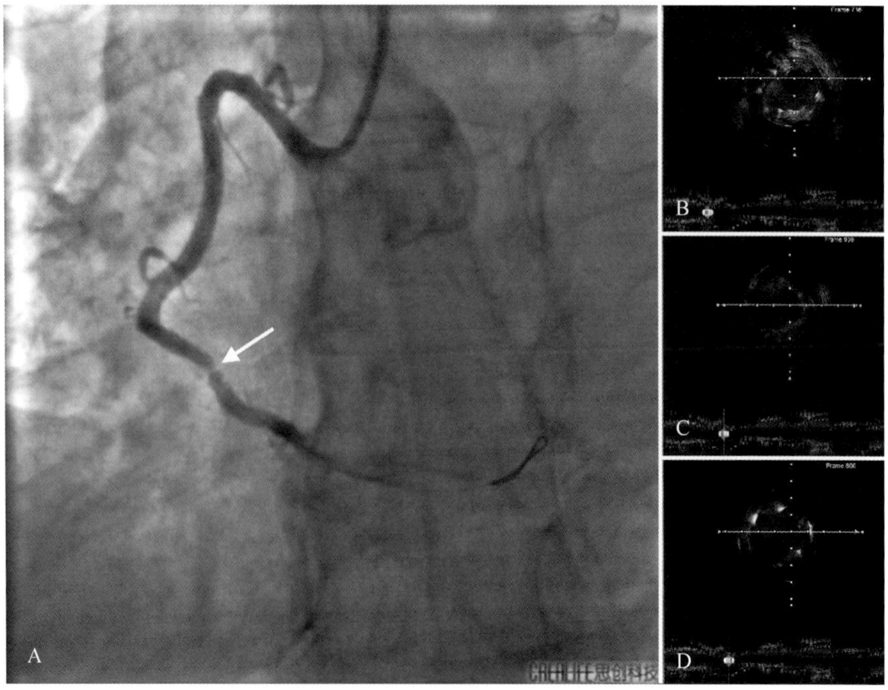

图 1-24-2　**A**. 2023 年 6 月 1 日造影：红色箭头为右冠脉支架断裂处；**B** ～ **D**. IVUS 逐帧回撤，图 C 可见支架断裂处无金属支柱覆盖；图 B、D 为支架断裂处两端横截面，均存在支架小梁

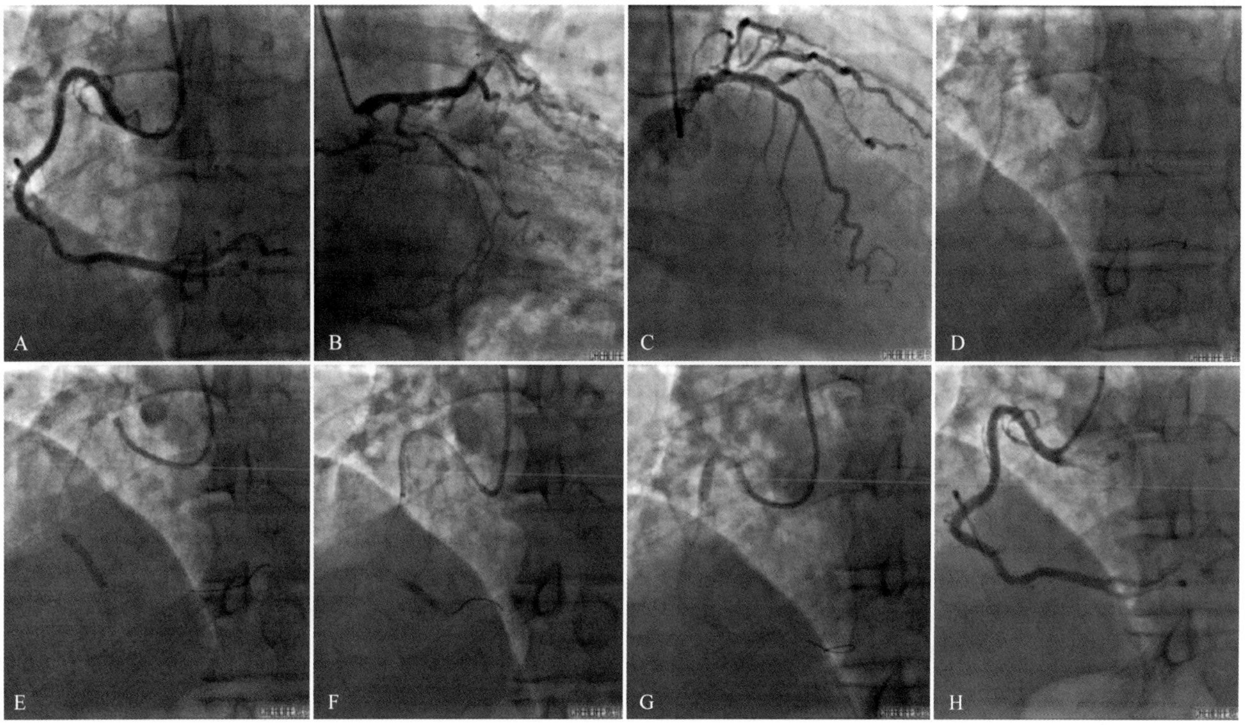

图 1-24-3 **A**. 2023 年 6 月 1 日造影：右冠脉中段原支架内 60% 再狭窄，远段原支架近段断裂 90% 再狭窄；**B ～ C**. 左主干正常，左前降支近中段原支架内无再狭窄，第一对角支口部原药物球囊扩张处无明显狭窄，第一对角支近中段 90% 狭窄；左回旋支动脉粥样硬化；**D**. 以平行导丝技术，在 Guidezilla 延长导管辅助下推送 IVUS 导管至右冠脉远段支架内，行 IVUS 检查；**E**. 推送 Firebird 3.0 mm×18 mm 支架至右冠脉远段原支架断裂病变处，准确定位后，以 8 atm 扩张 5 秒释放支架；**F**. 经导丝推送 OMNIPASS NC 3.5 mm×10 mm 耐高压球囊至右冠脉远段支架内，准确定位后，以 20 ～ 24 atm 扩张 3 次支架内整形；**G**. 经导丝推送 OMNIPASS NC 3.5 mm×10 mm 球囊至右冠脉中段支架内，准确定位后扩张；**H**. 造影见支架扩张满意，无残余狭窄及血栓形成，无内膜撕裂，血流 TIMI 3 级

（中国人民解放军北部战区总医院　王耿　李根　谢海方）

参考文献

[1] Chowdhury PS，Ramos RG. Images in Clinical Medicine. Coronary-Stent Fracture. N Engl J Med，2002，347（8）：581.

[2] von Birgelen C，van der Heijden LC，Basalus MWZ，et al. Five-year outcome after implantation of zotarolimus- and everolimus-eluting stents in randomized trial participants and nonenrolled eligible patients：a secondary analysis of a randomized clinical trial. JAMA Cardiol，2017，2（3）：268-276.

[3] Kan J，Ge Z，Zhang JJ，et al. Incidence and clinical outcomes of stent fractures on the basis of 6 555 patients and 16 482 drug-eluting stents from 4 centers. JACC Cardiovasc Interv，2016，9（11）：1115-1123.

[4] 张慧平，艾虎，赵迎，等. 冠状动脉内支架断裂的特征分析. 中国介入心脏病学杂志，2015，23（6）：314-319.

[5] Nakazawa G，Finn AV，Vorpahl M，et al. Incidence and predictors of drug-eluting stent fracture in human coronary artery a pathologic analysis. J Am Coll Cardiol，2009，54（21）：1924-1931.

[6] Doi H，Maehara A，Mintz GS，et al. Classification and potential mechanisms of intravascular ultrasound patterns of stent fracture. Am J Cardiol，2009，103（6）：818-823.

[7] Scheinert D，Scheinert S，Sax J，et al. Prevalence and clinical impact of stent fractures after femoropopliteal stenting. J Am Coll Cardiol，2005，45（2）：312-315.

[8] Popma JJ，Tiroch K，Almonacid A，et al. A qualitative and quantitative angiographic analysis of stent fracture late following sirolimus-eluting stent implantation. Am J Cardiol，2009，103（7）：923-929.

[9] Lee MS，Jurewitz D，Aragon J，et al. Stent fracture associated with drug-eluting stents：clinical characteristics and implications. Catheter Cardiovasc Interv，2007，69（3）：387-394.

[10] Obaid DR, Chase AJ, Smith D. 3D Optical coherence tomography reveals fractured coronary stent as cause of acute myocardial infarction. J Invasive Cardiol, 2019, 31 (9): E278.

[11] Umeda H, Gochi T, Iwase, et al. Frequency, Predictors and outcome of stent fracture after sirolimus-eluting stent implantation. Int J Cardiol, 2009, 133 (3): 321-326.

[12] Park MW, Chang K, Her SH, et al. Incidence and clinical impact of fracture of drug-eluting stents widely used in current clinical practice: comparison with initial platform of sirolimus-eluting stent. J Cardiol, 2012, 60 (3): 215-221.

[13] Aoki J, Nakazawa G, Tanabe K, et al. Incidence and clinical impact of coronary stent fracture after sirolimus-eluting stent implantation. Catheter Cardiovasc Interv, 2007, 69 (3): 380-386.

[14] Lee SH, Park JS, Shin DG, et al. Frequency of stent fracture as a cause of coronary restenosis after sirolimus-eluting stent implantation. Am J Cardiol, 2007, 100(4): 627-630.

[15] Chhatriwalla AK, Cam A, Unzek S, et al. Drug-eluting stent fracture and acute coronary syndrome. Cardiovasc Revasc Med, 2009, 10 (3): 166-171.

[16] Kuramitsu S, Iwabuchi M, Haraguchi T, et al. Incidence and clinical impact of stent fracture after everolimus-eluting stent implantation. Circ Cardiovasc Interv, 2012, 5 (5): 663-671.

[17] Bradley JT, Schmoker JD, Dauerman HL. Complete cypher stent fracture and migration in the ostium of the right coronary artery. J Invasive Cardiol, 2007, 19 (4): E99-101.

[18] Fang HY, Lee WC, Kuo FY. A stent fracture associated with giant coronary aneurysm. Int J Cardiovasc Imaging, 2020, 36 (1): 13-14.

[19] Gemelli M, Di Tommaso E, Bruno VD, et al. Surgical treatment of a giant right coronary aneurysm following coronary stent fracture. J Card Surg, 2022, 37 (4): 1033-1035.

[20] Abe K, Hirai K, Kawasaki T. Stent fracture induced infected pseudo coronary artery aneurysm with massive abscess successfully treated by coronary stent graft. Intern Med, 2021, 60 (9): 1403-1407.

[21] Fareed Shaikh, Rajesh Maddikunta, Mohamed Djelmami-Hani, et al. Stent fracture, an incidental finding or a significant marker of clinical in-stent restenosis? Catheter Cardiovasc Interv, 2008, 71 (5): 614-618.

[22] Ino Y, Kubo T, Kitabata H, et al. Impact of hinge motion on in-stent restenosis after sirolimus-eluting stent implantation. Circ J, 2011, 75 (8): 1878-1884.

[23] Canan T, Lee MS. Drug-eluting stent fracture: incidence, contributing factors, and clinical implications. Catheter Cardiovasc Interv, 2010, 75 (2): 237-245.

[24] Chen Y, Li D, Liao Y, et al. Incidence of coronary drug-eluting stent fracture: a systematic review and meta-analysis. Front Cardiovasc Med, 2022, 9: 925912.

[25] Gong X, Yao D. A case of complete double layer stents fracture in the right coronary artery. Quant Imaging Med Surg, 2021, 11 (11): 4703-4706.

[26] Pareek N, Kosovitsas A, Rubens M, et al. Double trouble: two types of stent fracture in a drug-eluting stent secondary to traction from a saphenous vein graft. JACC Cardiovasc Interv, 2018, 11 (3): 316-318.

[27] Azzalini L, Ancona MB, Mitomo S, et al. Self-apposing stent fracture in the context of myocardial bridging leading to in-stent chronic total occlusion: when the muscle trumps the metal. Cardiol J, 2018, 25 (1): 144-145.

[28] Li Y, Wang Y, Shen Z, et al. A biodegradable magnesium alloy vascular stent structure: design, optimisation and evaluation. Acta Biomater, 2022, 142: 402-412.

[29] Chang CJ, Lee CL, Cheng JF, et al. Freedom from stent fracture-related complications of vascular longitudinal remodeling in a patient with heart failure and a degraded bioresorbable vascular scaffold. Tex Heart Inst J, 2023, 50 (1): e217732.

[30] Park MW, Chang K, Her SH, et al. Incidence and clinical impact of fracture of drug-eluting stents widely used in current clinical practice: comparison with initial platform of sirolimus-eluting stent. J Cardiol, 2012, 60 (3): 215-221.

[31] Conway C. Coronary stent fracture: clinical evidence vs. the testing paradigm. Cardiovasc Eng Technol, 2018, 9 (4): 752-760.

[32] Chakravarty T, White AJ, Buch M, et al. Meta-analysis of incidence, clinical characteristics and implications of stent fracture. Am J Cardiol, 2010, 106 (8): 1075-1080.

[33] Schochlow K, Weissner M, Blachutzik F, et al. Coronary stent strut fractures: classification, prevalence and clinical associations. J Clin Med, 2021, 10 (8): 1765.

[34] Minha S, Pereg D. Stent fractures: new insights into an old issue. J Clin Med, 2022, 11 (2): 424.

[35] Surmely JF, Kinoshita Y, Dash D, et al. Stent strut fracture-induced restenosis in a Bifu 右冠 tion lesion

treated with the crush stenting technique. Circ J，2006，70（7）：936-938.

［36］Stefanini GG，Alfonso F，Barbato E，et al. Management of myocardial revascularisation failure：an expert consensus document of the EAPCI. EuroIntervention，2020，16（11）：e875-e890.

［37］Fuku Y，Kadota K，Amano H，et al. Impact of dual antiplatelet therapy beyond 1 year on clinical outcomes of patients with stent fracture or peri-stent contrast staining after sirolimus-eluting stent implantation. Circ J，2017，82（1）：211-217.

［38］Oba Y，Funayama H，Fukutomi M，et al. 2014 ESC/EACTS Guidelines on myocardial revascularization：the task force on myocardial revascularization of the European Society of Cardiology（ESC）and the European Association for Cardio-Thoracic Surgery（EACTS）developed with the special contribution of the European Association of Percutaneous Cardiovascular Interventions（EAPCI）. Eur Heart J，2014，35（37）：2541-2619.

第25节 高阻力病变时器械不能通过的处理方法

高阻力病变是指各种原因导致血管阻力及病变阻力显著增高、器械通过困难的病变。血管阻力是指收缩期与舒张期的血流流速比值，阻力增高表明血管血液灌注差，影响脏器供血。病变阻力是指病变本身引起的通过性阻力。高阻力病变是经皮冠状动脉介入治疗（percutaneous coronary intervention，PCI）中遇到的较常见的复杂病变，通常表现为导丝成功通过，器械不能通过的病变。这些病变具有挑战性，多见于迂曲、纤维性及厚的长段钙化病变以及慢性完全闭塞病变（CTO）等增加病变阻力，影响器械进入或通过。钙化病变是高阻力病变的常见类型，在PCI患者中约占30%～40%，如何提高冠脉高阻力病变的手术成功率具有重要意义。

一、增强指引导管支撑力

（一）选择合适的血管入路和指引导管

针对于高阻力病变如CTO、严重迂曲成角、钙化病变患者来说，其手术难度及风险较高，选择合理入路及支撑力较强的指引导管显得尤其重要。关于入路选择，为方便以及减少入路血管并发症，桡动脉作为首选，但针对高阻力病变需要较强支撑及大管径指引导管时，股动脉途径不失为首选方式，7 Fr的鞘管及指引导管能够增加手术的成功率。针对于指引导管则需选择支撑力强、同轴性好的导管，冠脉条件允许，可选择大半号的指引导管。例如，左冠脉可以选择EBU、XB等强支撑型指引导管，右冠脉根据不同的冠脉开口形态可以选择AL、SAL（窦部较小，开口有病变等情况）、JL（RCA开口偏低，伴有羊角弯等）、MP（RCA开口于主动脉壁上）等指引导管，此外改进型的SPB（ASASHI）指引导管设计了第三弯增强对侧窦壁支撑，其支撑力更强。其次，指引导管操控中，可以采用导管深插技术。此技术在右冠脉（RCA）病变处理时较为常用。尤其是RCA开口变异，而指引导管支撑力弱时，深插指引导管是非常简单奏效的方法，其核心要点为使指引导管顺应冠脉开口方向进一步导入。以JR4.0为例，当RCA开口较高时，其操作技巧为先提起JR4.0指引导管，顺时针旋转进入RCA口部甚至近中段（前提是无明显病变），然后继续体外保持JR4.0顺时针旋转状态，推送支架和其他器械进入RCA，送入后尽快调整JR4.0恢复到正常位置。

（二）子母导管技术

子母导管技术在PCI高阻力病变中具有较好的疗效。分别包括4-进-6、5-进-6两种类型。内径分别为1.27 mm和1.50 mm，4 Fr和5 Fr两种子导管各有千秋。在同等条件下5 Fr子导管与4 Fr子导管相比，增加6 Fr母导管支撑力更强。但4 Fr子导管更细，头端更软，且有15 cm亲水涂层，较5 Fr子导管深入距离更远，更适合越过病变进行深插，进一步增加母导管的支撑力。并且4 Fr子导管具有更好的推送力、通过性、扭控性。同时在处理分叉病变时，子导管与母导管之间还可容纳1根导丝，这更具有优势。考虑子导管兼容性问题，5 Fr 子导管可容纳 IVUS 导管或 2 根导引导丝及 1 根球囊导管或支架导管。4 Fr 导管无法容纳 IVUS 导管，一般 3.0 mm 以下直径支架较为顺畅。此外，4 Fr 子导管也存在一些劣势，如操作复杂，需重新连接导管等。

（三）Guidezilla 延长导管

这是一种单腔快速交换导管，能与 6 F 或 7 F 导管兼容。可以进行深插，增加支撑力，并能越过钙化或扭曲的冠脉节段，有助于器械通过。具体步骤：第 1 步，将体外导丝经延长导管头端送入，有时因为冠脉内还有分支保护导丝或强支撑导丝，可以 2 根导丝一起送入 Guidezilia 头端延长导管内。第 2 步，经指引导管在 2.0 mm 顺应性球囊 4 atm 辅助下缓慢推送 Guidezilla 延长导管通过高阻力病变处，不能旋转操作，不能超出指引导管 15 cm 以上。必要时可使用球囊锚定技术，在 Guidezilla 延长导管接近锚定球囊时，球囊放气，同时回拉锚定球囊并推送 Guidezilla 延长导管。第 3 步，有时近端病变钙化迂曲狭窄严重，送入 Guidezilla 延长导管困难，可以先植入近端支架，经支架内推送 Guidezilia 延长导管。

（四）球囊锚定技术

球囊锚定技术通过在靶病变近端的分支血管或非靶血管中放置导丝、球囊，并低压扩张球囊，从而起到固定指引导管并增加其同轴性和支撑力的作用，以便于后续器械通过病变。分支血管内的锚定球囊直径应和被锚定血管直径一致，多采用比分支血管直径略大的球囊然后低压扩张，在应用过程中应注意避免损伤血管。

二、导丝选择及基于导丝的支撑技术

高阻力病变导丝要求为：①扭控力好（1∶1 传导）、操控性和跟踪性好；②支撑力强；③头端柔软、可塑性强、耐用。不同类型高阻力病变导丝选择略有差异。操控导丝时，导丝塑形避免折角增加“翻山”时的阻力，避免暴力操作损伤血管。面对导丝通过困难的病变，在导丝通过后可经微导管交换为强支撑导丝及双导丝或多导丝。导丝支撑技术是通过送入第二根导丝来加强支撑，可以将弯曲血管拉直，起到滑轨作用。导丝切割（wire cutting）技术为两根导丝到达病变远端，球囊推送到无法通过的病变部位；球囊打起，在球囊和病变之间固定第二根导丝；然后快速抽出第二根导丝，产生切割效果，从而对病变进行修饰有助于球囊通过。多导丝斑块挤压技术为应用硬导丝反复戳击斑块，从而达到松解斑块的目的；如导丝进入内膜下则于内膜下球囊扩张挤压斑块，改变斑块形态，更利于真腔球囊通过。此外，在 CTO 病变中我们能够采用 Knuckle/Power Knuckle 导丝技术或 Stingray 球囊辅助重新穿刺越过阻力点，从而便于后续微导管及球囊的通过。

三、球囊的选择

如病变不能通过，选择外径小的顺应性（直径 0.8 ～ 1.5 mm）球囊，有润滑涂层最好，尽量选择长的小球囊，尽力向前掘进，必要时可应用多个小球囊［球囊标记点（MARKER）最粗，因此一般不选择短球囊］。一旦病变通过，在支架植入前必须做好充分预处理。管腔直径和支架内最小管腔面积是决定支架内再狭窄（ISR）和支架内血栓形成的重要危险因素，同时预处理不完全也会影响后续支架或药物球囊的通过。在面对严重钙化病变时，顺应性球囊膨胀不全，可能会导致支架植入困难或增加支架植入后的潜在风险，充分的预处理显得尤其重要。面对严重钙化病变时球囊的选择有以下几个：①非顺应性（NC）球囊：NC 球囊允许传输高压到受阻病变，球囊体积几乎不变，因此压力集中在病变内，而不是和顺应性球囊那样把力量传递到血管的其他部位。尽管有 NC 球囊能进行高压扩张，但还有很多病变扩张不起来，需要采取更积极的策略。病变中送入两个小一点的 NC 球囊同时打起来，或将 1/1 大小的球囊打到高压，然后减压再打起进行震荡可能奏效。我们建议使用较短的 NC 球囊，对病变施压更集中。②超高压 NC 球囊：超高压 NC 球囊可打到 40 atm，OPN 球囊（SIS Medical，Switzerland）有一个独特的双层球囊结构，允许超高压，球囊破裂的发生率低（测试的额定爆破压为 42 atm），但应用还有限。③切割、棘突球囊：冠状切割球囊，切割刀片的优点是可以在内膜锚定，防止在局灶性短病灶和ISR中常见的滑脱现象。棘突球囊更适用于轻、中度钙化病变，严重钙化病变旋磨术后进一步预处理也适用。当面对严重钙化病变球囊通过困难时，采取病变内匍匐前进技术可取得良好的扩张效果（通过给予球囊适当的前向力量，随着心脏跳动逐步向前，该方法还可用于其他球囊或支架的推送）。棘突球囊，外径比超高压球囊或切割球囊小。与NC球囊相比，在病变预处理上有更多的管腔增益。④冠脉血管内碎石术（intravascular lithotripsy，IVL）：Shockwave震波球囊技术提供了新的治疗选择，冠状动脉IVL系统适用于介入治疗前冠脉钙化病变的预处理。通过球囊导管将特定频率的脉冲式冲击波定向输送至冠脉钙化部位，利用间歇脉冲的机械能释放，以局部高效的震荡形式，对血管内的钙化结构进行“敲打”“震碎”，在避免对血管损伤的同时破坏血管内膜上和血管壁的深层钙化病变。此外，目前认为IVL术较其他技术更为安全、有效、便捷，在严重复杂钙化病变中使用的病例报告数量也在不断增加，主要包括急性冠脉综合征、无保护左主干、慢性完全闭塞病变和支架膨胀不全等。

四、修饰高阻力病变

（一）球囊掘进技术

球囊由小到大，以一定压力扩张，向病变远端逐渐撬、挤、顶、压，不断掘进。

（二）BAM技术

BAM技术被形象地称为“手榴弹技术”，是CTO病变术中导丝通过闭塞段后微导管或球囊无法通过时可采用的方法。小外径的球囊在强支撑导管和导丝辅助下，近端纤维帽还是不能通过，可以用球囊辅助的微夹层技术来穿越纤维帽和于内膜下通过。这一技术将球囊送到病变处紧贴，然后故意将球囊打破，造成斑块近端破裂，斑块修饰后，换另一个球囊来通过，或者进入内膜下，绕过阻力病变在其远端再入。该技术有导致冠脉穿孔的风险，仅限于应用1.5 mm及以下球囊，BAM技术成功率高达92%。

（三）双球囊–导丝交错切割技术

具体操作方法或要点：第一根导丝成功通过闭塞病变，经微导管辅助沿第一根导丝送入第二根导丝至病变远端血管真腔，沿着两根导丝分别送入两个小直径球囊，尽可能推送其中一个球囊导管使其头端顶住病变近端纤维帽。高压力扩张的球囊压迫伴行导丝切割近端病变纤维帽，负压回吸的同时将该球囊略回撤，再尽力向前推送另一球囊，重复上述操作产生切割斑块作用。两个球囊交错向前扩张，压迫导丝交替挤、撬、切割CTO病变近端不同部位的纤维帽，最终瓦解斑块纤维帽，直至一个球囊通过病变，从而起到帮助后续器械通过的作用。另外，该技术除能够提供指引导管被动支撑力，同时也有助于导管深插，增加主动支撑力。

（四）冠状动脉斑块旋磨技术

严重钙化病变是造成球囊或支架通过困难的重要原因之一，旋磨治疗后可将部分钙化病变斑块组织研磨及消融，使管腔扩大、内壁平滑，出现钙化环断裂，增加血管顺应性，有利于后续球囊扩张成功，改善支架膨胀和贴壁情况。另一方面旋磨后的管腔扩大且光滑，为后续的器械通过提供便利。目前以斑块修饰为目的的主动旋磨策略并发症风险较低，获得更满意的PCI效果同时能够减少血管损伤风险。

（五）冠状动脉轨道旋磨术

冠状动脉轨道旋磨术（orbital atherectomy system，OAS）为一种新的斑块修饰技术，OAS对于严重冠状动脉钙化病变治疗效果及安全性都较高。冠状动脉OAS的工作原理是依赖离心力的差异打磨，通过操控其前后移动，从而实现打磨、销蚀钙化斑块的作用。旋磨头旋转速度越快，产生的离心力越大，形成的轨道越大，对于斑块的修饰和管腔扩大的效果越好。冠脉OAS最主要适用于行支架植入术或经皮冠脉球囊扩张术的严重钙化病变；此外，得益于OAS小磨头的设计以及可通过调整转速改变修饰血管直径的特点，使其操作简便、易行，也被认为可能适用于严重钙化的多支病变、开口病变、分叉病变、无保护左主干病变以及慢性完全闭塞病变。

（六）准分子激光技术

准分子激光技术（excimer laser coronary atherectomy，ELCA）采用氯化氙作为活性介质，释放308 nm波长的紫外线光脉冲（冷激光），主要作用于蛋白质和脂质，通过光化学效应、光热效应和光机械效应对冠脉斑块或血栓组织进行消蚀。钙化病变虽然可采用ELCA，但其对钙化病变的处理能力较差，更加适合于轻中度钙化病变。在面对于严重钙化病变时，旋磨仍是首选。但在旋磨治疗过程中，常需进行旋磨导丝的交换，在遇到严重钙化病变无法实现导丝交换时，可先行ELCA，为后续的旋磨治疗创造条件（RASER技术）。ELCA的整体安全性良好，对血管内皮等正常组织损伤小；冠脉穿孔的风险显著降低，消蚀的过程中持续的盐水冲洗进一步减少了产热并降低并发症风险。此外，在ELCA消蚀过程中产生水、气体和直径＜10 μm的微小物质，这些物质可被网状内皮系统吸收，以及激光能量对血小板聚集的抑制作用，使得无复流/慢血流发生率较低，其技术成功率高达95%。

（七）微导管辅助技术

微导管能够将扭矩传递到和超越受阻的病变。通过后形成一个微小通道，方便大一点的球囊通过或可进行导丝交换以便于实行旋磨等技术。可旋转的微导管，能够快速旋转减少近端血管的摩擦力，产生的扭力可助于通过受阻病变。在面对支架植入后分支闭塞或受压，导丝通过后球囊无法通过的情况，可采用穿通微导管旋转掘进，扩张支架网眼的方法，以便于后续球囊通过。

五、支架植入后球囊通过受阻

（一）改变球囊角度

多数情况下支架植入后后扩张球囊无法通过多与角度有关，通过提拉、深插、旋转指引导管改变导丝位置，改变球囊角度多可顺利通过。

（二）预扩张球囊辅助技术

应用预扩张球囊对支架进一步整形；或送入另一根导丝，沿其中一根导丝送入预扩张球囊，起到滑轨与改变角度作用，以利于后扩张球囊通过（通常预扩张球囊通过性更好）。

（三）后扩张球囊塑形

对后扩张球囊尖端进行预塑形，改变角度更容易通过（避免损坏球囊）。支架无法通过时也可采用该方法，但必须注意避免损坏支架。

综上，导丝通过后，器械不能通过的病变多见于迂曲、钙化、闭塞病变，在这类病变中，加强指引导管支撑力是最重要的，要熟练掌握操控指引导管技巧，通过采用延长导管等技术加强支撑力，采用强支撑导丝、双导丝滑轨等技术克服迂曲阻力，这些技术是可互换的，要能够融会贯通，根据器械可得性和术者经验改变顺序使用。高阻力病变修饰技术一般来讲对术者要求较高，但通常能够取得较好的结果。面对高阻力病变时多种技术、器械的综合运用往往能够取得更好的效果。

（中国人民解放军北部战区总医院
徐凯　李延斌　王剑）

参考文献

［1］赵慧强，陈晖，李虹伟，等．经桡动脉使用4 in 6子母导管技术治疗冠状动脉复杂病变的初步经验．中国介入心脏病学杂志，2016，24（12）：688-691.

［2］Mahmood A，Banerjee S，Brilakis ES. Applications of the distal anchoring technique in coronary and peripheral interventions. J Invasive Cardiol，2011，23（7）：291-294.

［3］Hu XQ，Tang L，Zhou SH，et al. A novel approach to facilitating balloon crossing chronic total occlusions：the "wire-cutting" technique. J Interv Cardiol，2012，25（3）：297-303.

［4］Forero MNT，Daemen J. The coronary intravascular lithotripsy system. Interv Cardiol，2019，14（3）：174-181.

［5］Wong B，El-Jack S，Newcombe R，et al. Shockwave intravascular lithotripsy for calcifi ed coronary lesions：first real world experience. J Invasive Cardiol，2019，31（3）：46-48.

［6］Wong B，El-Jack S，Newcombe R，et al. Shockwave intravascular lithotripsy of calcified coronary lesions in STelevation myocardial infarction：first-in-man experience. J Invasive Cardiol，2019，31（5）：E73-E75.

［7］李悦，盛力，李俭强，等．克服球囊不能通过慢性闭塞病变的新方法：双球囊——导丝交错切割技术——

附二例报告 . 中国介入心脏病学杂志，2014，22（06）：406-408.
[8] Kobayashi Y，Teirstein P，Linnemeier Y，et al. Rotational atherectomy（stent ablation）in a lesion with stent underexpansion due to heavily calcified plaque. Catheter Cardiovasc Interv，2001，52（2）：208-211
[9] Khattab AA，Ono A，Hochadel M，et al. Drug-eluting stents versus bare metal stents following rotational atherectomy for heavily calcified coronary lesions：late angiographic and clinical follow-up results. J Interv Cardiol，2007，20（2）：100-106.
[10] Khattab AA，Ono A，Hochadel M，et al. Drug-eluting stents versus bare metal stents following rotational atherectomy for heavily calcifi ed coronary lesions：late angiographic and clinical follow-up results. J Interv Cardiol，2007，20（2）：100-106.
[11] Egred M. RASER angioplasty. Catheter Cardiovasc Interv，2012，79（6）：1009-1012.

第 26 节　抗血小板药物抵抗

血栓形成是心脑血管疾病最严重的并发症之一，亦是此类患者致死、致残的最主要因素。临床常见的危重急症如心肌梗死、脑卒中、肺梗死等均是血栓性疾病。大量研究表明，血小板的黏附、活化和聚集在急性冠脉综合征（acute coronary syndromes，ACS）及经皮冠状动脉介入治疗（percutaneous coronary intervention，PCI）的病理生理过程中起重要作用。临床研究结果亦证实，应用阿司匹林、噻氯吡啶、氯吡格雷、血小板糖蛋白Ⅱb/Ⅲa 受体拮抗剂（glycoprotein Ⅱb/Ⅲa inhibitors，GPI）等抗血小板药物可显著减少动脉粥样硬化血栓风险，故抗血小板治疗在心脑血管疾病一级、二级预防中得到广泛应用，并取得了良好的效果。但是，由于心脑血管疾病的临床情况复杂多样，部分患者服用常规剂量的特定抗血小板药物后，其作用靶点的生物学活性没有受到显著抑制，在临床上表现为接受抗血小板药物治疗过程中发生血栓事件，实验室检查结果则表现为血小板的活化和聚集功能未得到充分抑制，临床将其称为“抗血小板药物抵抗”现象。近年来大量临床研究结果表明，抗血小板药物抵抗的发生率不低，且对预后影响很大，故对其的诊断和处理已经成为抗栓治疗领域的主要热点之一。

一、抗血小板药物抵抗的定义及临床意义

早年实验室研究表明，不同个体对阿司匹林和氯吡格雷治疗的反应差异很大，部分个体经治疗后测得的相关实验室指标与未经治疗者相近，故最早将其称为阿司匹林或氯吡格雷“抵抗”。但由于血小板功能受全身多方面因素影响而非仅限于特定药物对血小板的直接作用，而“抵抗”一词事实上是指药物不能作用于特定的靶点，所以用以描述此现象并不妥当。近年多以个体对抗血小板治疗反应降低或抗血小板治疗后残余血小板活性增高取代“抵抗”一词，但在许多文献中仍将“抵抗”作为习语沿用。

抗血小板药物抵抗的诊断常根据实验室血小板功能检测结果进行判断。由于受检测时间、实验条件、诊断方法和标准、受试者疾病状态等多方因素的影响，故既往文献报道的抗血小板药物抵抗的发生率差异较大。阿司匹林抵抗（aspirin resistance，AR）的发生率约在 5% ～ 40%，氯吡格雷抵抗（clopidogrel resistance，CR）的发生率约为 5% ～ 36%。一项 Meta 分析汇总了 15 项前瞻性研究的数据，结果表明实验室定义的 AR 与心血管事件之间存在显著的相关性（OR 3.8，95%CI：2.3 ～ 6.1）。另一项 Meta 分析汇总了 8 项前瞻性研究 1227 例患者的数据，全部采用 PFA-100 检测，结果表明，AR 患者的缺血事件风险约为非 AR 患者的 2 倍（OR 2.1，95%CI：1.4 ～ 3.4，$P < 0.001$）。有关 CR 的第一项 Meta 分析来自接受 PCI 的患者群体，作者汇总了 25 项前瞻性研究中的 3688 例患者，结果表明平均 CR 发生率为 21%，CR 与临床事件显著相关（OR 8.0，95%CI：3.4 ～ 19.0）。另一项 Meta 分析汇总了 15 项前瞻性研究中的 3960 例患者资料，平均 CR 发生率为 25%，CR 患者心血管缺血事件风险为非 CR 患者的 3.5 倍（95%CI,2.4 ～ 5.2）。近年来数项研究采用受试者操作（receiver operating characteristic，ROC）曲线分析血管舒张剂刺激磷酸蛋白（vasodilator phosphostimulated protein，VASP）

检测结果预测临床事件的临界值，发现血小板反应指数（platelet reactivity index，PRI）＞ 50% 可作为预测心血管缺血事件的标准，虽然其阳性预测价值不高，仅 12% ～ 26%，但其阴性预测价值可高达 99% 以上，可作为很好的筛查标准。

二、抗血小板药物抵抗的发生机制和影响因素

抗血小板治疗反应多样性受多种因素影响，归纳起来主要有三方面影响因素：遗传因素、细胞因素和临床因素。

（一）遗传因素

研究发现，阿司匹林或氯吡格雷的药代动力学和药效学通路上，肝细胞色素 P450 酶（Cytochrome P450，CYP）2C9、CYP3A4、CYP3A5、CYP2C19、ABCB1、PON1、COX-1 和 P2Y12 受体等基因变异与血小板对阿司匹林或氯吡格雷的反应性有关。氯吡格雷是一种前体药，经肠道吸收后约 85% ～ 90% 直接被酯化为无活性产物，仅 10% ～ 15% 通过 CYP 代谢成为活性药物，因此，CYP 系统，特别是 CYP2C19 对氯吡格雷活化的作用至关重要。根据 CYP2C19 的不同基因型表现，可分为 4 种代谢表型：①超快代谢型：携带 CYP2C19 等位基因 *17 的纯合子或杂合子，即 CYP2C19*17/*17 或 CYP2C19*17/*1（中国人群中频率极低）。②快速代谢型（正常代谢型）：携带 CYP2C19 等位基因 *1 的纯合子，即 CYP2C19 *1/*1。③中间代谢型：携带一个 CYP2C19 功能缺失（loss-of-function，LOF）等位基因和一个野生型基因的杂合子，可表现为 CYP2C19 *1/*2，或 *1/*3。④慢代谢型：携带两个 LOF 等位基因，可表现为突变纯合子如 CYP2C19*2/*2 或 *3/*3（后者较少见），也可能表现为突变杂合子如 CYP2C19*2/*3。

已有大型临床研究结果表明，携带 CYP2C19 LOF 等位基因（主要是 CYP2C19*2）的患者临床预后较差，主要原因是此类患者体内氯吡格雷活化代谢率下降，不能充分抑制血小板聚集，导致缺血事件率上升。Simon 等对高加索人群的研究证明，携带任意两个 LOF 等位基因的患者（CYP2C19*2，*3，*4，或 *5）在 PCI 术后 1 年随访期中，比不携带者有更高的缺血事件率，提示 CYP2C19 的遗传变异性对 PCI 术后的长期临床预后影响较大。东亚人群 CYP 2C19 中间代谢型和慢代谢型的总体比例大约在 52% ～ 57% 之间，远高于高加索人群的 27% ～ 33%，但临床缺血事件的发生率却低于高加索人群，这一现象被称为“东亚悖论”。

药物代谢酶的基因多态性是影响因素之一，但并非是影响抗血小板药物药代和药效动力学的唯一因素。CYP2C19 基因多态性在氯吡格雷抗血小板反应的变异中，大约占 12% 的归因效度，仅能部分解释氯吡格雷抗血小板治疗反应的多样性。

（二）细胞因素

细胞因素也可能影响阿司匹林或氯吡格雷的抗血小板疗效，例如血小板更新的加速可能降低抗血小板药物的治疗反应。经肝代谢生成抗血小板活性代谢产物这一过程，通常也受 CYP 同工酶系基线水平和其他细胞内因素影响。另外，P2Y12 和 P2Y1 受体的上调，以及不依赖于 P2Y12 受体的血小板信号转导通路，可能对氯吡格雷治疗反应多样性有一定程度影响，这一作用在一些特殊疾病情况下较明显。如糖尿病患者体内往往有一种或多种细胞膜受体或受体后的调节功能异常，对膜表面抗血小板药物作用受体有潜在的影响。以上机制或可解释一些临床试验中观察到糖尿病患者体内血小板多具有高活性，需加倍氯吡格雷剂量才能达到有效抑制血小板聚集。

（三）临床因素

影响抗血小板治疗反应的临床因素很多，包括用药剂量、服药的依从性等。一些临床相关因素可能影响患者基线状态下血小板活性从而影响抗血小板治疗的反应，如 ACS、糖尿病、肥胖、肾功能不全等。药物间相互作用也是影响抗血小板治疗反应性的重要因素，常见的如部分质子泵抑制剂和钙通道阻滞剂可干扰氯吡格雷在体内的活化，布洛芬可与阿司匹林竞争结合环氧合酶 1（COX-1）等，可能降低抗血小板疗效。但对于药物间相互作用是否能导致临床缺血事件增多，目前尚无充分临床证据。

三、血小板功能检测

由于抗血小板药物抵抗的发生机制尚不清楚，故目前并无肯定的方法可特异性检出此类患者。但文献报道，可通过临床高危因素分析、基因多态性检测、血小板聚集功能测定（图1-26-1）、血小板受体和信号通路分子检测、血小板代谢产物测定等方法间接筛选出血栓高危患者。由于各种抗血小板药物的作用靶点均为血小板，故直接测定血小板功能可能是评价患者对抗血小板治疗反应性的最佳方法。以往研究表明，如患者接受抗血小板治疗后血小板的一种或多种功能未被有效抑制，则其发生血栓事件的风险显著增高，即血小板功能检测与临床血栓事件之间有很好的相关性，故近年研究多将其作为血栓高危的替代指标。现综合文献报道，将目前常用的血小板功能检测方法综述如下。

（一）血小板激活剂

血小板激活剂可促进体外血小板聚集，并可根据其作用途径判断不同血小板药物治疗的效果或血小板本身功能缺陷。常用血小板激活剂包括：

1. ADP　可与血小板表面ADP受体（P2Y12和P2Y1）结合激活血小板，首先通过改变细胞内钙浓度引起血小板第一相聚集，主要为血小板变形和可逆性聚集，其后因继发性的血小板内颗粒分泌ADP，引起血小板第二相聚集，即不可逆聚集。低浓度ADP（1～3 μmol/L）可仅引起第一相聚集或清晰的第二相聚集，高浓度ADP（10～20 μmol/L）则可掩盖第二相聚集。ADP受体拮抗剂（如噻氯匹啶、氯吡格雷、普拉格雷、替格瑞洛等）主要能通过可逆或不可逆结合P2Y12受体抑制血小板活性，故采用ADP作为激活剂可检测此类药物的作用。阿司匹林可抑制血小板的第二相聚集，故高浓度ADP也可作为激活剂检测阿司匹林的作用。

2. 肾上腺素　常用浓度为5～10 μmol/L，是最不稳定的血小板激活剂，可引起明显的第一相聚集，有时可导致完全的第二相聚集。肾上腺素引起的血小板第二相聚集可被阿司匹林、其他非甾体类抗炎药、抗组胺药及一些抗生素抑制，因此其结果特异性差。

3. 胶原　是经典血小板激活剂中作用最强的，常用浓度为1～5 μmol/L。胶原与血小板GP Ⅰa/Ⅱa受体结合，使血小板发生粘连、变形，还可与血小板GP V1受体结合，诱发TXA2成生。胶原引起的血小板聚集有滞后效应，相比由其他激活剂引起的血小板聚集晚1分钟左右。低浓度胶原诱发的血小板聚集可被阿司匹林等抗血小板药物完全抑制。

4. 花生四烯酸（arachidonic acid，AA）　AA是环氧酶（cyclooxygenase，COX）的作用底物，可生成一种较强的血小板激活物——TXA2。阿司匹林可抑制COX-1作用，从而抑制AA诱导的血小板聚集。

5. 凝血酶　可激活蛋白激活受体（protease-activated receptor，PAR）-1和PAR-4，诱发血小板致密颗粒释放而引起血小板聚集。低浓度凝血酶（50 nmol/L）仅引起血小板变形，高浓度时（100 nmol/L）可引起完全性的血小板聚集。由于凝血酶可剪切纤维蛋白原，使其与血小板结合形成血凝块，故不常用于血小板聚集功能的检测。

6. 凝血酶受体激活肽（thrombin receptor activating peptide，TRAP）　TRAP是一种合成多肽，可激活凝血酶受体PAR-1。TRAP可诱发很强的血小板

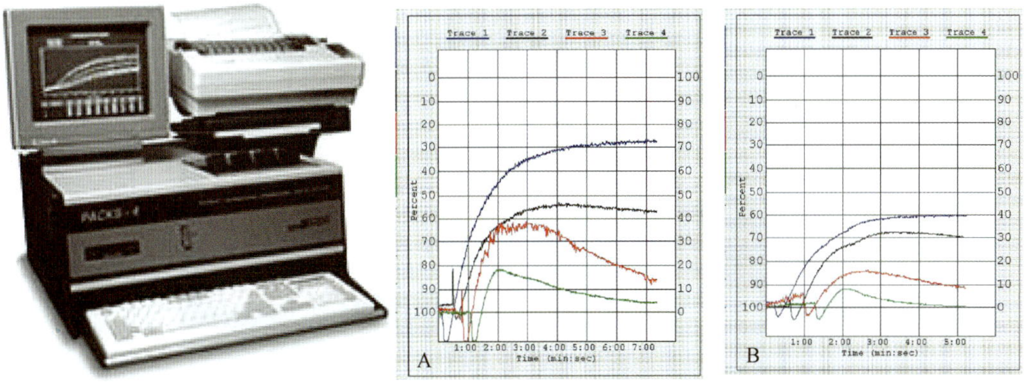

图1-26-1　血小板聚集仪（PACKS-4，Helena，US）及血小板聚集曲线

聚集，但与凝血酶不同，TRAP 不会引起纤维蛋白原的剪切和血凝块形成。TRAP 可用于检测 GPI 及一些新型抗血小板药（PAR-1 拮抗剂）的作用。

（二）常用血小板功能检测方法

1. 光学比浊法（light transmission aggregometry，LTA） 是最经典的血小板功能检测方法，常作为诊断研究用的金标准，价格便宜，与临床事件的相关性很好。其检测指标为血小板最大聚集百分比，过高提示抗血小板药物作用不佳，存在抵抗，缺血风险增大，过低提示血小板过度抑制，出血风险增大。具体方法：首先分离富含血小板血浆，加入激活物后促进血小板与血小板之间的聚合，再以贫血小板血浆作为对照测定样品的透光度，如血小板聚集，则透光度降低。此方法的特点是可以采用特异性激活物，从而检测不同抗血小板药物的作用效果，如采用花生四烯酸诱导的血小板聚集率反映机体对阿司匹林治疗的反应性，采用 ADP 作为诱导剂则主要反映对氯吡格雷治疗的反应性。其主要缺点包括：血样处理要求在短时间内完成、重复检测变异大、需分离富含血小板血浆、采血量大、样品处理时间较长、缺乏标准化流程等，在国外已渐为方便快捷的床旁检测方法取代。

2. 血栓弹力图（thromboelastography，TEG） 主要检测指标为反应时间（R）及曲线最大振幅（MA），R 反应凝血速度，MA 反映血栓形成的强度，MA 越大，血栓形成风险越高。其原理是体外模拟缓慢静脉血流，用感受器测定血栓形成的时间和数量，并由计算机绘制血凝速度和强度曲线。操作步骤：将一与导丝相连的探针置入装有全血标本的试管中。沿一定的弧度前后转动试管，血小板激活后使纤维蛋白原交聚，并包裹于探针表面，遂带动探针一起转动，血栓形成越多，则探针运动幅度越大，通过与探针相连的导丝将探针的运动幅度记录下来，即可判断血栓形成风险的大小（图 1-26-2，图 1-26-3）。血栓弹力图的优点是采用全血检测，除检测血小板功能外，还可了解纤溶系统功能，对血栓和出血风险均可进行评价。但其检测血小板功能的敏感性和特异性不如其他方法，且检测所需时间较长、价格较昂贵，以往多用于外科手术围术期。近年有文献报道一种新的检测方法：TEG 血小板图（TEG platelet-mapping），在肝素化的血样中加入巴曲酶（reptilase）和因子Ⅻa，不仅可检测血小板在凝血过程中的独立作用，还可大大缩短检测时间，其检测结果与 LTA 法有很好的相关性。

3. 阻抗法　其原理是将一对电极浸泡于全血标本中，记录两电极间的电阻和电流变化，当加入促凝剂后，血小板聚集并黏附于电极表面，则两电极间电阻变大、电流变小（图 1-26-4）。阻抗法测定血小板聚集率的优点是采用全血标本，且与心脑血管缺血事件的相关性很好。其缺点是对小聚集物形成不敏感，检测耗时长，每次需清洗电极且电极维护成本比较高。近年德国 Dynabyte 公司研发的阻抗法血小板聚集仪 Multiplate 采用床旁设计，体积小，操作方便，可一次完成 4 个标本的检测，耗时明显缩短。

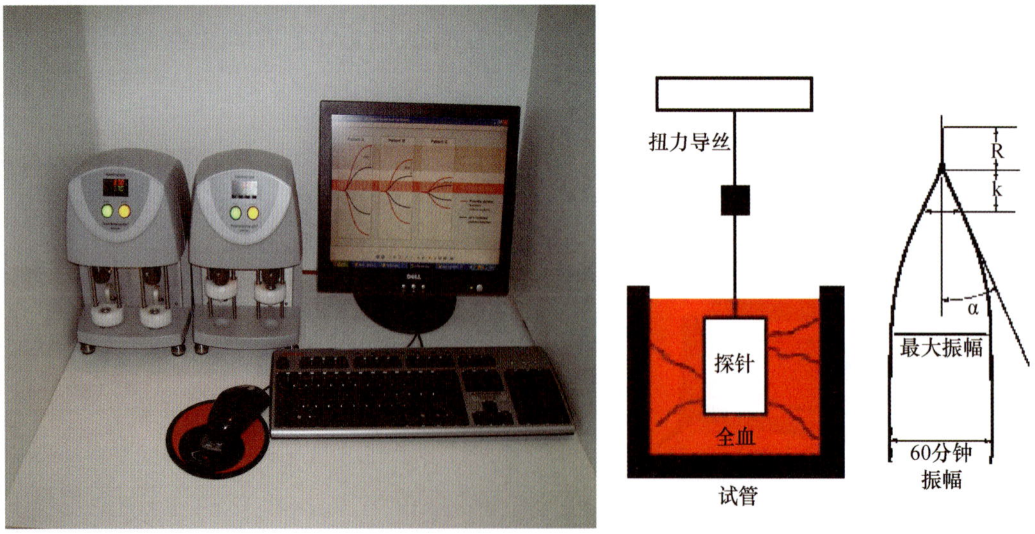

图 1-26-2　血栓弹力测定设备及原理

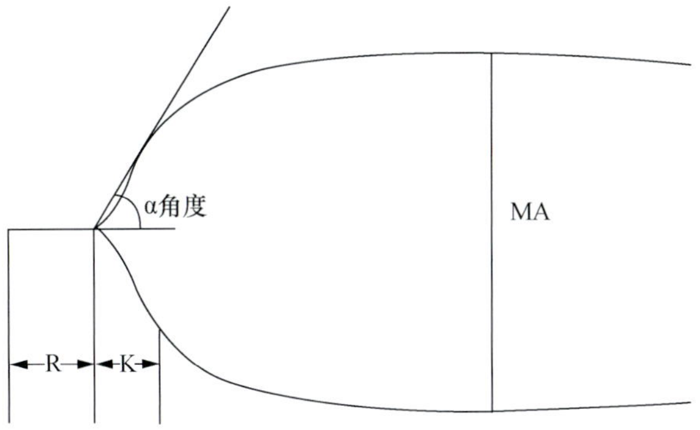

图 1-26-3 血栓弹力图结果判读：R（反应时间）：为试验开始至血栓开始形成（即探针开始运动）的时间，反映凝血速度；K：从探针开始运动至振幅达到 20 mm 的时间，反映凝血速度；α 角度：K 的切线角度，意义与 K 相同；MA（最大振幅）：反映血栓形成的强度；MA 越大，则血栓形成风险越高

4. VASP 测定　其检测结果称为 PRI，目前多以 PRI > 50% 作为氯吡格雷治疗低反应的诊断标准。VASP 是前列腺素 E1 受体激活后的下游信号通路产物。血小板 ADP 受体（P2Y12）激活后，抑制其磷酸化；当存在 ADP 受体拮抗剂时，VASP 磷酸化产物增多。在细胞膜通透处理后，可采用流式细胞术对 VASP 进行定量，进而反映 P2Y12 的表达和激活状况（图 1-26-5）。VASP 测定的优势在于 P2Y12 信号通路的特异性，且较血小板聚集测定更为稳定。临床研究表明，根据 VASP 检测定义的氯吡格雷抵抗与临床事件的相关性非常好。其不足之处主要是技术操作较复杂、需要特殊的器械和熟练的技术员、价格昂贵。

5. 血小板功能测定仪（platelet function assay，PFA）-100　其原理是用毛细管将全血样品吸至

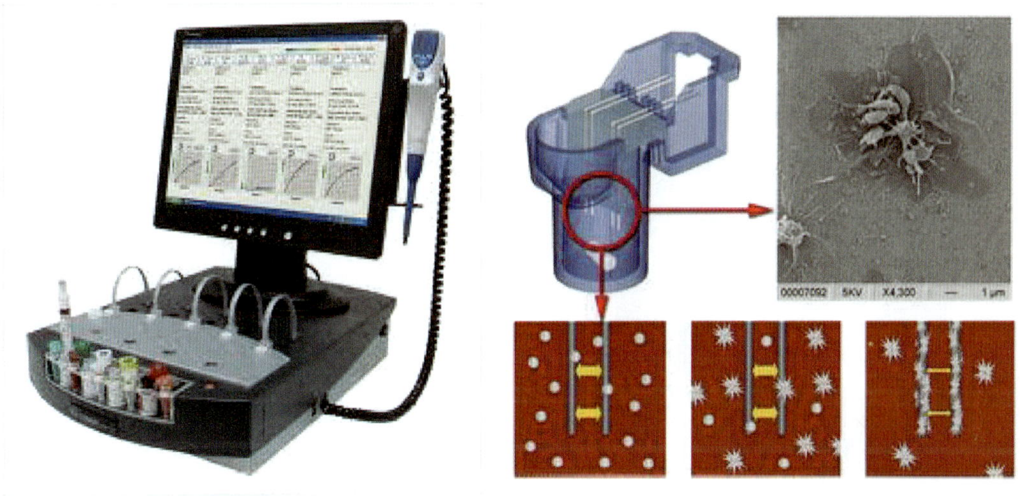

图 1-26-4 阻抗法血小板聚集仪（Multiplate，Dynabyte，Germany）及其原理

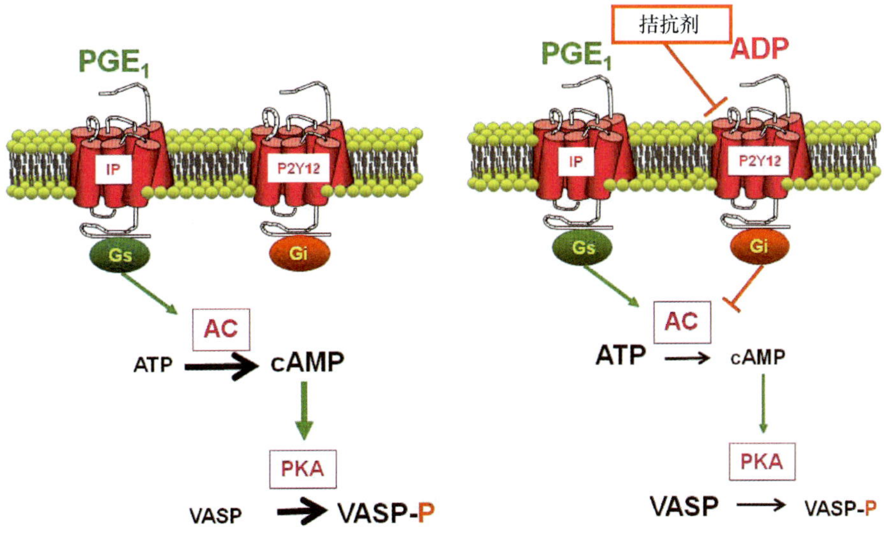

图 1-26-5 VASP 测定与 ADP 受体 P2Y12 的特异性

覆盖胶原和肾上腺素（或 ADP）的生化活性膜上，此膜中心存在孔洞。血小板受胶原和肾上腺素（或 ADP）激活后开始聚集，并逐渐堵塞活性膜中央的孔洞。PFA-100 测定从血液开始注入活性膜至孔洞被完全封闭的时间（图 1-26-6）。PFA-100 的优点是床旁检测，采用全血标本，操作简便、快速、半自动，重复性好，需血量少，与临床事件相关性较好；但缺点是受 vWF、红细胞比容等因素影响较大，且无标准调校方法；目前仅用于检测阿司匹林抵抗。

6. 快速血小板功能分析仪——VerifyNow　属床旁检测设备，其检测指标为血小板反应性单位（P2Y12 reaction unit，PRU），临床意义与血小板聚集率相同。VerifyNow 由美国 Accumetrics 公司研发，2006 年经美国 FDA 批准用于血小板功能检测。其原理是在试管内预混有血小板激活剂和纤维蛋白原包被的小珠。加入全血标本后，血小板受激活剂作用而活化，其表面Ⅱb/Ⅲa 受体复合物与小珠表面的纤维蛋白原交联，使血小板聚集于小珠表面，试管内透光性增强。VerifyNow 属床旁检测设备，可分别以 AA、ADP 及 TRAP 作为激动剂，特异性地检测血小板对阿司匹林、P2Y12 抑制剂及 GPI 的反应性（图 1-26-7）。VerifyNow 技术的优势是采用全血作为标本，整个检测过程仅需 3 分钟，是目前所有血小板功能检测方法中最快者。迄今为止，已有上百篇正式发表的文献报道采用 VerifyNow 检测血小板聚集功能，其结果与 LTA 方法测定结果及临床事件均有很好的相关性。

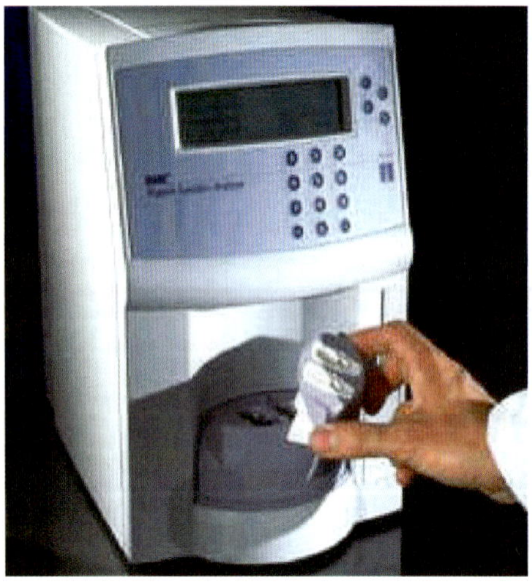

图 1-26-6　PFA-100

7. Plateletworks　由美国 Helena 公司研发。其机制类似于血小板计数仪。将全血分别置入混有 EDTA 抗凝（基础对照）或血小板激活剂（胶原、花生四烯酸、ADP）的试管中，5 分钟后分别进行血小板计数，比较不同激活剂处理的试管和基础对照试管中的血小板计数，即可计算血小板聚集率（图 1-26-8）。Plateletworks 的优点是采用全血标本，操作简便、快速；可同时进行三种激活剂效应的检测。虽然文献报道不多，但其结果与临床事件相关性较好。

8. Aggrestar（PL）血小板分析仪　由国内英诺华医疗生产，原理与 Plateletworks 类似，通过血小板激动剂诱导前后血小板计数的差别估算血小板聚集率。国内多家中心采用此方法测定血小板功能，与 LTA 法有较好的一致性。

9. TXA_2 的代谢产物测定　检测 TXA_2 的代谢产物（包括血 TXB_2 及尿 11- 脱氢 -TXB_2），可用以评价患者对阿司匹林治疗的敏感性，且与临床事件的相关性较好。

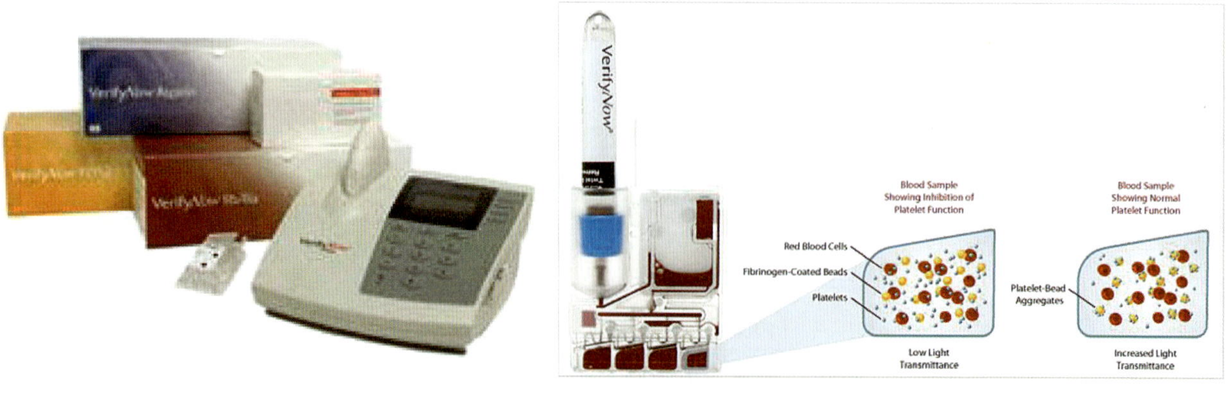

图 1-26-7　VerifyNow 及其工作原理

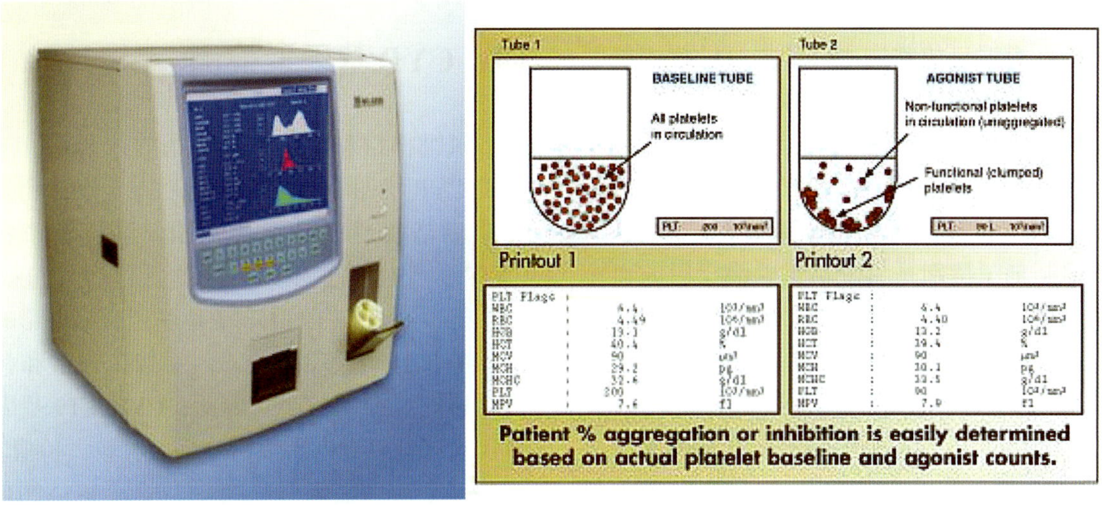

图 1-26-8 Plateletworks 及其工作原理

（三）抗血小板药物抵抗诊断标准

迄今为止，并没有公认的、权威的有关抗血小板药物抵抗的诊断标准。在早期临床研究中，作者多依据自定义的标准来诊断抗血小板药物抵抗。近年有部分研究采用 ROC 方法来确定血小板功能的临界值，以作为抗血小板抵抗的诊断标准，其好处是与临床事件有较好的相关性。目前文献中常用的抗血小板药物抵抗诊断标准见表 1-26-1。

（四）血小板功能检测的预测价值与适用人群

1. 阿司匹林治疗反应多样性的临床检测建议　阿司匹林反应多样性的检测方法包括 TXA2 代谢产物尿 11- 脱氢 TXB2 的测定、各种诱导剂（如花生四烯酸等）诱导的血小板聚集率测定、VerifyNow 阿司匹林检测等。由于炎症等病理条件下，体内花生四烯酸除 COX-1 途径外，还可经 COX-2 途径代谢，目前多数方法测得的结果会受炎症、全身高反应性等因素影响，并不能反映阿司匹林的真实效果，可能导致阿司匹林治疗低反应或无反应的发生率被高估。

早期文献报道，阿司匹林治疗低反应患者择期 PCI 后围术期心肌坏死的风险较高反应患者增高 2.9 倍，长期临床缺血事件风险亦为高反应患者的 2.8 ～ 3.5 倍。但这些研究中，入选患者多数仅接受单一阿司匹林治疗，且阿司匹林治疗低反应的诊断标准多为非特异性。近年 ADAPT-DES、ASCET 等研究表明，在 PCI 术后接受双联抗血小板治疗的患者，阿司匹林治疗低反应与缺血事件

表 1-26-1　常用的抗血小板药物抵抗诊断标准

检测方法	抗血小板药物抵抗诊断标准	
	ADP 受体拮抗剂	阿司匹林
LTA	＞ 42.9% 5 μmol/L ADP（ROC）	
	＞ 64.5% 20 μmol/L ADP	＞ 20% 0.5 mg/ml AA（ROC）
血栓弹力图	MA_{ADP} ＞ 58%	MA_{AA} ＞ 50%
阻抗法	＞ 416 AU/min（ROC）	＞ 300 AU/min
VASP	＞ 50% PRI	n/a
PFA-100	n/a	＜ 170 s
VerifyNow	＞ 236 PRU	＞ 454 ARU
Plateletworks	＜ 80.5%	＜ 60%
尿 11- 脱氢 TXB_2	n/a	＞ 60 pg/ml（ROC）

并无关联。

综上，根据目前临床研究证据，已接受双联抗血小板治疗的患者，阿司匹林治疗反应对临床预后的判断价值尚不明确，不推荐常规筛查。

2. 血小板 P2Y12 抑制剂治疗反应多样性的临床检测建议　目前已有大量临床研究结果表明，P2Y12 抑制剂（特别是氯吡格雷）治疗后的血小板残余活性增高（HPR）是 PCI 术后血栓事件的独立危险因素。ADAPT-DES 研究表明，HPR 者的早期和晚期支架内血栓风险分别为非 HPR 者的 3.0 倍和 2.49 倍，约 60% 的早期支架内血栓事件可用 HPR 解释，其预测价值在 ACS 患者中更明确。但由于支架内血栓是小概率事件（通常发生率＜3%），而 HPR 的发生率约 20%～40%，HPR 对支架内血栓仅具有中等程度的预测价值，敏感度和特异度均有限。目前较为统一的观点是，HPR 不应视为血栓事件的诊断标志，而应看作血栓事件的危险因素。血栓事件的判断应结合血小板功能检测结果、临床和介入手术特点综合考虑。

对于稳定型心绞痛及 ACS 未接受 PCI 的患者，无证据表明 HPR 是临床事件的独立危险因素。ADRIE 研究表明，稳定性冠心病患者的血小板功能与临床缺血事件无关联。TRILOGY-ACS 研究入选了未接受 PCI 的病情稳定的 ACS 患者，其血小板功能亚组分析表明，HPR 不是主要临床缺血事件的独立危险因素，但由于研究本身存在较多缺陷（如血小板功能并非在血栓风险最高时测量等），未行 PCI 的 ACS 患者，其 HPR 对临床事件的预测价值还需进一步证实。

综上，目前对于血小板功能检测指导的个体化抗血小板治疗仍存在争议，主流的意见并不支持常规进行血小板功能检测以决定治疗策略，但在特定的情况下，具备高缺血风险因素［如 ACS，多支弥漫病变合并糖尿病，≥ 3 个支架植入，分叉病变植入 2 个支架（尤其是左主干病变），支架总长度＞ 60 mm，CTO 病变 PCI，既往足量抗血小板治疗下出现支架内血栓］的患者可以进行血小板功能指导的 DAPT 升阶治疗；而高出血风险（如既往大出血 / 既往出血性卒中，贫血，双通路抗栓治疗过程中出现有临床意义的出血）患者在考虑降阶治疗（从强效 P2Y12 抑制剂转换为氯吡格雷）之前可以进行血小板功能检测以评估治疗的可行性和风险。

四、CYP 基因型检测

氯吡格雷和普拉格雷均为前体药物，需经由肝脏 CYP 代谢酶的活性转化后方能发挥药效；而替格瑞洛本身就是活性药物，其代谢产物（经 CYP3A4/5 代谢）亦具有生物活性。大量研究表明，携带 CYP2C19 LOF 等位基因会显著影响氯吡格雷的抗血小板反应性，但对普拉格雷和替格瑞洛无影响或影响较小。因此，CYP2C19 基因型检测仅对评价氯吡格雷的治疗反应有较大价值。

基于众多临床研究结果，美国 FDA2010 年 3 月发布“警告”，提醒应用氯吡格雷后出现心血管不良事件与 CYP2C19 的 LOF 等位基因表达有关。我国人群 CYP2C19 LOF 等位基因携带者的比率约为欧美国家的 2 倍（56% *vs*. 27%），但与来自欧美国家的数据相比，中国人群中 CYP2C19 *2 LOF 等位基因杂合子比例很高（约为 45%），此部分患者对氯吡格雷治疗的反应与非携带者相比并无明显减退；CYP2C19 *2 LOF 等位基因纯合子比例约为 11%，其 HPR 及临床缺血事件风险均显著增高。近年一些小样本探索性临床研究表明，根据 CYP2C19 基因型调整 P2Y12 抑制剂治疗方案（增加氯吡格雷剂量或改用作用更强的替格瑞洛）可改善 HPR，但能否提高临床获益还需进一步观察。

与 HPR 相同，CYP2C19 LOF 基因型虽然是缺血事件的独立危险因素，但单独根据基因型预测缺血事件的价值较有限。有文献报道，基因型在氯吡格雷抗血小板治疗反应个体差异中所起的作用约为 2%～12%。ARCTIC-Gene 研究对 1420 例行支架植入治疗的患者做了 CYP2C19 基因型检测，将血小板功能检测与 CYP2C19 基因分析做了比较，发现这两种检测方法所呈现的趋势并不一致。基因型检测呈“慢代谢型”的患者中，仍有较高比例（40.27%）对抗血小板治疗反应良好；而在基因型呈“快代谢型”的患者中，亦有一定比例（30.9%）的治疗反应不佳。单纯根据血小板功能检测或基因型分析结果，对缺血事件进行预测的效度均较低（ROC 分析曲线下面积 0.497～0.523），再次提示两者必须综合临床因素才可能获得较客观的评价。来自沈阳军区总医院的药物洗脱支架植入术后 ACS 患者的数据显示，对于无或仅 1 个 CYP2C19 LOF 等位基因多态位点携带者，伴或不伴 HPR 时其缺血事件发生率分别为 16.7% 和 2.1%，而携带 2 个 LOF 等位基因多态位点的患者，伴或不伴 HPR 时其缺血事件发生率分别达 29.5% 和 9.7%，提示在中国人群，将血小板功能检测与基因型测定相结合可能提高缺血事件预测效能，但尚需大样本、多中心研究进一步验证。

综上，基因多态性所致血小板反应性差异对个体临床结果的影响尚不能肯定，目前并不推荐常规进行 CYP 2C19 基因分型检测用以指导抗血小板治疗。由于替格瑞洛等强效 P2Y12 抑制剂不受或极少受 CYP 2C19 代谢影响，因此，考虑 P2Y12 抑制剂升阶治疗时无需检测 CYP 2C19 基因型，而考虑 P2Y12 抑制剂降阶治疗时，可根据 CYP 2C19 基因分型检测结果来进行治疗决策。

五、抗血小板药物抵抗的处理

由于患者对抗血小板药物反应性存在较大差异，故以往经典的单一剂量治疗越来越受到质疑。对存在抗血小板药物抵抗患者，根据其对抗血小板治疗的反应性和（或）基因多态性合理调整治疗方案，有望提高抗栓效果和效价比且不增加出血风险，然而，各临床研究的结果并不统一，迄今为止仍没有一个公认有效的个体化治疗方案。下面对抗血小板药物抵抗的常见处理方法作一简要介绍。

1. 去除诱因　如果患者存在明显的外源性因素，可先尝试去除诱因，如停用可能产生拮抗的药物（布洛芬、阿托伐他汀、质子泵抑制剂等）、戒烟、给予足量抗血小板药物治疗等。

2. 增加抗血小板药物剂量　常规剂量的阿司匹林或氯吡格雷如不能有效抑制血小板活化和聚集，可考虑增加抗血小板治疗药物的剂量。

（1）增加氯吡格雷负荷剂量：北部战区总医院于 2005 年首次报道高负荷量氯吡格雷可减少高危 ACS 患者的支架内血栓风险，其后 ARMYDA-2 和 CURRENT 等研究均证实 ACS 患者 PCI 围术期应用双倍负荷剂量氯吡格雷可减少缺血事件风险，提示增加氯吡格雷负荷剂量可能有助于改善 HPR。2008 年 JACC 发表了 Bonello 医生的一项研究，该研究对 162 例存在氯吡格雷抵抗（VASP 指数 ≥ 50%）的择期 PCI 患者进行了随机分组，对照组在 PCI 术前给予一剂氯吡格雷负荷量（600 mg）；VASP 指导组在每次服用氯吡格雷负荷量后测定 VASP 指数，如仍超过 50% 则每 24 h 增加 1 次氯吡格雷负荷量（每次 600 mg），最多增加 3 次。结果表明，VASP 指导组 86% 的患者氯吡格雷低反应状态最终被逆转，所有患者无一例发生 MACE，而对照组发生 8 例（10%，$P = 0.007$），两组均无严重出血事件，轻微出血事件发生率无差别，提示以血小板功能检测为指导的个体化抗血小板治疗安全、可行、有效。来自法国的 Paganelli 医生在 2008 年 AHA 年会发布了一项类似的研究，该研究入选人数更多（共 429 例），VASP 指导组在 24 h 内追加最多 3 次氯吡格雷负荷量治疗，结果表明 VASP 指导组 30 日支架内血栓（0.5% *vs.* 4.7%，$P = 0.01$）及 MACE 发生率（0.5% *vs.* 8.9%，$P < 0.001$）显著低于对照组。

（2）增加氯吡格雷维持剂量：氯吡格雷 75 mg/d 是目前临床常规的维持剂量，为所有国内外相关指南所采纳，但在临床应用中，常可发现因治疗反应性不佳而发生血栓事件者。由于 75 mg/d 是基于正常人群研究得出的一个剂量与疗效的平衡点，因此，这一指导剂量对于冠心病患者，尤其是 ACS、糖尿病等高危患者可能并不适合。ISAR-CHOISE、OPTIMUS 及 PRINC 等研究表明，口服 150 mg/d 氯吡格雷维持量与常规 75 mg/d 维持量相比，能够进一步降低血小板聚集率。与实验室研究结果相一致，来自北部战区总医院的研究及一些小样本临床研究亦表明，在 ACS 患者中尤选择性地应用高维持量氯吡格雷治疗较常规治疗相比可降低支架内血栓及 MACE 发生率，提示增加氯吡格雷维持量可能有助于改善 HPR。

2009 年发表的 VASP-02 研究入选了 153 例 PCI 患者，随机接受 150 mg/d 或 75 mg/d 的氯吡格雷维持量治疗 4 周，结果发现 150 mg 组氯吡格雷抵抗的比例低于 75 mg 组（8.6% *vs.* 33.7%，$P = 0.0004$）。此后，对 75 mg 组中氯吡格雷治疗反应不佳者再行 150 mg/d 氯吡格雷维持量治疗 2 周，发现有 64.5% 的患者最终转变为对氯吡格雷治疗敏感。此研究提示，对选择性病例采用高维持量氯吡格雷治疗是可行的策略。

大样本随机对照 CURRENT OASIS 7 研究结果表明，ACS 行介入治疗的患者短期（7 天）使用双倍氯吡格雷维持量即可显著降低支架内血栓风险。最近发表的ELEVATE-TIMI 56研究表明，对于稳定性冠心病患者，如为CYP2C19功能缺失杂合子，给予3倍（225 mg/d）维持量氯吡格雷可获得与CYP2C19正常患者接受75 mg/d治疗相同的血小板抑制，而对于CYP2C19功能缺失纯合子患者，即使将氯吡格雷维持量提高至300 mg/d仍无法获得有效的血小板抑制，提示可以根据基因型个体化地调整氯吡格雷剂量。

GRAVITAS研究入选2214例药物洗脱支架术后伴有治疗后血小板高反应性（HPR）的患者，随机予以常规剂量氯吡格雷或600 mg负荷量+150 mg维持量氯吡格雷治疗6个月，结果表明，增加氯吡格雷剂量虽然可减少HPR发生率（62% *vs.* 40%，$P < 0.001$），但对减少死亡、心肌梗死、支架内血栓等临床缺血事件并无明显益处（2.3% *vs.* 2.3%，$P = 0.97$）。

ARCTIC研究入选2440例接受冠脉支架植入术的患者，随机分为两组，对照组不进行血小板功能检测，按常规方案进行治疗；监测组则在术前和术后2～4周分别测定血小板功能，并根据血小板功能检查结果调整治疗方案：HPR者术前追加氯吡格雷负荷量、合用GPI，术后给予高维持量氯吡格雷治疗或换用普拉格雷等。监测组有47.8%的患者接受了氯吡格雷150 mg或更高维持量治疗，但是1年随访时，两组MACE（包括死亡、心肌梗死、支架内血栓、卒中、紧急血运重建）发生率并无显著差别（监测组34.6% *vs.* 对照组31.1%）。

ELEVATE-TIMI 56研究表明，稳定性冠心病患者，如为CYP2C19 LOF等位基因杂合子，给予3倍维持量氯吡格雷（225 mg/d）可获得与无CYP2C19 LOF等位基因患者接受75 mg/d相同的血小板抑制效果，而CYP2C19 LOF等位基因纯合子患者，即使将氯吡格雷维持量提高至300 mg/d仍无法获得有效的血小板抑制效果。ELEVATE-TIMI 56后续分析还发现，CYP2C19 LOF等位基因携带者（含杂合子和纯合子）中，非糖尿病患者给予150 mg/d氯吡格雷治疗可起效；但对糖尿病患者，氯吡格雷维持量需增加至300 mg/d方能起效。以上结果提示，在个体化抗血小板研究中，增加剂量的方案需要根据基因型和临床特点进行个体化调整。

3. 药物替代　若实验室检查发现对某一种抗血小板药物抵抗，则可尝试使用另一种作用机制不同的抗血小板药物作为替代。Campo等报道，对氯吡格雷治疗反应不佳的患者采用噻氯吡啶治疗后血小板聚集率显著下降，反之亦然，对氯吡格雷和噻氯吡啶双抵抗的患者比例仅3.5%。新型ADP受体阻滞剂普拉格雷抗血小板作用较氯吡格雷强10倍，初步研究表明，对氯吡格雷治疗不敏感的患者在接受普拉格雷治疗后其血小板聚集亦可得到显著抑制，但需注意出血风险，此药尚未在中国上市。近年研发的另一种新型ADP受体拮抗剂是替格瑞洛，其特点是无需经细胞色素P450（CYP）酶系代谢，一定程度上减少了CYP基因多态性对药动学和药效学的影响。大样本随机对照PLATO研究证实，PCI术后应用替格瑞洛的长期疗效明显优于氯吡格雷。替格瑞洛已在中国上市。因此，对于氯吡格雷抵抗患者，可考虑换用替格瑞洛。

RAPID GENE研究入选200例因稳定性冠心病或非ST段抬高型ACS行PCI的患者，随机分为两组，基因分型组进行快速基因分型诊断，其中CYP2C19*2多态携带者给予普拉格雷10 mg/d治疗，非携带者予常规氯吡格雷（75 mg/d）治疗。常规治疗组不进行基因分型检测，全部接受常规氯吡格雷（75 mg/d）治疗。在完成随访的187例患者中，基因分型组全部病例的血小板反应性均正常（VerifyNow ADP PRU < 234），而常规治疗组30%的患者存在血小板高反应性。提示根据基因分型检测结果对功能缺失基因携带者换用普拉格雷可以有效减少氯吡格雷抵抗，但其临床效果还需进一步观察。

TRIGGER-PCI研究入选423例稳定性冠心病接受至少1枚药物洗脱支架治疗且伴有HPR的患者，随机接受普拉格雷10 mg/d或氯吡格雷75 mg/d治疗。3个月后复查血小板功能发现，普拉格雷组患者的PRU由入选时的平均245降至80，而氯吡格雷组则变化不大（从入选时平均249降至241，与普拉格雷组相比$P < 0.001$）。但是，由于两组均为稳定患者，6个月随访时死亡和心肌梗死仅见于1例患者。该研究因事件率过低而提前中止。

TAILOR-PCI研究入选择期或ACS后行PCI的患者，常规治疗组接受氯吡格雷治疗并在术后12个月时进行CYP2C19基因检测，基因指导治疗组则先进行基因检测后根据结果接受DAPT，即CYP2C19 LOF等位基因携带患者接受替格瑞洛治疗，否则接受氯吡格雷；初步结果分析表明相较于PCI术后传统的氯吡格雷治疗，基因指导下个体化P2Y12抑制剂治疗方案并不能显著降低CAD患者PCI术后1年的缺血风险。

POPULAR Genetics研究入选接受直接PCI的ST段抬高型心肌梗死（STEMI）患者，随机接受基于强效P2Y12抑制剂的DAPT或CYP 2C19基因分型检测指导的降级DAPT（快代谢者强效P2Y12抑制剂降级为氯吡格雷），结果表明，两组主要终点（12个月全因死亡、MI、肯定的支架内血栓、卒中及PLATO定义主要出血的复合事件）发生率无差别（5.1% *vs.* 5.9%，$P = 0.40$），但基因指导治疗组患者主要出血发生率显著低于对照组（9.8% *vs.* 12.5%，$P = 0.04$）。

PATH-PCI入选2237例稳定性冠心病行PCI的患者，随机接受常规DAPT或个体化DAPT治疗，常规组全部接受氯吡格雷和阿司匹林治疗，个体化组根据PL血小板功能检测仪测定的最大血小板聚集率（MAR）对患者进行分层，MAR＞55%者将DAPT方案中的氯吡格雷改为替格瑞洛。结果表明，个体化治疗组180天净不良临床事件风险较常规组降低32%（5.1% *vs.* 7.5%，HR 0.68，95%CI：0.486～0.947，$P = 0.023$），两组主要出血风险相近。

4. 联合抗血小板治疗　多种作用机制不同的抗血小板药物治疗可在一定程度上加强抗血小板效果。最经典的组合即为阿司匹林、氯吡格雷两联抗血小板治疗（DAPT）。CURE、CREDO等关键性研究证实氯吡格雷与阿司匹林联用较单一使用阿司匹林可显著减少ACS及PCI术后缺血事件发生率。目前的相关指南均已将此两联方案作为ACS及PCI术后标准的抗血小板治疗方案。其他联合抗血小板治疗方案还包括：

（1）联用GPI：Valgimigli医生报道了在欧洲10个心脏中心进行的一项个体化抗血小板治疗研究。研究者采用床旁血小板功能检测仪从1277例选择性PCI患者中筛选出93例阿司匹林抵抗、147例氯吡格雷抵抗及23例双抵抗患者，在常规DAPT基础上随机接受替罗非班（$n = 132$）或安慰剂（$n = 131$）治疗。研究结果表明，替罗非班组术后肌钙蛋白升高（＞3倍正常上限）的比例显著低于安慰剂组（20.4% *vs.* 35.1%，$P = 0.009$），术后30天MACE发生率也有显著下降（3.8% *vs.* 10.7%，$P = 0.031$）。安全性方面，两组出血事件发生率均很低，分别仅有2例和1例小出血事件（$P = 0.99$）。在另一项研究中，Cuisset医生报道将149例氯吡格雷抵抗患者随机分组，分别接受常规DAPT（$n = 75$）或DAPT基础上加用GPI治疗（$n = 74$），PCI术后30天时，GPI组心血管事件发生率显著低于常规治疗组（19% *vs.* 40%，$P = 0.006$），且两组均无TIMI主要出血或需要输血的出血事件。

（2）联用西洛他唑：ACCEL-RESISTANCE入选了60例实验室诊断为氯吡格雷抵抗的患者，随机接受高维持量氯吡格雷（150 mg/d）或三联抗血小板（阿司匹林＋氯吡格雷＋西洛他唑）治疗，结果表明两组均可进一步抑制血小板聚集率，但三联抗血小板治疗的作用更为明显。北部战区总医院的一项随机研究入选了305例PCI后患者，对照组均接受标准DAPT，个体优化组根据血小板功能检测（比浊法）结果指导治疗，氯吡格雷敏感者接受DAPT，诊断为氯吡格雷抵抗者在DAPT基础上加用西洛他唑。随访1年的结果表明，优化组心脑血管缺血事件发生率有降低趋势（9.7% *vs.* 14.6%，$P = 0.197$）。另一项研究入选了北部战区总医院单中心支架内血栓患者140例，其中74例接受DAPT加上西洛他唑的三联抗血小板治疗，另外66例接受高维持量氯吡格雷治疗，结果表明，三联治疗组血小板聚集率明显降低（50.2% *vs.* 59.6%，$P = 0.002$），1年主要心脑血管不良事件率亦有所下降（24.3% *vs.* 34.8%，$P = 0.172$）。由沈阳军区总医院牵头的多中心、随机对照OPT研究则表明，对于经高维持量氯吡格雷治疗无效的HPR患者，采用三联治疗可进一步降低HPR率约70%，且在长期随访过程中可显著减少心绞痛和靶血管血运重建的发生。

综上所述，根据血小板功能和（或）基因多态性检测结果对患者进行个体化治疗对改善血小板功能有显著的益处，但由于受临床试验本身局限性影响（如样本量过少、病情较轻导致临床事件发生率较低等），目前并没有肯定的证据表明这种个体化抗血小板治疗可使患者明显临床获益，需要更多设计完善、样本量较大的研究进一步证实。目前针对抗血小板药抵抗现象的处理还是需要权衡患者的缺血和出血风险，进行个体化的处理。

（中国人民解放军北部战区总医院
李毅　韩雅玲）

参考文献

[1] Gurbel PA, Bliden KP. Interpretation of platelet inhibition by clopidogrel and the effect of non-responders. J Thromb Haemost, 2003, 1: 1318-319.

[2] Pamukcu B, Oflaz H, Oncul A, et al. The role of aspirin resistance on outcome in patients with acute coronary syndrome and the effect of clopidogrel therapy in the prevention of major cardiovascular events. J Thromb Thrombolysis, 2006, 22 (2): 103-110.

[3] Michelson AD. Platelet function testing in cardiovascular diseases. Circulation, 2004, 110: e489-493.

[4] von Beckerath N, Taubert D, Pogatsa-Murray G, et al. Absorption, metabolization, and antiplatelet effects of 300-, 600-, and 900-mg loading doses of clopidogrel: results of the ISAR-CHOICE (Intracoronary Stenting and Antithrombotic Regimen: Choose Between 3 High Oral Doses for Immediate Clopidogrel Effect) Trial. Circulation, 2005, 112 (19): 2946-2950.

[5] Montalescot G, Sideris G, Meuleman C, et al. A randomized comparison of high clopidogrel loading doses in patients with non-ST-segment elevation acute coronary syndromes: the ALBION (Assessment of the Best Loading Dose of Clopidogrel to Blunt Platelet Activation, Inflammation and Ongoing Necrosis) trial. J Am Coll Cardiol, 2006, 48 (5): 931-938.

[6] Patti G, Colonna G, Pasceri V, et al. Randomized trial of high loading dose of clopidogrel for reduction of periprocedural myocardial infarction in patients undergoing coronary intervention: results from the ARMYDA-2 (Antiplatelet therapy for Reduction of MYocardial Damage during Angioplasty) study. Circulation, 2005, 111 (16): 2099-2106.

[7] von Beckerath N, Kastrati A, Wieczorek A, et al. A double-blind randomized study on platelet aggregation in patients treated with a daily dose of 150 or 75 mg of clopidogrel for 30 days. Eur Heart J, 2007, 28: 1814-1819.

[8] Angiolillo DJ, Shoemaker SB, Desai B, et al. Randomized comparison of a high clopidogrel maintenance dose in patients with diabetes mellitus and coronary artery disease: results of the Optimizing Antiplatelet Therapy in Diabetes Mellitus (OPTIMUS) study. Circulation, 2007, 115 (6): 708-716.

[9] Campo G, Valgimigli M, Gemmati D, et al. Poor responsiveness to clopidogrel: drug-specific or class-effect mechanism? Evidence from a clopidogrel-to-ticlopidine crossover study. J Am Coll Cardiol, 2007, 50 (12): 1132-1137.

[10] Lee SW, Park SW, Hong MK, et al. Comparison of cilostazol and clopidogrel after successful coronary stenting. Am J Cardiol, 2005, 95 (7): 859-862.

[11] Lee SW, Park SW, Hong MK, et al. Triple versus dual antiplatelet therapy after coronary stenting: impact on stent thrombosis. J Am Coll Cardiol, 2005, 46 (10): 1833-1837.

[12] Muller I, Besta F, Schulz C, et al. Prevalence of clopidogrel nonresponders among patients with stable angina pectoris scheduled for elective coronary stent placement. Thromb Haemost, 2003, 89: 783-787.

[13] Lev EI, Patel RT, Maresh KJ, et al. Aspirin and clopidogrel drug response in patients undergoing percutaneous coronary intervention: the role of dual drug resistance. J Am Coll Cardiol, 2006, 47: 27-33.

[14] Geisler T, Langer H, Wydymus M, et al. Low response to clopidogrel is associated with cardiovascular outcome after coronary stent implantation. Eur Heart J, 2006, 27: 2420-2425.

[15] Cuisset T, Frere C, Quilici J, et al. Benefit of a 600-mg loading dose of clopidogrel on platelet reactivity and clinical outcomes in patients with non-ST-segment elevation acute coronary syndrome undergoing coronary stenting. J Am Coll Cardiol, 2006, 48: 1339-1345.

[16] Lee SW, Park SW, Kim YH, et al. Drug-eluting stenting followed by cilostazol treatment reduces late restenosis in patients with diabetes mellitus the DECLARE-DIABETES Trial (A Randomized Comparison of Triple Antiplatelet Therapy with Dual Antiplatelet Therapy After Drug-Eluting Stent Implantation in Diabetic Patients). J Am Coll Cardiol, 2008, 51 (12): 1181-1187.

[17] Kim JY, Lee K, Shin M, et al. Cilostazol could ameliorate platelet responsiveness to clopidogrel in patients undergoing primary percutaneous coronary intervention. Circ J, 2007, 71 (12): 1867-1872.

[18] NJ Breet, JW van Werkum, HJ Bouman, et al., Comparison of platelet function tests in predicting clinical outcome in patients undergoing coronary stent implantation. JAMA, 2010, 303: 754-762.

[19] Price MJ, Berger PB, Teirstein PS, et al. Standard- vs high-dose clopidogrel based on platelet function testing after percutaneous coronary intervention: The gravitas randomized trial. JAMA, 2011, 305: 1097-1105.

[20] Ari H, Ozkan H, Karacinar A, et al. The effect of high-dose clopidogrel treatment in patients with clopidogrel resistance (the efficient trial). Int J Cardiol, 2012, 157: 374-380.

[21] Roberts JD, Wells GA, Le May MR, et al. Point-of-care genetic testing for personalisation of antiplatelet

treatment (rapid gene): A prospective, randomised, proof-of-concept trial. Lancet, 2012, 379: 1705-1711.

[22] Mehta SR, Tanguay JF, Eikelboom JW, et al. Double-dose versus standard-dose clopidogrel and high-dose versus low-dose aspirin in individuals undergoing percutaneous coronary intervention for acute coronary syndromes (current-oasis 7): A randomised factorial trial. Lancet, 2010, 376: 1233-1243.

[23] Mega JL, Hochholzer W, Frelinger AL, et al. Dosing clopidogrel based on cyp2c19 genotype and the effect on platelet reactivity in patients with stable cardiovascular disease. JAMA, 2011, 306: 2221-2228.

[24] Collet JP, Cuisset T, Range G, et al. Bedside monitoring to adjust antiplatelet therapy for coronary stenting. N Engl J Med, 2012, 367: 2100-2109.

[25] Tantry US, Bonello L, Aradi D, et al. Working Group on On-Treatment Platelet Reactivity. Consensus and update on the definition of on-treatment platelet reactivity to adenosine diphosphate associated with ischemia and bleeding. J Am Coll Cardiol, 2013, 62: 226-273.

[26] Aradi D, Storey RF, Komócsi A, et al. Working Group on Thrombosis of the European Society of Cardiology. Expert position paper on the role of platelet function testing in patients undergoing percutaneous coronary intervention. Eur Heart J, 2014, 35: 209-215.

[27] Simon T, Verstuyft C, Mary-Krause M, et al. Genetic determinants of response to clopidogrel and cardiovascular events. N Engl J Med, 2009, 360: 363-375.

[28] Stone GW, Witzenbichler B, Weisz G, et al. Platelet reactivity and clinical outcomes after coronary artery implantation of drug-eluting stents (ADAPT-DES): a prospective multicentre registry study. Lancet, 2013, 382: 614-623.

[29] Reny JL, Berdagué P, Poncet A, et al. Antiplatelet Drug Resistances and Ischemic Events (ADRIE) Study Group. Antiplatelet drug response status does not predict recurrent ischemic events in stable cardiovascular patients: results of the Antiplatelet Drug Resistances and Ischemic Events study. Circulation, 2012, 125: 3201-3210.

[30] Roe MT, Armstrong PW, Fox KA, et al. Prasugrel versus clopidogrel for acute coronary syndromes without revascularization. N Engl J Med, 2012, 367: 1297-1309.

[31] Bonello L, Tantry US, Marcucci R, et al. Consensus and future directions on the definition of high on-treatment platelet reactivity to adenosine diphosphate. J Am Coll Cardiol, 2010, 56: 919-933.

[32] Liang ZY, Han YL, Zhang XL, et al. The impact of gene polymorphism and high on-treatment platelet reactivity on clinical follow-up: outcomes in patients with acute coronary syndrome after drug-eluting stent implantation. EuroIntervention, 2013, 9: 316-327.

[33] Han Y, Li Y, Wang S, et al. Cilostazol in addition to aspirin and clopidogrel improves long-term outcomes after percutaneous coronary intervention in patients with acute coronary syndromes: a randomized, controlled study. Am Heart J, 2009, 157: 733-739.

[34] Chinese Society of Cardiology of Chinese Medical Association, Editorial Board of Chinese Journal of Cardiology. Chinese experts recommendation on the monitoring and management of variability in responsiveness to antiplatelet therapy. Eur Heart J Suppl, 2015, 17: B5-B12.

[35] Han YL, Zhang QY, Li Y, et al. Clinical presentations, antiplatelet strategies and prognosis of patients with stent thrombosis: an observational study of 140 patients. PLoS ONE, 2012, 7 (10): e48520.

[36] Zhu HC, Li Y, Guan SY, et al. Efficacy and safety of individually tailored antiplatelet therapy in patients with acute coronary syndrome after coronary stenting: a single center, randomized, feasibility study. J Geriatr Cardiol, 2015, 12 (1): 23-29.

[37] Li Y, Han Y, Guan S, Sun Y, et al. Optimal- vs. standard-antiplatelet therapy on platelet function and long-term clinical outcomes in patients with high on-treatment platelet reactivity: 2-year outcomes of the multicentre, randomized Optimal-antiPlatelet Therapy (OPT) trial. Eur Heart J (Suppl), 2015, 17: B23-B31.

[38] 韩雅玲，王守力，李毅，等. 急性冠状动脉综合征患者冠状动脉支架术前高负荷量氯吡格雷预治疗近期疗效. 中国介入心脏病学杂志, 2005, 13 (1): 9-12.

[39] 韩雅玲，徐凯，李毅，等. 150 mg 高维持量氯吡格雷提高急性冠脉综合征患者药物洗脱支架植入术后的长期疗效. 第三军医大学学报，2008，30 (5): 435-438.

[40] Han YL, Wang B, Li Y, et al. A high maintenance dose of clopidogrel improves short-term clinical outcomes in patients with acute coronary syndrome undergoing drug-eluting stent implantation. Chin Med J (Engl), 2009, 122 (7): 793-797.

[41] Collet JP, Thiele H, Barbato E, et al. 2020 ESC Guidelines for the management of acute coronary syndromes in patients presenting without persistent ST-segment elevation. Eur Heart J, 2021, 42 (14): 1289-1367.

[42] Valgimigli M, Bueno H, Byrne RA, et al. 2017 ESC focused update on dual antiplatelet therapy in coronary artery disease developed in collaboration with EACTS:

The Task Force for dual antiplatelet therapy in coronary artery disease of the European Society of Cardiology (ESC) and of the European Association for Cardio-Thoracic Surgery(EACTS). Eur Heart J,2018,39(3):213-260.

[43] Claassens DMF，Vos GJA，Bergmeijer TO，et al. A Genotype-guided strategy for oral $P2Y_{12}$ inhibitors in primary PCI. N Engl J Med，2019，381（17）：1621-1631.

[44] Pereira NL，Farkouh ME，So D，et al. Effect of genotype-guided oral P2Y12 inhibitor selection vs conventional clopidogrel therapy on ischemic outcomes after percutaneous coronary intervention：The TAILOR-PCI Randomized Clinical Trial. JAMA，2020，324（8）：761-771.

[45] Zheng YY，Wu TT，Yang Y，et al. Personalized antiplatelet therapy guided by a novel detection of platelet aggregation function in stable coronary artery disease patients undergoing percutaneous coronary intervention：a randomized controlled clinical trial. Eur Heart J Cardiovasc Pharmacother，2020，6（4）：211-221.

[46] 中华医学会心血管病学分会动脉粥样硬化与冠心病学组，中华医学会心血管病学分会介入心脏病学组，中国医师协会心血管内科医师分会血栓防治专业委员会，等. 冠心病双联抗血小板治疗中国专家共识. 中华心血管病杂志，2021，49（5）：432-454.

第27节　主动脉内球囊反搏并发症

主动脉内球囊反搏（intra-aortic balloon pump，IABP）因其方便使用、较低的并发症发生率、操作便利迅速，成为目前应用最广泛的机械循环支持系统，其获益虽然因为临床研究与临床实践之间仍存在不一致的争议，相关指南甚至降低了IABP的推荐级别，但临床实践中遇到危重患者，血流动力学不稳定时，临床医生首先想到的依然是尽快给患者插入IABP导管，以帮助患者维持岌岌可危的血流动力学，度过危机时刻；还有一些患者因为冠状动脉病变非常复杂，在血运重建之前预计到术中可能出现循环崩溃情况，术者给予患者预先装置IABP进行提前的预防性支持，在现阶段IABP的临床应用已越来越被广泛接受。还是有一些研究证实了IABP在高危患者中的应用价值。虽然近年来越来越多的体外膜肺氧合（extracorporeal membrane oxygenation，ECMO）应用于高危患者的抢救和循环支持，但由于其增加心脏的后负荷，经常需要与IABP联合使用；且插入等操作更为复杂，IABP依然因为便捷经济而存在更多的优势。

IABP最早报道于1952年，Kantrowitz实验证明，将血液从股动脉吸出，舒张期回注入动脉可增加冠脉血流；20世纪60年代初，Clauss开始主动脉内反搏的探索，在收缩期把血液从主动脉内吸出，在舒张期打回主动脉内。此后，Moulopoulos研制了主动脉内球囊泵，利用气囊的充气与排气，取得了与Clauss相同的“反搏”效果，经不断研究改进应用，1968年，Kantrowitz等首次将IABP治疗应用于对急性心肌梗死（acute myocardial infarction，AMI）引起的心源性休克（cardiac shock，CS）的支持治疗。之后其早期主要用于心脏围术期血流动力学不稳定、CS或心力衰竭患者的循环支持，20世纪80年代，经皮穿刺技术的出现使IABP通常需要外科手术切开血管置入导管成为历史。多年来，IABP已广泛应用于心脏外科手术的辅助治疗，临床疗效显著；并因其创伤小、并发症少以及操作简便等优点，逐渐扩展应用于高危PCI患者的循环支持。

IABP是最早以氧供氧耗理论为基础的循环辅助方式，装置应用反搏动原理控制动脉内球囊节律性收缩和舒张，使球囊在主动脉瓣开放前收缩，心脏开始舒张时张开，提高主动脉舒张压和心肌收缩力，减轻收缩时左心室后负荷，改善大脑、外周组织及器官灌注。

当然，国内成人常用的IABP气囊导管直径8.0～9.5 F、气囊容积30 ml或40 ml，但实际范围可以扩展到7 F～11.5 F。虽说20世纪90年代发展的无鞘技术可以使IABP应用于较细小的股动脉，但因为IABP大多数应用于血流动力学不稳定的危急状态患者，或者为了预防高危血运重建时可能发生的循环崩溃的高危复杂患者，有时甚至面临患者危重无法搬动到导管室在放射线指导下可视性放置，相当一部分患者因为病情危重还需要放置数天至数十天，需全身肝素化，反搏泵的响声日夜相伴，患者平卧不能翻身，部分患者出现精神症状，烦躁不安乃至情绪失控而大闹，不能配合医护的安抚和治疗，拼命要求撤出导管现象时有发生，不可避免因为患者原因、疾病原因、操作原因等无法先期预料的不同原因而造成相关并发症，包括但不限于血管相关性并发症、操作相关性并发症、导管相关性并发症以及全身和血液异常性并发症等，常见下肢缺血（严重时甚至导致下肢动脉闭塞）、血小板减少、血栓形成、出血、主动脉或股动脉夹层、斑块脱落致远端栓塞、动脉穿孔、溶血以及感染等，严重影响患者的生存率和术后康复。因此很好地认知和掌握这些并发症发生的原因和可能的预防措施，才能更好地预防这一重要的抢救设施给已经十分危重的患者带来的雪上加霜的危害。

IABP 并发症分类、发生率各文献报道并不统一，且差异较大。究其原因不外乎由于患者多病情危重，各个医疗中心医师的水平参差不齐，难以组织十分平衡的临床研究进行精确比对，特别是死亡的发生率无法绝对判别其与 IABP 并发症的关联性。有报道称与 IABP 并发症直接相关的死亡率为 0.05%。部分研究无 IABP 直接导致的相关死亡情况，总体并发症发生率为 2.6% ～ 28.8% 不等。

一、血管相关性并发症

是比较常见的并发症，各文献报道发生率差异巨大，大概在 0.94% ～ 31.1%，其中最为常见的是下肢缺血。主要包括：

1. 下肢缺血　多为球囊导管影响了下肢血供，或插管导致斑块脱落引起远端栓塞导致肢体缺血，轻症拔除外鞘管或导管后即可改善，部分较为严重者需行血栓清除术，甚至血管再建术等，重症可能形成下肢筋膜间隙综合征，发现或处理不及时会导致局部坏死、溃疡甚至个别患者需要截肢。

2. 动脉血栓、栓塞　虽然 IABP 已经进行了肝素化处理，依然可能形成血栓，包括大血管内任何部位以及球囊导管本身；血栓可能脱落导致栓塞，血管动脉粥样硬化性斑块也可能脱落导致远端栓塞，包括腹腔干、肠系膜上 / 下动脉、肾动脉、下肢动脉等栓塞。

3. 股动脉穿刺处血肿或假性动脉瘤形成　此并发症在动脉闭合系统应用之后发生率明显降低。

二、操作相关性并发症

1. 动脉损伤　与导管选择、插入时的操作手法和熟练程度、动脉硬化的严重程度、血管迂曲、钙化等因素有关，包括：①主动脉、髂动脉或下肢动脉夹层：多与操作相关，当然与患者动脉硬化程度也具有明显的相关性，为重症或致命性并发症；②壁内血肿；③动脉穿孔。

2. 腹膜后血肿　与动脉穿刺操作、持续抗凝相关，一般要求于 X 线下指导穿刺的部位与角度，进行单壁穿刺置管，但在床边急救置管时，多数情况紧急，部分患者本身就存在配合困难、穿刺困难等情况，有时穿刺位置过高，会导致腹膜后血肿，患者出现持续性血红蛋白降低，腹部 CT 扫描可以确诊，诊断不及时会致命。

三、导管相关性并发症

1. 气囊破裂　发生率很低，但属于致命性并发症，气囊破损后大量气体漏出时可能发生气体栓塞，导致脏器坏死，甚至死亡。多为气囊插入时或在反搏过程中，气囊与动脉壁坚硬的钙化性斑块摩擦损伤所致；当然操作粗暴、气囊过度膨胀、导管本身缺陷等也是可能的因素；可以依据漏气、机器报警、显示囊内压降低、动脉压波形改变、舒张期压下降、气囊导管内有血液附着等多种表现进行判断。气囊破裂往往还伴随导管拔出困难，术者有时不得不使用暴力方可将导管拔出，因而容易造成一定程度的血管损伤。

2. 导管置入困难、导丝嵌顿　一般在 X 线可视下指导置管时较少发生，多因为股动脉、髂动脉严重硬化、扭曲，甚至狭窄，指引导丝不能顺利逆向推送到位，即使艰难到位，外径较大的球囊导管插入困难；常规的指引导丝支撑力不足，导管难以循径送入；有时盲法置管，穿刺点过低，将导管送入浅股动脉也是插入困难的一个原因；危重的休克低血压患者因为难以触摸到动脉搏动，穿刺困难也是紧急抢救时导管不能顺利插入的常见原因；导丝嵌顿发生率很低，但也会导致导管置入困难和拔出困难。

3. 导管位置异常　IABP 导管在无放射线指导下，放置位置过远或者过低都属于位置异常，既往有报道球囊导管误入锁骨下动脉、肾动脉、肠系膜上动脉、对侧股动脉等，致使IABP不能正常工作。

4. 机械故障　由于各方面原因，IABP反搏机不能正常工作。

四、其他

1. 血小板减少和出血　置入IABP后3日内，患者血小板低于$100\times10^9/L$或减少超过基线数值的1/4，拔除IABP导管后恢复正常，被视为IABP相关性血小板减少，多因为球囊反搏的机械刺激引起细胞成分被破坏，直接导致血小板减少；IABP球囊置入后，即便使用了相当足量的肝素，其球囊表面仍可能形成部分微血栓，加之球囊的反复充气和放气持续刺激血小板活化，消耗血小板，多数患者拔除IABP后血小板逐渐恢复。长时间放置IABP需要抗凝是发生出血的主要原因，部分AMI患者在直接PCI术前、术中、术后应用血小板糖蛋白Ⅱb/Ⅲa受体拮抗剂，也可能诱发血小板减少，并存在较高的出血发生率，重要脏器出血可能致命。

2. 坠积性肺炎　置入IABP后3日内，患者胸片或CT确诊为肺炎，拔除IABP导管后好转。

3. 感染和发热　多发生于放置时间比较长的患者，部分患者血培养阳性。

4. 神经系统相关并发症　有患者发生脑梗死的报道，也属于栓塞事件的结果；另外，在IABP应用早期，有报道发现由于下肢缺血导致的神经损伤、一过性知觉障碍，还有需要康复治疗的运动麻痹，导管直接损害股神经或分支所引起的下肢神经功能异常等。

五、小结

一般来说，女性、高龄、糖尿病病史、闭塞性动脉疾病、高血压病史是发生并发症的主要危险因素。IABP相关并发症，部分相当严重，明显加重危重患者的病情，往往预后不佳，故重在预防，尽可能轻柔操作，不顺利时找清原因，避免暴力操作；但是并发症一旦发生，需要及时发现，及时处理，密切细致观察病情，监测凝血指标、血小板计数，护士和下级医师应及时向上级医师汇报可能发生的异常情况。必须情况下，应及时拔出球囊导管，包括必要时溶栓、取栓、下肢动脉旁路移植术、筋膜腔切开减压，甚至为了患者的生命而截肢。

六、病例报告

病例1：急性心肌梗死IABP辅助PCI术后并发症死亡

患者，79岁男性，突发胸骨后压榨性疼痛2天，首次发作持续半小时，伴大汗淋漓，濒死感，气促，呼吸困难，需高枕躺卧，休息后无缓解；于当地医院就诊，疑诊“急性心肌梗死”，给予输液治疗（具体不详）后症状无缓解，遂来我院急诊以“急性冠脉综合征”收入重症监护治疗病房（CCU）。既往无高血压、糖尿病和其他病史，吸烟50余年，20支/日。入院后体格检查显示血压波动在100～105/60 mmHg，心率80～86次/分，双下肺可闻及散在细湿啰音；实验室检查显示：白细胞总数$16.92\times10^9/L$，血红蛋白14.93 mmol/L，血肌酐104 μmol/L，NT-ProBNP 23480.00 pg/ml，心肌标志物明显升高：肌钙蛋白I 16.472 ng/ml，CK-MB 44.800 ng/ml；ALT 40 IU/L，AST 122 IU/L，心电图未见Q波，但显示胸前导联r波递增不良，伴V_1～V_3导联ST段抬高0.2～0.3 mV，余各导联ST段普遍下移，T波低平、倒置；床旁超声心动图：估测EF值30%，二尖瓣中量反流；给予继续服用阿司匹林、氯吡格雷、他汀类药物，将血管紧张素Ⅱ受体拮抗剂改为沙库巴曲缬沙坦，硝普钠持续静脉输注，间断应用小剂量利尿剂，患者症状略微减轻，伴轻微腹胀，但依然不能平卧；考虑患者病情危重，建议尽早行冠脉造影检查明确心肌缺血情况，告知风险时家人犹豫不决，持续监护、继续药物保守治疗，入院后第3天凌晨患者突发两眼上翻，四肢抽搐，监护仪显示室颤发作，经除颤抢救并胺碘酮持续泵入后，恢复窦性心律，紧急行冠脉造影检查示右冠脉优势型，右冠脉（RCA）近端100%闭塞，TIMI血流0级，左主干（LM）正常，前降支（LAD）近端100%闭塞，TIMI血流0级，左回旋支（LCX）近段50%狭窄，TIMI血流3级，闭塞的左右冠脉相互有侧支循环供应，血流纤细，远端显示不清；与家属沟通后在 IABP 支持下行 LAD/RCA-PCI 术，IABP 放置过程顺利，但在之后的 PCI 术中有两次停机，经过处理很快恢复正常工作；指引导丝通过 LAD 闭塞段困难，3 次更换不同硬度导丝，最终以 pilot 200 通过闭塞段，球囊扩张开通 LAD 后分别植入 Firehawk 2.75 mm×29 mm、3.5 mm×29 mm 雷帕霉素洗脱支架 2 枚于近、中段；开通 RCA 后分别植入 Firehawk 2.5 mm×23 mm、3.0 mm×23 mm 雷帕霉素洗脱支架 2 枚于 RCA 近、中段，紫杉醇药物洗脱球囊 2.25 mm×30 mm 于 RCA 中远端，遂结束手术，带 IABP 返回 CCU，常规肝素抗凝。术后患者气促减轻，仍感胸闷，不能完全平卧，血压、心率于术前接近，两下肺仍有散在湿啰音，心电图变化不大，但仍间歇出现室早二联律，继续原治疗方案，考虑患者病情依然不平稳，继续 IABP 支持，随后再次出现几次 IABP 工作不正常，联系更换另一台仪器后工作正常。但患者术前就已出现的腹胀逐渐加重，转化为持续性腹痛，查体腹软，无压痛点，肠鸣音正常，床旁超声所获得信息有限，请消化科会诊后建议对症处理，继续观察，慢慢患者开始出现烦躁，不能配合，IABP 仪器再次报警，提示囊内高压、导管打折、球囊不能完全舒展（图 1-27-1），不得已拆除 IABP 导管，拔除时较为困难，但阻力并不大，缓慢回撤最终得以拔出，发现导管球囊表面有不等量血栓黏附（图 1-27-2），球囊存在裂缝，内含细碎深色可溶碎屑（图 1-27-3 至图 1-27-5）。撤出 IABP 导管后患者腹痛症状并未缓解，心衰症状逐渐加重，加大药量、速度后症状无缓解，检查的肝肾功能结果回报，提示多项肝酶指标升高明显（ALT 2892 IU/L，AST 3609 IU/L），存在严重肝损害，肾功能下降：血红蛋白 18.97 mmol/L，血肌酐 128 μmol/L，NT-ProBNP 16481.00 pg/ml，尿红细胞定量 3+，尿糖 4+，血淀粉酶 222 IU/L，尿淀粉酶 483 IU/L，消化科会诊同意心内科意见，考虑腹部动脉栓塞可能性大，建议行腹部 CTA 检查进一步确诊，但因患者心衰严重，不能配合，

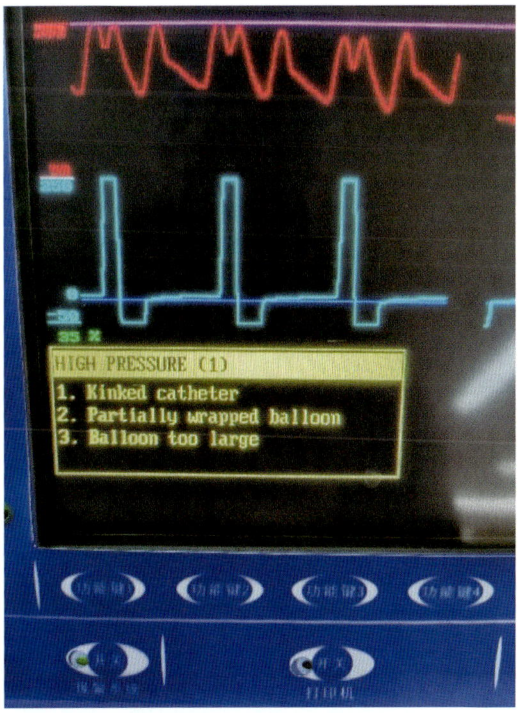

图 1-27-1 IABP 仪器报警

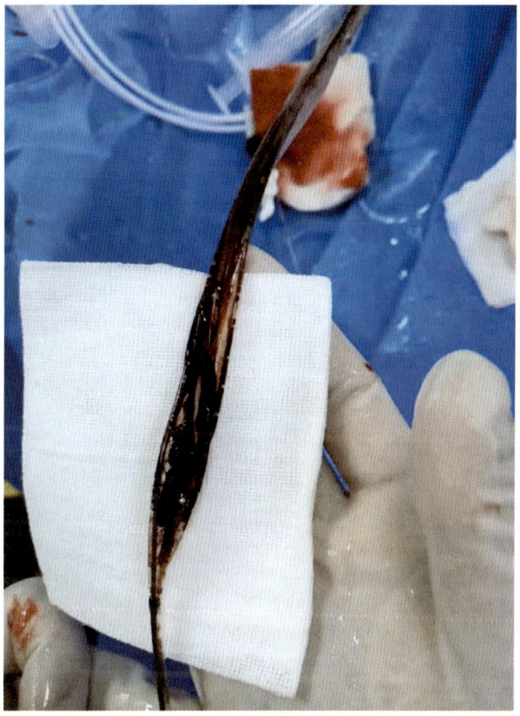

图 1-27-2 导管球囊表面不等量血栓黏附

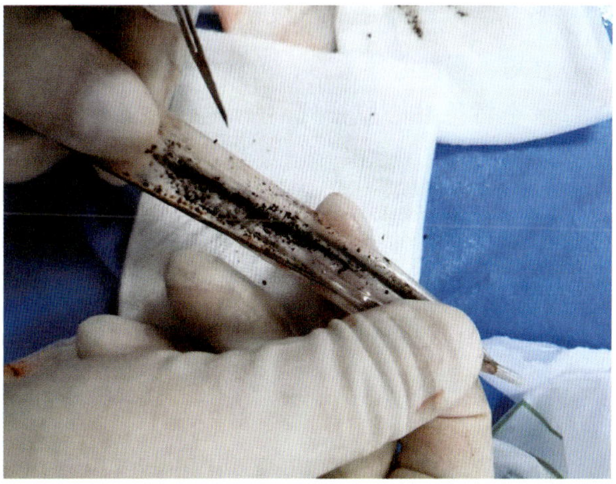

图 1-27-3 球囊内含细碎深色碎屑

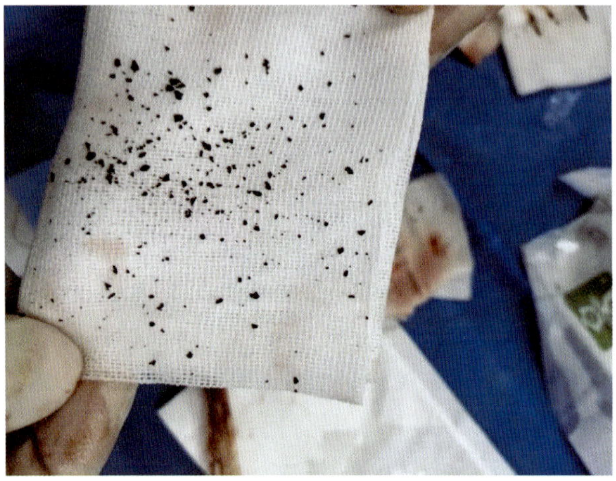

图 1-27-4 细碎深色碎屑

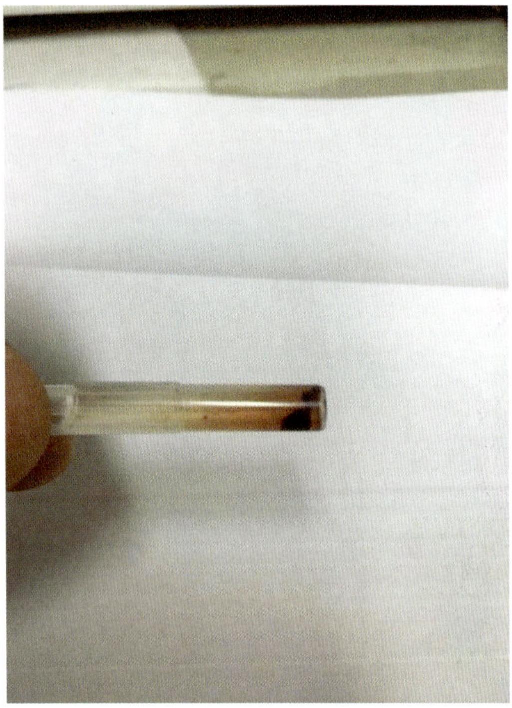

图 1-27-5 碎屑可溶

难以搬动而无法实施，最终患者因反复发生急性左心衰竭、恶性心律失常，抢救无效死亡。

该患者急性心肌梗死后诱发心功能不全、恶性心律失常、冠脉造影提示双支闭塞性病变，虽然在IABP支持下进行了延迟PCI，开通了罪犯血管，但患者可疑出现腹部的动脉栓塞、球囊破损、血栓形成、机械障碍等并发状况而不得不撤除IABP对循环的支持，最终患者病情恶化死亡。

（中国人民解放军空军军医大学第一附属医院 郭文怡）

参考文献

[1] Zheng XY，Wang Y，Chen Y，et al. The effectiveness of intra-aortic balloon pump for myocardial infarction in patientswith or without cardiogenic shock：a meta-analysis and systematic review. BMC Cardiovascular Disorders，2016，16：148-160.

[2] 杨辉，肖平喜，程久佩，等 . 385 例高危急性冠脉综合征患者的IABP相关并发症分析 . 中国医学创新，2012，9（33）：125-126

[3] Kantmwitz A，Tjonneland S，Freed PS，et al. Initial clinical experience with intra aortic balloon pumping in cardiogenic shock J. JAMA，1968，203（2）：113-118.

[4] Patterson T，Perera D，Redwood SR，et al. Intra-aortic balloon pump for high-risk percutaneous coronary intervention. Circ Cardiovasc Interv，2014，7：712-720.

[5] de Jong MM，Lorusso R，Fatima AA，et al. Vascular complications following intra-aortic balloon pump implantation：an updated review. Perfusion，2018，33（2）：96-104.

[6] Ferguson JJ，Cohen M，Freedman RJ，et al. The current practice of intra-aortic balloon counterpulsation：Results from the Benchmark Registry. J Am Coll Cardiol，2001，38：1456-1462.

[7] 崔锦钢，吴元，赵冬云，等 . 主动脉内球囊反搏在急性冠状动脉综合征治疗中的临床应用及并发症情况分析 . 中国循环杂志，2015，30（2）：107-110.

[8] 包玉生，杨子彬 . 主动脉内气囊反搏并发症及预防 . 北京生物医学工程，1994，13（4）：251-255.

第 28 节 其他脏器并发症

一、介入术后肺血栓栓塞

（一）概述

肺血栓栓塞（pulmonary thromboembolism，PTE）是来自静脉系统或右心的血栓阻塞肺动脉或其分支所致的疾病，以肺循环和呼吸功能障碍为其主要临床和病理生理特征。引起PTE的血栓主要来源于深静脉血栓形成。PTE的发病率及致死、致残率均较高，西方国家PTE的发病率为0.05%。任何可以导致静脉血液淤滞、静脉系统内皮损伤和血液高凝状态的因素都可引发 PTE。其中介入术后下肢长时间制动是引起 PTE 的重要危险因素。

（二）机制

虽然经桡动脉介入诊治是目前国内主要手术入路，但是在经桡动脉径路失败或因病情需要时，经股动脉径路仍是不可或缺的。如果拔出股动脉鞘管后制动时间过长，压迫过紧，术中股静脉插管等因素导致静脉回流受阻，可能导致深静脉血栓形成，特别是冠脉造影正常的患者术后停用抗凝治疗的情况。另外术中患者紧张、焦虑、出汗，术后饮水少、食欲差导致体内液体量不足，以上因素均可进一步增加深静脉血栓形成的风险。患者下床活动后静脉栓子脱落而导致急性肺栓塞。

（三）临床表现及诊断

PTE 的临床表现缺乏特异性，表现多种多样，因此容易漏诊、误诊。特别是冠心病患者，容易与心绞痛、心肌梗死、心律失常及心功能不全相混淆。常见的症状有突发不明原因的呼吸困难、胸闷胸痛、咯血、咳嗽心悸等，部分患者以晕厥为首发或唯一症状。介入术后患者长时间制动，下床活动后突然出现上述症状，如果心电图没有表现出冠脉缺血或心肌梗死，而是出现新发右束支传导阻滞等右心负荷增加的心电图表现，此时应高度警惕急性肺血栓栓塞。经股动脉径路介入手术的患者，冠脉造影正常，术后停用了所有抗栓药物，如果术后卧床制动时间较长；或者股动脉压迫减除后再出血，反复压迫卧床制动时间更长的患者，下床活动后突发呼吸困难或晕厥，颜面青紫，血氧含量明显下降，应首先考虑急性肺血栓栓塞症。介入诊治相关肺栓塞的诊断无特异性的标准，临床上依据下肢制动的病史，突发呼吸困难，晕厥或胸痛，血气分析提示氧分压急剧下降，D- 二聚体明显升高，心电图新发完全性或不完全性右束支传导阻滞、肺性 P 波等右心负荷增加改变，或者出现较特异的 $S_{I}Q_{III}T_{III}$ 改变，应高度警惕 PTE。根据上述症状结合超声心动图证实的肺动脉高压，出现下列 3 项中任何一项者即可确诊：①胸部 CT 肺动脉造影；②肺通气 / 灌注扫描；③既往有 PTE 病史。对于临床症状不典型的患者推荐应用 Wells 评分评估肺血栓栓塞的可能性，能够缩短疑诊 PTE 时间，提高首诊准确率，待进一步明确诊断后及早治疗，降低病死率。

（四）介入相关肺栓塞的易患因素

①经股动脉径路进行介入诊治；②术区压迫过紧，术肢制动时间过长；③老年女性，肥胖；④低血容量，术后补液不足；⑤股静脉穿刺，血管内膜受损；⑥既往有下肢深静脉血栓或 PTE 病史；⑦术区出血或假性动脉瘤等情况需反复长时间压迫术区；⑧术区出现较大血肿压迫静脉使静脉回流受阻；⑨卧床患者过早停用抗凝药物。

（五）治疗

早期识别、诊断 PTE 并早期进行抗凝或溶栓治疗，能明显改善患者预后：①一般治疗，包括生命体征监测，镇静、止痛等。②呼吸循环支持，最重要的是吸氧治疗，合并呼吸衰竭时可使用无创 / 有创呼吸机辅助呼吸，对右心功能不全、心排血量下降的患者，可使用具有正性肌力作用且有一定肺血管扩张作用的药物，如多巴胺或多巴酚丁胺。为避免增加右心负荷，影响心脏射血，输液时需严格控制输液量及速度。③抗凝治疗，急性期可选择普通肝素、低分子量肝素等，长期抗凝患者需口服华法林，监测 INR 达到 2.0 ～ 3.0，对于仅仅因术肢制动引起的急性肺栓塞抗凝需 3 ～ 6 个月，如下肢深静脉仍有血栓，需长期抗凝，必要时置入下腔静脉滤器。④溶栓治疗，主要适用于大面积 PTE 患者，对于血压和右心功能均正常的患者不推荐溶栓治疗。溶栓时间窗一般定为 14 天内。活动性出血及近期颅内出血是溶栓的绝对禁忌证。⑤介入治疗，肺动脉主干或主要分支的大面积 PTE，病情危重，死亡率高。国内外研究推荐对此类高危风险患者进行积极的溶栓，或者手术或者经导管栓子清除。如果存在溶栓和抗凝治疗禁忌或经溶栓等积极内科治疗无效的患者，可用导管碎解和抽吸肺动脉内的大块血栓，可能挽救患者生命。

（六）预防

①股动脉拔管后准确压迫血管穿刺点，按压止血确认后抬手观察 2 分钟，无出血再加压包扎，包扎不宜过紧，并避免累及静脉；②拔管后术肢制动时间不宜过长，拔管后 6 ～ 8 小时即可活动；

③术肢制动时陪护定期对患者术肢进行按摩，患者可主动进行足和趾活动，促进下肢静脉血液回流，避免在小腿下垫枕影响小腿深静脉回流，防止静脉血栓形成；④对于高危患者，拔管后需皮下注射低分子量肝素抗凝；⑤可以选用股动脉封堵器进行术肢股动脉封堵，缩短患者卧床、制动时间。

二、髂动脉损伤及血栓形成

（一）发生原因

经股动脉径路介入诊治的患者，特别是老年患者，多数动脉粥样硬化严重，导致外周动脉迂曲、钙化、管腔狭窄，有些患者外周动脉先天迂曲，而髂动脉是各种器械首先经过的外周血管，当髂动脉重度迂曲或动脉硬化严重时，如果术者没有于透视下送入器械，或是操作粗暴，遇到阻力仍强行送入，操作不规范，鞘管、导管行进在导引导丝之前，可导致导引导丝、鞘管或导管在血管迂曲、钙化或斑块形成部位造成动脉内膜损伤，严重者可导致血管夹层，如果发现不及时可导致髂动脉血栓形成。其他易诱发血栓形成的危险因素包括：①急性心肌梗死患者血液处于高凝状态；②糖尿病、高脂血症患者血小板功能异常，纤溶活力下降；③由于手术紧张、焦虑或呼吸频率加快，出汗多，进食少或利尿过度等因素导致体液量不足；④拔管后术区压迫过紧，卧床制动时间过长等。

（二）临床表现

如果髂动脉损伤后发现及时，局部造影可以显示血管夹层影像，血管局部造影剂沾染、滞留，严重者甚至可能影响血流。如果不能及时发现，髂动脉血栓形成患者早期可以表现为患侧肢体麻木，肿胀感、刺痛、明显触痛等症状，继而出现患侧肢体静息痛，皮肤苍白，皮温下降，患侧足背动脉搏动减弱或消失。

（三）诊断

经股动脉径路介入手术后出现下肢急性缺血症状和体征，动脉血管彩色多普勒超声或外周血管 CTA 可以明确诊断，必要时可行外周血管造影，即可明确诊断，同时对下一步治疗具有指导意义。

（四）治疗

髂动脉损伤后如能及时发现，对于出现明显血管夹层的患者应该立即置入外周血管支架，支架应完全覆盖血管夹层部位，一般预后良好，可以继续进行介入诊治。对于没有造成血管夹层，仅仅出现血管内膜损伤的患者，可以密切观察术肢变化，强化抗凝、抗血小板治疗；出现下肢缺血症状应该立即行血管超声或 CTA 检查，必要时血管造影。如果发生了髂动脉血栓形成，可以利用导丝、小球囊碎栓，或利用抽吸导管进行血栓抽吸，使下肢动脉前向血流恢复。如果血栓负荷不重，可以在髂动脉损伤部位直接置入外周血管支架。如果碎解、抽吸血栓后血栓负荷仍很重，可于血栓最重处留置溶栓导管，局部溶栓治疗，具体方法如下：尿激酶 20 万～ 30 万单位，每日 2 次通过留置的溶栓导管局部注射溶栓，同时普通肝素 1000 单位 / 小时持续泵入，监测 APTT 达到正常值的 1 ～ 2 倍。血栓溶解血流再通后，髂动脉损伤处应该置入外周血管支架，以确保不再发生血栓事件。当以上方法均无效时，可以根据下肢缺血严重程度及外周动脉侧支形成情况评估是否外科手术取栓。

（五）预防

冠心病特别是合并糖尿病的患者多合并外周血管严重的动脉硬化，从而导致外周血管迂曲，髂动脉是经股动脉径路进行介入诊治的必经之路，一旦髂动脉严重迂曲、硬化，加之术者操作不规范，动作粗暴，极易导致髂动脉损伤。但在介入诊疗术前并非进行常规外周血管超声或 CTA 检查，使我们的操作存在风险。因此术者在术前应该详细询问病史，仔细查体，如果存在外周血管缺血证据，需要完善相关检查，做到术前心中有数，为患者选择最佳的手术径路，避免外周血管并发症的发生。手术过程中，术者操作需轻柔，切忌动作粗暴，以无阻力送入器械为原则。建议全程于透视下送入器械，遇到阻力时不要强行送入，通过旋转、调整器械方向轻柔送入，也可以重新穿刺或局部造影。发现血管损伤后进行风险评估，积极处理，必要时果断置入外周血管支架，防患于未然。不必置入外周血管支架的患者应该密切观察肢体症状、体征变化；发生了血栓事件的患者应该积极溶栓治疗，有溶栓禁忌或溶栓无效时，应该积极进行介入治疗或外科手术，将危害降至最低。

（六）病例报告

病例1：股动脉穿刺致腹膜后血肿缝线封堵

患者女，58岁，因“发作性胸痛2年，再发10天”于2023年2月24日入院。现病史：2年前患者突发胸痛，外院诊断“急性心肌梗死”，行冠脉造影后于LAD置入1枚支架。2021年我院造影：LAD支架内99%次全闭塞，置入支架2枚。2022年8月11日外院造影：LAD支架内95%再狭窄，LCX开口70%狭窄，对LCX行PTCA治疗。2022年10月20日再次造影：LM90%狭窄，LAD及LCX近段80%狭窄，于LM-LAD植入1枚支架，LCX植入1枚支架。近10天症状再发。既往史：高血压病史5年，糖尿病病史5年，血压、血糖控制不佳。

2023年2月27日穿刺右侧股动脉，股动脉穿刺后造影见分支损伤，局部压迫后渗血减轻，故继续行冠脉造影：LAD近段支架内闭塞，LCX支架内80%再狭窄（图1-28-1）；RCA中段50%～60%狭窄，向LAD发出侧支循环。2年内患者反复支架内再狭窄，建议患者行CABG，患者及家属拒绝。LCX支架内用3.5 mm×15 mm耐高压球囊扩张满意后用3.5 mm×15 mm药物球囊处理，残余狭窄小于10%；开通LAD后患者血压下降、心率增快，右下腹疼痛，监护示：血压70/40 mmHg，心率100次/分，心电图无明显变化，立即给予间羟胺1 mg静脉注射，并维持静脉滴注。复查造影冠脉未发现明显问题，考虑股动脉分支处渗血加重。复查右侧股动脉造影可见右侧股动脉小分支渗血，膀胱压缩成“枣核”形状（图1-28-2），行左侧股动脉穿刺成功后植入7 F股动脉鞘管，在JR指引导管辅助下，导丝引导微导管进入出血的股动脉分支，用大约1 cm长的3个0缝合线封堵，复查造影无渗血（图1-28-3）。继续完成LAD病变的处理，正向开通LAD闭塞病变后经支架治疗成功。术中共补液1000 ml，输红细胞悬液200 ml，术后持续补液。术后返回病房，血压115/69 mmHg（升压药维持），心率96次/分，急查血常规：红细胞3.67×10^{12}/L，血红蛋白104 g/L（术前128 g/L）。次日血压105/67 mmHg（停升压药），心率91次/分，红细胞3.54×10^{12}/L，血红蛋白98 g/L。术后第四日（2023年3月3日），患者出院。

☞点评：

股动脉穿刺需认真掌握正确的穿刺方法，操作轻柔，全程于透视下无阻力操作。穿刺后及时造影判断动脉情况，确定无问题后再给予抗凝药。一旦发现血管渗漏可首先选用压迫方式，如压迫无效可穿刺对侧进行封堵（应用缝线、明胶海绵、弹簧圈等），或者带膜支架封堵破口。密切观察患者生命体征，判断有无腹膜后血肿征象。如考虑股动脉穿刺部位可能有问题时，及时透视膀胱或股动脉造影，如果冠脉病变非必需立即处置，最好及时处理好外周血管合并症后再择期完成冠脉介入治疗，以免因长时间抗凝加重外周血管出血。时刻牢记：规范、轻柔、无阻力是介入操作的核心理念，切忌粗暴操作。

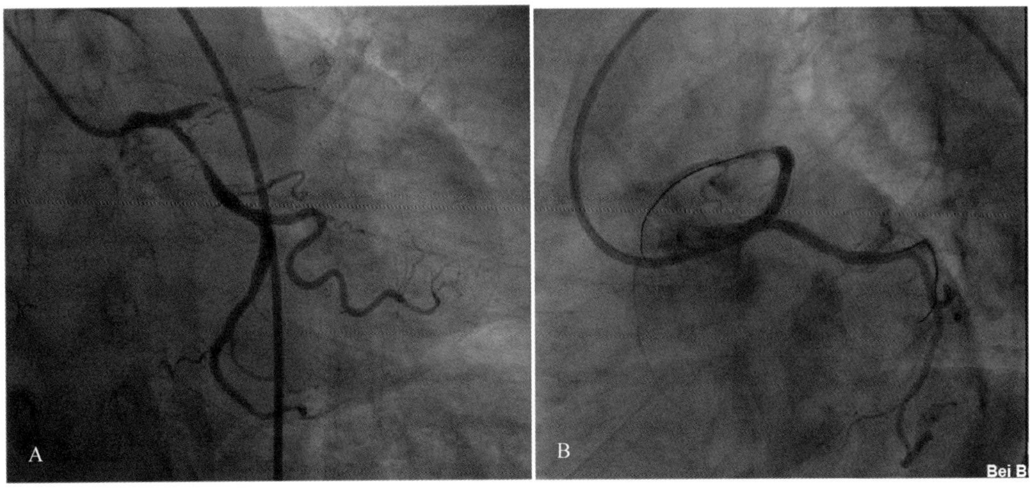

图1-28-1 **A.** LAD及LCX术前影像；**B.** LAD及LCX PTCA术后影像

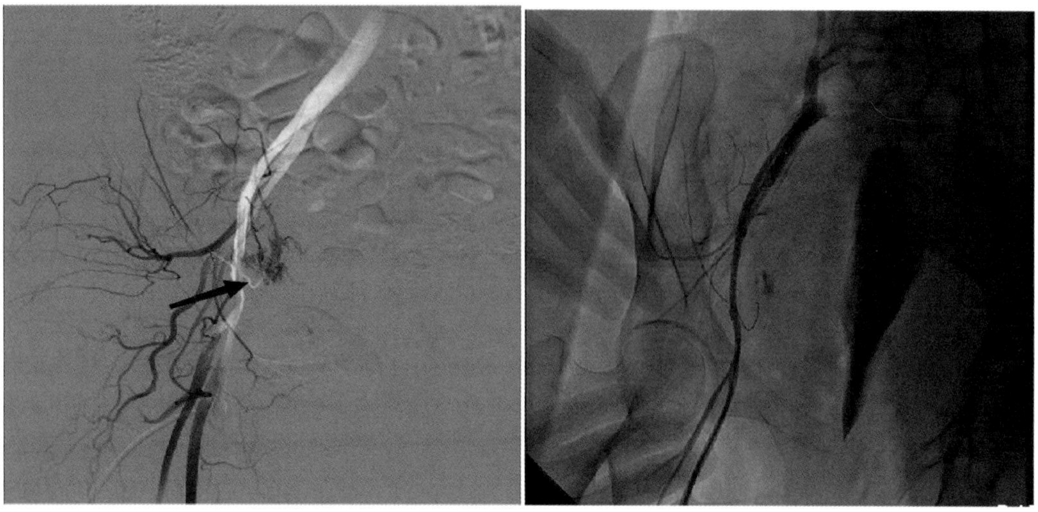

图 1-28-2 右侧股动脉小分支可见造影剂外渗

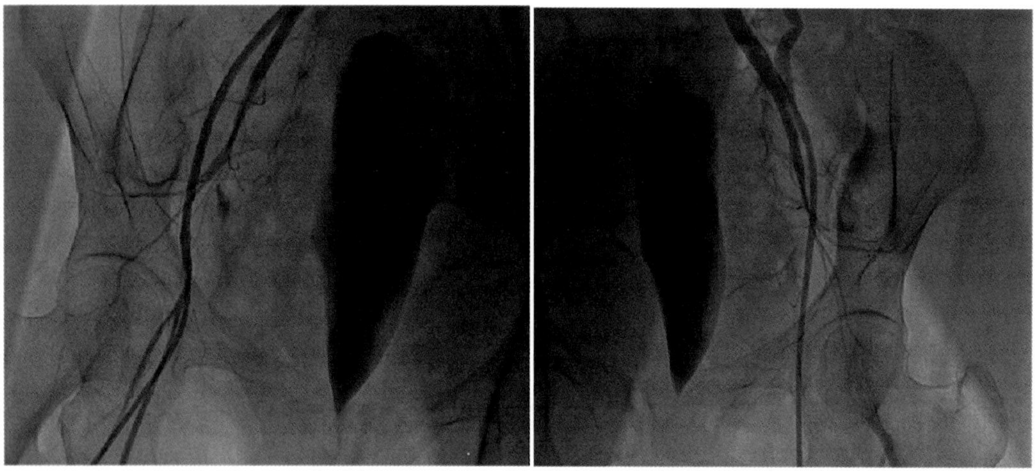

图 1-28-3 股动脉小分支成功封堵后

三、介入术后蓝指/趾综合征

（一）定义

介入器械导致外周血管粥样硬化斑块脱落形成小栓子使肢体的微小血管闭塞，进而导致手指或足趾出现蓝黑色、锯齿样、压之不褪色的斑点，并伴有剧痛等症状的综合征。

（二）病因及临床表现

微小栓子通常来源于上游动脉粥样硬化灶破溃的胆固醇碎屑，另一部分患者的微小栓子是纤维蛋白血小板聚合物，即白血栓，来源于同侧近端肢体动脉的狭窄或闭塞处。其临床表现为突发性、持续性一指/趾或多指/趾静息痛、触痛，麻木、运动障碍、间歇跛行、皮肤苍白、厥冷、指/趾出现境界清楚的蓝黑色、锯齿状、指压不褪色的斑点，远端动脉搏动消失。

（三）诊断

依据病史及典型症状、体征，结合多普勒超声、CTA 及血管造影可以明确诊断。

（四）治疗

1. 基础治疗　患者需卧床，肢体保暖、镇静止痛、抗感染等。结合超短波疗法或超声波中药渗透疗法等物理治疗方法能够缓解症状，控制病理改变。

2. 药物治疗　早期可以溶栓治疗，同时给予抗凝、抗血小板药物；改善缺血建议选用血管扩张药，如前列腺素 E 等。

3. 手术治疗 ①动脉取栓术：仅适于较大动脉栓塞者。因蓝指/趾综合征多属于微小动脉栓塞，取栓术效果有限；②静脉-动脉化：多利用自体静脉，将动脉血流引入静脉，利用静脉途径逆向灌注远端组织，使静脉起到动脉的作用。

4. 介入治疗 将导管置于蓝指/趾动脉近端，大剂量冲击灌注尿激酶，随后抗凝治疗。

（五）预防

在介入手术操作过程中，无论是经桡动脉径路还是经股动脉径路均可能导致动脉粥样硬化斑块或动脉附壁血栓脱落，进而引起脑和外周血管栓塞。Murai 等报道 72 例介入治疗术后患者，常规行脑磁共振成像检查，发现 26 例（34.7%）发生无症状性新发脑梗死，可见其发病率很高。但是在临床工作中，介入手术造成血管栓塞的发病率可能被严重低估，其原因可能是脱落的栓子较小，没有引发器官明显的缺血症状，另外 PCI 术后强化的抗栓药物治疗也可能起到一定的作用。但是一旦较大的栓子脱落栓塞到重要脏器血管，则会造成灾难性后果，对此应该引起介入医生足够的重视，操作应该轻柔，全程无阻力，于透视下送入器械，做到耐心、细心、用心。

（六）病例报告

病例 2：急性广泛前壁心肌梗死合并室间隔穿孔患者 ECMO 辅助治疗导致蓝趾综合征

男性患者，58 岁，因“突发胸痛 4 小时”于 2018 年 7 月 28 日入院。该患者 2018 年 7 月 28 日 15 时于工作中突发胸痛，于当地医院诊断为“急性心肌梗死”，转诊我院途中患者发作室速，予心肺复苏、电除颤及气管插管等抢救措施后恢复意识。既往：高血压病史 1 年；吸烟史 40 年，每日 2 包；胃溃疡病史 30 年。急诊心电图：窦性心律，V_1 ～ V_6 导联 ST 段抬高 0.1 ～ 0.6 mV。心肌酶学：CK 519 U/L、CK-MB 36 U/L、TNT0.36 ng/ml。入院诊断：急性广泛前壁心肌梗死。急诊绿色通道行介入诊治，于 LAD 植入支架 1 枚（图 1-28-4）。术后返回 CCU 给予药物对症治疗，并完善超声心动图提示 EF 47%。8 月 1 日，患者病情平稳，转至普通病房。

8 月 4 日患者突发周身乏力、大汗，测血压 76/50 mmHg，右上腹部剧烈、持续性疼痛，继而出现嗜睡状态，查体：心率 124 次/分，胸骨左缘 3 ～ 4 肋间可闻及 3/6 级全收缩期杂音。床旁超声心动图提示：室间隔中断（约 13 mm），EF：44%。立即床旁置入 IABP，正压呼吸机维持改善缺氧，应用利尿药物改善心功能。经先心病科及心外科会诊后明确目前暂无法行室间隔封堵或修补术。8 月 10 日突发急性左心衰竭，12：33 心搏骤停，心肺复苏成功；复查超声心动图：室间隔中断（14 ～ 19 mm），EF 26%。立即紧急床旁植入 ECMO，流量 3.5 L/h，同时床旁置入 IABP，生命体征相对稳定；患者无尿，进行床旁 CRRT 治疗。8 月 16 日患者在全麻、体外循环下行室壁瘤切除、室间隔穿孔心内修复术。术后超声心动图提示 EF 40%。术后继续 ECMO 辅助治疗。

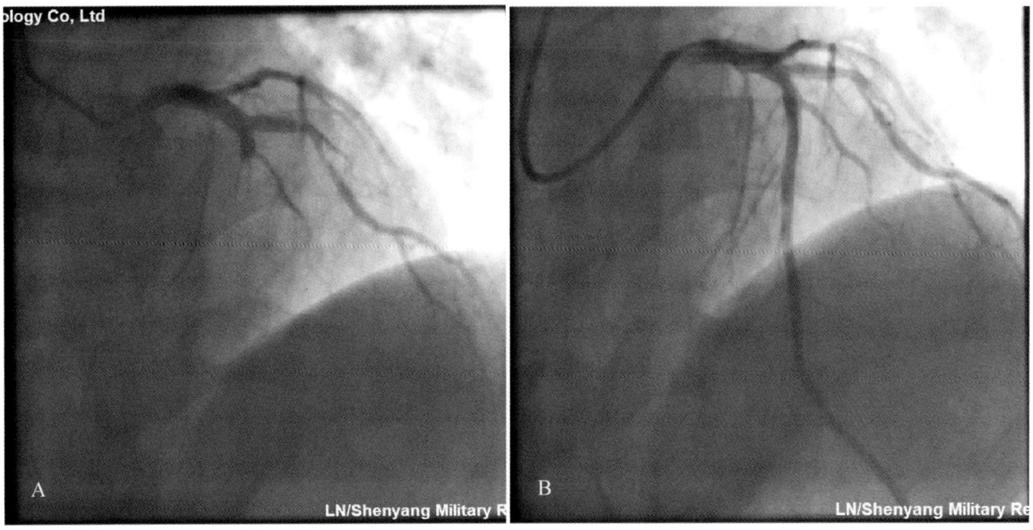

图 1-28-4 **A.** LAD 中段闭塞；**B.** LAD 植入支架 1 枚

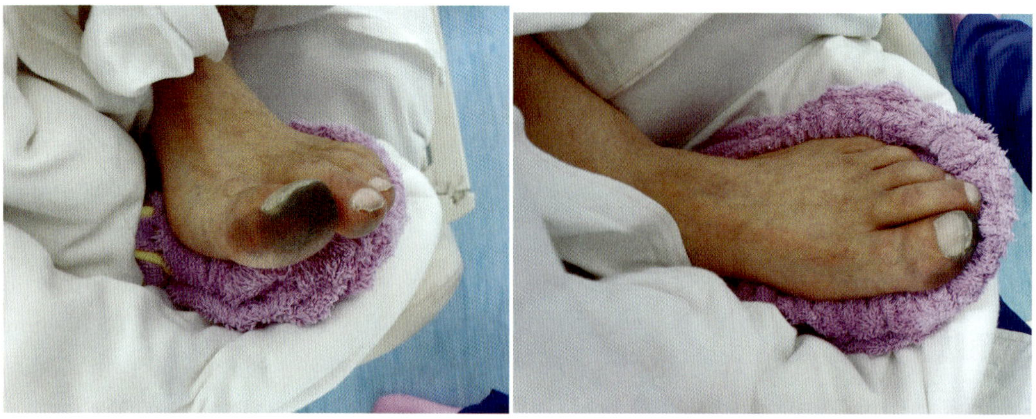

图 1-28-5 呈紫黑色的左足踇趾

8 月 17 日中午 12：30 撤出 ECMO，继续 IABP、CRRT 辅助治疗；8 月 22 日撤除呼吸机，25 日拔除 IABP；27 日转至普通病房；8 月 31 日拔除胃肠减压管，间断 CRRT 治疗。至 9 月 5 日顺利出院。

8 月 14 日患者左足踇趾出现温度及颜色改变（植入 ECMO 15 F 动脉置管侧），指尖局部皮肤呈青紫色，考虑栓子脱落栓塞微动脉导致（即蓝趾综合征），因患者于 IABP 及 ECMO 辅助治疗下无法完善双下肢动脉超声及双下肢增强 CTA 检查，行左侧股动脉逆行穿刺，留置远端灌注管改善肢体远端供血，但效果欠佳。

8 月 15 日患者左足踇趾及周围组织颜色较前加深，皮温高，给予前列地尔注射液扩张血管，低分子量肝素抗凝治疗。

8 月 16 日至 18 日左足踇趾呈紫黑色，范围较前略有扩大，指甲颜色正常，皮温增高，增加高锰酸钾溶液清洗。

8 月 17 日撤出 ECMO 后，至 21 日左足踇趾仍呈紫黑色，踇趾侧面呈紫色，范围无扩大，皮温逐渐恢复正常。

8 月 22 日，患者撤出呼吸机后意识正常，左足踇趾呈紫黑色，患者未诉左足踇趾疼痛，触之有痛觉，未见皮肤破损及脓液。

至 9 月 5 日出院，患者下床行走时左足无疼痛，左足踇趾紫黑色处可见结痂，触之微痛（图 1-28-5）。

☞ 点评：

临床上蓝趾综合征并不常见，病因常为动脉粥样硬化微栓子、胆固醇结晶栓塞肢体终末动脉导致。随着介入治疗技术和器械的不断进展，介入术后蓝趾综合征的发生率明显增高，主要原因为患者自身动脉粥样硬化严重，在介入手术操作过程中出现粥样斑块碎屑的脱落，导致末梢动脉的栓塞。对于动脉粥样硬化严重的患者，应在术前对手术入路动脉进行血管超声、CTA 或造影等影像学检查，以对手术入路相关血管及动脉置管区域进行评估，尽量避免在斑块处穿刺及置管。在手术操作过程中，要轻柔操作，以减少介入器械对动脉斑块的损伤，避免该并发症的出现。对于已经出现蓝趾综合征的患者，首先应通过临床表现、影像学检查等，充分评估动脉栓塞的节段，以判定栓塞区域大小及预后，并及时采取相应的治疗方案。

（中国人民解放军北部战区总医院　关绍义）

第 29 节　导管相关感染合并症及并发症

介入诊疗属于微创诊疗手段，理论上，该技术存在穿刺部位和导管走行区域损伤、出血、血栓形成、感染、导管扭折、断裂、置入物脱落等并发症的可能。本节主要对介入诊疗中导管相关的感染合并症与并发症加以讨论。

一、心血管疾病介入诊疗技术及血管内导管的概念

（一）介入诊疗技术

介入诊疗是独立于传统内科药物治疗和外科手术治疗的第三种疾病诊疗手段。由于其具有创伤小、恢复快、信息直观准确和疗效确切等特点，介入诊疗技术在临床各领域得以广泛应用和快速发展，尤其是在心血管疾病诊疗、心脏和非心脏手术术中血流动力学监测、监护室危重患者救治以及静脉内营养支持等领域，已成为一项必备的诊疗手段。上述诊疗手段的共同特点是需要通过穿刺一处或多处体表走行相对固定的浅表动脉或静脉血管，并沿穿刺部位血管临时性或永久性置入特定功能的导管到预定血管内或心腔内，以实现特定部位的测压、采血、造影、输注药物等一般操作，以及获取局部组织进行活检，取出局部血栓和异物，进行局部组织毁损，开通狭窄或闭塞的血管节段，堵闭异常或有潜在致病风险的腔隙和通道，加固有破裂风险的血管组织，部分或完全的心脏功能替代和辅助等复杂操作，最终达到诊断和治疗疾病的目的。

（二）血管内导管

指凡是穿透血管壁、置入血管腔内的各种导管，包括中心静脉导管、经外周置入中心静脉导管（peripherally inserted central venous catheter，PICC）、动脉导管、肺动脉导管，还包括从外周置入较长的套管针、血液透析滤过和介入治疗导管等。

本节导管相关感染主要局限于心血管疾病介入诊疗过程中所发生的感染。

（三）血管内导管相关感染

导管相关感染涉及多个环节，各环节之间紧密相连，难以机械分割。这些因素包括患者自身因素、无菌操作相关因素、导管材质、致病菌特性、导管穿刺置入部位以及导管留置时间等。因此，导管相关感染的管控是一项涉及从手术操作方案的提出、手术操作实施、导管选择，直至手术完结和穿刺口愈合的全过程的管理工作。

（四）导管相关感染的表现形式

1. 导管微生物定植　微生物在导管尖端、皮下段或者体外端显著生长，对 5 cm 导管尖端进行半定量培养（roll-plate 法）时，如果菌落计数超过 15 cfu/ml，可以判断导管尖端存在病原菌定植。

2. 穿刺点感染　又称出口部位感染，指穿刺点皮肤出现 2 cm 内的红斑、硬结和（或）触痛，或导管出口部位的渗出物培养出微生物，可能伴有其他感染征象和症状，但通常不伴有血行感染和化脓症状。

3. 导管走行区域感染又称隧道感染　指穿刺点和导管通过的皮下隧道出现触痛、红斑或者硬结直径超过 2 cm，多不伴有血流感染（blood stream infection，BSI）。常与穿刺的皮肤开口部位的感染同时发生，多可累及导管走行区域的血管内膜甚至心内膜等组织。

4. 原有感染灶扩散　导管操作使原有的心内膜等部位的感染灶发生位移，使原有的感染菌团完全或部分脱落、扩散。例如：感染性心内膜炎是先天性心脏病患者常见的并发症，心脏内不同水平的结构异常所致的异常血流是造成心内膜损伤和细菌定植的常见原因，对未经控制的心内膜炎患者施行先心病介入诊疗手术，操作器械的机械刺激可以导致病损局部定植菌团脱落，造成感染扩散。此外，在原有局部皮肤破损或是感染迹象的区域进行穿刺置管，也会造成局部潜在感染的扩散。

5. 置入物感染　心脏或血管内置入特定的人工材料是心血管疾病介入诊疗的常用操作技术，这些人工材料出厂时灭菌工艺有缺陷、包装破损和置入前体外污染是造成这些人工材料置入部位感染的常见原因。常见的永久性置入物包括冠脉内支架、先心病封堵伞、主动脉覆膜支架、永久起搏器等。包括：皮下囊袋感染、血管内感染和心腔内感染几种形式。皮下囊袋感染表现为皮下囊袋内有感染性积液，常有表面皮肤组织触痛、红斑和（或）硬结，自发的破裂或引流，或表面皮肤的坏死，可伴或不伴有血行感染，常见于起搏器囊袋感染。此外，短暂循环辅助所选用的主动脉内反搏球囊和用于临时心脏起搏的起搏导管放置和留置期间也存在局部感染的危险。

6. 血管内导管相关血流感染（catheter-related

bloodstream infection，CRBSI）是指带有血管内导管或者拔除血管内导管 48 小时内的患者出现菌血症或真菌血症，并伴有发热（> 38℃）、寒战或低血压等感染表现，除血管导管外没有其他明确的感染源。实验室微生物学检查显示：外周静脉血培养细菌或真菌阳性：或者从导管段和外周血培养出相同种类、相同药敏结果的致病菌。在明确血管内 CRBSI 时，应注意区分感染是直接源于导管还是由其他感染部位导致的血行感染，因为有些菌血症导致的血流感染可能继发于手术切口感染、腹腔内感染、院内获得性肺炎或泌尿系感染等。故导管相关的血行感染仅限于导管感染导致的血行感染，能够排除其他部位感染，且导管尖端培养与血培养为同一致病菌。但目前临床实际过程中两者较难区分。

二、介入诊疗中导管相关感染合并症与并发症常见危险因素

（一）患者自身因素

1. 患者抵抗力差　毋庸置疑，导管相关的感染并发症的发生、发展与患者自身免疫状态和抵抗力有直接关系。机体抵抗力差的患者（如老年人、糖尿病患者、恶性肿瘤晚期患者、白细胞减低患者等）更容易发生导管相关感染，且伴有较差的预后。

2. 感染状态　未控制的全身或特定脏器感染一方面可造成机体抵抗力下降，另一方面，感染本身也会造成一过性菌血症等情况，此时一般不提倡施行介入诊疗操作。

3. 心内膜炎病史　对于以往曾发生过细菌性心内膜炎的患者，即使经过系统的抗菌治疗，病情得以暂时或较长时间的稳定，也不能表示原有心内膜感染菌团的细菌被完全杀灭，不排除少数菌团被周围组织包绕，而表现为病情暂时稳定的假象，对这些患者施行介入诊疗操作期间，导管或导丝等器械的机械刺激有可能会促进原有菌团的移位和暴露，发生新的菌团栓塞和感染。

4. 围术期发生误吸等事件　介入诊疗围术期的麻醉、导管操作或者是术中使用造影剂所致的呕吐，有可能会导致误吸的发生，从而引发新的肺部感染等并发症。

5. 术前备皮　Meta 分析结果显示，术前采用传统去除术野毛发和不去除毛发方式的备皮对外科手术部位感染（surgical site infection，SSI）发生率并无显著影响。但剃毛后会造成皮肤细微损伤，有利于细菌定植，可能增加感染风险。而脱毛剂会使皮肤通透性增加，部分患者可能会出现过敏现象。WHO 指南推荐术前不常规去除毛发，若毛发影响手术操作时应剪短此部位毛发。

（二）无菌操作相关因素

1. 导管室消毒灭菌环节缺陷　导管室达不到规定的灭菌要求是造成导管相关感染的原因之一。但是，现阶段我国导管室多属于新建医疗单元，加上我国各级行政管理部门的严厉督查，现有导管室包括消毒灭菌设施在内的设备配置多比较先进和完善，导管室即使存在灭菌环境不达标也多是由于导管室管理不力所致。如部分导管室工作人员无菌观念差，出入导管室不换鞋、不换洗手衣，患者不更换病员服，手术人员不穿隔离衣、不戴口罩和帽子等。当然，心导管操作属于微创类手术操作，多数手术对于导管室的无菌要求并不是特别高，但是对于一些手术时间较长、创面较多或较大的手术，以及需要通过置入人工材料而达到治疗疾病目的的操作（如人工起搏器植入、大动脉覆膜支架植入、先心病介入封堵治疗、复杂冠心病介入治疗等），或是对于年老体弱、抵抗力减低的患者，则对导管室的无菌要求较高，应参照一般外科手术室的无菌要求进行设置。具体要求请参阅有关导管室设置等内容。

2. 置管操作前穿刺部位皮肤黏膜完整性受损　前面提到，穿刺部位皮肤黏膜完整性受损的患者容易发生穿刺部位导管相关感染。例如：手术前不规范的术野备皮操作造成的局部皮肤损伤，以及选择在不久前施行过介入诊疗操作的相同血管入路进行再次血管穿刺和置管操作，均会增高导管相关感染风险。

3. 术中操作　手术时间过长、创面过多或过大，术中为患者施行导尿等操作，术中患者发生呕吐、躁动，以及严重血流动力学障碍乃至阿-斯综合征等额外情况都会增加导管相关感染的概率。近年来，能快速定位的超声引导置管技术在临床中得到广泛应用，降低了导管相关感染并发症的发生率。

4. 手术部位 手术部位血肿、表皮破溃、局部血栓形成等因素均可增加导管相关感染的发生风险。患者自身凝血功能障碍或是服用抗血小板药物、穿刺部位止血困难、止血操作不当等均可造成或加重手术部位出血。操作造成的穿刺部位皮肤破溃以及局部血栓形成均会增加术后感染的发生风险。

（三）导管的材质对导管相关感染的影响

体外试验发现，与聚四氟乙烯、硅胶、聚氨基甲酸乙酯血管内导管相比，聚氯乙烯、聚乙烯导管抵抗细菌附着的能力差。在美国，此两种材料所制导管已经很少使用。某些材料所制导管的表面光滑度差，容易被某些细菌所附着，如表皮葡萄球菌、醋酸钙不动杆菌、绿脓假单胞菌等，继而发生细菌定植和感染。此外，某些材质的导管容易发生血栓，而血栓也是感染的促发因素之一，预防导管血栓形成可能降低 CRBSI 风险。

（四）导管重复使用

我国曾存在导管等介入诊疗器材重复使用的现象，重复使用过的导管主要有两种处置方式：一是对使用后的导管冲洗吹干后进行密封包装，采用环氧乙烷进行消毒；二是对使用过的导管进行冲洗吹干后采用甲醛熏蒸或是用戊二醛、碘伏等液体进行浸泡。目前我国卫生法规严禁各医疗单位重复使用导管、导丝等介入诊疗器材，由导管等介入诊疗器材重复使用所致的感染等现象也就不存在了。但是目前国际上仍有部分国家没有禁止导管等介入诊疗器材的重复使用，相反其中有些国家或是机构仍在探讨如何保证部分高值导管等介入诊疗器材重复使用的安全问题。

（五）致病菌的毒力、致病微生物的附着

例如，导管表面常吸附有纤维蛋白等蛋白质，金黄色葡萄球菌可附着在蛋白上。有文献报道，用有机树脂或多乙酸乙烯酯制成的导管在导致感染方面没有差异，而是与积聚在导管上的纤维蛋白有关。与大肠埃希菌、金黄色葡萄球菌相比，凝固酶阴性葡萄球菌附着在聚合物表面的能力更强。此外，某些凝固酶阴性葡萄球菌分泌细胞外多糖，称为菌毛，这些细菌附着在导管表面后，菌毛可抵抗白细胞的吞噬作用，削弱机体免疫功能，可阻止抗菌药物与细菌细胞壁的结合，降低细菌对药物的敏感性，使细菌的致病力增强。在葡萄糖溶液中，某些假丝酵母菌可形成类似菌毛的物质，接受静脉高营养治疗的患者容易发生真菌血流感染，估计与此机制相关。

（六）导管置入部位、留置时间、穿刺技术等因素的影响

一组研究发现，股静脉、颈内静脉、锁骨下静脉的置管感染率分别为 18.99%、18.52% 和 9.52%。感染性疾病患者置管时间以不超过 20 天为宜。另外，某些材料的导管容易发生血栓，是诱发感染的重要因素。鞘管留置时间是导管相关性血源性感染的危险因素之一，一般术后立即拔除鞘管。拔除后应用无菌敷料覆盖穿刺部位，若发现敷料潮湿、渗液或渗血应及时更换。有研究报道，壳聚糖止血敷料不仅可缩短动脉穿刺部位止血压迫时间，而且抗菌作用显著。血管闭合装置具有可缩短股动脉穿刺点止血时间、解放医务工作人员双手、多不受术中抗凝影响等优势，但与单纯人工按压相比，使用血管闭合装置增加患者发生感染概率。

三、导管相关感染的处理

当临床出现可能的导管感染表现时，治疗方案主要包括导管本身的处理、全身或局部抗生素使用以及必要的检查和化验。治疗方案的制订除了参照临床表现、可能导致感染的病原微生物流行病学资料以外，不同导管的类型也是必须考虑的问题。

（一）导管的处理

临床拟诊导管相关感染时，应当考虑临床相关因素后再做出是否拔除或者更换导管的决定，这些因素主要包括：导管的种类、感染的程度和性质、导管对于患者的意义、再次置管的可能性及并发症以及更换导管和装置可能产生的额外费用等。

（二）抗生素治疗

一旦怀疑血管内导管相关感染，无论是否拔除导管，除单纯静脉炎外均应采集血标本，并立即进行抗生素治疗。根据临床表现和感染的严重

程度，以及导管相关感染的病原菌是否明确，可分为经验性抗生素应用、目标性抗生素应用以及CRBSI严重并发症的处理。

1.经验性抗生素应用　鉴于危重患者发生导管相关感染后，易导致感染性休克或加重器官功能损害，早期的经验性药物治疗就显得很有必要。导管相关感染的初始抗生素应用通常起始于经验性治疗，而初始抗生素药物的选择则需要参照患者疾病的严重程度、可能的病原菌以及当时当地病原菌流行病学特征。导管相关感染病原微生物的流行病学调查结果有助于早期经验性抗生素药物的选择。一项3189例次深静脉导管的病原学监测显示，表皮葡萄球菌（15.6%）、金黄色葡萄球菌（13.8%）、铜绿假单胞菌（13.2%）、肺炎克雷伯菌（7.6%）和鲍曼不动杆菌（6.2%）是五种最常见的病原菌。金黄色葡萄球菌中耐甲氧西林金黄色葡萄球菌占到60%～91%，凝固酶阴性葡萄球菌中耐甲氧西林的菌株也达80%以上。因此，鉴于葡萄球菌是导管相关感染最常见的病原菌，且存在高耐药性，糖肽类抗生素药物应作为导管相关感染经验性治疗的首选药物。当然，对于危重患者或者免疫功能低下的患者，也应注意覆盖革兰氏阴性杆菌，而常见的不动杆菌、铜绿假单胞菌、肠杆菌科细菌的耐药现象非常普遍。另外，若考虑导管相关感染的病源微生物是真菌时，因真菌血症可导致危重患者病死率明显增加，应早期给予积极的经验性抗真菌治疗。初始的抗生素治疗多选用静脉注射途径，当患者病情逐渐稳定并且药敏结果已经获得的情况下，也可以选用口服吸收良好、组织穿透能力强的口服抗生素药物。

2.目标性抗生素应用及疗程　目标性抗生素治疗可进一步提高导管相关感染的治疗成功率。导管相关感染的病原微生物以及抗生素敏感性一旦明确，应根据微生物和药物敏感试验的结果调整抗生素，使经验性治疗尽快转变为目标性治疗。抗生素应用的疗程也是决定疗效的重要因素。一般情况下，抗生素应用的疗程取决于感染的严重程度、是否发生严重并发症及病原菌的种类。若抗生素治疗反应性好，患者无免疫功能低下、心脏瓣膜病和血管内假体，可进行短疗程治疗（2周以内）。若出现感染性心内膜炎、骨髓炎及感染性血栓性静脉炎等严重并发症，抗生素应用的疗程应该延长（感染性心内膜炎4～6周、骨髓炎6～8周、感染性血栓性静脉炎4～6周）。植入隧道式深静脉导管或植入装置的患者并发导管相关感染，如表现为隧道感染或者植入口脓肿，需要移除导管和植入装置，并且进行7～10天的抗生素治疗。由于凝固酶阴性葡萄球菌（如表皮葡萄球菌、腐生葡萄球菌）致病力相对偏低，单纯拔管后感染有可能得到控制，但多数专家仍建议接受抗生素治疗5～7天。

（三）CRBSI严重并发症的处理

1.感染性心内膜炎　导管内定植细菌是导致院内发生感染性心内膜炎的主要原因，葡萄球菌是最主要的病原菌，近年来真菌性心内膜炎有增加的趋势。当发生持续的细菌血症或真菌血症时，应去除导管或植入装置，对于存在组织低灌注、器官功能障碍的患者尤为重要。留置血管内导管的患者，若表现较长时间的低热，或出现心脏杂音、贫血、脾大、蛋白尿或镜下血尿，应高度考虑感染性心内膜炎，积极行血培养及超声心动图等检查，并且抗生素药物治疗应大于4周。如为真菌性心内膜炎，抗生素药物疗程不低于6周，必要时需外科手术治疗。

2.感染性血栓性静脉炎　感染性血栓性静脉炎是中心静脉或动脉长期置管的严重并发症之一。患者表现为导管拔除后仍有全身性感染的表现，而且反复血培养阳性。由于血管内血栓与管腔内感染灶在导管拔除之前可能保持完整状态，在拔管之后才表现出明显的临床症状。感染性血栓性静脉炎若继发于周围静脉，则可能有周围静脉受累的表现，如局部硬结、可触及的条索状改变；外周动脉置管导致的感染性血栓可表现为血栓产生的缺血症状和假性动脉瘤；由中心静脉导管引起的感染性血栓性静脉炎，可能出现上肢、颈部、胸部的肿胀。感染性血栓性静脉炎主要由金黄色葡萄球菌引起，其他病原微生物还包括念珠菌和革兰氏阴性杆菌。目前没有关于感染性血栓性静脉炎适当疗程的随机研究结果。治疗主要包括：拔除导管、抗凝如低分子量肝素（中心静脉受累时）、外科切开引流或结扎切除受累的静脉等，不推荐溶栓治疗。抗生素疗程一般4～6周。

（中国人民解放军总医院第六医学中心　陈宇）

参考文献

[1] 王秋赛，刘正旺，廖梅，等.强化院感培训对导管室控制医院感染能力及效果的作用.中国医药导报，2015，24：165-168.

[2] 黄林芬，朱国庆，虞希祥，等.老年心脑血管病患者介入治疗医院感染因素分析及预防措施.中华医院感染学杂志，2013，24：5953-5957.

[3] 沈湘蕾，胡钢.介入放射导管室医院感染管理存在问题及对策.全科护理，2011，9：2791.

[4] 时芳莉.介入导管室的管理与预防感染.中华医院感染学杂志，2011，21：2599.

[5] 梁秀琴，刘鹏芝，王虹.导管室介入治疗中感染防范措施.内蒙古医学杂志，2004，36：863.

[6] 林玉英，廖瑞珍，梁玉珍.介入导管室的护理管理.国际医药卫生导报，2005，11：122-123.

[7] 许艳丽，张丹丹，韩敏芳，等.冠心病介入治疗医院感染发生率、病原菌分布及危险因素分析.中华医院感染学杂志，2022，32（06）：890-893.

[8] 毛燕君，刘雪莲，冯英璞，等.介入手术室医院感染控制和预防临床实践专家共识.介入放射学杂志，2022，31（06）：531-537.

[9] Barrigah-Benissan K，Ory J，Simon C，et al. Clinical factors associated with peripherally inserted central catheters（PICC）related bloodstream infections：a single centre retrospective cohort. Antimicrob Resist Infect Control，2023，12（1）：5.

[10] Badia-Cebada L，Peñafiel J，Saliba P，et al. Trends in the epidemiology of catheter-related bloodstream infections；towards a paradigm shift，Spain，2007 to 2019. Euro Surveill，2022，27（19）：2100610.

第30节　脑血管并发症

脑卒中是冠脉介入手术最严重的并发症之一，其院内死亡率高达22～37%。随着社会老龄化的进一步加重，老年患者正逐步成为冠脉导管手术的主要人群，复杂冠脉病变以及高危合并症的情况也越来越普遍。尽管冠脉介入相关卒中发生率较低，但在冠脉介入手术总量及操作难度不断增加的背景下其发生率不容忽视，而且脑卒中导致的死亡在介入相关死亡中占有较高比重，严重影响患者预后以及生活质量。冠脉介入并发脑卒中，其病因绝大部分为缺血性。冠脉介入相关卒中的病理生理机制与其他情况导致的卒中不尽相同，目前一般人群中的卒中管理诊疗经验并不完全适用。

一、流行病学特征

冠脉介入相关脑卒中患者中，住院死亡率至少是其他患者的3倍。一项包括50 300名患者的多中心研究显示，介入相关卒中使主要不良心血管事件和全因死亡率增加2倍，住院时间延长4倍。20世纪80年代，心脏导管手术最初阶段的卒中发生率为0.03%～0.06%，然而在此后的数十年间此数值进一步增长。根据《中国心血管病报告2018》，我国目前冠心病患病人数1100万，大陆地区2017年行PCI总人数为753 142例。冠脉介入术后新发缺血性脑卒中的发病率呈上升趋势，大约在0.1%至0.56%之间，尽管发病率较低但死亡率通常较高。究其原因一方面与介入手术在高龄高危患者中适应证不断扩大有关，另一方面与导管手术逐步成为临床常规诊疗手段有关。澳大利亚的一项研究回顾分析了2018—2023年接受冠脉造影的患者，其中卒中发病率为0.1%。如患者接受PCI手术，此比例将进一步增高。美国的一项研究显示，从2003年到2016年，冠脉介入相关卒中的比例增加了2～3倍。在不稳定型心绞痛或稳定型缺血性心脏病患者中发生率从0.3%上升至0.9%，非ST段抬高型心肌梗死患者中从0.5%上升至1.0%，ST段抬高型心肌梗死患者中则从0.6%上升至1.3%。这一趋势可能归因于老龄化导致手术适应人群的增加以及围术期持续存在的脑卒中相关危险因素。阜外医院2013年对冠脉介入术后10 724例患者随访2年，结果显示发生脑卒中145例（1.4%），其中出血性脑卒中21例，9例（42.9%）死亡。2年随访结果提示，冠脉介入术后脑卒中患者的全因死亡率明显高于未发生脑卒中患者。

二、病理生理

无论患者是否接受冠脉导管手术，卒中的神经症状没有区别。但介入相关卒中的主要原因是器械操作导致的斑块碎片脱落栓塞。冠脉、主动脉弓的主要分支、腹主动脉及其主要分支以及下肢动脉近心端，逆向推进导管通过上述斑块多发部位可能导致斑块脱落形成潜在的栓子。从栓子类型来看，以斑块内钙化成分以及胆固醇结晶多见，尸检的结果显示大脑皮质的小动脉中存在胆固醇结晶栓子。一项对1000名患者的回顾性分析显示，钙化碎片的发生率在24%到65%之间，其中一些碎片的尺寸超过2 mm。冠脉介入手术与经导管主动脉瓣置换术（TAVR）之间尽管手术操作大相径庭，但导丝和导管的操作具有共性，TAVR手术脑保护装置捕获的栓子包括钙化物质（50%～73%）、动脉壁组织（52%～94%）以及来自器械的异物（10%～36%），其他少见的潜在栓子来源还包括空气栓塞等。在导管操作过程中，异物反应、血流紊乱、内皮损伤以及凝血因子的激活等综合因素可导致器械表面发生血栓。此外，主动脉内球囊反搏（IABP）植入后脑部血流动力学改变以及IABP球囊表面的血栓也是脑卒中的潜在原因。

在冠脉导管术中或术后24小时以内发生的脑卒中提示栓塞的可能性较大。冠脉介入相关脑卒中以颅内血管栓塞多见，但是其他的一些重要病因也不能忽视，例如颅内出血以及由于血管高度狭窄导致的血栓形成。特别是在接受较强抗栓治疗的急性冠脉综合征患者中，出血性卒中占全部围术期脑卒中的比例可达16%～46%。如此前合并有动静脉畸形、先天或继发动脉瘤、脑淀粉样血管、Moyamoya病、脑动脉炎等疾病时，出血的发生率将进一步增高。在治疗前进行CT或者MRI检查鉴别出血性或缺血性卒中，对治疗方案的选择以及患者的临床预后有着重要的意义。

虽然冠脉造影导致的症状性脑卒中事件发生率不高，但是尸检、超声以及磁共振成像等检查显示冠脉造影患者中有高达35%合并亚临床的脑血管栓塞，这与冠脉导管操作造成的栓子绝大部分比较微小以及没有影响重要的脑部功能区有关。除了出血性或缺血性脑卒中之外，其他一些少见的病因也考虑到。非离子型造影剂可造成非特异性的中枢神经系统症状如视力障碍、皮质性盲。与前面两种不同的是，造影剂造成的中枢神经系统症状，一般情况下预后较好，绝大多数症状可自行缓解。

三、围术期脑卒中的危险因素

冠脉介入相关脑卒中的危险因素可以是患者相关也可以是手术操作相关的。患者因素包括传统的心血管危险因素，如高龄、缺血性心脏病、高血压、糖尿病、既往卒中、房颤、肾衰竭、心力衰竭和周围动脉疾病。部分左心功能不全患者心尖部可能存在血栓，在对这类患者进行左心室造影时，有可能导致血栓脱落进而引起脑卒中。鉴于心脏彩超已经是一种无创的成熟的用于评价左心功能的检查方法，如有可能应尽量避免在左心功能严重不全的患者中进行心室造影。导管操作的手术风险因素因具体情况而异，如手术操作的紧急性以及是否合用机械循环辅助支持。一项针对21 497例患者的研究发现：大直径导管、频繁的导管交换、旋切装置的使用、主动脉内球囊反搏以及造影剂用量均与围术期卒中明显相关。此外，在TAVR手术中导管经过严重钙化狭窄的主动脉瓣逆向进入左心室，也与新发脑损伤存在显著相关性。

回顾性分析还显示一些技术性因素如透视时间、造影剂用量以及导管直径与卒中的发生相关。文献报道不同的导管类型其脑卒中发生率也不尽相同，其中JL导管、多功能导管更容易导致斑块脱落，JR导管的此类风险相对较低。紧急条件下的冠脉介入手术相对择期手术卒中发生率也较高，这可能与急性冠脉综合征患者的应激状态、更严重的病变以及紧急状况下的导管粗暴动作相关。更重要的是，此类患者血流动力学指标相对于择期手术的患者波动性更大，进而出血性或者缺血性卒中的发生率明显增高。既往脑卒中或TIA病史也显示与此类脑卒中的发生存在显著相关性。

四、治疗措施

鉴于冠脉介入相关脑卒中的低发病率，开展临床研究较为困难。目前尚无坚实循证证据支持的治疗措施，更缺乏关于治疗此类严重并发症的指南。相关实践均基于一般人群急性脑卒中的证据和经验，证据来源于小样本的临床试验或专家共识。

急性脑卒中的治疗目标是促进缺血区域的再

灌注，从而改善神经功能。目前指南推荐的治疗包括静脉溶栓治疗以及血管内取栓术。指南推荐的静脉内溶栓措施包括静脉注射替奈普酶或阿替普酶，给药的时间窗口是症状出现后4.5小时内，如在采用影像学方法量化半暗带脑组织的情况下部分患者可推迟至4.5～9小时之间。与阿替普酶相比，替奈普酶具有更高的纤维蛋白亲和力和更长的半衰期；然而在神经功能或症状性颅内出血等终点事件方面未有显著优势。血管内取栓术建议在急性脑卒中发病后6小时内进行，如采用磁共振进行进一步评估部分患者可延长至24小时。对颈内动脉、大脑中动脉M1段近端大血管闭塞或颈动脉、颅内大动脉连续闭塞的血管内取栓术前，目前仍推荐桥接静脉内溶栓。虽然AHA/ASA指南指出阿替普酶用于治疗心脏手术相关急性脑卒中是合理的（证据等级A），然而指南中关于“心脏手术”的定义模糊。而且并发症的发生亦随着介入手术的复杂性而变化，在介入治疗的背景下溶栓治疗的安全性及有效性具有极大的不确定性。

一项包含66名患者的回顾性分析表明：与未溶栓患者相比，接受溶栓治疗患者的24小时和7天NIHSS评分差异更大。溶栓组的颅内出血率较高（25% *vs.* 6%；$P = 0.037$），所有出现脑出血并发症的患者均接受了静脉溶栓治疗。值得注意的是，接受溶栓治疗患者的基线NIHSS评分较低，并非所有患者都观察到神经功能的改善。而未接受溶栓的所有患者虽均有不同程度改善，但在7天评估时结果未有显著差异。研究的局限性包括为回顾性设计、样本量小以及缺乏长期结果。有关此类的多项研究均强调在此类脑卒中患者中使用静脉溶栓治疗需谨慎，但没有具体说明脑卒中是否继发于冠脉介入手术，且结果未按卒中亚型分层说明，多项排除标准与临床患者常见的危险因素重合。

冠脉介入治疗的患者几乎均接受抗血小板药物治疗，尽管抗血小板药物并非溶栓治疗的绝对禁忌证，但两者合用存在增加颅内出血的风险。荟萃分析显示在单抗患者中症状性脑出血发生率较高，但未达到统计学意义。然而纳入的研究主要是观察性的，症状性脑出血的定义也各不相同，新型抗血小板药物如替格瑞洛也未出现在这些研究中。因此，很难将这些结论外推并应用于冠脉介入相关卒中人群。冠脉造影前通常会给予标准剂量的肝素，AHA/ASA指南指出在48小时内接受普通肝素且APTT升高的患者中，使用静脉内溶栓是相对禁忌的，尤其是在肾功能不全的情况下。目前尚无研究评估肝素化后溶栓的安全性，但普通肝素具有半衰期短及鱼精蛋白可逆转等特性，相关研究显示其与低剂量静脉溶栓剂联合治疗是可行的。与标准剂量相比，低剂量溶栓不劣于标准剂量，且有降低颅内出血的趋势，但结论并未被广泛采用。由于冠脉介入相关脑卒中发病率低，目前对此情况下具体药物用量没有明确的建议。阿替普酶的推荐剂量是基于一般人群急性缺血性卒中的研究，这些研究几乎排除了急性心肌梗死及凝血功能异常的患者，且未考虑冠脉介入相关卒中的患者。

近期多项研究对血管内取栓联合桥接溶栓与单纯血管内取栓之间的疗效进行了比较，但未纳入冠脉介入相关卒中的患者。研究证实单纯取栓术在神经功能和颅内出血方面并不劣于联合治疗，最新的指南仍推荐桥接溶栓治疗。对于冠脉介入相关卒中的患者，取栓联合桥接溶栓的疗效仍不清楚。此外，取栓术本身也有潜在的局限性，特别是对于钙化碎片导致的脑栓塞，其成功再灌注率仍然较低。然而，研究显示取栓术不会导致更差的功能结局，因此可以考虑将其作为钙化组织栓塞的治疗措施。

栓子成分对于溶栓成功的影响之前已有报道。由于冠脉介入相关脑卒中的栓子多是固态或者严重钙化的斑块成分，理论上溶栓疗效有限。组织病理学分析显示急性血栓的共同特征是外层由纤维蛋白、血管性血友病因子和血小板构成，与内核相比降低了溶栓的敏感性。一项包含2568名患者的荟萃分析显示，对于富含红细胞的血栓，溶栓治疗提高了敏感性和再灌注效果。相比之下，心源性栓子富含纤维蛋白，具有更致密的结构和更小的孔径，从而减少溶栓剂的渗透。此外，在纤维蛋白网络中还含有其他成分，使血栓更硬更不易被溶栓剂溶解。此前的观察性研究显示血栓成分可显著影响溶栓相关的血管再通以及颅内出血的风险。

总体而言，对于冠脉介入相关卒中患者当前的疗法不具有普遍适用性。神经科和心脏科医生在考虑此类患者治疗措施的风险与收益时，应保持谨慎并仔细权衡。脑卒中相关的多种风险因素是无法改变的，因此应尽可能减少潜在的不良后果，势必需要一个协调一致的路径来协助或改进当前的此类卒中患者的管理策略。静脉溶栓或血管内取栓的指征应根据卒中症状以及脑部影像学检查结果而有所变化。图 1-30-1 所示路径在一定程度上可协助解决这些问题以平衡受益与风险，同时强调了心脏病与神经科医生之间的协作努力的重要性。

目前，冠脉介入合并脑出血的具体处理措施尚未达成共识，颅内出血的易感因素与冠脉介入患者的合并症存在较多重叠，其中许多是不可改变的：如高龄、心房颤动、心力衰竭或缺血性心脏病等。一旦发生脑出血需多学科协作，根据严重程度决定治疗措施，防治脑出血并发症。同时迅速评价缺血和出血风险，决定后续抗栓治疗策略。

对于无有效止血方法的大出血应早期中断抗血小板治疗。目前，国内外指南多推荐抗栓药物并发活动性颅内出血的患者，应立即停止使用抗栓药物。一般治疗措施包括甘露醇降低颅内压；通过用药时间及剂量估算药物半衰期；急查血常规、凝血指标；同时紧急血型鉴定及交叉配血；低血压者积极补液，输注悬浮红细胞，输注血小板，急诊手术治疗等。服用维生素 K 拮抗剂导致的脑出血患者应静脉应用维生素 K 纠正 INR，并补充凝血因子。对于服用过达比加群、利伐沙班或阿哌沙班的脑出血患者，可用凝血因子Ⅷ旁路活性抑制剂及凝血酶原复合物等治疗，服用达比加群的患者还可采用血液透析。起病前 2 小时内服用过上述抗凝药，还可考虑口服活性炭。鱼精蛋白可中和 4 小时内使用过的普通肝素。对于抗

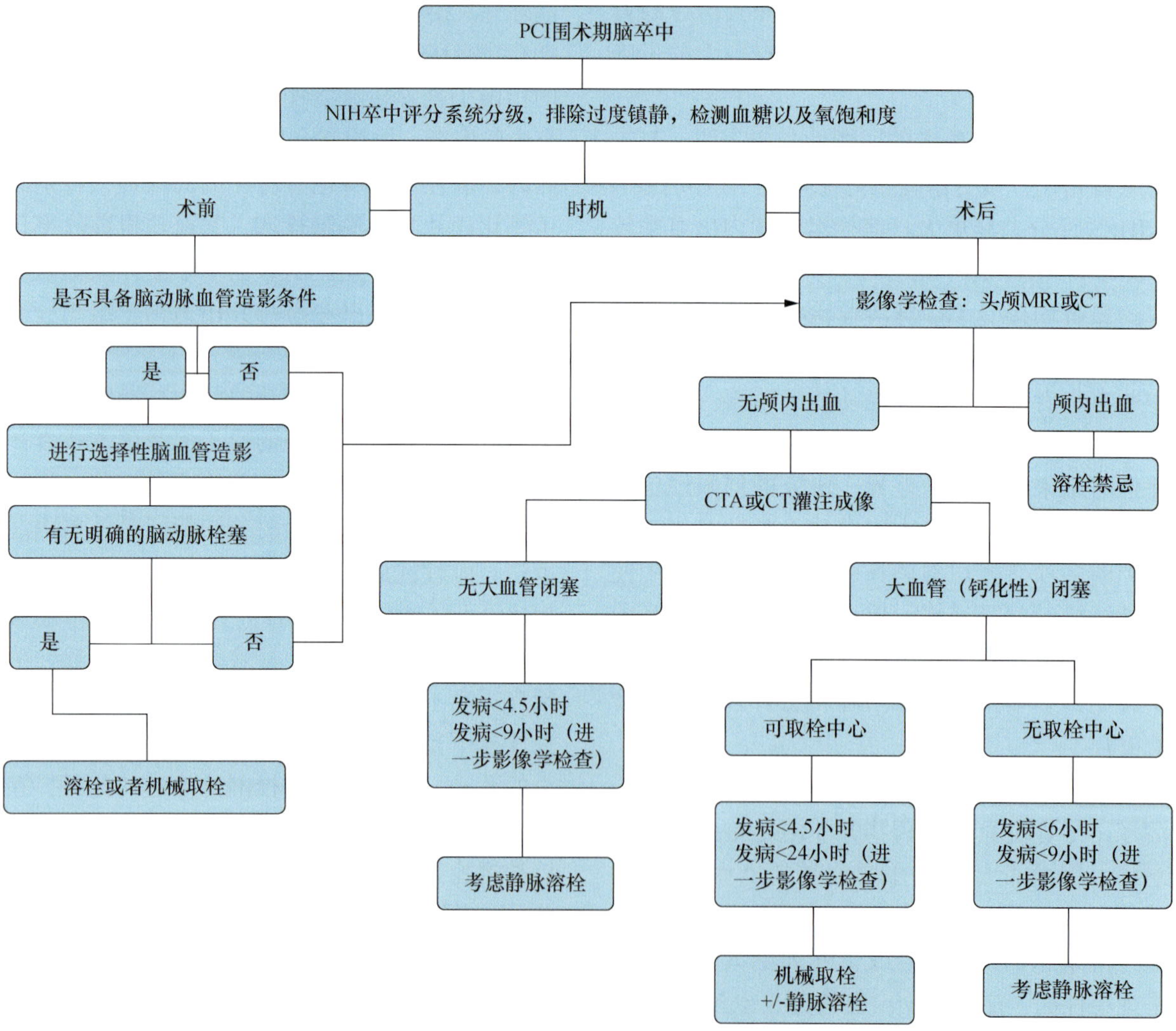

图 1-30-1 PCI 围术期脑卒中处理流程

血小板药物相关的脑出血尚无有效拮抗药物，恢复ADP依赖的血小板功能较为困难，可考虑输注血小板，综合分析酌情调整输注剂量。美国心脏协会/美国卒中协会自发性脑出血指南指出，对于大多数自发性脑出血患者，外科手术的作用尚不确定。小脑出血伴神经功能恶化、脑干受压和（或）脑室梗阻致脑积水者应尽快手术清除血肿，脑叶出血超过30 ml且血肿距皮质表面1 cm以内者，可考虑开颅清除血肿。

另一方面也需要根据血管病变、PCI手术情况、临床合并症等进行缺血相关评估。PCI术后新植入的支架，完全停药或应用止血措施后支架内血栓形成风险极高。因此个体化治疗非常关键。脑出血的预后取决于出血部位和出血量，如果出血量较小，脑出血位置对神经功能影响不大，症状体征及相关检查支持出血停止，植入支架血管较为重要时，应尽快恢复使用一种抗血小板药物。AHA/ASA指南指出脑出血后可使用抗血小板药物，特别是具有明确用药指征时，但重新用药的时机尚不明确。我国专家共识建议权衡出血和再发缺血事件的风险，在出血病情稳定7～10天或2～8周后可给予氯吡格雷抗血小板治疗，随后继续使用双联抗血小板治疗。重新启用抗凝治疗的指征尚缺乏相关的研究证据，是否重启抗凝治疗需权衡血栓/出血风险以及整体状态。目前，重启抗凝治疗的时间为72小时至10周不等。若出血原因可控制时，因房颤抗凝治疗导致脑出血的患者可在4～8周后重启抗凝治疗。缺血性脑卒中梗死后出血，症状性出血稳定后10日到数周可恢复抗栓治疗。

五、病例报告

病例1：静脉桥血管介入治疗后脑卒中

现病史：患者84岁老年男性，因“反复胸骨后闷痛11年余，再发2天”入院。患者于2004年2月开始反复出现活动后胸骨后闷痛，每次持续约几分钟，休息后可缓解，未予以重视。此后疼痛程度持续性加重，持续时间延长，于2004年8月在加拿大医院就诊，冠脉造影诊断为“冠心病”，并行冠状动脉旁路移植术。术后长期服用阿司匹林、辛伐他汀、雷米普利以及阿替洛尔，2008年因胃出血将阿司匹林改为氯吡格雷。2013年6月10日患者情绪激动后再次感胸骨后不适，持续5分钟左右，休息后缓解，无其他伴随症状，遂收入我科。原位血管造影显示左主干及三支血管严重病变。桥血管造影（图1-30-2）显示左侧内乳动脉-前降支吻合口通畅；主动脉-回旋支静脉桥血管血流缓慢，远段严重狭窄，吻合口通畅；主动脉-后降支静脉桥血管血流通畅，吻合口通畅。遂对回旋支静脉桥血管行支架植入及球囊扩张治疗，术后效果良好（图1-30-3）。

既往史：高血压、胃部分切除、脑梗死、双侧附睾囊肿切除术。

2015年4月7日患者静息突感头痛，进而自感胸骨后轻微闷痛，持续5分钟后缓解。4月8日及9日发作2次胸骨后疼痛，口服麝香保心丸后缓解。再次收入我院。原位血管造影显示较前无明显加重，桥血管造影（图1-30-4）显示回旋支及右冠脉桥血管闭塞。对右冠脉桥血管介入治疗，

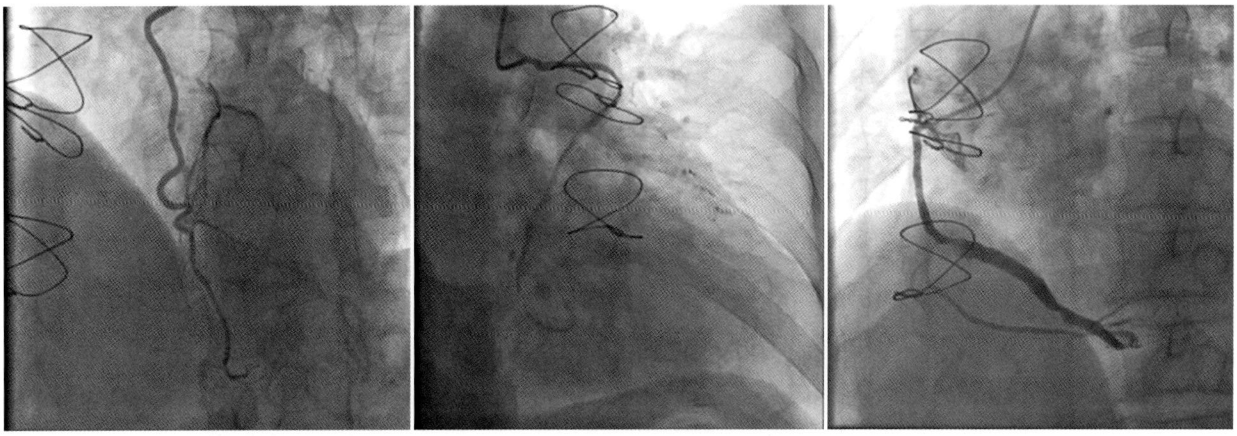

图1-30-2 左侧内乳动脉-前降支吻合口通畅；主动脉-回旋支静脉桥血管血流缓慢，远段严重狭窄，吻合口通畅；主动脉-后降支静脉桥血管血流通畅，吻合口通畅

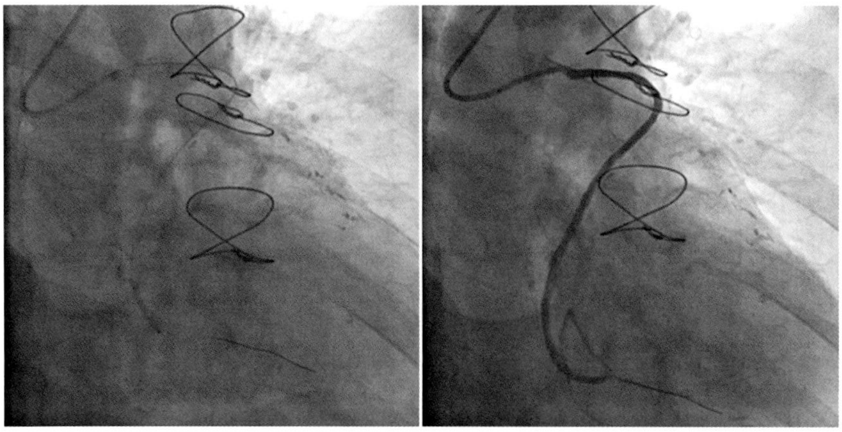

图 1-30-3 回旋支桥血管近中段植入支架，远段球囊扩张

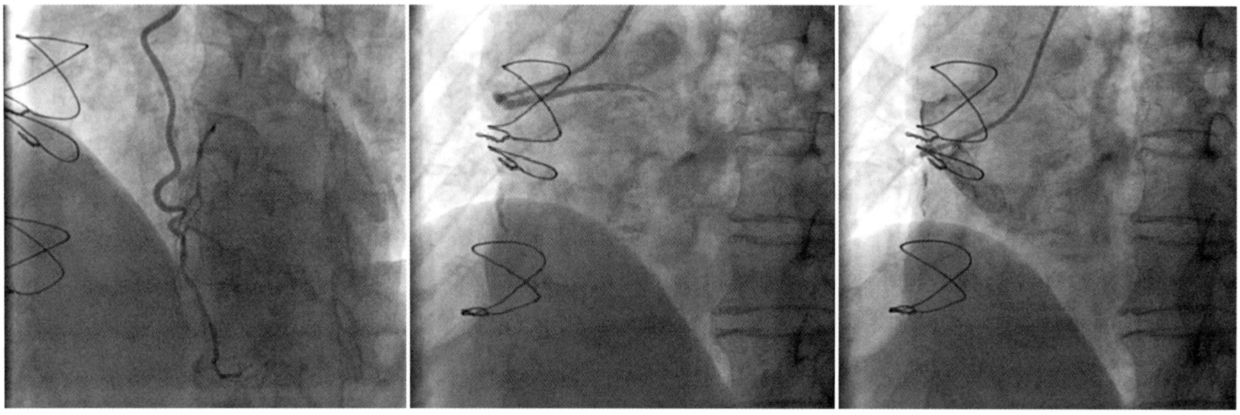

图 1-30-4 左侧内乳动脉-前降支吻合口通畅；回旋支及右冠脉桥静脉闭塞

未能成功（图 1-30-5）。

术后患者出现眼球同侧定向凝视，左侧肢体痉挛性瘫痪，初步诊断为急性脑卒中。头颅 CT 未见明显出血灶。拟行机械取栓术。双侧股动脉搏动不清，继续从桡动脉途径行脑血管造影检查，锁骨下动脉迂曲明显，反复尝试后将导管送入颈总动脉。脑血管造影提示：右侧大脑中动脉闭塞（图 1-30-6 A），取栓后血流恢复（图 1-30-6 B）。数分钟后复查造影提示取栓后右侧大脑中动脉再次栓塞（图 1-30-7），再次取栓后虽血流恢复，但效果较差。

后续病程中出现双下肢动脉闭塞干性坏疽，2 周后死于多脏器功能衰竭。

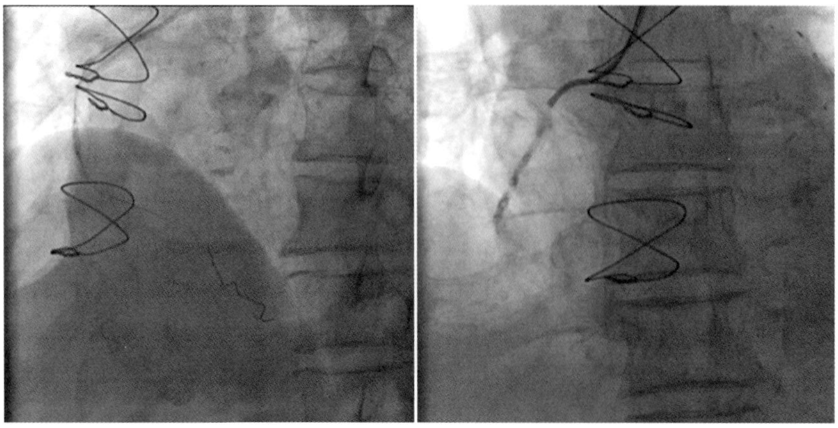

图 1-30-5 右冠脉桥血管球囊扩张（Cordis6FAL1，RunthroughNS），未能开通血管

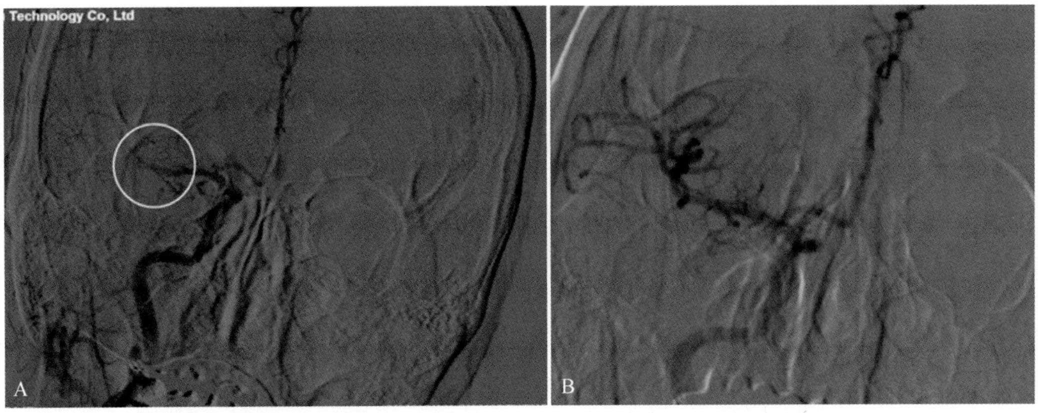

图 1-30-6 右侧大脑中动脉闭塞（**A**），支架取栓后血流恢复（**B**）

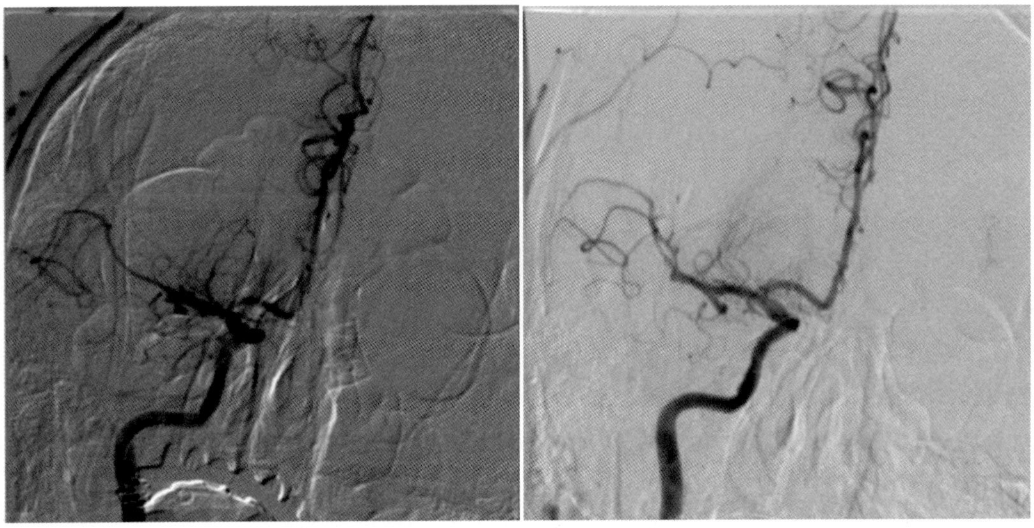

图 1-30-7 取栓后大脑中动脉再次栓塞，再次取栓后血流恢复，但较第一次取栓后效果差

病例 2：冠脉 PCI 术后造影剂脑病

现病史：患者，53 岁，中年男性，因“反复呼吸困难 3 年余，加重 1 周”入院。

冠心病危险因素：平素体健，无高血压、糖尿病、高脂血症，无肥胖，无吸烟酗酒等嗜好，无早发心血管疾病家族史。

冠脉介入术中情况：冠脉造影示前降支近段慢性闭塞病变，开通后于前降支近中段植入支架 2 枚。手术时间 3 小时，造影剂用量 300 ml。术中血压维持在 100/80 mmHg 左右，心率 75 次 / 分。前降支球囊扩张后（支架植入前）出现一过性血压下降 77/57 mmHg，予以多巴胺及补液处理，床边心脏彩超未见心包积液，十余分钟后患者血压恢复，停用多巴胺并继续补液，直至手术结束患者生命体征恢复至术前水平并保持平稳。

术后情况：返回病房后（术后 1 小时）自诉起床时站立不稳，行走右偏，复视。无头痛，无意识障碍，无恶心、呕吐。

处理措施：

1. 神经内科及神经外科会诊

神经科查体：神志清楚，对答流利，眼球运动正常，瞳孔反射正常，鼻唇沟对称，无口角歪斜，伸舌居中，躯体感觉正常，四肢活动正常。腱反射双上肢（＋＋），左侧巴宾斯基征（＋），凯尔尼克征（－），布鲁津斯基征（±）。

建议：20% 甘露醇 125 mg 1/8 小时；尼莫同维持 1 ～ 2 mg/h；保持镇静，大便通畅。

2. 影像学检查　头颅 CT（图 1-30-8 及图 1-30-9）：术后 2 小时：大脑纵裂，小脑幕见稍高密度影，大脑静脉，部分脑沟回见线样稍高密度影，双侧基底节区见少许斑片状低密度影，边界清楚。影像学考虑为蛛网膜下腔出血。术后 8 小时：上述高密度影区较前相仿，稍有减小。术后 1 周：上

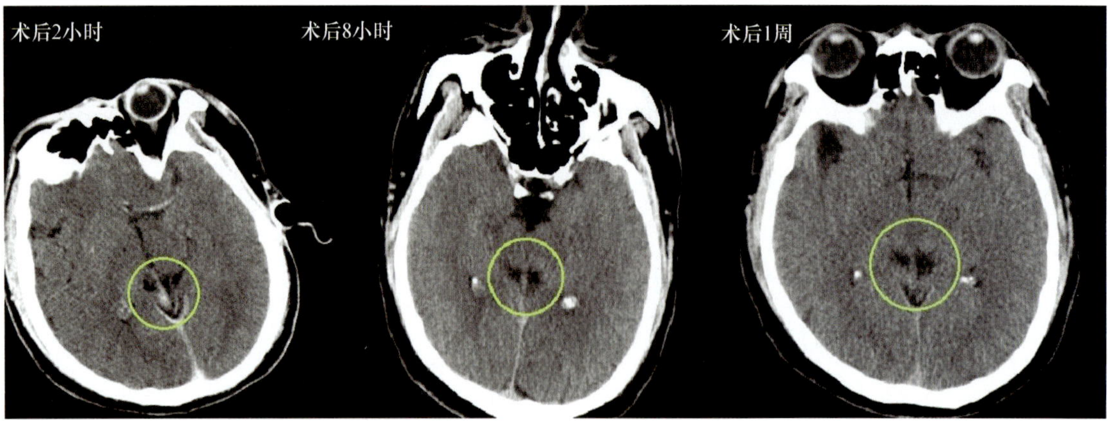

图 1-30-8 右侧大脑内静脉、直窦内可见造影剂瘀滞，后续复查 CT 造影剂显影逐渐消退

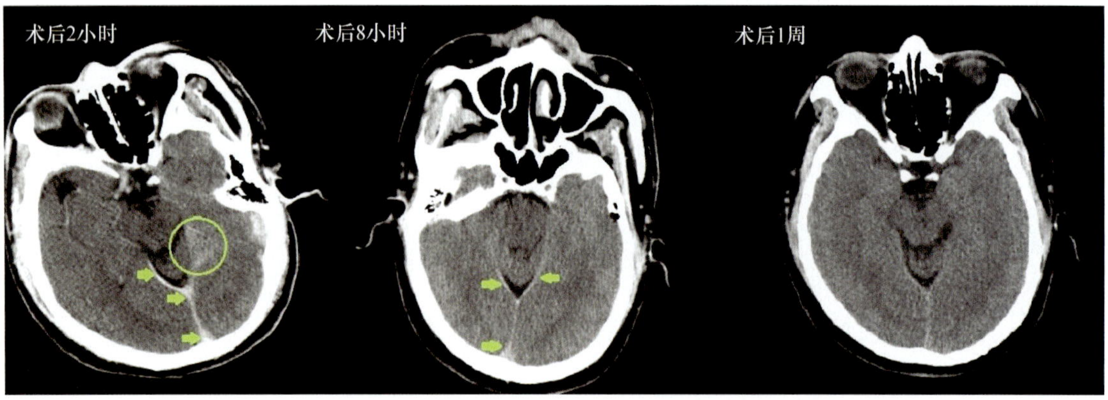

图 1-30-9 小脑幕、大脑镰可见强化，后续复查 CT 上述部位造影剂显影逐渐消退

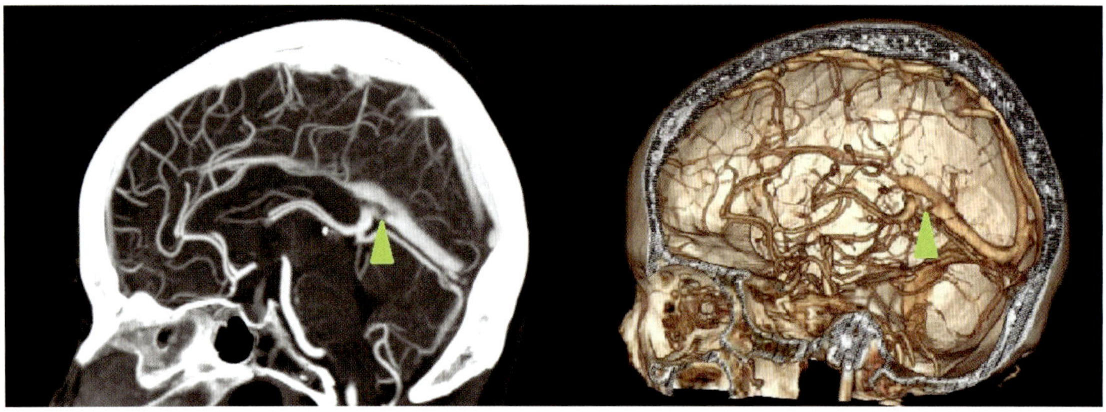

图 1-30-10 CTA 造影重建提示大脑大静脉汇入直窦处存在狭窄

述部位高密度影消退。颅内血管 CTA：动脉未见异常，大静脉汇入直窦处存在狭窄（图 1-30-10）。

3. 治疗方案　术后急查头颅 CT 提示局部稍高密度影（蛛网膜下腔出血可能），计划停用抗栓治疗。予以甘露醇 125 ml 脱水治疗。术后血压 100/80 mmHg，暂未予以尼莫同，未予以止血药物。

6 小时后再次复查较前相仿并稍减小，神经内 / 外科会诊暂不考虑颅内出血，CT 上高密度影考虑为造影剂滞留。考虑诊断：造影剂相关脑病。

继续双联抗血小板及他汀调脂治疗，生理盐水水化 3 天，口服维生素 B_1、B_{12}。患者站立不稳，行走右偏，复视症状持续存在，1 周后再次复查头颅 CT 并请神经内科会诊，神经查体无异常，CT 显示高密度影较前消退。2 周后症状逐渐缓解，顺利出院。

病例3：冠脉多支病变PCI术后脑出血诊治

现病史：入院前2个月于静止状态下出现心前区疼痛，每次持续半小时，伴大汗，无头晕、头痛，无黑矇、晕厥，无恶心、呕吐等不适。自行服用2粒保心丸，10分钟后症状可缓解。1周后再次发作上述症状，疼痛程度较前次减弱，服用保心丸后症状可缓解。外院查冠脉CTA示：总钙化积分106 943分，左主干及三支冠脉弥漫病变。心电图：窦性心律，T波改变（Ⅱ、Ⅲ、aVF、V_4～V_6导联），予以氯吡格雷75 mg 1次/日，三七通舒胶囊1粒1次/日，美托洛尔缓释片23.75 mg 1次/日，阿托代他汀20 mg 1次/日，未再发胸痛。为进一步治疗入院。

既往史：否认糖尿病史，高血压史6年，最高140/95 mmHg，平素口服氨氯地平5 mg 1次/日，血压控制在120～130/70～80 mmHg。发现前列腺增生3个月，目前口服甲磺酸多沙唑嗪4 mg 1次/日＋非那雄胺5 mg 1次/日，否认外伤史，15年前因肾结石行碎石术，否认输血史，否认食物及药物过敏史。

个人史：吸烟史1200年·支，已戒烟3年；饮酒史30年，白酒100 g/d，已戒酒3年。

婚姻史：适龄婚育，配偶体健，有1子，体健。

家族史：父母已故，均有高血压病史。

冠脉术中情况：冠脉造影示：LAD近段钙化，开口狭窄30%，中段（D1分叉后）狭窄95%，中间支开口狭窄30%；LCX近段狭窄60%，远段狭窄80%；RCA近段钙化，近中段狭窄40%。于LAD近中段植入支架1枚，LCX远段行药物球囊扩张成形术。手术顺利，术中生命体征：血压146/64 mmHg，心率67次/分。手术时间1小时，造影剂用量150 ml。

术后情况：术后6小时突发翻身不能，不能站立行走，无恶心呕吐，无头晕头痛，无意识丧失，无肢体抽搐。

处理措施：

1. 头颅CT　右侧半卵圆区中心及顶枕叶出血，蛛网膜下腔出血（图1-30-11 A）。

2. 神经外科会诊：

查体：神志清楚，言语切题，GCS评分15分。双侧瞳孔等大等圆，直径3 mm，双眼直接/间接对光反射灵敏，双侧眼球向右侧凝视，双侧额纹对称，右侧鼻唇沟变浅，伸舌右偏，余脑神经未见明显异常。左侧肢体肌力0级，右侧肢体肌力5级，张力正常。左侧躯体感觉减退，生理反射减弱，病理征阳性。右侧躯体感觉正常，生理反射存在，病理征阴性。颈软，凯尔尼格征、布鲁津斯基征阴性。会诊考虑初步诊断：右侧顶枕叶出血（考虑脑动静脉畸形）。

治疗建议：①脱水降颅压，营养神经，预防癫痫，抑酸护胃。②继续完善脑血管CTA、DSA检查。③脑血管介入治疗（图1-30-12）：造影见右侧顶枕叶动静脉畸形，供血动脉来自右侧大脑前动脉和右侧大脑中动脉细小分支，畸形血管位于右侧顶枕叶内侧面，大小约2.0 cm，引流静脉为多根，回流至同侧横窦。

预后：术后10个月复查CT恢复良好（图1-30-11 D），左侧肩、踝关节活动受限，异常步态，定期行康复训练。

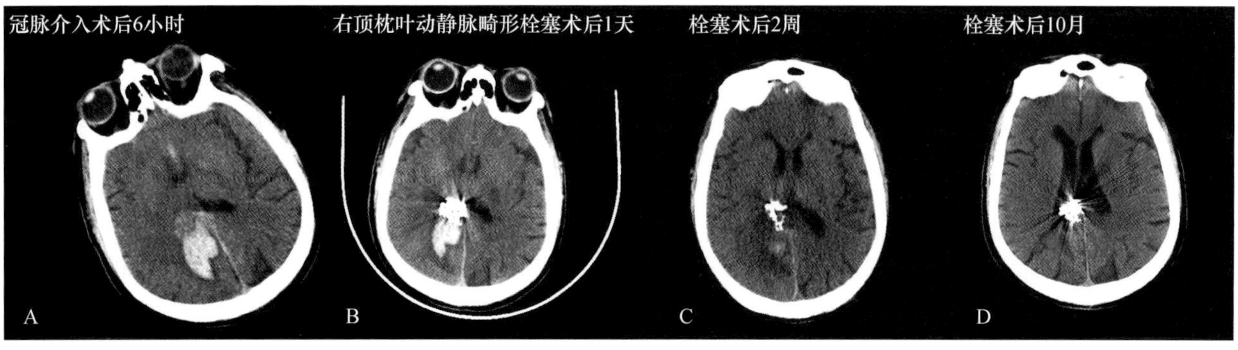

图1-30-11　头颅CT。**A.** 冠脉介入术后6小时，右侧半卵圆区中心及顶枕叶出血，蛛网膜下腔出血。**B～D.** 动静脉畸形栓塞术后复查

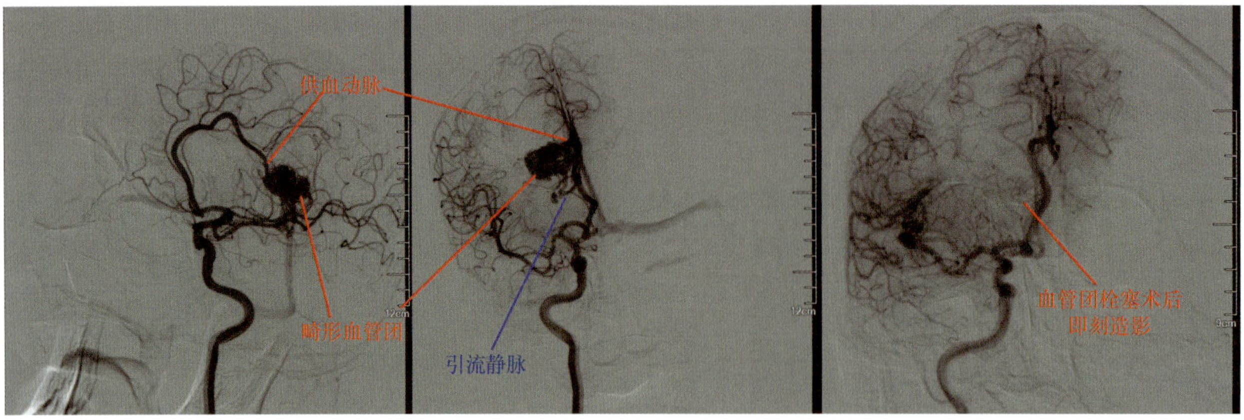

图 1-30-12 动静脉畸形造影及栓塞术

（中国人民解放军海军军医大学第二附属医院　梁春）

参考文献

[1] Korn-Lubetzki I, Farkash R, Pachino RM, et al. Incidence and risk factors of cerebrovascular events following cardiac catheterization. J Am Heart Assoc, 2022, 2 (6): e000413.

[2] Wexler NZ, Vogrin S, Brennan AL, et al. Adverse impact of peri-procedural stroke in patients who underwent percutaneous coronary intervention. Am J Cardiol, 2022, 181: 18-24.

[3] Wexler NZ, Vogrin S, Brennan AL, et al. Adverse impact of peri-procedural stroke in patients who underwent percutaneous coronary intervention. Am J Cardiol, 2022, 181: 18.

[4] Luo J, Li H, Qin X, et al. Increased risk of ischemic stroke associated with new-onset atrial fibrillation complicating acute coronary syndrome: a systematic review and meta-analysis. Int J Cardiol, 2018, 265: 125.

[5] Alkhouli M, Alqahtani F, Tarabishy A, et al. Incidence, predictors, and outcomes of acute ischemic stroke following percutaneous coronary intervention. JACC Cardiovasc Interv, 2019, 12 (15): 1497-1506.

[6] Fernández-Friera L, Penalvo JL, Fernández-Ortiz A, et al. Prevalence, vascular distribution, and multiterritorial extent of subclinical atherosclerosis in a middle-aged cohort. Circulation, 2015, 131 (24): 2104-2113.

[7] Devgun JK, Gul S, Mohananey D, et al. Cerebrovascular events after cardiovascular procedures: risk factors, recognition, and prevention strategies. J Am Coll Cardiol, 2018, 71 (17): 1910-1920.

[8] Keeley EC, Grines CL. Scraping of aortic debris by coronary guiding catheters: a prospective evaluation of 1,000 cases. J Am Coll Cardiol, 1998, 32 (7): 1861-1865.

[9] Vlastra W, Jimenez-Quevedo P, Tchétché D, et al. Predictors, incidence, and outcomes of patients undergoing transfemoral transcatheter aortic valve implantation complicated by stroke. Circ Cardiovasc Interv, 2019, 12 (3): e007546.

[10] Didier R, Gaglia MAJ, Koifman E, et al. Cerebrovascular accidents after percutaneous coronary interventions from 2002 to 2014: incidence, outcomes, and associated variables. Am Heart J, 2016, 172: 80-87.

[11] Mastoris I, Schoos MM, Dangas GD, et al. Stroke after transcatheter aortic valve replacement: incidence, risk factors, prognosis, and preventive strategies. Clin Cardiol, 2014, 37 (12): 756-764.

[12] Powers WJ, Rabinstein AA, Ackerson T, et al. Guidelines for the early management of patients with acute ischemic stroke: 2019 update to the 2018 guidelines for the early management of acute ischemic stroke: a guideline for healthcare professionals from the American Heart Association/American Stroke. Stroke, 2019, 50 (12): e344-418.

[13] Berge E, Whiteley W, Audebert H, et al. European Stroke Organisation (ESO) guidelines on intravenous thrombolysis for acute ischaemic stroke. Eur Stroke J 2021, 6 (1): I-LXII.

[14] Turc G, Bhogal P, Fischer U, et al. European Stroke Organisation (ESO) -European Society for Minimally Invasive Neurological Therapy (ESMINT) Guidelines on mechanical thrombectomy in acute ischaemic stroke endorsed by Stroke Alliance for Europe (SAFE). Eur Stroke J, 2019, 4 (1): 6-12.

[15] Khatri P, Taylor RA, Palumbo V, et al. The safety and efficacy of thrombolysis for strokes after cardiac catheterization. J Am Coll Cardiol, 2008, 51 (9): 906-911.

[16] Malhotra K, Katsanos AH, Goyal N, et al. Safety and efficacy of dual antiplatelet pretreatment in patients with ischemic stroke treated with IV thrombolysis: a

systematic review and metaanalysis. Neurology, 2020, 94 (7): e657-666.

[17] Luo S, Zhuang M, Zeng W, et al. Intravenous thrombolysis for acute ischemic stroke in patients receiving antiplatelet therapy: a systematic review and meta-analysis of 19 studies. J Am Heart Assoc, 2023, 5 (5): e003242.

[18] Ranasinghe T, Mays T, Quedado J, et al. Thrombolysis following heparin reversal with protamine sulfate in acute ischemic stroke: case series and literature review. J Stroke Cerebrovasc Dis, 2019, 28 (10): 104283.

[19] Warner DS, Schwartz BG, Babygirija R, et al. Thrombolysis after protamine reversal of heparin for acute ischemic stroke after cardiac catheterization: case report and literature review. Neurologist, 2018, 23 (6): 194-196.

[20] Zi W, Qiu Z, Li F, et al. Effect of endovascular treatment alone vs intravenous alteplase plus endovascular treatment on functional independence in patients with acute ischemic stroke: the DEVT randomized clinical trial. JAMA, 2021, 325 (3): 234-243.

[21] Lin CH, Saver JL, Ovbiagele B, et al. Endovascular thrombectomy without versus with intravenous thrombolysis in acute ischemic stroke: a non-inferiority meta-analysis of randomized clinical trials. J Neurointerv Surg, 2022, 14 (3): 227 LP-232.

[22] Bruggeman AAE, Kappelhof M, Arrarte Terreros N, et al. Endovascular treatment for calcified cerebral emboli in patients with acute ischemic stroke. J Neurosurg, 2021, 135 (5): 1402-1412.

[23] Grand T, Dargazanli C, Papagiannaki C, et al. Benefit of mechanical thrombectomy in acute ischemic stroke related to calcified cerebral embolus. J Neuroradiol, 2022, 49 (4): 317-323.

[24] Jolugbo P, Aries RAS. Thrombus composition and efficacy of thrombolysis and thrombectomy in acute ischemic stroke. Stroke, 2021, 52 (3): 1131-1142.

[25] Chandran V, Pai A, Rao S. Calcified embolism: a rare cause of cerebral infarction. BMJ Case Rep, 2013: bcr2013009509. doi: 10.1136/bcr-2013-009509. PMID: 23632190; PMCID: PMC3645624.

[26] Di Meglio L, Desilles JP, Ollivier V, et al. Acute ischemic stroke thrombi have an outer shell that impairs fibrinolysis. Neurology, 2019, 93 (18): e1686 LP-e1698.

[27] Huang J, Killingsworth MC, Bhaskar SMM. Is composition of brain clot retrieved by mechanical thrombectomy associated with stroke aetiology and clinical outcomes in acute ischemic stroke? -a systematic review and meta-analysis. Neurol Int, 2022, 14 (4): 748-770.

[28] Maekawa K, Shibata M, Nakajima H, et al. Erythrocyte-rich thrombus is associated with reduced number of maneuvers and procedure time in patients with acute ischemic stroke undergoing mechanical thrombectomy. Cerebrovasc Dis Extra, 2018, 8 (1): 39-49.

[29] Whiteley WN, Slot KB, Fernandes P, et al. Risk factors for intracranial hemorrhage in acute ischemic stroke patients treated with recombinant tissue plasminogen activator. Stroke, 2012, 43 (11): 2904-2909.

[30] 中国医师协会心血管内科医师分会，中国医师协会心血管内科医师分会血栓防治专业委员会，中华医学会消化内镜学分会，等. 急性冠状动脉综合征抗栓治疗合并出血防治多学科专家共识. 中华内科杂志，2016，55（10）：813-824.

第31节 冠状动脉介入治疗后罕见并发症

近年来，经皮冠状动脉介入治疗（percutaneous coronary intervention，PCI）以惊人的速度发展。器械、支架设计、辅助技术的进步、更有效的抗血小板治疗的发展以及 PCI 的全面评估及合理应用都提高了手术的安全性。然而，PCI 术中仍会出现常见的围术期并发症，可能与穿刺入路、导管对冠脉口损伤和靶血管或支架植入位置相关（包括冠脉穿孔、血管突然闭塞、支架变形和脱载、支架或导丝卡顿、旋磨头嵌顿等）。据文献报道以上并发症的发生率分别约为 0.5%、0.3%、1%，其中支架或导丝卡顿的发生率由早期的 8.3% 降低至 0.21%，而旋磨头卡顿的发生率大致为 0.4%。不可避免的是，在大量的临床介入操作中仍有一些不易识别、重视程度不够的少见或罕见并发症，虽然发生率低但是临床后果严重，早期识别和适当的内科和外科治疗制度对患者的生存至关重要。本节将选取典型 PCI 术后少见并发症的特点及处理方式进行介绍。

一、颈部、纵隔血肿

（一）冠脉介入操作相关颈部、纵隔血肿的发生率

冠脉介入治疗的并发症中，纵隔及颈部血

肿罕见。一般是导丝误入小血管，包括锁骨下动脉、无名动脉或颈动脉分支，造成血管损伤或穿透血管。一旦发生动脉穿孔出血，西布森筋膜、脊柱周围筋膜或前共用韧带可能会被血肿撕开。这些筋膜韧带通常是胸部和颈部的屏障，被撕开后血液可以流入上纵隔和颈部，形成血肿，此外血液也可向下流入胸腔，出现胸腔积液。既往文献报道，心导管操作的血管并发症发生率为0.3%～1.0%，但关于心导管操作发生纵隔、颈部血肿的发生率尚未见报道。通过检索文献库发现自1992年后的文献中，只有数例关于冠脉介入治疗中并发颈部、纵隔血肿的个案报道。其中我国阜外医院杨伟宪等人的报道显示，其院内自2005—2012年经桡动脉途径完成的冠脉造影超过100 000例，介入治疗超过45 000例，只有8例患者发生纵隔、颈部血肿。

（二）冠脉介入操作中颈部、纵隔血肿的常见原因

1. 血管迂曲和亲水超滑导丝的应用　冠脉介入操作中颈部、纵隔血肿的常见原因主要与患者血管迂曲及超滑导丝的使用相关。通常在操作时由于血管迂曲常规工作导丝不能顺利完成操作，会更换亲水超滑导丝。这种导丝遇水后非常滑，极易进入分支血管。美国纽约Langone医学中心报道了1例经左桡动脉途径行冠脉造影，术后4小时出现左颈部疼痛，CT扫描证实左下咽部至上纵隔、颈部血肿，并发现左锁骨下动脉的小分支动脉有模糊的造影剂外渗，可疑穿孔。分析原因很可能是由于该患者锁骨下动脉至升主动脉迂曲，造影术中使用亲水超滑导丝所致。ArsanJani等报道了一例经右桡动脉途径行冠脉支架植入术过程中发生失血性休克的案例，术中造影证实右锁骨下动脉的分支血管，心包横隔膜动脉发生穿孔大出血，分析原因同样是由于右锁骨下动脉迂曲，常规导丝输送困难，使用亲水超滑导丝导致动脉穿孔。在阜外医院冠心病诊疗中心和介入中心报道的8例纵隔、颈部血肿的患者中，1例患者单纯行冠脉造影，另外7例患者行冠脉介入治疗，其中6例患者植入药物洗脱支架，所有患者术中均使用有亲水涂层的超滑导丝。

2. 术者操作不当　冠脉介入操作时没有透视确定导丝位置情况下，前送导丝就容易使其误入血管分支造成血管破裂。王等报道1例发生颈部血肿的案例，其主要原因为术者在没有直接成像的情况下前送超滑导丝，在其前送过程中感到阻力后撤回，最终导致导丝误入甲状腺上动脉并造成动脉破裂和颈部血肿的形成。因此在操作超滑导丝时，要全程在X线透视下仔细进行，将导丝头端始终暴露于透视视野内，动作轻柔缓慢，确保输送导丝前行时在主血管腔内，并且没有阻力。

（三）颈部、纵隔血肿的临床表现

发生颈部、纵隔血肿的临床表现多在术中或术后15～30分钟内出现，也有案例在数小时后出现。典型表现为胸痛、胸闷、颈部或咽部紧缩感、肿痛，部分患者还会伴有吞咽哽咽感、咳嗽、恶心、大汗等不适。颈部血肿容易发现，其主要表现为颈部肿胀疼痛，查体可见颈部肿块。纵隔血肿发生后，往往缺乏特异性临床症状和体征，主要表现为术后胸痛、胸闷，有些患者合并咽部症状。术后胸痛往往被认为与植入支架有关，但仔细分析可发现，疼痛性质与之不同，当疼痛呈持续性，对硝酸酯类药物无反应，且出现颈部肿胀疼痛、吞咽困难、低血压和心动过缓表现时，应考虑到血管破裂导致出血性疾病的可能。但是仍然需要与急性肺栓塞、心肌梗死、主动脉夹层、急性支架内血栓形成、心脏压塞、造影剂过敏、术后迷走神经反射，以及支架植入术后患者的主观不适感等鉴别。

体格检查时，颈部血肿容易发现，此外可出现心音低钝、血压变化、迷走反射等，这些都不具有特异性。辅助检查中血气分析、心电图、心肌坏死标志物、超声心动图一般较术前无显著变化。X线胸片和颈、胸部CT扫描是确定颈部、纵隔血肿的特异性检查手段，也是最终确诊的依据。X线胸片通常表现为纵隔增宽，主动脉结模糊以及脊柱旁线增宽，气管移位。增强CT扫描可以协助除外主动脉夹层，确定血肿的部位和范围，并且发现有损伤并形成破口的分支血管。因此，对于介入术后出现胸闷、胸痛合并颈部不适、经桡动脉操作并使用超滑导丝、高度怀疑纵隔或颈部血肿的患者，一定要尽早进行胸部和颈部的增强CT扫描。血红蛋白的动态降低能进一步证实出血的存在，如果持续性降低，应考虑活动性出血或大出血。当血红蛋白停止下降，甚至回升时，

表明出血已停止。出血可能继发感染或由于血肿吸收，白细胞可出现反应性升高。

（四）颈部、纵隔血肿的处理及远期预后

纵隔、颈部血肿的治疗方法主要包括支持治疗，适当补液，必要时输血，保持气道通畅。纵隔血肿通常是良性的，多数并非源于严重的血管损伤，预后大都良好，阜外医院报道的8例患者均采用保守治疗，住院期间及远期随访结果均良好。但是也有一些大的致命性血肿需要行心肺复苏、气管插管及外科手术清创引流。王等报道的冠脉介入导致颈部血肿案例就采取了外科手术清理颈部血肿，手术后患者出现了发热及肺部感染，住院31天后安全出院。因此，一旦发现颈部、纵隔血肿，应密切观察是否有大的或活动性出血，外科应随时准备必要时手术切开止血、引流。

出现血肿后应考虑暂停或减少抗凝、抗血小板药物，根据出血情况，兼顾防止支架内急性、亚急性血栓形成，合理用药。阜外医院报道案例中2例患者术后完全停用抗血小板药物至出院，4例患者不同程度减少或暂停双重抗血小板药物，2例患者使用鱼精蛋白中和术中使用的肝素。所有患者均未应用其他止血药物，也未输血。所有植入支架的患者均未发生急性或亚急性支架内血栓形成，也无患者需要行外科手术，提示抗血小板药物调整是合理的。因此，建议对明确诊断血肿的患者停用低分子量肝素或静脉抗血小板药物，并可根据凝血功能指标，如部分凝血酶原时间（APTT）或激活凝血时间（ACT），酌情使用鱼精蛋白中和肝素。植入支架的患者如出血量不大，可坚持双重抗血小板药物治疗；如考虑有活动性出血应暂停或仅使用单一抗血小板药物；严重出血者应积极输血和外科手术治疗；确定无活动性出血，可以恢复双重抗血小板药物治疗。

（五）小结

冠脉介入诊疗应警惕罕见但较严重的纵隔、颈部血肿并发症。操作轻柔、在X线透视下进行操作、常规使用非超滑导丝、遇到极度迂曲的血管改用下肢股动脉途径，都是避免和减少这一严重并发症的有效方法。此外，术后应密切观察患者临床症状，一旦出现持续性胸痛不适，应尽早进行胸颈部增强CT扫描除外血肿并发症，及早诊断，及早对症处理，包括适当补液、控制血压、调整抗凝和抗血小板药物剂量、备血，必要时输血和外科手术治疗，都可能避免更严重后果的发生。多数纵隔、颈部血肿只要治疗及时，近、远期的预后相对良好。

二、脊髓梗死

（一）脊髓血供

脊髓由动脉供养结构提供营养，动脉结构从大血管发出，沿既知路径到达脊髓灰质和白质。节段血管发自颈部、胸部和腹部大血管，分布于每个节段，双侧成对分布，分为前支和后支；后支为主要血管，进而分为肌肉支和脊柱支。脊柱支横行穿过椎间孔和神经根时，分为前根动脉和后根动脉。脊柱共31对根动脉，对应每个节段，供养脊髓的数量不多，绝大多数止于神经根、硬膜或软膜丛。供给脊髓的前根动脉为纵行单个脊柱前动脉，供给脊髓前2/3实质，称为前根髓血管。常于矢状面分为两叉，分作很多支中央动脉，至脊髓中央，终止为由外至内、离心状毛细血管床，在灰质中密度为白质中的5倍。腰骶部最密集，其次为颈部和胸部。脊髓实质后1/3由成对的脊柱后动脉供给，为后根动脉分支，比脊柱前动脉小得多，破坏后引起脊髓缺血的效应很小。与脊柱前动脉终末方式不同，脊柱后动脉以向心状供给脊髓实质。

脊髓各阶段供血情况：①颈椎的血供特点：颈椎的脊柱前动脉起自最近端的两个椎间动脉，起始最粗，向远端走行，逐渐变细，直至胸椎。上颈椎节段动脉源于椎动脉，下颈椎源于椎动脉、颈深、肋颈或颈升动脉分支。节段动脉分为前后根髓动脉。②胸椎的血供特点：胸椎节段血管来自主动脉或锁骨下动脉，继为肋间动脉。根髓动脉数量少（平均1～4根），更分散，侧支循环少，前后系统间无直接连接。胸椎脊柱前动脉主要为Adamkiewicz动脉，可达1.3 mm粗，在75%～80%人群走行于左侧T9～T12之间。以上特点决定了胸椎前柱为缺血敏感区域。③腰骶椎血供特点：脊髓圆锥尖部可为脊柱前动脉降支直接供养，亦存在丰富的侧支循环，称为圆锥吻合环。下腰椎和骶椎根动脉直接贡献于此吻合环，而非近端脊柱前动脉。虽然结扎一根或多根骶椎或腰椎根

动脉对圆锥和近端脊髓无缺血后果，但无意的血管内类固醇的注射，引起这些小血管堵塞，可引起下肢轻度瘫痪。

（二）冠脉介入脊髓梗死的发生率

冠脉介入操作后脑血管意外的研究已得到充分研究。自 2007 年以来，据报道 PCI 后缺血性卒中的发病率在 0.37% ～ 1.3% 之间。在 2007 年之前，根据 Cath-PCI 注册表，发病率为 0.22% 左右。但是对于脊髓梗死的报道数量有限，检索既往文献仅限数个个案报道。

（三）冠脉介入脊髓梗死的病理生理学

冠脉介入术后脊髓栓塞的病因可分为血栓栓塞和动脉粥样硬化栓塞两种类型。动脉粥样硬化栓塞是由动脉粥样硬化斑块刮擦引起斑块破裂引起的，含胆固醇晶体的栓子滞留在小动脉中，引起机械闭塞、炎症和由此导致的终末器官损伤，表现包括长期肾衰竭和网状青斑及肢端缺血的皮肤体征。另一方面，血栓栓塞是由于血栓在动脉粥样硬化斑块顶部形成的血栓移位导致中型至大型血管闭塞引起的。根据文献中的个案报道，冠脉介入脊髓梗死多由 Adamkiewicz 动脉的血栓栓塞引起。

（四）冠脉介入脊髓梗死的临床表现

文献中只有少数关于急性脊髓缺血作为经皮冠脉介入治疗并发症的病例报道。尽管有各种临床表现，但通常表现为急性剧烈背痛，随后出现下肢感觉异常、腿部进行性无力、下肢轻瘫和括约肌控制丧失。Kaya 等报道了一例冠脉介入术后发生脊髓梗死的病例，患者术后出现腰痛，下肢感觉异常和无力。神经系统查体示患者上肢反射和肌力正常，下肢深部腱反射和运动功能缺失，痛觉、温觉障碍，直肠膀胱括约肌功能障碍。MRI 图像显示脊柱从 T6 到 T10 梗死，此区域对应于 Adamkiewicz 动脉的供应区域。因此，考虑导管在通过主动脉进行心脏干预期间，形成了 Adamkiewicz 动脉栓子造成急性前脊髓缺血综合征。Spindel 等也报道了一例冠脉介入后脑卒中和脊髓梗死的案例，患者术后出现双侧下肢肌力缺失，跟腱反射消失，疼痛感觉减弱，直肠张力丧失，无法排尿和排便。本体感觉、振动觉和触觉仍然完好无损，双侧上肢的力量也保持正常。头颅及脊髓磁共振成像提示右额叶及脊髓 T10- 脊髓圆锥部梗死，进一步超声发现主动脉弓至降主动脉移行处存在严重的动脉粥样硬化斑块。因此，此患者也考虑是 Adamkiewicz 动脉血栓栓塞。对于怀疑脊髓梗死的患者应该及早行脊柱磁共振成像以明确诊断。

（五）冠脉介入脊髓梗死的处理及远期预后

冠脉介入治疗引发的脊髓梗死很少见，但当出现脊髓梗死时，致残率和死亡率都很高。发生脊髓梗死后患者无特殊禁忌证应按照卒中方案进行抗血小板及抗凝治疗。此外，患者应及早进行康复训练。

（六）小结

继发于冠脉介入治疗的脊髓梗死较为罕见，但其致残、致死率很高。介入后出现肢体活动障碍等神经系统损伤症状时要考虑到发生脊髓梗死的可能，磁共振成像是确诊脊髓梗死的重要手段，确诊后应根据情况及时进行抗凝、抗血小板及康复治疗。

三、晚期冠状动脉支架感染引发的心肌脓肿（MA）

（一）概述及发生率

冠脉支架感染和心肌脓肿极为罕见且难以治疗，并且具有潜在的血管和局部组织破坏性。几乎所有未经治疗的由支架感染引起的动脉瘤最终均会破裂。该并发症难以确定感染是支架植入时发生，还是支架球囊成形术后感染，或是其他菌血症来源在局部造成感染的结果。

第 1 例冠脉支架感染发生于 1993 年。迄今为止，全世界共报道了不到 50 例冠脉支架感染，但死亡率高达 38% ～ 47%，其中确切病理生理机制尚不清楚。冠脉内放置金属支架会增加围术期菌血症感染的风险，因血栓形成、球囊扩张及金属支架植入均可损伤内皮表面，可导致急性动脉壁炎症。支架植入部位的内皮细胞缺失也可能使细菌渗入动脉壁。除此以外，支架还可能成为细菌黏附的病灶。血管内新生内膜的形成是防止感染的重要屏障，而 DES 具有抑制新生内膜生长的抗增殖作用，因此发现 DES 可能具有比 BMS 具有更高的支架内感染风险。Habib 等发现，与 BMS 相比，DES 的动脉内皮损伤愈合时间延迟、新生内膜形成面积最小，且纤维蛋白持续存在，导致内皮化不完全。另有研究发现一些 DES 植入后内皮不完全愈合可长达 40 个月。2003 年引入 DES 后，支架感染的发生率有所增加。大多数已发表数据发现冠脉支架感染一般发生在支架放置的 4 周内，但是也有个别案例发生于 PCI 治疗 2 年后。

Shah D 报道一例 53 岁男性患者，2015 年在左前降支行 PCI，术后无明显原因出现间断发热并根据需要予以抗生素治疗。2017 年 11 月就诊于艾哈迈达巴德的 CIMS 医院（距离 PCI 治疗 2 年后）。发热时血流动力学稳定，入院时呼吸、腹部和神经系统查体未见异常。采集三组血培养标本，开始经验性静脉抗生素治疗。血常规示白细胞计数增多，以中性粒细胞增多为主，并伴有轻度正色素、正细胞性贫血。胸部正位片未见明显异常；心电图显示非特异性 ST 段改变不伴传导异常；经胸超声心动图（TTE）显示支架高度屈光、血栓形成的可能性，周围可见透明状积液迹象、脓肿可能，余瓣膜均正常；正电子发射断层成像（PET）证实左心室前壁处前降支动脉周围炎症可能。超声心动图显示左心室收缩功能降低（LVEF 33%），左心室中度扩张和左心房轻度扩张（LA）。后对此患者行冠脉造影（CAG）提示支架内血栓形成。同时心脏磁共振成像（CMRI）采用由心电图触发控制的 T1W、T2W 及多平面对比序列分析显示局部炎性 / 肉芽性软组织增强影，并沿前室间沟包裹支架呈多发小脓肿形态。其范围累及左心室前壁约 50% 以上的心外膜下心肌厚度（仅剩 2 ～ 3 mm 的心肌），沿着右心室（RV）上方和室内沟为插入点，同时累及邻近的心外膜脂肪和上覆的心包壁层。炎症侧面毗邻右心室流出道（RVOT），左主干、肺动脉、主动脉无受累迹象。

完全评估后，对该患者拟进行脓肿引流和冠脉旁路移植术。解剖时发现，脓肿包裹着一支起源于心外膜的动脉，并形成窦道通向 LAD 支架区域，共排出约 7 ～ 10 ml 脓液，然后对整个区域进行清创，并从 LAD 动脉内取出两个 DES 支架。脓肿的腔底非常薄，局部心肌仅约几毫米。清创术及抗生素冲洗后，用聚四氟乙烯贴片（teflon patch）闭合两层脓肿腔。最后利用大隐静脉吻合 LAD 末端 1/3 及主动脉近端。患者脱离体外循环并转入重症监护治疗病房，病情稳定，于术后第 2 天拔管，第 8 天出院。心肌脓肿脓液培养显示仅存在铜绿假单胞菌，组织病理检查未见肉芽肿样病变。对该患者随访 3 个月，无复发及相关感染征象。

（二）临床处理要点及启发

临床医生应对 PCI 患者出现发热和心绞痛复发保持敏感性及怀疑精神，配合早期多模式诊断方法、积极的药物治疗、多学科的护理和及时的手术干预，可提高诊断及救治率。对疑似脓肿处进行影像学检查时，准确地观察其解剖位置至关重要。目前检测手段的多样性可改善该并发症既往“在尸检中发现”的窘境，包括 TTE、经食管超声心动图（TOE）、放射性核素显像、计算机断层成像（CT）和 CMRI。TTE 诊断 MA 的敏感性为 23%，特异性为 98.6%。TOE 被认为是首选的检查手段之一，但一项对 115 例患者的前瞻性研究显示 TOE 诊断 MA 的敏感性仅为 48%。其次，CMRI 是一种无创的成像方式，具有高时间和空间分辨率，可对组织进行形态学评估。遗憾的是，目前还没有研究比较 TOE 和 CMRI 在此类病例中的诊断价值。在迟发性支架感染中，常见的致病菌通常为非典型的分枝杆菌，这与经皮腔内血管成形术球囊和导管的重复使用有关。然而，在上述案例中，从感染处脓液中仅培养出铜绿假单胞菌，一种非常致命的可引起败血症的细菌且传播速度快。所以当临床遇到此类罕见并发症时，除考虑常见菌种外，在经验性抗感染治疗时应想到其他菌种可能。

冠脉支架感染的治疗包括保守和手术治疗，原则在于尽早和足量。静脉注射抗生素成功治疗支架感染已有报道，但仍有高达 50% 的患者不可避免地会出现不良预后。首选方案应提倡手术干预和切除受感染的支架及周围组织。有专家建议，在迟发性感染病例中应尽早考虑手术治疗，而在早发性感染病例中应单独进行药物治疗且维持约 4 周或可能更长时间，除非影像学上显示出明显的并发症或药物治疗无效可转为手术治疗。

四、感染性冠状动脉瘤

（一）概述及发生率

感染性冠状动脉瘤（ICAA）在经皮冠脉介入治疗中是一种罕见但可能致命的感染性疾病。1761 年，Morgagni 首次描述了冠状动脉瘤的病理，但直到 1973 年，Crook 才报告了第一例活体患者。由于成像技术的进步和相关风险因素的增加，文献中对感染性冠状动脉瘤的描述越来越多。这种疾病的临床过程在很大程度上是不可预测的，如果没有适当的诊断和治疗，很快会出现败血症和动脉瘤破裂，导致血流动力学衰竭和死亡。动脉粥样硬化是 ICAA 第一大常见病因。在动脉粥样硬化性疾病之后，感染性心内膜炎和冠脉介入治疗是另外两个最常报道的 ICAA 病因。近年，由于越来越多地使用冠脉介入治疗来诊断和治疗动脉粥样硬化性冠脉疾病，导致 PCI 与 ICAA 的形成密切相关，PCI 取代感染性心内膜炎成为第二大常见病因。一般来说，冠状动脉瘤（CAA）很少见，在尸检系列中的发病率为 1.4%，在血管造影系列中的发病率为 4.9%，其中不到 3% 被认为是感染性的。近年来，由于成像技术的进步，冠状动脉瘤的诊断率不断提高，在接受冠脉介入治疗的患者中，冠状动脉瘤的发病率为 1% ～ 5%。

（二）感染性冠状动脉瘤（ICAA）病理生理学

ICAA 在发病机制上明显遵循“两击”假说。第一种情况是动脉壁受到损伤，导致内侧变性，容易形成动脉瘤。最初的损伤可能是动脉粥样硬化、川崎病、结节性多动脉炎、系统性红斑狼疮（SLE）、感染、外伤、夹层、血管成形术、白塞病、可卡因滥用或结缔组织疾病造成的。在西方国家，最常见的初始损伤是动脉粥样硬化，而在儿童和亚洲人群中则是川崎病。一旦动脉壁被削弱，感染性物质就会通过直接、血源性或栓塞性扩散侵入动脉壁，促进动脉瘤感染。在组织病理学上，ICAA 的特征是管壁出现多形核细胞炎性浸润，内弹力膜破坏，完全或部分腔内血栓形成和不同程度的坏死。金黄色葡萄球菌是与 ICAA 相关的最常见微生物（约 50%），假单胞菌是 ICAA 的第二大常见微生物，尤其是在与 PCI 相关的病例中。

（三）感染性冠状动脉瘤（ICAA）相关原因

冠状动脉瘤的病因包括动脉粥样硬化、川崎病、先天性并发症、血管炎、梅毒和其他感染性疾病，也有病因不明者，且病因因地域而异。在动脉粥样硬化性疾病之后，感染性心内膜炎和冠脉介入治疗是另外两个最常报道的 ICAA 病因。最近，PCI 已取代感染性心内膜炎成为 ICAA 的第二大常见病因。与 PCI 相关的菌血症发生率约为 0.64%，并不多见，但有报道称复杂 PCI 后出现 30% 的不明显菌血症。PCI 术后 ICAA 可能在介入术后数天至数周甚至数年出现，通常表现为急性冠脉综合征。

与 PCI 相关 ICAA 的风险因素包括血管穿刺困难、再次穿刺、手术时间延长、动脉鞘移除延迟、充血性心力衰竭、皮肤引流、穿刺部位血肿、激光血管成形术、过大的球囊或支架、高压球囊扩张以及年龄超过 60 岁等。与裸金属支架相比，药物洗脱支架具有固有的免疫调节特性，能够损害局部宿主防御功能并延迟内皮化，因此感染风险更高。

（四）PCI 术后感染性冠状动脉瘤（ICAA）临床表现及诊断

ICAA 往往表现为非特异性症状，包括发热和乏力，但可迅速发展为突然恶化，出现胸痛、严重心衰和猝死。直到 20 世纪末，ICAA 在很大程度上还是一种死后诊断。随着冠脉造影及冠脉 CTA 技术的发展，谜底逐渐被揭开。其能够确定细微的动脉瘤特征，并通过无创检查同时对心包、纵隔、肺、胸膜和胸壁进行全面评估，使其成为可能发生 ICAA 时的首选成像方式。

典型的 ICAA 患者（多为男性），表现为发热、寒战或胸痛。RCA 是最常受影响的冠脉。在冠脉 CTA 上表现为大囊状或分叶状 CAA，伴有厚壁或外周血栓，有或无瘘管形成，心包外观异常，应高度怀疑 ICAA。快速增大的 CAA 同时伴有纵隔感染症状，也应考虑感染性动脉瘤的嫌疑。同样，如果 CAA 患者伴有心包积液、心内膜炎的临床或影像学表现或心肌炎，则应考虑冠状动脉感染。ICAA 的并发症包括破裂、血栓形成、远端栓塞、心脏压塞、瘘管形成、心肌缺血和梗死，死亡率高达 53%。其主要并发症是血栓栓塞事件，但破裂率仍然未知。

PCI术后患者，在临床高度怀疑ICAA的情况下，尽快完善冠脉CTA，必要时CAG，并结合病原学等检查，快速进行排查协助诊断。当初始成像模式显示出不确定的结果时，使用镓扫描被认为是一种可行的成像替代方法，但有很大的局限性。

（五）感染性冠状动脉瘤（ICAA）救治

目前，尚无治疗ICAA的既定指南，治疗方法取决于动脉瘤形态和每位患者的临床特征。对于直径小于1 cm的动脉瘤，针对已确定病原体的抗生素治疗可能就足够了。虽然抗生素治疗可以成功根除微生物感染，但对于直径大于1 cm的病变，即使充分抗感染治疗，动脉瘤仍有可能继续生长并有破裂的风险。因此，对于这些较大的动脉瘤，除了药物治疗外，可能还需要手术干预。

修复动脉瘤的手术策略有很多种，如单纯动脉瘤切除、分离动脉瘤并同时进行CABG。通常情况下，动脉瘤切除后通过CABG手术进行血管再通是首选的治疗方法。如果有活动性、急性和未控制的感染症状，靠近病变部位的CABG将是危险的。至于这些手术是否需要心肺旁路，是否需要心脏停搏，目前仍存在争议。Li等通常在动脉瘤切除术中使用心肺旁路和中度低温，以避免心脏缺血事件。也有一些报道采用非停跳心脏CABG治疗动脉瘤，这种方法的优点是创伤小。此外，覆膜支架植入术也是动脉瘤破裂的另一种选择。

虽然感染性冠状动脉瘤的自然病史尚不清楚，但早期识别和及时手术治疗对于预防致命并发症是非常必要的。PCI术中牢记严格无菌操作，每位PCI术后高度怀疑ICAA的患者都应及早进行冠脉检查。

五、支架杆断裂

（一）冠状动脉介入器械体内残留的发生率及相关不良事件发生率

在PCI术中，冠脉介入设备残留的总体发生率估计约为0.1%～0.8%。根据2005年的一项报告，PCI期间支架脱载的发生率报告为0.32%。一项关于PCI术中支架脱载和回收的系统综述和荟萃分析显示，支架脱载的发生率从2000年前的超过5%大幅下降至当前时代的不到0.3%。在文献中报告的1048例脱载的支架中，有66%成功回收，12%成功释放，3%被挤压，3%未继续处理，16%治疗方法不明确。这些患者有很高的主要不良事件发生率（19%），其中包括一些严重并发症，包括死亡（占总并发症的19%）、非致命性心肌梗死（18%）和需要进一步行冠脉旁路移植手术（CABG，58%）。可能导致支架脱载的最常见原因包括冠脉钙化伴有扭曲（36%）、支架杆无法退回到导管内（28%）以及无法成功通过病变（10%）。而支架杆断裂是一种极为罕见但严重的并发症，仅有个案报道。

文献报道一名47岁的男性，既往病史包括高血压、糖尿病和终末期肾病，正在接受血液透析治疗，因非ST段抬高型心肌梗死（NSTEMI）入院。冠脉造影可见左前降支远段存在70%～80%的狭窄，右冠脉和左回旋支均未见明显狭窄。术中拟使用3.0 mm×24 mm药物洗脱支架对前降支病变进行PCI治疗。然而，在操作过程中，支架杆完全断裂，导致支架残留在左前降支内。因支架未能膨胀，术者尝试将其撤回。由于支架杆上没有放射性显影标记，术者无法准确评估支架杆在导管内何处断裂。由于支架长时间滞留于前降支中，患者术中胸痛加重，ST段明显抬高。

术者首先尝试使用鹅颈式抓捕器来回收断裂的支架杆，但未能成功。随后，术者将一支2.5 mm×8 mm的非顺应性球囊送至指引导管的远端，并充气直至通过导管记录到的压力波形完全平坦，这表明球囊已完全阻塞导管，并将脱落的支架杆以及穿过支架的导丝固定住。然后轻轻地将整个系统与支架一起从左前降支中缓慢撤出。整个系统随后成功从冠脉中取出。在回收了嵌顿的支架之后，术者成功进行了经皮冠脉介入治疗，使用了一个2.25 mm×16 mm的药物洗脱支架与一个2.5 mm×12 mm的药物洗脱支架重叠，复查造影，前降支远段恢复TIMI 3级血流，无其他并发症。

（二）冠状动脉介入设备体内残留常用补救措施

上述案例中，支架杆断裂是一种极为罕见但严重的并发症，如果延迟识别和干预可能会导致严重后果。文献中已经报道了一些成功的非手术方法来移除冠脉内残留介入设备，包括使用抓捕器、钳夹器等回收设备，并采用各种技术，例如双导丝技术、改进的双螺旋技术、使用固定导丝球囊以及小球囊技术等。

最常用的回收技术包括使用一个头端带有圈套环的抓捕器通过导管向前输送捕捉到脱载的支架，并将抓捕器连同支架一起缓慢回撤至导管内。当导引导丝在支架内时，在冠脉内使用圈套器有以下两种方法：①单导丝同轴圈套法：依次沿原有导引导丝送入圈套导管和圈套器至支架近端，然后从近端小心圈套支架。②平行导丝同轴圈套法：原有导引导丝留在原位，沿脱载支架边缘送入第二根导引导丝（最好选择支撑力较好的硬导丝，有利于为圈套器提供足够的轨道支撑，防止送入圈套器时导致支架位移），沿该导丝送入圈套导管至脱载支架远端，撤出第二根导引导丝，将圈套器送入交换导管并到达脱载支架以远，调节原位导丝进入圈套器 Lasso 环，固定原位导丝且回撤圈套器，成功圈套支架后，小心前送交换导管并锁紧圈套环，然后将圈套器和支架一并回撤至指引导管内。在送入圈套器前，可根据实际需要决定是否经导引导丝更换较大直径动脉鞘管。

小球囊技术适合导引导丝仍在脱载支架上、预估支架回撤阻力不大且支架无变形等情形。建议选用直径≤ 1.5 mm、长度≥ 15 mm 的单标记小球囊（长球囊更有利于握紧支架），沿装载支架的导丝送至支架远端，将球囊扩张至 3 atm，然后小心回撤球囊，观察支架是否随球囊一起移动并进入指引导管。若前送球囊时遇到阻力，仅有部分球囊进入但无法完全穿过支架，可考虑先在支架内行低压球囊扩张，再小心尝试向前推送球囊（为防止支架移位，必要时可考虑更换新的小球囊）。

针对上文提到的支架杆断裂，本例术者使用充气球囊夹住断裂的支架杆，将其夹在球囊与导管内壁之间。此方法亦有其他文献报道。通过充气球囊技术成功回收断裂的支架杆，避免了在急性冠脉综合征患者中行 PCI 时进行外科手术干预的需要。对于心脏介入医生来说，熟练掌握可用设备和技术以迅速识别和处理此类并发症至关重要。当使用非手术方法尝试时，确实需要考虑外科干预，但当所有血管内尝试失败或患者出现血流动力不稳定时，才应将其视为最后的手段。

（西安交通大学附属第二医院　邓捷）

第 32 节　严重肾功能不全透析患者的经皮冠状动脉介入治疗

慢性肾脏疾病（chronic kidney disease，CKD）患者有更高的心血管疾病风险，表现为冠脉粥样硬化性心脏病、心力衰竭、心律失常和心源性猝死。与一般人群相比，早期 CKD（CKD 1 ～ 3 期）患者心血管事件的发生率和患病率已经明显更高，但晚期 CKD（CKD 4 ～ 5 期）患者的风险升高更加明显，G3 至 G4 期 CKD［估计肾小球滤过率（eGFR）15 ～ 59 ml/（min · 1.73 m^2）］患者的死亡率是非 CKD 患者的 2 ～ 3 倍。在这一高危人群中，心血管疾病而非终末期肾病（CKD 5 期）是导致死亡的主要原因，维持透析的患者发生重大不良心血管事件的风险最大，尽管肾移植是降低这种风险的最佳策略，但心血管疾病仍然是肾移植受者死亡的最大原因。CKD 引起全身性的慢性严重状态加速血管和心肌重塑，导致动脉粥样硬化、血管钙化、血管衰老以及心肌纤维化和心脏瓣膜钙化，加速了心血管系统的衰老。

尽管 CKD 和 ST 段抬高型心肌梗死（ST-segment elevation MI，STEMI）患者需要首次经皮冠状动脉介入治疗（percutaneous coronary intervention，PCI），但对于非 STEMI 患者的早期侵入性策略，存在相互矛盾的证据。Shaw 等的观察性研究荟萃分析表明 NSTE-ACS 后的早期侵入性治疗可提高中度 CKD 患者的生存获益，而在晚期 CKD 或 ESKD 患者中进行的稳定性冠脉疾病（coronary artery disease，CAD）临床试验中侵入性治疗的获益代表性不足，包括利用血运重建和积极药物评估的临床结果和旁路血管成形术血运重建与常规干预相比没有明显益处。

血液透析（hemodialysis，HD）患者常伴发 CAD，除了高血压、糖尿病、吸烟、年龄等传统心血管危险因素外，透析患者还存在内环境紊乱、钙磷代谢失调等危险因素。终末期肾病（end stage renal disease，ESRD）患者冠脉病变存在严重的钙化和多支血管病变，与非血液透析（non-hemodialysis，NH）患者相比，PCI过程更复杂且难以执行，其预后较NH差。部分透析患者冠脉钙化严重，球囊导管无法通过或支架无法充分扩张，需先行冠脉旋磨术（rotational atherectomy，RA）。RA是运用高速旋转的金刚钻磨头差异性切割钙化病变避开血管正常组织，再植入支架，提高介入治疗的成功率，减少并发症的发生。RA术可能存在冠脉痉挛、远端心肌梗死、冠脉夹层的风险，且与术者经验、操作技巧等相关。Woochan Kwon等研究表明接受CABG治疗患者的死亡、心肌梗死或卒中的发生率与PCI患者相似，但CABG与肾损伤风险较高有关。完全性血运重建PCI的预后与冠脉旁路移植术相当，不完全性血运重建PCI的预后较差。

一、尿毒症患者行冠脉介入治疗的主要注意事项

1. 围术期治疗　①患者术前及术后用药同非尿毒症血液透析患者。②术前1日或术日上午行血液透析，之后行冠脉造影检查或支架植入术。③术中选择非离子型低渗透性造影剂或等渗造影剂，术中尽量控制造影剂用量。④术后给予心电监护、血液透析，次日复查离子、肾功能、肝功能、心肌酶、凝血、心电图等检查。

2. 介入操作　由于尿毒症患者血管钙化严重、血管病变弥漫，造成手术难度加大，术中可能出现的风险：①支架通过困难，易造成支架脱落；②支架贴壁不良；③支架不能充分扩张致急性、亚急性血栓发生率增加；④内膜夹层、撕裂率增加；⑤球囊破裂、血管破裂、心脏压塞；⑥支架再狭窄率高。

二、病例报告

病例1：尿毒症透析患者前降支CTO的处理

患者男性，57岁，肾功能异常16年，胸闷半个月，于2023年5月18日收入我院血液净化科。诊断：①慢性肾功能不全尿毒症期（CKD 5D期）；②慢性心力衰竭，心功能3级；③肾性贫血；④肾性骨病，高磷血症，继发性肾源性甲状旁腺功能亢进症；⑤高血压3级，很高危；⑥2型糖尿病，糖尿病肾病，糖尿病足；⑦动脉粥样硬化性心脏病，冠心病，不稳定型心绞痛；⑧双下肢动脉闭塞症。入院后给予：①继续规律血液透析治疗；②完善相关化验检查；③纠正贫血、抑酸、扩冠等对症治疗。因患者反复发作心绞痛，疼痛剧烈，持续时间较长，心内科会诊后建议给予阿司匹林300 mg，顿服，其后100 mg，1次/日，氯吡格雷300 mg，顿服，其后75 mg，1次/日，阿托伐他汀20 mg，1次/晚，择期行冠脉造影检查，必要时行支架植入术。2023年5月22日冠脉造影示：左右冠脉重度钙化，LM末端50%狭窄，LAD近段100%闭塞，血流TIMI 0级；LCX近段80%狭窄，RCA近段30%狭窄。该患者为PCI及CABG双适应证，家属要求行PCI术。PCI过程：于LCX近段切割球囊预扩张后，植入Firebird 3.0 mm×18 mm雷帕霉素洗脱支架1枚，并进行高压后扩张，在微导管支撑下分别推送Fielder XT-R、Gaia First导丝均未通过LAD闭塞处，最后推送PILOT 200导丝反复调试下通过LAD闭塞处至其远段，在IVUS指导下于前降支近、中段预扩张后植入Firebird 2.75 mm×33 mm、3.0 mm×29 mm雷帕霉素洗脱支架2枚，支架重叠，并进行高压后扩张，术中无不适，复查IVUS示支架贴壁良好（图1-32-1）。术后治疗方案：阿司匹林100 mg 1次/日，长期应用；氯吡格雷75 mg 1次/日，1年，并立即给予血液透析治疗。随访：术后无胸痛再发。

病例2：急诊介入治疗CKD 5期急性下壁心肌梗死

患者男性，67岁，因突发胸痛1小时，于2023年5月6日入院。既往高血压病史，糖尿病病史，慢性肾病病史，脑梗死病史。诊断：①冠状动脉粥样硬化性心脏病，急性下壁、右心室心肌梗死，Killip Ⅳ级（心源性休克），室间隔穿孔，室壁瘤；②心室颤动；③高血压3级（很高危）；④2型糖尿病；⑤慢性肾脏病（CKD5期）；⑥陈旧性脑梗死。患者于2023年5月6日00：10休息时突发心前区疼痛，伴周身大汗，疼痛性质剧烈，症状持续不缓解。患者于2023年5月6日01：01到达我院胸痛中心，急诊血压85/53 mmHg、心率72次/分，急诊行相关化验及检查后给予阿司匹林

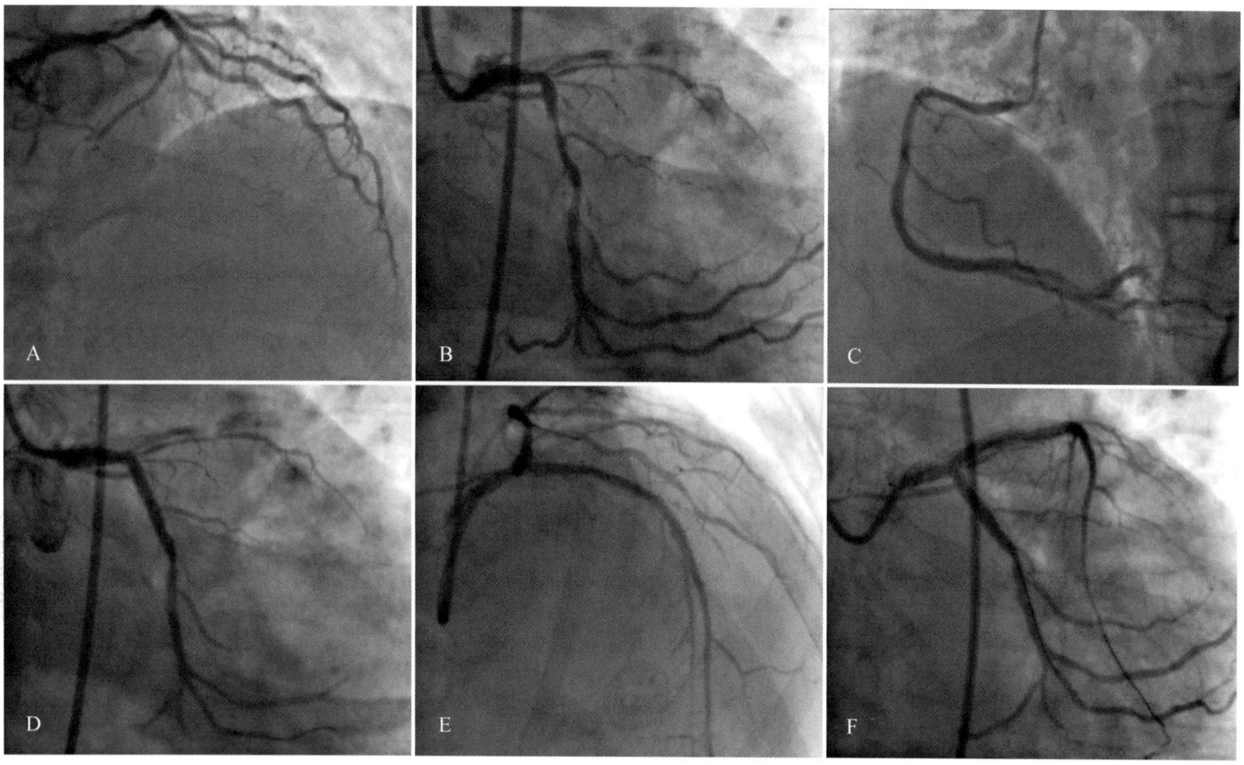

图 1-32-1 **A.** 2023 年 5 月 22 日造影：左主干末端 50% 狭窄，前降支近段 100% 闭塞，血流 TIMI 0 级；**B.** 回旋支近段 80% 狭窄；**C.** 右冠脉近段 30% 狭窄；**D.** 回旋支近段植入 Firebird 3.0 mm×18 mm 雷帕霉素洗脱支架 1 枚；**E.** 于前降支近、中段预扩张后植入 Firebird 2.75 mm×33 mm、3.0 mm×29 mm 雷帕霉素洗脱支架 2 枚，支架重叠 2 mm；**F.** 多体位投射证实支架扩张良好

300 mg 及氯吡格雷 600 mg 负荷量口服，经急诊绿色通道于 5 月 6 日 4：07 到达导管室。急诊行冠脉造影检查示：LM 正常，LCX 近段 40% ～ 50% 狭窄，LAD 大致正常，RCA 中段 100% 闭塞伴血栓影，血流 TIMI 0 级，PCI：穿刺右股动脉，4：30 送 Runthroush 导丝顺利通过 RCA 中段病变处至其远段，导丝通过后出现再灌注性心律失常，血压最低 70/50 mmHg，心率 45 次 / 分（窦性心动过缓），4：31 给予静脉注射阿托品 0.5 mg、间羟胺 1 mg，4：33 患者症状缓解，血压 100/60 mmHg，心率 60 次 / 分。经导丝推送 Emerge 2.0 mm×15 mm 球囊至 RCA 中段病变处，末端连接 emax 球囊扩张充压装置并保持负压状态，将球囊准确定位后，以 10 ～ 12 atm 行预扩张 2 次，于 4：35 血管开通，造影见残余狭窄 80%，无血栓形成及内膜撕裂，血流缓慢（TIMI 2 级）。4：37 于冠脉注射盐酸替罗非班氯化钠注射液 250 μg（5 ml），血流恢复 3 级，退出球囊，经导丝推送 Promus PREMIER 2.25 mm×20 mm 药物洗脱球囊支架至 RCA 中段病变处，末端连接 emax 球囊扩张充压装置，准确定位后，以 8 atm 扩张 5 秒释放支架，造影见支架扩张满意，无血栓形成及内膜撕裂，血流 TIMI 3 级（图 1-32-2），退出支架球囊、导丝，复查造影同前，拔除右冠脉指引导管，4：45 术毕，返回心内科监护室。术后治疗方案：阿司匹林 100 mg 1 次 / 日，长期应用；氯吡格雷 75 mg 1 次 / 日，1 年；心电监护；立即给予血液透析治疗。随访：术后无胸痛再发。

病例 3：长期血液透析患者左主干＋三支血管病变介入治疗

患者男性，63 岁，因发头晕、恶心 9 年，心前区不适半年，加重 1 个月，于 2012 年 6 月 26 日收入我院血液净化科。诊断：①慢性肾功能不全，尿毒症期；②肾性贫血；③肾性高血压；④冠心病，不稳定型冠心病。入院后给予①继续规律血液透析治疗；②完善相关化验检查；③纠正贫血、抑酸、扩冠等对症治疗。因患者反复发作心绞痛，疼痛剧烈，持续时间较长，心内科会诊后建议

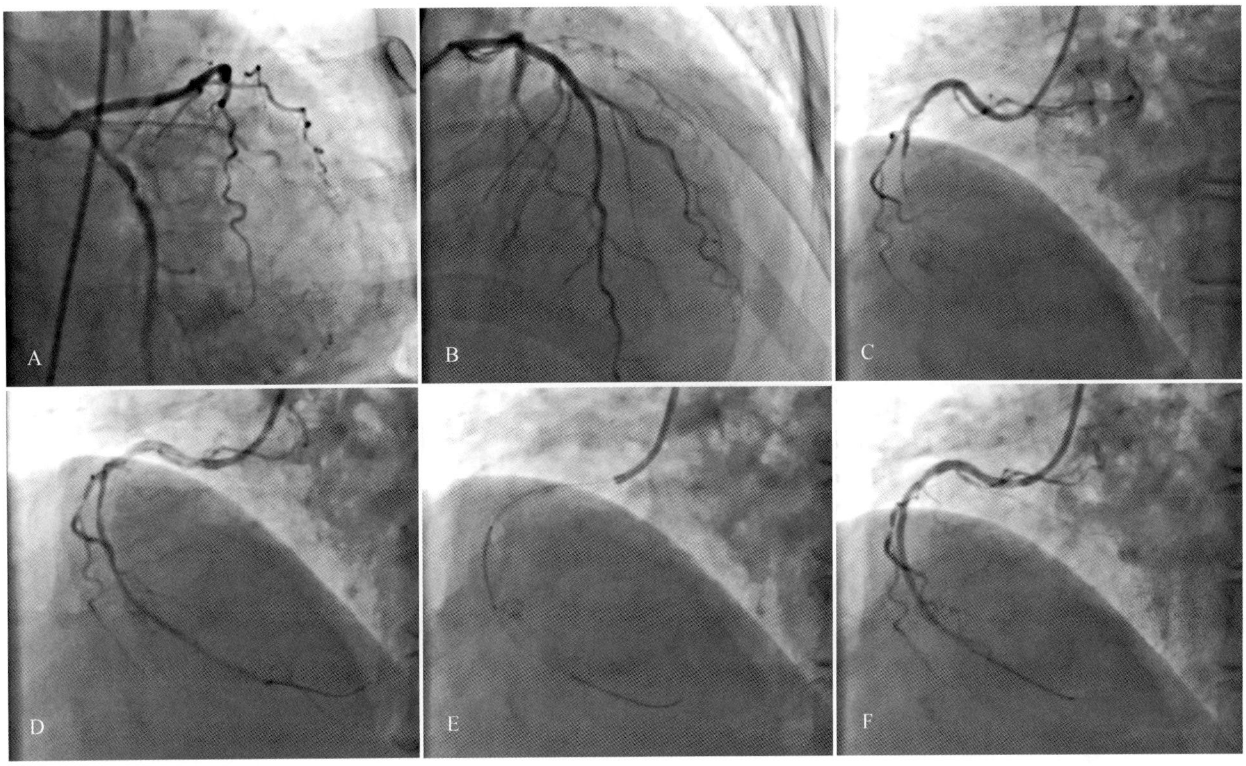

图 1-32-2 **A.** 2023 年 5 月 6 日造影：左主干正常，回旋支近段 40% ～ 50% 狭窄；**B.** 前降支大致正常；**C.** 右冠脉中段 100% 闭塞伴血栓影，血流 TIMI 0 级；**D.** 右冠脉以 Emerge 2.0 mm×15 mm 球囊预扩张后造影见残留狭窄 70%；**E.** 右冠脉中段病变处植入 Promus PREMIER 2.25 mm×20 mm 药物洗脱球囊支架 1 枚；**F.** 造影见支架扩张良好

给予阿司匹林 300 mg，顿服，其后 100 mg 1 次 / 日，氯吡格雷 300 mg，顿服，其后 75 mg 1 次 / 日，阿托伐他汀 20 mg 1 次 / 晚，择期行冠脉造影检查，必要时行支架植入术。2012 年 7 月 4 日冠脉造影示：右优势型，左主干末端 50% 狭窄，前降支近、中段钙化、长病变，最重处 90% 狭窄，远段 99% 次全闭塞，血流 TIMI 1 ～ 2 级，D1 近段 80% 狭窄，D2 口部 90% 狭窄；左回旋支近段 90% 狭窄，远段长病变，最重处 90% 狭窄，血流 TIMI 3 级；右冠脉近、中、远段长病变，最重处 90% 狭窄，血流 TIMI 3 级，向前降支发出 2 级侧支。该患者为 PCI 及 CABG 双适应证，家属要求行 PCI 术；PCI 过程：于左主干至前降支近、中段预扩张后植入 Firebird 3.5 mm×23 mm、3.0 mm×29 mm、2.75 mm×23 mm 雷帕霉素洗脱支架 3 枚，支架重叠，并进行高压后扩张，术中无不适。术后治疗方案：阿司匹林 100 mg 1 次 / 日，长期应用；氯吡格雷 150 mg 1 次 / 日，2 周后改为 75 mg 1 次 / 日，2 年以上，并立即给予血液透析治疗，术后患者无胸痛再发。2013 年 3 月因反复胸痛再次入院，术前给予血液透析治疗，于 2013 年 3 月 15 日复查造影见左主干支架内 90% 再狭窄，前降支近中段支架内无再狭窄；左回旋支近段 90% 狭窄，远段长病变，最重处 90% 狭窄，血流 TIMI 3 级；右冠脉近、中、远段长病变，最重处 90% 狭窄，血流 TIMI 3 级。PCI：于左主干预扩张后植入 Excel 3.5 mm×14 mm 支架 1 枚（图 1-32-3）。术后给予阿司匹林 100 mg 1 次 / 日，长期应用；氯吡格雷 150 mg 1 次 / 日，2 周后改为 75 mg 1 次 / 日，2 年以上，并立即给予血液透析治疗。术后无胸痛，随访 2 年，患者无胸痛再发。

病例 4：尿毒症患者多支血管病变

患者男性，48 岁，因反复胸闷、气短半年，加重 5 天，于 2012 年 1 月 23 日收入我院血液净化科。诊断：①慢性肾功能不全，尿毒症期；②肾性贫血；③肾性高血压；④心功能不全，4 级；⑤Ⅰ型呼吸衰竭；⑥糖尿病；⑦糖尿病肾病；⑧糖尿病足。入院后给予①连续性血液透析治疗，减轻水钠潴留；②控制血压、纠正贫血等对症治疗。因患者反复发作疼痛，心内科会诊后建议给予阿

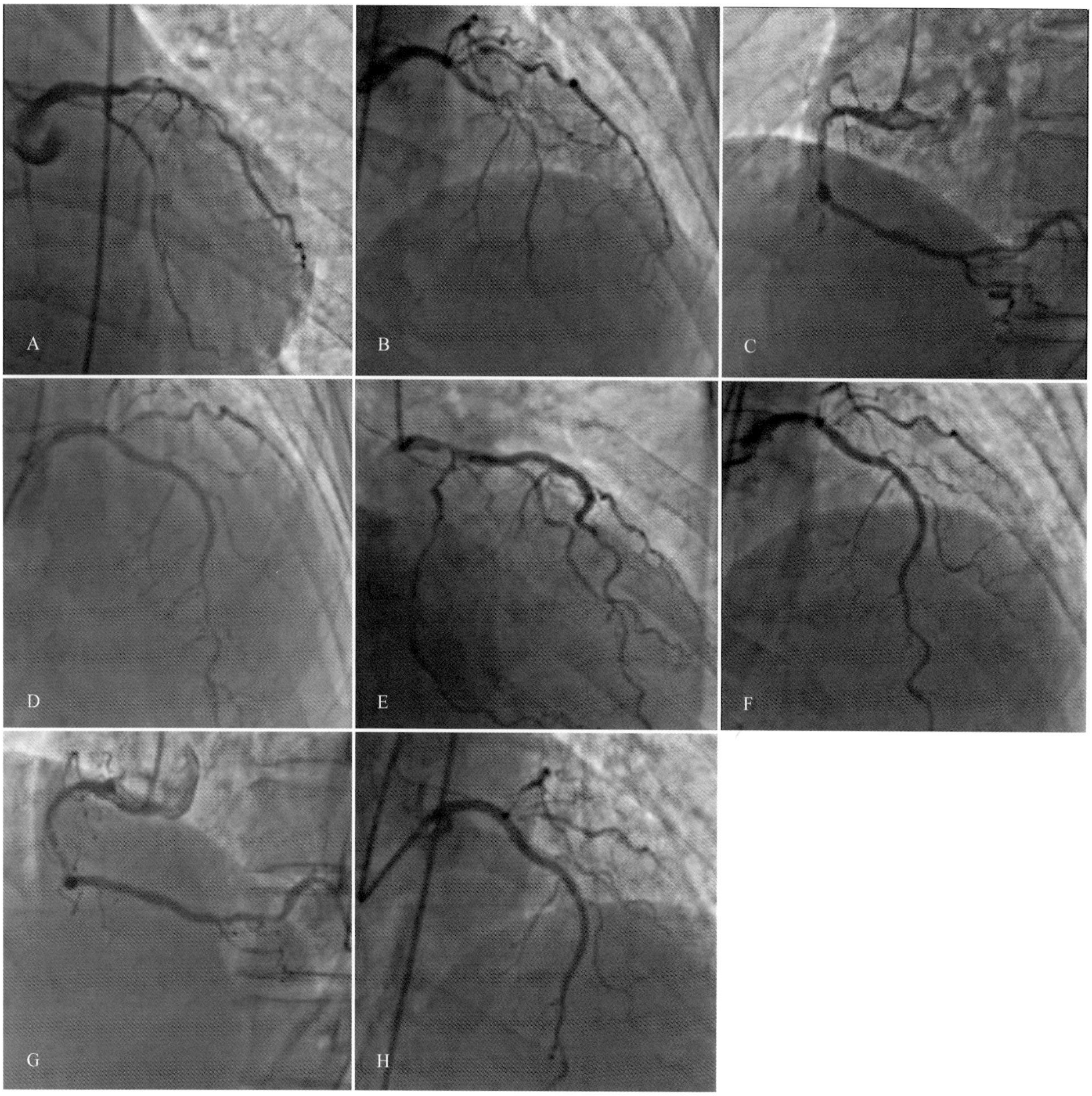

图 1-32-3 **A**. 2012 年 7 月 4 日造影：左回旋支近段 90% 狭窄，远段长病变，最重处 90% 狭窄，血流 TIMI 3 级；**B**. 左主干末端 50% 狭窄，前降支近、中段钙化、长病变，最重处 90% 狭窄，远段 99% 次全闭塞，血流 TIMI 1 ～ 2 级，D1 近段 80% 狭窄，D2 口部 90% 狭窄；**C**. 右冠脉近、中、远段长病变，最重处 90% 狭窄，血流 TIMI 3 级，向前降支发出 2 级侧支；**D**. 左主干至前降支近、中段预扩张后植入 Firebird 3.5 mm×23 mm、3.0 mm×29 mm、2.75 mm×23 mm 雷帕霉素洗脱支架 3 枚；**E**、**F**、**G**. 2013 年 3 月 15 日造影：左主干支架内再狭窄，左回旋支及右冠脉与上次造影相比无明显进展；**H**. 于左主干预扩张后植入 Excel 3.5 mm×14 mm 支架 1 枚

司匹林 300 mg，顿服，其后 100 mg 1 次 / 日，氯吡格雷 300 mg，顿服，其后 75 mg 1 次 / 日，阿托伐他汀 20 mg 1 次 / 晚，择期行冠脉造影检查，必要时行支架植入术。2012 年 2 月 1 日冠脉造影示：左主干-前降支近段钙化，前降支近、中段长病变，最重处 95% 狭窄，血流 TIMI 2 ～ 3 级；左回旋支远段 50% 狭窄，血流 TIMI 3 级；右冠脉中段 40% 狭窄，血流 TIMI 3 级。PCI 过程：于前降支近中段预扩张后植入 Excel 3.0 mm×33 mm 雷帕霉素洗脱支架 1 枚（图 1-32-4），并进行高压后扩张，术中无不适。术后治疗方案：阿司匹林 100 mg 1 次 / 日，长期应用；氯吡格雷 150 mg 1 次 / 日，2 周后改为 75 mg 1 次 / 日，1 年，并立即给予血液透析治疗，术后患者无胸痛再发。

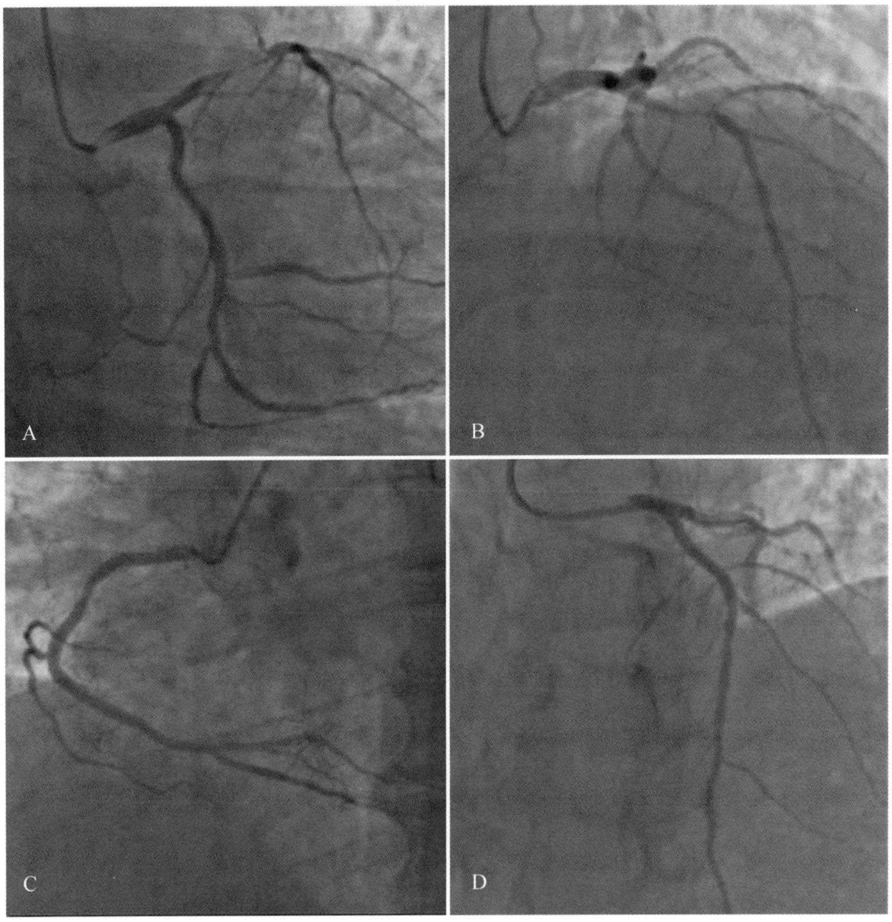

图 1-32-4 **A**. 2012 年 2 月 1 日冠脉造影示：左回旋支远段 50% 狭窄，血流 TIMI 3 级；**B**. 左主干-前降支近段钙化，前降支近、中段长病变，最重处 95% 狭窄，血流 TIMI 2～3 级；**C**. 右冠脉中段 40% 狭窄，血流 TIMI 3 级；**D**. 于前降支近中段预扩张后植入 Excel 3.0 mm×33 mm 雷帕霉素洗脱支架 1 枚

（中国人民解放军北部战区总医院　王耿
中国人民解放军西部战区总医院　杨永健　李霜）

参考文献

[1] Manjunath G，Tighiouart H，Ibrahim H，et al. Level of kidney function as a risk factor for atherosclerotic cardiovascular outcomes in the community. J Am Coll Cardiol，2003，41（1）：47-55.

[2] Manjunath G，Tighiouart H，Ibrahim H，et al. Level of kidney function as a risk factor for atherosclerotic cardiovascular outcomes in the community. J Am Coll Cardiol，2003，41（1）：47-55.

[3] Ying T，Shi B，Kelly PJ，et al. Death after kidney transplantation：an analysis by era and time post-transplant. J Am Soc Nephrol，2020，31（12）：2887-2899.

[4] Jankowski J，Floege J，Fliser D，et al. Cardiovascular disease in chronic kidney disease：pathophysiological insights and therapeutic options. Circulation，2021，143（11）：1157-1172.

[5] Shaw C，Nitsch D，Lee J，et al. Impact of an early invasive strategy versus conservative strategy for unstable angina and Non-ST elevation acute coronary syndrome in patients with chronic kidney disease：a systematic review. PLoS One，2016，11（5）：e0153478.

[6] Kwon W，Choi KH，Jeong DS，et al. Comparison of long-term cardiovascular and renal outcomes between percutaneous coronary intervention and coronary artery bypass grafting in multi-vessel disease with chronic kidney disease. Front Cardiovasc Med，2022，9：951113.

第33节　药物洗脱支架植入后短疗程双联抗血小板治疗与出血并发症

近年来，随着人们对疾病认识的逐步深入，药物洗脱支架植入后双联抗血小板治疗（DAPT）时间越来越趋于个体化，综合评估每个患者的出血风险和缺血风险，制订个性化的抗血小板治疗方案，可能是未来治疗的趋势。

一、双联抗血小板治疗的定义和疗程

双联抗血小板治疗指的是在阿司匹林基础上加用一种血小板 P2Y12 受体抑制剂，DAPT 是预防冠心病患者心脏及全身缺血事件的基石，在既往药物洗脱支架植入后至少需要口服 DAPT 1 年时间，但一部分患者植入药物洗脱支架后口服 DAPT，出血风险显著提高，为了预防患者出血风险，能不能缩短 DAPT 的疗程达到减少出血的风险？大量研究对短期 DAPT（＜12 个月以内，3 或 6 个月）和长期 DAPT（≥ 12 个月）在冠心病患者中的临床获益进行了比较，虽然短期 DAPT 与长期 DAPT 相比在降低总的缺血风险上达到了非劣效性结果，但 SMART-DATE 研究显示 6 个月 DAPT 增加心肌梗死事件发生率及支架内血栓形成率，而 PRODIGY 研究则表明 24 个月 DAPT 较 6 个月 DAPT 增加出血风险。RESET 和 OPTIMIZE 研究显示非高缺血风险患者中，3 个月 DAPT 不劣于 12 个月 DAPT；EXCELLENT、SECURITYT、ISAR-SAFE、IVUS-XPL 和 I-LOVE-IT 研究则表明 6 个月 DAPT 不劣于 12 个月 DAPT，但 SMART-DATE 研究中因 ACS 接受 PCI 的患者中，6 个月 DAPT 较 12 个月 DAPT 增加了心肌梗死的风险。

此外，在日本京都大学主导的 STOPDAPT-2 和 STOPDAPT-2 ACS 研究中，与 DAPT 12 个月相比，DAPT 1 个月后改为氯吡格雷单药治疗方案在减少主要出血事件方面具有优势（0.5% *vs.* 1.31%，HR ＝ 0.38，95% CI：0.21 ～ 0.70），同时两组间的心血管结局无统计学差异（2.4% *vs.* 1.97%，HR ＝ 1.24，95%CI：0.88 ～ 1.75）。ULTIMATE-DAPT 研究纳入了 3400 例接受 PCI 并进行 1 个月 DAPT（替格瑞洛＋阿司匹林），1 个月后无事件发生的患者，按 1∶1 比例再次随机分为替格瑞洛＋安慰剂组或替格瑞洛＋阿司匹林组，继续治疗 11 个月，数据分析显示，主要优效性终点（临床相关性出血事件）方面，替格瑞洛单药组优于 DAPT 组（2.1% *vs.* 4.6%，HR ＝ 0.45，95%CI：0.3 ～ 0.66，$P < 0.0001$），主要非劣效性（non-inferiority）终点方面，主要不良心脑血管事件在两组之间无明显差异（3.6% *vs.* 3.7%，$P_{非劣效性} < 0.0001$）。IDEAL-LM 研究纳入接受左主干 PCI 的患者，按 1∶1 比例随机分配接受可生物降解聚合物铂铬依维莫司洗脱支架（BP-PtCr-EES）或耐用聚合物钴铬依维莫司洗脱支架（DP-CoCr-EES）治疗，并分别接受 4 个月或 12 个月的 DAPT。研究结果显示，BP-PtCr-EES 支架植入后 4 个月 DAPT 在 2 年时的 MACE 方面不劣于 DP-CoCr-EES 支架植入后 12 个月 DAPT（14.6% *vs.* 11.4%，单侧 95%CI：7.18%，$P_{非劣效性} = 0.04$，$P_{优势} = 0.17$）。SHARE 研究旨在比较 PCI 后 3 个月 DAPT 后转为 P2Y12 受体抑制剂单药治疗与 12 个月 DAPT 的疗效和安全性，共纳入 1452 名患者，结果显示，在 3 ～ 12 个月的随访期间，P2Y12 受体抑制剂单药治疗组的净临床不良事件发生率为 1.7%，DAPT 组为 2.6%，绝对差异－0.93（单侧 95%CI：－2.64 ～ 0.77，$P < 0.001$），满足非劣效性标准。在主要出血事件的评估中，P2Y12 受体抑制剂单药治疗组只有 1 例（0.2%）患者发生主要出血，而 DAPT 组有 5 例（0.8%），绝对差异为－0.60（95% CI：－1.33 ～ 0.12，$P = 0.1$），这一差异虽然未达到统计学意义，但出血风险的降低趋势与非劣效性结果保持一致。T-PASS 研究旨在对比 ACS 患者 DES 植入后，DAPT ＜ 1 个月后替格瑞洛单药治疗与基于替格瑞洛的 DAPT 在不良心血管和出血事件方面的差异，研究的主要终点为 1 年后全因死亡、心肌梗死、明确或可能的支架内血栓形成、卒中及主要出血的复合临床获益。研究结果表明，在主要终点方面，DAPT ＜ 1 个月后接受替格瑞洛单药治疗组的发生率为 2.8%，基于替格瑞洛的 12 个月 DAPT 组中的发生率为 5.2%（HR：0.54，95%CI：0.37 ～ 0.80，$P_{非劣效性} < 0.001$，$P_{优势} = 0.002$），主要出血事件（BARC 3 ～ 5 型）在＜ 1 个月

DAPT 后替格瑞洛单药治疗组发生率为 1.2%，基于替格瑞洛的 12 个月 DAPT 组为 3.4%（HR：0.35，95%CI：0.20 ～ 0.61，P ＜ 0.001）。基于上述各项研究结果，高出血风险的冠心病患者可考虑缩短 DAPT 疗程。

二、双联抗血小板治疗的高出血和高缺血风险因素

临床常见的高出血风险因素包括：高龄、女性、肾功能不全、慢性心力衰竭、血小板减少或抗血小板治疗后抑制过度、贫血、低体重指数、合用口服抗凝药（oral anticoagulants，OAC）等。高缺血风险因素包括：既往心肌梗死或卒中史、心电图 ST 段压低、高龄、肾功能不全、糖尿病、贫血、左心室功能障碍、冠脉多支病变、复杂冠脉 PCI（如左主干、分叉、慢性完全闭塞、弥漫性长病变、仅存冠脉）等，以上可供临床初步判断缺血和出血风险。

对于同时具有高出血和高缺血风险的 ACS 患者的抗血小板治疗方案，2024 年由韩雅玲院士团队牵头在中国开展的多中心、随机、双盲、安慰剂对照临床试验——OPT-BIRISK，或许可以提供重要参考。此研究入选 7758 例 18 ～ 85 岁接受 DES 并完成 DAPT 治疗 9 ～ 12 个月且 6 个月无不良事件的 ACS 患者，并满足高出血风险和高缺血风险临床标准，患者按 1：1 比例随机分为两组，一组接受氯吡格雷 75 mg/d＋安慰剂治疗 9 个月，另一组接受氯吡格雷 75 mg/d＋阿司匹林 100 mg/d DAPT 9 个月。研究结果表明，氯吡格雷＋安慰剂组 BARC 2、3 或 5 型出血发生率为 2.5%，氯吡格雷＋阿司匹林组为 3.3%（HR：0.75，95% CI：0.57 ～ 0.97，P = 0.03）。相比于氯吡格雷＋阿司匹林组，氯吡格雷单药组临床相关出血事件相对风险降低了 25%。同时，氯吡格雷单药组 MACCE 相对风险也显著降低了 26%（2.6% 对 3.5%，HR = 0.74，95% CI：0.57 ～ 0.96，P = 0.02）。各亚组中氯吡格雷单药治疗对 MACCE 的影响一致。在完成 9 ～ 12 个月 DAPT 且至少 6 个月无不良事件的 ACS 高缺血和出血风险患者中，延长 9 个月的氯吡格雷单药治疗在减少临床相关出血方面优于继续 DAPT，且不增加缺血事件。

慢性冠状动脉综合征（CCS）患者接受 PCI 的 DAPT 治疗，多项荟萃分析也表明长期 DAPT 较短期 DAPT 对冠心病患者的生存获益并没有优势。并且，考虑到 CCS 患者 30 日内死亡率和支架内血栓形成率较 ACS 患者低，因此推荐 CCS 患者 PCI 术后 DAPT 疗程为 6 个月。然而，6 个月 DAPT 并不适用于所有 CCS 患者，应基于患者的个人风险状况，酌情调整 DAPT 的治疗持续时间，对于高缺血风险且出血风险低的 CCS 患者可考虑延长 DAPT 疗程；对于高出血风险的 CCS 患者应考虑缩短 PCI 术后 DAPT 疗程至 1 ～ 3 个月。荟萃分析表明，≤ 3 个月的 DAPT 可降低 30% 的出血风险。

三、《冠心病双联抗血小板治疗中国专家共识》

ACS 患者接受 PCI 的 DAPT 治疗，12 个月疗程的 DAPT 在近十余年来一直都是 ACS 患者 PCI 术后标准抗血小板治疗疗程，2017 年 ESC DAPT 指南及 2018 年 ESC 血运重建指南均推荐 ACS 患者 PCI 术后使用阿司匹林联合一种 P2Y12 受体抑制剂治疗至少 12 个月。但不同患者的具体疗程应根据其缺血、出血风险评分进行个体化调整，《冠心病双联抗血小板治疗中国专家共识》指出接受 PCI 的 ACS 患者术后 DAPT 疗程的建议：① ACS 患者行 PCI 术后，应在阿司匹林基础上加用一种 P2Y12 受体抑制剂治疗 12 个月，除非出血风险过高（DPRECISE-DAPT 225 分或符合 ARCHBR 标准）（推荐类别Ⅰ，证据等级 A）；②在高出血风险（PRECISE-DAPT 225 分或符合 ARC-HBR 标准）的支架植入后 ACS 患者中，应考虑 3 ～ 6 个月后停用 P2Y12 受体抑制剂治疗（推荐类别Ⅱa，证据等级 B）；③对于行支架植入术并接受 DAPT 的 ACS 患者，应权衡缺血和出血风险，考虑在 3～6 个月后停用阿司匹林，保留 P2Y12 受体抑制剂单药治疗（推荐类别Ⅱa，证据等级 A）。TWILIGHT 研究 ACS 亚组分析表明，对于接受 PCI-DES 治疗的高危 NSTE-ACS 患者，术后 3 个月替格瑞洛联合阿司匹林治疗后，长期（1 年）使用替格瑞洛单药治疗可降低大出血发生率，且不增加缺血事件风险；TWILIGHT 的中国亚组、复杂病变 PCI

亚组（$n = 2342$）和糖尿病亚组（$n = 2620$）数据分析均得到了一致的结果。TICO 研究共纳入 3056 例 ACS 患者（包括 STEMI 患者），随机接受 3 个月替格瑞洛联合阿司匹林治疗后转换为 9 个月替格瑞洛单药治疗或继续 DAPT 12 个月，结果显示替格瑞洛单药治疗组 1 年净不良临床事件（死亡、心肌梗死、支架内血栓形成、卒中或靶血管血运重建和大出血）发生率低于 DAPT 组，这种差异主要归因于替格瑞洛单药治疗组大出血风险降低，而两组其他 MACCE 发生率相似。因此，替格瑞洛单药长期治疗对 ACS 患者可能是一种新的合理的选择。

《冠心病双联抗血小板治疗中国专家共识》指出，对于抗血小板治疗中发生出血的患者，应权衡患者的出血和缺血风险，并重新评估 DAPT 的类型、剂量和持续时间，采取相关治疗措施或调整 DAPT 方案，包括缩短 DAPT 时长或使用单一抗血小板药物治疗，优先选择 P2Y12 受体抑制剂（尤其是上消化道出血患者），以及将强效 P2Y12 受体抑制剂改成氯吡格雷。由于上消化道出血是长期抗血小板治疗过程中最常见的出血并发症，使用 PPI 可减轻阿司匹林治疗患者的消化道损伤并预防出血及复发出血。但在应用 PPI 时，部分 PPI 通过 CYP2C19 竞争性抑制氯吡格雷的抗血小板作用，可能影响其临床疗效，因此与氯吡格雷联用时，推荐使用受 CYP2C19 影响较小的 PPI（如泮托拉唑、雷贝拉唑等），不建议氯吡格雷与奥美拉唑或埃索美拉唑同时使用。最新发布的《冠心病双联抗血小板治疗中国专家共识》中明确推荐：建议在配备经桡动脉径路手术专家的情况下，优先选择经桡动脉入路进行冠脉造影和 PCI（推荐类别Ⅰ，证据等级 A）；建议接受 DAPT 的患者使用阿司匹林的剂量范围为 75 ～ 100 mg/d（推荐类别Ⅰ，证据等级 A）；建议在 DAPT 基础上联合使用 PPI（推荐类别Ⅰ，证据等级 B）。

患者出现出血病情一旦稳定后，在确保安全的情况下应尽快恢复抗血小板治疗，一般 3 ～ 5 日后恢复 P2Y12 受体抑制剂，5 ～ 7 日后恢复阿司匹林；若 ACS 患者血小板计数低于 30×10^9/L，不建议继续抗血小板治疗，应积极纠正原发疾病后再评估抗血小板治疗的疗效和安全性。

对于血栓形成风险高或极高的患者（如 ACS 或植入支架后 30 日内）发生出血时，建议继续使用低剂量的阿司匹林维持抗栓，待出血稳定后再重新加用 P2Y12 受体抑制剂；对于中等血栓形成风险的患者（如 ACS 或新一代 DES-PCI 术后 1 ～ 12 个月），建议控制出血后尽快（最好 3 日内）重新给予低剂量阿司匹林，权衡缺血出血风险后再重启 P2Y12 受体抑制剂。行 PCI 及接受 DAPT 的患者，如术后 3 个月内发生出血，建议出血停止后重启 DAPT 疗程不超过 3 个月，其后改为单一抗血小板药物；如术后 3 个月以上发生出血，建议降低抗栓强度，给予一种抗血小板药物（阿司匹林或氯吡格雷）。

四、小结

对于抗血小板药物治疗过程中的出血，应在充分评估出血和缺血风险的基础上进行治疗决策。临床决策 DAPT 时长时，既要个体化考虑患者、病变解剖及处理因素，也要关注支架设计特性等器械因素。安全、有效地运用 DAPT 方案的关键在于对患者出血及缺血风险的准确评估、P2Y12 受体抑制剂应用适应证、药物种类和剂量的选择、DAPT 持续时间的决策、对特殊人群身体状况的权衡以及发生出血并发症时及时有效的处理。结合患者个体的具体情况，正确使用 DAPT，使患者抗栓获益最大化，出血风险最小化。

（中国人民解放军北部战区总医院
徐凯　李延斌　宋雨杭）

参考文献

[1] 中华医学会心血管病学分会动脉粥样硬化与冠心病学组，中华医学会心血管病学分会介入心脏病学组，中国医师协会心血管内科医师分会血栓防治专业委员会，等. 冠心病双联抗血小板治疗中国专家共识. 中华心血管病杂志，2021，49（5）：432-454.

[2] Watanabe H，Domei T，Morimoto T，et al. Effect of 1-month dual antiplatelet therapy followed by clopidogrel vs 12-month dual antiplatelet therapy on cardiovascular and bleeding events in patients receiving PCI：The STOPDAPT-2 Randomized Clinical Trial. JAMA，2019，321（24）：2414-2427.

[3] Ge Z，Kan J，Gao X，et al. Ticagrelor alone versus ticagrelor plus aspirin from month 1 to month 12 after percutaneous coronary intervention in patients with acute coronary

syndromes（ULTIMATE-DAPT）：a randomised，placebo-controlled，double-blind clinical trial. Lancet，2024，403（10439）：1866-1878.

[4] van Geuns R J，Chun-Chin C，McEntegart M B，et al. Bioabsorbable polymer drug-eluting stents with 4-month dual antiplatelet therapy versus durable polymer drug-eluting stents with 12-month dual antiplatelet therapy in patients with left main coronary artery disease：the IDEAL-LM randomised trial. EuroIntervention，2022，17（18）：1467-1476.

[5] Min P K，Kang T S，Cho Y H，et al. P2Y12 inhibitor monotherapy vs dual antiplatelet therapy after deployment of a drug-eluting stent：The SHARE Randomized Clinical Trial. JAMA Netw Open，2024，7（3）：e240877.

[6] Hong S-J，Lee S-J，Suh Y，et al. Stopping aspirin within 1 month after stenting for ticagrelor monotherapy in acute coronary syndrome：the T-PASS randomized noninferiority trial. Circulation，2024，149（8）：562-573.

[7] Tantry U S，Bonello L，Aradi D，et al. Consensus and update on the definition of on-treatment platelet reactivity to adenosine diphosphate associated with ischemia and bleeding. J Am Coll Cardiol，2013，62（24）：2261-2273.

[8] Li Y，Li J，Wang B，et al. Extended clopidogrel monotherapy vs DAPT in patients with acute coronary syndromes at high ischemic and bleeding risk：the OPT-BIRISK randomized clinical trial. JAMA Cardiol，2024，9（6）：523-531.

[9] Navarese E P，Andreotti F，Schulze V，et al. Optimal duration of dual antiplatelet therapy after percutaneous coronary intervention with drug eluting stents：meta-analysis of randomised controlled trials. BMJ，2015，350：h1618.

[10] Palmerini T，Benedetto U，Bacchi-Reggiani L，et al. Mortality in patients treated with extended duration dual antiplatelet therapy after drug-eluting stent implantation：a pairwise and Bayesian network meta-analysis of randomised trials. Lancet，2015，385（9985）：2371-2382.

[11] Pilgrim T，Vranckx P，Valgimigli M，et al. Risk and timing of recurrent ischemic events among patients with stable ischemic heart disease，non-ST-segment elevation acute coronary syndrome，and ST-segment elevation myocardial infarction. American Heart Journal，2016，175：56-65.

[12] Wang L，Jia S，Li G，et al. Valsartan eluting-stents inhibited neointimal hyperplasia by decreasing collagen deposition in rabbits. Zhonghua Xin Xue Guan Bing Za Zhi，2006，34（5）：450-453.

[13] Benenati S，Galli M，De Marzo V，et al. Very short vs. long dual antiplatelet therapy after second generation drug-eluting stents in 35 785 patients undergoing percutaneous coronary interventions：a meta-analysis of randomized controlled trials. Eur Heart J Cardiovasc Pharmacother，2021，7（2）：86-93.

[14] 中国医师协会心血管内科医师分会血栓防治专业委员会，中华医学会心血管病学分会介入心脏病学组，中华心血管病杂志编辑委员会. 急性冠状动脉综合征特殊人群抗血小板治疗中国专家建议. 中华心血管病杂志，2018，46（4）：255-266.

[15] Halvorsen S，Storey R F，Rocca B，et al. Management of antithrombotic therapy after bleeding in patients with coronary artery disease and/or atrial fibrillation：expert consensus paper of the European Society of Cardiology Working Group on Thrombosis. Eur Heart J，2017，38（19）：1455-1462.

第34节　比伐芦定在直接经皮冠状动脉介入出血并发症防治中的作用

普通肝素在1916年被发现，1938年首次用于临床，因其起效快、抗凝效果肯定，一直是血栓栓塞性疾病中抗凝治疗的首选药物。然而，普通肝素治疗也存在一定的局限性，如对凝血酶的抑制作用不完全且不稳定、抗凝效果不可预测、不同个体差异大、需要频繁的实验室监测、有发生肝素诱导的血小板减少症（heparin-induced thrombocytopenia，HIT）及其血栓栓塞症的风险、对血栓内已和纤维蛋白结合的凝血酶无效等。这些缺点可被新型直接凝血酶抑制剂比伐芦定最大程度地克服，近年来，比伐芦定在直接经皮冠状动脉介入治疗（primary percutaneous coronary intervention，PPCI）围术期的应用成为国际上心血管学界的热点，掀起了PPCI抗凝方案合理选择的讨论和争议，从HORIZONS-AMI到EuroMax研究，均发现在缺血和出血结局的主要复合终点上，比伐芦定优于或不劣于肝素。但是2014年英国利物浦心胸医院发布的HEAT-PPCI单中心研究却发现，比伐芦定组患者出血并不减少，普通肝素组患者心肌梗死复发和支架内血栓发生率更低。此后，BRIGHT研究、MATRIX研究以及VALIDATE-SWEDEHEART研究相继发布，这些多中心随机对照研究再次将比伐芦定推到PPCI抗凝之争的焦点。直到新近发布的荟萃研究和BRIGHT-4研究结果，才对这一争论多年的问题找到了比较令人信服的证据。本节将主要结合上述临床试验介绍PPCI围术期抗凝策略的进展。

一、比伐芦定的药理学特点

比伐芦定（bivalirudin）是2000年和2004年先后经美国食品药品监督管理局和欧洲药品管理局批准上市的直接凝血酶抑制剂，是由20个氨基酸组成的多肽，相对分子量为2180，结构式为Phe-Pro-Arg-Pro-Gly-Gly-Gly-Gly-Asn-Gly-Asp-Phe-Glu-Glu-Ile-Pro-Glu-Glu-Tyr-Leu。比伐芦定虽然是水蛭素衍生物，但与水蛭素不同的是，比伐芦定与凝血酶的结合是可逆的。其氨基端的D-Phe-Pro-Arg-Pro-（Gly）4区域是与凝血酶活性点相互作用的位点。它可与游离型或与结合型凝血酶催化位点和底物识别位点发生特异性结合，从而直接抑制凝血酶的活性；且因凝血酶可水解比伐芦定多肽顺序中Arg3和Pro4之间的肽键，使其失活，所以比伐芦定对凝血酶的抑制作用是可逆、短暂的，患者停药后出血风险较小。比伐芦定可延长正常人血浆活化部分凝血酶原时间、凝血酶时间和凝血酶原时间。比伐芦定经静脉“弹丸式”注射可在5分钟内达到血浆峰浓度，肾功能正常者其半衰期为25分钟（普通肝素半衰期为60～90分钟），上述凝血参数可在短期（治疗结束后1～2小时）内恢复正常，所以比伐芦定在使用中具有良好的可控性。其清除与肾小球滤过率（glomerular，GFR）密切相关，轻微肾功能损伤不影响其清除，肾功能中重度损伤（GFR＜60 ml/min）的患者其清除率下降约20%，透析患者下降约80%，所以肾功能损伤的患者在用药时，应适当减量并密切监测激活凝血时间（activated clotting time，ACT）。既往包括早期的BAT、REPLACE-2、ISAR-REACT-3等众多的研究均表明，与普通肝素相比，比伐芦定能够显著降低患者出血风险，提升PCI围术期安全性。

二、PPCI围术期抗凝治疗临床研究的证据

（一）HORIZONS-AMI研究

发现比伐芦定在急诊PCI中重要有益作用的HORIZONS-AMI研究，是一项针对急性ST段抬高型心肌梗死（ST-elevation myocardial infarction，STEMI）患者的大规模、前瞻性、开放、多中心的随机对照研究，由G.W. Stone教授牵头。研究入组3602例出现症状≤12小时的STEMI患者，经阿司匹林和噻吩吡啶预治疗后随机分组至普通肝素＋血小板糖蛋白Ⅱb/Ⅲa受体拮抗剂（GPI）组（1802例）或比伐芦定单药组（1800例），紧急冠脉造影后分为PCI、冠状动脉旁路移植术（coronary artery bypass grafting，CABG）和药物治疗三组。试验证明：行PPCI术的STEMI患者围术期抗凝治疗中，与普通肝素＋GPI比较，单用比伐芦定能够显著减少30天内的净心血管不良事件（net adverse clinical events，NACE）发生率（9.2% *vs.* 12.1%，相对风险0.76；95% CI 0.63～0.92，$P=0.005$）、严重出血事件（4.9% *vs.* 8.3%，相对风险0.60，95% CI 0.46～0.77，$P<0.001$）、心源性死亡（1.8% *vs.* 2.9%，相对风险0.62，95% CI 0.4～0.95，$P=0.03$）和全因死亡（2.1% *vs.* 3.1%，相对风险0.66，95% CI 0.44～1.00，$P=0.047$）。HORIZONS-AMI研究随访1年结果显示：单用比伐芦定较普通肝素＋GPI能显著减少16%的NACE、39%的严重出血事件、31%的全因死亡和43%的心源性死亡事件（$P<0.05$）。随访2年结果显示：主要出血事件发生率降低36%（6.4% *vs.* 9.6%，$P<0.001$），再次心肌梗死发生率降低25%（5.1% *vs.* 6.9%，$P=0.038$），心源性死亡率降低41%（2.5% *vs.* 4.2%，$P=0.005$），全因死亡率降低25%（4.6% *vs.* 6.1%，$P=0.049$）；两组支架内血栓、靶血管血运重建以及卒中发生率相似。2011年公布的该研究随访3年结果同样显示出了单用比伐芦定的优势：心源性死亡发生率2.9% *vs.* 5.1%，$P=0.001$；全因死亡率5.9% *vs.* 7.7%，$P=0.03$；严重出血发生率

6.9% *vs*. 10.5%，$P = 0.0001$。提示比伐芦定单用于 STEMI 患者 PPCI 抗凝治疗具有长期有益作用。

（二）EuroMax 研究

HORIZONS-AMI 研究结果公布以后，针对 STEMI 的治疗发生了很多改变，比如经桡动脉路径行 PCI 手术开展数量的增加、新型强效 P2Y12 受体拮抗剂的应用增加，以及 GPI 的应用减少等。为此，P.G.Steg 教授牵头进行了此项 EUROMAX 研究，旨在评估在当代新的治疗实践中，拟行 PCI 手术的 STEMI 患者转运期间使用比伐芦定是否优于普通肝素联合或不联合 GPI 治疗。研究的主要终点为非 CABG 相关的死亡或大出血等复合终点事件；次要终点是死亡、再次心肌梗死或非 CABG 相关的大出血等复合终点事件。研究结果显示，比伐芦定与对照组相比，可降低主要终点（5.1% *vs*. 8.5%，相对风险 0.60，95% CI 0.43 ～ 0.82，$P = 0.001$）及次要终点（6.6% *vs*. 9.2%，相对风险 0.72，95% CI 0.54 ～ 0.96，$P = 0.02$）事件风险。比伐芦定还降低了大出血事件的发生率（2.6% *vs*. 6.0%，相对风险 0.43，95% CI 0.28 ～ 0.66，$P < 0.001$）。但是，比伐芦定组患者急性支架内血栓形成风险高于对照组（1.1% *vs*. 0.2%，相对风险 6.11，95% CI 1.37 ～ 27.24，$P = 0.007$）。两组患者死亡率以及再次心肌梗死发生率无显著区别。以上结果在亚组患者中保持一致。

（三）HEAT-PPCI 研究

尽管上述众多研究证实了比伐芦定在介入治疗中的有效性和安全性，但是 2014 年 4 月英国利物浦心胸医院 R.Stables 教授等发表的 HEAT-PPCI 研究结果却对此提出质疑。该研究是一项单中心开放性研究，入选 1829 例 STEMI 接受 PPCI 的患者，并将其随机分为普通肝素治疗组和比伐芦定治疗组，两组均在有指征的患者中紧急联用 GPI，主要疗效和安全终点分别为术后 28 天主要不良心血管事件（MACE，包括全因死亡、脑血管事件、再发心肌梗死、计划外靶病变血运重建）和严重出血。研究结果表明：比伐芦定组发生主要终点事件 77 例，普通肝素组 49 例。比伐芦定组 MACE 发生率显著高于普通肝素组（8.7% *vs*. 5.7%，相对风险 1.52，95% CI 1.1 ～ 2.1，$P = 0.01$），两组主要安全性终点严重出血发生率无差异（3.5% *vs*. 3.1%，$P = 0.59$）；比伐芦定组支架内血栓（包括 BARC 定义确诊及高度疑诊者）发生率高于普通肝素组（3.4% *vs*. 0.9%，相对风险 3.91，95% CI 1.6 ～ 9.5，$P = 0.001$）。但是由于该研究为单中心研究，比伐芦定组平均每例患者用药量＜ 1 支且 ACT 时间较其他同类研究数值明显减小，所有的不良事件未经过独立第三方判定，且后获取知情同意的做法引发了很大争议。

（四）BRIGHT 研究

由韩雅玲院士牵头的中国急性心肌梗死（acute myocardial infarction，AMI）患者急诊 PCI 围术期应用国产比伐芦定的疗效及安全性（BRIGHT）研究，共有国内 82 家中心参加，自 2012 年 8 月至 2013 年 6 月该研究共入选 2194 例拟行急诊 PCI 的 AMI 患者，术中随机接受国产比伐芦定、普通肝素或普通肝素联合替罗非班三种不同的抗凝治疗方案，观察并比较术后 30 天及 1 年时各组患者的疗效终点及安全性终点，主要结果为：①该研究充分反映出中国 AMI 治疗和急诊 PCI 临床实践的特点：桡动脉穿刺路径应用比例接近 80%；血栓抽吸接近 26%；接受急诊 PCI 治疗患者接近 97%，其中植入药物洗脱支架者超过 99%；P2Y12 受体抑制剂均为氯吡格雷（替格瑞洛尚未在中国上市），充分反映出中国 AMI 急诊 PCI 的现况。②比伐芦定组患者术后 30 天净不良临床事件（NACE，包括全因死亡、再梗死、急诊靶血管血运重建、卒中和任何出血）发生率显著优于其他两组（比伐芦定组、普通肝素组、普通肝素联合替罗非班组分别为 8.8%、13.2%、17.0%，$P < 0.001$）。③ 30 天主要不良心脑血管事件发生率三组间无显著差异（比伐芦定组、普通肝素组、普通肝素联合替罗非班组分别为 5.0%、5.8%、4.9%，$P = 0.74$）。④与单独应用普通肝素、普通肝素联合替罗非班相比，单独应用比伐芦定组患者整体出血事件分别减少 46% 和 66%，3 组术后 30 天支架内血栓发生率（分别为 0.6%、0.9%、0.7%，$P = 0.74$）和急性支架内血栓发生率（均为 0.3%）无显著差异；1 年随访结果与此相似。⑤比伐芦定组患者 PCI 术中一次给药的 ACT 达标率更高（比伐芦定组、普通肝素组、普通肝素联合替罗非班组分别为 96.3%、86.7%、93.4%，$P < 0.01$），ACT 时间更接近理想抗凝状

态［比伐芦定组、普通肝素组、普通肝素联合替罗非班组分别为（298.4±90.3）秒、（262.7±70.7）秒、（261.4±77.4）秒，$P < 0.01$］。⑥亚组分析显示，STEMI 亚组分析结果与全组分析结果相一致；出血中高危亚组（女性、eGFR ≤ 60 ml/min、CRUSADE 评分＞ 30 分）患者可从比伐芦定治疗中得到更多获益。

已有大量研究证实，PCI 前常规给予负荷剂量氯吡格雷预处理的起效时间与其负荷剂量有关，300 mg 负荷剂量的氯吡格雷应用后 6 ～ 24 小时起效，600 mg 负荷剂量应用后 2 ～ 6 小时起效。比伐芦定的半衰期只有 25 分钟，而完成急诊 PCI 的时间通常不超过 1 小时。这就意味着，如果术后立即停用比伐芦定，此时绝大多数患者体内的氯吡格雷尚未发挥作用，存在长达 2 ～ 4 小时缺乏有效抗栓药物浓度的"空白期"（仅有阿司匹林起作用），这正是 PPCI 后急性支架内血栓形成的高峰期。既往同类临床研究都采取在 PPCI 手术结束后立即停用比伐芦定，而 BRIGHT 研究首次提出了 AMI 急诊介入治疗术后延长高剂量比伐芦定注射至少 30 分钟、小于 4 小时［平均数为（234±117）分钟，中位数时间为 180 分钟］的新策略，有效填补了介入术后抗栓治疗的空白窗，在减少出血风险的同时也有效降低了支架内血栓发生率，对比伐芦定这一新型抗凝药起到了扬长避短的作用。BRIGHT 研究发布后备受国内外心血管专家关注。哈佛大学医学院 David P. Faxon 和 Matthew A. Cavender 教授发表同期述评：BRIGHT 研究的贡献在于，引发对介入抗栓治疗中普通肝素最佳剂量等问题的探讨；为延长比伐芦定给药时间的临床价值提供了证据，延长应用比伐芦定可以安全有效地减少支架内血栓；使每位患者都能获得最优的个体化抗栓效果是抗栓治疗的最终目标，为实现这一目标，需要更多的类似 BRIGHT 一样的研究！*JAMA* 主编 Howard Bauchner 在接受中国医学论坛报采访中，也对 BRIGHT 研究给予了高度评价，认为 BRIGHT 研究的关注点（在接受 PPCI 的 AMI 患者中应用比伐芦定）是全球心血管介入医生几乎每天都要面对的临床中常见且重要的问题；其研究设计严谨（多中心随机对照），结果分析坚实可信；研究之前在 clinicaltrials.gov 进行了注册，且研究报告忠实地遵循了研究注册和统计分析计划。

（五）MATRIX 研究以及 VALIDATE-SWEDEHEART 研究

MATRIX 研究比较了接受 PPCI 的 STEMI 人群使用的抗凝药物。在这项试验中 7213 例急性冠脉综合征患者（56% 为 STEMI 患者）被随机分配使用比伐芦定或普通肝素（仅在紧急情况下临时使用 GPI）。此外，由医生决定患者可以在不同的血管路径下接受短时［1.75 mg/(kg・h）大剂量输注，PCI 术后达 4 小时］或长时间［0.25 mg/（kg・h）小剂量输注，至少 6 小时］抗凝治疗。结果提示：与普通肝素组相比，尽管比伐芦定组的大出血、全因死亡率和心源性死亡的比例显著降低，但 MACE 和 NACE 的发生率并无显著减少。另外，长时间接受比伐芦定输注的患者，其紧急靶血管再通、明确的支架内血栓形成和 NACE 发生率与仅在 PCI 期间接受比伐芦定输注的患者相比无显著性差异（11% *vs.* 11.9%，RR = 0.91，95%CI 0.74 ～ 1.11，$P = 0.34$）。STEMI 组（$n = 4010$）的结果与总体研究结果无显著性差异。研究还发现比伐芦定的使用与降低大出血发生率有关（1.7% *vs.* 2.8%，RR = 0.60，95%CI 0.39 ～ 0.92，$P = 0.019$），而急性支架内血栓形成发生率无显著差异（0.9% *vs.* 0.5%，RR = 1.88，95%CI 0.87 ～ 4.06，$P = 0.10$）。然而我们应更谨慎地看待这些结果，因为它们是事后分析中得出的结论，需要作为假设进一步研究观察。

非盲试验 VALIDATE-SWEDEHEART 中，3005 例 STEMI 患者和 3001 例非 STEMI 患者在 PCI 期间（主要是经桡动脉路径）被随机分配到比伐芦定组或普通肝素组。患者也接受了强效 P2Y12 受体抑制剂且不准备接受常规 GPI。比伐芦定单药治疗的临床主要终点事件发生率在整个队列（12.3% *vs.* 12.8%，RR = 0.96，95%CI 0.83 ～ 1.10，$P = 0.54$）和 STEMI 亚组中（12.5% *vs.* 13.0%，RR = 0.95，95%CI 0.78 ～ 1.17）与普通肝素组相似。180 天随访期间的主要复合终点为全因死亡率、心肌梗死和大出血。然而比伐芦定增加支架内血栓的形成这一表现主要局限于 STEMI 患者。

（六）关于比伐芦定的荟萃分析

由 Rahman Shah 等发表的一项荟萃分析，包括 Horizon-AMI 和 EuroMax 试验以及 BRIGHT、

HEAT-PPCI 和 MATRIX 试验，共纳入 16 294 例患者，接受普通肝素或 3 种比伐芦定治疗方案之一：仅在 PCI 期间或 PCI 术后 4 小时内接受大剂量［1.75 mg/（kg · h）］或小剂量［0.25 mg/（kg · h）］比伐芦定输注，比较上述 4 种抗凝方案在减少急性支架内血栓形成方面的疗效和安全性。这是首次通过传统荟萃分析和网络荟萃分析探讨 PCI 术后延长比伐芦定输注对急性支架内血栓形成和大出血的影响。研究人员证实，比伐芦定与普通肝素组相比，急性支架内血栓形成的风险增加 2 倍（RR ＝ 2.36，95%CI ＝ 1.46 ～ 3.02，$P < 0.001$），但 PCI 后继续大剂量输注比伐芦定可改善这一现象（RR ＝ 0.90，95%CI ＝ 0.32 ～ 2.54，$P = 0.852$）。PPCI 后小剂量比伐芦定输注没有出现这种获益。总体来说，无论使用哪种治疗方案，比伐芦定与普通肝素组相比，在 30 天内大出血风险降低了 47%（RR ＝ 0.29，95%CI ＝ 0.16 ～ 0.53，$P < 0.001$），即使在 PPCI 后继续大剂量治疗这种益处仍然存在。

为了更深入地了解比伐芦定与普通肝素相比的真正优点，Stone 教授在 TCT 2020 中发布了单个患者数据（individual patient data，IPD）的汇总分析结果，共 8 项随机对照试验入选（包括 38 565 例患者，其中 15 254 例 STEMI 患者）。表明在接受 PPCI 治疗的 STEMI 患者中，比伐芦定与普通肝素相比，尽管心肌梗死和支架内血栓形成的发生率增加，但比伐芦定治疗也与 30 天死亡率、严重出血和 NACE 的降低有关。比伐芦定在 STEMI 患者中的获益表现为在接受 PCI 术后大剂量输注比伐芦定的患者中心肌梗死和支架内血栓形成的风险显著降低。Capodanno 教授和 Angiolillo 教授对此发表评论，认为 IPD 荟萃分析在证据等级上应处于最高位置，期待针对 STEMI 人群 PPCI 围术期比伐芦定与普通肝素头对头比较的随机对照研究结果来验证此项发现。

（七）BRIGHT-4 研究

韩雅玲院士深入总结了既往多项比伐芦定与普通肝素对比的临床研究所遗留的问题，如：BRIGHT 研究中，①普通肝素用量偏高，100 U/kg，被认为可能增加了普通肝素组的出血事件；②入选患者中包括了 NSTEMI（11%），被认为其与 STEMI 发病机制不同因而产生的疗效不同，属于混杂因素；③全部 P2Y12 受体抑制剂为氯吡格雷（当时国内只有氯吡格雷），没有使用新型强效 P2Y12 受体抑制剂；④研究设为三组，包括了普通肝素＋GPI 组（该种方法目前已被指南否定，被认为是“落后”或“无效”的设组）；⑤主要终点设为复合终点（包括了死亡、心肌梗死、卒中、TVR；全部类型出血，即 BARC 1 ～ 5 型），而 BARC 1 ～ 2 型出血和 TVR 被认为是相对较“软”的终点；⑥样本量较少（每组总例数 700 余例，其中 STEMI 600 余例），对死亡率的比较检验效能较低等。VALIDATE-SWEDEHEART 为非盲法研究，存在混杂 NSTEMI 人群、同一患者中比伐芦定与普通肝素混用、比伐芦定剂量偏低且高剂量延长注射的比例低等问题。MATRIX 研究中比伐芦定为 PCI 后低剂量持续注射、高剂量持续注射时长偏短、经股动脉路径比例过高，且 STEMI 患者仅有 4000 余例。针对上述存在争议的问题，为获得更强的循证医学证据，破解临床难题、进一步改善 STEMI 患者的预后，韩雅玲院士牵头设计了 BRIGHT-4 研究，方案内容主要包括：干预组与对照组分别为国产比伐芦定 *vs.* 普通肝素（70 U/kg）单药；1∶1 进行随机分组；首选经桡动脉入路、可用强效 P2Y12 受体抑制剂，GPI 仅为紧急应用；全部入选 STEMI 接受 PPCI 的患者；比伐芦定组全部采用术后高剂量延长注射 2 ～ 4 小时；PPCI 后 30 天的全因死亡和主要出血（BARC 3 ～ 5 型）发生率作为研究的主要终点；总样本量计算为 6000 例。主要入选标准：任何年龄、STEMI 发病 48 小时内且行 PPCI；主要排除标准：溶栓治疗、随机前 48 小时内接受抗凝或 GPI 治疗、心肌梗死机械并发症等；以求最大限度接近真实世界的 STEMI 接受 PPCI 人群的治疗现状。干预措施主要为：比伐芦定组给予 0.75 mg/kg 弹丸注射，继以 1.75 mg/（kg · h）静滴直至 PPCI 术后 2 ～ 4 小时；普通肝素组给予 70 U/kg 弹丸注射；两组内 ACT ＜ 225 秒者可以追加剂量；GPI 仅限于出现急性血栓并发症时临时应用。

2019 年 2 月至 2022 年 5 月 BRIGHT-4 研究在中国 63 个城市 87 个临床中心完成了全部病例的入选和主要终点的随访工作。研究结果显示：93.1% 的患者采用经桡动脉路径，97.9% 接受了 PPCI，90.6% 使用了药物洗脱支架，PPCI 术后比伐芦定中位输注时间为 3.0 小时（IQR 2.2 ～ 4.0 小时），符合 STEMI 患者诊治的真实世界临床实践，利于临床的推广应用。与普通肝素单药治疗相比，比伐芦定显著降低了30天的主要终点事件发生率（普通肝素组4.39% *vs.* 比伐芦定组3.06%，HR = 0.69，*P* = 0.0070）、30天全因死亡率（普通肝素组3.92% *vs.* 比伐芦定组2.96%，HR = 0.75，*P* = 0.0420）、BARC 3～5型出血事件发生率（普通肝素组0.80% *vs.* 比伐芦定组0.17%，HR = 0.21，*P* = 0.0014）。特别值得一提的是，比伐芦定也显著降低了PPCI后30天支架内血栓形成发生率（普通肝素组1.10% *vs.* 比伐芦定组0.37%，*P* = 0.0015）。两组在30天再次心肌梗死、卒中或缺血驱动的靶血管血运重建发生率等方面均没有显著差异。主要结论：首次急诊经桡动脉行PPCI的STEMI患者，术中使用比伐芦定抗凝，辅以术后2～4小时高剂量持续使用，与单独使用普通肝素相比，可使30天主要终点事件的相对风险降低31%，（NNT 76），其中全因死亡率降低25%，大出血发生率降低79%；支架内血栓形成发生率降低67%。比伐芦定组患者应用不同P2Y12受体抑制剂（氯吡格雷或替格瑞洛）的效果和安全性无显著差异。

相较于既往研究提示的一种抗栓治疗策略在降低出血事件发生风险的同时，难以避免地会增加血栓栓塞事件的发生风险，BRIGHT-4研究结果提供了新的证据，比伐芦定单次给药＋PPCI术后高剂量输注2～4小时的创新性抗凝治疗方案，很好地平衡了PPCI后出血与缺血的关系，不但可以降低BARC 3～5型严重出血风险，而且可以降低支架内血栓形成发生的风险。

2022年11月美国心脏协会（American Heart Association，AHA）科学会议最新临床科学研究（LateBreakingScience）专场，韩雅玲院士团队发布了BRIGHT-4的研究成果，并在*LANCET*杂志同步全文发表。国际心血管学术界对BRIGHT-4研究给予了高度评价，AHA2022每日新闻发布专题讨论，认为其是“大型而明晰的研究，明确了比伐芦定在STEMI患者中的益处”；HEAT-PPCI研究项目负责人、英国利物浦心胸医院R. Stables教授认为“在这项研究中找不到任何值得批评的地方，我相信结果是可信的，在生物学上也是合理的。”法国巴黎Bichat医院P.G.Steg教授评论道“这项研究清晰明了，结果毫不含糊。数据已做到尽可能好。我认为这是一场胜利，非常明确的胜利。”2023年2月15日欧洲心脏杂志*European Heart Journal*发表的最新评论认为“随着BRIGHT-4随访期的延长，如果能再加上非亚洲人群的证据，则有可能改变临床实践和指南。”2023年4月16日由中国医学科学院组织的《2023年中国医学发展大会》期间公布，BRIGHT-4被评为“中国2022年度重要医学进展”，是全国临床医学领域中被评选出的7项重要医学进展之一，并且是2022年度中国心血管内科专业唯一获选的项目。

三、小结与展望

在过去的20多年里，PPCI围术期抗凝治疗方案由起始阶段单独应用普通肝素，发展到普通肝素＋GPI，又发展至如今比伐芦定的应用。由于比伐芦定明显减少严重出血和全因死亡风险，进一步拓宽了STEMI患者PCI手术的指征。每一种新兴治疗药物从出现到广泛临床应用都必然伴随诸多争议，这些争议又进一步促进了对其合理应用方法的探索。合理的药物，必须加上合理的应用适应证、合理的应用剂量和合理的应用疗程，才能取得理想的结果。据文献报道，比伐芦定在STEMI、NSTEMI和心绞痛患者PCI抗凝中表现出不同的效果，而且STEMI患者PPCI后是否延长注射、高剂量或低剂量延长注射的结果也大相径庭，提示心血管临床医师要善于聚焦未被满足的临床问题穷追不舍地深入思考，善于分析不同药物之间药代动力学知识的底层逻辑。随着临床研究的不断深入，尤其是近期IPD荟萃分析研究和BRIGHT-4研究结果的发布，相信比伐芦定在STEMI人群PPCI治疗领域的运用前景会更加广阔。

四、病例报告

病例1：特发性血小板减少症PCI应用比伐芦定1例

要点：此例患者LAD中段99%以上偏心狭窄，血流减慢，且PCI术中2次出现无复流，说明靶血管局部已有斑块破裂并产生较大的血栓负荷，如不及时进行血运重建，随时有发生急性心肌梗死风险。如选择CABG，有发生HIT及手术切口出血的风险，因此，在充分评估后于适度抗栓策略下实施PCI治疗是成功救治的关键。

主诉：阵发性心悸2年，反复胸痛1月余。

现病史：患者男，69岁，2015年6月25日因“心房颤动”于我院行心内电生理检查及冷冻球囊消融术，手术成功，此后服用“利伐沙班”抗凝治疗。术后多次复查24小时动态心电图提示间歇性心房扑动、心房颤动，ST-T改变。患者无明显胸闷、胸痛，无黑矇、晕厥，无恶心、呕吐。于2015年12月开始出现发作性胸痛伴出汗，每次持续约5～10分钟，向左肩背部放射，经休息后可缓解。2016年1月19日于外院行冠脉CTA检查提示冠脉三支病变，其中前降支中段90%狭窄，为进一步诊治于2016年1月20日入我院。

既往史：发现血小板减小病史4年，血小板最低70×10^9/L，应用氨肽素等药物治疗，诊断为“特发性血小板减少症”。2015年6月15日在“463”医院行骨髓穿刺检查，提示浆细胞增多。2015年6月25日于我院行电生理检查及冷冻球囊消融术。

体格检查：身高180 cm，体重63 kg（体重指数19.4 kg/m^2），查体：心脏相对浊音界正常，心率85/分，心律绝对不齐，各瓣膜听诊区未闻及杂音。双侧桡动脉脉搏短绌，对称，脉律不规则。

辅助检查：入院血常规（2016年1月20日）：血小板86×10^9/L，Hb 145 g/L，血小板聚集率（2016年1月20日）AA 70.5%，ADP 77%。入院心电图（2016年1月20日）：房颤心律，无明显ST-T改变（见图1-34-1）。

入院超声心动图：主动脉硬化改变，轻度二、三尖瓣及主动脉瓣反流（图1-34-2）。

入院诊断：①冠状动脉粥样硬化性心脏病，不稳定型心绞痛；②心律失常，阵发性心房颤动，阵发性心房扑动，射频消融术后。

诊疗过程：入院后连续监测血常规，血小板波动于（75～86）×10^9/L，入院后第4天行免疫球蛋白、血轻链定量及尿轻链定量检查，排除其他原因引起的血小板减少（图1-34-3）。

入院第6天停用“利伐沙班”，密切监测血小板聚集率AA 4.4%，ADP 46.3%（2016年1月29日），第7天给予负荷量阿司匹林（300 mg）和氯吡格雷（300 mg）口服。复查血常规：血小板78×10^9/L，未见出血及血小板数量进一步减少。拟行冠脉造影检查及PCI治疗。考虑患者低体重、有血小板减少病史，为出血高危患者，PCI术中采用比伐芦定抗凝。PCI术前给予0.75 mg/kg比伐芦定的负荷剂量注射，并在术中以1.75 mg/（kg・h）维持静滴，监测ACT 319秒，术后继续以PCI术中剂量静滴约3小时。冠脉造影示：LM正常，LAD中段长病变99%偏心性狭窄，血流TIMI 1～2级。LCX动脉粥样硬化改变，RCA近段40%狭窄伴钙化，中远段动脉粥样硬化改变（图1-34-4A～C），于LAD病变预扩张后成功植入Resolute 3.5 mm×30 mm支架1枚（图1-34-5A、B）。

术中2次出现无复流，经冠脉内注射硝普

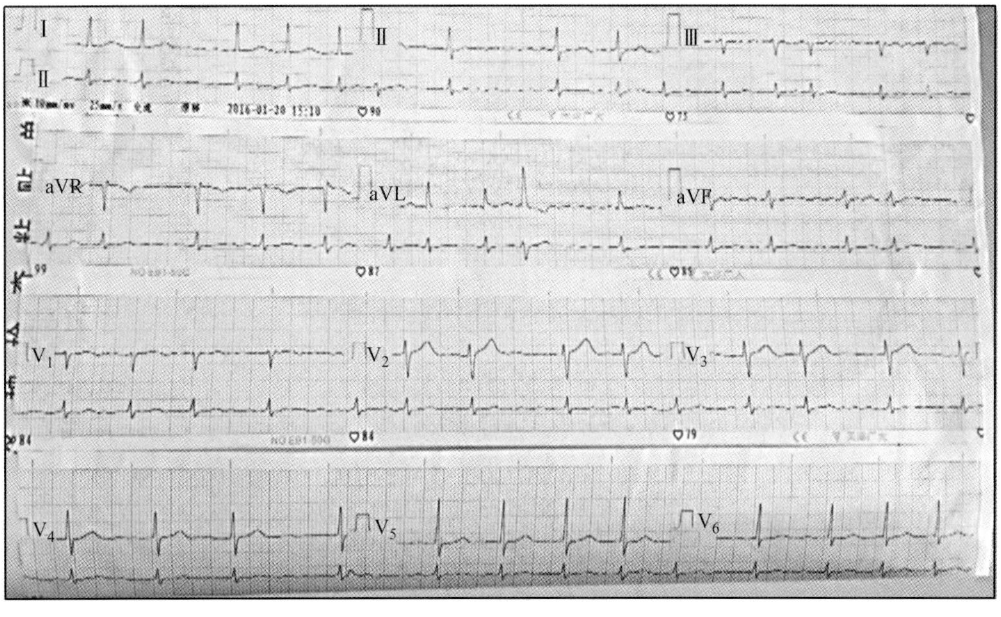

图1-34-1 入院时体表心电图

超声所见：

心脏测值（mm）				心功能检查			
主动脉根部	29	右心房	45×40	左心室收缩功能		左心室舒张功能	
左心房	40	肺动脉	20	SV	96 ml	EV	0.75 m/s
右心室	16	右室壁		CO	L/min	AV	m/s
室间隔	11	左心室流出道		EF	0.63	A/E	单峰
左心室	47	右心室流出道		FS	34%	TV	
左心室后壁	11	心尖部				其他	

左心房内径增大。
主动脉前壁活动曲线运动速度减慢，幅度减低。
各瓣膜形态及活动未见明显改变。
室壁无明显异常运动。
房室间隔回声连续，心包未见异常。

脉冲及彩色多普勒：
左、右心房内及左心室流出道均见少量反流束。
三尖瓣反流速度 2.4 m/s， PG: 23 mmHg。

超声提示：主动脉硬化改变
轻度二、三尖瓣及主动脉瓣反流

图 1-34-2　入院时超声心动图检查

报告项目名称	结果	异常	单位	正常参考值
Kappa链 [KAP]	<1.85		mg/dl	0～1.85 (mg/dl)
Lambda链 [LAM]	<5.00		mg/dl	0～5 (mg/dl)
免疫固定电泳 [IFE]	多克隆免疫...			
血清免疫球蛋白A [IgA]	5.57	H	g/L	0.68～3.78 (g/L)
血清免疫球蛋白G [IgG]	17.7	H	g/L	6.94～16.2 (g/L)
血清免疫球蛋白M [IgM]	0.796		g/L	0.6～2.63 (g/L)
Kappa链 [KAP]	1470	H	mg/dl	629～1350 (mg/dl)
Lambda链 [LAM]	653		mg/dl	313～723 (mg/dl)

图 1-34-3　入院后免疫球蛋白、血轻链定量等检查

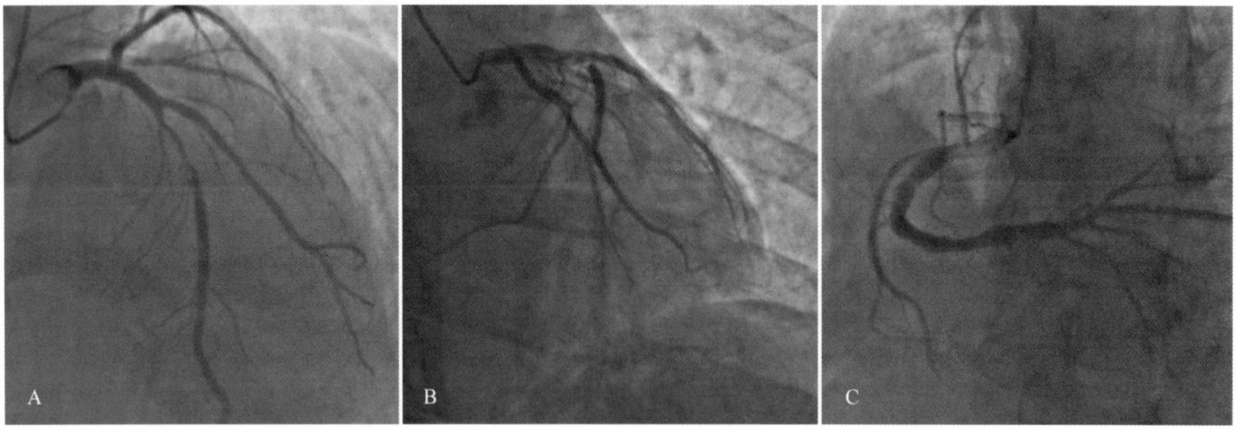

图 1-34-4　**A**. 左冠前降支；**B**. 左冠回旋支；**C**. 右冠脉造影

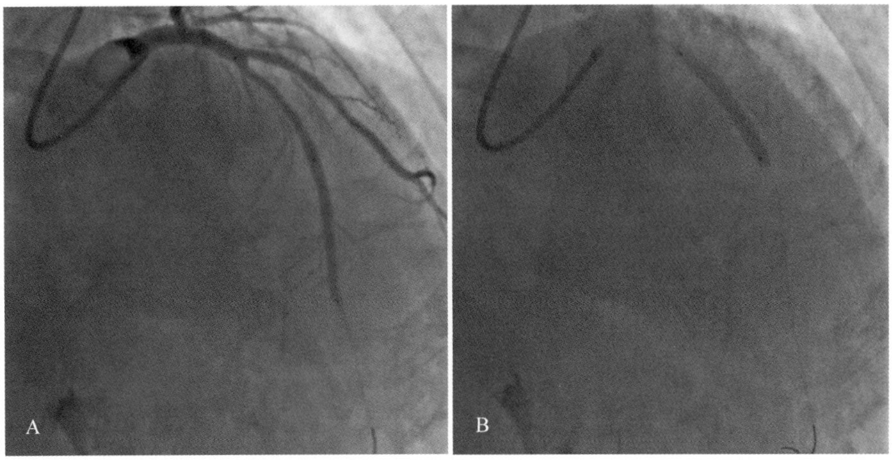

图 1-34-5 A. 支架定位；**B.** 支架释放

钠后恢复为 TIMI 3 级血流。术后转入心内监护病房，密切观察病情变化。术后 2 小时血常规：血小板 79×10⁹/L，术后 4 小时血常规：血小板 79×10⁹/L，出院当日血常规：血小板 72×10⁹/L。根据文献报道，Resolute 支架植入后双联抗血小板药物可以最短服用 1 个月，故建议在密切监测血小板情况下，于支架植入后给予双联抗血小板药物（阿司匹林肠溶片 100 mg，口服，1 次 / 日；硫酸氢氯吡格雷片 75 mg，口服，1 次 / 日）口服至术后 3 个月，每 1 ～ 2 周复查血小板及凝血指标，根据化验回报调整抗血小板治疗方案，同时密切监测出血倾向。术后 3 个月停用氯吡格雷并加用利伐沙班 10 mg 每日一次口服，随访至今未再出现胸痛发作，无明显出血倾向。

☞ **点评：**

血小板减少症可能源于血小板产生不足、脾对血小板的阻留、血小板破坏或利用增加以及被稀释。无论何种原因所致的严重血小板减少，都可引起典型的出血。本例患者血小板基础值低于正常值［（100～300）×10⁹/L］，波动于（75～86）×10⁹/L，高龄，低体重，虽然 CRUSADE 评分 25 分，但仍属出血高危人群。HIT 是指在应用肝素治疗后出现的血小板减少，临床分为Ⅰ型和Ⅱ型。Ⅰ型是非免疫介导的血小板减少，通常出现在肝素应用后 1 ～ 4 天，血小板数量只是轻度减少，罕见低于 100×10⁹/L，即使在不停用肝素的情况下，血小板也可在 3 天内恢复正常。Ⅱ型是一种抗体介导的免疫反应，通常发生在首次应用肝素后的 5 ～ 14 天，临床表现为血小板减少并伴有动静脉血栓形成，其中最重要的抗原是血小板因子 4 和肝素形成复合物，其与血小板抗体结合后导致血小板激活，新生血栓形成。在应用肝素的人群中，HIT 的发病率约为 1% ～ 5%。此患者血小板基础值较低，属发生 HIT 高风险人群。

根据 2016 年中国 PCI 指南、2014 年欧洲心肌血运重建指南和 2015 年欧洲 NSTE-ACS 指南，对有高出血风险的患者，PCI 围术期抗凝首选比伐芦定，同时，HIT 或存在 HIT 高风险的患者主张应用比伐芦定替代普通肝素。本例患者采用 PCI 术前 0.75 mg/kg 比伐芦定的冲击剂量注射，并在术中以 1.75 mg/（kg · h）维持静滴，术后继续以 PCI 术中剂量静脉滴注约 3 小时的方法，并未出现血小板继续减少、出血和支架内血栓，说明血小板减少及 HIT 高风险患者在 PCI 围术期应用比伐芦定进行抗凝治疗是安全有效的。

另外，该患者特发性血小板减少症病史明确，在确保 PCI 围术期抗栓效力的前提下，避免出血事件的发生，是治疗成功的关键。依据现有证据，选用可以尽量缩短双联抗血小板疗程的药物洗脱支架植入，适时调整抗血小板治疗方案，并加用新型口服抗凝药物，以避免因心房颤动而形成心房内血栓也是临床医师需长期关注的重要内容之一。

病例 2：急性冠脉综合征合并消化道出血 1 例

要点：此病例为急性冠脉综合征合并消化道出血，临床高危，病变高危，在这一复杂病例的处理过程中，通过密切监测患者的病情变化，及时调整治疗方案，不仅使患者平稳度过了围术期，在出院后1年余的随访治疗中，也是有理有据，步步为营，使患者多次转危为安，目前预后很好。此患者在整个诊治过程中，每一次的治疗决策都在权衡出血及缺血风险，而现有的指南、共识都没有明确的建议，只能凭借经验、参考既往相似病例，依托先进的检查设备与技术，选择适合此患者的个体化治疗策略。此病例虽然病情复杂、多变，但经过积极、及时、精准的处置，患者多次转危为安。

主诉：阵发性胸痛2个月，加重10余天。

现病史：患者女性，76岁，因“阵发性胸痛2个月，加重10余天”于2019年6月28日由外院转入我院。患者近2个月频发心绞痛，药物治疗无法控制日常活动即可诱发的胸痛，且间断出现胸闷、气短表现。

既往史：高血压病史10年，乳腺癌术后10余年（无复发，目前无需特殊治疗）。

体格检查：入院体温36.2℃，脉搏57次/分，呼吸20次/分，血压103/58 mmHg，查体：贫血貌，消瘦（体重52 kg、BMI 18 kg/m^2），可平卧，心肺听诊未闻及明显异常，腹软无明显固定压痛，下肢无水肿。

辅助检查：入院心电图：窦性心动过缓，广泛导联ST-T轻度改变（图1-34-6）。超声心动图：左心室内径44 mm，EF 66%；化验检查：血红蛋白（Hb）75 g/L，平均红细胞体积76.6 fl，血小板计数305×10^9/L；内生肌酐清除率45 ml/min；谷丙转氨酶10 U/L；血清肌酸激酶同工酶（CK-MB）9 U/L；肌钙蛋白T（TNT）0.026 ng/ml（20天前外院化验0.634 ng/ml）；氨基末端脑钠肽前体（NT-proBNP）289.3 pg/ml；空腹血糖4.46 mmol/L；总胆固醇4.46 mmol/L；低密度脂蛋白胆固醇2.33 mmol/L；ADP诱导的血小板聚集57%；CYP2C19基因监测为中代谢。外院冠脉造影见图1-34-7。

入院诊断：①冠状动脉粥样硬化性心脏病、急性非ST段抬高型心肌梗死、Killip Ⅰ级；②高血压3级，很高危；③贫血；④乳腺癌术后。

诊疗过程

1. 治疗策略选择

（1）入院后患者病情评估及治疗策略：

1）出血及缺血风险评估：CRUSAD评分50分，GRACE评分170分，属于出血风险高、死亡率高、预后差的高危患者。

2）药物保守治疗及血运重建选择：患者强化药物对症中，日常活动（如厕、洗漱、吃饭等）即可诱发心绞痛，每日发作数次，常规先服用硝酸甘油，后吃饭，药物治疗不能控制症状，需要血运重建治疗。根据外院造影情况，SYNTAX评分33分，首选冠状动脉旁路移植术，但一方面患者及家属不能接受开胸手术，另一方面，因患者贫血，不能于近期完成CABG治疗。迫于患者反复心绞痛发作、心脏外科会诊意见以及家属的强

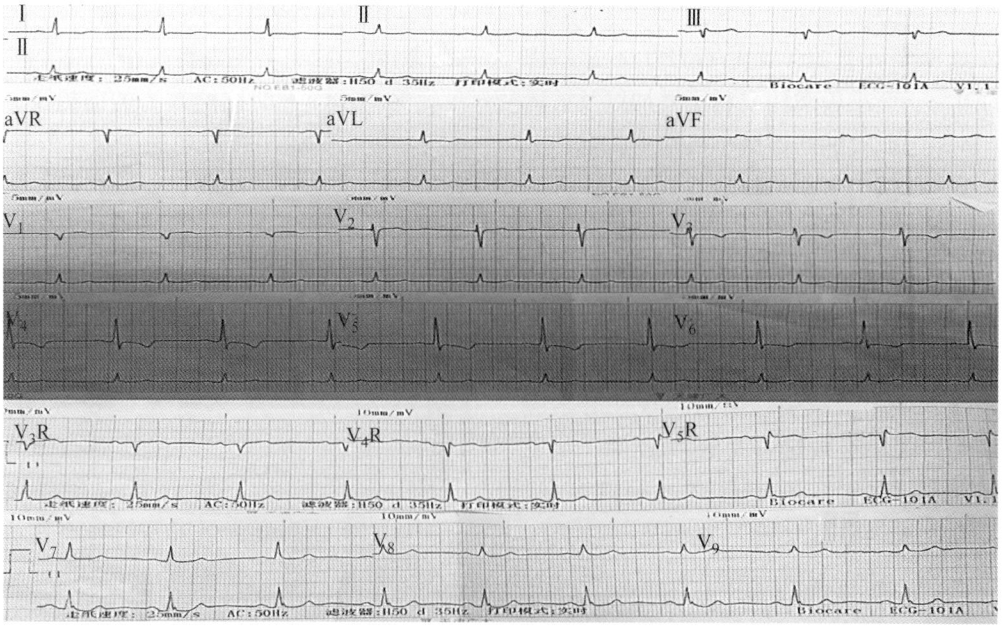

图1-34-6 入院心电图：窦性心动过缓，广泛导联ST-T轻度改变

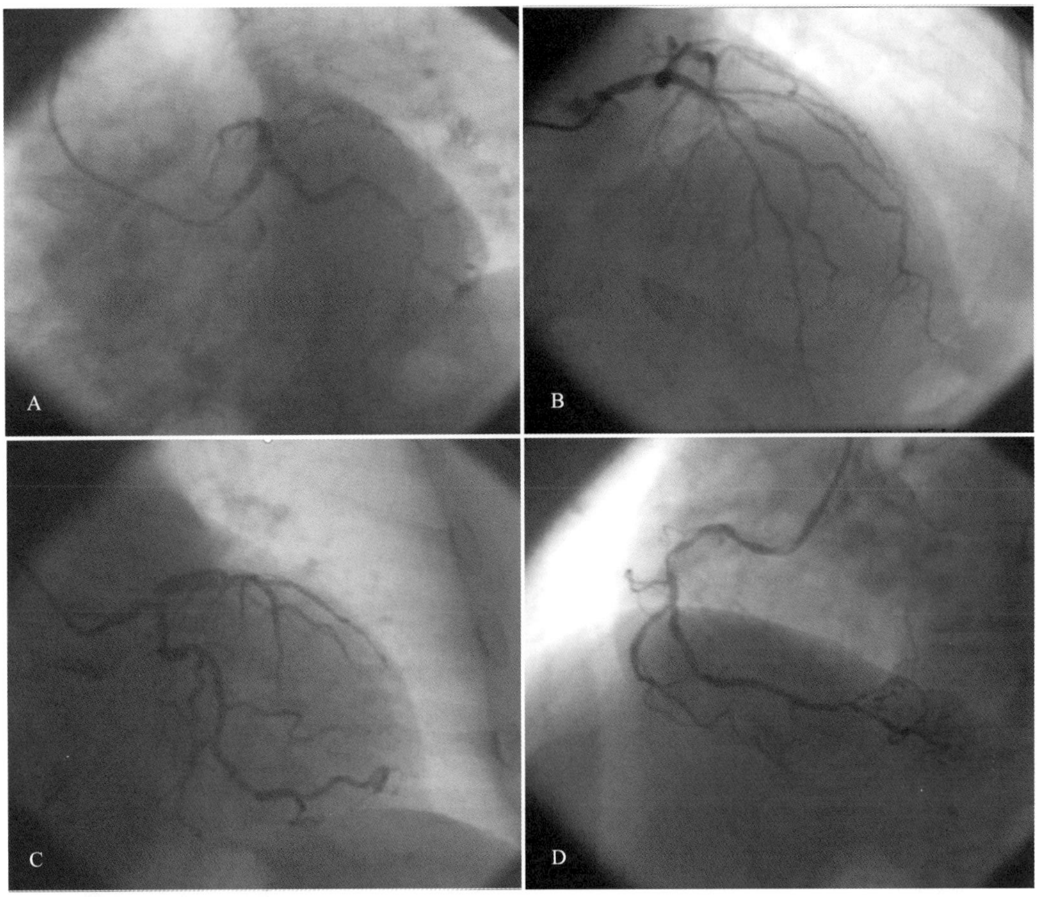

图 1-34-7 外院冠脉造影：右优势型，左主干根部 80% 狭窄（**A**），前降支根部 95% 狭窄（**B**），回旋支根部 50% 狭窄（**C**），右冠脉近中段 80% ～ 90% 狭窄（**D**），血流 TIMI 均 3 级

烈意愿，我们交代围术期风险后准备择期行经皮冠脉介入治疗。

3）入院后药物治疗方案：阿司匹林肠溶片 100 mg/d、硫酸氢氯吡格雷 75 mg/d、匹伐他汀 2 mg/d、厄贝沙坦片 150 mg/d、硝酸酯类药物、雷贝拉唑肠溶片 20 mg/d。

（2）入院后病情多次变化及多次调整治疗方案：

1）第一次病情变化：服用双抗药物第二天晨起，突然出现明显消化道不适症状，之后出现胸闷、心悸症状，血压降低至 85/45 mmHg、心率增快，伴血红蛋白（Hb）下降（68 g/L）、便潜血阳性，急查心电图较前无变化，化验心肌酶、高敏肌钙蛋白正常，考虑消化道出血不除外，停用抗血小板药物，禁食水。患者低血压状态、需要血管活性药物维持血压、Hb 较前下降，根据消化道出血指南的建议（Hb 低于 70 g/L，尤其伴血流动力学改变的情况下，应该考虑输血治疗），输注了红细胞悬液 2U，复查 Hb 升至 90 g/L，同时逐渐停用血管活性药物。

2）第一次治疗策略调整：消化科会诊，根据患者情况以及其 Blatchford 评分（8 分，属于高危），建议尽早行消化道内镜检查明确诊断。故患者暂停双联抗血小板药物，暂停冠脉介入治疗安排，转入消化科，完善消化内镜检查。

3）第二次病情变化：患者转入消化科后，心脏缺血症状逐渐加重，在转入的第三天出现了不能平卧的心力衰竭表现，NT-proBNP 1030 pg/ml（较心内科时明显增高），无法完成消化内镜检查。转入消化科的第四天，患者排便过程中突发意识丧失，意识恢复后出现急性左心衰竭发作，积极抢救后病情改善。

4）第二次治疗策略调整：患者目前情况如下：①强化药物治疗仍发生心脏缺血事件，需要尽早进行血运重建治疗，但患者便潜血持续阳性，服用双联抗血小板药物（dual antiplatelet agents，DAPT）后出现严重消化道反应并 Hb 下降、血压需要血管活性药物维持，患者的消化道情况是否能够耐受 DAPT 需要消化科内镜检查来评估；②患者心脏病情不稳定，消化科没有信心保证患者行消化道内镜检查的过程中病情稳定；③没有消化道内镜结果，心内科不敢服用 DAPT，无法介入治疗；④患者不接受外科 CABG，外科不受理；⑤继续药物治疗无法控制患者症状。如此循环，消化科建议患者转回心内科继续治疗。

明确患者消化道情况是我们制订下一步治疗方案的关键，考虑到常规消化道内镜的侵入性及有创性，以及一般的消化道胶囊内镜只能局限地查看小肠黏膜，我们准备对患者进行磁控胶囊内镜检查，在继续禁食、无 DAPT 情况下，患者顺利完成磁控胶囊内镜检查，初步结果显示：食管、胃未见明显活动性出血（图 1-34-8），开始嘱患者进流食，并启动氯吡格雷 75 mg/d，继续予 PPI 与胃黏膜保护剂。2 天后，全部胶囊内镜结果显示：小肠也未见活动性出血，Rockall 评分 3 分（消化道再出血及死亡的风险属于中危），开始加服阿司匹林 100 mg/d，如此 DAPT 治疗 5 天，期间便潜血持续阳性，但 Hb 值变化不大，波动于 83 ～ 88 g/L，患者无明显消化道症状，向家属再次交代病情后准备行 PCI 治疗。

（3）PCI 策略：右侧桡动脉为手术入路，比伐芦定抗凝，靶病变为 LM-LAD，如果手术顺利，支架植入术后应用腔内影像学检查以优化 PCI 预后，尽量缩短手术时间，术前备血，主动脉球囊反搏术、体外膜肺氧合、心外科以及内窥镜科随时准备处理突发事件。

PCI 手术过程：PCI 手术顺利，成功穿刺右侧桡动脉，比伐芦定抗凝，激活凝血时间达标开始 PCI 操作，复查冠脉造影，与外院造影相同，病变无进展，将两根导丝分别送入前降支与回旋支，预扩张左主干-前降支病变后，回旋支开口没有受到影响，血流正常，选择单支架术式于左主干-前降支根部预扩张后植入 3.5 mm×21 mm 药物洗脱支架 1 枚，并进行对吻扩张。手术顺利，术后影像结果满意（图 1-34-9）。PCI 后为优化其预后，

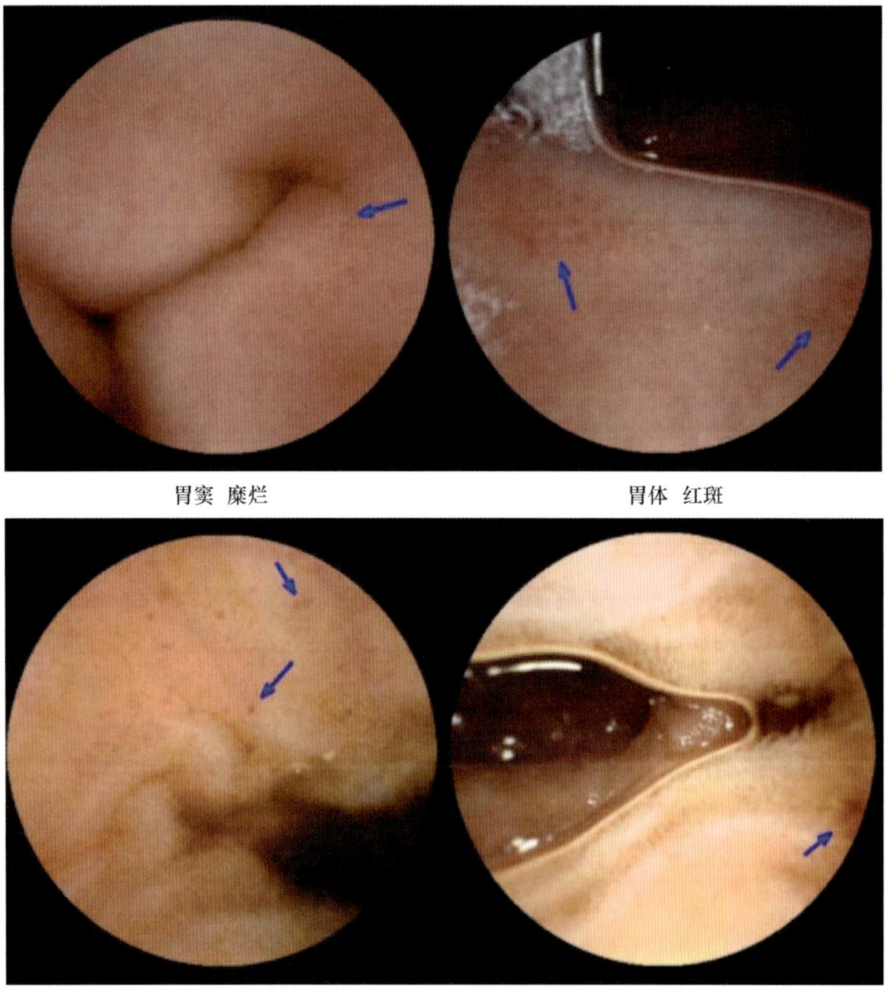

图 1-34-8 磁控胶囊内镜检查结果

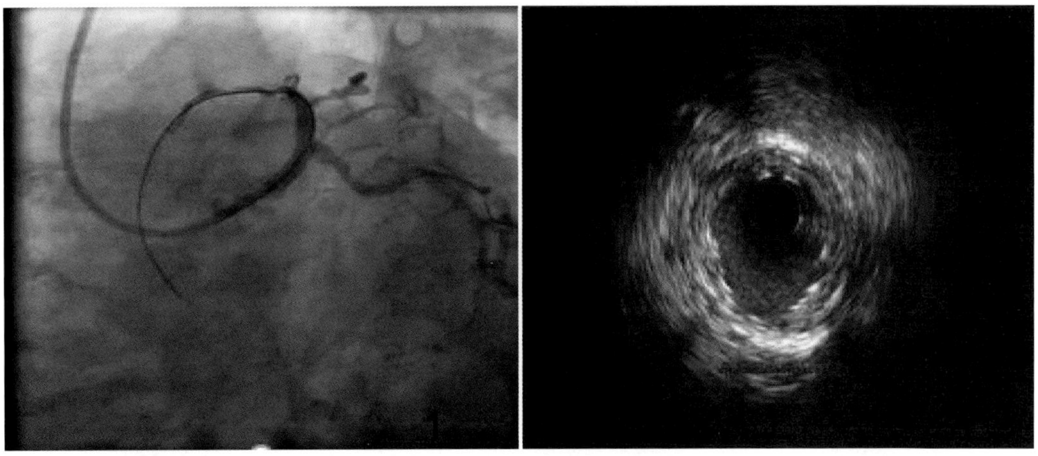

图 1-34-9 LM-LAD 支架植入术后造影及冠脉支架植入术后血管内超声影像

于支架内进行了血管内超声检查，结果提示支架贴壁良好，无并发症，最小管腔面积 5.1 mm^2（图 1-34-9）。

（4）出院后治疗策略：术后继续阿司匹林 100 mg/d、氯吡格雷 75 mg/d、匹伐他汀每晚 2 mg，同时雷贝拉唑、磷酸铝胶浆，外加多糖铁复合物治疗。术后 4 天，患者出院，出院时 Hb 88 g/L；便潜血阳性。

（5）出院后病情变化及调整治疗方案：患者出院 1 个月，因突发头晕、无力、出汗于急诊科就诊，急查 Hb 52 g/L，血压 85/55 mmHg，心率 79 次 / 分，自诉出院后一直腹痛，近期加重，黑便，无呕血，诊断：消化道出血。住院进行输血、止血、补液等对症治疗并停用 DAPT。询问患者，出院后无心绞痛发作，无明显气短，考虑心脏病情相对稳定，建议立即电子胃镜检查，以便有需要时进行镜下处置，但患者不接受，与患者及家属协商后，最终决定先行磁控胶囊内镜检查，如发现需要电子胃镜进行治疗的情况，立即改为电子胃镜。入院第三天，患者进行了磁控胶囊内镜检查，结果显示消化道无活动性出血，但可见明显的弥漫出血点（图 1-34-10），考虑以往确实存在消化道出血，现出血已经基本控制，Rocall 评分 5 分（高危），意味着随时有再出血及死亡的风险。再次评估患者情况，患者左主干介入治疗术后 1 个月，术后无明显心脏缺血症状，病情较稳定，而消化道再出血的风险较高，考虑此时患者的出血风险还是高于缺血风险，故将之前阿司匹林与氯吡格雷的 DAPT 组合改为单联抗血小板治疗（single antiplatelet agent，SAPT），替格瑞洛 90 mg 2 次 / 日，并继续 PPI 及保护胃黏膜药物治疗，之后患者病情相对稳定，未再就诊。

PCI 术后 1 年再次随访患者，无明显心脏缺血症状及消化道症状，Hb 波动于 75 ～ 80 g/L，考虑到患者冠脉并未完全血运重建，而消化道病情相对稳定，继续替格瑞洛 90 mg 2 次 / 日服用至今。目前仍对患者进行密切跟踪随访中，病情稳定。

☞ 点评：

此病例的特点是出血风险及缺血风险双高危，每次病情变化后，抗栓策略都需要调整，虽然目前有多种评分系统：GRACE、CRUSAD、DAPT、HAS-BLED 等可以帮助我们进行选择，但个体化治疗，除了依据这些计算公式，更多的还要依靠我们对病情的综合掌控。

在诊治此病例过程中，其实还是有很多问题有待探讨，比如：阿司匹林、氯吡格雷、替格瑞洛损伤胃肠道黏膜、引发消化道出血的机制不同。指南明确指出：对于阿司匹林所致的溃疡、出血患者，不建议氯吡格雷替代阿司匹林，建议阿司匹林联合 PPI 治疗。可是，当服用抗栓药物期间发生消化道出血时，我们如何判断，消化道黏膜的损伤主要源于哪种抗血小板药物的副作用？也许，OPT-PEACE 研究结果的公布可以解开这个谜题。

另外，PCI 术后发生抗血小板药物相关出血时，常对现用的抗血小板药物进行降阶调整，常用的降阶方案有：选择抗血小板作用相对弱的药物、DAPT 改为 SAPT、减少抗血小板药物的服用剂量等。但药物的反应性会因为个体的性别、年龄、合并症等因素存在差异，就此病例来说，替

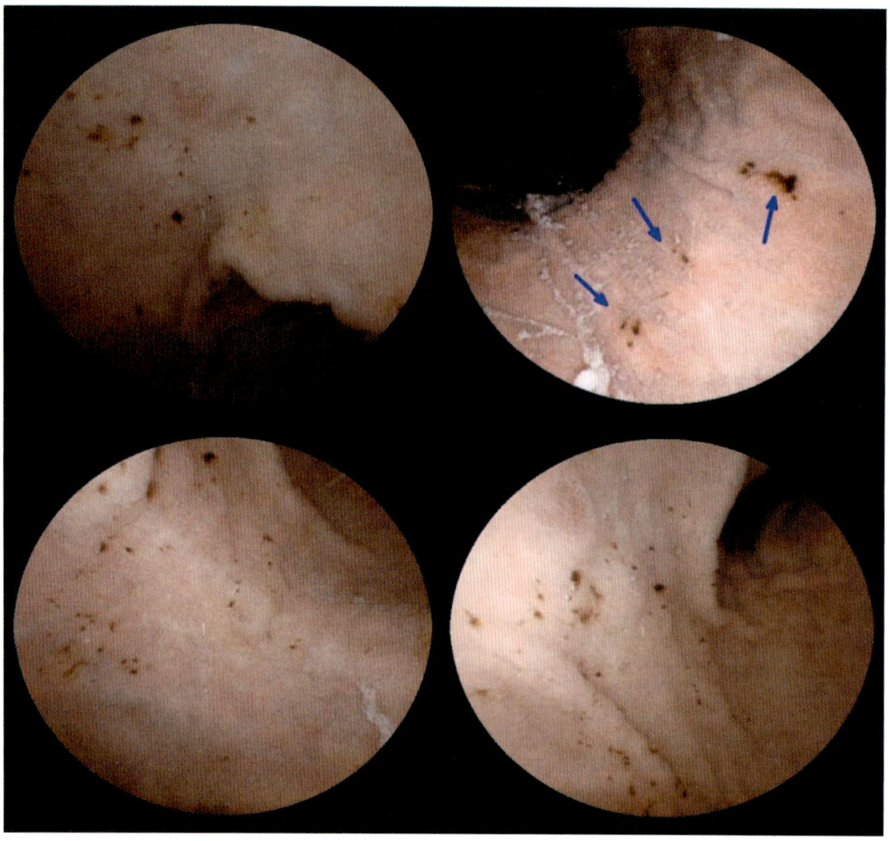

图 1-34-10 磁控胶囊内镜检查结果

格瑞洛 90 mg 2 次 / 日的 SAPT 治疗与阿司匹林、氯吡格雷各一片的 DAPT 组合，这两种方案的出血风险及抗缺血疗效，其实很难量化评估，还需要更多的病例积累以及临床试验证明。

（中国人民解放军北部战区总医院 梁振洋 李洋 韩雅玲）

参考文献

[1] Warkentin TE, Levine MN, Hirsh J, et al. Heparin-induced thrombocytopenia in patients treated with low-molecular-weight heparin or unfractionated heparin. N Engl J Med, 1995, 332 (20): 1330-1335.

[2] Shah PB, Ahmed WH, Ganz P, et al. Bivalirudin compared with heparin during coronary angioplasty for thrombus-containing lesions. Journal of the American College of Cardiology, 1997, 30 (5): 1264-1269.

[3] Stone GW, Witzenbichler B, Guagliumi G, et al. Bivalirudin during primary PCI in acute myocardial infarction. N Engl J Med, 2008, 358 (21): 2218-2230.

[4] Steg PG, van't Hof A, Hamm CW, et al. Bivalirudin started during emergency transport for primary PCI. N Engl J Med, 2013, 369 (23): 2207-2217.

[5] Shahzad A, Kemp I, Mars C, et al. Unfractionated heparin versus bivalirudin in primary percutaneous coronary intervention (HEAT-PPCI): an open-label, single centre, randomised controlled trial. Lancet, 2014, 384 (9957): 1849-1858.

[6] Han Y, Guo J, Zheng Y, et al. Bivalirudin vs heparin with or without tirofiban during primary percutaneous coronary intervention in acute myocardial infarction: the BRIGHT randomized clinical trial. Jama, 2015, 313(13): 1336-1346.

[7] Valgimigli M, Frigoli E, Leonardi S, et al. Bivalirudin or unfractionated heparin in acute coronary syndromes. N Engl J Med, 2015, 373 (11): 997-1009.

[8] Erlinge D, James S. Bivalirudin versus heparin monotherapy in myocardial infarction. N Engl J Med, 2018, 378 (3): 300.

[9] Shah R, Rogers KC, Ahmed AJ, et al. Effect of post-primary percutaneous coronary intervention bivalirudin infusion on acute stent thrombosis: meta-analysis of randomized controlled trials. JACC Cardiovascular interventions, 2016, 9 (13): 1313-1320.

[10] Li Y, Liang Z, Qin L, et al. Bivalirudin plus a high-dose infusion versus heparin monotherapy in patients with ST-segment elevation myocardial infarction

undergoing primary percutaneous coronary intervention: a randomised trial. Lancet, 2022, 400 (10366): 1847-1857.

[11] Bittl JA, Chaitman BR, Feit F, et al. Bivalirudin versus heparin during coronary angioplasty for unstable or postinfarction angina: Final report reanalysis of the Bivalirudin Angioplasty Study. American Heart Journal, 2001, 142 (6): 952-959.

[12] Rajagopal V, Lincoff AM, Cohen DJ, et al. Outcomes of patients with acute coronary syndromes who are treated with bivalirudin during percutaneous coronary intervention: an analysis from the Randomized Evaluation in PCI Linking Angiomax to Reduced Clinical Events (REPLACE-2) trial. American Heart Journal, 2006, 152 (1): 149-154.

[13] Kastrati A, Neumann FJ, Mehilli J, et al. Bivalirudin versus unfractionated heparin during percutaneous coronary intervention. N Engl J Med, 2008, 359 (7): 688-696.

[14] 中国医师协会心血管内科医师分会血栓防治专业委员会，中华医学会心血管病学分会，冠心病与动脉粥样硬化学组，等.急性冠状动脉综合征非血运重建患者抗血小板治疗中国专家共识（2018）.中华心血管病杂志，2019，47（6）：430-442.

[15] 中国医师协会内镜医师分会，消化内镜专业委员会，中国医师协会内镜医师分会，等.中国磁控胶囊胃镜临床应用专家共识精简版（2017）.中华消化杂志，2017，37（12）：793-795.

[16] 抗血小板药物消化道损伤的预防和治疗中国专家共识组.抗血小板药物消化道损伤的预防和治疗中国专家共识（2012更新版）.中华内科杂志，2013，52（3）：264-270.

第35节 Stingray球囊相关并发症

Stingray球囊辅助的正向夹层再入真腔（antegrade dissection re-entry，ADR）技术是慢性完全闭塞病变（chronic total occlusion，CTO）路径的重要组成部分，约在20%～34%的杂交路径中使用，器械成功率达86%，显著提高CTO开通成功率，且不影响患者长期预后。Stingray球囊可在内膜下扩张，两翼环抱血管腔自我定位，为导丝穿刺提供良好的支撑和平台，在其基础上开展的Stick-and-Swap、Double-Blind Stick-and-Swap、STRAW等技术，进一步提高Stingray球囊的应用率和成功率。Stingray球囊相关并发症发生率不高，总体约2.9%～3.4%。相关并发症发生的危险因素可从病变解剖特点、启用时机、介入操作等方面进行分析。

一、解剖因素

Singray球囊顺利进入内膜下空间至远端登录区是ADR技术的关键，受病变复杂程度（CTO病变细长、迂曲、严重钙化）、远端血管状况等因素影响。Stingray球囊进入远端登录区后也受很多因素影响（钙化、斑块负荷、管腔大小、斑块厚度、导丝到真腔的距离、血肿大小、远端管腔压力、Stingray稳定性和术者经验）。研究发现以下解剖特点适合Stingray球囊操作：CTO管腔大、远端登录区无钙化、登录区在右冠脉远段（血管相对较直且无大的分支）、导丝距离血管真腔＜0.5 mm、远端纤维帽无分叉、无大血肿影响操作、逆向充盈良好、Stingray导管容易送到远端登录区。

二、Stingray启用时机

使用Stingray球囊时机“宜早不宜迟”，对于复杂病变过于执着于导丝操作，反复采用正向导丝升级、平行导丝等技术，不仅使手术时间延长、造影剂和曝光量增加，还易导致内膜下血肿，增加Stingray使用难度和并发症发生风险。因此，导丝一旦“错过”了远端血管真腔，应及时转换策略，特别是以下几种情况更需启动Stingray：①第一根导丝远离管腔；②术者考虑第一根导丝走行于内膜下；③远端纤维帽很硬；④登录区合适。

三、操作因素

Stingray球囊穿刺成功的主要因素包括：充分预准备Stingray球囊确保显影；将其推送至适宜的登录区，并使Stingray球囊呈单轨征，逆向造影确认导丝穿刺方向；预防和控制血肿；及时调整穿刺导丝和技巧提高穿刺成功率。Stingray球囊操作过程中有可能发生穿孔、内膜下血肿、边支丢失等并发症。

（一）冠状动脉穿孔

大多为Ellis Ⅰ型和Ⅱ型，通常不需要特殊处理，必要时采用球囊封堵、覆膜支架等方式处理。血管严重迂曲、CrossBoss导管进入小分支是血管穿孔的重要原因。因此，不建议常规使用CrossBoss导管，正向导丝联合微导管和小球囊扩张等操控一般能制造内膜下空间使Stingray顺利到达远端登录区，导丝穿刺前需多体位造影和逆向造影明确血管走行及Stingray球囊与主支血管的关系。

（二）内膜下血肿

血肿形成的危险因素包括导丝Knuckle到远端真腔血管的内膜下、过多内膜下操控导丝、暴力推送器械通过闭塞段以及正向注射造影剂。可以通过以下措施预防或减少内膜下血肿：当第一根正向导丝已经到达与远端纤维帽平行的内膜下空间时，建议顺时针旋转微导管送至导丝头端，扩张出通道后直接推送Stingray球囊，即“Bougie”技术，无需常规Knuckle导丝或使用CrossBoss导管；当使用导丝Kunckle时，根据病变特点选用合适的Knuckle导丝，控制Kunckle环的直径，使其保持小的“怼环”直径，并控制导丝Kunckle不超过闭塞远端；避免反复正向导丝操控；可以使用OTW球囊或Guideliner等延长导管封堵入口以减少正向血流进入内膜下间隙，避免正向微导管反复进出致血流进入内膜下通道引起血肿；避免正向造影，建议断开正向环柄注射器与三联三通板的连接，防止无意注射造影剂造成血肿扩大；穿刺前常规抽吸减少血肿。

（三）冠状动脉夹层

穿刺导丝具有很高的穿透力，在远端血管真腔操控可能引起血管夹层，常规使用“Stick and Swap”方法可用于减少血管夹层风险，将穿刺导丝送至球囊的导丝出口进行穿刺（Stick），穿刺成功后换用工作导丝沿同一导丝出口送入血管真腔远端（Swap）。

（四）边支丢失

较长的内膜下通道和远端登录区存在分支血管是边支丢失的主要原因，可能导致急性心肌梗死。避免内膜下通道超过远端纤维帽、将Stingray球囊定位于远端登录区无较大分支的部位以降低此风险。

（五）围术期心肌梗死

国内有研究发现CTO PCI围术期心肌梗死发生率约3%，可能原因包括边支丢失、血肿压迫、血管夹层、急性血栓形成等。患者和病变的选择对于避免围术期心肌梗死至关重要，对于涉及主要边支的CTO病变不适合ADR，术前可采用冠脉CT血管造影（coronary computer tomographic angiography，CCTA）联合造影评估闭塞远端血管的走行、形态和CTO长度等。常规采用STRAW技术，通过Stingray球囊抽吸减少血肿，特别是当近端CTO体部较长和一定程度阻塞前向血流时。应用Guidezilla延长导管联合Stingray球囊操作时间较长时，发生血栓的概率升高，注意预防急性血栓形成。

（六）输送过程中球囊破裂

可能由于通过严重钙化和迂曲病变时暴力推进导致球囊变形破裂，也可能与球囊充盈压力过大（建议使用3～4个大气压）、使用硬导丝等有关，需谨慎操控导丝和球囊。

（七）球囊输送杆断裂

球囊输送杆出指引导管部位抗折性较差，用力推送可能会导致输送杆扭曲甚至断裂，损害Stingray球囊的结构完整性。保持指引导管同轴性或使用延长导管可降低该风险。

四、病例报告

病例1：Stingray球囊破裂

患者男性，64岁，因阵发性胸闷17年，加重3个月为主诉入院。既往陈旧性心肌梗死及支架植入病史。诊断：①冠心病、急性冠脉综合征、陈旧性下壁右室心肌梗死、冠脉支架植入术后；②充血性心力衰竭，心功能Ⅰ级；③高脂血症；④腔隙性脑梗死。入院后给予阿司匹林肠溶片口服，100 mg 1次/日；替格瑞洛口服，90 mg 2次/日；阿托伐他汀钙片（国产20 g）口服，

20 mg 1 次 / 晚；依折麦布片口服，10 mg 1 次 / 日；酒石酸美托洛尔片口服，12.5 mg 2 次 / 日；培哚普利叔丁胺片口服，2 mg 1 次 / 日。冠脉造影示：右冠脉（RCA）自近端支架内慢性完全闭塞，左前降支（LAD）近中段弥漫性长病变伴重度狭窄，以 Resolute 3.5 mm×22 mm 支架植于 LAD 近段病变，3.5 mm×15 mm 球囊后扩张。下一步拟开通 RCA 病变，首先采用 7 F AL1.0 指引导管，在 Corsair 辅助下应用 XT-A、GaiaIII、Pilot200 导丝尝试通过近端闭塞段，难以至 RCA 远段，遂尝试逆向介入治疗失败，再次改为正向介入，RCA 近段应用 2.0 mm 球囊锚定，应用 XT-A 导丝 Knuckle 至 RCA 中段，跟进 Corsair 微导管应用 GaiaIII 导丝尝试至 RCA 远段困难，应用 Pilot200 导丝再次 Knuckle 至 RCA 远段，跟进 Corsair 微导管 Pilot200 继续 Knuckle 至远段三分叉部位，应用 CP、CP8-20、Pilot200 尝试至 RCA 远段，对侧造影考虑导丝位于内膜下。遂利用自制 3M 导丝辅助 Stingray LP 球囊送至三分叉前，结果发生 Stingray 球囊破裂，利用 Stingray 球囊残体，分别应用 CP8-20 导丝进行 Stick and Drive 技术，应用 Pilot200 导丝进行 Stick and Swap 技术，输送导丝至远段真腔，于 RCA 病变植入 Resolute 2.5 mm×30 mm、波科 3.5 mm×32 mm、波科 3.5 mm×8 mm 支架（图 1-35-1）。出院后继续口服上述药物，2 年随访患者病情稳定。

☞ 点评：

Stingray 辅助 ADR 技术是开通冠脉慢性完全闭塞病变的高效、快速方法。由于患者冠脉迂曲、钙化及远段闭塞血管管腔较小，介入过程中不能完全避免并发症的出现。比较常见的并发症为血肿的下延扩大、导丝穿孔导致的心脏压塞。Stingray 球囊破裂目前尚未见有报道。该例患者由于 RCA 迂曲，局部存在钙化结节，导致在球囊扩张时出现破裂，由于 Stingray 球囊本身较小，破裂导致的血肿扩大并不明显。如果血肿出现扩大，也可通过回抽血肿的方法减少血肿带来的影响。此外，Stingray 球囊破裂后本身扁平的结构仍然存在，因此通过 Stingray 球囊的残存体仍可继续操作导丝完成重回真腔的操作。这需要术者对血管结构非常熟悉、导丝操作非常熟练才能较快地完成。通过该病例，如果冠脉病变存在钙化，应用 Stingray 球囊时尽量避免压力过大，通过缓慢加压的方式避免球囊破裂。

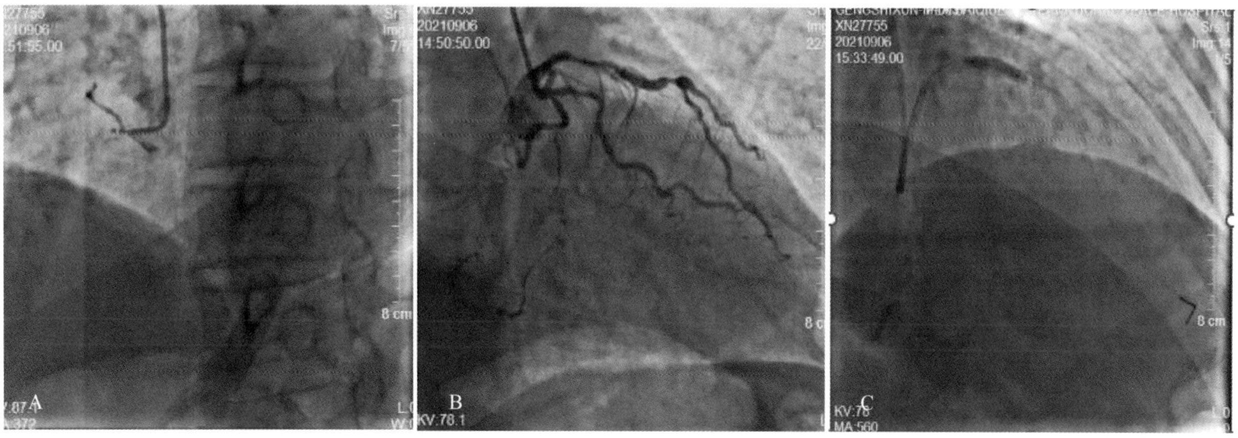

图 1-35-1 **A**. RCA 自近端支架内慢性完全闭塞；**B**. LAD 近中段弥漫性长病变伴重度狭窄；**C**. 以 Resolute 3.5 mm×22 mm 支架植于 LAD 近段病变，3.5 mm×15 mm 球囊后扩张；**D**. 7 F AL1.0 指引导管，在 Corsair 辅助下应用 XT-A、GaiaIII、Pilot200 导丝尝试通过近端闭塞段，难以至 RCA 远段；**E**. 尝试逆向介入治疗失败，再次改为正向介入，RCA 近段应用 2.0 mm 球囊锚定；**F**. 应用 XT-A 导丝 Knuckle 至 RCA 中段；**G**. 跟进 Corsair 微导管应用 GaiaIII 导丝尝试至 RCA 远段困难；**H**. 应用 Pilot200 导丝再次 Knuckle 至 RCA 远段；**I**. 跟进 Corsair 微导管 Pilot200 继续 Knuckle 至远段三分叉部位；**J**. 应用 CP、CP8-20、Pilot200 尝试至 RCA 远段，对侧造影考虑导丝位于内膜下；**K**. 自制 3M 导丝辅助 Stingray LP 球囊送至三分叉前；**L** ～ **M**. Stingray 球囊破裂，利用 Stingray 球囊的残体，分别应用 CP8-20 导丝进行 Stick and Drive 技术，应用 Pilot200 导丝进行 Stick and Swap 技术至远段真腔；**N**. 支架植入术后最后结果

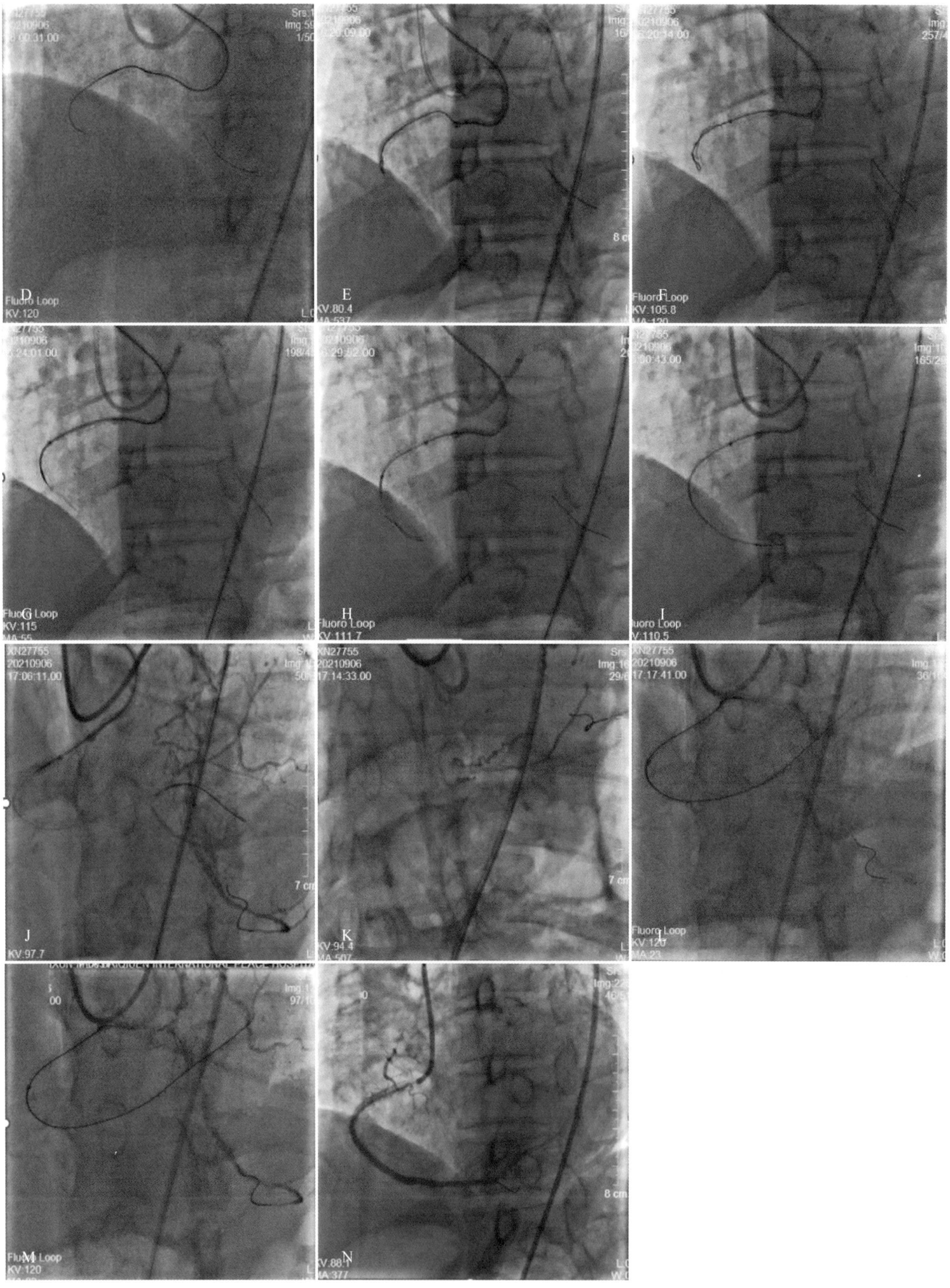

图 1-35-1 续

（中国人民解放军联勤保障部队第九八〇医院 汝磊生 马彦卓 孔令锋）

参考文献

[1] 陈根锐，高好考，王琼，等. BridgePoint系统开通冠状动脉慢性完全闭塞病变的临床疗效. 中华心血管病杂志，2020，48：236-243.

[2] Tajti P，Karmpaliotis D，Alaswad K，et al. The Hybrid approach to chronic total occlusion percutaneous coronary intervention：update from the PROGRESS CTO registry. JACC Cardiovasc Interv，2018，11：1325-1335.

[3] Wu EB，Brilakis ES，Lo S，et al. Advances in CrossBoss/Stingray use in antegrade dissection reentry from the Asia Pacific Chronic Total Occlusion Club. Catheter Cardiovasc Interv，2020，96：1423-1433.

[4] Harding SA，Wu EB，Lo S，et al. A new algorithm for crossing chronic total occlusions from the Asia Pacific Chronic Total Occlusion Club. JACC Cardiovasc Interv，2017，10：2135-2143.

[5] Maeremans J，Walsh S，Knaapen P，et al. The Hybrid algorithm for treating chronic total occlusions in Europe：The RECHARGE Registry. J Am Coll Cardiol，2016，68：1958-1970.

[6] 赵林，王刚，胡春阳，等. Stingray球囊辅助下正向夹层再进入技术在慢性完全闭塞病变治疗中的应用. 中国介入心脏病学杂志，2020，28：511-516.

[7] 共识专家组. 正向夹层再入真腔技术在冠状动脉慢性完全闭塞病变介入治疗中应用中国专家共识. 中国介入心脏病学杂志，2021，29：541-547.

[8] Habara M，Tsuchikane E，Shimizu K，et al. Bridge point Club J：Japanese multicenter registry evaluating the antegrade dissection reentry with cardiac computerized tomography for chronic coronary total occlusion. Cardiovasc Interv Ther，2022，37：116-127.

[9] Drozd J，Strange J，Wysokinska A，et al. Percutaneous recanalisation of chronically occluded coronary arteries with the CrossBoss/Stingray system：first experience（report of three cases）. Kardiol Pol，2015，73：711-721.

第36节 生物可吸收冠状动脉支架相关并发症

为避免金属异物永久留存于体内，一种可吸收或生物可吸收支架（bioresorbable scaffold，BRS）的理念应运而生。自1998年日本研发出Igaki-Tamai BRS以来，因其能够避免金属支架长期存在造成的冠状动脉金属化，有利于恢复血管正常舒缩功能、便于二次介入干预及外科冠脉旁路移植手术、具有磁共振/CT相容性好等优势，被誉为经皮冠脉介入治疗（percutaneous coronary intervention，PCI）领域的第4次变革。

自2006年雅培公司的第一代BRS（Absorb BVS）进入大规模临床验证以来，全球已有数十款BRS进入临床研究阶段。国内首款BRS产品（NeoVas支架，北京乐普医疗）以聚乳酸作为支架基体，于2019年2月获得国家药品监督管理局正式批准上市。先健科技公司控股子公司元心科技（深圳）有限公司自主研发的IBS Angel™铁基可吸收支架系统（“IBS Angel™”）已成功获得欧盟CE MDR认证，成为全球首个在欧盟成功商业化的铁基可吸收支架系统，其国内Ⅲ期临床研究也已经完成入组，为冠心病患者的介入治疗提供了一种新的选择。

按照材料分类，BRS主要分为可吸收高分子聚合物支架和可降解金属支架两大类。前者以左旋聚乳酸（PLLA）为主，后者包括镁合金、铁合金与锌合金三种。已进入市场应用阶段的BRS大多数采用聚乳酸等高分子类材料作为支架基体。聚乳酸类材料生物相容性良好，能够逐渐降解为乳酸，进入三羧酸循环，最终代谢为水和二氧化碳。但是聚乳酸的力学性能低于金属材料，要保持足够的支撑力就必须使支架更厚、小梁更宽、血管覆盖率更高。金属BRS因其力学性能与永久材料相似，无需牺牲任何支架性能，几乎可覆盖目前所有的永久支架市场。但是金属材料用于血管支架最大的挑战是在人体环境下降解缓慢，降解产物吸收慢。由于上述BRS局限性的存在，充分掌握适用范围和标准化植入流程就成为了预防BRS相关并发症的关键要素。

一、可吸收支架的适用范围及限制

目前BRS主要用于治疗原发冠脉粥样硬化病变患者的血管内狭窄，以改善冠脉血流，预防发生球囊扩张后再狭窄。BRS已经在简单及中等复杂程度病变中显示出良好的长期疗效，因此目前应将中等或中等以下复杂程度的病变作为 BRS 的主要适应证。但某些特殊病变在植入 BRS 时需要具体分析和评估。以下适用范围及限制主要指 PLLA 为主要材料的 BRS，金属 BRS 由于其特点与 DES 基本相同，故基本不存在以下限制。

（一）可吸收支架的适用范围

1. 稳定性冠心病或中低危急性冠脉综合征（acute coronary syndrome，ACS） 关于 BRS 在 ACS 患者中的使用，国外文献中已有报道。BRS 在 ACS 患者中应用的一大优势是其小梁较宽，可能会阻止病变处血栓栓塞远端血管。其次，BRS 吸收后可能会避免发生金属支架植入术后支架外血栓吸收导致的迟发贴壁不良。

PRAGUE-19 研究共纳入 142 例急性 ST 段抬高型心肌梗死（ST-segment elevation myocardialinfarction，STEMI）患者，最终 41 例患者植入了 BRS（Absorb BVS），术后即刻、术后 1 年及 2 年的随访都获得了满意的结果。TROFI Ⅱ研究共入选 191 例接受直接 PCI 治疗的 STEMI 患者，随机分为 Absorb BVS 组（95 例）和 Xience 组（96 例）。6 个月两组的愈合分数达到非劣效标准（BVS 组为 1.74，Xience 组为 2.80）。在心源性死亡、TV-MI、ID-TLR 的发生率方面，两组差异无统计学意义。BRS 对 STEMI 患者的效果和安全性还需要更多研究确认。在临床实践中，目前建议在稳定性冠心病或稳定的中低危 ACS 患者中考虑使用 BRS。

2. 参考血管直径 2.75 ～ 3.75 mm 之间的病变 既往研究显示，如果在直径≤ 2.25 mm 的血管内植入 BRS，发生支架内血栓（stent thrombosis，ST）的可能性明显增加。目前市售 BRS 最小直径为 2.75 mm，最大直径为 3.5 mm，且其最大可扩张范围与标准直径相比不超过 0.25 mm，在直径过大的血管植入 BRS 可能会导致贴壁不良。因此，建议市售 BRS 应该在参考血管直径 2.75 ～ 3.75 mm 的冠脉病变内植入。

3. 预扩张效果满意的无钙化或轻度钙化病变 无钙化或轻度钙化病变，通过普通球囊、切割球囊、棘突球囊、激光消融术、旋磨术等器械预处理后，预计不会影响 BRS 膨胀和贴壁效果时，可以植入 BRS；需要旋磨或激光技术预处理的病变建议用 OCT 或血管内超声（IVUS）指导，以便确认 BRS 贴壁情况。

4. 分支血管直径不超过 2.0 mm 的分叉病变 对于分叉病变，BRS 面临最大的挑战是对吻扩张分支导致支架变形或断裂。当分支血管直径不超过 2.0 mm 时，可植入 BRS（可考虑主支使用单支架技术）。如果在主支植入 BRS 后需要扩张分支，建议使用直径在 2.5 mm 以下的普通球囊或药物洗脱球囊，之后可以考虑在主支 BRS 内用球囊 / 血管直径比例为 1∶1 的非顺应性球囊进行最后扩张整形。靶病变跨过大的分支血管（分支参考血管直径＞ 2.0 mm，狭窄程度＞ 50%）时，不建议植入 BRS。如果需要采用双支架技术，建议分支应用金属 DES，而不是 BRS。

5. 长度≤ 20 mm 的病变 目前中国批准市售的 BRS 长度最长为 24 mm，建议 BRS 应用于病变长度≤ 20 mm 的病变。目前关于 BRS 串联的临床效果尚不明确，因此不建议常规使用串联支架，以减少晚期事件的发生。如果串联支架不可避免，可考虑头尾紧密相接（无重叠）的办法。建议应用血管腔内影像学技术进行指导，以便确定 BRS 连接处是否完整对接及贴壁情况。如果病变的近端和远端参考血管直径落差＞ 0.25 mm，不建议使用 BRS。

（二）不建议使用的范围

基于目前的临床证据，以及考虑到目前 BRS 的综合性能（尺寸、支架梁厚度、通过外径、支撑力等因素），不推荐在以下病变中使用 BRS。

1. 左主干病变 由于左主干病变的尺寸往往超过目前 BRS 能达到的范围，另外，很多左主干病变会累及分叉部位，因此不建议常规在左主干植入 BRS。只有在部分直径较小的左主干体部的局限病变中考虑应用 BRS，但一定要在血管腔内影像学指导下进行，以便保证 BRS 的贴壁良好。

2. 小血管病变 参考血管直径＜ 2.75 mm 的小血管不建议植入 BRS。

3. 严重钙化病变 既往大部分 BRS 试验都将严重钙化病变列为排除标准，因此钙化病变对于 BRS 植入后的结果有何影响目前尚不清楚。一些观察性研究显示，钙化病变和非钙化病变植入 BRS 后的结果可能相似。但是，对冠脉钙化病变进行预处理往往难度较大，而且此类病变发生再狭窄或支架内血栓概率也较高。因此，对于严重钙化病变，采用旋磨术等预处理后仍然不能达到理想效果的情形（指应用等直径非顺应球囊预扩张时钙化病变处不能充分膨胀，呈哑铃形或单侧凹陷；残余狭窄＞40%或腔内影像学检查显示钙化角度＞270°，厚度＞500 μm），不建议植入BRS。

4. DES内再狭窄病变　再狭窄病变仍然是目前常见的临床问题。处理再狭窄的常规做法是应用药物洗脱球囊或再次植入DES。理论上，如果在DES再狭窄病变内植入1枚BRS，可能会在BRS完全吸收前逐渐释放药物，从而防止再狭窄的发生，建议DES支架内再狭窄病变参考血管直径≥3 mm情况下可考虑应用BRS。但目前的相关研究均为小样本观察性试验，原先植入的DES金属结构是否会影响BRS贴壁和吸收尚不清楚，在没有充分的循证医学证据证实其治疗DES再狭窄的疗效之前，不建议常规在此类病变中应用BRS。

5. 高度迂曲病变　由于目前上市的BRS通过性能有限，不建议在高度迂曲的病变中应用，以避免支架脱载等并发症的发生。

6. 慢性完全闭塞病变（chronic total occlusion，CTO）　随着技术和器械的进步，CTO病变的开通率逐渐提高，但很多CTO病变是在内膜下通道开通的。在这些内膜下通道的节段植入BRS后可能会发生支架段内皮化不全或内皮功能缺失。近年，也有荟萃分析提示，在CTO病变中植入BRS是可行的。因此，可考虑在简单CTO病变中应用BRS。但在更多证据出现之前要慎重使用，并且建议在腔内影像学技术的指导下完成BRS植入术。

7. 口部病变　口部病变容易产生急性弹性回缩，并且再狭窄率偏高。而既往的GHOST-EU注册研究显示，与非口部病变相比，口部病变植入BRS后的支架内血栓和器械相关临床终点事件有升高趋势。因此，不建议常规在口部病变植入BRS。

8. 桥血管病变　目前无循证证据。

9. 移植心脏冠脉病变　目前无循证证据。

10. 其他临床情况　高危ACS患者，无法耐受长期双联抗血小板药物（dual anti-platelet treatment，DAPT）的患者，长期服用口服抗凝药物的患者，对BRS制作材料（左旋聚乳酸、外消旋聚乳酸、雷帕霉素、铂金和脂肪族聚酯共聚物或共混物）有过敏反应者，肾功能损害患者，有造影剂严重反应或不能用药者。

二、可吸收支架的临床使用流程

BRS在临床使用中应当遵循PSP操作规范（表1-36-1），具体操作流程如下。

1. 靶病变的预处理　在植入BRS前，必须对冠脉靶病变进行充分预处理。在预处理时，推荐使用非顺应性球囊，按球囊/血管直径比例为1∶1（或球囊直径比血管直径小0.25 mm）的原则选择球囊直径，使用适中的压力（参照球囊顺应性表）进行扩张，最佳方法是采用压力逐次增大，多次预扩张，以便建立缺血预适应。不易充分预扩张的病变，如病变处有轻度钙化，建议先使用切割球囊、棘突球囊、激光消融术、旋磨术等器械进行处理，以达到理想的预处理扩张效果。充分预扩张后残余狭窄＜40%，TIMI血流达到Ⅲ

表1-36-1　BRS植入的PSP技术规范

技术规范	内容
预扩张（pre-dilatation）	预扩张球囊（建议应用非顺应性球囊）直径：参考血管直径约为1∶1 无法充分扩张的病变需应用切割球囊或旋磨技术进行预处理 除非可以充分扩张病变，否则不建议植入BRS
尺寸优化（proper sizing）	应用指引导管、球囊、在线QCA软件、腔内影像学技术进行指导 绝对避免支架选择过小 如果血管尺寸偏小（＜3.0 mm），建议应用腔内影像学技术，避免在小血管（＜2.75 mm）内植入BRS
后扩张（post-dilatation）	使用非顺应性球囊 球囊直径与参考血管直径比要根据病变具体情况确定 高压力后扩张（＞18 atm） 不能超出0.5 mm的BRS扩张上限

注：BRS为生物可吸收支架；1 atm＝101.325 kPa

级，可实施BRS的植入。如果不能达到理想的预扩张效果，不建议植入BRS。

2. 准确测量靶血管的尺寸　测量血管参考直径之前，建议向冠脉内1次或多次注射硝酸甘油，每次100～200 μg，以达到充分扩张冠脉、避免过低判定血管直径。给药30秒后至少在2个正交体位造影，作为测量参考血管直径（RVD）的依据。建议采用以下3种方式测量靶血管的RVD：①使用在线QCA（QCA-online）测量；②精确目测，并通过预扩张球囊的直径进行校正；③如果有腔内影像学技术条件，提倡使用腔内影像学技术（IVUS或OCT）辅助测量。根据测量结果，选择与靶血管直径最相匹配的BRS直径尺寸。如果靶血管近端和远端的直径相差较大，建议选择的支架以远端血管相对较小的尺寸为准。如果病变远端参考血管和近端参考血管直径相差≥0.25 mm，可能会导致近端BRS贴壁不良或远端血管损伤，此种情况下不建议植入BRS。要选择合适的支架长度，以确保支架两端覆盖各超出病变2 mm左右。

3. 支架的输送和扩张释放　目前市售的BRS需保存在低于10℃冰箱里，取出支架后观察温度警示器（又称“OK”标）是否处于正常状态。BRS系统在进入人体前，需在室温条件下静置5～10分钟，其后在肝素盐水中浸泡5～10秒。在沿导引导丝输送支架系统至靶病变的过程中，不能暴力推送和拉拽。通过支架输送系统（球囊）上的金属标记确认支架位于合适位置。支架释放时，先用10秒缓慢加压至3 atm，观察支架近段、中段和远段均扩张到相同直径后，以1 atm/s的速率加压至所需命名压力（一般8～10 atm），然后持续保压扩张20～30秒。当支架释放完成后撤出球囊导管时需小心操作，不能剐蹭到刚释放的支架。

4. 后扩张处理　BRS植入后，强烈推荐进行后扩张。后扩张有助于实现更优的支架贴壁效果。推荐使用外径小的非顺应性高压球囊导管进行后扩张。球囊直径：参考血管直径的比例要根据病变具体情况确定。可参考所选用的非顺应性球囊的顺应性表，来选择适当的后扩张压力，以保证支架产生良好的贴壁效果又不被过度扩张。建议应用高压力后扩张（＞18 atm，但需要注意球囊爆破压）。所选用的后扩张球囊长度不超出支架长度，并保证球囊位于支架边缘以内，以避免发生边缘夹层或损伤。所选用的后扩张球囊直径最大不超过支架直径0.25 mm。为保证良好的贴壁效果，后扩张之后应无明显残余狭窄（建议残余狭窄＜10%）。

5. 术中补救措施　如果术中预扩张后出现严重夹层（NHLBI分型D～F型），并向远端血管延展，病变总长度超过目前单个BRS长度，则不建议继续植入BRS。如果植入BRS后出现夹层或壁内血肿，并影响血管血流（TIMI血流≤2级），则需要植入DES进行补救（不建议继续植入BRS补救）。

三、可吸收支架相关并发症

由于其冠脉支架的根本性质，理论上所有PCI的并发症都可能发生在植入可吸收支架的患者身上，故本节不再针对PCI的普遍并发症过多赘述，主要罗列可吸收支架发生较多的几种并发症类型。大多数可吸收支架植入的并发症主要源于可吸收支架本身材料的限制和“标签外”使用。

（一）支架内血栓（ST）

同DES相比，BRS更厚的支架容易突入管腔扰动血流，造成血液层流丢失，形成振荡剪切应力区，从而促进血小板激活引起支架小梁周围血栓级联反应。动物实验发现，BRS术后的急性炎性刺激也在早期ST中起到推波助澜的作用。而受支撑力限制，BRS弹性回缩也是造成早期ST无法回避的因素之一。Ho等报道中的患者虽坚持规范化DAPT，但术后1周仍出现了BRS节段内ST，OCT比对发现支架膨胀不全可能与BRS弹性回缩相关。Tomaniak等的报道也发现了相似的问题。因此，实际应用中，BRS的弹性回缩、重叠植入、支架小梁突入管腔等因素需引起介入医生的强烈关注。

（二）支架脱载

同DES相比，BRS由于延展性较差，在通过迂曲、成角、钙化病变时如推进受阻时暴力操作则容易发生支架脱载，此外，指引导管不同轴，支撑力不足也是发生脱载的原因之一。而BRS在发生脱载后处理方式与DES基本相同，在支架脱载相关章节中已进行详细描述，此处不再赘述。

相较于 DES，BRS 脱载在桡动脉中如不能取出时可原位释放，充分贴壁后在 BRS 降解后几乎不会产生任何影响。

（三）其他并发症

BRS 与 DES 的其他并发症几乎一致，可参考其他章节，此处不做赘述。

四、典型病例

病例 1：左冠脉前降支可吸收支架植入后扩张不良致急性血栓形成

患者王某，男性，48 岁，因频繁胸痛半个月入院，既往高血压病史 1 年。入院诊断为不稳定型心绞痛，高血压 3 级。完善相关检查未见明显异常后行冠脉造影提示：左主干正常，前降支近中段 70% ～ 80% 狭窄，回旋支大致正常，右冠脉大致正常。术中于前降支病变处植入 NeoVAS 3.0 mm× 15 mm 可吸收支架 1 枚。OCT 提示贴壁良好。术后 5 小时患者突发胸痛，心电图前壁导联 ST 段抬高，立即复查造影提示前降支近段闭塞伴血栓影，于前降支近段植入 GuReater 3.0 mm×18 mm 支架 1 枚，覆盖原支架（图 1-36-1 至图 1-36-6）。

☞ 点评：

该病例为中年男性，A 型病变，可吸收支架适应证明确，但可见术后支架膨胀不良，可能与未充分预扩张及后扩张有关，支架近段可见较大分支，均可能为急性支架内血栓发生的原因，可

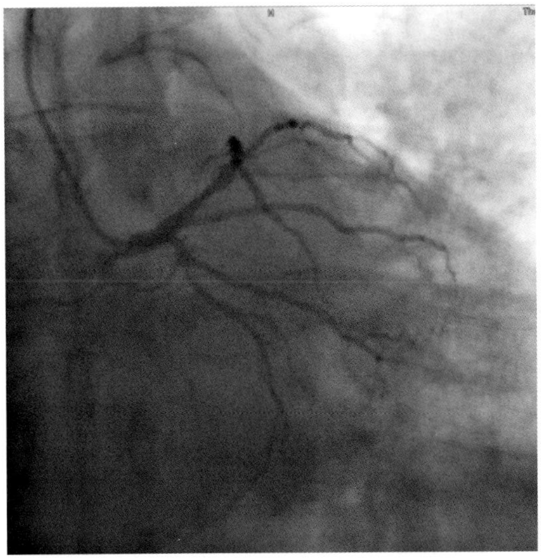

图 1-36-1 足位术前造影

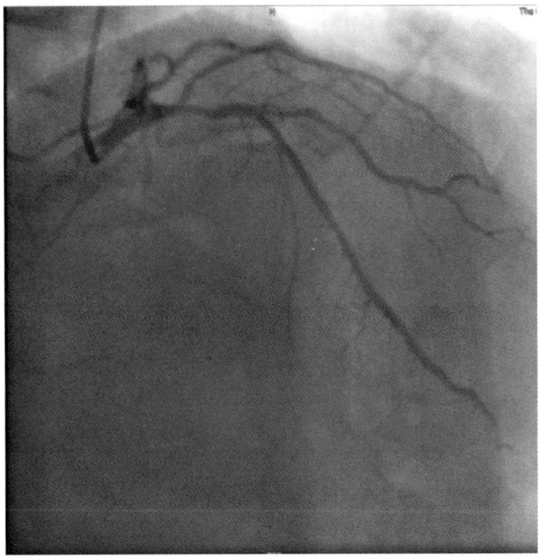

图 1-36-2 头位术前造影

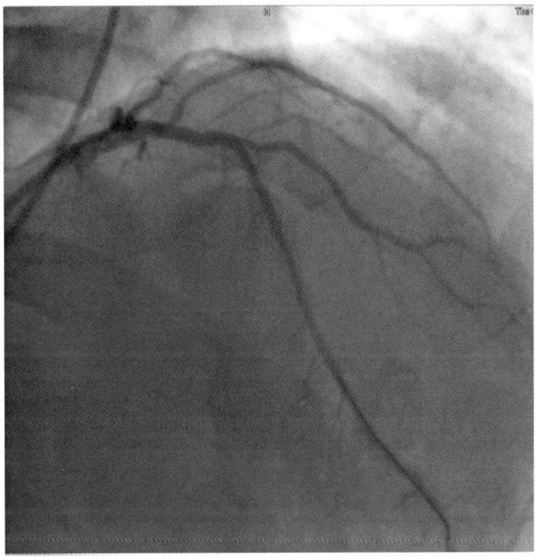

图 1-36-3 头位术后造影

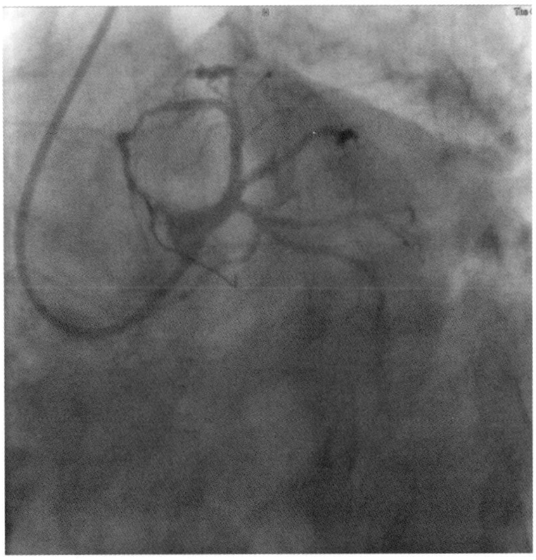

图 1-36-4 蜘蛛位术后造影

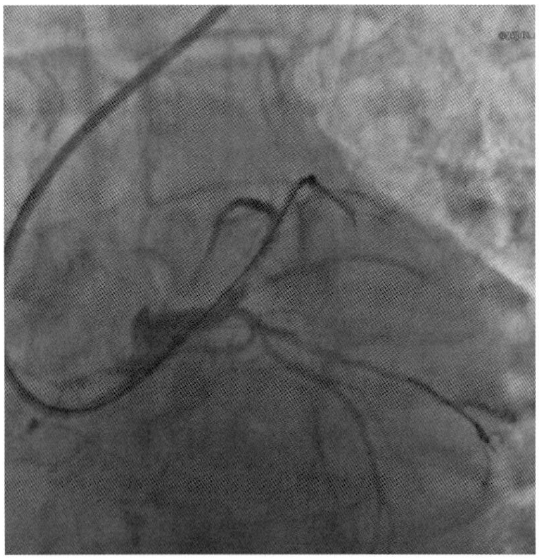

图 1-36-5 二次上台 PTCA 后可见支架近段血栓形成

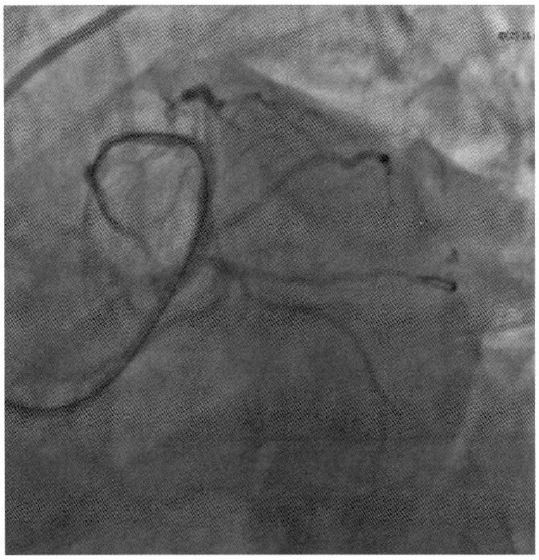

图 1-36-6 前降支近段补植入支架后

吸收支架应严格遵循前文提到的 PSP 流程，避免并发症的产生。

病例 2：左冠脉回旋支拟植入可吸收支架，脱载回收失败植入尺动脉

患者丁某，男性，47 岁，因发作性胸痛 3 天入院，平素体健，入院后完善相关检查诊断为：急性非 ST 段抬高型心肌梗死，行冠脉造影示：短左主干正常，回旋支近段 99% 次全闭塞，前降支大致正常，右冠脉大致正常。术中拟植入 NeoVAS 2.75 mm×15 mm 支架，操作时发生脱载，未能回撤至体外，将脱载支架以 GuReater 3.5 mm×18 mm 支架压于尺动脉中，后于回旋支植入 GuReater 2.5 mm×15 mm 支架 1 枚（图 1-36-7 至图 1-36-10）。

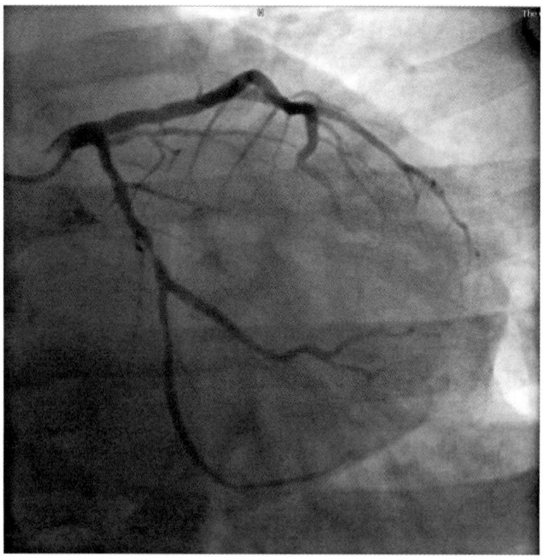

图 1-36-7 术前足位造影

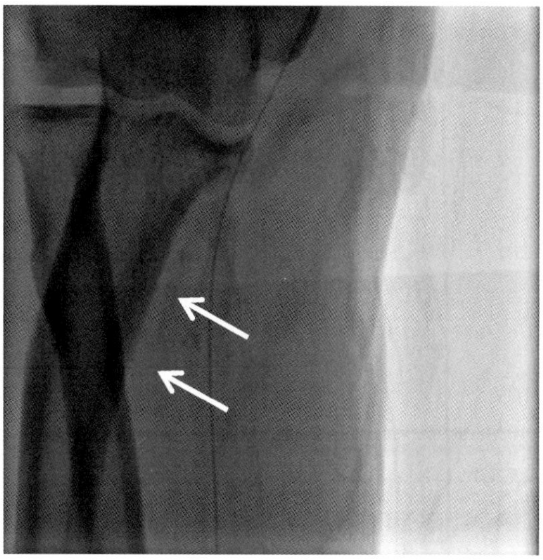

图 1-36-8 箭头所指为铂金标记点

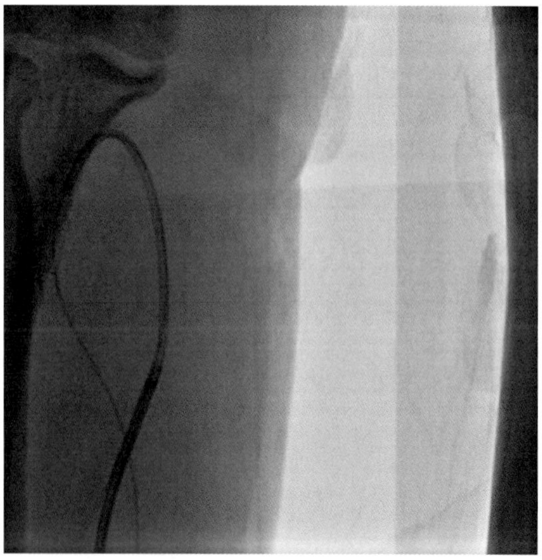

图 1-36-9 以 DES 将脱载支架压于尺动脉

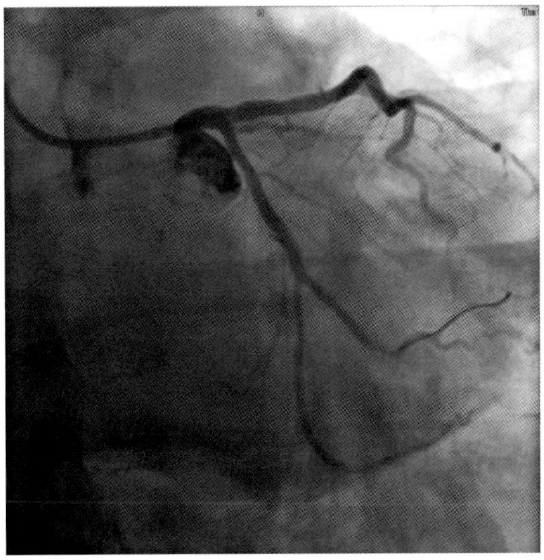

图 1-36-10 植入 DES 后

☞ 点评:

该病例中可见左主干与回旋支成角较大，主动脉窦部较宽，指引导管同轴性较差，均为可能发生脱载的原因，以上原因既有不建议使用的情况，也有不规范的操作，应尽可能避免。

（中国人民解放军北部战区总医院
王效增 张磊）

参考文献

[1] 中华医学会心血管病学分会 . 冠状动脉生物可吸收支架临床应用中国专家共识 . 中华心血管病杂志，2020，48（05）：350-358.

[2] Widimsky P，Petr R，Tousek P，et al. One-year clinical and computed tomography angiographic outcomes after bioresorbable vascular scaffold implantation during primary percutaneous coronary intervention for st-segment-elevation myocardial infarction：the PRAGUE-19 study. Circ Cardiovasc Interv，2015，8（12）：e002933.

[3] Sabaté M，Windecker S，Iñiguez A，et al. Everolimus-eluting bioresorbable stent vs. durable polymer everolimus-eluting metallic stent in patients with ST-segment elevation myocardial infarction：results of the randomized ABSORB ST-segment elevation myocardial infarction-TROFI Ⅱ trial. Eur Heart J，2016，37（3）：229-240.

[4] Jing QM，Zhao X，Han YL，et al. A drug-eluting balloon for the treatment of coronary bifurcation lesions in the side branch：a prospective multicenter randomized（BEYOND）clinical trial in China. Chin Med J，2020，133：899-908.

[5] Panoulas VF，Miyazaki T，Sato K，et al. Procedural outcomes of patients with calcified lesions treated with bioresorbable vascular scaffolds. EuroIntervention，2016，11（12）：1355-1362.

[6] Moscarella E，Ielasi A，Granata F，et al. Long-term clinical outcomes after bioresorbable vascular scaffold implantation for the treatment of coronary in-stent restenosis：a multicenter Italian experience. Circ Cardiovasc Interv，2016，9（4）：e003148.

[7] Gheorghe L，Mill n X，Jimenez-Kockar M，et al. Bioresorbable vascular scaffolds in coronary chronic total occlusions：clinical，vasomotor and optical coherence tomography findings at three-year follow-up（ABSORB-CTO study）. EuroIntervention，2019，15（1）：99-107.

[8] Polimeni A，Anadol R，Münzel T，et al. Bioresorbable vascular scaffolds for percutaneous treatment of chronic total coronary occlusions：a meta-analysis. BMC Cardiovasc Disord，2019，19（1）：59.

[9] Gori T，Wiebe J，Capodanno D，et al. Early and midterm outcomes of bioresorbable vascular scaffolds for ostial coronary lesions：insights from the GHOST-EU registry. EuroIntervention，2016，12（5）：e550-556.

[10] Bangalore S，Bezerra HG，Rizik DG，et al. The state of the absorb bioresorbable scaffold：consensus from an expert panel. JACC Cardiovasc Interv，2017，10（23）：2349-2359.

[11] Geraud Souteyrand，Nicolas Amabile，Lionel Mangin，et al. Mechanisms of stent thrombosis analysed by optical coherence tomography：insights from the national PESTO French registry. Eur Heart J，2016，37（15）：1208-1216.

[12] Fumiyuki Otsuka，Erica Pacheco，Laura E L Perkins，et al. Long-term safety of an everolimus-eluting bioresorbable vascular scaffold and the cobalt-chromium XIENCE V stent in a porcine coronary artery model. Circ Cardiovasc Interv，2014，7（3）：330-342.

[13] Hee Hwa Ho，Min Er Ching，Paul Jau Lueng Ong，et al. Subacute bioresorbable vascular scaffold thrombosis：a report of 2 cases. Heart Vessels，2015，30（4）：545-548.

[14] Mariusz Tomaniak 1，Janusz Kochman，Łukasz Kołtowski，et al. Subacute thrombosis after primary percutaneous coronary intervention with bioresorbable vascular scaffold implantation. Kardiol Pol，2015，73（4）：300.

第 37 节　药物洗脱球囊治疗的并发症

一、药物洗脱球囊治疗进展

PCI 自 20 世纪 70 年代末 80 年代初开始应用以来，已经历了多次重要的演变和创新，由最早的 PTCA 到 BMS 植入术，发展到 DES、生物可吸收支架（BRS）植入术的阶段。随着支架植入术的发展，如何抑制支架内再狭窄（ISR）成为人们关注的问题。近年来，药物洗脱球囊（DCB）成为冠脉病变新的治疗策略，DCB 的药物和涂层技术也在不断迭代更新中。在不使用永久性植入物的情况下，DCB 在单次球囊充盈过程中通过赋形剂将抗增殖药物快速均匀地转运到血管壁中。大量循证医学证据表明，DCB 已被证实是应对 ISR 及冠脉小血管原发病变的有效措施，随着更多临床研究结果的发表，DCB 在多种冠脉疾病中的应用有了新的证据，适应证也有所扩展。

DCB 的作用特点要求其携带的抗增殖药物在释放和进入血管壁过程中有尽可能高的转运速率和尽可能持久的壁内存留。紫杉醇亲脂性强的特点使其能快速被血管壁均匀摄取，持久抑制平滑肌细胞的增殖，是目前 DCB 药物涂层的主要选择。与紫杉醇药物相比，西罗莫司及其衍生物类药物的细胞毒性更小，应用安全性虽高但其亲脂性差，与西罗莫司受体结合具有一定的可逆性，在组织中的留存时间短，因此限制了其在 DCB 药物涂层中的应用。目前最新一代西罗莫司类 DCB 应用了新的药物输送技术诸如纳米技术、生物可降解多聚微球、球囊微孔等，克服了西罗莫司类药物的缺点，能可控地释放西罗莫司，成为临床 DCB 治疗的新选择。

二、DCB 使用发生并发症的危险因素

DCB 作为一种血管内（含冠脉）介入技术，虽然具有微创和无需植入支架的优点，但仍存在一定的并发症风险。包括：①患者因素：高龄、糖尿病、肾功能不全、心血管疾病史、吸烟、肥胖、血液高凝状态等患者基础疾病和不良生活习惯均可能增加并发症的风险；②病变特征：复杂的冠脉病变，如长病变、钙化病变、慢性完全闭塞病变等，可能导致手术操作难度增加，从而提高并发症的发生率；③手术操作：手术经验不足、操作不当、球囊选择不当或扩张不充分等因素可能导致血管损伤、夹层或急性闭塞等并发症；④药物反应：患者对药物球囊上的涂层药物过敏或药物过量可能导致全身性不良反应，如过敏反应、肝肾功能损害等。了解和识别这些危险因素对于预防和减少药物球囊治疗并发症至关重要，有助于制订更合理的治疗策略和术后管理计划。

三、DCB 血管并发症种类

DCB 使用的急性并发症主要原因是血管突然关闭，通常定义为血管内腔突然部分或完全阻塞，导致血液流动受阻。PTCA 时期最为主要的就是术中或术后早期血管闭塞，发生率为 3% ～ 6%，其中 50% ～ 80% 发生在导管室内，其他大多发生在球囊扩张成形术后 6 小时以内，需行急诊冠脉旁路移植术。随着支架的广泛应用，急性冠脉闭塞发生率已降至 1% 左右。但目前对于 DCB 术后并发的血管急性闭塞的具体情况还不够了解，主要来源于以下几种原因。

（一）血栓形成

血栓形成是指在活体的心脏和血管内血液发生凝固或血液中某些有形成分凝集形成固体块的过程，临床上表现为患者突发胸痛或胸闷，严重者可直接表现为休克甚至猝死。DCB 植入过程中出现血栓主要原因包括：①药物涂层直接暴露在血液中，容易激活外源性凝血途径；②手术过程中球囊扩张，血管内膜的内皮细胞可能会被剥脱或受损暴露出内皮下组织，内皮下组织的胶原纤维可与血小板表面的糖蛋白Ⅵ（GPⅥ）受体结合，激活血小板，促进血小板聚集和血栓形成，同时内皮细胞损伤会释放炎症介质，如组织因子和细胞因子，组织因子是一种强效的凝血激活剂，可与血液中的凝血因子Ⅶa 结合，启动外源性凝血途径，导致血栓形成；③血小板抑制程度不足（如早期停止双抗药物）；④存在全身高凝状态（如 ACS 患者或恶性肿瘤患者）等。近日

Alexander Marschall 等报道了一例 70 岁男性患者在接受了 DCB 治疗发生 ISR 后 3 个月出现了 ST 段抬高型心肌梗死（STEMI），原因是之前治疗的节段发生急性闭塞。虽然对于 DCB 术后如何有效预防血栓的形成，仍然没有循证医学的依据，但最近一项大型 BASKET-SMALL 2 试验结果显示，在净不良临床事件风险方面，进行 DCB 治疗的 ACS 患者术后采用 DAPT 逐级降阶治疗策略不劣于标准化 DAPT 治疗策略。如果考虑到所有临床相关的缺血或出血事件，并按照不同临床重要性逐层对比进行 Win-Ratio 分析，那么术后 12 个月采用逐级降阶治疗策略的总体获益或大于 DAPT 标准治疗。现有指南建议使用 DCB 治疗术后双联抗血小板治疗 1 ～ 3 个月，但对术后抗凝治疗无明确推荐，且目前对 DCB 治疗冠脉病变后的短期抗凝治疗可行性研究较少。DCB 是 PCI 治疗中的重要组成部分，在一些针对 PCI 术后短期抗凝的研究中可以观察到其所带来的临床获益，未来的研究需要在更大规模的临床试验基础上，继续探索和优化 DCB 治疗术后抗栓治疗策略，以确保治疗的安全性和有效性，最终改善冠心病患者的治疗结果和生活质量。

（二）血管夹层、动脉瘤

DCB 具有与传统球囊血管成形术相似的局限性，即初始急性增益有限和血管夹层的出现。对于严重扭曲及成角病变（＞45°）球囊扩张会出现受力不均匀的现象；而长阶段和弥漫性病变，由于病变长度增加，夹层的发生率也会增加；然而夹层最常见的原因是发生在钙化病变和非钙化病变的交界处，主要是由于两者在球囊扩张时产生的剪切力不同，导致交界处血管内膜损伤、撕裂，形成夹层。除此之外，DCB 表面的药物涂层紫杉醇虽然其抗增殖作用可取，但在介入心脏病学文献中有充分的记载证实其存在后遗症，如可能会发生血管壁炎症和动脉瘤。尽管有 1.4% 的冠脉和 8% 的外周动脉在药物洗脱支架植入后发生动脉瘤样变性的报道，但 DCB 后动脉瘤形成的病例并不多见。Dobrin Vassilev 等报告了第一例紫杉醇洗脱球囊血管成形术后 4 个月冠状动脉瘤形成的病例，考虑是由于高浓度紫杉醇与多次球囊充气引起的反复血管损伤引起，Winsor Chen 报道的一例先前静脉旁路移植血管的局部动脉瘤样变性，患者同样在 DCB 后 4 个月发现了动脉瘤，作者怀疑早期和重复的紫杉醇输送逐渐削弱了血管壁的结构和功能，导致移植物的进行性动脉瘤样变性。同时考虑单纯的血管成形术或局部扩张可能已经潜在地破坏了静脉移植物，但最显著的动脉瘤变性区域并不在旁路移植物最狭窄的区域。这表明局部破裂不太可能成为随后动脉瘤变性的原因，因为最狭窄的区域本来就是血管成形术中受到径向应力最大的区域。

对于冠脉夹层的治疗目前尚无统一的标准，主要包括植入支架、球囊扩张等介入治疗，或对于一些血流动力学稳定的患者可以实行药物保守治疗，如果情况特别严重，则进行紧急 CABG 治疗。

虽然 DCB 在冠脉领域的应用产生动脉瘤或夹层的案例并不多见，但也为我们敲响了警钟，要时刻关注使用 DCB 的严重长期并发症。在手术前选择适合使用 DCB 治疗的患者，通过血管造影或其他影像学技术仔细评估血管病变的性质、长度和血管直径，选择合适的球囊尺寸和药物剂量、合适的球囊尺寸及充气压力等。

（三）药物颗粒堵塞

DCB 与传统球囊血管成形术的主要区别就在于其表面涂有抗增殖药物如紫杉醇或雷帕霉素，这些药物可以抑制血管内膜增生，从而降低再狭窄的发生率。但同时这些药物也会增加血管堵塞的风险。不同的包衣技术具有不同的药代动力学特性、转运效率和颗粒栓塞风险。目前广泛使用的是由亲脂性紫杉醇和亲水间隔剂（赋形剂）的混合物组成的基质涂料，这些涂层允许药物均匀地转移到血管壁上，紫杉醇诱导细胞内微管的不可逆稳定，从而阻止有丝分裂中细胞复制的过程。紫杉醇以结晶和无定形形态呈现，具有明显的黏附和保留血管壁的能力，紫杉醇的结晶构型确保了药物在血管壁中更持久的保留，但同时结晶制剂产生较大的释放颗粒进入远端循环导致远端血流的涂层碎片栓塞血管。理论上，这些颗粒可能会阻塞微血管，但这从未被确定为冠脉水平的重大临床问题。从许多临床研究的终点来看，DCB 术后栓塞远端微循环的事件还没有发生。对于 DCB 治疗后潜在的远端栓塞引起的临床相关不良事件的担忧已基本消失。然而，仍需要更多的系统测定或超高通量生物标志物检测以及心肌显影评估，以完全排除微栓塞的潜在有害影响。此外，为了解决安全性问题，一些新型 DCB 已经发展到使用降低的药物浓度、较低和较小的颗粒以及选择非晶体制剂，这些策略首次提供了将西罗莫司纳入 DCB 的方法，磷脂纳米载体能够包封西罗莫司从而有效防止远端微循环阻塞的发生。

四、非血管并发症

（一）药物过敏反应

DCB 治疗作为一种新兴的血管介入技术，其涂层药物在治疗冠脉疾病中发挥着关键作用。然而，药物反应问题不容忽视，部分患者可能对药物球囊上的涂层药物产生过敏反应或因药物过量而引发全身性不良反应。过敏反应可表现为皮疹、呼吸困难、血压下降等症状，严重者可导致过敏性休克。此外，药物过量还可能导致肝肾功能损害，进一步加重患者病情。有冠脉中使用紫杉醇涂层支架发生过敏反应的病例报告，这些过敏反应有些在植入后立即发生，也有延迟至 2 周后发生。紫杉醇洗脱冠脉支架也与过敏反应相关的急性心血管事件（称为 Kounis 征）有关。Edward Lake 等也报道了 1 例对外周动脉循环中使用的紫杉醇药物球囊发生急性超敏反应的病例，造成了患者需要右膝以上截肢的惨痛代价。因此，在临床应用中，医护人员需充分了解患者药物过敏史，谨慎选择药物球囊种类，并密切监测患者术后反应，以降低药物反应风险，确保患者安全。对此，研究者们应不断优化药物球囊的涂层药物，提高其安全性和有效性，为临床提供更优质的血管介入治疗手段。

（二）炎症反应

DCB 引起的炎症反应机制主要包括以下几个方面：首先，药物涂层中的抗增殖药物（如紫杉醇或雷帕霉素）及其载体聚合物在释放过程中可能直接刺激血管内皮细胞和平滑肌细胞，引发炎症反应；其次，DCB 扩张血管时造成的血管壁损伤可激活炎症细胞，促使细胞因子和炎症介质的释放，进一步加重炎症；最后，药物涂层成分和血管壁损伤导致的细胞死亡及组织修复过程也可能参与炎症反应的启动和维持，从而影响血管愈合和临床治疗效果。炎症反应对临床疗效的影响是多方面的，它既可以促进伤口愈合和组织修复，也可能导致不良后果。适度的炎症反应有助于清除损伤细胞和病原体，促进血管新生和细胞增殖，但过度的炎症反应则会延长愈合时间，增加并发症风险，甚至可能导致治疗失败。例如，在 DCB 治疗中，炎症反应过度可能会引起血管内膜增生，导致再狭窄，从而影响血管通畅率和患者的长期预后。因此，控制炎症反应的强度和持续时间对于提高临床疗效、减少并发症至关重要。为减轻 DCB 治疗过程中引起的炎症反应，可以采取多种策略，包括使用生物相容性更好的涂层材料，优化药物释放系统以减少局部药物浓度，以及应用抗炎药物或生物制剂来调节炎症通路。此外，术前对患者进行详细的风险评估和筛选，术后密切监测炎症指标，以及采取适当的生活方式干预和药物治疗，都是降低炎症反应、促进患者恢复的有效手段。通过这些综合措施，可以显著提高 DCB 治疗的疗效，减少并发症，改善患者的长期预后。

（三）药物毒性反应

紫杉醇的主要毒性反应包括骨髓抑制，导致白细胞和血小板减少，从而增加感染和出血的风险；神经病变，表现为手脚麻木、疼痛或感觉异常，严重时可影响日常生活；此外，还可能引起恶心、呕吐、腹泻等胃肠道反应，以及心脏毒性和肝毒性，包括心绞痛、心律失常、转氨酶水平升高等。西罗莫司药物洗脱球囊在治疗冠脉疾病和周围动脉疾病时，虽然能有效减少血管再狭窄，但也可能引起一系列药物毒性反应，包括影响血管愈合导致晚期血栓形成、血管炎症或异常增生，增加感染风险，引起血液系统异常如白细胞和血小板减少，干扰代谢和内分泌功能导致血糖和血脂异常，以及可能对肝脏和肾脏功能产生不利影响，因此在临床使用中需谨慎监测患者的全身反应和器官功能。但总体来说西罗莫司及其衍生物类药物的细胞毒性更小，临床应用更安全。北部战区总医院韩雅玲院士团队研发了全球首款搭载全新一代雷帕霉素类衍生物药物洗脱球囊，首次验证了其在冠脉小血管病变中的有效性及安全性并通过前瞻性、多中心随机对照研究，首次证实了国产雷帕霉素衍生物优美莫司（Biolimus A9，BA9）DCB 在治疗冠脉小血管病变中的有效性及安全性，改善患者长期预后。

五、小结

DCB治疗虽然为心血管疾病患者提供了一种创伤较小的治疗方法，但仍然存在一定的并发症风险，主要包括血栓形成、夹层及动脉瘤、血管炎症反应等，这些并发症可能影响患者的康复进程和生活质量，因此，医护人员需在术前充分评估患者状况，术中精确操作，术后密切监测和及时处理可能出现的并发症。

未来药物球囊治疗并发症的研究方向将主要集中于以下几个方面：一是深入探究药物球囊治疗后的生物学机制，以更好地理解并发症的发生原因；二是开发新型药物涂层材料和技术，以减少血栓形成和血管再狭窄的风险；三是优化手术操作流程，提高治疗的安全性和有效性；四是探索个性化的治疗方案，根据患者的具体情况调整药物剂量和治疗策略；五是通过大数据和人工智能技术，建立并发症预测模型，实现早期识别和干预；六是加强术后长期随访研究，评估药物球囊治疗的远期疗效和患者的生活质量。通过这些研究，旨在进一步提高药物球囊治疗的安全性，为患者提供更优质的医疗服务。

（中国人民解放军北部战区总医院
刘海伟　王子琛　支雪涵）

参考文献

［1］de Feyter PJ，van den Brand M，Laarman GJ，et al. Acute coronary artery occlusion during and after percutaneous transluminal coronary angioplasty. Frequency，prediction，clinical course，management，and follow-up. Circulation，1991，83（3）：927-936. doi：10.1161/01.cir.83.3.927.

［2］Bates ER. Ischemic complications after percutaneous transluminal coronary angioplasty. Am J Med，2000，108（4）：309-316. doi：10.1016/s0002-9343（99）00464-7.

［3］Marschall A，Del Val D，Bastante T，et al. A case report of late vessel occlusion presenting as ST-segment elevation myocardial infarction after drug-coating balloon treatment of in-stent restenosis. Eur Heart J Case Rep，2024，8（12）：ytae619. doi：10.1093/ehjcr/ytae619.

［4］Gao C，He X，Ouyang F，et al；REC-CAGEFREE I Investigators. Drug-coated balloon angioplasty with rescue stenting versus intended stenting for the treatment of patients with de novo coronary artery lesions（REC-CAGEFREE I）：an open-label，randomised，non-inferiority trial. Lancet，2024，404（10457）：1040-1050. doi：10.1016/S0140-6736（24）01594-0.

［5］Mills JL，Conte MS，Murad MH. Critical review and evidence implications of paclitaxel drug-eluting balloons and stents in peripheral artery disease. J Vasc Surg，2019，70（1）：3-7. doi：10.1016/j.jvs.2019.05.002.

［6］Stone GW，Ellis SG，Cannon L，et al；TAXUS V Investigators. Comparison of a polymer-based paclitaxel-eluting stent with a bare metal stent in patients with complex coronary artery disease：a randomized controlled trial. JAMA，2005，294（10）：1215-1223. doi：10.1001/jama.294.10.1215.

［7］Bisdas T，Beropoulis E，Argyriou A，et al. 1-Year all-comers analysis of the eluvia drug-eluting stent for long femoropopliteal lesions after suboptimal angioplasty. JACC Cardiovasc Interv，2018，11（10）：957-966. doi：10.1016/j.jcin.2018.03.046.

［8］Vassilev D，Karamfiloff K，Gil R. Aneurysm formation after paclitaxel-eluting balloon angioplasty used to treat coronary artery restenosis after plain old balloon angioplasty-case report and review of the literature. Postepy Kardiol Interwencyjnej，2015，11（3）：250-251. doi：10.5114/pwki.2015.54027.

［9］Vassilev D，Karamfiloff K，Gil R. Aneurysm formation after paclitaxel-eluting balloon angioplasty used to treat coronary artery restenosis after plain old balloon angioplasty-case report and review of the literature. Postepy Kardiol Interwencyjnej，2015，11（3）：250-251. doi：10.5114/pwki.2015.54027.

［10］Byrne RA，Joner M，Alfonso F，et al. Drug-coated balloon therapy in coronary and peripheral artery disease. Nat Rev Cardiol，2014，11（1）：13-23. doi：10.1038/nrcardio.2013.165. Epub 2013 Nov 5.

［11］Loh JP，Barbash IM，Waksman R. The current status of drug-coated balloons in percutaneous coronary and peripheral interventions. EuroIntervention，2013，9（8）：979-988. doi：10.4244/EIJV9I8A164.

［12］Cheng Y，Leon MB，Granada JF. An update on the clinical use of drug-coated balloons in percutaneous coronary interventions. Expert Opin Drug Deliv，2016，13（6）：859-872. doi：10.1517/17425247.2016.1154530.

［13］Yazdani SK，Pacheco E，Nakano M，et al. Vascular，downstream，and pharmacokinetic responses to treatment with a low dose drug-coated balloon in a swine femoral artery model. Catheter Cardiovasc Interv，2014，83（1）：132-140. doi：10.1002/ccd.24995.

[14] Alfonso F，García-Guimaraes M，Navarrete G，et al. Drug-eluting balloons in coronary interventions：the quiet revolution? Expert Opin Drug Deliv，2017，14（7）：841-850. doi：10.1080/17425247.2017.1245291.
[15] Turkoglu S，Simsek V，Abaci A. Possible anaphylactic reaction to taxus stent：a case report. Catheter Cardiovasc Interv，2005，66（4）：554-556. doi：10.1002/ccd.20546. PMID：16270360.
[16] Soufras GD，Kounis GN，Chiladakis JA，et al. Drug-eluting coronary stents：hypersensitivity reactions to paclitaxel and the risk of Kounis syndrome. Dermatology，2009，219（1）：87-88. doi：10.1159/000205017.
[17] Lake E，Twigg M，Farquharson F. Acute hypersensitivity reaction to femoral drug-coated balloons. Vasa，2017，46（3）：223-225. doi：10.1024/0301-1526/a000604.
[18] Xu K，Fu G，Tong Q，et al. Biolimus-coated balloon in small-vessel coronary artery disease：the BIO-RISE CHINA study. JACC Cardiovasc Interv，2022，15：1219-1226.

第 38 节　经皮机械循环辅助系统支持下 PCI 相关并发症

目前常用经皮机械循环辅助装置（percutaneous mechanical circulatory support，pMCS）主要包括主动脉内球囊反搏（intra-aortic balloon pumping，IABP）、体外膜肺氧合（extracorporeal membrane oxygenation，ECMO）和经皮左心室辅助装置（percutaneous left ventricular assist device，pLVAD）等。在临床实际应用中，IABP 因其价格相对低廉、操作简便、学习曲线短，更易于掌握和开展，但其对循环辅助的能力较为有限。ECMO 是目前国内相对常用且较易获得的 pMCS，其辅助能力较 IABP 更强，且能提供氧合功能，更适宜合并低氧血症的患者应用。pLVAD 系列产品虽辅助支持能力较 IABP 有明显提升，目前国内多家企业正在进行上市前的临床研究，尚无已上市产品。

一、ECMO

ECMO 可为患者提供循环和呼吸双重支持，即 VA-ECMO 模式，是将静脉血液由离心泵驱动经股静脉引出，经过体外氧合器进行充分氧合后再进行温度调整，经动脉入路泵回主动脉，适用于严重心肺功能障碍的患者，如心源性休克患者，帮助其维持机体稳态。尽管在这种模式下可以给予氧气与循环支持，降低心室前负荷，但也在一定程度上增加了左心室的容量负荷，使心肌氧耗量增加，不利于心功能的恢复。

2015 年美国 pMCS 应用的专家共识指出：在患者存在右心衰竭或合并低氧血症时可使用 ECMO。《2016 中国 PCI 指南》建议 ECMO 等装置可在危重患者 PCI 时辅助其左心室功能，有利于降低死亡率。《2017 欧洲心脏协会 ST 段抬高型心肌梗死管理指南》中对 ECMO 的推荐级别为Ⅱb/C，可作为 AMI 合并心源性休克（cardiac shock，CS）患者的短期循环辅助措施。上述指南推荐依据多基于回顾性研究数据及病例经验报道，目前仍缺乏前瞻性临床研究数据。

二、pLVAD 系统

Impella 系统是 pLVAD 的代表性产品之一，其为左心室-主动脉轴流泵辅助装置，其工作原理是运用体内的轴流泵通过置入左心室的导管将血液从左心室端流入口抽出，再通过主动脉端流出口输出至主动脉达到减轻心脏负荷的作用，增加平均动脉压。该器械可以改善冠脉血流，也可以降低左心室压力和容量负荷，降低心肌氧耗，从而增加心输出量。

目前获得美国 FDA 批准可用于高危 PCI（high risk PCI）辅助支持的 Impella 系统，包括 Impella 2.5 和 Impella CP。有荟萃分析显示尽管这类设备能够改善患者的血流动力学状况，但增加了出血及股动脉入路相关并发症的风险，最终并未降低患者 30 天死亡率。2020 年一项回顾性研究结果显示在急性心肌梗死合并心源性休克患者中，与使用 IABP 相比，使用 Impella 的患者院内死亡风险和严重出血风险均显著增加。上述研究一方面肯定了 Impella 对血流动力学的改善作用，但其降低死亡率及并发症风险的效果并未达到预期。

DanGerShock 研究评估了 Impella CP 在 ST 段抬高型心肌梗死（ST-elevated myocardial infarction，

STEMI）合并CS治疗中的安全性及临床获益，180天随访结果显示Impella组的死亡风险降低，但其出血、肢体缺血及肾脏替代治疗等不良事件发生率明显升高。因而优化并发症的管理可能有助于改善患者预后。

Bogerd等比较了应用Impella和VA-ECMO在AMI-CS中的相应结果和不良事件发生率，结果显示与Impella相比，VA-ECMO组的缺血或出血性不良事件发生率更高，急性肝肾损伤和全身炎症反应综合征的发生率也较高。对于AMI-CS患者，仍需要进一步的研究来确定最佳的循环支持方案。由于Impella的价格昂贵且操作较为复杂，仅适用于短期辅助，目前我国专家共识中并未将这类设备推荐为CS的一线治疗。对于存在严重血流动力学不稳定表现的患者，建议在PCI术前使用pMCS来稳定病情。对于接受常规治疗无效的顽固性CS，可使用pMCS作为短期循环支持或作为心脏移植前的过渡治疗。

三、pMCS的并发症管理

pMCS并发症的有效管理需贯彻在pMCS置入的全过程中，如严密的术前评估、术中规范操作以及术后观察监测，同时也需要多学科团队的密切合作和个体化的治疗策略。严重出血和血管并发症在应用pMCS患者中较为常见，并且与不良心血管事件密切相关。下面主要介绍pMCS常见的出血和血管并发症。

（一）血管损伤

pMCS置入过程中导致的血管损伤多与经皮穿刺或切开等操作有关，出现穿刺部位的血肿、假性动脉瘤时，需要立即局部压迫处理；腹膜后血肿、动静脉瘘、血管破裂以及动脉夹层等需要及时稳定生命体征，监测血流动力学变化，必要时积极采用外科手术处理。必要时可在血管超声或X线等影像技术的指引下操作以减少血管损伤。

（二）出血与血栓形成

出血是pMCS较为常见的并发症，尤其是VA-ECMO的出血发生率可达30%～56%。有研究显示AMI使用VA-ECMO的患者出现出血和凝血功能障碍更加频繁，甚至导致1/3的患者停用抗血小板药物。出血的主要原因包括：穿刺部位出血、抗凝药物的使用、凝血因子及血小板的消耗、基础疾病所致凝血功能异常等，非穿刺部位出血常见部位有消化道、腹膜后及浆膜腔等。

神经系统并发症是ECMO患者死亡和致残的主要原因之一，研究显示非出血性脑梗死（non-hemorrhagic brain infarction，BI）的发病率为15%，VA-ECMO与BI发生风险增加独立相关。这可能与VA-ECMO回输的血液不经过肺的过滤作用及其非搏动性的血流特征有关，可以通过密切监测出凝血指标、合理应用抗凝药物、定期检查管路等措施减少上述事件的出现。

（三）下肢缺血

pMCS导致肢体缺血的原因包括动脉斑块脱落、导管直径大阻断血流、血栓形成、动脉损伤、抗凝不充分和原发疾病导致全身低灌注和缩血管药物的使用等。VA-ECMO下肢缺血发生率高达40%，表现为下肢皮肤发白、湿冷甚至坏死。

常见预防措施有：①选择合适型号的导管，并在超声引导下操作；②对于缺血高危患者，可在肢体远端预防性置入灌注导管；③保持适当的抗凝强度；④尽量减少缩血管药物的使用；⑤定期进行下肢血管超声检查监测下肢血运情况。

（四）血小板减少

ECMO运行中血小板减少的发生率为42.3%。主要原因包括：循环辅助装置运行中造成血小板的机械性破坏与消耗以及肝素诱导的血小板减少（heparin-induced thrombocytopenia，HIT）等。可通过监测血小板相关指标和观察有无出血倾向来指导临床治疗，如适当外源性地补充血小板；若考虑存在HIT，需立即停用普通肝素，并改用直接凝血酶抑制剂，如阿加曲班、比伐芦定等药物代替。

四、病例报告

病例1：VA-ECMO联合IABP辅助PCI术后蓝趾综合征1例

一般资料：患者38岁男性，因发作性胸痛5年，再发1个月入院。患者于2016年3月始出现活动后心前区闷痛，休息 3 ～ 5 分钟可缓解，未在意。2016 年 6 月 5 日 5：00 于睡眠中突发心前区闷痛，持续不缓解，急至当地医院就诊，诊断为"急性前壁心肌梗死"，行急诊冠脉造影示：左主干正常，左前降支近段 100% 闭塞，左回旋支中段瘤样扩张，右冠脉中段 100% 闭塞，回旋支向右冠脉发出侧支循环，于左前降支中段植入支架 1 枚。出院后规律口服冠心病二级预防药物，胸痛无明显发作，1 个月前（2021 年 2 月）患者活动后胸痛再发，每次持续 2 ～ 3 分钟左右可缓解。为系统诊治就诊于我院。既往发现血压、血糖升高 5 年，未系统监测及规律治疗。吸烟史 18 年，20 支 / 日，8 年前开始增加到 80 支 / 日，近 5 年 10 ～ 20 支 / 日。银屑病病史 13 年，自行服用"中药"治疗半年。否认家族史，余无特殊。

辅助检查：甘油三酯 3.06 mmol/L；低密度脂蛋白 1.36 mmol/L；血清尿酸 627 μmol/L；血清磷酸肌酸激酶 89 U/L；血清磷酸肌酸激酶同工酶 13 U/L；高敏肌钙蛋白 -T 0.180 ng/ml；N 端 B 型钠尿肽原 2038 pg/ml。余无异常。

2021 年 3 月 13 日超声心动图检查：左心房及左心室内径增大，左心室前壁、前间壁心肌变薄，心内膜回声增强，运动幅度减低，其余室壁亦减低，左心室心尖部圆隆。左心增大，心功能减低，提示冠心病，心肌梗死改变，二尖瓣反流（轻度），左心室舒张末期内径 57 mm，左心室射血分数 32%。

诊断：结合患者典型心绞痛症状，既往冠脉造影明确冠脉重度狭窄并行冠脉介入治疗，超声心动图提示心功能下降，左心室增大，实验室检查提示心肌酶、血尿酸及甘油三酯高，根据以上明确诊断：①冠脉粥样硬化性心脏病，急性非 ST 段抬高型心肌梗死，Killip 1 级，陈旧性前壁心肌梗死，冠脉支架植入术后，缺血性心肌病；②高血压 1 级（很高危）；③糖耐量受损；④高尿酸血症；⑤高甘油三酯血症。

鉴别诊断：扩张型心肌病：该病为病因不明的原发性心肌疾病，特征为左或右心室或双侧心室扩大，并伴有心室收缩功能减退，伴或不伴充血性心力衰竭。但综合患者病史、心肌酶结果及冠脉造影结果，考虑患者为缺血性心肌病，故排除。

治疗：患者入院后，经给予冠心病二级预防及调整心功能等对症治疗后，于 3 月 15 日行冠脉造影，仅于左冠脉及右冠脉单纯造影各一个影像，立即发作急性左心衰竭，即刻植入 IABP 辅助心脏功能，并紧急转入 CCU。冠脉造影结果提示左主干正常，左前降支近段 99% 狭窄；左回旋支全程弥漫病变，远段 99% 狭窄；右冠脉近段 100% 闭塞（图 1-38-1）。3 月 16 日超声心动图检查：左心室舒张末期内径 64 mm，左心室射血分数 28%；心功能较冠脉造影术前显著下降。继续给予强化抗心衰等治疗。心血管外科会诊意见：目前心功能差，射血分数低，行 CABG 术风险较高且预后不佳，需要进一步恢复心脏功能后，再次评估；同时建议考虑心脏移植，但等待心脏移植供体时间不确定。患者在 CCU 期间，虽经 IABP 辅助仍反复发作急性左心衰竭，报请北部战区总医院韩雅玲院士查房。韩院士查房意见：患者年轻男性，病史及诊断明确，冠脉病变严重且复杂；在未予冠脉血运重建基础上，心功能难以恢复，患者难以等到心脏移植的时机；可考虑在 VA 模式 ECMO 联合 IABP 辅助下进行 PCI，首要开通左冠脉主要血管以助恢复心功能。经充分抗心衰等准备后，于 3 月 20 日在 VA-ECMO 联合 IABP 辅助下，于前降支至左主干植入 2.25 mm×28 mm、3.0 mm×38 mm 支架 2 枚；于第一钝缘支正向开通后植入 2.25 mm×32 mm、2.5 mm×20 mm 支架 2 枚（图 1-38-2）。手术时间 2 小时 40 分钟，术中 VA-ECMO 流量控制在 2.5 ～ 3.5 L/min，血压波动于 60 ～ 90/40 ～ 50 mmHg，心率 50 ～ 110 次 / 分，血氧饱和度维持于 98% 以上；术毕，血压稳定于 90 ～ 110/50 ～ 70 mmHg（未应用升压药物），心率 60 ～ 80 次 / 分，观察 30 分钟后，VA-ECMO 逐渐减低流量至 1.5 L/min，继续观察 30 分钟，血压、心率及血氧饱和度未见明显变化；撤除 VA-ECMO 后，保留 IABP 继续辅助，返回 CCU。术后给予阿司匹林肠溶片（100 mg 1 次 / 日），硫酸氢氯吡格雷片（75 mg 1 次 / 日）抗血小板聚集，瑞舒伐他汀钙片（10 mg 1 次 / 日）调脂稳定斑块，比索洛尔片（2.5 mg 1 次 / 日）降低心肌耗氧；沙库巴曲缬沙坦钠片（50 mg 2 次 / 日）控制血压、改善心室重构、改善心功能，呋塞米片（20 mg 1 次 / 日）、螺内酯片（20 mg 1 次 / 日）利尿等对症治疗。

治疗结果、随访及转归：患者术后第 2 天，主诉"左脚小趾及周围组织疼痛"；查体：发现左

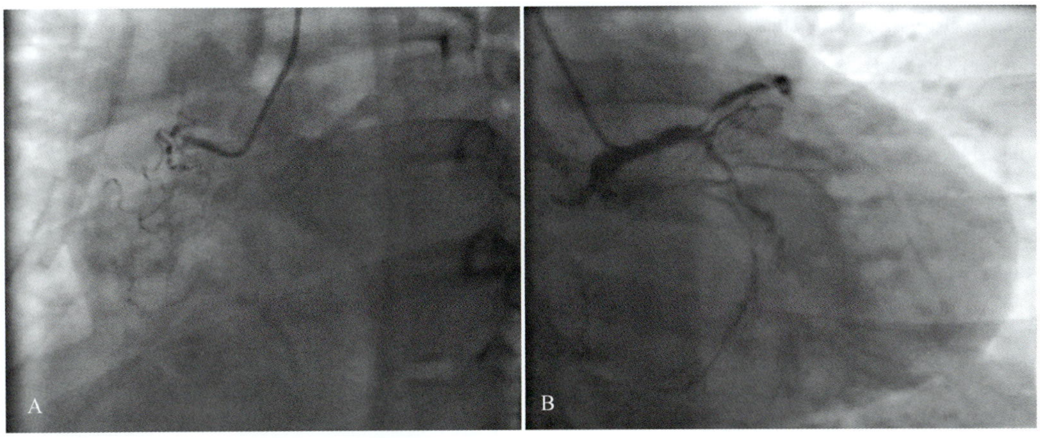

图 1-38-1 冠脉造影结果。**A**. 右冠脉近段 100% 闭塞；**B**. 左主干大致正常，左前降支近段 99% 狭窄；左回旋支全程病变，远段 99% 狭窄

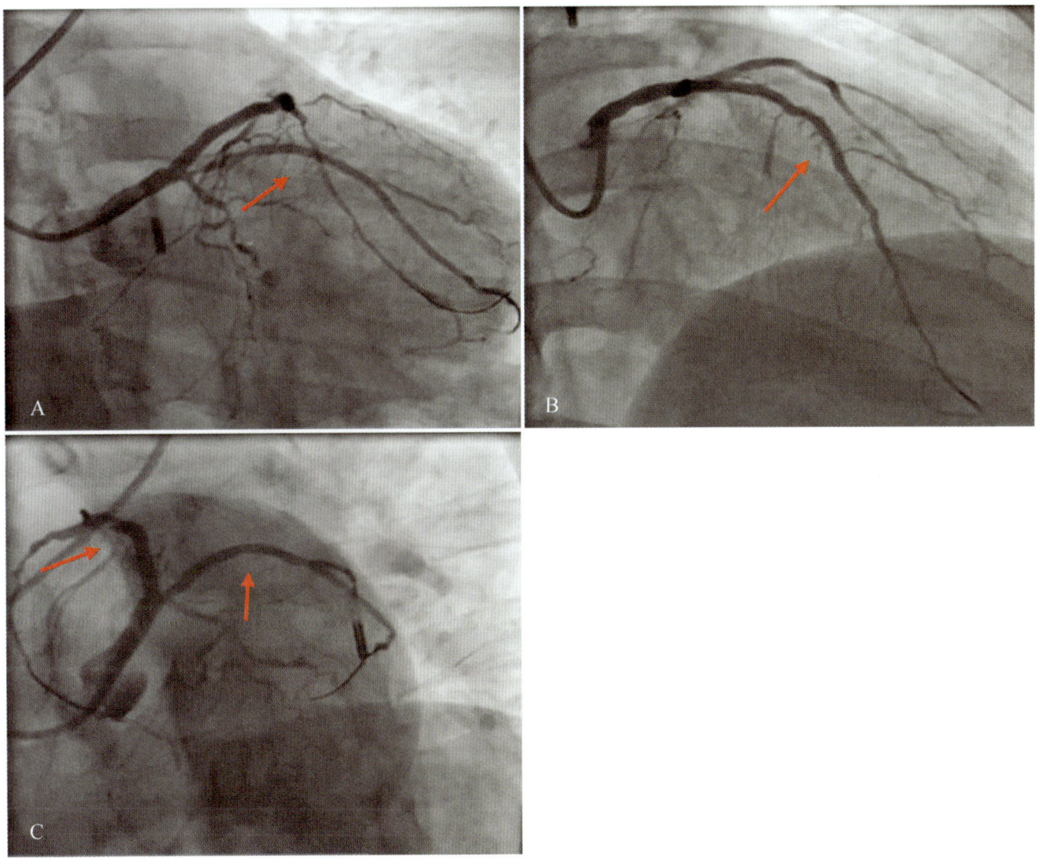

图 1-38-2 冠脉支架植入。**A**. 第一钝缘支植入 2.25 mm×32 mm、2.5 mm×20 mm 支架 2 枚；**B**. 前降支至左主干植入 2.25 mm×28 mm、3.0 mm×38 mm 支架 2 枚；**C**. 蜘蛛位示支架位置

足小趾及足底部局部颜色变深（图 1-38-3 A），压痛明显，皮温略高。处置：术区及左下肢动脉彩色超声未见血栓；予以拔除右股动脉 IABP，低分子量肝素继续皮下注射，其余治疗同前。

术后第 3 天，患者左足小趾及周围组织疼痛加重，无法行走。查体：左足小趾及足底部局部颜色较前加深（图 1-38-3 B），触痛明显，皮温增高。处置：①血管外科意见为无外科取栓指征，建议药物治疗；②介入科意见为考虑栓塞区域血管过细，不予介入干预；③静脉持续尿激酶滴注；④前列地尔注射液；⑤低分子量肝素，其余同前；⑥罂粟碱注射液肌注。

术后第 6 天（图 1-38-3 C），左足小趾及周围组织疼痛无缓解，不能行走。查体：体温 37.7℃，左足小趾及足底部局部颜色较前加深，触痛明显，皮温明显增高，趾间可见少量脓液。检验：WBC 9.7×10^{9}/L。处置：①停用尿激酶；②抗生素静脉滴注；③前列地尔注射液；④低分子量肝素，其余同前；⑤罂粟碱注射液肌注；⑥高锰酸钾溶液清洗；⑦单硝酸异山梨酯静滴。

术后第 10 天（图 1-38-3 D），左足小趾及周围组织轻微疼痛，基本可以正常行走。查体：体温正常，左足小趾尖触痛明显，小趾基底部及足掌皮肤颜色正常，轻微压痛，皮温正常，趾间无脓液。处置：①前列地尔注射液；②停用低分子量肝素；③高锰酸钾溶液清洗。

术后第 14 天（图 1-38-4），左足小趾及周围组织无疼痛，可基本正常行走。查体：左足小趾尖触痛，有波动感，小趾基底部及足掌皮肤颜色正常，无压痛，皮温正常，趾间无脓液。处置：①前列地尔注射液；②高锰酸钾溶液清洗；③骨科清创、旷置。

术后第 18 天（图 1-38-5 A 及 B），左足小趾及周围组织无疼痛，可正常行走。查体：右足小趾尖轻微触痛，小趾基底部及足掌皮肤颜色正常，无压痛，皮温正常，趾间无脓液。处置：①前列

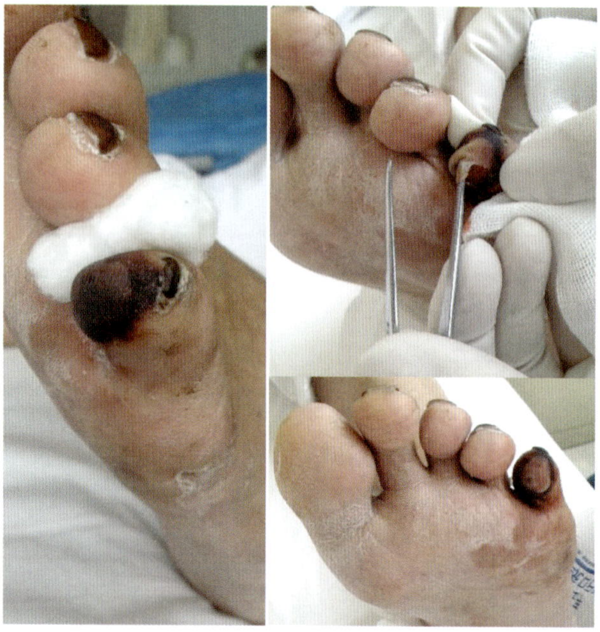

图 1-38-4　术后第 14 天，左足小趾清创

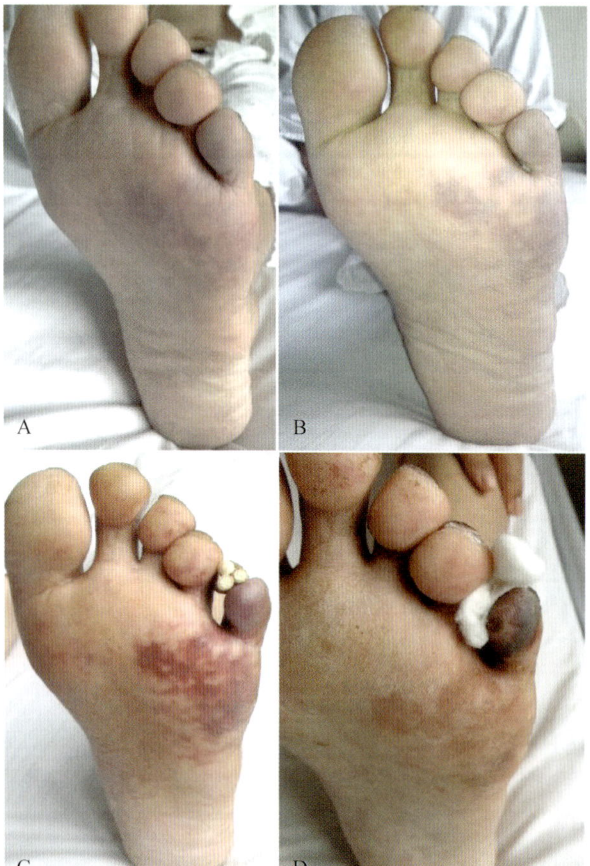

图 1-38-3　患者左足小趾情况。**A.** 术后第 2 天；**B.** 术后第 3 天；**C.** 术后第 6 天；**D.** 术后第 10 天

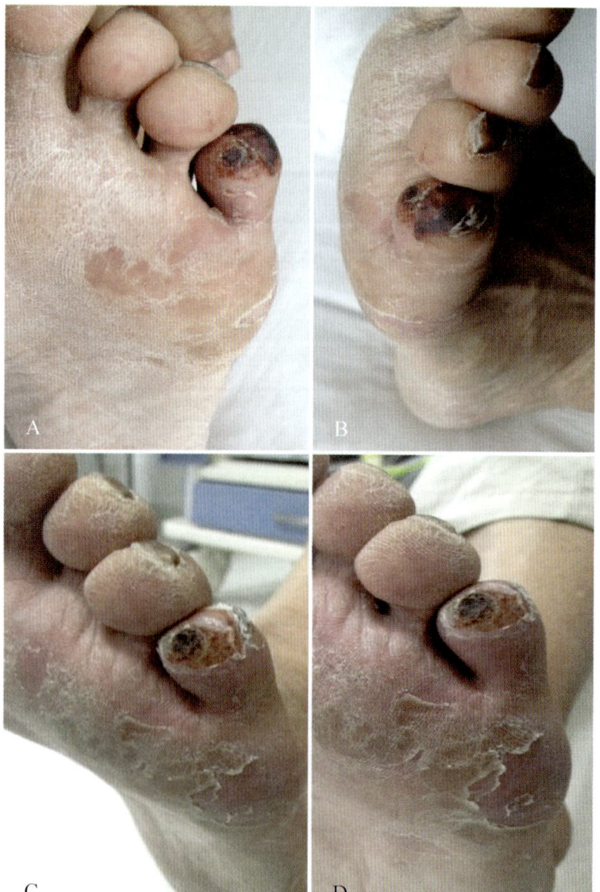

图 1-38-5　患者左足小趾恢复情况。**A** 及 **B.** 术后第 18 天；**C** 及 **D.** 术后第 28 天

地尔注射液；②高锰酸钾溶液清洗；③出院。

术后第28天患者回访（图1-38-5 C及D），左足小趾及周围组织无疼痛，可正常行走。查体：左足小趾尖结痂、轻微触痛，小趾基底部及足掌皮肤颜色正常，皮肤脱屑明显，无压痛，趾间无脓液。

患者心功能情况：术后7天复查超声心动图示：左心室舒张末期内径53 mm，EF 38%，撤除IABP，并于术后第10天出院。术后28天复查超声心动图示：左心室舒张末期内径49 mm，EF 44%；术后11个月复查超声心动图示：左心室舒张末期内径42 mm，EF 61%；术后15个月复查超声心动图示：左心室舒张末期内径48 mm，EF 67%，心功能及左心室大小恢复正常，未见明显室壁运动异常（如图1-38-6，表1-38-1）；随访患者活动耐量亦恢复正常。

☞ 点评：

缺血性心肌病患者的冠脉以多支病变、高度狭窄或完全闭塞为主，心肌缺血出现顿抑或冬眠心肌是引起心功能下降的重要原因，血运重建可以恢复顿抑心肌及冬眠心肌的活力，从而改善患者的临床症状，提高远期生存率。是否存在功能可逆的存活心肌是影响血运重建策略的重要因素，本节患者既往前壁心肌梗死病史，就诊时仍有典型的心绞痛症状，提示患者还有存活心肌，改善冠脉供血有利于心功能恢复及症状改善，术后15个月期间患者EF值由38%升高至67%，说明患者心功能的恢复获益于冠脉血运重建。

蓝指/趾综合征是指肢体的微小血管闭塞引起手指或足趾出现蓝黑色、锯齿状、指压不褪色的斑点，伴剧痛等症状的综合征，病因多源于上游动脉粥样硬化灶破溃的胆固醇碎屑阻塞相应微小血管。临床表现为突发性、持续性一指/趾或多指/趾静息痛、触痛，麻木，运动障碍，间歇跛行，皮肤苍白、厥冷，指/趾出现境界清楚的蓝黑色、锯齿状、指压不褪色的斑点，远端动脉搏动消失。治疗方式主要为：

1. 手术治疗　①动脉取栓术：仅适于较大动脉栓塞者。因蓝指/趾综合征多属微小动脉栓塞，取栓术效用有限；②静脉-动脉化：多利用自体静脉，将动脉血流引入静脉，利用静脉途径逆向灌注远端组织，使静脉起到动脉的作用。

2. 介入治疗　将导管置于蓝指/趾动脉近端，大剂量冲击灌注尿激酶，随后抗凝治疗。

3. 药物治疗　①溶栓；②抗凝、抗血小板；③扩张微循环治疗等。

表1-38-1　术前及术后随访超声心动图左心室大小（LV）及射血分数（EF）

时间＼心脏超声	LV（mm）	EF（%）
术前	64	28
术后7日	53	38
术后28日	49	44
术后11个月	42	61
术后15个月	48	67

A

心脏测值（mm）				心功能检查			
主动脉根部	29	右心房	29×38	左心室收缩功能		左心室舒张功能	
左心房	34	肺动脉	20	SV	41 ml	EV	0.5 m/s
右心室	16	右心室壁		CO	3.0 L/min	AV	0.8 m/s
室间隔	9	左心室流出道		EF	0.38	A/E	>1
左心室	53	右心室流出道		FS	19%	TV	
左心室后壁	9	心尖部				其他	

B

心脏测值（mm）				心功能检查			
主动脉根部	25	右心房	34×28	左心室收缩功能		左心室舒张功能	
左心房	28	肺动脉	20	SV	98 ml	EV	0.65 m/s
右心室	16	右心室壁		CO	7.4 L/min	AV	0.92 m/s
室间隔	5～10	左心室流出道		EF	0.44	A/E	>1
左心室	49	右心室流出道		FS	22%	TV	
左心室后壁	10	心尖部				其他	

C

主动脉根部内径：20 mm，左心房内径：25 mm，右心室内径：20 mm
室间隔：9 mm，左心室舒张末期内径：42 mm，左心室收缩末期内径：28 mm
左心室后壁厚度：9 mm，肺动脉内径：20 mm，EF：61%，FS：32%
心率：85次/分
多普勒各瓣口前向血流速度 M/S
二尖瓣：E峰 0.6 A峰 1.1，肺动脉瓣：1.0，三尖瓣：0.6，主动脉瓣：1.0

D

主动脉根部内径：19 mm，左心房内径：24 mm，右心室内径：20 mm
室间隔：7 mm，左心室舒张末期内径：48 mm，左心室收缩末期内径：30 mm
左心室后壁厚度：7 mm，EF：67%，RS:37%

图1-38-6　超声心动图结果。**A.** 术后7天；**B.** 术后28天；**C.** 术后11个月；**D.** 术后15个月

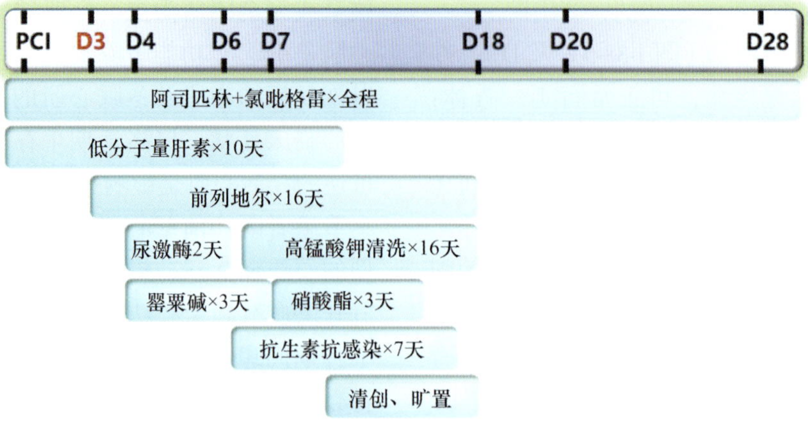

图 1-38-7 患者用药情况示意图

该病例在经左侧股动脉行 VA-ECMO 辅助支持 PCI 过程中，可能因为局部斑块碎屑脱落栓塞或肢体远端微小动脉血栓形成，导致左足小趾动脉血流受限，经积极的药物保守治疗，最终恢复良好，详细用药情况见图 1-38-7，以供参考。

（中国人民解放军北部战区总医院
梁振洋　周鹤　韩雅玲）

参考文献

[1] Li KFC, Ho HH, Jafary FH, et al. High-Risk "Protected" Percutaneous coronary intervention with mechanical circulatory support in a non-surgical center-an early Asian experience. Acta Cardiol Sin，2020，36（6）：675-680.

[2] Li DT，Cao Y，Qiu YG，et al. Feasibility and effectiveness of venoarterial extracorporeal membrane oxygenation plus intra-aortic balloon pump assisted high-risk percutaneous coronary intervention in complex coronary disease. Acta Cardiol Sin，2024，40（5）：577-584.

[3] Rihal CS，Naidu SS，Givertz MM，et al. 2015 SCAI/ACC/HFSA/STS Clinical Expert Consensus Statement on the Use of Percutaneous Mechanical Circulatory Support Devices in Cardiovascular Care：Endorsed by the American Heart Association，the Cardiological Society of India，and Sociedad Latino Americana de Cardiología Intervencionista. Affirmation of Value by the Canadian Association of Interventional Cardiology-Association Canadienne de Cardiologie d'intervention. J Am Coll Cardiol，2015，65（19）：2140-2141.

[4] 中华医学会心血管病学分会介入心脏病学组，中国医师协会心血管内科医师分会血栓防治专业委员会，中华心血管病杂志编辑委员会 . 中国经皮冠状动脉介入治疗指南（2016）. 中华心血管病杂志，2016，44（5）：382-400.

[5] Ibanez B，James S，Agewall S，et al. 2017 ESC Guidelines for the management of acute myocardial infarction in patients presenting with ST-segment elevation：The Task Force for the management of acute myocardial infarction in patients presenting with ST-segment elevation of the European Society of Cardiology（ESC）. Eur Heart J，2018，39（2）：119-177.

[6] Thiele H，Jobs A，Ouweneel D M，et al. Percutaneous short-term active mechanical support devices in cardiogenic shock：a systematic review and collaborative meta-analysis of randomized trials. European Heart Journal，2017，38（47）：3523-3531.

[7] Dhruva S S，Ross J S，Mortazavi B J，et al. Association of use of an intravascular microaxial left ventricular assist device vs intra-aortic balloon pump with in-hospital mortality and major bleeding among patients with acute myocardial infarction complicated by cardiogenic shock. JAMA，2020，323（8）：734-745.

[8] Møller J E，Engstrøm T，Jensen L O，et al. Microaxial flow pump or standard care in infarct-related cardiogenic shock. The New England Journal of Medicine，2024，390（15）：1382-1393.

[9] Bogerd M，Ten Berg S，Peters E J，et al. Impella and venoarterial extracorporeal membrane oxygenation in cardiogenic shock complicating acute myocardial infarction. European Journal of Heart Failure，2023，25（11）：2021-2031.

[10] Han Y. Chinese expert consensus on clinical application of percutaneous mechanical circulatory support devices in interventional therapy for patients with complex cardiovascular disease. European Heart Journal，2023，44（18）：1586-1588.

[11] Damluji AA，Tehrani B，Sinha SS，et al. Position statement on vascular access safety for percutaneous

devices in AMI complicated by cardiogenic shock. JACC Cardiovasc Interv，2022，15（20）：2003-2019.

[12] Keebler ME，Haddad EV，Choi CW，et al. Venoarterial extracorporeal membrane oxygenation in cardiogenic shock. JACC Heart failure，2018，6（6）：503-516.

[13] Masi P，Gendreau S，Moyon Q，et al. Bleeding complications，coagulation disorders，and their management in acute myocardial infarction-related cardiogenic shock rescued by veno-arterial ECMO：A retrospective cohort study. Journal of Critical Care，2024，82：154771.

[14] Guglin M，Zucker M J，Bazan V M，et al. Venoarterial ECMO for adults：JACC Scientific Expert Panel. Journal of the American College of Cardiology，2019，73（6）：698-716.

[15] Iacobelli R，Fletcher-Sandersjöö A，Lindblad C，et al. Predictors of brain infarction in adult patients on extracorporeal membrane oxygenation：an observational cohort study. Scientific Reports，2021，11（1）：3809.

[16] Arachchillage D R J，Laffan M，Khanna S，et al. Frequency of thrombocytopenia and heparin-induced thrombocytopenia in patients receiving extracorporeal membrane oxygenation compared with cardiopulmonary bypass and the limited sensitivity of pretest probability score. Critical Care Medicine，2020，48（5）：e371-e379.

[17] 许俊堂. 肝素诱导的血小板减少症中国专家共识解读. 中国循环杂志，2018，33（S2）：117-120.

第39节　左心室室壁瘤“降落伞”封堵相关并发症

急性心肌梗死发生后，特别是前壁心肌梗死后形成室壁瘤的可能性较大，局部或大部分心肌坏死，坏死的心肌逐渐被纤维瘢痕组织所替代，针对发生室壁瘤的纤维瘢痕组织，药物治疗就很难产生良好效果。室壁瘤的形成，可导致心室壁压力增加。室壁瘤严重影响心脏功能，若不积极治疗，患者最终会因心力衰竭等原因死亡。

一、经导管左心室室壁瘤隔离装置

经导管左心室室壁瘤隔离装置是一种通过微创介入方式植入到左心室内，将膨大的室壁瘤隔离，能有效减少左心室容积，降低左心室张力，改善心力衰竭患者的临床症状和心功能。国产Heartech® 经导管左心室隔离装置系统的First-in-man研究显示，器械植入成功率为93.75%（15/16）。1个月随访显示，左心室收缩末期容积指数显著降低［LVESVi（72.47±22.77）ml/m^2 *vs.*（50.13±13.36）ml/m^2，$P < 0.001$］，舒张末期容积指数也显著降低［LVEDVi（106.27±28.01）ml/m^2 *vs.*（83.20±16.87）ml/m^2，$P = 0.001$］。射血分数明显改善（LVEF 32.47%±6.98% *vs.* 40.41%±6.15%，$P < 0.001$）。6分钟步行试验明显改善（383.13 m±108.70 m *vs.* 453.47 m±88.24 m，$P < 0.001$）。初步研究结果显示，国产左心室隔离装置系统安全有效。

左心室隔离装置系统因其自身特点，在植入过程中和植入后有发生并发症的可能。目前，左心室隔离装置系统需应用16 F鞘管自股动脉植入，鞘管直径相对较大，若处理不当，可能发生外周血管并发症，如血管损伤、局部血肿等。另外，接受左心室隔离装置植入的患者，通常心功能较差，容易出现术中发生心力衰竭的情况，增加患者风险。因此，对于该手术的实施，术前准确评估患者的病情和左心室室壁瘤的结构特征尤为重要。以下为左心室隔离装置植入术后发生侧漏的典型病例。

二、病例报告

病例1：左心室隔离装置植入后发生侧漏

患者男性，57岁，因发作性胸痛6年，加重伴气短半年入院。患者曾于6年前罹患急性前壁心肌梗死，急诊于前降支植入1枚支架。半年前反复出现气短。入院后查体：脉搏71次/分，呼吸19次/分，血压125/80 mmHg。超声心动图提示LVESVi为61.42 ml/m^2，LVEDVi为93.91 ml/m^2，LVEF为34%，心尖部室壁瘤形成。入院诊断：①冠脉粥样硬化性心脏病，心尖部室壁瘤形成，NYHA Ⅱ级，陈旧性前壁心肌梗死，经皮冠脉治疗术后。6分钟步行试验360 m。

左心室造影提示心尖部较大室壁瘤（图

1-39-1）。根据术前计算机断层成像（computed tomography，CT）评估，植入型号为 PVR-75 s 的左心室隔离装置，植入过程中调整左心室隔离装置底座至室壁瘤瘤体底部中心十分困难，最后左心室隔离装置底座稍偏上，导致左心室隔离装置位置并非最理想位置（图 1-39-2）。最后造影显示在左心室前壁方向有少许侧漏（图 1-39-3）。

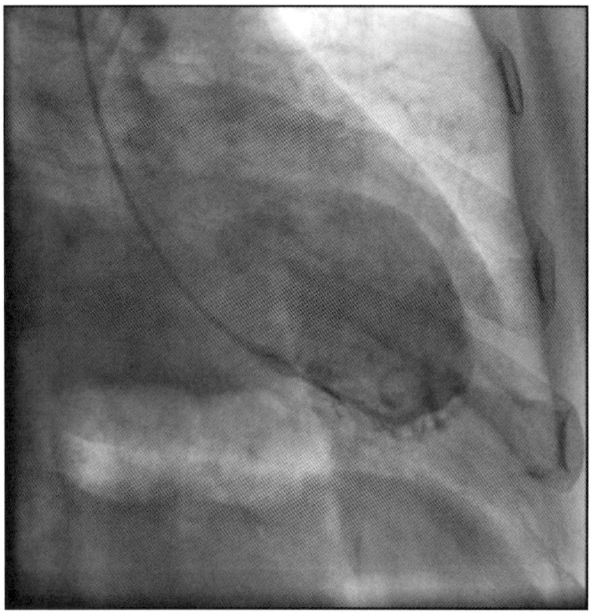

图 1-39-1 左心室造影提示左心室心尖部室壁瘤

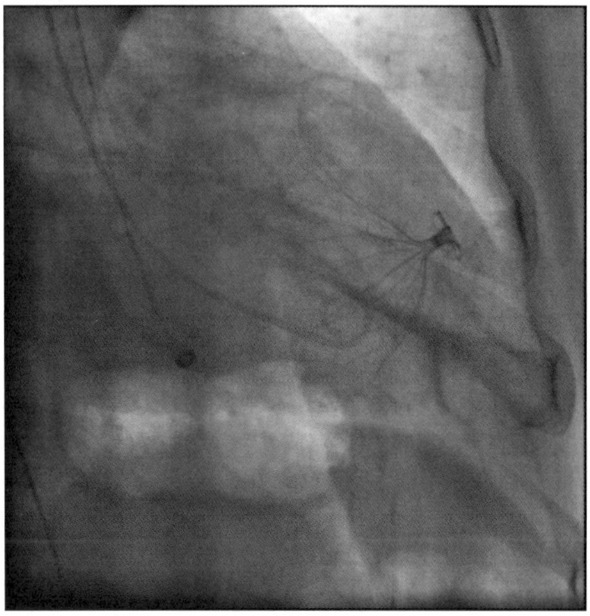

图 1-39-2 植入左心室室壁瘤隔离装置

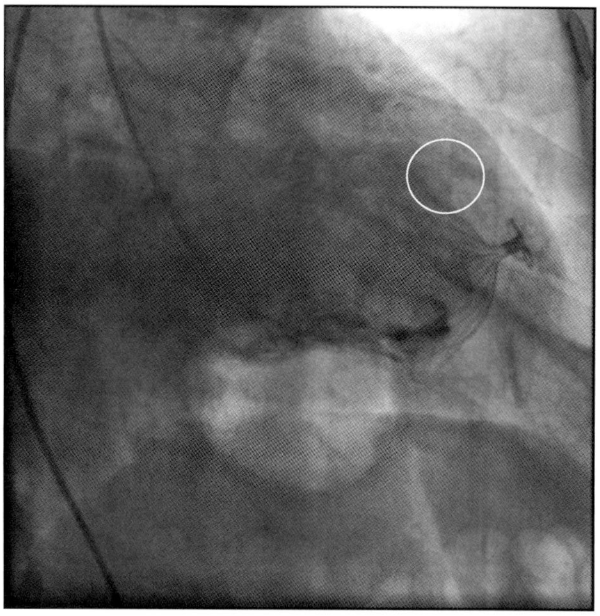

图 1-39-3 左心室造影提示隔离装置少许侧漏（白圈内）

☞ 点评：

左心室隔离装置植入术后发生侧漏的情况并不少见。其发生的主要原因可能为：①术前 CT 评估未能挑选到解剖条件合适的患者，如果室壁瘤形态不佳，左心室隔离装置附着区可能隔离不完整，从而导致侧漏发生；②左心室隔离装置在室壁瘤中的位置不佳，本例患者术中虽然经过不断调整，最后隔离装置的底座仍不能到达室壁瘤底部的中心处，造成隔离装置的最后释放位置欠佳，从而出现少许侧漏。避免发生侧漏可以从以下两方面着手，第一，术前利用 CT 挑选室壁瘤解剖条件良好的患者；第二，对器械进行改进，使其更容易操作，比如使输送系统头端可以主动调弯等。

（中国人民解放军北部战区总医院　王斌）

参考文献

[1] Zhu Z，Yu J，Xu K，et al. First-in-man study of Heartech（R）percutaneous left ventricular partitioning device for treatment of heart failure postmyocardial infarction. Catheterization and Cardiovascular Interventions，2019，94：845-853.

第40节　准分子激光介入治疗相关并发症

经皮冠状动脉激光成形术（percutaneous transluminal coronary laser angioplasty，PTCLA）是一种介入性治疗技术，旨在增加或恢复冠脉的血流，采用经皮穿刺技术和光导纤维传输高能激光来处理冠脉内的狭窄病变。该过程通过将高能激光传送至冠脉粥样斑块组织，以迅速汽化或断裂分子键的方式来消除或减小斑块，从而扩大管腔，以改善冠脉的狭窄或阻塞情况。与传统的经皮冠脉腔内成形术（percutaneous transluminal coronary angioplasty，PTCA）相比，冠脉激光成形术具有更高的治愈率和血管通畅率。

激光血管成形术诞生于20世纪80年代，最初仅仅是用于治疗动脉粥样硬化造成的严重肢端缺血。1992年美国食品药品监督管理局批准其用于冠脉的消融治疗。早期激光血管成形术治疗因围术期并发症多、安全性低等原因，临床使用率低。近年来，随着激光导管等器械及技术的进步，其操作安全性和手术成功率有了明显的提升，重新进入了临床医师的视野中。

一、准分子激光术工作原理

准分子激光是一种近紫外线，波长仅有308 nm，以氙气和氯化氢为活性介质，以脉冲方式发射（有足够的时间进行冷却），对组织的穿透深度＜50 μm。相关组织如血栓、斑块等，吸收激光所产生的能量而被消融。不同于既往长波长的热激光，新一代的准分子激光为308 nm短波长的紫外冷激光，因其较浅的消融深度、释放更小的热量及更少的不必要组织损伤，保证了其安全性，使其在冠脉血管内的应用前景也更为广阔。

准分子激光冠脉斑块消融术（excimer laser coronary atherectomy，ELCA）主要通过以下三种机制发挥治疗效果。

1. 光化学作用　准分子激光脉冲被冠脉内组织吸收，使吸收组织的碳-碳双键断裂，细胞分子结构破坏。

2. 光热作用　激光产生的能量可以升高细胞内的温度，进而产生水蒸气促进细胞破裂，并在导管前端产生蒸汽气泡。

3. 光机械作用　气泡的膨胀和紧缩进一步破坏血管内的动脉粥样硬化组织。通过这三种机制使斑块组织断裂形成直径＜25 μm的碎片，继而被网状内皮系统吸收，从而避免无复流等并发症的发生。

二、当代激光消蚀设备的操作

激光消蚀技术需要特定类型的医疗设备，目前生产激光消融技术设备的公司包括：

1. Spectranetics（现已被Philips收购）是一家专注于心血管医疗设备的公司，提供用于激光消蚀的设备和技术。

2. CardioFocus是一家专注于心脏疾病治疗的公司，他们的设备用于心脏激光消蚀手术。

3. AngioDynamics是一家医疗技术公司，提供一系列用于介入性治疗的设备，包括激光消蚀设备。

4. SIS Medical AG是一家总部位于瑞士的公司，专门生产用于冠脉激光消蚀的设备。

5. Spectranetics公司，美国前临床上使用的是第二代准分子冷激光系统（CVX-300，Spectranetics公司，美国），激光系统开机后需要5分钟的启动时间，激光导管使用前首先校准。

不同型号的激光导管（0.9 mm、1.4 mm、1.7 mm、2.0 mm）均可兼容0.014 in（1 in＝2.45 cm）的冠脉指引导丝。对于拟行ELCA的冠脉病变，一般选择直径不超过冠脉血管参考直径2/3的激光导管。激光导管消融的能量选择区间是30～80 mJ/mm^2，频率为25～80 Hz。

首次消融操作推荐从低能量、低频率开始。若导管在消融中前行阻力大，可考虑提高能量或者频率。消融开始前首先通过指引导管内注入生理盐水将整个系统内的造影剂排空，避免造影剂残留导致激光消蚀中产生爆破，消融过程中须应用加压盐水不断向指引导管内注入生理盐水（1～3 ml/s）进行冲洗以冷却，减少激光对正常组织的损伤及冠脉夹层等并发症的发生。另外，消融过程中需要缓慢推进激光导管（＜1 mm/s），让病变有足够的时间吸收和消融激光，也避免过快推动消融导管平头造成斑块脱落。0.9 mm激光导管每次消融最多有 10 秒激发时间，然后是 5 秒暂停时间，1.4 mm 以及更大尺寸的激光导管则是 5 秒激发时间及相应 10 秒暂停时间。

三、ELCA 治疗的适应证和禁忌证

ELCA 已在国外广泛使用，国内也已大量开展，其安全性及有效性被大量临床实践证实。

1. ELCA 适应证　①球囊无法通过或无法扩张的病变［如慢性完全闭塞（chronic total occlusion，CTO）病变］；②支架膨胀不良；③支架内再狭窄（instent restenosis，ISR）；④轻中度钙化病变；⑤开口病变；⑥血栓性病变；⑦静脉桥血管病变。

2. ELCA 相对禁忌证　①无保护左主干；②严重成角＞45°（消融导管通过困难造成血管穿孔损伤）；③冠脉夹层；④参考血管直径小于激光导管直径。

导丝通过而器械不能有效通过的病变仍然是 ELCA 的主要适应证。ELCA 使用在支架膨胀不良、ISR 中的获益也被越来越多的临床实践验证。至于血栓性病变、桥血管病变中应用 ELCA 的安全性和有效性同样得到了验证。除参考血管直径小于激光导管直径的病变外，ELCA 无绝对禁忌证。

四、ELCA 治疗常见的并发症

冠脉激光消融是一项复杂的介入性手术，虽然通常是相对安全的，但仍然可能伴随一些并发症。以下是可能的冠脉激光消蚀手术的并发症：

1. 冠脉损伤　在激光消融过程中，激光能量可能会损伤周围的冠脉组织，导致血管穿孔或破裂，这可能需要额外的介入手术来修复。以下操作需要注意：①角度比较大的血管，消融导管推进速度要慢，遇到阻力，不要用力推进，力度原因可能造成血管穿孔；②分支与主支往往存在角度，尤其进入回旋支近端支架或者对角支开口，必要时应用延长导管或双导丝辅助通过，国内有报道激光导管进入对角支造成血管破裂。

2. 心脏压塞　由于激光操作可能会导致冠脉内的小血管受损，患者可能会在术中及术后出现心脏压塞。激光导管在操作前确认冠脉导丝在正确的血管腔，进行治疗的血管没有大的成角，操作推进需要有经验的医生谨慎操作。一旦发生血管破裂穿孔，立即交换球囊缝闭冠脉血管破裂处，进行超声指导下心包穿刺，再用覆膜支架封闭破裂血管。

3. 心律失常　手术过程中，激光能量的使用可能会引起心律不齐，甚至在出现慢血流或者无复流情况下，出现传导阻滞性心律失常或者缓慢性心律失常。

4. 慢血流或无复流　激光导管推进速度过快或者能量过高时，在消融中可能造成斑块碎屑太多，从而形成慢血流。应对方法为激光消蚀推动速度要缓慢，从低能量开始消蚀。

5. 心肌梗死　在手术中的冠脉操作可能会导致心肌梗死（心肌组织坏死），尤其是在激光使用不当的情况下，如造成分支血管闭塞，或者对血管中慢血流处理不当。

6. 感染　任何介入性手术都有感染的风险，包括冠脉激光消融手术。

7. 过敏反应　在手术过程中使用的造影剂或其他药物可能会引发过敏反应。

8. 放射线暴露　冠脉造影术通常需要 X 线成像，可能会使医护人员和患者受到辐射暴露的风险。

五、ELCA 治疗常见并发症防治

（一）冠状动脉损伤常见原因及解决方案

1. 激光能量、频率过度使用　对于一些钙化病变，小球囊无法通过的病变，突然大能量高频率的激光操作会造成冠脉损伤。激光能量、频率应循序渐进，逐渐增加。突然间过大激光能量及过高的频率赫兹，可能导致冠脉组织被破坏。在激光消融过程中，医疗团队应该密切监测激光能量的使用，确保其在合适的范围内，精确控制激光脉冲的强度和持续时间是关键。

Bilodeau 等使用 0.9 mm 的激光导管对 100 例钙化和（或）使用小直径球囊未能通过的冠脉病变进行了消融，其中操作成功率为 93%，临床成功率为 86%，其中 4 例患者发生冠脉夹层，1 例发生非 Q 波型心肌梗死。

2. 激光导管位置和推送速度不正确　不正确的激光导管光纤放置位置可能导致激光能量直接照射到冠脉壁上，增加了冠脉损伤的风险。另一个原因是过快或暴力推送激光导管，导管直接损

伤血管，尤其在血管转弯成角血管段。在冠脉激光消融术中，应严格控制激光导管位置以及推送速度。

（二）心脏压塞

1. CTO 病变合并冠脉夹层　CTO 病变介入手术由于其本身复杂性，介入手术过程中往往容易形成冠脉夹层。冠脉夹层或变薄，更易导致冠脉穿孔或破裂，造成心脏压塞。Badr 等研究在对无法完成有效球囊扩张的 CTO 病变的治疗中使用 ELCA，其成功率达到 93.8%。另一多中心的随机对照研究，入选了 11 个中心的 701 例正向导丝通过病变并经证实位于真腔的 CTO 病变患者，其中 9% 的病变球囊未能通过，在这部分患者中使用球囊辅助微夹层（当导丝位于远端真腔内，应用球囊扩张闭塞段，可能造成血管局部出现微小夹层，增加器械通过性）（为 23%）、ELCA（为 18%）、旋磨（为 16%）等不同的技术方法。其中球囊辅助微夹层成功率为 88%，ELCA 成功率最高，为 95%。对于复杂病例，医生可以采用渐进的治疗策略，降低风险。

2. 其他原因不慎穿透小血管　①在激光消融手术中，推送激光导管需要注意指引导丝位置，可能穿透小血管，导致冠脉穿孔等并发症。②激光消融过程中，应确保激光能量的使用处于适当的范围内，以防止不必要的热损伤造成血管穿孔。

医生应接受充分的培训和积累丰富的临床经验，以提高血管保护的技术水平。

（三）心律失常

1. 过多或过高强度的激光能量应用于心脏组织可能导致心律失常。应确保激光能量的使用处于安全范围内，不应过度使用。这包括调整激光能量的强度和持续时间，以适应患者的需要。

2. 围术期液体管理问题或电解质不平衡可能导致心律失常。在围术期应确保患者的电解质水平正常，特别是钾、镁和钙水平正常。密切监测患者的心电图，及时发现心律失常迹象。

（四）心肌梗死

1. 大隐静脉桥（saphenous vein graft，SVG）血管病变往往弥漫且斑块易碎，并且常常有血栓附着。处理此类病变时，很容易出现慢血流或无复流，导致远端血管栓塞进而出现不良事件。远端保护装置为一种治疗推荐，但因其难以通过严重狭窄的病变以及具有通过过程中导致血栓及斑块脱落等风险而较少在临床实践中应用。

ELCA 可精准有效地对斑块及血栓进行消融，从而减少远端血管栓塞的发生率，是一种安全有效的方法。Ebersole 等回顾性研究纳入 31 例 SVG 急性闭塞患者，使用 ELCA 的成功率为 87%，造影成功率为 97%。另一项前瞻性队列研究入选 71 例靶血管为 SVG 的急性冠脉综合征患者，与远端保护装置相比，使用 ELCA 可以改善心肌灌注（$P = 0.09$），显著降低围术期心肌梗死发生率（$P = 0.04$）。

此外仍有报道 ELCA 可能引起围术期心肌梗死，考虑与下文所述因素有关。

2. 激光能量过度使用　如果激光能量使用过多或过高强度，可能会导致冠脉壁的过度加热，引发心肌梗死。过度的激光能量导致冠脉壁的加热，可引起热损伤。这可能导致冠脉壁炎症和坏死。冠脉壁的损伤可以激发血小板聚集和血栓形成，导致血栓部分或完全堵塞冠脉。

3. 冠脉破裂　激光消融操作可能导致冠脉内的斑块解除或移除，太快推送导管，病变可能会再次出现，导致冠脉重新狭窄。

4. 微循环损伤　激光操作可能对冠脉的微循环产生负面影响，导致微循环损伤，血流受阻，最终导致心肌梗死。如果激光操作损伤了冠脉或其分支，将导致心肌缺血。

5. 心脏供血中断　在操作过程中，激光导管直径过大堵塞狭窄的冠脉血流，或者消融速度过快导致慢血流或无复流发生，导致心肌供血中断。

（沈阳医学院附属中心医院　田兵
中国人民解放军北部战区总医院
荆全民　李子琪　齐斌）

参考文献

[1] Ginsburg R，Kim DS，Guthaner D，et al. Salvage ofan ischemic limb by laser angioplasty：description of a new technique. Clin Cardiol，1984，7（1）：54-58.
[2] Egred M，Brilakis ES. Excimer laser coronary angioplasty（ELCA）：fundamentals，mechanism of action，and clinical applications. J Invasive Cardiol，2020，32（2）：E27-E35.

[3] Nakabayashi K, Sunaga D, Kaneko N, et al. Simple percutaneouscoronary interventions using the modification of complex coronary lesion with excimer laser. Cardiovasc Revasc Med, 2019, 20(4): 293-302.
[4] 李琪，刘健，卢明瑜，等.准分子激光冠状动脉斑块消融术治疗复杂冠状动脉病变的近期临床效果观察.中国介入心脏病学杂志，2019，27(1)：41-44.
[5] 李牧蔚，刘巍，赵康.准分子激光消融术在光学相干断层扫描技术指导下治疗冠状动脉旁路移植术后静脉桥血管狭窄病变.中国介入心脏病学杂志，2018，26(1)：55-57.
[6] Miyazaki T, Ashikaga T, Fukushima T, et al. Treatment ofin-stent restenosis by excimer laser coronary atherectomy and drug-coated balloon: serial assessment with optical coherence tomography. J Interv Cardiol, 2019, 2019: 6515129.
[7] Lee T, Shlofmitz RA, Song L, et al. The effectiveness of excimer laser angioplasty to treat coronary in-stent restenosis with peri-stent calcium as assessed by optical coherence tomography.EuroIntervention, 2019, 15(3): e279-e288.
[8] Shishikura D, Otsuji S, Takiuchi S, et al. Vaporizing thrombus with excimer laser before coronary stenting improves myocardial reperfusion in acute coronary syndrome. Circ J, 2013, 77(6): 1445-1452.
[9] Ebersole D, Dahm JB, Das T, et al. Excimer laser revascularization of saphenous vein grafts in acute myocardial infarction. J Invasive Cardiol, 2004, 16(4): 177-180.
[10] Bilodeau L, Fretz EB, Taeymans Y, et al. Novel use of a high-energy excimer laser catheter for calcified and complex coronary artery lesions. Catheter Cardiovasc Interv, 2004, 62(2): 155-161.
[11] Ambrosini V, Sorropago G, Laurenzano E, et al. Early outcome of high energy Laser (Excimer) facilitated coronary angioplasty ON hARD and complex calcified and balloOnresistant coronary lesions: LEONARDO Study. Cardiovasc Revasc Med, 2015, 16(3): 141-146.
[12] Badr S, Ben-Dor I, Dvir D, et al. The state of the excimer laser for coronary intervention in the drug-eluting stent era. Cardiovasc Revasc Med, 2013, 14(2): 93-98.
[13] Karacsonyi J, Karmpaliotis D, Alaswad K, et al. Prevalence, indications and management of balloon uncrossable chronic total occlusions: Insights from a contemporary multicenter US registry. Catheter Cardiovasc Interv, 2017, 90(1): 12-20.
[14] Mohandes M, Rojas S, Moreno C, et al. Excimer laser in percutaneous coronary intervention of device uncrossable chronic total and functional occlusions. Cardiovasc Revasc Med, 2020, 21(5): 657-660.
[16] Neumann FJ, Sousa-Uva M, Ahlsson A, et al. 2018 ESC/EACTS Guidelines on myocardial revascularization. Eur Heart J, 2019, 40(2): 87-165.
[17] Niccoli G, Belloni F, Cosentino N, et al. Case-control registry of excimer laser coronary angioplasty versus distal protection devices in patients with acute coronary syndromes due to saphenous vein graft disease. Am J Cardiol, 2013, 112(10): 1586-1591.

第 41 节　旋磨术并发症

冠状动脉钙化（calcification，CAC）是一个以冠脉钙沉积为主要特征的病理现象。严重钙化病变仍是目前经皮冠状动脉介入治疗（percutaneous coronary artery intervention，PCI）的难题，是 PCI 治疗晚期不良结局的主要预测指标。冠脉旋磨术（rotational atherectomy，RA）根据“差异切割”理论选择性去除钙化或纤维化的动脉硬化斑块，有效改善血管顺应性，从而降低介入治疗难度。冠脉旋磨术作为一项成熟的技术，至今已用于临床 30 余年。与所有器械及介入操作同样，冠脉旋磨术会因操作不当或患者个人对器械操作不良反应而引起并发症，因此做好处理并发症的准备仍是十分重要的。

旋磨术并发症的易发因素主要有小血管、长病变、分叉病变、迂曲病变及成角病变等。常见并发症如下。

一、冠状动脉痉挛

冠状动脉痉挛是旋磨术中较常见的并发症，一般预后良好，多与旋磨头的直接刺激致冠脉损伤有关。在选择旋磨头时旋磨头与靶血管参考直径比例过大、操作时旋磨推进速度过快、单次旋磨时间过长，都可能导致痉挛出现。随着操作经验的积累（操作时保持指引导管和导丝无折痕，遇阻力或震动时不强行推进旋磨头），严重冠脉痉挛已不是很常见。如发生冠脉痉挛，立即停止旋磨，给予冠脉内注射硝酸甘油，如不能缓解可考虑冠脉内给予维拉帕米或地尔硫䓬。发生冠脉痉挛后要检查旋磨系统是否有折痕、入径是否过于迂曲，及时发现问题并调整。预防冠脉痉挛的措施包括：钙通道阻滞剂的应用；选择旋磨头大小与血管直径的比例不宜过大，从较小的旋磨头开始；旋磨时间在 15 秒左右；旋磨前于冠脉内注入硝酸甘油，选择专用旋磨液等。

二、慢血流 / 无复流

慢血流 / 无复流现象是冠脉斑块旋磨术的主要并发症之一。其发生机制可能包括旋磨产生的斑块碎片及栓塞、旋磨导致血小板激活及微血栓形成、旋磨术中操作致自主神经反射等。Sakakura 等经过多因素 logistic 回归分析发现，无复流与病变长度、初始磨头和血管内径比成正相关，与靶血管直径、直接旋磨策略、单次短时旋磨及旋磨前收缩压成负相关。慢血流通常为一过性，持续时间短，预后良好，一般不会造成严重损害。但严重慢血流 / 无复流后易发生非 ST 段抬高型心肌梗死。处理：一旦发生无复流，若硝酸甘油效果差，则经微导管或抽吸导管给予其他血管扩张剂，如腺苷、钙通道阻滞剂（维拉帕米、地尔硫䓬、尼卡地平）或硝普钠等，及血小板糖蛋白Ⅱb/Ⅲa 受体拮抗剂可以获得更好的效果。同时应予药物维持血压、心率，必要时置入主动脉内球囊反搏泵或植入临时起搏器。预防原则：①严格掌握适应证；②规范操作，旋磨头的选择从较小的旋磨头开始，逐渐增大，缓慢推进旋磨导管，避免转速明显下降；旋磨时不要一直推送旋磨头前进或将旋磨头固定在病变部位不动，而应该采取慢进快退的手法，类似于“小鸡啄米”；每次旋磨时间不宜过长（15 秒左右）。

三、冠状动脉夹层

在已发表的 RA 研究中，RA 期间冠脉夹层的发生率为 1.7% ～ 5.9%。发生夹层后应立即停止旋磨术，保持真腔内导丝的位置且尽可能通过球囊血管成形术和支架植入术快速完成 PCI。

四、冠状动脉穿孔

发生率为 0 ～ 2.0%。多与严重成角病变、旋磨头推送过远或旋磨头直径过大等因素有关。如发生穿孔，应保留旋磨导丝，迅速退出旋磨头。穿孔较小可试用球囊低压长时间扩张封堵，如穿孔较大可植入带膜支架或外科处理。冠脉穿孔同时可能伴有低血压，提示心脏压塞，应立即行床旁超声心动图及心包穿刺术，必要时外科手术干预治疗。

五、心动过缓、房室传导阻滞

可能与旋磨头对血管的直接刺激致迷走神经反射有关，大多为一过性，预后良好。多于对优势型左回旋支或优势型右冠脉旋磨时发生，可静脉予以阿托品等药物，必要时可植入临时起搏器，但不建议术前常规预防性植入临时起搏器。

六、旋磨头嵌顿、旋磨导丝断裂等旋磨器械损坏

旋磨器械的损坏为旋磨特有并发症，主要包括旋磨头嵌顿、旋磨导丝断裂、旋磨头断裂等，通常可引起严重并发症发生，甚至死亡。

（一）旋磨头嵌顿

为 RA 中非常严重的并发症，旋磨弥漫、成角、夹层病变、旋磨头推送过快、单次旋磨时间过长、旋磨头推进距离过长、转速过低、推进时用力过大、旋磨头张力未完全释放时启动高速旋磨等均易导致旋磨头嵌顿。另一原因与旋磨头自身设计相关，旋磨头呈橄榄形、前半部分带有钻石颗粒，而后半部分没有钻石颗粒，在旋转过程中，只有远端部分可以消蚀病灶，而近端部分在后退旋磨头时并不能消蚀病灶，这可能是非顺应性钙化病灶发生旋磨头嵌顿的主要原因。发生旋磨头嵌顿时：①可先尝试将旋磨头前送及后退撤出，或重新启动低速或高速旋转退出；②可以尝试把旋磨导丝和旋磨头一起拉出；③可将旋磨头推送至病变远端，重新再送一根导丝至病变远端，送球囊至嵌顿处及病变近端扩张，然后尝试将旋

磨头拉出；④将旋磨杆及旋磨导丝剪断，通过剪断的旋磨杆和导丝送入“5进6”导管至病变处或旋磨头近端，将旋磨导丝和旋磨头一起取出。若以上方式均无法解决，应立即寻求心外科会诊帮助。

（二）旋磨导丝断裂

旋磨弥漫、病变迂曲、导丝迂曲引起折痕及导丝头端进入主支成角的小分支（尤其是间隔支），均易发生导丝断裂。断裂的旋磨导丝通常难以从患者体内取出，可以尝试抓捕器、球囊扩张回拉等方法，或者支架扩张贴壁等方法处理。

七、病例报告

病例1：冠脉夹层致心脏压塞

患者男性，52岁，因发作性胸痛3个月，于2020年12月7日入院。既往有高血压病史。诊断：①冠心病，不稳定型心绞痛，②高血压3级。入院后给予阿司匹林100 mg 1次/日，氯吡格雷75 mg 1次/日，普伐他汀40 mg 1次/晚。2020年12月11日冠脉造影示：三支血管重度钙化，LM体部20%狭窄，LAD近段及中段两处90%狭窄，D1口部90%狭窄，LCX细小，动脉粥样硬化改变，RCA迂曲，近段60%狭窄，中远段60%狭窄，PL中段70%～80%狭窄。同台实施PCI：经旋磨导丝推送直径1.25 mm的旋磨头对LAD近中段钙化病变处以145 000转/分、142 000转/分、140 000转/分的速度进行旋磨3次，旋磨充分后，造影见LAD中段内膜撕裂伴造影剂渗漏，患者出现剧烈胸痛，血压进行性下降至76/46 mmHg，心率46次/分，立即予间羟胺（阿拉明）1 mg静推、阿托品1 mg静推，生理盐水加压静点、多巴胺静点、吗啡5 mg肌注，退出旋磨头，经旋磨导丝推送Empira 2.5 mm×15 mm球囊至LAD近段，以10 atm扩张进行封堵，立即消毒前胸部皮肤，在甲磺酸罗哌卡因注射液2 ml局麻下，于剑突下行心包穿刺术成功后，植入6 F动脉鞘管，经鞘管推送6 F猪尾导管至心包内后，共抽出血性液体200 ml，立即穿刺左侧股静脉，植入6 F鞘管，经股静脉鞘管回输血液50 ml。患者心率恢复至90次/分，血压恢复至150/90 mmHg，经猪尾导管持续负压回吸。随后释放球囊，复查造影见LAD中段闭塞，立即于前降支近段-中段预扩后植入Excel 2.5 mm×36 mm及3.0 mm×18 mm雷帕霉素洗脱支架2枚，支架重叠，并进行高压后扩张（图1-41-1）。于2020年12月13日拔出心包穿刺引流管。患者于2020年12月17日出院。

病例2：冠脉穿孔、心脏压塞后死亡

患者男性，75岁，因发作性胸痛2个月，加重3天，于2022年1月11日入院。既往有高血压病史、糖尿病病史、消化道出血病史。诊断：①冠心病，不稳定型心绞痛，陈旧性心肌梗死，PCI术后；②高血压3级；③2型糖尿病。入院后给予阿司匹林100 mg 1次/日，氯吡格雷75 mg 1次/日，琥珀酸美托洛尔缓释片23.75 mg 1次/日，瑞舒伐他汀10 mg 1次/晚。2022年1月17日冠脉造影示：LM末端99%狭窄，至LAD根部重度钙化，LAD近中段弥漫性病变90%狭窄，D2口部90%狭窄，LCX口部瘤样扩张伴90%狭窄，RCA原支架内通畅，远段50%狭窄，血流均TIMI 3级。同台实施PCI：以Emerge 2.0 mm×15 mm球囊、2.5 mm×15 mm耐高压球囊至LM-LAD近中段病变处，进行预扩张；球囊均不能完全扩张，遂采用旋磨术，采用直径1.25 mm的旋磨头对LM-LAD近中段钙化处以133 000～142 000转/分的速度进行旋磨5次，旋磨充分后，造影见LAD近中段可见血管破裂，造影剂流向心包，立即退出旋磨头，经导丝推送Corsair微导管至LAD中段，不能至LAD远段，退出旋磨导丝，经微导管分别推送Gaia First导丝均未能至LAD中远段，此时患者血压、心率均持续下降，血压下降至70/40 mmHg，心率下降至55次/分，立即经微导管推注明胶海绵，经静脉推注间羟胺1 mg、阿托品0.5 mg、肾上腺素1 mg共2次，同时予多巴胺、间羟胺泵入，随后立即在局麻下行心包穿刺术，经鞘管推送猪尾导管至心包腔内，在局麻下行左股静脉深静脉穿刺术，共计引出心包血液650 ml，均经深静脉行自体血回输，血压逐渐恢复至170/90 mmHg，心率恢复至100次/分，透视见心包无明显积液，复查造影未见LAD造影剂渗漏，再次回抽心包引流管，未见血液，血压波动在140～160/70～80 mmHg，心率波动在70～80次/分，立即请心外科会诊，建议行急诊

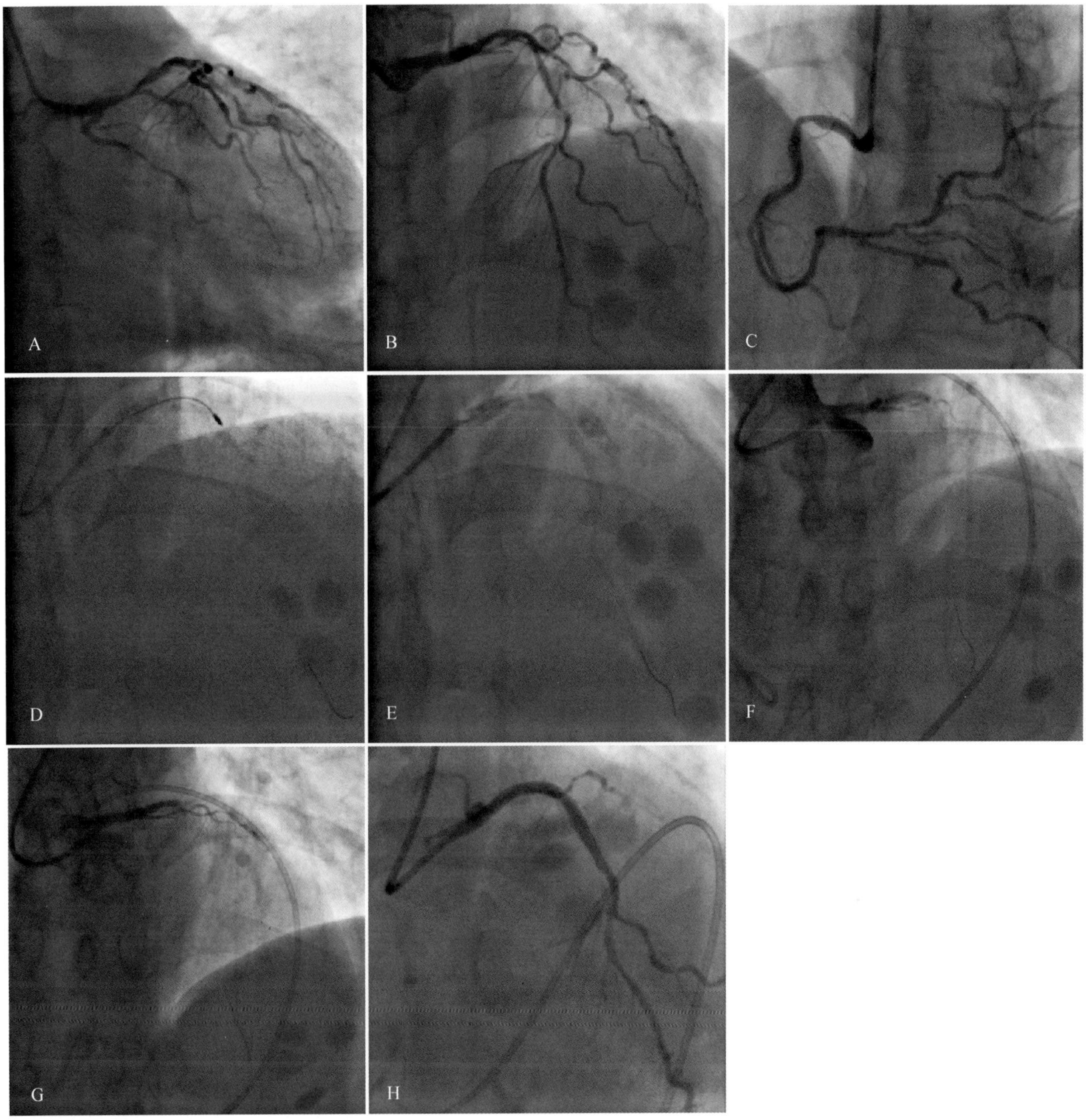

图 1-41-1 **A**. 2020 年 12 月 11 日冠脉造影：重度钙化，LM 体部 20% 狭窄，LCX 细小，动脉粥样硬化改变；**B**. LAD 近段及中段两处 90% 狭窄，D1 口部 90% 狭窄；**C**. RCA 重度钙化，迂曲，近段 60% 狭窄，中远段 60% 狭窄，PL 中段 70% ～ 80% 狭窄；**D**. LAD 近段及中段以 1.25 mm Burr 进行旋磨；**E**. 见 LAD 中段渗漏至心包；**F**. 以 Empira 2.5 mm×15 mm 球囊于 LAD 近段小压力封堵，并行心包穿刺，留置猪尾导管；**G**. 复查造影见 LAD 闭塞，未再渗漏至心包；**H**. 于 LAD 近段-中段预扩张后植入 Excel 2.5 mm×36 mm 及 3.0 mm×18 mm 雷帕霉素洗脱支架 2 枚

外科冠状动脉旁路移植术（CABG），向患者家属交代相关风险后患者家属仍拒绝心外科手术治疗，随后复查造影见 LAD 血流恢复至 TIMI 2 级，留置心包引流管、深静脉置管无菌敷料包扎，退出微导管，拔除左冠脉指引导管，留置股动脉鞘管，无菌敷料加压包扎。21：10 返回监护室后，意识清，呼之可应，22：10 测血压 87/56 mmHg，心率 80 次 / 分，指尖氧饱和度 98%。立即经心包引流管反复抽取心包积液，共计 600 ml 血液，均经深静脉行自体血回输，并予以补液治疗，患者血压逐渐恢复，波动于 155 ～ 80/79 ～ 65 mmHg 左右，立即送至导管室复查造影：LAD 中段可见造影剂渗漏，余造影结果同前次。于 LM-LCX 近段植入 Firebird 3.0 mm×18 mm 自制覆膜支架，多次

后扩张后见 LAD 仍有渗漏；再次体外自制覆膜支架，以两个 Firebird 3.0 mm×23 mm 自制覆膜支架 1 枚，再次于 LM-LCX 植入 Firebird 3.0 mm×23 mm 自制覆膜支架，见 LAD 无渗漏，此时患者血压仍持续下降，心率持续上升，心包积液量仍持续增加，回抽仍可见大量血性心包积液，予持续抽吸心包积液及自体血回输，考虑患者 RCA 向 LAD 发出 2 ～ 3 级侧支可能致心脏压塞可能；退出导丝，拔除指引导管；复查逆向造影见 PD-LAD 侧支可见 LAD 渗漏，经逆向推送导丝、微导管至 PD-LAD 侧支内至 LAD 中段，经微导管推注明胶海绵至 LAD 中段渗漏处，复查逆向造影未见明显渗漏（图 1-41-2）。于 2022 年 1 月 18 日 00：15 患者突发意识丧失、呈下颌式呼吸，血压下降至 50/30 mmHg，心率下降至 50 次 / 分，呈逸搏心律，立即先后予肾上腺素 1 mg 3 次、阿托品 1 mg、间羟胺 1 mg、5% 碳酸氢钠注射液 50 mg 静推、尼可刹米 0.375 g、洛贝林 3 mg 静推、去甲肾上腺素 4 mg 静脉泵入及持续胸外按压、抱球辅助呼吸，向患者家属交代病情后，家属拒绝气管插管等一切抢救措施，00：45 患者心率、呼吸停止，大动脉搏动消失，心电图呈等电位线，宣布临床死亡。此次手术期间共计回抽血性心包积液约 1000 ml，均予自体血回输。

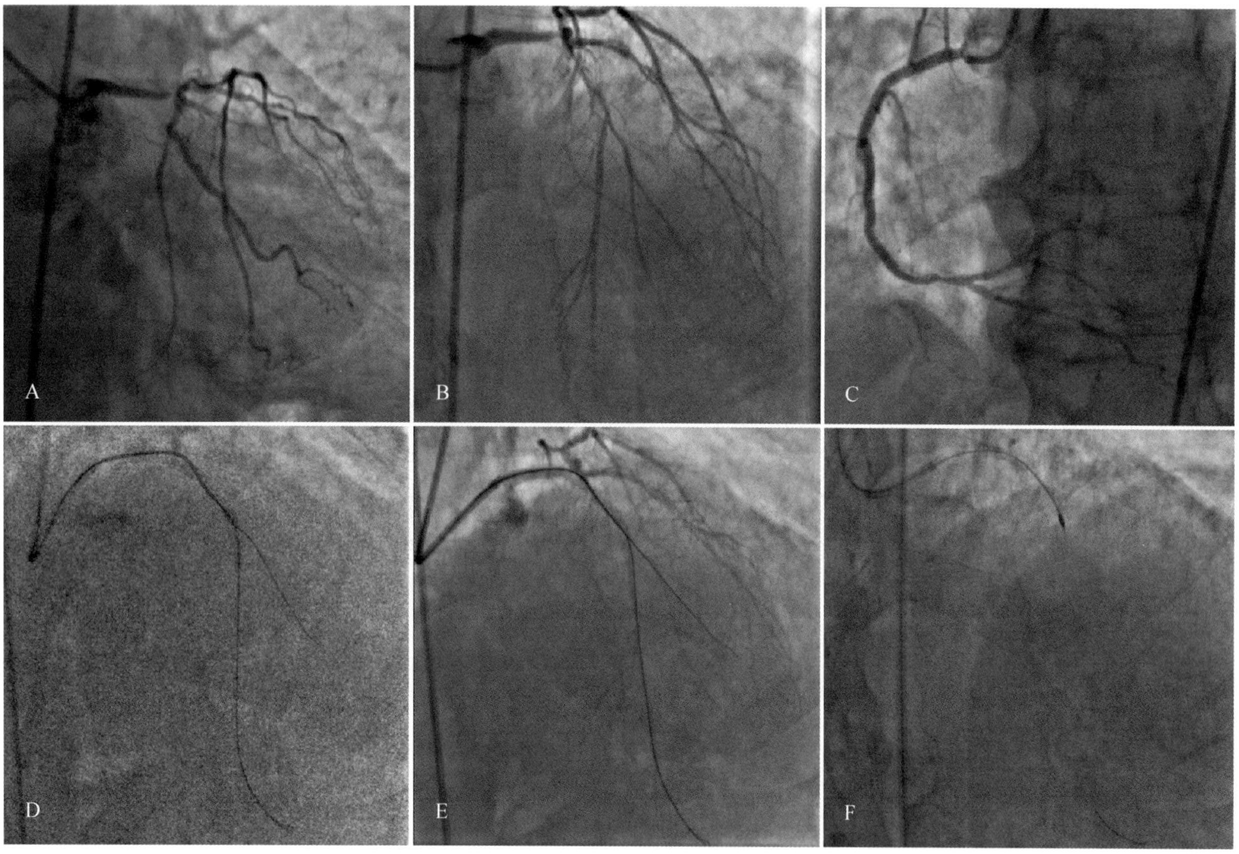

图 1-41-2 **A.** 2022 年 1 月 17 日冠脉造影：LM 末端 99% 狭窄，至 LAD 根部重度钙化，LCX 口部瘤样扩张伴 90% 狭窄；**B.** LAD 近中段弥漫性病变 90% 狭窄，D2 口部 90% 狭窄；**C.** RCA 原支架内通畅，远段 50% 狭窄，血流均 TIMI 3 级；**D**、**E.** 以 Emerge 2.0 mm×15 mm 球囊、2.5 mm×15 mm 耐高压球囊至 LM-LAD 近中段病变处，进行预扩张，球囊均不能完全扩张；**F.** 采用直径 1.25 mm Burr 对 LM-LAD 近中段钙化处以 133 000 ～ 142 000 转 / 分的速度进行旋磨 5 次；**G.** LAD 中段血管穿孔，造影剂至心包；**H.** 微导管推注明胶海绵至 LAD 中段封堵；**I.** 透视心包；**J**、**K.** 复台，复查造影见 LAD 造影剂渗漏；**L.** 于 LM-LCX 近段植入 Firebird 3.0 mm×18 mm 自制覆膜支架；**M.** 仍有造影剂渗漏；**N.** 再次体外自制覆膜支架，以两个 Firebird 3.0 mm×23 mm 自制覆膜支架 1 枚，再次于 LM-LCX 植入 Firebird 3.0 mm×23 mm 自制覆膜支架，见 LAD 无渗漏；**O.** 逆向造影见 PD-LAD 侧支可见 LAD 造影剂渗漏；**P.** 逆向于 LAD 推注明胶海绵；**Q.** 封堵成功

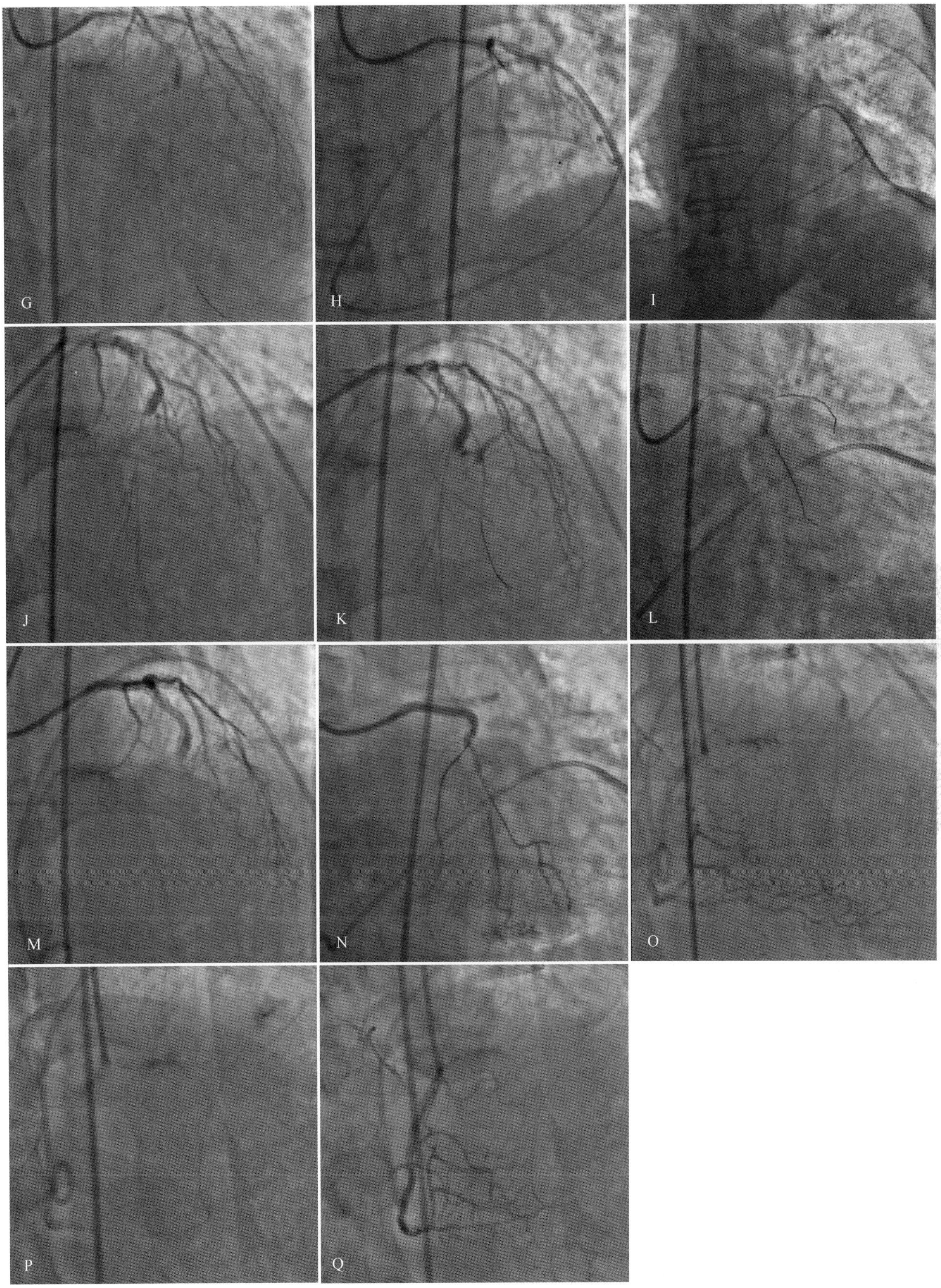

图 1-41-2 续

病例 3：心搏骤停

患者男性，66 岁，因发作性胸痛 2 年，加重 1 周，于 2022 年 6 月 12 日入院。既往有高血压病史、糖尿病病史。诊断：①冠心病，不稳定型心绞痛；②高血压 1 级；③ 2 型糖尿病；④肾功能不全。入院后给予阿司匹林 100 mg 1 次 / 日，氯吡格雷 75 mg 1 次 / 日，硝苯地平控释片 30 mg 2 次 / 日，瑞舒伐他汀 10 mg 1 次 / 晚。2022 年 6 月 14 日冠脉造影示：RCA 近中段钙化，口部 50% 狭窄，近-中远段长病变，最重 90% 狭窄，左冠脉钙化，LM-LAD 中段长病变，最重处 90% 狭窄，LCX 口部-远段长病变，最重处 95% 狭窄，中间支近段 90% 狭窄。向患者家属交代病情及相关风险后建议首选外科 CABG，患者及家属商议后拒绝 CABG，要求行支架植入术，遂于 6 月 16 日实施 PCI：经旋磨导丝推送直径 1.5 mm 的旋磨头对 RCA 近中远段钙化病变处以 145 000 转 / 分、142 000 转 / 分、140 000 转 / 分的速度进行旋磨 3 次，旋磨时突发心搏骤停，立即予胸外按压，患者心率恢复至 60 次 / 分，随后充分旋磨后，在 Guidezilla 辅助下，于 RCA 近、中、远段预扩张后植入 Firebird 2.75 mm×33 mm 及 3.0 mm×29 mm 支架 2 枚，相连，并进行高压后扩张。患者于 2022 年 6 月 19 日出院，于 2022 年 7 月 21 日行左冠脉 PCI：于 LM-LAD 中段旋磨及预扩张后，在 IVUS 指导下植入 GuReater 2.75 mm×29 mm、3.0 mm×29 mm 及 3.5 mm×15 mm 支架 3 枚，两两相连，于 LCX 远段预扩张后予贝朗 2.0 mm×35 mm 药物球囊扩张 60 秒（图 1-41-3）。

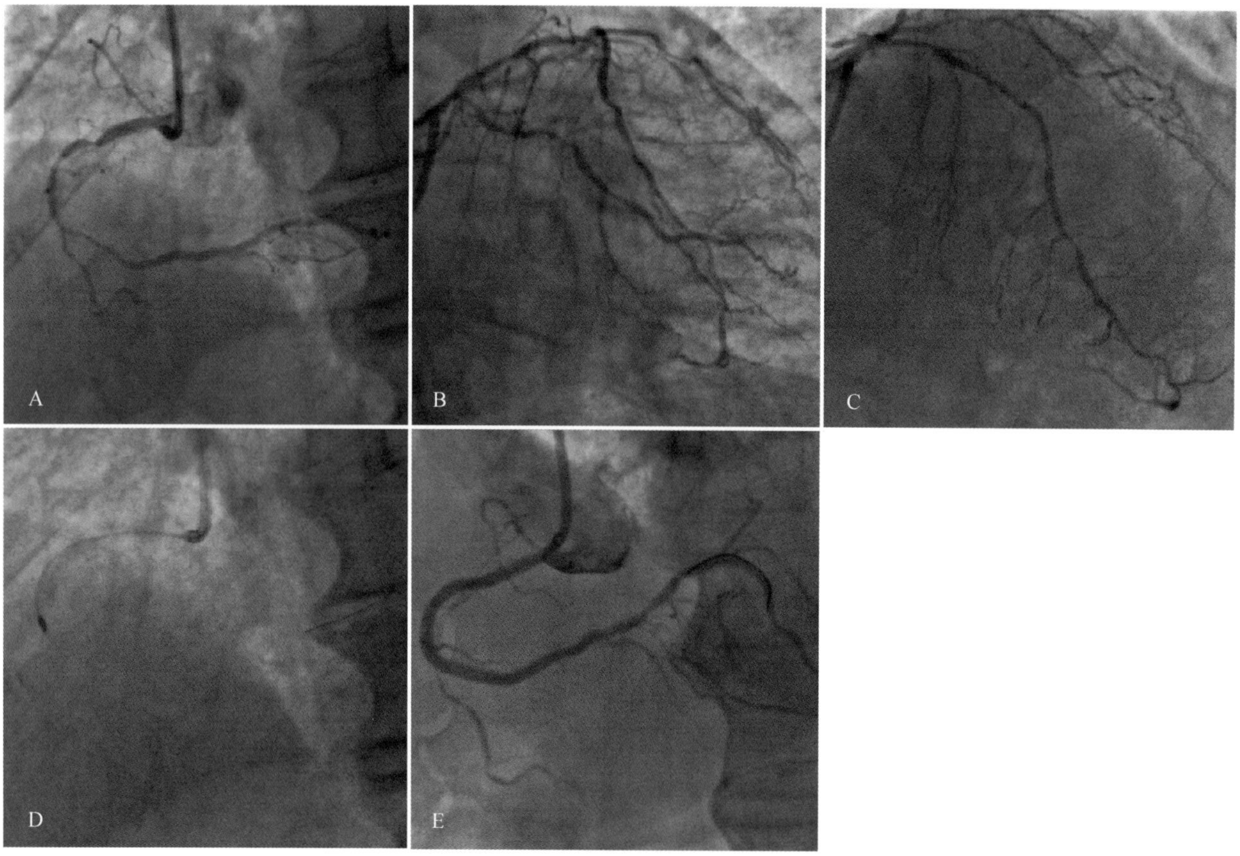

图 1-41-3　A. 2022 年 6 月 14 日冠脉造影：RCA 近中段钙化，口部 50% 狭窄，近-中远段长病变，最重 90% 狭窄；**B**. LCX 口部-远段长病变，最重处 95% 狭窄，中间支近段 90% 狭窄；**C**. 左冠脉钙化，LM-LAD 中段长病变，最重处 90% 狭窄；**D**. 以 1.5 mm Burr 对 RCA 近中远段钙化病变处以 145 000 转 / 分、142 000 转 / 分、140 000 转 / 分的速度进行旋磨 3 次，旋磨时突发心搏骤停，立即予胸外按压，患者心率恢复至 60 次 / 分；**E**. 在 Guidezilla 辅助下，于 RCA 近、中、远段预扩张后植入 Firebird 2.75 mm×33 mm 及 3.0 mm×29 mm 支架 2 枚，相连，并进行高压后扩张

（中国人民解放军北部战区总医院　王耿　李馨妍）

参考文献

[1] 张书宁，王聪，姚康，等.冠状动脉钙化的性别与年龄分布及介入并发症的临床特征.老年医学与保健，2018，24（2）：108-110.

[2] Zhang HP，Zhao Y，Ai H，et al. Outcomes of coronary rotational atherectomy in patients with reduced left ventricular ejection fraction. J Int Med Res，2020，48（4）：300060519895144.

[3]《冠状动脉钙化病变诊治中国专家共识》专家组.冠状动脉钙化病变诊治中国专家共识（2021版）.中国介入心脏病学杂志，2021，29（5）：251-259.

[4] Grise MA，Yeager MJ，Teirstein PS. A case of an entrapped rotational atherectomy burr. Catheter Cardiovase Interv，2002，57（1）：31-33.

[5] Safian RD，Feldman T. Muller DW，et al. Comnary angioplasty and Rotablator atherectomy trial（CARAT）：immediate and late results of a prospective multicenter randomized trial. Catheter Cardiovasc Interv，2001，53（2）：213-220.

[6] Whiitlow PL，Bass TA，Kipperman RM，et al. Results of the study to determine rotablator and transluminal angioplasty strategy（STRATAS）. Am J Cardiol，2001，87（6）：699-705.

[7] 吴永新，陈曼华.冠状动脉内旋磨术并发无复流的研究进展.中国心血管病研究，2022，20（7）：650-655.

[8] Sakakura K，Taniguchi Y，Yamamoto K，et al. Modifiable and unmodifiable factors associated with slow flow following rotational atherectomy. PLoS One，2021，16（4）：e250757.

[9] Sakakura K，Ako J，Wada H，et al. Beta-blocker use is not associated with slow flow during rotational atherectomy. J Invasive Cardiol，2012，24（8）：379-384.

[10] Tomey M，Kini A，Sharma S. Current status of rotational atherectomy. JACC Cardiovascular Interventions，2014，7（4）：345-353.

[11] 葛均波，王伟民，霍勇.冠状动脉内旋磨术中国专家共识.中国介入心脏病学杂志，2017，25（2）：61-66.

[12] 温尚煜，尚瑞平，于宏颖，等.冠状动脉内旋磨术并发症分析，预防及处理技巧.中国介入心脏病学杂志，2017，25（12）：677-681.

[13] Dahdouh Z，Abdel-Massih T，Roule V，et al. Rotational atherectomy as endovascular haute couture：a road map of tools and techniques for the interventional management of burr entrapment. J Interv Cardiol，2013，26（6）：586-595.

2 经导管消融治疗心律失常相关并发症

第1节　心电生理血管介入途径并发症

血管穿刺及血管内放置电极是导管消融的前期操作，随着介入治疗的迅速发展，介入相关的并发症逐渐增加。而射频消融术中因需放置多根电极导管从而需穿刺多条血管（静脉或动脉）导致术中及术后可能出现严重的血管并发症，处理不当可影响患者生活质量，严重的可致患者死亡。

经股动静脉途径行电生理检查及射频导管消融是目前常用的方法。穿刺区常见并发症包括局部血肿，假性动脉瘤，动静脉瘘，深静脉血栓形成，导管扭曲、断裂、打结等。围术期穿刺区血肿、穿刺静脉误伤股动脉未及时发觉及术区压迫不当是形成假性动脉瘤的常见原因。经股动脉行心脏介入治疗的动静脉瘘及假性动脉瘤发生率分别为0.6%和1.2%，而两者同时发生的情况十分少见，有报道发生率仅为0.17%。股动脉穿刺不当有引起腹膜后血肿的风险，尽管发生率相对较低，文献报道为1.5%～3%，但如不能及时发现和处理，常会产生严重后果，甚至危及患者生命。

锁骨下静脉穿刺中损伤锁骨下动脉较为常见，其发生率可为1%～20%，如果仅为穿刺针或导丝进入动脉，一般不引起严重出血，不需要特别处理，如果经导丝引入扩张管扩张了穿刺处的锁骨下动脉并且将扩张管拔出，则可引起胸腔及纵隔出血，甚至危及生命。

一、电生理介入途径血管并发症的危险因素

电生理介入途径血管并发症的危险因素包括患者因素（性别、年龄、体重、合并疾病及解剖畸形等）和操作因素（鞘管大小、穿刺部位及操作者技术熟练程度等），也与围术期用药有关。诸多研究指出年老患者，尤其是老年女性患者出现血管径路并发症的危险性较高，可能与合并外周血管疾病的发生率较高有关，也可能与女性体型较小、血管较细有关。高血压、糖尿病及外周血管疾病是发生血管并发症的相关危险因素，外周血管疾病、女性、体表面积＜1.8 m^2及心功能不全是发生重大并发症的独立预测指标。

二、并发症及处理

（一）股动脉假性动脉瘤

股动脉假性动脉瘤发生的原因以外伤后居多，但随着心脏和血管介入手术的数量每年递增，医源性股动脉假性动脉瘤的发生率也随之增加，介于0.5%～9%。从以往大量回顾性资料可见，长期以来一直低估了假性动脉瘤的发生率，随着彩色多普勒应用于临床，假性动脉瘤的发生率得到了正确的评估。围术期穿刺区血肿、穿刺静脉误伤股动脉未及时发觉及术区压迫不当是形成假性动脉瘤的常见原因。相关危险因素还包括肥胖、动脉性高血压、动脉穿刺位置、多点穿刺、穿刺肢体活动过早及围术期抗血小板药物和抗凝治疗等。假性动脉瘤一般不能自愈，有栓塞和自行破裂风险，早期及时诊断对患者具有重要意义。治疗假性动脉瘤的方法很多，包括超声指导下瘤体内注射凝血酶等使瘤体内血栓形成、超声指导下加压闭合瘤体、外科手术血管腔内修复治疗等。虽有相关文献报道注射凝血酶治疗假性动脉瘤成功率至少在90%，但注射凝血酶可能会引起动脉栓塞，主要是由瘘口未完全压迫时凝血酶进入外周动脉所致，使其临床应用受到限制。目前超声引导下压迫治疗股动脉假性动脉瘤方法仍被临床广泛应用，并认为是诊断及治疗假性动脉瘤的首选方法，但治疗时需有超声科室的配合，整个操

作需在超声科室内完成，这对于介入手术量大的医院，有一定的局限性。近年来个别中心采用在超声定位后徒手强力压迫治疗股动脉假性动脉瘤，也取得了较好的效果。该方法要求压迫时要准确压迫瘤口或瘤颈近端股动脉，逐渐加压至足背动脉搏动消失，并保持这一压力按压。多数患者压迫 10 ～ 15 分钟可成功封闭假性动脉瘤，减少患者制动时间。

（二）股静脉穿刺并发症

股静脉穿刺是电生理检查及射频导管消融术的基础技术之一，其通常安全、有效，并发症少。股静脉在股三角区，位于股鞘内，在腹股沟韧带下方紧靠股动脉内侧，如在髂前上棘和耻骨结节之间画一连线，股动脉走向和该线的中点相交，股静脉在股动脉内侧 0.5 cm 处。其穿刺并发症主要包括：

1. 出血与血肿：由于穿刺方法不当、反复多次穿刺，导致血管分支或周围组织毛细血管损伤，误穿周围的动脉特别是损伤不易压迫止血的动脉，或患者存在凝血功能障碍，会导致局部出血或血肿。预防的关键在于正确、规范的操作方法，准确定位股静脉范围，力争一次穿刺成功，避免多次、反复穿刺。

2. 感染：可以表现为穿刺部位的红、肿、热、痛，严重时会出现败血症。预防在于操作过程中严格的无菌操作。

3. 血管损伤：①血管破裂：不同部位的血管破裂可分别引起胸腔、腹腔及盆腔积血，严重时须静脉补液及输血。发生原因可能有血管腔过于薄弱、血容量不足、误穿动脉、操作手法粗暴等。预防措施包括术前对血容量认真评估，仔细辨认穿刺针尾部血流速度及颜色，必要时 X 线透视下证实导丝在静脉系统内，再置入鞘管。②动静脉瘘：多见于误穿股动脉后。

4. 血栓及栓塞：当患者存在高凝状态、静脉压高、卧床时间过长等情况时均易导致深静脉血栓形成，肺栓塞发生率明显增高，应注意预防。血管超声多普勒检查可以明确深静脉血栓形成的诊断。高危患者可以预防性应用抗凝药物。深静脉血栓形成应积极抗凝治疗，出现肺栓塞时应视病情给予相应紧急治疗。

5. 鞘管、导管相关并发症：包括鞘管或导管的扭曲、断裂、血栓等。

（三）导管打折嵌顿、鞘管断裂

随着介入治疗广泛开展，导管扭折、圈套成结或折断时有报道。由于电生理检查治疗导管多为实心导管，故扭曲折断发生率相对罕见。但由于其硬度高，一旦处理不当极易造成血管、脏器破裂穿孔。

（四）腹膜后血肿

经股动脉途径射频导管消融左心室起源室性期前收缩（室早）是目前常用的治疗方法。穿刺区常见并发症包括局部血肿、假性动脉瘤、动静脉瘘、深静脉血栓形成等。腹膜后血肿发生率相对较低，文献报道为 1.5% ～ 3%，但如不能及时发现和处理，常会产生严重后果甚至危及患者生命。腹膜后血肿常发生在导管介入术后早期，多因为股动脉穿刺点过高、股动脉穿刺过深致前、后壁同时穿透，使血液沿血管后壁破口渗出至腹膜后。抗凝药物过度应用及介入器械对血管的损伤也是重要原因。

（中国人民解放军北部战区总医院　王祖禄　梁明
中国人民解放军中部战区总医院　丁世芳）

三、病例报告

病例 1：射频消融术后股动脉假性动脉瘤

患者，女，66 岁；高血压 10 余年，最高 170/100 mmHg，因频发室早，行射频导管消融术。术后诊断主动脉窦左冠窦内频发室早。手术时间约 3.5 小时，术中股动脉穿刺区发现 3 cm×3 cm 血肿。术后即刻拔出股动脉鞘管，徒手压迫 20 分钟后纱布加压包扎，术后制动 12 小时后拆除绷带，解除加压包扎发现股动脉术区包块，有明显压痛，听诊可闻及血管杂音，经彩色多普勒超声显示右侧股浅静脉前方显示 4 个液性暗区，相互连通，大小分别为 1.84 cm×0.72 cm、1.77 cm×0.75 cm、2.3 cm×1.4 cm 和 1.0 cm×0.6 cm，股浅动脉破口内径 0.16 cm，破口流速 1.66 m/s，诊断为复杂性假性动脉瘤。超声定位后采用徒手强力压迫法封闭股动脉假性动脉瘤。压迫时保持一定的加压力度，触摸足背动脉至消失。患肢按摩，避免压迫股静脉，防止形成静脉血栓。按压 15 分钟后听诊杂音明显减弱，复查超声见首次按压有效，但仍有一个瘤腔存在双向血流。再次按压 10 分钟，听诊杂音消失。复查超声见右股动脉前方显示 2 ～ 3 个液性暗区，较大（1.6 cm×0.8 cm），未见彩色血流（图 2-1-1）。按压操作结束后为防止术区破溃，未给予弹力绷带加压包扎，患肢制动 4 小时。2 日后复查超声未见假性动脉瘤。

☞ 点评：

近年来随着动脉穿刺和介入性诊断治疗的广泛开展，医源性假性动脉瘤发病率显著增加。假性动脉瘤的处理可分为手术治疗和非手术治疗；手术治疗即血管外科进行修补术，创伤较大，不易为患者所接受；非手术治疗包括超声引导下瘤腔内注射凝血酶，局部压迫法（压迫器压迫、徒手压迫、超声指引下压迫），压迫器压迫虽操作技术简单，但压迫比较盲目，且容易压迫股静脉，使得形成股静脉血栓，成功率也低于其他方法。传统手法加压治疗压迫力度不足，常需压迫 1 ～ 2 小时，徒手压迫后还需纱布加压包扎 12 小时以上，压迫成功率低，还易导致局部皮肤破溃。超声指引下压迫，患者需在超声室完成操作，需要超声室人员配合，由于压迫时疼痛易引发心绞痛、高血压及迷走神经反射的发生，所以治疗时需配有相应的监护和抢救措施，此在超声室是较难实现的。超声指引下腔内注射凝血酶从 20 世纪 90 年代初已经开始应用，其并发症主要有疼痛、过敏反应、血栓形成、感染等，其最严重的并发症是载瘤动脉急性血栓形成，主要原因是瘤口、瘤颈部血流未能成功阻塞，导致瘤体内微小血栓及凝血酶可随瘤口、瘤颈血流进入远端动脉干，引起动脉栓塞，导致肢体缺血甚至坏死。本例采用的治疗方法简单易行，压迫前行超声检查对瘤体及破口定位后，不依赖于超声，徒手强力压迫 2 次，每次 10 ～ 15 分钟，即获得成功，且术后无需加压包扎，制动时间较短（4 小时），可有效防止血栓发生及局部皮肤破损。徒手强力压迫成功的关键在于：①压迫前完善超声检查，超声确定假性动脉瘤破口的位置及瘤体大小。②加压力度适度。加压可阻断破口处血流通过，加压时务必确保触及不到足背动脉，并保证维持同一压迫力度。③精准定位，避免压迫股静脉，患肢按摩，防止形成股静脉血栓。④压迫时间。1 次压迫时间较短，为 15 分钟，如 1 次压迫不成功可再次按压 10 分钟，压迫后无需加压包扎。另外，加压治疗要有耐心，不能轻易放弃，对于破口多的可能需要反复按压，防止过早停止或缺乏耐心而失败。

（中国人民解放军北部战区总医院　梁明　刘婧）

病例 2：电生理检查导管在髂静脉打折嵌顿

患者，男，52 岁，因“发作性心悸 3 年”入院。既往无糖尿病、高血压病史。入科查体：体重 70 kg，血压 135/85 mmHg。心、肺、腹未见异

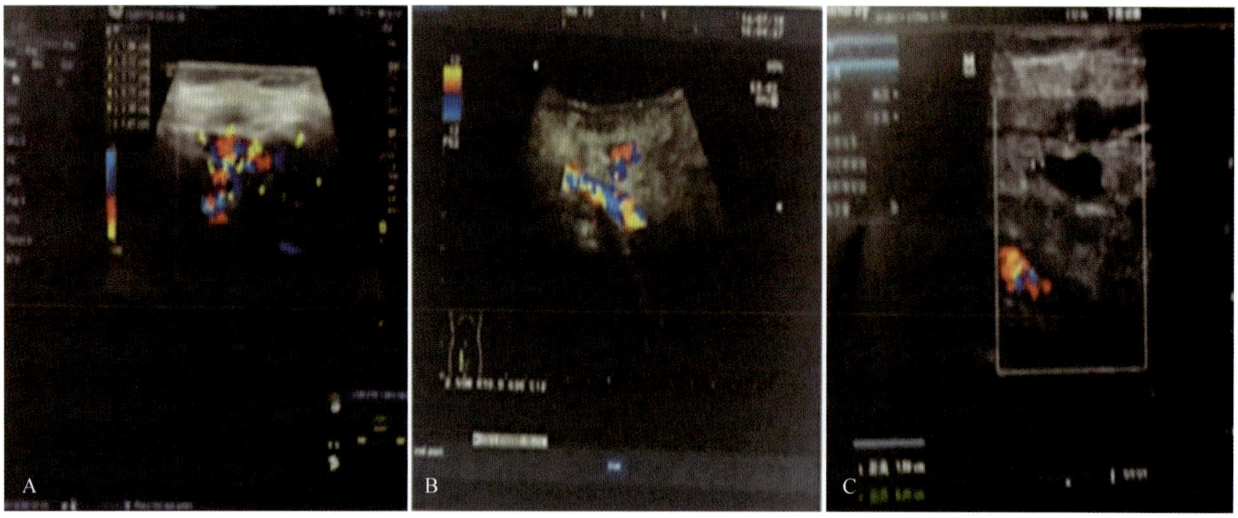

图 2-1-1　股动脉假性动脉瘤压迫前、后局部彩色多普勒影像。**A.** 压迫前见股动脉内血流和瘤体相通；**B.** 首次压迫后复查血流明显减少；**C.** 再次压迫后复查动脉和瘤体相通血流消失

常。血常规、生化及凝血指标正常。胸部X线片、心脏超声及腹部超声未见异常。体表心电图示预激综合征（B型）。完善术前准备后行电生理检查及射频消融术。右股静脉常规放置6F及8F静脉鞘。沿6F鞘管送入4极电生理检查导管（6F）。导管送入约20 cm，操作者感觉有阻力，随即透视，见导管已圈套成椭圆状（图2-1-2）。尝试向前推送导管，椭圆环变大；回撤导管，椭圆环变小，反复尝试数次均如此，且导管尖端始终固定不动。推送及回撤导管过程中患者无不适。考虑回撤导管时，椭圆环顶部下降，圆环变小，系因椭圆环顶部缺少支撑。遂剪断标测电极尾部，退出原6F静脉外鞘，沿4极标测导管尾部送入7F半长鞘，鞘管远端顶在椭圆环顶部做支撑点，体外固定7F半长鞘，小心回撤四极导管，顺利撤出嵌顿四极导管。更换导管后，该患者顺利完成电生理检查及射频消融手术。术后2日出院。

☞点评：

介入治疗中导管扭曲时常会发生，处理不好导管会在扭曲处扭折嵌顿，造成导管陷入进退不能的两难境地。导管打折嵌顿，多为违反操作规程、粗暴操作、疏忽大意所致。电生理导管相对较硬，前进时无导丝引导，故操作过程中应细致轻柔，推送导管过程应在透视下进行，无阻力前进。一旦发现导管打折，不可强行进退导管，要根据不同情况、分析原因、区别对待，选择最优方案。本例患者发现导管嵌顿后，考虑有2个备选方案。方案1：送入7F半长鞘支撑；方案2：由同侧或对侧送入大头消融导管勾住4极嵌顿导管，试拖拽。但考虑到嵌顿处静脉仍较细，大头消融导管不能充分打弯，无法提供足够拖拽力，故放弃方案2。

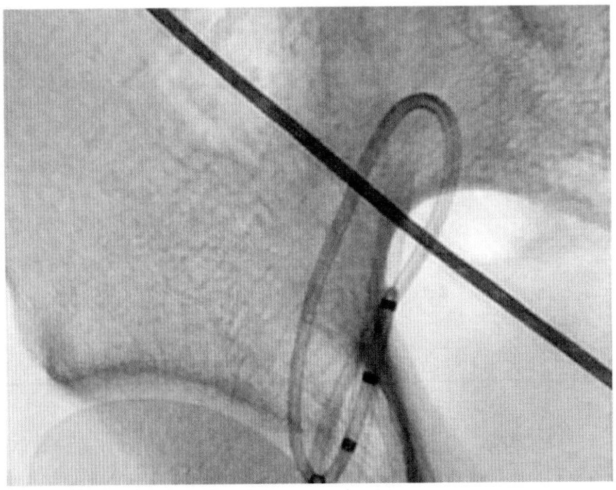

图2-1-2 4极电生理检查导管（6F）打折嵌顿在髂静脉，透视见导管已圈套成椭圆状

（中国人民解放军北部战区总医院
梁明　王祖禄）

病例3：经股动脉途径射频导管消融房室旁路并发巨大腹膜后血肿

患者，男，36岁，既往无糖尿病、高血压病史，无反复牙龈出血病史。入科查体：体重71 kg，血压130/80 mmHg。心电图示预激综合征（B型）。血常规、生化及凝血指标正常。术前给予拜阿司匹林，100 mg，口服，每日1次。术前给予普通肝素2000 U静脉注射，术中每小时补充肝素1000 U。电生理检查提示右后游离壁、左后间隔房室旁路（AP）。穿刺股动脉（穿刺较为困难，多次穿刺，部分穿刺点可能较高）置入7F动脉鞘，逆行主动脉途径消融无效，后经股静脉途径于心中静脉处标测和消融左后间隔AP成功；并于三尖瓣环7：30处消融右后游离壁AP成功。手术时间约3小时，患者术中略烦躁、出汗，但心影搏动、血压、指脉氧等正常，于15：30返回病房。16：00患者出现右下腹痛，查体：右侧腰腹部隆起、下腹部压痛、反跳痛，测血压86/60 mmHg，心率95次/分。急查腹部彩超提示腹膜后血肿。立即腹带加压包扎腹部，建立深静脉通路，快速补液、输血，应用血管活性药物，维持血压于90/60 mmHg。血管外科会诊后建议不行外科手术治疗。在当晚20：30至次日6：00，3次血压测不出，从16：00至次日9：00，17小时共输入新鲜血浆、生理盐水、葡萄糖和红细胞悬液约9000 ml，排尿950 ml，血压在升压药作用下波动在85～95/45～60 mmHg，指脉氧波动于96%～99%，心率波动于140～164次/分，双肺未闻及湿啰音。次日10：00查腹部CT提示（图2-1-3）：右后腹膜血肿，胸、腹腔内积液，肝包膜积液、右肾包膜积液，CT图像三维重建后估测血肿体积1300～1500 ml；查血清总蛋白46 g/L，白蛋白23.4 g/L。随即给予人血白蛋白20 g及新鲜冰冻血浆350 ml快速滴注。血压逐渐平稳，停用血管活性药物，血压波动在90～115/50～75 mmHg，尿量逐渐增多至60 ml/h

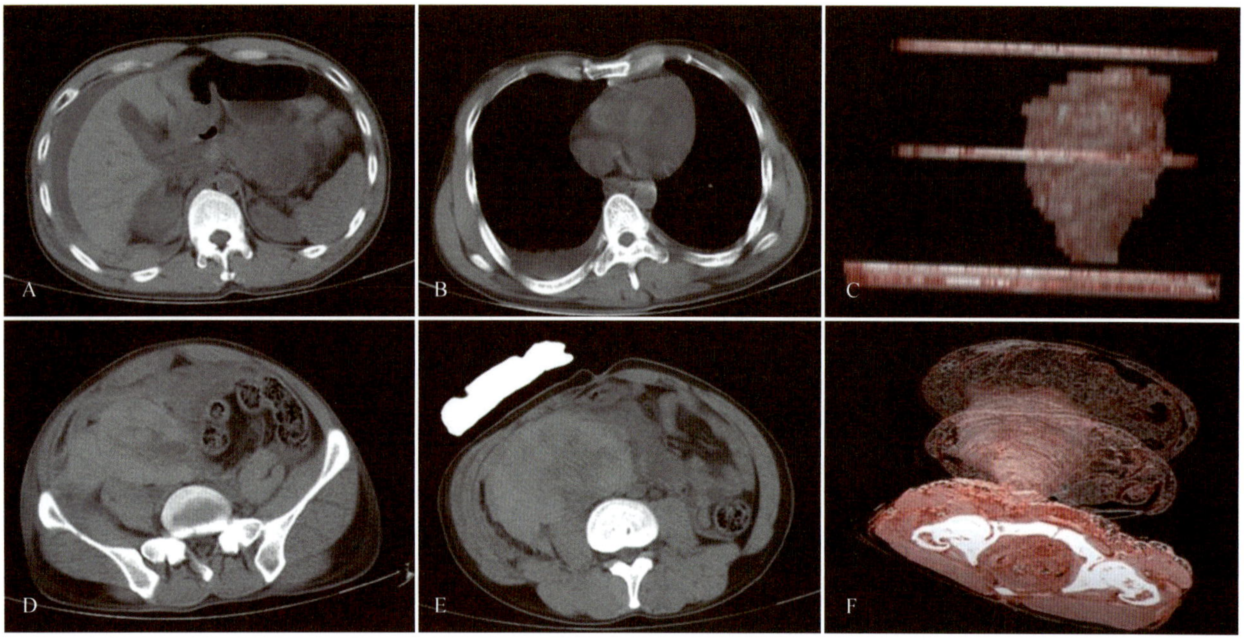

图 2-1-3 腹部 CT

以上。但右下肢肌力Ⅰ～Ⅱ级，股前侧感觉明显减退，提示腰丛神经损伤定位改变，骨科会诊考虑腹膜后血肿压迫腰丛导致股四头肌及局部皮肤功能障碍，建议应用维生素 B_{12}、B_1，并予物理康复。治疗过程中共输入红细胞悬液 2800 ml，新鲜冰冻血浆 550 ml。7 月 1 日病情平稳后复查血红蛋白 69 g/L，而术前为 157 g/L。术后 10 天出院，出院时查血压 125/70 mmHg，血红蛋白 108 g/L，红细胞 3.4×10^{12}/L，血清总蛋白 73.7 g/L，白蛋白 44.9 g/L。右下肢肌力Ⅲ～Ⅳ级。1 年后随访，患者右下肢肌力Ⅳ～Ⅴ级，有轻度跛行，局部皮肤感觉障碍已不明显。

☞ **点评：**

股动脉穿刺导致腹膜后血肿多因穿刺点过高所致。本例患者可能同时存在股动脉穿刺部位过高及多次穿刺损伤动脉后壁两种因素。术中因存在动脉鞘管，故出血较慢。拔出鞘管后，因穿刺点偏高，局部加压包扎不能切实压迫穿刺点，导致出血加速，最终形成巨大腹膜后血肿。

腹膜后血肿救治措施包括外科手术治疗、内科介入治疗及内科保守治疗。如介入术中怀疑腹膜后血肿，应立即停止介入操作，局部造影明确出血部位，然后用球囊进行封堵。内科保守治疗包括在动脉穿刺点处压迫止血，腹带加压包扎，扩容、输血，停用抗凝药等。外科治疗目前多数专家持谨慎态度，主要是由于腹膜后血肿确诊时多数患者存在不同程度休克、酸中毒及低体温，患者对手术耐受性差，且部分患者手术时出血可能已停止，或出血缓慢，不易找到出血点。

腹膜后血肿发生后，救治措施包括：①如怀疑腹膜后血肿，应立即给予腹带加压包扎，以增加腹内压，降低血管内外压力差，减少出血量。②尽早开通深静脉通路，输血、补液，行限制性液体复苏。③补液时注意补充胶体。少数情况下部分腹膜后血肿患者虽经大量输液和输血，血压始终难以维持。有报道认为这种现象说明出血速度超过补液速度，必须立即手术以防病情进一步恶化。本例患者还应考虑到另一种可能，即补液时胶体补充不足，血浆胶体渗透压下降明显，大量体液外渗至第 3 间隙，导致有效循环血量不足，血压难以维持。本例患者发病最初的 17 小时共输入液体和红细胞悬液约 9000 ml，血压仍难以维持，而补充足量胶体后，血压迅速得到控制，很可能为体液重新分布所致。④要全面评估患者病情，综合救治。

（中国人民解放军北部战区总医院
梁明　王祖禄）

病例 4：射频导管消融房室旁路致血胸

患者，男，26 岁，既往无高血压、冠心病病史。主因发作性心悸 1 年于 2018 年 12 月 9 日收入院。心悸症状反复发作，服用多种抗心律失常药物（盐酸普罗帕酮等）效果不佳，曾多次查心电图证实为室上性心动过速。入院后查体及常规超声心动图、胸部X线片未见异常。2018年12月11日行电生理检查及射频消融术。术中穿刺右颈内静脉失败后，穿刺左锁骨下静脉但仍未成功，未放置鞘管，改为股静脉入路放置冠状静脉窦标测电极、右室电极，电生理检查后明确诊断左侧旁路，经穿房间隔途径成功消融。手术顺利，血压心率正常。术后第二天查房患者诉胸痛，胸部X线片（图2-1-4）结果提示异常后复查胸部CT（图2-1-5）提示血胸，立即复查血常规，血红蛋白术前152 g/L，术后第四天为110 g/L，此后多次复查，波动在110～113 g/L，无进一步下降，术后2周复查胸部CT（图2-1-6）可见胸腔积液消失，患者无不适主诉。

☞ **点评:**

患者术中穿刺入路困难时及时改变穿刺途径，

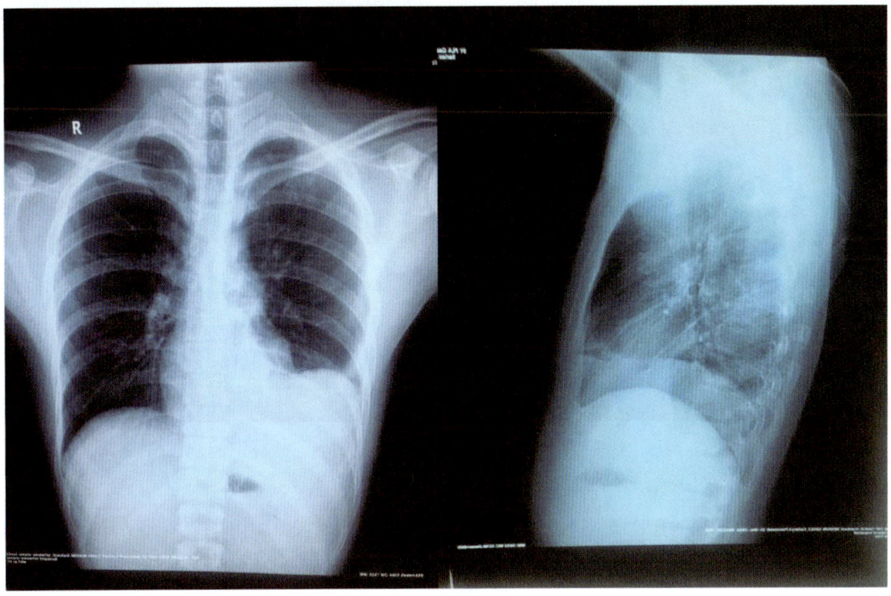

图 2-1-4 胸部X线片

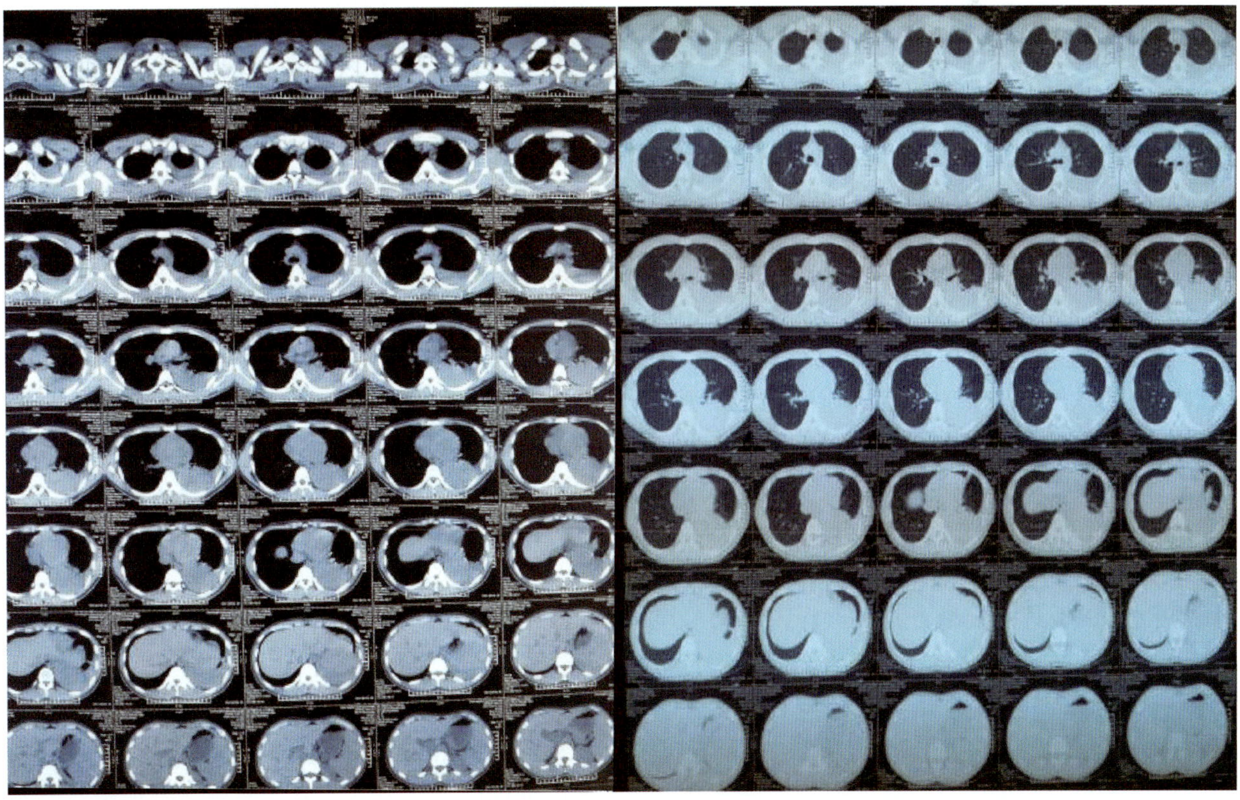

图 2-1-5 术后2日胸部CT

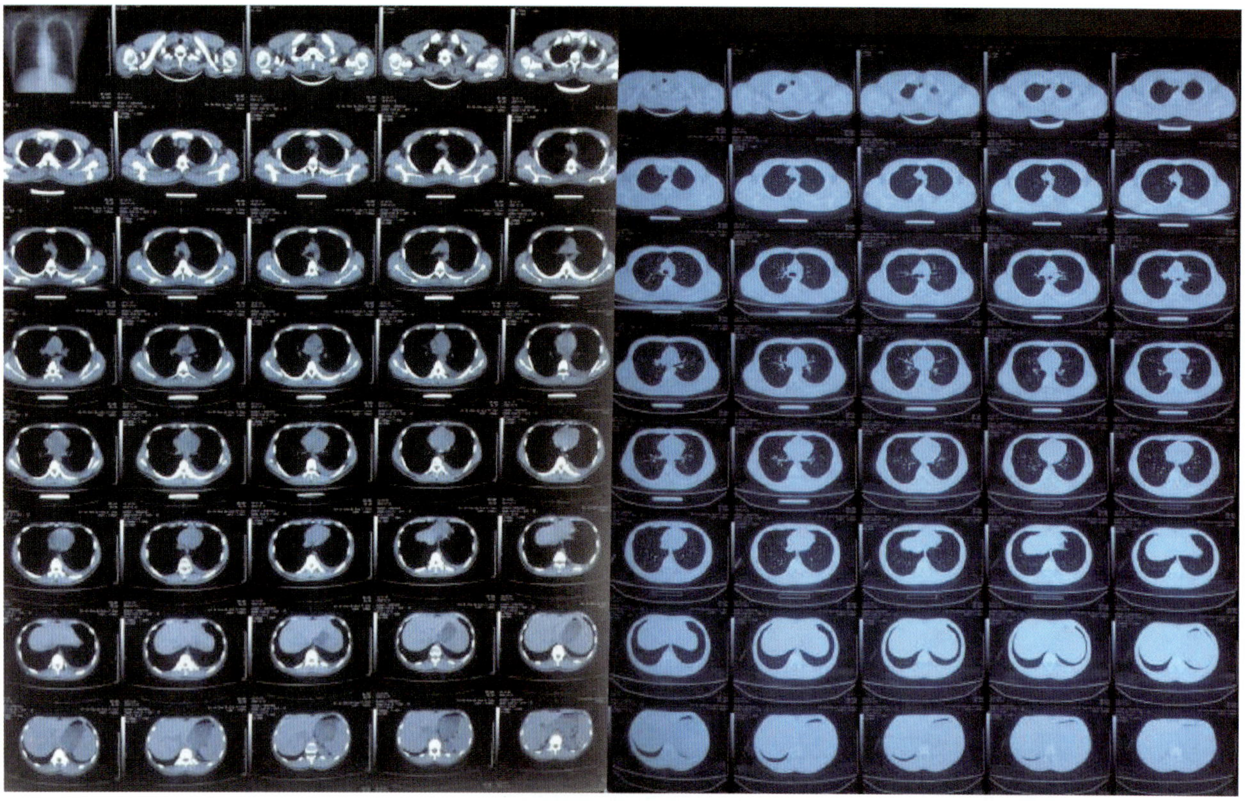

图 2-1-6 术后 2 周胸部 CT

不盲目、反复穿刺；介入术后密切监测患者病情，注重患者症状；若症状持续存在不缓解，需及时给予相应检查，以免延误诊治，怀疑血胸及时复查胸部 CT、血常规，必要时引流、输血输液等，密切观察病情进展。

（中国人民解放军北部战区总医院　梁明　张奇）

病例 5：股静脉穿刺置管后鞘管断裂

患者，男，58 岁，因“反复心悸 2 年余，加重 3 个月”就诊，于 2015 年 6 月 29 日入院。否认既往慢性饮酒史。患者 2 年余前活动或饮酒后感心悸，就诊于当地医院，心电图、动态心电图检查提示阵发性心房颤动（房颤），口服“比索洛尔”等药物治疗效果欠佳。2014 年 12 月于本院行阵发性房颤射频导管消融术，成功行双侧环肺静脉隔离术。3 个月前，患者再发心悸，动态心电图提示“阵发性房性心动过速（房速）”。为再次行射频导管消融术入院。诊断：阵发性房速，阵发性房颤。入院后各项辅助检查排除手术禁忌，于 2015 年 6 月 30 日行电生理检查＋射频消融术。常规消毒、铺巾，穿刺左侧股静脉放置冠状静脉窦电极、右室电极，穿刺右侧股静脉放置 8F 鞘管，送入盐水灌注消融导管行电生理检查及标测，电生理检查和标测提示左房房速。拟穿刺房间隔，遂于原右侧股静脉鞘管内放置长导丝至上腔静脉，于右侧股静脉再穿刺并置入第二根长导丝，拔出鞘管拟更换长鞘管时发现鞘管断裂，X 线透视发现鞘管断端在右侧股静脉内（见图 2-1-7）。紧急再穿刺右侧股静脉，置入 10F 房缺鞘管，置入圈套器，将鞘管断端推入下腔静脉，在下腔静脉内抓取断裂的导丝，并连同断裂鞘管一起拉出体外。后继续手术，经卵圆孔两次穿刺过房间隔后，放入 LASSO 电极和冷盐水灌注消融导管，行左房激动标测提示右上肺静脉来源的房速，LASSO 标测提示右上肺静脉传导恢复，再次行双侧环肺静脉隔离术，放电过程中右上肺静脉电位消失，反复刺激房速不能诱发。术后给予达比加群酯 110 mg，每日 2 次，抗凝治疗。2015 年 7 月 3 日患者恢复良好出院。

☞ **点评：**

射频导管消融术中穿刺并发症较常见，股静脉穿刺作为深静脉穿刺中最安全、并发症最少、定位准确的穿刺方式，成为射频导管消融术的基本技术之一。各并发症中，出血、血肿较为常见，

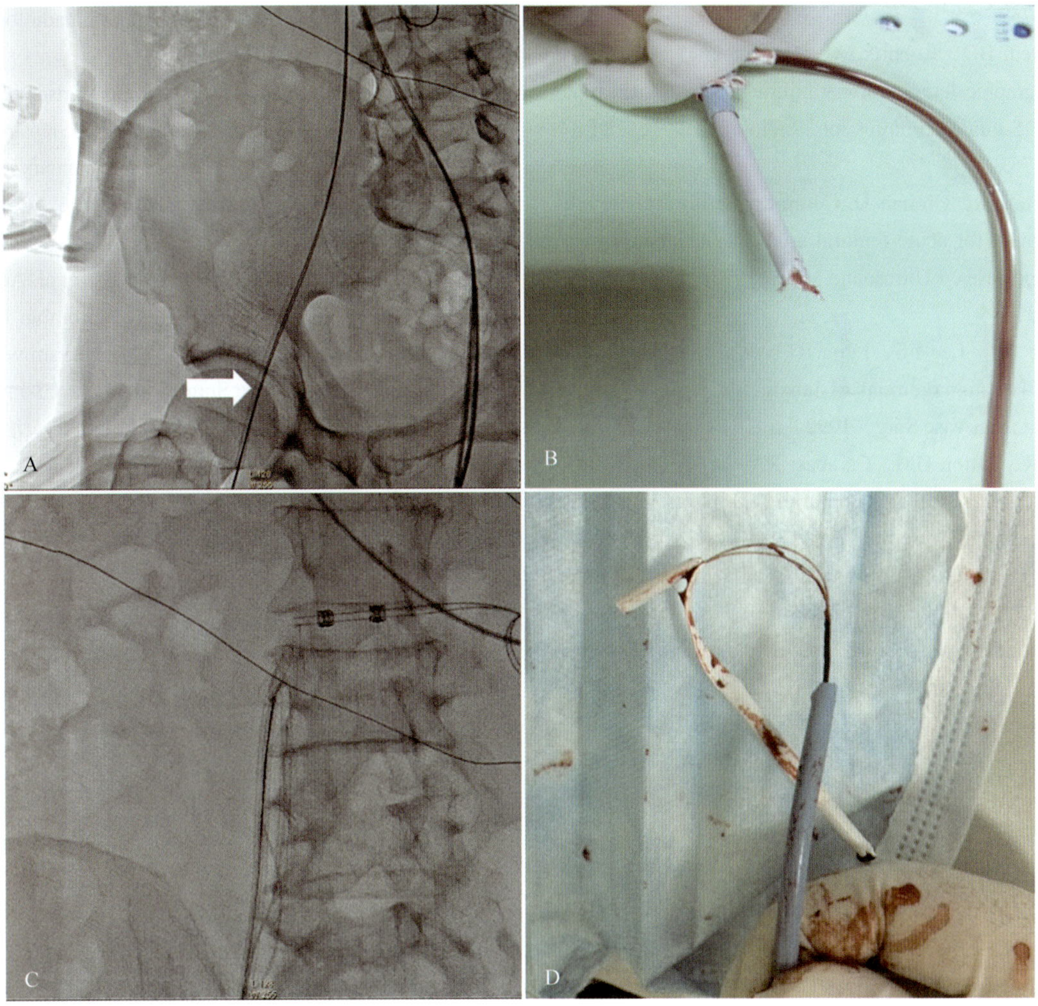

图 2-1-7 穿刺导致鞘管断裂。**A.** 右侧股静脉两根导丝均走行于 8F 短鞘管内；**B.** 撤出短鞘管时发现鞘管断裂；**C.** 置入房缺鞘管和圈套器；**D.** 圈套器取出鞘管断端

血栓形成也能见到，但鞘管相关的并发症发生较少，多数与术者的操作有关。该患者出现股静脉鞘管断裂，考虑可能由于第 2 次穿刺时，穿透了第 1 根鞘管，而拔除穿刺针及之前鞘管时用力过猛，致使鞘管断裂（图 2-1-7）。本例借鉴：①股静脉穿刺时应仔细定位，特别是有过局部手术的患者。②同一根股静脉需多次穿刺置管时，宜分别穿刺并置入导丝后，再分别置入鞘管，而不宜第一根鞘管置入后再穿刺；如果术中确实需要再次穿刺同一侧股静脉，应将已穿刺的股静脉鞘管内送入钢丝和扩张管、标测电极导管或消融导管等，待股静脉穿刺成功后再拔出上述扩张管或导管。③发现患者出现血管相关并发症时应及时进行 X 线透视，并观察穿刺处情况，及时处理，避免更严重并发症出现。④圈套器圈套鞘管断端的方法可行，可避免外科手术干预，但操作难度较大，需由有经验的医生操作。

（中国人民解放军海军军医大学第一附属医院
黄松群　赵仙先）

参考文献

[1] Freund G, Dürschmied D, Zhou Q, et al. Occlusion of iatrogenic pseudoaneurysms with percutaneous ultrasound guided thrombin injection. Vasa, 2007, 36 (2): 96-99.

[2] Shao Y, Z.C., Zeng GL, et al. Relationship between carotid atherosclerosis and ischemic cerebrovascular events and cardio-cerebrovascular risk factors. China Journal of Modern Medicine, 2002, 2002 (12): 38-38.

[3] Schaub F, Theiss W, Busch R, Heinz M, et al. Management of 219 consecutive cases of postcatheterization pseudoaneurysm. J Am Coll Cardiol, 1997, 30 (3):

670-675.
[4] Fellmeth BD, Roberts AC, Bookstein JJ, et al. Post-angiographic femoral artery injuries: nonsurgical repair with US-guided compression. Radiology, 1991, 178 (3): 671-675.
[5] DiPrete DA, Cronan JJ. Compression ultrasonography. Treatment for acute femoral artery pseudoaneurysms in selected cases. J Ultrasound Med, 1992, 11 (9): 489-492.
[6] Rivers SP, Lee ES, Lyon RT, et al. Successful conservative management of iatrogenic femoral arterial trauma. Ann Vasc Surg, 1992, 6 (1): 45-49.
[7] Feld R, Patton GM, Carabasi RA, et al. Treatment of iatrogenic femoral artery injuries with ultrasound-guided compression. J Vasc Surg, 1992, 16 (6): 832-840.
[8] Hajarizadeh H, LaRosa CR, Cardullo P, et al. Ultrasound-guided compression of iatrogenic femoral pseudoaneurysm failure, recurrence, and long-term results. J Vasc Surg, 1995, 22 (4): 425-430; discussion 430-433.
[9] Mokhashi MS, Hawes RH. The ultraflex stents for malignant esophageal obstruction. Gastrointest Endosc Clin N Am, 1999, 9 (3): 413-422.
[10] 郭金成，许敏，孙文清，等 . 超声引导下凝血酶注射治疗股动脉假性动脉瘤 36 例 . 中华老年多器官疾病杂志，2008，7 (05)：395-397.
[11] Sheiman RG, Brophy DP. Treatment of iatrogenic femoral pseudoaneurysms with percutaneous thrombin injection: experience in 54 patients. Radiology, 2001, 219 (1): 123-127.
[12] Huang Q, L.L., Song A, et al. Comparison of ultrasound-guided thrombin injection and compression repair in treatment of iatrogenic femoral arterial pseudoaneurysms. Journal of Medical CoHeges of PLA, 2006, 2006 (21): 261-267.
[13] D'Ayala M, Smith R, Zanieski G, et al. Acute arterial occlusion after ultrasound-guided thrombin injection of a common femoral artery pseudoaneurysm with a wide, short neck. Ann Vasc Surg, 2008, 22 (3): 473-475.
[14] 陈翔，马丽萍，秦永文 . 冠状动脉介入治疗中导管在髂动脉打折嵌顿一例 . 中国介入心脏病学杂志，2012，20 (03)：179-180.
[15] 韩国华，温昌霖 . 冠脉介入治疗导管打折离断 2 例分析 . 中国误诊学杂志，2009，9 (04)：978.
[16] Chan YC, Morales JP, Reidy JF, et al. Management of spontaneous and iatrogenic retroperitoneal haemorrhage: conservative management, endovascular intervention or open surgery? Int J Clin Pract, 2008, 62 (10): 1604-1613.
[17] 周衍菊，吴玉萍，李志芳 . PCI 术后巨大腹膜后血肿 1 例报告 . 山东医药，2006，24：50.
[18] 傅庭焕，李基业，王世斌 . 冠状动脉介入术后并发腹膜后血肿 14 例临床分析 . 中日友好医院学报，2011，25 (02)：95-97.
[19] 吴海江，崔宁，曹驰，等 . 介入治疗中腹膜后血肿的诊断及处理 . 中国医师杂志，2003，11：1508-1509.

第 2 节　心律失常导管消融相关并发症

心律失常导管消融术涉及血管穿刺、血管及心腔内导管操作、直接消融和损伤心肌，早期报道导管消融的并发症发生率较高 (2% ～ 5%)。国内 1994 年和 1995 年报道的并发症发生率分别为 3.25% 和 2.12%，近年来登记注册病例的并发症发生率已下降至 0.9%。心律失常导管相关并发症主要有心脏压塞 (心包填塞)、房室传导阻滞 (atrioventricular block，AVB)、心室颤动、冠脉损伤、迷走神经反射、膈神经损伤、心房食管瘘、肺栓塞、脑栓塞及麻醉意外等。其中，心脏压塞是心血管疾病介入手术较为常见且较严重的并发症之一，病情凶险，发展迅速，发生率为 0.2% ～ 0.6%，其临床表现多种多样，如发现不及时或处理不当，将是导致导管消融早期患者死亡的重要原因之一。AVB 多发生于房室结折返性心动过速 (AVNRT)、左后间隔旁路逆行法及左心室特发分支性室速的消融术中，这些消融部位均邻近左、右房室交界区，如果不慎消融容易引起 AVB。心室颤动是射频导管消融术中极为严重的并发症，一旦出现需紧急电除颤并行心肺复苏。当消融靶点与冠脉相距较近时，如射频消融治疗左心室流出道尤其是邻近主动脉窦的特发性室性心律失常、冠状静脉窦分支内的心外膜房室旁路，有可能引起冠脉损伤的并发症。

心房颤动 (房颤) 导管消融治疗进展迅速，已成为根治房颤的主要方法之一。心脏压塞也是房颤导管消融术中最凶险的并发症之一，发生率在 0.2% ～ 6%，高于普通射频消融。其次，迷走神经反射通常发生于房颤射频消融或冷冻消融左上肺静脉时，患者出现心率、血压下降，严重者出现阿-斯综合征。房颤冷冻消融导致膈神经损伤的发生率为0～0.48%，多发生于右上肺静脉、右心房或上腔静脉消融时。当冷冻右上及右下肺静脉时，可引起右侧膈神经麻痹。房颤消融术中导致动脉血栓发生率为0～7%，其中包括脑栓塞及肺栓塞等。左房食管瘘是罕见但预后极差的并发症，文献报道发生率为0.3%～1.5%，发生后死亡率极高。此外尚有一些极少见并发症，如麻醉意外、急性胃扩张、大量胸腔积液等，现将各种并发症一一阐述。

一、心脏压塞

心脏压塞是心血管疾病介入手术的严重并发症之一，病情凶险，发展迅速，若不及时治疗，严重时会导致死亡。因此，早确诊，及时抢救及护理，可避免严重事件的发生。心脏压塞多发生在流出道室性心律失常、心房扑动、心房颤动等心律失常的导管消融术中，较少发生于阵发性室上性心动过速（室上速）。发病凶险者可在数分钟内出现血压、心率下降，阿-斯综合征发作；相对缓慢者逐渐出现血压下降、心率增快，此时X线下透视可见心影波动消失。发生原因主要为：①操作因素：术者在导管操作中施加暴力，如在置入冠状静脉窦电极时压力过大可引起冠状静脉穿孔；右心房/左心房内操作导管进入右心耳或左心耳致右心房/左心房穿孔；右心室流出道室早消融导管在标测或消融时引起右心室游离壁穿孔；主动脉根部操作导管经动脉窦进入心包致心脏穿孔；房颤导管消融时如果导管对心房壁压力过大或消融功率较大和时间较长时，可引起心房壁穿孔；消融导管经逆行途径消融左侧游离壁旁路或左心室室速时，可引起左心室心肌壁内血肿或穿孔。②患者及病变因素：发生此并发症患者多为老年女性，体质较弱，体重较轻。导管触及病变解剖结构复杂、血管壁或心肌壁薄或存在憩室等特殊结构。③消融功率过大或消融时间过长：尤其是右心室流出道游离壁室早或室速，于左心房顶部、嵴部或心房耳消融时。治疗原则为迅速降低心包内压，解除心脏压迫，维持正常血流动力学，并积极消除病因。心包减压的方法包括心包穿刺抽吸或引流术，必要时行外科心包切开引流术和（或）心脏损伤修补。

二、房室传导阻滞

二度以上AVB多发生于AVNRT、左后间隔旁路逆行法及左心室特发分支性室速的消融术中，这些消融部位均邻近左、右房室交界区，如果不慎消融容易引起AVB。发生原因：①操作因素：消融导管在邻近左右房室交界区部位放电或消融过程中突然导管移位至上述区域。消融过程中心电监测出现室房分离或AV间期延长等危险信号没有注意，仍然继续消融，易造成AVB。②患者解剖因素：儿童或15～25岁的部分年轻人，可能由于房室结发育不完全，术中导管接触（未消融）就可能引起二度以上AVB，多为一过性。部分患者经典慢径区与快径区解剖距离很近，消融时易造成快径损伤。

三、心室颤动

心室颤动（室颤）是射频导管消融术中很严重的并发症，一旦出现需紧急电除颤并行心肺复苏，多出现于室速导管消融术和房颤伴多条房室旁路前传，少数出现在标测导管置入时激惹心室肌或电生理检查中起搏心室周长过短时。发生原因：①疾病因素：患者自身结构性心脏病，诊断为心肌病室速、心肌梗死后室速等，少数为特发性室速，术中反复刺激心室诱发室速（包括静脉滴注异丙肾上腺素后），此时可能出现快速室速、多形性室速，甚至室颤。②患者存在两条以上旁路，术中标测或消融旁路时可能诱发房颤，此房颤经多条旁路前传，可能出现室颤。③患者心室不应期较短或心室肌易激惹，在导管接触心肌诱发室早时即可出现室颤。④患者因素：患者高度紧张，机体处于交感神经高度激活状态，易诱发室速、室颤。

四、迷走反射

迷走神经反射通常发生于房颤射频消融或冷冻消融左上肺静脉、后间隔或心外膜旁路消融、左侧旁路二尖瓣瓣上消融以及外周血管穿刺时，患者出现心率、血压下降，严重者出现阿-斯综合征。发生原因：①心脏迷走神经节多位于左心房的左上肺静脉前顶壁，少数位于上下肺静脉之间的前壁、下壁以及右肺静脉前壁，消融或冷冻这些部位时，刺激迷走神经节，出现心率降低，血压下降。②心房后间隔或左侧旁路于二尖瓣瓣上消融时，由于此处痛觉神经较敏感，患者感觉疼痛剧烈，出现迷走神经反射。③外周血管（如股静脉、颈内静脉）穿刺时，由于患者对疼痛较敏感，出现恐惧、害怕等心理，容易出现迷走神经反射。

五、膈神经损伤

如果消融位点与膈神经走行的解剖部位接近，可引起膈神经麻痹，在以下消融中容易出现，应引起高度重视。①冷冻球囊消融心房颤动：当冷冻右上及右下肺静脉时，可引起右侧膈神经麻痹。②右房界嵴局灶性房速或上腔静脉局灶性房速或房颤导管消融（尤其在其外侧壁消融）时，可引起右侧膈神经麻痹；如果在消融位点起搏能刺激右侧膈神经引起膈肌跳动，应避免消融。③左心耳局灶性房速，如果起源点位于左心耳尖部邻近左侧膈神经消融时，或部分心肌梗死后室速消融（尤其邻近左心室后下壁消融）时，可引起左侧膈神经麻痹。

六、麻醉意外

在房颤导管消融术中为了减轻患者的疼痛，静脉应用芬太尼和咪达唑仑进行深度镇静，此类药物可能会引起呼吸抑制。此外，小儿行射频导管消融需麻醉，氯胺酮等麻醉药品可能会造成麻醉意外。

七、房颤消融术后急性幽门梗阻伴胃扩张

环肺静脉电隔离术治疗房颤，术后出现急性胃扩张国内尚未见报道，国外也仅报道 4 例。该并发症发生率较低，约 0.1% ~ 0.15%，术前无预测征兆，常于术后发生腹胀、恶心、呕吐等胃肠道症状，应警惕此并发症的发生。本中心行环肺静脉导管消融治疗阵发性房颤患者 2000 余例，仅有 2 例患者术后出现急性胃扩张，发生率为 0.1% 左右。

目前房颤消融术后发生幽门梗阻和急性胃扩张的机制尚不能确定，较为可能的机制为左心房后壁射频导管消融过程中同时损伤了食管周围的迷走神经丛。在解剖上，食管与左心房后壁的关系密切。食管是一个肌性管，长约 23 ~ 26 cm，在纵隔脊柱的前方，左心房后壁的后方。食管接触左心房后部的长度平均为（42±7）mm（30 ~ 53 mm），宽度（13.5±5.0）mm（9 ~ 15.5 mm）。40% 的食管位于左心房后壁中部，40% 在左心房后壁的左侧，20% 位于左心房后壁的右侧。食管的两侧有左右迷走神经分布，在食管的前壁和后壁形成迷走神经网，支配胃窦部及幽门括约肌的运动，故理论上在左心房后壁导管消融有可能同时损伤了食管周围的迷走神经丛而导致急性幽门梗阻和胃扩张。

八、房颤导管消融术后左房食管瘘

目前房颤导管消融靶点主要集中在肺静脉和左心房，但食管和左心房特殊解剖学关系使左房食管瘘发生成为可能。文献报道左房食管瘘发生率为 0.3% ~ 1.5%，尽管发生率很低，但是发生后死亡率极高，故应注意预防其发生。

房颤射频导管消融术后发生左房食管瘘有其特殊的解剖学基础，左心房后壁直接与食管毗邻，而且左心房后壁至食管内膜距离小于 5 mm，有研究表明左心房壁厚度从 0.03 mm 至 3.20 mm 不等，邻近左下肺静脉的左心房壁只有（1.00±0.30）mm，大部分患者左心房与食管邻近区域为左上或左下肺静脉，因此消融左心房下后壁时应格外小心。食管前壁及后壁厚度分别为（2.10±0.70）mm、（1.30±0.30）mm。食管壁薄及与左心房距离小也容易导致消融时食管损伤。

九、冠状动脉损伤

射频导管消融治疗心律失常成功率高，是一种较安全的介入治疗方法，除了常见的血栓栓塞、心脏穿孔、传导系统损伤外，关于冠脉损伤的并发症时有报道。这与部分患者消融靶点与冠脉相距较近有关，部分起源于左心室流出道，尤其是邻近主动脉窦的特发性室性心律失常，解剖上与冠脉开口邻近，故存在消融导致冠脉损伤的可能性，并已见报道。在冠状静脉窦分支内消融心外

膜房室旁路、消融房性心律失常或室早或室速时，有可能损伤相邻近冠脉分支。治疗典型心房扑动消融右心房峡部时，也有导致右冠脉分支损伤的报道。

十、房颤导管消融术围术期急性大面积肺栓塞

肺动脉栓塞是内源性或外源性栓子堵塞肺动脉或其分支，引起肺循环障碍的临床和病理生理综合征。肺栓塞的原因多与深静脉血栓形成有关，深静脉血栓形成隐匿，常随血液回流堵塞肺动脉。由于血栓的大小、形状、数量、性状及流入肺动脉的速度不同，临床表现多样化，可从无症状到突然死亡。常见的症状为晕厥、呼吸困难和胸痛，膈胸膜受累可向肩或腹部放射。如有胸骨后疼痛，要与心肌梗死鉴别。心脏介入手术（包括经皮冠状动脉支架植入术、射频导管消融术、起搏器植入术及先心病的封堵术等）围术期，多种原因都可能导致内源性或外源性的栓子阻塞肺动脉及其分支动脉严重威胁患者的生命。及早发现肺栓塞并给予适当的处理可显著降低患者的病死率。目前对肺栓塞的诊断依靠综合性的诊断技术，包括超声心动图检查、下肢深静脉检查、核素显像、肺动脉螺旋CT造影检查、磁共振检查、肺动脉造影及监测D-二聚体等。介入术后发生急性肺栓塞如无血流动力学改变一般不行溶栓治疗，通常给予低分子量肝素及华法林抗凝治疗。急性重症肺栓塞，在不适合溶栓及抗凝治疗时，急诊介入取栓或捣拴治疗已成为救治重症肺栓塞的首选方法，可及时有效地改善恶化的血流动力学状态，降低病死率。

十一、心肌壁内血肿

心肌壁内血肿是指由于各种原因致心肌或冠脉破裂引起血液在心肌内（心内膜或心外膜下）积聚，从而导致的一系列临床表现。心肌血肿形成的直接原因是心肌撕裂。在病理上，心肌撕裂可分为两种，一种是直接撕裂，另一种是出血性分离（出血后由于血液的压迫导致心肌肌束的分离、撕裂）。

按部位不同心肌血肿可分为心房壁内血肿及心室壁内血肿。心房壁内血肿临床少见，有极少量的报道其与导管操作或外科手术（如经导管心律失常消融、冠脉旁路移植术及其他心脏手术）有关。也有报道心房壁内血肿与主动脉瓣介入治疗、二尖瓣钙化、感染性心内膜炎、非透壁性心脏损伤、心肌淀粉样变性、心肌梗死有关，有些甚至是无明显病因的自发性血肿。在接受二尖瓣介入治疗的患者中，左房壁血肿的发生率约为0.84%。血肿部位、病因及血肿大小的不同可引起临床表现各异。心房壁内血肿发生率并不明确，因为有些患者于早期死亡。有极少量病例报道了射频导管消融治疗房性心律失常发生心房壁内血肿的并发症。其发生原因可能与消融过程中心房组织过热发生爆破或消融导管对心肌的直接损伤有关。心室壁内血肿可发生于心肌梗死后、胸部外伤、经皮冠状动脉介入治疗或冠脉造影、心室造影、心内膜心肌活检及冠脉旁路移植术后。目前临床上急性心肌梗死后出现的心肌血肿仍最常见。基于心脏破裂后外科手术或尸检结果及超声心动图的早期诊断，在心肌梗死后心脏破裂的病例中，9%单独发生心肌壁内血肿，而12%合并心肌破裂。经皮冠状动脉介入治疗（percutaneous coronary intervention，PCI）后心肌血肿可能与冠脉穿孔及冠脉破裂有关，其原因包括指引钢丝穿透冠脉壁致少量出血；心肌和心外膜间夹层致心外膜下血肿；非氧化血液从覆盖血肿的心外膜裂口流入心包腔，引起致命性的心脏压塞。关于射频导管消融治疗导致心室壁内血肿的病例鲜有报道。

对于大部分心肌血肿而言，本身的基础疾病是心肌血肿形成的原因。当患者出现了难以用基础疾病解释的临床表现时，需要警惕是否合并心肌血肿的可能。超声心动图、CT、MRI是非侵入性诊断心肌血肿的方法。

（1）心脏彩色多普勒超声包括经胸腔与经食管两种途径。具备以下3种或以上特征时可诊断心肌血肿：①新形成的一个或多个位于心肌组织内具有回声透亮中心的腔洞；②薄壁而动态变化的心内膜边界围绕的空腔样缺损；③囊性区域以外确认是心室肌组织；④新形成的腔洞内回声反射性质为血液；⑤囊性结构部分或完全吸收；⑥血肿与心室腔相通；⑦两心室间通过血肿相通；⑧超声多普勒记录到撕裂的心肌间有血流。

（2）心脏超声学造影：可用于心肌血肿与先

天性心脏病、心肌病等疾病的鉴别。

（3）CT 与磁共振成像：用于心肌血肿的诊断、性质的评价、是否与心室腔相通等，并且在心肌血肿的随访中发挥重要作用。

血流动力学的稳定性是决定治疗方案的主要因素。术中经食管超声对于识别早期并发症非常重要，血肿大小及扩张速度对于策略选择也非常重要。需连续进行超声心动图检查直至血肿稳定，此后定期复查，至血肿吸收，如血肿扩大或引起其他严重并发症，如心室流出道梗阻、心脏压塞所致血流动力学不稳定，需引流血肿或行外科开胸探查及手术治疗。

十二、持续性心房颤动射频导管消融术后罕见并发症：大量胸腔积液

经导管射频消融在持续性房颤治疗中的地位逐步提高，肺静脉大环电隔离＋线性消融是目前的主流术式。其常见并发症的发生率为 6.0% ～ 6.5%，从常见的介入并发症，如出血、气胸、血胸、栓塞及心脏压塞等，到房颤消融早期特有并发症如肺静脉狭窄、左房食管瘘等报道屡见不鲜，而大量胸腔积液则罕见报道。导管消融术后出现胸腔积液的机制尚不清楚，考虑可能的原因有如下 3 种。

1. 可能类似心脏损伤后综合征　心脏损伤后综合征（postcardiac injury syndrome，PCIS）系心脏受到各种损伤后所出现的以心包、胸膜和肺实质炎症为主要表现的一组综合征，如心脏手术、心肌梗死、心脏创伤后等，发生在心脏、心包损伤后数天或数月，与心梗后综合征一样，均为心脏损伤后的自身免疫性过程，抗原来自受损的心肌组织。有关 PCIS 的文献最早见于 1953 年，目前该综合征仍然是心脏手术后最常见的并发症之一，发生率为 10% ～ 50%。近年来，心导管等介入操作导致 PCIS 的病例亦偶见报道，目前关于射频导管消融术后的心脏损伤后综合征这种少见并发症的发生率尚缺乏资料。Stelzner 等回顾分析了 35 例诊断为 PCIS 患者的胸肺部表现后发现，PCIS 在心脏受损后平均 20 天起病，临床表现为胸膜炎者占 91%，胸部 X 线片异常（胸腔积液伴或不伴肺浸润）94%，胸腔积液发生率高达 83%，其中 45% 病例为左侧胸腔积液，17% 为右侧胸腔积液，双侧胸腔积液占 38%。70% 为血性渗出液，pH 值大于 7.40，胸水中糖、蛋白、乳酸脱氢酶和白细胞显著增高。关于射频导管消融术后 PCIS，国内外文献报道较少，可发生于室上性心动过速、房扑、阵发性房颤和特发性室速导管消融术后。关于射频导管消融术后 PCIS 的机制，目前认为免疫反应起重要作用。同时，个体易感性、季节因素也可能参与发生，还可能与射频能量对心包、胸膜间接刺激导致心包和胸膜反应有关。虽然 PCIS 的提出已数十年，但由于缺乏敏感性和特异性均高的诊断性试验，目前确诊该综合征仍有困难。主要是排除胸腔并发症、感染、心力衰竭等情况之后做出诊断。

2. 导管消融治疗房颤引起心肌损害及心肌水肿　Okada 报道的病例左心房水肿大多数延续到 1 个月左右，Steel 等报道 1 例严重的左心房水肿延续到术后 2 个月，并因左心房水肿引起的左心房机械性顿抑导致了充血性心力衰竭。2008 年 Weber 报道 4 例房颤环肺静脉消融术后 18 ～ 48 小时发生急性肺水肿病例，表现为呼吸困难、双侧肺水肿、系统性炎症反应（发热、白细胞及 C 反应蛋白升高），所有患者均排除了肺静脉狭窄、急性肺损伤、左心室功能障碍、循环衰竭及感染，给予对症支持治疗后 3 ～ 4 天所有症状均缓解，作者认为其机制系“非感染性系统性炎症反应综合征”（SIRS）。国内孙育民等总结千余例术前心功能正常的房颤导管消融病例中亦发现 12 例消融术后 48 小时内发生急性心力衰竭发作，男性 9 例，女性 3 例，慢性房颤 11 例。临床表现为呼吸急促 12 例（100%），端坐呼吸 8 例（67%），剧烈胸痛 2 例（17%），发热 6 例（体温 37.5 ～ 38.5 ℃）（50%），肺部湿啰音 12 例（100%），心室率增快 12 例（100%），低血压 1 例（8%），胸部 X 线片提示胸腔积液 3 例（25%），肺水肿改变 4 例（33%），少量心包积液 5 例（42%），白细胞计数大于 10.0×10^9/L 7 例（58%），左心室射血分数为（59.6±32）%。所有患者予利尿、吸氧、糖皮质激素等治疗后 2 ～ 7 天内临床症状消失。与 PCIS 有所不同的是，Weber 及孙育民的所有病例均有明显急性肺水肿症状以及胸部 X 线片特征，尽管大范围的消融毁损左心房组织引起左心房水肿可能是本组病例发生肺水肿的原因之一，但具体机制尚不明确。Marsan 等应用超声技术评价了经导

管射频消融术治疗阵发性房颤患者前后左心房重构和功能，发现射频消融术后短期内由于射频消融造成左心房顿抑，左心房功能出现一过性下降，提示左心房功能处于“恶化期”。而继续延长观察时间至射频消融术后6个月，患者的左心房功能较术前得到改善。

3. 胸膜和淋巴回流受损　肺内淋巴管起源于胸膜脏层，在胸膜腔液体的循环过程中和壁层胸膜一样发挥着重要的作用。

各种心律失常导管消融并发症的发生均有其患者因素、病变的解剖因素及操作因素，了解并知晓并发症发生的原因及处理策略，可能会及时挽救患者的生命。因此，在心律失常导管消融术前要充分了解心脏的解剖，预判可能会发生的并发症，术中小心操作，规避风险，术后密切观察，将并发症的风险降至最低。

（中国人民解放军北部战区总医院
王祖禄　梁明　孙鸣宇）

十三、病例报告

病例1：左侧游离壁房室旁路消融致心脏压塞

患者，女，65岁，因“阵发性室上速”拟行射频导管消融。电生理检查为左侧游离壁隐匿性旁路，经主动脉逆行途径将消融导管跨过主动脉瓣送至左心室，导管打弯至游离壁二尖瓣环心室侧，调整消融导管至靶点处，阻抗由115 Ω升至165 Ω，以55℃ 25 W开始消融，但功率只有1 W。反复调整导管，每到此处阻抗必升高。此时透视心影，发现搏动消失，考虑心脏压塞，立即组织抢救。1分钟后患者出现阿-斯综合征，意识丧失、心率减慢，立即给予心脏按压，紧急心包穿刺，抽出不凝血30 ml，患者恢复意识，继续抽出积血300 ml，并行自体回输。患者心率、血压逐渐平稳，心影搏动良好，心包负压引流。术后第2天未引流出积血，拔除引流管，第4天出院，1个月后再次来院行房间隔穿刺方法导管消融成功。处理策略：①发生心脏压塞，首先考虑行心包穿刺，抽出压迫心脏的积血会明显改善患者的症状及生命体征。②穿刺过程要沉着冷静、规避风险，防止出现并发症处理过程中的新并发症，造成“雪上加霜”。具体要求：注意无菌操作，穿刺时防止误穿肝组织和（或）肝脏血管、膈肌动脉、冠状动脉和心室肌。③出现心搏骤停立即心外按压，给予阿托品、多巴胺等抢救用药。④密切监测生命体征，血液抽吸后是否继续出血，如果未能止血或心脏压塞症状不能缓解，生命体征不平稳，考虑外科手术，开胸止血。⑤抗生素预防感染，适当低分子量肝素预防术后肺栓塞。⑥超声心动图检查有无心室肌壁内血肿，有无继续出血。⑦负压吸引留置12～24小时，如无继续出血可拔除留置导管。⑧出血较多，急查备血。

☞ **点评：**

①左侧游离壁旁路消融引起心脏压塞发生率极低，约为1/10 000～2/10 000，标测时发现阻抗明显升高，消融时不能有效放电，功率只有1 W，考虑此处可能为导管头端张力过高或导管进入“心肌憩室”等异常解剖结构内，此处阻抗明显升高，放电时温度高而功率低。对此种异常现象应提高警惕，可通过调整消融导管位置、改用其他途径（如房间隔穿刺途径等），同时要经常透视心影以及早发现异常。②发现异常时透视心影，可及时诊断并处理，为抢救赢得时间。③一旦诊断明确，心包穿刺是有效救治方法。但穿刺时防止误损伤（如损伤肝脏血管或膈肌动脉，以及穿刺入右心室等）。④穿刺时注意无菌操作，可将抽出的不凝血经静脉鞘自体回输，但回输量多少为安全目前尚无资料，如有外科术中出血自回输滤过装置更为安全。⑤密切监测血流动力学变化并反复透视心影或反复进行超声心动图检查，如发现积液增多，或反复抽血不能改善，应积极联系外科准备手术止血。⑥此患者未再继续出血，考虑左心室壁小穿孔，经较厚的心室肌收缩挤压自行止血。如果继续出血，且出血量较大或较快速，需紧急外科手术止血。⑦流出道室早、室上速消融中出现心脏压塞，由于术中抗凝强度较小（给予普通肝素2000～5000 U）且术后不需要抗凝，治疗上可停用抗凝药物或应用止血药物；但房颤消融术中抗凝强度较大（普通肝素100 U/kg），激活凝血时间（ACT）在250～350秒，术中出现心脏压塞，应监测ACT，如ACT过高，可应用硫酸鱼精蛋白注射液对抗，但术后4～6小时仍需决定是否启动抗凝治疗以及抗凝强度如何。此时由于治疗上

出现矛盾，需在止血和抗凝之间找到新的平衡点，防止抗凝过度加重心脏压塞或止血过度、抗凝不足引起血栓栓塞，故应慎重考虑，权衡利弊。

（中国人民解放军北部战区总医院　王祖禄）

病例 2：逆行主动脉途径射频导管消融左心室室速致主动脉破裂

患者，女，71 岁，既往有高血压、糖尿病和脑梗死病史。主因发作性心悸 20 年，加重 3 天，于 2009 年 2 月 12 日收入院。心悸症状反复发作，最快心室率 220 次 / 分，伴头晕、黑矇、血压下降等血流动力学异常表现，曾多次住院，心电图证实为多源性室性心动过速（室速），有时起源于左心室流出道（图 2-2-1），有时起源于右心室流出道，先后应用美西律、普罗帕酮、胺碘酮、美托洛尔等药物效果不佳，室速发作逐渐频繁，发作室速时静脉应用利多卡因、胺碘酮、维拉帕米及普罗帕酮后半小时至 2 小时转复。诊断：①冠心病，不稳定型心绞痛；②心律失常，频发室早，阵发性室速；③高血压 3 级（极高危）；④陈旧性脑梗死；⑤ 2 型糖尿病。经术前准备，于 2009 年 3 月 1 日行心电生理检查及导管消融。术中常规穿刺置管：右颈内静脉送入冠状静脉窦电极，右股静脉送入右心室电极。右心室刺激反复诱发室速，心室率 150 次 / 分左右，起源于左心室流出道。穿刺右股动脉送入大头导管经主动脉瓣至左心室，5 分钟后患者诉呼吸困难、胸闷、出汗、恶心，监测血压下降至 68 ～ 70/40 ～ 45 mmHg，心率 46 ～ 50 次 / 分。透视见心包透亮环（图 2-2-2），考虑心脏压塞，床旁超声证实心包积液 16 mm。穿刺置管抽出不凝血共 1000 ml，停止抽液后血流动力学不稳定。分析原因：冠状静脉窦破裂？右心室穿孔？左心室穿孔？因出血量大，决定立即外科开胸探查止血。术中探查发现破口位于主动脉起始部后壁，靠近无冠瓣环左侧，长约 4 mm，可见血液随心脏收缩从主动脉内流出。心脏停跳体

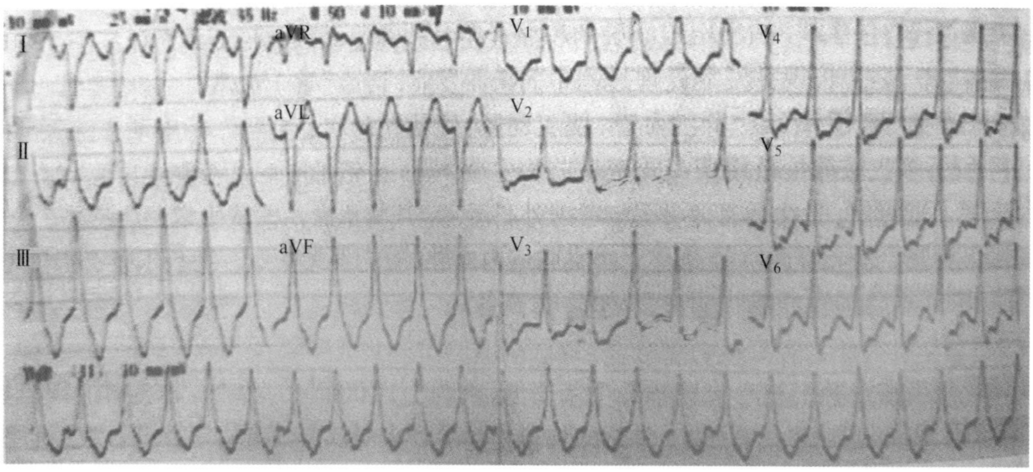

图 2-2-1　室性心动过速发作时心电图

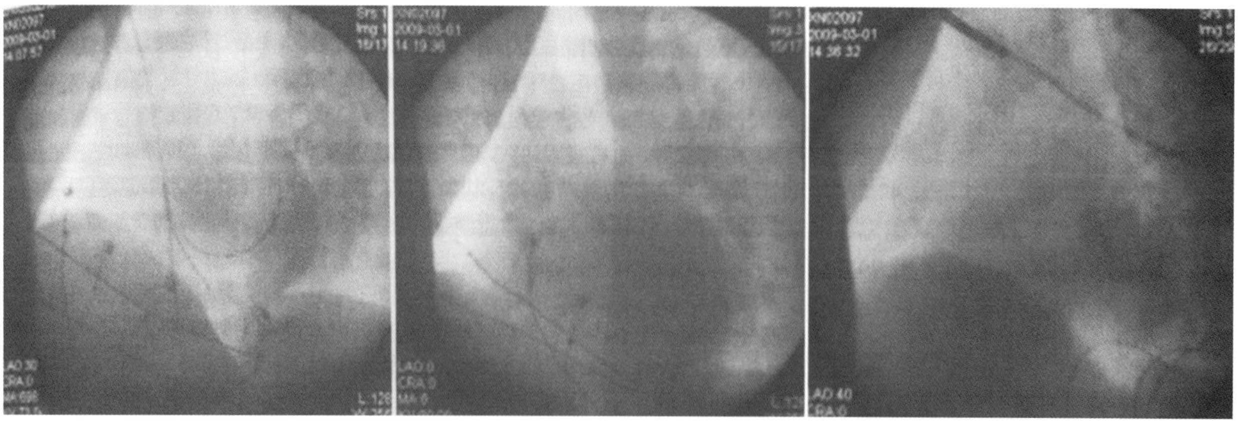

图 2-2-2　心包透亮环及心包穿刺引流前、后 X 线影像

外循环下以特殊缝线 W1713 连续缝合主动脉根部破口。术中出血 4800 ml，输血输液 4450 ml。术后第 3 天拔管停呼吸机辅助呼吸。术后应用美托洛尔、胺碘酮控制心律失常，仍有室早和短阵室速发作。应用阿司匹林肠溶片，每日 100 mg 抗栓治疗。于 2009 年 3 月 23 日突发言语不利伴左侧肢体活动障碍，双眼右侧凝视，随后出现意识障碍。CT 示双基底节区、双顶深部及左侧枕叶多发梗死。共住院 117 天后出院。此后因陈旧性脑梗死、继发性癫痫、肺部感染多次住院。

☞ 点评：

射频导管消融致心脏压塞发生时间不定，可以在术中或术后延迟发生，所以术中及术后的病情观察同等重要，主动询问患者有无不适，重视患者的主诉可以及时发现病情变化并及时处理并发症。术者在导管消融治疗的围术期，应密切观察患者的症状与体征，如出现突发性呼吸困难、烦躁、意识模糊或丧失、血压突然降低、心率变化、特征性 X 线表现（心影搏动消失和透亮带），应警惕心脏压塞的可能性。心包穿刺引流、快速输液输血等抢救手段，是能否成功抢救的关键，必要时应适时行外科干预。心脏压塞需要外科干预的指征包括：①如果短时间内心包引流量超过 350 ml，仍需反复抽吸积血才能保持血流动力学稳定者；②判断穿孔部位为左心耳者；③心脏穿孔较大，出血较急，心包的去纤维作用来不及发挥而形成凝血块，虽然引流管位于心包腔内，但是难以充分引流出心包积血，心脏压塞不能解除者。此种情况极为凶险，需当机立断在导管室内行开胸修补。

本例借鉴：主动脉虽然坚韧，仍有破裂的可能性。射频导管消融术中需注意：尽量选择非动脉途径消融，轻柔操作，遇有高龄、心血管危险因素聚集的女性患者，经主动脉途径行射频导管消融时更应谨慎。该例患者主动脉破裂引起心脏压塞，考虑可能和患者女性、年龄大、有糖尿病和高血压病史、动脉硬化等因素有关。心脏压塞只要及时发现，处理得当，预后往往较好，介入医生应学习、掌握心包穿刺术。

（中国人民解放军联勤保障部队第九八〇医院 齐书英）

病例 3：房室结折返性心动过速射频导管消融致高度房室传导阻滞

患者，女，69 岁，电生理检查证实为 AVNRT（静脉滴注异丙肾上腺素后诱发），在经典慢径区消融，但该患者没有房室结逆传，在 500 ms 前传起搏下进行消融，消融过程中出现 AV 间期缩短，没有观察到，继续消融 3 秒出现室房分离，停止消融，但已发生三度 AVB。发生 AVB 后的处理策略：①心电监护提示心率过慢（＜ 40 次 / 分），立即以 600 ms 起搏心室电极，维持心率血压平稳。②立即给予糖皮质激素治疗减轻损伤引起的水肿，加快传导恢复。给予地塞米松 10 ～ 20 mg 静脉推注，以后可以静脉滴注甲泼尼龙，每日 40 mg，应用 3 ～ 5 日。尽管目前尚无临床试验证实糖皮质激素的疗效，但经验上仍为多数专家所采用。③给予静脉滴注或口服神经营养药物。在观察期间保留心室电极于锁骨下静脉或颈内静脉，待房室传导完全恢复后再拔出电极导管。处理结局：给予地塞米松 20 mg 静脉推注后 20 分钟，逐渐由三度 AVB 恢复到二度 Ⅰ 型 AVB，心室率 56 次 / 分，停止心室起搏，但保留临时起搏电极，回病房观察。第 2 天给予甲泼尼龙静脉滴注 40 mg，患者恢复房室传导，第 3 天拔出心室电极，康复出院。

☞ 点评：

① AVB 多发生于邻近房室传导区域消融，导管移位或消融能量过大引起。术中应严密监测房室传导方式，出现室房分离、房室传导延迟、束支传导阻滞等异常情况应立即停止消融。消融能量应从小功率开始，逐渐升高能量。②儿童以及部分年轻人由于房室结发育不完全，标测或消融导管接触房室结区域可能会引起传导阻滞，此时应将导管撤出该区域，待其完全恢复后小心调整标测导管的位置，避免再次引起 AVB。③此区域消融时应准备 600 ms 心室起搏，如果出现 AVB 心室率下降，立即起搏心室电极，防止心脏停搏。④热消融后组织出现水肿，而后凝固坏死，因此在出现 AVB 早期尽快给予地塞米松 10 ～ 20 mg 静脉推注，减轻水肿，有可能帮助恢复房室结的传导功能。⑤目前出现冷冻导管作为新能源，能降低 AVB 的发生率。当冷冻过程中出现 AVB 时，立即停止消融，此时冷冻损伤为可逆性，传导阻

滞会恢复，有可能降低 AVB 的发生率。

（中国人民解放军北部战区总医院　王祖禄）

病例 4：房室结折返性心动过速射频导管消融致延迟完全性房室传导阻滞

患者，女，72 岁，因“室上速”拟行射频导管消融术。2014 年 10 月 10 日电生理检查证实为 AVNRT，在经典慢径区小 A 大 V 处，从低位到高位反复多次消融，出现较多交界性心律，但仍能诱发出心动过速，考虑为左侧后延伸慢径介导的心动过速，于是在冠状窦口顶部进行消融，未再诱发心动过速。术中未出现室房分离及房室传导阻滞、延迟，术后电生理检查，320 ms 房室 1∶1 前向传导，手术结束，术后第 2 天出院。出院 3 天后患者出现发热、胸闷，体温在 38 ～ 39℃之间。术后 6 天（2014 年 10 月 16 日）当地医院查 ECG 示：三度 AVB，心室率 61 次 / 分（图 2-2-3），2014 年 10 月 18 日再次来本院，ECG 仍为三度 AVB，体温已正常，化验白细胞 3.4×10^9/L。治疗策略：①患者术后 3 天出现发热及 AVB，化验检查提示病毒感染，给予抗病毒的同时应用激素及神经营养药物。激素给予甲泼尼龙 40 mg 静脉滴注，每日 1 次；神经营养药物给予口服维生素 B 族及活血化瘀、改善血液循环等辅助治疗。②患者出现三度 AVB，但心室率为 61 次 / 分，动态心电图最低心率 43 次 / 分，平均心率 59 次 / 分，24 小时 79 938 次 / 分，血压平稳，暂不行临时起搏治疗，密切观察生命体征。治疗结局：给药 2 天后（2014 年 10 月 20 日）患者恢复窦性心律，心室率 70 次 / 分，继续给予甲泼尼龙 1 天，共 3 天停用，未再发生 AVB。

☞点评：

①延迟三度 AVB 极少发生，大约 1/6000，具体原因不详，是否与术中消融面积过大、损伤过大有关尚不清楚，也可能与消融后延迟损伤范围扩大有关。但可以肯定的是消融后为窦性心律，电生理检查提示前传 320 ms 起搏房室 1∶1 传导，无任何 AVB 征象。②出现延迟三度 AVB 处理同上，给予激素减轻水肿，神经营养药物辅助治疗，积极抗病毒治疗。③尽管出现三度 AVB，但异位起搏点较高，心室率仍在 60 次 / 分左右，窄 QRS 波，血流动力学稳定。尽管未安置临时起搏器，但需密切心电监测。如果治疗 1 ～ 2 周以上仍为三度 AVB，则需要安置永久起搏器。

（中国人民解放军北部战区总医院　王祖禄）

病例 5：射频导管消融希氏束房室旁路误损伤房室传导导致无休止心动过速

患者，女，43 岁，反复阵发性心悸 17 年。发作时心电图示心率 160 次 / 分，心律规整，Ⅰ、Ⅱ、Ⅲ、aVF 和 V_1、V_2 导联可见逆行 P 波位于 QRS 波之后，RP ＜ PR（图 2-2-4）。窦性心律时心电图无预激波，PR 间期 0.15 秒（图 2-2-5）。于 2015 年 2 月 13 日在局麻下行心电生理检查和射

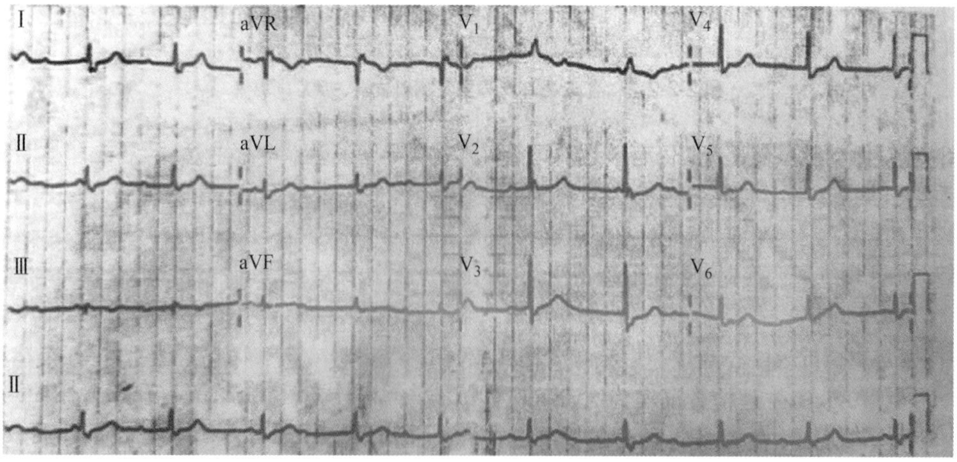

图 2-2-3　消融术后第 6 天（2014 年 10 月 16 日）出现三度 AVB

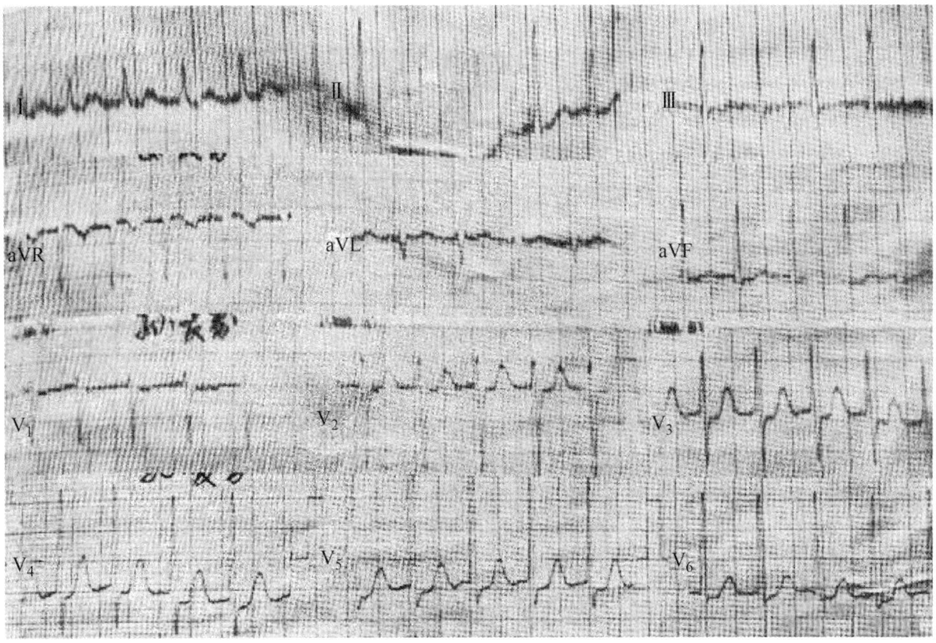

图 2-2-4　室上性心动过速发作时体表心电图

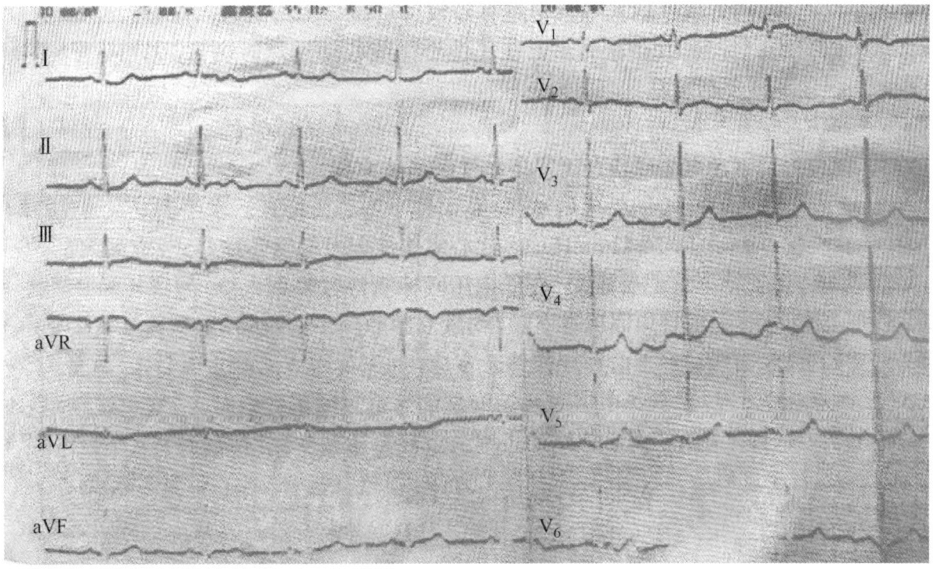

图 2-2-5　消融前窦性心律时体表心电图

频导管消融术，术中导管刺激诱发心动过速发作，频率约 160 次 / 分，希氏束逆传心房激动最早；行右心房 S1S2 刺激，S2 为 320 ms 时，诱发出与导管机械刺激相同的心动过速；行右心室 S1S1 300 ms 和 250 ms 刺激时，VA 均为 1∶1 传导，逆传 A 波呈向心性分布；S1S2 刺激，无 VA 递减传导，逆传 A 波呈向心性分布，希氏束电极逆传 A 波最早；行 RS2 刺激在希氏束逆传不应期可见 A 波提前。诊断为右侧希氏束旁隐匿性旁路参与的房室折返性心动过速。经右股静脉送入大头消融电极导管，在心室起搏下于三尖瓣环希氏束旁标测到提前 A 波，40 W 放电消融 15 秒，旁路未阻断，重新标测放电，在心室起搏下反复放电 3 次，共 45 秒，停止起搏后，发现 AV 延长，体表心电图 PR 间期达 0.24 秒（图 2-2-6），观察 30 分钟后 PR 间期未恢复，结束手术。回病房后频繁发作心动过速，频率 126 次 / 分，经静脉注射普罗帕酮和胺碘酮均难于终止，或终止后又复发。终止后心电图 PR 间期仍为 0.24 秒。于术后第 3 天再次行射频消融术，在心室起搏下于三尖瓣环 1∶00

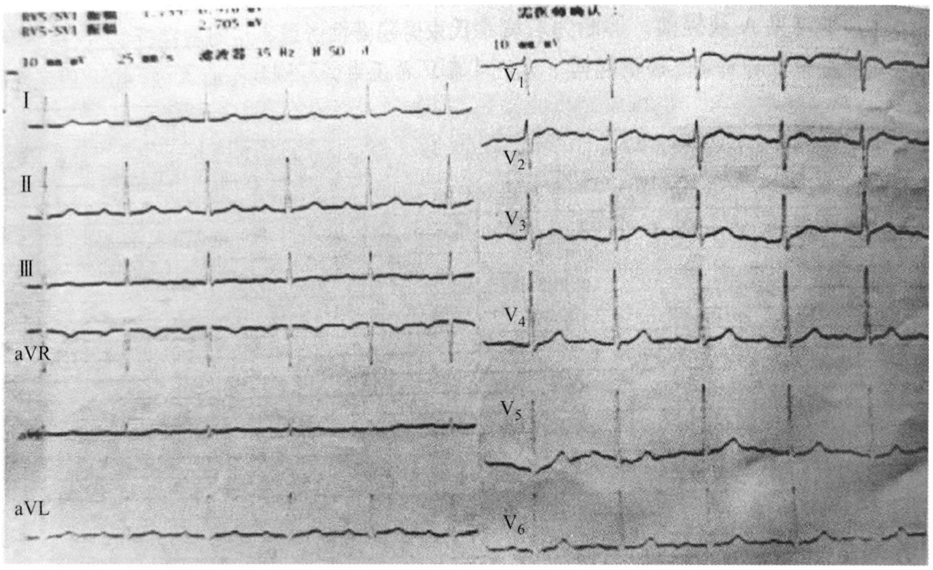

图 2-2-6 射频导管消融后窦性心律时体表心电图，示 PR 间期延长

处希氏束旁标测到最早 A 波，在窦性心律下 30 W 放电消融 10 秒，心室起搏可见旁路阻断，继续巩固放电 90 秒，观察 30 分钟后，心室起搏显示旁路未恢复，心房和心室各种刺激未再诱发心动过速，术毕。目前随访 6 个月，未再发作心动过速。

☞ 点评：

本例为射频导管消融前间隔房室旁路时损伤房室结快径，导致房室结快径传导明显延长，此患者在窦性心律下（不需期前收缩）即可诱发心动过速，使心动过速更易诱发和维持，且不易终止。部分患者心动过速可变为无休止性。

导管消融希氏束旁房室旁路有其特殊性，首先心动过速机制的判断方面易与 AVNRT 相混淆，两者心房逆行激动均呈向心性分布；其次射频导管消融有导致房室传导阻滞的风险。希氏束旁隐匿性旁路只能在心室起搏或心动过速时标测，而消融时最好在窦性心律或心动过速时进行，因在心室起搏下放电容易损伤正常传导路径而不能及时发现。

（中国人民解放军陆军第八〇集团军医院
阴彦龙）

病例 6：心肌梗死后室速电生理检查诱发多形性室速或室颤

患者，男，67 岁，术前诊断：心肌梗死后室速，陈旧性下壁心肌梗死。术中诱发室速时出现多形性室速，且频率很快，约 240 次 / 分，血压 76/42 mmHg，多次心室快速促发刺激不能终止，立即给予 300 J 同步电复律后转为窦性心律。在窦性心律下行基质标测，在低电压区标测舒张晚期电位，起搏标测并消融。最后不能诱发室速。处理策略：①无论何种原因出现室颤，均应立即非同步电除颤，直至恢复窦性心律。②出现血流动力学不稳定的室速，可尝试快速心室起搏终止室速，如无效应立即同步电复律，恢复窦性心律；如果室速频率过快或 QRS 波过宽，除颤仪不识别 R 波而使同步电复律不放电时，应立刻转为非同步电复律模式除颤。③心电生理检查及导管消融过程中均可出现意外室速或室颤，应随时连接好除颤仪，以防万一。④如果 2 ～ 3 次电复律不能成功转为窦性心律，应立即心外按压，气管插管，行心肺复苏抢救，给予静脉抢救用药，如静脉胺碘酮、肾上腺素等。

☞ 点评：

①心电生理检查及导管消融过程中均可出现意外室速、室颤，应随时连接好除颤仪，备好抢救设备，以防万一。②室速消融时先诱发室速，预见可能会出现快室速或室颤，应做好充分的除颤及抢救准备。但室上速消融或电生理检查时，医护人员的警惕性可能不高。因此，在电生理导管室中一定备好除颤仪，并开机，处于备用状态。③房颤伴预激综合征拟行射频导管消融术

前做好充分的术前准备，如禁食水；术中心房刺激前传周长尽可能不要低于 240 ～ 260 ms；操作导管动作轻柔，避免诱发房颤。④术中出现房颤后，经旁路前传出现室颤，要想到两条旁路或多条旁路的可能。⑤出现室颤，争分夺秒进行电除颤，恢复窦性心律才能挽救患者的生命；如果未能及时除颤要先积极、有效胸外按压，为电除颤争取时间。

（中国人民解放军北部战区总医院　王祖禄）

病例 7：阵发性房颤冷冻球囊消融时迷走神经反射

患者，女，62 岁。诊断阵发性房颤，无高血压及糖尿病病史，拟行冷冻球囊消融术。在冷冻左上肺静脉时球囊温度为－43 ℃，冷冻 240 秒，冷冻结束复温后，突然出现窦性停搏，立即起搏冠状窦电极（图 2-2-7），发现也存在房室传导阻滞，刺激心房不能 1∶1 传导心室，立即改用心室起搏，3 分钟后仍未出现窦性心律，给予阿托品 1 mg 静注后 3 分钟才逐渐出现窦性心律（图 2-2-8）。

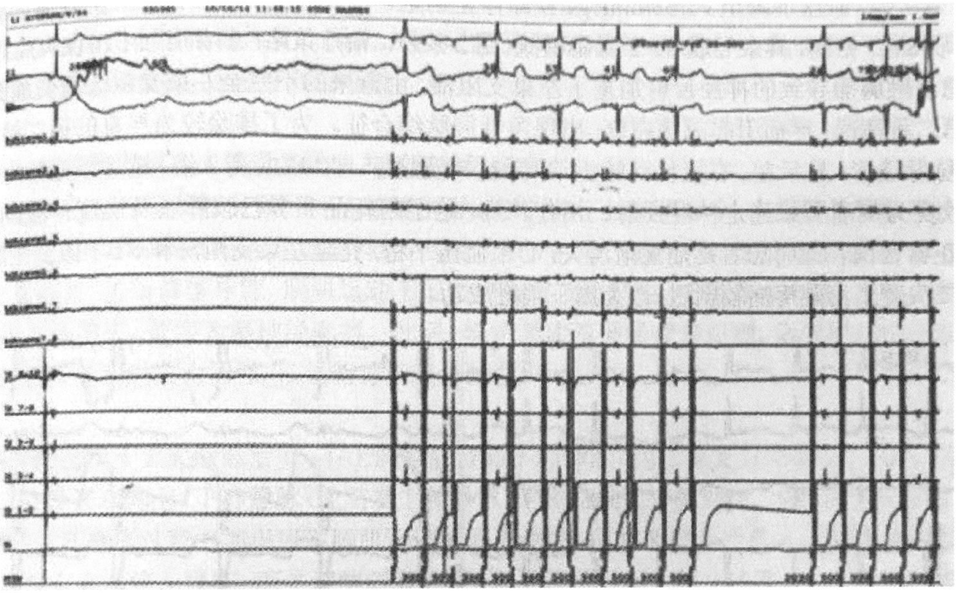

图 2-2-7　冷冻球囊消融左上肺静脉复温时出现窦性停搏，起搏心房时为高度房室传导阻滞

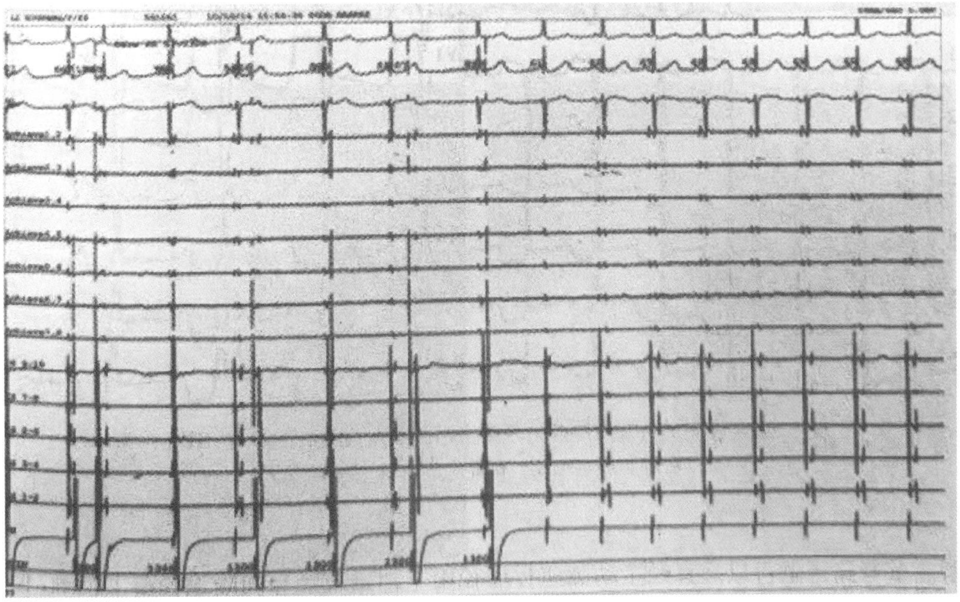

图 2-2-8　给予阿托品 1 mg 静注，6 分钟后逐渐恢复窦性心律

☞ 点评：

冷冻消融治疗房颤，在冷冻左上肺静脉后复温时会发生迷走神经反射，出现心率下降，一般数秒钟或十几秒后心率逐渐恢复。严重者出现窦性停搏，此时应以 800 ～ 1000 ms 频率紧急起搏心室电极，防止阿-斯综合征发作。严重迷走神经反射时除有窦性停搏外，还有房室传导阻滞，因此不适宜起搏心房电极，应起搏心室电极。一般起搏半分钟至一分钟能恢复自身窦性心律，但严重者 6 分钟不能恢复，需给予静脉推注阿托品后才能出现窦性心律。因此，为预防严重迷走神经反射，应将电极放入右心室，以 800 ～ 1000 ms 准备起搏，并试起搏保证能起搏心室。迷走神经反射多发生于房颤导管消融左上肺静脉时，但左下肺静脉和右上肺静脉冷冻消融后也可出现，应积极预防。

（中国人民解放军北部战区总医院　王祖禄）

病例 8：左侧房室旁路射频导管消融致严重迷走神经反射

患者，女，53 岁，“心动过速”病史 8 年，无冠心病、高血压等疾病。ECG：不完全左束支传导阻滞。电生理检查：左侧游离壁隐匿性旁路。经穿间隔途径行二尖瓣瓣上消融，消融过程中患者述胸痛，心率由 78 次 / 分降至 50 次 / 分，血压下降至 75/53 mmHg，立即停止消融。心电图示：完全性左束支传导阻滞，Ⅱ、Ⅲ、aVF、V_1、V_2 导联 ST-T 抬高，其余导联 ST-T 明显压低（图 2-2-9）。治疗策略：患者消融中出现胸痛并出现 ST-T 改变，考虑消融胸痛导致的神经反射加重了左束支传导阻滞，由原来的不完全性左束支传导阻滞演变成完全性左束支传导阻滞；第二种情况：疼痛引起冠脉痉挛，出现急性冠脉综合征。为了排除较为严重的第二种情况，立即行冠脉造影，显示左、右冠脉正常，无狭窄及痉挛，TIMI 血流 3 级，排除了冠脉病变，考虑心率、血压改变为疼痛所致迷走神经反射。治疗结局：给予阿托品和多巴胺静注及快速补液，心率、血压逐渐恢复至正常范围。此时患者疼痛逐渐消失，心率、血压平稳，完全性左束支传导阻滞和 ST-T 改变逐渐恢复至术前状态。考虑二尖瓣上消融疼痛较剧烈，改为瓣下消融成功。

☞ 点评：

左侧游离壁旁路消融可以选择经主动脉逆行途径瓣下消融或经穿间隔途径瓣上消融，但对于老年或小儿患者我们常选择经穿间隔途径的瓣上消融，小儿动脉较细易引起动脉损伤或痉挛，老人可能出现髂动脉或主动脉迂曲或主动脉瓣膜病

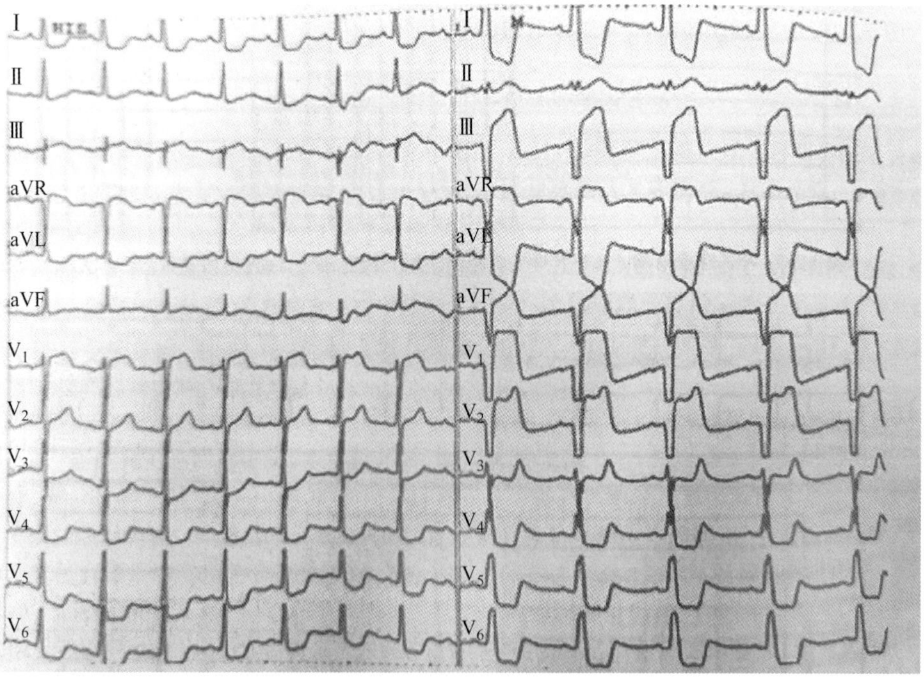

图 2-2-9　左侧游离壁旁路二尖瓣瓣上消融引起迷走神经反射，ST-T 改变。左为术前心电图，右图为消融时心电图改变

变，导管逆行进入动脉系统或跨越主动脉瓣时可能会损伤动脉或瓣膜。少部分患者二尖瓣上左心房侧消融可引起疼痛，诱发迷走神经反射或冠脉痉挛等。出现胸痛并心电图 ST-T 改变，首先要排除冠脉疾病，如果考虑迷走神经反射，给予对症治疗；并可采用调整导管位置、应用止痛药物及拮抗迷走神经反射药物（如阿托品）等措施；也可改变消融策略，由二尖瓣瓣上消融改为瓣下消融。

（中国人民解放军北部战区总医院　王祖禄）

病例 9：室上性心动过速颈内静脉穿刺致迷走神经反射

患者，男，35 岁，术前诊断：阵发性室上速。常规穿刺颈内静脉及股静脉置入电极。当穿刺颈内静脉时患者自述胸闷，心率由 67 次 / 分降至 42 次 / 分，血压降至 72/46 mmg，立即给予补液，停止操作，半分钟后症状逐渐缓解，心率、血压恢复正常。再次穿刺时补充局麻药物用量，同时做心理疏导，解除患者恐惧心理，再次穿刺时未再出现迷走神经反射。

☞ 点评：

此例患者在外周血管穿刺中出现迷走神经反射，去除诱因后很快恢复，考虑患者可能由于过度紧张、心理恐惧造成，去除诱因后很快恢复。因此，遇到比较紧张的患者，要进行心理安慰，消除紧张情绪，同时为防止疼痛加重心理负担，应做好局部麻醉。

（中国人民解放军北部战区总医院　王祖禄）

病例 10：阵发性房颤冷冻球囊消融致右侧膈神经麻痹

患者，男，56 岁，因阵发性房颤行冷冻球囊消融，在冷冻右上肺静脉时，将四极导管放在上腔静脉邻近右侧膈神经处，以 2000 ms、10 mA 起搏膈神经，当冷冻到 −43℃、113 秒时，膈肌运动减弱，术者认为可能起搏导管位置偏移，重新调整导管，膈肌运动不但没有恢复反而消失，此时停止冷冻，反复调整导管刺激膈神经，膈肌运动消失，证实为膈神经麻痹。此后，给予激素及神经营养药物，膈神经功能未能恢复。患者术后出现气短，活动后尤为明显，右胸听诊呼吸音减弱。

☞ 点评：

右侧膈神经走行于上腔静脉后壁、右上肺静脉及右下肺静脉前壁（图 2-2-10）。为预防右侧膈神经麻痹，在冷冻右侧上、下肺静脉（尤其右上肺静脉）时需持续起搏膈神经，术者将手放在患者的腹部，感受膈肌跳动。在冷冻过程中如果出现膈肌运动减弱或消失，应立即停止冷冻。此例患者出现膈肌运动减弱时，术者没有立即停止冷冻，而是调整刺激电极，延迟几秒钟后才停止冷冻，造成膈神经损伤、麻痹，尽管应用激素及神经营养药物，3 个月仍未恢复。另 1 例冷冻球囊消

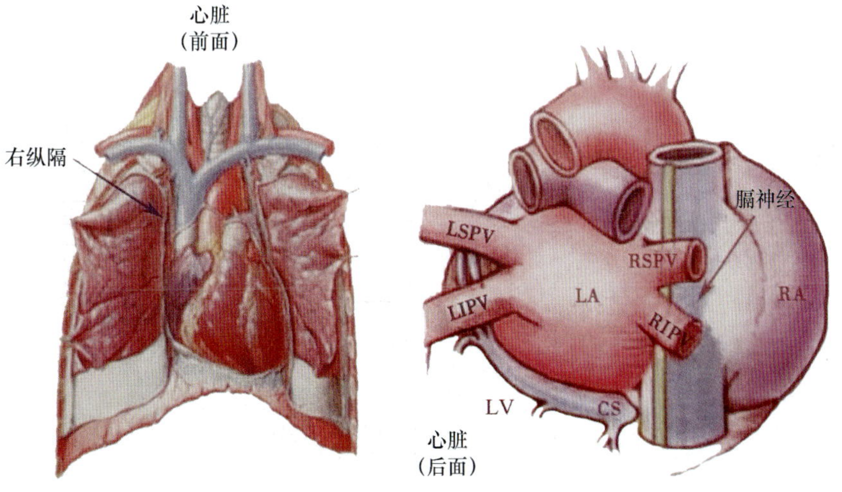

图 2-2-10　右侧膈神经解剖位置。LSPV：左上肺静脉；LIPV：左下肺静脉；RSPV：右上肺静脉；RIPV：右下肺静脉；CS：冠状窦

融房颤患者，术中出现膈肌运动减弱时立即停止消融，15 分钟后膈肌运动恢复，没有造成持续膈神经麻痹（图 2-2-11）。预防膈神经麻痹的措施：①术中冷冻右上肺静脉或右下肺静脉时，将四极或消融导管放至锁骨下静脉与上腔静脉交界处膈神经走行处，以 1500 ～ 2000 ms、10 ～ 20 mA 持续起搏，术者将手放在患者腹部感受膈肌运动，如出现异常应立即停止冷冻。消融右房界嵴或上腔静脉房性心律失常时，也可采用此方法。②膈肌复合动作电位，将心电图的右上肢电极放在剑突下向上 5 cm，将左上肢电位以剑突为起点，沿着肋骨下缘斜向右下 16 cm，记录动作电位图，当膈神经受到损伤时，电位振幅降低，膈神经恢复时电位振幅恢复正常。③观察呼吸动度，冷冻消融右上及右下肺静脉时，在 X 线下时刻注视膈肌运动，如果出现运动幅度下降应停止冷冻。④在标测到的可能靶点处，起搏消融导管，如果能夺获膈神经应尽量避免在此部位放电消融。

（中国人民解放军北部战区总医院
张萍　王祖禄）

病例 11：左心耳局灶性房速导管消融致左侧膈神经麻痹

患者，女，26 岁，持续性心动过速 5 个月，电生理检查证实为左心局灶房速，起源点位于左心耳尖部。解剖上左侧膈神经走行经过左心耳，因此于消融前起搏消融点，明确是否引起膈神经刺激。当以 1000 ms、10 mA 起搏消融电极时，部分部位可立即引起膈肌跳动，提示此位点位于左侧膈神经走行处，尽量避开能导致膈神经夺获部位消融。

☞ 点评：

①详细了解左侧及右侧膈神经的解剖，考虑到消融可能带来的后果，积极预防，在消融前进行起搏，可及时发现问题，避免并发症的发生。②右侧界嵴局灶性房速，与右侧膈神经距离较近，尽管消融前起搏消融导管没有膈肌跳动，但为了防止术中导管移位损伤膈神经，可将四极导管放在上腔静脉持续起搏膈神经（与冷冻球囊消融房颤时相同），可能会进一步降低膈神经损伤的风险。

（中国人民解放军北部战区总医院　王祖禄）

病例 12：阵发性房颤导管消融术中镇痛或深度镇静管理

患者，男，58 岁，因“阵发性房颤”行射频导管消融术。该患者患有呼吸睡眠暂停综合征，监测的血氧饱和度随着呼吸的起伏而上下波动（SpO_2 82% ～ 93%）。在消融过程中，患者血氧饱和度逐渐下降，最低降至 42%，心率、血压也随

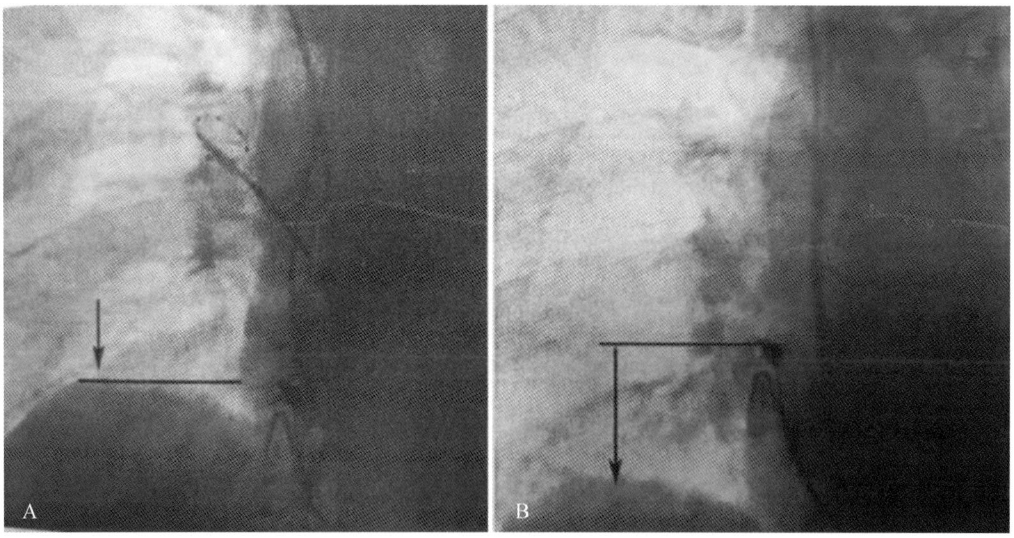

图 2-2-11　A. 患者出现膈神经麻痹，膈肌上移；**B.** 15 分钟后好转，膈肌恢复正常位置，箭头所指为膈肌位置，直线为体表电极参考位置

之下降，透视心包，心影波动良好，听诊双肺未闻及干湿啰音，但呼吸频率明显降低，立即给予人工呼吸及高流量吸氧，同时给予地塞米松 5 mg 静脉推注，患者呼吸逐渐恢复，血氧饱和度逐渐升至 92%。

☞点评：

该患者有呼吸睡眠暂停综合征，最长呼吸暂停可达 20 ～ 30 秒，血氧饱和度可降至 82%，在此基础上给予咪达唑仑等药物，加重了呼吸暂停，致使血氧严重降低。此类患者应密切监测血氧饱和度，同时应用口咽管保持呼吸道通畅。可将咪达唑仑减量或停药，只给予止痛药物。如果发生严重呼吸抑制，可给予咪达唑仑的拮抗剂氟马西尼，必要时应立即气管插管，人工辅助呼吸。

（中国人民解放军北部战区总医院　王祖禄）

病例 13：先心病术后房扑导管消融术中静脉麻醉致恶性高热死亡

患儿，女，8 岁，3 年前因“法洛四联征”行 2 次外科矫正术，近半年因“阵发性室性心动过速”在外院行射频消融术，未成功，来本院。麻醉由经验丰富的麻醉师施行，静脉应用氯胺酮。术中麻醉后常规电生理检查明确“典型心房扑动”后进行消融，手术接近结束时，患儿出现呃逆，发热，体温 39℃，窦性心律，心室率 150 次 / 分，血压 120/76 mmHg，血氧饱和度 90%，双肺无啰音及哮鸣音。立即给予物理降温等处置，化验血气分析：乳酸增高 2.4 mmol/L，低氧 78 mmHg。患者持续高热不退，体温持续＞ 41 ℃，窦性心律，心室率 160 ～ 180 次 / 分，昏迷。请神经内科医师会诊，诊断“恶性高热”。给予药物及物理降温，效果不佳，患儿持续高热、昏迷，3 小时后呼吸循环衰竭，死亡。

☞点评：

恶性高热是临床上较为罕见的并发症，发生率约为 1/50 000，是一种全麻药物诱发的、家族遗传相关的，骨骼肌代谢异常所引起的致命性临床症状，是以体温快速升高、高代谢状态及高病死率为特征的临床综合征，主要表现为患者突然高热、产生大量乳酸和二氧化碳，出现酸中毒、低氧血症、高血钾、心动过速及心律失常，来势凶猛，发展迅速，病死率高达 70% 以上。

恶性高热是一种亚临床肌肉病，即患者平时无异常表现，在全麻过程中接触麻醉药（如氟烷、安氟醚、异氟醚、氯胺酮等）和去极化肌松药（琥珀酰胆碱）后出现骨骼肌强直性收缩，消耗大量能量，导致体温持续快速增高，在没有特异性治疗药物的情况下，一般的临床降温措施难以控制体温的增高，最终可导致患者死亡。患者可发生于首次全麻，尤其是多次手术全麻术中或术后，可能与所用麻醉药物剂量及突变的基因位点不同有关。

丹曲林（Dantrolene）是目前治疗恶性高热的唯一特异性药物，其不影响神经肌肉传递或肌肉的电性质，能抑制骨骼肌 RYR 通道的 Ca^{2+} 释放，应强调的是尽早使用，因为发生循环衰竭，肌肉血流灌注不佳时，丹曲林则不能发挥其作用。但该药物价格昂贵，效期较短，故目前在国内仅少数医院麻醉科备有此药，抢救时多难以在第一时间获得此药。

一旦怀疑恶性高热，应立即停止所有可疑麻醉药物的使用，尽早注射丹曲林，同时采用各种方法降温，如体表降温，冷盐水洗胃、灌肠，静脉输注冷盐水及给予药物降温（如冬眠合剂）等。尽早建立有创动脉压及中心静脉压监测；纠正酸中毒及高血钾；扩充血容量，维持尿量在 1 ～ 2 ml/（kg · h）；应用肾上腺皮质激素；加强监护和治疗，以确保患者安全度过围术期；同时给予其他对症治疗。

（中国人民解放军北部战区总医院　王祖禄）

病例 14：房颤射频消融术后急性胃扩张

患者，男，61 岁，以阵发性心悸 10 年，加重 2 个月入院。诊断：阵发性房颤。入院给予抗凝治疗及导管消融术。术后第 2 天患者出现腹胀，排便、排气正常，听诊肠鸣音正常，考虑可能为普罗帕酮等药物引起，给予通便药物，症状无缓解。术后第 4 天腹胀加重。查体：上腹部膨隆，可见胃型，无压痛及反跳痛，叩诊为鼓音，移动性浊音阴性，腹部听诊可闻及肠鸣音。腹部 CT 检查示：急性胃扩张（图 2-2-12）。立即给予胃肠减压，但负压吸引不能引出胃内容物，患者腹胀加剧。

急诊行胃镜检查示：胃腔见大量食物形成胃石，幽门口见胃石嵌顿（图 2-2-13），食管黏膜未见异常，贲门闭合良好，黏膜正常。患者急性胃扩张考虑为幽门痉挛、梗阻，胃石嵌顿所致。由于胃部食物不能正常排空，长时间滞留在胃部，在胃酸等酸性物质作用下逐渐形成块状、较硬的胃石，嵌顿在幽门口，加重了胃扩张。为了溶解胃石，向胃腔内注入 5% 碳酸氢钠 250 ml，见胃石逐渐溶解成小块，刺激咽喉壁，呕出大量酸臭味宿食约 1000 ml。患者腹胀明显好转，而后植入胃内引流管，持续负压吸引，每 3 小时给予注入 5% 碳酸氢钠 50 ml。禁食水期间每日给予静脉滴注肠外营养液 2000 ～ 2500 ml，停用口服药，同时给予奥美拉唑 40 mg 静脉滴注 2 次 / 日，磺达肝癸钠 2.5 mg 皮下注射，每日 1 次，抗凝治疗。每 2 ～ 3 日复查离子及肝肾功能。术后第 10 天（即胃镜催吐后 6 天）复查胃镜示：胃腔明显缩小，可见胃型，胃小弯处可见糜烂，幽门处有一圆形溃疡，胃内容物明显减少。继续禁食水，拔出胃管，口服碳酸氢钠 50 ml，每 5 小时 1 次，患者排便、排气。术后 15 天患者腹胀明显减轻，有饥饿感，但胃动力检查示胃排空能力明显减弱，给予少量流食、半流食，并逐渐增加食量。至术后 30 天左右腹胀消失，可正常进食。随访 4 个月余，患者无腹胀等症状，正常饮食。尽管患者术后发生急性胃扩张，给予各种检查及治疗，但房颤未再发作，偶有房性期前收缩。

☞ 点评：

目前房颤消融术后发生幽门梗阻和急性胃扩张的机制尚不能确定，较为可能的机制为左心房后壁射频导管消融过程中同时损伤了食管周围的迷走神经丛。食管的两侧有左右迷走神经分布，在食管的前壁和后壁形成迷走神经网，支配胃窦部及幽门括约肌的运动，理论上在左心房后壁导管消融有可能同时损伤了食管周围的迷走神经丛而导致急性幽门梗阻和胃扩张，但此患者消融过程较顺利，无左心房后壁反复消融的过程，且在临床中如此低的发生率，难以完全用上述机制解释。

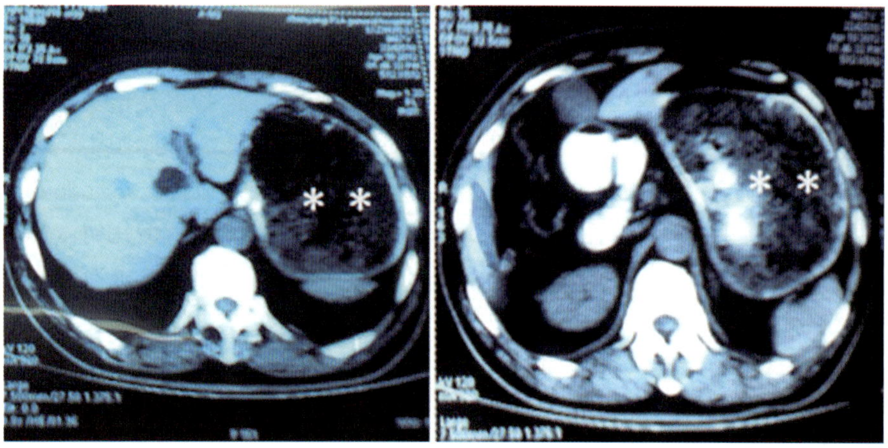

图 2-2-12 腹部 CT 显示急性胃扩张，胃壁变薄。箭头所指为扩大的胃腔，左、右图分别为不同水平的胃扩张情况

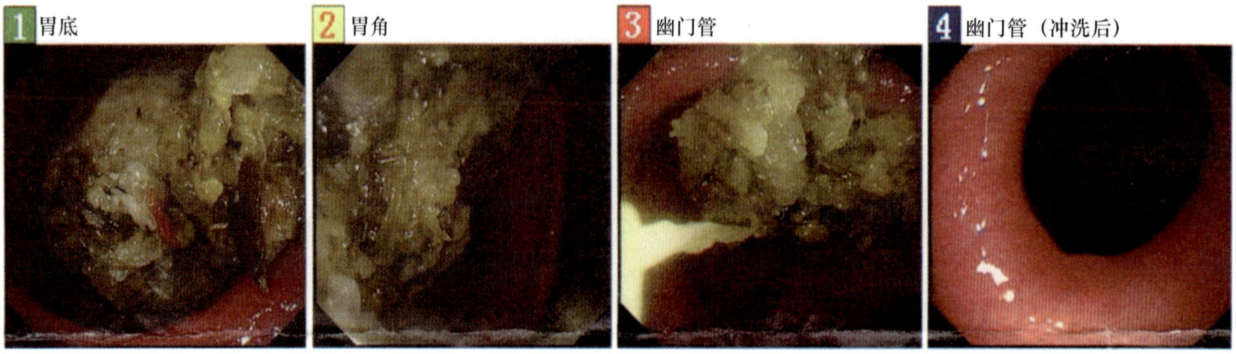

图 2-2-13 胃镜检查

由于极低的发生率，目前对于如何减少此并发症发生尚无定论，减少食管损伤的措施有可能降低此并发症的发生，包括：①控制在左心房后壁消融的能量和放电时间；②左心房后壁放电时通过食管温度探针监测邻近食管内温度以降低食管损伤的发生率和严重程度等。此并发症非常少见，故发生后的及时诊断和治疗更为重要。本例患者术后第2～3天出现严重腹胀后，行腹部CT检查证实为急性胃扩张，尽管给予禁食水、胃肠减压、静脉滴注质子泵抑制剂等处理，但不能引流出胃内容物，因为胃中食物已在酸性环境下形成块状、坚硬的胃石。通过急诊胃镜下处理和后续综合处理，1个月后胃动力方逐渐恢复。国外报道的4例患者中，2例经内科保守治疗完全恢复，1例行胃部切除，1例由于持续幽门痉挛给予肉毒素注射才能解除痉挛而缓解胃扩张，提示发生此并发症的部分病例处理较为棘手。故一旦怀疑此并发症，应高度重视，及时诊治。

总之，阵发性房颤射频导管消融环肺静脉电隔离术后可出现急性幽门梗阻伴胃扩张并发症，尽管发生率很低，但出现后应及时诊断和处理，否则可能出现胃破裂、腹膜炎等严重并发症，甚至威胁生命，认识这一并发症并及时、妥善处理，包括内科常规治疗和适时的胃镜检查和处理，可减少不良心外事件的发生。

（中国人民解放军北部战区总医院　张萍）

病例15：阵发性房颤导管消融术中脑梗死

患者，女，83岁，因阵发性房颤2年，拟行射频导管消融术住院。既往高血压、糖尿病病史多年。住院后常规检查无明显异常。手术当天由于紧张，血压明显升高，最高达200/120 mmHg，给予硝酸甘油等药物，血压降至135/85 mmHg，实施手术。术中给予芬太尼及咪达唑仑等药物诱导深度镇静，手术过程顺利，持续约1小时。术后患者苏醒，但不能言语，左侧肢体不能活动，立即行头部CT检查，排除脑出血。请神经内科医师会诊，考虑急性脑梗死，建议给予溶栓后抗血小板药物及神经营养药物。考虑到患者高龄，且术中应用大量肝素，溶栓后引起脑出血的风险较高，因此只给予抗凝及抗血小板治疗。患者术后第2天言语恢复，左侧肢体运动恢复到二级，术后5天完全恢复。

☞ **点评：**

患者高龄女性，既往高血压、糖尿病多年，根据CHA_2DS_2评分为3分，属于房颤血栓栓塞高危人群。围术期栓塞风险较高。该患者术前血压控制尚可，140～150/80～95 mmHg，但手术当日由于应激等因素，血压急剧增高，经药物治疗后可降至正常，在麻醉过程中偶尔血压会降至110/70 mmHg，由于血压不稳引起脑部血管收缩舒张不协调，很容易引起脑卒中。尽管术中应用大量普通肝素抗凝治疗，但患者仍出现急性脑梗死。血压突升、突降可能是引起该患者脑动脉血栓形成导致急性脑梗死的重要原因，但不能排除房颤导管消融术中血栓栓塞所导致的脑卒中。下一步治疗如果给予溶栓治疗，患者高龄、血压不稳、术中刚刚应用大量肝素，出血的风险较高，因此只给予抗凝和抗血小板治疗。教训：高危患者（合并高血压、糖尿病、冠心病等）术前血压波动大，建议停止手术，待血压平稳后实施手术。出现神经系统体征，应立即行头部CT检查，排除脑出血。出现脑梗死，能否溶栓治疗应权衡利弊，尽量规避风险。该患者已应用大量肝素，且有多年高血压和糖尿病病史，脑部血管内皮功能不好，如果溶栓易发生出血。如出现脑出血，需止血，房颤术后需要抗凝，治疗上出现矛盾，可能会造成更多不良后果。

（中国人民解放军北部战区总医院　王祖禄）

病例16：室上性心动过速射频导管消融术后反常性栓塞致脑梗死

患者，女，15岁，因“反复发作性心悸6个月，加重3个月”于2013年7月4日入院。患者心悸发作为突发突止，曾于当地医院行心电图检查提示“阵发性室上速”。否认既往慢性病史。入院查体提示肺动脉瓣区可闻及2/6级收缩期杂音，P2无亢进及分裂。行常规血液检查后，未见明显异常，于当天行电生理检查＋射频消融术，术中穿刺右侧颈内静脉、双侧股静脉。电生理诊断：①房室结双径路；②房室结折返性心动过速（慢快型），导管消融成功。术后双侧股静脉穿刺处压迫止血，双下肢制动6小时，口服阿司匹林100 mg，每日1次，抗血小板治疗。2013年7月5日9：30

患者起床活动数分钟后，突然出现双眼凝视、恶心、呕吐、手足抽搐，急测血糖 5.6 mmol/L，体温 36.2 ℃，心率 70 次 / 分，呼吸 20 次 / 分，血压 100/80 mmHg，查体示意识清，双侧眼球震颤、左侧肢体肌力 1 级，心律齐，肺动脉瓣区杂音同前。急查头部 CT 平扫未见明显脑出血征象。请脑血管科会诊，考虑缺血性脑梗死，建议静脉溶栓基础上行颅内动脉造影，必要时取栓或溶栓治疗。予阿替普酶 4 ml（4 mg）静脉推注，继而 36 ml（36 mg）微泵维持 1 小时（患者体重 45 kg）。后急诊行脑血管造影，超选至右侧颈内动脉造影示右侧大脑中动脉分叉处血管内附壁血栓（图 2-2-14），右侧大脑中动脉分叉处以远，血管血流充盈缓慢，遂对右侧大脑中动脉血栓行动脉内溶栓术。术后左上肢肌力恢复至 5 级，左下肢肌力恢复至 4 级，余肢体运动正常。术后头颅 MRI 未见明显异常。2013 年 7 月 9 日超声心动图检查示：①先天性心脏病，房间隔缺损（继发孔，间距 3.9 cm）；②三尖瓣轻度关闭不全；③右心增大（右心房容积 57 ml，右心室容积 70 ml）。下肢静脉彩超示：双侧股静脉、腘静脉内径正常，管腔通畅，未见明显血栓形成。2013 年 7 月 16 日患者康复出院。出院诊断：①阵发性室上性心动过速；②先天性心脏病，房间隔缺损；③右侧脑梗死。出院 1 个月后复诊，遗留左侧手指活动欠灵活，偶发足趾抽搐，行脑电图检查未见明显异常，请神经内科会诊治疗后抽搐症状消失。后患者至本院心胸外科成功行房间隔缺损修补术。

☞ 点评：

深静脉血栓是临床常见的导管消融术后并发症，多数无症状，但一旦出现栓塞等情况，致死率、致残率高。最常见栓塞为肺栓塞。该患者存在房间隔缺损，术后起床活动后出现脑梗死，首先考虑为深静脉血栓形成，活动后血栓通过房间隔缺损进入体循环，引起“反常性栓塞”或“矛盾栓塞”。

深静脉血栓重在预防，对急性下肢静脉血栓形成的预防措施包括：避免术后在小腿下垫枕，影响小腿深静脉回流；鼓励患者的足和趾经常主动活动，并嘱其多做深呼吸及咳嗽动作；让患者尽早下床活动，必要时穿着医用弹力袜；卧床时间较长时可皮下注射低分子量肝素或口服新型口服抗凝药（如利伐沙班或达比加群酯等）预防血栓形成，对术后的年老或心脏病患者要更加重视。

本例借鉴：①深静脉血栓是导管消融术常见的并发症之一，术前应对患者做血栓形成风险的评估；②术前应完善相关检查，评估患者基础心脏疾病，如本例术前应明确房间隔缺损的诊断；③导管消融术后鼓励患者的足和趾经常主动活动，让患者尽早下床活动，必要时穿着医用弹力袜；④一旦发生栓塞，应及时抗凝、溶栓、取栓、外科手术治疗，改善患者预后。

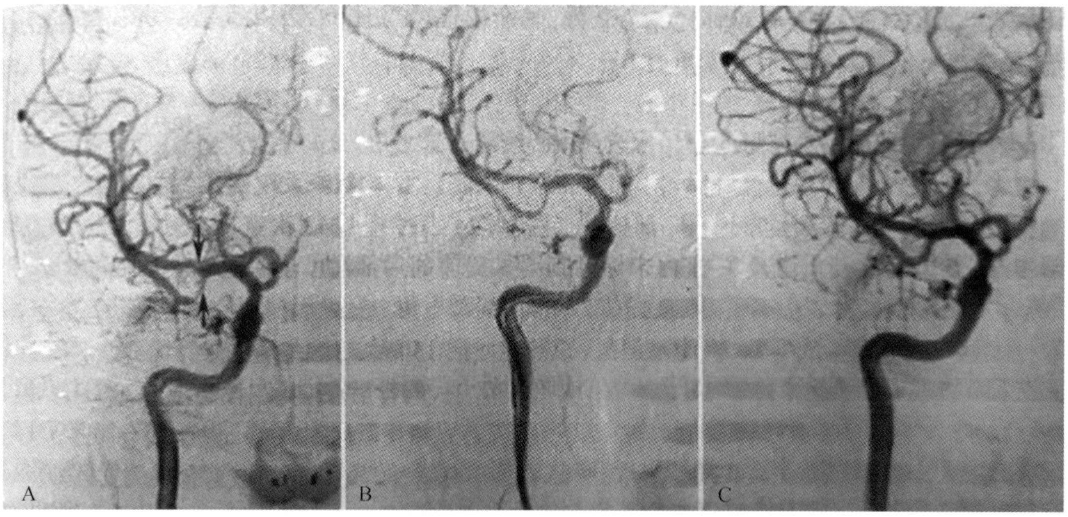

图 2-2-14 **A**. 脑动脉造影，提示大脑中动脉分叉处血管内附壁血栓，如白色箭头所示；**B**. 对右侧大脑中动脉血栓行动脉内溶栓术；**C**. 为溶栓后脑血管造影，显示附壁血栓消失，管腔恢复正常

（中国人民解放军海军军医大学第一附属医院　赵仙先）

病例17：左房食管瘘

Rivera GA 等报道1例50岁女性患者，合并慢性肾病、风湿性关节炎，因症状性持续性房颤行射频消融术，术后4周患者因出现少量咯血到急诊室就医，胃镜发现食管壁附有血栓。胸部CT检查发现左心房后壁轮廓异常，考虑左房食管瘘和胸腔积液，紧急行外科修补术，以补片修补左心房壁。切除食管溃疡部位，进行断端吻合。术中可见血栓位于心房和食管之间。大体检查发现切除食管组织有巨大溃疡导致窦道（图2-2-15），修补术后随访1年，患者无房颤发生。

☞点评：

左房食管瘘一般出现在术后3～7天，临床症状主要表现为心内膜炎症状，消融术后患者出现发热、呕血、白细胞增高，或神经系统的症状，此时应该考虑是否存在左房食管瘘的可能。为防止这种损伤，可以降低消融功率，远离后壁消融，尤其要避开与食管紧靠的左心房后壁消融。在消融前通过CT扫描对食管和左心房进行分析定位：手术中吞服或经食管注射造影剂，通过三维标测系统标记食管腔，从而清楚地显示食管和左心房的局部解剖。另外，还有报道运用食管腔内温度探针监测消融时食管温度。但由于食管在不断蠕动，加上食管腔温度并不能完全反映组织温度，这些方法的应用价值受到限制。

左房食管瘘早期诊断、早期治疗对预后极为重要。左心房消融后的患者只要有心内膜炎的症状或体征，新近消融的患者出现发热、不适、白细胞增多、吞咽困难、呕血、神经系统症状，胸部或头部CT发现血管内或心腔内空气时，即要高度怀疑左房食管瘘，诊断依靠CT扫描和心腔内超声心动图，如确诊为左房食管瘘，早期行心脏及食管手术至关重要。

（中国人民解放军北部战区总医院
梁明　王祖禄）

病例18：主动脉窦左冠窦内室早消融致严重心绞痛

患者，女，37岁，因发作性心悸6年，加重

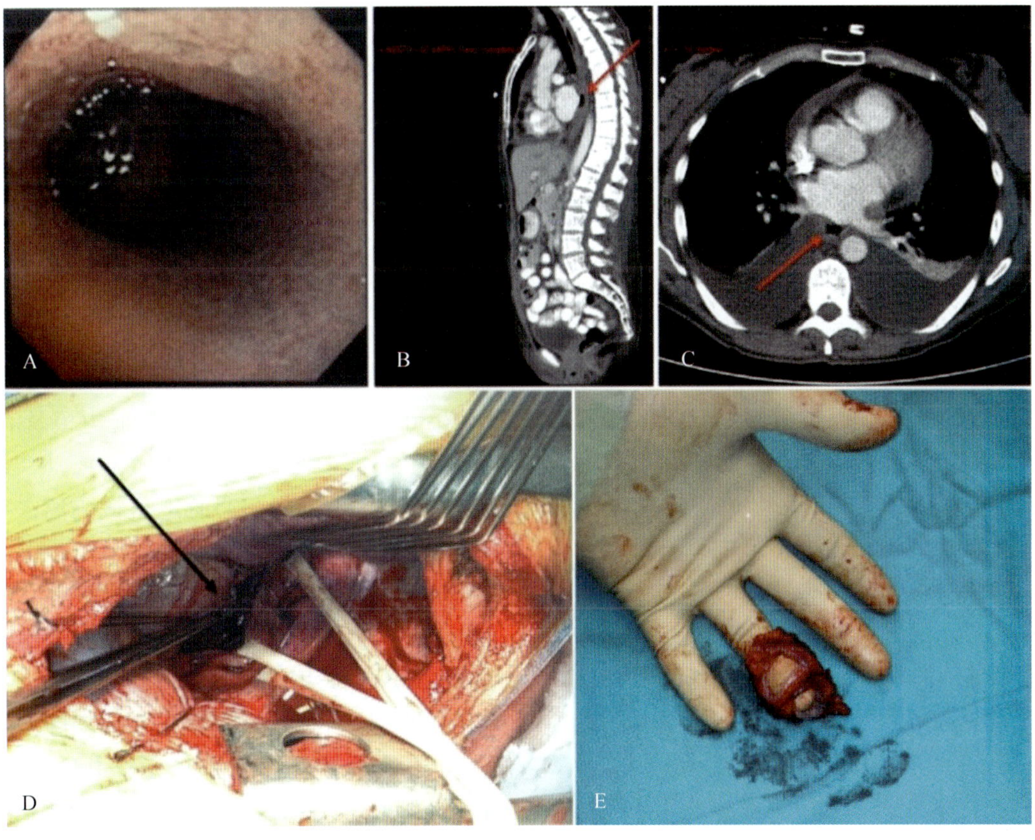

图2-2-15 **A.** 胃镜发现食管壁附有血栓；**B**、**C.** 胸部CT检查发现左心房后壁轮廓异常，考虑左房食管瘘和胸腔积液；**D.** 术中可见血栓位于心房和食管之间；**E.** 大体检查发现切除食管组织有巨大溃疡导致瘘道

4个月入院。临床检查未发现器质性心脏病的诊断依据，心电图及动态心电图示频发单形性室早，部分呈二联律，24小时共19 243次室早。射频消融术中见频发单形性室早，于右心室流出道及左心室内未标测到明显提前的局部激动，于左冠状窦内距冠脉开口5～6 mm处标测到较体表心电图QRS波提前30 ms的局部电位，在此处起搏标测不能夺获心室。以温控55℃、能量≤35 W放电，放电10秒后室早消失，总放电时间150秒。消融中消融导管无移位，消融后冠脉造影复查正常。消融术后24小时，患者出现明显劳力后胸骨后疼痛，心电图出现Ⅰ、aVL导联及广泛胸前导联ST段压低伴T波对称性倒置，术后72小时劳力后胸骨后疼痛达高峰，步行15～20米发作2～3次，含服硝酸甘油可缓解，Ⅰ、aVL导联及广泛胸前导联心电图ST段压低伴T波对称性倒置更加明显，化验心肌酶谱无异常。患者拒绝行冠脉造影复查。经口服阿司匹林、β受体阻滞剂、皮下注射低分子量肝素、口服及静脉应用硝酸酯类等治疗至术后第6天时胸痛症状消失，心电图恢复正常。随访19个月，无心悸、胸痛症状发作，心电图复查无室早及缺血性改变。

☞ 点评:

起源于主动脉窦附近的室性心律失常的电生理机制与右心室流出道起源的室性心律失常有许多相近之处，如果临床表现为频发室早和非持续性室速，预后通常良好。主动脉窦内消融此室速或室早可以获得成功，但由于此处解剖上与冠脉开口邻近，故存在消融导致冠脉损伤的可能性。本病例为37岁女性，消融前后冠脉造影正常，可排除冠心病：放电时消融导管无明显移位，在冠脉内消融的可能性较小。术后出现严重心绞痛及心电图缺血改变的原因可能为，左冠状窦内消融后导致局部组织损伤、水肿、坏死，或局部微血栓形成，从而影响左冠脉（左主干）的血流。严重者有发生猝死和急性心肌梗死的可能。鉴于起源于主动脉左、右冠状窦附近的频发室早或非阵发性室速通常预后良好，故对其消融的适应证应严格掌握。

（中国人民解放军北部战区总医院
王祖禄　张萍）

病例19：房颤导管消融术中围术期急性大面积肺栓塞致死亡

患者，男，66岁，因“发作性心悸2年，加重1个月”就诊，于2015年6月18日入院，入院前无咳嗽、胸痛、咯血等症状，口服抗凝药2天（待床）后入院，既往高血压病史2年，最高160/90 mmHg，长期服用硝苯地平，血压可控制在正常范围。2014年曾在当地医院行冠脉造影检查，冠脉远段有60%～70%狭窄（具体不详），未介入治疗。入院查体：双肺呼吸音清，未闻及干湿啰音。房扑或房颤心律，心室率128次/分，未闻及杂音。腹软，腹壁静脉无曲张。双下肢不肿，无下肢静脉曲张。入院后心电图：心房扑动。心脏彩超：右心室14 mm，左心室47 mm，肺动脉22 mm，无肺动脉高压；EF 58%；轻度二尖瓣、三尖瓣及主动脉瓣反流。胸部X线片、胸部CT未见异常。D-二聚体一过性轻度增高，3次复查正常。血气分析：轻度低氧血症，吸氧可纠正（69.8～71.0 mmHg）；PCO_2轻度增高（40.1～49.2 mmHg）。患者入院血气氧分压偏低，但PCO_2分压不低（两次略增高，不能排除阻塞性肺疾病）；D-二聚体一过性偏高，虽多次复查正常，但不能完全除外肺栓塞，与家属沟通建议行肺通气灌注扫描，家属拒绝，并签字愿承担风险。鉴于患者心房扑动，心室率不易控制（也会影响血氧水平），在术前延长达比加群酯抗凝（11天，通常5～7天）的基础上，决定择期行射频导管消融手术。术中常规穿刺股静脉及颈内静脉，补充肝素2000 U；经颈内静脉放置冠状窦电极。两次穿刺房间隔，置入2条8.5F Swartz长鞘，补充肝素5000 U，沿鞘送入环肺静脉电极及消融导管，拟行左心房三维重建。患者突然躁动，透视见心影不动，呼吸减慢，心脏电机械分离，立即予心脏按压、面罩吸氧或气管插管、药物等心肺复苏措施。紧急行心包穿刺，未抽出液体：床旁超声证实无心包积液。结合患者病史，考虑突发急性肺栓塞可能性大，立即行肺动脉造影，造影提示双侧肺动脉均有血栓栓塞，左肺动脉明显，随即应用导管及导丝实施捣栓术，并给予替罗非班15 ml肺动脉内局部注射应用。捣栓术后左、右肺动脉造影见肺动脉分支开放，复查血气，氧分压

57.6 mmHg，pH7.41，二氧化碳分压 35.8 mmHg，乳酸 5.9 mmol/L。抢救过程中，患者反复心室静止、室速、室颤，一直给予持续胸外按压，并反复给予碳酸氢钠、肾上腺素、电复律及胺碘酮等对症处置。鉴于复苏时间长、按压肋骨骨折、大血管多次穿刺、捣栓后血管已通、血氧饱和度上升至 90% ～ 100%，未行溶栓治疗，患者在导管室经 2 小时心肺复苏，心跳、呼吸、意识均恢复，随后转入监护室进一步复苏。患者复苏后的多脏器损伤逐渐表现出来，肝酶、胰酶升高，肾功能恶化，经积极抢救后于术后 4 日去世。

☞ 点评：

肺动脉栓塞的发生率在日本是 0.7%，在北美更高。基于尸检的研究显示，医院内死亡患者，3.4% ～ 10% 死于肺栓塞，特发性下腔静脉血栓较少见，主要继发于肾脏肿瘤、创伤。导致深静脉血栓形成的先天性疾病常见于布-加综合征。典型临床表现包括呼吸困难，胸痛，咯血（肺梗死“三联征”），部分患者仅表现为反复晕厥、低血压、低灌注。对于存在难以解释的心动过速、呼吸增快或动脉血氧饱和度降低患者应考虑存在肺栓塞可能。仅有不到 1/4 的患者出现深静脉血栓形成的症状和体征，肺栓塞心电图表现包括：SⅠQⅢTⅢ，右胸导联 T 波倒置，明显顺钟向转位，新出现的右束支传导阻滞，窦性心动过速，QRS 电轴右偏，aVR 导联 R 波动态变化等，但均需结合临床表现方可做出诊断。本例患者术前检查仅有轻度低氧，D- 二聚体一过性增高，支持肺梗死的证据不是很强，但如果术前能进一步完善深静脉超声、肺通气灌注扫描等相关检查，还是有可能发现肺栓塞的线索的，可惜因家属不配合而未进行。5% 的肺栓塞患者同时合并低血压，此类患者推荐积极去除血栓。溶栓的适应证包括：血流动力学不稳定的肺栓塞，且具有可接受的出血风险，可接受的出血风险包括：无明显出血风险，如活动性内出血、脑血管病史、颅内新生物、脑血管畸形、2 个月内的颅内或脊柱手术或创伤、出血体质；血压＜ 180/110 mmHg；血小板＞ 100×10^9/L。溶栓治疗不常规用于血流动力学稳定的合并右心功能不全及心肌肌钙蛋白异常的患者。存在出血高风险、经溶栓治疗无效，或在溶栓起效前有可能死亡的患者，如果具备相当的专业人员和技术，也可以通过血栓局部小剂量溶栓、导管碎解和抽吸血栓，或两者联合应用，以及肺动脉血栓摘除术等方法去除血栓。术后对于肺栓塞高危患者要长期服用抗栓药物或植入下腔静脉滤器。

总之，对于怀疑有肺栓塞的患者，术前应尽可能完善血气分析、D- 二聚体、双下肢或盆腔静脉超声、肺通气灌注扫描、肺动脉 CT 造影等检查，明确诊断。术前准备及手术安排要避免家属或患者等非医疗因素干扰，以免影响正常诊治流程。对于疑似肺栓塞患者术前要有预案，如介入术中静脉溶栓、肺动脉内溶栓和捣栓等，根据需要个体化选择。

（中国人民解放军北部战区总医院
梁明　王祖禄）

病例 20：射频导管消融左侧房室旁路并发心肌壁内血肿形成

患者，女，59 岁，因“阵发性心悸十余年，加重半年”入院。于当地医院行心电图检查示：室上性心动过速。既往高血压病史 2 年，未系统治疗，否认糖尿病、脑梗死病史。诊断：①阵发性室上性心动过速；②高血压 2 级。入院后给予阿司匹林 100 mg，每日 1 次。2015 年 3 月 3 日行电生理检查及射频导管消融术，在 CARTO 系统指引下构建二尖瓣环解剖结构，心动过速发作时，CS1 ～ 2 逆传 A 波最早，明确为左侧游离壁隐匿性房室旁路。经逆行主动脉途径，在左侧游离壁距冠状窦口 4 cm 处，标测到较好靶点消融，以温控 60℃，放电 6 秒，见室房分离（旁路逆传中断），巩固放电至 120 秒，放电中最高瓦数 1 ～ 5 W，阻抗较高 130 Ω，观察 5 分钟，心房、心室刺激，未诱发心动过速，旁路逆传未恢复。术后观察过程中患者出现心影搏动减弱，血压明显降低，予心包穿刺，抽出血液后回输，X 线透视下心影搏动恢复，血压恢复正常。但观察过程中反复出现心影搏动减弱，心包腔内累积抽出血液 1200 ml（回输约 1000 ml）。转至心外科手术探查及治疗。外科术中，清除心包内血块后反复探查，未见心肌穿孔及破损，左侧房室沟区至左心室侧壁可见较大心肌内血肿（约 6 cm×8 cm）及较少量但持续血性渗出，给予局部压迫及局部喷洒生物蛋白胶止血。术后患者恢复良好，术后1周及1个月复查超声心动图均无心包积液，心功能正常。

☞点评：

因病变类型及患者年龄的不同，电生理检查及射频导管消融治疗的并发症发生率约3%。心肌壁内血肿发生率极低。超声心动图，尤其是经食管超声心动图，因其评定心脏解剖结构、功能及血流动力学的精确性及全面性，强力推荐用于高危患者的诊断，本例为老年女性，体型瘦小，为发生并发症的高危患者。行左侧房室旁路消融术后观察过程中出现心影搏动减弱，血压降低，经心包穿刺并抽出血液自体回输后血压不能维持。尽管在外科术前未能明确心室壁内血肿的诊断，但通过X线及超声心动图确认心包积液，经心包穿刺血流动力学仍不稳定的情况下，及时转至心外科手术探查及治疗，为患者的成功救治争取了宝贵时间。外科术中，清除心包内血块后并未发现心肌破损及穿孔，于左侧房室沟区可见心肌内血肿，从而明确诊断。虽然心肌壁内血肿为局限性病变，但随血肿增大，其内压力增大，可致血液不断渗入心包腔内，心包腔压力增加，心脏舒张受限，导致心排血量明显降低；如果血肿过大，则可致有效收缩或舒张心腔减小，心肌收缩或舒张失调。

本例借鉴：①射频消融导管操作过程中需严密监测阻抗、温度、能量等指标，导管操作需轻柔，如阻抗、消融能量等显示异常（此病例消融时阻抗高、功率低，提示导管张力高或进入异常解剖结构内），需重新调整导管位置，避免导管损伤心肌导致心肌壁内血肿和（或）心脏压塞；②无论是心肌壁内血肿还是透壁性损伤，术中如发现心脏压塞征象，如X线透视下心影搏动减弱或消失，血压降低，应立即行超声心动图检查以明确心包积液情况，必要时紧急行心包穿刺引流术。心包穿刺并自体血液回输后持续监测血压，X线下观察心影搏动恢复情况，如病情稳定可继续观察，如经上述处置血流动力学仍不稳定，需紧急行外科开胸探查并进一步手术治疗，以免延误救治时机。

（中国人民解放军北部战区总医院
孙鸣宇　王祖禄）

病例21：持续性心房颤动射频导管消融术后罕见并发症：大量胸腔积液

患者，女，50岁，因“阵发性心慌2年，体检发现房颤1个月”于2013年12月2日入院。患者2年前无诱因出现阵发性心慌，持续时间数秒，未明确诊断。入院前1个月体检时发现心电图为房颤律，此后多次查心电图均示房颤。入院超声心动图示双心房大（左心房46 mm，右心房43 mm），左心室舒张末期内径43 mm，二、三尖瓣相对性关闭不全（少-中量反流），主动脉瓣轻度钙化，左心室射血分数65%（房颤律，心功能仅供参考）。经食管超声心动图排除左心房血栓。入院前给予华法林抗凝治疗1个月，入院时凝血酶原时间国际标准化比值（INR）为2～3。消融术前3天停用华法林，改用低分子量肝素5000 U皮下注射，每日2次。入院后予以胺碘酮200 mg，每日3次，口服。化验肝肾功能正常，白蛋白37.6 g/L，2013年12月7日在局部麻醉＋镇静止痛下行射频导管消融术，穿刺右颈内静脉及股静脉，分别置入10极及4极标测导管至冠状动脉窦和右心室心尖部。穿刺房间隔后置入冷盐水灌注大头导管至左心房，在CARTO3指导下构建左心房模型，完成肺静脉大环电隔离后行左心房顶部、二尖瓣峡部及三尖瓣峡部线性消融且验证消融线完整，房颤转为房扑。激动标测显示房扑为左心房房扑，于右下肺静脉至左心房前壁行线性消融（图2-2-16），因局部心房肌较厚，反复多次高能量放电（40～50 W）消融后房扑率减慢但不终止，予以心房超速起搏抑制刺激房扑终止，房扑转复后心电监护出现一过性窦性心动过缓伴交界性逸搏。手术历时4.5小时。消融术后口服胺碘酮200 mg，每日3次，低分子量肝素5000 IU皮下注射，每日2次，当日华法林恢复至原剂量2.5 mg，每日1次，奥美拉唑20 mg，每日2次。

消融术后一直维持窦性心律，心率65～78次/分。于2013年12月9日（消融术后2日）患者出现咳嗽，干咳无痰，予以止咳药物效果不佳，听诊右下肺呼吸音减低。复查胸部X线片示右侧胸腔积液，胸腔超声检查提示双侧胸腔积液，右侧83 mm，左侧24 mm（图2-2-17）。于2013年12月10日行右侧胸腔穿刺，抽出淡黄色胸水

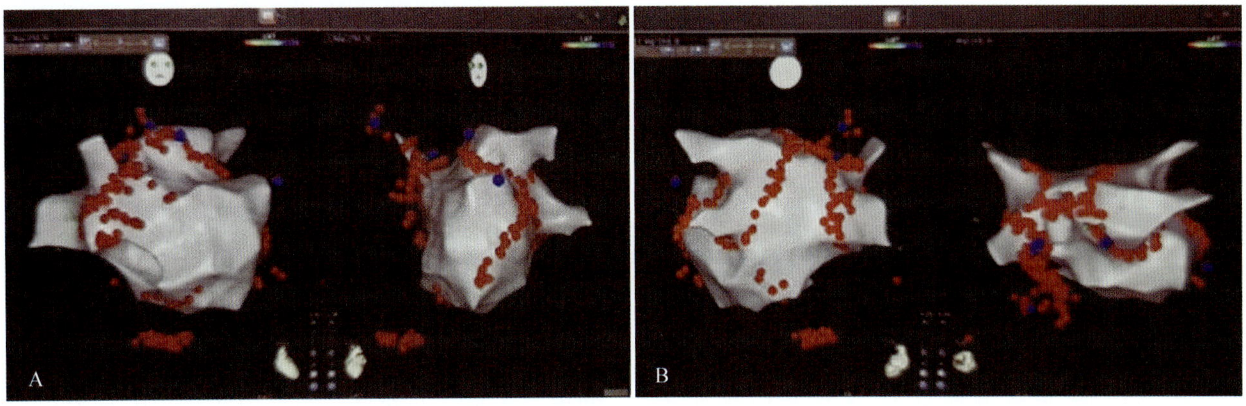

图 2-2-16 房颤消融的 CARTO 图

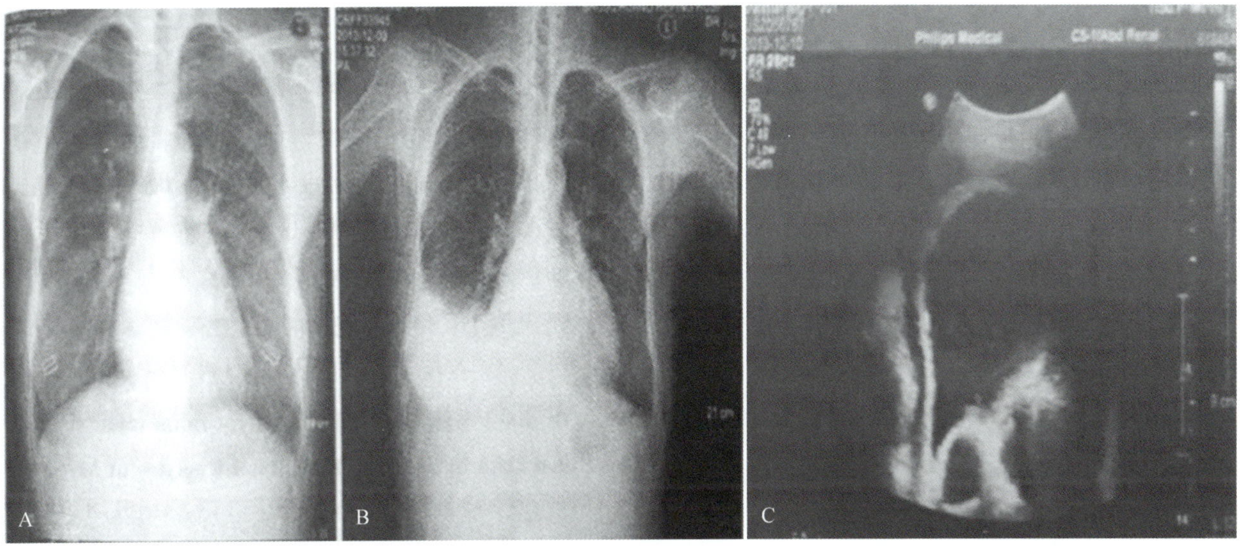

图 2-2-17 持续性房颤导管消融前后影像学。**A**. 术前胸部 X 线片示心影略大，两肺无明显异常；**B**. 术后干咳时胸部 X 线片，大量右侧胸腔积液；**C**. 术后右侧胸腔超声探查图，提示大量胸腔积液

620 ml，检验提示漏出液（李凡他试验阴性），蛋白 18.77 g/L，乳酸脱氢酶 137 U/L（血液中乳酸脱氢酶 169 U/L），葡萄糖 6.29 mmol/L（血糖 4.53 mmol/L）。复查超声心动图：双心房大（左心房 46 mm，右心房 42 mm），左心室舒张末期内径 44 mm，二、三尖瓣相对性关闭不全（少−中量反流），主动脉瓣轻度钙化，左心室射血分数 65%，右心室前壁心包积液厚度 1.5 mm，左心室后壁心包积液厚度 5 mm。化验血常规示正常。胸腔穿刺后患者咳嗽缓解，2013 年 12 月 1 日复查胸腔超声示双侧胸腔积液，右侧 32 mm，左侧 23 mm，14 日应患者要求安排出院。术后每周随访 1 次，INR 控制在 2.0 ～ 3.0，心电图为窦性心律。2013 年 12 月 24 日复查胸腔积液消失，2014 年 1 月 16 日复查超声心动图示双心房较术前缩小（左心房 40 mm，右心房 42 mm），左心室舒张末期内径 42 mm，二、三尖瓣相对性关闭不全（少量反流），主动脉瓣轻度钙化，左心室射血分数 70%。术后定期随访，术后 3 个月复查超声心动图示双心房缩小（左心房 34 mm，右心房 33 mm）。

☞ 点评：

导管消融治疗持续性房颤后，尤其是行左心房线性消融时消融能量高、时间长，且反复多次消融者，如出现咳嗽、干咳、胸痛、呼吸困难等症状时应警惕胸腔积液的可能性，及时复查胸部 X 线片、胸腔和超声心动图，可发现是否存在胸腔积液而得以确诊。导管消融后胸腔积液量较小时应严密观察积液量的变化及患者症状，积液量较大时积极穿刺放液并密切观察病情，经及时处理预后良好。

本例借鉴：本病例给临床及介入医生以警示：持续性房颤消融范围大，消融能量高，对心房的损害明显，可能会出现大量胸腔积液。胸腔积液量较大时应积极穿刺放液并密切观察病情，及时处理。

（中国人民解放军联勤保障部队第九八〇医院
齐书英　王冬梅　李洁　吴变稳　王艳炜）

病例 22：阵发性房颤冷冻消融术后罕见并发症：心室电极刺穿右心室

患者女性，75 岁，因“阵发性心悸 3 年，加重 2 个月”为主诉入院。入院诊断：阵发性房颤，既往有高血压病史，拟行冷冻球囊消融术，术中常规冷冻左侧肺静脉，球囊温度在－30℃～－55℃，同时将四极导管放置在右心室，防止迷走神经反射，冷冻左侧肺静脉后，将心室电极送至上腔静脉口膈神经处，行右侧肺静脉冷冻消融后 5 ～ 10 分钟，患者血压降低，最低 85/50 mmHg，X 线下透视心影，可见心影微弱，超声心动图提示中等量心包积液，在局麻下，于剑突下负压进针，回抽见血性液体，经穿刺针置入导丝，造影剂正式进入心包，经管共抽出 300 ml 血液，并自体回输，抽液完毕（图 2-2-18）。再次观察心影，心脏搏动较前明显增强，血压升至 145/95 mmHg，观察 40 分钟，复查心影，心脏搏动恢复正常，未再抽出血性液体，血压为 135/81 mmHg，超声心动图提示未见心包积液，留置引流管至次日下午复查超声心动图证实无心包积液后拔出。

☞点评：

本例为冷冻球囊消融治疗阵发性房颤，术中为预防迷走神经反射需常规植入心室电极，在操作冷冻球囊导管过程中可能导致导管压迫心室电极，导致心室电极远端张力过高，最终导致电极穿出心室肌，因此手术过程中需严密监测电极导管的位置及形态，防止电极远段张力过高，引发心脏压塞。

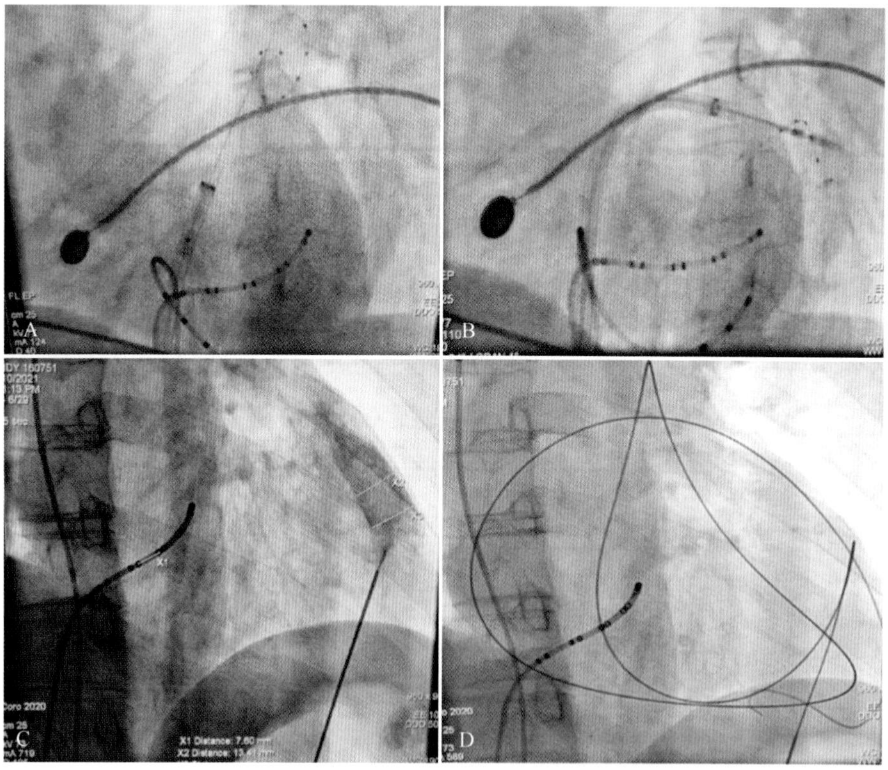

图 2-2-18　A. 冷冻左侧肺静脉可见心室电极张力较高；**B.** 冷冻左下肺静脉时可见心室电极刺穿右心室走行于心包内；**C.** 心包穿刺；**D.** 送入导丝再次证实在心包内

（中国人民解放军北部战区总医院　梁明　张萍　张奇）

病例 23：房室结双径路并发室上速射频消融致三度房室传导阻滞 1 例

患者，女性，64 岁，因“反复心悸 10 余年，再发 3 天”于 2022 年 2 月 16 日入院。既往史：高血压 10 余年，规律服用“氨氯地平 5 mg 1 次 / 日”，血压控制尚可。查体：脉搏 85 次 / 分，血压 164/98 mmHg，未见颈静脉怒张，双肺未闻及干湿啰音，心率 85 次 / 分，心律齐，心音正常。各瓣膜听诊区未闻及杂音，双下肢无水肿。心电图：阵发性室上性心动过速，未见预激波。初步诊断：①阵发性室上性心动过速；②高血压（3 级，很高危）。

于 2022 年 2 月 18 日行电生理检查及射频消融术：常规电生理检查排除旁路，未见 HV 跳跃，未诱发室上速，静滴异丙肾上腺素后电生理检查，心房 S1S2 = 400/220 ～ 210 ms 出现 HV 跳跃，未诱发室上速。静推阿托品 2 mg 后心率上升至 100 次 / 分以上，电生理检查心房 S1S1 = 240 ms 刺激诱发室上速，呈向心性传导。心房 S1S1 刺激可终止室上速。诊断：阵发性室上性心动过速（房室结双径路）。用 Ensite 三维系统辅助标测消融（图 2-2-19A ～ C）：右 RAO30° 体位下送入雅培 ST 消融导管，找到并标记希氏束（HIS）电位所在处，在 HIS 与冠状窦开口连线下 1/3 区域，记录到满意靶点图（小 A 大 V 波，小 A 呈碎裂波，无 H 波），以 30 W 能量、55℃温度消融 10 秒，出现交界性逸搏与窦性心律相交替，持续消融 60 秒，再继续巩固消融 18 秒时，患者呼吸幅度较大，消融导管漂移至 HIS 区域，出现 AV 间期延长、三度房室传导阻滞，立即停止消融并启用临时起搏 70 次 / 分，静推地塞米松 10 mg 观察 30 分钟，房室传导未恢复正常。遂拔除冠状窦电极和消融导管，留置右心室起搏电极回病房观察，术后每天静滴地塞米松 20 mg 共 7 日，心电图仍提示三度房室传导阻滞。遂于 2022 年 2 月 25 日行经左腋静脉途径植入永久双腔起搏器（美敦力 SEDRL1）（图 2-2-19D），心室电极（美敦力 3830）固定在

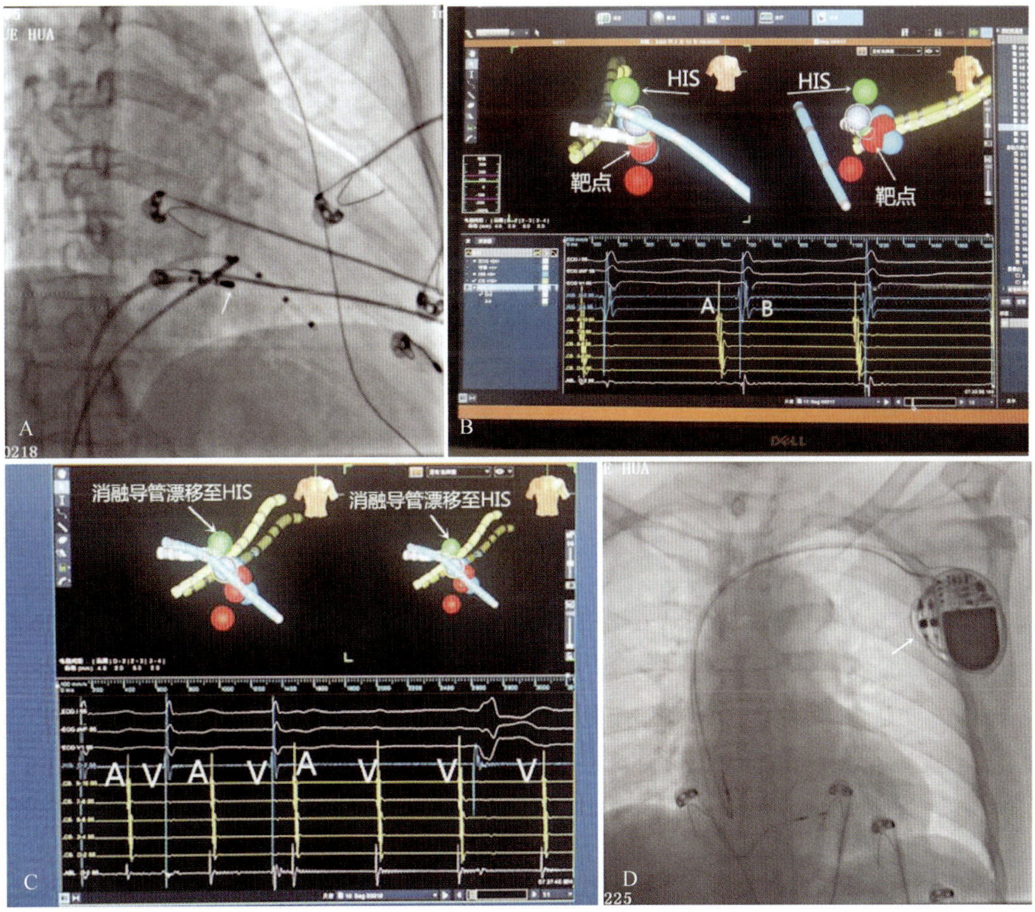

图 2-2-19 **A.** 箭头示 X 线 RAO 体位消融靶点图；**B.** 箭头示三维标测上消融靶点图；**C.** 上图箭头示消融导管漂移至 HIS 区域，下图出现 AV 间期延长、三度房室传导阻滞，右心室起搏；**D.** 安装永久人工心脏起搏器后

希浦系区域，心房主动电极（美敦力 5076）固定于右心耳处，右心室电极参数：脉宽 0.5 ms，起搏阈值 1.0 V，R 波感知 9.0 mV，阻抗 759 Ω；右心房电极参数：脉宽 0.5 ms，起搏阈值 1.0 V，P 波感知 2.7 mV，阻抗 516 Ω。以 DDDR 方式起搏，随访起搏器感知及起搏功能良好，QRS 间期约 120 ms。

☞ 点评：

本例患者为房室结双径路合并阵发性室上性心动过速，经典慢径区与快径区解剖距离较近，消融过程中因患者深呼吸导管突然漂移到 HIS 区域，心电监测出现 AV 间期延长，随即室房分离，迅速移开消融导管并持续静滴较大剂量激素 7 天，房室传导未能恢复正常，最终安装永久人工心脏起搏器。警示：术前要做好病情告知，以便发生并发症时患者能够理解；术中嘱患者平静呼吸，呼吸幅度不要过大；术者把控导管要稳，并密切观察心电图形，一旦出现 AV 间期延长等危险信号应立即停止消融；消融时间不宜过长，能量不宜过大；对于消融靶点离快径很近的患者，要衡量手术的利弊，有些患者可以保守治疗。

（中国人民解放军联勤保障部队第九一〇医院
刘甲兴　曾清泽）

病例 24：房颤射频消融术致右侧膈神经损伤 1 例

患者，女，47 岁，因“阵发性心悸 3 年，加重 1 个月”于 2021 年 8 月 3 日入院。症状发作时心电图提示房颤，给予抗心律失常药物治疗效果不佳，既往有冠心病、高血压病史。入院后经食管超声心动图检查示：左心房大，左心室舒张功能减低，左心耳部未见血栓回声；术前胸部 CT 示：主动脉、冠状动脉硬化，轻度脂肪肝，肝右叶低密度影，考虑囊肿。诊断为：阵发性房颤、冠心病、高血压。2021 年 8 月 6 日行射频消融术，用 ST 导管以 35 W、43℃功率模式做环肺静脉隔离，手术顺利。术后心电图示窦性心律，术后服用达比加群酯胶囊、雷贝拉唑等药物。术后 1 日患者出现胸闷气喘，伴咳嗽，间断伴恶心、呕吐，复查胸部 X 线片示：双肺感染待除外，心影增大，建议进一步行超声检查。完善胸部 CT：两肺炎症，与 2021 年 8 月 4 日片比较为新发，主动脉、冠脉硬化，所见肝质密度稍减低，较 2021 年 8 月 4 日片加重，肝右叶低密度影，考虑囊肿。复看术中造影图像，可见右肺活动度明显降低，膈肌明显抬高，考虑为右侧膈神经损伤，给予抗感染、化痰、止咳，及营养神经、激素减轻水肿等治疗，患者症状消失。复查胸部 CT 示：两肺少许慢性炎症，右下肺肺大疱，主动脉、冠脉硬化，肝小斑片状低密度影及稍低密度影。出院后每 3 个月随访 1 次，患者无不适，活动耐力好，拒绝复查胸部 CT。

☞ 点评：

膈神经损伤是房颤射频消融的罕见并发症，文献报道发生率为 0.48%，而且多见于右上肺静脉电隔离时，较冷冻球囊消融发生率低。本例患者比较肥胖，采用肺静脉前庭消融，消融位置不深，但术后出现呼吸困难症状，术前影像和术后影像比较确定右侧膈神经损伤的诊断。

房颤导管消融膈神经损伤并发症重在预防，右侧膈神经与右上肺静脉和上腔静脉的距离较近，应尽可能避免在靠近膈神经的部位进行消融。如果消融不可避免，应在进行右上肺静脉内和上腔静脉消融时，起搏上方膈神经观察膈肌运动，当膈肌运动减弱或消失时及时停止放电。

（中国人民解放军联勤保障部队第九八〇医院
符灵智　宫智　杨茜　齐书英）

病例 25：芬太尼引起房颤术中患者意识障碍 1 例

患者男性，72 岁，主因“阵发性气短 14 年，加重 1 个月”入院。患者既往冠心病、高血压、脑出血、颈动脉斑块病史。因心房颤动行心内电生理检查＋射频消融术。行环肺静脉隔离、顶部线性消融和后壁 BOX 消融后，心电监护仍为房颤律，给予盐酸胺碘酮缓慢静注未转复，遂给予米达唑仑 1 mg 静注后，给予 200 J 同步电复律后转为窦性心律，基质标测显示后壁可见大片低电压区，行左心房后壁线性消融至双向阻滞。此时，患者出现意识不清、嗜睡，不能除外脑血管栓塞，拟行急诊脑血管造影，准备过程中患者意识恢复，诉胸闷，心电图可见 $V_1 \sim V_5$、Ⅰ、aVL 导联 ST

段抬高，考虑急性前壁心肌梗死，遂合并行急诊冠脉造影。全脑血管造影结果显示：双侧颈总、颈内动脉扭曲，未见狭窄及充盈缺损，余血管未见狭窄及栓塞。冠脉造影结果显示：LAD近中段钙化，自发出D1后完全闭塞，LM、LCX及RCA未见明显有意义狭窄，尝试开通LAD闭塞段未成功，拟择期处理。消融术中应用芬太尼镇静止痛。术后复查心电图：窦性心律，V_1～V_4导联呈QS或rS型，T波倒置，肌钙蛋白I 47 ng/ml，符合急性前壁心肌梗死改变，给予抗凝、抗血小板等治疗，患者未再发作意识模糊和心绞痛，病情稳定后出院。

☞ 点评：

芬太尼用于辅助镇静，缓解手术期间和术后的剧痛，用于房颤消融术中是安全有效的。但芬太尼对患者意识水平及自主呼吸的影响也不容忽视。研究发现，患者出现意识丧失之前已经发生呼吸抑制。芬太尼导致的呼吸抑制风险与药物剂量、患者年龄、体重指数（BMI）和合并疾病等因素相关。因此，对于这些患者，房颤消融时应用芬太尼类药物的过程需要格外谨慎，应从小剂量开始，密切观察患者意识、呼吸等指标改变。

房颤消融术中栓塞发生的主要因素包括：①术前、术中抗凝不足；②存在心房血栓，左心房导管操作或电复律后血栓脱落；③导管操作中，导管或鞘内形成血栓；④消融时，消融导管尖端形成血栓；⑤消融区域内皮损伤形成血栓。

预防措施包括：①术前完善经食管超声心动图检查；②术前、术中严格抗凝；③规范手术操作，采取适当的消融能量；④手术时间不易太长。

处理：及时发现，急诊造影检查是减轻患者损伤的主要手段。

（中国人民解放军联勤保障部队第九八〇医院
马彦卓　杨茜　齐书英）

病例26：心腔内超声（ICE）指导房间隔穿刺时出现急性心脏压塞1例

男，79岁，因“反复心慌4月余”于2023年2月20日入院。既往有“冠状动脉粥样硬化、多发性腔隙性脑梗死、颈动脉粥样硬化”病史。入院诊断：①心律失常：阵发性房颤短阵房速；②冠脉粥样硬化；③多发性腔隙性脑梗死；④颈动脉粥样硬化。入院拟行阵发性房颤射频手术治疗。患者BMI 18.25 kg/m^2，瘦高体型，扁平胸。术前CHA_2DS_2-VASc评分4分；HAS-BLED评分2分。术前经食管超声心动图（TEE）：左心房不大（前后径32 mm，横径39 mm，上下径40 mm）；升主动脉增宽；主动脉瓣轻度反流；二尖瓣轻度反流；三尖瓣轻度反流；左心室舒张功能减退；左心耳内未见血栓。

术中出现急性心脏压塞及急救经过：2023年2月23日10时30分在导管室拟行心腔内超声（ICE）及Carto 3指导下阵发性房颤射频消融术。在ICE指导下行房间隔穿刺术，穿刺前ICE见患者小左心房，心房前后径小，针鞘到位卵圆窝后，在超声扇面实时显示下进穿刺针，发现卵圆窝组织坚韧，无法轻易穿透（图2-2-20 A），换用更细的针芯穿刺，仍无法穿透，加力进针后，穿刺针穿透卵圆窝进入左心房中部，随即固定针，进扩张鞘困难，同样加力送扩张鞘（图2-2-20 B），扩张鞘突破后因惯性大，较大幅度进入左心房，在超声扇面实时显示下立刻部分后撤，此时患者出现意识淡漠、肢体抽搐、血压下降，心电监护见心率由70次/分减慢至50次/分，立即用ICE探查心包，发现大量心包积液（图2-2-20 C），心脏搏动受限，考虑并发左心房破损，出现急性心脏压塞，立即行心包穿刺术，ICE证实钢丝进入心包、心包穿刺成功（图2 2 20 D），心包置管后抽出血性液体约1800 ml，其中约400 ml自体回输，给予鱼精蛋白50 mg静注中合肝素，给予去甲肾上腺6 mg＋多巴胺80 mg＋间羟胺40 mg微量泵入升压，快速输入A型浓缩红细胞1600 ml、快速补充晶体及胶体液，心胸外科、麻醉科备台，随时准备外科手术干预。经上述紧急处理后，患者生命体征逐步平稳，升压药物减量后以去甲肾上腺素［12 μg/（kg·min）］维持血压100/60 mmHg，血氧饱和度99%，患者神志、意识正常。心腔内超声导管监测心包积液中等量（图2-2-20 E），并且未再持续增加，病情平稳，然后转运至心脏重症监护病房（CCU）。

后续观察及处理：2月23日至2月24日24小时内心包置管引流出暗红色血液约200 ml后，未再引流出液体。2月23至27日每日床旁心脏彩超检查：心包积液5～8 mm（微量）。术后输入

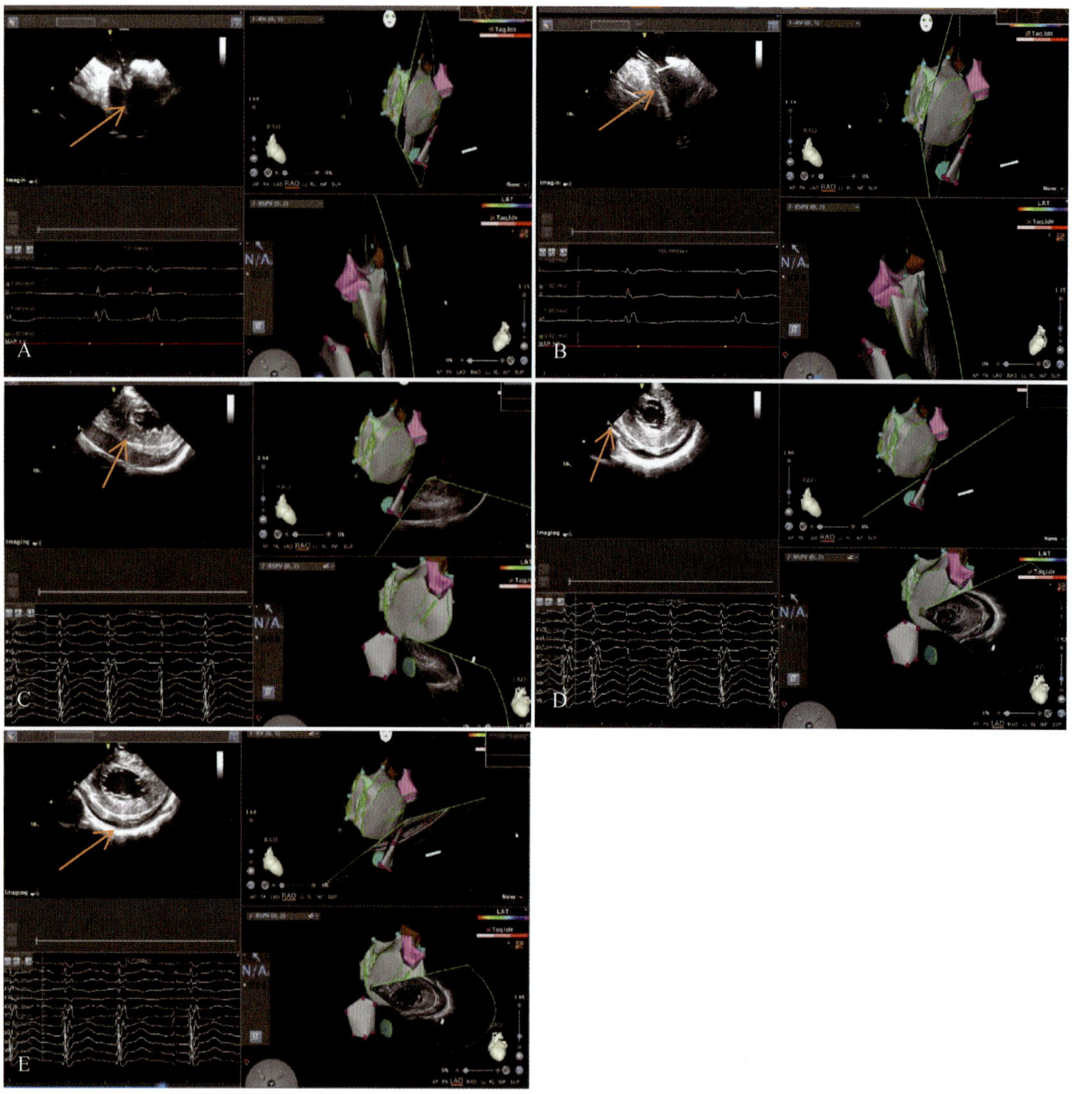

图 2-2-20 **A.** 在 ICE 扇面实时显示下进针穿刺，卵圆窝组织坚韧，无法穿透（箭头所示）；**B.** 在 ICE 扇面实时显示下进扩张鞘及外鞘（箭头所示）；**C.** 患者出现意识淡漠、肢体抽搐、血压下降，ICE 发现大量心包积液（箭头所示）；**D.** ICE 扇面可见心包引流管影像（箭头所示）；**E.** 心包穿刺引流后，ICE 实时连续监测心包积液变化（箭头所示）

新鲜冰冻血浆 600 ml，持续补液、支持治疗。于 2 月 24 日停用升压药物，于 2 月 25 日拔除心包引流管。2 月 25 日开始予以低分子量肝素皮下注射抗凝，3 月 5 日开始口服利伐沙班 15 mg 1 次 / 日抗凝治疗。3 月 6 日复查心脏彩超未见心包积液。患者于 3 月 8 日出院，住院 16 天。出院后随访至今，患者状态良好。

☞ 点评：

房间隔穿刺是射频消融及结构性心脏病介入治疗的常用技术。穿刺时，出现心脏压塞常见原因包括：房间隔穿刺点偏后、房间隔膨出瘤、卵圆窝坚韧、小扁左心房等时，穿刺针甚至鞘管尖端损伤左心房后壁所致。高龄、女性、瘦弱是独立的危险因素。本例患者为高龄瘦弱男性，ICE 发现左心房内径小、卵圆窝穿刺部位坚韧，均是穿刺时发生心脏压塞的高危因素。

（中国人民解放军中部战区总医院
丁世芳　卢青）

参考文献

[1] Hindricks G. The Multicentre European Radiofrequency Survey（MERFS）: complications of radiofrequency catheter ablation of arrhythmias. The Multicentre European Radiofrequency Survey（MERFS）investigators of the

Working Group on Arrhythmias of the European Society of Cardiology. Eur Heart J，1993，14（12）：1644-1653.

[2] 胡大一，陈新，马长生，等. 2000 年全国射频导管消融治疗快速心律失常资料总汇. 中华心律失常学杂志，2002，6（2）：124-127.

[3] Kesek M，Englund A，Jensen SM，et al. Entrapment of circular mapping catheter in the mitral valve. Heart Rhythm，2007，4（1）：17-19.

[4] 孙育民，王骏. 心房颤动导管消融的少见并发症，心血管病学进展，2009，30（5）：784-786.

[5] 木胡牙提，何鹏义，马依彤，等 .50 例心房颤动经导管射频消融治疗的并发症. 中国心脏起搏与心电生理杂志，2009，23（2）：105-105.

[6] 杨延宗，刘少稳，高连君，等. 射频导管消融进行心房-肺（或上腔）静脉电隔离治疗阵发性心房颤动的并发症分析. 中华心律失常学杂志，2004，8（1）：48-50.

[7] 杨平珍，吴书林，詹贤章，等. 射频导管消融肺静脉或肺静脉前庭治疗心房颤动的并发症. 中华心律失常学杂志，2005，9（3）：193.

[8] Ouyang F，Bansch D，Emst S，et al. Complete isolation of left atrium surrounding the pulmonary veins：New insights from the double-lasso technique in paroxysmal atrial fibrillation. Circulation，2004，110（15）：2090-2096.

[9] Shah D，Dumoncau JM，Bumi H，et al. Acute pyloric spasm and gastric hypomotility：An extracardiac adverse effect of percutaneous radiofrequency ablation for atrial fibrillation. J Am Coll Cardio1，2005，46（2）：327-330.

[10] Sanchez-Quintana D，Cabrera JA，Climent V，et al. Anatomic relations between the esophagus and left atrium and relevance for ablation of atrial fibrillation. Circulation，2005，112（10）：1400-1405.

[11] Pappone C，Oral H，Santinelli V，et al. Atrio-esophageal fistula as a complication of percutaneous transcatheter ablation of atrial fibrillation. Circulation，2004，109（22）：2724-2726.

[12] Chavez P，Messerli FH，Casso Dominguez A，et al. Atrioesophageal fistula following ablation procedures for atrial fibrillation：systematic review of casereports. Open Heart，2015，10（1）：e000257.

[13] 肖承伟，洪浪. 心房颤动导管消融心房食管瘘的原因及预防. 心血管病学进展，2009，30（2）：291-293.

[14] 陶惠伟，刘少稳. 心房颤动导管射频消融术中预防左房食管瘘的进展. 中国心脏起搏与心电生理杂志，2006，20（5）：451-453.

[15] Herzog CA，Littrell K，Arko C，et al. Clinical characteristics of dialysis patients with acute myocardial infarction i the United States：a collaborative project of the United States Renal Data System and the National Registry of Myocardial Infarction. Circulation，2007，116（13）；537.

[16] Rivera GA，David IB，Anand RG. Successful atrio-esophageal fistula repair after atrial fibrillation ablation. J Am Coll Cardiol，2013，61（11）：1204，

[17] SJ Pollak，M George，MS Chernoby，et al，Novel imaging techniques of the esophagus enhancing safety of left atrial ablation，J Cardiovasc Electrophysiol，2005，16（3）：244-248.

[18] Perzanowski C，Teplitsky L，Hranitky PM，et al. Real-time monitoring of luminal esophageal temperature during left atrial radiofrequency catheter ablation fr ablation for atrial fibrillation：observations about esophageal heating during ablation at the pulmonary vein ostia and posterior left atrium. J Cardiovasc Electrophysiol，2006，17（2）：166-170.

[19] Yalin K，Golcuk E，Bilge AK，et al. Successful stenting of a left main coronary artery occlusion as a complicationof RF ablation for Wolff-Parkinson-White syndrome. Pacing Clin Electrophysiolgy，2012，35（2）：43-46.

[20] Kharrat I，Charfeddine H，Sahnoun M，et al. Left main coronary thrombosis：unusual complication after radiofrequency ablation of left accessory atrioventricular pathway. J Electrocardiol，2008，41（6）：683-685.

[21] 梅峰. 射频消融术中左心室后壁穿孔致冠状动脉痉挛 1 例. 临床荟萃，2008，23（4）：281.

[22] Kharrat I，Charfeddine H，Sahnoun M，et al. Left main coronary thrombosis：unusual complication after radiofrequency ablation of left accessory atrioventricular pathway. J Electrocardiol，2008，41（6）：683-685.

[23] Dinckal H，Yucel O，Kirilmaz A，et al. Left anterior descending coronary artery occlusion after left lateral fre wall accessory pathway ablation：what is the possible mechanism? Europace，2003，5（3）：263-266.

[24] Takahashi Y，Jais P，Hocini M，et al. Acute occlusion of the left circumflex coronary artery during mitral isthmus linear ablation. J Cardiovasc Electrophysiol，2005，16（10）：1104-1107.

[25] Türkoğlu C，Aliyev F，Arat-Ozkan A，et al. Chronic total occlusion of left circumflex artery after radiofrequency ablation of left ventricular outflow tract tachycardia. Europace，2010，12（3）：443-444.

[26] 王祖禄，韩雅玲，徐凯，等. 主动脉左冠状窦内消融室性期前收缩导致严重心绞痛及心电图缺血改变一例. 中华心律失常杂志，2004，8：377.

[27] 向晋涛，曲秀芬 . 应重视射频消融治疗心律失常的另一并发症——冠状动脉损伤 . 中国心脏起搏与心电生理杂志，2007，21（5）：380-381.
[28] 柳弘，吕树铮，张金荣，等 . 射频消融治疗典型房扑致右冠状动脉分支闭塞 1 例 . 心肺血管病杂志，2003，22（4）：203.
[29] Rosendaal FR. Venous thrombosis：a multicausal disease. Lancet，1999，353（9159）：1167-1173.
[30] Hirst AE，Gore I，Tanaka K，et al. Myocardial infarction and pulmonary embolism. Arch Pathol，1965，80（4）：365-370.
[31] Sandler DA，Martin JF. Autopsy proven pulmonary embolism in hospital patients：are we detecting enough deep vein thrombosis? J R Soc Med，1989，82（4）：203-205.
[32] Cohen AT，Edmondson RA，Phillips MJ，et al. The changing pattern of venous thromboembolic disease. Haemostasis，1996，26（2）：65-71.
[33] Stein PD，Henry JW. Prevalence of acute pulmonary embolism among patients in a general hospital and at autopsy. Chest，1995，108（4）：978-981.
[34] Gordon S，Kerns T，Londeree W，et al. Idiopathic thrombosis of the inferior venacava and bilateral femoral veins in an otherwise healthy male soldier. Case Rep Med，2013：246201.
[35] Kusuyama T，Iida H，Takeshita H，et al. Patient with a massive idiopathic thrombosis in the inferior vena cava. Ann VascDis，2012，5（1）：89-91.
[36] Klein AS，Sitzmann JV，Coleman J，et al. Current management of the Budd-Chiari syndrome. Ann Surg，1990，212（2）：144-149.
[37] Barbosa MA，Oliveira DC，Barbosa AT，et al. Treatment of massive pulmonary embolism by percutaneous fragmentation of the thrombus. Arq Bras Cardiol，2007，88（3）：279-284.
[38] Sildiroglu O，Ozer H，Turba UC. Management of the thrombosed filter-bearing inferior vena cava. Semin Intervent Radiol，2012，29（1）：57-63.
[39] Sah R，Epstein LM，Kwong RY. Images in cardiovascular medicine. Intramural atrial hematoma after catheter ablation for atrial tachyarrhythmias. Circulation，2007（115）：446-447.
[40] Musat I，Hieber C，Kepka A，et al. Intramural left atrial hematoma after aortocoronaryartery surgery. Anesth Analg，2003，97（6）：1605-1607.
[41] Osawa H，Yoshii S，Hosaka S，et al. Leftatrial dissection after aortic valve replacement. J Thorac Cardiovasc Surg，2003，126（2）：604-605.
[42] Schecter SO，Fyfe B，Pou R，et al. Intramural left atrial hematoma complicating mitral annular calcification. Am Heart J，1996，132（2）：455-457.
[43] Cordero Lorenzana ML，López Pérez JM，Merayo Macías E，et al. Left atrial dissection and infective endocarditis. Rev Esp Cardiol，1998，51（5）：402-403.
[44] Shaikh N，Rehman NU，Salazar MF，et al. Spontaneous intramural atrial hematoma presenting as a left atrial mass. J Am Soc Echocardiogr，1999，12（12）：1101-1103.
[45] Watanabe K，Miguel B，Kemeny JL，et al. Spontaneousintramural left atrial hematoma associated with systemic amyloidosis. Ann Thorac Surg，2001，72（2）：2132-2134
[46] Patsouras D，Kountouris E，Korantzopoulos P，et al. Right atrialdissecting intramural hematoma resulting in interventricular communication without ventricular septal defect：a rare complication of myocardial infarction. Cardiology，2005，104（4）：191-192.
[47] Biniwale RM. Atrial septal hematoma：after minimally invasive aorticvalve replacement. Tex Heart Inst J，2010，37（1）：102-105.
[48] Sah R，Epstein LM，Kwong RY. Images in cardiovascular medicine. Intramural atrial hematoma after catheterablation for atrial tachyarrhythmias. Circulation 2007，115（18）：446-447.
[49] Morris MF，Adams JC，Panse PM，et al. Radiofrequency ablation complicated by left atrial intramural hematoma. J Cardiovasc Electrophysiol，2012，23（6）：662-663.
[50] Ucar O，Cicekcioğlu H，Diker E，et al. A rare complication of radiofrequency catheter ablation of left atrial tachycardia：atrial septal dissection and leftatrial hematoma formation. Turk Kardiyol Dern Ars，2010，38（4）：279-281.
[51] Lewis AJ，Burchell HB，Titus JL. Clinical and pathologic features of postinfarction cardiac rupture. Am J Cardiol，1969，23（1）：45-53.
[52] Kashiwase K，Ueda Y，Ogasawara N，et al. A large dissecting sub-epicardial hematoma and cardliac tamponade following elective percutaneous coronary intervention. J Cardiol，2008，52（2）：163-166.
[53] Vargas BJ，Molina CM，Romero CA，et al. Risk factors，echocardiographic patterns，and outcomes in patients with acute ventricular septal rupture during myocardial infarction. Am J Cardiol，2005，95（10）：1153-1158.
[54] Vargas-Barron J，Romero-Cardenas A，Roldan FJ，et al. Long-term follow-up of intramyocardial dissecting hematomas：Complicating acute myocardial infarction.

J Am Soc Echocardiology，2005，18（12）：1422.

［55］宁尚秋，刘文娴，陈立颖，等. 心脏介入治疗术并发急性心脏压塞的临床分析. 中华急诊医学志，2011，20（9）：999-1001.

［56］夏小杰，曹克将，陈绍良，等. 心脏介入性治疗并发心脏压塞的原因分析诊断与治疗. 中国循环杂志，2005，20（4）：273-275.

［57］郑明霞，秦容，冯明华，等. 射频消融并发心脏穿孔的围术期观察与护理. 西部医学，2014，26（10）：1396-1398.

［58］刘文娴，吕树铮. 心脏危重症处理原则和案例分析. 北京：北京大学出版社，2011：225-226.

第3节　冷冻球囊消融相关并发症

心房颤动（AF）是临床上最常见的心律失常之一，其治疗目标包括：控制节律、控制心室率以及预防血栓栓塞和脑卒中发生。其中，节律控制是房颤治疗中的重要环节，其方法主要包括药物治疗、电复律和导管消融治疗。药物治疗存在维持窦性心律有效性低、抗心律失常药物的致心律失常作用及其他副作用多见、长期口服抗凝药有出血风险等局限性。因此，随着导管消融技术的发展，对于抗心律失常药物治疗无效、反复发作的症状性房颤患者，导管消融已经成为节律控制的重要治疗方法。根据能源不同，导管消融治疗主要分为射频导管消融、冷冻球囊消融和脉冲能量消融。与射频消融相比，冷冻球囊消融具有导管稳定性好、冷冻损伤边界清晰均匀、手术操作简便、学习曲线短等优势。目前国内外已有多项研究证实，冷冻球囊消融治疗房颤的安全性和有效性不劣于射频导管消融。本节探讨了冷冻球囊消融的相关并发症及其预防、处理措施。

一、膈神经损伤（phrenic nerve injury，PNI）

膈神经损伤是房颤冷冻球囊消融过程中最常见的并发症之一，其发生率可高达 3.2% ～ 7%。根据右侧膈神经的解剖学特征，其在靠近心脏时走行多靠近右侧肺静脉，向下延伸到横膈膜时可向右绕行至右肺静脉前方，相对于右下肺静脉更靠近右上肺静脉，因此多见于右上肺静脉消融过程中。术中 PNI 的发生与多种危险因素有关，包括右上肺静脉与右侧膈神经的毗邻关系、肺静脉开口过大、肺静脉口部的偏心指数较小及右上肺静脉与左心房解剖夹角过大等。根据损伤严重程度及持续时间，PNI 可分为以下几类：暂时性膈神经功能损伤、膈神经麻痹及持续性或永久性膈神经麻痹。临床中发生 PNI 以短暂膈神经损伤为主，持续性或永久性膈神经损伤比例较低。在此前发表的 11 项研究中，暂时性膈神经麻痹发生率中位数为 5%，仅有 4 项研究发生了永久性膈神经损伤。术中监测膈神经功能是预防膈神经损伤的关键，可通过刺激膈神经，触诊膈肌收缩强度或监测膈肌运动以判断是否发生膈神经损伤。监测膈肌复合动作电位振幅是否降低可提高膈神经损伤早期检测的敏感性。目前结合多种监测膈神经方法可使 PNI 发生率降至 1.5% 以下。

二、心脏压塞

心脏压塞是导管消融常见的并发症之一，研究表明，射频导管消融是心脏压塞明确的、唯一的术式相关危险因素。Buiatti 等开展的一项随机和观察性研究荟萃分析表明，冷冻球囊消融心脏压塞的发生率显著低于射频消融术。冷冻球囊消融术中心脏压塞的可能原因如下：①环肺电极从心耳穿出，或者环肺电极从冠状窦穿出，或者推送球囊系统时带动冠状窦电极或心室电极导致心脏压塞；②在无环肺电极保护情况下球囊导管从左心房穿出，或者球囊系统掉入右心房，直接用球囊过间隔；③冷冻过深或球囊体积增大导致肺静脉撕裂；④鞘管损伤心房顶部；⑤误把左心耳当成肺静脉消融。当发生心脏压塞时，患者可出现进行性血压下降、面色苍白、心率增快、烦躁不安等症状体征，需要尽快判断病因并立即行心包穿刺引流，留置心包引流管观察，经胸超声心动图确诊心包腔内再无积液后方可拔除导管。若因冷冻球囊嵌顿于肺静脉或左心耳内冷冻消融导致肺静脉或左心耳裂伤破损，应及时开胸行外科修补以避免造成严重后果。

三、血栓栓塞

通常表现为短暂性脑缺血发作或卒中，同时也是冠脉或周围血管损害的潜在病因，但冷冻球囊消融术期间卒中的发生机制仍不明确，一部分原因是消融术后临床卒中的发生率相对较低，从未通过临床系统研究确定。血栓栓塞发生的一部分原因可能是术中导管操作使术前已经存在的左心房血栓脱落，或者术中鞘管、导管和新形成的消融心肌病变上形成新鲜血栓。经食管超声心动图判断血栓有无、术中心腔内超声的应用、消融中抗凝药物的使用及激活凝血时间（activated clotting time，ACT）的监测可以降低血栓栓塞的发生率。

四、肺静脉狭窄（pulmonary vein stenosis，PVS）

PVS定义为肺静脉管腔直径减少50%以上，亦有学者定义为经食管超声心动图检查测定的肺静脉血流速度大于0.8 m/s。轻度狭窄的患者不会有明显的临床症状，而消融后单支肺静脉闭塞或多支狭窄的患者，可出现明显的临床症状和体征，多表现为术后1周至数月内出现活动后气促、咳嗽、咯血和反复发生抗生素治疗无效的肺炎等，而且随着病情进展，肺动脉高压的体征变得越来越突出。PVS的发生主要是由术中球囊位置处于肺静脉而非前庭引起，因此准确地识别肺静脉前庭并采用近端封堵技术，减少导管接触力，确保球囊在前庭位置时开始冷冻消融，可有效预防和最小化PVS发生可能。随着临床认识的提升，冷冻消融所致的PVS已很少发生。针对有明显症状的PVS且药物治疗效果不良的患者可考虑进行导管介入治疗，例如肺静脉内球囊扩张和支架植入术，有较好的即刻治疗效果，但术后1年的再狭窄率高达50%以上，部分患者经多次介入手术效果仍不理想；对于无明显症状PVS者，除给予持续抗凝治疗预防血栓栓塞外，建议密切观察而不过度干预，部分患者服用抗凝药物后PVS可改善或肺静脉再通。

五、迷走神经反射

在冷冻球囊消融治疗房颤的过程中，迷走神经反射如心动过缓、心脏停搏、房室传导阻滞时有发生，最近报道这些反应可能与心脏固有的自主神经系统表达相关。冷冻消融过程中，迷走神经反射常发生在左侧肺静脉冷冻复温、球囊回缩后的数分钟内，也可能发生在Achieve电极进入左下肺静脉的过程中，诱发窦性停搏或房室传导阻滞、低血压、严重迷走神经反射出现休克为主的一过性应激反应。冷冻消融左侧肺静脉、基础心率慢（＜65次/分）、低体重（＜60 kg）、术中消融疼痛明显的患者，需严密监测，备好临时起搏，必要时提前注射阿托品以预防或减少迷走神经反射的发生。一些报道也指出，先消融右肺静脉再消融左肺静脉，严重迷走神经反射发生率可显著降低。

六、心房食管瘘（atrial-esophageal fistula，AEF）

食管的位置邻近左心房后壁，射频和冷冻消融均可发生食管损伤，按程度不同，分别可表现为食管红斑、食管溃疡或心房食管瘘，根据相关文献报道，与房颤冷冻球囊消融相关的心房食管瘘的全球发生率为0.004%，或大约每25 000名接受治疗的患者中有1例。虽然冷冻消融后发生AEF的情况非常罕见，但死亡率却超过80%。一旦发生AEF，需要紧急手术修复。最近的病例系列报告显示，不进行手术修复的AEF患者死亡率为83%～100%，而进行手术修复的AEF患者死亡率为34%。虽然已经发表了一些病例报告，描述了食管支架植入治疗食管穿孔或心房食管瘘的良好结果，但在真正的AEF患者中，支架植入的死亡率接近100%。故所有导管消融治疗都应当避免该严重并发症，尤其注重AEF的早期识别与预防。临床上可通过控制食管温度不低于15℃，从而预防食管损伤，同时避免对同一靶静脉进行连续的反复消融，以保证肺静脉邻近组织有足够的复温时间。2012年HRS/EHRA/ECAS专家共识给出了最小化食管损伤的建议：减小导管推送的力量，缩短消融持续时间，并借助影像学技术如食管造影进行监测，合理使用质子泵抑制剂。因此，尽管AEF是危险的严重并发症，术中仍可以采取各种手段有效规避食管瘘发生，降低手术风险。

七、空气栓塞

空气栓塞是房颤冷冻球囊消融术中一种非常罕见的并发症，因为其发生概率很低，同时大多数病例都有一个相对良性的临床过程，所以真实的发病率仍不清楚。在最新的研究报道中发现，唯一存在临床表现的空气栓塞是冠脉空气栓塞，由于术中患者处于仰卧位，右冠脉是最上方的冠脉分支，体表12导联心电图表现为下壁导联ST段抬高，如果空气量较多，甚至会导致血压下降、房室传导阻滞和心源性休克。目前空气栓塞的预防方法主要为术前整个导管系统排气并肝素化、术中三联三通系统排气和加压输注。

八、胃轻瘫

胃轻瘫是低温球囊消融术中侧支神经损伤的主要并发症之一，其特征是胃排空延迟，而胃内没有阻塞性结构性病变，多见于房颤射频或冷冻消融左心房时损伤食管周围迷走神经，多表现为恶心或呕吐。术前多排CT成像技术评估食管解剖位置、冷冻球囊消融时间把控、食管温度探头的使用可以降低术中胃轻瘫的发生率。

九、支气管损伤

支气管损伤也是房颤冷冻球囊消融的严重并发症，虽然确切的发病率尚未明确，根据肺静脉与支气管相对解剖关系，左上肺静脉及右肺静脉距离支气管较近，在冷冻双侧上肺静脉时更易造成支气管损伤，患者可表现为咳嗽、痰中带血，甚至明显的咯血。为避免此类并发症，一是术前应行肺静脉三维重建，观察肺静脉与支气管的距离，二是术中掌控冷冻球囊进入肺静脉的深度和位置，监测冷冻温度和ACT，避免过高和过低，三是如果术中或术后出血量较多，出血情况不能控制，需紧急行支气管镜检查，必要时需胸部CT检查明确是否合并肺出血，并根据患者出现的临床症状和体征进行个体化房颤术后抗凝方案。

十、左心房快速性心律失常

左心房扑动或房性心动过速是房颤导管消融常见的电生理学并发症，通常是由重新连接肺静脉口部的触发灶引起，或由大的功能和解剖屏障周围（如二尖瓣环或先前隔离的肺静脉）宏观折返引起。既往一些研究证实，肺静脉周围的非透壁冷冻消融病变是消融术后新发房性心动过速发展的主要风险因素。此类房性快速性心律失常的治疗最初都是采取保守治疗方案（控制心室率或心脏复律都是可行方案），大约1/3可自发消退。而对于术后持续较长时间的房性心动过速，则需进行择期电生理检查明确病灶和进一步消融。

（中国人民解放军北部战区总医院
尚夕宁　刘湃　孙鸣宇）

十一、病例报告

病例1　房颤冷冻球囊消融术后股动脉假性动脉瘤形成1例

患者男性，51岁，因“阵发性心悸半年”，于2020年9月18日入院。既往有高血压病史。诊断：①复杂性心律失常；②高血压3级。入院后给予利伐沙班20 mg每日一次。2020年9月24日行房颤冷冻球囊消融术。术后次日患者出现右股术区疼痛，完善术区超声提示：右侧股浅动脉假性动脉瘤形成。PSA超声注射凝血酶（图2-3-1）。

☞ 点评：

医源性股动脉PSA多可早期发现，本病例于介入治疗术后次日发现。因患者术区疼痛且可扪及包块，行彩色多普勒超声证实股动脉PSA形成。术者穿刺手法、股动脉入路、拔出鞘管时规范压迫、下肢制动时长是心律失常患者经导管射频消融术后发生PSA的高危因素。一旦股动脉PSA形成，可压迫周围血管及神经，导致疼痛并增加血栓形成风险。若无法得到控制，瘤体破裂致大出血，可能危及生命。识别高危患者，规范操作，早期识别PSA，及时处理，有利于减小并发症危害，改善预后。对于已发生PSA的患者，超声指引下强力徒手压迫法或超声引导下凝血酶注射法安全有效，值得临床推广。

（中国人民解放军北部战区总医院
王璇　孙鸣宇）

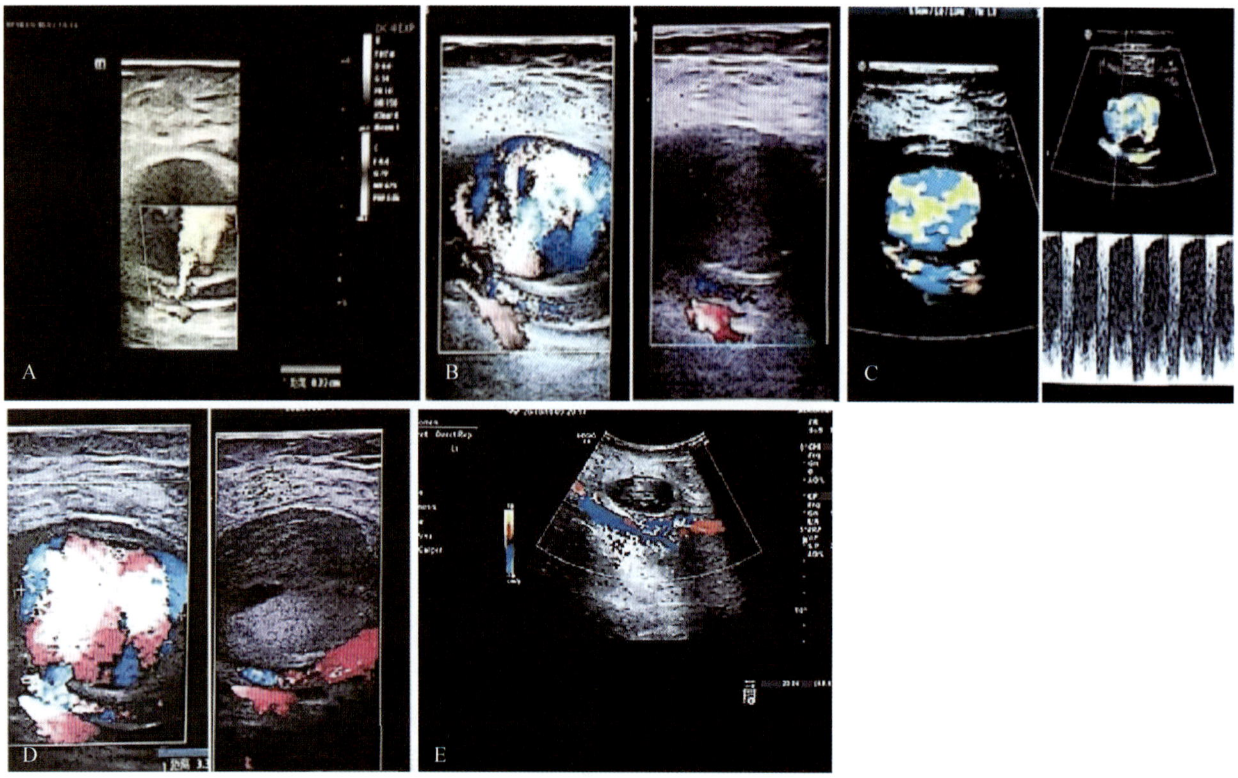

图 2-3-1 PSA 超声注射凝血酶超声表现。**A.** 右侧股浅动脉前方可显示 4.1 cm×2.7 cm 液性暗区，其内可见红蓝相间的彩色血流，与股浅动脉交通口约 0.22 cm，PSV > 4 m/s；**B.** 因 PSA 进一步增大，徒手强力压迫失败，第一次行凝血酶注射：行彩色超声实时引导下，18G PTC 针沿穿刺架经皮直入 PSA 内部，拔出针芯，注入凝血酶 0.8 ml 并局部加压 5 分钟，PSA 内仍有血流信号，再次局部压迫 5 分钟，仍有血流信号，再次注射凝血酶 0.8 ml，局部压迫 10 分钟，仍可见血流信号，再次注射凝血酶 0.6 ml，局部压迫 10 分钟，血流信号消失；**C.** 凝血酶注射次日复查超声：右侧股浅动脉前方显示 2.88 cm×1.7 cm 液性暗区，深部与股浅动脉相通，瘘口宽约 0.16 cm，PSV > 3.2 m/s；**D.** 再次注射凝血酶 0.8 ml 并局部压迫 5 分钟，仍有血流信号，再次注射凝血酶 0.8 ml，局部加压 20 分钟，PSA 内血流信号消失；**E.** 第二次凝血酶注射后次日，原 PSA 封堵处可见低回声团，内未见明显异常血流

病例 2　房颤冷冻消融术中膈神经损伤 1 例

患者男性，64 岁，因阵发性心悸 10 年，加重 1 个月，于 2022 年 8 月 15 日入院。既往高血压病史 7 年；腹股沟疝手术病史。诊断：心律失常，阵发性房颤，高血压 2 级。辅助检查：甲状腺功能正常；冠脉造影结果显示第一对角支 90% 狭窄，其余血管斑块浸润，无明显狭窄；肺静脉 CT 示左上肺静脉直径 18 mm；左下肺静脉直径 11.7 mm；右上肺静脉直径 19 mm；右下肺静脉直径 14.7 mm。食管超声：左心房及左心耳未见血栓形成，房间隔卵圆窝处未见连续中断；超声心动图：左心房内径 40.3 mm，右心房内径 39.2 mm×46.6 mm，左心室舒张末期内径 42.2 mm，左心室射血分数 64%；于 2023 年 8 月 23 日行房颤冷冻消融。手术过程：常规穿刺右侧股静脉，分别送入冠脉窦电极和右心室电极，穿刺房间隔，行左心房及肺静脉造影，更换长鞘，送入冷冻球囊及 Achieve 电极，分别冷冻左上及左下肺静脉，左上肺静脉第一次冷冻消融时间 180 秒，最低温度－41℃，第二次 150 秒，最低温度－40℃；左下肺静脉隔离时间（time to isolation，TTI）24 秒，冷冻时间 150 秒，最低温度 －36℃（图 2-3-2）。

将右心室电极送至上腔静脉处，以 10 V 脉宽 2.0 ms 起搏膈肌证实明确可夺获膈肌。进行右上肺静脉冷冻过程中，TTI 时间为 16 秒，温度－13℃，30 秒时温度－28℃，60 秒时温度－43℃，90 秒时温度－47℃，冷冻进行到 100 秒时温度－50℃，膈肌活动减弱并消失，立即停止冷冻，患者膈肌运动消失，停止手术观察近 10 分钟后膈肌运动逐渐恢复（图 2-3-3）。

继续冷冻右下肺静脉，TTI 时间为 31 秒，温度－35℃，冷冻时间 150 秒，最低温度－51℃，验证各肺静脉达到电隔离，并再次在左上肺静脉进行前庭扩大巩固消融，结束手术（图 2-3-4）。

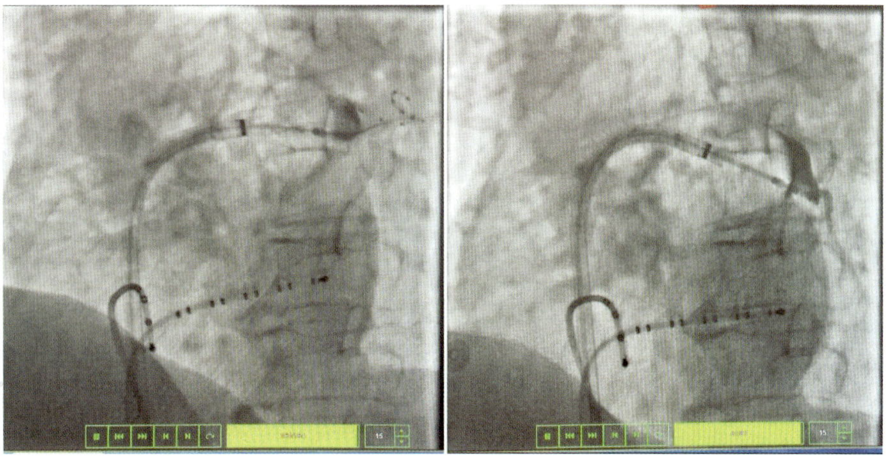

图 2-3-2 冷冻消融左上肺静脉及左下肺静脉

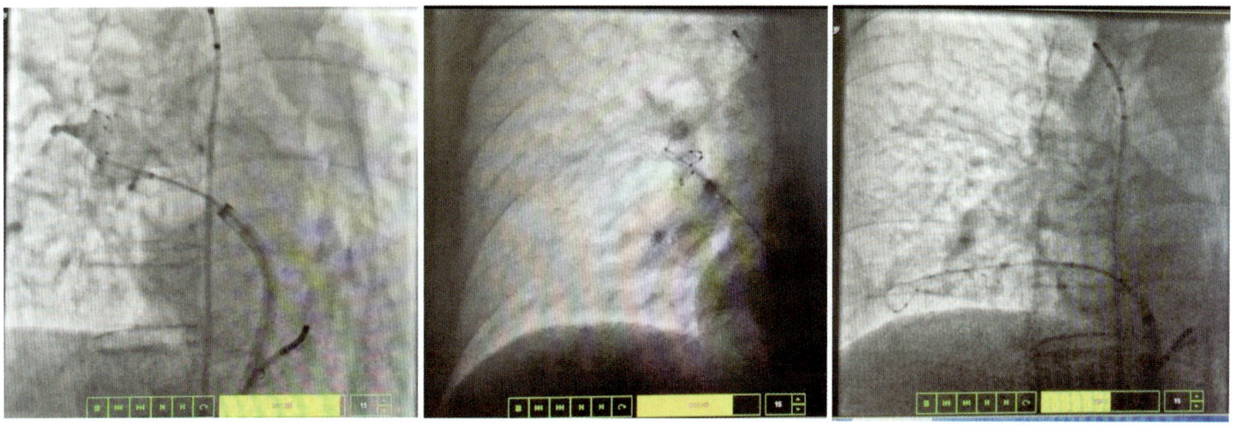

膈肌活动消失　　膈肌活动恢复正常

图 2-3-3 冷冻消融右上肺静脉时膈肌活动减弱、消失及恢复过程

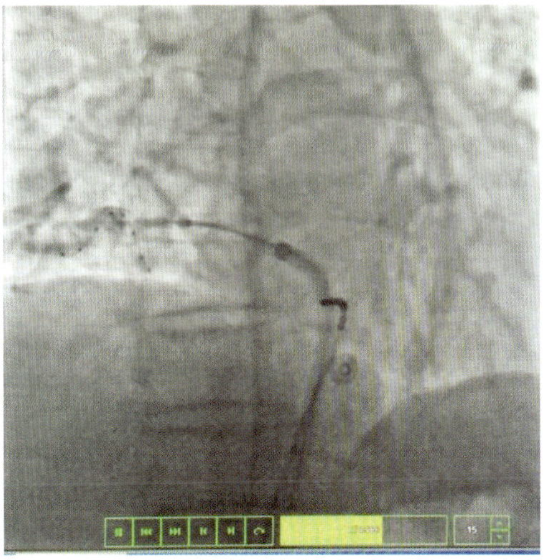

图 2-3-4 冷冻消融右下肺静脉

☞ 点评:

膈神经损伤是房颤冷冻消融过程中最常见的并发症，主要发生在右侧肺静脉冷冻消融过程中，与右侧膈神经走行于右上肺静脉与上腔静脉之间有关。因此，在冷冻消融右侧肺静脉时建议常规行膈神经监测，避免损伤膈神经。目前常用的方法是术中行膈神经起搏，通常是将右心室电极放置在上腔静脉内，临床上最常用的部位为右锁骨下静脉水平，应用最大输出能量和脉宽，冷冻消融时建议：能量 10 ～ 15 mA，间期 1000 ms（右上肺静脉）、1500 ～ 2000 ms（右下肺静脉），通过手指触压患者腹部感受膈肌搏动来监测膈神经功能。

膈神经损伤后，轻者无症状，重者可有呼吸困难、活动后气促等临床表现。目前，针对膈神经损伤没有较好的处理办法，只能随访观察，但大部分患者可以在术中或在术后随访中恢复。在冷冻消融中，一旦发现膈肌运动减弱或消失，立即停止冷冻。一般情况下，冷冻消融停止后观察数秒至数十分钟，膈神经的功能即可恢复。大部分患者在术后随访中恢复，永久性膈神经损伤的比率极低。

除上述常规的膈神经监测外，定期进行放射线透视以观察膈肌运动，可以防止由于右室电极脱位导致的假性膈肌运动减弱或消失。

（哈尔滨医科大学附属第二医院　栾颖　李述峰）

参考文献

［1］黄从新，张澍，黄德嘉，等. 心房颤动：目前的认识和治疗的建议-2018. 中国心脏起搏与心电生理杂志，2018，32（4）：315-368.

［2］Wasserlauf J，Pelchovitz DJ，Rhyner J，et al. Cryoballoon versus radiofrequency catheter ablation for paroxysmal atrial fibrillation. Pacing Clin Electrophysiol，2015，38（4）：483-489. doi：10.1111/pace.12582.

［3］Mugnai G，Chierchia GB，de Asmundis C，et al. Comparison of pulmonary vein isolation using cryoballoon versus conventional radiofrequency for paroxysmal atrial fibrillation. Am J Cardiol，2014，113（9）：1509-1513. doi：10.1016/j.amjcard.2014.01.425.

［4］Kuck KH，Brugada J，Fürnkranz A，et al. Cryoballoon or radiofrequency ablation for paroxysmal atrial fibrillation. N Engl J Med，2016，374（23）：2235-2245. doi：10.1056/NEJMoa1602014.

［5］Aksu T，Yalin K，Guler TE，et al. Acute procedural complications of cryoballoon ablation：a comprehensive review. J Atr Fibrillation，2019，12（3）：2208. doi：10.4022/jafib.2208.

［6］Jin ES，Wang PJ. Cryoballoon ablation for atrial fibrillation：a comprehensive review and practice guide. Korean Circ J，2018，48（2）：114-123. doi：10.4070/kcj.2017.0318.

［7］Mondésert B，Andrade JG，Khairy P，et al. Clinical experience with a novel electromyographic approach to preventing phrenic nerve injury during cryoballoon ablation in atrial fibrillation. Circ Arrhythm Electrophysiol，2014，7：605-611.

［8］Buiatti A，von Olshausen G，Barthel P，et al. Cryoballoon vs. radiofrequency ablation for paroxysmal atrial fibrillation：An updated meta-analysis of randomized and observational studies. Europace，2017，19（3）：378-384.

［9］Bhat T，Baydoun H，Asti D，et al. Major complications of cryoballoon catheter ablation for atrial fibrillation and their management. Expert Rev Cardiovasc Ther，2014，12（9）：1111-1118.

［10］周果，凌天佑，金奇，等. 迷走反应对阵发性心房颤动患者冷冻球囊消融的作用. 中国心脏起搏与心电生理杂志，2015，29（6）：515-518.

［11］孙鸣宇，王祖禄，梁明，等. 心房颤动冷冻球囊消融术中迷走神经反射的相关因素分析及防治. 岭南心血管病杂志，2019，25（1）：64-67.

［12］丁建，梁明，杨桂棠，等. 冷冻球囊消融治疗阵发性心房颤动过程中肺静脉消融顺序对术中迷走神经反射的影响. 中华心律失常学杂志，2019，23（1）：52-56.

［13］Piccini JP，Braegelmann KM，Simma S，et al. Risk of atrioesophageal fistula with cryoballoon ablation of atrial fibrillation. Heart Rhythm，2020，1（3）：173-179.

［14］Calkins H，Hindricks G，Cappato R，et al. 2017 HRS/EHRA/ECAS/APHRS/SOLAECE expert consensus statement on catheter and surgical ablation of atrial fibrillation. Europace，2018，20（1）：e1-e160.

［15］Calkins H，Kuck KH，Cappato R，et al. 2012 HRS/EHRA/ECAS Expert Consensus Statement on Catheter and Surgical Ablation of Atrial Fibrillation：recommendations for patient selection，procedural techniques，patient management and follow-up，definitions，endpoints，and research trial design. Europace，2012，14（4）：528-606.

［16］Miyazaki S，Hasegawa K，Mukai M，et al. Clinically manifesting air embolisms in cryoballoon ablation：can novel water buckets reduce the risk？JACC Clin Electrophysiol，2020，6（9）：1067-1072.

［17］Mikhaylov EN，Bhagwandien R，Janse PA，et al. Regular atrial tachycardias developing after cryoballoon pulmonary vein isolation：incidence，characteristics，and predictors. Europace，2013，15（12）：1710-1717.

第4节　心房颤动左心耳封堵术相关并发症

心房颤动，简称房颤，是最常见的心律失常之一。临床研究表明，房颤患者最大的风险在于栓塞事件的发生，特别是缺血性卒中事件是房颤患者致残和死亡的主要原因。房颤患者发生缺血性卒中的总体风险为20%～30%，研究表明，房颤患者发生卒中的主要原因是左心耳血栓的形成和脱落，在非瓣膜性房颤（non-valvular atrial fibrillation，NVAF）患者中，高达90%的血栓来源于左心耳（left atrial appendage，LAA）。这类患者常积极进行抗凝治疗，而抗凝治疗往往导致出血风险增高。左心耳封堵术（left atrial appendage closure，LAAC）由于其有效性和安全性高被多个指南推荐用于NVAF高危患者的卒中预防，LAAC通过介入手术的方式应用封堵器堵塞LAA来预防房颤时LAA处血栓的形成。LAAC已被证明与口服抗凝剂疗效相当，能够降低房颤患者血栓栓塞引发的长期残疾或死亡风险，为不能长期接受抗凝治疗、不愿药物抗凝治疗以及出血高风险的患者提供新的治疗选择。本节探讨了左心耳封堵的相关并发症及其预防、处理措施。

一、常见并发症类型及机制

（一）全身性栓塞

NVAF患者往往合并高血压、糖尿病、心力衰竭、冠心病等疾病，这些并发症增加了缺血性卒中和其他全身血栓栓塞事件的风险，CHA_2DS_2-VASc评分和HAS-BLED评分已被广泛用于评估房颤患者的卒中风险和出血风险，2023年《心房颤动诊断和治疗中国指南》中针对亚洲房颤人群的特点提出了CHA_2DS_2-VASc-60卒中评分，进一步优化了亚洲房颤患者的卒中风险评估体系。导致脑栓塞的原因可以是气体栓塞或血栓脱落等，气体栓塞多为急性并发症，发生于手术当天或术后48小时内。近年来，随着术者经验的积累，气体栓塞发生率已显著下降；与房颤相关的血栓栓塞事件绝大多数是由左心房（left atrium，LA）内的血栓脱离引起的，在NVAF患者中，超过90%患者的LA血栓位于LAA内，有研究显示，LAAC可有效降低卒中风险，但血栓栓塞这一并发症仍然不可忽视。血栓栓塞发生的常见原因包括：①抗凝不充分；②手术时间过长，术中导管和导丝肝素化盐水冲洗不够；③患者高凝体质或存在肝素抵抗；④术前或术中左心房/左心耳内血栓未及时发现。因此，患者术前应进行充分的检查，若术中发现左心耳或心腔内血栓形成，应立即停止手术。

（二）心包积液和心脏压塞

心包积液与心脏压塞是LAAC中比较严重的并发症之一，发生率分别在2.9%和0.5%，多数在术后24小时内发生，极少数患者可能出现延迟在术后2周至1个月发生。事件发生的常见原因包括：①房间隔穿刺时术者操作不当刺破心房；②导丝或鞘管操作不当刺破心房；③封堵器放置位置过深或方向不对刺破心耳；④封堵器牵拉或回收过程中用力过猛撕裂或划破心耳。紧急治疗措施包括经皮心包穿刺引流和输血，若出血量不大且出血速度较慢可抽出积血后观察；若出血量较大、较快时，可置入猪尾导管持续心包引流，同时进行静脉自体回输。若进行以上措施后症状仍然无法改善，则应在保持引流情况下尽早请心外科协助手术修补破口。

（三）器械相关血栓（device-related thrombus，DRT）

尽管LAAC可以阻断90%的心源性血栓，但关于DRT事件的发生仍然存在，LAAC中DRT的发生并非低概率事件，且与脑卒中的发生风险密切相关。临床上，对于HAS-BLED高的患者，医生由于担心出血风险增加等原因，术后抗凝强度会有所减低，从而增加了DRT的发生率。PROTECT AF研究中，DRT的发生率为4.2%。在ASAP研究中，术后6周DRT发生率为4%。DRT的形成主要与封堵器、LAA解剖形态、术后抗凝药物管理和患者个体化差异有关。预防DRT可以从以下几个方面开展：①选择合适封堵器并注重选择恰当的部位放置不留残腔；②嘱咐患者严格遵从医嘱，按要求进行抗凝治疗；③术后定期复查经食管超声心动图（TEE）。一旦明确诊断DRT，应增强口服抗凝药强度或延长口服抗凝药治疗时间，同时增加复查频次，直至血栓消失。

（四）封堵器残余分流（peri-device leak，PDL）

PDL也是LAAC术后常见的并发症，PDL直径＞5 mm通常被用于定义不完全LAAC，它的发生率很低。相反，PDL直径＜5 mm通常不认为是封堵失败，尽管它的发生率较高。PDL发生的可能因素包括封堵器装置尺寸过小或过大，装置错位或移位，封堵器植入浅（离轴），左心耳开口高度椭圆化，内皮化不完全等。最主要的原因是患者存在个体化差异，左心耳的形态、大小各不相同，即便有合适尺寸的封堵器，还是有可能存在无法覆盖的边缘。对于术后随访复查发现存在 PDL 的患者，如果在心腔内或 LAA 残余部分发现存在血栓，可再次进行抗凝治疗直至血栓溶解。

（五）血管穿刺部位并发症

研究表明，血管穿刺相关并发症发生率为 8.6%，可表现为穿刺部位出血、血肿、动静脉瘘及假性动脉瘤等。术后 24 小时内应密切观察穿刺部位血肿情况，以确定是否有穿刺并发症。假性动脉瘤的形成包括穿刺位点过高或过低、反复穿刺、压迫点偏移及术后患肢制动不良等原因。假性动脉瘤一旦形成应及时处理，否则会造成瘤体破裂致大出血等严重后果。目前的治疗措施有超声引导下压迫法、凝血酶注射法及手术治疗等。仔细、轻柔操作是避免血管损伤的重要手段。

（中国人民解放军北部战区总医院
邓玮婷　李思麒　孙鸣宇）

二、典型病例分析

病例 1　房颤一站式消融术后急性脑梗死 1 例

患者女性，73 岁，因心悸、气短 9 个月，加重 1 周，于 2023 年 8 月 28 日入院。既往有糖尿病病史。诊断：①心律失常-阵发性房颤（图 2-4-1）（CHA_2DS_2-VASc 评分 4 分，HAS-BLED 评分 1 分），② 2 型糖尿病。入院后给予低分子量肝素（达肝素 2500 IU），皮下注射，每日两次。2023 年 8 月 30 日行 TEE 提示：左心房及左心耳未见血栓（图 2-4-2）。左心房 CT 血管造影（CTA）检查未见明显异常（图 2-4-3）。2023 年 9 月 1 日行经导管心脏冷冻消融术（图 2-4-4）：于双侧上下肺静脉行冷冻消融，左上肺静脉（LSPV）第一次冷冻时间 180 秒，40 秒肺静脉电位隔离，后两次分别冷冻肺静脉前庭及上肺静脉下口，均冷冻 120 秒；左下肺静脉（LIPV）冷冻时间 180 秒，温度为 −47℃，34 秒隔离肺静脉电位，后两次分别冷冻肺静脉前庭的上端和下端，均冷冻 120 秒。右上肺静脉（RSPV）第一次冷冻时间至 108 秒，温度为 −55℃停止冷冻，第二次冷冻时间 180 秒，−53℃隔离；右下肺静脉（RIPV）封堵 1 次，冷冻时间 180 秒，温度为 −53℃，第二次冷冻时间 120 秒，−32℃隔离。经环状电极验证双侧肺静脉完全隔离。同台实施左心耳封堵过程（图 2-4-5）：术中行左心耳造影示左心耳呈仙人掌型。根据测量的左心耳开口直径与深度选择 24 mm 的封堵伞，封堵左心耳后行牵拉试验，检查封堵器固定良好，行造影及心腔内超声心动图（ICE）多角度观察封堵器的形态，未见残余分流，最后释放

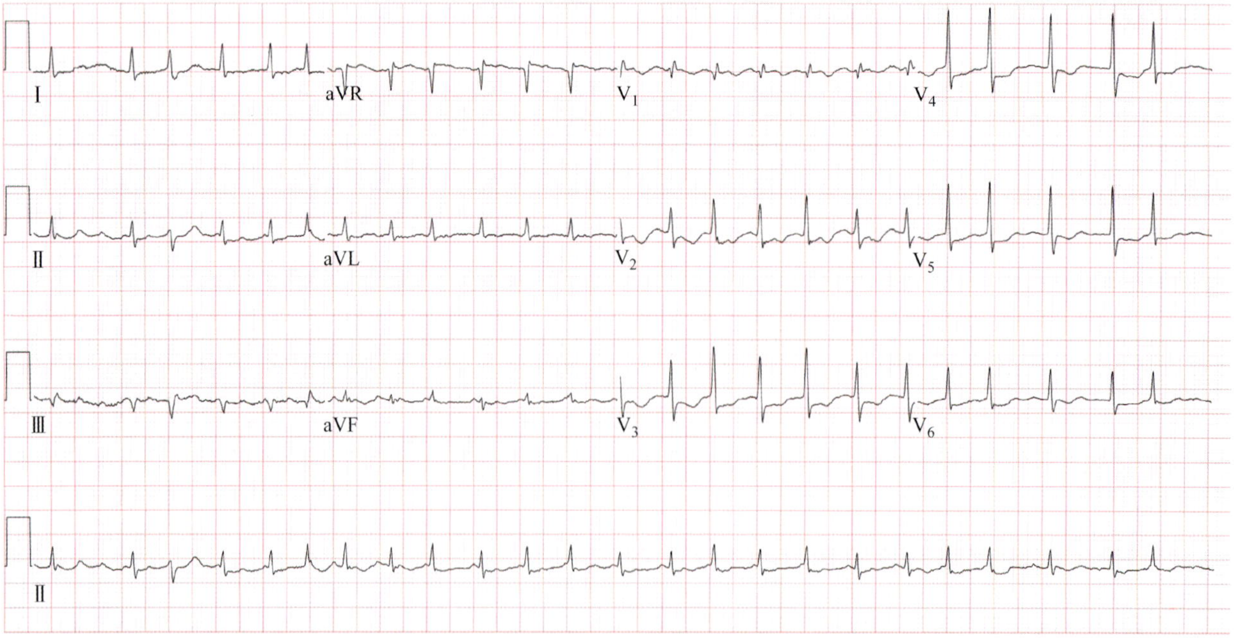

图 2-4-1　房颤心电图

吉林大学白求恩第一醫院

超声诊断中心-心脏超声科　　检查科室：心脏超声科

超声检查报告单　　申请科室：心血管内科

姓　名：某某　　性别：女　　年龄：73岁

检查项目：（心脏超声科）心脏超声常规检查（TDI-CDFI-心功能-室壁运动-2D）

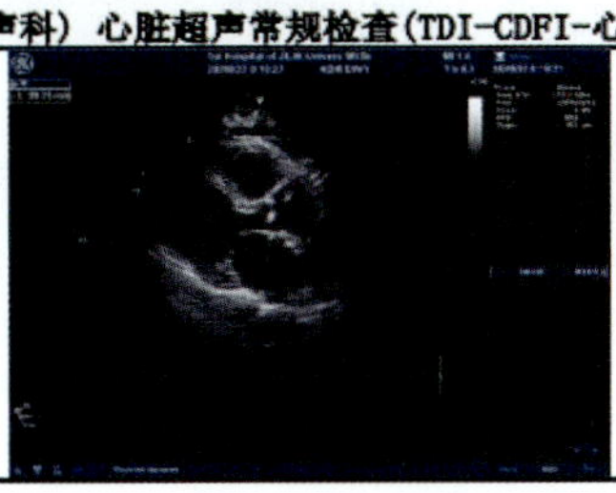

超声所见：

左室长轴切面：主动脉内径36 mm，左房前后径39 mm，右室前后径27 mm，室间隔厚度10 mm，左室舒张末期内径48 mm，左室后壁厚度10 mm。

心功能测定：EF 65%。EDV 145 ml，ESV 51 ml，SV 94 ml，CO 3.01/min，HR 58次/分。

Doppler检测：二尖瓣血流，E峰62 cm/s，A峰85 cm/s，主动脉瓣最大流速129 cm/s，肺动脉瓣最大流速120 cm/s。

TDI：E/e'>14。室间隔侧e'速度<7 cm/s。

左房内径增大。

室间隔、左室后壁厚度正常。

左心室各节段搏动未见异常。

主动脉瓣回声增强、增厚。

CDFI显示：二尖瓣口反流面积 3 cm^2。主动脉瓣口反流面积 2 cm^2。三尖瓣口反流面积 3 cm^2，最大反流速度224 cm/s，PG：20 mmHg。

超声提示：

左房增大

左室舒张功能减低

主动脉瓣钙化

二尖瓣、主动脉瓣、三尖瓣轻度反流

此报告仅供参考，签字有效！　检查医师：李晓东　录入员：孟星宇　检查日期：2023-08-28

图 2-4-2　TEE：LA（前后径）39 mm

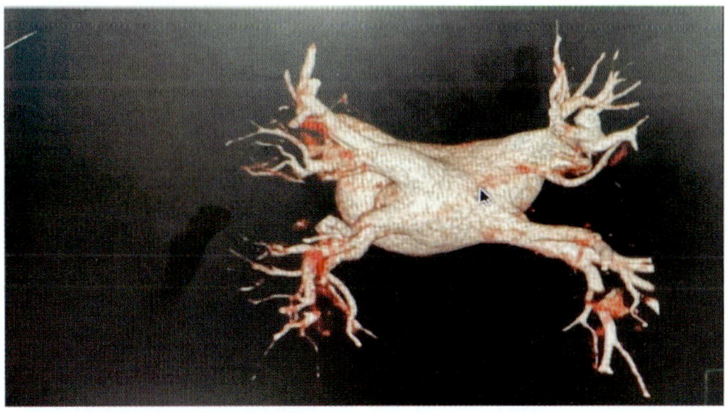

图 2-4-3　左心房 CTA

Watchman 封堵器，重复造影及 ICE 可见封堵效果良好，无残余分流。于 2023 年 9 月 2 日（术后 1 天）突发头晕、左侧肢体肌力下降，行头部 CT 提示右侧顶枕叶脑梗死（图 2-4-6），卒中团队评估后不建议溶栓及取栓治疗。更改抗栓方案为利伐沙班 15 mg，每日 1 次，同时加用阿托伐他汀 20 mg，每晚 1 次，丁苯酞注射液及依达拉奉右莰醇注射液。2023 年 9 月 3 日患者头晕症状缓解，右上肢肌力恢复，右下肢肌力恢复至 4 级。

1. 手术过程简介：患者阵发性房颤（CHA$_2$DS$_2$-VASc 评分 4 分，HAS-BLED 评分 1 分），行冷冻消融＋LAAC 一站式手术治疗，术中肝素总量 7000 U，

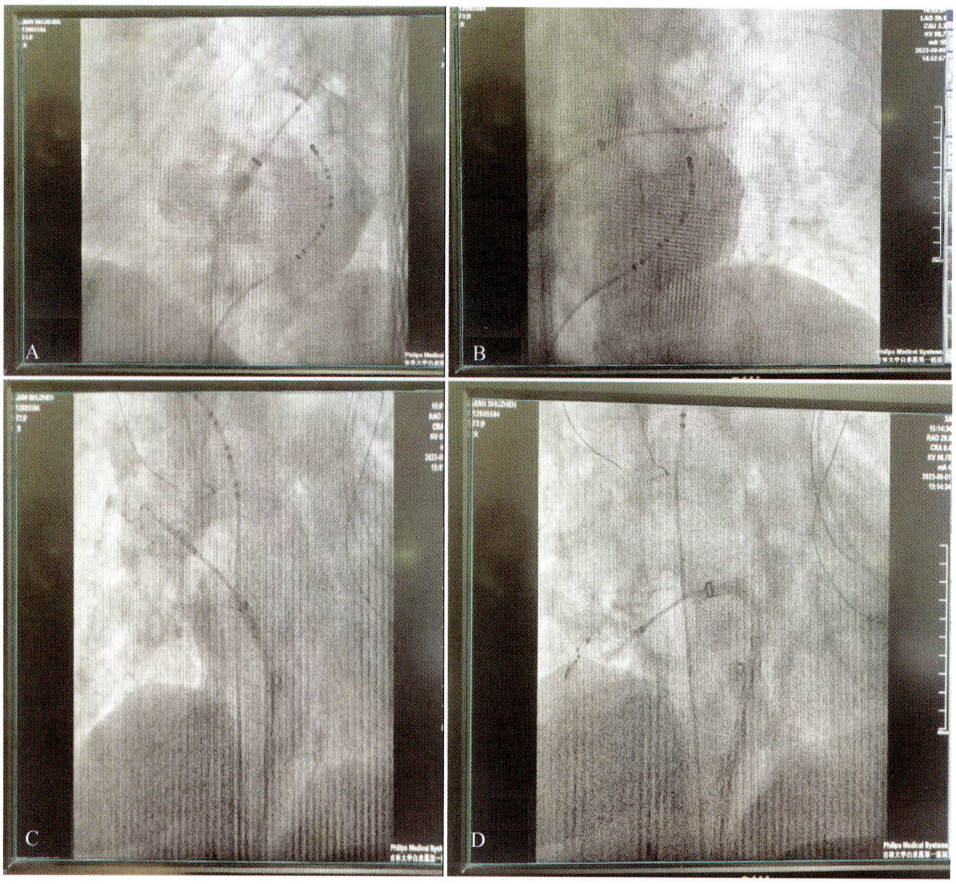

图 2-4-4 房颤冷冻。**A**、**B**、**C**、**D** 分别为左上下肺静脉及右上下肺静脉冷冻

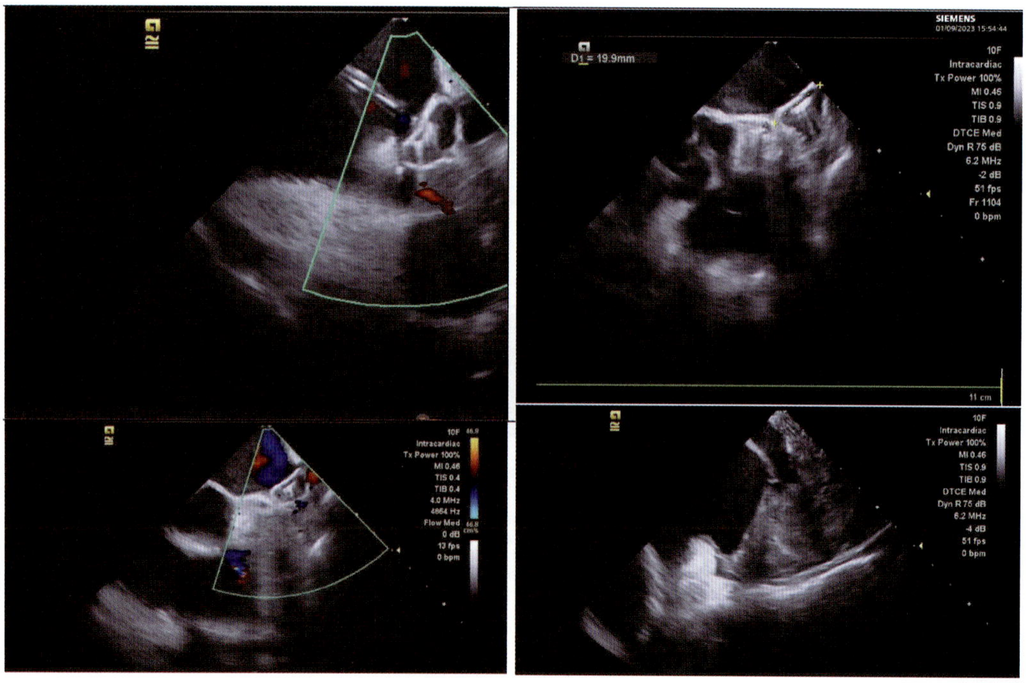

图 2-4-5 左心耳封堵术后 45°、90°、135° ICE 观察符合位置（Position）、锚定（Anchor）、大小（Size）、密封（Seal）（PASS）原则

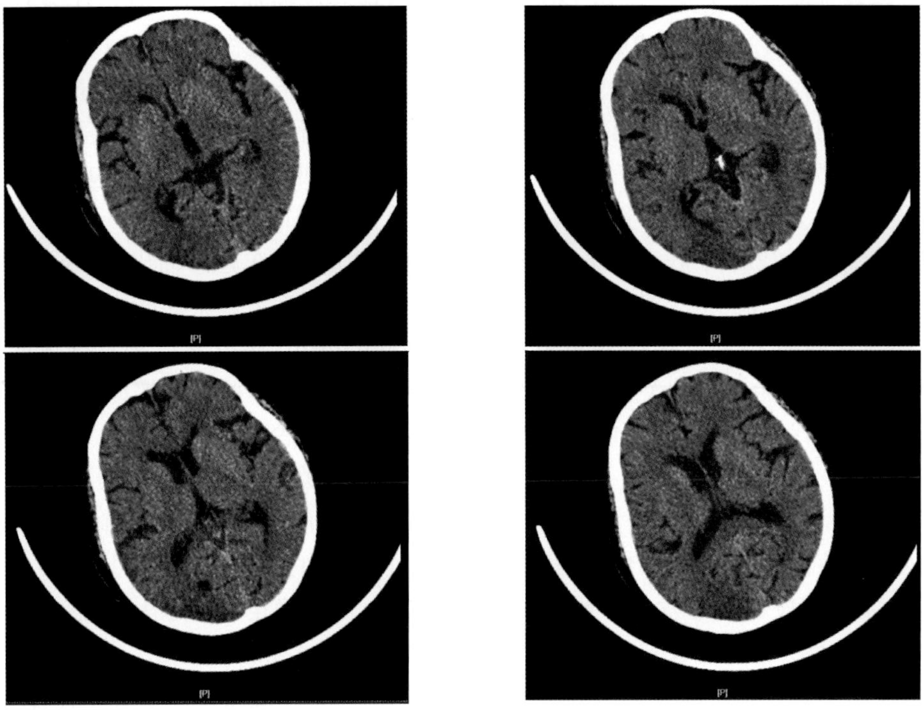

吉林大学白求恩第一医院放射科CT报告单

姓名：某某　　性别：女　　年龄：73岁

检查日期：2023-09-02　　报告日期：2023-09-02　　病人来源：住院

申请科室：心血管病中心内科组

检查部位及方法

[颅脑多排CT平扫（神经组）]

检查所见：

右侧顶枕叶见大片状低密度影，CT值约20 HU，边界模糊；双侧侧脑室旁见模糊斑片状低密度影，CT值约15～20 HU，脑室、脑池的位置、大小和密度均未见异常改变；中线结构无移位。

右侧筛窦、上颌窦黏膜增厚。

检查结论：

1. 右侧顶枕叶脑梗死
2. 双侧多发腔隙性脑梗死
3. 鼻窦炎症

报告医生：[illegible]　　审核医生：[illegible]

本报告仅供临床医生参考

图 2-4-6　术后发病时头部 CT：右侧顶枕叶急性脑梗死

冷冻过程 LSPV 冷冻 3 次，一次完全封堵 180 秒，其他 2 次分段冷冻，时间 120 秒，LIPV 完全封堵一次 180 秒，分段封堵 120 秒，RSPV 冷冻 2 次，一次 120 秒，温度低于 −56℃停止，第二次封堵 180 秒，RIPV 封堵一次 180 秒。

2. 病例回顾：①术前使用低分子量肝素抗凝是否有效，且时间较短。②术中肝素用量按千克体重给予普通肝素总量达 7000 U，激活凝血时间 300 秒，左心耳封堵过程顺利，选择 Watchman 24 mm 封堵器，ICE 观察无表面相关血栓及残余漏。③术后常规口服利伐沙班 15 mg。④发生脑梗死后及时检查头部 CT，提示枕叶梗死，回顾手术过程发现换封堵大鞘时，没有及时排气就接入盐水，幸于及时发现后回抽血液，如不慎把空气注入左心房导致栓塞，则应该当即发作，且 CT 影像不支持。后请神经科会诊不建议取栓，对症抗凝治疗。⑤患者 4 天后恢复出院。

（吉林大学白求恩第一医院　李树岩）

病例 2　左心耳封堵术后急性及延迟心脏压塞 1 例

患者男性，68 岁，因阵发性心悸 14 年，于 2022 年 8 月 5 日入院。既往于 2019 年诊断“急性非 ST 段抬高型心肌梗死”，于右冠脉中远段植入支架 1 枚。诊断：①复杂性心律失常，持续性心房颤动，频发多源室性早搏，②冠脉粥样硬化性心脏病，陈旧性心肌梗死，冠脉支架植入术后。CHA_2DS_2-VASc 评分 2 分，HAS-BLED 评分 2 分。入院后给予利伐沙班 20 mg，每日一次。2022 年 8 月 10 日行射频消融术＋左心耳封堵术，先大环消融双侧肺静脉，验证肺静脉电隔离成功，患者仍为房颤，给予 150 J 同步直流电复律后恢复窦性心律，后根据术前 TEE 和 ICE 测量，心耳开口 21 ～ 26 mm，深度 22 ～ 23 mm，数字减影血管造影（digital subtraction angiography，DSA）测量开口 23 mm，深度 24 mm，心耳内部空间较大，选择 30 mm 封堵器，鞘管轴向高，逆时针行进于上叶，将封堵器放入心耳远端，X 线造影及 ICE 核实封堵器封堵良好无残余分流，90°“露肩”3 mm，压缩比 13% ～ 22%，封堵器一次性展开成功。患者手术过程中生命体征平稳，血压 140 ～ 150/80 ～ 90 mmHg，心率 80 次 / 分，术后透视心影搏动稍弱，因心耳旁有积液，故 ICE 复查心包，心包积液 10 mm 以上，以左心室旁为著，予鱼精蛋白 20 mg 静脉注入，观察心包积液量增加，行心包穿刺术，共抽出 760 ml 血性心包积液，回输 410 ml。心包穿刺成功后抽出血性液体 250 ml，其后每 5 ～ 7 分钟抽出 50 ml，500 ml 后每 10 分钟抽出 50 ml（图 2-4-7）。结束心包抽液后，观察期间血压进行性下降，低至 89/69 mmHg，但 ICE 反复复查无明显心包积液，心影搏动正常，腹软，术区无血肿，排除其他部位出血，考虑可能与进食少、心包穿刺引流后容量不足有关，予补液、升压、输注红细胞悬液 200 ml，血压逐渐稳定在 110/70 mmHg 左右，复查血红蛋白无变化，术后共观察 3.5 小时，安返病房，血压稳定，心包无引流液，当晚术后 6 小时给予利伐沙班 10 mg，次日复查心包无积液，拔出引流管，生命体征平稳。患者于 2022 年 8 月 12 日出院，继续利伐沙班 20 mg，口服，每日 1 次。自行增加阿司匹林 100 mg，口服，每日 1 次，氯吡格雷 75 mg，口服，每日 1 次。患者于 2022 年 8 月 20 日（术后 10 天）出现胸闷，双下肢水肿，2022 年 8 月 22 日门诊复查超声提示“大量心包积液”，停止所有口服抗栓药物，收入院。于 2022 年 8 月 23 日局麻下行心包穿刺术，共抽出 900 ml 血性心包积液，生命体征平稳，无不适，次日复查心包无积液，于 2022 年 8 月 25 日拔出引流管，共引流血性液体 50 ml。患者于 2022 年 8 月 29 日出院，继续利伐沙班 10 mg，口服，每日 1 次，1 周后改为 15 mg，口服，每日 1 次，至术后 3 个月。随访 1 年患者未再发生出血事件。

☞ **点评：**

发生在早期的心脏压塞，常考虑与导管操作致心脏破裂、房间隔穿刺失误、封堵器刺破左心耳等操作和器械因素有关。此例患者为房颤射频消融及左心耳封堵适应证，术中发生急性心脏压塞，经心包穿刺引流、鱼精蛋白逆转肝素化、输血扩容等对症方案，患者安全出院。出院后未遵医嘱，自行服用三联抗栓药物，术后 10 天患者再次出现心脏压塞，第二次予以心包穿刺术，出院后调整抗凝、抗血小板方案，预后良好。第一次心脏压塞可能与封堵器释放相关，封堵器主动固定，为锚栓倒刺刺入左心耳，因左心耳壁厚薄不均，所以有刺破或微穿孔可能，同时牵拉实验时，如果牵拉过重，可能进一步损伤左心耳致穿

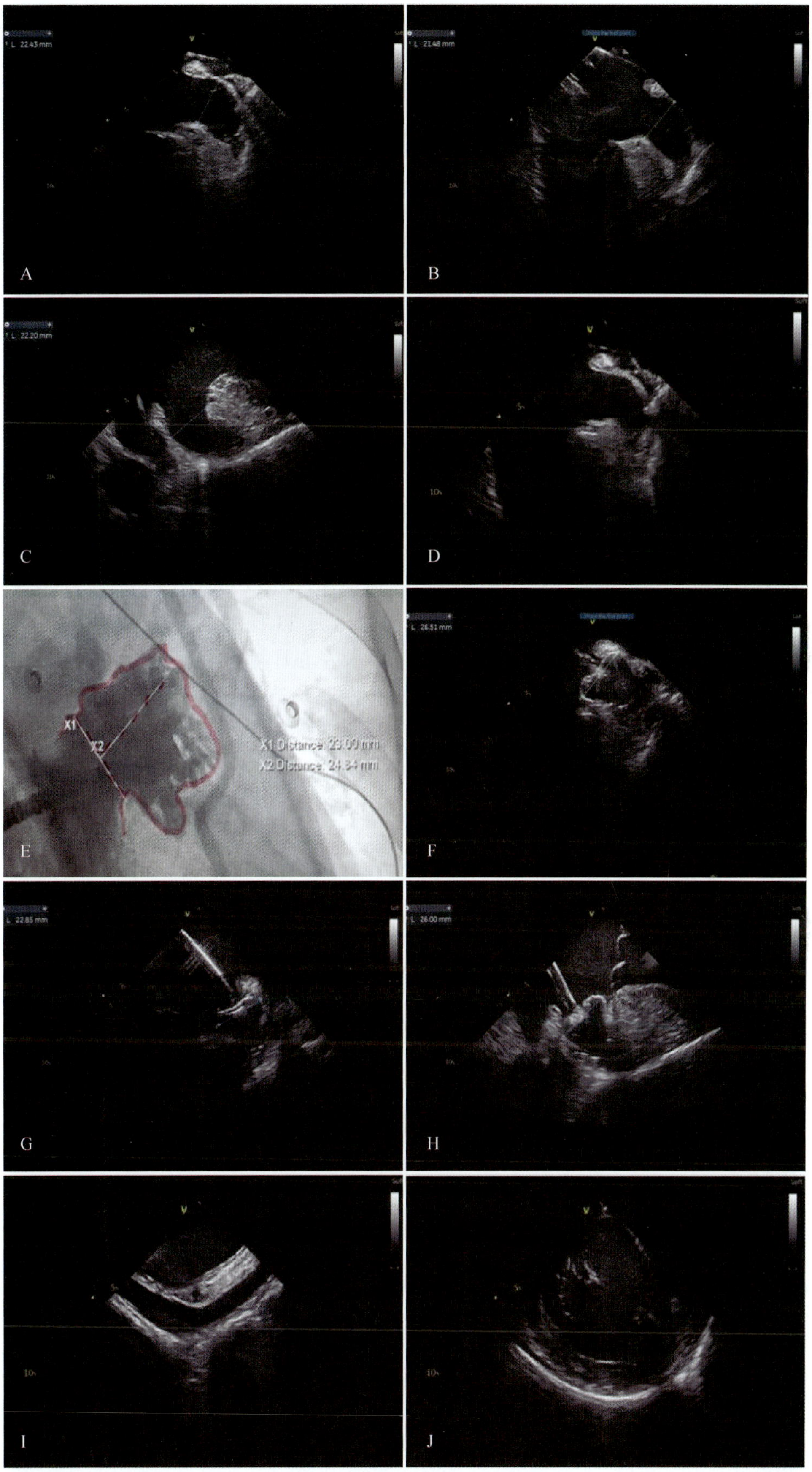

图 2-4-7 **A**. 术前影像 45° 测量开口 22.43 mm；**B**. 术前影像 90° 测量开口 21.48 mm；**C**. 术前影像 135° 测量开口 22.20 mm；**D**. 术前影像 90° 心耳边缘有分层积液；**E**. 术前 DSA 肝位造影测量开口 23.00 mm，深度 24.84 mm；**F**. 术后 PASS 原则评估 45° 压缩比 11.66%；**G**. 术后 PASS 原则评估 90° 压缩比 20.5%；**H**. 术后 PASS 原则评估 135° 压缩比 13.33%；**I**. 封堵伞释放后，发现心包积液，左心室较明显，心包积液 10 mm 以上；**J**. 术中紧急进行心包穿刺术，心包穿刺抽取后心包消失

孔。本例患者术中释放封堵伞后透视发现心影搏动弱，心耳旁有积液，ICE 复查心包积液 10 mm 以上，而术前 ICE 90° 心耳边缘有分层积液，量不多，可能原因为封堵器倒钩损伤心耳边缘或封堵器骨架个别分支刺破心耳而导致的心脏压塞。此外，与单纯口服抗凝治疗比较，在双抗血小板治疗基础上加用口服抗凝治疗可使出血并发症增加至少 2 ～ 3 倍，患者第二次出现心脏压塞，就诊回访时告知在口服利伐沙班的基础上自行加用阿司匹林和氯吡格雷，联合用药增加了出血风险，导致严重出血事件。

本例借鉴：①对计划行左心耳封堵术的患者，术前可以行三维重建明确左心耳解剖形态，ICE 引导下手术，选择最佳封堵伞型号。②现阶段左心耳封堵后抗栓治疗药物选择和持续时间在不同研究和不同器械中存在显著差异，多数左心耳封堵患者存在出血风险，术后抗凝方案的选择要根据患者的出血风险而个体化制订，并结合术前病情评估、术中并发症发生情况而及时调整，规范术后临床及影像随访，降低并发症风险。

（中国人民解放军北部战区总医院
刘湃　孙鸣宇）

病例 3　左心耳封堵术后器械相关血栓形成 2 例

第 1 例患者男性，71 岁，因发作性心悸 6 年，腹痛 2 个月于 2018 年 10 月 8 日入我院，2 个月前，患者无明显诱因突发右腹部疼痛，性质剧烈，就诊于当地医院诊断为：肾动脉闭塞、房颤，考虑为房颤血栓脱落所致。既往有高血压病史。诊断：①复杂性心律失常，持续性心房颤动；②高血压 3 级。CHA_2DS_2-VASC 评分 4 分，HAS-BLED 评分 2 分。入院给予利伐沙班 20 mg 1 次 / 日抗凝。术前超声心动图示：LA 前后径 43 mm，左心室射血分数（LVEF）43%；轻度二、三尖瓣反流。TEE 示：左、右心耳未见血栓形成，左心房及左心耳内红细胞自发显影，左心耳收缩功能减低（左心耳收缩期血流速度 0.27 m/s），轻度二、三尖瓣反流。2018 年 10 月 23 日行心内电生理检查、冷冻球囊消融术及左心耳封堵术。左心耳封堵（图 2-4-8A、B）：行左心耳造影，造影显示左心耳形态双腔，测量最大口部直径 31.5 mm，锚定区 45° 21 mm，90° 26 mm，深度 21 mm。选择 35 mm×30 mm（型号：HC*LAAOC-I-30）的封堵器。释放封堵器并造影、超声检查，无残余分流，封堵器内无血栓。

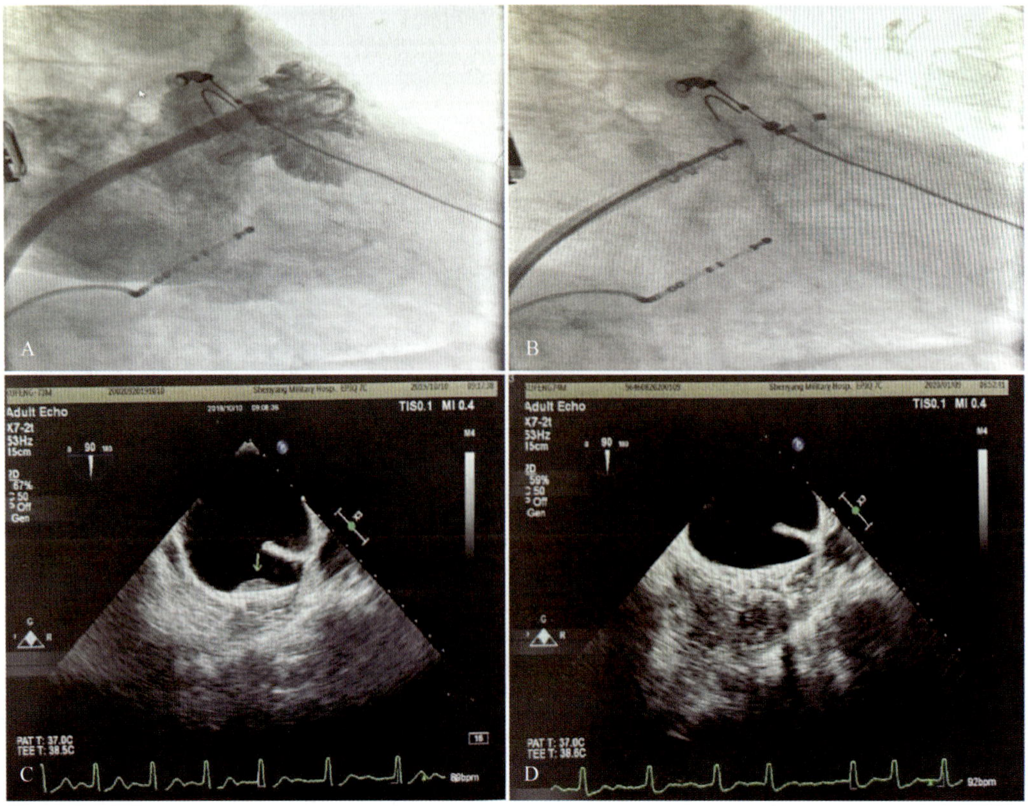

图 2-4-8　**A.** 左心耳造影；**B.** 植入封堵器；**C.** 2019 年 10 月 10 日于我院门诊复查 TEE；**D.** 2020 年 1 月 9 日再次复查 TEE

术后一直规律服用利伐沙班 20 mg 1 次 / 日抗凝治疗，术后 3 个月于我院门诊复查 TEE 未见异常。2019 年 10 月 10 日于我院门诊复查 TEE（图 2-4-8C）提示：检查过程中为房颤心律，左心耳可见回声增强的封堵器，位置良好，表面可见实质性回声附着，范围为 2.5 cm×0.5 cm，面积约 2.2 cm^2。脉冲及彩色多普勒可见：左心耳封堵器周边未见明确残余分流束。2020 年 1 月 9 日再次复查 TEE（图 2-4-8D）：检查过程中为房颤心律，左心耳可见回声增强的封堵器，位置良好，表面未见异常回声附着。脉冲及彩色多普勒显示：45°、90° 密封外侧缘可见 1～2 mm 残余分流。经术后随访，患者于 2021 年 1 月发生脑卒中。

第 2 例患者女性，69 岁，因发作性心悸、胸闷 9 年于 2019 年 2 月 21 日入院。既往有高血压、脑梗死病史。诊断：①复杂性心律失常，持续性房颤；②高血压 3 级；③陈旧性脑梗死。CHA_2DS_2-VASc 评分 5 分，HAS-BLED 评分 3 分。入院后给予达比加群酯 110 mg 每日 2 次抗凝治疗。术前超声心动图示：LA 前后径 42 mm，LVEF 66%；双心房增大，提示房颤；高血压，主动脉硬化，三尖瓣反流（轻-中度），肺动脉高压（轻度）；二尖瓣及主动脉瓣反流（轻度）；主动脉瓣退行性变。于 2019 年 2 月 27 日单纯行左心耳封堵术（图 2-4-9A、B）：造影显示左心耳形态及口部，测量口部直径为 31 mm，植入 30 mm×36 mm 的 Lambre 左心耳封堵器，无残余分流。术后服用达比加群酯 3 个月后停药，2019 年 7 月 23 日复查 TEE 示（图 2-4-9C）：左心耳可见回声增强的封堵器，位置良好，封堵器外侧缘表面可见一大小约 6.4 mm×4.9 mm 的中低回声附着，随血流飘动。脉冲及彩色多普勒可见：左心耳封堵器密封盘外侧缘 1～2 mm 分流束。嘱继续给予达比加群酯 110 mg 每日 2 次抗凝治疗，2020 年 6 月 5 日再次复查 TEE 示（见图 2-4-9D）：左心耳可见回声增强的封堵器，表面光滑，位置良好。90° 切面

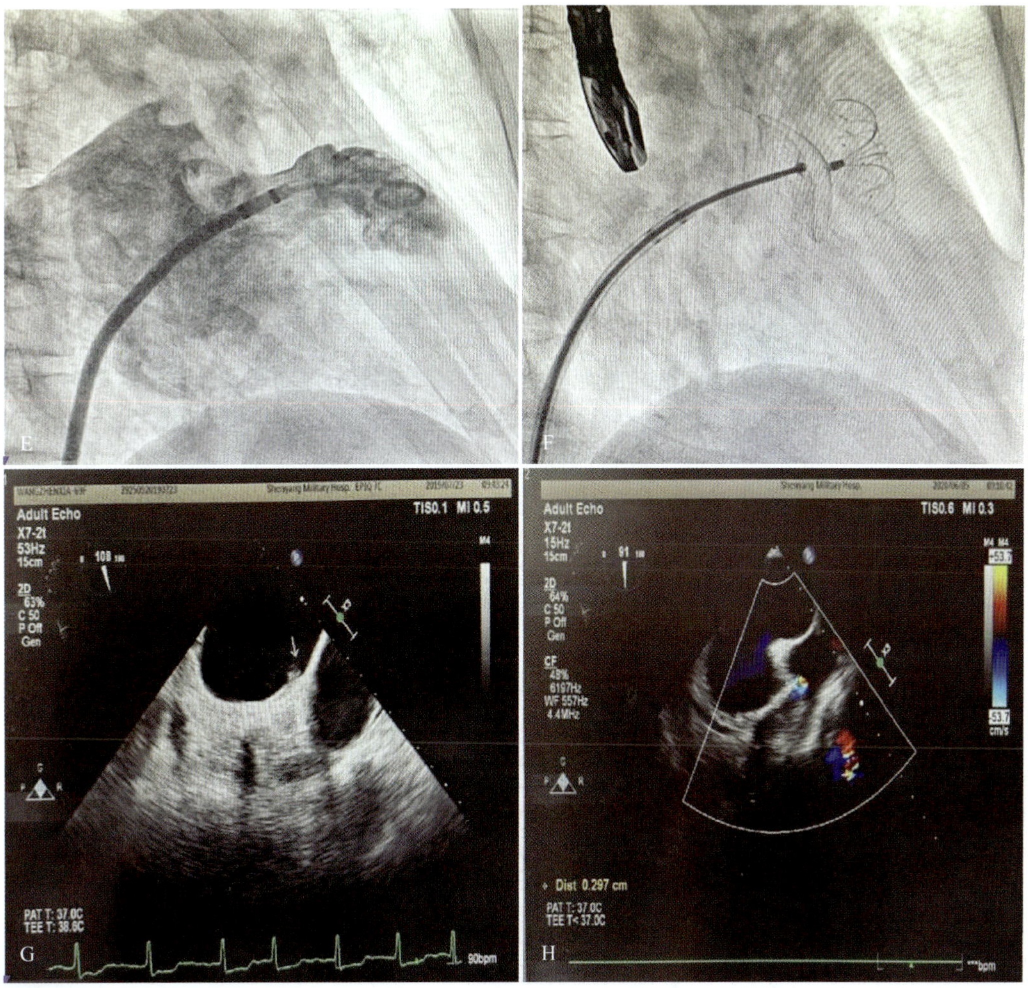

图 2-4-9 **A.** 左心耳造影；**B.** 植入封堵器；**C.** 2019 年 7 月 23 日于我院门诊复查经食管超声心动图；**D.** 2020 年 6 月 5 日再次复查经食管超声心动图

显示封堵器外缘与左心耳外侧壁之间约 3 mm 缝隙，边缘模糊，未见明确附加回声。脉冲及彩色多普勒可见：左心耳封堵器密封盘外侧缘 3 mm 分流束。经术后随访，2021 年 4 月因房颤伴长间歇于我院行起搏器植入术。

☞ 点评：

经皮左心耳封堵术已成为非瓣膜心房颤动的一种安全有效的非药物治疗选择，然而近年来，对左心耳封堵术的不断深入研究，其术后并发症越来越受关注，左心耳封堵术后 DRT 的发生已成为临床实践中的焦点问题之一。

第 1 例患者既往有卒中病史，经随访患者术后房颤复发，一直遵医嘱抗栓治疗，但仍有血栓形成，考虑患者可能对抗凝药物不敏感。第 2 例患者术后未及时复查 TEE 并停用抗凝药物，术后 5 个月复查 TEE 提示封堵器表面可见血栓形成，规律服用抗凝药物治疗后，再次复查 TEE 发现血栓消失，考虑 DRT 发生原因与术后未及时复查自行停止抗栓治疗有关。

关于 DRT 形成的机制目前尚无明确统一的定论，封堵器植入后器械表面的内皮化进程及凝血系统的反应性激活是当前 DRT 形成机制中比较具有可信度的研究结论。根据当前研究结果，总结 DRT 的发生主要受以下几个方面因素影响：一是患者术前临床基线资料：一般高龄、既往有卒中病史、左心耳内径增宽、左心室射血分数降低、左心房容积显著增大、CHA_2DS_2-VASc 评分高、左心耳自发显影现象等均是 DRT 发生的预测因子；二是手术操作方面，DRT 发生与左心耳形态、器械植入过深、植入大尺寸的封堵器、封堵器周围残余分流有一定相关性；三是术后抗栓治疗上，术后不规范服用抗凝药物是 DRT 的预测因子；四是个体差异，部分患者本身对抗凝药物不敏感。综上病例，对于高风险的患者，应在术前充分告知患者及家属术后可能发生 DRT 的风险，嘱其术后按医嘱规范服用抗栓药物，术后应严格随访，避免或减少因不知情、经济等原因自行停用抗凝药物的情况。在手术操作方面，术者应于术中在 TEE 或 ICE 指导下进行，尽量使封堵器的位置最优化，术后要加强行左心耳影像学随访。DRT 一经确诊，应在排除抗凝绝对禁忌证的前提下，尽早开始治疗。总而言之，DRT 是一种尚可预测以及治疗的并发症，需在临床实践中引起医患双方的重视。

（中国人民解放军北部战区总医院
孙佳琪　孙鸣宇）

病例 4　左心耳封堵术后心脏压塞 1 例

患者女性，71 岁，持续性心房颤动，合并高血压、糖尿病，既往因三度房室传导阻滞于我院行永久起搏器植入，因不愿长期口服抗凝药物，入院拟行经皮左心耳封堵手术。术前完善左心房增强 CT，解剖形态学符合仙人掌型左心耳，内部梳状肌发达，早分叶，着陆区椭圆形开口，直径 2.0/2.6 cm，周长 7.7 cm，左心耳封堵最佳工作角度为右 30° 足 35°，工作角度下 CT 最大密度投影测量左心耳开口 2.3 cm，工作深度 2.4 cm（图 2-4-10）。手术在局麻 ICE 引导下完成，根据术中左心耳造影结果、ICE 测量结果及术前 CT 测量结果，综合选择 27 mm Watchman 封堵器行左心耳封堵，手术过程顺利，造影及 ICE 提示封堵完全，无残余分流，符合器械释放 PASS 原则（图 2-4-11）。器械释放后可见封堵伞器倒钩远端部分合金骨架与心耳整体运动不协调，射线透视下疑似心

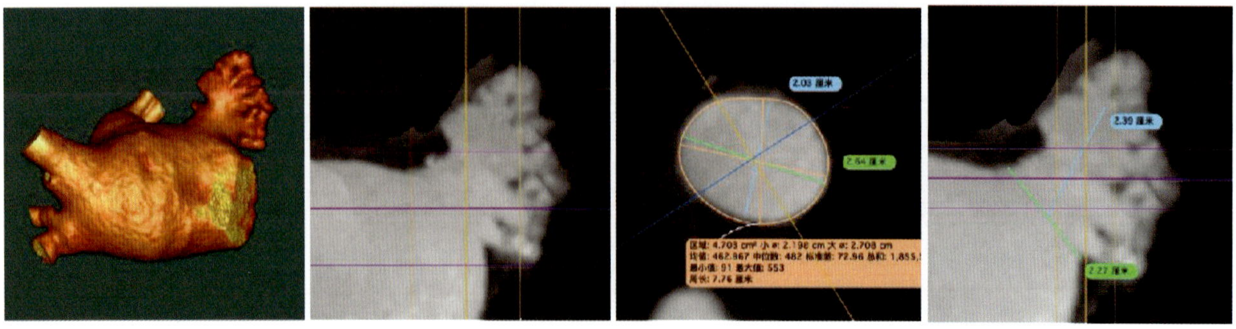

图 2-4-10　左心耳封堵术前左心房增强 CT 相关参数测量，包括左心耳形态、开口大小、工作深度及工作轴向角度的测量

包积液征象（图 2-4-12B），行 ICE 再次评估，提示左心耳组织周围及心房后壁少量心包积液，心室腔周围心包内未见心包积液，患者血流动力学稳定。患者返回病房 2 小时后有创血压监护示血压进行性下降，床旁经胸超声心动图提示中等量心包积液（图 2-4-12C），紧急再次于导管室行剑突下心包穿刺置管引流术，引流出约 400 ml 鲜红色血性液体后患者生命体征稳定，持续引流三天后拔除心包引流管，经胸超声心动图无心包积液，左心耳内可见左心耳封堵器（图 2-4-12D），病情平稳出院。术后 2 个月复查左心房增强 CT，无心包积液，无器械表面相关血栓形成，器械周围残余分流束宽 1.5 mm（图 2-4-13A-C），进一步的 CT 轴位多切面最大密度投影分析发现，部分器械远端合金骨架深嵌于左心耳远端小叶中，与封堵器整体形态相分离（图 2-4-13D-F）。患者术后已随访 3 个月，无不良心血管事件发生，继续门诊随访中。

☞点评：

经皮左心耳封堵术围术期心包积液多与手术操作相关，房间隔穿刺、封堵器释放及器械回收过程中发生心包积液的概率较大，提醒术者需要对于手术核心环节予以关注。此例左心耳封堵手术围术期心包积液的发生考虑与封堵器释放过程相关，仔细分析手术影像可以发现，在输送大鞘初始定位及内鞘锁合环节，输送系统末端并未进入左心耳远端小叶（图 2-4-11B-D），但在封堵器释放展开过程中，封堵器末端合金骨架已部分进入左心耳远端小叶当中，导致封堵器完全展开后器械部分倒钩末端合金骨架嵌顿于远端小叶当中（图 2-4-11E-G），封堵器整体与左心耳相互作用应力不均衡，嵌顿于左心耳远端小叶中的倒钩部分

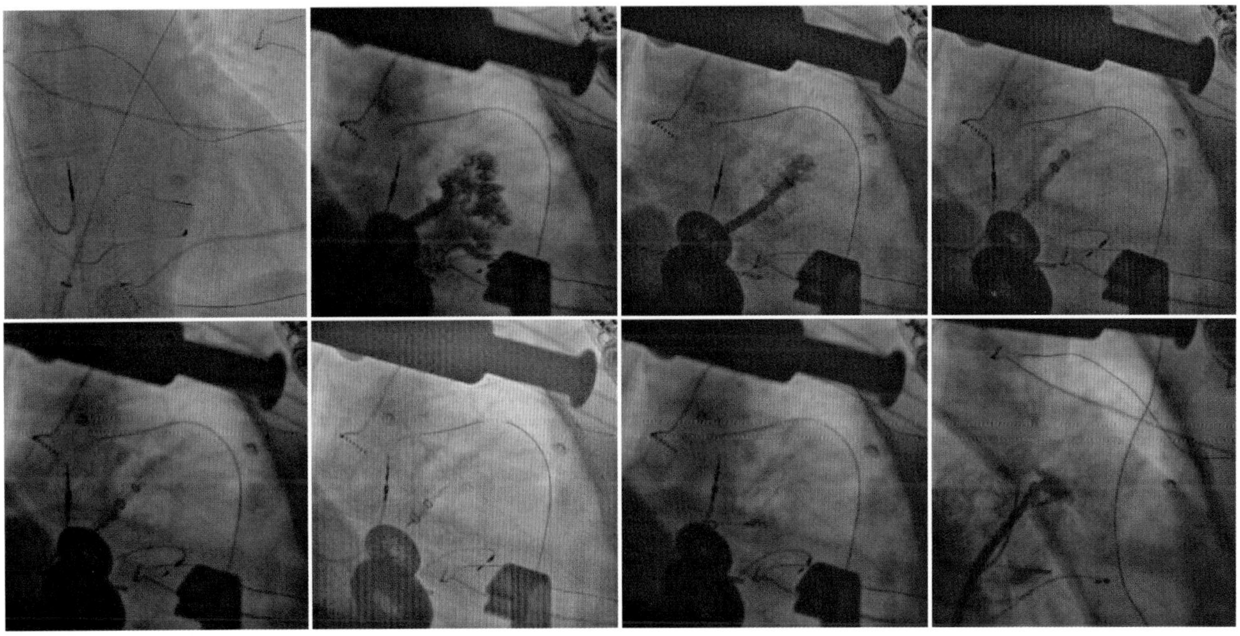

图 2-4-11 左心耳封堵术中手术操作过程 DSA 影像

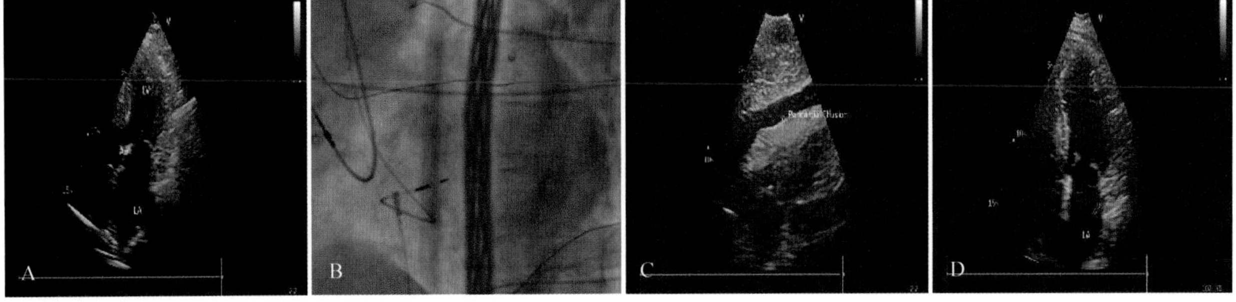

图 2-4-12 **A.** 左心耳封堵术前超声心动图；**B.** 术中左前斜体位透视影像；**C.** 术后心包积液超声心动图；**D.** 出院前经胸超声心动图

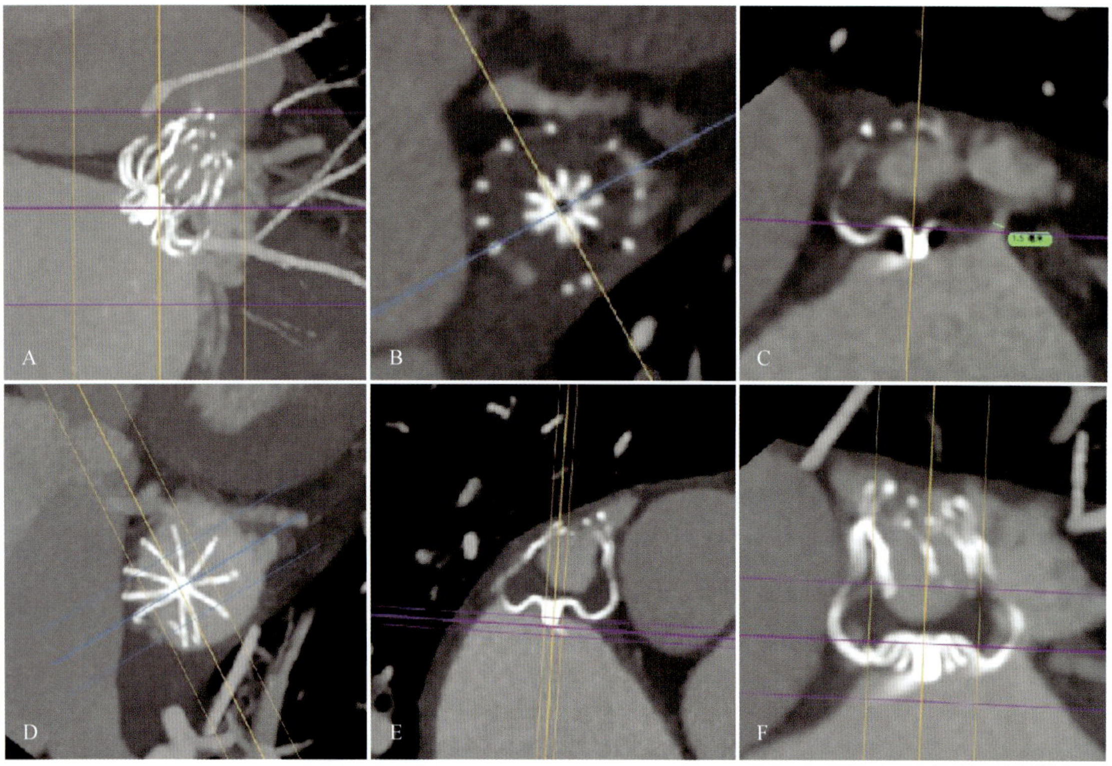

图 2-4-13 左心耳封堵术后随访复查左心房增强 CT 分析提示器械稳定，少量残余分流

局部应力增加，损伤左心耳壁，导致心包积液的发生。分析术后随访复查的左心房增强 CT 影像资料可见封堵器部分倒钩远端合金骨架嵌顿于左心耳远端小叶当中，也间接印证了术中心包积液发生的原因。

本例借鉴：器械释放过程中造成的心耳壁的损伤常为自限性，通过积极的心包穿刺引流常能避免不良临床结局，术中需考虑回收调整器械是否会对左心耳壁造成进一步损伤的风险。在封堵器械释放过程中，保持器械末端稳定不前移，才能减少器械末端开放式合金骨架对心耳壁的应力。对于内部梳状肌发达且收缩力明显的左心耳结构，需权衡初始工作深度与预期释放后深度的关系，在封堵器释放过程中通过渐进的借深度操作进行调整，保持轴向的稳定，尽量避免器械末端非对称性地嵌顿于左心耳远端小叶中，降低与左心耳接触的局部倒钩应力的增加，减少对左心耳壁的损伤。采用远端闭合式的新一代封堵器械也是一种理想的选择，能够减少围术期心包积液的发生。

（中国医科大学附属盛京医院　万继业）

病例 5：封堵器表面血栓形成一例

65 岁女性患者，以“发现房颤 3 年”于 2023 年 2 月 18 日入院。既往高血压病史。诊断：心律失常，持续性房颤（CHA_2DS_2-VASc 评分 3 分，HAS-BLED 评分 3 分）；高血压 3 级（很高危）。入院后完善常规生化检验未见明显异常。经胸超声心动图：左心房内径 47 mm，左心室射血分数 57%。TEE 提示左、右心房及心耳内自发显影，左心耳功能减低。予利伐沙班 15 mg 每日 1 次口服，氯吡格雷 75 mg 每日 1 次口服，胺碘酮 0.2 g 每日 3 次口服。经充分评估并与患者及家属交代后，于 2023 年 2 月 23 日行房颤射频消融联合左心耳封堵术。术前心脏彩超提示：双心房大，左心房内径 47 mm，二尖瓣、三尖瓣轻度反流，射血分数 57%。术前 TEE 提示：左右心房及左心耳均有自发显影，左心耳功能减弱，0° 入口内径 25.5 mm，深度 34.3 mm；45° 入口内径 23.2 mm，深度 37.7 mm；90° 入口内径 26.9 mm，深度 34.0 mm；135° 入口内径 24.5 mm，深度 32.8 mm。

术中首先在 Carto 三维标测系统指导下依次完成双肺静脉电隔离、左心房后壁 BOX 消融及二尖瓣峡部消融，再行左心耳封堵。房颤消融顺利，术中成功转律。行左心耳造影，定标测量显示左心耳口部内口直径约 30 mm，外口直径 32 mm，心耳上沿脊部超长，结合术中腔内超声测量开口数值，此类型大心耳不适合 Watchman 封堵器，故选择 32/38 mm Lacbes 封堵器。释放封堵器过程顺利，如图 2-4-14 A～D。牵拉试验提示封堵器稳定，

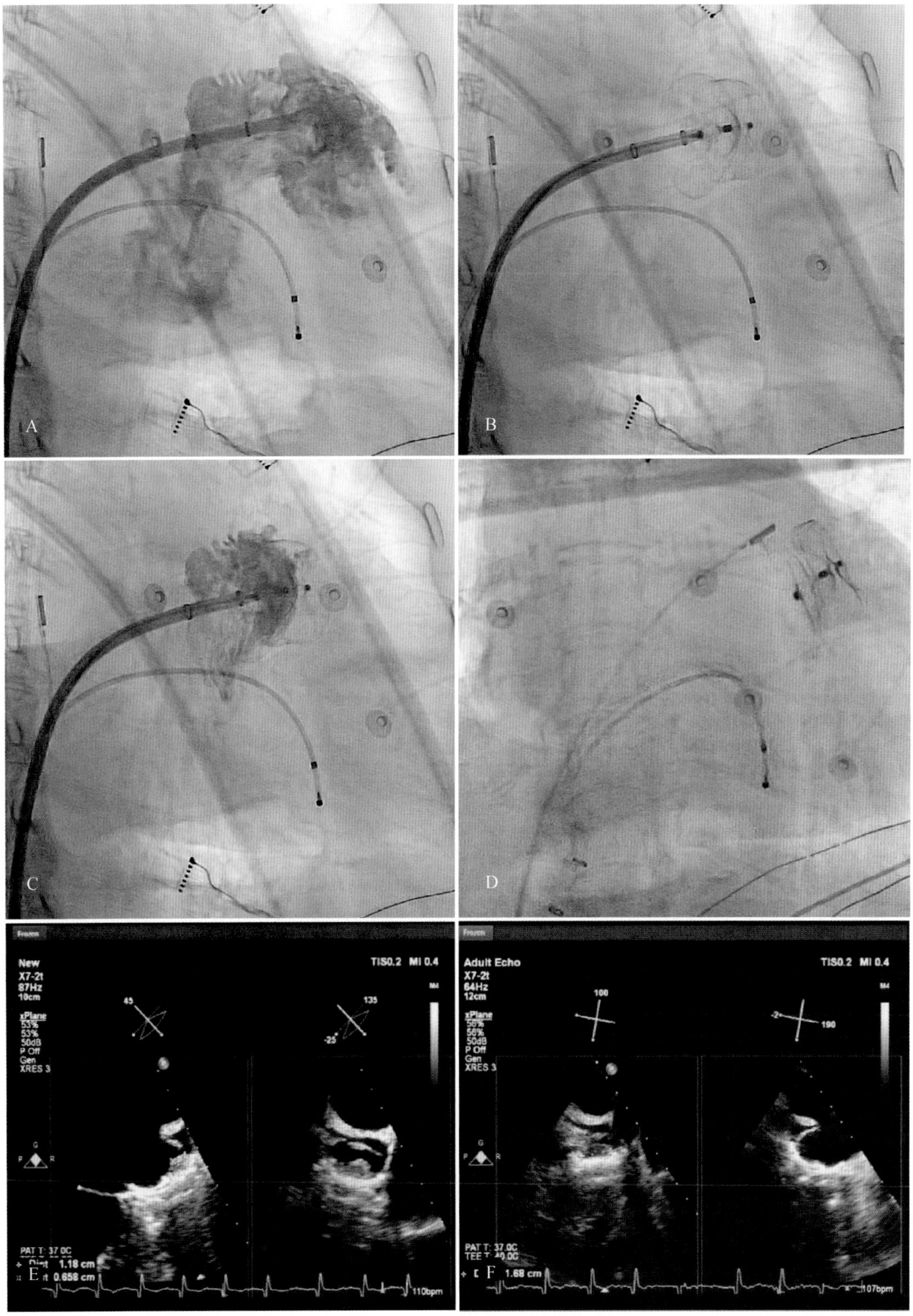

图 2-4-14　A～D. 左心耳封堵术中影像，行左心耳造影，定标测量显示左心耳口部内口直径约为 30 mm，外口直径 32 mm，结合术中腔内超声测量开口数值，选择 30/36 mm Lacbes 封堵器。手术过程顺利，术后评估满意；**E**. 2023 年 6 月 8 日复查 TEE 提示封堵器表面血栓，大小约为 11.8 mm×12.3 mm×6.6 mm；**F**. 2023 年 7 月 21 日复查 TEE，封堵器表面血栓大小约为 16.8 mm×11 mm×7 mm

造影及超声评估未见残余分流，透视下分离封堵器。患者术后一般状态恢复良好，于 2023 年 2 月 27 日出院。出院后遵医嘱继续口服利伐沙班、氯吡格雷等药物。3 个月后停用利伐沙班，改为阿司匹林 100 mg 每日 1 次口服、氯吡格雷 75 mg 每日 1 次口服。2023 年 6 月 8 日术后第一次复查 TEE 提示封堵器表面血栓形成，大小约 11.8 mm×12.3 mm×6.6 mm（图 2-4-14 E），同时封堵器与左心耳间存在 3.2 mm 残余分流。予停用阿司匹林，重新应用拜瑞妥 20 mg 每日 1 次口服配合波立维 75 mg 每日 1 次口服。2023 年 7 月 21 日再次复查 TEE，DRT 未见消失，仍为 16.8 mm×11 mm×7 mm（图 2-4-14 F），同时封堵器与左心耳间存在 3.5 mm 残余分流。

分析此病例发生 DRT 的原因：①此患者为永久性房颤，高血压病史，左心房大（内径 47 mm），均为形成 DRT 的一般不利因素。②术前 TEE 提示：左右心房及左心耳均有自发显影，左心耳功能减弱。提示此患者具有高凝状态，这是封堵术后 DRT 的重要独立危险因素。另外术前彩超提示二尖瓣反流，不利于内皮化完成，也容易形成 DRT。③本次住院期间并未行血小板聚集率的测定，虽然高于 2019 年《中国经导管左心耳封堵术临床路径专家共识》的推荐，我们术后给予抗凝+单联抗血小板预防 DRT，但是不除外患者存在氯吡格雷抵抗可能性，抗血小板效果有可能不佳。④此患者左心耳开口大，使用国产盘式封堵器 Lacbes。左心耳造影示心耳开口 30 mm，上沿颈部超长，盖式封堵器的封堵盘上沿难以覆盖至脊外，实际封堵器上沿也在脊下，且脊部外露相对多，造成相对的放置过深。⑤术后 3 个月的 TEE 示封堵器上沿与心耳脊部存在 3.5 mm 残余分流，这可能与术中 Lacbes 封堵器选择稍小有关。一站式手术中肺静脉大环隔离一定导致左心耳脊部肿胀，再行封堵应选择稍大一型号封堵器，可于一定程度上预防封堵器上沿残余分流。此病例中，如 Lacbes 封堵器有 32/40 mm 型号或者 32/42 mm 型号，或许更适合此类型心耳（下沿不会影响二尖瓣）；选择稍大型号的封堵器可能也不会出现术后残余分流。这一原因可能为此患者术后发生 DRT 的最重要因素。

此病例 DRT 处理方案：①召回患者，行血小板 ADP 聚集率测定，如聚集率大于 50%，启用替格瑞洛 90 mg 每日两次抗血小板+拜瑞妥 15 mg 每日 1 次抗凝联合治疗，3 个月后预计再次随访 TEE 评估 DRT，同时监测凝血系统及关注有无出血情况，必要时可调整替格瑞洛剂量至 45 mg 每日 2 次。②如果此治疗整改 3 个月后，行 TEE 检查再次提示 DRT 不消失，我们将尝试行经皮抽吸血栓术，更为积极地处理此 DRT。

（中国医科大学附属第一医院　李健　于波）

参考文献

［1］Kirchhof P，Benussi S，Kotecha D，et al. 2016 ESC Guidelines for the management of atrial fibrillation developed in collaboration with EACTS. Europace，2016，18：1609-1678.

［2］Holmes DR，Reddy VY，Turi ZG，et al. Percutaneous closure of the left atrial appendage versus warfarin therapy for prevention of stroke in patients with atrial fibrillation：a randomised noninferiority trial. Lancet，2009，374（9689）：534-542

［3］Ben H，Changsheng M，Shulin W. 2019 Chinese expert consensus statement on left atrial appendage closure in patients with atrial fibrillation. Pacing Clin Electrophysiol，2022，45（4）：535-555.

［4］中国医师协会心血管内科医师分会结构性心脏病专业委员会 . 中国经导管左心耳封堵术临床路径专家共识 . 中国介入心脏病学杂志，2019，27（12）：661-672.

［5］Vuddanda VLK，Turagam MK，Umale NA，et al. Incidence and causes of in- hospital outcomes and 30-day readmissions after percutaneous left atrial appendage closure：a US nationwide retrospective cohort study using claims data. Heart Rhythm，2020，17（3）：374-382.

［6］Sievert H，Lesh MD，Trepels T，et al. Percutaneous left atrial appendage transcatheter occlusion to prevent stroke in high-risk patients with atrial fibrillation：early clinical experience. Circulation，2002，105（16）：1887.

［7］Holmes DR，Reddy VY，Turi ZG，et al. Percutaneous closure of the left atrial appendage versus warfarin therapy for prevention of stroke in patients with atrial fibrillation：a randomised noninferiority trial. Lancet，2009，374（9689）：534-542.

［8］Reddy VY，Möbius-Winkler S，Miller MA，et al. Left atrial appendage closure with the Watchman device in patients with a contraindication for oral anticoagulation：the ASAP study（ASA Plavix Feasibility Study With

Watchman Left Atrial Appendage Closure Technology）. J Am Coll Cardiol，2013，61（25）：2551-2556.

［9］Nguyen A，Gallet R，Riant E，et al. Peridevice leak after left atrial appendage closure：incidence，risk factors，and clinical impact. Can J Cardiol，2019，35（4）：405-412.

［10］Torres-Saura F，Pérez-de Prado A，R omero-Vazquiánez M，et al. Catheter-based closure of residual leaks after percutaneous occlusion of the left atrial appendage with WATCHMAN device：two cases. Rev Esp Cardiol（Engl Ed），2020，73（3）：262-263.

［11］Wilkins B，Fukutomi M，de Backer O，et al. Left atrial appendage closure：prevention and management of periprocedural and postprocedural complications. Card Electrophysiol Clin，2020，12（1）：67-75.

［12］Wilkins B，Fukutomi M，de Backer O，et al. Left atrial appendage closure：prevention and management of periprocedural and postprocedural complications. Card Electrophysiol Clin，2020，12（1）：67-75.

［13］金壮，曹军英，张筠等. 彩色多普勒超声诊治老年股动脉假性动脉瘤的临床价值. 医学影像学杂志，2017，27（01）：63-66.

［14］January CT，Wann LS，Calkins H，et al. 2019 AHA/ACC/HRS Focused Update of the 2014 AHA/ACC/HRS Guideline for the Management of Patients With Atrial Fibrillation：A Report of the American College of Cardiology/American Heart Association Task Force on Clinical Practice Guidelines and the Heart Rhythm Society in Collaboration With the Society of Thoracic Surgeons Circulation，2019，140（6）：e285.

［15］杨文杰，陈艳红，张勇华，等. 左心耳封堵术后器械相关血栓形成的单中心回顾性研究. 中国介入心脏病学杂志，2022，30（03）：180-186.

［16］Dukkipati SR，Kar S，Holmes DR，et al. Device-related thrombus after left atrial appendage closure：incidence，predictors，and outcomes. Circulation，2018，138（9）：874-885.

［17］Bai Y，Xue X，Duenninger E，et al. Real-world survival data of device-related thrombus following left atrial appendage closure：4-year experience from a single center. Heart Vessels，2019，34（8）：1360-1369.

［18］Lempereur M，Aminian A，Freixa X，et al. Device-associated thrombus formation after left atrial appendage occlusion：A systematic review of events reported with the Watchman，the Amplatzer Cardiac Plug and the Amulet. Catheter Cardiovasc Interv，2017，90（5）：E111-E121.

［19］Bai R，Horton RP，DI Biase L，et al. Intraprocedural and long-term incomplete occlusion of the left atrial appendage following placement of the WATCHMAN device：a single center experience. J Cardiovasc Electrophysiol，2012，23（5）：455-461.

［20］金志清，李世兴，梁明，等. 非瓣膜心房颤动患者经皮左心耳封堵术后器械表面血栓形成发生率及可能相关影响因素. 临床军医杂志，2021，49（03）：261-263.

［21］Isogai，T. Incidence and Outcomes of Pericardial Effusion/Tamponade Following Percutaneous Left Atrial Appendage Closure. Am J Cardiol，2021，160：126-129.

［22］Su F，Gao C，Liu J，et al. Periprocedural outcomes associated with use of a left atrial appendage occlusion device in China. JAMA Netw Open，2022，5：e2214594.

［23］Alkhouli M，Busu T，Shah K，et al. Incidence and clinical impact of device-related thrombus following percutaneous left atrial appendage occlusion：A meta-analysis，JACC Clin Electrophysiol，2018，4：1629-1637.

［24］Dukkipati SR，Kar S，Holmes DR，et al. Device-related thrombus after left atrial appendage closure：incidence，predictors，and outcomes. Circulation，2018，138：874-85.

［25］Saw J，Nielsen-Kudsk JE，Bergmann M，et al. Antithrombotic therapy and device-related thrombosis following endovascular left atrial appendage closure. JACC Cardiovasc Interv，2019，12：1067-1076.

［26］Simard T，Jung RG，Lehenbauer K，et al. Predictors of device-related thrombus following percutaneous left atrial appendage occlusion. J Am Coll Cardiol，2021，78：297-313.

［27］Cepas-Guillen P，Flores-Umanzor E，Leduc N，et al. Impact of device implant depth after left atrial appendage occlusion. JACC Cardiovasc Interv，2023，16：2139-2149.

［28］Hindricks G，Potpara T，Dagres N，et al. 2020 ESC Guidelines for the diagnosis and management of atrial fibrillation developed in collaboration with the European Association for Cardio-Thoracic Surgery（EACTS）：The Task Force for the diagnosis and management of atrial fibrillation of the European Society of Cardiology（ESC）Developed with the special contribution of the European Heart Rhythm Association（EHRA）of the ESC. Eur Heart J，2021，42：373-498.

［29］January CT，Wann LS，Calkins H，et al. 2019 AHA/ACC/HRS Focused Update of the 2014 AHA/ACC/HRS Guideline for the Management of Patients With Atrial Fibrillation：A Report of the American College of Cardiology/American Heart Association Task Force on Clinical Practice Guidelines and the Heart Rhythm Society in Collaboration With the Society of Thoracic Surgeons. Circulation，2019，140：e125-e51.

[30] Diener HC, Connolly SJ, Ezekowitz MD, et al. Dabigatran compared with warfarin in patients with atrial fibrillation and previous transient ischaemic attack or stroke: a subgroup analysis of the RE-LY trial. Lancet Neurol, 2010, 9: 1157-63.

[31] Manesh R Patel 1 KWM, Jyotsna Garg, Guohua Pan, et al. Rivaroxaban versus warfarin in nonvalvular atrial fibrillation. N Engl J Med, 2011, 365 (10): 883-891.

[32] Li X, Zhang X, Jin Q, et al. Clinical efficacy and safety comparison of rivaroxaban and dabigatran for nonvalvular atrial fibrillation patients undergoing percutaneous left atrial appendage closure operation. Front Pharmacol, 2021, 12: 614762.

[33] Li X, Jin Q, Zhang X. Closure device-related thrombosis after anticoagulation with dabigatran in patients undergoing percutaneous left atrial appendage closure: case reports and literature review. Front Pharmacol, 2020, 11: 563920.

[34] Boersma LV, Ince H, Kische S, et al. Evaluating real-world clinical outcomes in atrial fibrillation patients receiving the WATCHMAN left atrial appendage closure technology. Circ Arrhythm Electrophysiol, 2019, 12 (4): e6841

[35] 戴红艳，夏褚．左心耳封堵器血栓一例．中华心血管病杂志，2020：703-705.

[36] Ketterer U, D'Ancona G, Siegel I, et al. Percutaneous left atrial appendage occlusion: Device thrombosis in clopidogrel non-responders. Int J Cardiol, 2016, 204: 196-197.

[37] Della Rocca DG, Horton RP, Di Biase L, et al. Incidence of device-related thrombosis in Watchman patients undergoing a genotype-guided antithrombotic strategy. JACC Clin Electrophysiol, 2021, 7: 1533-1543.

[38] Singh GD, Rogers JH, Saw J. Watchman FLX: early "real world" experience in search for the perfect closure. JACC Cardiovasc Interv, 2020, 13: 2742-2744.

[39] Frisoli TM, Chiang M, Eng MH, et al. Percutaneous aspiration thrombectomy of thrombus attached to left atrial surface of a Watchman FLX device. JACC Clin Electrophysiol, 2022, 8: 277-279.

3 心血管植入型电子器械相关并发症

第 1 节　心血管植入型电子器械感染的相关问题及处理

心血管植入型电子器械（CIED）包括心脏起搏器、植入型心律转复除颤器（ICD）、心脏再同步治疗（CRT）起搏器、植入式心脏监测器、心肌收缩力调节器及迷走神经刺激仪等。CIED 术后感染在其并发症中最常见，有导线经静脉入路的 CIED 感染发生率远高于没有经静脉导线的设备（如无导线起搏器、皮下 ICD 和植入式循环记录仪）。CIED 的感染率在无导线起搏器为＜ 0.16%，有导线起搏器为 1.19%，ICD 为 1.91%，CRT 为 2.18%，心脏再同步治疗除颤器（CRTD）为 3.35%。丹麦研究显示，CIED 系统感染的发生率为 1.43%，其中囊袋感染占 65.68%，全身感染占 34.32%。普通起搏器感染中，囊袋感染占 69%，全身感染占 31%；总的感染平均发生时间为术后 350 天，其中囊袋感染的平均发生时间为术后 263 天，全身感染的平均发生时间为术后 640 天。ICD 感染中，囊袋感染占 57%，全身感染占 43%；总的感染平均发生时间为术后 311 天，其中囊袋感染的平均发生时间为术后 246 天，全身感染的平均发生时间为术后 419 天。心脏再同步治疗起搏器（CRTP）感染中，囊袋感染占 65%，全身感染占 35%；总的感染平均发生时间为术后 243 天，囊袋感染的平均发生时间为术后 205 天，全身感染的平均发生时间为术后 310 天。CRTD 感染中，囊袋感染占 66%，全身感染占 34%；总的感染平均发生时间为术后 296 天，囊袋感染的平均发生时间为术后 229 天，全身感染的平均发生时间为术后 468 天。因此，囊袋感染占 2/3，多发生在术后 1 年以内，而全身感染多发生在术后 1 年之后。皮下 ICD 不需要在血管内输送电极导线，囊袋感染率为 1.7%，切口感染率为 1.2%，但未发现全身性感染的病例。此外，CIED 感染院内 30 天死亡率为 5% ～ 8%，1 年死亡率为 6% ～ 15%，3 年死亡率为 14% ～ 33%。未经治疗的患者，感染 1 年后病死率约 20%。感染菌株不同，对患者预后有很大的影响。葡萄球菌感染 1 年死亡率为 16%，其中金黄色葡萄球菌感染率为 36%，凝固酶阴性葡萄球菌感染率为 11%；而非葡萄球菌感染患者的 1 年死亡率为 4%。革兰氏阴性杆菌（如肺炎克雷伯菌和黏质沙雷菌）导致 CIED 感染的发生率＜ 10%，真菌感染更罕见。CIED 感染患者的治疗费用明显增加，一项来自加拿大的植入 CIED 的回顾性队列研究（n ＝ 17，584）报道，感染发生率为 1.2%（215 例），其中早期感染占 41%（植入后 0 ～ 30 天），花费 75 415 加元；中期感染占 40%（植入后 31 ～ 182 天），花费 85 302 加元；晚期感染占 19%（植入后 183 ～ 365 天），花费 113 778 加元；而未感染患者的费用为 25 631 加元。然而，目前国内对 CIED 感染患者的处理现状不容乐观，亦不规范，给患者增加了痛苦和经济负担；因此，必须重视这一问题，亟待规范诊断和治疗，特别是要强调早期发现、早期诊断及早期处理的重要性。

一、CIED 感染的高危人群及因素

一篇 60 项研究的荟萃分析（206 528 例）显示，高危人群包括，慢性肾病（OR ＝ 3.02）或终末期肾病（OR ＝ 8.73）、既往 CIED 感染（OR ＝ 7.84）、长期使用皮质类固醇（OR ＝ 3.44）、应用抗凝药物（OR ＝ 1.59）、糖尿病（OR ＝ 2.08）、慢性阻塞性肺疾病（OR ＝ 2.95）、恶性肿瘤（OR ＝ 2.23）、心力衰竭（OR ＝ 1.65）、皮肤疾病（OR ＝ 2.46）的患者；高危相关因素包括，术后血肿（OR ＝ 8.46），起搏电极导线脱位再次植入（OR ＝ 6.37），更换脉冲发生器（OR 1.98），植入术前行临时起搏（OR ＝ 2.31），术者植入经验不足（手术少于

100次，OR = 2.85），手术持续时间（权重平均差9.89），留置心外膜电极导线（OR = 8.09），脉冲发生器置入腹部（OR = 4.0），植入≥2根的电极导线（OR = 2.02）。

Toriello等报道囊袋并发症的特征及发生率，血肿发生率为1%～20%，发生时间在术后2周内；术后感染发生率为1%～10%，发生时间在术后30天内。

二、CIED感染的表现形式

（一）浅表切口感染

浅表的切口感染只涉及皮肤和切口浅表的皮下组织，而不涉及深层软组织（如筋膜、肌肉），金黄色葡萄球菌是最常见的病原体，部分患者可以经抗生素治愈，也可以扩展到囊袋内感染。

（二）CIED囊袋感染

表现为局部炎症改变，包括囊袋部位红斑（41%）、肿胀（38%）、疼痛和压痛（28%）、发热（18%）、分泌物流出（38%）、脉冲发生器外露（21%）。需要注意的是，一旦脉冲发生器和（或）电极导线部分暴露，无论是否培养出微生物，都必须视为CIED系统感染；因为它与皮肤及其细菌病原体直接接触，积累的微生物和细胞聚合物构成了一种生物膜，它保护微生物免受抗生素和宿主防御，使感染沿着CIED系统到达血管内和心腔内。研究显示有46%囊袋感染的患者心腔内检出了赘生物，拔出的电极导线培养的阳性率为88.7%，其中65.4%的患者仅显示出局部感染的迹象。因此，建议所有临床CIED囊袋感染的患者进行血液培养和经胸及经食管超声心动图检查。

（三）CIED导致的全身感染

CIED全身感染多数是由器械感染到达血管和心腔内所致，无囊袋感染的患者CIED全身性感染诊断具有挑战性，与感染性心内膜炎的诊断类似。患者的症状通常没有特异性，包括发热、发冷、盗汗和体重减轻等。囊袋感染者累及血管内电极导线占88%，但并不都伴全身感染。一般来说，早期CIED感染（定义为＜6个月）更可能出现囊袋感染，而晚期CIED感染更多归因于菌血症和（或）心内膜炎，但仅凭CIED放置后的感染时间并不能可靠诊断是局部感染还是全身感染。

三、CIED感染和（或）感染性心内膜炎的诊断建议

（一）主要标准（Ⅰ类推荐）

1. 微生物学检查

（1）CIED感染和（或）感染性心内膜炎中典型微生物（凝固酶阴性葡萄球菌、金黄色葡萄球菌）的血培养呈阳性。

（2）两种不同的血液培养物中与感染性心内膜炎一致的微生物：①草绿球菌、牛链球菌、HACEK组、金黄色葡萄球菌；②在缺乏主要菌群的情况下，社区获得性肠球菌。

（3）从持续阳性的血液培养中获得感染性心内膜炎一致的微生物：①＞12小时同时抽取≥2个部位的阳性血培养；②单独抽取≥3个的血液培养（第1个和最后1个样本相隔≥1小时采集）；③单次血培养克雷伯菌阳性或IgG抗体滴度＞1∶80。

2. 影像学检查

（1）超声心动图阳性：①CIED感染，包括囊袋感染及电极导线感染；②心脏瓣膜发现疣状赘生物、脓肿、假性动脉瘤、心内瘘、瓣膜穿孔或动脉瘤及人工瓣膜新出现的断裂。

（2）用 ^{18}F FDG PET/CT（近期植入者应谨慎）或放射性标记的WBC SPECT/CT检测囊袋/电极导线及瓣膜发现异常。

（3）心脏CT检查确定有瓣旁渗漏。

（二）次要标准（Ⅰ类推荐）

1. 有感染倾向的表现（如新发三尖瓣反流）或静脉用药。

2. 发热（体温＞38℃）。

3. 血管系统病变（包括仅通过影像学检测到的）：大动脉栓塞、脓毒性肺栓塞、感染性（真菌性）动脉瘤、颅内出血、结膜出血及詹韦（Janeway）病变。

4. 微生物学证据不符合上述主要标准的血培养阳性或与感染性心内膜炎或囊袋培养或电极导线培养（由未感染的囊袋提取）一致的微生物感

染的血清学证据。

确诊CIED/感染性心内膜炎：需要在明确的CIED临床囊袋/脉冲发生器发生感染（囊袋肿胀、红斑、发热、疼痛、脓性分泌物、窦瘘形成、溃疡及脉冲发生器或近端电极导线外露）的条件下，存在两个主要标准或一个主要标准＋三个次要标准。

可能诊断CIED/IE感染性心内膜炎：需要在明确的CIED临床囊袋/脉冲发生器发生感染（囊袋肿胀、红斑、发热、疼痛、脓性分泌物、窦瘘形成、溃疡及脉冲发生器或近端电极导线外露）的条件下，存在一个主要标准＋一个次要标准或三个次要标准。

否定诊断CIED/IE感染性心内膜炎：不符合上述诊断标准的患者。

血液培养是诊断血液感染的首要工具，其主要弱点是采样过程中有污染的风险（发生率0.6%～17%）和先前的抗生素治疗导致的假阴性结果。如果从血液培养中分离出的微生物与电极导线培养中的不同，很可能是污染的结果。血液培养中常见的微生物包括，凝固酶阴性葡萄球菌、微球菌、绿色链球菌、痤疮丙酸杆菌、棒状杆菌属、产气荚膜梭菌属和芽孢杆菌属等。因此，在临床疑似CIED感染的情况下，在使用抗生素治疗前至少应进行三组血液培养，包括需氧和厌氧细菌的培养，并应尽量进行无污染采样。细菌培养阳性率在囊袋内为23%，脉冲发生器为29.5%，两者都有为14%。局部组织培养的阳性率为69%，涂拭子培养的阳性率为31%，器械连接部位培养的阳性率为90%以上。研究报道单一细菌感染占61%，金黄色葡萄球菌菌血症的患者占30%～75%。有些情况下患者可出现早期血液感染（菌血症、电极导线感染或心内膜炎），伴或不伴脉冲发生器囊袋感染。在这种情况下，全身症状往往很突出，症状和体征的严重程度与微生物和患者的状况有关。金黄色葡萄球菌通常会导致急性发热和发冷，凝固酶阴性葡萄球菌的毒性较低，全身症状较少。

影像学检查中，TEE对心内膜炎及瓣周延伸感染的敏感性优于TTE（TTE检测心内膜炎的敏感性仅为32%），TEE的特异性为99%～100%。一项前瞻性研究显示PET/CT对囊袋感染的敏感性为87%，特异性为100%，但对心内膜炎的敏感性为31%，特异性为62%。因此，要根据患者个人的特点正确选用影像学检查。

四、CIED系统感染的处理

（一）移除CIED系统（Ⅰ类适应证）

1. 对于明确的CIED感染患者（全身和局部），建议完全移除CIED（包括废弃的导线、心外膜导线和导线残端）。

2. 对于心外膜导线胸内确诊有感染液体（化脓性）的患者，建议完全取出心外膜导线和补片。

3. 对于没有明确涉及电极导线和（或）装置的瓣膜性心内膜炎患者，建议完全移除CIED。

4. 对于金黄色葡萄球菌、凝固酶阴性葡萄球菌（CoNS）、丙酸杆菌族、念珠菌属或真菌血症患者，建议完全移除CIED。

5. 对于持续性或复发性菌血症的患者，尽管进行了适当的抗生素治疗，但不能确定其他复发或持续感染的原因时，建议完全移除CIED。

6. 去除CIED后，建议植入新的CIED，可选择无导线起搏器及皮下ICD。

（二）抗生素治疗（Ⅰ类适应证）

对于出现菌血症的患者，建议采用广谱抗生素的经验性治疗，包括革兰氏阳性和革兰氏阴性的微生物，直到确定致病微生物为止。≥97%的袋状感染或心内膜炎患者，经过电极导线拔除和抗生素治疗可以痊愈。

1. 浅表切口感染

经验治疗：口服抗金黄色葡萄球菌抗生素，氟氯西林口服1 g/6～8 h，阿莫西林标准剂量。如果是耐甲氧西林金黄色葡萄球菌：应用复方新诺明、克林霉素、强力霉素、利奈唑胺。

血培养结果出来后调整抗生素，用药时间为7～10天。

2. 孤立囊袋感染（血培养阴性）

经验治疗：针对耐甲氧西林凝固酶阴性葡萄球菌和金黄色葡萄球菌，万古霉素静注30～60 mg/（kg·d），2～3次/日，或达托霉素静注8～10 mg/（kg·d），1次/日。如出现全身症状，需要万古霉素＋抗革兰氏阴性菌的抗生素，三代头孢菌素给予标准剂量或庆大霉素静注5～7 mg/（kg·d），1次/日，需根据肾功能调整剂量。

血培养结果出来后调整抗生素，如是敏感葡萄球菌，给予氟氯西林（或一代头孢菌素），氟氯西林静注 8 g/d，4 次 / 日；或一代头孢菌素给予标准剂量，部分还可以采用口服治疗。用药时间为 10 ～ 14 天。

3. 全身感染不伴导线及瓣膜赘生物（可伴或不伴囊袋感染）

经验治疗：针对耐甲氧西林葡萄球菌和革兰氏阴性菌，给予万古霉素或达托霉素＋第三代头孢菌素或庆大霉素。万古霉素、三代头孢菌素及庆大霉素的用法及剂量同上，需根据肾功能调整剂量。

血培养结果出来后调整抗生素，如敏感葡萄球菌，给予氟氯西林或一代头孢菌素静脉注射，用法及剂量同上，用药时间为 4 周（血培养阴性后 2 周）。

4. 伴电极导线及瓣膜赘生物的感染性心内膜炎＋血栓

经验治疗：给予万古霉素或达托霉素＋三代头孢菌素（或广谱 β- 内酰胺抗生素）或庆大霉素静注；其用法及剂量同上。

血培养结果出来后调整抗生素，如果是人工瓣膜＋葡萄球菌感染，5 ～ 7 天后加用利福平，利福平口服（或静注），900 ～ 1200 mg/d，2 次 / 日。原生瓣膜感染性心内膜炎用药时间为去除 CIED 后 4 周。人工瓣膜心内膜炎用药时间为 4 ～ 6 周。单独电极导联赘生物用药时间为去除 CIED 后 2 周治疗，但金黄色葡萄球菌感染除外。

Topaz 等新近报道了关于囊袋局部注入超高浓度抗生素（CITA）治疗单纯囊袋感染，首先对 CIED 囊袋交替使用 1.5% 过氧化氢和 5% 聚维酮碘清创，将一根 6F 留置导管置入 CIED 囊袋内，以便给予抗生素，并使用封闭的负压调节疗法。根据体重、肌酐水平和确定的病原体，将抗生素输注到 CIED 囊袋内，抗生素负荷剂量包括 1 ～ 2 g 万古霉素和（或）80 ～ 240 mg 庆大霉素（或阿米卡星 250 ～ 500 mg），用 25 ～ 50 ml 生理盐水稀释。维持剂量以 1 ～ 2 ml/h 的速度输注（万古霉素 40 ～ 80 mg/h，庆大霉素 3 ～ 10 mg/h）。每天检测血药浓度，以调整抗生素的浓度和流量，以维持有效 / 无毒性的抗生素血清水平。培养阳性的患者接受抗生素治疗 14 天，否则用药 10 天。出现全身性感染的迹象时，需完全移除 CIED。结果显示，CIED 移除组的治愈率高于 CITA 组（96.2% *vs*. 84.6%；$P = 0.027$），但是，CIED 移除组的严重并发症发生率也明显增高（14.8% *vs*. 1.5%，$P = 0.005$）。CITA 组和 CIED 移除组的 1 个月和 1 年全因死亡率均相似（0.0% *vs*. 3.7%，$P = 0.25$；12.3% *vs*. 13.6%，$P = 1.00$）。在接受 CITA 治疗的符合 CIED 移除指征的患者中，90.8% 的患者成功避免了 CIED 移除。CITA 的治愈率为 85%，中位数随访 3 年仍未发生再感染。本研究的方法简单实用，治愈率高，特别适合我国国情；因此，建议在有适应证的情况下可以尝试此种治疗。然而，对于反复囊袋感染或伴全身感染的患者，长期抗生素治疗和局部伤口处理是 CIED 移除高危患者的姑息治疗，这些患者通常心血管状况稳定，初步抗生素治疗后临床症状改善，血液感染消失。但目前的研究结果仍有限，抗生素治疗的选择及其剂量是经验性的，因此，姑息治疗常用于移除 CIED 手术风险很高、无法重新植入、CRT 作用丧失、由于其他感染源无法根除而存在继续感染的风险及预期寿命小于 1 年的患者，是退而求其次的选择。

五、CIED 感染的风险评估

所有患者在植入 CIED 前需进行 CIED 感染的风险评估，明确诱发感染的可纠正因素及不可纠正因素，可纠正因素应予以纠正后再实施手术；有不可纠正因素的患者要高度重视患者的情况，减少容易诱发感染的操作，密切观察病情，及早发现感染苗头给予合适的处理，尽早将感染遏制。可纠正因素包括患者相关因素，如发热、皮肤问题、口服抗凝或抗血小板药及进行肝素桥接治疗等；手术相关因素，如手术时间过长、术后血肿、再次手术干预、术者经验缺乏、植入临时起搏及腹部囊袋等。不可纠正因素也包括患者相关因素（如终末期肾病、应用皮质醇、肾衰竭、既往有 CIED 感染史、慢性阻塞性肺疾病、心脏衰竭及恶性肿瘤等患者）及手术和起搏器相关因素（如电极导线重新放置、起搏器升级、CRT/ICD、植入 ≥ 2 根电极导线、有废弃电极导线、植入 CIED 入径复杂及放置心外膜电极导线）。

六、CIED 感染的预防

（一）术前准备

已有感染的患者，CIED 手术应推迟至患者不发热＞24 小时，于围术期控制好血糖，治疗合并疾病，避免经静脉临时起搏和中心静脉置管。所有参与 CIED 植入的工作人员必须接受严格的无菌技术培训，按照外科手术的要求，在完全无菌的手术室 / 导管室中进行 CIED 手术。手术前对患者进行皮肤清洗，建议术前 1 小时内预防应用抗生素（头孢唑林和氟氯西林），万古霉素建议术前 1.5～2 小时内应用。

（二）术中操作

术野消毒应使用酒精氯己定而不是聚维酮碘，给予足够的时间使消毒剂干燥，如果术者进行术前准备和手术消毒等，则在切开皮肤前更换手套 / 重新擦洗或摘掉双手套的外层手套。尽量减少组织损伤，彻底止血，适当地缝合伤口。建议高危人群使用抗生素包膜，抗生素包膜（TYRXTM，Medtronic，MN，USA）局部释放米诺环素和利福平，可显著降低高危患者 CIED 感染的发生率（HR 0.60，$P=0.04$），且并发症的发生率低。不主张采用囊袋内局部注入抗生素。应对切口进行分层封闭，最大限度地减少伤口张力，减少开裂和感染的风险，可采用压力敷料进行加压包扎。

（三）术后管理

不建议术后常规应用抗生素，一般加压包扎 24 小时，敷料覆盖伤口 2～10 天。发生血肿时，不建议进行血肿引流或清除，因为可诱发感染，只有在疼痛无法控制或伤口愈合不良时才应进行血肿清除，最好在无菌导管室进行操作。

（四）特殊情况下植入 CIED 的管理

对于 CHA_2DS_2VASc 评分≥4 的患者，不推荐使用肝素“桥接”疗法，血栓高危（有栓塞病史或机械瓣膜）的患者建议继续使用华法林，INR 在 1.8～2.0 之间可以接受手术。抗血小板药物，特别是 P2Y12 抑制剂，最好在术前 5～10 天停用；必须应用的患者，选用单抗治疗。所有应用抗凝或抗血小板药物的患者，术中一定要完全止血，最好应用电刀。术后囊袋及周围加压包扎，根据局部情况决定加压包扎天数。

CIED 更换或再干预的患者，一定要把握好适应证，尽量避免过早的重新干预，因为这将大大增加感染的风险。在更换脉冲发生器时，囊袋内的纤维包膜可抑制人体正常的防御机制和抗生素渗透，但切除包膜可能导致更多的囊袋出血或血肿，不建议作为常规操作。

总结

CIED 感染是 CIED 植入术后最严重的并发症，其中囊袋感染的发生率最高。一旦发生 CIED 感染，无疑会增加患者的痛苦、死亡风险和经济负担。因此，要避免 CIED 感染的发生，要求临床医生在给予每一位患者实施手术之前，必须掌握 CIED 植入的适应证，真正做到为患者的切身利益着想。其次一旦确定患者需要实施 CIED 治疗，必须做好术前 CIED 感染的风险评估，去除诱发感染的可纠正因素，规范手术操作，术后认真管理，将 CIED 的感染发生率降至最低。目前随着 CIED 功能的扩展，临床需求量明显增加，CIED 感染的发生率亦有增高趋势，作为临床医师要高度重视，以预防为主，防治结合，不断探索。

（中国人民解放军联勤保障部队第九八〇医院
王冬梅）

七、病例报告

病例 1：起搏器囊袋急性感染菌血症

患者男性，70 岁，因“起搏器植入术后半月、发热 2 天”由地方医院转入我院。既往有糖尿病和高血压病史。患者近 1 年反复发作性头晕，伴乏力，查动态心电图示：24 小时总心搏：68 356 次，最慢心率：32 次 / 分，窦性停搏，最长 R-R 间期 3.2 秒。肌酐（Ccr）：46 ml/min。于外院临床诊断：①病态窦房结综合征：窦性心动过缓，窦性停搏；②高血压 3 级；③ 2 型糖尿病。并于半月前植入双腔永久起搏器（SJ 5826，主动电极）。围术期抗生素应用情况：术前 1 小时静滴头孢唑林钠 1.0 g，术后头孢唑林钠 1.0 g，每 12 小时静滴 1 次，共用 2 次。术区隔日换药，术后第 10 天拆线。植入起搏器术后第 15 天无明显诱因出现寒战、高热，体温最高达 39.3℃，囊袋局部皮肤红肿转来我院。入院时查体：体温 39.0℃，手术切口皮肤发红，囊袋局部皮肤红肿，皮温增高，触诊有压痛，无波动感。急查血常规示白细胞总数 12.6×10^9/L，中性粒细胞百分比 88%，超声心动图检查未发现电极导线、房室瓣膜及心腔内有赘生物。囊袋局部穿刺抽出少量血性分泌物。患者囊袋皮肤红肿热痛，伴全身感染症状，超声未见赘生物，临床考虑囊袋早期感染伴血行感染，经验性应用万古霉素及舒普深静滴抗炎。局部分泌物及血培养结果均为金黄色葡萄球菌，根据致病菌及药敏结果，停用舒普深及万古霉素，给予头孢唑林钠静滴抗炎。完善术前准备后于入院后第 3 天行囊袋清创术、电极导线及起搏器移除术。术后继续抗炎 14 天，连续血培养 3 次阴性，停用抗生素，术区愈合良好，患者好转出院。出院后 2 个月再发头晕，复查动态心电图发现 3 秒窦性停搏，于对侧植入 DDDR 永久起搏器。术后随访 4 年患者无头晕再发，双侧术区愈合正常，无发热，起搏器参数正常。

病例 2：异物遗留致起搏器囊袋急性感染菌血症

患者老年男性，78 岁，因“起搏器植入术后 5 天，发热 2 天”由地方医院转入我院。既往高血压，糖尿病及冠心病病史，长期服用阿司匹林。患者头晕、乏力 5 年，于外院明确诊断：病态窦房结综合征。并于入院前 4 天在当地医院植入双腔永久起搏器。术后第 3 天出现发热，伴寒战，术区明显红肿热痛（图 3-1-1A），考虑“起搏器囊袋急性感染”而急诊转至我院。查体：体温 38.0℃，囊袋局部皮肤红肿，皮温增高，触诊压痛明显，有波动感。急查血常规示白细胞总数 16.6×10^9/L，中性粒细胞百分比 90%，超声心动图检查未发现电极导线、房室瓣膜及心腔内有赘生物。囊袋局部超声探查见液性暗区。临床诊断囊袋感染伴血行感染。完善术前准备，并与家属充分沟通后于入院后次日行囊袋清创术、电极导线及起搏器移除术。术中皮肤切开后，可见脓性分泌物溢出（图 3-1-1B），清创过程中发现囊袋内遗留纱布 1 块，彻底清创，顺利拔出主动电极导线。因患者无起搏器依赖，高龄活动量少，复查动态心电图无长间歇等情况发生，故暂取出起搏器未予临时起搏。分泌物细菌培养示金黄色葡萄球菌。术后应用头孢唑林钠 1.0 g，每 12 小时静滴 1 次，抗炎 14 天，连续血培养 3 次阴性，停用抗生素，术区愈合良好，患者好转出院。术后随访 3 年无头晕等心动过缓症状发作，术区愈合良好。术后第 4 年再发头晕乏力，伴胸闷，复查动态心电图示持续性心动过缓伴窦性停搏，于对侧植入 DDDR 永久起搏器。

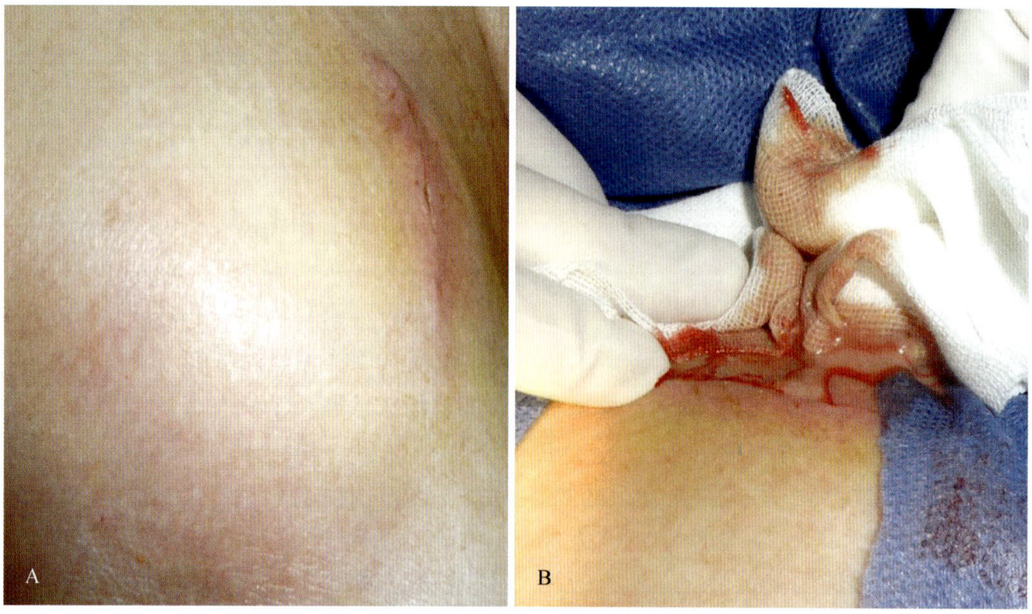

图 3-1-1 病例 2 患者术区情况。**A.** 患者就诊时起搏器囊袋及切口局部皮肤情况；**B.** 起搏器囊袋清创术中见大量脓性分泌物溢出

☞ 点评：

病例1和病例2两例患者均为老年患者发生早期囊袋感染，感染从囊袋局部扩散到全身，引发菌血症，为顺向性感染的典型病例。诊断可简单称为“两阳一阴”。两阳是指患者存在菌血症引发的全身症状与全身感染的相应指标，以及血培养结果阳性；一阴是指超声心动图未见电极导线、房室瓣膜及心腔内有感染的赘生物。囊袋是植入装置感染的重要起源处。囊袋感染可潜在发生在植入术中，尤其是囊袋制作过程中。引发感染的微生物包括内源性及外源性两种。内源性致病菌常来自患者皮肤，这与手术区皮肤消毒不彻底，消毒范围不达标，或术者操作越过消毒无菌区等有关。外源性致病微生物多源自医院不良环境或医务人员。如医院心导管室的空气消毒系统出现问题时，空气和环境消毒不彻底，造成手术视野直接暴露于不良环境。术者手臂接触非无菌区引发感染也常较隐蔽。另一环节是放置电极导线时导引导丝交换次数越多，当操作纤细而富有弹性的指引导丝触碰非无菌区未被发现时，引起感染，这可能是年轻术者或复杂装置植入时感染率增高的原因之一。其他引起感染的情况包括术中人多手杂的紧急操作如术中抢救性心肺复苏、气管插管、导尿等。此外，血液是致病菌最好的培养基，因此，术前抗栓药物调整，术中囊袋彻底止血、清创，术后术区加压包扎等对减少囊袋感染也十分重要。

两例患者除有高龄、合并糖尿病、应用抗血小板药物等危险因素外，应特别强调手术团队的熟练操作，无菌操作，强调术中用品的清点等基本规范。作者所在中心近4年囊袋感染发生率明显下降，约为1/1000，与建立了严格的无菌操作流程明显相关。这些措施包括：①严格导管室层流消毒；②术中尽可能减少手术间工作人员数量；③进入导管室术间时工作人员必须穿手术服，戴帽子、口罩及换手术室专用拖鞋；④术者严格洗手、刷手、消毒并戴双层手套；⑤手术区域和设备双层隔离辅料覆盖；⑥术区皮肤严格消毒，确保足够的时间和范围；⑦首先安排起搏器更换手术；⑧严格进行围术期抗生素的预防应用。

病例借鉴：①识别感染危险因素，针对感染高危患者，更要充分做好术前准备，尽可能去除可控的感染危险因素，如控制血糖、改善肾功能、停用抗栓药物、导管室空气消毒及严格无菌操作等。②一旦明确囊袋感染，无论合并或不合并血行感染，应尽早完全移除心律植入装置，避免延迟操作带来的不良后果。③对已感染的患者进行装置再植入前，应进行患者是否需要再植入的评估。确定需要植入新装置时推荐对侧植入。④加强医护人员责任意识。

（中国人民解放军北部战区总医院　梁延春）

病例3：心脏再同步治疗术后囊袋破溃前行修补及起搏器胸大肌下深埋

患者男性，55岁，因“心脏再同步起搏器植入后16个月、起搏器囊袋变薄4个月”于2012年10月15日入院。患者出现活动后气短6年，于我院明确诊断“扩张型心肌病、完全性左束支传导阻滞、心功能不全”。2011年6月10日于我院植入心脏再同步三腔永久起搏器，术后心力衰竭（心衰）症状改善，起搏器参数正常，术区愈合正常后出院。术后1年，患者出现左胸壁囊袋术区边缘发红，无发热，无压痛，自行服用头孢菌素7天，自觉改善，未诊治，但局部皮肤逐渐变薄来诊。入院时查体：体温正常，囊袋左下方边缘皮肤变薄，颜色暗红，无肿痛（图3-1-2A）。血常规示白细胞总数及中性粒细胞百分比均正常，心电图示双心室起搏，超声心动图各瓣膜及电极未见赘生物，起搏器参数正常。临床诊断起搏器囊袋物理性损伤近破溃。入院后予以囊袋修补及起搏器胸大肌下深埋术。手术前应用头孢唑啉钠1.0 g静滴，具体手术过程如下：消毒铺单局麻后，在原起搏器囊袋左下方近破溃处抽出淡黄色液体约1 ml，送检行细菌涂片及培养。在原起搏器切口下方1.0 cm向左右延伸做一长约10 cm的切口，逐层分离至原囊袋层，暴露并取出原起搏器，再仔细将三根电极与皮下组织分离，将起搏器及相连的三根部分导丝浸入医用碘伏中消毒30分钟，同时在原起搏器囊袋下方皮肤近破溃处做一1.0 cm切口，沿此切口反复使用过氧化氢及Ⅲ型安尔碘进行原囊袋冲洗，然后使用生理盐水冲洗原囊袋。在切口下方的肌肉层分离一新的肌肉下囊袋，将消毒后的原起搏器及电极放入新囊袋后逐层缝合囊袋，在原囊袋下方切口处留置引流条后缝合皮下组织

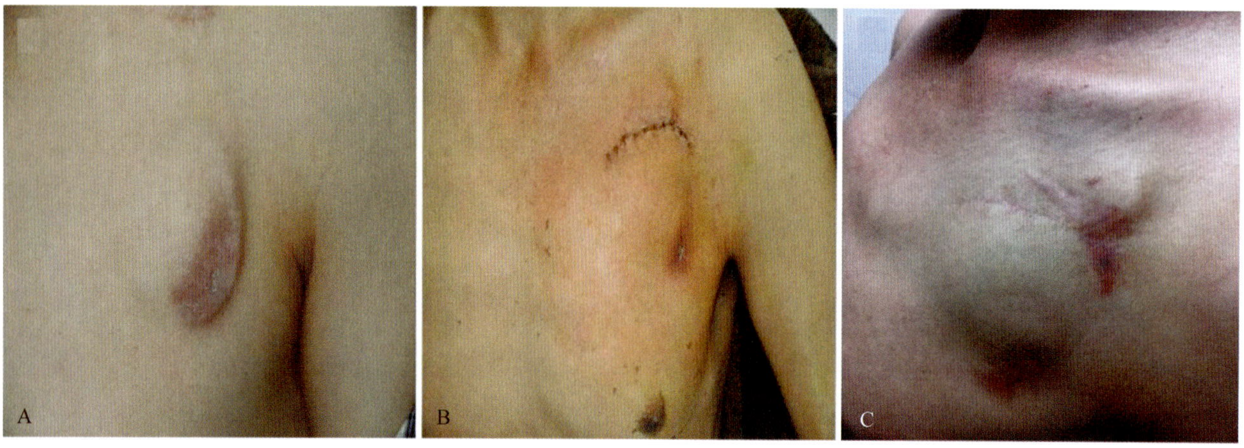

图 3-1-2 起搏器囊袋修补术前及术后情况。**A.** 心脏再同步起搏器植入术后 16 个月囊袋左下方皮肤变薄、颜色暗红；**B.** 囊袋修补及起搏器胸大肌下深埋术后 10 天拆线时囊袋局部情况；**C.** 囊袋修复术后 3 年时囊袋局部情况

和皮肤层，酒精纱布消毒后局部加压无菌包扎 24 小时。术后抗生素应用 48 小时，规律换药。术中抽出的囊袋内积液涂片及培养均为阴性，血培养阴性，术后第 10 天拆线出院（图 3-1-2B）。目前术后随访 3 年，术区愈合良好（图 3-1-2C），起搏器参数正常。

☞ **点评**：

起搏器囊袋破溃，是起搏器植入术的并发症之一，国内报道发生率为 2.1% ～ 10.0%。常见原因为囊袋感染、起搏器囊袋腐蚀及过敏反应。发生机制主要包括：①局部皮肤损伤；②局部感染；③全身因素影响局部血供；④起搏器安置部位影响皮肤血供：直接埋于皮下组织（尤其消瘦、营养状态或全身情况较差的老年人）影响皮肤血运，囊袋过于偏外侧，肢体活动时带动起搏器不断与局部组织摩擦造成皮肤坏死等。囊袋完全破溃合并感染的病例报道较多，本例患者特点为囊袋局部皮肤变薄，囊袋未破溃，无局部及全身感染征象，作者所在中心近 4 年随访过程中发现 3 例类似病例，皮肤变薄部位均位于囊袋外下象限，考虑与囊袋制作过小、偏外、皮肤张力大导致局部皮肤组织物理性损伤相关。近年起搏器公司已研发生理性流线型起搏器，以减少起搏器边缘对皮肤挤压。作者所在中心体会从医生操作角度早期预防是防治囊袋破溃的关键：①囊袋大小适中、厚度合适，避免囊袋过于偏外侧，消瘦者植入胸大肌深面；②严格无菌操作；③术中止血彻底；④针对起搏器更换患者，若囊袋皮肤紧绷、植入位置过浅或靠外 / 下移过多，应考虑废用原囊袋，在原囊袋深面放置新起搏器。

病例借鉴：①对起搏器植入术后患者要加强术区随访，做到早期诊断，早期治疗；②针对此类囊袋皮肤变薄未破裂，无明显局部及全身感染征象的患者，采用囊袋清创起搏器深埋是可行的治疗方法；③预防囊袋破溃的关键是囊袋制作的部位、大小、深度及术中无菌操作。

（中国人民解放军北部战区总医院　梁延春）

病例 4：囊袋反复感染起搏器完全外置 17 年

患者女性，40 岁，因“一过性晕厥 20 天”于 1992 年 10 月 20 日就诊于沈阳军区总医院，诊断：三度房室传导阻滞，心室率约 40 次 / 分，既往无冠心病、高血压、糖尿病等病史；入院当天行临时起搏器植入，10 月 23 日于右侧头静脉入径行 VVIR 型永久起搏器植入术，手术顺利，术后切口愈合良好，于 10 月 30 日拆线。患者术后为 100% 心室起搏心律。10 月 31 日发现右侧腋前头静脉切口处少许渗液、局部红肿，无压痛，未见脓性分泌物，给予局部加压包扎、远红外线照射等治疗，但局部无改善，11 月 3 日对该切口行清创术，发现切口处皮下有陈旧血凝块及少许坏死组织，清除上述组织及异物，用庆大霉素纱布条填入切口内，然后用无菌敷料包扎，并静脉给予头孢哌酮钠（先锋铋）抗感染及远红外线照射。11 月 6 日因切口不能愈合，在临时起搏器的保护下于头静脉导线上方重新建立切口、隧道及囊袋，将起搏器用碘酒浸泡消毒后放置在新囊袋中，分别缝合两处新切口，原切口处彻底清创后包扎，术后原切口继续给予换药及远红外线照射，并继续用头孢哌酮钠（先锋铋）抗感染。12月7日原切口约0.5 cm×1.0 cm尚未愈合，内见新鲜肉芽组织生长良好，无分泌物，患者要求出院门诊治疗。出院后切口很快愈合，患者无不适主诉。1年后，起搏器切口逐渐破溃，起搏导线及起搏器外露，并掉出囊袋外，患者自行缝制布袋将起搏器悬挂在颈上（图3-1-3A），从未到医院就诊，此后，切口逐渐愈合，仅剩导线暴露部位未愈合，但无液体渗出、红肿及疼痛。2009年12月患者再次出现2次晕厥，于12月18日就诊于沈阳军区总医院，可见外置起搏器（图3-1-3B），测试起搏器电池已完全耗竭，心率30次/分，心电图仍为三度房室传导阻滞，于12月21日经左侧锁骨下静脉入径行单腔永久起搏器植入术，右侧行小切口清创，于切口内剪断导线，固定导线后缝合切口。术后两处切口均愈合良好，如期拆线出院。

☞ 点评：

近年来，应用永久起搏器治疗心律失常的患者数量持续增多。然而，相关感染的发生率也随之升高。其中，最常见的感染为囊袋感染。与之相关的易患因素有：装置的更换，CRT或CRT-D等复杂装置的植入，术前发热，未给予抗生素，术中无菌操作不规范，止血不彻底及囊袋制作不合适，术后血肿，患者长期应用免疫治疗、抗凝剂以及伴发多种疾病等。囊袋感染后的处理，一直是困扰临床医生的一个难题，实施原部位清创术，约有50%以上的患者感染复发，不得不实施导线拔除术。实施导线拔除术除对医生和医院有一定的条件要求之外，对患者也有一定的要求，如身体状况、导线的型号及植入时间的长短，并要对患者进行手术风险评估，因此，并不是所有患者均能耐受导线拔除术。对于不能耐受手术又反复感染的患者，目前尚无好的方法进行临床处理。

本例患者于20世纪90年代初期行永久起搏器植入术，术后发生切口感染，分析当时可能的原因有：术前应用临时起搏器但未应用抗生素；术者手术例数少、经验不足、操作不熟练致手术时间过长；术前应用抗凝药物可能致手术时止血不彻底等。当时我们对术后切口感染的处理也无太多的经验，为基于外科医生的帮助下进行清创换药等治疗。虽当时切口表面愈合，但由于处理时间过长、次数过多，也为以后的复发埋下隐患。因此，1年后切口感染复发。患者因家庭经济的原因，切口再次感染后未到医院就诊，但惊奇的是起搏器及导线完全脱出囊袋后，未用任何治疗的情况下，切口逐渐愈合，患者无全身及局部炎症反应。此病例给我们的提示是，患者囊袋破溃可带菌生存很长时间，不至于引起败血症、心内膜炎等严重后果。这个方法虽不可取，但对于高龄、单纯囊袋破裂感染、局部及全身无炎症反应、已做过1次清创手术仍不愈合、进行导线拔出又有高风险且不能耐受导线拔出手术的患者，在向患者交代清楚预后及可能发生的风险，取得患者同意后，局部带菌生存不乏是一种消极的处理选择。

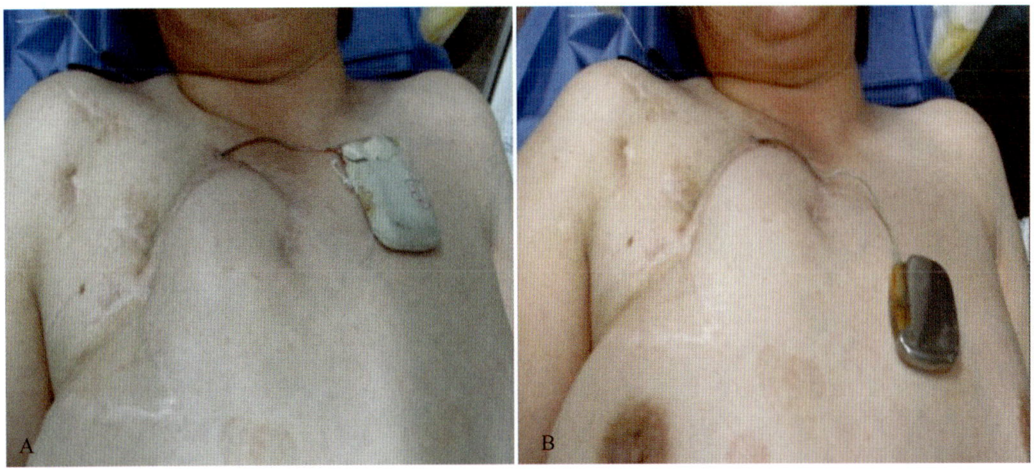

图3-1-3 暴露于体外的起搏器。**A.** 起搏器外挂于布袋中；**B.** 起搏器外置

（中国人民解放军联勤保障部队第九八〇医院　王冬梅）

病例5：双腔起搏器植入术后囊袋反复破溃合并起搏器大部分外露

患者女性，73岁，因“发作性晕厥1个月，伴胸闷、气短2天”于2015年1月12日入院，既往：高血压、慢性肾功能不全病史。外院心电图示三度房室传导阻滞。入院诊断：①心律失常：三度房室传导阻滞；②高血压3级（极高危）；③慢性肾功能不全；④高钾血症。入院当天经股静脉途径植入临时起搏电极，给予高糖＋胰岛素静滴、呋塞米、葡萄糖酸钙静脉注射等对症治疗，血钾控制不佳，随后给予床旁连续血液透析后，血钾降至正常。患者复查心电图示二度Ⅱ型房室传导阻滞。于2015年1月16日经左侧锁骨下静脉途径植入双腔永久起搏器（美敦力RELIA RED01）。术前2小时内及术后24小时给予静脉抗生素治疗。患者术后7天顺利拆线出院。

患者因“起搏器囊袋处皮肤瘙痒、红肿、破溃5天”于2015年4月17日再次入院。入院时查体可见起搏器及电极部分外漏（图3-1-4A）。入院后查血培养阴性，局部分泌物培养为金黄色葡萄球菌，并行药敏试验。于2015年4月22日在局麻下行起搏器囊袋清创术。术中取出起搏脉冲发生器浸泡于碘伏中，消毒囊袋内起搏电极导线及头端，彻底去除术区周围坏死皮肤及组织，依次用双氧水、碘伏、生理盐水反复冲洗创面，电刀剥离囊袋周围组织至胸大肌，重新连接并置入原起搏脉冲发生器，用可吸收线逐层缝合囊袋及皮下组织，5.0丝线缝合皮肤，并放置负压引流管2根（图3-1-4B）。术后继续予敏感抗生素静脉输液治疗，经1根引流管分别给予甲硝唑、庆大霉素和敏感抗生素冲洗囊袋，经另一根引流管闭式负压引流9天，至引流量极少，引流液体清亮后拔除引流管。患者伤口愈合良好（图3-1-4C）遂出院。患者于2015年10月22日到门诊随访时，起搏器囊袋伤口愈合良好（图3-1-4D），起搏器工作正常。

患者因“起搏器囊袋局部红肿20天，破溃1

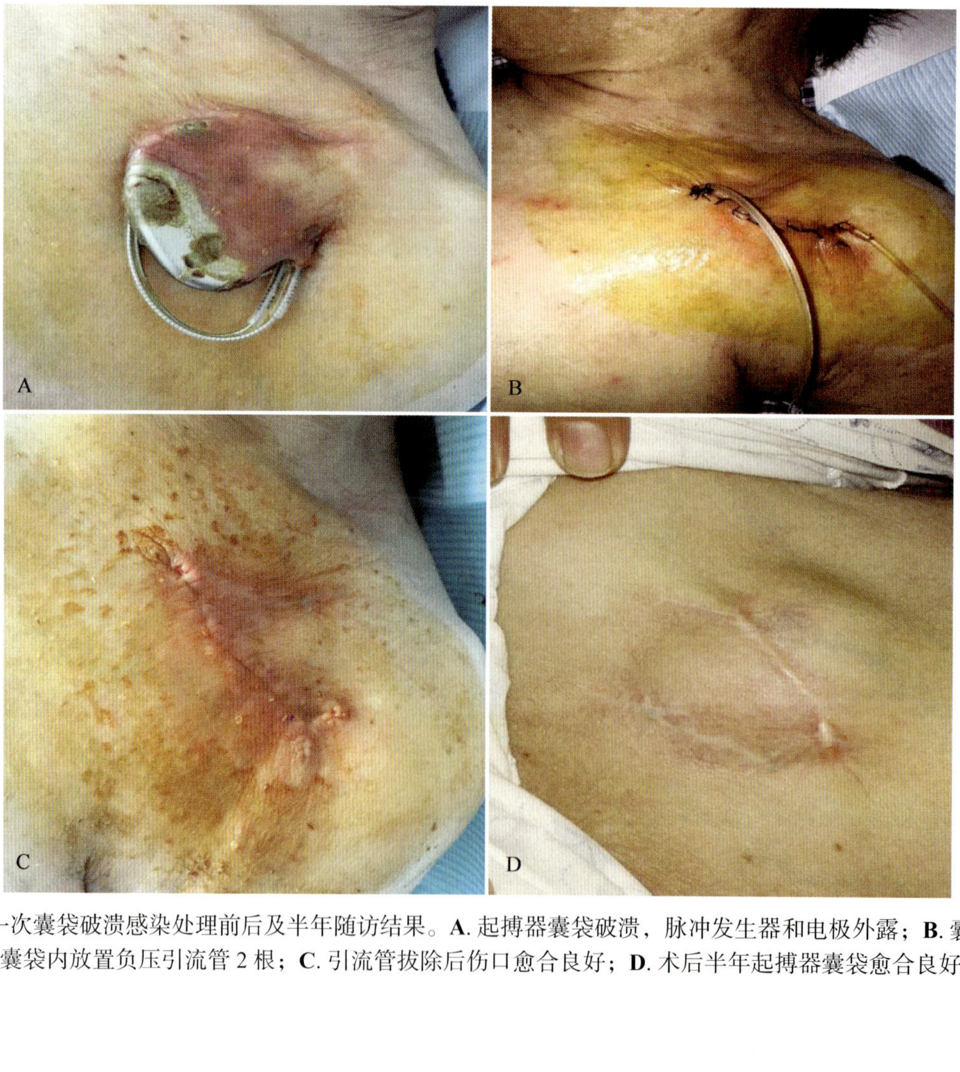

图3-1-4 第一次囊袋破溃感染处理前后及半年随访结果。**A.** 起搏器囊袋破溃，脉冲发生器和电极外露；**B.** 囊袋清创，起搏器重埋后，囊袋内放置负压引流管2根；**C.** 引流管拔除后伤口愈合良好；**D.** 术后半年起搏器囊袋愈合良好

天”于2015年12月6日就诊。破溃处位于首次起搏器植入术囊袋缝合瘢痕处，约3 mm×2 mm，局部可见一黑色线结（图3-1-5）。取伤口局部分泌物进行培养，去除线结后，用双氧水、碘伏、氯化钠冲洗换药，观察数天，伤口愈合不佳。于2015年12月22日再次行左起搏器术区清创术+胸大肌肌瓣转移+局部皮瓣转移术。术中取出原囊袋中的起搏脉冲发生器及电极，放置于碘伏中浸泡，切除囊袋纤维包膜，以双氧水、碘伏及生理盐水反复冲洗。电刀切开胸大肌筋膜，钝性分离胸大肌并向下剥离潜行形成腔隙，将消毒后的起搏器及电极盘绕后放置于胸大肌腔隙，放置负压引流管1根，以可吸收线逐层缝合肌层和皮下组织，5.0丝线缝合皮肤。术前、术后给予敏感抗生素静脉滴注，囊袋持续闭式负压引流，至引流量显著减少，术后第8天拔除引流管，术后11天拆线，伤口愈合良好。目前随访1月余，伤口无再次感染倾向。

（中国人民解放军空军军医大学第一附属医院
李伟杰　周景昱）

☞ 点评：

2014年英国抗感染化学治疗协会/心律协会/心血管协会/心脏瓣膜协会/超声协会的指南指出：完全、尽量移除感染的CIED系统（包括器械和所有导线）结合抗感染治疗是CIED感染最有效、安全的治疗方法。因为遗留的任何部分（导线等）都会导致感染复发率升高。囊袋浅表或切口感染如不累及器械则不需要进行CIED系统移除。2010年美国心脏协会（AHA）关于CIED感染处理指南中规定，当出现下述情况时，建议将器械和导线完全去除：①所有有明确CIED感染的患者，例如累及瓣膜的心内膜炎、累及导线的心内膜炎或菌血症等；②有CIED囊袋感染证据的患者，包括囊袋脓肿、器械侵蚀、皮肤粘连、慢性窦道形成，即使临床上没有静脉内导线系统受累的证据；③所有累及瓣膜的心内膜炎患者，即使没有明确导线或器械受累的证据；④隐匿性革兰氏阳性菌菌血症（非污染造成）患者。对于本例患者，从图片分析存在CIED囊袋感染，按目前意见首选CIED系统移除，以后择期植入新的CIED。

对于局部囊袋感染，国内不少中心多先暂行姑息治疗，尤其是对植入导线时间长（如大于1年）、高龄、体质弱，有手术禁忌证或患者不同意，且局部感染不重的患者。其原因主要包括国内绝大多数中心缺乏拔除器械、术者的拔除经验不足、拔除的高危风险使医患均存在顾虑以及患者经济条件所限等。通过彻底清创、抗菌药物局部灌洗、残留起搏系统的合理处理、联合抗感染及物理治疗等，在一定程度上能够避免导线拔除和控制感染。目前常用的姑息治疗方法包括（均是在原囊袋清创处理的基础上）：①继续使用原脉冲发生器：a.脉冲发生器术中用酒精浸泡半小时左右后，原位续用原导线原囊袋或原侧新囊袋（深埋于胸大肌下、原囊袋周围新制作囊袋）再植入，此方法最简单省事，但由于太不可靠，已少有医生采用；b.脉冲发生器经福尔马林、酒精

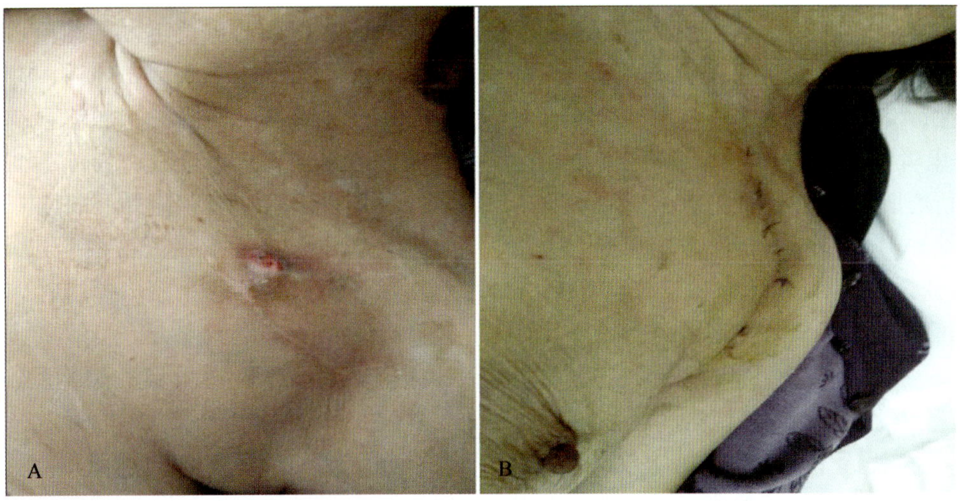

图3-1-5　第二次囊袋处理前后的局部情况。**A.**皮下缝合处线结脱出致囊袋破溃感染；**B.**第二次清创深埋后伤口愈合良好

或环氧乙烷消毒后择期原侧新囊袋内续用原导线再植入；②对侧植入新起搏系统，但不拔除原起搏系统：a. 废弃原脉冲发生器及原导线，原导线冲洗后完整埋植在原囊袋内，目前不少中心采用此种方法；b. 废弃原脉冲发生器及原导线，原囊袋上方新切口离断原导线并包埋，在原囊袋内将"感染导线"拉出废弃，此方法试图隔离感染与非感染区，努力让感染区（原囊袋）内无异物，目前也有不少中心采用此方法。对于原囊袋内清创方法也不一致，多为剪除坏死感染组织后用 H_2O_2、抗生素溶液、生理盐水等反复冲洗。也有原囊袋内置负压吸引球、囊袋内术后数日内间断滴注抗生素等方法，但均为单中心小样本观察性资料，缺乏足够的多中心大样本的前瞻性研究验证。此例患者采用姑息疗法，目前不作为常规推荐，对于起搏器未破出表皮患者可采用此类方法，如起搏器局部皮肤已破溃，对有条件医院尽量采用拔出整套起搏系统的方式。因此，当因各种原因不能采取移除感染系统时应与患者及其家属进行充分的沟通，说明姑息疗法的局限性及感染的高复发率。

此例患者应加强术后随访，从图片上看，感染很重，术中囊袋尽管彻底清创，但起搏器的消毒过于简单，单纯碘酒浸泡，感染复发率极高，应用正规的器械熏蒸式消毒比较可靠。建议继续密切随访观察有无感染复发。

（中国人民解放军北部战区总医院　梁延春）

病例 6：双腔 ICD 植入术后囊袋血肿行血肿清创术

患者男性，65 岁，因晕厥 1 次于 2023 年 5 月 10 日入院。患者入院 1 年患急性广泛前壁心肌梗死，于我院行心脏彩超提示射血分数（EF）40%，左心室内径（LV）55 mm。急诊行冠脉造影提示三支血管病变，于 LAD 植入 1 枚支架，术后规律服用阿司匹林肠溶片、氯吡格雷等、阿托伐他汀（立普妥）、沙库巴曲缬沙坦（诺欣妥）、达格列净药物。1 个月后患者再次出现活动后胸痛，伴胸闷气短，再次就诊于我院，并于 RCA 及 LCX 共植入支架 3 枚。完全血运重建后 2 个月，患者突发晕厥入院。入院后行超声心动图提示室性心动过速，完善 24 小时动态心动图提示总心搏数 69 800 次，频发室早，短阵室速，阵发性心房颤动，心脏彩超：EF 43%，LV54 mm。诊断：①缺血性心肌病：陈旧性心肌梗死，冠脉支架植入术后，心功能Ⅲ级；②心律失常：持续性室速，频发室早，阵发性心房颤动。患者为器质性心脏病伴持续性室速，存在 ICD 植入术的适应证（猝死二级预防），于 2023 年 5 月 12 日植入双腔 ICD。术后患者规律服用阿司匹林肠溶片、氯吡格雷、利伐沙班等药物，术后次日术区换药发现起搏器术区红肿热痛，有波动感，囊袋皮肤淤青，切口处有渗血（图 3-1-6A），给予术区持续加压包扎，嘱患者平卧位时继续盐袋加压，停用阿司匹林肠溶片及利伐沙班，保留硫酸氢氯吡格雷 75 mg，1 次 / 日。次日换药时观察起搏器术区红肿无减轻，反而较前增大，同时患者自诉术区疼痛难忍，考虑囊袋血肿加重，遂于 2023 年 5 月 14 日行双腔 ICD 囊袋血肿清创术。术中取出原囊袋中的脉冲发生器及电极，用万古霉素浸湿的纱布包裹，将囊袋内的多个淤血块清理（图 3-1-6B 及图 3-1-6C），用过氧化氢、碘伏、生理盐水及万古霉素稀释液反复冲洗囊袋，并仔细寻找出血点及渗血点，给予充分止血，将起搏器及电极盘绕后放置于囊袋内，逐层减张缝合内皮及外皮，放置负压引流管持续负压闭式引流，术后 7 天拔除引流管，术后 11 天拆线，伤口愈合良好。术前、术后均给予万古霉素预防感染治疗。

☞ **点评：**

ICD 脉冲发生器尺寸较普通起搏器更大，术后囊袋血肿、感染等并发症风险相应增高。囊袋血肿为囊袋感染提供了更好的细菌培养基。囊袋血肿多发生于手术当天或 1 周内，临床表现为囊袋处疼痛，局部肿胀隆起，触诊可有波动感。主要原因为术中止血不彻底，局部小动脉活动性出血等。如果出现囊袋明显肿胀、剧烈疼痛等血肿表现，加压包扎无效者，应及早进行囊袋清创、对活动性出血点彻底止血。预防囊袋血肿的措施包括①术前：充分评估抗栓药物应用的必要性，停用非必要抗栓药物，不要忽略活血化瘀的中成类药物。②术中：尽量应用电凝刀充分止血，了解解剖层次，精确分离至深浅筋膜层间隙，避免损伤肌肉层增加出血风险。对于出血风险极高的患者，关闭囊袋前必要时埋置引流管。③术后：

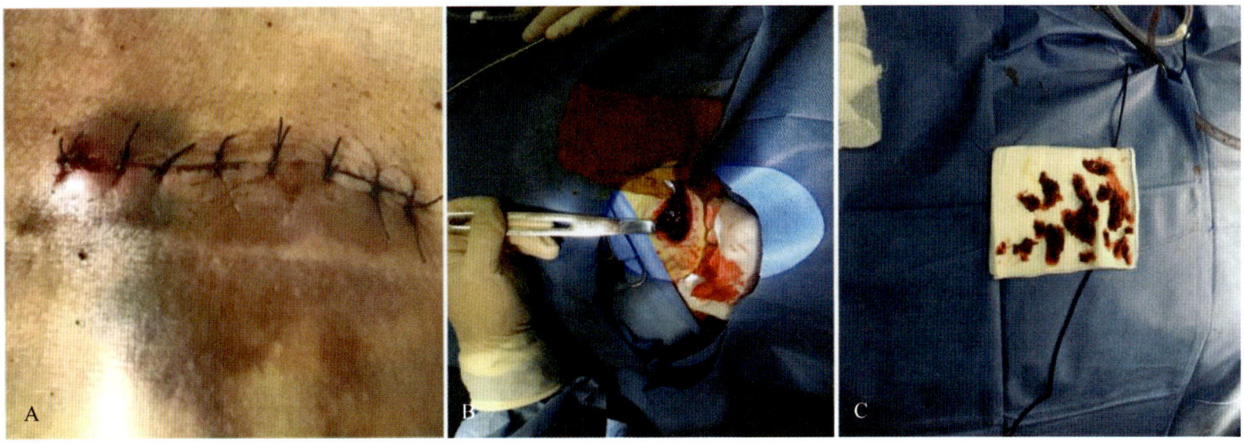

图 3-1-6 起搏器术区血肿情况及血肿清创。**A.** 双腔 ICD 植入术后囊袋血肿情况；**B.** 囊袋内可见大量凝血块；**C.** 血肿清创术中清除出大量凝血块

出血高危患者局部持续加压包扎，术后密切观察切口及囊袋出血情况，可以适当延长盐袋压迫的时间。

（中国人民解放军北部战区总医院
武敏 于海波）

参考文献

[1] Olsen T, Jorgensen OD, Nielsen JC, et al. Incidence of device-related infection in 97, 750 patients: clinical data from the complete Danish device-cohort (1982—2018). Eur Heart J, 2019, 40: 1862-1869.

[2] Olsen T, Jørgensen OD, Nielsen JC. Risk factors for cardiac implantable electronic device infections: a nationwide Danish study, European Heart Journal, 2022, 43, 4946-4956.

[3] Burke MC, Gold MR, Knight BP, et al. Safety and efficacy of the totally subcutaneous implantable defibrillator: 2-year results from a pooled analysis of the IDE Study and EFFORTLESS Registry. J Am Coll Cardiol, 2015, 65: 1605-1615.

[4] Boersma L, Burke MC, Neuzil P, et al. EFFORTLESS and IDE Study Investigators. Infection and mortality after implantation of a subcutaneous ICD after transvenous ICD extraction. Heart Rhythm, 2016, 13: 157-164.

[5] Blomstrom-Lundqvist C, Traykov V, Erba PA, et al. European Heart Rhythm Association (EHRA) international consensus document on how to prevent, diagnose, and treat cardiac implantable electronic device infections-endorsed by the Heart Rhythm Society (HRS), the Asia Pacific Heart Rhythm Society (APHRS), the Latin American Heart Rhythm Society (LAHRS), International Society for Cardiovascular Infectious Diseases (ISCVID), and the European Society of Clinical Microbiology and Infectious Diseases(ESCMID) in collaboration with the European Association for Cardio-Thoracic Surgery (EACTS). Eur Heart J, 2020, 41: 2012-2032.

[6] Lee DH, Gracely EJ, Aleem SY, et al. Differences of mortality rates between pocket and nonpocket cardiovascular implantable electronic device infections. Pacing Clin Electrophysiol, 2015, 38: 1456-1463.

[7] Tarakji KG, Wazni OM, Harb S, et al. Risk factors for 1-year mortality among patients with cardiac implantable electronic device infection undergoing transvenous lead extraction: the impact of the infection type and the presence of vegetation on survival. Europace, 2014, 16: 1490-1495.

[8] Nof E, Epstein LM. Complications of cardiac implants: handling device infections. Eur Heart J, 2013, 34: 229-236.

[9] Le KY, Sohail MR, Friedman PA, et al. Clinical features and outcomes of cardiovascular implantable electronic device infections due to staphylococcal species. Am J Cardiol, 2012, 110: 1143-1149.

[10] Daneman N, Homenauth E, Saskin R, et al. The predictors of economic burden of early-, mid- and late-onset cardiac implantable electronic device infections: a retrospective cohort study in Ontario, Canada. Clin Microbiol Infect, 2020, 26: 255.e1-6.

[11] Polyzos KA, Konstantelias AA, Falagas ME. Risk factors for cardiac implantable electronic device infection: a systematic review and metaanalysis. Europace, 2015, 17: 767-777.

[12] Toriello F, Saviano M, Faggiano A. Cardiac implantable electronic devices infection assessment diagnosis and

management：a review of the literature J. Clin. Med，2022，11：5898.

[13] Kusumoto FM，Schoenfeld MH，Wilkoff BL，et al. 2017 HRS expert consensus statement on cardiovascular implantable electronic device lead management and extraction. Heart Rhythm，2017，14：e503-51.

[14] Bongiorni MG，Tascini C，Tagliaferri E，et al. Microbiology of cardiac implantable electronic device infections. Europace，2012，14：1334-1339.

[15] Klug D，Lacroix D，Savoye C，et al. Systemic infection related to endocarditis on pacemaker leads：clinical presentation and management. Circulation，1997，95：2098-2107.

[16] Blomström-Lundqvist C，Traykov V，Erba PA，et al. European Heart Rhythm Association（EHRA）international consensus document on how to prevent，diagnose，and treat cardiac implantable electronic device infections endorsed by the Heart Rhythm Society（HRS），the Asia Pacific Heart Rhythm Society（APHRS），the Latin American Heart RhythmSociety（LAHRS），International Society for Cardiovascular Infectious Diseases（ISCVID），and the European Society of Clinical Microbiology and Infectious Diseases（ESCMID）in collaboration with the European Association for Cardio-Thoracic Surgery（EACTS）European Heart Journal，2020，41，2012-2032.

[17] Darge`re S，Cormier H，Verdon R. Contaminants in blood cultures：importance，implications，interpretation and prevention. Clin Microbiol Infect，2018，24：964-969.

[18] Chu XM，Li B，An Y，Li XB，et al. Genetic identification and risk factor analysis of asymptomatic bacterial colonization on cardiovascular implantable electronic devices. Biomed Res Int，2014，2014：725163.

[19] Dy Chua J，Abdul-Karim A，Mawhorter S，et al. The role of swab and tissue culture in the diagnosis of implantable cardiac device infection. Pacing Clin Electrophysiol，2005，28：1276-1281.

[20] Sohail MR，Palraj BR，Khalid S，et al. Predicting risk of endovascular device infection in patients with Staphylococcus aureus bacteremia（PREDICT -SAB）. Circ Arrhythm Electrophysiol，2015，8：137-144.

[21] Fowler VG Jr，Li J，Corey GR，et al. Role of echocardiography in evaluation of patients with Staphylococcus aureus bacteremia：experience in 103 patients. J Am Coll Cardiol，1997，30：1072-1078.

[22] Cautela J，Alessandrini S，Cammilleri S，et al. Diagnostic yield of FDG positron-emission tomography/ computed tomography in patients with CEID infection：a pilot study. Europace，2013，15：252-257.

[23] Topaz M，Chorin E，Schwartz AL，et al. Regional antibiotic delivery for implanted cardiovascular electronic device infections. JACC，2023，2：119-33.

[24] Tarakji KG，Mittal S，Kennergren C，et al. Antibacterial envelope to prevent cardiac implantable device infection. N Engl J Med，2019，380：1895-1905.

第 2 节　起搏器植入过程中涉及的外周解剖区域相关并发症

起搏器植入过程中，血管入路可选择穿刺锁骨下静脉或腋静脉或切开头静脉，植入电极导线经上腔静脉进入右心房、右心室、冠状静脉，其所涉及的外周解剖区域相关的并发症主要有穿刺及植入过程中相关的气胸、血胸，以及静脉系统相关的并发症如静脉夹层、破裂、血栓形成、误入锁骨下动脉等。

一、气胸

气胸是锁骨下静脉穿刺时的常见并发症之一，是由于穿刺针误入胸腔，损伤肺部组织，造成空气进入胸膜腔所致。与穿刺位置选择不当、穿刺针与胸壁成角过大、穿刺针进入较深有关。起搏器植入早期气胸的发生率报道较高，在老年人双腔起搏器植入的 PASE 研究中，气胸的发生率约 1.97%，随着植入技术的不断成熟改进，气胸的发生率亦在明显下降。丹麦 28 860 例起搏器植入患者的人群调查研究发现，气胸的发生率为 0.66%，气胸发生的危险因素有女性、高龄、慢性阻塞性肺疾病、双腔起搏器植入、非综合性医院手术、锁骨下静脉穿刺、穿刺时间过长等。我们在临床实践中亦发现，气胸多发生在低体重、胸廓畸形、肺气肿、肺大疱的患者。

锁骨下静脉穿刺过程中误穿刺入肺组织时，通常负压注射器会回抽出气体，此时一定要密切观察患者的症状及生命体征，气胸的临床表现根据发病的急缓程度、被压缩的肺面积比例、患者的基础肺部情况等有所不同，可表现为胸痛、胸闷、气短、进行性呼吸困难、烦躁不安，严重情况会发生血流动力学变化，如心率进一步减慢，血压降低，故在缓慢性心律失常患者发生血流动力学改变情况下症状尤为严重，需要立即处理。在介入导管室气胸的判定主要依靠X线影像，可明确显示肺纹理消失，胸腔内有气体出现，肺脏被气体压缩的情况，诊断明确后根据患者的症状及肺部压缩情况决定治疗方案。临床情况平稳的少量气胸（气胸占胸腔容积的比例＜10%），严密观察，多可在1～2周内吸收。若呼吸困难严重、气胸占胸腔容积的比例＞30%以及血气胸，或有血流动力学障碍者，尽快胸腔穿刺闭式引流，必要时开胸治疗。

术者在穿刺操作中要尽量避免气胸的发生，通常在易发气胸的人群，穿刺过程要十分小心谨慎，若选择锁骨下静脉穿刺，不要进针太深太远，避免伤及肺尖，锁骨下静脉X线下穿刺的要点：以锁骨与第一肋骨的交点为血管穿刺点进针。高危人群或穿刺困难患者可采用静脉造影协助判定血管位置，选择腋静脉穿刺或者头静脉切开方法亦是避免气胸的一个有效手段。目前腋静脉穿刺方法提倡在临床上广泛应用，尤其在三腔起搏器植入或存在多条电极导线植入的患者。腋静脉是锁骨下静脉在锁骨外的延续，腋静脉以胸小肌内外缘为界限，分为三段：胸小肌外缘部分为第一段，胸小肌处为第二段，胸小肌内缘至锁骨下静脉之间为第三段，腋静脉第三段为优选的穿刺部位（图3-2-1）。

二、静脉系统相关并发症

起搏器植入过程中，静脉系统相关并发症包括静脉夹层、破裂、血栓及狭窄形成、误入锁骨下动脉等。这些多与手术穿刺及送入导丝或电极植入过程中的损伤相关。

静脉系统相关的夹层或破裂，多数与手术暴力操作或静脉系统局部解剖学异常相关，早期发现轻度的血管损伤如静脉夹层，避免鞘管及电极的植入，通常不会引起严重的后果，避免夹层的关键是要操作轻柔，遇到阻力不要再前送，于X线引领下操作。静脉破裂在临床上并不多见，在口头交流的病例会议中，有患者在起搏器植入过程中出现休克死亡，据影像学描述，导线从上腔静脉或右心房游离壁穿孔，由于未经解剖学证实，真正死因无法明确，专家推测患者死亡的原因不能排除奇静脉破裂所致。奇静脉开口于上腔静脉壁，其解剖具有如下特点：①奇静脉起自右腰升静脉，在右侧上升至第7～8胸椎高度，接受左侧的半奇静脉和副半奇静脉的横干。②奇静脉达第4胸椎高度，形成奇静脉弓转向前行，跨越右肺根上缘，注入上腔静脉，奇静脉弓与胸膜腔仅隔着一层菲薄的纵隔胸膜，一旦管壁破裂出血，很容易突破纵隔胸膜而进入胸膜腔引起血胸。③奇

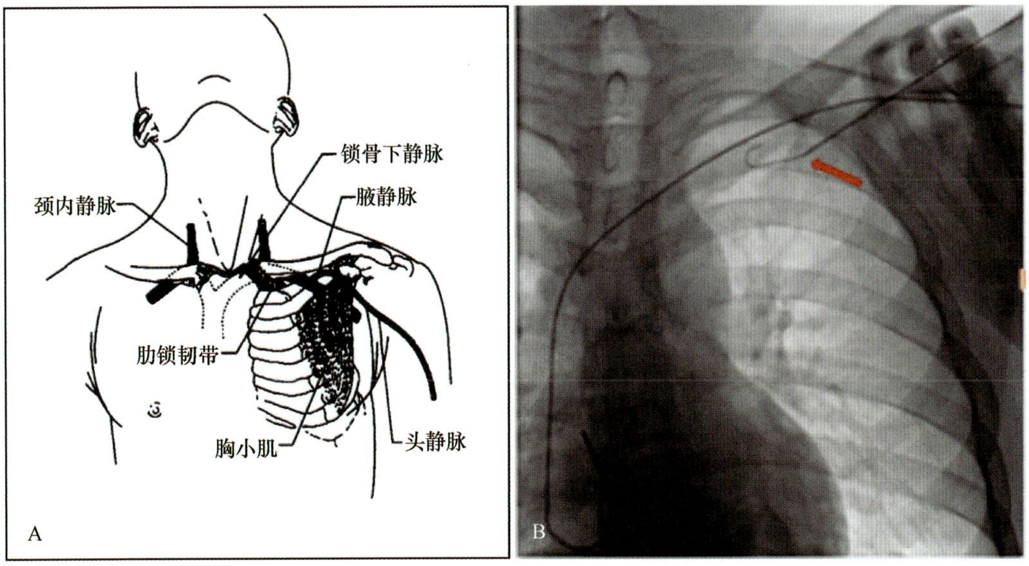

图3-2-1 锁骨下静脉及腋静脉走行示意图。**A.** 头静脉、腋静脉及锁骨下静脉走行的解剖示意图；**B.** 穿刺腋静脉的实例图，其中心房电极走行于锁骨下静脉入路，穿刺针及导丝沿腋静脉走行。图中箭头所指为腋静脉穿刺点，穿刺针头端即为腋静脉穿刺点入口

静脉沿途收纳食管、纵隔、心包和支气管而来的静脉，还接受右侧的除第1肋间静脉以外的肋间静脉的汇入。当奇静脉的开口与左头臂静脉汇入上腔静脉的角度适宜时，起搏导线易进入奇静脉。导线在奇静脉中的操作不当，会导致大出血的发生，危及患者生命，应引起注意。

起搏器植入术后发生的上肢深静脉系统的血栓发生率并不低，国外文献报道中，由于对于静脉血栓定义不同，检测方法不同（超声、造影），术前情况不完善，随访时间不一致等，得到的研究结论差异较大，上肢深静脉血栓形成发生率为14%～65%，国内北京大学第一医院进行了较大规模的研究，观察了302例患者，采用超声方法或上肢静脉造影的方法检测。随访6～12个月，发现上肢深静脉血栓形成发生率14.9%，其中无症状者68.9%，有症状者31.1%，出现于术后3天至1年。术后静脉血栓形成的主要原因为植入过程中的穿刺损伤及术后电极导线碰撞血管壁导致血管内膜损伤，引起局部凝血因子释放并形成局部血栓。分析静脉血栓形成的易患因素可能包括：①多条电极导线植入；②术前存在静脉狭窄；③有静脉血栓栓塞病史；④起搏系统感染；⑤机械瓣膜存在；⑥激素治疗中；⑦术前存在房颤。起搏器植入后发生上肢深静脉系统血栓的临床表现与血栓形成的速度、严重程度和位置有关。多数血栓形成缓慢，逐渐出现了侧支静脉循环，因此患者多无临床症状。部分患者可表现为上肢肿胀、麻木、疼痛、肤色变深，甚至静脉显露，如血栓造成上腔静脉严重狭窄或闭塞，可出现上腔静脉综合征（发生率＜0.1%），此时可表现出颜面部及上肢肿胀、呼吸困难、头晕头痛，查体可发现局部浅表静脉明显充盈扩张，亦有伴发肺栓塞的可能。针对深静脉血栓的治疗，尿激酶溶栓、低分子量肝素、华法林抗凝通常可使患者的临床症状得到改善，有研究观察治疗3个月后超声显示血栓消失。严重患者亦可采用介入治疗的方式，如经导管溶栓取栓，经皮球囊血管成形术（PTA）或支架植入、上腔静脉滤器治疗。

（中国人民解放军北部战区总医院　于海波）

三、病例报告

病例1：起搏器植入术中并发气胸伴血流动力学障碍抢救成功

患者女性，83岁，因“头晕、一过性黑矇1个月”入院。既往有高血压病史。患者近1个月来反复出现头晕，伴一过性黑矇，活动后明显乏力，查心电图示三度房室传导阻滞，心率：32～35次/分。我院诊断：①三度房室传导阻滞；②高血压3级。拟植入双腔永久起搏器。术中因患者体型偏瘦（体重37.5 kg），故术中穿刺时小心谨慎，在X线指导下穿刺锁骨下静脉，穿刺深度较浅，穿刺第一针时注射器回抽即有气体，此时患者无明显胸痛及胸闷，X线亦未见气胸的影像，警惕气胸发生，请胸外科医生台下备好穿刺包，准备随时行胸腔穿刺术。再次成功穿刺腋静脉，迅速完成囊袋制作，进行电极植入，植入右心室电极过程中，患者出现气短、烦躁，明显胸闷，不能平卧，心率进一步下降至28次/分，血压降至70/40 mmHg，指尖氧饱和度降至78%，X线下提示左侧气胸（图3-2-2），左肺压缩约30%。

此时患者无法平卧，故在患者坐位情况下立即将右心室电极螺旋固定在右心室心尖部，连接5318临时起搏测试仪，给予临时起搏60次/分，以4 V电压VVI起搏，胸外科专科医生床旁即刻

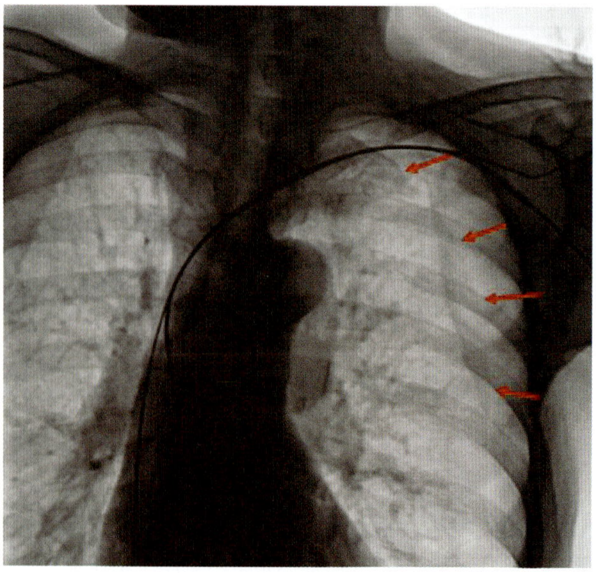

图3-2-2　患者术中X线表现为左侧气胸，左肺压缩约30%，左肺野外带肺纹理消失。箭头示被压缩的肺缘

行胸腔闭式引流术。3分钟后，患者症状明显好转，呼吸困难减轻，可以高枕卧位，此时血压回升至110/70 mmHg，指尖氧饱和度升至95%，穿刺股静脉后植入临时起搏电极，然后调整右心室螺旋电极至右心室间隔部，右心房电极至右心耳部，测试心房心室电极导线参数正常，连接双腔起搏器，起搏器以VAT模式正常工作，起搏心率72次/分，手术顺利。术后继续胸腔闭式引流24小时，观察液平面无气体迹象，拔出闭式引流管。术后10天正常拆线。

☞点评:

本例患者高龄女性，体重只有37.5 kg，极瘦小，是气胸发生的高危人群。气胸初始时，患者并无明显症状，大约5分钟后出现血流动力学障碍，血压下降，血氧及心率进一步下降，经过紧急胸腔闭式引流处理后血流动力学很快稳定，提示紧急胸腔穿刺的重要性，另外在此患者的抢救过程中，气胸发作时患者无法平卧，心率降低至28次/分，此时我们将永久起搏电极暂时快速螺旋固定在右心室心尖部作为临时起搏使用，为顺利完成胸腔穿刺术提供有效的心率支持（此时再经股静脉植入临时起搏费时且不稳定，可能延迟抢救时机）。这种锁骨下右心室螺旋电极的临时起搏起到了关键的心率后备作用，为抢救成功争取了机会。

手术中出现肺压缩比例较大或血流动力学不稳定的气胸，紧急的胸腔闭式引流是关键的治疗措施，能够立即缓解患者的症状及血流动力学状态。所以，在患者出现呼吸困难或不明原因的胸痛、气短、血压下降等表现时，要首先排除与穿刺相关的气胸，及时发现病情并及时进行必要的胸腔穿刺引流，这是整个救治过程中的关键环节。

（中国人民解放军北部战区总医院　于海波）

病例2：可疑奇静脉损伤致起搏器植入术中胸痛

患者女性，78岁，气短、乏力病史5年，近10天症状加重，自测脉搏30～40次/分，当地医院及入院ECG提示三度房室传导阻滞。高血压病史5年，无冠心病、糖尿病病史，无脑血管病史。入院后完善检查，拟行双腔永久起搏器植入术，术中选择心房心室主动电极，右心室电极拟植入间隔部。手术过程中穿刺顺利，导丝远端送入下腔静脉证实在腔静脉系统，沿导丝送入7F可撕开鞘管，沿鞘管送入右心房及右心室主动电极，后前位时送右心室电极导线至右心房侧壁位置时有轻微阻力（图3-2-3），此时患者突发呼吸困难，逐渐出现右侧季肋部剧烈疼痛不缓解，立即停止推送右心室电极，持续监测生命体征，血压130/70 mmHg，心率44次/分（三度房室传导阻滞），指尖氧饱和度98%～100%，心电图未提示有急性冠脉综合征的表现，含服硝酸甘油疼痛无缓解，反复X线下透视未见气胸、血胸及心包积液，约半小时左右患者气短和右侧季肋部疼痛逐渐自行缓解，整个发病过程患者生命体征始终平稳。

后前位X线提示右心室电极导线推送过程中，在到达右心房侧壁位置时遇到阻力，此时患者出现呼吸困难及胸痛症状，在此位置停止推送右心室电极。

此时调整手术策略，决定换用Medtronic的3830电极导线系统。植入长钢丝引导3830长鞘管进入右心室流出道（图3-2-4A、B），送入3830电极植入于右心室间隔部，常规植入心房电极至右心耳，术中测试右心房电极导线参数：阈值0.5 V，阻抗400 Ω，感知3.0 mV；右心室电极导线参数：阈值0.5 V，阻抗940 Ω，感知10.0 mV，测试心房心室参数良好，连接双腔起搏器，完成手术，术后X线影像见图3-2-4C、D。术后患者生命体征平稳，血压130/70 mmHg，心率60次/分，DDD起搏，指尖氧饱和度95%～100%。术后第2天胸部X线片及超声检查提示右侧胸腔积液（图

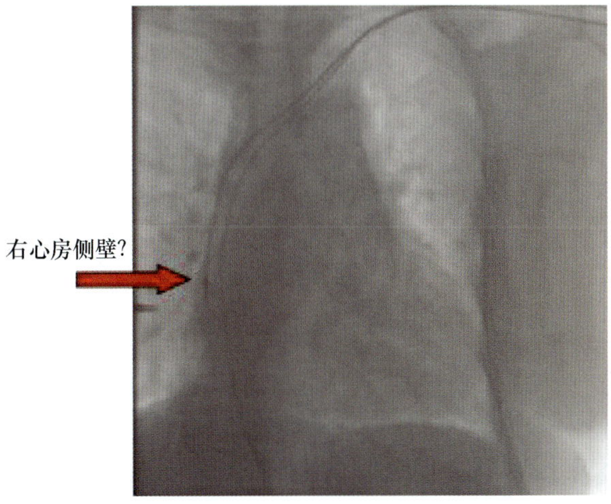

图3-2-3　患者术中出现胸痛症状时的电极位置

3-2-5），右侧胸腔可见 5.8 cm 的液性暗区，考虑存在与手术相关的血胸，建议行胸腔穿刺术明确诊断，但由于患者术后并无不适感觉，故本人坚决不同意行胸腔穿刺检查，出院前（术后 10 天）复查胸腔超声提示右侧胸腔积液明显减少，从 5.8 cm 至 3.7 cm 液性暗区，多次复查血红蛋白无明显改变，再次测试心房心室电极导线起搏参数良好，顺利出院。出院后 1 个月门诊随诊胸腔超声，胸

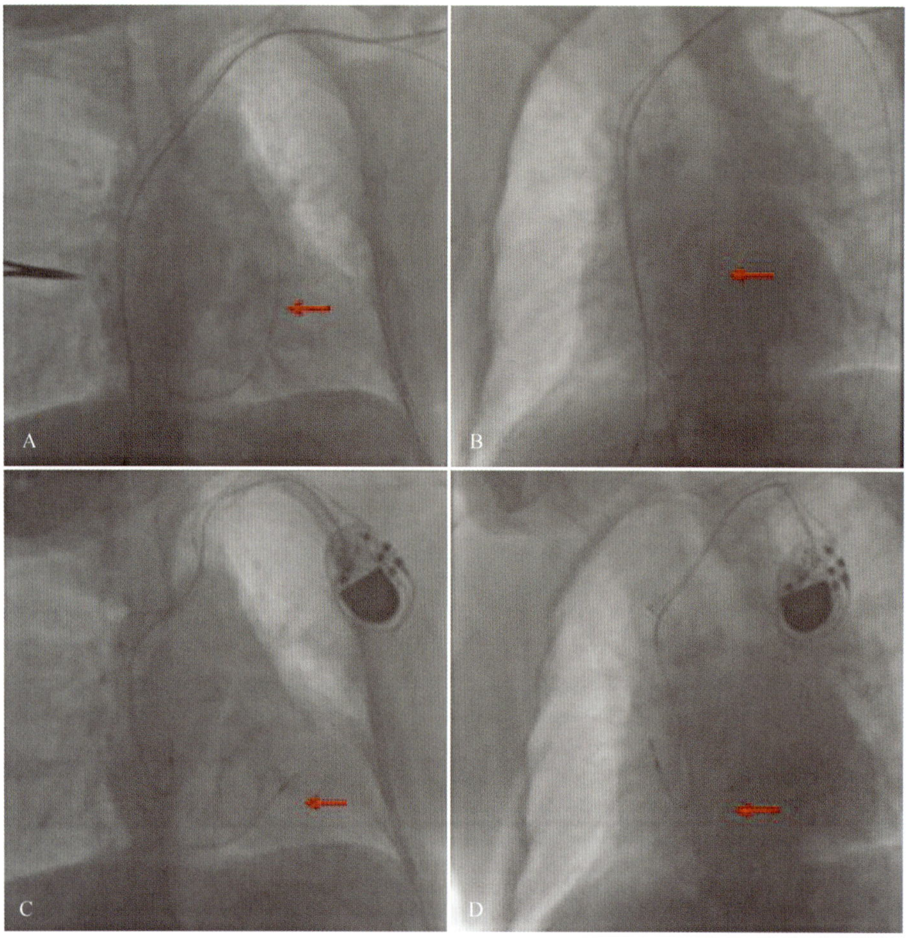

图 3-2-4 利用 3830 右心室电极导线系统植入右心室电极。**A**、**B**. 送入长钢丝至右心室流出道，箭头所示为送入的长导引钢丝；**C**、**D**. 最终右心房及右心室电极导线植入位置，箭头所示为植入的 3830 电极。**A**、**C**. 后前位。**B**、**D**. 左前斜 45°

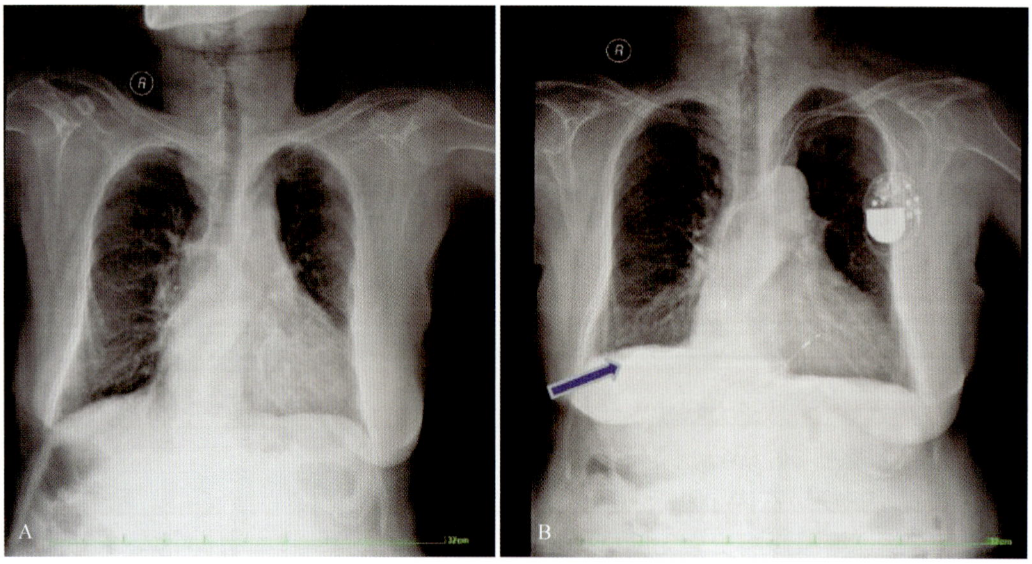

图 3-2-5 起搏器植入术后 48 h 显示右侧胸腔积液。**A**. 术前；**B**. 术后。箭头所示为胸腔积液位置

腔积液消失。

☞ 点评：

本例患者的病例特点表现为起搏器植入术中出现较剧烈胸痛，伴发呼吸困难，发病过程中未发生血流动力学变化，反复X线及心电图检查排除了气胸及心绞痛，发病过程与手术操作有明显的相关性，在右心室电极推送至右心房侧壁位置时（后前位X线影像）开始出现症状，术后提示患者出现了右侧胸腔积液。上述情况经术后分析，考虑可能是由于右心室电极导线误入奇静脉系统，导致奇静脉损伤，而奇静脉弓与胸膜腔仅隔着一层菲薄的纵隔胸膜，奇静脉管壁破裂出血，突破纵隔胸膜而进入胸膜腔引起血胸。总结本病例的经验教训，本病例在导线推送遇阻力时停止推送，此时可以通过侧位影像学进行右心室电极走行的判断，若与右心房电极进入下腔静脉的走行位置不同，右心室电极走行于右心缘外侧即可明确提示电极导线误入奇静脉，或术中在侧位采用造影的方法可以直接区分上腔静脉及奇静脉，有利于及时判定患者出现突发症状的原因，本例术中通过使用长钢丝送入右心室流出道后，直接送长鞘管至右心室间隔部后植入3830电极，避免了再次误入奇静脉。

（中国人民解放军北部战区总医院　于海波）

病例3：AAIR起搏器植入术后上腔静脉严重狭窄球囊扩张治疗1例

患者男性，44岁，于2012年5月因“反复头晕，乏力2年，加重5个月”入院。患者自述头晕症状发作时，自测脉搏40次/分左右。入院查体：心率40次/分，律齐，无杂音。入院心电图：心动过缓，心率50次/分。动态心电图：总心搏数73381次，最慢心率41次/分，最快心率101次/分，平均心率54次/分，最长RR间歇2.5秒。入院3个月前冠脉造影检查：左右冠脉大致正常。动态心电图检查未见房室传导异常。诊断：病态窦房结综合征。患者存在症状性心动过缓，根据器械植入指南为行永久起搏器植入术Ⅰa类适应证。2012年5月11日行经左锁骨下静脉永久起搏器（Medtronic RESR01）植入术。术中测房室文氏传导130次/分，结合患者经济条件，予以植入AAIR单腔永久起搏器，心房电极导线：Medtronic 5076-52 cm。术后1、3、6、12个月各随访一次，患者头晕、乏力症状消失，从事繁重体力劳动无不适，心电图：AAI起搏心律，起搏器程控提示参数良好，心房起搏比例87%。2014年3月（术后22个月）患者自觉面部肿胀、呼吸困难同时出现头晕、头痛，弯腰或握拳时症状加重。查体：双侧颈静脉稍微充盈，浅表静脉无明显充盈，考虑与起搏导线导致的上腔静脉回流受阻有关，建议随访观察。2014年10月（术后30个月），因面部肿胀、呼吸困难、头晕、头痛加重，不能平卧，难以忍受，再次来我院就诊，查体：站立位双侧颈静脉怒张（图3-2-6A）、前胸及颈部浅表静脉曲张明显，心电图、胸部CT、心脏超声均未见异常。起搏器程控功能良好。周围静脉压26 mm水柱。腔静脉增强CT及三维重建提示：心房电极导线与上腔静脉粘连致局部明显狭窄（图3-2-6B、C）。结合患者临床症状，相关体征及影像学表现，考虑心房电极导线与上腔静脉粘连导致的“上腔静脉综合征”。

于2014年10月21日行上腔静脉造影可见心房电极导线与上腔静脉局部粘连狭窄，上腔静脉血液通过奇静脉经下腔静脉进入肺循环（图3-2-7A）。术中应用8～40 mm球囊、8 atm给予上腔静脉狭窄处球囊预扩张10秒，而后应用12～40 mm球囊、10 atm扩张30秒（图3-2-7B）。复查静脉造影可见原狭窄病变消失，上腔静脉血流通畅，奇静脉不再显影（图3-2-7C）。术后右股静脉穿刺点加压包扎，制动8小时。药物治疗：华法林4.5 mg口服1次/日，调整INR值范围在2.0～3.0之间，疗程8周。上述治疗后，患者临床症状消失。术后随访16个月，患者无不适主诉，查体：颈静脉无怒张，颈部及胸前静脉无曲张，测周围静脉压10 mm水柱。

上腔静脉综合征又称上腔静脉阻塞综合征，具有五大临床征象：进行性呼吸困难，头痛，颜面及上肢水肿，浅表皮下侧支循环形成，颈静脉怒张。1973年wertheimer报道永久性经静脉心内膜起搏可引起上腔静脉综合征，相关文献报道发生率为1/1000～1/40 000，最早可发生于植入术后第2天，最迟发生于术后206个月。常见原因有：①血栓形成：放射学检查发现植入电极导线的静脉30%～50%有血栓形成，但绝大多数患

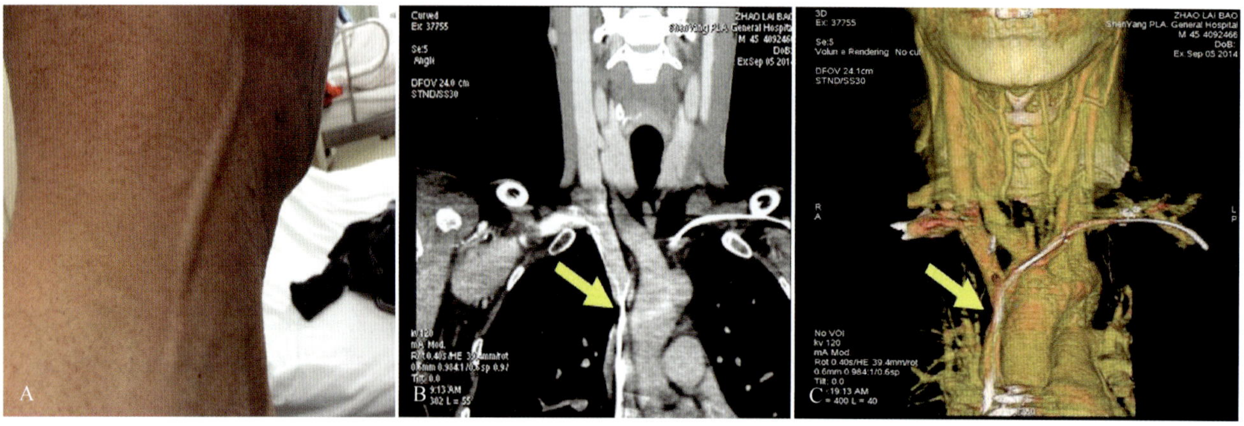

图 3-2-6 患者的临床体征及上腔静脉系统 CT 表现。**A.** AAI 起搏器植入术后 30 个月，患者出现站立位颈静脉怒张；**B**、**C.** 上腔静脉增强 CT 及三维重建提示心房电极导线与上腔静脉粘连致局部明显狭窄（图中箭头所示）

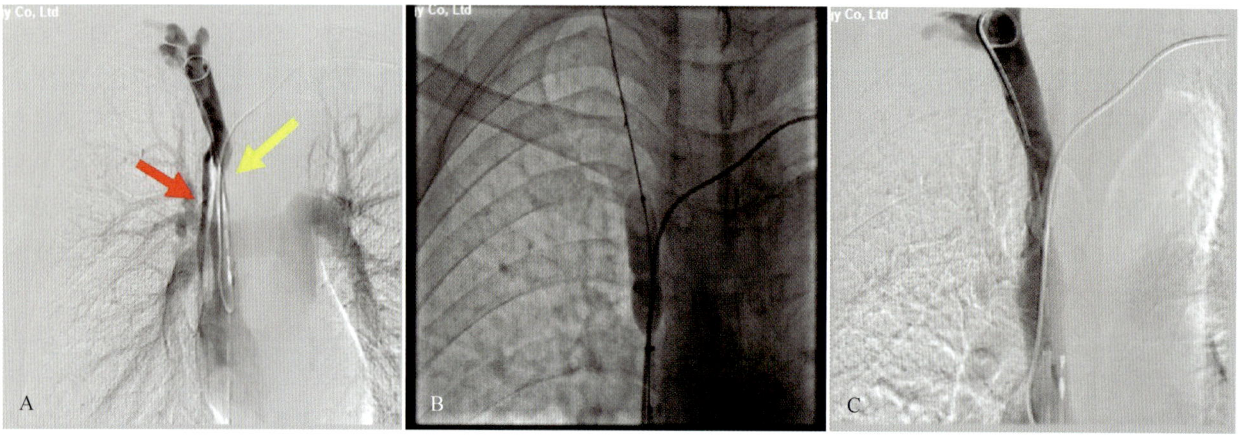

图 3-2-7 治疗前后上腔静脉局部造影影像。**A.** 上腔静脉造影见心房电极导线与上腔静脉局部粘连狭窄（黄箭头），上腔静脉血液通过奇静脉（红箭头）经下腔静脉进入肺循环；**B.** 上腔静脉狭窄处球囊扩张；**C.** 扩张后复查静脉造影见原狭窄病变消失，奇静脉不再显影

者无临床症状；②纤维性狭窄：常见于上腔静脉接近右心房处，可能与该处电极张力较大，易与上腔静脉内膜发生摩擦所致；③感染：有研究提示 30% 经静脉心内膜起搏引起上腔静脉综合征患者曾发生起搏系统感染，造成静脉内皮损伤，引起血栓形成；④电极残留或破损：相关文献指出多根电极导线可使上腔静脉综合征发生率增高 3 倍。

静脉造影能清晰显示静脉解剖特点，被认为是诊断静脉梗阻的金标准。治疗：①一般处理：卧床，取头高脚低位及给氧，减轻颜面及上肢躯体水肿，吸氧可缓解呼吸困难；②抗凝治疗：防止再度血栓形成及栓塞的发生；③溶栓治疗：对于抗凝效果不佳或有血栓栓塞证据患者，强调越早越好；④上腔静脉成形术及支架植入术；⑤外科手术治疗。

☞ **点评：**

本例患者依据电生理检查结果，采用了最生理的 AAIR 起搏器植入术，仅用了一根电极导线，但仍发生了电极导线介导的上腔静脉综合征，经内科保守治疗后，效果不佳，进一步采用了球囊扩张治疗，取得了很好的疗效，可以作为临床的治疗方法之一进行选择。

（中国人民解放军北部战区总医院

许国卿　梁延春）

病例 4：起搏器植入术后锁骨下静脉血栓形成抗凝治疗 1 例

患者男性，66 岁，因“间断胸闷，气短 7 年，加重 1 个月”入院。患者活动后胸闷气短病史 7

年，活动耐量受限，多次在外院入院治疗，诊断为“扩张型心肌病，心力衰竭”，长期给予强心及利尿药物治疗，曾于外院行冠脉造影检查，未见明显冠脉病变。入院前1个月感冒后出现气短及胸闷症状加重，伴双下肢水肿，间断夜间阵发性呼吸困难。入院后查体：血压110/80 mmHg，指尖氧饱和度94%，双肺底少量湿啰音，心界向左扩大，心率：106次/分，律齐，心尖部可闻及3级收缩期杂音。心电图提示：完全性左束支传导阻滞。心脏彩超：左心室内径78 mm，左心房内径38 mm，EF 26%，提示全心增大，二尖瓣轻中度反流。诊断：扩张型心肌病，心功能Ⅱ～Ⅲ级，完全性左束支传导阻滞。经过强心、利尿、扩张血管等改善心衰治疗5天后，行心脏再同步治疗术（CRT-D，Medtronic INSYNC III PROTECT™ 7285）。术中三次穿刺锁骨下静脉，将左心室电极导线植入心侧静脉，右心室电极导线植入心尖部，右心房电极导线植入右心耳，手术顺利，术后10天正常拆线。出院后患者心功能改善明显，活动后气短减轻，无夜间阵发性呼吸困难，但术后1个月患者电话询问：诉术侧左上肢从肩部向下明显肿胀，麻木感，皮温略高，起搏器囊袋术区愈合好，无异常情况。当地医院行上腔静脉超声提示锁骨下静脉管腔内可见不均匀的低回声填充，考虑锁骨下静脉血栓形成，嘱患者规律服用华法林，调整INR范围2～3，1周后肿胀开始明显缓解，并逐渐消失。3个月后复查静脉超声见锁骨下静脉血栓消失。

☞点评：

有研究表明，永久起搏器植入术后的患者，31%～50%会发生不同程度的血栓形成，血栓形成主要的部位在锁骨下静脉、无名静脉-上腔静脉交界处、上腔静脉-右心房交界处，可以表现为单个部位或多个部位血栓。分析原因考虑为电极植入后，局部凝血状态发生变化所致。可发生于植入术后数周，亦有植入后即刻出现的案例，有研究认为，植入起搏器电极后，局部血管即使未发生血栓形成，亦处于高凝状态，提示穿刺及起搏电极的植入诱发了局部凝血系统的变化，是起搏器植入术后的并发症之一。临床表现根据血栓形成的轻重有所差别，多表现为阻塞水平远端（面部、颈部或四肢）的肿胀、疼痛、皮温增高、静脉充盈。血管超声，静脉造影或静脉CT可以协助诊断。急性血栓形成不仅与静脉血凝状态有关，亦与手术操作有关系，技术不熟练、粗暴操作等医源性损伤，导致局部凝血因子过度释放亦为重要原因。静脉血栓形成后的潜在严重问题是肺动脉栓塞，有报道证实起搏器植入术后早期，有15%的患者发生无症状性的肺动脉栓塞。治疗以抗凝治疗为主，急性期可考虑使用肝素，慢性期以口服抗凝剂为主。

本例患者CRT术后1个月发生锁骨下静脉血栓形成，表现为局部的肿胀及皮温增高，超声明确提示锁骨下静脉系统多处血栓形成。经过经典抗凝药物华法林治疗后，症状很快好转，3个月复查超声提示血栓消失，考虑到此种血栓有明确的诱因，与局部穿刺和植入电极造成血管损伤有关，故未嘱咐患者进行长期的抗凝治疗，目前已随访2.5年，患者未再发生血栓栓塞事件，仍在长期严密随访中。

（中国人民解放军北部战区总医院　于海波）

参考文献

［1］Link MS，Estes NA，Griffin JJ，et al. Complications of dual chamber pacemaker implantation in the elderly. Pacemaker Selection in the Elderly（PASE）Investigators. J Interv Card Electrophysiol，1998，2：175-179.

［2］Kirkfeldt RE，Johansen JB，Nohr EA，et al. Pneumothorax in cardiac pacing：a population based cohort study of 28，860 Danish patients. Europace，2012，14：1132-1138.

［3］Kim KH，Park KM，Nam GB，et al. Comparison of the axillary venous approach and subclavian venous approach for efficacy of permanent pacemaker implantation. 8-Year follow-up results. Circ J，2014，78：865-871.

［4］Parsonnet V，Roelke M. The cephalic vein cutdown versus subclavian puncture for pacemaker/ICD lead implantation. Pacing Clin Electrophysiol，1999，22：695-697.

［5］De Cock CC，van Campen CM，Visser CA. Major dissection of the coronary sinus and its tributaries during lead implantation for biventricular stimulation：angiographic follow-up. Europace，2004，6：43-47.

［6］舒强，张雪峰. 血管解剖学图谱. 沈阳：辽宁科学技术出版社，2005.

［7］冉茂成，朱世清，郭旺，等. 奇静脉的临床应用解剖. 局解手术学杂志，2013；22：241-242.

[8] Yoon N, Kim KH, Park HW, et al. Complete atrioventricular block in an adult with congenitally corrected transposition of the great arteries with interrupted inferior vena cava. J Res Med Sci, 2012, 17: 808-810.
[9] Goktekin O, Besoglu Y, Dogan SM, et al. Permanent pacemaker lead implantation via azygous vein in a patient with silent superior vena cava syndrome. Int J Cardiol, 2007, 117: e4-6.
[10] Kastner RJ, Fisher WG, Blacky AR, et al. Pacemaker-induced superior vena cava syndrome with successful treatment by balloon venoplasty. Am J Cardiol, 1996, 77: 789-900.
[11] 杨俊娟，丁燕生，周菁，等. 心脏永久起搏器置入术后上肢深静脉血栓的发生率及治疗经验. 中国心脏起搏与心电生理杂志，2008，22：411-413.
[12] Lelakowski J, Domagała TB, Rydlewska A, et al. Relationship between changes in selected thrombotic and inflammatory factors, echocardiographic parameters and the incidence of venous thrombosis after pacemaker implantation based on our own observations. Arch Med Sci, 2012, 8: 1027-1034.
[13] Haghjoo M, Nikoo MH, Fazelifar AF, et al. Predictors of venous obstruction following pacemaker or implantable cardioverter-defibrillator implantation: a contrast venographic study on 100 patients admitted for generator change, lead revision or device upgrade. Europace, 2007, 9 (5): 328-332.
[14] Korkeila P, Nyman K, Ylitalo A, et al. Venous obstruction after pacemaker implantation. Pacing Clin Electrophysiol, 2007, 30: 199-206.
[15] Oginosawa Y, Abe H, Nakashima Y. The incidence and risk factors for venous obstruction after implantation of transvenous pacing leads. Pacing Clin Electrophysiol, 2002, 25: 1605-1611.
[16] DaCosta SS, Scalabrini Neto A, Costa R, et al. Incidence and risk factors of upper extremity deep vein lesions after permanent transvenous pacemaker implant: a 6 month follow-up prospective study. Pacing Clin Electrophysiol, 2002, 25: 1301-1306.
[17] Rozmus G, Daubert JP, Huang DT, et al. Venous thrombosis and stenosis after implantation of pacemakers and defibrillators. J Interv Card Electrophysiol, 2005, 13: 9-19.
[18] Wertheimer M, Hughes RK, Castle CH. Superior vena cava syndrome Complication of permanent transvenous endocardial cardiac pacing. JAMA, 1973, 224: 1172-1173.

第 3 节　植入型电子器械中右心导线相关并发症

传统心脏起搏器、植入型心脏复律除颤器（ICD）、心脏再同步治疗（CRT）起搏器中右心导线相关并发症包括电极导线脱位或微脱位，电极导线穿孔，电极导线故障（电极导线断裂、电极绝缘层损伤）等，其中除颤电极导线的故障表现与普通右心房及右心室电极导线不同，处理上需要特殊对待。本节主要阐述传统植入部位的右心系统导线相关并发症，CRT 中的左心室电极导线相关及传导束部位的起搏电极导线相关问题将在后续章节中单独描述。

一、电极导线脱位或微脱位

电极导线脱位或微脱位是指电极导线在植入后发生的任何形式的位置变化，可引起起搏器的起搏和（或）感知功能障碍，是起搏器植入术后常见的并发症之一。发生率约 2% ～ 8%，90% 发生在起搏器植入术后 1 周之内，其中 24 小时内发生率最高。普通起搏器植入患者中，心房电极脱位较心室电极脱位发生率高。脱位多与手术医生的植入技巧、患者心肌结构异常、患者术后术侧上肢的活动方式及强度等因素相关。

初学术者的经验有限，术中电极导线在心腔内预留的张力不恰当；对特殊患者（如儿童、声乐及舞蹈演员）心腔内导线预留不足，导致电极导线被过度牵拉发生脱位；患者心脏腔室过大，局部乳头肌、肌小梁发育不良、纤细，心内膜表面光滑使电极导线在心腔内固定不够牢固也易发生电极移位；患者术后过早或过强幅度地深呼吸及术侧上肢的不恰当活动、某些特殊行为、特殊的局部治疗、外力直接撞击、起搏器植入侧的胸背部拍打、老年人或肥胖女性胸部皮下组织疏松导致起搏器受重力作用下坠等因素均会造成电极导线脱位或微脱位。

电极导线脱位的临床表现轻重不一，如起搏器依赖患者因导线脱位造成起搏失夺获可出现术前症状如头晕、黑矇甚至反复晕厥，而非起搏器依赖的脱位患者可能在起搏器程控随访测试参数中才得以发现。部分完全脱位的患者电极导线在心腔内移动，可引起膈神经刺激相关症状。心电图上，电极导线脱位时可表现为起搏和（或）感知功能障碍。X线影像学上，完全脱位的患者电极导线脱离了原植入位置，而微脱位的患者X线表现不明显，可仅仅表现为导线的弧度改变、张力不足。起搏器程控随访测试亦是筛查电极导线脱位的有效方式。电极导线脱位的诊断尤其是微脱位的诊断需结合患者的临床表现、X线影像、心电图及起搏器程控随访测试的结果。电极导线一旦发生脱位，应尽早进行二次手术调整电极导线的位置。

二、电极导线致心脏穿孔

电极导线所致的心脏穿孔主要是指起搏电极导线引起的心房肌和心室肌的穿孔。广义上还包括电极导线植入相关的三尖瓣、冠状静脉系统或电极导线经过的心脏解剖结构的穿孔。早期电极导线穿孔的发生率各研究报道不同，约为0.6%～5.2%左右，Glenn.M等对2535例患者进行了3年的观察随访，5例患者发生了长于30天以上的心脏穿孔，发生率为0.19%。起搏导线引起心脏穿孔的原因可能与①电极导线的结构特性及除颤电极导线的应用；②激素治疗；③植入电极时预留过长、对局部心肌壁的压力过大；④临时起搏电极导线的应用；⑤心脏基础病变；⑥低体重患者人群等因素相关。

心脏穿孔的位置多样，早期报道电极可导致心脏内部结构如心房肌、心室肌、瓣膜、心包、冠状静脉等处发生穿孔，或电极穿孔至心外结构如胸腔、腹腔等，近年还有报道穿孔至主动脉、冠脉的病例。故心脏穿孔的临床表现不尽相同。典型的症状可表现为胸痛或因电极导线刺激引起肋间肌和膈肌跳动，同时伴有不起搏或感知异常等情况，严重者可表现为心脏压塞、血气胸、肺栓塞甚至猝死，亦可无症状而仅仅表现为起搏和（或）感知功能异常。胸部X线片可见电极导线明显移位，二维超声心动图或心脏CT可协助判断导线头所在的位置，经食管超声心动图更有助于了解导线的走行情况，体表心电图对诊断很有帮助，如起搏的体表心电图由原来的左束支传导阻滞图形变为右束支传导阻滞图形，伴有起搏失夺获或感知不良等，则提示导线头端由右心室穿孔进入左心室。

一旦发生电极穿孔，建议尽早拔除穿孔电极，临床上发现有个别电极穿孔的患者，随时间推移，穿孔电极发生进一步移位；亦有报道穿孔的电极可能造成感染。拔出策略取决于穿孔的位置、造成的危害及患者自身的疾病情况。由起搏导线所致的心脏穿孔较少发生心脏压塞，若有，也多发生于起搏导线植入时，若术中发生急性心脏压塞，需立即行心包穿刺术进行引流，必要时开胸缝补；若术后数日出现心脏穿孔，无心脏压塞的症状，无心包积液或有少许心包积液，可在外科备台开胸的保护下拔出起搏电极导线，重新更换植入部位。为防止发生心脏穿孔，在植入电极导线时，操作要轻柔，导线预留心腔内长度要合适。尤其在安置临时起搏导线和除颤电极导线时，因导线质地较坚硬，张力较大，要格外小心注意。

三、电极导线故障

电极导线故障主要包括电极导线断裂，绝缘层损伤，电极老化等。故障的发生率文献报道结果差异较大，可能与入选人群、随访观察方式、随访时间、电极导线的类型等均有关系。早期日本的研究曾进行了507例患者的561例心内膜起搏电极导线的观察，发现19例（3.4%）出现电极断裂，15例发生于植入后5年内，有2个特殊的断裂部位，分别为囊袋内及锁骨与第1肋间隙的交叉区域。3名患者发生了绝缘层破损（0.5%）。近年来随着除颤起搏器的广泛应用，ICD电极的功能状态得到关注，Eckstein等报道的1317例ICD患者中，电极导线功能障碍率为1.8%（3年）、2.5%（5年）和4.6%（10年）；而Kleemann等报道的990例ICD患者中，5年导线功能故障率为15%，8年为40%。

电极导线断裂的临床表现：①无刺激信号；②有刺激信号但无夺获；③间歇性夺获异常（提示未完全断裂）；④感知低下或过度感知；⑤阻抗异常增高，典型患者阻抗高于2000 Ω。绝缘层损伤的临床表现：①心脏外的肌肉刺激现象，如术侧上臂的电刺激感觉，囊袋内的电刺激表现；

②感知异常，可表现为感知低下或过度，双腔起搏器中出现交叉感知；③导线阻抗降低，典型患者阻抗低于 200 Ω。绝缘层损伤和电极导线断裂可单独发生或同时存在，电极阻抗明显下降提示电极导线绝缘层损伤，无论是否合并电极导线断裂。而电极阻抗明显升高，多提示电极导线断裂，此时电极绝缘层可是完整状态。X 线影像学变化可以协助电极故障的判定，部分患者 X 线影像上仔细观察能看到电极导线某个部位出现了受压、变细、损伤或断裂，多发生于第 1 肋骨与锁骨之间的间隙。部分患者 X 线下亦看不到电极故障，只能通过测试参数进行判定。最易发生电极导线故障的位置为锁骨与第 1 肋骨之间间隙，临床上可采取腋静脉穿刺或头静脉剖开的办法尽量规避。无论是电极导线断裂还是绝缘层损伤，最终的治疗措施都需要二次手术再重新植入电极，部分绝缘层轻度损伤患者可以使用调整感知灵敏度及感知电极极性的方法进行处理，但只能短期改善，长期有效的治疗仍然需要重新植入电极。

ICD 电极导线是起搏感知电极及除颤线圈的复合体，因其结构相对复杂，故较普通起搏器电极更易发生故障。ICD 的电极导线功能故障可能会导致对恶性室性心律失常的错误识别和错误治疗，或无法识别及治疗，从而可能导致患者被错误频繁电击或猝死，故对该故障的识别及处理尤其重要。ICD 植入的患者，建议术后采用家庭监护的方式进行长期动态的随访跟踪，以便于及时发现病情变化、及时处理。ICD 患者一旦发生电极导线功能故障，如除颤线圈出现故障，需重新植入新的除颤电极。如起搏感知电极部分发生功能故障或发生了不恰当感知，通过 ICD 程控无法解决时，可以重置起搏感知电极进行干预。

（中国人民解放军北部战区总医院　于海波）

四、病例报告

病例 1：起搏器囊袋关闭前心房电极脱位

患者男性，72 岁，因“头晕 6 年，伴黑矇、晕厥 3 次”于 2015 年 9 月 4 日入院。既往否认高血压、糖尿病、脑血管疾病史。有冠心病病史 1 年，曾于冠脉植入 2 枚支架。心电图表现为窦性心动过缓，交界性逸搏心律，明确诊断为病态窦房结综合征。结合患者反复头晕及晕厥发作的症状及心电图心动过缓的表现，根据器械植入指南为植入双腔永久起搏器的ⅠA 类适应证。在完善各项辅助检查、化验等术前准备后于 2015 年 9 月 6 日行双腔永久起搏器植入术（美国雅培 DDDR）。术中顺利将心室螺旋电极（美国雅培 1880TC）植入右心室心尖部，测试各项参数良好，固定良好。在植入心房螺旋电极（美国雅培 1880TC）时通过测试在右心耳处各项参数最佳，故将主动心房螺旋电极旋入右心耳，嘱患者咳嗽、深吸气未见起搏信号脱落。将心房、心室螺旋电极缝扎固定于囊袋的皮下组织中，透视见心房、心室电极无移位（图 3-3-1A）。连接起搏器，在关闭囊袋前再次常规透视心房、心室电极位置，此时发现该患者心房电极脱位（图 3-3-1B）。立即行右心房电极重新调整，重新连接起搏器，逐层缝合皮下组织及

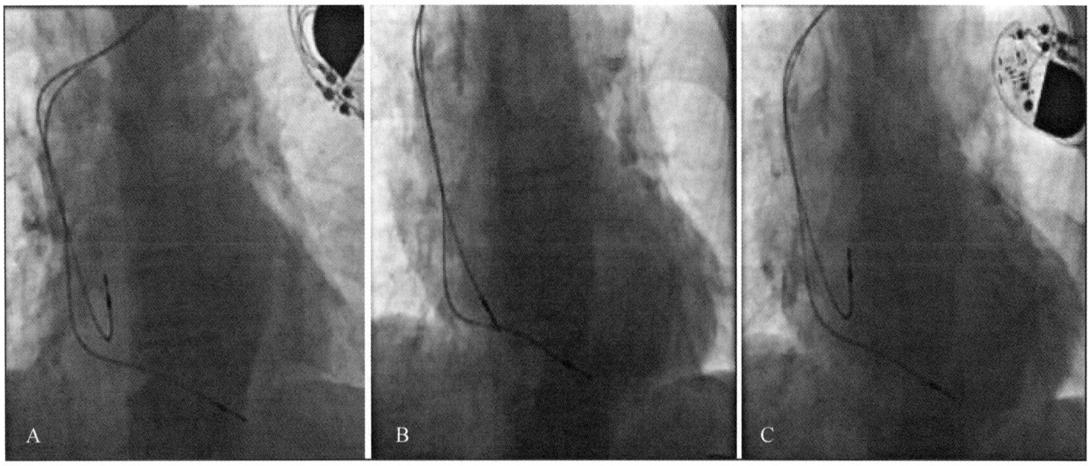

图 3-3-1　心房电极术中脱位前后的影像学变化。**A.** 术中透视电极固定良好；**B.** 关闭囊袋前透视心房电极脱位；**C.** 结束前透视电极固定良好

皮肤，无菌纱布包扎固定。下台前分别留存左前斜45°、右前斜30°及后前位影像，可见心房心室电极无移位。术后当日、下床后及出院前测试起搏器参数均良好。顺利出院。

（中国人民解放军北部战区总医院
徐白鸽　梁延春）

病例2：心脏起搏器植入术后10天右心室电极脱位导致晕厥

患者女性，82岁，因反复头晕10余年，加重2天，于2014年5月1日入院。既往有高血压、脑梗死病史。诊断：①病态窦房结综合征：三度房室传导阻滞；②高血压3级。入院后在完成各项检查后建议患者安置永久双腔心脏起搏器，患者家属要求使用单腔VVI型起搏器，次日顺利植入VVI起搏器，出院后第10日，患者再次出现头晕、黑矇，及短暂晕厥发作，门诊心电图发现有短阵窦速和窦性停搏，最长RR间期13.05秒（图3-3-2A）。紧急行X线检查发现右心室电极导线脱位（图3-3-2B），立即在临时起搏的保护下，重新进行了右心室电极的复位术，将右心室电极植入心尖部，术中患者反复咳嗽，深呼吸，均未见电极脱位，反复测试右心室电极起搏感知参数稳定后结束手术。术后下床活动后及出院前再次测试电极参数，未见明显异常。顺利出院，现规律随访1年余，起搏器参数良好，右心室电极未再发生脱位现象。

☞ 点评：

本例患者是由于右心室螺旋电极脱位造成患者再次晕厥，分析原因与操作人员的技术和经验有关，如科学判定电极旋出是否充分、心室内预留长度是否足够等，患者方面的原因有心肌内膜缺血、淀粉样变性、心衰后心肌变薄等。预防上述情况发生的主要措施是加强术者的规范化训练，思想上不能因为是VVI手术操作简单而大意，术中要反复对电极的位置进行判断：在电极螺旋旋出后，起搏器与电极连接前反复进行电极参数测试，尤其对于起搏器依赖患者，可在起搏状态下反复嘱其深呼吸，以观察起搏功能是否稳定良好。电极植入后嘱患者进行深呼吸及咳嗽动作，以判定电极的稳定性；对于电极旋入后阈值有明显升高、感知功能降低的患者，不能排除微脱位的可能，需重新再选择位置植入。总之，电极植入的过程中，有许多细微的环节需要术者重视。

（中国人民解放军陆军特色医学中心
王旭开　闫庆凯　曾春雨）

病例3：右心室电极导线穿孔至左心室

患者男性，62岁。因“乏力，气短3年”入院。既往有明确的三度房室传导阻滞病史3年，体型偏瘦，体重45 kg。入院后完善相关检查后行双腔永久起搏器植入（ST Jude Victory TM 5816），将右心室电极导线植入室间隔（图3-3-3A、B）。术后2个月，患者诉头晕再发，心率减慢来院

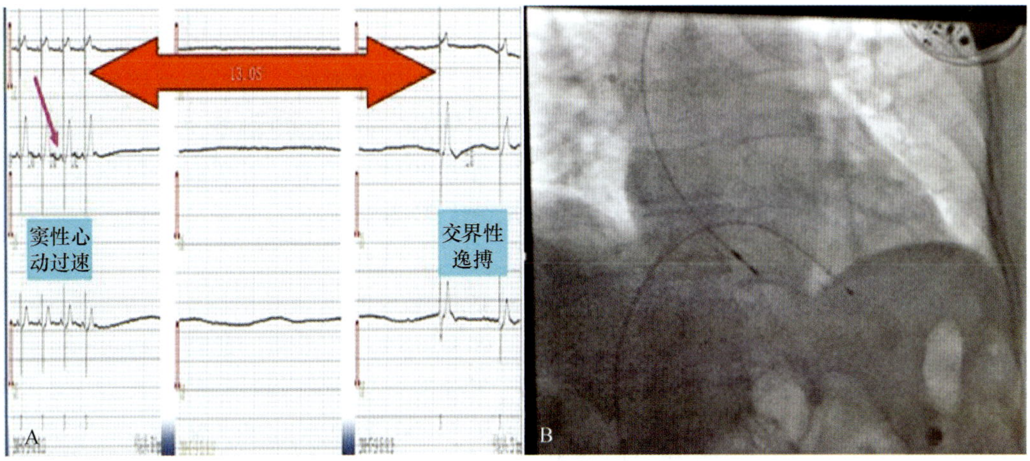

图3-3-2 患者发生晕厥时心电图及右心室电极导线的X线影像学变化。**A.** VVI植入术后第10天再次入院时的心电图表现为心室不起搏，最长RR间期超过13秒；**B.** X线下观察到右心室电极已完全脱位

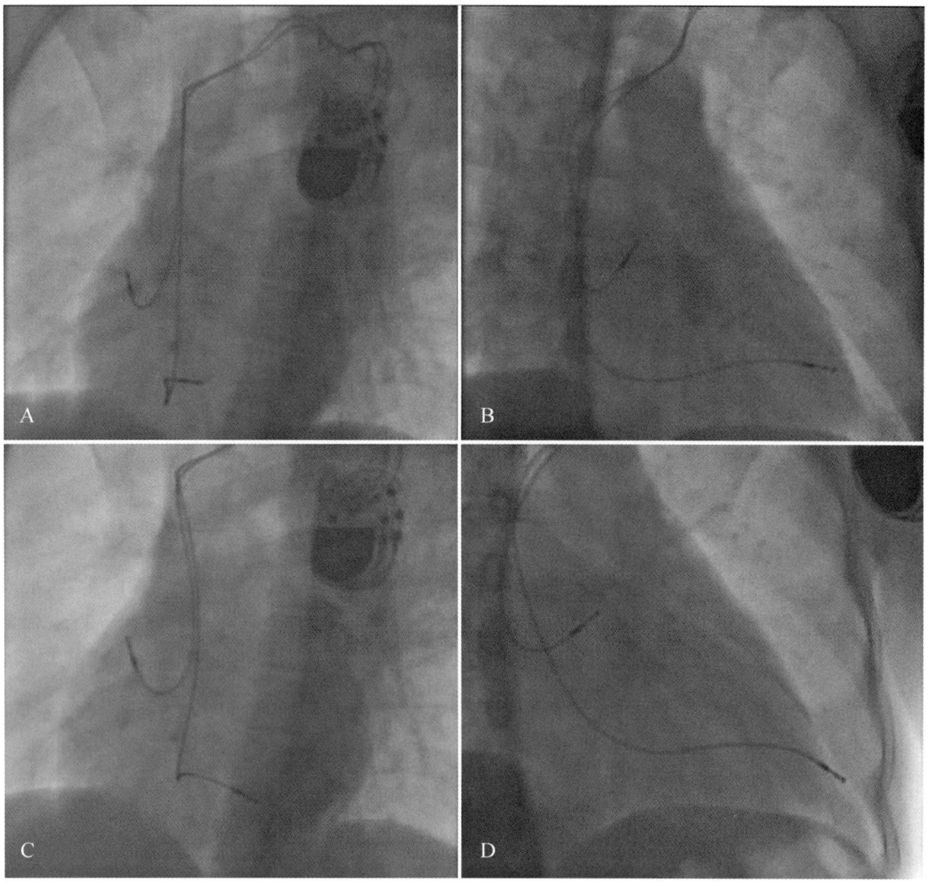

图 3-3-3 起搏器电极导线穿孔前后 X 线影像学变化。**A.** 左前斜 45° 影像：右心室电极位于脊柱左侧，垂直于脊柱植入于右心室间隔部；**B.** 右前斜 30° 影像：右心室电极导线位置；**C.** 术后 2 个月左前斜 45° 影像：电极导线较术后影像明显向前移位，头端位于脊柱中央；**D.** 术后 2 个月右前斜 30° 影像：电极导线位置接近心缘

就诊，心电图显示右心室不起搏，X 线影像如图 3-3-3C、D 所示，右心室电极导线向前移位，提示右心室电极导线穿孔。超声心动图检查明确提示右心室电极导线经过室间隔穿孔至左心室。次日，在严格消毒情况下，打开起搏器术区，调整原右心室电极导线至右心室低位间隔部（图 3-3-4）。术后右心室起搏功能恢复正常。

☞ 点评：

右心室电极导线穿孔并不常见，发生比例报道不一。临床表现根据穿孔位置有所不同，右心室电极导线可穿入胸腔、心包、腹腔、左心室等，共同表现多为起搏功能障碍、胸痛，若从右心室游离壁穿孔，急性期会发生心脏压塞。若从间隔部穿入左心室，通常症状较轻微，处理上较为容易。若确定发生了电极导线的穿孔，处理方案要综合考虑多方面因素：如患者的自身情况，目前的起搏状态（穿孔及未穿孔电极），起搏器是否依赖（是否需要术中临时起搏），起搏电极穿孔的位置，拔出后心脏及周围器官的损害，是否需要外科备台，拔出后电极的再使用等。此患者经心脏超声已经明确电极导线的穿孔走行，电极导线通过室间隔从右心室穿孔至左心室，故处理上将螺旋电极的螺旋旋回，直接轻柔将电极体拉回到右心室，然后再重新植入至右心室即可，本例患者植入于右心室低位间隔部。术后起搏器工作恢复正常。

有研究报道，右心房电极导线穿孔可发生在右心耳，或右心房侧壁，多出现在早期主动电极导线的植入术中，可引起心包积液，甚至心脏压塞，严重情况下需要开胸处理。右心室电极导线穿孔至某些特殊位置，如胸腔、腹腔等，考虑到拔出带来的危害和风险高，亦可局部电极留置，再重新植入一根新的起搏电极进行工作。但亦有发生穿孔电极随着时间的延长进一步移位，导致重要器官损伤或感染的病例，故电极若穿孔至非常规位置，并无统一的干预方案，要根据患者病情进行个体化的处理。

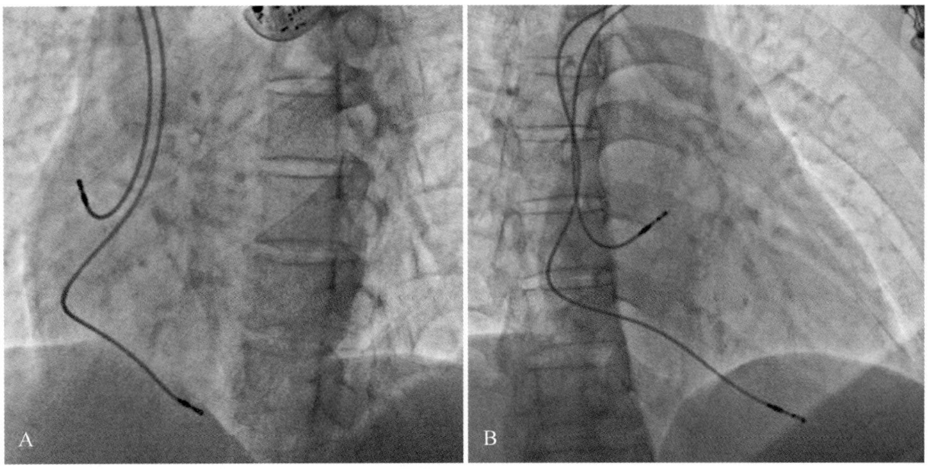

图 3-3-4 调整右心室电极后 X 线影像，右心室电极植入低位间隔部。**A.** 左前斜 45°；**B.** 右前斜 30°

（中国人民解放军北部战区总医院　于海波）

病例 4：右心室电极过感知致起搏器术后晕厥

患者女性，61 岁，2011 年 8 月因起搏器更换术后晕厥 4 次入院。患者首次于 1995 年 10 月植入起搏器，当时因“三度房室传导阻滞，晕厥”行 VVI 永久起搏器植入术（SIEMENS 608k），但术后第 2 个月因再次晕厥入院，考虑右心室起搏电极导线微脱位，重新行本院首例右心室螺旋电极植入术，原电极远端剪断包埋固定于皮下组织。2007 年 1 月（距首次植入术 11 年后）因起搏器电池耗竭发生反复黑矇入我院，行起搏器更换手术，更换起搏器为 2406 型 VVI 起搏器（ST.JUDE），术中测试右心室电极导线参数正常，阈值 0.9 V，阻抗 800 Ω，起搏器依赖感知无法测定，更换术中保留了原电极。至此次 2011 年因晕厥入院，更换的起搏器使用 4 年，起搏电极使用 15 年零 9 个月。入院后心电图检查如图 3-3-5A 所示，心电图显示心室有约 4 秒的长间歇，期间没有起搏脉冲发出，之后的起搏脉冲能够有效夺获心肌。通过程控起搏器发现起搏阈值 1.2 V，阻抗 313 Ω，起搏依赖无法测定感知。由此推断此起搏器的起搏功能良好，因过感知非自身 R 波而抑制了起搏脉冲的发放。X 线下反复观察电极导线无受压、断裂、受损痕迹。通过程控仪调整起搏器的感知参数，增加感知灵敏度的数值至 7.5 mV、12 mV 或将起搏电极的极性从单极改为双极均未能解决问题。考虑到原起搏电极已使用近 16 年，阻抗亦明显降低，过感知可能是与电极老化或电极绝缘层的损伤有关，遂于右心室心尖部植入第三根电极（图 3-3-5B），术后心电图显示再无过感知发生。

☞ **点评：**

该患者于更换起搏器术后 4 年因晕厥就诊，体表心电图检查发现心室有长间歇，通过测试起搏阈值及阻抗未发现起搏功能障碍，说明长间歇是由于起搏器感知到非患者自身心室 QRS 波而抑制了起搏脉冲的发放，即发生了过感知，连续的过感知使得心室长时间（约 4 秒）无搏动导致患者晕厥。

起搏器过感知是指起搏器感知到非患者自身 P-QRS-T 波而延迟或抑制起搏脉冲发放的现象。心电图检查可看到起搏频率低于设定的起搏器基础频率或者有长间歇的发生。起搏过感知对心室起搏依赖的患者危害较大，必须及时处理。处理方法可从两方面入手：①调整起搏器参数；②更换起搏感知电极。起搏器参数中可以解决过感知现象的调整包括：①增大感知灵敏度数值；②改变感知极性；③调整相应心腔的不应期。此患者经过尝试上述方式未能解决问题，且电极使用年限较长（大于 15 年），阻抗偏低，不排除电极老化或绝缘层损伤，因此采用植入新电极导线的方式进行处理。

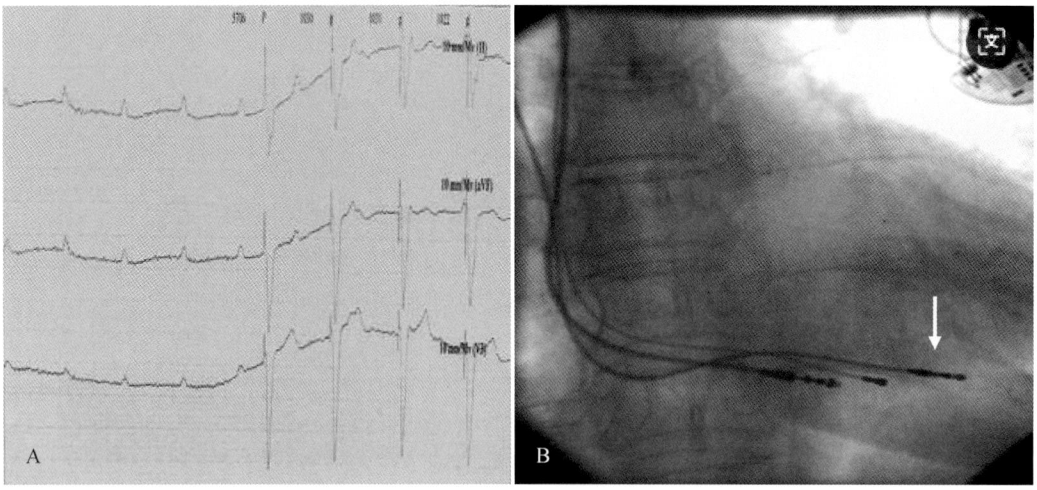

图 3-3-5 患者发病时心电图及术后电极影像。**A.** 入院心电图提示心室过感知长 RR 间歇 4 秒；**B.** 重新植入电极后影像，箭头所示为新植入的电极

（中国人民解放军北部战区总医院　于海波）

病例 5：右心室电极导线绝缘层损伤导致起搏器术后晕厥

患者老年女性，72 岁。1991 年因心率慢、乏力、头晕，于外院诊断为三度房室传导阻滞，行单腔起搏器植入治疗（右侧），术后患者症状消失。2000 年患者因起搏器电池耗竭于外院行永久起搏器更换术（右侧，沿用原电极）。2011 年 11 月因电池耗竭于外院更换为双腔起搏器，左侧术区，重新植入新的心房心室电极，术后无不适。2015 年 7 月 26 日患者反复出现头晕症状伴出汗、乏力，于外院行起搏器程控检查提示过感知所致长间歇，调整感知灵敏度后自述头晕症状消失。2015 年 8 月 11 日上午 9 时患者再次出现头晕、黑矇，12：30 出现晕厥伴意识丧失，立即就诊于当地医院，再发 2 次意识丧失，发作时心电图可见长 RR 间歇，最长 8 秒，经“120”急救车深夜转入我院。入院后心电图提示间歇性感知功能障碍（图 3-3-6A），患者反复发作晕厥，立即行急诊临时起搏植入术，X 线下仔细观察，左侧右心室电极在锁骨下静脉处受压变细（图 3-3-6B、C），结合患者心电图提示感知功能障碍，考虑右心室电极绝缘层损伤，拟重新植入右心室电极。术中取出起搏器后测试原右心室电极阻抗降低为 167 Ω，证实右心室电极导线绝缘层损伤。用庆大霉素浸泡过的纱布包裹起搏器，行新的右心室电极重新植入术。局麻下成功穿刺左腋静脉，回血后置入导丝，但该导丝无法通过上腔静脉入口，考虑局部粘连狭窄，更换泥鳅导丝顺利通过上腔静脉入口至下腔静脉。X 线下沿泥鳅导丝轻柔推送长鞘管至上腔静脉，沿静脉鞘送入心室螺旋电极导管至右心室，将心室电极旋入间隔部。测试电极参数（双极）：阈值 0.5 V，阻抗 960 Ω，起搏器依赖无法测定感知，原心室电极头端封闭固定在囊袋中，术后心电监测示 VAT 起搏方式，无脱落。

☞ **点评**：

右心室起搏电极脱位，电极穿孔，电极断裂，绝缘层损伤，起搏器电池耗竭，起搏器与电极连接松动，导致起搏和（或）感知功能障碍等表现，均为起搏器植入术后不能正常起搏导致晕厥的原因。本例患者，在起搏器植入术后发生晕厥，心电图表现为长 RR 间期不起搏，是由于起搏器过度感知所致。此时起搏器电池正常，X 线下未见电极导线脱位、穿孔，可见电极在锁骨下受压变细，术中测试电极导线阻抗降低＜ 200 Ω，考虑电极导线绝缘层损伤，最大可能与锁骨下静脉处电极导线受压磨损有关，处理此种因电极导线绝缘层损伤引起的感知障碍，通过体外调整感知灵敏度、右心室电极导线极性等无创方法进行干预多无效，必须通过有创的植入新电极的方法进行治疗。在新电极的植入过程中，务必最大可能地避免锁骨下静脉处电极的损伤，建议使用腋静脉穿刺或头静脉剖开的方法进行植入。

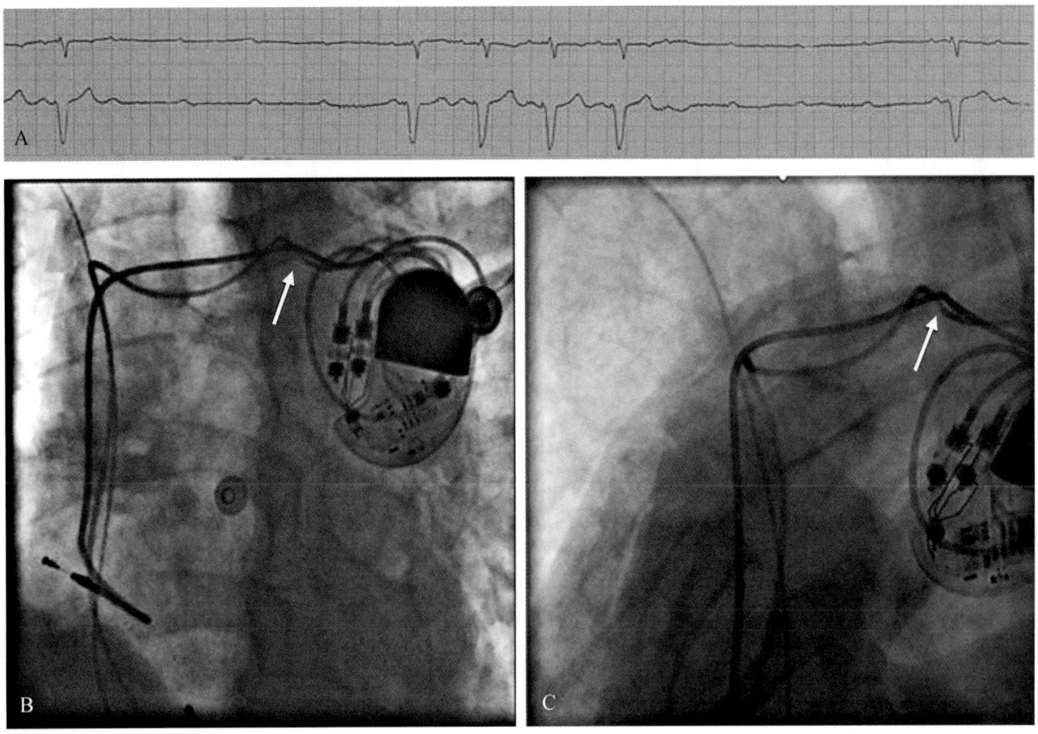

图 3-3-6 入院心电图及电极导线 X 线表现。**A.** 入院心电图提示右心室电极导线过感知后反复发作长 RR 间期；**B.** 左前斜 45° 原右心室电极锁骨下静脉处受压变细；**C.** 左前斜局部放大影像进一步证实电极导线损伤，箭头所示为绝缘层损伤处

（中国人民解放军北部战区总医院　于海波　高阳）

病例 6：右心室除颤电极导线误感知致 ICD 误放电 101 次

患者老年男性，67 岁，因“胸闷、气短 2 年，加重伴呼吸困难 2 天”入院。患者既往有明确的心力衰竭病史 2 年，外院诊断为“扩张型心肌病”，长期口服抗心力衰竭药物治疗，此次因心衰加重入院。入院后查体：血压 102/72 mmHg，双肺底少量湿啰音，心界向左扩大，心率 110 次 / 分，节律不齐，可闻及早搏 8 次 / 分，心尖部可闻及 2 级收缩期杂音。心电图提示：窦性心动过速，频发室性早搏，QRS 波间期 100 ms。24 小时动态心电图显示存在 326 次短阵室性心动过速。心脏彩超：左心室内径 70 mm，EF 28%。诊断：①扩张型心肌病，心功能Ⅱ～Ⅲ级。根据器械植入指南，患者为 ICD 植入的Ⅰ类适应证，属于猝死一级预防人群，故于 2013 年 5 月 20 日植入带有家庭监护功能的单腔 ICD。术中测试电极导线参数：感知 15 mV，阈值 0.4 V，阻抗 840 Ω。2014 年 11 月 1 日家庭监护网站提示该患者发生心室颤动（VF）但自行终止，未给予电击治疗（图 3-3-7）。

经过分析家庭监护上传的心腔内心电图（IEGM）考虑此事件并非真正的 VF 事件，而是对其他电信号的误感知。随即在家庭监护网站查看该患者除颤电极导线各项参数，当日感知 12.2 mV、阻抗 523 Ω、右心室除颤阻抗 48 Ω，上腔除颤阻抗 64 Ω。虽然未能找到异常参数，但仍第一时间与患者家属取得联系，了解患者情况，建议尽快回医院复查，但患者因无症状要求择期（2014 年 11 月 3 日）再回医院复查。11 月 2 日 13：30 接到患者家属电话，描述患者正在经受无休止电击（图 3-3-8），告知患者家属立即从外地返回本院，在患者转运途中，14：01 家庭监护报警：24 阵最大能量电击无效。14：30 再次家庭监护报警：101 次最大能量电击无效，此时 ICD 已经达到电池完全耗竭状态。

远程监测上传的程控报告中，记录到的 IEGM 与之前表现相似，此时更加怀疑 ICD 误将其他干扰信号识别为 VF 事件，最大可能性即为起搏感知电极故障。患者到达诊室进行随访时，ICD 电池电量耗尽，已无法通过程控仪获得电极参数，腔内心电图证实 ICD 发生了误感知，误放

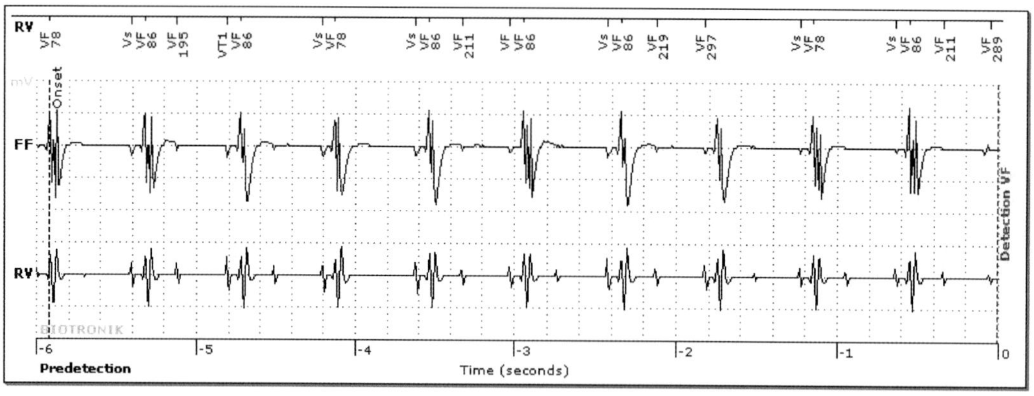

图 3-3-7 家庭监护网站上传的心腔内心电图（IEGM）。ICD 将不存在的电信号诊断为 QRS 波，导致频繁 QRS 波计数，达到 VF 的诊断标准

编号	时间	区域	RR [ms]	说明	RR [ms]
29	14-11-02 14:20	VF	28.3	7 电击，5 ATPs	***
28	14-11-02 14:08	VF	166	>14 电击	515
27	14-11-02 14:07	VF	149	1 电击	647
26	14-11-02 14:07	VF	242	3 电击	583
25	14-11-02 14:06	VF	211	1 电击	669
24	14-11-02 14:05	VF	166	1 电击	701
23	14-11-02 14:00	VF	97	8电击，1 ATPs	687
22	14-11-02 13:59	VF	254	1 电击	615
21	14-11-02 13:58	VF	179	1 电击	620
20	14-11-02 13:57	VF	200	5 电击	731
19	14-11-02 13:52	VF	525	8 电击	574
18	14-11-02 13:45	VF	173	13 电击	725
17	14-11-02 13:41	VF	267	6 电击	605
16	14-11-02 13:36	VF	129	6 电击	586
15	14-11-02 13:31	VF	243	1 电击	597
14	14-11-02 13:30	VF	237	1 电击	779
13	14-11-02 13:29	VF	148	5 电击	683
12	14-11-02 13:24	VF	246	3 电击	467
11	14-11-02 13:23	VF	151		513
10	14-11-02 13:18	VF	283	4 电击	699
9	14-11-02 13:15	VF	189	8 电击	808
8	14-11-02 13:13	VF	237	1 电击	813
7	14-11-02 09:21	VF	204		384
6	14-11-01 15:15	VF	273		538

图 3-3-8 程控报告显示的多次电击记录。患者频繁被误诊断为心室颤动，并在短期内给予了连续的电击治疗

电，我们尝试重现干扰事件，发现患者平卧位时即能出现异常感知信号，X 线下观察见右心室除颤电极导线完整，未见明确的电极导线损伤或断裂影像。目前只能判定为除颤电极导线误感知。诊疗团队认真制订手术治疗方案，拟保留原除颤电极，新植入一根心室起搏感知电极，并更换一台新的 ICD。术中切开囊袋，首先检查电极与脉冲发生器连接，无松动表现，分离脉冲发生器及电极导线，观察囊袋内无电极磨损及绝缘层破裂，体内测试电极导线的各项参数，阈值 0.5 V，感知 10 mV，阻抗 450 Ω。但在测试电极参数的过程中，频繁出现误感知现象，增加或降低感知灵敏度仍有误感知表现出现。考虑到该电极的除颤功能正常，决定采用植入新的起搏感知电极的方法进行治疗。穿刺腋静脉额外植入一根新的起搏感知电极（图 3-3-9），测试新的电极导线参数：阈值 0.5 V，感知 14 mV，阻抗 670 Ω。确定参数良好后，将其尾端与原电极的除颤线圈尾端连接于新的 ICD 上，原除颤电极的起搏感知尾端旷置，以 T-Shock 方法诱发 VF 成功，ICD 10 J 一次除颤成功，右心室除颤线圈阻抗 52 Ω，上腔线圈阻抗 63 Ω。

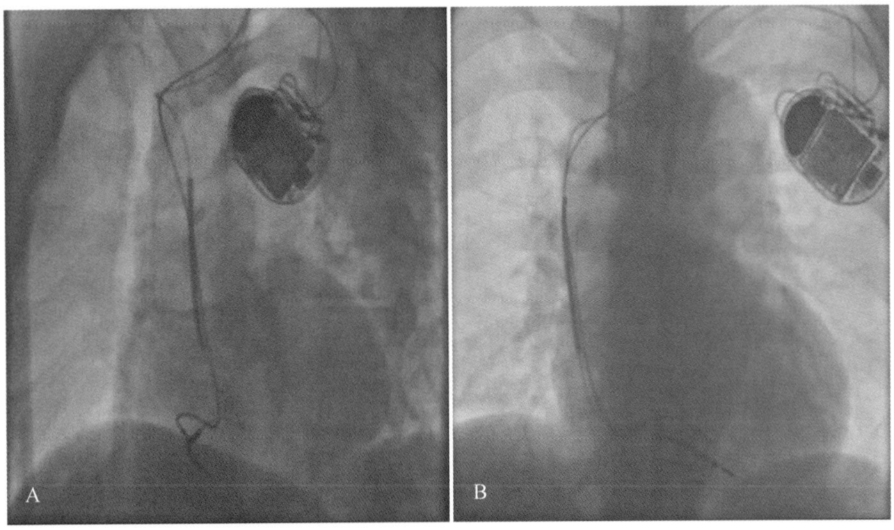

图 3-3-9 重新植入一根右心室起搏感知电极的术后影像，新植入的电极位于低位室间隔。**A.** 左前斜 45°；**B.** 后前位

☞ 点评：

除颤电极导线的功能障碍往往表现为ICD的误感知，甚至误放电，某些患者会出现“ICD电风暴”，即频繁的误放电治疗。原因多为除颤电极故障，包括电极绝缘层损伤、起搏感知电极或除颤线圈故障。区分绝缘层及内部电极导线故障的主要方法是依据X线影像学变化及监测阻抗变化，通常电极导线的细微变化在X线下观察不清，阻抗的数值测定是有效的方法，绝缘层损伤的电极导线，通常阻抗＜200 Ω，而内部断裂的电极导线，阻抗＞2000 Ω。但由于程控仪获得的电极导线参数只是即刻参数，某些特殊情况下，不能完全说明电极导线的实际情况，故在X线下无可视电极损伤的患者，需要反复按压囊袋周围或锁骨下静脉电极位置进行测试才能获得异常参数。在针对于电极导线的处理方面，重要的是评估ICD电极导线的感知功能及除颤功能，主要通过电极导线的常规参数及高压阻抗参数来确定。在单纯仅有感知或起搏功能异常而除颤功能正常的情况下，可以重新植入起搏感知电极来处理故障，若除颤功能出现问题，建议植入新的除颤电极导线进行处理，而对于原除颤电极的处理，指南中并不推荐拔出（感染患者除外）。

询问此例患者病史时获知，该患者是门球运动爱好者，长期日常进行门球运动，活动力度比较大，发病前（2014年11月1日），患者进行了一场门球比赛，术侧用力猛烈，不排除这种过度的活动造成了除颤电极导线的牵拉损伤，导致了ICD的误感知识别，引起ICD“疯狂的放电治疗”，短短1小时，放电近100次，直接导致ICD电池耗竭，对患者的心肌损伤较大，门诊检查中发现心肌酶明显增高，CK 2300 U/L，CK-MB 104 U/L，并造成了精神上的打击。故对于ICD植入的患者，要进行严格的术后教育，告知患者要保护ICD术侧的安全，注意术侧上肢活动的力度，同时从该患者的发病情况，我们亦收获了一定的经验教训，若能够向家属普及“磁铁治疗可以终止ICD放电”的知识，指导患者发病时通过磁铁放置在脉冲发生器上来终止ICD放电，也许能够有机会减少ICD的误放电，延长ICD的使用寿命，但必须要个体化处理，要确定ICD放电不是针对于真正需要ICD干预的恶性室性心律失常，而是误诊断及误放电。在治疗方面，此患者连续观察的电极阻抗在正常范围内，X线未见明显的电极导线故障，但术中测试时发现ICD电极导线感知异常，有误感知现象，除颤功能正常，分析故障原因可能为起搏感知电极内部损伤，因患者无感染等情况发生，考虑到拔出除颤电极导线的风险及弊端，处理上保留了原除颤电极导线，直接植入新的起搏感知电极。术后测试电极参数良好，亦无误感知情况再发。经过了近一年的长期随访，ICD工作正常，未再出现误感知、误治疗情况。

（中国人民解放军北部战区总医院
于海波　高阳）

参考文献

[1] Beatriz Fuertes，Jorge Toquero，Ramon Arroyo-Espliguero，et al. Pacemaker lead displacement：mechanisms and management. Indian Pacing Electrophysiol J，2003，3：231-238.

[2] Charles RG，Clarke LM，Drysdale M，et al. Endocardial pacing electrode design and rate of displacement. Br Heart J，1977，39：515-516.

[3] Mellert F，Esmailzadeh B，Schneider C，et al. An unusual case of pacemaker failure：complete disconnection of connector block and battery of a subpectorally implanted dual chamber pacemaker. Pacing Clin Electrophysiol，2002，25：509-510.

[4] Chauhan A，Grace AA，Newell SA，et al. Early complications after dual chamber versus single chamber pacemaker implantation. Pacing Clin Electrophysiol，1994，17：2012-2015.

[5] Valls-Bertault V，Mansourati J，Gilard M，et al. Adverse events with transvenous left ventricular pacing in patients with severe heart failure：early experience from a single centre. Europace，2001，3：60-63.

[6] Kim GE，Haveson S，Imparato AM. Late displacement of cardiac pacemaker electrode due to heavy weight pulse generator. JAMA，1974，228：74-75.

[7] Pagonis CP，Hessler PC. Recurrent pacemaker electrode displacement into the right atrium with capture. R I Med J，1982，65：37-39.

[8] Newland GM，Janz TG. Pacemaker-twiddler's syndrome：a rare cause of lead displacement and pacemaker malfunction. Ann Emerg Med，1994，23：136-138.

[9] Arroyo Espliguero R，Oteo Domínguez JF，Castedo Mejuto E，et al. Late displacement of a ventricular pacing lead after respiratory therapy. Pacing Clin Electrophysiol，2001，24：1693-1695.

[10] Polin GM，Zado E，Nayak H，et al. Proper management of pericardial tamponade as a late complication of implantable cardiac device placement. Am J Cardiol，2006，98：223-225.

[11] Grande AM，Fiore A，Merlano M，et al. Aortic perforation due to cardiac resynchronisation therapy defibrillator lead placement：Case report and medicolegal considerations. J Arrhythm，2015，31：398-400.

[12] Nakagawa E，Abe Y，Komatsu R，et al. Right coronary artery perforation by an active-fixation atrial pacing lead resulting in life-threatening tamponade. J Arrhythm，2015，31：313-315.

[13] Gurunathan S，Senior R. Right ventricular lead perforation complicating late pacemaker infection. Int J Cardiol，2015，190：47-48.

[14] Khan MN，Joseph G，Khaykin Y，et al. Delayed lead perforation：a disturbing trend. Pacing Clin Electrophysiol，2005，28：251-253.

[15] Mond HG. Increased incidence of subacute perforation noted with one manufacturer of an implantable cardioverter-defibrillator lead. Heart Rhythm，2007，4：1248.

[16] Danik SB，Mansour M，Singh J，et al. Increased incidence of subacute lead perforation noted with one implantable cardioverter-defibrillator. Heart Rhythm，2007，4：439-442.

[17] Geyfman V，Storm RH，Lico SC，et al. Cardiac tamponade as complication of active-fixation atrial lead perforations：proposed mechanism and management algorithm. Pacing Clin Electrophysiol，2007，30：498-501.

[18] Eckstein J，Koller MT，Zabel M，et al. Necessity for surgical revision of defibrillator leads implanted long-term：causes and anagement. Circulation，2008，117：2727-2733.

[19] Kleemann T，Becker T，Doenges K，et al. Annual rate of transvenous defibrillation lead defects in implantable cardioverter-defibrillators over a period of ＞ 10 years. Circulation，2007，115：2474-2480.

第 4 节　心脏再同步治疗相关问题

心脏再同步治疗（cardiac resynchronization therapy，CRT），已成为治疗慢性心力衰竭的重要方法。国内外多项大规模、随机化、多中心的临床研究已证实，CRT 不仅可以显著改善患者的症状、提高活动耐量，还可降低心衰住院率和死亡率。CRT 主要包括传统双心室起搏（BVP）及新兴的传导束起搏。本节主要描述 BVP-CRT 相关问题。BVP-CRT 相关问题主要包括左心室电极植入操作技巧、围术期心功能的调整、围术期心律失常的处理、CRT 术后的优化程控等方面。本节通过典型病例主要讲述左心室电极植入技术相关问题及 CRT 围术期心功能的控制策略。

一、影响左心室电极植入的因素

（一）静脉系统解剖异常

冠状静脉系统的解剖变异较大，冠状窦呈管状开口的占65%，呈喇叭口状开口的占35%。在水平线上，冠状窦开口位于气管分叉下3.5个椎体，在心动周期的不同时相，其位置可有半个椎体高度的变化。在后前位上，冠状窦与脊柱之间的夹角为30°～60°。心衰患者心脏扩大、转位可造成冠状窦开口变小，位置及方向也会发生改变。既往有心脏手术病史的患者也可能存在冠状窦的解剖变异、三尖瓣环移位。这些情况中，冠状窦开口畸形，开口相对较小，窦口处瓣膜，分支静脉成角、钙化、迂曲明显、太细或缺如，静脉内壁光滑等解剖变异均容易造成左心室电极植入失败。

（二）膈神经刺激

左侧膈神经走行于心脏的后壁和侧壁，在此神经附近起搏可能会引起膈肌跳动，造成患者明显的不适感，无法长期耐受，故左心室电极的植入位置一定要远离膈神经走行，术中测试膈神经阈值不能过低。

（三）瘢痕组织对于起搏电极植入的影响

已有研究证实，左心室电极若植入在瘢痕位置，会明显影响CRT疗效，增加CRT无应答的发生。而部分缺血性心肌病患者左心室激动最延迟的部位往往位于瘢痕组织周围，因此这些患者术前需要通过核素等方法充分评估瘢痕位置，手术过程中应将左心室电极植于存活心肌处，避开瘢痕组织。

CRT治疗已被证实可以显著改善大部分难治性心衰患者的心功能状态、延长患者的生命。其中左心室电极的植入位置是影响CRT治疗疗效的关键，目前主张个体化选择植入靶点，如果由于各种原因无法达到理想的起搏部位，可以考虑采用特殊手术器械、操作技巧及调整手术方案来解决。部分患者可采用球囊扩张、双导丝技术、保留导丝或锚定技术等方法将导线植入靶静脉，提高手术成功率。但随着CRT植入量的增加，左心室电极植入相关的并发症亦相继出现，术中需要针对不同情况进行科学处理。

二、CRT围术期心功能的控制

CRT患者均存在心功能不全，部分患者有急性期心衰症状，表现为严重呼吸困难，不能平卧，部分患者为慢性心衰状态，心功能不全的表现不明显，但均需在CRT手术前系统进行抗心衰治疗，尤其后者可能未引起医生的高度重视，造成术前抗心衰治疗不充分。

对于所有需要CRT治疗的患者术前均应强化心功能药物治疗，除常规强心、利尿、扩血管等药物之外，新型抗心衰药物冻干重组人脑钠肽、左西孟旦等亦需积极应用。术前严格掌握手术适应证，对可能存在的问题做好应对预案，对患者心功能状态进行充分评估，观察气短、呼吸困难等症状是否好转，监测静脉压、尿量、体重的变化，评估患者能够耐受平卧位的时间长度，以确保患者心功能可以耐受CRT的手术，对于平卧位排尿困难的患者，上台前需进行导尿处置，术中操作过程中减少不必要的重复动作，对于部分电极植入困难等情况及时果断改变手术策略，争取时间，术后仍需继续积极抗心衰药物治疗，同时进行CRT参数的程控优化，以达到最佳改变左心室不同步的疗效，使患者最大受益。

（中国人民解放军空军军医大学第一附属医院
沈敏　易甫　刘兵）

三、病例报告

病例1：冠状静脉造影导致冠状窦开口夹层后左心室电极成功植入

患者男性，73岁，2015年1月因“间断胸闷、气短、心慌6年，加重1个月”入院。心电图示：窦性心律，QRS波时限156 ms，完全性左束支传导阻滞。心脏彩色多普勒：扩张型心肌病，双平面法测左心室射血分数（LVEF）为32%，左心室舒张末期内径（LVEDD）77 mm。临床诊断：扩张型心肌病，心功能Ⅳ级。入院后给予优化的药物治疗后，拟植入三腔起搏器。植入过程中应用冠状窦指引导管行冠状静脉造影时，发生冠状窦开口处夹层（图3-4-1A），观察一段时间后患者无

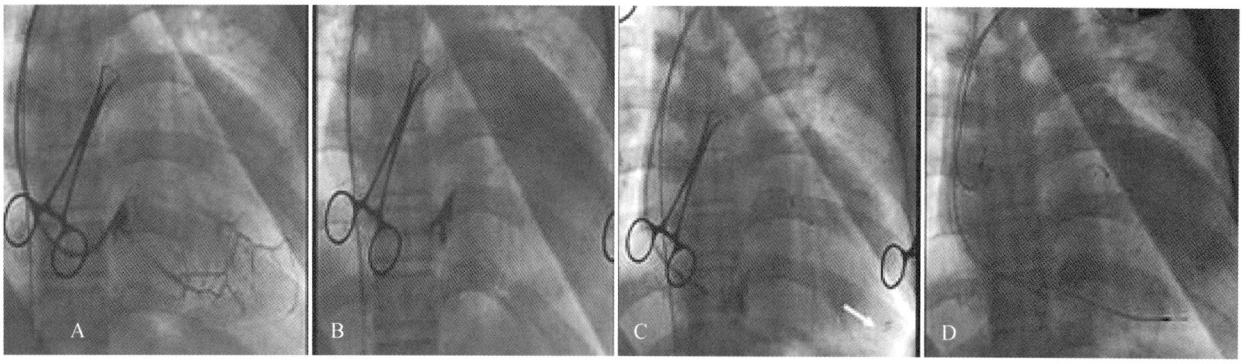

图 3-4-1 左心室电极植入术中影像变化。**A**. 冠状窦开口处出现夹层；**B**. 未见明显的心脏压塞影像；**C**. 导丝成功盲送至心中静脉；**D**. 成功置入 St Jude 三腔起搏器

不适，血压正常，未出现心脏压塞（图 3-4-1B），按照第一次造影清楚显示的心中静脉和心后侧静脉走行，采用 PCI 导丝进行盲探，首先将导丝送至心后侧静脉，但前行过程中遇到阻力，考虑导丝可能进入夹层，遂回撤导丝并将其送至心中静脉以备应用（图 3-4-1C），采用另一根 PCI 导丝寻找心侧静脉，并成功植入左心室电极导线。植入后测试各项参数良好，无膈肌刺激症状，遂固定左心室电极导线，随后成功置入 St Jude 三腔起搏器（图 3-4-1D）。

病例 2：冠状静脉造影导致冠状静脉夹层后左心室电极成功植入

患者女性，44 岁，因“扩张型心肌病，心功能Ⅲ级”拟植入 CRT，术中应用冠状窦指引导管行冠状静脉造影时，发生冠状静脉夹层，并且未见冠状静脉分支显影（图 3-4-2A），观察一段时间后患者无不适，血压正常，未出现心脏压塞，随后采用 PCI 导丝进行盲探，一根钢丝进入心大静脉时稍有阻力，另一根钢丝顺利进入后静脉，但电极不能沿导丝进入后静脉远端（图 3-4-2B），调整后静脉导丝逆向进入侧静脉，并进入心大静脉，沿逆向导丝所示心大静脉方向调整前向导丝拟进入侧静脉（图 3-4-2C），并成功进入（图 3-4-3A），随后左心室电极导线电极成功进入心侧静脉（图 3-4-3B），测试阈值良好，并无膈神经刺激症状，成功植入三腔起搏器。

☞ 点评：

左心室电极植入的关键步骤之一是清晰全面的冠状静脉造影。CRT 手术过程中，冠状窦夹层或穿孔的发生率约 1.7% ～ 2.1%，常见原因包括冠状窦开口变异、冠状窦走行扭曲成角、指引导管顺应性欠佳、操作粗暴等。避免冠状窦夹层的

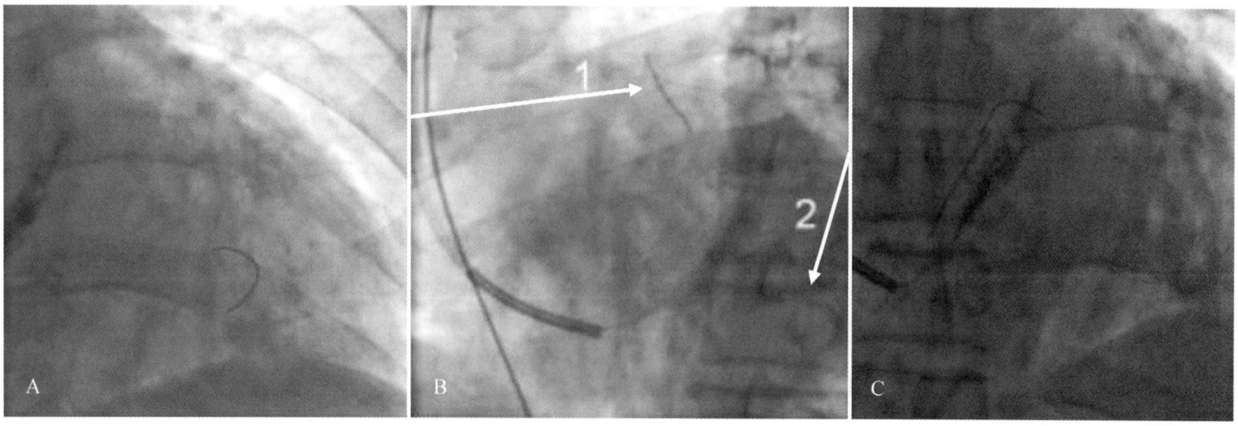

图 3-4-2 冠状静脉夹层后导丝的调整。**A**. 应用冠状窦指引导管行冠状静脉造影时，发生冠状静脉夹层，无法继续造影，并且未见冠状静脉分支显影；**B**. 一根导丝进入心大静脉时稍有阻力（1 箭头所指），另一根钢丝顺利进入后静脉（2 箭头所指），但电极不能沿导丝进入后静脉远端；**C**. 调整后静脉导丝逆向进入侧静脉，并进入心大静脉，调整前向导丝拟进入侧静脉

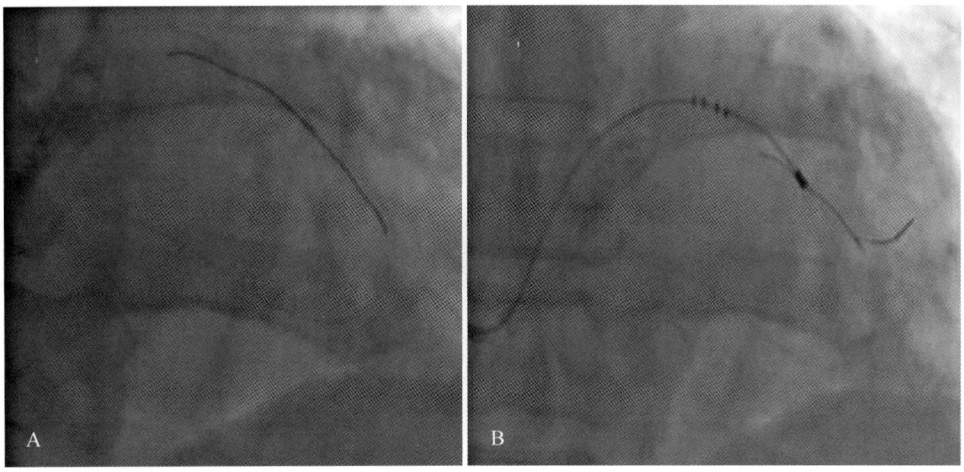

图 3-4-3 通过前向导丝于侧静脉植入左心室电极。**A.** 前向导丝进入侧静脉远端；**B.** 成功置入左心室电极

措施：①对于右心房巨大者，最好选择直形指引导管；②冠状窦造影中，在球囊充盈前判断冠状窦走行、大小及指引导管是否在真腔内；③术中尽量避免指引导管反复移位，保证指引导管与冠状窦的同轴性；④轻柔操作。

如出现冠状窦夹层，可在密切观察患者情况、血流动力学稳定、心包积液无增多的前提下继续手术，但避免导致夹层进一步加重的操作，如再次造影等。如患者血流动力学不稳定，心包积液继续增多，需及时心包穿刺引流，必要时进行外科修补。

（中国人民解放军空军军医大学第一附属医院
沈敏 易甫 刘兵）

病例 3：左心室电极保留钢丝 6 年后钢丝折断 1 例

患者男性，77 岁，2008 年 12 月因“间断胸闷、气短、心悸 4 年，加重 1 个月”入院。心电图示：窦性心律，QRS 波时限 167 ms，完全性左束支传导阻滞。心脏彩色多普勒：扩张型心肌病，双平面法测左心室射血分数 12%，左心室舒张末期内径 84 mm，左心室后、下运动延迟，左心室 12 节段达峰时间标准差 94 ms。临床诊断：扩张型心肌病，心功能Ⅳ级。入院后给予优化的药物治疗后，植入了 Medtronic 8042 三腔起搏器。植入过程中放置冠状窦指引导管时出现三度房室传导阻滞，立即先植入右心室电极，予以起搏。4193 型左心室电极放置过程中，进入多处冠状静脉均起搏不良，阈值＞ 8.0 V。而利用经皮冠脉腔内成形术（PTCA）导丝于心侧静脉进行延伸起搏后获得满意阈值（1.5 V），但阻抗较低仅有 306 Ω（图 3-4-4A），且患者起搏器植入处肌肉跳动明显，将左心室电极起搏模式由 Unipolar 改为 LVtip/RVring 模式后，肌肉跳动消失。

术后随访近 6 年，患者症状明显缓解，2014 年 12 月患者因胸闷、气短症状 1 个月再次于门诊复查，起搏器程控测试发现左心室电极起搏阈值明显升高，但起搏电量尚可应用 6 个月，行胸部透视发现左心室电极锁骨段发生断裂（图 3-4-4B），遂收住院行电极更换及起搏器更换。保留原有右心房、右心室电极，重新植入左心室电极，选用 Medtronic 4195 左心室电极，首先送至心前侧静脉远端，以 5 V 起搏时出现膈肌跳动，遂回撤至心前侧静脉中段寻找合适起搏位点（图 3-4-5），固定后测试阈值为 0.9 V、振幅为 6.7 mV、阻抗为 501 Ω。1 个月后随访，无不良事件发生，患者症状明显改善，活动度明显增加。

☞ **点评：**

保留导丝技术（retained guidewire technique）就是将 PTCA 导引钢丝在左心室导线植入后未撤回而保留在导线及靶静脉内，主要应用于左心室导线植入后在术中发生反复急性脱位、起搏阈值测试波动大的患者，且无其他合适的靶静脉或其他合适的导线可选择。De Cock 等报道在 77 例植入 CRT 患者中有 6 例（7.8%）应用了该技术，国内沈法荣等也曾报道 3 例保留钢丝的患者，经短期观察疗效满意，未发现并发症。但由于 PTCA 钢丝不是为体内永久保留设计，无法承受持续的

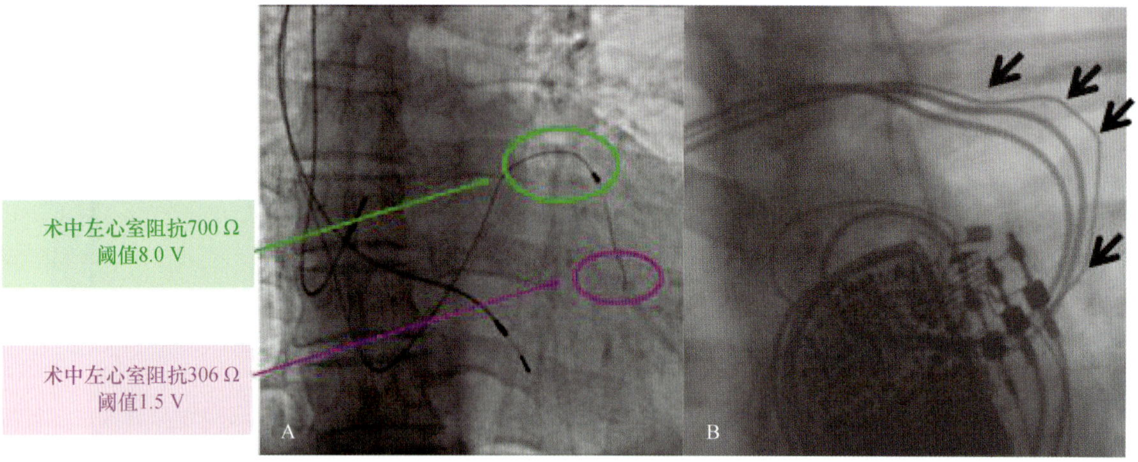

图 3-4-4 左心室电极断裂前后处理的情况。**A.** 第一次 CRT 手术左心室导线植入情况；**B.** 左心室电极在锁骨段出现断裂，黑色箭头所示处为断裂标记

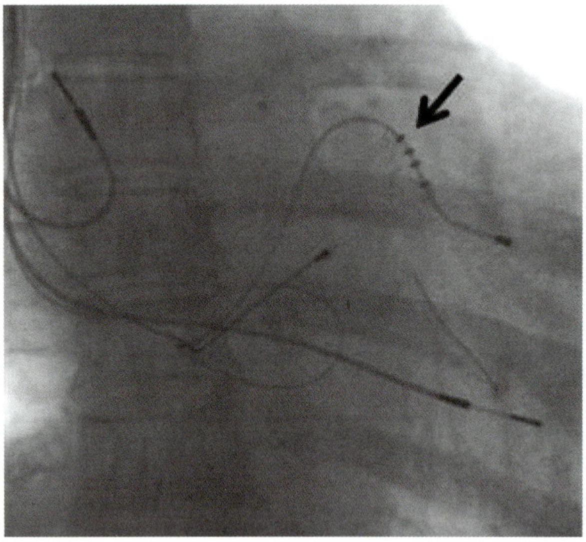

图 3-4-5 采用主动固定电极将左心室导线固定在既往无法很好固定的心前侧静脉内

机械张力，出现断裂是必然的趋势，只是保留时间长短的不同，同时断裂的钢丝有导致血管穿孔的可能，因此保留钢丝技术只是当时条件下一种无奈的选择。Herbert Nagele 等于 2007 年曾报道一例左心室电极保留钢丝 2 年出现电极断裂的病例，电极断裂发生在锁骨段，因为存在血管穿孔的可能，故在外科的帮助下将电极拔除。随着目前主动电极，尤其是四极电极导线的出现，使得我们可以将左心室电极放置到既往无法固定的位置，或通过不同部位电极的起搏以寻求合适的起搏部位，这使得左心室电极导线保留钢丝技术在临床将没有应用的必要。但既往采用钢丝保留技术进行左心室电极植入的患者却要面临电极拔除的难题，因为无法植入锁定钢丝，使其拔除变得比较困难，采用 Snare 从下腔途径拔除是一种可供选择的方法，另外就是外科开胸取出的方法。

本例患者既往因左心室电极于多处靶冠状静脉内起搏阈值过高，遂采用保留导丝技术，利用导丝延伸起搏，并取得良好疗效，患者症状得到明显改善，共随访 72 个月，期间起搏器工作良好，左心室电极起搏阈值无明显提高，且保留钢丝未使得起搏电量消耗过快。但随访至 72 个月时左心室电极出现断裂，电极断裂发生在锁骨段，我们的病例与 Herbert Nagele 报道的病例相似，电极也是在锁骨段发生断裂，需要植入新的电极，但是此例患者我们未准备进行电极拔除，因为我们当时不具备内科拔除的条件，而患者拒绝外科开胸取出电极，结合患者当时状况以及电极断裂的部位，我们建议患者可以加强随访、观察。我们应用 Medtronic 4195 电极，首先送至心侧静脉远端，以 5 V 起搏时出现膈肌跳动，遂回撤至心侧静脉中段寻找到合适起搏位点，这是既往我们采用 4193 电极无法固定的起搏位置。主动电极的出现使得左心室电极成功率明显提高，这使得左心室电极保留钢丝技术在临床将没有应用的必要。

但更好的一个选择可能是应用四极电极，通过不同部位的起搏来寻找合适起搏的位点，同时不会面临主动固定电极在拔除时所带来的困难。

（中国人民解放军空军军医大学第一附属医院
沈敏　易甫　刘兵）

病例4：左心室电极导线脱位至冠状窦口复位1例

患者女性，57岁，诊断扩张型心肌病，植入三腔起搏器InSync Ⅲ（Medtronic），左心室电极为OTW 4193（Medtronic）。术后15个月随访发现左心室电极脱位，采用经典方式进行电极复位。穿刺锁骨下静脉，植入经典左心室递送系统，抽出左心室电极，重新植入，成功复位左心室电极（图3-4-6）。手术时间为135分钟，曝光时间为29分钟。电极复位后5个月随访，患者临床症状改善明显，左心室电极起搏阈值为1.0 V（0.4 ms）。

病例5：无左心室递送系统支撑进行左心室导线脱位后复位处理1例

患者男性，63岁，诊断为扩张型心肌病，成功植入三腔起搏器InSync Ⅲ（Medtronic），左心室电极为OTW 4193（Medtronic）。术后3个月随访发现左心室电极脱位至上腔静脉。笔者首先想采用经典的方式进行电极复位，但是不能成功穿刺锁骨下静脉，进行锁骨下静脉造影发现静脉严重狭窄，于是尝试仅应用shaped stylet和冠状动脉介入（PCI）钢丝进行电极复位，首先应用shaped style将左心室电极置于冠状窦口处，更换PCI钢丝后顺利将钢丝置于心后侧静脉，沿PCI钢丝将左心室电极送至心后侧静脉，电极复位成功（图3-4-7）。手术时间为65分钟，曝光时间为24分钟。复位后7个月随访，左心室电极起搏阈值小于1.0 V（0.4 ms）。

病例6：左心室电极导线脱位至上腔静脉复位1例

患者男性，57岁，诊断为扩张型心肌病，成功植入InSync Maximo（Medtronic）。术后1个月随访发现左心室电极脱位至上腔静脉。开始笔者拟采用病例5的方式，仅应用shaped stylet

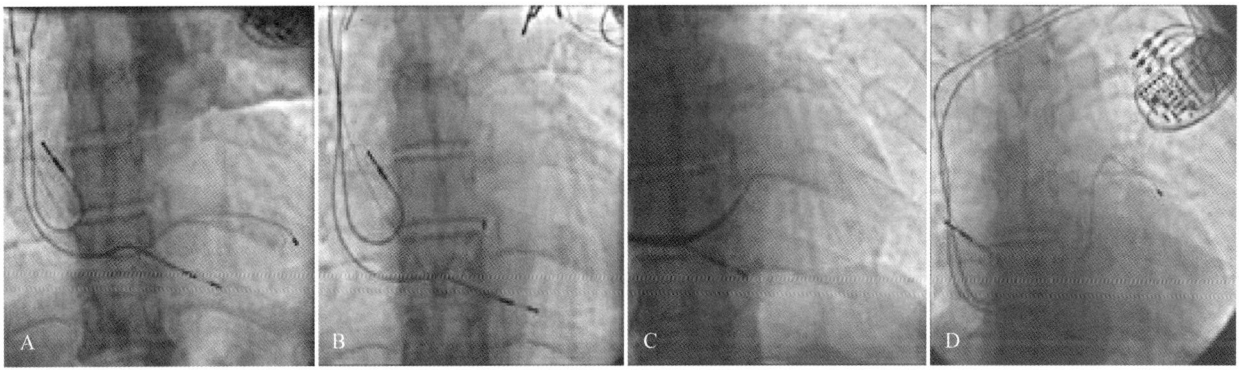

图3-4-6 后前位胸部X线片。**A.** 首次术后电极位置；**B.** 首次术后15个月随访可见左心室电极脱位至冠状窦口；**C.** 二次植入左心室递送系统，重新植入左心室电极；**D.** 二次复位后电极位置

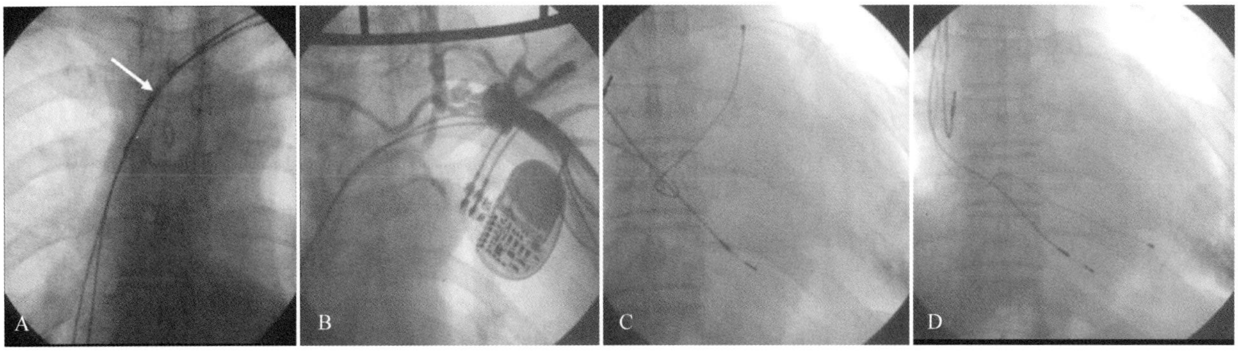

图3-4-7 后前位胸部X线片。**A.** 术后3个月左心室电极脱位至上腔静脉位置，箭头所指为左心室电极导线头端；**B.** 锁骨下静脉造影可见静脉狭窄；**C.** 未应用左心室递送系统，重新植入左心室电极；**D.** 复位后电极位置

和PCI钢丝进行电极复位。笔者成功将PCI钢丝（Runthrough）置于心后侧静脉，但是在送入左心室电极时，发现PCI钢丝不能提供足够的支撑，左心室电极无法进入心后侧静脉，经过一段时间的尝试后，放弃了这种方式，采用病例4的经典方式进行左心室电极的复位，成功复位左心室电极（图3-4-8）。手术时间为150分钟，曝光时间为38分钟。术后1个月随访，左心室电极起搏阈值小于1.0 V（0.4 ms）。

☞ 点评:

左心室电极起搏是心室再同步化治疗的关键，尽管植入技术及器械不断发展，左心室电极脱位的发生率仍有5%～9%。左心室电极脱位的主要原因有：①电极与靶血管不匹配，血管太粗或太细，使电极不能在其内部牢固固定或电极置入血管内部的部分较少；②靶血管角度较平直；③左心室电极的张力过高；④电极固定不牢。出现左心室电极脱位时，可能出现左心室电极的起搏阈值升高，膈肌跳动以及不能完成左心室电极刺激。国内外文献报道，针对左心室电极脱位的电极固定方法有重新选择适当靶血管，更换不同电极（如特殊固定），保留导丝技术以及植入支架固定脱位电极等。

病例4电极脱至冠状窦口，可能的原因是心后静脉较粗，且心后静脉与心大静脉之间的角度较为平直，同时采用的是4193单极电极，导致了电极脱位，而病例5和病例6患者电极脱出了心腔，笔者认为最可能的原因是电极皮下固定不牢所致。在复位过程中，病例4采用了经典的复位方式，重新植入左心室递送系统，复位左心室电极，随访5个月，电极起搏阈值良好；病例5仅应用shaped stylet和PCI导丝将左心室电极复位成功，手术时间及曝光时间均较采用经典方式耗时短，并且少应用了左心室递送系统等器械，节省了费用；所以在病例6的患者，笔者首先采用病例5的方式进行电极复位，但是因为冠状窦口扭曲，PCI导丝支撑力不足，电极直接植入失败，后改为经典方式植入左心室电极。

根据笔者初步经验，建议尽可能保留CRT术中冠状窦造影，以便以后查看，为电极复位提供影像学资料；左心室电极需重新植入时，首先尝试应用PCI导丝将左心室电极直接复位，若直接复位失败，采用经典左心室递送系统重新植入电极；缝合伤口前再次确认各电极位置是否正常，以免因固定电极不佳造成遗憾。

（中国人民解放军空军军医大学第一附属医院
沈敏　易甫　刘兵）

病例7：左心室电极导线脱位拔出后电生理标测指引再植入

患者男性，57岁。因“反复胸闷、气短19年，加重伴夜间不能平卧2周”入院。既往冠脉造影检查未见异常；组织超声心动图示：左心室舒张末期内径65 mm，左心室射血分数30%，左心室内收缩欠协调；胸部X线片示：心胸比率0.75；ECG示：心房颤动，V_1～V_5呈rS型，QRS波时限0.14秒。确诊为：扩张型心肌病，心房颤动，室内传导阻滞，心功能Ⅲ级。在合理抗心衰药物治疗基础上，于3年前进行了双心室起搏的CRT治疗，当时冠状静脉造影及左心室起搏电极导线植入在侧后冠状静脉（图3-4-9）。经上述治疗后，患者心功能一度改善至Ⅰ级。但近1年来，患者胸

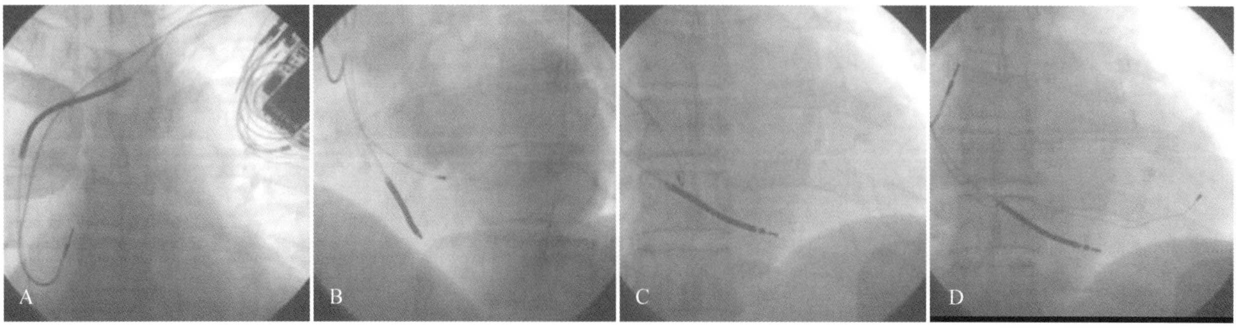

图3-4-8　胸部X线片。**A.** 术后1个月左心室电极脱至上腔静脉位置；**B.** PCI钢丝已送至靶血管处，拟推送左心室电极；**C.** 冠状窦扭曲，PCI钢丝不能提供足够的支撑，左心室电极无法进入心后侧静脉；**D.** 采用左心室递送系统复位后电极位置。A、B、D为后前位，C为右前斜30°

闷、气短反复加重，近2周伴夜间不能平卧。复查ECG：右室起搏图形；起搏参数测定：左心室电极导线不能起搏；胸部X线片示：左心室起搏电极导线脱落至冠状静脉窦中段（图3-4-10）。住院后经停止右心室起搏及强化药物治疗后，超声心动图示：左心室舒张末期内径64 mm，左心室射血分数32%；6分钟最大步行410米，术前主动脉血流速度积分（VTI）为14.3 cm。

脱位左心室电极导线拔除后在电生理标测指引下重新植入的手术过程如下：在原切口下0.5 cm做一平行切口，移除起搏器后，分离左心室电极导线至锁骨下，在外力作用下成功拔除了脱位的左心室电极导线。测量右心室起搏电极导线参数良好。再次进行冠状静脉造影，影像与前次基本相同。沿PTCA导丝送入Medtronic4194左心室电极至第一次植入的侧后冠状静脉中段，应用生理记录仪描记分析该处局部心室激动电位较体表ECG的QRS波起始延迟80 ms（图3-4-11）。退出电极导线，再沿PTCA导丝送入左心室电极至侧冠状静脉中段，测量该处局部心室激动电位较体表ECG的QRS波起始处延迟114 ms（图3-4-12）。依据电标测结果，将左心室电激动除极最延迟的侧冠状静脉作为靶静脉。左心室电极导线到达靶部位后，撤除指引导管及钢丝，但X线透视见随着呼吸运动，左心室电极导线脱位至冠状静脉窦。再次将左心室电极导线送达靶部位后，采用保留钢丝技术固定左心室电极导线，测量起搏参数良好，深吸气及咳嗽电极无移位。固定电极导线，并将导线与INSYNC Ⅲ 8042起搏器相连，逐层缝合皮下组织及皮肤，包扎，术毕。

术后随访结果：在合理药物治疗下，患者仍为心房颤动，在超声心动图指导下进行起搏参数优化，采取左心室领先右心室40 ms方式进行双心室起搏，起搏比率为98%，双心室起搏前QRS

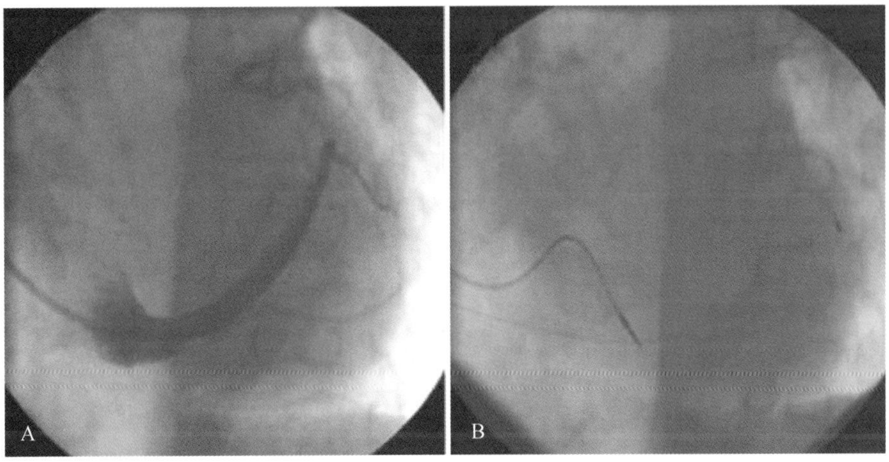

图3-4-9 第一次左心室电极植入影像。**A.** 第一次冠状静脉造影及左心室电极导线植入后的左前斜位45° X线影像，第一次冠状静脉造影示侧冠状静脉及侧后冠状静脉均可作为靶静脉；**B.** 第一次CRT左心室电极导线植入在侧后冠状静脉内

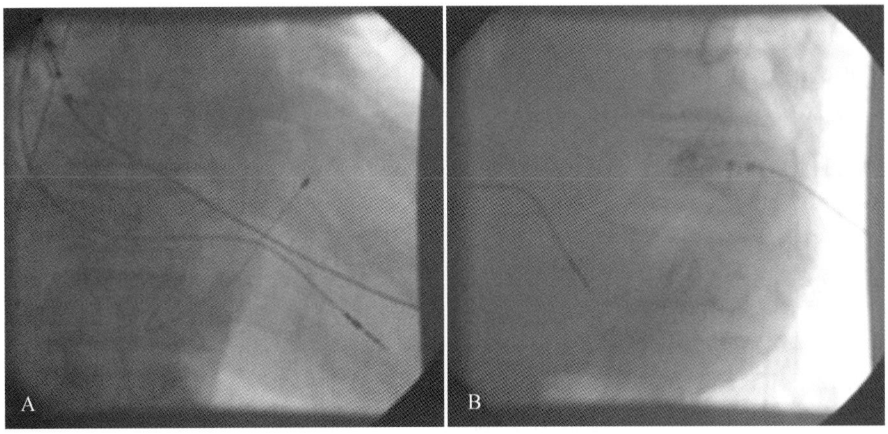

图3-4-10 第一次植入的左心室电极导线脱位至冠状静脉窦内。**A.** 右前斜位30°影像；**B.** 左前斜位45°影像

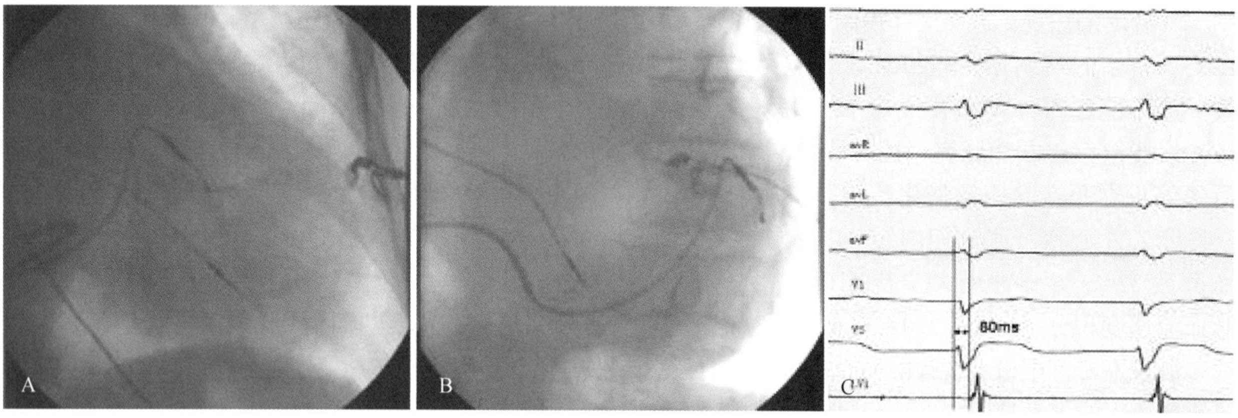

图 3-4-11 左心室电极导线在第一次植入的侧后冠状静脉中段标测。**A**. 右前斜位 30° 影像；**B**. 左前斜位 45° 影像；**C**. 电生理标测该处局部左心室激动电位较体表 ECG 的 QRS 波起始延迟 80 ms

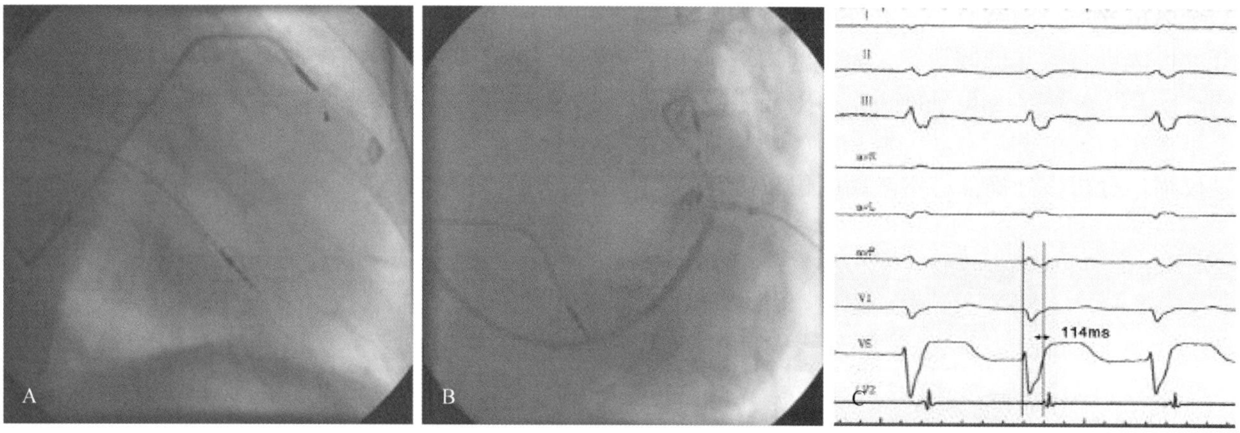

图 3-4-12 左心室电极导线在侧冠状静脉中段标测。**A**. 右前斜位 30° 影像；**B**. 左前斜位 45° 影像；**C**. 电生理标测该处局部左心室激动电位较体表 ECG 的 QRS 波起始延迟 114 ms，该部位作为靶静脉血管，采用保留钢丝技术植入左心室电极导线

波时限 0.14 秒，起搏后 0.11 秒。术后 3 个月随访：患者从事日常活动无不适，心功能改善至 Ⅰ 级，超声心动图示：左心室舒张末期内径 60 mm，左心室射血分数 44%；6 分钟最大步行 490 米，术后主动脉血流速度积分为 18.8 cm。

☞ 点评：

冠状侧、侧后及后静脉为 CRT 左心室电极导线植入的常见靶静脉，偶尔左心室电极导线植入心中或心大静脉。但是对于有多根冠状静脉分支可作为靶血管选择时，究竟左心室电极导线植入哪一支血管内，目前尚无统一的可以测量的标准来执行，多以专家共识、术者经验及手术的难度来决定。为了恢复心衰患者心脏的同步性，理论上 CRT 中左心室电极导线应植入在最延迟的机械收缩部位。COMPANION 研究提示左心室电极导线植入位置并不影响 CRT 反应率。新近发表的 MADIT-CRT 研究提示侧壁、前壁或后壁放置左心室电极导线患者的结局没有差别。上述两个临床研究结论的可能解释是最延迟的机械收缩部位发生在各植入部位中的比率大致相同。但是，如果能够有方法指导将左心室电极导线植入在最延迟的机械收缩部位，那么该组患者的反应率可能与其他对照组有明显差别。理论上如果心脏各部位电机械耦联间期大致相等，那么心室电激动除极最延迟的部位与最延迟的机械收缩部位应该一致。本例患者采用电生理标测指引，寻找电激动除极最延迟的侧静脉作为靶静脉血管，对本例已接受 CRT 且左心室电极导线脱位并导致心功能恶化的患者，拔除脱位电极导线后重新植入，其心功能及运动耐量获得明显改善。作者所在中心的研究提示电生理标测指引左心室导线植入能够提高 CRT 应答率。

（中国人民解放军北部战区总医院　梁延春）

病例 8：左心室心外膜电极导线断裂

患者女性，63 岁，因“心慌、气短、不能平卧及双下肢水肿 3 年”于 2007 年 7 月收入沈阳军区总医院心内科，经常规化验、心电图、胸部 X 线摄片、超声心动图检查及冠脉造影等检查，心电图示 QRS 波 130 ms，超声心动图检查：左室舒张末期内径 68 mm，左心室射血分数 36%，组织超声示双心室不同步。诊断：①扩张型心肌病；②心功能Ⅳ级。住院后经药物强化治疗，患者能平卧 24 h，于 2007 年 7 月 14 日行 CRT 植入术。术中经心脏静脉造影显示心侧静脉细小，心后侧静脉和心中静脉开口狭窄伴弯曲，将 0.014” 宝马导丝送至心后侧静脉远端，左心室电极（1056 型 ST. Jude Medical）不能通过近端，Sprint 1.5 mm×15 mm 球囊送至狭窄段，以 4～20 atm 扩张数次，再用 Grip 2.5 mm×16 mm 球囊送至狭窄段，以 8～25 atm 压力扩张数次，造影示狭窄段扩张，但仍不能送入左心室电极导线（图 3-4-13），终止手术，CRT 失败。于 2007 年 7 月 26 日行心外膜左心室电极导线植入术，首先在导管室植入右心房及右心室电极导线，随后将患者用平车推进手术室，全麻下左侧第 4 肋间隙处切开皮肤，分离到心包壁层，切开心包壁层暴露心脏，将心外膜电极缝到左心室侧壁心外膜上，测阈值 1.0 V，阻抗 312 Ω，R 波振幅 15 mV。将导线从第 4 肋间隙引到皮下并固定，再通过隧道引到左胸上部，将 3 根电极连接在脉冲发生器上，制作囊袋，将导线及脉冲发生器埋入囊袋中（图 3-4-14）。术后优化 AV 及 VV 间期，第 10 天患者出院。术后患者每 6 个月随访 1 次，起搏参数均正常，心功能状况好转。于 2010 年 7 月 23 日随访发现左心室电极不工作，阈值和 R 波振幅测不出，阻抗无限大。将患者收入心内科，胸部 X 线片示左心室心外膜电极导线在第 4 肋间隙处断裂（图 3-4-15），考虑再次手术。

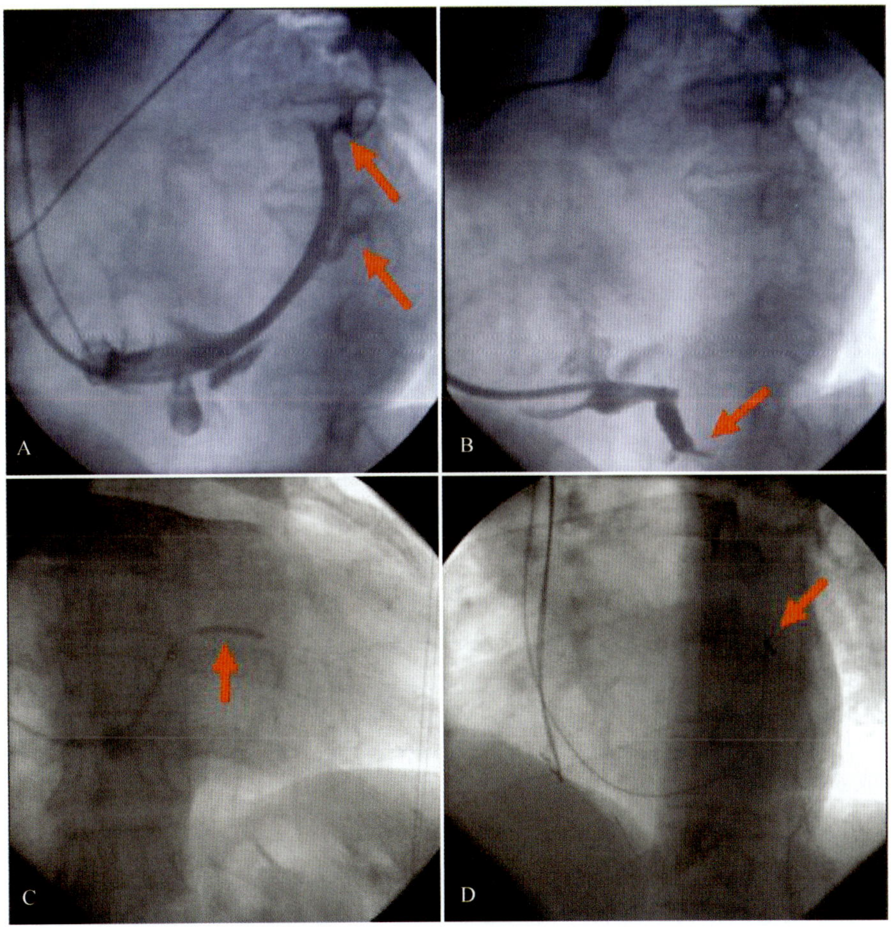

图 3-4-13 冠状静脉造影、球囊扩张、电极植入影像。**A.** 心侧静脉细小、心后侧静脉开口狭窄弯曲；**B.** 心中静脉弯曲；**C.** 球囊扩张心后侧静脉；**D.** 球囊扩张后推送左心室电极（1056，ST. Jude Medical），仍不能送入血管远端

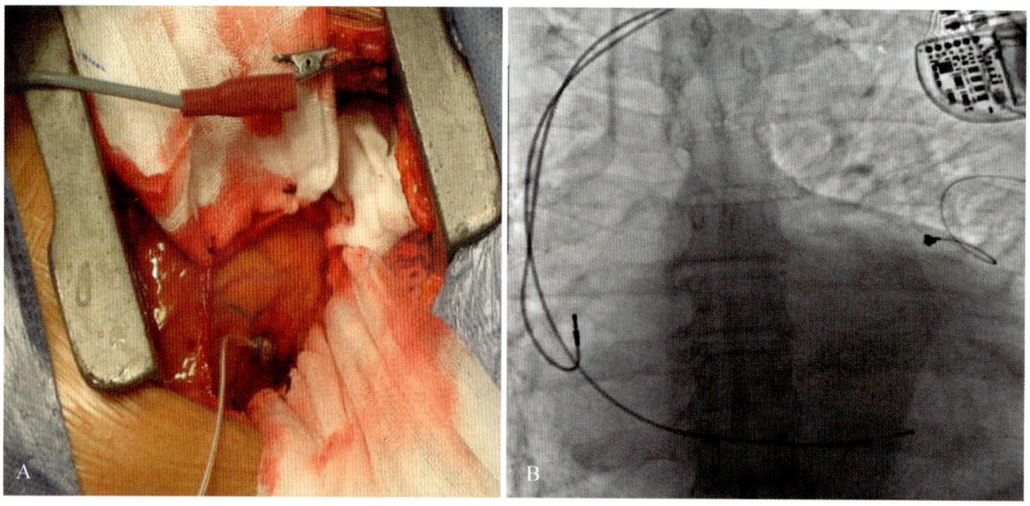

图 3-4-14 左心室心外膜电极植入。**A.** 暴露心脏，心外膜电极缝合至左心室侧壁心外膜；**B.** 术后后前位影像

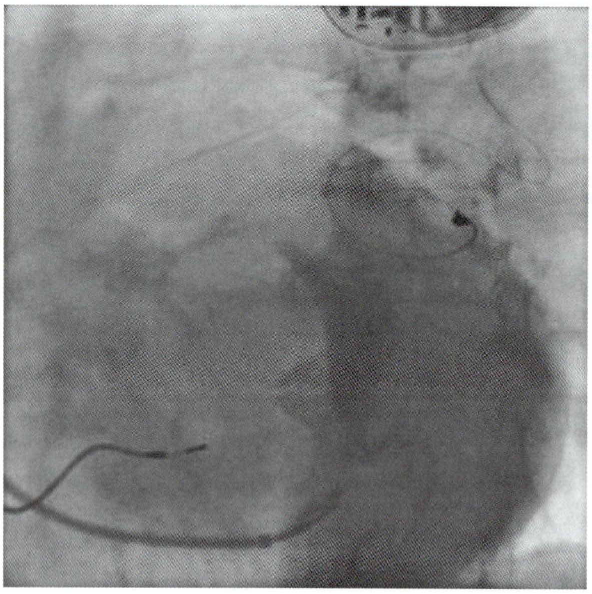

图 3-4-15 左心室电极断裂

进行第 2 次手术的依据：①患者在术后第 3 年心衰加重，考虑与左心室电极不起搏有关。②患者坚决否定再次心外膜植入左心室电极导线的方案。③复习静脉造影片发现心后侧静脉虽然弯曲，但 PTCA 导丝可以通过，将 1056 型（头端 1.67 mm，体段 1.86 mm，ST. Jude Medical）左心室电极换成 4193 型（头端 1.78 mm，体段为 1.33 mm，Medtronic）有成功的希望。在告知患者仍可能手术不成功的基础上，患者同意再次尝试经静脉植入左心室电极，再次签署知情同意书后，于 8 月 5 日再次经静脉植入左心室电极导线。术中经心脏静脉造影，首先拟把 PTCA 导丝送至心后侧静脉远端，但反复操作均未成功。尝试从心中静脉送入 PTCA 导丝成功，并将导丝通过与心后侧静脉的交通送至冠状窦内，沿导丝送入 4193 电极至心后侧静脉，固定电极在起搏参数最佳的位置（图 3-4-16）。术后 5 天患者出院。

☞ 点评:

以往研究报道，78% 的患者有 1 支心后侧静脉，96% 有 1 支心侧静脉，心后侧静脉和心侧静脉起源于冠状静脉窦成锐角的分别为 29% 和 23%。心后侧静脉和心侧静脉弯曲占 15% 和 28%。本中心 127 例行冠状静脉造影发现，心侧静脉或心后侧静脉异常（细小、狭窄、扭曲、缺如）有 97 例（76.38%）。CARE-HF 研究显示左心室电极放置在心后侧静脉和心侧静脉为 76%，经静脉植入 CRT 系统的成功率为 95.6%。首次植入成功率为 86.78%，失败后进行第 2 或第 3 次尝试，成功率可增加 10% 以上。左心室电极置入失败的原因有冠状窦插管失败，无合适的靶血管，电极在靶血管内不稳定，不能接受的阈值增高，不能耐受的膈神经刺激。本中心经静脉植入 CRT 系统的成功率为 94.62%，靶静脉严重狭窄基本都能通过 PTCA 导丝，但电极导线却很难通过狭窄处，当不能通过电极导线时，可采用 PTCA 球囊扩张技术。然而有些狭窄处病变较硬，用 PTCA 球囊难以扩开，本中心仅 1 例用 PTCA 球囊扩张成功，通过左心室电极导线，2 例扩张不理想，反复更换球囊和逐渐增加压力（最大达 20 atm）均不能扩开狭窄病变，考虑冠状静脉狭窄的病理改

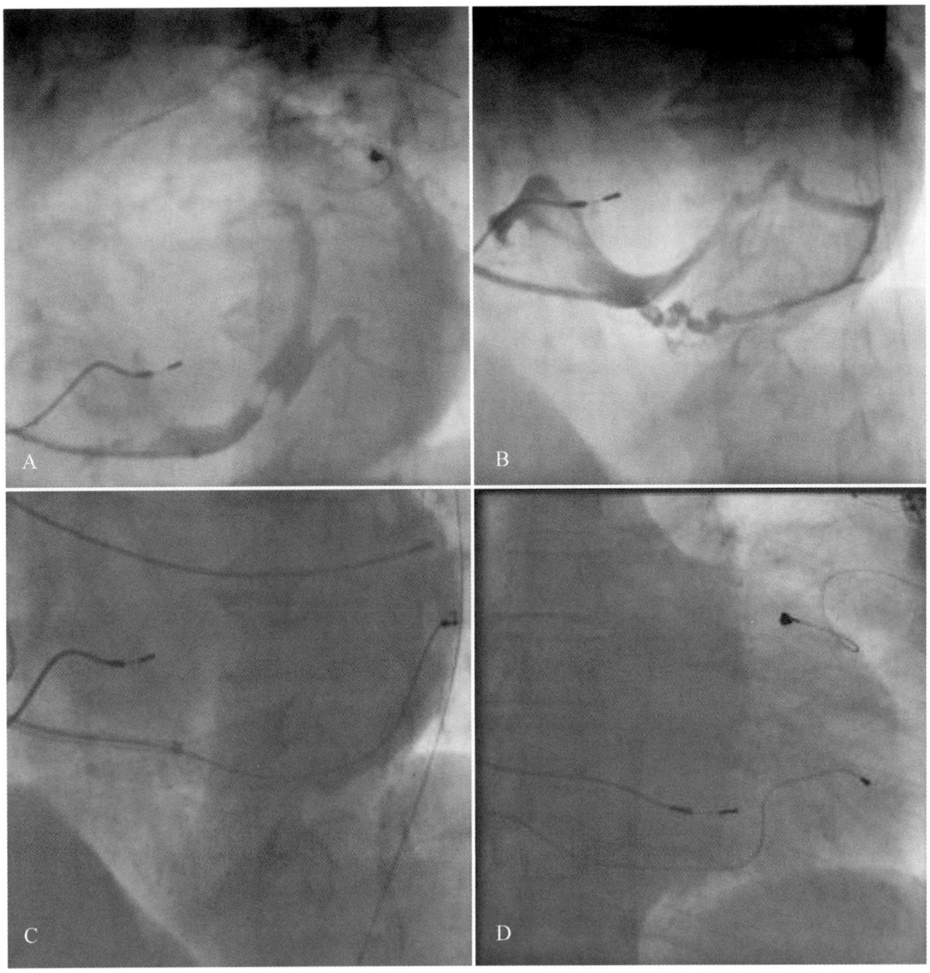

图 3-4-16 再次经静脉植入左心室电极。**A.** 心中静脉送入 PTCA 导丝；**B.** 造影显示心后侧静脉与心中静脉形成交通；**C.** 左前斜 45°，PTCA 导丝从心中静脉逆向送入心后侧静脉，左心室电极（4193，Medronic）通过极度弯曲处；**D.** 后前位影像，PTCA 导丝从心中静脉逆向送入心后侧静脉，左心室电极通过极度弯曲处

变与冠状动脉不同，可能与纤维化有关。导丝的选择对成功通过弯曲处很重要，要根据血管弯曲程度选择不同硬度的导丝，过软的导丝容易通过弯曲处，但支撑力不好，过硬的导丝支撑力好，但又不容易通过弯曲处，单导丝支撑力不够时可采用双导丝技术。成功植入左心室电极导线的第一步是冠状窦插管，冠状窦口瓣膜形成是冠状窦插管失败的主要原因，本中心冠状窦插管的成功率为 99.19%。对于不能置入或无血管置入左心室电极导线的患者，心外膜电极导线的植入是一种弥补措施，但不是所有患者均有心外膜电极导线植入的适应证，如高龄、心功能极差及伴有其他脏器严重病变的患者，开胸行心外膜电极导线植入风险较大。目前，应用穿房间隔技术放置左心室电极正在探讨之中。总之，虽然冠状静脉分支的变异大、发生率高，但只要细心操作，应用不同的器械和方法，手术的成功率还是很高的，特别是首次手术失败后，总结经验进行第二次尝试是必要的，可能会得到意想不到的结果。

（中国人民解放军联勤保障部队第九八〇医院
王冬梅）

病例 9：CRT 术中心衰抢救成功

患者男性，62 岁，2016 年 1 月因“发作性胸痛 3 个月，胸闷、气短 1 周”入院。3 个月前外院诊断为急性广泛前壁心肌梗死，行急诊 PCI。术后出现三度房室传导阻滞。入院 1 周前患者受凉感冒后出现胸闷、气短、呼吸困难，药物治疗效果不明显。心脏彩色多普勒提示全心增大，心功能减低，室壁运动普遍减弱，左心室射血分数

34%。心电图：三度房室传导阻滞。入院后给予优化药物治疗后，拟行 CRT-D。顺序植入左心室电极，右心室、右心房电极并连接脉冲发生器，此时患者突然出现咳嗽、咳白痰，迅速进展至呼吸困难，咳粉红色泡沫痰。心电监测提示：血压 130 ～ 140/70 ～ 80 mmHg，指脉氧饱和度波动在 85% ～ 90% 之间，双肺可闻及明显干湿啰音，血氧持续下降。考虑患者急性左心衰竭发作，立即将患者上身抬起至坐位，保护术区，给予高流量面罩吸氧、呋塞米 60 mg 静推利尿、去乙酰毛花苷注射液 0.2 mg 静推强心治疗，同时使用硝普钠进行血管扩张，氨茶碱静脉输注解痉，并同时进行导尿治疗。在抢救药物应用过程中，术者在坐位情况时快速缝合术区，加压包扎。经上述治疗后约 20 分钟，患者呼吸困难明显好转，指尖氧饱和度波动在 95% ～ 98% 左右，血压心率平稳，转运至监护病房。监护病房经积极有效的抗心衰治疗后患者症状缓解，生命体征平稳，可平卧，肺部啰音消失，4 天后平稳出院。

☞ 点评：

该患者为器质性心脏病后心功能不全，合并三度房室传导阻滞，心率慢，术前限制了毛花苷 C（西地兰）及 β 受体阻滞剂等药物的应用。患者术前虽然可平卧，肺部无啰音，但左心室射血分数 34%，本身存在潜在的心功能不全。手术时间较长，心脏耐受手术的能力较差，为术中可能发作急性左心衰竭埋下隐患。据此，我们得出以下经验教训。① CRT 患者需充分做好术前准备：完善各种术前检查，评估心功能状态。对临床症状认真评估，规范心衰药物治疗，术晨测周围静脉压，计数 6 分钟步行距离，练习床上排尿排便，对于排尿困难者必要时导尿。与患者及家属进行充分的思想沟通、详细的病情分析，使其知情并配合治疗。②患者术中平卧位，手术持续时间相对较长，对于心衰患者来说此体位会加重胸闷气短症状，持续低流量氧气吸入可以改善患者的缺氧症状；指尖氧饱和度监测可以判断患者的缺氧情况；建立可靠的静脉通路并控制滴速限制入水量；注意观察心电监护情况，警惕室速、室颤的发生，准备除颤仪于备用状态。遇复杂危重情况，果断制订手术策略，争取时间，术中善于利用双导丝技术、鞘中鞘技术等帮助提高手术成功率。加强团队协作，保证手术安全顺利。③术后注意事项：术后需卧床 20 ～ 24 小时，心电、血压、指尖氧饱和度监测，术侧肩关节及上肢制动，术区加压包扎，防止出血、血肿及电极移位。术后第二天下床后再次程控相关参数以了解电极导线及起搏器工作状态。

该患者术中发现急性左心衰竭比较及时，抢救治疗迅速有效，并立即完成了术区的缝合，避免了术区污染，术后继续给予强化抗心衰治疗，心功能得以明显改善。术后程控起搏器各项参数正常，未发生因为术中抢救中坐起可能带来的电极移位，预后较好，此病例提示对于心力衰竭的患者，CRT 手术风险大，手术时间偏长，术前有效的抗心衰治疗至关重要。

（中国人民解放军北部战区总医院
高阳　于海波）

参考文献

[1] McMurray JV, Adamopoulos S, Anker SD, et al. ESC Guidelines for the diagnosis and treatment of acute and chronic heart failure 2012. Euro Heart, 2013, 34: 158.

[2] Landolina M, Lunati M, Gasparini M, et al. Comparison of the effects of CRT in patients with class II versus class III and IV heart failure (from the InSync ICD Italian Registry). Am J Cardiol, 2007, 100: 1007.

[3] 王冬梅，韩雅玲，臧红云，等．心脏再同步治疗慢性心力衰竭的植入术并发症及术后病死率分析．中华心律失常学杂志，2006，10：113-116.

[4] 郭涛，陈启阳，夏颂年，等．心脏再同步治疗 60 例并发症分析．中华心律失常学杂志，2006，10：120-123.

[5] Altin T, Candemir B, Ozkaramanli D, et al. Acute pulmonary edema during cardiac resynchronization therapy device implantation: management with the activation of intra-aortic balloon pump. Oxford Journals 2008, 10: 1232-1234.

[6] Peter Ott. Cardiac resynchronization therapy: a new therapy for advanced congestive heart failure. The American Journal of Geriatric Cardiology, 2005, 14: 31-34.

[7] Rossi A, Rossi G, Piacenti M, et al. The current role of cardiac resynchronization therapy in reducing mortality and hospitalization in heart failure patients: a meta-analysis from clinical trials. Heart and Vessels, 2008, 23: 217-223.

[8] Bradley DJ, Bradley EA, Baughman KL, et al. Cardiac resynchronization and death from progressive heart

failure: a meta-analysis of randomized controlled trials. JAMA，2003，289：730-740.

[9] 金玮，李娟. 心脏再同步化治疗中的左心室起搏部位. 中国心脏起搏与心电生理杂志，2009，23：29.

[10] Lindenfeld J，Feldman AM，Saxon L，et al. Effects of cardiac resynchronization therapy with or without a defibrillator on survival and hospitalizations in patients with New York Heart Association class IV heart failure. Circulation，2007，115：204-212.

[11] Swedberg K，Cleland J，Dargie H，et al. Guidelines of diagnosis and treatment of chronic heart failure：executive summary（update2005）：The Task Force for the Diagnosis and Treatment of Chronic Heart Failure of European Society of Cardiology. Eur Heart J，2005；26：1115-1140.

[12] 王冬梅，韩雅玲，臧红云. 冠状静脉球囊扩张后置入左室电极起搏参数长期观察1例. 中国心脏起搏与心电生理杂志，2006，20：372.

[13] 臧红云，王冬梅，韩雅玲，等. 心脏再同步治疗中逆行冠状静脉造影及左室电极61例临床分析. 中国介入心脏病学杂志，2007，15：125.

[14] Cleland JG，Daubert JC，Erdmann E，et al. The effect of cardiac resychronization on morbidty and mortality in heart failure. N Engl J Med，2005，352：1539-1549.

[15] Wikstrom G，Blomstrm-Lundqvist C，ndren B，et al. The effects of aetiology on outcome in patients treated with cardiac resynchronization therapy in the CARE-HF trial. Eur Heart J，2009，30：782-788.

[16] Golden berg I，Moss AJ，Hall WJ，et al. Predictors of response to cardiac-resynchronization therapy in the Multicenter Automatic Defibrillator Implantation Trial with Cardiac Resynchronization Therapy（MADIT-CRT）. Circulation，2011，124：1527-1536.

[17] 臧红云，王冬梅，韩雅玲，等. 110例心脏再同步化治疗中左室电极导线置入的临床经验和并发症分析. 中国心脏起搏与心电生理杂志，2009，23：480-483.

[18] Young JB，Abraham WT，Smith AL，et al. Combined cardiac resynchronization and implantable cardioversion defibrillation in advanced chronic heart failure：the MIRACLE ICD Trial. JAMA，2003，289：2685-2694.

[19] 沈法荣，王志军，陈建明，等. 心脏再同步治疗术中一些特殊情况的处理. 中国介入心脏病学杂志，2006，14：77-79.

[20] 陈少伯，姜铁民，梁国庆，等. 心室同步化治疗保留左室电极导引钢丝技术的初步探讨. 介入放射学杂志，2013，22：99-101.

[21] Blendea D，Shah RV，Auricchio A，et al. Variability of coronary venous anatomy in patients undergoing cardiac resynchronization therapy：A high-speed rotational venography study. Heart Rhythm，2007，4：1155-1116.

[22] 王冬梅，韩雅玲，臧红云，等. 冠状静脉解剖变异对左心室电极置入成功率的影响. 中华心血管病杂志，2010，38：522.

[23] Gras D，Bocker D，Lunati M，et al. Implantation of cardiac resynchronization therapy systems in the CARE-HF trial：procedural success rate and safety. Europace，2007，9：516-522.

[24] Hansky B，Lamp B，Minami K，et al. Coronary vein balloon angioplasty for left ventricular pacemaker lead implantation. JACC，2002，40：2144-2149.

[25] 王冬梅，韩雅玲，臧红云，等. 冠状静脉球囊扩张后置入左室电极起搏参数长期观察. 中国心脏起搏及电生理杂志，2006，20：372.

[26] Zanon F，Baracca E，Pastore G，et al. Implantation of left ventricular leads using a telescopic catheter system. Pacing Clin Electrophysiol，2006，29：1266-1272.

[27] Singh JP，Houser S，Heist EK，et al. The coronary venous anatomy：a segmental approach to aid cardiac resynchronization therapy. J Am Coll Cardiol，2005，46：66-74.

[28] Van Gelder BM，Scheffer MG，Meijer A，et al. Transseptal endocardial left ventricular pacing：an alternative technique for coronary sinus lead placement in cardiac resynchronization therapy. Heart Rhythm，2007，4：454-460.

第5节　心脏起搏介入治疗相关心脏压塞

近年来，心脏起搏治疗迅猛发展，已成为一种有效的心脏病治疗手段。心脏压塞是心脏起搏介入治疗的一个少见却极其危险的并发症，及时发现和恰当处理此并发症是一个非常重要的临床问题。

心脏起搏介入治疗合并心脏压塞分为在导管室术中发生（早发心脏压塞）和返回病房后发生（迟发心脏压塞）两种。以前的研究和本研究均提示，早发心脏压塞者心率和血压骤降的临床表现都比较明显，容易引起手术医生重视，通过术中

X 线透视下观察造影剂进入并滞留心包腔、心影外缘透亮环等特点，比较容易诊断。介入手术中发生心脏压塞时血流动力学很不稳定，但心包积液量不一定很大，及时发现、及时处理一般不影响病情转归。迟发心脏压塞发病时间不一致，常在介入治疗后几小时，但也有近 24 小时后才有临床表现的报道。我们中心的资料显示迟发心脏压塞患者，平均发生在介入治疗术后 2.6 小时。相对于早发心脏压塞，迟发心脏压塞的床旁早期诊断往往有一定难度。我们的体会是：①要有强烈的诊断意识。导致心脏压塞的常见原因包括：①手术部位（冠脉、冠状窦，或左、右心房等）穿孔；②导引钢丝（尤其是使用硬导丝）造成冠脉远段创伤；③射频导管消融所致阻抗升高，焦痂形成后渗出；④起搏电极导线造成心室肌穿孔等。因此，在介入治疗术中出现上述隐患时，如应用了硬导丝或射频导管消融中阻抗升高等，术者就应提示临床医师高度警觉返回病房后迟发心脏压塞发生的可能。②迟发心脏压塞与慢性心脏压塞均有类似的表现，如面色苍白、胸闷、气短、多汗及血压降低等，但我们观察到迟发心脏压塞者早期表现为心率突然降低而不是加快，心脏压塞初期容易错误地考虑为血管迷走反射，但经阿托品、多巴胺治疗后，心率很快恢复并表现为窦性心动过速，而血压则一过性上升后进行性下降，难以回升至术前水平。分析此现象发生的机制，早期的心率和血压突然降低可能与急性心脏压塞刺激心包分布的迷走神经反射有关，而后的窦性心动过速和血压进行性下降则与反射性交感神经兴奋及心脏压塞所致的低心排量有关。有些学者曾描述了部分迟发心脏压塞患者具有该现象，我们观察到此现象的敏感性在迟发心脏压塞患者中为 100%，但其特异性有待进一步研究证实。心脏介入术后患者如发生该临床表现即应高度怀疑迟发心脏压塞发生。③在高度可疑迟发心脏压塞发生时，奇脉、心音低钝等体征不具有诊断特异性，而急诊床旁超声心动图检查最具价值，该检查不仅能明确诊断，还能测量积液量及指导心包穿刺引流术。与早发心脏压塞不同的是，迟发心脏压塞患者心包积液量往往较大，我中心报告的 7 例迟发心脏压塞患者有 4 例为大量心包积液，3 例为中量心包积液。④介入治疗并发心脏压塞患者早期血红蛋白较术前仅轻度降低，提示血红蛋白变化对早期诊断心脏压塞意义不大，但后期血红蛋白进行性下降，故动态监测血红蛋白变化对决定确诊后是否应当输血、输血量及输血速度具有意义。

关于心脏介入治疗合并心脏压塞的临床预后结果，几个研究中心的大样本报告不甚一致，Martin 等报告 25 697 例心脏介入治疗患者发生心脏压塞 31 例（0.12%），死亡 13 例（0.05%）；Von Sohsten 等报告 6999 例心脏介入治疗患者发生心脏压塞 15 例（0.21%），无死亡病例；本中心报告了 6306 例心脏介入治疗患者发生心脏压塞 10 例，亦无死亡病例。心脏压塞如处理不当有时可能造成须进行紧急开胸手术或死亡等严重后果，因此应强调采取一定措施来预防其发生。这些措施包括：小心进入和置放导引钢丝、避免过大球囊扩张冠状动脉、精心选用 PCI 的措施和方法等。一些研究提示，冠心病消蚀性介入治疗（如旋磨术）的心脏压塞发生率增加，需高度警惕。应小心使用临时心脏起搏，避免起搏电极导线张力过大，如为保护性临时心脏起搏，可将起搏电极导线悬浮于心室，或与心室壁若即若离，需要时微微前推导线即可。一些研究者甚至主张使用球囊尖端的起搏电极导线来预防心室穿孔。房间隔穿刺是一项技术要求很高的技术，应由经验丰富的医师或在其指导下完成。心脏再同步起搏治疗或心电生理检查放置冠状窦电极时，切忌用力过猛，应由经验丰富的医师完成。射频导管消融放电过程中应严密监视阻抗变化。与 PTCA 相关的心脏压塞，由于患者全身肝素化加上冠脉压力高，一旦发生心脏压塞更应及时妥善处理，起始处理可采用球囊扩张封堵穿孔部位处理，必要时用灌注球囊扩张穿孔近端可减少血管远段心肌缺血；同时考虑静脉或心包腔内应用鱼精蛋白来中和肝素。带膜支架是治疗冠脉穿孔方面的一个进展，可能避免紧急开胸手术。对于迟发心脏压塞，高度的诊断意识、细致观察典型临床表现、床旁超声心动图检查确诊并及时进行心包穿刺引流是成功处理该并发症的关键。

（中国人民解放军北部战区总医院　梁延春）

一、病例报告

病例1：临时起搏电极导线拔除术后心脏压塞

患者女性，65岁，因“胸痛伴黑矇、头晕2小时”入院。入院后查体：周身湿冷，血压84/50 mmHg，心率34次/分，律不齐，无杂音，双下肢无水肿。心电图：三度房室传导阻滞，Ⅱ、Ⅲ、aVF、V_{3R} ～ V_{5R} 导联ST段抬高0.3 ～ 0.5 mV。明确诊断：①急性下壁、右心室心肌梗死；②三度房室传导阻滞。予以快速补液及阿司匹林300 mg、氯吡格雷600 mg口服后，送心导管室行急诊临时起搏、冠脉造影及PCI手术。首先经右股静脉行紧急临时心脏起搏术，临时起搏导线远端置于右心室心尖部，设置起搏频率60次/分，心电监测示：起搏及感知功能良好。临时起搏保护下行冠脉造影：LM正常，RCA近中段100%闭塞，TIMI 0级，LCX远段20% ～ 30%狭窄，TIMI 3级，LAD正常。PCI：于RCA近中段预扩张后植入Firebird 2.75 mm×29 mm支架1枚，术后TIMI血流3级。PCI术后仍为三度房室传导阻滞。留置右股静脉临时起搏电极及鞘管安返病房。术后给予常规阿司匹林100 mg口服1次/日，氯吡格雷75 mg口服1次/日，阿托伐他汀钙片20 mg口服1次/晚。考虑患者合并右心室心肌梗死，血压偏低（90/60 mmHg左右），予以补液治疗。患者胸痛症状缓解，黑矇、头晕症状消失。心电图：心室起搏心律，60次/分。术后第3天患者心率恢复至窦性心律70次/分，心电图示：一度房室传导阻滞。血压：130/80 mmHg，将临时起搏频率调整至50次/分保护，患者无不适。患者心率波动在70 ～ 90次/分左右，术后第5天心电图：窦性心律，PR间期正常。考虑患者血管病变已解决，且患者既往无心动过缓病史，现心率已恢复，予以床旁拔除临时起搏电极导线及鞘管。拔除临时起搏电极导线30分钟后，患者出现胸痛、烦躁伴大汗，口唇发绀。测血压70/40 mmHg，心率52次/分。考虑患者迷走反射，给予补液，阿托品1 mg静脉注射，多巴胺20 mg静脉注射后，100 mg入液静点。患者心率上升至130次/分，血压升至100/70 mmHg（多巴胺维持下），继续予以补液，10分钟后患者血压再次降至80/60 mmHg（多巴胺维持下）。考虑患者可能出现因临时起搏电极穿孔拔除后引发心脏压塞，急诊行床旁超声心动图检查见：中等量心包积液。紧急床旁穿刺引流，抽出150 ml不凝血，留置猪尾导管心包负压引流。上述处置后，患者血压逐渐升高，停用升压药状态下，血压维持在120/70 mmHg，心率90次/分。24小时内负压吸引器内引流液10 ml左右，行床旁超声心动图检查：微量心包积液。患者生命体征平稳，拔出心包穿刺引流管。2日后复查超声心动图未见心包积液。入院9天后病情好转出院。

☞ **点评：**

本例患者因急性下壁、右心室心肌梗死所致三度房室传导阻滞行临时心脏起搏术，临时起搏电极导线一般放置于右心室心尖部或偏间隔部位，临时起搏电极偏硬，同时本例患者合并右心室心肌梗死，如果放置过深、保留时间长，极易造成临时起搏电极导线穿出右心室至心包腔，一般来讲，右心室压力较低，即使电极导线穿孔后拔除，也很少出现心脏压塞，这种情况已有很多心外科术中所见证实，但仍有极少数患者可能会出现心脏压塞。本例患者心脏压塞原因考虑电极导线穿孔为最大可能。该患者心率恢复后，起搏频率设置50次/分保护，拔除临时起搏电极时为自身心律，未行起搏参数测试，我们不能明确拔除时临时起搏功能是否正常，如果拔除前进行测试提示临时起搏电极导线不能进行起搏，则考虑不是脱位就是穿孔。因此提示我们拔除临时起搏电极前应先确认临时起搏电极参数良好，心电图证实确为右心室起搏，可考虑予以床旁拔除临时起搏电极导线；拔除后仍需监测患者生命体征。如证实不起搏或非右心室起搏图形，建议行心包透视下拔除，且拔除后严密观察患者生命体征及心包影像，做好随时心包穿刺引流准备，以防延误病情。对于有心脏手术操作病史患者，如出现类似迷走反射症状时，尤其升压药治疗情况下，血压仍不稳定，应考虑是否存在心脏压塞可能。

（中国人民解放军北部战区总医院
许国卿　梁延春）

病例2：埋藏式心脏复律除颤器植入术中心脏压塞

患者男性，76岁，因“间断剑突下疼痛10余年，胸闷、气短24小时”于2011年3月16日入院。患者既往高血压病、冠心病及PCI病史。入院查体：血压90/60 mmHg，呼吸32次/分，双肺可闻及少许湿啰音，心率176次/分，律齐，无杂音。心电图：室性心动过速。诊断：①心律失常：持续性室性心动过速；②冠状动脉粥样硬化性心脏病：陈旧性下壁心肌梗死，冠状动脉支架植入术后；③高血压3级（极高危）。入院后给予150 J同步电复律1次后室速转为窦性心律，并同时给予阿司匹林肠溶片100 mg口服1次/日，氯吡格雷75 mg口服1次/日，胺碘酮200 mg口服3次/日等药物治疗。2011年3月18日停用阿司匹林、氯吡格雷抗血小板药物，改用低分子量肝素替代抗凝治疗。患者存在器质性心脏病伴持续性室性心动过速，具备埋藏式心脏复律除颤器（ICD）植入的Ⅰ类适应证。于2011年3月23日行单腔ICD植入术，手术过程中，因测试起搏阈值不佳或感知不佳，在右心室心尖部和间隔部不同部位，多次进行右心室除颤电极导线的位置调整，最后在右心室心尖部测试起搏参数较为满意并将右心室除颤电极导线植入该处（图3-5-1）。术中患者生命体征平稳，在缝合皮肤过程中，心电监护显示患者血压突然降至70/40 mmHg，患者无意识障碍，反应稍迟钝。考虑到手术过程中多次调整电极导线位置，出现心脏压塞可能性大，立即行X线透视以明确有无心包积液。透视下见心影弥漫性搏动减弱，心影外缘可见透亮环，提示心包积液。同时急查床旁超声心动图证实急性心脏压塞，可见中至大量心包积液。立即给予多巴胺静推及静点，快速补液，并紧急给予心包穿刺，心包腔留置猪尾导管（图3-5-1），抽出血性心包积液约380 ml，自体回输200 ml，15分钟后生命体征平稳，停用升压药情况下血压波动在100～110/55～60 mmHg，复查超声心动图提示微量心包积液；返回监护病房继续给予心包负压吸引、补液治疗，患者血压、心率等生命体征稳定，24小时内共引流出心包液体量约10 ml，复查超声心动图提示微量心包积液，予以拔出心包引流管，严密观察患者生命体征，于2011年4月8日复查超声心动图未见心包积液，测试ICD起搏参数良好，患者病情平稳出院。

☞ **点评**：

心脏压塞是介入手术中需要时刻小心和提防的并发症，也是需要紧急处理的一种情况，一旦误诊或延迟诊断，可能会给患者带来生命危险。起搏器术中发生心脏压塞一般由起搏电极导线致心肌穿孔所致，老年人及心肌病患者右心室壁较薄，因此心肌穿孔发生率较高。此例患者高龄，既往曾患下壁心肌梗死，故右心室壁较薄，此次术中反复调整右心室电极位置，右心室心肌局部穿孔致心脏压塞可能性最大。本例借鉴：术中应仔细观察病情变化，严密监测血压、心率、血氧变化，反复于X线下透视心包，尤其术中操作不顺利、反复调整电极位置患者，更应引起足够重

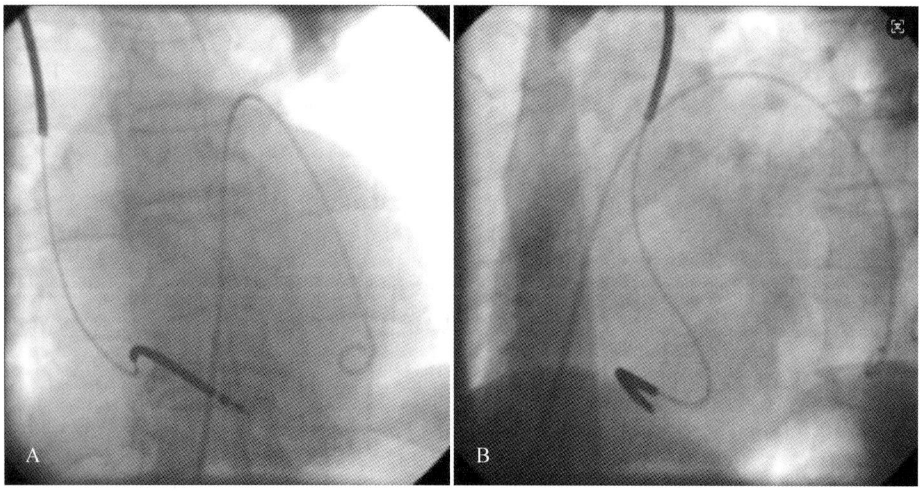

图3-5-1 ICD除颤电极导线位置及心包腔经猪尾导管引流影像。**A.** 后前位；**B.** 左前斜45°

视，密切关注患者术中出现的不适主诉，嘱患者及时报告术中出现的不适感，及早发现心脏压塞，在未形成血流动力学障碍前及早处理，必要时紧急行心包穿刺抽液解除心脏压塞症状，改善血流动力学障碍。本例介入术中监护到位，观察仔细，处理及时，患者预后良好。

（中国人民解放军北部战区总医院
刘荣　梁延春）

病例3：起搏器植入术后合并急性大面积脑梗死药物溶栓后急性心脏压塞

患者女性，68岁，2001年于外院诊断“病态窦房结综合征”，行永久起搏器VVI植入术，术后心动过缓相关黑矇、头晕症状无发作。2014年3月11日患者因出现“劳累后胸闷、胸痛伴心悸”就诊于我院，心电图检查提示：室上性心动过速。3月14日动态心电图结果回报：持续性心房扑动。经药物治疗，症状仍频繁发作，于2014年4月29日在静脉复合麻醉下行电生理检查示：持续性心房扑动，成功行射频消融术治疗。术后心电图提示窦性心动过缓（窦缓），窦性停搏。此时起搏器程控发现电池耗竭，心室电极参数良好（单极）：阈值0.6 V，阻抗540 Ω，感知10.0 mV，心室起搏比例66%。患者起搏比例较高，需要行永久起搏器更换术。2014年7月3日患者入院行起搏器更换术，但患者及家属坚决要求植入双腔永久起搏器。于2014年7月7日局麻下于原术侧锁骨下静脉重新穿刺植入右心房螺旋电极，术中反复调整右心房电极导线位置，测试右心房多个位置起搏感知参数欠佳，最后将右心房电极植入侧壁，测试心房阈值1.0 V；感知2 mV；阻抗460 Ω。延用原右心室电极导线，植入双腔DDD永久起搏器。返回病房后患者出现一过性血压下降，最低80/50 mmHg，给予升压药物对症治疗，床旁超声心动图检查提示少量心包积液，10分钟左右停用升压药物，血压、心率等生命体征平稳，此后连续3天反复查超声心动图提示微量心包积液，测试起搏器参数良好。患者于2014年7月14日（术后1周）突发言语不清，右侧肢体活动不灵。查体：血压140/70 mmHg，意识清醒，言语不能（完全混合性失语），查体不配合，双侧瞳孔等大同圆、直径3.0 mm，对光反应灵敏，右侧肢体肌力2～3级，右侧Babinski征阳性。急诊行头部CT检查：未见明显出血病灶。急请神内科会诊考虑：急性缺血性脑血管病，与家属商议后转神经内科行rt-PA溶栓治疗（发病2小时）。溶栓过程中患者言语及肢体活动逐渐恢复。溶栓6小时左右（溶栓已结束）患者出现烦躁、呕吐，复查头部CT未见脑出血，但患者血压进行性下降，最低70/35 mmHg，心率120次/分左右。查体：周身湿冷，心音遥远，双肺可闻及少量湿啰音。测静脉压17 mm水柱，给予多巴胺和间羟胺维持患者血压，考虑心包积液可能性大。急查心脏彩超：右心室前壁前方、左心室后壁后方及心尖部心包腔内分别见10 mm、15 mm、16 mm液性暗区，提示大量心包积液。超声指导下紧急行床旁心包穿刺引流，共抽出400 ml不凝血（全程心脏超声监护下），连接负压引流管持续负压吸引，经心包穿刺引流后，患者心率维持在70次/分左右，停用升压药情况下，血压维持在110～120/60～70 mmHg，超声心动图检查：左心室后壁后方可见3 mm液性暗区，提示微量心包积液。超声心动图监测心包积液无动态变化，于置管36小时后拔出心包引流管。10天后患者体温正常、神智清楚，生活可完全自理，双侧肢体肌力Ⅴ级。超声心动图提示无心包积液，头部CT提示左侧脑梗死灶无进一步扩展。患者病情平稳出院。

☞ **点评：**

起搏器手术所致心脏压塞，一般由起搏电极导线所致心脏穿孔引起，可发生在起搏电极导线植入术中、术后以及废用导线拔除过程中。相关文献报道心脏起搏引起心脏穿孔率在0.6%左右，心脏压塞发生率大约0.05%～0.1%。由于心房壁较心室壁薄，心房壁心肌穿孔的概率远大于心室。应用螺旋电极心房穿孔概率更大，占到5%左右。本例患者2个月前行房扑射频消融手术，局部心房组织已存在损伤，本次新植入心房螺旋电极，心房电极旋入位置可能为已经损伤的心房组织，且心房肌本身较心室肌薄，手术操作过程中电极导线头端更容易穿出局部心肌组织引起心脏压塞。本例患者术后曾出现一过性血压下降，超声心动图证实少量心包积液，这与电极植入可能有直接关系，由于右心系统压力低，心脏出血自行终止，心包积液逐渐吸收，但在此基础上本例因为发生急性脑梗死，进行了静脉溶栓治疗，引起了严重的心包出血导致心脏压塞。心脏压塞诊断依据包括：①症状：烦躁、胸痛、淡漠、面色苍白、冒冷汗、意识模糊或丧失等，常有阿斯综合征发生。②体征：血压低、奇脉、心率先慢后快、心音遥远、心跳呼吸骤停，甚至心电机械分离现象。③相关辅助检查：X线表现心影搏动消失、半环状透光带，超声心动图可见心包积液、右侧房室舒张受限、下腔静脉扩张。奇脉、心动过速、颈静脉压升高及低血压是诊断心脏压塞的重要线索。超声心动图可确定诊断，并评估其对血流动力学影响。心包穿刺是心脏压塞的主要治疗措施。本例患者溶栓6小时左右出现烦躁症状，查体发现血压低、心率快、心音遥远，提示心脏压塞可能性大，经超声心动图检查明确确诊，及时进行床旁心包穿刺引流，快速解除了患者心脏压塞症状，挽救了患者生命。虽然本例患者的救治非常及时成功，但整个发病及救治过程中仍存在一定的隐患，此例患者术后即发生心包积液，不排除有心房电极损伤所致的心包穿孔，虽然心包积液量小，自行恢复，但毕竟有局部损伤存在。随之因为患者并发急性脑梗死，不得已给予了rt-PA溶栓治疗，应该考虑到溶栓后发生心包大量出血的可能性，要对患者建立密切的观察流程，以防止心包急性出血带来的危害。当该患者发生心脏压塞时，立即予心包穿刺引流治疗，未延误抢救时机，且溶栓后脑梗死得到较好的恢复，未遗留肢体活动障碍，患者预后非常好。但此病例提醒我们，以后的临床实践中，对于近期发生出血的患者，如要进行急性栓塞事件溶栓治疗，一定要权衡利弊，在做好各方面抢救准备的情况下审慎进行。

（中国人民解放军北部战区总医院
许国卿　梁延春）

病例4：心脏再同步治疗除颤器（CRT-D）术后迟发性心脏压塞

患者男性，55岁，2010年9月29日曾于我院行冠脉造影及左心室造影，冠脉造影示：左右冠脉正常，左心室造影：心腔大，左心室射血分数32%。此次因“发作性心悸、胸闷、气短6年”于2013年1月11日入院。入院查体：端坐位，口唇及颜面略发绀，颈静脉怒张，双肺呼吸音粗，肺底可闻及湿啰音，心界向左下扩大，心率95次/分，律齐，心尖部可闻及3/6级收缩期杂音。入院心电图：窦性心律，完全性左束支传导阻滞，QRS波时限200 ms。超声心动图：左心室射血分数32%，左心室内径77 mm，室壁运动幅度普遍减低。诊断：①扩张型心肌病，心功能Ⅲ级；②完全性左束支传导阻滞。根据器械植入指南，该患者为行CRT或CRT-D植入术的Ⅰ类适应证。在充分药物治疗基础上，心功能恢复至Ⅱ级水平，行CRT-D植入术（4193左心室电极至心侧静脉远端），术中测试起搏电极参数良好，手术过程顺利。术后心电图：心房感知双心室起搏心电图。术后第二天患者下地活动自觉无不适，但患者心率偏快（90次/分左右），心电图：间断左心室不起搏，程控起搏电极参数左心室阈值升高，为3.0 V（0.5 ms），右心室除颤电极及右心房电极参数良好，提升左心室输出电压后可见双心室完全起搏。同时给予控制心率、强心等相关药物治疗。术后第3日，患者出现心悸、胸闷、气短，伴膈肌跳动感，大汗。查体：端坐呼吸，口唇发绀，周身湿冷，血压85/60 mmHg，双肺呼吸音粗，可闻及湿啰音，心率110次/分，律齐，心音遥远，可见膈肌跳动。心电图证实左心室不起搏，起搏器参数测试发现：最大电压7.5 V（1.5 ms）无法夺获左心室，右心室除颤电极及心房电极参数良好。患者心率快、血压低，心源性休克状态，考虑心脏压塞可能性大，紧急推送导管室心脏透视，见中等量至大量心包积液（图3-5-2A），紧急行剑突下心包穿刺，应用猪尾导管心包腔引流，抽出200 ml不凝血时患者症状较前缓解，共抽出不凝血约600 ml，此时测血压119/70 mmHg，心率80次/分，透视下见心包积液微量，连接心包负压吸引器后安返病房（图3-5-2B），此时查超声心动图：左心室后壁后方心包腔内见6 mm液性暗区。心包引流管通畅，患者无胸闷、心悸及胸痛不适，严密监测患者生命体征，6小时后复查超声心动图未见心包积液；同时继续抗心衰、预防感染药物治疗。36小时后患者无不适主诉，生命体征平稳（停用升压药物），仍为房颤心律，连续两次复查超声心动图未见心包积液，24小时心包引流量5 ml，拔出心包引流管，继续抗心衰药物治疗。1周后患者一般状态较好，夜间气短、憋醒症状明

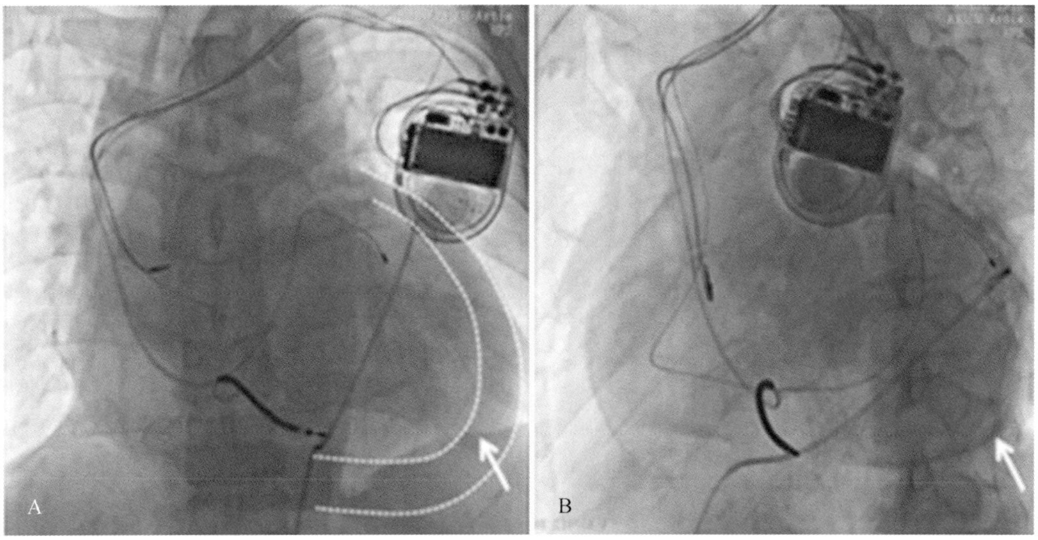

图 3-5-2 左前斜 45° 见心包积液影像。**A.** 两虚线间为心包积液显影，如箭头所示；**B.** 经猪尾导管引流后心包腔内仅见微量造影剂残留

显好转，病区内活动无胸闷、气短症状发作。患者因担心再次手术风险，拒绝进一步行调整左心室电极导线手术，予以保留起搏器除颤功能，关闭起搏功能后，病情好转出院。

☞ **点评**：

心脏起搏电极导线植入相关的心脏压塞发生率较低，起搏导线所致的心脏穿孔多表现为起搏障碍，很少出现心脏压塞，尤其迟发心脏压塞更为少见。迟发心脏压塞发病时间不一致，常发生在心脏介入术后数小时，也有报道近 24 小时才有临床表现。相对于早发心脏压塞而言，迟发心脏压塞的早期诊断有一定难度。导致心脏压塞的主要原因为起搏电极导管造成心肌穿孔，本例术后即刻左心室起搏参数良好，术后第 3 日发生了迟发心脏压塞表现，再程控发现左心室电极导线起搏后失夺获，最大可能是左心室电极导线发生了穿孔。经验教训：①起搏器植入术后要密切监测患者生命体征及询问患者相关症状，每日查体时要了解患者血压、心率，若怀疑有心包问题，必要时进行床旁超声检查。②在院期间下床活动后，出院前均要进行起搏器参数测试，明确有无起搏电极导线所致的相关故障。③发现有心包问题后，要根据患者情况进行区分处理，对于少量未引起血流动力学变化的心包积液可以不处理，动态观察；对于中至大量心包积液，尤其影响血流动力学变化的心包积液要积极处理。④如左心室电极导线术后发生穿孔不起搏，建议患者在心功能耐受二次手术的情况下，择期进行调整，此时需心外科备台开胸，防止术中再出现急性心脏压塞。

（中国人民解放军北部战区总医院
许国卿　梁延春）

参考文献

[1] 薛玉生，郑强荪，杜日映，等. 射频消融术中急性心包填塞的原因、临床表现及处理. 中国心脏起搏与心电生理杂志，2000，14：140-142.

[2] 张建军，杨新春，胡大一，等. 心脏介入性治疗引起低血压和心率减慢的原因分析和处理. 中华心律失常学杂志，2002，6：337-339.

[3] Tsang TS，Oh JK，Seward JB，et al. Diagnostic value of echocardiography in cardiac tamponade. Herz，2000，25：734-740.

[4] Von Sohsten R，Kopistansky C，Cohen M，et al. Cardiac tamponade in the "new device" era：evaluation of 6999 consecutive percutaneous coronary interventions. Am Heart J，2000，140：279-283.

[5] 沈向前，方臻飞，胡信群，等. 心导管术所致心脏压塞. 中南大学学报（医学版），2011，36：74-79.

[6] Dippel EJ，Kereiakes DJ，Tramuta DA，et al. Coronary perforation during percutaneous coronary intervention in the era of abciximab platelet glycoprotein IIb/IIIa blockade：an algorithm for percutaneous management. Catheter Cardiovasc Interv，2001，52：279-286.

[7] Gruberg L，Pinnow E，Flood R，et al. Incidence，

management, and outcome of coronary artery perforation during percutaneous coronary intervention. Am J Cardiol, 2000, 86: 680-2, A8.

[8] 史冬梅，周玉杰，刘思朦，等. 无对比剂外泄征象患者冠状动脉介入治疗后急性心包填塞的临床特点. 中华老年心脑血管病杂志，2010，12：1093-1094.

[9] Briguori C, Nishida T, Anzuini A, et al. Emergency polytetra fluoro ethylene covered stent implantation to treat coronary ruptures. Circulation, 2000, 102: 3028-3031.

[10] Fejka M, Dixon SR, Safian RD, et al. Diagnosis, management, and clinical outcome of cardiac tamponade complicating percutaneous coronary intervention. Am J Cardiol, 2002, 90: 1183-1186.

[11] 陈宏，李占全，张薇薇，等. 18 例心脏介入治疗患者并发急性心包填塞的临床分析. 中华急诊医学杂志，2008，17：78-79.

[12] 马宁，史振斌. 23 例心包积液 X 线、CT 诊断. 医用放射技术杂志，2004，26：62-63.

[13] 周严，王厚生. CT 导引介入治疗心包积液（附 15 例报告）. 中国临床医学影像杂志，2007，18：196-198.

[14] Lemesle G, Sudre A, Bouallal R, et al. Impact of thrombus aspiration use and direct stenting on final myocardial blush score in patients presenting with ST-elevation myocardial infarction. Cardiovasc Revasc Med, 2010, 11 (3): 149-54. doi: 10.1016/j.carrev.2010.03.080. PMID: 20599164.

[15] 张学萍，沈莹，姜明慧，等. 心脏介入诊疗术后并发迟发型心脏压塞的急救护理. 中华护理教育，2014，11：868-870.

[16] 陆惠娟. 心脏介入并发心脏压塞的早期识别与急救护理. 中华全科医学，2013，11：1789-1790.

[17] Sairaku A, Nakano Y, Oda N, et al. Learning curve for ablation of atrial fibrillation in medium-volume centers. J Cardiol, 2011, 57: 263-268.

[18] Calvo N, Nadal M, Berruezo A, et al. Improved outcomes and complications of atrial fibrillation catheter ablation over time: learning curve, techniques, and methodology. RevEsp Cardiol, 2012, 65: 131-138.

第 6 节　起搏器脉冲发生器相关问题

一、起搏器综合征

起搏器综合征是指人工植入心脏起搏器后患者起搏器工作正常，出现血流动力学及电生理学方面的异常引起的一组临床综合征。起搏器综合征多见于 VVI 型起搏者，约占所有 VVI 型植入患者的 17% ～ 38%。

（一）起搏器综合征的发生机制

主要有以下两个方面。

1. 心室起搏的直接影响

（1）房室非同步收缩：房室同步收缩丧失可使心排血量降低 20% ～ 30%，如原有心功能不全者可下降 50% 以上。

（2）二尖瓣和三尖瓣反流：心室起搏下，由于房室收缩的顺序性消失，则可发生不同程度的二尖瓣和三尖瓣反流，即使反流量不大也可在其他因素如房室不同步收缩的共同作用下成为起搏器综合征的促发性因素之一。

（3）心室激动过程异常：不正常的心室除极方式可致心肌收缩无力，尤其是右心室起搏表现为左束支传导阻滞的心室激动过程，可造成血流动力学方面的障碍。

（4）异常的血管反射：心室起搏后由于房室收缩不同步则心房扩张压力升高继而发生反射性周围血管阻力下降导致血压下降，同时心钠素分泌水平增加 7 ～ 8 倍。

2. 心电生理异常的影响

（1）室房逆行传导：有研究表明，心室起搏引起的室房逆行传导所致的血流动力学障碍远比心房颤动及房室分离严重，是起搏器综合征的重要发病原因之一。

（2）心律失常：心室起搏后可致各种心律失常如室性期前收缩、反复心律或折返性心律失常等，这些心律失常若频繁、连续发生也可造成血流动力学障碍并导致一时性或持续性心排血量下降，因此也是起搏器综合征的发生原理之一。

（二）起搏器综合征的临床表现

起搏器综合征患者（大多数 VVI 型起搏者）临床表现为神经症状、低心排血量及充血性心力衰竭，如头昏、心悸、气短、胸痛、冷汗、低血压、晕厥等临床表现。研究资料显示，有 49% 的患者可出现先兆晕厥，38% 的患者出现晕厥。起搏器综合征诊断的主要前提是患者的症状出现在 VVI 人工心脏起搏器植入术后；起搏器功能正常；心脏起搏时出现血流动力学异常如血压下降、静脉压及肺毛细血管楔压增高；自身心律出现时症状减轻或消失。如怀疑起搏器综合征，可行电生理检查或血流动力学指标监测协助诊断。心电生理指标：心室起搏后出现室房逆行传导并出现症状，而停止起搏或改为房室顺序起搏后症状消失。血流动力学指标：心室起搏时，动脉压下降 20 ～ 30 mmHg，肺毛细血管楔压及右心房压明显上升超过 20 mmHg，同时出现症状。

起搏器综合征的治疗主要是恢复房室收缩顺序，防止室房逆传：①降低 VVI 起搏频率。可将 VVI 起搏频率下调，使患者的自身节律占主导地位。起搏心律每天不大于 35%，可使症状减轻。②改用房室顺序起搏。房室顺序起搏时，房室顺序性收缩的同步性恢复，则心输出量增加。但实际临床中发现，心输出量及外周阻力均改善。心室起搏时发生起搏器综合征者，其外周血管阻力不增加。而无起搏器综合征者，外周血管阻力增加。但两组在心室输出量方面的差别微不足道，而血压具有显著性差异。因此，有人建议，行心室起搏时即先测量血压，若心室起搏后血压下降 25 mmHg，即预示发生起搏器综合征而宜行房室顺序起搏。另外，密切观察三尖瓣的反流情况。③消除室房逆行传导。对起搏器综合征患者使用抗心律失常药物：如维拉帕米抑制室房逆传，严重时用射频消融阻断希氏束。

（三）起搏器综合征的预防

起搏器综合征是可以预防的。在 1985 年以前植入的起搏器因其起搏方式无选择性，故起搏器综合征发生率较高，约为 4.6%，近 30 年来植入的起搏器多选用生理性起搏方式，其发生率已降至 0.5% 左右。在安置永久性右心室起搏器前，可进行电生理及血流动力学评估检查，寻求最适宜的起搏频率和起搏方式；尽量减少右心室起搏，尤其是病态窦房结综合征患者；尽量选用生理性起搏。对于接受 VVI 起搏的患者，如果植入后血压即降低 20 mmHg 以上，预示着很可能发生起搏器综合征，应植入双腔起搏器，或者降低起搏频率在 50 次 / 分。但是，双腔起搏器在左心房激动明显延迟、A-V 间期程控过长等情况下，也不排除发生起搏器综合征的可能。

二、起搏器电池耗竭

随着心脏起搏器植入数量的不断增加，起搏器脉冲发生器更换术已经成为一项重要的医疗工作。特别是对于起搏器依赖的患者，若更换不及时，患者就可能再次出现头晕、黑矇、晕厥等临床症状，严重者可危及生命。起搏器更换不及时导致晕厥绝大多数情况下是电池耗竭引起的。每一型号起搏器均有电池容量工作寿命设计，一般情况下，单腔起搏器的电池使用时间在 10 年左右，双腔起搏器的电池使用时间是 8 年左右，而三腔起搏器的电池使用时间在 6 年左右。一旦到达质保期，为了患者安全应予更换起搏器脉冲发生器。如程控发现电池良好，延缓更换时，应缩短随访时间，每月 1 次。当程控仪显示起搏器“ERI”，提示电池即将耗竭，可择期更换；如显示“EOL”，提示电池完全耗竭，应予急诊更换。在临床中，我们一般根据起搏器分析仪参数变化以及患者的临床表现等判断是否以及何时进行起搏器更换术。需择期更换的患者大多数没有临床症状，一般是以起搏器程控时电池电量显示 ERI、磁频下降低于 10%、电池电压接近 2.4 V 等起搏器相关参数改变数值为依据，ECG 可呈起搏频率递减。而急诊更换起搏器的患者则大多表现为明显的头晕、心悸、晕厥等症状，起搏器程控仪询问失败、ECG 示起搏脉冲信号消失，或起搏器程控仪程控显示电池电量为 EOL、磁频下降超过 10%、电池电压低于 2.4 V 等。

起搏器脉冲发生器电池耗竭可以分为正常耗竭和提前耗竭。提前耗竭则易引起患者发生意外。为预防此类情况的发生，加强心脏起搏器门诊随访管理尤为重要。分析起搏器术后失访的原因包括：①术后患者临床症状得到改善，生活质量较前提高，因而去医院定期程控随访的观念逐渐淡漠，导致依从性逐渐下降。②患者对疾病的认知水平偏低或对医生缺乏足够的信任。③医生对术后随访的重视程度不够。部分医生仍存在“重手术，轻随访”的认识误区，与患者沟通时，没有强调术后随访的重要性，从而导致部分患者术后失访。

正规管理起搏器程控随访的方式

1. 建立专门的起搏器随访中心

近年来，我们通过成立专门的起搏器随访中心，一方面能够增加起搏器随访医务人员的数量，提供更多的场地和专业设备以应对日益增长的起搏器随访工作需要；另一方面也能进一步提高专业人员的技术水平，为患者提供更专业高效的术后程控随访。另外，利用现代数据存储技术，随访中心能为起搏器随访患者建立纸质和电子档案，并且长期保存更多的程控随访资料，为患者以后的治疗方案提供重要的参考，可以有效避免起搏器电池提前耗竭。

2. 建立规范化的起搏器门诊随访制度

根据 2000 年加拿大起搏器随访指南制定的随访计划：①植入起搏器后 72 小时内；②植入起搏器后 2 周和 12 周；③植入起搏器后 6 个月；④之后每年随访 1 次直到电池耗竭期；⑤一旦发现电池接近耗竭，要缩短随访间期，以便及时更换起搏器。我国大多数中心的起搏器常规随访策略是：术后 1 周内及术后 1 个月、3 个月、6 个月随访；以后每年随访 1 次，当起搏器接近电池耗竭时，缩短至每 3 ～ 6 个月随访 1 次。通过随访要详细了解患者植入起搏器后的局部和全身状况、症状改善情况、生活质量和起搏器工作状态；根据患者的心脏功能情况调整各起搏参数，以便最大限度地发挥患者自身的心脏生理功能，减少起搏的副作用，改善心功能，最大限度地延长起搏器工作时间和患者生存时间，及时发现并处理起搏器合并症；根据电池耗竭情况及时更换起搏器。

目前随访工作日益繁重，而我国地域辽阔，交通不便或交通成本高，以及患者依从性不高，往往使得常规门诊随访不能顺利进行。并且这种定期到医院随访的模式使得患者每两次随访期间出现的问题不能得以及时发现，因而不能根据病情变化及时调整治疗方案，特别是对于无症状的患者，更容易错过最佳治疗时机。有资料显示，约有 67% 的患者门诊常规随访的结果是正常的，甚至是不必要的。所以目前提倡植入配备远程监护设备的起搏器，可以第一时间获得患者的起搏器参数、心律失常事件、电池状态等，在某些中心，已作为常规起搏器随访的替代方式。

三、起搏器介导性心动过速（pacemaker mediated tachycardia，PMT）

PMT 是指植入双腔起搏器的患者，由于室房逆传而产生的以起搏器为媒介的心动过速。其产生的条件是心脏有完好的室房逆传，并且逆传间期长于起搏器设定的心室后心房不应期（PVARP），而且起搏器具有心房感知心室起搏模式（VAT、VDD 及 DDD）。植入双腔起搏器的患者可能由于各种原因导致心室起搏逆传心房，逆传的心房激动启动房室间期（SAV）产生一个起搏的心室激动，该心室激动再逆传回心房而启动一个房室间期（SAV），如此往复形成心动过速。可诱发 PMT 的因素有：室性早搏、房性早搏、心房感知过度、心房起搏失夺获、心房感知不良等。

（一）室性或房性早搏

室性早搏是引发 PMT 的最常见原因，据统计 50% 以上的双腔起搏器患者可能产生 PMT。已经植入双腔起搏器的患者出现室性早搏后，此室性早搏逆传回心房，逆传的室房（RP′）间期较长，P′ 波落在 PVARP 之后被感知到，进一步触发心室起搏，形成 PMT（图 3-6-1A）。

当房性早搏发生较晚时，脱离了前一心动周期的 PVARP，心房激动被感知后触发心室跟踪起搏，心室跟踪起搏再逆传回心房（P′），若 P′ 波落入 PVARP 之后而被感知到，进一步触发心室起搏，形成 PMT（图 3-6-1B）。

（二）心房感知及起搏异常

心房感知不良或过度及心房起搏失夺获均可诱发 PMT 发作。

在双腔起搏器中心房感知不良的直接结果就是心房起搏脉冲的不恰当发放，无论此起搏脉冲是否能有效激动心房，都会在心房起搏脉冲后启动房室间期（PAV）并发放心室起搏，这样的心室起搏如逆传回心房并落在 PVARP 之外，形成 P′ 波，进一步触发心室起搏形成 PMT（图 3-6-2A）。若双腔起搏器患者中出现心房感知过度常常引起心室跟踪起搏，由于跟踪的心室起搏前并不存在真正的心房波，故心室起搏可经房室结逆传回心房形成 P′ 波，若此 P′ 波落在 PVARP 之外则会再次触发心室起搏，形成 PMT。

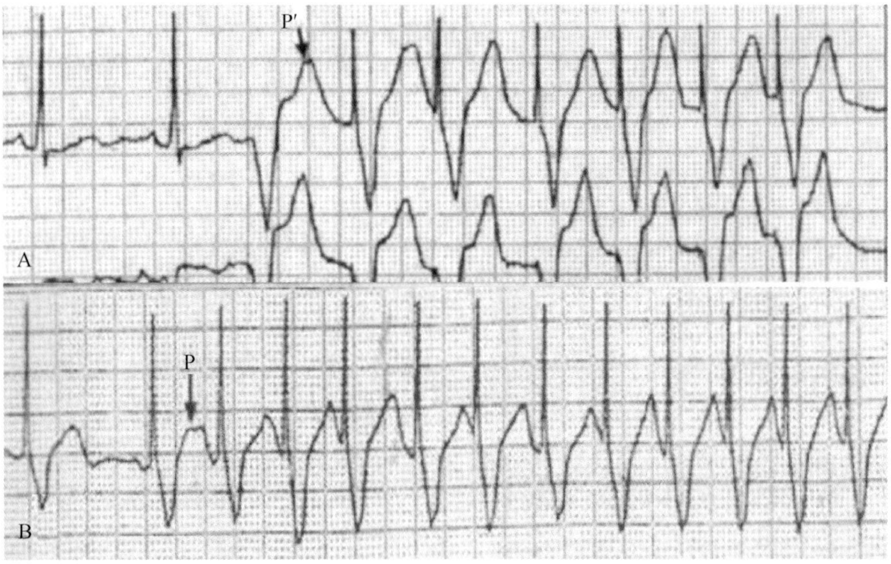

图 3-6-1 室性及房性早搏引发 PMT。**A**. 室性早搏逆传的 P′ 波被感知后，起搏器按照顺向房室顺序起搏心室，心室起搏后逆传的 P′ 波接连被感知，引发心室起搏的 PMT；**B**. 相对较晚的房性早搏 P 波后引发的心室起搏，心室起搏后同 A 机制一致，引起 PMT

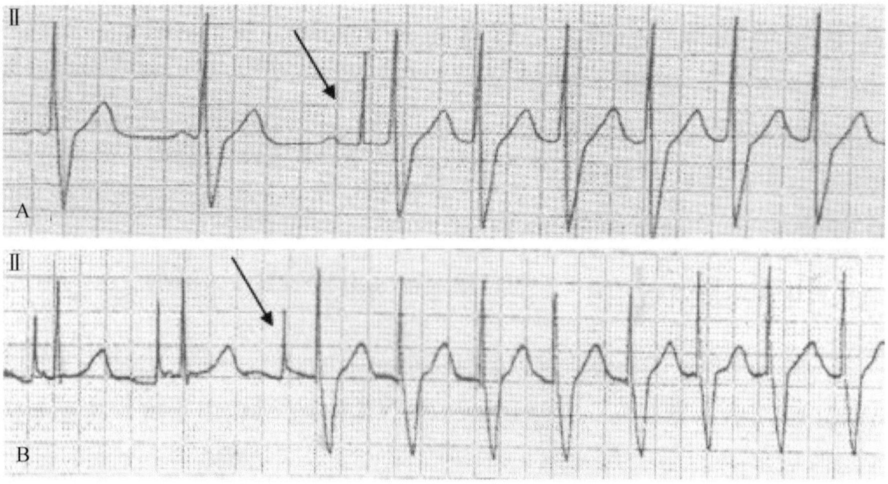

图 3-6-2 心房感知或起搏异常引起 PMT。**A**. 心房感知不良后心房起搏，启动 A-V 间期引发心室起搏，逆传 P′ 波落于 PVARP 之后引发 PMT；**B**. 第三个心房刺激信号后心房未起搏，在设定的 A-V 间期内无自身心室激动，故心室起搏后逆传的 P′ 波落于 PVARP 之后引发 PMT

当双腔起搏器患者出现心房起搏功能不良时，虽然不能有效夺获心房，但在设定的房室间期（PAV）后仍然进行心室起搏，心室起搏的激动逆传回心房形成 P′ 波，当 P′ 波脱离了 PVARP 即会被感知而引发 PMT（图 3-6-2B）。

起搏器介导性心动过速是由起搏器参与的心律失常，其发作和维持频率多表现为起搏器的上限跟踪频率。心率过快可能会影响心脏的充盈及排血，影响心功能，因此需要尽早识别和诊断，及时处理。预防及终止 PMT 的方法：①延长 PVARP 通常比室房逆传时间长 50 ～ 75 ms 或开启起搏器识别终止 PMT 的自动延长 PVARP 功能（图 3-6-3）；②临时改变起搏模式使心房不感知（VVI、DVI、DOO）或不跟踪模式（DDI）；③使用磁铁一过性抑制心房感知；④调整心房感知灵敏度；⑤将感知极性改为双极以减少心房过感知。

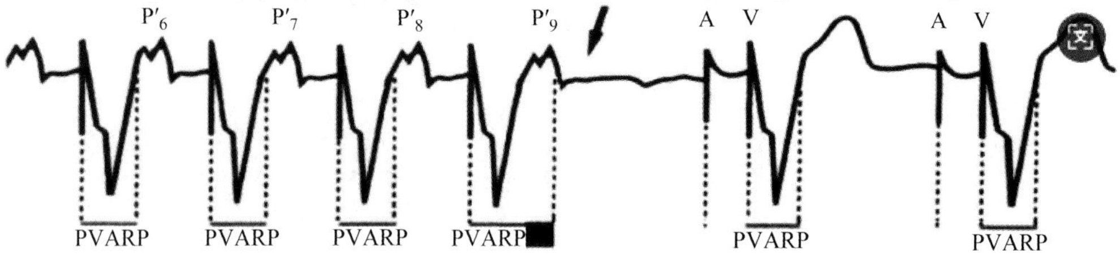

图 3-6-3 起搏器开启自动延长 PVARP 的功能后自动终止 PMT

四、起搏器频率奔放

早期起搏器在电池耗竭时可出现高达每分钟 100 ～ 400 次的起搏频率被称为起搏器频率奔放或起搏器频率奔逸。而现代起搏器随着起搏技术的不断改进：在起搏器内置有安全电路，起搏器参数设置上限跟踪频率，这些技术的应用使得这种并发症很少再发生。

（中国人民解放军陆军特色医学中心
王旭开　闫庆凯　曾春雨）

五、病例报告

病例 1：双腔 ICD 植入术后 5 年发作劳力性气促

患者男性，62 岁，此次因“反复头晕 1 年，加重 1 个月”入院。既往有反复室性心动过速，高血压病史。5 年前因室性心动过速植入双腔 ICD，术后恢复良好，出院后 5 年从未来院随访，此次患者出现“劳力性气促、双下肢水肿 1 年”再次入院。入院时心电图提示为 VVI 起搏心律（图 3-6-4A），起搏频率为 70 次 / 分（起搏器设定），心电图未见心房起搏和感知，在每个心室起搏后有 P′ 波出现，考虑存在室房逆传，进一步 X 线检查发现心房电极脱位，心脏扩大，双肺呈肺淤血改变（图 3-6-4B），行超声心动图检查提示左心室内径增大 60 mm，射血分数减低 42%。仔细追问患者症状，诉近 1 年来出现劳力后气促，伴发双下肢水肿，考虑患者由于心房电极脱位后丧失了房室顺序传导的功能，变为 VVI 心室起搏 70 次 / 分，而且此患者存在室房逆传，心室起搏及室房逆传引起了起搏器综合征，表现为患者活动后气短、水肿及心腔扩大。随后为该患者进行了心房电极的复位术，恢复了 DDD 起搏模式，患者活动后气短症状明显减轻，水肿消失。

☞ **点评：**

该病例心房电极脱位后未及时就诊，结果造成 VVI 模式起搏 1 年，这种病理性起搏引起患者

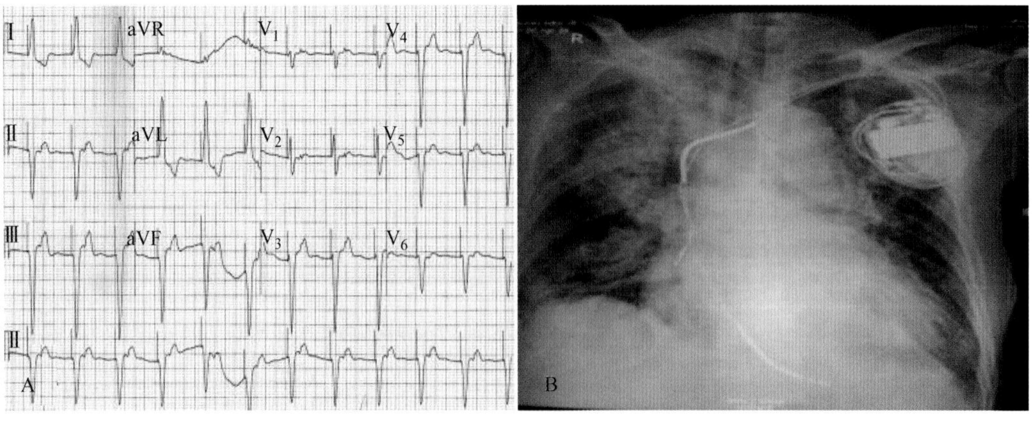

图 3-6-4 入院心电图及 X 线变化。**A.** ECG 示心房无起搏，心室起搏 70 次 / 分，每个室性起搏后均有一个逆传 P 波，提示心房电极未工作；**B.** 胸部 X 线片示心房电极脱位，心脏扩大，双肺纹理增多，符合心力衰竭改变

心功能急剧恶化，生活质量下降，劳力性气促进行性加重。该患者的症状主要表现为劳力性呼吸困难、心悸，无头晕及晕厥等表现。起搏器综合征患者中约92%以上可出现头晕，其中，60%为持续性，其余部分为间断性；约85%的患者可出现发作性眩晕；约49%的患者可出现晕厥先兆；38%的患者出现晕厥，该患者的肺动脉压水平在正常范围，故无头晕或晕厥的症状。

国外学者早在20世纪60年代初进行人工心脏起搏术不久即已发现心室起搏可致室房逆行传导。随后，很多学者对这一电生理现象进行了深入的研究。发现病态窦房结综合征患者进行心室起搏时，60%以上的患者可有室房逆行传导。完全性房室传导阻滞患者的心室起搏时，仍有40%保持1：1室房逆行传导。出现室房逆行传导的患者，心房不是在舒张末期加速心室的充盈，而是在房室瓣关闭时有规律地将血流排至肺及腔静脉系统，从而引起右心房及肺毛细血管楔压明显上升。因此，可造成严重的血流动力学障碍，引起肺动脉高压。肺毛细血管楔压可上升至50 mmHg，并伴明显的心输出量降低，在临床上出现晕厥表现。心室起搏引起的室房逆行传导所致的血流动力学障碍远比心房颤动及房室分离严重。

（中国人民解放军陆军特色医学中心
王旭开　闫庆凯　曾春雨）

病例2：单腔起搏器植入术后30年更换1例

患者男性，55岁，因“发作性胸闷、气短30年，再发1个月余”于2013年3月1日入院。30年前该患者因反复出现胸闷、气短伴头晕及黑矇，于当地医院诊断为“病态窦房结综合征”，行单腔永久起搏器（VVI）植入术；术后患者上述心动过缓相关症状消失，28年前因发生大面积脑梗死后遗留言语及右侧肢体活动障碍，生活不能完全自理，长期居住在敬老院，起搏器植入后从未行程控随访检查。近1个月护工发现患者有明显的胸闷、气短症状，间断出现黑矇及头晕，遂来院就诊。入院心电图示：室性逸搏与起搏心律交替出现，心室率30次/分，起搏与感知功能异常（图3-6-5A），提示起搏器电池耗竭。超声心动图检查提示：左心房内径39 mm，左心室内径45 mm，EF 52%，二、三尖瓣反流（中-重度）；肺动脉高压（中-重度）。入院后拟行起搏器更换术，同时心外科会诊建议行瓣膜置换术，患者经考虑后，拒绝外科手术治疗，要求行单腔VVI起搏器更换术。于2013年3月4日经右锁骨下静脉重新植入一根右心室主动固定电极，测试参数良好后，连接新的VVI起搏器（ST.Jude 5056）。术中原左锁骨下术区将原起搏器取出，发现无法将起搏器与原右心室电极分开，将原起搏器与原心室电极离断，原心室电极远心端绝缘层结扎，固定于原囊袋内。缝合皮下组织及皮肤，酒精消毒后无菌纱布加压包扎固定。术后心电图：心室起搏心律，心率60次/分（图3-6-5B）。于术后次日，出院前程控起搏器参数良好，顺利出院。随访近3年，起搏器工作正常，术区愈合良好。

☞ 点评：

起搏脉冲发生器有一定使用寿命，起搏器植入术后患者，出院时应告知患者及家属，加强起搏器术后随访观察，常规起搏器植入术后1、3、6、12个月，之后每年1次起搏器程控随访检查，如有不适即刻随访。尤其起搏器超过担保年限，起搏器电池电量接近耗竭时，更应加强密切随访，并嘱患者及家属密切关注患者的心率变化，如低于起搏器设置低限频率，应及时至医院就诊，行心电图检查及行起搏器程控功能检查，以免电池耗竭影响起搏器工作，危及患者生命。此例患者起搏器植入术后30年，因患者脑梗死病史，语言障碍，无直系亲属，独自在敬老院生活，未行起搏器功能检测，未行心电图检查，从而导致患者起搏器电池完全耗竭，引起心动过缓相关症状才引起重视。因此提示我们应加强起搏器植入术后患者随访观察，加强患者及家属的术后教育，对长期未进行随访患者，电话通知并尽可能说服其来院随访，以避免患者因电池耗竭引起危险。而对于门诊随访困难的患者，亦可考虑植入带有家庭监护的起搏器来进行远程随访。

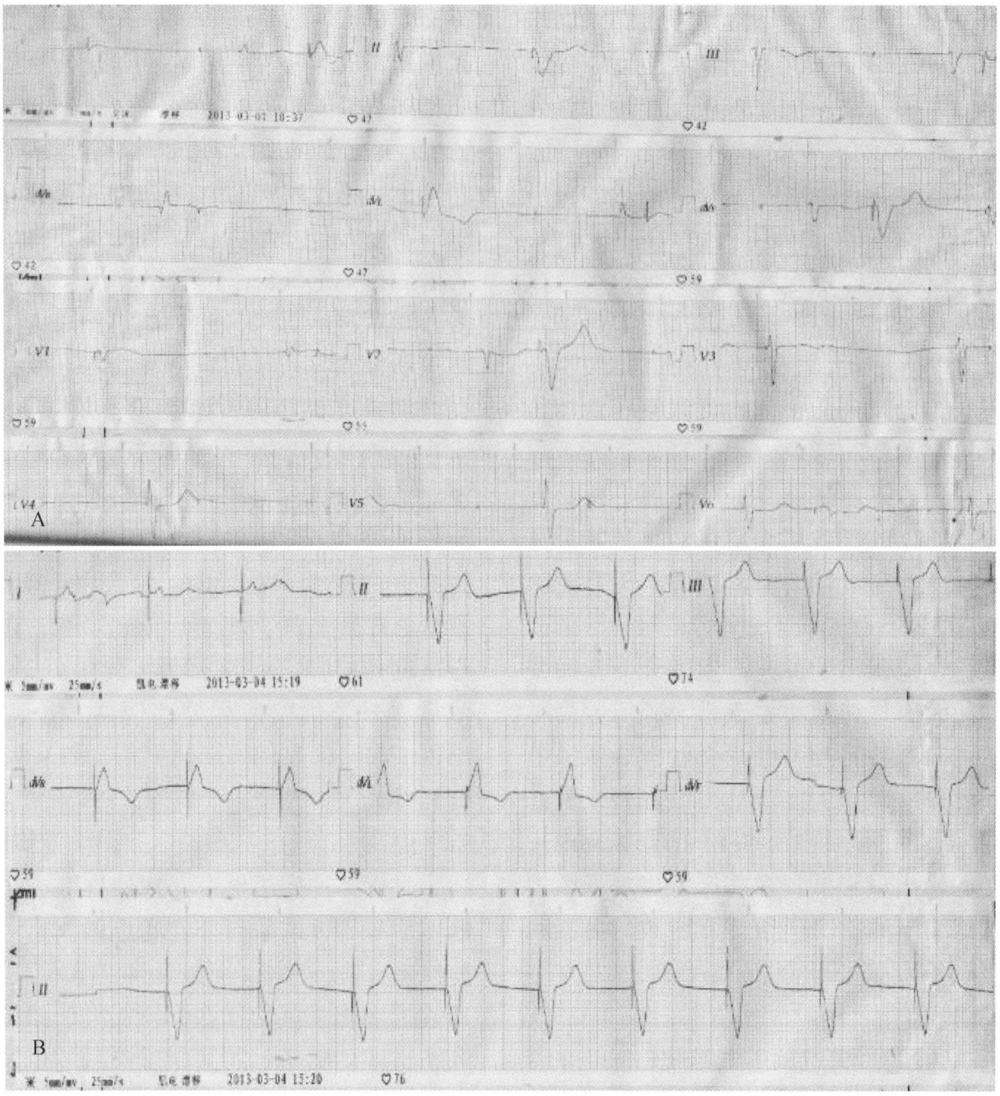

图 3-6-5 起搏器更换术前及术后心电图变化。**A.** 术前心电图示心室起搏感知障碍；**B.** 术后心电图起搏感知良好

（中国人民解放军北部战区总医院 许国卿 于海波）

参考文献

［1］刘晓宇，季英敏，于赛华，等．永久性起搏器植入术后并发症 126 例原因及处理方法．现代中西医结合杂志，2011，20：937-938.

［2］贺捷．永久性心脏起搏器植入术后病人不良反应的原因分析与护理对策．全科护理，2015，13：244-246.

［3］Castelnuovo E，Stein K，Pitt M，et al. The effectiveness and cost-effectiveness of dual-chamber pacemakers compared with single-chamber pacemakers for bradycardia due to atrioventricular block or sick sinus syndrome：systematic review and economic evaluation. Health Technol Assess，2005，9：iii，xi-xiii，1-246

［4］张澍．起搏器综合症．中国循环杂志，2000，15：197.

［5］魏春明，刘谨香．起搏器术后经 V-A 逆传所致起搏器综合症 3 例．中国实用内科杂志，1995，12：538.

［6］于海波，梁延春，许国卿，等．家庭监测型心脏转复除颤器术后管理的安全性及有效性．中国心脏起搏与心电生理杂志，2014，28：308-309.

［7］Darouiche RO，Mansouri MD，Zakarevicz D，et al. In vivo efficacy of antimicrobial-coated devices. J Bone Joint Surg Am，2007，89：792-797.

［8］Mollazadeh R，Mohimi L，Zeighami M，et al. Hemodynamic effect of atrioventricular and interventricular dyssynchrony in patients with biventricular pacing：Implications for the pacemaker syndrome. J Cardiovasc Dis Res，2012，3：200-203.

［9］王立群．起搏器介导性心动过速．心电学杂志，2011，30：264-267.

［10］许原．起搏器介导性心动过速心电图．心电学杂志，2003，22：49-51.

[11] 黄宛主编 . 临床心电图学 . 第5版 . 北京：人民卫生出版社，2005，536-538.

[12] Connolly SJ，Sheldon R，Thorpe KE，et al. Pacemaker therapy for prevention of syncope in patients with recurrent severe vasovagal syncope：Second Vasovagal Pacemaker Study（VPS II）：a randomized trial. JAMA，2003，289：222-224.

[13] 邸成业，林文华，任自文，等 . 植入起搏器患者发作房室结折返性心动过速的心电学特点 . 中国心脏起搏与心电生理杂志，2011，2：170.

[14] Nitardy A，Langreck H，Dietz R，et al. Reduction of right ventricular pacing in patients with sinus node dysfunction through programming a long atrioventricular delay along with the DDIR mode. Clin Res Cardiol，2009，98：25-32.

[15] Mitro P，Kotianova A，Bodnar J，et al. Quality of life and psychological well-being in patients with various pacing modes. Bratisl Lek Listy，2008，109：260-266.

[16] Mont L，Ruiz-Granell R，Martínez JG，et al. Impact of anti-tachycardia pacing on atrial fibrillation burden when added on top of preventive pacing algorithms：results of the prevention or termination（POT）trial. Europace，2008，10：28-34.

[17] 常瑜，路长鸿，赵玉红，等 . 人工心脏起搏治疗缓慢性心律失常疗效分析及随访程控 . 中国循证心血管医学杂志，2011，3：34-37.

[18] Van Eck Jw，Van Hemel Nm，Van den Bos A，et al. Predictors of improved quality of life 1 year after pacemaker implantation. Am Heart J，2008，156（3）：491-497.

[19] Deharo JC，Djiane P. Pacemaker longevity. Home monitoring：what can we expect in the future? Clin Res Cardiol，2006，95：36-39.

[20] Sweeney MO，Bank AJ，Nsah E，et al. Minimizing ventricular pacing to reduce atrial fibrillation in sinus-node disease. N Engl J Med，2007，6：1000-1008.

[21] Boriani G，Rusconi L，Biffi M，et al. Role of ventricular Autocapture function in increasing longevity of DDDR pacemakers：a prospective study. Europace，2006，8：216-220.

[22] 张颖，任晓庆，王方正，等 . 心脏起搏器植入后的规范化随访与程控 . 中国分子心脏病学杂志，2012，12：146-149.

第7节 传导系统起搏相关并发症

传导系统起搏（conduction system pacing，CSP）主要包括希氏束起搏（His bundle pacing，HBP）和左束支起搏（left bundle branch area pacing，LBBP），是治疗心动过缓及心脏再同步治疗（cardiac resynchronization therapy，CRT）的新型术式，开启了生理性起搏的时代。

希氏束为细长线性结构，长约15～20 mm，宽3～5 mm，为房室结的延续，从房侧穿过中心纤维体后进入室侧。希氏束的束支分布类似一根电缆中的多根绝缘细丝，此种解剖特点使临床上精准定位希氏束比较困难，可能导致希氏束起搏夺获不稳定，阈值偏高。左束支呈网状扇形结构广泛分布于左心室间隔心内膜下，起搏电极导线经静脉从右心室穿过室间隔旋拧至左心室间隔内膜下，夺获左束支，实现LBBP技术。其电极固定稳定，低输出即可夺获传导束，多可同时实现左心室间隔内膜面起搏（LVSP），与LBBP统称为左束支区域起搏（left bundle branch area pacing，LBBAP）。CSP在操作过程中除了存在与传统起搏术式相似的外周血管解剖相关的穿刺、囊袋等并发症之外，还具有传导束起搏所特有的一些并发情况，比如HBP远期起搏阈值升高、LBBAP穿间隔操作所带来的血管或者心肌损伤等，这些特殊类型的并发症无论是发生在围术期还是远期，都需要得到足够的认识从而有效规避。

一、起搏阈值升高或失夺获

阈值升高、传导束失夺获是HBP最常见的并发症。Teigeler等的研究纳入274例成功实施HBP患者，平均随访时间约23个月，其中慢性阈值增高和失夺获的发生率分别为28%和17%。研究资料表明，部分HBP患者（4.2%～11%）因阈值增高而需要电极重置。LBBP阈值升高发生率较HBP明显降低。Su等总结了早期应用的618例LBBP患者的随访资料发现，平均随访（18.6±6.7）个月，6例患者（1%）发生左束支夺获阈值> 3.0 V/0.5 ms或左束支失夺获。LBBP的优势表现为低输出时多有左心室间隔部心肌的夺获，可以满足心室起搏的基本需求，一般无需再次手术干预。研究中还发现植入时的损伤电流（COI）与较低的夺获阈值和1年随访期间阈值的稳定性相关。

局部心肌纤维化、传出阻滞、传导束自身病变延展等可能导致晚期阈值升高，规范的手术操作可降低阈值增高或失夺获的风险，术中调整恰当的导线预留程度，保持导线插入角度与室间隔垂直，监测COI等方法有助于判定术后阈值的稳定性，减少失夺获和导线重置的风险。判断起搏部位是否跨越阻滞位点对于减少远期阈值的增高非常重要，以下征象可用于判断起搏位点跨越传导束的阻滞部位：①在房室传导阻滞患者中，腔内电图在V波前记录到束支电位，与V波之间有正常间期并1∶1传导；②设置输出高于传导束夺获阈值0.3～0.5 V/0.5 ms，逐渐增加起搏频率达到130次/分，仍保持传导束夺获并1∶1下传至心室；③HBP纠正LBBB时，最低输出夺获传导束即可完全纠正LBBB，或使心电图呈RBBB图形，但增高输出电压即可纠正LBBB。

二、起搏导线相关并发症

（一）起搏电极穿孔或微穿孔

LBBP手术中涉及起搏导线从右侧室间隔旋入左侧室间隔心内膜下，可能会造成导线穿孔或微穿孔的发生。室间隔穿孔的发生率不一，术中室间隔穿孔的发生率为0%～14.1%，2022年发表的欧洲多中心的MELOS研究是迄今为止规模最大的评估LBBAP患者临床结局的多中心观察性研究，研究中急性导线穿孔至左心室的发生率为3.7%，均进行了重新定位植入。而迟发性穿孔相对少见，文献报道中术后迟发穿孔发生率为0.1%～0.3%。3830起搏导线电极头端与环形电极近端的距离为11 mm，在导线植入过程中，这一距离可作为透视标记，辅助手术操作。术中单极电极头端（tip端）心肌的损伤电流（COI）是判断室间隔穿孔的重要指标。通常发生室间隔穿孔时COI≤2.3 mV（平均0.9 mV±0.6 mV），而良好位置的COI值约为9 mV。目前有限的研究数据很难确定一个理想的界值来判断是否发生了穿孔。根据经验，单极tip端初测COI低于3～5 mV时，穿孔可能性大（COI振幅随时间而降低，通常10分钟内会降至此水平，且在双极起搏时COI也会明显降低）。其他有价值的判断穿孔的指标为COI振幅小于心室R波振幅的25%（其敏感性、特异性、阳性预测值和阴性预测值分别为100%、94.62%、28.95%和100%）；电极环端（ring端）COI振幅大于电极头端（tip端）振幅（其敏感性、特异性、阳性预测值和阴性预测值分别为100%、98.22%、57.14%和100%），穿孔时COI的形态通常也会发生改变，表现为QS或RS型。其他提示室间隔穿孔的指标还包括单极起搏的阻抗急性下降至450 Ω以下（灵敏度100%，特异性96.6%）或阻抗下降幅度大于200 Ω。

显性穿孔的诊断较容易，无论超声、X线等影像学检查还是单极起搏状态下COI的突然消失以及失夺获均可提供证据。此外造影剂经递送鞘管注射并渗漏至左心室也可提示显性穿孔。然而微穿孔（起搏电极导线的螺旋部分仍与心脏可兴奋组织部分接触）的诊断相对困难，因为此时电极参数（阈值/感知）仍可以相对正常，亦可表现为夺获阈值增高或无法夺获传导束、V_1导联R波消失、超声等影像学检查可显示部分主动固定导线螺旋进入左心室面心腔等。仔细考虑上述形态学特征、单极起搏状态下阻抗及围术期起搏阈值的演变是诊断该并发症的必要条件。

（二）起搏电极脱位

生理性起搏时电极导线脱位的概率与传统的右心室起搏相当。MELOS研究中导线脱位的发生率为1.5%。Padala等总结了近3年多个中心发表的LBBAP研究，发现530例患者中，有6例出现导线脱位，发生时间1例于术中，3例于术后24小时内，1例于术后2个月，1例于术后4个月。导线脱位的患者可表现为起搏阻抗降低、起搏阈值升高、导线松弛度不适当等。在LBBAP植入中未将导线旋入至室间隔、导线张力不足以及在急性穿孔时未完全复位导线均会增加导线脱位的风险。操作过程中，导线的充分固定、递送鞘管切开的正确技术及适当的张力等可以减少导线微脱位的发生。是否需导线重置要根据具体情况进行评估。

多种方法有助于预防导线脱位和穿孔，术前可以通过超声心动图或磁共振成像对间隔进行植入前评价，例如心室心肌致密化不全、间隔薄或间隔瘢痕，有助于避免在这些区域放置电极导线及协助判定导线旋入的深度。术中操作轻柔，在每个步骤中密切监测起搏QRS波形态、阻抗、夺获阈值和腔内心电图中COI的变化及形态，保留合适的松弛度，以防止电极导线张力不够引起术后电极导线脱位或张力过大引起电极导线穿孔。非常重要的原则是如果术中发现穿孔，不能将电极导线简单回退，需将起搏电极导线更换位置重新植入，因为电极导线的“钻穿效应”可能会增加电极脱位的风险。

建议术后定期随访，早期发现穿孔和脱位的迹象，及时采取相应措施，避免远期并发症的发生。强调随访时12导联心电图的重要性。CSP电极导线微脱位或者微穿孔，都可能仅仅表现为起搏QRS波形态的轻微变化（夺获的组织和程度发生了改变）。对于微穿孔，如果电学参数保持稳定且阈值较低，则无须干预。鉴于室间隔厚度的差异性，微穿孔可能是一种未得到充分重视的现象。虽然理论上存在血栓栓塞风险，但是否需要长期抗凝治疗，目前还没有确定的结论，因为迅速的内皮化很可能会降低血栓栓塞的风险。故有必要在随访期间监测血栓事件的发生。

（三）起搏电极损伤

与HBP相比，LBBAP中的电极导线需要从右侧室间隔向左侧室间隔穿行，并有效旋入以达到左心室室间隔内膜下，电极导线环端多位于室间隔内，随着心脏收缩，室间隔的挤压增加了导线损伤甚至断裂的风险。此外，植入位置不当，如植入在坚硬的瘢痕组织可引起导线机械压力增加亦是导致螺旋扭曲甚至断裂的一个因素。因此，术前利用超声或者磁共振成像等方法充分评估室间隔的特征，术中尽量减少同一区域多次尝试，若发现导线植入困难，应仔细检查导线头端是否有损伤或断裂。术后更要进行密切的随访，做到早期识别。

三、心律失常

HBP发生右束支损伤较少，因LBBAP导线跨过三尖瓣操作，故右束支损伤的发生率高于HBP。研究中发现，LBBAP术中右束支损伤（19.9%）多见，多呈一过性，术中或术后大多可恢复，少部分患者会发展为永久性右束支传导阻滞（6.3%）或完全性心脏传导阻滞（2.6%～9.4%），左束支损伤偶有发生。对于本身为左束支传导阻滞的患者，为避免传导束起搏术中右束支损伤后出现完全性房室传导阻滞，发生心脏停搏，建议先植入临时起搏器；术中应避免大幅度扭转鞘管，操作动作应轻柔，且术中保持电极导线头端在鞘内操作，这样或许可以减少右束支损伤的发生率。有病例报道，纠正长期左束支传导阻滞相关的T波记忆现象可能会导致CSP术后暂时且显著的QT间期延长，从而增加心律失常风险，此种复极异常的存在可能因人而异，需要额外严密的心电监测。有研究报道在LBBAP术后起搏器随访时出现心悸或脉律不齐的表现，心电图显示左束支起搏模式，并伴有自发的单形性室性早搏，这些室性早搏呈现快速初始除极化和RBBB形态，提示其起源与浦肯野纤维相关，推测可能与希-浦系统损伤或折返机制有关。同时提示了LBBAP术后诱导的浦肯野相关室性早搏的潜在风险。LBBAP术后亦有发生束支折返性室性心动过速的报道，其形成也认为有折返机制的参与，经过优化起搏器术后接口和管理方式后，随访中再无室性心动过速再发，故CSP术后的起搏器程控优化相关起搏参数显得尤为重要。

四、三尖瓣损伤和瓣膜反流

三尖瓣损伤和三尖瓣反流（tricuspid regurgitation，TR）是CSP的常见并发症，发生率为7.3%～32.6%。三尖瓣反流发生机制主要包括植入相关（如导线直接撞击、粘连或穿透瓣叶）、起搏相关（长期起搏导致右心室重构间接牵拉瓣环）以及设备相关（导线长期存在引发炎症、血栓或感染性心内膜炎）。研究表明，导线可能干扰三尖瓣装置，导致瓣叶闭合不全，甚至在导线拔除后可能引发瓣叶撕脱或腱索断裂。研究显示LBBAP与右心室间隔起搏相比TR恶化风险相似。在一项针对89例接受LBBAP患者的研究中发现，在中位随访19个月期间，植入起搏器后32.6%的患者出现了瓣膜功能恶化。起搏位点与三尖瓣环的距离是术后TR的重要预测指标，距离过短（≤16.1 mm）的患者术后TR恶化的发生率显著升高。超声心动图、心腔内超声或经胸超声心动图能清晰地显示三尖瓣环，更准确地测量指导CSP准确植入，可能有助于减少三尖瓣损伤及反流。

五、心肌/血管损伤

与传统的右心室起搏相比，LBBAP电极术中穿间隔的深拧操作会导致心肌损伤的程度加重，术后近一半的患者（49.4%）可表现为肌钙蛋白（TNI）升高3倍及以上。强力注射造影剂也可引起间隔损伤，因此注射造影剂时，鞘管向前推送一定要轻柔。

穿间隔的深拧可能出现冠状动脉或静脉分支的机械性损伤。室间隔血肿是LBBAP罕见但严重的并发症，其发生通常与导线多次尝试植入或导线旋入过深导致的小动脉损伤有关。术中操作不当可能损伤室间隔内的血管网，尤其是间隔支动脉远端，导致血肿形成，亦有刺激间隔支后诱发冠脉痉挛导致一过性ST段抬高的心梗样改变的报道。室间隔血肿临床表现不典型，早期多表现为轻度胸闷或心肌标志物升高，易被误诊为急性冠脉综合征。严重者可合并心包积液甚至出现心脏压塞需要紧急处理。对于疑似室间隔血肿的患者，应避免常规抗血小板及抗凝治疗，尽早启动冠脉造影以明确间隔支动脉出血部位，有报道使用弹簧圈栓塞术进行局部损伤血管的栓塞以控制血肿。术中可通过减少导线尝试次数、避免导线过深植入、实时监测来预防室间隔血肿发生。

冠状动脉瘘和冠状静脉瘘是CSP的罕见并发症。这种并发症常是无症状的，可通过鞘内注入造影剂显示动静脉分支进行诊断。冠状动脉室间隔支多分布在室间隔前2/3，为避免其损伤，术中右前斜体位时不宜选择过于靠前间隔的起搏位点。术中操作规范、避免频繁尝试深拧位点，选择直径更小的导线，并在术后通过监测肌钙蛋白、超声心动图等手段进行详细评估，对于预防和早期发现有重要作用。

CSP还有一些可能出现的并发症，如HBP的感知不足、心房交叉感知、LBBAP可能合并的急性ST段抬高型心肌梗死、肺梗死、血栓形成等。随着CSP手术术式越来越广泛地应用于临床，并发症的质控也应该得到足够的重视，未来仍需要在临床实践中不断去探索预防和减少CSP相关并发症的工作，以利于CSP生理性手术术式造福于更多需要进行心脏器械植入的患者。

（中国人民解放军北部战区总医院
郝鑫蕊　彭笑　于海波）

六、病例报告

病例1：HBP-CRT远期阈值升高升级LBBP-CRT一例

患者男性，63岁，因“胸闷、气短3年，CRT电池提前耗竭1周”入院。2017年患者因扩张型心肌病、完全性左束支传导阻滞（CLBBB）、射血分数降低的心衰（LVEF 35%，LV 63 mm，NYHA Ⅲ级）于我院接受心脏再同步化除颤器治疗（CRT-D）。术中进行希氏束起搏（HBP）成功纠正CLBBB，希氏束阈值1.5 V/0.5 ms，QRS波时限由术前的159 ms缩窄至118 ms。术后3个月随访复查超声心动图：LVEF 50%，LV 48 mm。NYHA改善至Ⅰ级，实现CRT超应答。此次入院前1周（CRT-D术后3年）起搏器程控发现“希氏束阈值升高、起搏器电池近耗竭”，程控提示：希氏束阈值5.25 V/1.5 ms，余电极导线参数均正常。超声心动图：LVEF 66%，LV 53 mm。入院诊断：扩张型心肌病，CLBBB，CRT-D术后，希氏束阈值升高，CRT-D电池提前耗竭，射血分数改善的心衰，NYHA Ⅰ级。与患者及家属沟通后同意首选植入3830电极导线，尝试通过左束支起搏（LBBP）纠正CLBBB，实现左束支起搏的心脏再同步治疗（LBBP-CRT）升级手术；如LBBP不成功，尝试植入左心室心外膜电极联合原右心室除颤电极进行双心室起搏的心脏再同步治疗（BVP-CRT）。

肘正中静脉造影证实锁骨下静脉、上腔静脉均通畅，植入3830电极描记到旋入前靶点图，V_1导联呈“W”型，逐渐深旋至左束支区域，术中不同电压输出记录到左心室间隔部起搏（LVSP）向非选择性左束支起搏（NS-LBBP）的图形转化，电极最终旋入左束支区域，高低电压输出时左心室达峰时间（LVAT）恒定最短（50 ms），自身CLBBB被成功纠正。同时起搏原希氏束电极记录到前传的左束支电位，起搏左束支电极记录到逆传的希氏束电位，进一步证实LBBP成功（图3-7-1）。患者AV间期处于正常范围，经优化AV间期，获得LBBP后QRS波时限95 ms。LBBP电极参数：感知10 mV、阈值1.0 V/0.5 ms、阻抗560 Ω，左束支电极连接右心室起搏感知接口，除颤电极连接右心室除颤接口，心房电极连接心房接口。考虑到 3 年前 HBP-CRT 对该患者心衰治疗有效，原希氏束电极继续连接 CRT-D 左心室接口（备用）（术后影像见图 3-7-2）。术后 1 个月复查超声心动图：LV 47 mm，LVEF 63%。术后 1 年超声心动图：LV 50 mm，LVEF 58%（历次超声心动图检查结果见图 3-7-3）。LBBP 电极参数：感知 12 mV、阈值 1.0 V/0.5 ms、阻抗 530 Ω，随访中患者 NYHA 维持在Ⅰ级。

☞ 点评：

HBP 是生理性最佳的起搏方式，应用于慢性心衰伴心脏收缩不同步患者，HBP 可使激动沿正常传导系统下传，双心室电激动可完全正常，或通过纠正阻滞，恢复心脏收缩不同步。多项临床研究表明，在符合 CRT 适应证患者中，HBP 可产生与传统 BVP 类似甚至更优的临床效果。本例患者首次进行 HBP-CRT 术后早期即获得 CRT 超应答，心脏结构及功能恢复至正常。然而，HBP 临床应用中存在不容忽视的问题，表现为阈值偏高且部分远期不稳定。本例患者因希氏束阈值升高导致起搏器电池提前耗竭，单纯更换脉冲发生器，无疑需要以牺牲电池寿命为代价，给患者增加了经济负担，且频繁更换起搏器也会增加术区感染的风险。LBBP 作为另一种生理性起搏方式，在 CRT 适应证患者中有较好的临床效果，LBBP 虽表现为右束支传导阻滞图形，但保持了左心室的正常电传导，术后通过调整房室传导延迟或

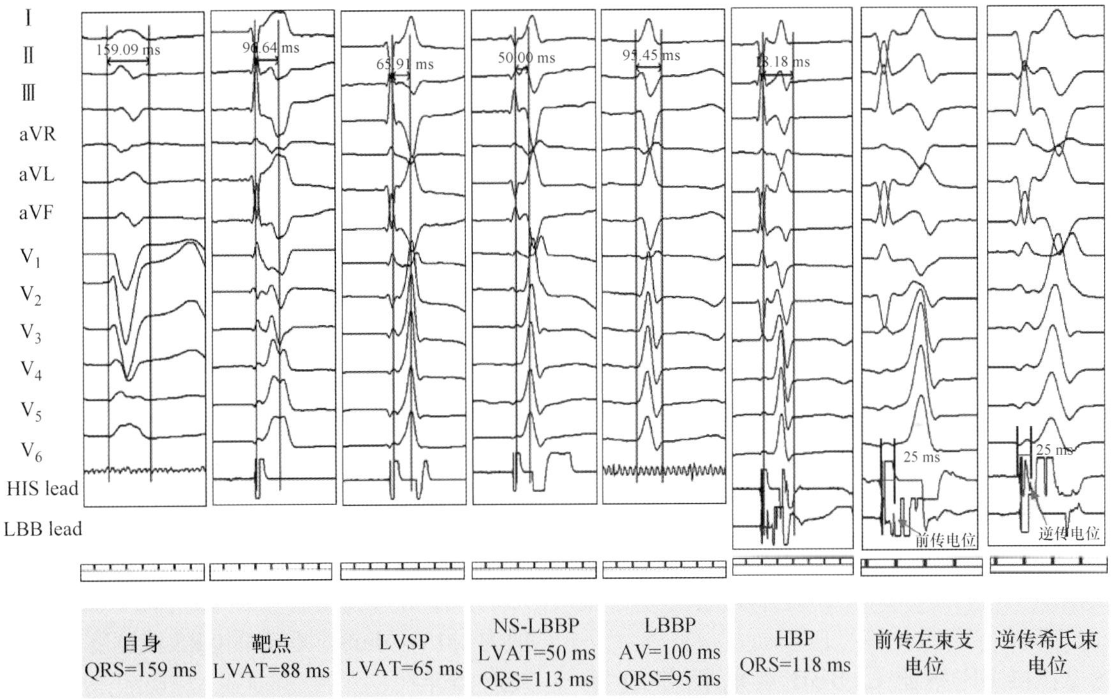

图 3-7-1　LBBP-CRT 术中起搏心电图

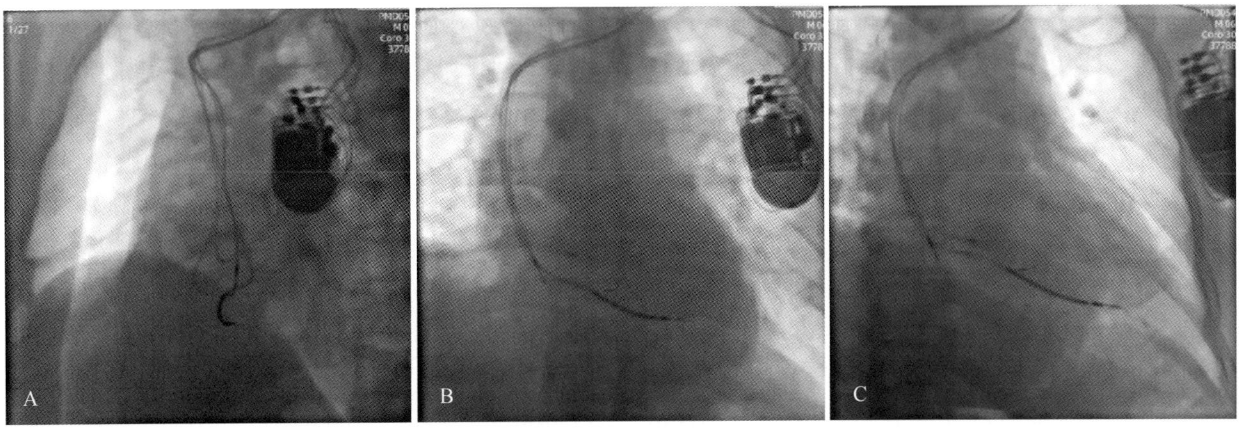

图 3-7-2　LBBP-CRT 术后影像。**A.** 左前斜（LAO）40°；**B.** 前后位（AP）；**C.** 右前斜（RAO）30°

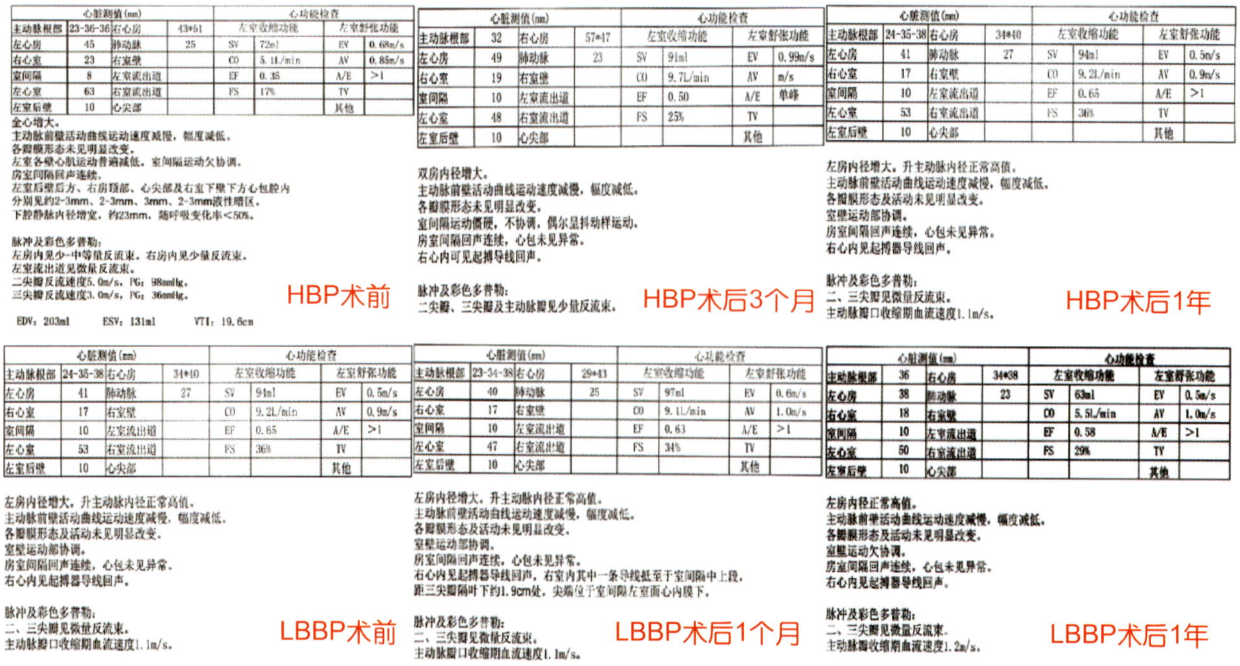

心脏测值(mm)				心功能检查			
主动脉根部	23-36-36	右心房	43*51	左室收缩功能		左室舒张功能	
左心房	45	肺动脉	25	SV	72ml	EV	0.68m/s
右心室	23	右室壁		CO	5.1L/min	AV	0.85m/s
室间隔	8	左室流出道		EF	0.35	A/E	>1
左心室	63	右室流出道		FS	17%	TV	
左室后壁	10	心尖部				其他	

全心增大。
主动脉前壁活动曲线运动速度减慢，幅度减低。
各瓣膜形态未见明显改变。
左室各壁心肌运动普遍减低，室间隔运动欠协调。
房室间隔回声连续。
左室后壁后方、右房顶部、心尖部及右室下壁下方心包腔内
分别见约2-3mm、2-3mm、3mm、2-3mm液性暗区。
下腔静脉内径增宽，约23mm，随呼吸变化率<50%。

脉冲及彩色多普勒：
左房内见少-中等量反流束。右房内见少量反流束。
左室流出道见微量反流束。
二尖瓣反流速度5.0m/s，PG：98mmHg。
三尖瓣反流速度3.0m/s，PG：36mmHg。

EDV：203ml　ESV：131ml　VTI：19.6cm

心脏测值(mm)				心功能检查			
主动脉根部	32	右心房	57*47	左室收缩功能		左室舒张功能	
左心房	49	肺动脉	23	SV	91ml	EV	0.99m/s
右心室	19	右室壁		CO	9.7L/min	AV	m/s
室间隔	10	左室流出道		EF	0.50	A/E	单峰
左心室	48	右室流出道		FS	25%	TV	
左室后壁	10	心尖部				其他	

双房内径增大。
主动脉前壁活动曲线运动速度减慢，幅度减低。
各瓣膜形态未见明显改变。
室间隔运动僵硬，不协调，偶尔呈抖动样运动。
房室间隔回声连续，心包未见异常。
右心内可见起搏导线回声。

脉冲及彩色多普勒：
二尖瓣、三尖瓣及主动脉瓣见少量反流束。

心脏测值(mm)				心功能检查			
主动脉根部	24-35-38	右心房	34*40	左室收缩功能		左室舒张功能	
左心房	41	肺动脉	27	SV	94ml	EV	0.5m/s
右心室	17	右室壁		CO	9.2L/min	AV	0.9m/s
室间隔	10	左室流出道		EF	0.65	A/E	>1
左心室	53	右室流出道		FS	36%	TV	
左室后壁	10	心尖部				其他	

左房内径增大，升主动脉内径正常高值。
主动脉前壁活动曲线运动速度减慢，幅度减低。
各瓣膜形态及活动未见明显改变。
室壁运动部协调。
房室间隔回声连续，心包未见异常。
右心内见起搏器导线回声。

脉冲及彩色多普勒：
二、三尖瓣见微量反流束。
主动脉瓣口收缩期血流速度1.1m/s。

心脏测值(mm)				心功能检查			
主动脉根部	24-35-38	右心房	34*40	左室收缩功能		左室舒张功能	
左心房	41	肺动脉	27	SV	94ml	EV	0.5m/s
右心室	17	右室壁		CO	9.2L/min	AV	0.9m/s
室间隔	10	左室流出道		EF	0.65	A/E	>1
左心室	53	右室流出道		FS	36%	TV	
左室后壁	10	心尖部				其他	

左房内径增大，升主动脉内径正常高值。
主动脉前壁活动曲线运动速度减慢，幅度减低。
各瓣膜形态及活动未见明显改变。
室壁运动部协调。
房室间隔回声连续，心包未见异常。
右心内见起搏器导线回声。

脉冲及彩色多普勒：
二、三尖瓣见微量反流束。
主动脉瓣口收缩期血流速度1.1m/s。

心脏测值(mm)				心功能检查			
主动脉根部	23-34-38	右心房	29*43	左室收缩功能		左室舒张功能	
左心房	40	肺动脉	25	SV	97ml	EV	0.6m/s
右心室	17	右室壁		CO	9.1L/min	AV	1.0m/s
室间隔	10	左室流出道		EF	0.63	A/E	>1
左心室	47	右室流出道		FS	34%	TV	
左室后壁	10	心尖部				其他	

左房内径增大，升主动脉内径正常高值。
主动脉前壁活动曲线运动速度减慢，幅度减低。
各瓣膜形态及活动未见明显改变。
室壁运动部协调。
房室间隔回声连续，心包未见异常。
右心内见起搏器导线回声，右室内其中一条导线抵至于室间隔中上段，
距三尖瓣隔叶下约1.9cm处，尖端位于室间隔左室面心内膜下。

脉冲及彩色多普勒：
二、三尖瓣见微量反流束。
主动脉瓣口收缩期血流速度1.1m/s。

心脏测值(mm)				心功能检查			
主动脉根部	36	右心房	34*38	左室收缩功能		左室舒张功能	
左心房	38	肺动脉	23	SV	63ml	EV	0.5m/s
右心室	18	右室壁		CO	5.5L/min	AV	1.0m/s
室间隔	10	左室流出道		EF	0.58	A/E	>1
左心室	50	右室流出道		FS	29%	TV	
左室后壁	10	心尖部				其他	

左房内径正常高值。
主动脉前壁活动曲线运动速度减慢，幅度减低。
各瓣膜形态及活动未见明显改变。
室壁运动欠协调。
房室间隔回声连续，心包未见异常。
右心内见起搏器导线回声。

脉冲及彩色多普勒：
二、三尖瓣见微量反流束。
主动脉瓣收缩期血流速度1.2m/s。

图 3-7-3　两次 CRT 术前及随访期间超声心动图

阳极环夺获，也可使起搏 QRS 波形态接近正常。与 HBP 比较而言，LBBP 可以越过阻滞部位起搏，电学参数更优，而且在较低输出下即可激动附近心肌，提供自身备用，安全性更高，是 HBP 阈值升高后的优选替代术式。本例患者经升级至 LBBP-CRT，随访期间左束支阈值稳定，与 HBP 具有同等临床获益，为患者解决了实际问题。

（中国人民解放军北部战区总医院
高阳　于海波）

病例 2：LBBP 纠正 CLBBB 后电极导线穿孔改为双心室起搏的心脏再同步治疗（BIV-CRT）

患者男性，61 岁。因“阵发性呼吸困难 3 个月，加重 4 天”入院。超声心动图：LVEF 21%，LV 81 mm，室间隔厚度（IVS）10 ～ 11 mm，提示左心明显增大，心功能重度减低，二尖瓣反流（中度），心电图提示窦性心律，完全性左束支传导阻滞（QRS 波宽度 160 ms）。外院冠脉造影示阴性。入院诊断：扩张型心肌病，慢性心力衰竭急性失代偿期，心功能Ⅳ级，完全性左束支传导阻滞。入院改善心衰后行 CRT-D（永久希浦系统起搏），3830 电极进行 LBBP 成功纠正 CLBBB（图 3-7-4A），纠正左束支传导阻滞的阈值为 0.7 V/0.4 ms，起搏后 QRS 波宽度 110 ms。术后次日患者下床活动后起搏器程控随访提示 3830 电极 7.5 V 电压不起搏，行心脏彩超提示 3830 电极穿过室间隔至左心室腔 35 mm，提示 3830 电极穿孔（图 3-7-4B），给予利伐沙班抗凝预防血栓。次日 X 线影像亦证实 3830 电极向前移位（图 3-7-4C）。在严格消毒情况下，打开起搏器术区，小心拔除原 3830 电极，更改手术策略为双心室起搏，将左心室二极电极经冠状窦植入侧静脉远端（图 3-7-4D），左心室电极导线阈值为 1.0 V/0.4 ms。起搏后 QRS 波宽度 124 ms。

☞ 点评：

文献报道 LBBAP 术中导线穿孔至左心室腔发生率为 0% ～ 14.1%，术后发生率为 0.1% ～ 0.3%，3830 电极术中穿孔发生率更高。术中可以通过监测阻抗趋势是否下降、单极起搏阈值是否增高、腔内电图损伤电流是否减少或消失，来判断左束支位置电极是否穿孔或微穿孔。本例患者在植入术中通过损伤电流、阻抗趋势等证实 3830 位置良好，起搏参数良好。术后次日发现电极穿过室间隔至左心室心腔内，考虑原因及启示：①患者患有扩张型心肌病，心腔扩大明显，左心室内径为 81 mm，估计心室壁比较薄，且 LVEF 为 21%，极其低下，尽管室间隔厚度在 10 ～ 11 mm，但心肌比较疏松，3830 电极深旋至左束支区域后稳

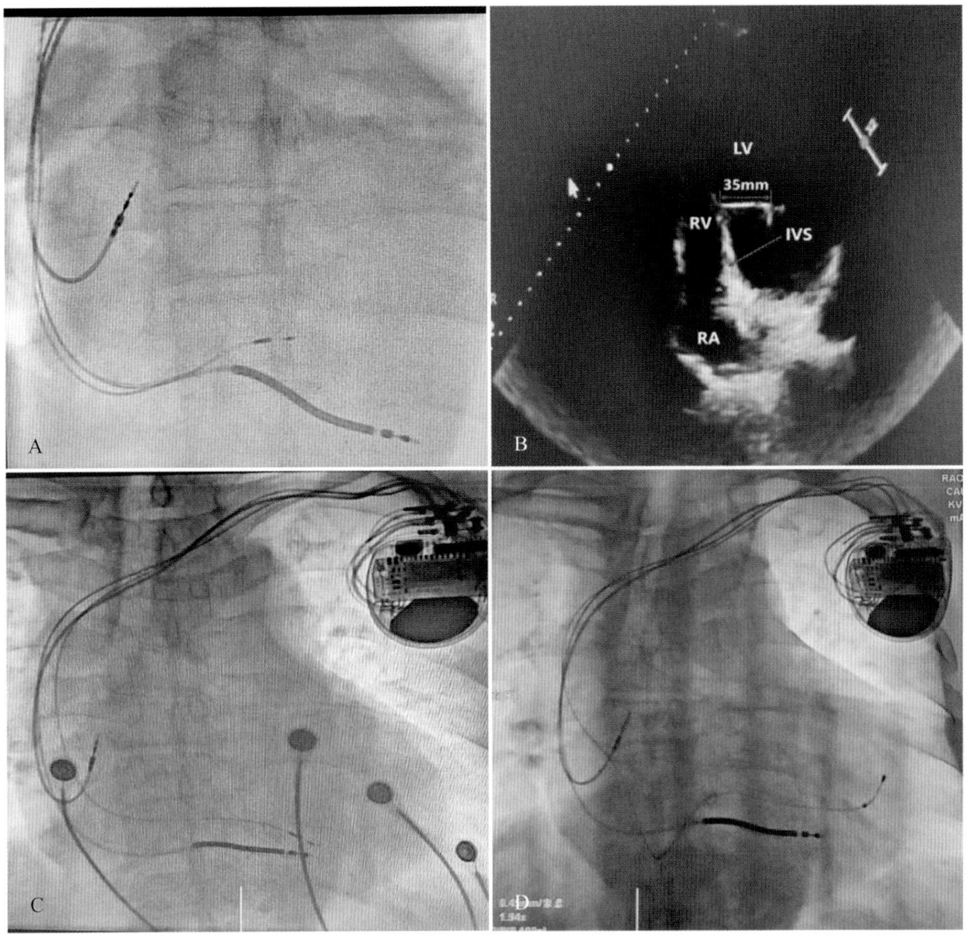

图 3-7-4　左束支位置 3830 电极穿孔至左心室心腔，拔出后植入左心室电极。**A**. 3830 电极导线植入左束支（AP）；**B**. 超声心动图显示 3830 电极穿孔，穿过左侧室间隔至左心室腔内，左心室内膜面穿孔电极导线长度约 35 mm；**C**. X 线影像显示：3830 电极导线移位，穿孔（AP）；**D**. X 线影像学显示：重新植入左心室电极，拔除 3830 电极导线（AP）

定性相对差，容易导致穿孔。②室间隔厚度可能存在不均一肥厚的特点，3830 电极旋入位置有可能为室间隔相对菲薄处。③此类患者，术中要适当调整导线张力，避免术后导线脱位（张力不够）或间隔穿孔（张力过大）。④对于伴有完全性左束支传导阻滞的心功能降低患者，选择希浦系统起搏或双心室起搏各有利弊，需要根据患者的心腔大小、QRS 波时限、形态，患者本身心肌组织状态，是否合并其他基础心脏病等酌情选择手术策略，两种手术策略相互补充，都应该得到充分重视。

（中国人民解放军北部战区总医院
武敏　于海波）

病例 3：急性前间壁心肌梗死引起左束支起搏阈值升高 1 例

患者男性，84 岁，主因“阵发性胸痛 30 年，加重 1 天”于 2021 年 2 月 18 日入院。患者 30 年前开始间断出现胸痛，于外院诊断冠心病，单纯治疗。2018 年因二度房室传导阻滞行双腔永久心脏起搏器植入术（左束支起搏）。入院前 1 天患者突发胸痛，呈前胸闷痛感，伴出汗及双上肢放射，持续不缓解。于我院急诊就诊，心电图示窦性心律，$V_1 \sim V_4$ 导联 ST 段抬高，肌钙蛋白升高，心室不起搏（图 3-7-5）。诊断：急性前间壁心肌梗死，予口服阿司匹林肠溶片 300 mg、替格瑞洛 180 mg、肌注罂粟碱及泵入异舒吉等药物对症治疗缓解症状，收住院行急诊冠脉造影。既往史：高血压病史 40 年，血压最高为 150/100 mmHg，近期未服药治疗；陈旧性脑梗死病史，遗留言语不利 20 年；查体：血压 120/70 mmHg，双肺可闻及少许湿啰音，心脏瓣膜未闻及杂音，双下肢无水肿。2021 年 2 月 18 日急诊科化验肌酸激酶 2179 U/L，肌酸激酶同工酶 140 U/L，肌钙蛋白 I 12.34 ng/ml，B 型钠尿肽 1700 pg/ml，D- 二聚体 1.227 mg/L。程控起

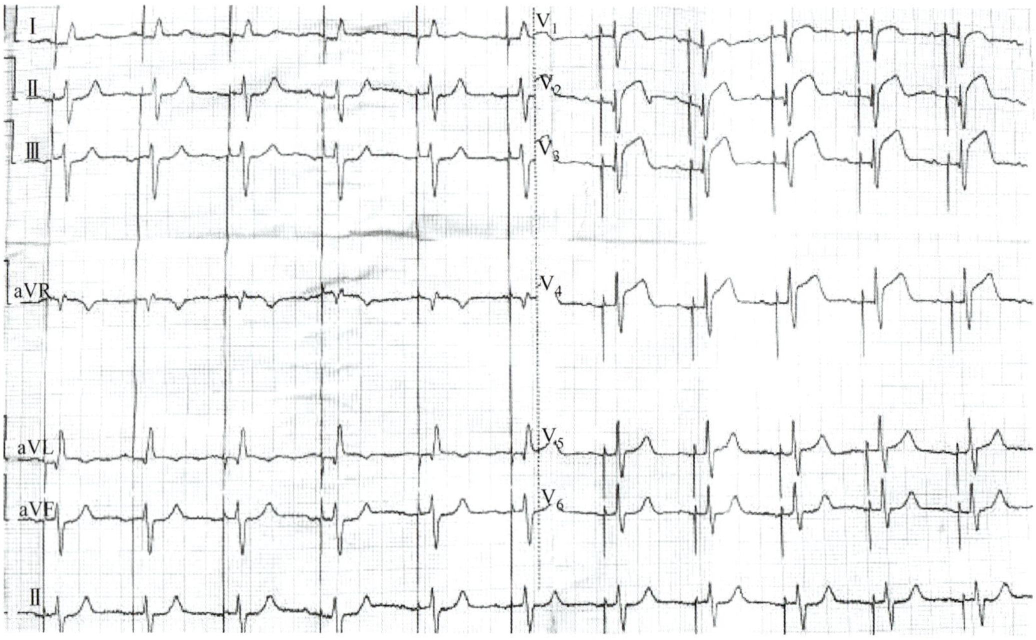

图 3-7-5 发病当天心电图：提示前间壁心肌梗死，心室起搏不良

搏器显示左束支阈值升高至 5.0 V/0.64 ms，考虑到患者完全心室起搏依赖，将输出增加至 7.5 V/0.5 ms 保证安全起搏。冠脉造影示前降支急性闭塞，于冠脉植入支架一枚。术后给予双联抗血小板、改善供血、改善重构等治疗，冠脉血运重建术后左束支起搏阈值逐渐回落至正常范围（图 3-7-6）。术后随访 2 年起搏器参数均正常。

☞ **点评：**

左束支起搏是新兴的生理性起搏术式之一。本例患者在心肌梗死急性期突然出现左束支阈值升高，在冠脉完全血运重建后左束支阈值逐渐回落至正常。考虑前降支闭塞引起左束支电极局部心肌缺血、水肿，可能造成起搏阈值升高、起搏不良，尤其存在心室起搏依赖的患者有生命危险，需引起临床关注。左束支电极起搏区域可能与冠脉走行区域存在交叉，部分左束支电极旋入区域比邻间隔支动脉，除需警惕术中动脉损伤的风险外，术后并发其他可能引起局部缺血的情况也需

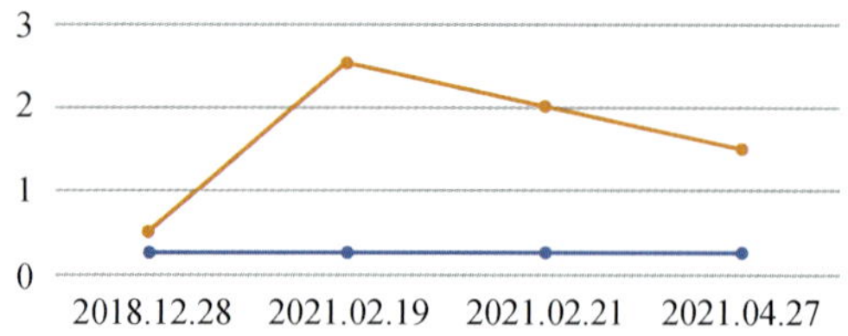

图 3-7-6 心肌梗死后心房起搏阈值（蓝）和心室起搏阈值（橘色）

要临床高度关注。该病例提示我们：接受过左束支起搏的患者如合并急性心肌梗死发生，需密切关注患者起搏阈值及心电图情况，确保围术期心率安全，尤其是对于接受选择性左束支起搏，缺少自身心室备份的患者。该例患者在心肌梗死发病 24 小时就诊，心肌缺血时间偏长，也是造成左束支电极局部区域阈值升高的原因。这也提示我们，早期进行血运重建的重要性。

（中国人民解放军联勤保障部队第九八〇医院
张晓江　齐书英　李洁　王冬梅）

病例 4：LBBP-CRT 远期失夺获升级双侧间隔部起搏优化的心脏再同步治疗（BSP-CRT）

患者男性，57 岁，2018 年因“扩张型心肌病、CLBBB（自身 QRS 波时限 187 ms）、心力衰竭（LV 76 mm，LVEF 23%）、NYHA Ⅲ级”接受 CRT-D 植入术，通过植入 3830 电极进行 LBBP 成功纠正 CLBBB，起搏 QRS 波时限 125 ms。术后 3 个月心功能明显改善至Ⅰ级。患者自觉心衰症状明显改善，治疗依从性不佳，术后 5 年未至医院随访。经电话沟通多次，患者于 2023 年至我院门诊随访复查超声心动图：LV 67 mm，LVEF 33%。起搏器参数均在正常范围。此后自行停用

GDMT 药物 1 年。2024 年 8 月随访复查超声心动图：LV 84 mm，LVEF 25%，3830 电极头端位于室间隔深部，低于左心室心内膜下。心功能恶化至 NYHA Ⅲ级。起搏器程控提示：ERI，LBBP-CRT 模式最大电压起搏无法夺获左束支，QRS 波时限 200 ms，不能纠正 CLBBB。未起搏状态：CLBBB 自身 QRS 波时限 240 ms。此次为行永久起搏器更换收入院。入院诊断：扩张型心肌病、CLBBB、心力衰竭、NYHA Ⅲ级、CRT-D 术后、左束支起搏失夺获、起搏器电池近耗竭。

患者首次 LBBP-CRT 植入后有应答，CLBBB 纠正，心功能明显改善。但近期随访发现心脏结构指标恶化，自身 QRS 波时限进一步增宽到 240 ms，起搏器电池接近耗竭，面临起搏器更换或升级。起搏电极导线各项参数处于正常范围，但原有 LBBP 最高电压输出亦不能满足改善电学同步性的需求，因此，我们建议患者尝试起搏器升级。手术策略选择如下：①新植入一根 3830 电极重新尝试传导系统起搏（CSP）；②如果 CSP 失败，尝试植入左心室心外膜电极进行 BVP；③如 BVP 仍不理想，尝试其他 CRT 疗法，包括：LOT-CRT、HOT-CRT 或双侧间隔部起搏优化的心脏再同步治疗（BSP-CRT）。

手术过程如下：首先植入 3830 电极描记到希氏束，高电压起搏，不能夺获希氏束，证实：该患者无法通过 HBP 成功纠正 LBBB。将新的 3830 电极送至左束支区域，多部位旋入困难，间隔部心肌纤维化严重，新的 3830 电极明显回弹，证实：该患者无法通过 LBBP 成功纠正 LBBB。于是撤出新的 3830 电极。经冠状静脉造影显示侧静脉及其分支，成功植入左心室心外膜电极。但 BVP 模式下，起搏 QRS 波仅能缩窄至 168 ms。原 3830 电极解剖位置虽然未发生变化，但已无法夺获左束支，考虑到可能局部病变延展或区域阈值升高，该处起搏不能夺获左束支，仅为深部间隔起搏。将新植入的左心室电极联合原 3830 电极进行起搏，经优化 AV 间期及 VV 间期后，最终完成 BSP-CRT，起搏后 LBBB 被纠正，QRS 波达到 118 ms（图 3-7-7，图 3-7-8）。术后连续两天进行超声心动图优化：最佳 LVEF 30% ～ 31%，左心室 16 节段标准差提示：室内运动基本协调。出院后叮嘱患者规范应用抗心衰药物，规律随访并在随访中密切关注起搏图形有无变化。

☞ 点评：

（一）分析该患者 LBBP 失夺获的原因

由患者术中电生理资料可知该患者当时 LBBP 是成功的，且术后随访中超声指标及心功能较术前改善，LBBP 治疗有效。但是该患者随访资料部分缺失，不能明确 LBBP 失夺获发生的具体时间。分析可能存在的原因：①传导系统阈值升高：患者原 3830 电极植入位置偏高，可能为希氏束远段或左束支近段，随着植入时间延长，有局部阈值升高风险；② 3830 电极移位：为明确是否患者电极微脱位，经超声检查 3830 电极头端位置，发现电极低于左心室心内膜面，室间隔顶出帐篷状，

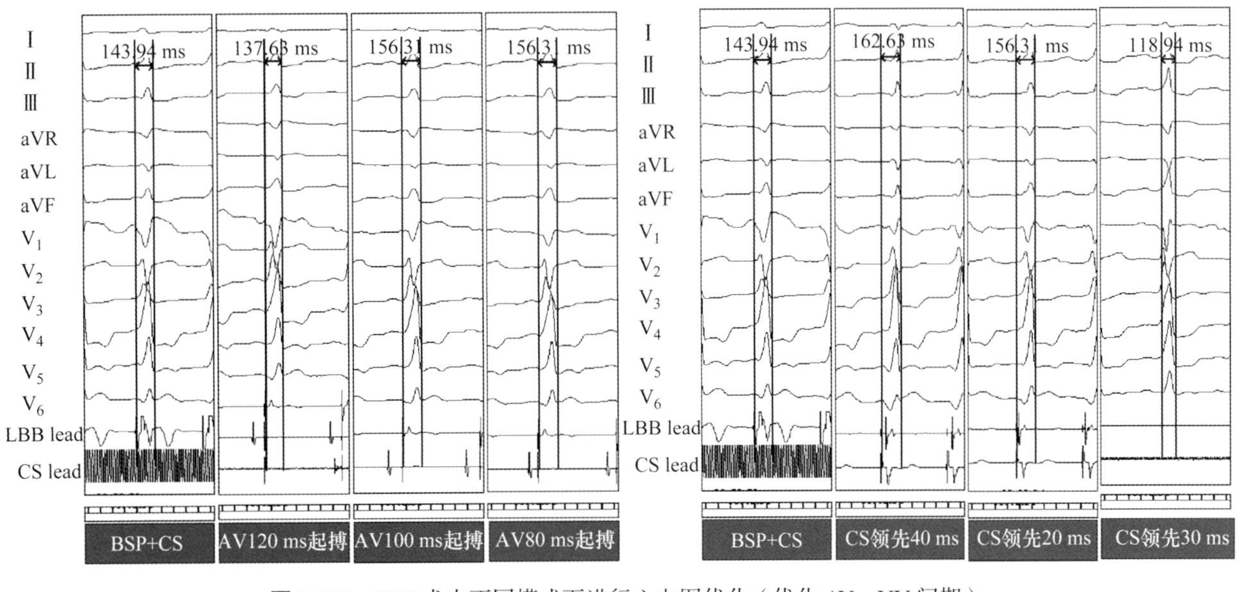

图 3-7-7 CRT 术中不同模式下进行心电图优化（优化 AV、VV 间期）

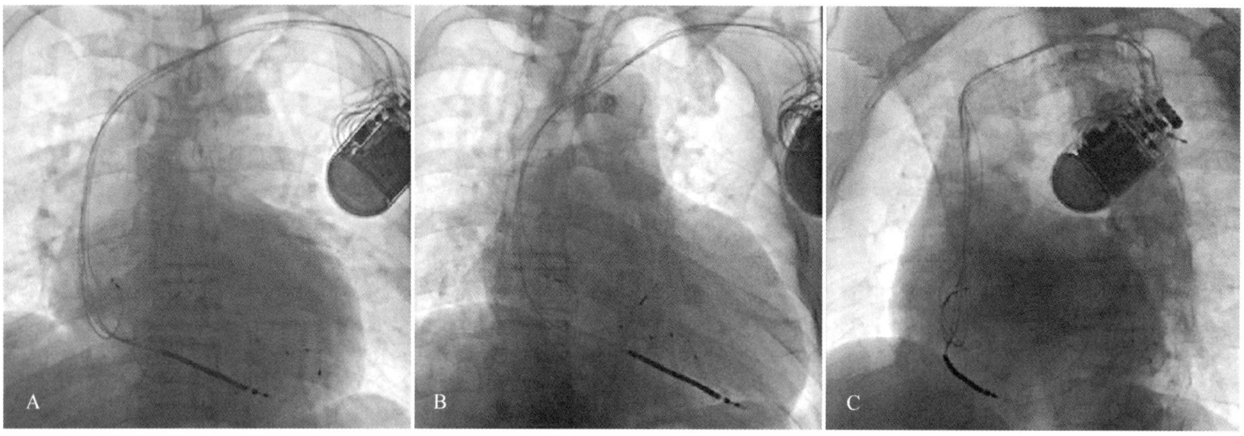

图 3-7-8 CRT 术后影像。**A.** AP；**B.** RAO 30°；**C.** LAO 40°

电极植入左心室面深度足够，考虑不存在电极脱位的可能；③传导系统病变延展：当传导束病变延展时，原 3830 电极可能无法跨越阻滞部位，造成 LBBP 失夺获。因不明确患者发生病变延展的时间，无法确定患者 LBBP 失夺获的时间，当 LBBP 失夺获后患者心腔进一步增大，电学失同步带来机械学失同步，心功能随之恶化，因此二者互为因果、互相加重。

（二）临床手术策略选择

随着 CSP 技术应用于临床，近年来 CRT 疗法亦逐渐增多，不止 BVP，还有 CSP，以及 CSP 与 BVP 联合治疗纠正心室收缩不同步。当 CRT 疗效欠佳需要升级，可考虑其他起搏术式的应用，以期达到更优化的 CRT 效果。尤其存在室内传导阻滞、心腔明显增大、QRS 波严重增宽的心衰患者，常规 CRT 术式可能效果欠佳。本例患者最终通过 BSP-CRT 实现最佳的急性期血流动力学明显改善，术后短期超声提示射血分数提升，心室内同步性较好。本病例带给我们如下启示：接受 CSP 治疗的心衰患者术后需密切随访，内容至少需要包括：抗心衰药物治疗调整以及起搏参数的测试及优化，尤其在每次随访中明确传导束夺获阈值，以便在第一时间发现阈值升高等问题，关注 CSP 远期失夺获的风险，及时选择补救性治疗措施。手术术式需根据患者病情个体化选择，注意不同 CRT 术式灵活应用。

（中国人民解放军北部战区总医院
高阳　于海波）

病例 5：起搏器植入术后室间隔巨大血肿

患者 44 岁男性，否认冠心病、高血压、糖尿病病史。因"阵发性呼吸困难 10 年余，加重 3 个月"入院。患者 10 年前曾就诊于外院，诊断为"扩张型心肌病、心力衰竭"，给予抗心衰药物治疗，多次因心衰住院治疗。近 3 个月患者上述症状较前明显加重，伴明显腹胀、双下肢水肿，外院超声心动图提示：左心室 93 mm，室间隔 8 mm，LVEF 19%。调整心功能治疗效果不佳，为进一步治疗入院。入院心电图示：窦性心律，完全性左束支传导阻滞，QRS 波时限 230 ms。诊断：①扩张型心肌病，慢性心力衰竭急性失代偿期，完全性左束支传导阻滞，心功能Ⅳ级。患者规范化抗心衰治疗近 10 年，NYHA 多在Ⅳ级，最好的心功能状态勉强能达到Ⅲ级，超声心动图显示左心室增大至 93 mm，LVEF 只有 19%，虽然心电图表现为完全性左束支传导阻滞，但 QRS 波时限宽达 230 ms，有非常显著的左心室不同步，CRT 疗效有限，建议首选心脏移植治疗；根据器械植入指南，该患者为 CRT-D 植入术Ⅰa 类适应证，但基于该患者病情及检查结果，可能面临 CRT 无应答；充分向患者及家属交代病情及治疗方案，患者拒绝心脏移植，最大可能调整好心功能状态后拟行 CRT-D 植入。

1. 手术策略选择：①首选传导系统起搏（CSP）纠正完全性左束支传导阻滞，起搏 QRS 波时限 < 130 ms；②如果 CSP 失败，则行冠状静脉电极植入进行 BVP；③如 BVP 起搏仍不理想，则尝试 LOT-CRT、HOT-CRT 或双侧间隔部起搏优化的心

脏再同步治疗（BSP-CRT）。

2. 实际操作：植入右心室除颤电极导线术中保护性起搏，经C315 His鞘管送入螺旋电极（3830电极）至房室结解剖位置附近，反复调整鞘管角度及3830电极位置，未描记到希氏束电位，故调整3830电极至下方室间隔位置，起搏可见 V_1 导联呈W型，深旋3830电极至左心室间隔部起搏，可见起搏QRS波呈现双间隔部图形，V6RWPT：85 ms，测定电极参数良好，但起搏QRS波时限150 ms，保留该电极下植入左心室电极至前侧静脉远段，同时植入心房电极导线，术中优化起搏模式：右心室除颤电极联合左心室电极（传统BVP）QRS波时限160 ms，3830电极联合左心室电极（BSP-CRT）QRS波时限120 ms，选择保留3830电极（左心室电极连接起搏器左心室接口，3830电极连接右心室起搏感知口，除颤电极起搏感知电极头端包埋固定于囊袋中）。手术过程顺利（图3-7-9）。术后使用BSP-CRT模式工作。

3. 病情变化：术后次日患者自觉胸闷、气短。查体：血压101/70 mmHg，指尖氧饱和度98%。急诊行超声心动图检查：微量心包积液，室间隔明显增宽至55 mm，可见低密度混合回声，不除外间隔部血肿（图3-7-10）。心肌酶CK、CK-MB、TNT、NT-ProBNP均明显升高，起搏器程控检查电极参数良好。考虑与术中电极旋入过程中损伤冠脉间隔支细小动脉相关；CRT-D植入术后25小时，生命体征平稳，继续严密监测生命体征，每日超声心动图检查，如生命体征平稳，室间隔厚度逐渐缩小、心包积液逐渐吸收，说明无进行性出血且血肿逐渐吸收，可延长住院时间严密观察治疗；如果治疗过程中生命体征不稳定，室间隔厚度逐渐增厚、心包积液量增加，说明仍有活动性血管出血，需进一步行冠脉造影及出血血管弹簧圈栓塞治疗。术后逐日连续监测中，每日超声检查提示血肿逐渐吸收，4月6日复查超声心动图：微量心包积液，室间隔厚度47～52 mm。4月7日胸闷症状突然加重，抗心衰药物治疗过程中反复出现室颤ICD电风暴，抢救无效死亡。

☞ 点评:

LBBP阈值较低且稳定，可以跨越远段阻滞部位，较HBP更适用于结下阻滞的患者，是一种生理性起搏方式。手术并发症发生率较低，然而巨大室间隔血肿是较为罕见和危险的并发症之一，处理不及时可能因巨大血肿危及生命。

室间隔血肿可能发生在冠脉介入治疗、室间隔导管消融、心脏手术和胸部外伤后。室间隔血肿的病因尚不清楚，可能的解释是在手术过程中，

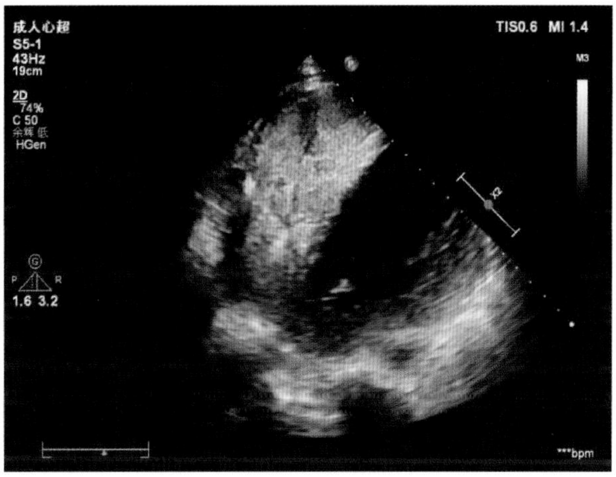

图 3-7-10 心脏超声提示巨大血肿：室间隔 55 mm

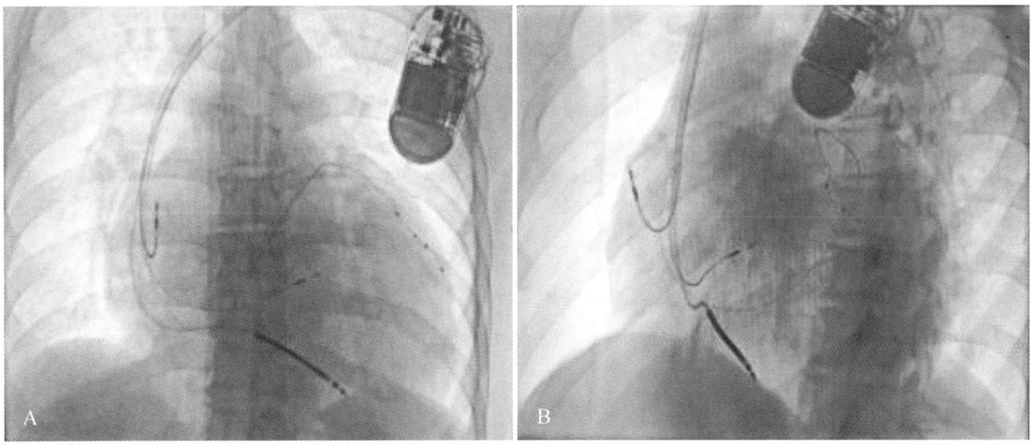

图 3-7-9 CRT-D术后影像。**A.** AP；B. LAO 40°

室间隔穿支动脉分支损伤导致血肿形成。室间隔血肿患者可出现胸闷、呼吸困难或心力衰竭症状。严重的室间隔血肿可能导致流出道阻塞、传导异常和心脏压塞，需要立即进行心脏干预。

术后出现不能用缺血解释的心电图及心肌酶的异常需要警惕室间隔血肿的可能性。必要时立即进行超声心动图检查，如发现室间隔明显变宽，内有低回声肿块，应考虑室间隔血肿可能。因此，术后应重视常规超声心动图检查，强化对室间隔血肿的筛查。急性冠脉综合征的误诊和使用抗血小板、抗凝治疗会加重室间隔血肿，需要酌情停药，在药物干预前建议行冠脉造影检查。

室间隔血肿是传导束起搏治疗中少见且危害较重的并发症，一旦出现要足够重视，应全面评估患者病情的严重程度，然后决定下一步的处理策略。在大多数报道中，对于血流动力学稳定的室间隔血肿患者，如果没有明显的心包积液，没有血流动力学的变化，保守治疗通常预后良好。若动态监测的超声心动图显示血肿逐渐增大，甚至出现心包积液，则应立即行弹簧圈栓塞治疗或者外科手术清除血肿。本例患者既往心功能极差，合并室间隔血肿以后，虽然血肿没有动态再扩大，但心力衰竭突然加重，合并出现室性心律失常电风暴，病情迅速急剧恶化，失去救治机会。对于此类危重的终末期心力衰竭患者，如果出现室间隔血肿这种并发症，需要临床医生迅速反应，更加积极地去应对。

（中国人民解放军北部战区总医院
许国卿　梁延春）

参考文献

［1］Sharma PS，Dandamudi G，Herweg B，et al. Permanent His-bundle pacing as an alternative to biventricular pacing for cardiac resynchronization therapy：A multicenter experience. Heart Rhythm，2018，15（3）：413-420.

［2］ABdelrahman M，Subzposh FA，Beer D，et al. Clinical outcomes of His bundle pacing compared to right ventricular pacing. J Am Coll Cardiol，2018，71（20）：2319-2330.

［3］Teigeler T，Kolominsky J，Vo C，et al. Intermediate-term performance and safety of His-bundle pacing leads：A single-center experience. Heart Rhythm，2021，18（5）：743-749.

［4］Beer D，Subzposh FA，Colburn S，et al. His bundle pacing capture threshold stability during long-term follow-up and correlation with lead slack. Europace，2021，23（5）：757-766.

［5］Beer D，Subzposh FA，Colburn S，et al. His bundle pacing capture threshold stability during long-term follow-up and correlation with lead slack. Europace，2021，23（5）：757-766.

［6］Vijayaraman P，Dandamudi G，Worsnick S，et al. Acute His-bundle injury current during permanent his-bundle pacing predicts excellent pacing outcomes. Pacing Clin Electrophysiol，2015，38（5）：540-546.

［7］中华医学会心电生理和起搏分会，中国医师协会心律学专业委员会. 希氏-浦肯野系统起搏中国专家共识. 中华心律失常学杂志，2021，25（1）：10-36.

［8］Su L，Wang S，Wu S，et al. Long-term safety and feasibility of left bundle branch pacing in a large single-center study. Circ Arrhythm Electrophysiol，2021，14（2）：e009261. doi：10.1161/CIRCEP.120.009261. Epub 2021 Jan 9. PMID：33426907.

［9］Jastrzębski M，Kiełbasa G，Cano O，et al. Left bundle branch area pacing outcomes：the multicentre European MELOS study. Eur Heart J，2022，43（40）：4161-4173. doi：10.1093/eurheartj/ehac445. PMID：35979843；PMCID：PMC9584750.

［10］Vijayaraman P，Subzposh FA，Naperkowski A，et al. Prospective evaluation of feasibility and electrophysiologic and echocardiographic characteristics of left bundle branch area pacing. Heart Rhythm，2019，16（12）：1774-1782. doi：10.1016/j.hrthm.2019.05.011. Epub 2019 May 25. PMID：31136869.

［11］Ponnusamy SS，Basil W，Vijayaraman P. Electrophysiological characteristics of septal perforation during left bundle branch pacing. Heart Rhythm，2022，19（5）：728-734.

［12］Shali S，Wu W，Bai J，et al. Current of injury is an indicator of lead depth and performance during left bundle branch pacing lead implantation. Heart Rhythm，2022，19（8）：1281-1288.

［13］Padala SK，Ellenbogen KA. Left bundle branch pacing is the best approach to physiological pacing. Heart Rhythm O2，2020，1（1）：59-67.

［14］Ravi V，Larsen T，Ooms S，et al. Late-onset interventricular septal perforation from left bundle branch pacing. HeartRhythm Case Rep，2020，6（9）：627-631.

［15］Burri H，Jastrzebski M，Cano ó，et al. EHRA clinical consensus statement on conduction system pacing implantation: endorsed by the Asia Pacific Heart Rhythm Society (APHRS), Canadian Heart Rhythm Society (CHRS), and Latin American Heart Rhythm Society (LAHRS). Europace, 2023, 25 (4): 1208-1236. DOI: 10.1093/europace/euad043

[16] Cvijic M, Duchenne J, Unlü S, et al. Timing of myocardial shortening determines left ventricular regional myocardial work and regional remodelling in hearts with conduction delays. Eur Heart J Cardiovasc Imaging, 2018, 19: 941-949.

[17] Shtembari J, Shrestha DB, Tung R, et al. Inadvertent septal perforation during conduction system pacing device implant: a case report. Eur Heart J Case Rep, 2024, 8 (3): ytae106. Published 2024 Feb 27. doi: 10.1093/ehjcr/ytae106.

[18] Ponnusamy SS, Vijayaraman P. Bundle branch re-entrant ventricular tachycardia during left bundle branch pacing. JACC Clin Electrophysiol, 2021, 7 (10): 1324-1325. DOI: 10.1016/j.jacep.2021.06.004.

[19] Li Q, Dai W, Fang D, et al. Occurrence of ventricular septal perforation in patients with permanent left bundle branch pacing followed up using echocardio graphic and computed tomography images. Ann Noninvasive Electrocardiol, 2022, 27: e13002.

[20] 叶瑞忠，龙才权，刘阳，等. 超声诊断起搏器电极导线致左室心尖部穿孔一例. 中国心脏起搏与心电生理杂志，2017，31（04）：377-378.

[21] De Pooter J, Wauters A, Van Heuverswyn F, et al. A guide to left bundle branch area pacing using stylet-driven pacing leads. Front Cardiovasc Med, 2022; 9: 844152.

[22] Ponnusamy SS, Vijayaraman P. Aborted ST-elevation myocardial infarction-an unusual complication of left bundle branch pacing. HeartRhythm Case Rep, 2020, 6 (8): 520-522.

[23] 刘元庆，柴育亮，刘强，等. 左束支区域起搏致室间隔巨大血肿一例. 中国心脏起搏与心电生理杂志，20241010.1627.006.

[24] Beer D, Subzposh FA, Colburn S, et al. His bundle pacing capture threshold stability during long-term follow-up and correlation with lead slack. Europace, 2021, 23(5): 757-766.

[25] Zheng R, Wu S, Wang S, et al. Case report: inter-ventricular septal hematoma complicating left bundle branch pacing lead implantation. Front Cardiovasc Med, 2021, 8: 744079.

[26] Kato H, Yanagisawa S, Ota R, et al. Septal coronary artery fistula after left bundle branch area pacing assessed by multi-imaging modalities and shunt volume quantification. Pacing Clin Electrophysiol, 2022, 45 (11): 1299-1302.

[27] De Pooter J, Calle S, Demulier L, et al. Septal coronary artery fistula following left bundle branch area pacing. JACC Clin Electrophysiol, 2020, 6 (10): 1337-1338.

[28] 中华医学会心电生理和起搏分会，中国医师协会心律学专业委员会. 希氏-浦肯野系统起搏中国专家共识. 中华心律失常学杂志，2021，25（1）：10-36.

[29] Su L, Wang S, Wu S, et al. Long-term safety and feasibility of left bundle branch pacing in a large single-center study. Circ Arrhythm Electrophysiol, 2021, 14 (2): e009261.

[30] Mehlhorn D, Bass J, Narayan K, et al. QT prolongation after his bundle pacing: what is the mechanism? JACC Case Rep, 2022, 4 (4): 181-184.

[31] Lenormand T, Bisson A, Bodin A, et al. Left Purkinje premature ventricular complexes following left bundle branch area pacing. HeartRhythm Case Rep, 2022, 8 (6): 445-448.

[32] Ponnusamy SS, Vijayaraman P. Bundle branch re-entrant ventricular tachycardia during left bundle branch pacing. JACC Clin Electrophysiol, 2021, 7 (10): 1324-1325.

[33] Burri H, Jastrzebski M, Cano ó, et al. EHRA clinical consensus statement on conduction system pacing implantation: endorsed by the Asia Pacific Heart Rhythm Society (APHRS), Canadian Heart Rhythm Society (CHRS), and Latin American Heart Rhythm Society (LAHRS). Europace, 2023, 25 (4): 1208-1236.

[34] Andreas M, Burri H, Praz F, et al. Tricuspid valve disease and cardiac implantable electronic devices. Eur Heart J, 2024, 45 (5): 346-365.

[35] Li X, Zhu H, Fan X, et al. Tricuspid regurgitation outcomes in left bundle branch area pacing and comparison with right ventricular septal pacing. Heart Rhythm, 2022, 19 (7): 1202-1203.

[36] Hu Q, You H, Chen K, et al. Distance between the leadimplanted site and tricuspid valve annulus in patients with left bundle branch pacing: effects on postoperative tricuspid regurgitation deterioration. Heart Rhythm, 2023, 20 (2): 217-223.

[37] Bednarek A, Kiełbasa G, Moskal P, et al. Left bundle branch area pacing improves right ventricular function and synchrony. Heart Rhythm, 2024, 21 (11): 2234-2241.

第8节 无导线起搏相关并发症

无导线起搏器是集脉冲发生器与电极导线于一体的新型起搏器，无需静脉植入心内膜导线，而是以微缩胶囊的形式植入患者的心腔内。与传统起搏器相比，体积和质量减少了93%，没有囊袋和电极导线，能够避免起搏器囊袋以及电极导线相关的并发症，例如囊袋的破溃和感染，电极导线的磨损与断裂，也没有传统起搏器植入部位的皮肤隆起和瘢痕，因此在临床应用中具有较大的优势。无导线起搏器围术期并发症相对较少，对患者生活质量影响小，近年来在临床应用中越来越普遍。

无导线起搏器的植入操作并不复杂，作为一种新型心脏介入技术，其在术中和术后仍不可避免地可能出现一些并发症。在中国无导线起搏器上市前临床研究中，无导线起搏器6个月并发症发生率为2.4%。目前临床应用的无导线起搏器主要为Micra和Aveir，无导线起搏器在植入过程中以及术后可能产生的并发症主要包括：①股静脉穿刺相关并发症；②血栓栓塞；③空气栓塞；④心脏损伤并发症；⑤阈值升高；⑥无导线起搏器移位。因此需要规范手术操作流程，尽可能减少并发症的发生。

一、股静脉穿刺相关并发症

主要包括股动静脉瘘和股动脉假性动脉瘤，在无导线起搏器植入中发生率约为0.6%～1.4%。穿刺股静脉时穿破邻近的动脉形成异常通路，即为动静脉瘘。临床表现取决于瘘口的大小和时期，可有损伤性血肿、局部震颤和连续性杂音、肢体水肿等表现，依据病史、症状和体征，结合血管超声，一般不难判断。假性动脉瘤主要是因为静脉穿刺时，操作不当进入动脉导致动脉壁破裂出血，在血管破口周围形成血肿，可以视情况进行观察、加压包扎，或在超声引导下于假性动脉瘤腔内注射凝血酶，必要时外科干预等。若应用无导线起搏器植入所用的传送鞘管进入后发现存在动静脉瘘，基本无法通过压迫包扎的方式治愈，需血管外科修复，所以此类血管穿刺并发症重在预防，应反复判断，确保没有误穿股动脉后再置入无导线起搏器传送鞘管。

二、血栓栓塞

主要表现为急性期内深静脉血栓形成（发生率约为2.5%）及肺动脉栓塞（发生率约为1.3%）。由于无导线起搏器递送系统及传送鞘管较粗，其内部容易形成血栓。为了降低血栓栓塞并发症发生率，所有的器械均需用肝素盐水充分冲洗。股静脉穿刺成功后，需全身肝素化（50 IU/kg），且术中应用肝素盐水持续灌注传送鞘管及递送系统。术后卧床6～8小时后，鼓励患者尽早下床活动，防止深静脉血栓形成。

三、空气栓塞

无导线起搏器传送鞘管较粗且尾端非密封，可能存在空气栓塞风险。空气栓塞发生率低，应该在手术操作中予以避免。所有进入体内的器械均应做好排气准备，并且在操作过程中禁止抽吸递送系统，以防空气进入。

四、心脏损伤并发症

心脏损伤乃至穿孔是无导线起搏器植入过程中最危险的并发症，发生率约为0.44%～1.6%。由于递送鞘管较粗，心脏损伤一旦发生，可能危及患者生命。无导线起搏器植入期间心脏穿孔和心包积液的发生与患者心脏解剖、全身情况有一定关联。右心室游离壁或右心室心尖部心肌较薄，应尽量避免将无导线起搏器植入上述部位。在中位间隔植入无导线起搏器，穿孔并发症发生风险较低。在确认间隔前，严禁给予压力，以防心肌穿孔。一旦术中有心脏压塞征象，如患者烦躁、血压下降、心率升高、X线影像下心影搏动减弱等，应立即行床旁超声心动图检查以明确，并立即行心包穿刺引流，启动心脏压塞抢救流程。

五、阈值升高

无导线起搏器植入后阈值升高的发生率约为0.3%～0.5%。大多数阈值升高发生在急性期内，其原因主要包括心肌纤维化、器械微脱位等，植入时较高的阈值和较低的阻抗均是阈值升高的预测因子。如果术后发生阈值升高，需要综合评估患者的年龄及一般状态，且观察阈值升高是否在可接受范围之内，再决定是否需要进行干预。

六、无导线起搏器移位

无导线起搏器移位是较为罕见的并发症，但可导致严重后果。如无导线起搏器脱落至肺动脉主干，可引起严重肺栓塞，可结合影像以及无导线起搏器电学参数变化综合判断。为了防止此类并发症的发生，在术中牵拉试验过程中，必须确定无导线起搏器至少两个勾齿勾住梳状肌。术后一旦发生无导线起搏器移位，必须使用圈套器立刻将其取出。

七、病例报告

病例1：心脏损伤并发症

患者男性，77岁，因“反复头昏、活动后乏力1个月”入院。患者于1月前无明显诱因出现头昏，活动后感乏力；无恶心、呕吐，无胸闷、胸痛、呼吸困难、黑矇、晕厥。于我院门诊就诊，心电图示窦性心律，三度房室传导阻滞伴交界性逸搏心律，为进一步诊治，以“三度房室传导阻滞”于2023年3月14日入院。既往有“高血压、糖尿病”病史。入院诊断：①心律失常：三度房室传导阻滞，交界性逸搏心律；②高血压3级（很高危）；③2型糖尿病。心脏彩超示升主动脉增宽，冠状静脉窦增宽，可能存在永存左上腔静脉；二尖瓣、三尖瓣及主动脉瓣少量反流；左心室整体收缩功能正常。计划于2023年3月20日行永久性双腔心脏起搏器植入术（左束支区域起搏），术中进行双侧腋静脉造影，造影证实为永存左上腔并右上腔静脉缺失（图3-8-1），植入传统双腔起搏器困难。与患者及家属沟通后，决定于2023年3月22日植入Micra AV。患者平卧于介入室DSA机床上，常规消毒铺巾，1%利多卡因逐层浸润麻醉。成功穿刺左侧股静脉，送入临时漂浮电极于右心室心尖部，起搏阈值、感知良好，调整起搏频率40次/分。1%利多卡因逐层浸润麻醉，穿刺右侧股静脉，送入6F静脉鞘行血管造影，未见血管狭窄、迂曲及动脉损伤，将加硬导丝送至右心房，送入5FJR4.0，右心房造影证实无上腔静脉，患者为永存左上腔静脉畸形。送入加硬导丝至右心房，沿加硬导丝插入传送鞘至心房中部，经静脉注入肝素2500 IU，沿传送鞘管插入Micra递送系统至右心房，回撤传送鞘管至下腔静脉，三联三通持续肝素滴注冲洗鞘管，RAO下将传递系统跨过三尖瓣，经右心室造影确认递送系统在右心室中位间隔部。将Micra AV释放，牵拉试验确认3个勾齿勾住心肌。测试参数如下：脉宽0.24 ms，阈值0.68 V，R波振幅9.0 mV，阻抗900 Ω。透视下缓慢退出临时漂浮电极，剪断并缓慢抽出递送系统栓绳，影像确认Micra无移位，移除递送系统及传送鞘管，八字缝合穿刺部位，

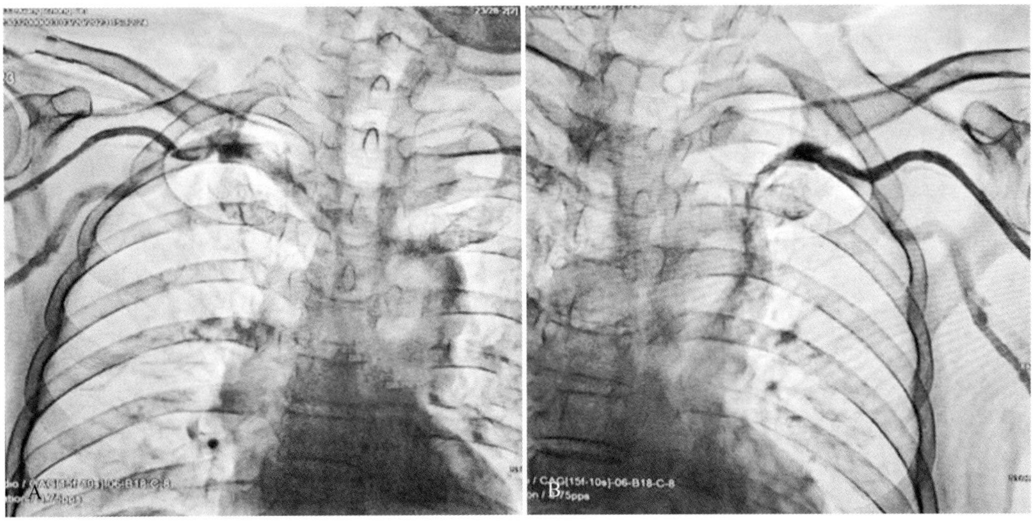

图3-8-1 双侧静脉造影。**A.** 右上腔静脉缺失；**B.** 永存左上腔静脉

加压包扎。术后 3 小时患者出现胸痛、呼吸困难及血压下降，行心脏彩超示心包积液，考虑心脏压塞，立即行心包穿刺术并置入心包引流管，引流出暗红色不凝血共约 180 ml，患者症状立刻改善。同时完善胸部 CT 检查，发现 Micra 的一个勾齿轻微穿出右心室游离壁（图 3-8-2），保留心包引流管观察 24 小时，未再引流出心包积液，复查心包超声无心包积液，拔出心包引流管。复查心电图及起搏器程控正常，同步率 85%，胸部 X 线片正常（图 3-8-3），病情稳定后出院。

☞ 点评：

心脏损伤乃至穿孔是无导线起搏器植入过程中最严重的并发症。由于无导线起搏系统管腔粗（直径约 21F），一旦出现心脏穿孔，常常需要外科协助开胸修补。因此在操作过程中，特别是在右心室中操作时，动作要轻柔，释放位点应选择右心室间隔部，避免在心尖部和右心室游离壁释放。在释放前操作形成“鹅颈弯”时，张力应适当，不能过大，并且此时不能旋转手柄，这些细节都能最大限度地降低心脏穿孔风险。本例借鉴：①该例患者为永存左上腔并且右上腔静脉缺失，且冠状窦口开口较大，Micra 递送系统极易进入冠状窦，操作递送系统跨瓣后需排除进入冠状窦；②由于患者为永存左上腔静脉，右心室结构变异可能性大，按照常规的操作和判断方法，容易产生误判，特别是 Micra 的释放位点，应反复确认是在右心室间隔部，如在透视下无法明确，可借助超声，避免误在右心室游离壁释放；③对于特殊患者植入 Micra 无导线起搏器，整个手术过程，应重点关注患者血压、心包影像等情况，一旦出现心脏压塞，及时救治。

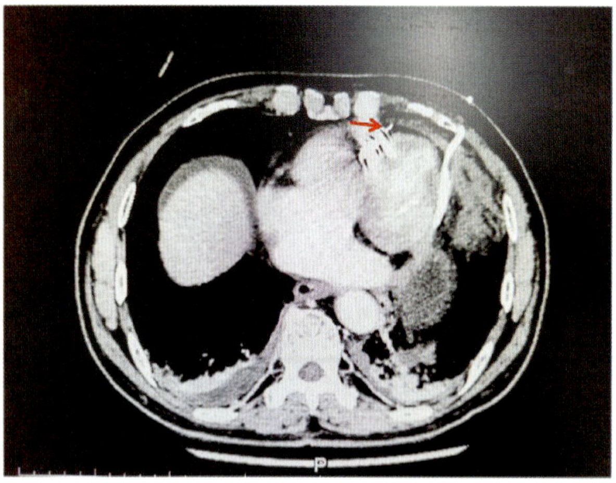

图 3-8-2 胸部 CT 可见 Micra 的一个勾齿轻微穿出右心室游离壁（红色箭头）

（中国人民解放军陆军军医大学第二附属医院
成小凤　李平　何永铭　王江）

参考文献

［1］马娟，范洁 . 无导线起搏器与传统起搏器并发症比较 . 心血管病学进展，2022，43（09）：819-823.

［2］Roberts PR，Clementy N，Al Samadi F，et al. A leadless pacemaker in the real-world setting：The Micra Transcatheter Pacing System Post-Approval Registry. Heart Rhythm. 2017，14（9）：1375-1379. doi：10.1016/j.hrthm.2017.05.017. Epub 2017 May 11. PMID：28502871.

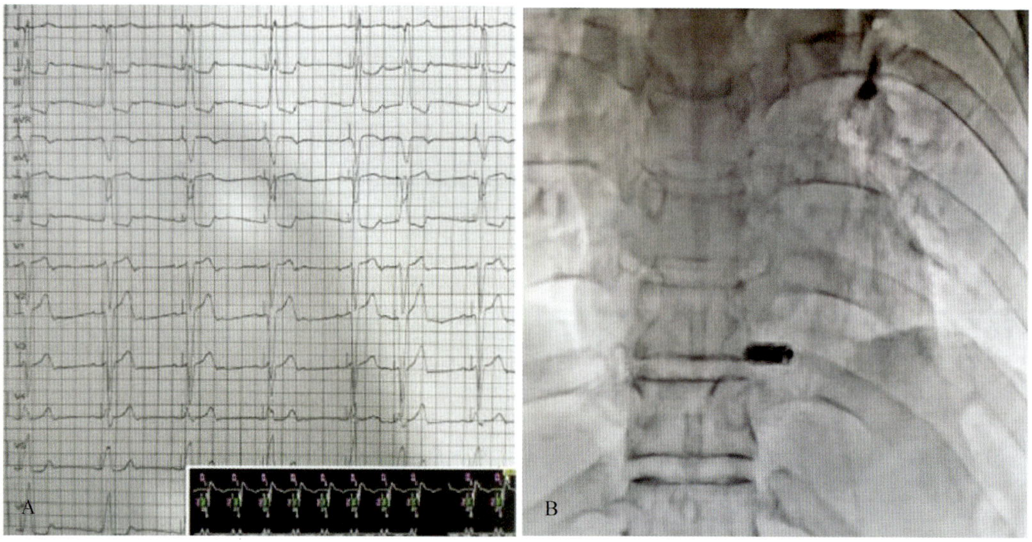

图 3-8-3 术后情况。**A.** 心电图及起搏参数正常；**B.** AP 位显示 Micro 位置

[3] 中国医师协会心律学专业委员会与中华医学会心电生理和起搏分会．无导线起搏器临床应用中国专家共识（2022）．中华心律失常学杂志，2022（03）：263-271.

[4] Reynolds DW，Ritter P. A leadless intracardiac transcatheter pacing system. N Engl J Med，2016，374（26）：2604-2605.

[5] EL-Chami M F，AL-Samadi F，Clementy N，et al. Updated performance of the Micra transcatheter pacemaker in the real-world setting：A comparison to the investigational study and a transvenous historical control. Heart Rhythm，2018，15（12）：1800-1807.

[6] Ritter P，Duray GZ，Steinwender C，et al. Early performance of a miniaturized leadless cardiac pacemaker：the Micra Transcatheter Pacing Study. Eur Heart J，2015，36（37）：2510-2519.

[7] Piccini JP，EL-chami M，Wherry K，et al. Contemporaneous comparison of outcomes among patients implanted with a leadless vs transvenous single-chamber ventricular pacemaker. JAMA Cardiol，2021，6（10）：1187-1195.

[8] 匡晓晖，张曦，高晓龙，等．无导线起搏器临床应用单中心经验总结．中华心律失常学杂志，2021，25（1）：52-55.

[9] 匡晓晖，张曦，高晓龙，等．抗凝对右心导管操作术后深静脉血栓发生的影响．中国循环杂志，2017，32（8）：776-779.

[10] HAI JJ，FANG J，TAM CC，et al. Safety and feasibility of a midseptal implantation technique of a leadless pacemaker. Heart Rhythm，2019，16（6）：896-902.

4 结构性心脏病介入治疗并发症

结构性心脏病（structural heart disease，SHD）是近年来心血管领域的新兴和备受关注的亚专业，是指除心电疾病和冠脉疾病以外，先天性或获得性心脏和大血管结构异常，主要包括先天性心脏病、心肌病和心脏瓣膜疾病，此外，并发于其他疾病或者外源性心脏结构异常，如心包疾病、心脏肿瘤、室间隔穿孔、室壁瘤、瘢痕心肌、医源性房间隔缺损等也均属于SHD范畴。既往上述疾病只能外科手术，随着介入技术与器械的发展，近年来SHD介入治疗取得了突飞猛进的发展，尤其是经导管先天性心脏病和心脏瓣膜疾病介入治疗的发展，改变了以往的治疗观念，使许多既往需外科手术治疗，甚至外科手术也无法干预的疾病可能通过介入方式达到治愈的目的。目前，多种SHD介入治疗新器械和新技术正呈现蓬勃发展的态势。介入治疗因其成功率高、创伤小、术后恢复快、疗效满意，已成为多种SHD的常规治疗手段。但施行该技术，若出现适应证选择不当、术者经验不足、操作技术不规范、病变解剖部位特殊或器械质量等问题，均可能存在围术期发生严重并发症的潜在风险。而发生并发症后一旦处理不及时或措施不当，则可能给患者遗留严重功能障碍甚至造成死亡。因此，心血管介入医师应充分了解SHD介入治疗中及治疗后可能发生的并发症及其原因，并掌握严重并发症的防治措施。

第1节　血管并发症

SHD介入治疗具有以下特点：①病种繁多，部分病种疾病发病率相对偏低，有的甚至为罕见病，针对每种疾病进行培训非常困难。②不同疾病介入治疗方式相距甚远，甚至完全不同，使用器材类型、血管入路和导管大小也不同。③每种疾病介入操作模式并不固定，需根据病变特点和解剖形态临时决定操作路径，并选用相应器材。④学习曲线陡峭，达到熟练掌握程度的学习时间长，而由于发病率低，学习时间相对不足。⑤使用路径较多，常规使用股动脉和股静脉，有时尚需使用颈内静脉、锁骨下静脉等，而且操作需动静脉入路同时使用。上述特点使SHD介入治疗并发症更为多见，如何规避陷阱，防止并发症发生，更需引起重视。

SHD介入治疗血管并发症主要有如下几种：①血管入路并发症：主要有穿刺部位出血、血栓形成、动静脉瘘和动脉夹层等。由于SHD几乎均以股动脉和股静脉作为血管入路，故血管入路并发症均围绕股动脉和股静脉进行讨论。②其他血管并发症：主要是心脑血管并发症，包括血栓、气栓和血气栓栓塞，以及冠脉夹层和心肌梗死等。

一、血管入路并发症

血管入路并发症的发生主要源于患者因素（性别，年龄，体重，合并疾病如高血压、糖尿病、周围血管疾病、肾功能不全等），操作因素（穿刺部位的高低，置入鞘管的大小，鞘管留置时间，同时穿刺股动静脉及操作者的熟练程度等）和围术期用药不当（抗凝过度、合用抗血小板药物等）。近年来，随着SHD介入治疗的复杂程度及操作难度的增加，血管入路并发症的发生率有上升的趋势。

（一）穿刺部位出血

穿刺部位出血可表现为单纯出血、皮下血肿、腹膜后血肿和假性动脉瘤等形式，是最常见的并发症之一，发生率高达0.1%～5%。经股动脉行经导管主动脉瓣置入术（transcatheter aortic valve replacement，TAVR），穿刺处出血发生率可达 2.2% ～ 12.5%。

1. 单纯出血与皮下血肿

SHD 手术路径不一样，皮下血肿发生率不同，主要发生于动脉穿刺时，单纯静脉穿刺皮下血肿发生率非常低。股动脉穿刺点出血与皮下血肿是最常见的经股动脉入路的血管并发症，常规股动脉穿刺法血肿发生率约 0.15% ～ 2.1%。引起出血与皮下血肿的原因很多，主要原因如下：

（1）患者因素

1）性别与年龄：既往资料表明，女性的血管路径并发症发生率高于男性，并认为可能与女性体型较小、血管较细有关，且女性患者股内收肌群不如男性发达。此外，诸多研究亦指出年老患者出现血管路径并发症的危险性较高，可能与合并周围血管疾病的发生率较高有关，高龄患者肌肉相对萎缩，皮肤比较松弛，包扎后张力小，存在导致血管硬化的病理因素，也容易出血。有研究显示，60 岁以上以及合并糖尿病和动脉硬化的患者，出血和血肿等并发症的发生率明显增加。此外，婴幼儿也容易出血，许多婴幼儿比较肥胖，而且皮下脂肪松软，皮肤张力小，加压包扎基本不能产生任何张力，一旦患儿活动，则非常容易出血或形成血肿。

2）凝血功能障碍或血小板严重减少：某些患者可同时并发凝血功能障碍或血小板严重减少，尤其是凝血因子功能降低，发绀严重的发绀型先天性心脏病患者，由于存在继发性红细胞增多症，血小板数量明显低于正常，功能也降低，从而增加术后出血与皮下血肿的发生风险。

3）血压升高：血压升高情况包括合并高血压和术中紧张所致的血压升高，血压升高可直接导致动脉压迫止血难度增加，从而增加皮下出血的风险。此外，长期高血压患者还可引起动脉硬化和钙化，致使穿刺点难以愈合。

4）肥胖：肥胖不仅导致血管穿刺困难，穿刺点位置难以控制，而且也会增加压迫止血的难度。

5）术后制动不佳，活动过早：常规股静脉穿刺加压包扎并需制动 12 小时，股动脉穿刺加压包扎并需制动 20 小时。某些高龄或有腰部疾患的患者难以忍受术后长时间下肢制动而过早屈腿，导致压迫止血时形成的血栓脱落或加压包扎处纱布移位，引起穿刺处再次出血，或由于穿刺处存在加压包扎，血液无法直接流出而向皮下渗出，形成血肿。此外，许多患者术后需给予抗凝和抗血小板药物，导致止血困难，即使达到标准包扎与制动时间，如果过早剧烈活动，如突然弯腰站起或坐起、频繁而剧烈咳嗽和用力排便等，腹部压力突然增加，都容易使刚刚愈合的穿刺口重新裂开，导致出血或皮下血肿。

（2）操作因素

1）反复穿刺，血管多处损伤：部分患者血管细小，尤其是婴幼儿和老年女性患者，如果穿刺针粗大，有时仅部分针尖位于血管腔内，导致导丝送入困难，或者由于血管迂曲，即使穿刺成功，导丝也很难送入，从而需要多次反复穿刺血管，使血管出现多处穿刺口，若压迫止血时位点偏低，或者使用血管缝合器仅缝合其中一个穿刺口，则非常容易出现皮下血肿。此外，穿刺动脉时见到出血需立即停止进针，如果技术操作不熟练，进针速度过快，或者患者血压偏低，或心率过快，如快速心房颤动，血液流出速度往往偏慢，容易误以为没有穿入动脉而持续进针，从而穿透血管后壁，极易导致血管后壁出血或形成血肿。

2）血管穿刺部位不当，压迫困难：股总动脉是髂外动脉的延续，二者的分界线为腹股沟韧带，股总动脉始于腹股沟韧带后，位于腹股沟韧带和股动脉分叉之间，中段位于髂前上棘和耻骨联合之间，因为股骨头和耻骨在其后壁便于压迫止血。股动脉从腹股沟韧带中点至股深动脉起点之间的长度为 4.3 cm±1.2 cm，部分患者股深动脉距腹股沟韧带仅 1.2 cm。CT 血管造影检查显示，93% 的患者在股骨头下缘 1 ～ 2 cm 处分为股浅动脉和股深动脉，故而股动脉和股静脉穿刺通常在腹股沟韧带以下 1 ～ 3 cm 左右。穿刺经验不足者，由于害怕出现并发症，往往穿刺部位偏低，或者部分病例中误将腹股沟处皮肤皱褶当作腹股沟韧带，致穿刺点偏低，腹股沟皮肤皱褶 80% 位于股动脉分叉或偏下水平。另外，腹股沟皮肤皱褶和患者的胖瘦相关，肥胖的患者腹部皮肤皱褶偏下，消瘦的患者腹股沟皮肤皱褶偏上，会导致一定的不确定性。若穿刺点远离股骨头，血管下方为肌肉组织，缺乏骨性结构支撑和股鞘的限制，动脉压迫止血非常困难，而肥胖者此处更容易形成凹陷，加上血管逐渐向深处走行，也导致压迫止血效果不佳。此外，如果穿刺点过低，可能穿入股浅动脉。由于股浅动脉位置深，管腔小，而且周围无股动脉鞘包裹，术后易出现血肿、动静脉瘘和假性动脉瘤。

3）血管鞘、输送鞘或导管型号偏大，血管壁损伤严重：在球囊成形术方面，除小球囊导管可使用 6 F 血管鞘以外，通常均需 7 F 甚至更大血管鞘，Inoue 球囊直径相当于 12 F 血管鞘。在先天性心脏病封堵器方面，仅第 2 代动脉导管未闭封堵器可使用 4 ~ 5 F 输送鞘，其他封堵器通常均需 7 ~ 14 F 输送鞘，而 TAVR 所用血管鞘均在 18 F 以上，甚至由于鞘管过于粗大，必须使用经主动脉或心尖路径。随着鞘管和导管的增粗，其柔韧性也相应减小，加上血管直径有限，非常容易损伤血管，甚至引起血管撕裂，从而发生出血或皮下血肿。

4）压迫止血手法不当，位置不准，血液渗向皮下组织：血管穿刺点的闭合并非来源于手动压迫这种机械压力，而是在穿刺口血流停止之后凭借伤口处血栓形成达到止血目的，故压迫动脉应在血管穿刺点略靠近心端，而静脉略靠远心端，这样既能阻止中断血流，又能压迫血管穿刺点。具体压迫位置需根据患者体型胖瘦和进针角度确定。然而部分操作者，尤其是经验不足的操作者，往往判断不够准确，压迫部位失当。此外，压迫力度亦需根据患者的年龄和体型决定，年龄小和体型瘦小的患者，压迫力度宜小，而成年人，尤其是体型肥胖者，宜加大力度。SHD 患者往往需同时穿刺股动脉和股静脉，正常压迫止血顺序均为先拔除静脉鞘或导管，压迫止血完全之后再拔除动脉鞘管。有些操作者为减少压迫止血时间，同时拔除动静脉鞘，由于动静脉穿刺点并不位于同一水平，这样容易顾此失彼，而且出血之后不易判断出血来源于动脉还是静脉，反而不利于压迫止血，极易导致皮下出血及血肿。

（3）预防措施

1）改良股动脉穿刺技术方法：预防血管入路血管并发症的前提在于精准的穿刺技术，减少血管穿刺次数有助于减少血管入路并发症的发生。以下几种方法将有助于准确定位穿刺点：①X 线透视下指导动脉穿刺：透视指导有助于识别骨性标志，尤其是股骨头。理想的穿刺部位位于股骨头上方、股动脉分叉近段、腹股沟韧带远段区域。多数情况下，股动脉分叉处位于股骨头中心的下方，因此股骨头中心可作为最佳穿刺部位。研究表明，透视指导穿刺明显降低假性动脉瘤和其他动脉损伤的发生率。②超声引导下穿刺：该方法更加精准，尤其欧美国家应用广泛。超声引导下股动脉穿刺能直接观察股动脉及其分支股浅动脉和股深动脉；观察到针尖刺入股动脉前壁，避免刺破后壁；避开动脉粥样硬化和钙化斑块；避免不慎刺入股静脉。尤其适用于股动脉位置较深而直径较小的、肥胖以及全身抗凝的患者。③微穿刺技术：穿刺次数以及使用穿刺针的大小都与血管并发症发生率相关。采用 21 G 微穿刺针代替传统的 18 G 穿刺针，配合 0.018 英寸导丝进行动脉穿刺，可以缩小 56% 的穿刺口。若误穿静脉、导丝推送不畅或经微穿刺鞘管股动脉造影证实股动脉不在安全区时，压迫止血的成功率可明显提高，从而减少股动脉途径并发症。

2）处理凝血功能和血小板异常：术前应予以纠正，术中适当减少抗凝剂剂量，监测活化凝血酶原时间，术后检测凝血及血小板功能指导治疗。

3）控制围术期血压：高血压患者必须规律服用降压药物治疗，维持血压在正常范围。有些患者术前禁食水而停用降压药物，可导致血压明显升高；术中由于心理紧张，也可导致血压急剧升高。一旦血压显著升高，必须立即给予快速降压药物控制血压至理想水平，常用药物为硝普钠，开始剂量为每分钟按体重 0.5 μg/kg，根据治疗反应以每分钟 0.5 μg/kg 递增，逐渐调整剂量，常用剂量为每分钟按体重 3 μg/kg，极量为每分钟按体重 10 μg/kg，总量为按体重 3.5 mg/kg。拔除动脉鞘管时最好将血压控制在正常范围内。

4）加强手动压迫，而不依赖于加压包扎：某些患者，尤其是婴幼儿和老年女性，皮下脂肪较多，皮肤非常松弛，加压包扎几乎不能形成张力，且包扎纱布易发生移位导致出血。手动压迫至松手后不出血为止，再加压包扎，可大大降低血肿形成概率。此外，同时穿刺股动脉和股静脉的患者，宜顺序压迫静脉和动脉止血，不宜同时拔除鞘管。

5）术前充分控制上呼吸道感染：防止术后剧烈或频繁咳嗽导致腹压增高：若患者围术期咳嗽，应充分止咳，且咳嗽时应用手按住沙袋或加压于包扎部位。术后保持大便通畅，防止因排便用力而导致腹压增高，引起出血和血肿，必要时可给予通便灌肠处理。

2. 假性动脉瘤

假性动脉瘤是指经皮穿刺后血液通过损伤的动脉壁穿刺口进入血管周围组织并形成一个或多个腔隙（瘤腔），导致收缩期血液自载瘤动脉与瘤腔之间的通道（瘤颈部）流入瘤腔内，舒张期血液回流到动脉内的一种并发症，多数文献报道发生率约0.05% ～ 6.25%。自然病程分为4期：动脉损伤血肿形成期（约3日）、形成前期（4 ～ 10日）、形成期（5 ～ 11日）和瘤体增大期（30日内）。

（1）假性动脉瘤的发生原因主要有：①与穿刺部位偏低及压迫不当有关。如穿入股浅动脉，一则因血管口径细小致损伤相对较大，二则拔管后因血管周围均为软组织不易压迫止血；②动脉导管或鞘管的型号过大，尤其是导管（鞘）口径≥ 8 F者，主要见于经导管主动脉瓣介入治疗或主动脉缩窄介入治疗等；③技术不熟练，反复穿刺；④围术期使用抗血小板及抗凝药物；⑤术后过早活动；⑥老年、女性、肥胖亦是主要危险因素。具体预防措施与皮下血肿相同。

（2）假性动脉瘤的处理：多数假性动脉瘤不能自愈，并可不断长大而伴发压迫症状加重、栓塞，引起患者腹股沟区疼痛、肿胀、下肢缺血、皮肤坏死，甚至自行破裂，存在破裂大出血的可能，因此一旦确诊需立即处理。治疗方法主要有单纯局部加压包扎、超声引导下压迫修复、超声引导下注射凝血酶、经皮动脉栓塞或覆膜支架植入术以及外科直接手术修复或旁路手术修复。近年来，医源性假性动脉瘤的处理已发生很大的变化，需要外科手术干预者大大减少。但当经无创或微创方法处理无效或合并感染时，应及时行瘤体切除和动脉修复术。

3. 腹膜后血肿

腹膜后血肿较少见，为SHD介入术后严重周围血管并发症，发生率既往报道不一，与操作种类有关，发生率约为0.08% ～ 0.17%。TAVR术中腹膜后血肿发生率更高，可达2.2%。股动脉或股静脉穿刺引起的腹膜后血肿通过膀胱前间隙或直接沿着肌肉扩散而成。股动脉鞘内血液可向上进入膀胱前间隙。另外，膀胱前间隙向后延伸可进入骶前间隙。经膀胱前间隙，血液可沿髂肌、腰肌和肾周围间隙扩散形成腹膜后血肿。如果出血不仅仅局限于股动脉鞘，而是向股三角延伸，血液可不累及膀胱前间隙，而是直接沿着髂肌和腰肌向腹膜后扩散形成腹膜后血肿。介入治疗引起的腹膜后血肿可分为以下几种：①广泛性腹膜后血肿：任何部位的腹膜后血肿，越过中线并向上下蔓延，甚至扩展成为从膈到盆底的全腹膜后血肿。②腹部中央区血肿：位于腹主动脉或下腔静脉及其属支、胰腺和十二指肠等周围的血肿。③肾区血肿。④盆腔血肿。

引起腹膜后血肿的因素如下：

（1）患者因素

1）女性：女性患者穿刺股动脉更容易出现腹膜后血肿，可能与女性股动脉较男性短小、血管变异性更大等因素有关，此外，老年女性血管脆性也相应增加。

2）低体重：此类患者血管壁往往相对较薄，血管腔也小于肥胖患者，送入血管鞘和导管时容易刺破血管，尤其是送入较粗大导管和输送鞘时，更容易损伤血管。

3）血管迂曲：有些患者血管非常迂曲，送入导丝或导管容易造成血管损伤。

（2）操作因素

1）穿刺因素：穿刺点过高，在腹股沟韧带以上，特别是患者较瘦时，穿刺点更易偏高，常因无坚硬的骨性平台为压迫提供支撑点而引起盆腔血肿或腹膜后血肿，这是一种严重的血管穿刺点并发症；穿刺时穿透血管后壁，如果进针角度小，则可能穿透腹股沟韧带以上的血管后壁，血液沿后壁破口渗出，引起腹膜后出血或血肿；未穿刺真正的股动脉，而是周围小动脉分支和毛细血管丛，导致局部渗血。

2）对于血管迂曲的患者，操作时用力不当，导丝或导管穿透血管后壁：此类患者在送入导丝和导管时动作要轻柔，遇到阻力后需立即停止前送，然后在X线透视下观察导丝和导管的位置与走向，如果仍有疑问，可以推注少量造影剂观察血管形态和走行方向，必要时更换导丝或改用其他血管途径。

（3）诊断与处理

腹膜后血肿关键在于预防。由于操作技术日趋成熟，目前这种并发症已非常少见，但随着大型输送鞘的使用，如TAVR，其发生率又随之增加。腹膜后血肿往往出血量大，若不能及时诊断和治疗，可因失血性休克而死亡，因此及时发现并处理至关重要。一旦怀疑腹膜后血肿，可行腹部超声检查，可显示腹膜后血肿部位与大小，诊断准确率65%。如果仍不能确诊，也可行腹部CT检查，其对腹膜后血肿诊断率可达100%，对于仍有外渗的腹膜后血肿，CT血管造影可见造影剂外渗或逸出征象。如果患者仍在导管室，也可直接行血管造影，不仅可判断各种腹膜后血肿出血来源，还可寻找出血位置，并指导治疗。

广泛性腹膜后血肿及大部分腹部中央区血肿属于扩展型血肿，均需手术治疗，应在输血、补液的基础上，采取外科修补术或介入治疗。外科手术止血方法直接，不仅能有效止血，还能切开腹膜后血肿，防止血肿压迫周围器官；介入封堵术则具有微创特点，可根据病变部位和血管大小采用弹簧圈封堵或植入覆膜支架进行止血。少部分腹部中央区血肿、大部分肾区血肿和盆腔血肿属于稳定型血肿，可保守治疗观察。

4. 血管破裂 / 大出血

这种并发症主要与使用粗大型血管鞘和输送鞘有关，常见于经外周血管入路TAVR，尤其是经股动脉入路。对于正常发育的成人而言，即使是动脉入路，如果鞘管在14 F以下，通常也几乎不会出现这种并发症。然而，TAVR等经导管瓣膜植入技术的问世，使得所用输送鞘管显著增大，通常TAVR均需18 F以上输送鞘管。PARTNER研究中，早期使用较大的输送系统（22 F、24 F），严重血管并发症发生率高达15.3%，并且与远期死亡率相关。目前，新一代瓣膜采用直径更小的鞘管（如Sapien 3采用14 F输送系统），显著降低了这类并发症的发生率。PARTNER研究（TAVR）试验队列A和队列B中接受经股动脉TAVR治疗的患者资料显示，术后30天大、小血管并发症发生率分别约为15%和12%，在这些并发症中，血管撕裂占63%，血管穿孔占31%。出现这些并发症的主要原因如下：

（1）患者因素

1）女性：研究显示，在矫正鞘管 / 股动脉内径比后，女性是TAVR术后大血管并发症唯一的独立预测因素，可能与女性血管腔小、变异大和血管壁较薄有关。

2）血管钙化，迂曲：血管钙化导致血管弹性降低，脆性增加，如果送入粗大鞘管，则有可能压迫钙化斑块，导致血管撕裂。如果血管迂曲，送入鞘管时，也可能撕裂血管，但也有研究显示，血管迂曲并非血管撕裂的危险因素。

3）糖尿病：研究显示，糖尿病患者也容易出现血管破裂，可能与糖尿病导致动脉粥样硬化有关。

（2）操作因素

1）鞘管 / 动脉比值偏大：由于血管小而使用输送鞘粗大，导致血管撕裂，这是目前唯一被证实可能导致血管破裂的操作因素。当鞘管直径与股动脉直径比值＞1.05时，严重血管并发症发生的比例明显升高，死亡率也随之上升。通常情况下这种现象不可能发生，主要见于以下两种情况：一是婴幼儿，血管腔小，但根据病变需使用相对较大的导管或输送鞘，二是因器材缘故必须使用大型输送鞘或导管，这方面比较明显的是TAVR，输送鞘通常在18～24 F之间。

2）穿刺点不当：穿刺处血管腔偏小，未能穿刺血管上方正中央而是穿刺于血管侧壁，穿刺处正好存在钙化斑块，此时送入大型输送鞘可导致血管撕裂。

3）若拔除粗大鞘管速度太快，也可能撕裂股动脉。

（3）预防方法

1）术前行穿刺血管影像学检查：由于使用大型号血管鞘和输送鞘后血管破裂 / 大出血发生率居高不下，而且这种并发症与患者围术期死亡率直接相关，故而引起了人们的高度重视。对于需使用大型号血管鞘和输送鞘的患者，强烈推荐术前行穿刺处血管影像学检查，以观察该血管是否适于作为操作入路。在众多影像学工具中，CT血管造影成为TAVR患者术前常规筛查工具，除了在评价主动脉根部结构时有重要作用，还能详细评估外周血管情况，有助于降低血管并发症发生率。目前更加强调CT血管造影在检查穿刺处血管中的重要性，它不仅可观测血管走行，发现钙化斑块，还能测量血管腔大小。如果检查显示血管条件不合适，则应改用其他路径。

2）透视和造影引导下穿刺：在透视和造影引导下穿刺虽然比较麻烦，但可以有效避开钙化斑块，在预定位置穿刺，同时保证穿刺在血管上方正中央，防止从侧面进针。

3）一旦操作中发生血管破裂或大出血，应及时抢救，可以立即送入扩张鞘或球囊导管压迫破裂口进行止血，也可通过对侧股动脉植入覆膜支架止血，若介入治疗效果不佳，则应尽早进行外科手术修复。

（二）血栓形成

任何可致血液淤滞、血管内皮损伤及血液高凝状态的因素均可促进血栓形成，介入操作所用导管与器械均可能损伤血管内膜，从而导致局部血栓形成，无论动脉和静脉，均有可能出现，但以股动脉血栓形成最常见，发生率约为0.17%～0.25%。在先天性心脏病介入治疗中，以动脉导管未闭封堵术后形成股动脉血栓最为多见，可能与患者术后不使用抗凝和抗血小板药物有关。

1. 患者因素

（1）年龄：临床观察发现，儿童患者更容易发生血栓形成，主要原因在于儿童血管偏细，鞘管相对粗大，造成血管内皮损伤严重。此外，儿童患者常需全麻，术前需禁食水，如果禁食水时间过长而补液不足，血液将处于高凝状态。部分老年患者也容易出现高凝状态，加上制动和压迫导致血流缓慢，围术期如不给予适当抗凝治疗，非常容易形成血栓。

（2）动脉粥样硬化与钙化：动脉粥样硬化和钙化患者一方面在穿刺过程中或手术操作过程中可因斑块脱落而在其表面形成新鲜血栓，另一方面也可因压迫止血或加压包扎不当而导致粥样硬化的股动脉血流改变而形成血栓。

2. 操作因素

（1）反复穿刺致血管壁过度损伤导致局部血栓形成。动脉内膜损伤是血栓形成的重要因素，损伤面积越大，程度越严重，血栓形成的概率越高，因此穿刺动脉时应尽可能追求一次性成功。

（2）输送鞘管和导管过大，损伤血管内皮，促进血栓形成。与血管破裂相同，这种情况主要见于婴幼儿或者必须使用大型号鞘管的成人。

（3）术中术后未用肝素或肝素使用量不足，导致血液凝固，或者鞘管内外壁血栓形成。由于鞘管为异物，血小板易在其表面形成血栓，尤其是高凝及循环不良患者，如果肝素用量不够，或者鞘管使用之前没有用肝素盐水预冲洗，中间置放时间过长却没有反复注射肝素生理盐水导致血液在鞘管内长时间淤滞，则更容易形成附壁血栓。

（4）拔出动脉鞘时，未有喷血而是压迫状态下拔除。这主要见于操作经验不足的操作者，正常拔出动脉鞘时应喷出1 ml左右血液，以便附着于鞘管上的血栓排出，而经验不足的操作者由于害怕出血或者压迫点不准确，常常用力压迫穿刺点，然后拔出鞘管，此时如果鞘管上存在血栓，则滞留于穿刺点，加上压迫，易导致血管闭塞。

（5）按压与包扎力度不当。通常按压力度分三个阶段：拔出鞘管后即刻力度应大，尤其是成人；约2～3分钟后逐渐减轻压力至能感觉到股动脉强烈搏动而穿刺伤口又无渗血为宜；如果感觉压迫已经生效，可以放松力度至无渗血即可，轻轻压迫并观察，然后加压包扎即可。对于儿童，由于肌肉不发达，皮下脂肪较薄，加上血管细小，不宜过度用力，以压迫至穿刺口时有动脉搏动而不渗血为宜。有些操作者由于担心出现出血并发症，过度用力压迫，压迫时间偏长，或者包扎过紧，加压包扎时间过长等，均可导致血管完全闭塞致血栓形成。

（三）股动静脉瘘

心导管术中股动静脉瘘比较少见，发生率为0.14%～1.38%不等，但所有介入操作均可发生。股动静脉瘘引起的临床改变主要是股动静脉之间的左向右分流，可能带来的不利因素包括下肢血流减少和左向右分流引起的右心负荷过重可能导致的心力衰竭以及血栓形成。股动静脉瘘自然闭合率约38%，因此，一旦发生，大部分不需干预治疗。以下为导致股动静脉瘘的主要原因：

1. 患者因素

（1）股动脉、股静脉走行变异。“股动脉位于股静脉外侧，二者并列”，这是许多人对股动脉与股静脉关系的描述，但实际情况并非如此。对股动脉和股静脉行CT检查显示，52.5%的患者股动脉和股静脉无重叠，47.5%的患者则存在重叠现象，其中17.1%的患者重叠程度在25%以上，6.3%的患者甚至重叠超过50%。对股动脉和股静脉行超声研究也显示，仅14.9%患者的左、右侧股静脉同时位于股动脉内侧，而46.9%的患者左、右侧股静脉同时位于股动脉内下方，尚有1.1%的患者左、右侧股静脉同时位于股动脉的外下方。这表明，穿刺股静脉时完全有可能同时穿刺股动脉和股静脉，尤其是自外向内穿刺时，误穿动脉的可能性更大。

（2）年龄。股静脉与股动脉之间的解剖关系与年龄有关，中老年患者的股静脉位于股动脉内下方及外下方的可能性较年轻人大，因此，中老年患者行股静脉穿刺时应考虑到股静脉位于股动脉内下方及外下方的可能。

（3）性别。Schnyder 等发现女性患者股静脉直径较男性小，此外，女性股静脉位于股动脉内下方的比例显著增高，导致女性患者行股静脉穿刺时损伤动脉的可能性更大。

2. 操作因素

（1）穿刺点位置不当。穿刺点偏低，不仅导致压迫止血困难，形成血肿和假性动脉瘤，而且血管重叠的可能性更大，很容易穿破股浅动脉再穿刺股静脉，形成动静脉瘘。

（2）输送鞘管粗大。输送鞘管粗大并不会引起动静脉瘘，但如果同时穿刺动脉和静脉之后送入较粗大鞘管，则会导致破口扩大。小破口在拔除导管之后，在血管壁的弹性回缩下可自动闭合，但破口大则很难闭合，即使手动压迫有时也难以达到目的。

（3）术后抗凝治疗。房间隔缺损封堵术后常规使用肝素和阿司匹林治疗，而室间隔缺损封堵术、经皮球囊肺动脉瓣成形术和动脉导管未闭封堵术等术后不需抗凝治疗。因此，若术后发生股动静脉瘘，房间隔缺损封堵术后患者的闭合率将明显低于其他疾病。

预防方法：穿刺时患者下肢应尽量外展，使股动脉与股静脉充分分开，而且穿刺部位不能过低，尽量穿刺动脉的上方正中央位置。穿刺静脉时如果同时穿刺动脉，退出鞘管时可见鲜红色血液喷出，且血流速度较快。出现上述表现，务必停止插入鞘管或导管，由于此时血管破口小，且弹性尚存，通常拔除鞘管后手动压迫即可使破口闭合。

对于瘘口较小（≤ 3 mm）者，可采用超声探头局部压迫法或手动压迫，这种压迫方法对股动脉和股静脉内外分布者有效，但上下分布则难以奏效，如果无效，由于破口小，也可随诊观察，一般随着抗凝药量的减少，1 ～ 3 个月后可自愈。对股动静脉瘘口较大且局部无血肿者，可施行外科修补术或覆膜支架植入术。①动静脉瘘切除血管重建手术：属于血管外科的常见手术，可以经静脉切开瘘口修补，进行动静脉瘘切除，之后通过血管重建手术恢复血管的正常形态；②人造血管移植术：如果介入后股动静脉瘘位于不易暴露的部位，或者邻近组织粘连严重，不能将动静脉瘘切除，可将瘘口所在动脉近远端结扎并切断，同时在离开病变动脉的近远端做血管移植术，保证肢体远端的血供；③股动脉覆膜支架植入术：穿刺对侧股动脉后，通过导管将导丝置于患侧股动脉内，再通过导丝植入覆膜支架，以隔绝股动静脉瘘口，达到治疗的目的，相对损伤较小。

（四）股动脉夹层

动脉夹层是一种严重并发症，以髂外动脉多见，既往发生率较低，约为 0.15%，随着大型输送鞘的应用，发生率明显升高。据报道，TAVR 采用经股动脉途径时，股动脉夹层发生率高达 1.6% ～ 21.4%。一旦形成夹层，很快便会出现血栓形成，导致血管闭塞，故必须立即处理。以下为导致股动脉夹层的主要原因。

1. 患者因素

血管钙化迂曲是导致夹层的主要原因，穿刺股动脉出现夹层几乎均发生于动脉严重硬化狭窄并且走行迂曲的患者。血管钙化和硬化导致内膜容易撕裂，而血管迂曲则导致导管和导丝直接与血管壁发生摩擦，反复送入导丝和导管可将其撕裂；另外，如果导管顶端成角而且比较坚硬，如 Judkins 冠脉造影导管和导引导管等，在没有导丝的情况下，也非常容易将血管内膜刮破。

2. 操作因素

（1）股动脉硬化狭窄或走行迂曲致较粗硬的导丝或导管通过不畅，尤其是前端没有导丝时，如仍强行插入，易使导丝或导管头端进入血管内膜下形成夹层。

（2）送入导管和导丝力度偏大。由于血管迂曲，导管和导丝末端可能顶住血管侧壁，若此时稍微力度偏大，便可能将血管内膜顶破。

3. 预防与处理方法

术中推送导管或鞘管时切忌动作粗暴，尤其对年龄大或有严重动脉硬化者，送入血管鞘时宜选用细而柔软的导丝或导管。在推送短导丝的过程中如遇阻力，应在透视下判断是否进入股动脉分支或者形成股动脉夹层乃至穿破股动脉，以及时回抽并调整导丝的方向，如仍不能成功者可更换为泥鳅导丝。在送入导管过程中，如遇阻力应即刻透视观察导管头端位置，亦可手推少量造影剂观察血管情况，以减少髂股动脉夹层的发生。此类夹层走行为逆血流而上，多数后果并不严重，自行闭合可能性较大，一般可数小时或数天自行愈合。部分严重动脉夹层，很容易形成血栓，导致血管闭塞，此时最为有效的办法便是支架植入术。极少数情况下需外科处理。

二、心脑血管并发症

（一）空气栓塞

多见于房间隔缺损封堵术，发生率约为1.0%～4.7%，偶见于肺动静脉瘘封堵术、室间隔缺损封堵术和经皮球囊二尖瓣成形术。少量空气栓塞通常症状为一过性，但如果空气量较大，则可导致心肌梗死和脑梗死，致残甚至死亡。

以下为导致空气栓塞的主要原因：

1. 患者因素

（1）术中剧烈咳嗽。部分患者术中出现咳嗽，且咳嗽之前未告诉术者，若恰好是将大型鞘管置入左心房或肺动脉内时，反复用力咳嗽即可吸入气体。

（2）全麻后出现深大呼吸。部分患者麻醉后呼吸深大，或者由于气管痉挛而用力呼吸，此时在低压腔如左心房送入大型输送鞘，在撤出内鞘之后非常容易吸入空气。由于输送鞘管位于左心房，空气直接进入体循环；肺动静脉瘘患者虽然输送鞘位于肺动脉，但气体可直接经瘘血管进入左心房从而进入体循环。一旦进入体循环，脑血管和冠脉便非常容易形成空气栓塞。操作时患者处于仰卧位，右冠状动脉开口朝上，故通常发生右冠状动脉栓塞，而左冠状动脉很少累及。

2. 操作因素

（1）禁食水时间过长。大部分介入操作患者均要求术前禁食水，如果禁食水过长而补液量不够，可导致患者有效循环血量降低，压力下降，在呼吸的影响下，气体可从粗大的鞘管被吸入心腔。

（2）导管及输送鞘管内排气不干净或输送封堵器时带入气体。对于低压腔的导管操作，如左心房，在送入输送鞘和导管后必须将鞘管内空气排除干净，封堵器在进入鞘管前应将其置入生理盐水中充分浸泡排气，在连接过程中注意排气，否则容易将空气带入心腔，引起空气栓塞。

3. 预防方法

（1）术前禁食水时间避免过长，补液量要充足。

（2）在静脉穿刺过程中尽量使血管内呈正压状态。

（3）嘱患者手术操作期间避免剧烈咳嗽。

（4）操作过程中拔出血管扩张器和导丝后应快速堵住导管或鞘管末端的开口，使血管与外界隔绝。

（5）对于左心房等低压腔的导管操作，在送入输送鞘和导管后必须将鞘管内空气排净，在封堵器进入鞘管前应将其置入生理盐水中充分浸泡排气，并且连接过程中亦要注意排气。

4. 处理方法

（1）最为关键的干预措施是快速发现，及时停止手术操作，终止空气继续进入血管内。

（2）高流量吸氧可提高动脉血氧饱和度和改善外周组织氧供，有利于气栓的吸收。

（3）选择合适体位：予以 Trendelenburg 头低足高体位（头部降低 10°～20°），尽量让气栓停留在右心室心尖部，心室的收缩与舒张及血流的冲击也可使得较大的气泡被打碎成小气泡。

（4）一旦确诊脑部气体栓塞，应尽早使用体位疗法，利用气体浮力原理，阻止血液循环中的气体进入脑和冠状动脉，或使已进入的气体退出致命部位，然后逐步被机体吸收而消失。此外，高压氧治疗亦有效。

（5）当出现心搏骤停时立即行心肺复苏；胸外心脏按压不仅可以提高心输出量，还可以将已经形成空气闭锁的气体栓子压碎，形成小的栓子进入肺循环，恢复体循环。

（二）血栓栓塞

血栓栓塞可发生于房间隔缺损、室间隔缺损和冠状动脉瘘等封堵术中，发生率约为0.16%；经皮球囊二尖瓣成形术血栓栓塞发生率约0.15%；采用 Edwards SAPIEN 瓣膜行 TAVR 出现有临床意义的脑卒中发生率为2.5%～6%；Corevalve 瓣膜行 TAVR 后即刻脑卒中总体发生率较低，约2%～4%，术后12个月重大脑卒中事件发生率较高，为5.1%～8.4%。

以下为导致血栓栓塞的主要原因：

1. 患者因素

（1）高凝状态。部分患者本身处于高凝状态，尤其是禁食水之后；部分患者对肝素不敏感，虽然常规给予肝素，但在导管和鞘管等异物上仍易形成血栓。

（2）已经存在血栓形成，如房间隔缺损和二尖瓣狭窄合并心房颤动的患者，本身左心耳即容易形成血栓，如果抗凝治疗不充分，在左心房操作时便容易导致血栓脱落，引起脑栓塞或冠状动脉栓塞。

2. 操作因素

（1）术前忽视患者凝血功能，未发现患者存在血栓形成危险因素，术前未充分肝素化，或术中操作时间长，未及时追加肝素，对于存在肝素抵抗的患者，没有测量激活凝血酶原时间，或者术前已知患者存在血栓形成危险因素，如心房颤动，但未行抗凝治疗，或抗凝治疗不充分。

（2）操作不规范。导管、导丝和输送鞘等器械送入人体前未给予肝素盐水冲洗，通过鞘管注入生理盐水前没有回抽血液或者抽吸不完全，此时一旦鞘管内存在血栓则很容易冲入体内。反复使用导丝时，每一次从血管中退出均需用肝素盐水纱布擦拭，防止导丝表面黏附血栓。

（3）导管所经部位或操作部位存在血栓或钙化。这方面表现比较明显的便是TAVR，如果器械经过主动脉弓和穿过自体主动脉瓣时易碎物质脱落，便可导致栓塞。

3. 预防方法

（1）对于合并血栓形成的患者，术前需充分抗凝治疗，术中仍需给予充分肝素化；且术中操作导管、导丝动作轻柔，避免血栓脱落。

（2）术中所有导管、导丝和输送鞘等器械送入人体前均给予肝素盐水冲洗。

（3）术中通过鞘管注入生理盐水前需充分回抽血液。

（4）术中每一次使用导丝、导管前，均需用肝素盐水纱布冲洗管腔和擦拭表面，防止导丝表面黏附血栓。

（三）心肌梗死

主要见于冠状动脉瘘封堵术、经导管肺动脉瓣置换术和TAVR等操作，偶见于室间隔缺损封堵术。存在必然因素和操作因素，具体原因如下：

1. 患者因素

（1）大型冠状动脉瘘封堵术后出现心肌梗死可以说是必然结果，一方面大型冠状动脉瘘血管上本身存在许多分支血管，而植入封堵器不可避免要压迫这些侧支血管，不过这种情况引起的心肌梗死面积通常较小；另一方面，大型冠状动脉瘘在封堵之后，形同盲端，血流几乎完全停止，必然逐渐形成血栓导致整个瘘血管闭塞。此外，小型冠状动脉瘘也可引起心肌梗死。通常小型冠状动脉瘘均起源于正常冠状动脉，如果瘘血管短，封堵瘘血管之后血栓形成有可能延伸至正常冠状动脉，导致心肌梗死。

（2）冠状动脉走行变异，植入器材直接压迫冠状动脉。这种现象多见于经导管肺动脉瓣置换术中，以冠状动脉左主干和前降支近段最容易受压。采用Edwards SAPIEN瓣膜行TAVR也可发生冠状动脉堵塞，发生率约0.6%。

（3）冠状动脉开口低，或者主动脉窦非常短浅，植入瓣膜支架直接遮盖冠状动脉窦口。据大型研究报道，SAPIEN瓣膜堵塞冠状动脉开口发生率< 0.5%，而CoreValve瓣膜发生率更低。

（4）部分室间隔缺损患者，尤其是成人，心脏呈横位，主动脉瓣、左心室流出道与水平面之间角度明显增大，此时用导管自升主动脉进入左心室探寻室间隔缺损时，导管弯度大，而且由于夹角大，导管非常容易自缺损口弹回主动脉，而右冠状动脉开口正好位于缺损开口上方，一旦发生上述现象，导管非常容易快速弹入右冠状动脉，直接刮擦右冠状动脉上方内皮。

2. 操作因素

（1）冠状动脉瘘封堵术时使用封堵器过大，导致其尾端突出至瘘血管开口之外，进而形成血栓堵塞正常冠状动脉。封堵术后未强化抗凝、抗血小板治疗，导致血栓快速形成，而此时侧支血管尚未建立，从而形成心肌梗死。

（2）经导管肺动脉瓣置换术中，需先行球囊试扩张流出道，同时行冠状动脉造影观察冠状动脉有无受压。试扩张球囊直径应与植入瓣膜时的球囊直径一致，从而检测是否存在冠状动脉血流减少、暂时性狭窄或时断时续的“挤奶”现象。如果观察不仔细，植入肺动脉瓣后瓣膜支架可能直接压迫冠状动脉而导致心肌梗死。

（3）TAVR术中，瓣膜选择过大，或者植入位置过高，遮盖冠状动脉开口。

（4）房间隔缺损和二尖瓣狭窄合并心房颤动

的患者，本身左心耳容易形成血栓，如果抗凝治疗不充分，在左心房操作时便非常容易形成并导致血栓脱落，引起冠状动脉栓塞出现急性心肌梗死。

（5）术中导管及输送鞘管内排气不干净或输送封堵器时带入气体，尤其是在左心操作时，一旦进入体循环，冠状动脉便非常容易形成空气栓塞，导致急性心肌梗死。

（6）室间隔缺损封堵术自左心室建立动静脉环路时，操作者掌控导管力度把握不佳或者经验不足不能有效掌控导管，或者送入导丝力度过大，而导管口又未对准缺损，导致导管被强力弹出。建立动静脉环路使用的导管偏硬，或者导管末端经过处理，非常尖锐。在上述情况下，一旦导管弹入右冠状动脉开口，容易直接刮破冠状动脉内膜，形成夹层。有时室间隔缺损较高而冠状动脉开口较低，也容易误将右冠状动脉开口当成室间隔缺损左心室面开口而送入导丝，从而刺破血管内膜，形成夹层而致管腔受阻。

二、病例报告

病例1：高血压患者术后假性动脉瘤形成

患者女性，75岁，因阵发性心悸40余年入院。曾有高血压病史9年，血压控制在140/70 mmHg左右。4年前于当地医院诊断“冠心病，不稳定型心绞痛”，未行进一步检查和治疗。入院查体：口唇无发绀，颈静脉无怒张，双肺呼吸音清，未闻及干湿啰音和哮鸣音。二尖瓣听诊区可闻及2/6级收缩期杂音和舒张中晚期隆隆样杂音，双下肢无凹陷性水肿，足背动脉搏动良好。化验检查未见异常；胸部X线片示双肺纹理增强模糊，主动脉硬化；心电图示窦性心律；超声心动图示风湿性心脏病，二尖瓣狭窄（中度）并关闭不全（轻度）；经食管超声心动图未见左心耳附壁血栓。入院诊断：①风湿性心脏病，二尖瓣狭窄并轻度关闭不全，心功能Ⅲ级；②高血压3级（极高危组）。行经皮球囊二尖瓣成形术，同时穿刺股动脉和股静脉作为血管路径。术中导管测量主动脉压192/80 mmHg，用硝普钠将血压控制在140/70 mmHg后继续操作。冠状动脉造影显示前降支、回旋支和右冠状动脉粥样硬化改变，无明显狭窄。继而穿刺房间隔，采用Inoue球囊行二尖瓣成形术。术后次日拆除加压包扎时于穿刺部位闻及收缩期杂音，足背动脉搏动良好。立即行右下肢股动静脉穿刺处超声检查，结果显示右侧股浅动脉前方假性动脉瘤形成，试图行手动压迫，但患者体型偏胖，疼痛剧烈，压迫失败，后在超声引导下注射凝血酶而治愈（图4-1-1）。

☞ **点评：**

股动脉假性动脉瘤诊断并不困难，常见症状为大腿内侧进行性增大的搏动性肿物，一般无或有轻度的胀痛或跳痛。瘤体内血栓形成可导致远端血管闭塞，引起相应症状。瘤体压迫股神经可出现肢体麻木和放射性疼痛，压迫股静脉则可见下肢肿胀和浅静脉曲张，严重时关节活动受限。查体可见局部有与心跳一致的搏动性包块，可触及震颤，并可闻及收缩期杂音，压迫肿物近心端，震颤和杂音减弱或消失。彩色多普勒超声检查可见股动脉附近存在低回声区，内有双向血流信号，收缩期血液进入假腔，舒张期血液回流入股动脉。据报道，超声诊断准确率可达92.3%，且具有简便、快捷、无创和无需造影剂等特点。如果不能确定，还可采用增强CT、血管造影和磁共振成像等检查确诊。股动脉假性动脉瘤一般不能自愈，在血流的冲击下，瘤体将不断扩大，最终破裂，导致大出血，或者压迫股动脉、股静脉和周围神经，导致皮肤和皮下组织坏死。假性动脉瘤如果瘤体不大，可首先尝试手动压迫。压迫时注意务必压迫破口处，可先用手指局部压迫，然后通过听诊杂音是否消失判断压迫点是否正确。如果压迫后杂音消失，可以继续压迫，具体压迫时间和压迫力度需操作者自行掌握。不建议压迫力度过大和压迫时间过长，通常以压迫20～40分钟为宜。手动压迫之后，可采用弹力绷带加压包扎并卧床休息24小时左右。如果难以判断瘤口位置，也可在超声指导下压迫。即在超声探头指引下压迫假腔与股动脉相通处，使血流及频谱信号消失，一般压迫10分钟后轻轻松开并观察，若动脉瘤破口处血流或频谱信号仍然存在，再次压迫直至破口闭合，然后用弹力绷带持续加压包扎。失败的患者可采用超声引导下局部注射凝血酶，该法具有操作省时简便、临床效果可靠、并发症少、复发率低、患者痛苦少等优点，而且对患者是否应用抗凝治疗的影响小，目前已经成为假性动脉瘤的主要治疗方法。本例借鉴：①患者年龄大，75

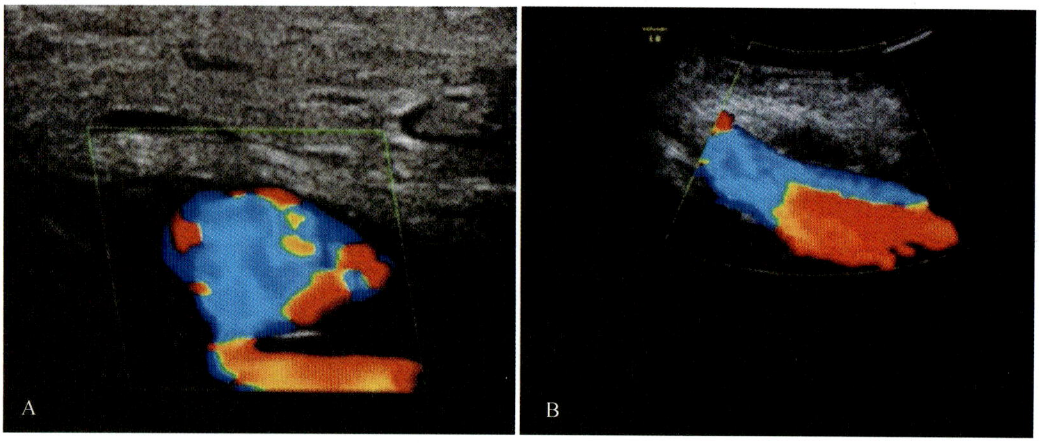

图 4-1-1 假性动脉瘤在血管超声引导下注射凝血酶治疗。**A**. 治疗前，超声显示股浅动脉前壁可见 4.1 mm 瘘口，其前方可见 26 mm×10 mm 液性暗区，其内充满红蓝双色彩色血流，破口处频谱呈双期双相；**B**. 在超声引导下进针，注入凝血酶 100 单位后彩色血流消失

岁，这种患者往往存在动脉硬化和钙化，故容易发生血管并发症。②该患者长期存在高血压病史，术中血压高达 192/80 mmHg，虽然使用硝普钠控制血压，但术后由于无法实时监测，为防止血压偏低，往往将硝普钠用量降低或停用，血压未能恢复正常水平而导致压迫困难。③曾尝试手动压迫，但该患者比较肥胖，压迫时疼痛明显，最终未能成功。对于体重、血压正常而且包块小者，以往我们均采取手动压迫处理，全部成功闭合。④多数假性动脉瘤位于皮下，可以采用上述两种方法处理，如果难以处理，也可采用外科手术，或者使用明胶海绵、弹簧圈和覆膜支架等进行介入治疗。

病例 2：穿刺部位低导致股动静脉瘘

患者女性，46 岁，因“发现心脏杂音 15 年”入院。既往无特殊病史。入院查体：双肺呼吸音清晰，未闻及干湿啰音。心前区可触及震颤，心界向左下扩大，心律规整，胸骨左缘第 2 肋间可闻及连续性杂音，肺动脉瓣区第二心音正常。双下肢无水肿，足背动脉搏动良好。化验检查未见异常，心脏 X 线示双肺未见实质性病变；心电图示窦性心律；超声心动图检查示先天性心脏病，动脉导管未闭 0.7 cm，二尖瓣关闭不全（轻-中度），主动脉瓣关闭不全（轻-中度）。诊断：先天性心脏病，动脉导管未闭。局麻下行动脉导管未闭封堵术。升主动脉造影示动脉导管未闭呈漏斗状，测量主动脉端 25.0 mm，肺动脉端 8.0 mm，送入 12 F 输送鞘，选择 18/20 mm 动脉导管未闭封堵器封堵成功。术后次日拆除加压包扎后，听诊右侧腹股沟穿刺区，可闻及连续性杂音，足背动脉搏动良好。行右侧腹股沟区血管超声示右侧股浅动脉-股浅静脉瘘（图 4-1-2）。局部手动压迫 40 分钟并加压包扎杂音不消失，考虑到瘘口小，对患者影响小，嘱出院观察，1 个月后随诊瘘口已自动闭合。

☞ **点评**：

穿刺时患者下肢应尽量外展，使股动脉与股静脉充分分开，而且穿刺部位不宜过低。穿刺静脉时如果同时穿刺动脉，退出鞘管时可见鲜红色血液喷出。出现上述表现，务必停止插入鞘管或导管，由于此时血管破口小，且弹性尚存，通常拔除鞘管后手动压迫即可使破口闭合。对于瘘口较小（≤ 3 mm）者，可采用超声探头局部压迫法或手动压迫，如无效，由于破口小，也可随诊观察，一般随着抗凝药量的减少，1 ～ 3 个月后可自愈。对股动静脉瘘口较大且局部无血肿者，可施行外科修补术或覆膜支架植入术。该例患者有如下借鉴：①患者为中年女性，血管变异比较大，此时穿刺务必小心，位置不宜过低。部分患者的股动脉在股骨头下缘 1 ～ 2 cm 即分为股浅动脉和股深动脉，而且绝大部分股浅动脉在起始段便走行于股静脉前方并与之重叠，该患者穿刺位点位于腹股沟韧带下方 3.5 cm 处，位置偏低，结果形成股浅动脉-股浅静脉瘘。②曾经尝试人工压迫，但由于血管呈上下关系而非平行关系，压迫失败。③由于血管细，瘘口不大（约 2 mm），而且长期压迫

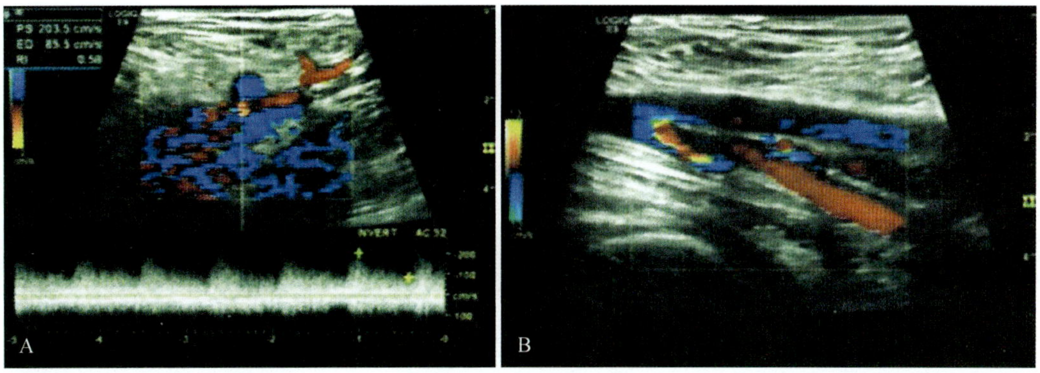

图 4-1-2 股浅动脉-股浅静脉瘘血管超声图。**A.** 右侧股浅动脉和股浅静脉汇合处可见五彩镶嵌彩色血流，并可探及异常高速动脉血流频谱，说明此处存在动脉血流注入；**B.** 横断面检查发现血流频谱与股浅动脉相交通，血流相通处信号约 2 mm

容易出现血栓形成和皮肤坏死等并发症，故压迫失败后未作特殊处理，后期随访，瘘口自动闭合，杂音消失。④如果瘘口大，可导致感染和心力衰竭，应考虑介入治疗或者外科手术。

病例 3：血管迂曲出现股动脉夹层

患者男性，59 岁，因活动后心慌 2 个月入院。平时在家间断服用“阿司匹林、美托洛尔和瑞舒伐他汀”。既往有高血压病史 10 年余，血压最高 180/100 mmHg，未规律服用降压药物，血压控制不理想。入院查体：两肺呼吸音粗，双肺底可闻及细小水泡音，未闻及胸膜摩擦音。心脏相对浊音界向左下扩大，心律规整，各听诊区未闻及明确杂音，肺动脉瓣区第二心音增强。胸部 X 线片示双肺未见明显异常，心影形态、大小未见明显异常。心电图大致正常。超声心动图示高血压和主动脉硬化改变，冠状动脉瘘。诊断：①冠状动脉瘘，心功能Ⅲ级；②高血压 3 级（极高危）。冠状动脉造影可见从右冠状动脉开口上方发出一支粗大血管至肺动脉，血管走行迂曲。拟采用弹簧圈封堵，故撤出造影导管，送入导引导管，但送入导丝和导引导管时发现存在阻力，退出导丝，手推造影剂显示髂外动脉夹层。穿刺左股动脉，置入 6 F 动脉鞘，在透视下送入 J 形导丝和右冠状动脉造影导管至左、右髂总动脉分叉处，手推造影剂见右股动脉迂曲狭窄，造影剂由真腔流入股动脉（图 4-1-3）。自左股动脉送入超滑导丝和右冠状动脉导引导管，将导丝越过分叉送入右髂外动脉，从真腔进入股动脉，拉出体外，建立轨道，然后自右股动脉送入输送鞘，依次植入 Cordis 10 mm×80 mm 及 10 mm×60 mm 自膨胀支架各 1 枚，再次造影血管通畅，支架贴壁良好。

☞ 点评：

对年纪较大或估计有动脉硬化者，宜选用较细和柔软的导管和 J 形导丝，一旦送入导管和导丝时出现阻力，应立即停止送入，透视观察导管和导丝头端位置，并自血管鞘或导管推注造影剂观察血管走行以及血管有无狭窄和闭塞，防止并发症出现。本例患者借鉴之处如下：①患者年龄大，有多年高血压病史，这类患者髂动脉和腹主动脉有时非常迂曲，操作时需先送入导丝试探，一旦有阻力，应推注造影剂观察血管走行和形态。②如果血管迂曲，应在透视下小心使用导丝越过迂曲处，更换导管时需使用长交换导丝，防止导管拉出与送入时刮擦血管壁，引起内膜撕裂。有些介入操作难度大，需多次更换导管，这可能对迂曲血管产生摩擦作用。该患者在第一次送入导丝时比较顺畅，导致了后面的疏忽，在更换导管时没有使用长交换导丝，此时如果导管开口正对迂曲血管壁，稍有不慎便可撕裂内膜。③一旦发现动脉夹层，很容易形成血栓，导致血管闭塞，此时最为有效的办法便是支架植入术。该患者发现夹层后，立即植入支架，效果良好，足背动脉搏动正常。

病例 4：血栓脱落导致脑栓塞

患者男性，56 岁，因活动后心慌、气短 5 年入院。患者 6 个月前曾出现脑栓塞，恢复良好，无后遗症，自服华法林 6 个月，凝血功能达标。入院查体：双肺呼吸音清晰，未闻及干湿啰音。心前区无隆起，未触及震颤，心界向左扩大，心率 80 次 / 分，心律绝对不齐，二尖瓣听诊区可闻及舒张中晚期隆隆样杂音。双膝腱反射存在，双侧

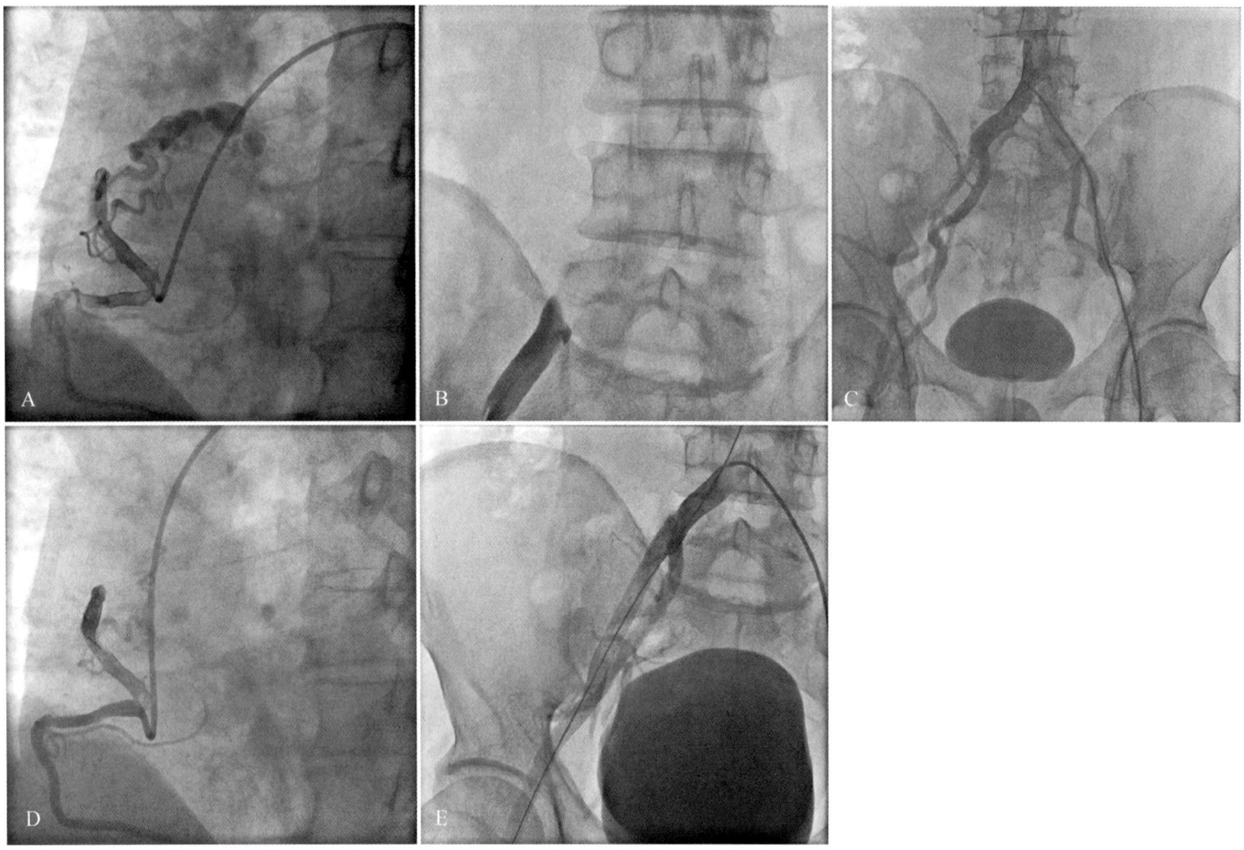

图 4-1-3 冠状动脉瘘介入治疗后出现股动脉夹层。**A.** 右冠状动脉造影示右冠状动脉开口上方存在一支粗大血管，走行迂曲，最终注入肺动脉，瘘血管与导管形成锐角；**B.** 撤出造影导管，于右股动脉处送入导引导管时存在阻力，撤出导丝，推注造影剂示髂动脉明显增宽，近端呈盲端状；**C.** 穿刺左股动脉，送入导引导管至髂动脉开口处推注造影剂，可见左、右髂动脉均明显迂曲，连续呈“S”形走行；**D.** 确定髂动脉可行支架植入术后，先采用弹簧圈封堵瘘血管，造影示瘘血管远端造影剂基本消失；**E.** 从左股动脉送入导丝，“翻山”后自髂动脉真腔进入股动脉，拉出体外，建立轨道，然后自右股动脉送入输送鞘和自膨胀支架，术后造影显示血管腔恢复正常，假腔消失

Babinski 征阴性。胸部 X 线片示双肺未见实质性病变，心电图和动态心电图示心房颤动，经胸和经食管超声心动图示风湿性心脏病，二尖瓣狭窄（中度）并关闭不全（轻度），主动脉瓣关闭不全（轻度），左心耳未见明确血栓。入院诊断：①风湿性心脏病，二尖瓣狭窄并关闭不全，心房颤动，心功能Ⅱ级；②左侧小脑梗死、腔隙性脑梗死。入院后给予低分子量肝素替代华法林，行经皮球囊二尖瓣成形术。穿刺房间隔成功后，导入左心房盘状导丝，选择 Inoue 球囊行二尖瓣成形术，有效扩张 3 次。术中患者突然出现意识模糊、语言功能障碍，四肢活动无力，心电监测示血压 125/75 mmHg，呼吸 18 次 / 分，心率 85 次 / 分。急行头部 CT 检查见左侧额颞叶交界区大片状低密度灶。给予单唾液酸四已糖神经节苷脂钠、疏血通、华法林、尤瑞克林等药物治疗后肢体活动自如，肌力及肌张力正常，但仍有轻度运动性失语。

☞ **点评：**

冠状动脉血栓栓塞症状与急性心肌梗死相同。脑栓塞症状视栓塞部位而不同，可有复视、视野缺失、言语不清、口眼歪斜、肢体活动障碍等，重者可出现意识丧失，甚至死亡。为防止出现血栓形成，导致心脑血管栓塞，术前必须重视患者凝血功能，去除血栓形成危险因素。尤其是当介入路径中存在血栓可能时，如房间隔缺损和二尖瓣狭窄患者因心房颤动而存在左心耳附壁血栓时，必须严格抗凝治疗并检查证实没有血栓存在时方可进行相关操作。本例患者教训如下：①患者术前有心房颤动病史和脑梗死病史，虽然已给予华法林抗凝治疗，而且术前经食管超声心动图未见左心耳血栓，但患者存在易患因素，故操作务必小心。②操作前应彻底肝素化，操作时间长者需及时追加肝素，鞘管或导管置入体内时间过长需防止血栓形成。该患者由于操作时间长，没有检测血块凝固时间，因此肝素用量是否足够，难以判断。今后对于操作难度大、操作时间长的患者，需行血块凝固时间检测，防止血栓形成，避免并发症出现。

病例5：导管滑脱导致冠状动脉夹层

患者女性，41岁，因活动后气短30余年入院。既往无糖尿病、肾病、高血压和冠心病病史。查体：双肺呼吸音清晰，未闻及干湿啰音和胸膜摩擦音。心律规整，胸骨左缘第3～4肋间可闻及Ⅲ级收缩期反流性杂音，肺动脉瓣区第二心音增强、分裂。心电图检查大致正常；胸部X线片示肺血正常，心胸比值0.55；超声心动图示先天性心脏病，室间隔缺损（围膜部），膜部室间隔膨出瘤。诊断：先天性心脏病，室间隔缺损。行室间隔缺损封堵术治疗，左心室造影见造影剂经膨出瘤型室间隔缺损分流至右心室，测量室间隔缺损左心室面为1.1 cm，右心室面为0.6 cm，距离主动脉瓣下0.4 cm，膨出瘤长0.9 cm、宽1.1 cm。升主动脉造影见主动脉右窦脱垂，未见主动脉瓣关闭不全和冠状动脉异常。由于室间隔缺损走行向上，而且左心室主动脉长轴与水平面成角明显，因此选用末端经修剪的猪尾导管建立动静脉环路。建立轨道中导管自左心室滑入右冠状动脉内，由于平时导管滑入右冠状动脉的情况也偶有发生，当时并未在意，撤出后继续操作，但该患者由于左心室与主动脉长轴角度偏大，导管弹入右冠状动脉力度较大。不久，患者出现心前区疼痛，心电监测示患者心率减慢至60次/分左右，ST段抬高，动脉压力监测示收缩压波动在80～90 mmHg，予补液、阿托品、多巴胺、间羟胺静脉泵入。行左冠状动脉造影未见异常，右冠状动脉造影见右冠状动脉近端夹层并完全闭塞，立即导入导丝穿过夹层，植入Blazer SDS 3.5 mm×28 mm和Sapphire NC 4.0 mm×15 mm两枚支架入右冠状动脉内，造影见冠状动脉血流通畅，之后再行室间隔缺损封堵术（图4-1-4）。

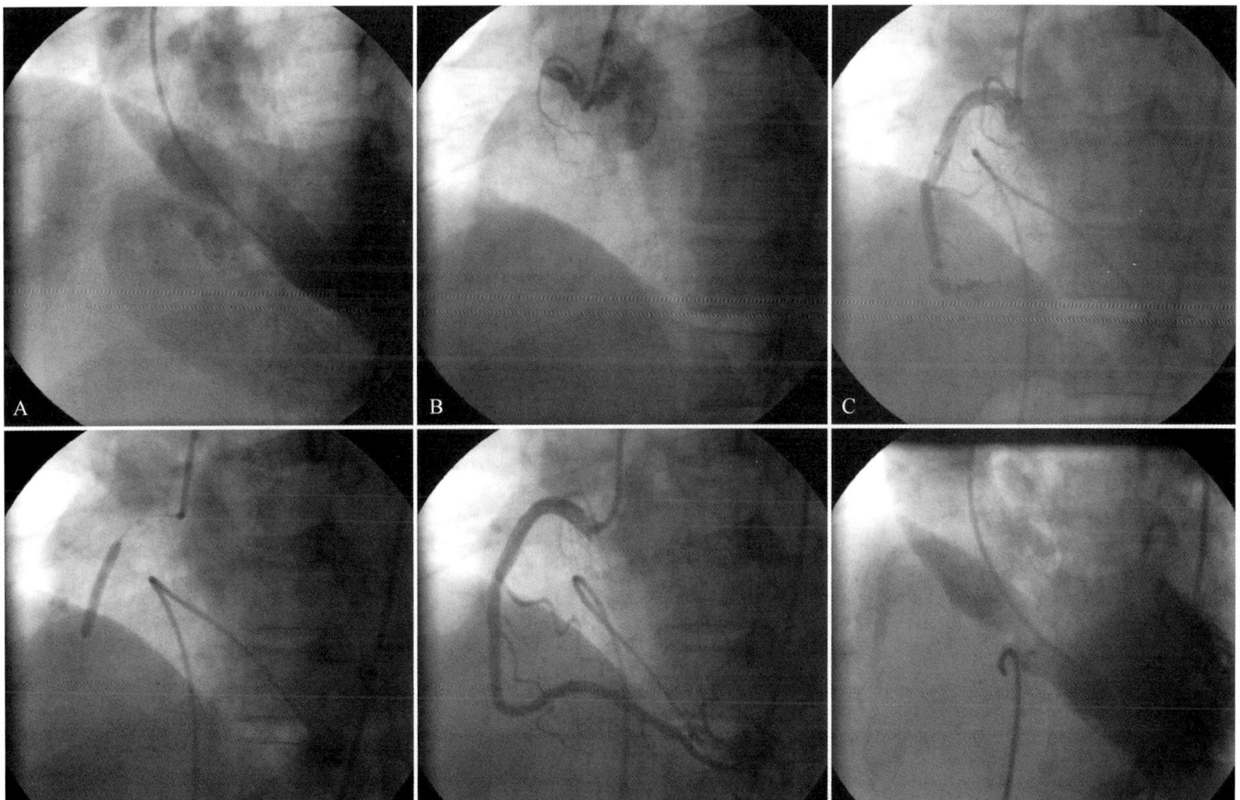

图4-1-4 左心室与主动脉长轴角度偏大而导致导管滑脱引起冠状动脉夹层。**A.** 左心室造影可见主动脉瓣下方存在室间隔缺损，通过缺损造影剂自左心室进入右心室，缺损呈锐角向上分流，同时左心室主动脉长轴与水平面成角非常大；**B.** 患者突然出现心绞痛症状，冠状动脉造影示右冠状动脉近端完全闭塞；**C.** 立即送入导引导管并自真腔送入导丝；**D.** 植入支架2枚；**E.** 再次造影示冠状动脉血流通畅，夹层消失；**F.** 继续行室间隔缺损封堵术，植入封堵器后造影显示分流消失

☞ 点评：

自左心室建立动静脉轨道是室间隔缺损封堵术非常重要的步骤。此时操作需轻柔，否则导管容易自左心室滑脱至主动脉，横位心尤其如此。在建立动静脉轨道时，导管进入左心室，应掌控好导管，防止其反复弹回主动脉，此外动作务必轻柔，稍微用力，导丝便可将导管顶起而滑脱。本病例可提供以下借鉴：①成年肥胖患者心脏多数呈横位改变，此时导管与室间隔缺损之间角度大，难以固定，一旦导管进入左心室并旋转至缺损口，需略向下用力，防止导管向上滑脱至主动脉。②造影后要牢记室间隔缺损的解剖定位，可用膈肌上下肋间标记。导管要准确定位于室间隔缺损开口，防止反复在主动脉瓣上下弹跳，误入冠状动脉内。对于膨出瘤型室间隔缺损，送入导丝如果存在阻力，很容易将导管顶起导致回弹至冠状动脉内。③如果发现导管位置已经弹回至主动脉，此时应轻轻将导管撤回，旋转至升主动脉中间部位，再送入导丝将其导入左心室。④术中应注意观察患者心电图变化，一旦出现 T 波高尖和 ST 段抬高，首先应想到冠状动脉并发症，此时宜先停止操作，观察病情变化，如果存在症状，而且心电图改变持续，应急行冠状动脉造影检查。⑤出现冠状动脉夹层后，应立即酌情处理，必要时立即植入支架。

（中国人民解放军北部战区总医院
肖家旺　王琦光）

参考文献

[1] 陈仁智，王艳红. 经股动脉穿刺并发症的预防与处理. 包头医学，2010，34：129-131.

[2] Dato I，Burzotta F，Trani C，et al. Percutaneous management of vascular access in transfemoral transcatheter aortic valve implantation. World J Cardiol，2014，6：836-846.

[3] Toggweiler S1，Leipsic J，Binder RK，et al. Management of vascular access in transcatheter aortic valve replacement：part 2：Vascular complications. JACC Cardiovasc Interv，2013，6：767-776.

[4] 蒋世良，徐仲英，赵世华，等. 先天性心脏病介入治疗并发症分析. 中华心血管病杂志，2009，37：976-980.

[5] 杨业发，程红岩，陈栋，等.10043 例次经股动脉穿刺插管相关并发症分析. 中国微创外科杂志，2002，2：335-337.

[6] 牟玮，李研瑜. 股动脉与股静脉解剖关系的 CT 研究及其在介入治疗中的意义. 临床放射学杂志，1996，15：362-364.

[7] 李红霞，左秀兰，刘延军，等. 介入诊疗术后股动脉穿刺点并发症的诱因及预防. 医学影像学杂志，2012，22：1739-1741.

[8] 吴海江，崔宁，曹驰，等. 介入治疗中腹膜后血肿的诊断及处理. 中国医师杂志，2003，5：1508-1509.

[9] 傅庭焕，李基业，费阳，等. 股动脉穿刺术后腹膜后血肿三例临床分析. 中国急救复苏与灾害医学杂志，2011，6：223-224.

[10] 傅庭焕，李基业，王世斌. 冠状动脉介入术后并发腹膜后血肿 14 例临床分析. 中日友好医院学报，2011，25：95-97.

[11] 李建初，蔡胜，姜玉新，等. 假性动脉瘤的彩色多普勒超声征象及其临床意义. 中华超声影像学杂志，2001，10：473-475.

[12] 严振辉，柳学国，唐秉航，等. CTA 在股动脉假性动脉瘤中的临床应用. 实用放射学杂志，2014，30：1483-1485，1489.

[13] 施海彬，顾建平，何旭，等. 外周血管假性动脉瘤的介入治疗. 中华放射学杂志，2005，39：929-931.

[14] 刘丽文，段云燕，钱蕴秋，等. 心导管术后假性动脉瘤超声引导压迫修复. 中国超声医学杂志，2005，21：31-33.

[15] 蒋天安，李鸣，赵君康，等. 超声引导下局部压迫或注射凝血酶治疗动脉插管术后假性动脉瘤的临床应用. 中华超声影像学杂志，2004，13：43-45.

[16] 张华斌，黄曼维，王金锐，等. 超声引导下注射凝血酶栓塞治疗医源性假性动脉瘤. 中国超声医学杂志，2005，21：142-146.

[17] 刘丽文，张军，段云燕，等. 超声引导下凝血酶注射法治疗假性动脉瘤. 中国超声医学杂志，2008，24：1039-1041.

[18] 徐文豪，代远斌. 外周血管假性动脉瘤的临床分析. 重庆医科大学学报，2011，36：221-223.

[19] 刘文贵，梁定，郭山峰，等. 肢体及肾脏假性动脉瘤的介入治疗. 介入放射学杂志，2008，17：365-367.

[20] Reynolds MR，Magnuson EA，Wang K，et al. Health-related quality of life after transcatheter or surgical aortic valve replacement in high-risk patients with severe aortic stenosis：results from the PARTNER（Placement of AoRTic TraNscathetER Valve）Trial（Cohort A）. J Am Coll Cardiol，2012，60：548-558.

[21] Leon MB，Smith CR，Mack M，et al. Transcatheter aortic-valve implantation for aortic stenosis in patients who cannot undergo surgery. N Engl J Med，2010，

363：1597-1607.

[22] 蒋世良，黄连军，徐仲英，等.经皮二尖瓣球囊成形术并发症的防治.介入放射学杂志，2002，11：254-256.

[23] 额尔敦高娃，解启莲，吕瑛，等.室间隔缺损介入治疗的并发症防治.实用儿科临床杂志，2006，21：1626-1627.

[24] 戚跃勇，戴书华，邹利光，等.经皮股动脉穿刺的严重并发症.放射学实践，2003，18：509-511.

[25] 庞程程，张智伟，钱明阳，等.儿童常见先天性心脏病介入治疗的并发症分析.临床儿科杂志，2014，32：956-960.

[26] 李奋，周爱卿，蒋世良，等.动脉导管未闭封堵的临床研究.临床儿科杂志，2006，24：924-929.

[27] 高磊，刘君，何小梅，等.国产器材封堵儿童室间隔缺损682例并发症分析.中华实用儿科临床杂志，2013，28：989-992

[28] 周滔，周胜华，沈向前，等.心导管术后股动静脉瘘治疗方法探讨.中国医学工程，2007，15：764-766.

[29] 蒋世良，徐仲英，黄连军，等.采用Amplatzer封堵器介入治疗继发孔房间隔缺损的并发症的防治.中国介入心脏病学杂志，2004，12：323-325.

[30] Perings SM，Kelm M，Jax T，et al. A prospective study on incidence and risk factors of arteriovenous fistulae following transfemoral cardiac catheterization. Int J Cardid，2003，88：223-228.

[31] 陆利冲，汪小海，李浩，等.超声下股静脉与股动脉间解剖关系及其影响因素的研究.临床麻醉学杂志，2011，27：851-853.

[32] Schnyder G，Sawhney N，Whisenant B，et al. Common femoral artery analomy is influenced by demographics and comorbidity：implications for cardiac and peripheral invasive studies. Catheter Cardiovasc Interv，2001，53：289-295.

[33] 陈晓彬，蒲晓群，郑昭芬，等.局部加压包扎法治疗介入诊疗术后并发的股动静脉瘘.医学临床研究，2007，24：670-671.

[34] 徐仲英，徐立，张戈军.等.经导管植入Amplatzer封堵器治疗二孔型房间隔缺损术中并发冠状动脉空气栓塞（附5例报告）.临床放射学杂志，2000，19：786-788.

[35] 梁永梅，金梅，王霄芳，等.介入治疗房间隔缺损600例临床分析.心肺血管病杂志，2014，33：486-488，507.

[36] Tay EL，Gurvitch R，Wijesinghe N，et al. A high-risk period for cerebrovascular events exists after transcatheter aortic valve implantation. JACC Cardiovasc Interv，2011，4：1290-1297.

[37] Ghanem W，Muller A，Nahle CP，et al：Risk and fate of cerebral embolism after transfemoral aortic valve implantation. J Am Coll Cardiol，2010，55：1427-1432

[38] Stortecky S，Windecker S，Pilgrim T，et al. Cerebrovascular accidents complicating transcatheter aortic valve implantation：frequency，timing and impact on outcomes. EuroIntervention，2012，8：62-70.

[39] Daneault B，Kirtane AJ，Kodali SK，et al. Stroke associated with surgical and transcatheter treatment of aortic stenosis：a comprehensive review. J Am Coll Cardiol，2011，58：2143-2150.

[40] Smith CR，Leon MB，Mack MJ，et al. Transcatheter versus surgical aortic-valve replacement in high-risk patients. N Engl J Med，2011，364：2187-2198.

[41] Webb JG，Altwegg L，Boone RH，et al. Transcatheter aortic valve implantation：impact on clinical and valve-related outcomes. Circulation，2009，119：3009-3016.

[42] Webb JG，Cribier A. Percutaneous transarterial aortic valve implantation：what do we know？Eur Heart J，2011，32：140-147.

[43] Thomas M. The global experience with percutaneous aortic valve replacement. J Am Coll Cardiol Interv，2010，3：1103-1109.

第2节　残余分流与溶血

先天性心脏病（congenital heart disease，CHD）经皮介入封堵术具有并发症少、技术成熟等显著优势，目前已成为常见CHD首选治疗方法。随着介入技术开展和患者数量的增加，一些少见并发症也逐渐被认识。残余分流和溶血是介入封堵术后的严重并发症之一，如未能及时准确诊断并予以有效治疗，将会引起严重贫血、血小板减少、肾功能不全、脏器出血等一系列继发性损伤。

一、血细胞损伤原因

（一）机械溶血性血细胞损伤

若封堵器选择不当，尤其是尺寸偏小，无法完全封堵缺损时，封堵器周边便会出现残余分流，此时，高速血流会从网状封堵器表面与缺损周围之间的缝隙喷射而过，从而对血细胞造成机械性损伤。红细胞损伤后大量血红蛋白释放并经肾脏排出，引发血红蛋白尿，尿液颜色呈酱油色，由于血红蛋白分子量大，沉积在肾小球基膜上，进而堵塞肾小管，导致肾功能不全。同时，血小板在这一过程中被破坏，致使血液中血小板数量急剧减少，这可能引发消化道等腹腔脏器、大脑、肺脏等多部位出血。

（二）消耗性血小板减少

近年来，在临床实践中发现，CHD 介入封堵后出现血小板减少的情况较为常见，尤其在动脉导管未闭（patent ductus arteriosus，PDA）封堵术后表现得更为突出。有相关个案报道指出，PDA 封堵术后患者可出现血小板减少，但其原因不明。部分学者推测可能与封堵伞中的涤纶片的聚酯纤维成分引发过敏、大封堵器致血小板机械损伤和过度消耗、残余分流致血小板机械破坏以及肺动脉高压等因素有关。在一组 204 例患者的临床病例观察研究中，PDA 患者有 80 例，室间隔缺损（ventricular septal defect，VSD）患者 72 例，房间隔缺损（atrial septal defect，ASD）患者 52 例。研究结果显示，大封堵器引发的血小板机械损伤和消耗，可能超过了血小板的再生能力，从而成为 PDA 封堵术后血小板急剧减少的关键原因。PDA、VSD 和 ASD 患者封堵术后血小板减少的发生率高达 68.8%，远高于文献报道的肝素诱导的血小板减少的发生率，然而，这些患者血小板的最低值大多在正常范围内，无临床意义。血小板减少多在应用肝素后的 48 小时内出现，且与典型的肝素诱导血小板减少不同，患者大多没有肝素和抗血小板药物的应用史，仅用肝素诱导的血小板减少这一因素，并不能完全解释 CHD 介入封堵术后血小板减少的现象。我们未发表的数据显示 40.7% 的患者出现中度血小板降低，4.0% 的患者出现严重血小板降低，其机制不明，但血小板最低值均大于 100×10^9/L，无临床意义。在 PDA 患者中，血小板的减少发生率为 66.7%，其中严重血小板减少的发生率最高，达到了 9.3%。进一步分析发现，PDA 组和 ASD 组患者术后血小板均较术前有所下降，而 VSD 组患者术后血小板计数虽也较术前降低，但这一差异未达到统计学上的显著性。

综合来看，PDA、ASD 和 VSD 封堵术后血小板减少的原因可能与以下几方面有关：①封堵器内形成稳定血栓的过程消耗了一部分血小板；②封堵器的阻流膜筛孔的机械破坏作用：封堵器由 72 目镍钛合金丝编织，内部设有阻隔血流的聚酯纤维膜，该纤维膜的孔径大约为 160 μm，而血小板的直径仅为 2 ～ 3 μm。当植入大封堵器后，若封堵器内不能迅速形成稳定的血栓，黏附在封堵器上的血小板被持续冲刷、破坏。血小板的正常寿命为 7 ～ 14 日，每天大约有 10% 的血小板会更新，血小板的更新和消耗处于一种动态平衡状态，从而维持其总数的稳定。然而，一旦血小板的破坏速度超过了机体的补充能力，便会出现血小板减少。

（三）肝素诱导的血小板减少（heparin-induced thrombocytopenia，HIT）

HIT 是指在应用肝素后，体内产生了 IgG 抗体，这种抗体能识别血小板第 4 因子（platelet factor 4，PF4），并与之结合形成多聚体-肝素复合物。PF4 是一种含有 70 个氨基酸的蛋白质，能够自聚形成分子量约为 31 kDa 的四聚体，其周围环绕着一圈带正电荷的氨基酸，这些正电荷的氨基酸可与肝素紧密结合。当肝素与 PF4 四聚体结合时，会诱导四聚体发生构象改变，从而暴露出抗原决定簇，进而诱导体内产生相应的抗体。这种抗体的诱导能力取决于肝素的类型、应用时间以及剂量等因素。不同类型肝素的诱导能力不同，因此，HIT 的发生情况也会有所不同。当血小板表面的肝素－PF4 复合物与抗体结合后，抗体的 Fc 段会与血小板上的 Fcγ Ⅱa 受体相结合，从而激活血小板，导致微血栓的形成。此外，PF4 还可以与内皮细胞表面的硫酸乙酰肝素受体结合，诱导抗体攻击血管内皮细胞，促使内皮细胞表达组织因子，进而启动外源性凝血系统，形成血栓。这些病理改变会消耗大量血小板，使得血小板减少的速度超过其再生能力，从而导致血小板减少，增加出血的风险，同时，由于外源性凝血系统的激活，血栓形成的危险性随之增大。HIT 的主要临床表现包括血小板减少、紫癜、血小板激活和血栓形成等。HIT 可分为两型：最常见的为Ⅰ型，主要发生在初次使用普通肝素（unfractionated heparin，UFH）治疗后的1～3日内。通常认为是由于大剂量肝素导致血小板和纤维蛋白原结合，从而引发的一种轻微的血小板减少症，属于非免疫系统介导的反应。其主要表现为血小板计数一过性轻微下降，但随着肝素治疗的持续进行，血小板计数将会逐渐上升，患者的预后大多较好。Ⅱ型HIT，亦称肝素诱导的血小板减少和血栓形成（heparin-induced thrombocytopenia and thrombosis，HITT）或白色血栓综合征，属于一种自体免疫反应。其临床表现主要为明显的血小板减少（$< 100\times10^9$/L），且持续时间较长，可能会引起四肢血管闭塞，甚至危及生命的动、静脉血栓栓塞。目前HIT多指免疫介导的血小板减少。据相关研究估计，接受UFH治疗5天的患者中，大约有1%的患者会出现与HIT相关的血栓形成。由于HIT常常不易被察觉，因此，对于接受肝素治疗的患者，如果出现血小板减少症，无论是否存在血栓，都应高度怀疑HIT的可能性。提高对HIT的认识程度和警觉意识，对于及时发现、准确诊断以及有效治疗HIT，进而降低患者的死亡率至关重要。

Ⅱ型HIT多见于成人，也可发生于儿童，多发生于应用肝素治疗后的第5～10日，此时抗体激活血小板，显著增加了血栓形成的风险。HIT的诊断主要依据临床表现，对于临床怀疑HIT者，推荐检测血清PF4-肝素复合物抗体，PF4-肝素复合物抗体阴性预测值很高，阴性者可排除诊断。

HIT的发生率受多种因素影响：包括肝素的种类、不同的人群等。患者大多有肝素应用史，尤其是曾经应用过UFH者，更易发生HIT。通常情况下，牛肝素诱导的HIT发生率高于猪肝素，UFH的发生率高于低分子量肝素。此外，经历过手术的患者较单纯应用药物治疗的患者，发生HIT的风险更高。在应用UFH的整形外科手术患者中，HIT的发生率最高，其次是心脏移植患者。据统计，应用UFH的患者与应用低分子量肝素的患者发生HIT的比例分别为4.8%和0.6%。心脏外科术后，成人和儿童发生HIT的比例分别为1%和1.3%，而在未行外科手术的患者中，应用肝素时HIT发生率为0.3%～0.8%之间。值得注意的是，在大多数发绀型CHD患者中，也可见到血小板减少的情况。

二、典型病例报告

病例1：VSD封堵术后残余分流致机械性溶血

患者徐某，男，41岁。入院查体：口唇无发绀，心界向左下扩大，心率70次/分，胸骨左缘第3～4肋间可触及收缩期细震颤，并可闻及4/6级收缩期反流性杂音。化验血、尿、便常规及肝肾功能正常。心脏远达正位片示双肺血增多，心影扩大，左四弓延长，心胸比值0.64。心电图显示左心室增大。心脏彩超显示围膜部VSD，室间隔膜部膨出瘤，左心室侧基底部宽约14 mm，存在多处左向右分流束，最大直径5 mm，左心室舒张末期内径55 mm。临床诊断为CHD、VSD合并室间隔膜部膨出瘤。入院后，征得患者本人及家属同意后行经皮VSD封堵术。术中于局麻下穿刺右侧股动、静脉，静脉给予肝素钙80 U/kg，使用6 F猪尾导管。取左前斜50°加头位20°行左心室造影，注入碘帕醇（20 ml/s，总量30 ml，压力1000 Pa），显示室间隔膜部膨出瘤及缺损，膜部瘤左心室基底部直径约14 mm，距离主动脉瓣约1 mm。膜部瘤右心室面可见多个出口，最大出口直径5 mm，（图4-2-1A），测量肺动脉压48/16（27）mmHg。选择经大孔VSD建立动静脉轨道，送入12 F输送鞘和直径14 mm大小封堵器（左心室侧伞边为6 mm，由上海形状记忆合金有限公司生产），于大孔VSD处释放封堵器。复查左心室造影可见封堵器位置固定，边缘可见少量残余分流，残余分流直径约1 mm（图4-2-1B），升主动脉造影未见主动脉瓣反流。听诊心脏杂音较前明显减弱，仍可闻及2/6级收缩期杂音，未触及震颤。随后释放封堵器，对股动静脉穿刺点加压包扎，患者安全返回病房。术后未常规给予低分子量肝素及阿司匹林肠溶片，使用头孢类抗生素预防感染，地塞米松（10 mg，静脉注射，每日1次）抗炎预防传导阻滞，并给予氨甲苯酸（0.2 g/d，静脉滴注，每日2次），促进残余分流消失。术中患者血压159/92 mmHg，给予硝普钠持续泵入，将血压控制在90～100/60～80 mmHg之间。术后48小时尿常规检查正常。但是术后69小时患者出现尿液呈酱油色，尿常规示：白细胞1+，潜血

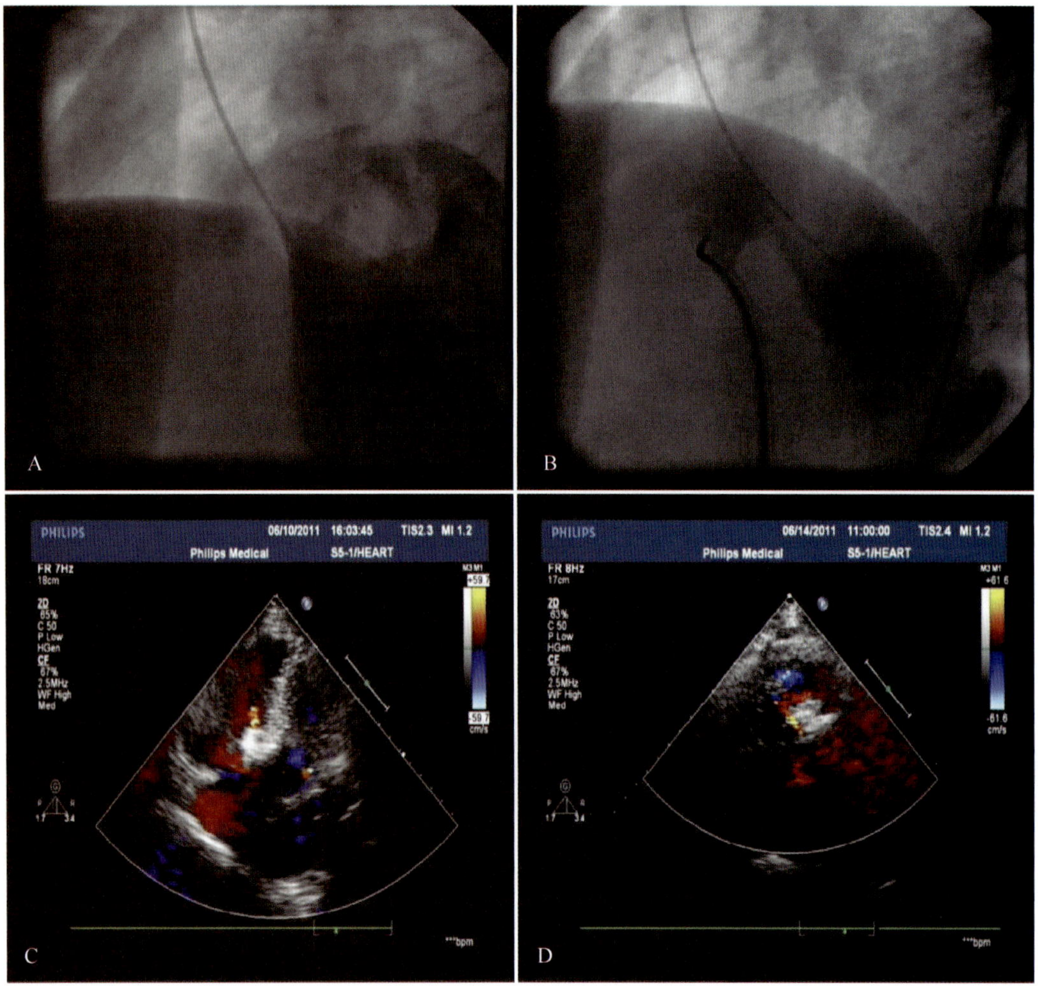

图 4-2-1 **A**. 封堵术前左心室造影见室间隔膜部膨出瘤左心室侧基底部宽约 14 mm，对比剂经多处缺损分流至右心室；**B**. 封堵术后左心室造影显示封堵器位置固定良好，瘤体夹闭，封堵器边缘可见少量残余分流，残余分流直径约 1 mm；**C** 和 **D**. 封堵术后心脏超声：封堵器位置良好，瘤体夹闭，封堵器边缘可见约 1.5 mm 残余分流

3＋，蛋白 3＋；血常规示：白细胞 11.3×10^9/L，中性粒细胞 72%，红细胞 4.25×10^{12}/L，血红蛋白 143 g/L，血小板 122×10^9/L，肾功能正常。考虑为急性溶血，立即加用 5% 碳酸氢钠碱化尿液（2 ml/kg，用生理盐水稀释 2 倍，静脉滴注，每日 2 次）。次日化验尿常规：白细胞＋/－，潜血 3＋，蛋白＋/－；血常规：白细胞 10.9×10^9/L，中性粒细胞 70.5%，红细胞 3.83×10^{12}/L，血红蛋白 125 g/L，血小板 116×10^9/L。患者无发热、贫血及黄疸。第 3 日尿液颜色逐渐变淡。第 5 日尿常规示白细胞及蛋白正常，潜血＋/－；血常规示：白细胞 9.4×10^9/L，中性粒细胞 61.6%，红细胞 3.89×10^{12}/L，血红蛋白 128 g/L，血小板 148×10^9/L，肾功能正常。停用碳酸氢钠。术后 11 日出院前复查血常规和尿常规均正常。复查心脏彩超示室间隔封堵器边缘可见 1.5 mm 残余分流（图 4-2-1C 和 D）。建议其定期复查。术后 1 个月后听诊未闻及杂音。复查心脏彩超示心室水平残余分流消失。

☞ 点评：

CHD 介入封堵术后出现残余分流及溶血是比较常见的并发症，多发生于 VSD 和 PDA 封堵后 1 周内，其在 VSD 封堵术后的发生率低于 5.88%。在 VSD 封堵治疗过程中，封堵器过小或发生移位都可能导致残余分流的出现。此外，也可能与 VSD 形态有关。李敬邦等统计发现，VSD 封堵术后即刻残余分流发生率为 20% ～ 30%，24 小时后降至 5% ～ 10%，3 个月后进一步降至 1%。随着心内膜逐渐覆盖封堵器，6 个月后大多数残余分流可完全消失。溶血主要发生于膨出瘤型 VSD，其主要原因包括：①术后血液流经封堵器时，高速血流撞击封堵器的金属网眼，导致红细胞遭受机械性破坏。②血流通过封堵器粗糙的边缘，其毛刷作用可破坏红细胞引发溶血。③另外，膜部VSD封堵后封堵器边缘存在残余分流，高速血流通过漏口，可造成红细胞机械损伤出现溶血。有报道称VSD封堵术后常规使用地塞米松可降低溶血发生率。一旦出现溶血，应停用抗凝药，使用激素减轻封堵器对周围组织的压迫水肿，同时使用碳酸氢钠碱化尿液以保护肾功能，大多数患者都能逐渐恢复。若患者持续发热、出现溶血性贫血及黄疸等症状，则应再次封堵残余分流，如采用弹簧圈介入封堵或酌情进行外科处理。在本例中，患者封堵术后封堵器周边存在少量残余分流，分流直径约1～2 mm。鉴于此残余分流并无血流动力学意义，不会增加感染性心内膜炎的风险，并且预计大多数情况下可自愈，因此当时决定释放封堵器。术后未常规应用阿司匹林和低分子肝素，当术后出现急性溶血时，首先采取了积极药物保守治疗，2～3日后溶血症状便明显减轻，11日后完全消失，对于残余分流则采取了随访观察策略。该患者随访1个月后复查心脏彩超，残余分流已完全消失，从而达到较好治疗效果。

通过以上病例，我们有以下几点体会：①在封堵有膨出瘤的VSD时，尤其是右心室面存在多个出口的缺损，残余分流的发生率相对较高。如果术中试封堵后仍有少量分流存在，为了避免残余分流而改为较大封堵器，可能会增加主动脉瓣反流及传导阻滞等并发症的发生率。如果允许少量残余分流存在，可考虑不必过于苛求而换用较大型号的封堵器，这样有可能减少并发症的发生，并且可减少术中的操作步骤、缩短手术时间。②当封堵术后出现少量残余分流时，术后不常规应用阿司匹林和低分子肝素，有助于残余分流的闭合，如果残余分流无血流动力学改变及溶血，可采取密切观察、随访的策略。③若术后出现机械性溶血，只要无持续溶血，无发热，无严重贫血和肝肾功能损害，可采用内科保守治疗。随着心内膜逐渐覆盖，残余分流有完全消失的可能。小于2 mm分流始终存在时临床意义不大，亦不必急于介入封堵或外科手术处理，以避免不必要的治疗。④ CHD的介入治疗安全有效，其并发症及创伤均较外科少。随着手术例数的增加，随访时间的延长，治疗器材的不断改进以及临床经验的逐渐积累，有望进一步提高治疗效果，减少残余分流的发生。

病例2：心肌梗死后室间隔穿孔封堵术后残余分流致机械性溶血

患者男性，63岁，因“胸闷、气短3月余，加重1个月”于2014年9月24日入院。患者3个月前出现胸闷、气短，无胸痛，在当地医院诊断为“急性心肌梗死”，经对症治疗后症状好转并出院，院外未规律服用抗血小板药物。1个月前胸闷、气短加重，伴有咳嗽、咳白色泡沫痰，夜间不能平卧，同时出现腹胀和下肢水肿。超声心动图显示左心室下壁室壁瘤，肌部室间隔后下部位穿孔，彩色多普勒显示多处分流束，最大直径10 mm，伴有轻度主动脉瓣和肺动脉瓣关闭不全，心包积液，左心室射血分数50%（图4-2-2A）。入院查体：口唇发绀，颈静脉怒张，可见颈静脉搏动，双肺呼吸音粗，双肺底可闻及湿啰音。心界向左下扩大，心率99次/分，律齐，胸骨左缘第3～4肋间可闻及3～4/6级收缩期反流性杂音。双下肢重度水肿。化验结果显示NT-ProBNP 3410 ng/ml，甲状腺功能示游离三碘甲状腺原氨酸2.2 pg/ml，游离甲状腺素、促甲状腺素正常，肝功能检查显示总胆红素33.8 μmol/L，直接胆红素9.6 μmol/L，谷丙转氨酶33 U/L，谷草转氨酶61 U/L，肾功能和电解质正常，血液分析显示白细胞6.2×10^9/L，中性粒细胞95.2%，红细胞4.32×10^{12}/L，血红蛋白136 g/L，血细胞比容37.6%，血小板265×10^9/L，化验血、尿、便常规正常。周围静脉压21 cm水柱，心脏远达正位片显示双肺血增多，心影扩大，心胸比值0.76。心电图显示陈旧性下壁心肌梗死。临床诊断为冠心病、心肌梗死后室间隔穿孔、左心室室壁瘤。入院后经患者本人及家属同意行经皮室间隔穿孔封堵术。术中于局麻下穿刺右侧股动、静脉。静脉给予弹丸剂量肝素钙100 U/kg，每小时追加1000 U肝素，首先常规位冠脉造影，显示左前降支多处钙化（图4-2-2B），左主干、前降支、回旋支未见明显狭窄，右冠状动脉发育小，有2处80%狭窄（图4-2-2C），TIMI血流3级。使用6 F猪尾导管，取左前斜45°加头位25°行左心室造影，以碘帕醇25 ml/s，总量35 ml，压力900 Pa，显示室间隔呈瘤状向右心室膨出（图4-2-2D），穿孔直径14 mm。测主动脉压120/80 mmHg，肺动

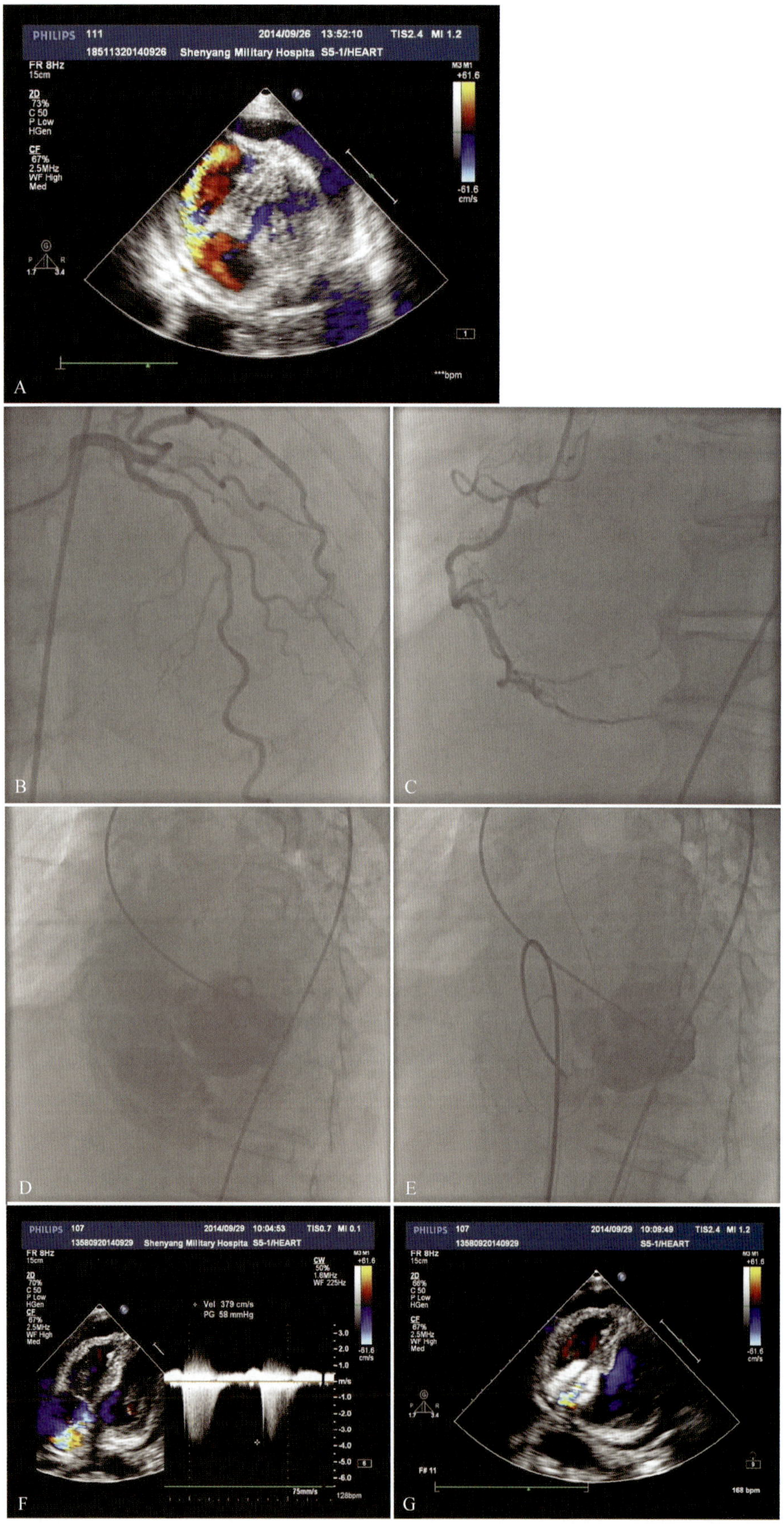

图 4-2-2 A. 急性心肌梗死后室间隔穿孔封堵术前超声心动图见左心室下壁室壁瘤，后室间隔穿孔（多处，最大 10 mm），主动脉瓣、肺动脉瓣关闭不全，心包积液，LVEF 50%；**B.** 左冠状动脉造影：左前降支钙化，左主干、前降支和回旋支血管未见明显狭窄；**C.** 右冠状动脉发育小，有 2 处 80% 狭窄，TIMI 血流 3 级；**D.** 封堵前左心室造影：室间隔呈瘤状向右心室膨出，穿孔直径 14 mm；**E.** 封堵术后左心室造影：封堵器位置良好、位置固定，封堵器边缘可见少量残余分流，残余分流直径约 1 mm；**F** 和 **G.** 封堵术后超声心动图：封堵器位置良好，位置固定，边缘可见约 1.5 mm 残余分流

脉压66/24（34）mmHg。经室间隔穿孔建立动静脉轨道。选用14 F输送鞘、22 mm室间隔穿孔封堵器（上海形状记忆合金有限公司生产）封堵室间隔穿孔，复查左心室造影可见封堵器位置固定，边缘有1.5 mm残余分流（图4-2-2E），释放封堵器。听诊于胸骨左缘第3～4肋间可闻及2/6级收缩期杂音，对股动脉穿刺点加压包扎，患者安返病房。术后常规给予低分子量肝素抗凝，阿司匹林肠溶片和氯吡格雷抗血小板，头孢类抗生素预防感染。术后患者可平卧，无憋气，心电监护示心率78次/分，血压160/90 mmHg。术后6小时发现患者尿液呈酱油色，尿常规：潜血3+，尿蛋白2+，微量白蛋白阳性，红细胞32.5/μl，红细胞（高倍视野）5.85/HPF。血常规示：白细胞5.8×10^9/L，中性粒细胞93.1%，红细胞4.18×10^{12}/L，血红蛋白127 g/L，血细胞比容38.1%，血小板272×10^9/L。肝功能示总胆红素32.9 μmol/L，直接胆红素8.7 μmol/L，谷丙转氨酶30 U/L，谷草转氨酶58 U/L，肾功能和电解质正常。考虑为急性溶血，立即停用低分子肝素、氯吡格雷和阿司匹林等抗凝和抗血小板药，加用碳酸氢钠片（1 g，口服，每日3次）；使用硝普钠控制血压（25 mg，加入50 ml 5%葡萄糖水中持续泵入，血压控制在90～100/60～70 mmHg）；给予氨甲苯酸（200 mg，加入250 ml生理盐水中，静脉滴注，每日1次）；进行补液水化（葡萄糖氯化钠水500 ml，缓慢静滴）；利尿（呋塞米20 mg，加入50 ml生理盐水中，5 ml/h，静脉泵入）。第2日尿液颜色逐渐变淡，化验尿常规示：潜血3+，蛋白阴性，微量白蛋白阳性，红细胞43.70/μl，红细胞7.87/HPF（高倍视野）。血常规显示：白细胞7.0×10^9/L，中性粒细胞76.7%，红细胞4.05×10^{12}/L，血红蛋白122 g/L，血细胞比容36.4%，血小板233×10^9/L，肾功能和电解质正常。患者无发热、贫血及巩膜黄染，第3日肉眼观察尿液颜色正常，尿常规示潜血3+，蛋白及微量白蛋白阴性，红细胞3.60/μl，红细胞0.65/HPF（高倍视野）。血常规示：白细胞9.4×10^9/L，中性粒细胞71.6%，红细胞3.85×10^{12}/L，血红蛋白115 g/L，血细胞比容34.6%，血小板198×10^9/L，肾功能和电解质正常，加用阿司匹林抗血小板，第11天复查尿常规正常，血常规示白细胞9.9×10^9/L，中性粒细胞66.8%，红细胞3.28×10^{12}/L，血红蛋白98 g/L，血细胞比容29.5%，血小板226×10^9/L，肝功能示总胆红素23.6 μmol/L，直接胆红素7.2 μmol/L，谷丙转氨酶112 U/L，谷草转氨酶75 U/L，肾功能和电解质正常。术后1周出院前（2014年9月30日）复查心脏彩超示室间隔封堵器边缘可见1.5 mm残余分流（图4-2-2F和4-2-2G）。术后1个月（2014年10月10日）复查听诊胸骨左缘第3～4肋间仍可闻及2/6级收缩期杂音。化验血、尿常规正常，心脏彩超示室间隔封堵器边缘可见少量残余分流，左心室舒张末期内径53 mm。术后3个月（2014年11月12日）后复查听诊胸骨左缘第3～4肋间仍可闻及2/6级收缩期杂音。化验血、尿常规正常，心脏彩超示室间隔封堵器边缘可见1 mm残余分流，左心室舒张末期内径52 mm。半年后（2014年12月17日）再次复查，听诊未闻及杂音。心脏彩超示心室水平残余分流消失，左心室舒张末期内径49 mm。

☞ **点评:**

室间隔穿孔是急性心肌梗死的严重并发症之一，通常在梗死后2～3日内发生，也可发生在2周内的任何时间。好发部位在室间隔下方近心尖处。自然预后极差，患者多死于心力衰竭或心源性休克，单纯内科药物治疗，死亡率极高，1个月存活率不到20%。外科手术虽可以提高患者生存率，但风险大，手术死亡率高达25%～50%，且术后再通或再穿孔发生率约为40%。随着先天性VSD介入治疗的迅速发展，室间隔穿孔介入治疗技术也逐渐成熟，我中心室间隔穿孔介入封堵成功率达90%以上，远期效果满意。

与先天性VSD不同，急性心肌梗死后室间隔穿孔早期病变区组织脆弱，边缘不规则，心肌纤维化修复不均匀，因此，封堵后易于出现封堵器与组织贴合不紧，导致边缘残余分流。然而，随着受损心肌的纤维化修复以及心内膜逐渐覆盖封堵器，6个月后残余分流大多可完全消失。溶血主要发生于穿孔时间较短、缺损直径较大且边缘极度不规则的患者。其危险因素包括：①心肌穿孔范围较大，封堵器遮盖不紧密，导致周边残余分流。②不同于先天性VSD，穿孔边缘极度不规则，影响封堵器与组织的贴合。③为充分抗凝和保护冠状动脉，通常采用阿司匹林联合氯吡格雷双抗治疗，这使得残余分流不易闭合。因此，选择合适的手术时机是成功介入治疗的关键。一般建议在急性心肌梗死室间隔穿孔后第3周施行手术，此时，经过前期治疗，患者的病情和心电生理相对稳定，穿孔周围组织已逐渐形成瘢痕，支撑力增强，不易发生术后再穿孔和封堵器脱落，手术风险相对较低。若过早手术，由于大量左向右心内分流，导致右心容量负荷增大，患者多有心源性休克、心功能差和心电生理不稳定，手术风险大，死亡率高。此外，早期穿孔边缘主要由坏死心肌组织构成，附着力差，封堵后易发生封堵器脱落。若手术过晚，则可能导致患者血流动力学恶化，死亡风险增加。外科修补穿孔通常建议在穿孔后第4～6周进行，但实际手术时机需根据患者具体病情而定。若室间隔穿孔封堵术后出现溶血，应适当停用或减少肝素抗凝药、阿司匹林和氯吡格雷抗血小板药物，使用碳酸氢钠等碱化尿液以保护肾功能，同时控制血压、补液水化，必要时使用激素，大多数患者可逐渐恢复。若患者出现持续发热、溶血性贫血及黄疸等症状，则需考虑外科处理。此类患者由于存在严重冠状动脉狭窄，需阿司匹林抗血小板治疗，如已植入药物洗脱支架，还需联用氯吡格雷进行双抗治疗。本病例中封堵术后封堵器周边存在少量残余分流，但患者梗死相关冠脉未放置支架，造影显示梗死相关血管已再通，三支血管血流灌注尚可。考虑到此残余分流并无血流动力学意义，更换封堵器不仅难以保证无残余分流，还可能造成穿孔扩大，增加封堵难度，甚至导致封堵失败，因此，在造影发现少量残余分流后仍决定释放封堵器。术后出现急性溶血后，首先采取了积极药物保守治疗，3～11日后溶血完全消失，残余分流则采取随访观察。随访3个月时心脏彩超仍提示少量残余分流存在，但左心室负荷已明显减轻，故未急于采取外科手术或再次介入治疗。继续随访至术后半年，残余分流最终完全消失，取得了良好的治疗效果。

通过本病例，我们总结了以下经验：①选择室间隔穿孔封堵器时，其直径应相对较大，通常比穿孔直径大8～10 mm；②当室间隔穿孔直径≥20 mm时，不适合封堵治疗，应考虑手术修补；③封堵较大室间隔穿孔时，并发症发生率更高。由于此类患者多伴有严重心功能不全，许多患者需在IABP支持下完成封堵。术中需快速完成封堵，因为穿孔周边组织脆弱，反复回收和重新释放封堵器，可能导致穿孔扩大，且穿孔边缘可能存在尚未完全机化的血栓，易于脱落，从而引发脑及其他重要脏器和周围动脉栓塞。因此，应尽量一次完成封堵治疗，减少术中操作步骤、缩短手术时间。④当封堵术后出现少量残余分流时，如无血流动力学改变及持续溶血，可采取密切观察和随访策略。随着边缘组织修复和心内膜持续覆盖，残余分流有可能完全消失。即使少量残余分流始终存在，但对患者血流动力学影响不大，也不必急于进行介入封堵或外科手术处理，以避免不必要的干预。

有学者建议，对于血流动力学相对稳定的室间隔穿孔患者，可在IABP支持下进行内科系统治疗4周以上。待穿孔边缘形成纤维化后，补片或封堵器的应用将更为容易，从而降低手术病死率。对于穿孔比较大且血流动力学不稳定的患者，应在IABP支持下尽早进行手术治疗，但风险较大，预后差。在心肌梗死后4周内行经导管封堵穿孔的病死率较高（18%～65%），且术后并发症增加。对于单纯的穿孔且直径＜15 mm的患者，在心肌梗死亚急性期（3～5周）及慢性期行经导管封堵更容易取得成功，成功率可达73.6%～91%。目前，我们仍期待更先进、更适合的介入封堵设备的出现。Koh等报道，多支血管病变的穿孔患者常伴发慢性心力衰竭或室性心律失常，预后不理想。因此，术后防止心肌重构的治疗对提高此类患者长期生存率非常重要。本例患者术后一直坚持口服β受体阻滞剂、血管紧张素受体拮抗剂等改善心肌重构的药物，心功能恢复良好。

病例3：PDA封堵术后严重血小板减少

患儿男，1岁4个月，8.5 kg，出生即发现心脏杂音，有活动后气短症状，易感冒，无口唇发绀和杵状指。查体：双肺无干湿啰音。心界向左下扩大，心率126次/分，律齐，胸骨左缘第2～3肋间可闻及连续性杂音，肺动脉瓣区第2心音增强。肝大，右季肋下2 cm，脾未触及，双下肢无水肿。心脏X线平片显示心脏增大，心胸比值为0.56。心电图正常。超声心动图显示主肺动脉扩张，左心室和左心房扩大，大动脉水平有大量左向右分流，分流束6 mm，诊断为PDA。征得家属知情同意后，行介入封堵治疗。氯胺酮全麻下穿刺右股动、静脉，给予弹丸剂量肝素钙 80 U/kg，送入 5 F 端孔导管及 4 F 猪尾导管，分别行右心导管检查及主动脉弓降部正侧位造影，造影显示 PDA 呈漏斗状，最窄处直径 6.0 mm（图 4-2-3A）。测肺动脉压 85/55（65）mmHg，主动脉压 130/80（97）mmHg，计算 Qp/Qs 为 3.0，全肺阻力 12.38 WoodU。经静脉途径送入 14/12 mm Amplatzer PDA 封堵器（美国雅培公司生产）封堵 PDA，封堵后即刻测肺动脉压 55/24（33）mmHg，主动脉压 160/90（113）mmHg，静脉泵入硝普钠（20 mg 加入 50 ml 5% 葡萄糖水中，5 ml/min）10 分钟后重复测肺动脉压 28/12（17）mmHg，主动脉压 103/71（82）mmHg，重复主动脉造影显示少量对比剂经封堵器中部穿过进入肺动脉（图 4-2-3B），超声监测封堵器边缘未见残余分流，释放封堵器。

PDA 封堵后 18 小时，复查血常规示血小板计数由术前 302×10^9/L 减少至 43×10^9/L，红细胞和血红蛋白与术前相比无明显改变，尿颜色和尿常规正常，肝肾功能和凝血功能正常，血小板抗体 IgG 正常，抗凝血酶Ⅲ活性正常。复查超声心动图显示封堵器位置良好，无残余分流。无皮肤紫癜和口腔黏膜出血点，诊断为 PDA 封堵术后严重血小板减少。嘱患儿卧床制动，予以地塞米松 5 mg/d，持续硝普钠泵入，血压控制在 90 ~ 110/60 ~ 80 mmHg 之间，术后 72 小时复查血常规示血小板 13×10^9/L，红细胞和血红蛋白与术前相比无明显改变，尿常规正常。给予人免疫球蛋白 2.5 g/d，持续 3 日，术后第 4 日血小板计数开始上升，第 8 日完全恢复正常（140×10^9/L），随访 6 年，血小板计数完全正常。

☞ 点评：

随着介入治疗病例的数量不断增多和随访工作的逐步深入，一些以往没有被充分重视的并发症逐渐被人们关注。重度血小板减少是 PDA 封堵术的严重并发症之一。患者术后血小板计数进行性降低，最低可达 3×10^9/L，血小板减少与出血并发症高度相关，病情凶险，早期诊断和及时治疗对患者的预后至关重要。我中心的研究发现，严重血小板减少主要发生于大 PDA 患者，所用封堵器直径较大，且封堵前肺动脉收缩压较高。封堵后即刻肺动脉收缩压亦未立即降至正常水平。所有患者术后即刻造影均显示少量残余分流，但术后 24 小时复查超声心动图时未见残余分流。根据我们的经验，封堵器直径越大，发生血小板减少的风险越高（OR ＝ 1.744，95% 可信区间为 1.243 ~ 2.446）。对于使用直径大于 14 mm 的封堵器的患者，术后第 2 日复查血液分析，如血小板计数较术前减少 5% 以上，应在第 3 日再次复查。如血小板计数降低超过 30% 以上，需继续密切监测，这样可发现 93% 的严重血小板减少患者。值得注意的是，有 1 例患者术后第 2 日血小板仅减少 7%，但第 3 日减少 57%，且呈进行性下降，最低降至 8×10^9/L（术后第 5 日），较术前降低了 95%。

有个案报道指出，PDA 封堵术后血小板减少的原因尚不明确。部分学者认为，这可能与封堵伞中的涤纶片的聚酯纤维成分过敏反应、大封堵

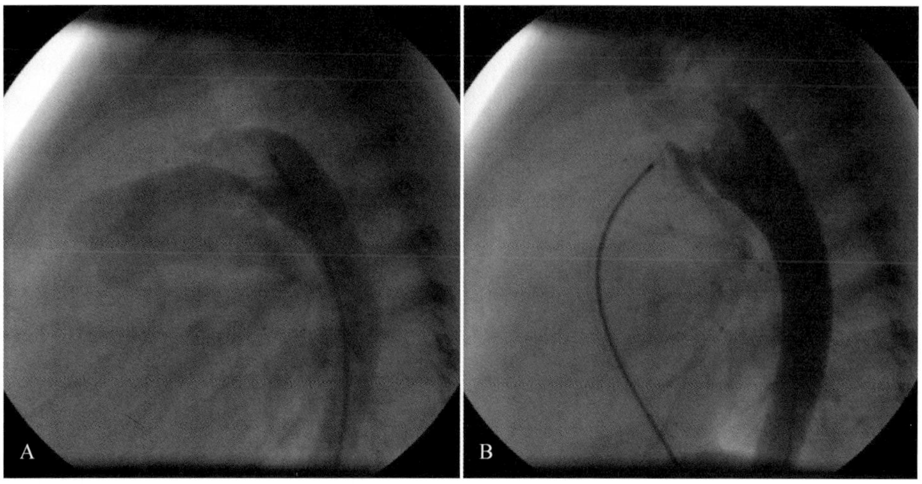

图 4-2-3 **A.** 封堵前主动脉弓降部造影：动脉导管未闭呈漏斗状，最窄处直径 6.0 mm；**B.** 封堵后重复主动脉造影：封堵器位置良好，少量对比剂经封堵器中部穿过进入肺动脉

器致血小板机械损伤和消耗、残余分流致血小板机械破坏以及肺动脉高压等有关。前期临床观察中发现大封堵器导致的血小板机械性损伤和消耗超过了血小板再生能力，可能是 PDA 封堵术后血小板急速减少的主要原因。根据作者所在中心的经验，对于使用 14 mm 以上封堵器的 PDA 患者，术后第 2 日应常规进行血常规检查，如血小板减少 5% 以上，第 3 日需再次复查血小板计数，以便尽早发现严重的血小板减少并及时处理，避免产生严重并发症。

PDA 封堵术后发生严重血小板减少的处理：一旦明确诊断血小板减少，需及时进行有效的处理，以免病情进一步恶化。治疗方案包括药物治疗、外科手术和再次介入治疗。

（1）常规治疗：患者需卧床制动，避免活动后血液循环加快，加重血小板损伤和破坏，避免外伤引起严重大出血，如脑出血、消化道或呼吸道大出血、皮肤紫癜。

（2）药物治疗：包括静脉注射地塞米松抑制可能的免疫反应，也可静脉滴注人免疫球蛋白，同时积极控制血压。对于血小板减少严重者应酌情输注血小板。本例患者发生严重血小板减少，采用了药物保守治疗。溶血发生第 4 日后，血小板逐渐升高，第 8 日完全恢复正常。我们还有 1 例患者 PDA 封堵术后发生严重血小板减少，行药物保守治疗，术后 12 日血小板计数恢复至 38×10^9/L，91 日完全恢复至正常血小板水平。保守治疗后血小板恢复正常的可能机制包括：①封堵器内部及周围血栓完全机化，血小板消耗停止；②封堵器表面内膜化，消除机械性破坏血小板的因素。对于 PDA 封堵术后发生严重血小板减少，但无自发出血发生的情况，可行药物保守治疗。在此期间，需密切观察患者病情变化，定时行血常规检查。若病情加重，可酌情补充血小板。此外，对于使用巨大封堵器的患者，术后第 2 日和第 3 日应复查血小板计数，以便尽早发现血小板减少患者。

（中国医科大学附属盛京医院　张坡
中国人民解放军北部战区总医院　朱鲜阳）

参考文献

[1] Vavuranakis M，Tzannos KA，Thanopoulos BD，et al. Severe hemolysis complicating transcatheter occlusion of a patent ductus arteriosus：the importance of elimination of residual flow. Hellenic J Cardiol，2007，48（6）：373-376.

[2] Sallmon H，Timme N，Atasay B，et al. Current controversy on platelets and patent ductus arteriosus closure in preterm infants. Front Pediatr，2021，25（9）：612-624.

[3] Liu L，Yue P，Zheng X，et al. Thrombocytopenia associated with transcatheter closure of giant patent ductus arteriosus. Cardiol Young，2020，30（12）：1896-1901.

[4] 王霄芳，金梅，梁永梅，等 . 动脉导管未闭封堵术后溶血及血小板减少 1 例 . 心肺血管病杂志，2011，30（5）：398.

[5] 卢竞前，吕云，李易 . 与动脉导管未闭介入封堵相关的血小板减少症三例临床分析 . 中国介入心脏病学杂志，2010，（5）：299-300.

[6] Li A，Yin D，Huang X，et al. Clinical analysis of thrombocytopenia following transcatheter occlusion of a patent ductus arteriosus. Cardiology，2021，146（2）：253-257.

[7] Rong X，Ye Q，Wang Q，et al. Post-interventional evaluation and follow-Up in children with patent ductus arteriosus complicated with moderate to severe pulmonary arterial hypertension：a retrospective study. Front Cardiovasc Med，2021，11（8）：693-714.

[8] Zhang P，Zhu XY. Severe thrombocytopenia complicating transcatheter occlusion of a patent ductus arteriosus. J Invasive Cardiol，2013，25（5）：E88-92.

[9] Arepally GM，Ortel TL. Clinical practice. Heparin-induced thrombocytopenia. N Engl J Med，2006，355（8）：809-817.

[10] Burgess JK，Chong BH. The platelet proaggregating and potentiating effects of unfractionated heparin，low molecular weight heparin and heparinoid in intensive care patients and healthy controls. Eur J Haematol，1997，58（4）：279-285.

[11] Gurbuz AT，Elliott WG，Zia AA. Heparin-induced thrombocytopenia in the cardiovascular patient：diagnostic and treatment guidelines. Eur J Cardiothorac Surg，2005，27（1）：138-149.

[12] Warkentin TE. Heparin-induced thrombocytopenia：a ten-year retrospective. Annu Rev Med，1999，50：129-147.

[13] Warkentin TE，Greinacher A，Koster A，et al. Treatment and prevention of heparin-induced thrombocytopenia：American College of Chest Physicians Evidence-Based Clinical Practice Guidelines（8th Edition）. Chest，2008，133（6 Suppl）：340S-380S.

[14] Warkentin TE, Greinacher A. Heparin-induced thrombocytopenia: recognition, treatment, and prevention: the Seventh ACCP Conference on Antithrombotic and Thrombolytic Therapy. Chest, 2004, 126 (3 Suppl): 311S-337S.

[15] Warkentin TE, Roberts RS, Hirsh J, et al. An improved definition of immune heparin-induced thrombocytopenia in postoperative orthopedic patients. Arch Intern Med, 2003, 163 (20): 2518-2524.

[16] Kumar J, Dutta S, Sundaram V, et al. Platelet transfusion for patent ductus arteriosus closure in preterm infants: a randomized controlled trial. Pediatrics, 2019, 143(5): e20182565.

[17] Warkentin TE, Greinacher A. Heparin-induced thrombocytopenia and cardiac surgery. Ann Thorac Surg, 2003, 76 (2): 638-648.

[18] Zhou D, Zhang X, Pan W, et al. Decline in platelet count after percutaneous transcatheter closure of congenital heart disease. Acta Cardiol, 2013, 68 (4): 373-379.

[19] Lill MC, Perloff JK, Child JS. Pathogenesis of thrombocytopenia in cyanotic congenital heart disease. Am J Cardiol, 2006, 98 (2): 254-258.

[20] 李敬邦，李寰，张玉顺，等.膜周部室间隔缺损介入治疗并发症分析.实用放射学杂志，2006，22 (6): 731-733.

[21] 邓加华，唐永研，刘佳，等.室间隔缺损介入封堵术后并发溶血的探讨.昆明医科大学学报，2014，35 (8): 106-110.

[22] Jones BM, Kapadia SR, Smedira NG, et al. Ventricular septal rupture complicating acute myocardial infarction: a contemporary review. Eur Heart J, 2014, 35 (31): 2060-2068.

[23] Lee EM, Roberts DH, Walsh KP. Transcatheter closure of a residual postmyocardial infarction ventricular septal defect with the Amplatzer septal occluder. Heart, 1998, 80 (5): 522-524.

[24] Deja MA, Szostek J, Widenka K, et al. Post infarction ventricular septal defect - can we do better. Eur J Cardiothorac Surg, 2000, 18 (2): 194-201.

[25] Kimura M, Kanazawa H, Kawamura A, et al. Simultaneous transcatheter closure of an atrial septal defect and patent ductus arteriosus in an adult case, followed by thrombocytopenia and subclinical hemolysis. Int J Cardiol, 2016, 15 (207): 25-27.

[26] Zhu XY, Qin YW, Han YL, et al. Long-term efficacy of transcatheter closure of ventricular septal defect in combination with percutaneous coronary intervention in patients with ventricular septal defect complicating acute myocardial infarction: a multicentre study. EuroIntervention, 2013, 8 (11): 1270-1276.

[27] Baldasare MD, Polyakov M, Laub GW, et al. Percutaneous repair of post-myocardial infarction ventricular septal defect: current approaches and future perspectives. Tex Heart Inst J, 2014, 41 (6): 613-619.

[28] Kumar S, Choudhury A, Velayudam D, et al. Perioperative challenges in post myocardial infarction ventricular septal rupture: A case series and review of literature. Saudi J Anaesth, 2014, 8 (4): 546-549.

[29] Tsai IC, Lin MC, Jan SL, et al. Multidetector row computed tomography for percutaneous closure of a left ventricular free wall rupture after myocardial infarction. JACC Cardiovasc Interv, 2015, 8 (11): e175-176.

[30] Zhou W, Liu R, Ni J, et al. Transthoracic minimally invasive occlusion of a large patent ductus arteriosus with irreversible thrombocytopenia: A case report. Asian J Surg, 2023, 17: S1015-9584 (23) 00858-8.

[31] Konopka A, Stepien-Wojno M, Marona M, et al. A severe complication after ST-segment elevation myocardial infarction (Part 2). Med Sci Monit, 2011, 17 (10): CQ9-12.

[32] Koh AS, Loh YJ, Lim YP, et al. Ventricular septal rupture following acute myocardial infarction. Acta Cardiol, 2011, 66 (2): 225-230.

[33] 廖祁伟，张伟华，光雪峰，等.动脉导管未闭介入封堵术后血小板减少的相关因素分析.中华心血管病杂志，2013，41 (3): 229-232.

[34] 田野，刘晓桥，张萍，等.动脉导管未闭介入封堵术后血小板急剧减少三例.中华心血管病杂志，2012，40 (4): 340-341.

[35] Caixeta A, Dangas GD, Mehran R, et al. Incidence and clinical consequences of acquired thrombocytopenia after antithrombotic therapies in patients with acute coronary syndromes: results from the Acute Catheterization and Urgent Intervention Triage Strategy (ACUITY) trial. Am Heart J, 2011, 161 (2): 298-306.

第3节　心律失常

先天性心脏病（congenital heart disease，CHD）进行介入治疗时，由于手术操作、置入封堵器对心肌组织及心脏传导系统的刺激与挤压等原因，介入治疗术中及术后均可能发生心律失常。而心律失常并发症的发生，多与术者的操作经验有关。如介入治疗术中发生的心律失常，多与操作过程中导丝、导管刺激有关，且多数为一过性，一般不导致严重后果。而术中发生的严重心律失常及术后发生的迟发性房室传导阻滞（atrioventricular block，AVB）等，常可导致严重后果，甚至危及患者生命。因此，了解与掌握 CHD 介入治疗相关的心律失常类型、常见原因及防治措施，对于安全、有效地开展 CHD 介入治疗具有重要意义。本节将就 CHD 介入治疗相关的心律失常类型、发生率、常见原因及防治措施等进行详细阐述。

一、CHD 介入治疗相关性心律失常的类型

（一）快速型心律失常

1. 窦性心动过速。

2. 房性心律失常：包括房性期前收缩、房性心动过速、心房扑动及心房颤动等。

3. 交界性心律失常：包括交界性期前收缩、交界性心动过速、房室折返性心动过速及房室结折返性心动过速等。

4. 室性心律失常：包括室性期前收缩、室性心动过速、心室扑动及心室颤动等。

（二）缓慢型心律失常

1. 窦性心律失常：包括窦性心动过缓、窦房传导阻滞及窦性停搏等。

2. AVB：包括一度 AVB、二度 AVB、三度 AVB，三度 AVB 又称完全性房室传导阻滞（complete atrioventricular block，CAVB）。

3. 束支传导阻滞

（1）左束支传导阻滞：又分为完全性左束支传导阻滞（complete left bundle branch block，CLBBB）与不完全性左束支传导阻滞（incomplete left bundle branch block，ILBBB）。

（2）右束支传导阻滞：又分为完全性右束支传导阻滞（complete right bundle branch block，CRBBB）与不完全性右束支传导阻滞（incomplete right bundle branch block，IRBBB）。

二、室间隔缺损介入治疗相关性心律失常

室间隔缺损（ventricular septal defect，VSD）是常见 CHD 之一，占全部 CHD 的 20% ～ 30%，其中 70% ～ 80% 为膜周部 VSD。目前，经导管介入封堵治疗 VSD 的疗效与安全性已得到公认，与传统的开胸手术修补 VSD 相比，介入封堵 VSD 的创伤明显减小，但术后的心脏传导阻滞仍时有发生，并备受临床关注。其主要原因是 VSD 与心脏传导束关系密切，无论是经导管介入封堵还是外科手术修补，都可能损伤心脏传导系统，导致传导阻滞发生。

（一）发生率

1. 严重 AVB 发生率

由于膜部 VSD 与周围毗邻组织结构关系的特殊性，VSD 封堵术后引发严重 AVB（包括二度Ⅱ型 AVB 及三度 AVB）者屡见报道。近十几年来，随着经导管封堵技术的提高及 VSD 封堵器结构的改进，VSD 封堵术后严重 AVB 的发生率虽明显降低，但仍不能完全避免其发生。介入封堵 VSD 后严重 AVB 的确切发生率尚不十分清楚，Butera 等报道 VSD 介入治疗相关三度 AVB 的发生率为 1% ～ 5%。2007 年，Carminati 等报道了欧洲 23 个医学中心、430 例 VSD 介入封堵治疗注册研究结果，其中 12 例发生三度 AVB（占 2.8%）。作者复习了国内外早期部分相关文献报道，显示经导管封堵 VSD 后二度Ⅱ型 AVB 及三度 AVB 的发生率为 0.7% ～ 2.8%。笔者曾总结了全国 12 个中心 10 610 例 VSD 介入治疗资料，共有 63 例患者发生三度 AVB，发生率为 0.59%。发生时间为术后 3 小时至 90 日，31 例行临时心脏起搏治疗，5 例转外科手术取出封堵器，仅 5 例行永久性心脏起搏治疗。

2. CLBBB 发生率

CLBBB 是 VSD 介入封堵术后较常见的并发症之一，文献报道 VSD 介入封堵术后 CLBBB 或 ILBBB 的发生率为 0 ～ 8.2%，特别是 CLBBB，因可发展为三度 AVB 或导致左心室扩大及心功能不全，往往提示预后不良，故应引起临床医师足够重视。刘博等曾报道 210 例 VSD 介入治疗术后有 5 例（2.4%）发生 CLBBB，均发生于术后 7 日内，并于 14 日内恢复。2009 年，作者曾报道了本中心 430 例 VSD 介入治疗后围术期心脏传导阻滞的发生与转归，新发 CLBBB 5 例（占 1.2%），其中 2 例于放置封堵器后即刻发生，3 例于封堵术后延迟发生；经治疗，至出院时 4 例完全恢复，1 例为持续性 CLBBB。郑鸿雁等曾报道 1071 例儿童 VSD 封堵术后心律失常中远期随访结果，术后 1 个月内 5 例患儿出现 CLBBB（占 0.47%），经肾上腺皮质激素、白蛋白、营养心肌等药物治疗，术后 1 个月复查 4 例患儿恢复正常心律，1 例仍为 CLBBB；但至随访终点，3 例患儿分别于术后 6 ～ 43 个月再次复发 CLBBB，其中 1 例患儿出现心室收缩不同步及左心室增大，于 VSD 封堵术后第 20 个月出现心力衰竭加重，植入三腔心脏起搏器行心室再同步治疗（cardiac resynchronization therapy，CRT）效果不佳，最终因心源性休克死亡。由此可见，VSD 封堵术后并发的 CLBBB 中，多数患者虽可完全恢复，但仍有少数患者遗留永久性 CLBBB，并可导致左心室进行性扩大及心力衰竭等严重后果。

（二）发生原因

1. 发生原因

（1）解剖因素：一般认为，房室传导束与膜部偏小梁部 VSD 和膜部偏流入道 VSD（隔瓣后 VSD）关系最为密切，其传导束主干或分叉点距离此两种类型 VSD 边缘仅 2 ～ 4 mm；对此两种类型 VSD 进行介入封堵治疗时易损伤房室传导束，从而发生 AVB。肌部 VSD 周围均有肌性间隔，缺损边缘一般距房室束较远。但高位肌部 VSD，房室束可穿过肌部室间隔顶部的左心室面或右心室面分为左、右束支，介入封堵 VSD 时有可能导致 AVB 发生。而膜部偏流出道型 VSD 及嵴内型 VSD 距离传导束较远，对此型 VSD 进行介入封堵治疗时，一般不会发生严重 AVB。

（2）VSD 的大小及与主动脉瓣右冠瓣、三尖瓣隔瓣的距离：室间隔膜部存在巨大缺损时，房室结位置可无变化或稍向右移位，房室束穿过中心纤维体后行于 VSD 后下缘左侧心内膜下，在圆锥乳头肌附着处向下，最后分为左右束支。大 VSD 患者，心内分流量大，对血流动力学影响较大，心肌病理改变明显，VSD 边缘心内膜常常出现继发性纤维化，瘢痕组织形成更明显，故行介入封堵治疗时易发生严重 AVB。有研究显示，膜部 VSD 上缘距主动脉瓣右冠瓣距离＜ 4 mm，距三尖瓣隔瓣距离＜ 3 mm，是 VSD 封堵术后易发生三度 AVB 的重要因素。

（3）年龄因素：国外研究显示，低龄（＜ 4 岁）是导致 VSD 封堵术后三度 AVB 发生的独立危险因素。国内学者认为，年龄＜ 5 岁的 VSD 患儿，介入封堵术后易发生三度 AVB。此外，体重＜ 10 kg 也可增加三度 AVB 的发生风险。幼儿 VSD 患者介入封堵术后易发生三度 AVB 的可能原因是：①幼儿心肌纤维发育相对薄弱，心肌内的非收缩物质比重大，功能储备少，房室束发育纤细，心肌受挤压、摩擦后组织容易水肿，而且水肿范围相对较大，更容易累及心脏传导系统；②婴幼儿心脏神经体液调节和窦房结功能也未完全发育完善，术后电解质、酸碱代谢紊乱、缺氧等，导致低龄儿童经导管封堵 VSD 后发生 AVB 的风险增高。

（4）介入手术操作相关因素：一方面在 VSD 左心室面操作导管或导丝直接损伤左束支，或造成局部组织水肿波及左束支，影响左束支传导功能，导致 CLBBB 的发生；另一方面，在 VSD 介入封堵手术操作中，对 VSD 周围的反复刺激及不适当的操作方法，均可能导致患者术中或术后发生三度 AVB。介入手术操作导致三度 AVB 发生的相关因素包括：①当导管在左心室面探寻 VSD 或导丝通过缺损口时，都可能由于导管等对传导系统的刺激而发生传导系统损伤；②输送长鞘过大和递送不当，建立动-静脉导丝轨道时张力过大或过度牵拉等，造成缺损口组织损伤而累及传导系统；③所选封堵器过大，放置封堵器后对 VSD 周边传导系统造成挤压，导致严重 AVB 的发生。作者曾遇到 5 例术中发生的三度 AVB，3 例为用导管探寻 VSD 时刺激室间隔左心室面时发生，1 例因传送鞘管过大所致；此 4 例经改变操作技巧及调整导管后顺利完成 VSD 介入封堵治疗。另 1 例因牵拉轨道导丝用力过大所致，当时放弃封堵治疗；4 年后再次行 VSD 封堵术获得成功，未发生 AVB。

（5）VSD 封堵器相关因素：①封堵器的大小：封堵器的双盘及腰部夹住 VSD 后会对缺损周围组织造成挤压、摩擦，导致周围组织出现炎性渗出和水肿，进而影响到周围的心脏传导系统。与 VSD 直径相比，若选择 VSD 封堵器过大，则对缺损周围组织的挤压效应更加明显，是导致 VSD 封堵术后早期和后期发生三度 AVB 的因素之一；另外，由于所选 VSD 封堵器过大，放置封堵器后对 VSD 周边组织造成挤压，引起左束支损伤或水肿，进而发生 CLBBB。②封堵器的类型：Amplatzer 偏心型 VSD 封堵器下缘长度达 5 ～ 6 mm，封堵器与左心室面接触面积相对较大、张力不均，在右心室盘片的牵拉下，易压迫房室束的穿支部、分支部及右束支，可能更易引起三度 AVB。③封堵器的材料与结构：若 VSD 封堵器所用金属材料偏硬、封堵器腰部偏短，植入后封堵器在体内“塑形”时将对 VSD 周围组织造成挤压及摩擦，导致迟发性三度 AVB 发生。④所选 VSD 封堵器过大，放置后在体内成形不好，或封堵器金属材料过硬，封堵器在体内“重塑”过程中对 VSD 封堵器周边组织产生挤压，导致左束支及其周围组织水肿，使束支传导功能完全丧失，导致延迟性 CLBBB 的发生。

（三）临床表现

1. 发生时间

（1）介入封堵术中发生的三度 AVB：多为“一过性”，并与介入手术操作相关。

（2）术后早发三度 AVB：可发生于 VSD 封堵术后数小时或数日，但绝大多数发生于术后 1 周内。

（3）术后迟发性三度 AVB：VSD 封堵术后迟发性三度 AVB 并不少见，Predescu 等研究显示，VSD 封堵术后 3 ～ 12 个月三度 AVB 的发生率为 2.56%。迟发性三度 AVB 的发生时间也不尽相同，在 VSD 封堵术后数月至数年发生者均有报道。

2. 临床症状

（1）VSD 封堵术后发生的一度 AVB 多无临床症状，仅在检查心电图时发现。

（2）VSD 封堵术后发生二至三度 AVB 时，患者可突发头晕、眼花、心慌、胸闷等不适，严重者可发生黑矇或晕厥；并有发生猝死的风险。

3. 心电图

（1）心电图是诊断 VSD 封堵术后并发 AVB 的主要检查手段，可表现为一度、二度及三度 AVB。

（2）部分患者可表现为间歇性三度 AVB。对于 VSD 封堵术后突发黑矇或晕厥的患者，若普通心电图检查正常或仅示一度 AVB，应及时进行心电监护或动态心电图检测，以发现可能的间歇性三度 AVB。

（四）处理原则

1.VSD 封堵中 AVB 的处理原则

（1）VSD 封堵术中发生二至三度 AVB

对于术中发生的“一过性”二至三度 AVB 应遵循以下原则：①建立导丝轨道时诱发的三度 AVB，若调整导管或导丝位置三度 AVB 消失、重新建立导丝轨道未再发生者，可继续完成 VSD 介入封堵术操作。②放置 VSD 封堵器后即刻发生的二至三度 AVB、回收封堵器后即消失者，表明所选封堵器偏大，应更换较小型号封堵器重新封堵。③所选封堵器直径不大、但放置后即刻发生二至三度 AVB 者，则应放弃介入封堵治疗。作者曾遇 1 例在外院行 VSD 封堵术时发生“一过性”三度 AVB 患儿，转外科手术修补 VSD 后仍发生三度 AVB，后在我院行心脏起搏器植入术。表明 VSD 介入封堵时发生“一过性”三度 AVB 的患者，在行外科手术修补后仍可能并发三度 AVB。

（2）VSD 封堵术后发生三度 AVB

对于 VSD 封堵术后早期或延迟发生的三度 AVB 可按以下原则进行处理：①立即给予心电监护及生命体征监测。②立即给予较大剂量肾上腺糖皮质激素治疗。③对于心室率较慢、晕厥频繁发作者，应尽早植入临时心脏起搏器。④若经大剂量肾上腺糖皮质激素治疗 10 ～ 14 日无效，三度 AVB 持续存在者，则应考虑请外科取出封堵器并行 VSD 修补术。对于外科取出封堵器后三度 AVB 仍不能恢复者，应植入永久性心脏起搏器。⑤对于迟发性三度 AVB 者，若药物治疗无效，且患者不愿意外科取出封堵器或因封堵器植入时间过长无法手术取出者，均应植入永久性心脏起搏器。

2. VSD 封堵中 CLBBB 的处理原则

（1）VSD 封堵术中因导管或导丝刺激后发生

的CLBBB，多为一过性，停止操作后数分钟即可恢复，一般不影响继续进行VSD封堵操作。

（2）对于放置VSD封堵器后即刻发生的CLBBB，若选用封堵器偏大，应及时更换合适VSD封堵器。若选用VSD封堵器不大或更换合适封堵器后仍有CLBBB者，可视患者具体情况决定释放封堵器或放弃封堵治疗。对于此种情况，目前的相关指南或专家共识均未给出明确建议。作者曾遇到2例在放置VSD封堵器后即刻发生CLBBB患者，经应用肾上腺皮质激素治疗后完全恢复。

（3）对于术中发生、术后持续存在的CLBBB，应及时使用肾上腺皮质激素、磷酸肌酸钠等药物，以减轻心肌组织水肿。

（4）对于VSD封堵术后延迟发生的CLBBB，可试用肾上腺皮质激素治疗，并密切观察、随访。

（5）VSD封堵术后并发CLBBB患者，若随访期间发现左心室进行性扩大、左心室射血分数（LVEF）降低，可视患者具体情况，行CRT治疗，以免心功能恶化。

（五）预防

1. AVB的预防

针对VSD封堵术后发生三度AVB的原因，采取相应的预防措施，是减少甚或避免三度AVB发生的关键。

（1）术中操作与判断：①提高导管操作技巧，尽量减少导丝及导管对VSD周边心肌的刺激，以防止损伤心脏传导系统。②根据超声心动图及左心室造影显示的VSD形态与大小，选择合适的VSD封堵器型号，切忌过大，因为过大的封堵器植入后会挤压VSD周围组织，压迫心脏传导束。建议将VSD直径分为≤5 mm、6～9 mm、≥10 mm三档，分别按较VSD直径大1～2 mm、2～3 mm、3～4 mm的原则选用封堵器。③对于术中新发CLBBB，若为一过性发生或经观察QRS波明显变窄者，可释放封堵器；若放置封堵器后QRS波时限明显增宽、且经观察无变化者，则应慎重，必要时可考虑放弃介入治疗，以防术后发生迟发性三度AVB。

（2）术后预防策略：①术后常规行心电监护及12导联心电图检查，应住院观察1周以上，并完善动态心电图检查，以便及时发现并处理间歇性三度AVB。②对于术中发生、术后持续存在或术后新发的一度AVB，建议短期内预防性使用肾上腺皮质激素，并定期随访复查，以防发展为三度AVB。③对于术中发生一过性二至三度AVB患者，建议术后应用肾上腺皮质激素3～5日，并加强出院后随访，以便及时发现三度AVB再发。④有学者建议VSD封堵术后常规应用肾上腺皮质激素3～5日，以防发生三度AVB，但尚缺乏相关临床研究证据。

2. CLBBB的预防

（1）提高导管操作技巧，在VSD介入封堵操作过程中仔细、轻柔，避免导管或导丝损伤左束支。

（2）根据VSD的形态及大小，选择合适的VSD封堵器，切忌过大，以免对左束支造成挤压及水肿。

（3）对术中曾发生一过性CLBBB的患者，术后可预防性应用肾上腺皮质激素3～5日，以免术后CLBBB再发。

三、房间隔缺损介入治疗相关性心律失常

根据文献报道及作者自己的经验，ASD介入治疗相关性心律失常的主要类型是房性快速型心律失常，部分患者也可发生心脏传导阻滞等严重心律失常。

（一）发生率

目前，ASD介入治疗相关性心律失常的确切发生率尚不明确。文献报道显示，ASD介入治疗术中发生的一过性心律失常与术后发生的短阵或持续性心律失常的发生率为20%～60%，主要为房性心律失常，且激动起源异常多于激动传导异常，严重AVB的发生率相对较低。孙中波等报道49例ASD封堵术后随访心电图资料，术前38.8%患者有心律失常，而术后达63.3%，新增24.5%。夏标等报道的85例ASD患者中，封堵术后42例（49.4%）记录到不同类型心律失常，其中术后新发心律失常21例（24.7%），共23例次，包括窦性心动过缓、房性期前收缩、一度AVB、三度AVB及心房颤动等。Celiker等报道的85例ASD患者术中2例发生短暂三度AVB，另1例释放封堵器时出现短暂性交界性心律。Hill等对41例ASD介入治疗患者进行前瞻性研究，术后7%

的患者发生心脏传导异常，包括间歇性二度Ⅱ型AVB和三度AVB；63%的患者记录到室上性期前收缩，另有9例（23%）患者发生非持续性室上速。高伟等报道119例儿童ASD患者，介入治疗术后5例发生房性期前收缩，1例发生二度Ⅰ型AVB。上海某医院报道1例使用44 mm ASD封堵器的患者在术后第7天发生长达9秒的窦性停搏，并植入永久性心脏起搏器治疗。李寰等曾对521例ASD患者经导管介入封堵术AVB的发生情况进行报道，AVB的发生率为2.5%（13/521），而三度AVB的发生率仅为0.4%（2/521）。最近，作者所在医院报道了40岁以上ASD介入封堵术前后心房颤动的发生情况，235例术前无心房颤动患者，在术后平均42个月的随访期间，新发心房颤动15例（占6.38%）。文献资料报道ASD介入治疗相关性心律失常发生率差别之大，除与操作者经验有关外，对术中或术后发生的轻度或短暂心律失常未作详细记录及统计也是其重要原因之一。

（二）发生原因

ASD介入治疗相关心律失常的发生原因较多，除患者病情、术者操作经验及封堵器选择外，尚与患者的精神及情绪等因素有关。可归纳为以下几类：

1. 患者自身因素

（1）介入治疗术前或术中，患者由于情绪紧张、焦虑不安等可导致交感兴奋，而发生窦性心动过速、房性期前收缩、室性期前收缩等快速型心律失常。

（2）疾病本身因素：因ASD较大，可导致患者心房、心室明显扩大和（或）心功能不全，该类患者术前多有心律失常发作史，且在介入治疗术中或术后已发生阵发性房性心动过速、心房颤动及心房扑动等。

（3）老年ASD患者，若合并其他心血管疾病，在进行介入治疗术中或术后也易发生各种心律失常，特别是心房颤动。

王诚等报道了264例中老年ASD患者介入封堵术前后房性快速型心律失常的发生情况，平均年龄（48.4±6.9）岁，术前房性心律失常发生率为9.1%（24/264），术后房性心律失常总发生率为11.0%（29/264），术前与术后房性心律失常总发生率比较无显著差异（$P > 0.05$）。但术后记录到房性心律失常的29例患者中，14例属新发心律失常。经单因素及多因素回归分析显示，患者年龄、术前房性快速型心律失常病史和左心房扩大是ASD封堵术后发生房性快速型心律失常的独立危险因素。

2. 介入手术操作相关因素

（1）导管刺激：介入治疗操作过程中，导管或导丝刺激心房壁可引发房性期前收缩、短阵房性心动过速或心房颤动等快速型房性心律失常，刺激心室壁可引发室性期前收缩及短阵室性快速型心律失常。

（2）迷走反射：多发生在封堵器放置过程中（与封堵器过大、反复过度牵拉有关）及拔出鞘管、加压包扎时，由于迷走神经反射，患者可突发心慌、胸闷及心率下降，多数表现为窦性心动过缓，严重者可发生窦性停搏及血压下降。

3. 封堵器相关因素

（1）封堵器脱落或移位：与封堵器固定不稳、在心脏跳动中与心房间隔产生摩擦有关，多数为房性心律失常，少数可发生心脏传导阻滞，若封堵器脱落卡在二、三尖瓣口或进入心室刺激心室壁，可发生室性期前收缩、室性心动过速，甚或心室颤动，严重者可危及生命。

（2）窦房结、窦房结动脉及其分支损伤：对于ASD过大、位置偏上或选用过大封堵器时易发生，窦房结动脉除为窦房结提供血供外，还有广泛的分支分布到左右心房壁及房间隔，并与其他心房支吻合，术后窦性心动过缓发生率高，可能与窦房结及其邻近区域或窦房结动脉受损，导致窦房结功能暂时性障碍有关。

（3）房室结损伤：房室结部分结构位于房间隔的下部，三尖瓣隔瓣的附着点之上，其后缘距离冠状静脉开口很近。介入操作过程中封堵器的盘面对房室结及其周围组织的摩擦、挤压等均可造成房室结及其附近组织水肿，导致房室结功能障碍或减退，发生不同程度的房室传导阻滞。文献报道显示，三度AVB多发生在年龄较小、选用封堵器偏大的患者（国内报道的三度AVB患者ASD封堵器多在30 mm以上）。因儿童ASD患者房室结更表浅、位置更高，更易受封堵器的影响。此外，术前有一度AVB合并IRBBB者，术后更易发生严重房室传导阻滞。Tarnok等将接受治疗的ASD患者分为儿童介入治疗组、成人介入治疗组、儿童手术修补组和儿童心导管检查组进行研究。结果发现，介入治疗组术后有短暂的 cTNI 升高，表明封堵器植入后可导致轻度心肌损害，但与患者年龄无关，而与封堵器大小有关。

（4）继发性组织损伤：Erih 报道 1 例 3 岁 ASD 患儿，封堵器脱落至右心室流出道，在试图经导管取出封堵器时造成三尖瓣隔瓣损伤，并发生三度 AVB。作者所在医院曾遇 1 例巨大型 ASD 患者，置 42 mm 直径 ASD 封堵伞后脱落，请外科手术取伞并行 ASD 修补术，术后发生三度 AVB 而植入永久性心脏起搏器。上述两例虽非介入治疗直接导致心律失常发生，但与处理介入治疗并发症时发生的继发性组织损伤有关。可见，避免 ASD 介入治疗其他并发症也有助于预防心律失常的发生。

（三）临床表现与处理原则

ASD 介入治疗相关性心律失常的临床表现与其发生时间、发生原因及心律失常的类型密切相关。

1. 窦性心律失常

（1）窦性心动过速：多因精神紧张等引起，一般无特殊表现。术前应加强与患者沟通，必要时可适当应用镇静剂，以消除或缓解患者的紧张情绪。

（2）窦性心动过缓或窦性停搏：①多发生在术中或术后，轻者一般表现为心慌、胸闷等不适，严重者可发生头晕、眼花、血压下降，甚至可晕厥；②对于术中发生者，若为一过性窦性心动过缓或窦性停搏，可不作特殊处理，严重者可经静脉注射阿托品，必要时可行临时心脏起搏；③对于术后发生的严重、持续性窦性心动过缓或窦性停搏者，应积极查找原因并对因治疗，如原因不明或无法去除时，应植入永久性心脏起搏器治疗。

2. 房性心律失常

（1）房性期前收缩与短阵房性心动过速：①术前发生者多与患者心脏自身病变有关，或与术前患者精神紧张、情绪波动有关，可表现为心悸、胸闷等不适，也可无任何临床表现，而行心电图检查时发现；无症状者可不作特殊处理，症状明显者可酌情选择下列药物口服：β 受体阻滞剂、普罗帕酮、维拉帕米或盐酸胺碘酮；②术中发生者多与导管、导丝刺激心房壁有关，一般无特殊不适，终止操作或调整导管、导丝位置即可终止，不需特殊处理；③术后发生者多与封堵器刺激心房肌组织有关，多数患者可自行终止：对于术后持续存在的频发房性期前收缩或短阵房性心动过速，也可口服上述抗心律失常药物。

（2）心房扑动与心房颤动：①术前发生者多见于巨大型 ASD 及中老年患者，呈阵发性或持续性，可表现为心悸、胸闷、乏力等，严重者可有心功能不全表现；对于术前有心房扑动或心房颤动者，可于封堵 ASD 前同期行导管消融术和（或）左心耳封堵术，以改善症状及预防脑栓塞的发生；②术中发生者多与导管、导丝刺激心房壁有关，可表现为心悸等不适，多数可自行终止，一般不需要静脉应用抗心律失常药物。③术后发生者多与封堵器刺激心房肌组织有关，也可能是术前呈阵发性而未被发现、术后发现并持续存在；表现为心悸、胸闷等不适，可口服抗心律失常药物及抗凝剂（华法林），必要时再次行导管消融术和（或）左心耳封堵术。赵静岩等曾对 ASD 封堵术与房性心律失常的特点及诱因进行了报道，54 例 ASD 患者，术中 14 例（25.9%）发生房性心律失常（心房扑动 6 例、心房颤动 1 例、室上性心动过速 4 例、短阵房性心动过速 3 例），其中 4 例发生在右心导管进入左心房寻找左上肺静脉时，7 例发生在封堵器在左心房内展开时，3 例发生在封堵器放置于 ASD 时。14 例患者中，12 例术中自行恢复、1 例术后 2 周恢复，仅 1 例在使用抗心律失常药物后转为窦性心律。

3. 室性心律失常

ASD 介入治疗相关性室性心律失常的发生率较低。主要见于以下情况：

（1）ASD 患者术前一般不发生室性心律失常，若术前合并室性期前收缩或短阵室性心动过速，应考虑可能合并其他心血管疾病（冠心病等），可在 ASD 介入治疗同期行冠状动脉造影等检查，以明确原因。

（2）术中发生的室性期前收缩与短阵室性心动过速，多与行右心导管检查时导管或导丝刺激心室壁有关，可表现为心慌、胸闷等不适，一般不需特殊处理，终止操作或调整导管位置即可恢复。

（3）术后突然发生的室性心律失常，应警惕 ASD 封堵器脱落所致的可能性，患者表现为突发性心悸、胸闷等不适，严重者可发生晕厥。应及时复查超声心动图，若证实为封堵器脱落，应尽早行经导管取出术，必要时请外科协助处理。

4. 心脏传导阻滞

（1）AVB：① ASD 封堵术后发生的一度 AVB 多无临床症状，也不需要特殊处理；② ASD 封堵术后发生二至三度 AVB 时，患者可表现为心慌、胸闷、头晕眼花、恶心呕吐、出汗等，严重者可发生晕厥。ASD 封堵术后一旦发生二至三度 AVB，应积极治疗，可静脉应用肾上腺皮质激素及植入临时心脏起搏器，若无好转，应尽早外科手术取出封堵器。李寰等曾报道 521 例 ASD 介入治疗患者，其中，13 例术中发生不同程度房室传导阻滞，其中一度 AVB 3 例，二度Ⅰ型 AVB 及二度Ⅱ型 AVB 各 4 例，三度 AVB 2 例；2 例三度 AVB 患者放弃介入治疗，另 11 例患者经调整封堵器大小后成功封堵。Lin 等报道 1 例 9 岁 ASD 患儿，介入封堵术后出现三度 AVB，予以口服泼尼松等药物治疗，术后第 24 天变为二度 AVB，第 35 天变为一度 AVB。喻卓等报道 1 例 8 岁患儿，ASD 直径 22 mm，置入 30 mm 封堵器后出现三度 AVB，经用肾上腺皮质激素、营养心肌等药物治疗，3 天后即开始减轻，在第 4 个月随访时完全恢复正常。李伟等报道了 133 例 ASD 患儿经导管封堵术后的随访结果，在 1 ～ 2.5 年的随访期间，7 例记录到不同类型的房室传导阻滞（一度 AVB 5 例、二度Ⅰ型 AVB 及三度 AVB 各 1 例）；1 例三度 AVB 患儿经肾上腺皮质激素治疗无效，于术后第 7 天行外科手术取出封堵器及行 ASD 修补术，术后三度 AVB 恢复。

（2）束支传导阻滞：包括 IRBBB、CRBBB、ILBBB 及 CLBBB，多无临床症状。是否需要处理主要视束支传导阻滞的类型及阻滞程度而定。对于术后发生的 CLBBB 需严密观察，必要时可考虑应用肾上腺皮质激素治疗。

（四）预防

ASD 封堵术相关心律失常的发生常与患者一般情况、术者操作经验及封堵器选择等有关，为预防其发生、并最大程度降低介入治疗并发症的危害，应针对介入手术的不同时期，做好以下几点：

1. 术前应做好手术准备：①对有电解质紊乱者应及时纠正；②对合并心功能不全者，应先纠正心功能不全，再行介入治疗；③对已有心律失常者，应予以抗心律失常药物治疗。

2. 术中：①术者应具有扎实的导管操作基础，手术动作轻柔，切忌粗暴；②导管、导丝走向异常时应及时造影，判断是否存在其他畸形；③准确测量 ASD 大小，争取一次封堵成功，避免反复打开和回收封堵器；④不宜使用过大封堵器，特别是对于小儿患者。

3. 术后：①对重点人群应重点进行心电监护，必要时记录 24 小时动态心电图，以便及时发现、及时处理，避免产生严重后果，如术前即有心律失常发生史者、术中出现过传导阻滞者、使用较大封堵器者、多次收回封堵器者。②对合并心功能不全患者，应注意术后心功能改善及尿量变化，以免因尿量增多引起低血钾等电解质紊乱，从而诱发心律失常。

四、其他常见 CHD

（一）动脉导管未闭介入治疗相关性心律失常

1. 发生原因、临床表现与治疗原则

动脉导管未闭（patent ductus arteriosus，PDA）介入治疗相关性心律失常发生率较低，因 PDA 远离房室结及传导束，放置封堵器后不会对心脏传导系统造成压迫及损伤。但在 PDA 介入封堵过程中，因导丝及导管需要途经右心房及右心室，故术中导管、导丝的刺激有可能引发心律失常。

（1）介入封堵 PDA 时发生的心律失常主要与心导管检查或放置输送鞘管时，导丝、导管或输送鞘管刺激心房壁或右心室流出道有关。

（2）主要表现为快速型心律失常，常见类型包括房性期前收缩、房性心动过速、室性期前收缩、室性心动过速等；此类心律失常多为一过性，一般无特别症状，偶有心悸、胸闷等不适，无需特殊处理。

（3）巨大型 PDA 患者，多伴有肺动脉高压，在进行介入治疗时，需要选择较大的封堵器及直径较粗（14 F）的输送鞘管，有些输送鞘管及其内芯较硬，放置时若刺激右心室流出道可引发室性心动过速甚至心室颤动，患者出现心悸、头晕、黑矇，甚至晕厥，此时应回撤鞘管，多数患者可自行恢复。

（4）PDA 封堵术后出现心脏传导阻滞非常罕见。有文献报道，介入封堵 PDA 术中出现右束支传导阻滞、术后恢复的病例，其原因可能为心导管检查时导管或导丝刺激所致，也可能是在输送鞘管通过右心房至右心室到肺动脉过程中，对三尖瓣隔瓣附近的右束支产生压迫或摩擦，导致右束支一过性水肿，发生 IRBBB 或 CRBBB，多能自行消失。

2. 预防

对于 PDA 介入治疗相关性心律失常的预防，主要是提高导管操作技术，操作轻柔。对于需用 14 F 输送鞘管的患者，通过右心室流出道及肺动脉瓣时应迅速，若内芯较硬时，可稍回撤内芯，快速将外鞘管送至降主动脉。

（二）肺动脉瓣狭窄介入治疗相关性心律失常

1982 年 Kan 等首先报道采用球囊扩张导管治疗肺动脉瓣狭窄，即经皮肺动脉瓣狭窄球囊扩张术（PBPV）。目前 PBPV 已成为治疗单纯肺动脉瓣狭窄的首选方法，在绝大多数患者中可替代外科开胸手术。

有文献报道，PBPV 相关性心律失常发生率为 1.2% ～ 3.0%。心律失常的类型包括心动过缓、期前收缩、心动过速、传导阻滞及心室颤动等，多在球囊扩张过程中出现，一般停止扩张后即迅速消失，无持久的不良反应。阜外医院报道了 423 例 PBPV 患者，术中 3 例发生心搏骤停，其中 1 例心室颤动患者经心肺复苏后恢复，2 例死亡。Tynan 等曾报道 1 例肺动脉发育不全婴儿在行 PBPV 治疗时出现 CAVB，约 2 分钟后自动恢复正常。Lo 等报道 1 例 5 岁中度肺动脉瓣狭窄患儿，心电图示窦性心律，右心室肥厚；胸部 X 线检查正常。在全麻下行 PBPV，选用 20 mm×40 mm 球囊，术中出现暂时血压下降、心动过缓及早搏，心电监护显示 CAVB，心房率 135 次 / 分，心室率 75 次 / 分，术后心电图检查仍持续存在。其原因可能与采用相对长的球囊导管有关，用 40 mm 球囊导管扩张时，其顶端可直接损伤房室结所在的 Koch 三角，从而导致创伤性 CAVB 的发生。因此，有学者建议行 PBPV 时，使用较短的球囊导管更为安全。

五、典型病例报告

病例 1：VSD 封堵术后并发间歇性三度 AVB

患儿男性，9 岁，因“发现心脏杂音 10 余天”于 2011 年 9 月 11 日入院。入院时查体：心界稍向左扩大，心率 130 次 / 分，律齐，心音有力，第二心音增强，胸骨左缘第 4 肋间可闻及 3/6 级收缩期吹风样杂音。入院时心电图呈窦性心动过速（图 4-3-1），

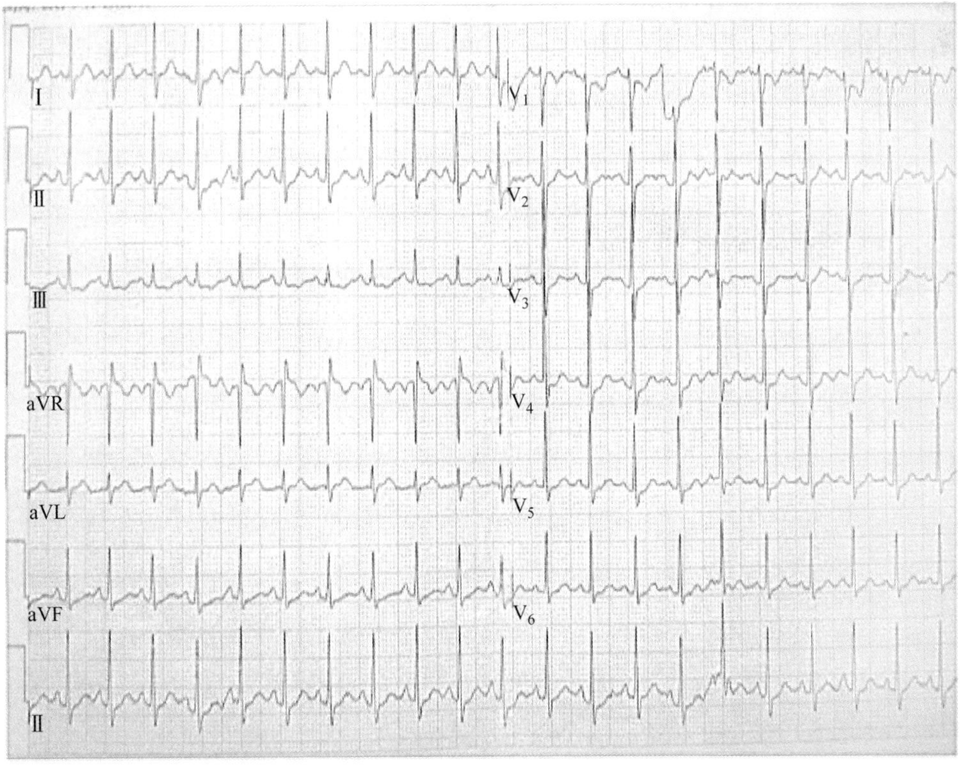

图 4-3-1 VSD 介入封堵术前心电图，呈窦性心动过速

经胸超声心动图（TTE）示膜部瘤型 VSD，膜部瘤基底部宽 7 mm，右心室面破口 3.5 mm。临床诊断：CHD，膜部瘤型 VSD。完善术前检查及征得患儿家属同意后，于第 2 天在全麻下行 VSD 封堵术。术中测右心房、右心室及肺动脉压力均正常。左心室造影证实为膜部瘤型 VSD，右心室面破口 3 mm，选用 6 mm 对称型 VSD 封堵器（北京华医圣杰公司）封堵成功，复查 TTE 及左心室造影证实封堵完全，无残余分流，心脏听诊杂音消失，遂释放封堵器（图 4-3-2）。术后当天患儿无特殊不适，心电监护提示窦性心律，IRBBB。第 3 天复查心电图显示 CRBBB 及间歇性三度 AVB（图 4-3-3），立即静脉给予琥珀酸氢化可的松 200 mg/d，并持续进行心电监护。术后第 5 天行 24 h 动态心电图记录期间，患儿突发晕厥一次，心电图显示间歇性三度 AVB(图 4-3-4），最长 R-R

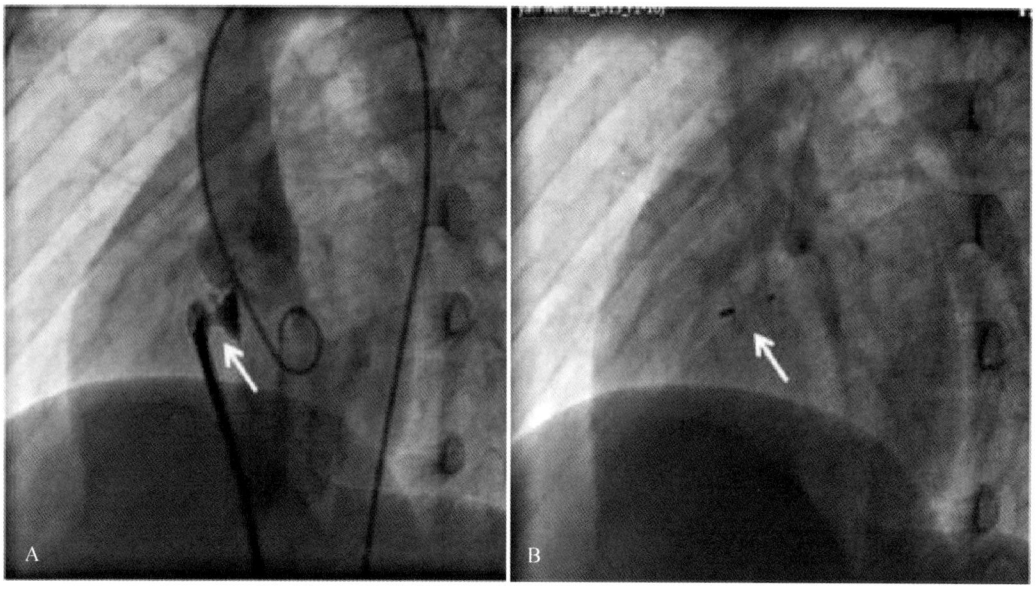

图 4-3-2 VSD 封堵术中及术后即刻 X 线影像图（白色箭头为 VSD 封堵器）。**A**. 放置封堵器后左心室造影图；**B**. 释放封堵器后 X 线影像图

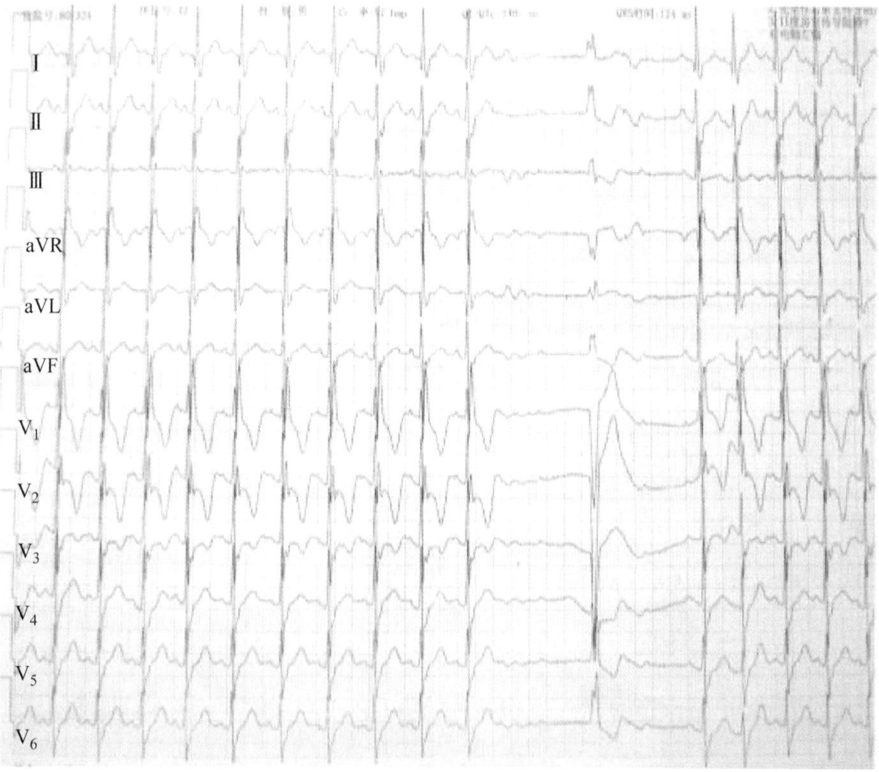

图 4-3-3 VSD 封堵术后第 3 天心电图，显示 CRBBB 及间歇性三度 AVB

间期 8.48 秒。在严密监护下继续用琥珀酸氢化可的松及营养心肌药物治疗，患儿未再发晕厥。连续用药 1 周，心电监护及动态心电图记录均未见 AVB，但心电图仍示 CRBBB(图 4-3-5)，遂出院。之后随访观察 2 年，患儿无不适症状，心电图仍呈 CRBBB。

☞ 点评：

该患儿系膜部瘤型 VSD，右心室面破口 3.0 ～ 3.5 mm，选用 6.0 mm 对称型 VSD 封堵器封堵明显偏大，放置后 VSD 封堵器腰部受压明显，再加上封堵器在体内的重塑，对 VSD 周围组织挤压，致房室传导束及周围组织水肿，导致间歇性三度 AVB，故肾上腺皮质激素治疗有效。患儿出院时遗留 CRBBB，对心电传导及心功能并不会产生严重影响，不需要特殊治疗。

病例 2：VSD 封堵术致间歇性 CLBBB 与迟发性三度 AVB

患儿男性，8 岁，因“发现心脏杂音 7 年”于 2013 年 3 月 19 日入院。入院时查体：心率 88 次 / 分，心律齐，心音正常，胸骨左缘第 3 ～ 4 肋间可闻及 4/6 级收缩期吹风样杂音。入院后查心电图正常（图 4-3-6）。胸部 X 线片示双肺纹理增粗，心影饱满。TTE 示：室间隔膜部瘤形成伴破口，膜部瘤基底宽 7.0 mm、右心室面破口 4.8 mm。诊断为 CHD，膜部瘤型 VSD。完善术前准备并征得患者家属同意后，于入院后第 2 天在全麻下行 VSD 介入封堵术治疗。术中左心室造影证实为膜部瘤型 VSD，右心室面缺损直径 4.8 mm；主动脉瓣上造影未见主动脉瓣反流；右心导管测压显示右心房、右心室及肺动脉压力均正常。按常规建立钢丝轨道及送入输送长鞘后，选择 6 mm 细腰型（A4B2）VSD 封堵器（上海形状记忆公司）进行封堵。经 TTE 及左心室造影证实，VSD 封堵完全，无残余分流，听诊心脏杂音消失，表明 VSD 封堵成功，遂释放 VSD 封堵器（图 4-3-7）。术后第 3 天复查 TTE 示 VSD 封堵器位置正常，未见残余分流。复查心电图正常（图 4-3-8）；动态心电图可见间歇性 CLBBB（图 4-3-9）。经静脉给予

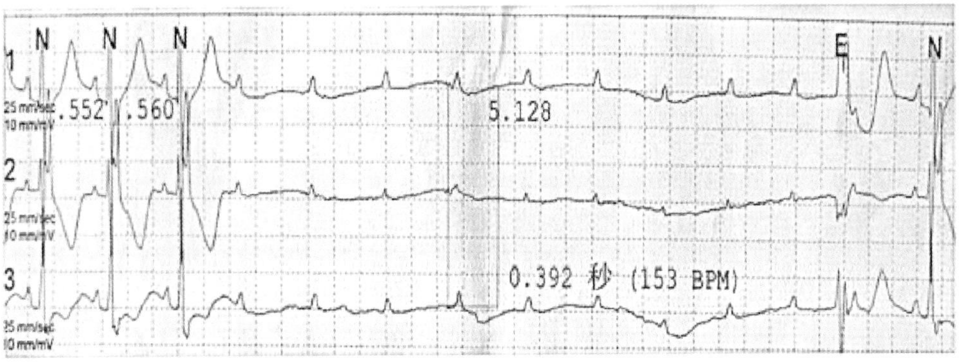

图 4-3-4 VSD 封堵术后第 5 天动态心电图记录示间歇性三度 AVB

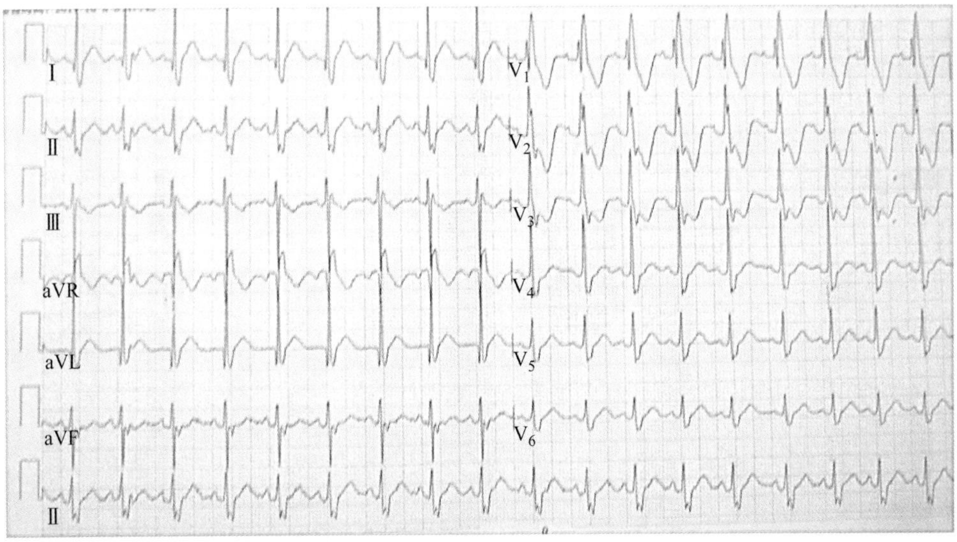

图 4-3-5 出院时心电图呈 CRBBB

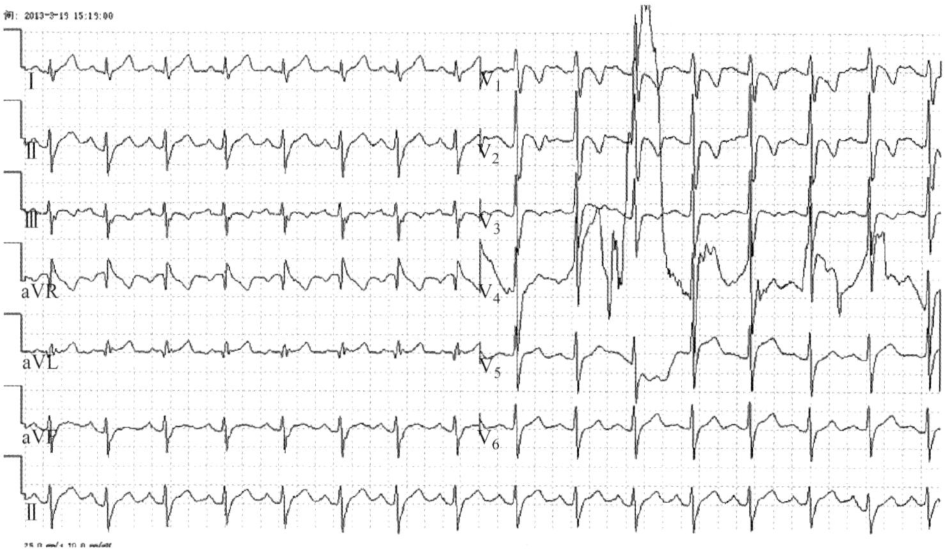

图 4-3-6　VSD 封堵术前心电图正常

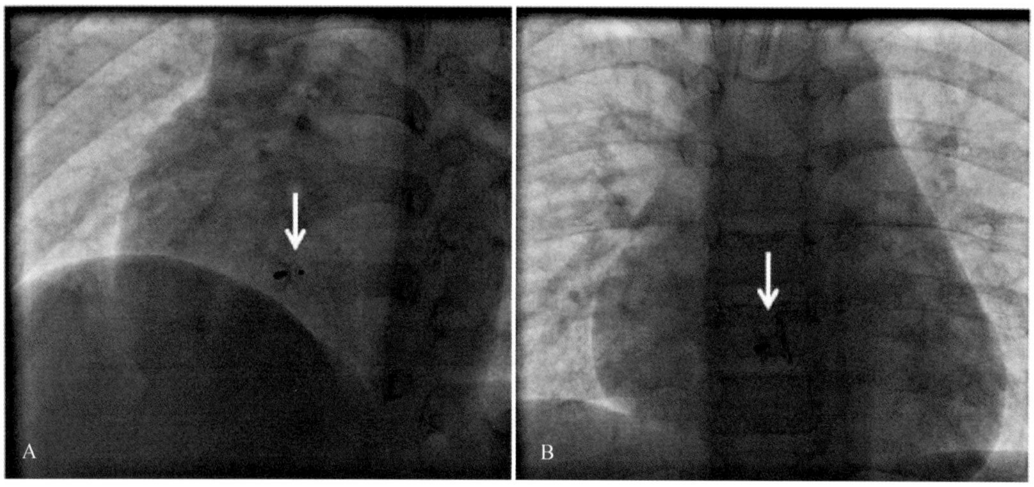

图 4-3-7　释放 VSD 封堵器后的 X 线图片。**A**. 左前斜 50° + 头位 20°；**B**. 后前位。白色箭头处为 VSD 封堵器

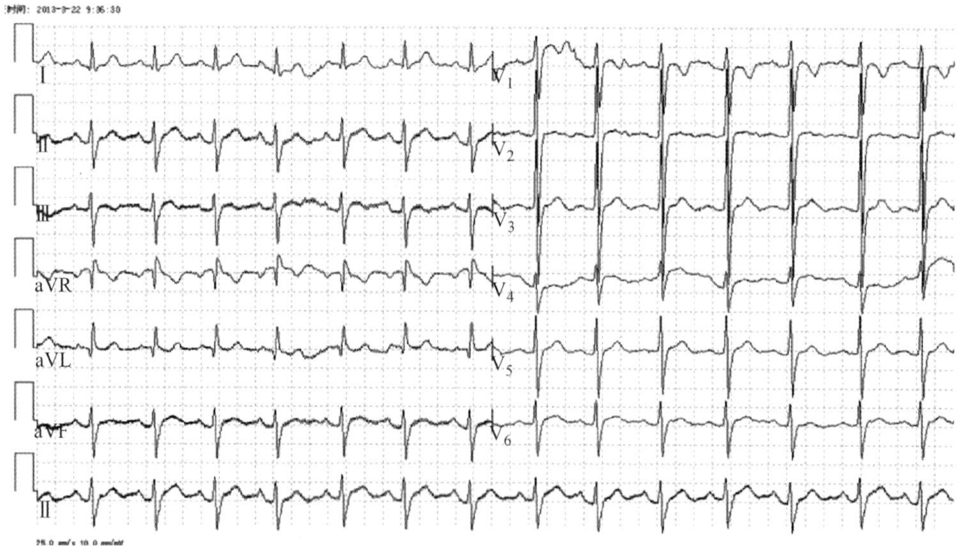

图 4-3-8　VSD 封堵术后第 3 天心电图正常

琥珀酸氢化可的松 100 mg/d，连用 3 天。因患儿无症状于术后第 8 天出院。出院后当天晚上突然发生短暂意识丧失伴肢体抽搐，遂再次急诊入院。入院后查心电图示间歇性三度 AVB（图 4-3-10），立即植入临时心脏起搏器，并给予琥珀酸氢化可的松 400 mg 静脉滴注，12 小时后恢复窦性心律，心电监护未见三度 AVB。继续静脉应用琥珀酸氢化可的松 400 mg/d，连用 3 天后减为 200 mg/d。于第 3 天拔除临时起搏电极，第 7 天停用肾上腺皮质激素。复查心电图（图 4-3-11）及动态心电图均正常，遂出院随访。出院后患者未再发生三度 AVB 及束支传导阻滞。

☞ 点评：

该例患者系膜部瘤型 VSD，右心室面破口 4.8 mm，选择 6 mm 细腰型 VSD 封堵器封堵，且封堵完全，封堵器不大。术后第 3 天动态心电图显示间歇性 CLBBB，考虑为 VSD 封堵器左心室盘对左束支挤压所致。术后第 8 天出现间歇性三度 AVB 伴晕厥，可能为 VSD 封堵器在体重塑过程中对房室传导束及左右束支挤压致其周围组织水肿所致。立即给予临时心脏起搏及大剂量肾上腺皮质激素治疗，三度 AVB 消失并恢复正常房室

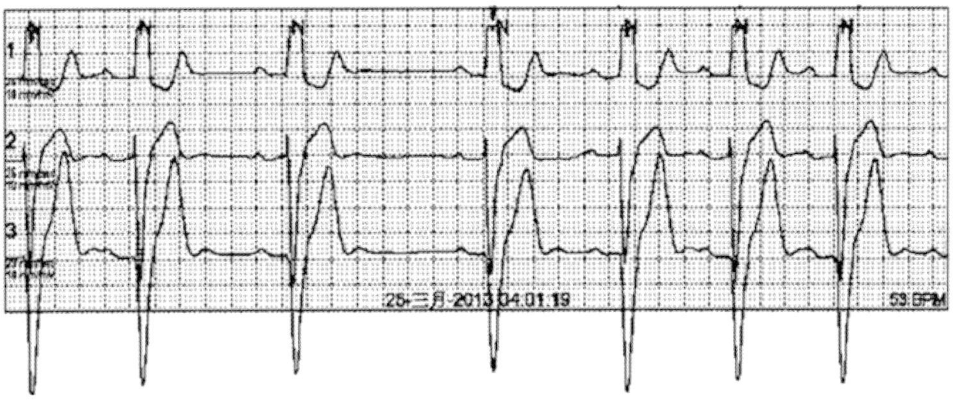

图 4-3-9 VSD 封堵术后 3 天动态心电图示间歇性 CLBBB

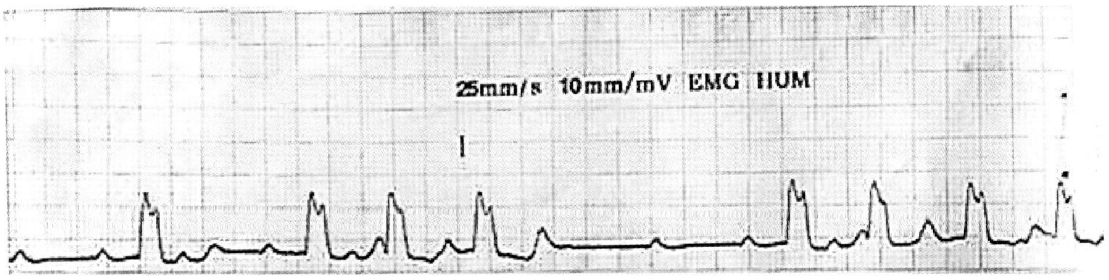

图 4-3-10 VSD 封堵术后第 8 天心电图（Ⅰ导联连续记录，呈间歇性三度 AVB）

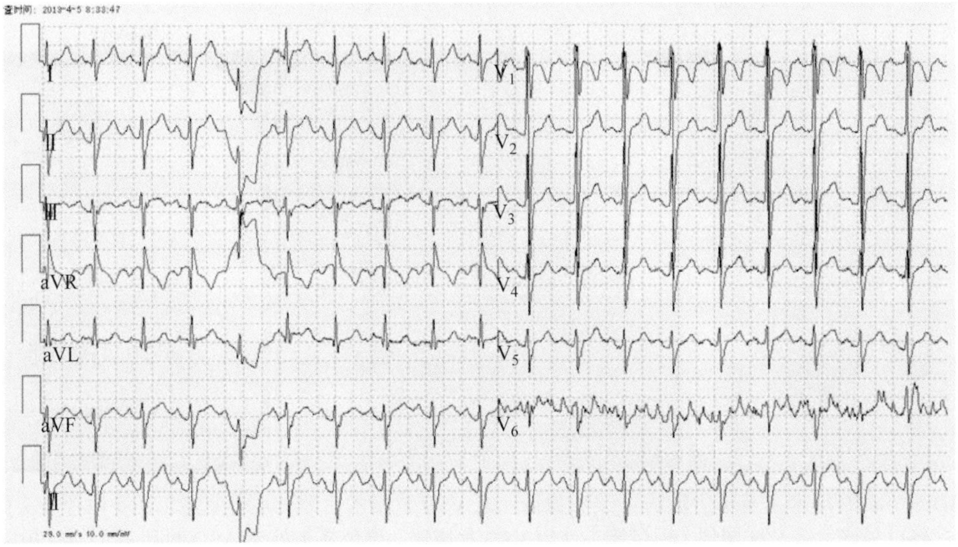

图 4-3-11 VSD 封堵术后第 16 天心电图正常

传导，未遗留后遗症，表明处理措施正确。

病例 3：VSD＋ASD 封堵术后 6 年迟发性三度 AVB

患儿女性，3 岁，因“发现心脏杂音 10 天”于 2007 年 7 月 9 日入院。入院查体：胸廓无畸形，未扪及震颤，胸骨左缘 3 ～ 4 肋间可闻及 3/6 级收缩期吹风样杂音，未闻及额外心音及心包摩擦音。入院后心电图示：窦性心律，CRBBB（图 4-3-12）。TTE 检查示：①室间隔膜部瘤伴破口形成，右心室面破口直径 6.5 mm；②继发孔型房间隔缺损（ASD），缺损直径 9.8 mm。临床诊断：CHD，膜部瘤型 VSD 伴继发孔型 ASD。完善术前检查及征得患儿家属同意后，于 2007 年 7 月 11 日在全麻下行 VSD＋ASD 介入封堵术治疗。术中测量右心房、右心室及肺动脉压力均正常。左心室造影证实为膜部瘤型 VSD，缺损直径 6.5 mm，选用 9 mm 对称型 VSD 封堵器（深圳先健公司）封堵成功，TTE 和左心室造影证实封堵完全，无残余分流，主动脉瓣无反流，听诊杂音消失，遂释放封堵器；术中 TTE 测量 ASD 直径 10 mm，选用 18 mm ASD 封堵器封堵成功（图 4-3-13 A、B）。术后当日及第 6 天心电图均呈 CRBBB 图形（图 4-3-14）。术后第 3 天复查 TTE 示封堵器位置正常，于术后第 8 天出院。术后随访 1 年，无自觉症状，心电图仍呈 CRBBB。之后未再来院复查。2014 年 2 月 17 日（VSD 封堵术后 6 年 7 个月）上午 9 点突发晕厥，伴小便失禁，无抽搐及口吐白沫等，数分钟后清醒。遂至当地医院急诊（具体处理不详），至我院前又先后发生晕厥 3 次。当天下午急诊入住我院时查心电图示三度 AVB（图

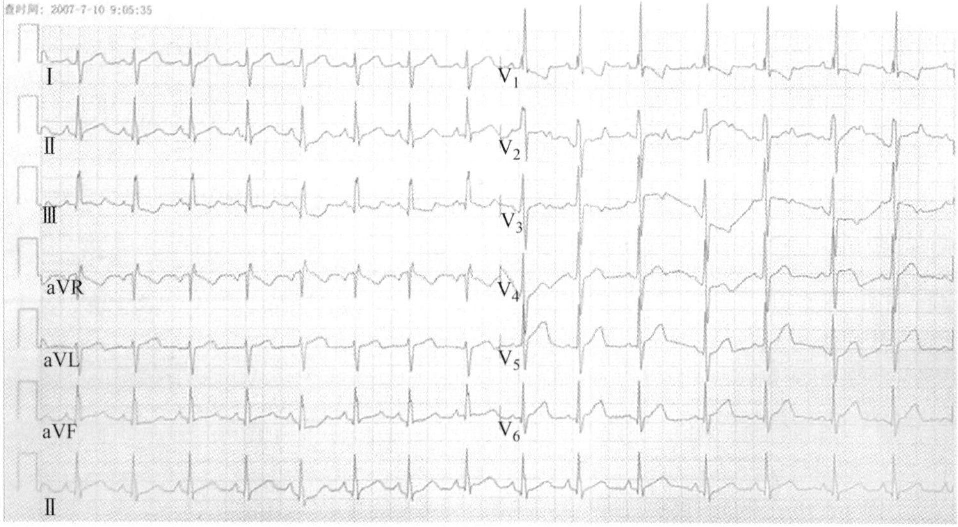

图 4-3-12 VSD＋ASD 封堵术前心电图呈 CRBBB

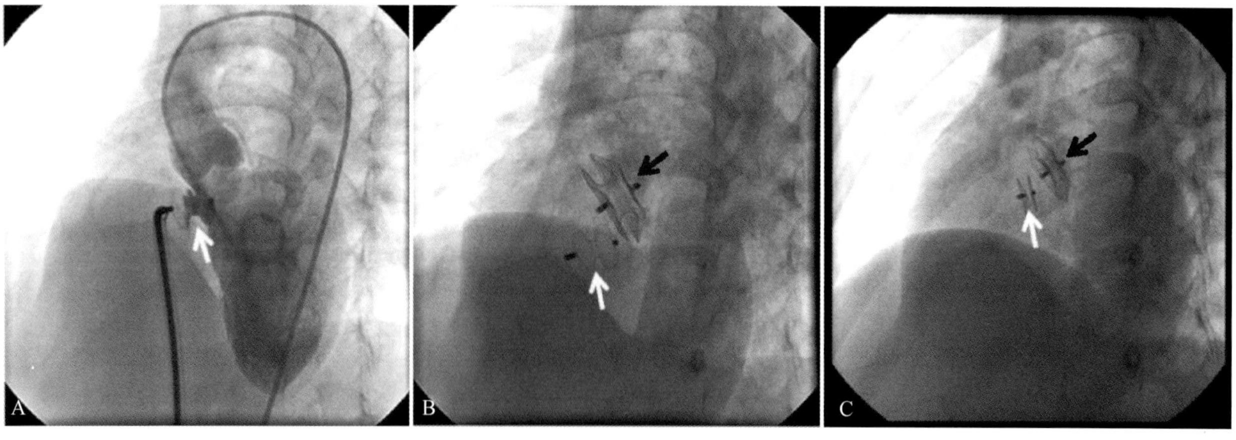

图 4-3-13 VSD＋ASD 封堵术中及术后随访 X 线影像图。**A.** VSD 封堵术后即刻左心室造影图（白色箭头处为 VSD 封堵器）；**B.** VSD＋ASD 封堵术后 X 线图像（白色箭头处为 VSD 封堵器、黑色箭头处为 ASD 封堵器）；**C.** 2014 年 2 月 17 日胸部 X 线片见封堵器重塑明显（白色箭头处为 VSD 封堵器、黑色箭头处为 ASD 封堵器）

4-3-15）。入院后心电监护示三度 AVB 伴短阵多形性室速，考虑患者晕厥与室速有关，立即植入临时心脏起搏电极（图 4-3-16 A），行心脏起搏治疗后多形性室速消失（图 4-3-17），晕厥未再发生。入院后询问病史，患儿入院前 1 天曾感冒，但无发热。入院当天查血常规示：白细胞 10.16×10^9/L，中性粒细胞 88.7%。查心肌酶谱示：肌酸激酶（CK）191 IU/L（正常值 25 ～ 175 IU/L）；乳酸

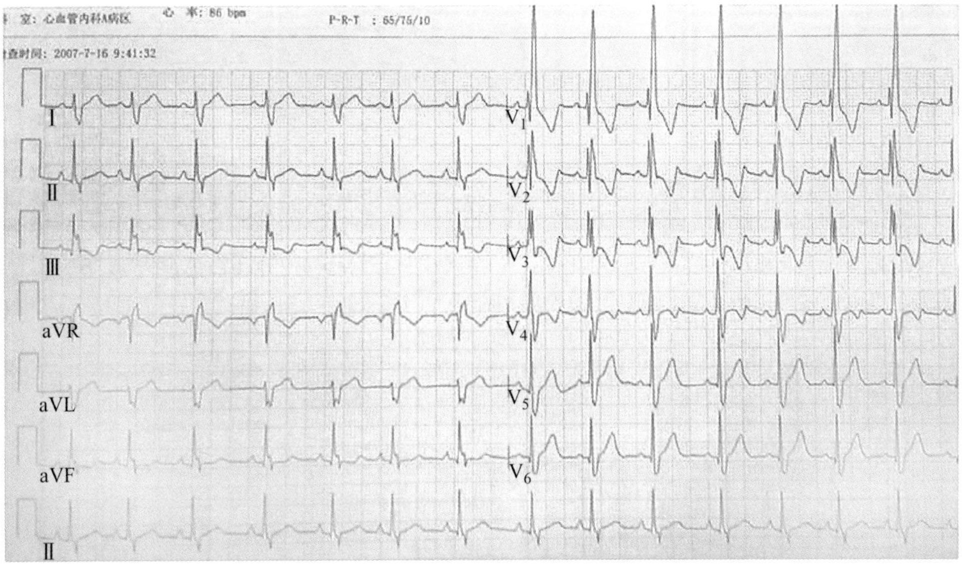

图 4-3-14 VSD＋ASD 封堵术后第 6 天，呈 CRBBB

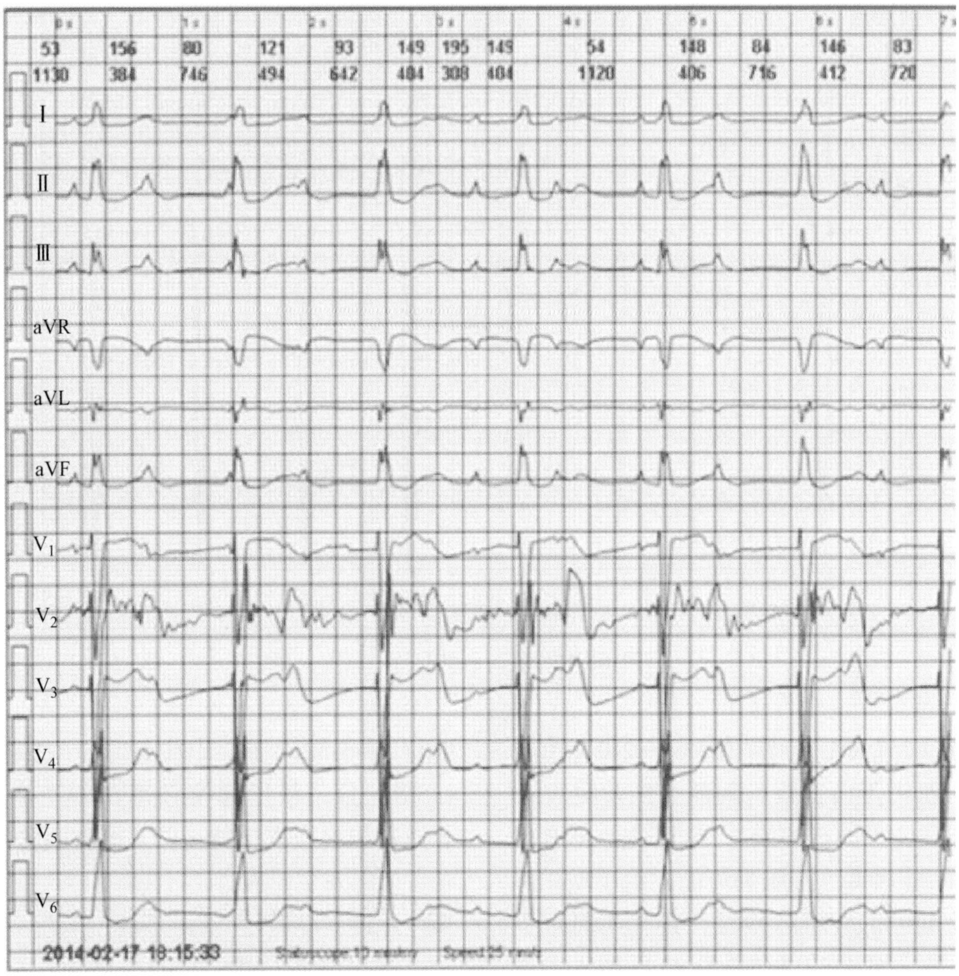

图 4-3-15 VSD＋ASD 封堵术后 6 年 7 个月示三度 AVB

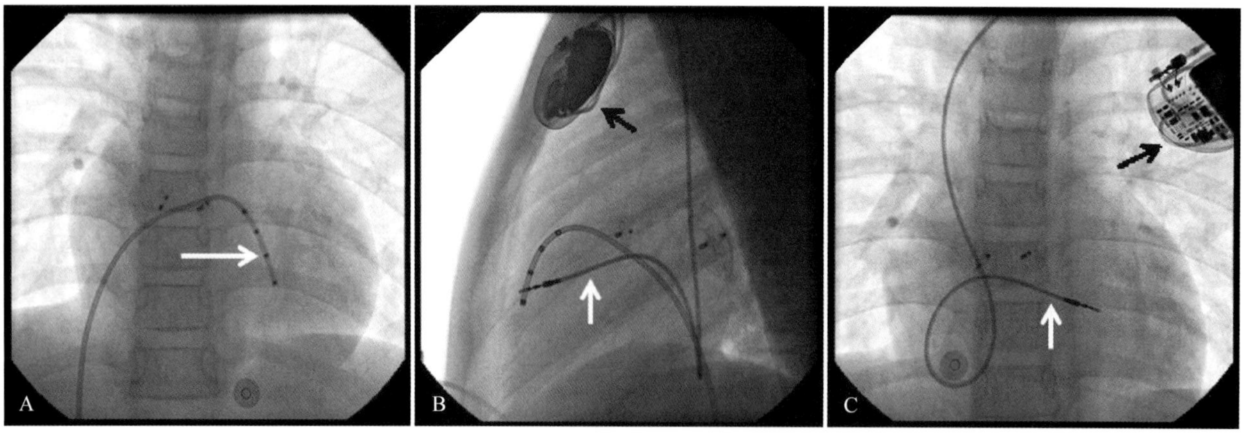

图 4-3-16 植入临时起搏电极及永久性心脏起搏器图像。**A.** 植入临时心脏起搏电极（白色箭头）；**B**、**C.** 植入永久性心脏起搏器（白色箭头：永久性起搏电极；黑色箭头：心脏起搏器）

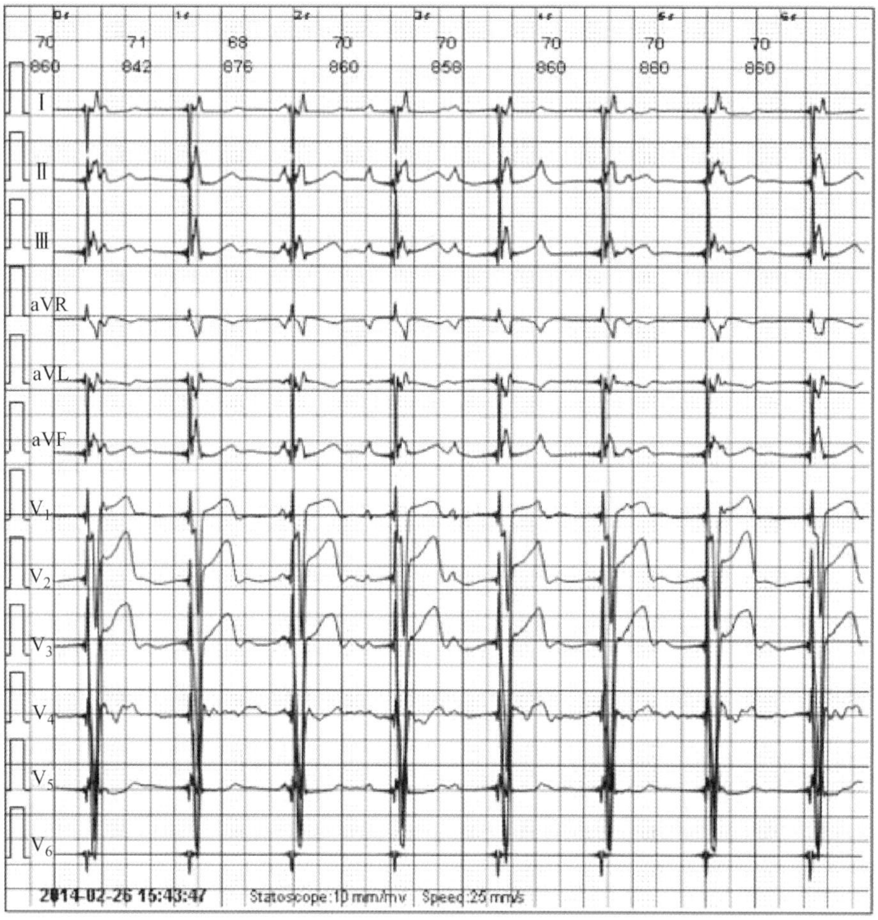

图 4-3-17 临时心脏起搏心电图

脱氢酶（LDH）257 IU/L（正常值 114 ～ 240 IU/L）；CK-MB 及心肌钙蛋白正常。胸部 X 线片见 VSD 封堵器重塑明显（图 4-3-13 C）。鉴于三度 AVB 发生不能完全除外病毒性心肌炎可能，给予琥珀酸氢化可的松 400 mg/d 静脉滴注，连用 1 周三度 AVB 未见好转，而于 2014 年 2 月 25 日植入频率应答型心脏起搏器（VVIR）（图 4-3-16 B、C）。术后行 24 小时动态心电图记录，见最快起搏频率 125 次 / 分，最慢起搏频率 58 次 / 分，表明心脏起搏器频率应答功能正常（图 4-3-18）。术后随访患者未再发生晕厥。

☞ **点评**：

该病例系 CHD，VSD＋ASD 患者，同期进行了 VSD＋ASD 封堵术。VSD 呈膜部瘤型，右心室

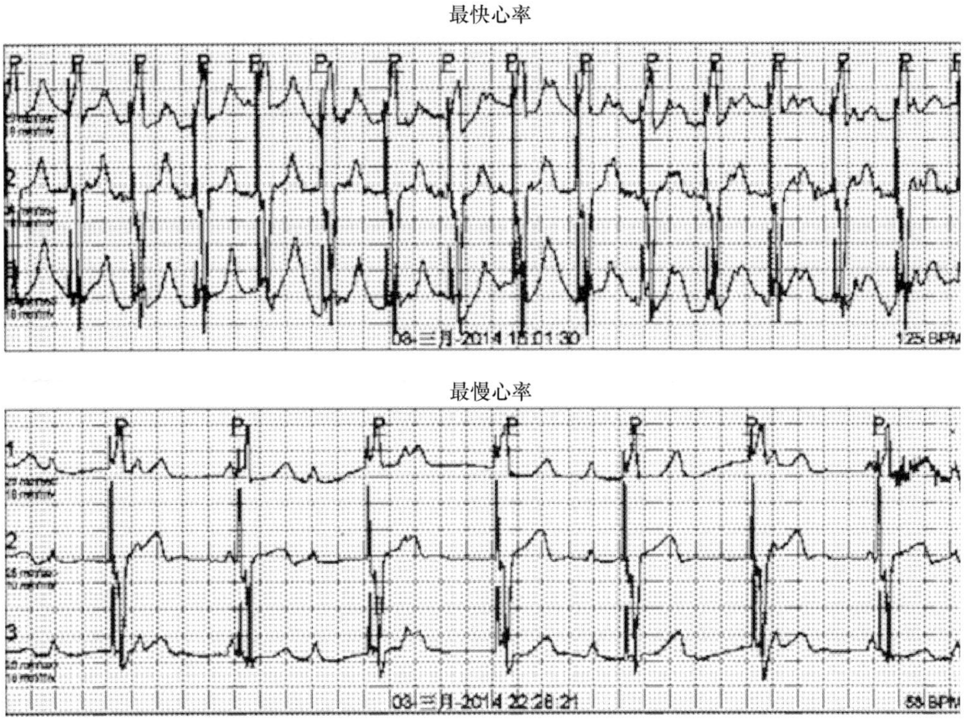

图 4-3-18 VVIR 心脏起搏器植入术后动态心电图

面破口 6.5 mm，选用 9 mm 对称型 VSD 封堵器封堵，从封堵器释放后的 X 线影像看所选封堵器偏大。但术后心电图与术前心电图无变化，均呈 CRBBB 图形；动态心电图未记录到 AVB 现象。VSD＋ASD 封堵术后 6 年 7 个月突发晕厥，心电图示三度 AVB。因患儿术前有感冒史，且心肌酶谱轻度异常，不排除急性病毒性心肌炎所致，故给予大剂量肾上腺皮质激素及营养心肌药物治疗，无效。复查胸部 X 线片见 VSD 封堵器塑形明显，不排除由于封堵器重塑对房室传导束造成慢性损伤，导致三度 AVB 的发生。鉴于三度 AVB 无法恢复，而植入永久性频率应答型心脏起搏器（VVIR）治疗。

该病例表明，VSD 封堵术后数年仍可能发生三度 AVB，需引起临床重视。此外，对于儿童患者植入永久性心脏起搏器时，应选择具有频率应答功能的心脏起搏器，以免影响患儿的正常活动与生长发育。

病例 4：VSD 封堵术后并发迟发性 CLBBB

患儿，女性，19 岁，自幼发现心脏杂音，当时未到医院进一步诊治。平素体健，生长发育正常，为进一步诊治，于 2005 年 10 月 24 日入院。入院时查体：胸廓无畸形，未扪及震颤，胸骨左缘 3 ～ 4 肋间可闻及 4/6 级收缩期吹风样杂音。入院当天查心电图正常（图 4-3-19），TTE 检查示：CHD，膜周部 VSD，缺损直径 10 mm。经完善术前检查及征得患者本人及家属同意后，于 2005 年 10 月 25 日在局麻下行 VSD 封堵术，术中测肺动脉压轻度升高（收缩压 44 mmHg、平均肺动脉压 25 mmHg）。左心室造影示 VSD 直径 12 mm，选择 16 mm 对称型 VSD 封堵器（北京华医圣杰公司）封堵成功，复查 TTE 及左心室造影证实 VSD 封堵完全，无残余分流，主动脉瓣无反流，听诊心脏杂音消失，遂释放封堵器。术后复查心电图及动态心电图均未见异常，于术后第 7 天出院。术后 30 天、70 天两次复查心电图及超声心动图均正常，之后未再来院复查。2009 年 8 月 13 日（VSD 封堵术后 3 年 10 个月）再次来院复查，心电图示 CLBBB（图 4-3-20），同时查动态心电图未见 AVB 现象，TTE 示左心室轻度增大，LVEF 正常。因患者无心功能不全症状及其他不适，故未行特殊处理。至今已随访 15 年，心电图仍呈 CLBBB（图 4-3-21），左心室大小变化不明显，LVEF 正常，详见表 4-3-1。

☞ **点评：**

该例系 CHD，膜周部 VSD 患者，缺损直径

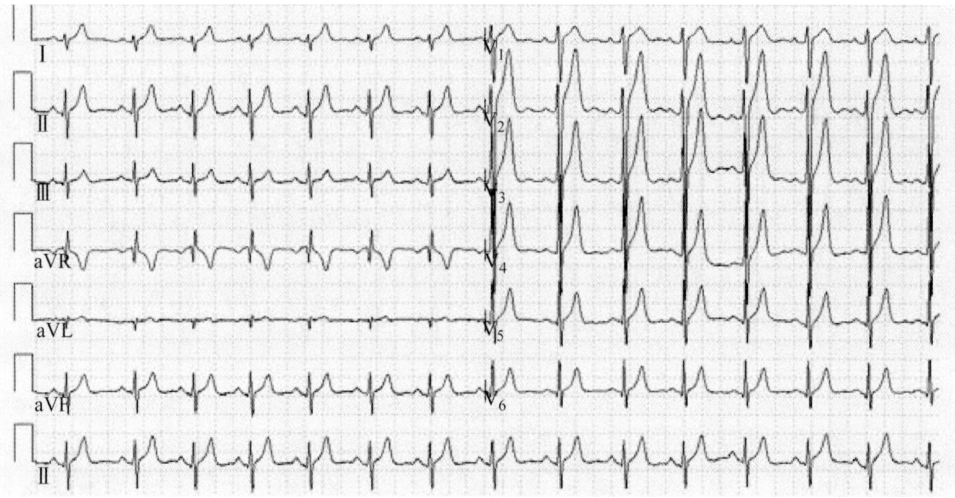

图 4-3-19　VSD 封堵前心电图正常

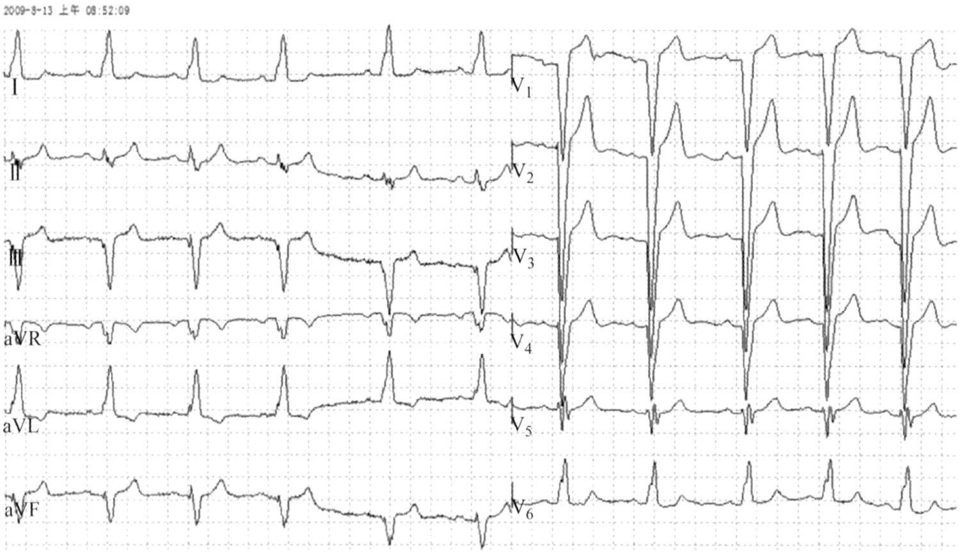

图 4-3-20　VSD 封堵术后 3 年 10 个月心电图呈 CLBBB

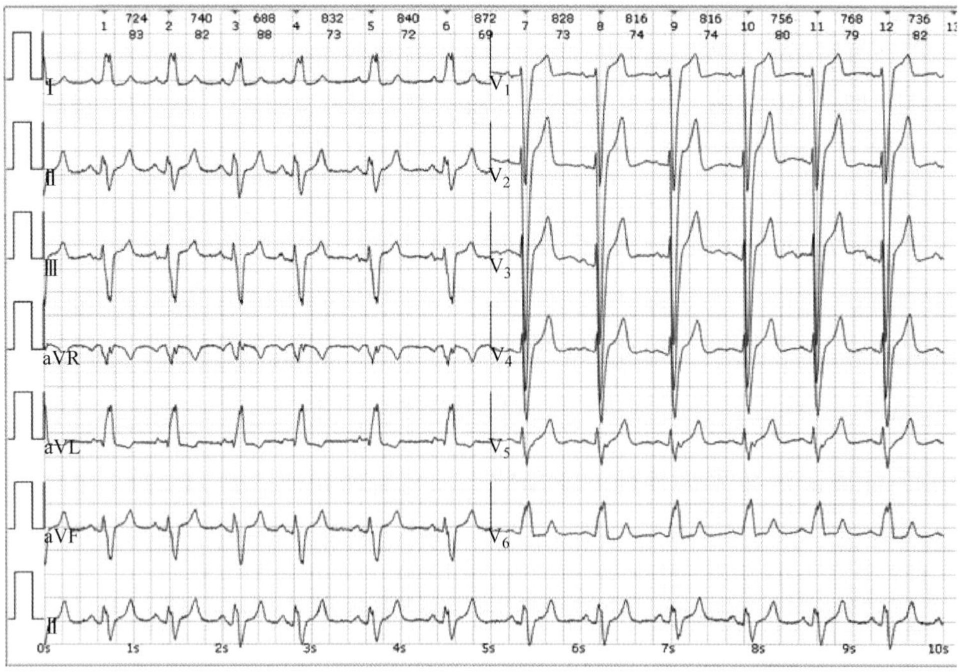

图 4-3-21　VSD 封堵术后 15 年心电图，呈 CLBBB（2020 年 9 月 29 日）

12 mm，选用16 mm对称型VSD封堵器封堵成功，术后70日内多次复查心电图均正常。至术后3年10个月再次来院复查时心电图呈CLBBB，因患者无临床症状，TTE示左心室内径轻度增大，LVEF正常，故未行特殊处理。至今已随访15年，CLBBB持续11年，左心室内径及LVEF均无明显变化，心功能正常。

该病例表明，VSD封堵术后并发的迟发性CLBBB，并不一定都发生进行性左心室扩大及心力衰竭，但仍需密切随访观察。

表4-3-1 VSD封堵术后合并CLBBB长期随访结果

检查时间	心电图	右心室（mm）	左心室（mm）	LVEF（%）
2005.10.24	正常	22	49	80
2005.10.29	正常	20	49	72
2006.01.05	正常	16	43	68
2009.08.13	CLBBB	20	55	56
2009.10.20	CLBBB	18	54	58
2014.01.21	CLBBB	23	53	59
2020.09.29	CLBBB	20	56	55

（中国人民解放军陆军军医大学第一附属医院
李华康　宋治远）

参考文献

［1］Lei YQ，Lin WH，Lin SH，et al. Influence of percutaneous catheter intervention for congenital perimembranous ventricular septal defects in children on the cardiac conduction system and associated risk factors：a meta-analysis. J Cardiothorac Surg，2022，17（1）：19.

［2］Zheng H，Lin A，Wang L，et al. The long-term change of arrhythmias after transcatheter closure of perimembranous ventricular septal defects. Cardiol Res Pract，2021，2021：1625915.

［3］Cen H，Peng B，Li J，et al. Efficacy and safety of the Amplatzer Duct Occluder II for ventricular septal defect closure：a meta-analysis. Kardiol Pol，2021，79（4）：401-409.

［4］Bergmann M，Germann CP，Nordmeyer J，et al. Short- and long-term outcome after interventional vsd closure：A single-center experience in pediatric and adult patients. Pediatr Cardiol，2021，42（1）：78-88.

［5］Mijangos-Vázquez R，El-Sisi A，Sandoval Jones JP，et al. Transcatheter closure of perimembranous ventricular septal defects using different generations of Amplatzer Devices：Multicenter experience. J Interv Cardiol，2020，2020：8948249.

［6］Guo W，Li Y，Yu J，et al.Transcatheter closure of perimembranous ventricular septal defect with aneurysm：Radiologic characteristic and interventional strategy. J Interv Cardiol，2020，2020：6646482.

［7］Doğan E，Gerçeker E，Vuran G，et al. Evaluation of arrhythmia prevalence，management，and risk factors in patients with transcatheter and surgically closed secundum atrial septal defects.Turk Kardiyol Dern Ars，2023，51（1）：50-55.

［8］Himelfarb JD，Shulman H，Olesovsky CJ，et al. Atrial fibrillation following transcatheter atrial septal defect closure：a systematic review and meta-analysis. Heart，2022，108（15）：1216-1224.

［9］朱涛，许祥，黄海韵，等．40岁以上继发孔房间隔缺损患者介入封堵术前后心房颤动发生率与相关因素分析．陆军军医大学学报，2022，44（21）：2211-2216.

［10］Wu SJ，Fan YF，Chien CY. Surgical or interventional treatment for adult patients with atrial septal defect and atrial fibrillation：A systemic review and meta-analysis. Asian J Surg，2022，45（1）：62-67.

第4节　血栓与栓塞

介入治疗相关的血栓与栓塞多为介入通路血管损伤导致的新鲜血栓形成及血栓脱落造成的栓塞，常见原因包括术中未使用肝素生理盐水冲洗管路、未进行肝素化、排气不彻底、合并左心房或深静脉血栓治疗不充分，以及操作粗暴导致血管损伤等。先天性心脏病（congenital heart disease，CHD）介入治疗由于植入器械的特殊性以及患者低龄等原因，其血栓与栓塞并发症具有鲜明特点，主要包括封堵器相关血栓形成和封堵器栓塞。

一、封堵器相关血栓形成

在CHD介入治疗过程中，封堵器或心腔内血栓形成是相对罕见但后果十分严重的并发症之一，如不能及时有效地处理，血栓可在早期或后期随访中脱落，造成全身多系统栓塞。据近十年文献报道，房间隔缺损（atrial septal defect，ASD）和卵圆孔未闭（patent foramen ovale，PFO）封堵相关血栓形成的发生率为 0.7% ～ 1%，导管相关血栓形成发生率为 1.1%。

ASD 封堵相关血栓形成的危险因素包括封堵器类型、心房颤动、房间隔膨出瘤、凝血酶原和（或）血小板异常活化等，卒中与 ASD 本身、封堵相关血栓形成、封堵后房性心律失常等均显著相关。大多数血栓形成与封堵后不完全内皮化有关。Chessa 等和 Chen 等报道了封堵 18 个月甚至 7 年后仍不完全内皮化的案例；Fiarresga 等和 Eren 等推测，即使进行了适当的抗凝，血栓也可能已经在输送鞘管中形成，随着封堵器的释放，一部分血栓可以附着在左盘并被带入心脏。

目前关于 ASD 封堵相关血栓形成的治疗策略尚无共识。多个案例表明，抗栓药物是血栓形成早期和晚期的合适选择。此外，也有案例在超声心动图指导下通过输送导管对血栓进行了抽吸。如果遇到诸如大血栓、封堵器问题或药物干预失败等更危险的情况，则应考虑外科手术取出血栓或封堵器。

二、封堵器栓塞

封堵器栓塞一般指由于各种原因导致的已释放封堵器脱位，是在 CHD 介入治疗过程中另一罕见但后果十分严重的并发症。据报道，ASD 和 PFO 封堵器栓塞的发生率为 0.2% ～ 0.43%，常发生于封堵后 24 小时内，约 70% 的病例可经导管取出。Cen 等报道的 478 例室间隔缺损（ventricular septal defect，VSD）封堵中，封堵器栓塞的概率为 0.63%（3 例）；VanLoozen 等报道的 469 例动脉导管未闭（patent ductus arteriosus，PDA）封堵中，封堵器栓塞的概率为 0.64%（3 例）。

ASD 封堵器栓塞的危险因素包括 ASD 过大、房缘过短、封堵器放置不正确、封堵器尺寸过小或过大。与血栓形成不同，不同封堵器类型之间的栓塞发生率并没有差异。经典的经导管封堵器回收方式是通过抓捕右盘的螺母完成，近年来也有多种改进方案的案例报道。所有 CHD 介入治疗的术者均应熟悉经导管封堵器回收的必要技术。一般情况下，该过程分为两步：第一步是将脱位的封堵器送至相对安全的位置，如下腔静脉、肺动脉、主动脉等；第二步是抓捕右盘的螺母将封堵器拉入输送鞘管。

（中国人民解放军总医院第二医学中心　张泽宇
中国人民解放军总医院第六医学中心　朱航）

三、病例报告

病例 1：房间隔穿刺致空气栓塞 1 例

患者女，44 岁，主因阵发性心悸 1 年入院，诊断：阵发性心房颤动。经术前准备后行射频消融治疗。术中房间隔穿刺后患者突发胸闷、气短，心电图示下壁 ST 段抬高，透视和床旁超声示无心包积液。持续 5 分钟左右症状缓解，心电图恢复正常。考虑空气栓塞，继续行肺静脉电隔离。术后未再发作胸闷、心悸，复查心电图正常。

☞ 点评：

房间隔穿刺是心导管检查或治疗时的重要步骤，在操作过程中有发生空气栓塞的危险。空气栓塞是血液中的气泡阻塞血管引起的栓塞，包括静脉空气栓塞和动脉空气栓塞。少量静脉空气栓子进入右心室后可以通过肺排出，一般不会导致明显症状和体征。动脉空气栓塞的严重程度与空气栓子大小和阻塞部位有关，如果引起冠状动脉和颅内动脉栓塞，可能造成严重后果，危及患者生命。研究发现，在心房颤动射频消融期间，长期呼吸暂停的患者在镇静状态下发生严重的空气栓塞，与患者仰卧位时右冠状动脉口的位置较高有关，一旦空气进入左心系统，易经左心房-左心室-主动脉发生右冠状动脉栓塞，因此，在房间隔穿刺和左心系统操作时要极为谨慎。

临床表现为突发胸闷、胸痛、烦躁等症状，心电监护出现 ST 段抬高，常发生于下壁导联，Ⅲ导联中的 ST 段升高超过Ⅱ导联，伴或不伴心动过缓或房室传导阻滞，有可能出现严重低血压、心肌缺血、心律失常等。研究发现，患者临床症状与 ST 段改变超过 2 mm 以上有显著的相关性，而与 ST 段改变的持续时间无关，并且症状可随 ST 段恢复正常而消失，一般不会遗留严重后遗症。据报道，房间隔穿刺时 ST 段改变通常与 3 种机制有关：①空气栓塞；② Bezold-Jarisch 反射，右冠状动脉迷走神经支配程度大于左冠状动脉，通过迷走神经刺激右冠状动脉会引起血管舒张，右冠状动脉扩张、低血压和心动过缓会导致冠状动脉灌注不足，出现局部和短暂性心肌缺血；③自主神经调节失调导致血管痉挛。

心房颤动射频消融专家共识声明中指出，如患者表现为急性下壁缺血和（或）心脏传导阻滞，是空气栓塞的典型表现。然而，临床中极少在冠脉造影时发现空气栓塞，这可能与造影时小气泡已被吸收有关。

发现空气栓塞后，应停止操作、密切监护，查找发生原因，防止空气继续进入。根据患者情况给予吸氧、镇静止痛、补液等对症处理。少量气体一般会很快缓解。如患者临床症状和 ST 段改变持续不缓解，应立即进行冠脉造影检查，可在栓塞血管给予硝酸甘油等血管扩张剂、快速盐水注射驱散气体栓子，或送入导丝刺破栓子减小其体积；也可以采用抽吸导管进行处理。

房间隔穿刺时应预防空气栓塞的发生，规范手术操作，排空导管和鞘管内空气；进行器械输送或撤出时，应避免动作过快。同时，早期发现，具备并发症识别及处理技能，也是必不可少的。

（中国人民解放军联勤保障部队第九八〇医院
杨茜　马彦卓　齐书英）

参考文献

[1] Wang H, Zhu Z, Liu Z, et al. Case report: Early thrombosis in left atrial during transcatheter closure of ASD in a child with favorable outcome after use of GPⅡb/Ⅲa receptor antagonist and heparin. Front Pediatr, 2023, 11: 1138717.

[2] Yang MC, Wu JR. Recent review of transcatheter closure of atrial septal defect. Kaohsiung J Med Sci, 2018, 34 (7): 363-369.

[3] Yorgun H, Canpolat U, Kaya EB, et al. Thrombus formation during percutaneous closure of an atrial septal defect with an Amplatzer septal occluder. Tex Heart Inst J, 2011, 38 (4): 427-430. Erratum in: Tex Heart Inst J, 2011, 38 (5): 612.

[4] Abaci A, Unlu S, Alsancak Y, et al. Short and long term complications of device closure of atrial septal defect and patent foramen ovale: meta-analysis of 28, 142 patients from 203 studies. Catheter Cardiovasc Interv, 2013, 82 (7): 1123-1138.

[5] Rodés-Cabau J, Palacios A, Palacio C, et al. Assessment of the markers of platelet and coagulation activation following transcatheter closure of atrial septal defects. Int J Cardiol, 2005, 98 (1): 107-112.

[6] Chessa M, Butera G, Frigiola A, et al. Endothelialization of ASD devices for transcatheter closure: possibility or reality? Int J Cardiol, 2004, 97 (3): 563-564.

[7] Chen F, Zhao X, Zheng X, et al. Incomplete endothelialization and late dislocation after implantation of an Amplatzer septal occluder device. Circulation, 2011, 124 (6): e188-189.

[8] Fiarresga A, De Sousa L, Martins JD, et al. Percutaneous closure of atrial septal defects: a decade of experience at a reference center. Rev Port Cardiol, 2010, 29 (5): 767-780.

[9] Eren NK, Akyildiz ZI, Acet H, et al. Thrombus formation on the delivery sheath during transcatheter atrial septal defect closure. Tex Heart Inst J, 2009, 36 (6): 624-625.

[10] Willcoxson FE, Thomson JD, Gibbs JL. Successful treatment of left atrial disk thrombus on an Amplatzer atrial septal defect occluder with abciximab and heparin. Heart, 2004, 90 (5): e30.

[11] Acar P, Aggoun Y, Abdel-Massih T. Images in cardiology: Thrombus after transcatheter closure of ASD with an Amplatzer septal occluder assessed by three dimensional echocardiographic reconstruction. Heart, 2002, 88 (1): 52.

[12] Kovacevic P, Srdanovic I, Ivanovic V, et al. Late complications of transcatheter atrial septal defect closure requiring urgent surgery. Postepy Kardiol Interwencyjnej, 2017, 13 (4): 335-338.

[13] Krumsdorf U, Ostermayer S, Billinger K, et al. Incidence and clinical course of thrombus formation on atrial septal defect and patient foramen ovale closure devices in 1, 000 consecutive patients. J Am Coll Cardiol, 2004, 43 (2): 302-309.

[14] Yorgun H, Canpolat U, Kaya EB, et al. Thrombus formation during percutaneous closure of an atrial septal defect with an Amplatzer septal occluder. Tex Heart Inst J, 2011, 38 (4): 427-430.

[15] Anzai H, Child J, Natterson B, et al. Incidence of thrombus formation on the CardioSEAL and the Amplatzer interatrial closure devices. Am J Cardiol, 2004, 93 (4): 426-431.

[16] Rodés-Cabau J, Palacios A, Palacio C, et al. Assessment

of the markers of platelet and coagulation activation following transcatheter closure of atrial septal defects. Int J Cardiol, 2005, 98 (1): 107-112.

[17] Jalal Z, Hascoet S, Baruteau AE, et al. Long-term complications after transcatheter atrial septal defect closure: A review of the medical literature. Can J Cardiol, 2016, 32 (11): 1315.e11-1315.e18.

[18] Cen H, Peng B, Li J, et al Efficacy and safety of the Amplatzer Duct Occluder II for ventricular septal defect closure: a meta-analysis. Kardiol Pol, 2021, 23, 79(4): 401-409.

[19] VanLoozen D, Sandoval JP, Delaney JW, et al. Use of Amplatzer vascular plugs and Amplatzer duct occluder II additional sizes for occlusion of patent ductus arteriosus: A multi-institutional study. Catheter Cardiovasc Interv, 2018, 92 (7): 1323-1328.

[20] Nyboe C, Olsen MS, Nielsen-Kudsk JE, et al. Atrial fibrillation and stroke in adult patients with atrial septal defect and the long-term effect of closure. Heart, 2015, 101 (9): 706-711.

[21] Hierlmeier BJ, Ostrovsky G, Zarth M. Embolization of an atrial septal defect occluder device into the left ventricle. Cureus, 2020, 10; 12 (11): e11417.

[22] Martínez-Quintana E, Rodríguez-González F. Risks factors for atrial septal defect occlusion device migration. Int J Angiol, 2016, 25 (5): e63-e65.

[23] Levi DS, Moore JW. Embolization and retrieval of the Amplatzer septal occluder. Catheter Cardiovasc Interv, 2004, 61 (4): 543-547.

[24] Crawford DA, Naidu SG, Shah AA, et al. Endovascular retrieval of an embolized atrial septal occluder device from the abdominal aorta. Vasc Endovascular Surg, 2018, 52 (8): 669-673.

[25] Khosravi A, Mirdamadi A, Movahed MR. Successful retrieval of embolized atrial septal defect occluder and patent foramen ovale closure device using novel coronary wire trap technique. Catheter Cardiovasc Interv, 2018, 92 (1): 189-192.

[26] Candan Ö, Şahin M, Türkmen M. Percutaneous retrieval of embolized Amplatzer septal occluder from pulmonary artery using a novel method. Turk Kardiyol Dern Ars, 2018, 46 (6): 501-503.

[27] Salam A, Yates R, Khambadkone S. Successful retrieval of embolised Occlutech atrial septal defect occluder from descending aorta in a 4-year-old child using a “mother and child” technique: a case report and literature review. Cardiol Young, 2023, 33 (2): 309-312.

[28] Cen H, Peng B, Li J, et al. Efficacy and safety of the Amplatzer Duct Occluder II for ventricular septal defect closure: a meta-analysis. Kardiol Pol, 2021, 79 (4): 401-409.

[29] Muroke V, Jalanko M, Haukka J, et al. Outcome of transcatheter atrial septal defect closure in a nationwide cohort. Ann Med, 2023, 55 (1): 615-623.

[30] Vishwanath V, Akseer S, Frankfurter C, et al. Comparative effectiveness of devices for transcatheter closure of atrial septal defects: Systematic review and network meta-analysis. Arch Cardiovasc Dis, 2022, 115 (12): 664-674.

[31] Verouden NJ, Barwari K, Koch KT, et al. Distinguishing the right coronary artery from the left circumflex coronary artery as the infarct-related artery in patients undergoing primary percutaneous coronary intervention for acute inferior myocardial infarction. Europace, 2009, 11: 1517-1521.

[32] Tzeis S, Andrikopoulos G, Deisenhofer I, et al. Transseptal catheterization: considerations and caveats. PACE, 2010, 33: 231-242.

[33] Vale PD, Silva LTM, de Oliveira EMM, et al. Incidence and characteristics of transient St-segment elevation during transseptal puncture. Journal of interventional cardiac electrophysiology, 2022, 63: 425-430.

[34] O'Brien B, Zafar H, De Freitas S, et al. Transseptal puncture-Review of anatomy, techniques, complications and challenges. International journal of cardiology, 2017, 233: 12-22.

[35] Calkins H, Kuck KH, Cappato R, et al. 2012 HRS/EHRA/ECAS Expert Consensus Statement on Catheter and Surgical Ablation of Atrial Fibrillation: recommendations for patient selection, procedural techniques, patient management and follow-up, definitions, endpoints, and research trial design. Europace, 2012, 14: 528-606.

[36] Tang RB, Dong JZ, Long DY, et al. Incidence and clinical characteristics of transient ST-T elevation during transseptal catheterization for atrial fibrillation ablation. Europace, 2015, 17: 579-583.

第5节 心脏穿孔与心脏压塞

近年来，随着先天性心脏病介入检查和治疗的开展日益广泛，介入手术的适应证越来越宽，种类也越来越多，但其相关的并发症也有增加的趋势。其中心脏压塞是心血管介入治疗中最为严重的并发症之一，心脏压塞发病突然、迅速，如果不能快速识别并有效地治疗常会危及患者生命。即使液体量仅为 50 ～ 200 ml，也会使患者的心脏的舒张充盈能力受限，造成患者死亡。急性心脏压塞是由于心包内液体短时间内急剧增多，心包囊不能迅速舒张扩大，导致心包腔内压力增高，阻碍心脏舒张充盈，从而导致进行性呼吸困难、胸闷、胸痛、血压下降、周身冷汗、周围循环衰竭等一系列严重的临床症状。

一、心脏穿孔和心脏压塞的原因

先天性心脏病介入操作过程中出现并发症一般是不可避免的，心脏穿孔与心脏压塞的首要原因是经皮房间隔穿刺技术的广泛开展，包括经皮球囊二尖瓣成形术、经皮左心耳封堵术和经皮二尖瓣瓣周漏封堵术等。其直接原因主要为：①穿刺房间隔时操作不当，引起心房（室）穿孔或主动脉根部穿孔。②穿刺房间隔后在未证实穿刺针在左心房内的情况下就推送 Mullins 管及使用肝素。③穿刺针已入左心房，但鞘管通过房间隔困难，用力进针太深或穿刺鞘弹入左心房壁。④由于左心耳处心房壁薄弱，所有在左心房进行操作的结构性心脏病介入治疗均可导致此处心脏穿孔，造成心脏压塞。

临床上可发生心脏穿孔与心脏压塞的常见介入手术有：①房间隔缺损封堵术：发生心脏压塞与操作者经验不足、对心脏解剖结构不熟悉（寻找房间隔缺损与左上肺静脉入口时反复操作）有关，在推送导管和多次释放与回收封堵器过程中引起心房壁穿孔，多发生于薄弱的左心耳处，发生率约为 0.12%。②左心耳封堵术：心包积液及心脏压塞是左心耳封堵术最常见的并发症，总发生率为 4.1%（0 ～ 6.7%），既和一般介入操作相关，也和封堵相关。其原因主要是房间隔穿刺穿出心包、导丝 / 鞘管操作不当、封堵器多次调整部位、封堵器在左心耳内放置过深等。③经皮球囊二尖瓣成形术（percutaneous balloon mitral valvuloplasty，PBMV）：房间隔穿刺发生心脏穿孔，可导致右心房、冠状静脉窦、左心房、主动脉根部等部位破裂。PBMV 术中球囊导管进入左心房过深不易跨过二尖瓣口，致使其较硬的顶端直接刺破左心房壁。④其他常见先天性心脏病介入治疗过程中在心脏其他部位亦可能发生心脏穿孔与心脏压塞：房间隔缺损封堵术中导管或导丝导致右心房游离壁破裂；右心室或右心房穿孔也可发生于右心室流出道梗阻或肺动脉高压患者的心导管检查中；儿童患者经皮球囊肺动脉瓣成形术（percutaneous balloon pulmonary valvuloplasty，PBPV）中超滑泥鳅导丝导致右心室流出道破裂或因肺动脉瓣球囊选择过大，扩张后肺动脉瓣环撕裂而发生心脏穿孔。⑤除此以外，介入手术并发症不仅仅是介入手术本身带来的，其他一些预防性或保护性措施，如经皮球囊扩张主动脉瓣狭窄或重度肺动脉瓣狭窄、室间隔缺损封堵术中出现三度房室传导阻滞时，需要植入临时起搏器也可能造成心脏穿孔和心脏压塞。

二、心脏压塞的临床表现和诊断

心脏压塞时心室舒张期充盈受到限制，每搏量下降，反射性增加心率以维持心搏量。如心排血量进一步降低，导致收缩压下降，末梢血管收缩，使舒张压上升，脉压变小，可出现奇脉。另一方面，心包腔内压力升高使静脉回流受阻，导致静脉压升高。当心包腔液体迅速积聚引起急性心脏压塞，心排血量急剧减少，可发生心源性休克甚至死亡。因此，早期识别心脏压塞征象对于患者的预后非常重要。心脏压塞的临床特征为心脏压塞征（Beck 三联征）：低血压、心音低弱、颈静脉怒张。早期表现主要有：①患者于介入操作过程中或之后突然出现胸闷、气短、大汗淋漓、呼吸急促、烦躁、神志淡漠等症状，有时可伴有恶心、呕吐等迷走神经功能亢进表现，有时其表现类似于血管迷走神经反射，甚至有可能出现心跳、呼吸骤停。②心电监测显示血压下降、脉压减小，伴有窦性心动过缓或窦性心动过速，有时可出现交界性逸搏心律，听诊心音减弱甚至消失。③一旦怀疑，应立即行X线透视，可见心影增大及搏动减弱或消失，从导管内注入对比剂可见心包显影，心影内可见与心影隔开的随心脏搏动的半透亮的环状带。如病情允许，有条件时进一步行床旁超声心动图检查，可提示出现心包腔内的液性暗区，并确定有无心包积液及积液量。

如表4-5-1所示，超声心动图可根据心包积液出现的部位和宽度粗略地估计心包积液量。临床上将心包积液分为：微量、少量、中量和大量。具体如下：①微量心包积液：心包腔内液体量为30～50 ml。左心长轴切面，M型和二维超声心动图显示左心室后壁心包腔内出现液性暗区，宽度约在3 mm以下，最常见于房室沟附近，收缩期出现，舒张期消失。②少量心包积液：心包腔内液体量50～200 ml。左心长轴切面，M型和二维超声心动图显示左心室后壁心包腔内出现宽度在5 mm以内的液性暗区，右心室前壁心包内多无液性暗区出现。二维超声心动图于胸骨旁短轴切面和左心室后壁心包腔内出现弧形液性暗区。③中量心包积液：心包腔内液体量200～500 ml。M型超声心动图显示左心室后壁心包腔内液性暗区宽度为10～20 mm，右心室前壁心包内亦出现液性暗区，宽度约5～10 mm，左心房后壁后方也可出现少量液性暗区。二维超声心动图显示整个心包腔内出现弥散分布的液性暗区，于左心室长轴、短轴、心尖四腔切面均可显示包绕左右心室周围及心尖部的液性暗区，内径小于20 mm。④大量心包积液：心包腔内液体量大于500 ml。M型超声心动图左心室后壁心包内液性暗区宽度大于20 mm，右心室前壁心包腔内液性暗区宽度大于10 mm。右心室前壁可出现舒张期向后运动。在大量心包积液时，悬吊在大血管下的心脏可于液体内自由摆动，出现心脏摆动综合征，即收缩期向前运动，舒张期向后运动，摆动的幅度与液体的黏稠度密切相关。心脏摆动综合征使心脏内部结构变形，右心室前壁活动幅度增强，呈波浪式运动，左心室后壁活动幅度降低。M型超声心动图检查时，将探头置于心尖部，处于大量积液内游离状态的心尖摆动幅度最大，心尖波群时有时无，即收缩期出现，舒张期消失，这种现象称为荡击波征。

表4-5-1　超声心动图评价心包积液量与分级

心包积液分级	估测液体量（ml）	液性暗区深度（mm）	观察部位
微量	30～50	2～3	房室沟
少量	50～200	3～5	左心室后壁
中量	200～500	5～10	右心室前壁
		10～20	左心室后壁
大量	≥500	≥10	右心室前壁
		≥20	左心室后壁

三、心脏压塞的急救

确诊为心脏压塞的患者应立即给予吸氧，当心率减慢时给予阿托品以提升心率；静脉置管以快速补液，必要时通过输血来扩充血容量；静脉予以多巴胺等促血管活性药物来维持重要脏器血供；若合并使用抗凝药物如肝素的患者应立即停用肝素等抗凝治疗，严重时可予鱼精蛋白以拮抗肝素的作用。根据影响心脏压塞预后的多个因素，迅速判断心脏穿孔的部位及大小，若穿孔发生于静脉系统，其压力低，心包积液量较少、症状相对较轻，出血未继续增多，患者一般状况尚稳定，也可严密观察，暂不予心包穿刺，但仍应做好穿刺准备。对心包积液量较多患者，立即进行穿刺后放置猪尾导管持续心包引流。心包穿刺引流后若症状仍不能改善，则应考虑进行心包切开引流。

发生急性心脏压塞时，最有效的治疗方法仍然为急诊心包穿刺及引流，尤其是对于血流动力学不稳定的患者应尽快在床旁超声心动图或X线透视的指导下进行心包穿刺引流，介入操作中急性心脏压塞时采用X线引导下穿刺更为方便、及时。心包穿刺的常规操作方法为：一般取剑突下作为穿刺点，患者平卧，常规消毒铺巾，选用6 F静脉穿刺针行心包穿刺，穿刺的方向应与水平面呈24°～40°、矢状面左偏20°。当针尖刺破心包时会有明显的突破感，然后注射5 ml对比剂，对比剂若扩散到心影的周边，滞留在心包内，便可确认针尖已在心包腔内；对比剂如果随着血流迅速扩散，说明针尖在心腔内。确定针尖位于心包腔以后，一般采用Seldinger法进行心包置管，送入6 F动脉鞘以及猪尾导管持续闭式引流，在引流过程中应注意肝素冲洗以保持导管通畅。心包积液未继续增多，无引流液持续流出时可拔除导管。一般不采用6 F或者7 F动脉鞘管直接进行引流，因为受到膈肌以及胸廓的挤压会造成引流障碍。之后根据患者的临床表现及其心包积液量的增长情况，进行反复、间歇的经导管抽吸，同时进行自体血的回输。如果没有出现活动性出血，并且患者的生命体征尚稳定可以考虑拔管。对于内科保守治疗效果不理想、出血难以控制的患者，经过心包穿刺引流后仍然有积液，并且患者生命体征不稳定没有恢复到正常状态，应该立刻在导管室或者送入手术室对患者进行心脏破口缝合术或者心包开窗减压。目前，急性心脏压塞手术修补的指征主要有：①短时间内心包引流量较多，难以量化，常＞1000 ml，需要反复抽吸心包积血才能保持血流动力学稳定者；②穿刺或引流困难者；③穿刺引流通畅，经反复引流但仍“出血不止”者；④心包穿刺引流有抽不尽的感觉，判定穿孔部位在左心房、冠状静脉窦造成的穿孔，因这些穿孔部位难以自行闭合，往往需要手术修补。对于穿孔较大、穿孔部位不易闭合的紧急患者，应注意在开胸之前的输送和准备过程中保证持续有效、通畅的引流，可在心导管室开胸适当进行自体血回输，回输心包内的血液量一般不超过1000 ml。如有条件，建议出血量偏大者在手术室引流观察，以免开胸修补手术决断太晚，心导管室和外科手术室相距太远，在输送途中出现呼吸、心搏骤停。

心脏压塞是心血管介入手术中严重的并发症之一，其症状发生迅速，如未及时处理可造成严重后果。心脏压塞的症状具有特征性，行介入手术的医师在手术过程中必须提高警惕，以便及时发现和处理。首先要从意识上高度警惕，在心血管疾病介入治疗过程中应强调任何心血管的介入性操作都有引起心脏压塞的可能，应时刻保持发生心脏压塞的警觉性；严格掌握心血管疾病介入适应证，必须按规范进行操作，操作要轻柔，介入术中密切注意患者生命体征、症状以及影像学改变，对于心血管介入术后发生胸闷、头晕、血压下降、心率加快的患者应仔细体检，观察有无颈静脉充盈或怒张，有无奇脉，密切监测血压与心率的动态改变，并与主动脉夹层或腹膜后血肿及迷走性血管舒张反射等可能的并发症进行鉴别。急诊床旁超声心动图检查有助于迅速确诊，心导管室可选择X线透视观察心影情况。发生心脏压塞的患者大多需要进行心包穿刺引流，需及时发现并采取措施，对于严重患者则需行外科心包切开引流术。心血管介入相关心脏压塞并发症的预后与诸多因素有关，如：介入操作器械、穿孔部位、穿孔心腔处压力大小、凝血功能、患者的基础血压等，在抢救过程中应明确血压下降幅度往往比具体的血压数值更有临床意义。当发生心脏压塞时应该镇静、果断、准确评估病情，合理、准确地决定采用保守治疗、心包穿刺引流或者外科修补等抢救方式，以此可更好地挽救患者的生命。

四、病例报告

病例1：球囊二尖瓣成形术中心脏穿孔

患者男，38岁，因“活动后心慌、气短3年，加重1个月”于2015年9月12日入院。患者3年前开始出现运动性心悸、气短，活动耐力明显下降，于作者所在医院就诊行超声心动图检查提示：风湿性心脏病，二尖瓣狭窄。曾口服呋塞米、螺内酯、氯化钾及地高辛对症治疗。近1个月患者心悸、气短症状加重，为求进一步介入治疗而入院。既往否认高血压、糖尿病及冠心病病史。体格检查：口唇无发绀，颈静脉无怒张，听诊双肺呼吸音粗，未闻及干湿啰音，心界向左侧扩大，心率76次/分，心律齐，二尖瓣听诊区可闻及舒张期隆隆样杂音，肺动脉瓣区第二心音正常，双下肢无水肿。常规化验检查未见异常；胸部X线片示双侧肺纹理清晰，心胸比值为0.46；心电图示窦性心律，完全性右束支传导阻滞。超声心动图提示二尖瓣中度狭窄并轻度关闭不全，二尖瓣瓣口面积134 mm^2，左心房内径44 mm，左心室射血分数63%，心包未见明显积液。诊断：风湿性心脏病，二尖瓣狭窄。入院后完善相关检查，经食管超声心动图示左心房体部及耳部未见明确血栓。给予低分子量肝素充分抗凝、利尿剂减轻心脏负荷、磷酸肌酸营养心肌后在局麻下行PBMV。常规消毒铺巾，甲磺酸罗哌卡因局麻下穿刺右股动、静脉，首先送入5 F猪尾导管并置于主动脉右窦标记三尖瓣上缘，另经右股静脉送入6 F端孔导管常规测量心脏各腔室压后导入穿刺导管，送入房间隔穿刺针，探测卵圆窝，行房间隔穿刺术。穿刺针穿刺成功后，退出内芯，经穿刺针孔手推少量对比剂，心影周围可见明显对比剂滞留，未见消散，考虑为心脏穿孔（图 4-5-1 A），立即行床旁超声心动图，证实为心包腔少至中等量积液。此时患者无胸闷、气短等症状，观察 10 分钟左右患者仍无明显不适，心电监测显示心率、血压无显著变化。因此，重新穿刺房间隔，穿刺成功后未于左心房内常规完全肝素化，直接导入左心房钢丝，选择 28 号 Inoue 球囊进行二尖瓣扩张（图 4-5-1 B）。术后未给予患者任何抗凝、抗血小板药物，术后即刻、2 小时及 24 小时复查床旁超声心动图显示心包积液未见明显增加。

☞ 点评：

心脏穿孔及心脏压塞是 PBMV 的最常见并发症之一，房间隔穿刺导致心脏穿孔可引发右心房、冠状静脉窦和左心房、主动脉根部等部位穿孔。造成原因主要有：①没有穿过房间隔：回撤并向上腔静脉方向推送穿刺针穿破右心房。②穿刺方向错误：太前、太后、太高或太低。房间隔穿刺时引起心房（室）壁穿孔或主动脉根部穿孔；穿刺针定位不准及套管在右心房内大幅度动作刺破右心房壁；③穿刺房间隔后在未证实穿刺针在左心房前就推送 Mullins 管及使用肝素；④穿刺针已入左心房：但鞘管通过房间隔困难，用力进针太深或穿刺鞘管弹入左心房壁；⑤球囊导管进入左心房过深不易跨过二尖瓣口，使其较硬的顶端直接刺破左心房壁。

房间隔穿刺术是 PBMV 术中具有风险的步骤，即使经验丰富的医生有时也难免遇到困难。准确的房间隔穿刺是手术成功的关键之一。穿刺方法很多，如右心缘最突出点定位法、超声心动图引导法、二维超声心动图协助房间隔穿刺定位与 X 线影像互相印证法及房间隔穿刺改良法等。如左心房明显增大，卵圆窝的位置明显右移；右心房明显增大，卵圆窝的位置则明显左移。此时用以往的定位方法往往无法成功，甚至会发生危险。临床上常常采用“井”字定位法，方法是在右心房快速推注约 25 ～ 30 ml 对比剂，待左心房显影后，在左心房划一“井”字，将左心房按上、中、下及左、中、右各分为 3 等份，“井”字的右下 1/3 交界处即为穿刺点。采用该方法则无论左或右心房增大情况如何，卵圆窝的位置如何变异均能准确找到卵圆窝进行穿刺。穿刺成功后一般可见针管尖突然向左侧移动的现象，提示穿刺针已经进入卵圆窝，轻轻推送穿刺针时有明显阻力感且可感觉到心脏的搏动。当穿过房间隔时，有突破感且自穿刺针腔回抽血液为鲜红色，自针管腔注入对比剂在左心房区域呈弥漫冒烟状，压力曲线显示左心房波形。PBMV 过程中发生心脏穿孔时，若无活动性出血，无明显心脏压塞征象，在严密观察下继续进行 PBMV，迅速扩张二尖瓣口解除二尖瓣狭窄，必要时辅以心包穿刺减压，不需要外科处理，亦可获得较满意的效果。左心耳是血栓的好发部位，术中应尽量减少导管在左心房内的操作；房间隔穿刺成功后应及时肝素化，防止新的血栓形成。有少量心包积液的患者不予以

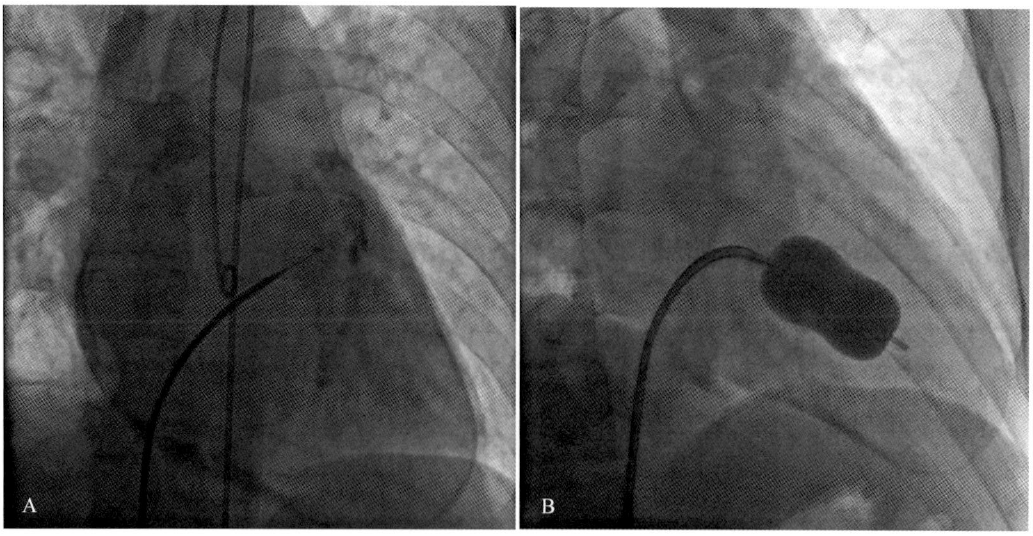

图 4-5-1 **A**. 穿刺房间隔后左心房造影显示心影周围可见明显对比剂滞留，未见消散，心影内可见与心影隔开的随心脏搏动的半透亮环状带；**B**. 心包积液发生后继续进行球囊扩张二尖瓣，此时心包中仍可见少量对比剂滞留

肝素化，但需要操作熟练、迅速、有效，术后密切监测，一旦出现心脏压塞必须行心包减压处理。总之，精通心脏的解剖学结构及其在X线透视下各房室的投影关系，熟练和细致掌握房间隔穿刺技术，可预防心脏穿孔和避免心脏压塞的发生。

本例借鉴：①对于左、右心房明显增大，心脏位置变异，或者房间隔穿刺困难的患者，PBMV时采用"井"字定位方法进行房间隔穿刺安全、有效。②房间隔穿刺成功后，只有在压力曲线及推注对比剂证实针尖在左心房后，才能推送Mullins管及使用肝素。本例患者PBMV术中从穿刺针抽出淡黄色液体，注入对比剂"冒烟"于心包腔内，及时发现心脏穿孔，未进一步推送鞘管及完全肝素化，避免心脏压塞的发生。③对于心脏压塞的处理，该患者房间隔穿刺过程中仅穿刺针穿出心脏，拔出穿刺针后，密切观察5～10分钟后患者无明显心脏压塞表现，可以继续行PBMV，不予肝素化，迅速穿刺房间隔以及扩张二尖瓣口，避免了心包置管引流及外科手术修补心包破裂口。④随着影像学设备和技术的不断进步，应用心腔内超声（ICE）和经食管超声心动图（TEE）引导房间隔穿刺将会明显提高安全性和成功率。

病例2：球囊肺动脉瓣成形术后临时起搏器致心脏穿孔

患者，女，53岁，因"间断活动后心慌、气短40余年，加重半年"于2013年4月25日入院。患者40余年前间断出现活动后心慌、气短，就诊时发现心脏杂音，未予系统治疗；30余年前患者曾于外院诊断为"先天性心脏病、肺动脉瓣狭窄"（具体检查不详），间断服用"地奥心血康"，症状未缓解，未继续服用，因个人原因也未进一步诊治。近半年来患者心慌、气短症状加重，间断伴有腹胀及双下肢水肿，无胸痛、咯血，夜间无憋醒，自行间断口服"呋塞米片、螺内酯片及氯化钾缓释片"等药物，症状稍有改善，为进一步诊治入院。体格检查：体温36.3℃，脉搏78次/分，呼吸20次/分，血压125/70 mmHg。神志清楚，营养尚可，自动体位，口唇发暗，颈静脉充盈，肝颈静脉回流征阴性，双肺呼吸音清，未闻及干湿啰音。心界向左扩大，心率78次/分，心律齐，胸骨左缘第2～3肋间可闻及3/6级收缩期喷射性杂音，肺动脉瓣区第二心音减弱。肝脾肋下未触及，双下肢无水肿。心脏X线片示两肺血少，心胸比值约为0.54；心电图示心房下部异位心律；动态心电图示窦性心律不齐、阵发性交界性心律，偶发交界性早搏，偶发室性早搏，ST-T改变。超声心动图示先天性心脏病、重度肺动脉瓣狭窄，跨肺动脉瓣压差128 mmHg。完善术前检查后于2013年5月2日在局麻下行PBPV，考虑患者年龄偏大，肺动脉瓣病变严重，合并交界性心律，因此在PBPV术前先于右心室心尖部保护性植入临时起搏器，心室起搏频率为100次/分，部分心律为起搏心律，提示电极位置良好，体外固定起搏电极。另经右股静脉送入6 F猪尾导管，右心室造影显示肺动脉瓣开放明显受限，可见狭窄后肺动脉显著扩张，测量肺动脉瓣环直径15.0 mm，扩张肺动脉直径44.5 mm，测量右心室压160/3 mmHg。考虑患者瓣膜病变严重，年龄偏大，选择15号Balt肺动脉瓣扩张球囊扩张肺动脉瓣，有效扩张3次至球囊凹征消失，重复测量肺动脉压24/16 mmHg，漏斗部压40/10 mmHg，右室压60/－2 mmHg，跨瓣压差约15 mmHg（图4-5-2）。术后10分钟左右患者突然出现咯血，为鲜红色，每次量数毫升不等。患者出现胸闷、气短、烦躁、多汗、四肢湿冷，听诊双肺满布湿啰音，心电监测示心率100次/分（起搏心律），血压80/40 mmHg，血氧饱和度80%；考虑为急性左心功能不全，立即给予吸氧，呋塞米（速尿）60 mg静推，多巴胺150 mg加入50 ml生理盐水静脉泵入，速度10 ml/min，多巴酚丁胺60 mg加入50 ml生理盐水静脉泵入，速度2 ml/min，磷酸肌酸钠2 g静滴，葡萄糖盐水250 ml静滴，并给予导尿，导出淡黄色尿液550 ml。约30 min后，患者咯血停止，咯血量共约50 ml；自觉胸闷、气短有所好转，血压维持在110/60 mmHg左右，血氧饱和度87%，心率100次/分（部分为起搏心律）。至17：30又导出淡黄色尿液400 ml。患者一般状况尚可，生命体征平稳，下调起搏器频率为60次/分，在心电、血压及血氧监测下返回病房。次日晨患者一般状况较差，伴明显胸闷、气短，心电监测示窦性心律，血压89/60 mmHg，心率125次/分。床旁超声心动图检查提示心包积液（中–大量）（图4-5-2），立即转至心导管室行临时起搏器

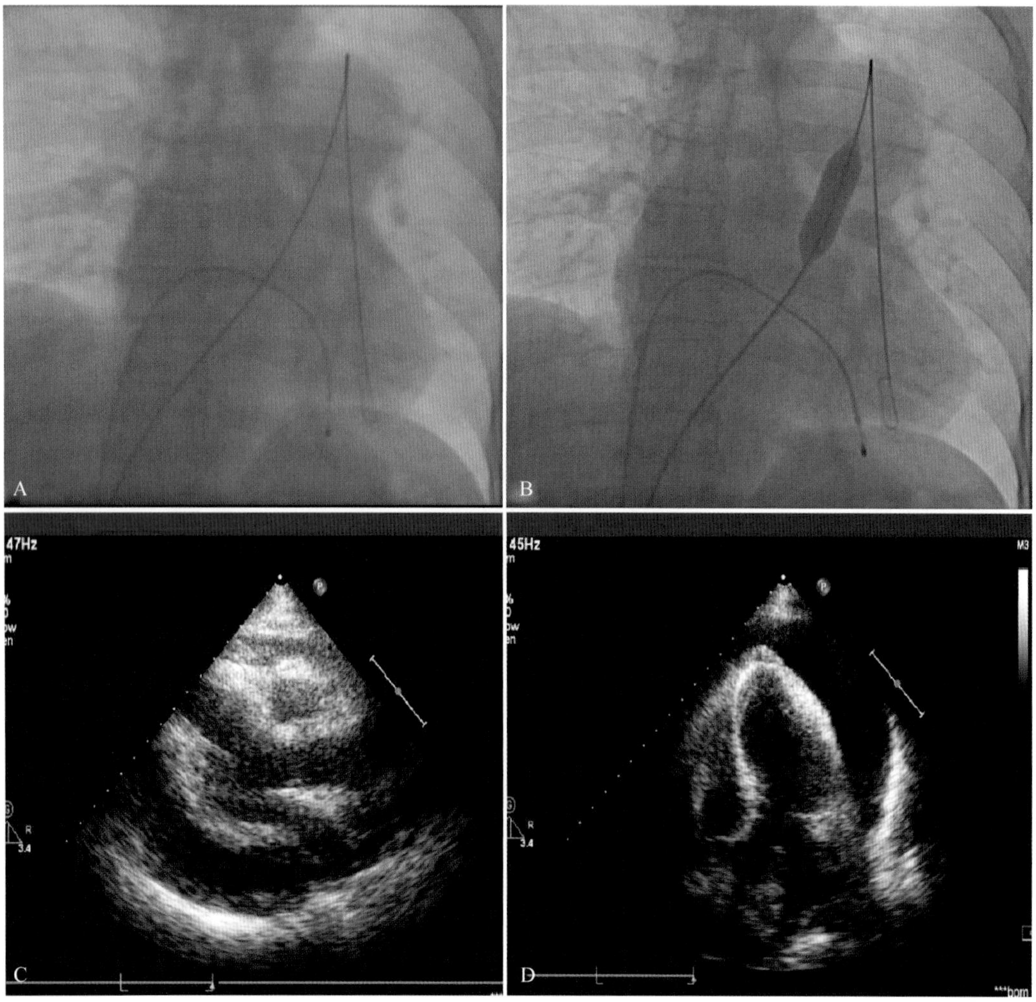

图 4-5-2 **A**. PBPV 术前于右心室心尖部植入临时起搏器；**B**. 采用 Balt 肺动脉瓣扩张球囊，顺利进行 PBPV，术中未见明确心包积液；术后次日床旁超声心动图示中-大量心包积液；**C**. 胸骨旁左心室短轴切面和 **D**. 心尖五腔心切面均可见大量液性暗区

拔除及心包穿刺术。9：30 于心包内置入引流导管，成功引出血性积液（不凝液），同时拔出起搏器电极。9：40 患者出现一过性意识丧失，血压测不清，立即给予气管插管，升压、输血、补液以及心包引流，约数分钟后患者意识恢复，呼之能应，患者先后共抽出血性心包积液约 750 ml，至 11：00 患者心包积液基本消失，引流液无明显增加，心电监测示心率 110 次 / 分，血氧饱和度 82%，血压 100/70 mmHg。2013 年 5 月 4 日心电监测示心率波动在 100 ～ 108 次 / 分，血压维持在 103/56 mmHg 左右，经皮血氧饱和度波动在 85% ～ 95%，心包穿刺处引流管通畅，引流出血性液体量约 50 ml。上午 9 时拔除气管插管，给予鼻导管持续氧气吸入。2013 年 5 月 6 日患者心包穿刺引流未见液体增多，拔除心包穿刺引流管。复查胸部 X 线片示符合肺动脉狭窄成形术后改变，左侧胸腔少量积液，心胸比值为 0.52。心电图示异位心律，心房下部心律，右心室肥厚，ST-T 改变。超声心动图示少量心包积液；动脉血气分析示血氧饱和度 93%。患者经强心、利尿、升压等对症治疗后病情平稳，于 2013 年 5 月 16 日出院。

☞ **点评：**

临时心脏起搏是治疗严重心律失常的一种应急和有效的措施，也是结构性心脏病介入治疗过程中常用的保护性或急救措施，为患者安全、平稳、顺利渡过介入手术提供了一项重要的安全保障措施，因此，在围术期应用逐渐增多。右心室心尖部是最稳固的部位，通常起搏与感知阈值较为满意。右心室流出道起搏作为心尖部起搏的一种替代选择及补充是可行及安全的，从理论上讲，其血流动力学优于心尖部起搏。临时起搏导线为双极导线，由于电极导管质地较硬，在植入时，动作应轻柔，在X线透视影像下无障碍送管。导线到位后，避免张力过大，起搏导管过深可能穿破心肌至心包腔，患者觉左下胸痛、呃逆及起搏失效等。此时通过端电极记录的心腔内心电图酷似体表V_5导联心电图。若患者心脏大，心肌薄，尤其在心脏扩大及下壁、右心室心肌梗死的老年患者，植入过程中可能导致右心室游离壁穿孔。该并发症的发生率相对较低，大约为0.1%。心肌穿孔的发生与静脉入路无关，而是与导线插入技术相关的并发症。一旦发生穿孔，应做好心包穿刺及应用抢救药物的准备。如确认穿孔时间不长，在X线透视下和心电监测下渐退导管、小心撤回电极，并密切观察有无心脏压塞；若穿孔时间长，心肌在导管穿透处有机化现象，则导管撤离后，穿透处不易闭合，易造成心脏压塞，需开胸心肌修补。

本例借鉴：①围术期并发症，包括术前、术中、术后，许多心血管介入医生常常将注意力集中在介入术中相关并发症，殊不知介入治疗术后仍然是并发症高发时期。本例患者便是在术后当日出现急性左心功能不全，术后第二日出现心脏穿孔及心脏压塞。②介入手术并发症不仅仅是介入手术本身带来的，其他一些预防性或保护性措施，如本例中的心脏临时起搏器植入，同样也可能给介入手术的围术期带来风险。本例患者因年龄偏大、病史长、重度肺动脉瓣狭窄和阵发性交界性心律，因此有必要常规植入右心室心尖部临时起搏器，为手术保驾；究其心脏穿孔的原因，考虑原因可能有：起搏电极安装不当或者电极导线移位，起搏导线力度不适导致心肌穿孔；老年人由于右心室壁较为薄弱，心肌穿孔的发生率也很高；当时的起搏电极导管较硬，容易刺穿心室壁发生并发症，及早发现，针对并发症发生的严重程度，相应进行及时正确的处置显得至关重要。以“心脏穿孔或心脏压塞”为例，前一例患者术中虽然发生心脏穿孔及心包积液，但因积液量少，生命体征平稳，术者对此进行理性判断，暂不处理心包积液，果断决定继续进行PBMV，成功救治了患者，并发症亦未进展。而本例患者心包积液迅速、量大，造成严重血流动力学变化，立即于心包腔内植入猪尾导管进行心包引流，从而挽救了患者的生命。③并发症的发生并非单一，往往可能数个并发症同时发生，或者相继发生。本例患者术后即刻由于长期狭窄的肺动脉瓣得以解除后，肺循环血流量迅速增加导致灌注肺的发生，从而发生咯血、气短等急性左心功能不全的表现；而后起搏器起搏电极造成心肌穿孔，发生心脏压塞。

（中国人民解放军北部战区总医院
肖家旺　朱鲜阳）

病例3：左心耳植入后的迟发心脏压塞

患者男性，61岁，因活动后气短5年余，加重伴心悸2年于2016年6月3日入院。体检：口唇无发绀，颈静脉充盈，肝颈静脉回流征阴性。胸廓无畸形，听诊两肺呼吸音清晰，心脏相对浊音界向左大，心率92次/分，心律绝对不齐，胸骨左缘第2～3肋间可闻及3/6级收缩期杂音，肺动脉瓣区第二心音固定分裂、略强。辅助检查：超声心动图提示先天性心脏病，继发孔型房间隔缺损（中央型3.6 cm），估测肺动脉收缩压43 mmHg，二尖瓣中度关闭不全，三尖瓣中-重度关闭不全，主动脉瓣轻度关闭不全，肺动脉瓣中度关闭不全，心律不齐，左心房49 mm。心电图及24小时动态心电图示心房颤动。化验NT-proBNP 2527 pg/ml，其他化验未见明显异常。胸部CT提示心脏增大、肺动脉高压，右肺上叶微小结节，双肺小叶中心肺气肿，双肺陈旧性病灶，冠状动脉硬化，右肾囊肿。入院诊断：①先天性心脏病，房间隔缺损；②肺动脉高压；③二尖瓣关闭不全，三尖瓣关闭不全，肺动脉瓣关闭不全；④心律失常，心房颤动；⑤充血性心力衰竭，心功能Ⅲ级。

入院后对患者进行卒中及出血风险评分，CHA_2DS_2-VASc 4分，HAS-BLED 3分，针对该患者房颤病史超过12个月，考虑为持续性心房颤动，随着左心耳封堵术在心房颤动患者中广泛应用于卒中预防，拟先给予该患者积极纠正心衰治疗，再行同期房间交通与左心耳介入封堵治疗。图4-5-3为术前及术中经食管超声心动图（transesophageal echocardiography，TEE）监测情况。于2016年6月23日静脉负荷麻醉后穿刺右股动、静脉，分别插入6 F血管穿刺鞘管，行冠状动脉造影未见异常，右心导管检查结果为Qp/Qs = 3.72，肺动脉压力40/16 mmHg，右心室压力40/0 mmHg。经房间交通将猪尾导管送入左心耳，分别在RAO30° + CRA20°和RAO30° + CAU20°投照体位下进行造影检查，测量左心耳开口、着陆区等数据。造影显示左心耳为风袋型，测得开口 31 mm，着陆区 21 mm，拟选用上海普实医疗 32 mm LACBES® 左心耳封堵器。输送鞘定位后首先打开左心耳封堵器固定伞，再行造影检查封堵器位置和形态稳定性等。术中应用 TEE 严密监测，TEE 评估未发现伞边残余分流，未影响二尖瓣。在 TEE 监测下进行封堵器牵拉试验 15 秒，固定盘无移位，释放封堵器。释放封堵器位置形态良好，TEE 未见术中心脏压塞等并发症。选用上海形状记忆公司 52 mm 房间隔缺损封堵器成功封堵房间隔缺损（图 4-5-4A）。TEE 检查过程中左上肺静脉、二尖瓣、主动脉瓣、冠状窦血流正常，未见心包积液。

术后 24 小时复查 TTE 显示房间隔缺损和左心耳封堵器的位置良好，无残余分流、移位等情况（图 4-5-4B 和 C）。术后 30 小时，患者出现恶心、呕吐、胸闷、心悸、冷汗等症状。床旁 TTE 显示大量心包积液，诊断为心脏压塞，并在局麻下立即进行心包穿刺放置引流管。超声心动图动态观察显示，心包积液间歇性渗出增多，术后第

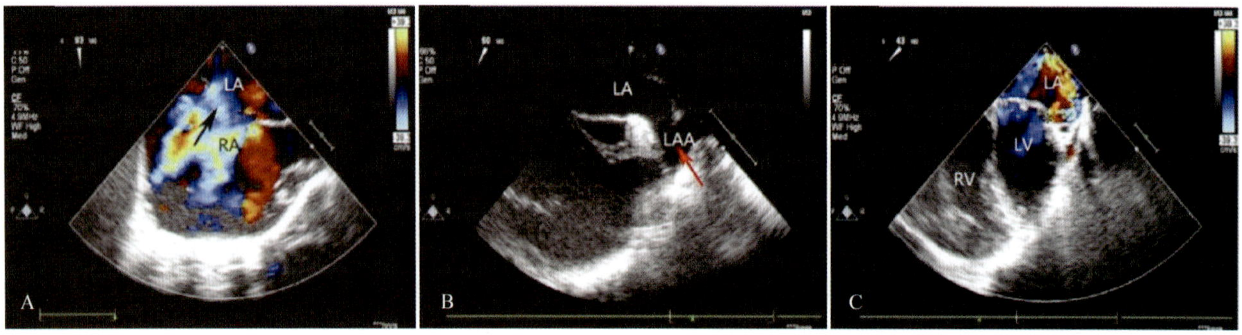

图 4-5-3 TEE 术前评估。**A.** 双房切面示 ASD 36 mm（黑色箭头）；**B.** LAA 无血栓（红色箭头）；**C.** 左矢状面示左心房扩张伴轻度二尖瓣反流。ASD：房间隔缺损；LA：左心房；LAA：左心耳；LV：左心室；RA：右心房；RV：右心室；TEE：经食管超声心动图

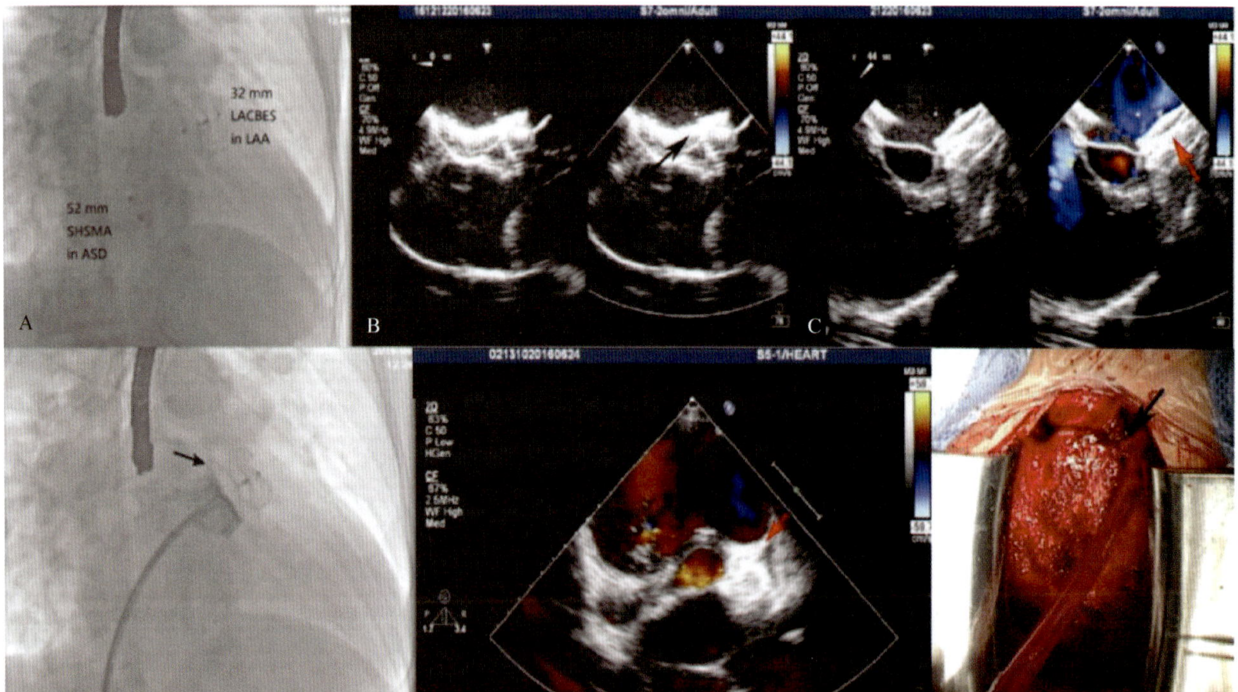

图 4-5-4 造影、超声心动图及外科手术回顾。**A.** 透视下 LAA 封堵器释放后形状和位置良好；**B.** TTE 复查显示 ASD 封堵器位置良好，无残余分流（黑色箭头）；**C.** 术后 24 小时 TTE 复查未见 LAA 封堵器移位（红色箭头）；**D.** 术中造影回顾 LAA 封堵器封堵盘左上侧局部未见对比剂（黑色箭头）；**E.** LAA 封堵盘左上部（红色箭头）可能与 LAA 根部磨蚀；**F.** 外科术中探查左心房和左上肺静脉破裂出血（黑色箭头）。ASD：房间隔缺损；LAA：左心耳；TTE：经胸超声心动图

4天仍引流出300 ml血性心包积液。回顾术中造影考虑为左心耳封堵器伞盘对左心耳与左上肺静脉交界处磨蚀效应导致迟发性心脏压塞可能性较大（图4-5-4D和E）。考虑到心包腔存在活动性出血，紧急请心外科会诊，于术后第5天，在体外循环下取出房间隔缺损和左心耳封堵器，再行止血缝合及房间隔缺损修补术。术中探查显示左心房和左上肺静脉破裂出血（图4-5-4F）。经对症治疗该患者于术后第9天顺利出院。

☞点评：

心房颤动是房间交通最常见的并发疾病，随着患者年龄增大，特别是房间隔缺损可引发右心系统增大重构，左心房血容量增多，心房壁间质纤维化，继而导致心房的电学解剖重构，更易于发生房颤，在年龄≥60岁房间隔缺损患者中房颤检出率高达52%。对于不能耐受抗凝治疗的非瓣膜性房颤的房间隔缺损患者，同时关闭左心耳和房间隔缺损是预防卒中和纠正血流动力学异常的有效治疗策略。同期封堵还可以有效避免房间隔穿刺相关并发症，缩短手术时间。但经房间交通入径同期封堵术可使手术操作难度增大，对于较大的房间隔缺损，输送鞘管难以固定，容易移动造成重复操作。主要手术并发症包括心脏压塞、器械栓塞、大出血、卒中、短暂性脑缺血发作、心功能不全等，其中心脏压塞最常见。同期左心耳与房间交通封堵术后出现心脏压塞，既往研究中大多采用心包腔穿刺引流。Dezsoe等报道2例心脏压塞病例，均为多次尝试不同尺寸的左心耳封堵器，导致房壁损伤，2例患者均成功行心包穿刺引流治疗。本例患者，术后30小时因左心耳封堵器致使左心房与左上肺静脉交界处磨损破裂，出现心脏压塞后转外科手术。因此封堵器释放后及时造影观察对比剂充盈情况以及封堵器形态，TEE监测以及术后的严密观察至关重要。Shingo等报道行房间交通封堵术的同时预防性行左心耳封堵的探索。中期随访结果显示无不良事件发生，无有效性安全性主要终点事件发生，所有患者术后均未出现房颤，是否应该在左心房增大的先天性房间交通患者中扩大左心耳封堵术的适应证目前仍存在争议。总之，对于有卒中或全身性栓塞风险的非瓣膜性房颤患者，同期行左心耳和房间隔缺损封堵是一种可行的选择。此例并发症提示左心耳封堵器的磨蚀效应可能是左心耳封堵后发生迟发性心脏压塞的潜在风险。

（中国人民解放军北部战区总医院
王建铭　朱鲜阳）

参考文献

［1］马长生，陈新．积极仔细地处理急性心脏压塞．中华心律失常学杂志，2003，5：261-262.

［2］胡标雄，罗骏，葛郁芝，等．心脏介入治疗心包填塞的临床表现及处理．实用医学杂志，2010，26（6）：1081.

［3］蔡衡，万征，张文娟，等．心脏介入治疗中急性心脏压塞的原因分析及处理．中国介入心脏病学杂志，2006，14（1）：54.

［4］Chen CR，Cheng TO. Percutaneous balloon mitral valvuloplasty by the Inoue technique：a multicenter study of 4832 patients in China. Am Heart J，1995，129（6）：1197-203.

［5］韩雅玲，梁延春，孙鸣宇，等．心脏介入性治疗并发早发和迟发心脏压塞的诊断及处理．中华心律失常学杂志，2003，7（5）：283-286.

［6］刘加立，钱文浩，夏勇，等．先天性心脏病介入治疗相关的心脏压塞病例分析．中国介入心脏病学杂志，2012，20（4）：204-206.

［7］Pinto FF，Sousa L，Fragata J. Late cardiac tamponade after transcatheter closure of atrial septal defect with Cardio-seal device. Cardiol Young，2001，11（2）：233-235.

［8］Matsuo Y，Sandri M，Mangner N，et al. Interventional closure of the left atrial appendage for stroke prevention. Circ J，2014，78（3）：619-624.

［9］Schroeter MR，Danner BC，Hunlich M，et al. Uncommon delayed and late complications after percutaneous left atrial appendage closure with Amplatzer Cardiac Plug. Clin Res Cardiol，2014，103（4）：285-290.

［10］中华医学会心血管病学分会结构性心脏病学组，中国医师协会心血管内科医师分会．中国经皮球囊二尖瓣成形术指南2016. 中华医学杂志，2016，96（36）：2854-2863.

［11］沈向前，方臻飞，胡信群，等．心导管术所致心脏压塞．中南大学学报（医学版），2011，36（1）：74-79.

［12］Calcaterra D. Management of acute cardiac tamponade following a transcatheter heart intervention. J Card Surg，2021，36（1）：401-402.

［13］Holmes DR Jr1，Nishimura R，et al. Iatrogenic pericardial effusion and tamponade in the percutaneous intracardiac intervention era. JACC Cardiovasc Interv，2009，2（8）：705-717.

[14] Meltser H, Kalaria VG.Cardiac tamponade. Catheter Cardiovasc Interv, 2005, 64(2): 245-255.
[15] Christie SL, Sawatzky JA. Acute cardiac tamponade: anticipate the complication. Dynamics, 2008, 19(4): 13-17.
[16] York NL, Kane C, Smith CS. Identifification and management of acute cardiac tamponade. Dimens Crit Care Nurs, 2018, 37(3): 130-134.
[17] Appleton C, Gillam L, Koulogiannis K. Cardiac tamponade. Cardiol Clin, 2017, 35(4): 525-537.
[18] Cho BC, Kang SM, Kim DH, et al. Clinical and echocardiographic characteristics of pericardial effffusion in patients who underwent echocardiographically guided pericardiocentesis: Yonsei Cardiovascular Center experience, 1993-2003. Yonsei Med J, 2004, 45(3): 462-468.
[19] McCanny P, Colreavy F. Echocardiographic approach to cardiac tamponade in critically ill patients. J Crit Care, 2017, 39: 271-277.
[20] 梁政，黄霜霞，蒋云. 心脏压塞患者的早期识别与急救护理. 中华急危重症护理杂志，2020，1(5)：424-426.
[21] 苏州工业园区心血管健康研究院，中国心血管健康联盟心血管病护技培训中心专家委员会. 心脏介入诊疗术中并发急性心脏压塞急救与护理专家共识. 中国介入心脏病学杂志，2022，30(9)：644-652.
[22] Adler Y, Charron P, Imazio M, et al. 2015 ESC guidelines for the diagnosis and management of pericardial diseases: the task force for the diagnosis and management of pericardial diseases of the European Society of Cardiology (ESC) Endorsed by: the European Association for Cardio-Thoracic Surgery (EACTS). Eur Heart J, 2015, 36(42): 2921-2964.
[23] Handke M, Harloff A, Olschewski M, et al. Patent foramen ovale and cryptogenic stroke in older patients. N Engl J Med, 2007, 357: 2262-2268.
[24] Kleinecke C, Fuerholz M, Buffle E, et al. Amplatzer left atrial appendage closure: access via transseptal puncture versus patent foramen ovale or atrial septal defect. EuroIntervention, Published Online First: 27 August 2019. DOI: 10.4244/EIJD-19-00442.
[25] Yu J, Liu X, Zhou J, et al. Long-term safety and efficacy of combined percutaneous LAA and PFO/ASD closure: a singlecenter experience (LAACcombined PFO/ASD closure). Expert Rev Med Devices, 2019, 16: 429-435.
[26] Koermendy D, Nietlispach F, Shakir S, et al. Amplatzer left atrial appendage occlusion through a patent foramen ovale. Catheter Cardiovasc Interv, 2014, 84: 1190-1196.
[27] Kuwata S, Vierecke J, Gloekler S, et al. Left atrial appendage closure for "primary primary" prevention during percutaneous closure of septal deatrial fibrillation. Cardiol J, 2018, 25: 179-187.

第6节　急性心功能不全

急性心功能不全，或称急性心力衰竭，是指由于心脏功能异常导致的迅速发生或恶化的症状和体征，并伴有血浆利钠肽水平的升高。临床上可以表现为新发的急性心力衰竭（左心或右心衰竭）以及急性失代偿性心力衰竭。在先天性心脏病（congenital heart disease，CHD）介入治疗中，急性左心功能不全是一种比较少见的并发症，可见于介入治疗术中瓣膜等心脏结构严重损伤或并发严重心律失常，导致新发的急性心力衰竭。此外，对于较大的房间隔缺损或严重的肺动脉瓣狭窄患者，若术前存在左心室舒张和（或）收缩功能不全，介入治疗纠正心脏异常解剖后血流动力学突然改变，亦会导致急性失代偿性心力衰竭。急性右心功能不全则更为少见，主要由于肺动脉压的突然增高，如肺动脉高压危象。急性心功能不全作为CHD介入治疗的并发症，虽然发生率低，但一旦出现，病情往往危重，需要紧急处理。

一、急性左心功能不全

（一）瓣膜损伤导致新发急性心力衰竭

1. 主动脉瓣损伤

经皮球囊主动脉瓣成形术和室间隔缺损封堵术的严重并发症之一。

（1）经皮球囊主动脉瓣成形术

主动脉瓣反流是该手术导致急性左心衰竭的重要原因。早期报道显示，术后主动脉瓣反流的发生率差异较大，但大部分为轻度反流，中度至重度反流约占4%，低于外科手术。严重主动脉瓣反流可引起急性左心衰竭，常需作换瓣准备。其发生机制可能与以下因素有关：

1）球囊/瓣环比值：主动脉瓣反流的严重程

度与球囊/瓣环比值大小相关，球囊选择过大是经皮球囊主动脉瓣成形术后发生主动脉瓣反流的主要原因，采用球囊/瓣环比值≤1.0可显著减少主动脉瓣反流的发生率。

2）球囊的稳定性：球囊在左心室流出道扩张时，左心室的有力收缩及左心室向主动脉射血，可导致球囊从左心室流出道向主动脉瓣口快速运动，从而损伤主动脉瓣，引起关闭不全。因此，保持球囊的稳定性，有可能减少主动脉瓣反流的发生率，同时也有利于提高球囊扩张的成功率，其方法为应用较硬但头端软的导丝和较长的球囊以增加稳定性；以右心室临时起搏加速心率，由略高于患者静息心率的刺激频率开始，每隔5秒逐渐增加起搏频率，当球囊送达主动脉瓣水平时开始加速起搏频率，直到主动脉收缩压下降达到50%时开始扩张球囊，通常平均起搏心率200次/分左右，完成球囊扩张术后快速吸瘪球囊并停止心脏起搏。

（2）室间隔缺损封堵术

室间隔缺损封堵术后主动脉瓣反流的发生率为0.32%，主要是由于缺损上缘距主动脉瓣过近，封堵器影响主动脉瓣的关闭，或建立股动脉-室间隔缺损-股静脉轨道时损伤了主动脉瓣所致。此外，封堵器移位也可能造成主动脉瓣反流。为预防该并发症，除使用超滑导丝引导导管通过室间隔缺损外，术中尚需严格掌握适应证，根据缺损的部位、直径及主动脉瓣的距离等选择适当的封堵器；植入封堵器时一定要经超声心动图和升主动脉造影证实无主动脉瓣反流和残余分流，且封堵器的形状、位置无异常后才可释放封堵器。若植入封堵器后（释放前）发现少至中量主动脉瓣反流，应回收封堵器，否则释放后可能会加重其反流量。若术后发生轻度主动脉瓣反流可严密随访观察，中度及以上的主动脉瓣反流，则需外科手术。

2. 二尖瓣损伤

可见于二尖瓣球囊扩张成形术、房间隔缺损封堵术，发生率低于0.3%。偶见于室间隔缺损封堵术、经皮球囊主动脉瓣成形术，多因导丝、封堵器或球囊穿过二尖瓣腱索所致。

（1）二尖瓣球囊扩张成形术

国内有报道术后新出现或加重的二尖瓣反流发生率达4.465%，其中绝大多数为轻中度，重度反流较少见，但可能引发难以控制的左心衰竭。

引起二尖瓣反流的机制主要包括：瓣叶撕裂、腱索断裂、瓣膜穿孔及乳头肌损伤。术中出现重度二尖瓣反流的关键因素主要有两个方面：一方面与患者的二尖瓣病变状况、瓣膜弹性和钙化程度相关；另一方面与操作者的技术熟练程度及经验等有关。尽管有研究报道wilkins超声二尖瓣积分对术后并发的二尖瓣反流具有一定预测价值，但目前多数学者认为，在采用Inoue技术时，其预测价值相对有限。因此，临床上难以准确预测某一患者是否会发展为严重的二尖瓣反流。相比之下，术者的操作经验、球囊的选择以及扩张终点的精准把握等可能是更为重要的决定因素。在选择球囊直径时，若球囊直径过小，则达不到理想的治疗效果；而球囊直径过大，则可能增加二尖瓣反流的风险。因此，可参照公式，并根据患者术前瓣口面积和瓣膜条件等因素综合考虑，选择合适的球囊直径，采用球囊直径分级次扩张法可有效减少二尖瓣反流的发生。在正式扩张前，应使球囊顶端稍许充盈，并在左心室腔内游离，当回拉球囊至二尖瓣口时，切忌用力过大，以避免撕裂腱索。术中恰当把握扩张终点尤为关键，一般当左心房压力降至接近正常水平（＜14 mmHg），或二尖瓣跨瓣压差显著下降，舒张期杂音消失或明显减弱，且较大球囊能够自动从左心室退回左心房时，即可认为扩张成功。此时，结合多普勒超声监测，可提供扩张成功的参数，并帮助术者即时判断是否需要进一步扩张。

盛国太等分析了1200例中重度二尖瓣关闭不全病例，其中5例需急诊外科手术治疗，4例因超声高积分导致二尖瓣前叶撕裂、腱索断裂、二尖瓣前后瓣交界处偏侧撕裂，仅1例为操作原因引起的二尖瓣前叶撕裂，可能与球囊直径过大及单次充盈扩张有关。预防此并发症的关键在于准确掌握二尖瓣病变程度，操作时应避免球囊导管直径过大、嵌入腱索或过度后拉，并合理掌握球囊腰部扩张位置。术中若发现左心房压力突然升高、血压下降、心率增快以及心前区出现粗糙收缩期杂音，均提示二尖瓣关闭不全，必须积极处理，并尽早进行外科换瓣手术。否则，患者可能迅速出现急性左心衰竭和肺水肿，错失抢救时机。在因急性左心衰竭死亡的3例患者中，1例因术中高左心房压（平均压高达60 mmHg）诱发室上性心动过速和急性肺水肿而死亡；另外2例患者为高龄、肺功能不全且左心室功能减退，术后出现左心衰竭和低心排血量而死亡，这提示对于年龄偏大，病史较长，以及已存在主动脉瓣或二尖瓣关闭不全、冠心病或心功能差的患者，应高度警惕，严格掌握手术适应证。

（2）房间隔缺损封堵术

房间隔缺损封堵术中出现二尖瓣关闭不全的主要原因是房间隔缺损的边缘距离二尖瓣过近，导致封堵器的左心房侧边缘影响二尖瓣的正常关闭，甚至可能因机械性摩擦造成二尖瓣穿孔。因此，术前需严格掌握适应证，对于房间隔缺损边缘距二尖瓣前叶＜7 mm的患者，不应盲目进行封堵术。术中操作必须规范，释放封堵器前，需通过超声心动图仔细评估封堵器边缘是否接触二尖瓣，从而避免影响其功能。若术后出现轻度二尖瓣关闭不全，应严密检测其程度是否发生变化，若关闭不全程度加重或出现其他严重并发症，则需考虑外科干预处理。

（二）心律失常导致急性心力衰竭

术中心律失常的发生与导管机械刺激有关，一般调整导管或停止操作可自行终止。如缓慢心律持续时间较长且合并低血压，常需静注阿托品；术中诱发心房颤动者，尽快完成手术甚为重要，术后心房颤动多很快自行消失，必要时给予抗心律失常药物或电复律。室性心律失常应立即电复律及心肺复苏术。因此，在术中应准备好临时心脏起搏及除颤设备，但更重要的在于预防。

（三）纠正心脏异常解剖后血流动力学的突然改变导致急性失代偿心力衰竭

多见于分流量大的CHD，如大动脉导管未闭、房间隔缺损、严重肺动脉瓣狭窄等，介入治疗后，血流动力学可能突然发生剧烈改变，尤其是在术前已存在心功能不全的患者中，这种变化可能导致急性失代偿性心力衰竭。

1. 房间隔缺损封堵术

对于符合适应证的房间隔缺损患者，介入封堵对于年轻人能够明显获益，但对于年长患者，尤其是老年患者的效果尚不明确。一方面，有研究显示老年房间隔缺损患者在接受介入治疗后，症状显著改善，心脏功能增强、重构逆转；另一方面，也有报道显示在房间隔缺损介入治疗或外科手术后，部分患者出现了左心室功能不全，甚至急性肺水肿，尤其是那些术前已有左心室舒张或收缩功能不全的老年患者。

房间隔缺损的基本病理生理改变是右心室容量负荷增加，导致室间隔向后移位，进而使左心室舒张末期的大小和几何形状发生扭曲，导致左心室舒张末期容量减小和顺应性降低。同时，老年患者常合并其他导致左心室舒张功能不全的病因，如高血压、心律失常、冠心病、糖尿病、心脏瓣膜疾病等。对于合并房间隔缺损的老年患者，其左向右分流量可受到左心室舒张功能不全的影响，左心室舒张顺应性减低可导致左向右分流增加。此时，房间隔缺损起到了“减压阀”的作用，类似于天然的心房分流器，一旦闭合缺损，左心室前负荷突然增加，可导致急性左心室功能不全甚至肺水肿。因此，对于老年房间隔缺损患者，尤其是那些潜在的左心功能不全患者，应慎重考虑其是否应进行房间隔缺损介入封堵。

目前，常用的方法是采用球囊封堵试验，用于评估房间隔缺损封堵术后发生急性左心功能不全的风险。利用球囊充盈封闭房间隔缺损后，测定肺动脉楔压（pulmonary arterial wedge pressure，PAWP），如果PAWP升高至大于20 mmHg，或者相对于基线增幅大于10 mmHg，则认为患者为急性肺水肿的高危人群，应避免进行后续介入封堵，或者采用带孔封堵器进行封堵，以减少左心室前负荷的突然增加，但是多大孔径最为合适尚需进一步研究。

金泽宁等研究探讨了诊断和预防老年（＞60岁）房间隔缺损患者介入治疗后发生急性左心衰竭和肺水肿风险的方法。术中先行球囊封堵房间隔缺损，并测量左心房压力。如果球囊封堵房间隔缺损后，左心房平均压升至10 mmHg以上时，则定义为左心室舒张功能受限。对于此类患者，暂停此次介入治疗，并给予左心室预适应治疗：对于无肺高压、高血压及冠心病的患者，静脉使用多巴胺［3～5 μg/（kg·min）］和呋塞米（速尿）（20 mg，2次/日）或对于合并上述任何一种疾病的患者，停用多巴胺，换用米力农［负荷剂量50 pg/kg，维持剂量为0.375～0.75 μg/（kg·min）］，同时静脉注射呋塞米治疗（20 mg，2次/日），持续48小时。然后使用同上的办法再次评价左心房压力。

如果左心房平均压降至 10 mmHg 以下，则进行房间隔缺损介入治疗。如果仍大于 10 mmHg，则继续行左心室预适应治疗，择期行介入治疗。研究结果显示，在 23 例患者中，15 例（65.2%）在首次介入治疗中未发现左心室舒张功能受限，成功完成房间隔缺损介入治疗，术后未发生急性心力衰竭。8 例（34.8%）在首次介入治疗中被诊断为左心室舒张功能受限。其中 6 例在 48 小时的预适应治疗后左心房平均压显著下降，第 2 次介入治疗时成功封闭房间隔缺损。其余 2 例患者在接受 48 小时预适应治疗后，球囊导管测量封堵术后左心房平均压仍＞ 10 mmHg，在同患者家属充分说明急性左心衰竭的风险后，这两位患者最终也接受了房间隔缺损介入治疗，其中 1 例术后发生急性左心衰竭。

2. 肺动脉瓣狭窄球囊扩张成形术

发生机制与房间隔缺损类似，术前存在左心顺应性降低，一旦肺动脉瓣狭窄解除，肺动脉血流量增加，如果左心室不能代偿以适应新的血流动力学变化，容易出现急性左心功能不全，术前肺动脉瓣狭窄越重，这种风险越大。因此，对于此类患者，首次球囊扩张时，球囊 / 瓣环直径比值应比常规适当偏小，避免左心前负荷的突然增加。

3. 动脉导管未闭封堵术

动脉导管未闭封堵术后，左心室的前负荷减少，后负荷增加，可能导致左心功能不全，可见于早产儿或新生儿，因其未完全发育成熟的心肌难以耐受负荷的突然变化，此外，也可见于术前已存在左心室收缩功能不全的患者，衰竭的心肌在短期内无法适应前后负荷的突然变化。

对于早产儿或新生儿，需要手术治疗者，通常选择外科手术。然而，手术后的心肺生理改变可能导致约 50% 的患者出现动脉导管未闭结扎术后低心排综合征（postligation cardiac syndrome，PLCS）。近年来，介入技术逐渐应用于此类患者。2023 年，Bischoff 等报道了 50 例早产儿介入封堵动脉导管未闭术后的左心功能变化，发现左心室收缩和舒张功能均有所降低，其中，24 例（48%）患者发生心肺功能不全，6 例（12%）需要使用去甲肾上腺素、多巴胺、血管加压素或者米力农等血管活性药物。1 例因收缩压和舒张压均降低，需要多种血管活性药物联合治疗。

对于成人患者，2020 年上海中山医院 zhan 等回顾分析了 430 例国人动脉导管未闭封堵术后患者的左心功能变化，研究根据左心室舒张末期内径（left ventricular end-diastolic diameter，LVEDD）将患者分为左心室扩大组和非左心室扩大组，结果显示 PDA 封堵术后即刻，LVEDD 和左心室射血分数（left ventricular ejection fraction，LVEF）显著降低，而左心室收缩末期内径（left ventricular end-systolic diameter，LVESD）较术前无明显变化，这一现象在左心室扩大组更为明显。左心室扩大组中有 79% 的患者术后即刻发生左心功能不全，而非左心室扩大组为 24%，术前基线 LVEF 和 LVESD 是术后左心功能不全的预测因素。术后 LVEF 逐渐恢复，但左心室扩大组恢复速度明显慢于非左心室扩大组（12 个月 *vs.* 3 个月）。左心室扩大组有 25% 的患者、非左心室扩大组有 3% 的患者在术后 1 年随访时左心功能仍未完全恢复。受试者工作特征曲线分析显示，术前 LVEF ≥ 60% 可以预测动脉导管未闭封堵术后晚期正常左心室收缩功能，而术前 LVEDD ≥ 63 mm 和 mPAP ≥ 29 mmHg 可预测术后晚期左心室收缩功能障碍。

二、急性右心功能不全

在临床上较为少见，主要见于三尖瓣损伤或肺动脉压突然升高。

三尖瓣损伤多见于肺动脉瓣球囊扩张成形术，也可见于室间隔缺损及动脉导管未闭封堵术，其发生率＜ 2.0%。损伤的主要原因包括导管或导丝通过右心室时穿过腱索或乳头肌；球囊过长，扩张或建立轨道时损伤三尖瓣结构；三尖瓣隔瓣附着异常，或封堵器移位，随心脏搏动磨蚀影响其功能。三尖瓣损伤轻者对血流动力学无明显影响，患者通常无症状，一般不需特殊处理。然而，严重的三尖瓣损伤可能导致急性右心衰竭，表现为明显的呼吸困难、肝大、水肿等临床症状和体征，需要外科干预处理。

肺动脉压突然升高常见于术后反应性肺高压（reactive pulmonary hypertension，RPH）和肺高压危象（pulmonary hypertension crisis，PHC）。这些患者大多术前已存在较高的肺血管阻力，加上手术创伤和感染、缺氧、酸中毒等因素影响可能进一步诱发肺动脉压升高。发生 RPH 时，肺动脉压力升高，严重者可出现右心衰竭，表现为颈静脉怒张、肝脏增大、腹水、腹壁静脉显露、尿量减少，听诊肺动脉瓣听诊区第二心音亢进。PHC系肺动脉脉压迅速上升，达到或超过体循环压力，导致心输出量和氧饱和度明显下降。一旦出现PHC，临床症状会急剧恶化，表现为严重低心排血量综合征。术后RPH和PHC的管理重点在于预防，治疗主要包括支持疗法、选择性肺血管扩张剂和联合治疗等。总之，对于可能引发急性右心功能不全的高危患者，术前应充分评估风险，术中和术后需密切监测血流动力学变化，以便及时发现并处理潜在问题。

（中国人民解放军陆军军医大学第二附属医院 于世勇）

参考文献

[1] 中国医疗保健国际交流促进会急诊医学分会，中华医学会急诊医学分会，中国医师协会急诊医师分会，等.急性心力衰竭中国急诊管理指南（2022）.临床急诊杂志，2022，23（8）：519-547.

[2] 国家卫生健康委员会国家结构性心脏病介入质量控制中心，国家心血管病中心结构性心脏病介入质量控制中心，中华医学会心血管病学分会先心病经皮介入治疗指南工作组，等.常见先天性心脏病经皮介入治疗指南（2021版）.中华医学杂志，2021，101（38）：3054-3076.

[3] 中华医学会心血管病学分会结构性心脏病学组，中国医师协会心血管内科医师分会.中国经皮球囊二尖瓣成形术指南2016.中华医学杂志，2016，96（36）：2854-2863.

[4] 邢卫平，洪浪，李华泰，等.经皮二尖瓣球囊扩张术严重并发症及防治.中国介入心脏病学杂志，2002，10（1）：35-37.

[5] Alexandre A，Luz A，de Frias AD，et al. Temporary atrial septal defect balloon occlusion test as a must in the elderly. BMC Cardiovasc Disord，2023，12，23（1）：15.

[6] Thilen M，Christersson C，Dellborg M，et al. Catheter closure of atrial septal defect in the elderly（>/=65years）. A worthwhile procedure. Int J Cardiol，2016，218：25-30.

[7] Wang S，Pan J，Xiao B，et al. Immediate and short-term effects of transcatheter device closure of large atrial septal defect in senior people. Congenit Heart Dis，2019，14（6）：939-944.

[8] Miranda WR，Hagler DJ，Reeder GS，et al. Temporary balloon occlusion of atrial septal defects in suspected or documented left ventricular diastolic dysfunction：hemodynamic and clinical findings. Catheter Cardiovasc Interv，2019，93（6）：1069-1075.

[9] D'Alto M，Constantine A，Chessa M，et al. Fluid challenge and balloon occlusion testing in patients with atrial septal defects. Heart，2022，108（11）：848.

[10] 金泽宁，张金荣，朱华刚，等.老年先天性心脏病心房间隔缺损患者左心室舒张功能受限的诊断和介入治疗前的预适应治疗.心肺血管病杂志，2008，27（6）：333-336.

[11] Bischoff AR，Stanford AH，Aldoss O，et al. Left ventricular function before and after percutaneous patent ductus arteriosus closure in preterm infants. Pediatr Res，2023，94（1）：213-221.

[12] Zhan Z，Guan L，Pan W，et al. Left ventricular size and function after percutaneous closure of patent ductus arteriosus in Chinese adults. Int J Cardiol，2020，15；315：24-28.

[13] 高伟，顾红，胡大一，等.2015年先天性心脏病相关性肺动脉高压诊治中国专家共识.中国介入心脏病学杂志，2015，2：61-69.

第7节　急性肾损伤

急性肾损伤（acute kidney injury，AKI），以往称为急性肾功能不全或急性肾衰竭，是指由多种病因引起的短时间内肾功能突然下降而出现的临床综合征。

一、急性肾损伤的原因

在介入治疗中，常见原因为造影剂（又称对比剂）使用、肾动脉损伤、血管栓塞等。先心病介入治疗由于存在异常分流、植入器械特殊、患者一般为儿童等原因，其肾损伤的并发症具有鲜明特点，主要原因为溶血相关性AKI。

机械性溶血是先心病介入治疗严重并发症之一，常见于动脉导管未闭（PDA）介入术后，也可见于室间隔缺损（VSD）、房间隔缺损（ASD）介入术后，多为个案报告。其发生机制不明，既往研究认为其与封堵术后残余分流相关，系高速的血流通过狭小残余分流口时冲击封堵器，红细胞因撞击而发生破坏，发生溶血。但近年来的临床观察中，并非所有溶血患者均有残余分流存在。Khan 等报道了 51 例 PDA 封堵术患者，仅 1 例出现了溶血并发 AKI；在 Amoozgar 等的前瞻性研究中，138 例先心病介入患者中有 4 例出现血管内溶血，其中 2 例有残余分流（1 例 PDA、1 例 VSD），2 例无残余分流（均为 PDA）。

二、溶血的临床表现

溶血的主要临床表现为面色苍白、心动过速，伴血红蛋白下降、LDH 升高、血红蛋白尿、外周血涂片红细胞碎裂等，并非所有溶血均会造成 AKI。大多数患者经红细胞输注、补铁、水化碱化尿液等保守治疗后在几周内自行消退，如果溶血和血红蛋白下降持续存在且不能自行消退，则必须通过介入或外科手术取出封堵器。

三、重视早产儿 PDA 封堵术后急性肾损伤

随着医疗水平和技术手段的不断进步，PDA 封堵术越来越多地运用于极早产儿。极早产儿由于肾脏系统不成熟，易发生肾损伤，AKI 是死亡率增加的独立危险因素；同时极早产儿合并 PDA 可引起全身灌注不足，包括肾灌注损害，导致肾功能不全。在 Herron 等的研究中，经导管关闭 PDA 对这些患儿肾脏灌注的改善作用要远大于造影剂肾病的危害性。

（中国人民解放军总医院第二医学中心　张泽宇
中国人民解放军总医院第六医学中心　朱航）

参考文献

[1] Khan AM，Ullah Z，Ilyas S，et al. The outcome of transcatheter closure of patent ductus arteriosus：A single-center experience. Cureus，2022，24，14（1）：e21577.

[2] Amoozgar H，Soltani R，Edraki M，et al. Hemolysis and its outcome following percutaneous closure of cardiac defects among children and adolescents：a prospective study. Ital J Pediatr，2019，18；45（1）：128.

[3] Saritas T，Yucel IK，Demir IH，et al. Comparison of transcatheter atrial septal defect closure in children，adolescents and adults：Differences，challenges and short-，mid- and long-term results. Korean Circ J，2016，46（6）：851-861.

[4] Santhanam H，Yang L，Chen Z，et al. A meta-analysis of transcatheter device closure of perimembranous ventricular septal defect. Int J Cardiol，2018，1；254：75-83.

[5] Bulut MO，Küçük M，Ballı Ş，et al. Treatment of severe hemolysis following Nit-Occlud Lê VSD coil implantation with Amplatzer Duct Occluder II. Turk Kardiyol Dern Ars，2016，44（7）：593-596.

[6] Herron C，Forbes TJ，Kobayashi D. Renal function after transcatheter piccolo patent ductus arteriosus closure with contrast angiography in extremely premature infants. Am J Cardiol，2022，181：113-117.

第 8 节　感染与感染性心内膜炎

先天性心脏病（congenital heart disease，CHD）治疗领域，外科手术与介入治疗是两大重要手段。既往有少量文献报道，CHD 外科手术后存在并发切口感染或感染性心内膜炎的情况。与外科手术相比，CHD 介入治疗，如动脉导管未闭（patent ductus arteriosus，PDA）、房间隔缺损（atrial septal defect，ASD）和室间隔缺损（ventricular septal defect，VSD）的切口较小，因此术后并发切口相关感染的病例极少出现。然而，仍有少量病例报道显示，CHD 介入治疗术后有并发感染性心内膜炎（infective endocarditis，IE）的可能性。并且，在当前各个治疗指南和专家共识中，对于介入治疗术后如何预防此类并发症，尚未达成完全一致的意见，这一现状为临床实践带来了一定挑战。鉴于该并发症在发病机制和诊治方面有其自身的特点，笔者通过复习相关的文献，对此进行简要介绍。

一、CHD 介入治疗并发 IE 的总体概况

总体而言，CHD 介入治疗术后并发 IE 的概率极低，具体发病率没有相关的统计，多数为散发的病例报告。既往 Walpot J 等报道，ASD 介入治疗后并发 IE 的概率为 0% 到 1%。从 CHD 介入治疗术后并发 IE 的病种分布来看，PDA、ASD 和 VSD 介入治疗术后均有可能并发 IE；从文献报道数量来看，ASD 介入治疗术后并发 IE 的病例报道相对较多。而从封堵器类型角度看，早期的如 Rashkind 封堵器和 CardioSEAL 封堵器以及近期的镍钛合金封堵器均有并发 IE 的病例。

二、CHD 介入治疗并发 IE 的临床分类

目前，CHD 介入治疗术后并发 IE 的临床分类尚无统一的标准。若根据基础疾病或者封堵器类型进行分类，对临床预防或治疗的指导意义有限。相较之下，依据并发症发生的时间来进行分类，或许具有一定的临床意义。从现有文献报道来看，介入治疗术后 IE 最早可在术后 1 周出现。如 Yilmazer MM 曾报道一例 10 月龄患儿，在 PDA 封堵术后 1 周出现发热症状，血培养结果呈阳性，最终经外科手术取出封堵器。Parekh P 等报道了一例 14 岁患者，在 ASD 介入治疗术后 4 周，以发热和精神状态改变为首发表现，经食管超声心动图（TEE）检查证实房间隔封堵器的左心房盘面存在明显赘生物，最终通过外科手术治愈。然而，也有与之相反的情况。有文献指出，患者使用 Rashkind 封堵器进行 PDA 介入治疗 16 年后，仍然发生了 IE。Nguyen AK 等报道的一例 ASD 封堵术后 12 年仍出现 IE 的病例，通过外科手术清除封堵器左右盘面的赘生物，同时发现封堵器盘面并未完全内皮化。因此，笔者团队建议，目前可暂根据并发症出现的时间，将 CHD 介入治疗术后并发 IE 分为早期 IE 和迟发 IE。其中，早期定义为术后 6 个月之内，迟发定义为术后 1 年之后。虽曾有文献报道，CHD 介入治疗术后 IE 多数发生在术后 6 个月内，但由于缺乏大样本病例和长期临床随访数据的统计学支持，笔者认为该结论的可靠性有待商榷。

三、CHD 介入治疗并发 IE 的可能机制

CHD 介入治疗术后早期出现的 IE 可能与多种因素相关。术中无菌操作不严格、手术室环境或器械污染，以及围术期抗生素的应用时间不够充分等因素均可能成为诱因。对于部分复杂疑难病例而言，手术时间较长，封堵器在空气中暴露时间偏长，也可能导致术后并发 IE。

然而，术后半年出现 IE 的机制则更为复杂。根据现有文献分析，可能的机制包括：①封堵器金属丝表面内皮化不全，导致细菌定植于封堵器表面。多项动物实验结果提示，镍钛合金类封堵器植入体内后约 3 个月，其金属丝表面的内皮化便可完成。但很多临床病例报道显示，镍钛合金封堵器在人体内的内皮化时间长短各异，部分病例在封堵器植入数年后仍未完成内皮化，导致 IE 的风险长期存在。而且内皮化的程度似乎与封堵器的大小并无明确的关系。例如，部分 ASD 术后的 IE 患者，其 ASD 封堵器的大小为 15 mm，但外科术中发现其封堵器的左心房和右心房盘面均存在内皮化不全的表现。而 32 mm 的 ASD 封堵器也会因内皮化不全而引起 IE。②封堵器内部的纤维涤纶膜等充填物容易导致血小板和纤维蛋白等成分黏附，在未完成内皮化前，这些成分也可能是引起细菌在此处定植的原因。③镍钛合金封堵器植入体内后，血液中金属离子镍浓度升高，这可能会导致内皮细胞生长增殖的微环境发生改变，从而引起内皮细胞增殖异常，影响了内皮化速度。文献报道，人群中镍过敏的比例约为 8.6%，而对于这类镍过敏的患者，其封堵器内皮化的速度很可能要慢于其他患者。④封堵术后残余分流。封堵器植入后若存在残余分流，会引起封堵器周围血流动力学改变。例如，湍流增加可能影响内皮细胞的增殖和生长，有利于细菌定植。Saint-André C 曾报道一例女性患者，4 岁时行 PDA 介入治疗，术中植入 17 mm 的 Rashkind 封堵器，术后第 6 个月随访时发现封堵器边缘有少量残余分流，该患者在 16 年后罹患 IE，随后的 TEE 检查证实赘生物附着在封堵器的左肺动脉面。此外，从现有病例来看，IE 出现后 TEE 检查发现，赘生物在封堵器的左右盘面均可出现，也提示除血流动力学因素不同之外，还存在其他潜在的机制引发 IE。

四、CHD 介入治疗并发 IE 的诊断策略

CHD 介入术后发生 IE 时，临床表现各异，不典型症状多，特别是当人工植入物存在于心腔内时，心前区杂音的判断与自然状态不同，且 TEE 对赘生物的识别能力下降，容易造成漏诊。在目前的文献报道中，不少作者借助多排螺旋 CT、三维超声、心腔内超声心动图和正电子发射计算机断层成像等多种设备进行明确。鉴于心腔内存在植入物，现行 IE 诊断的改良 Duke 标准并不完全适用于 CHD 介入治疗术后 IE 的诊断，要提高这类患者 IE 诊断的敏感性和特异性，首先要求医生对这类患者保持高度的警惕性，对于术后 3 个月内出现的持续发热或栓塞等征象，应高度重视。其次，血培养和超声心动图等影像手段的综合应用对于尽快明确诊断非常重要。病原学研究证实，引起感染的常见细菌为凝固酶阴性的葡萄球菌和金黄色葡萄球菌。如果血培养阴性，甚至推荐采用外科手段获取赘生物，进行分子诊断以明确病原。

五、CHD 介入治疗并发 IE 的预防与治疗

（一）预防

做好预防工作是减少 CHD 介入治疗术后 IE 的关键。预防 IE 的重点在于控制潜在的感染因素，比如术前常规行牙齿检查，术中严格无菌操作，尽量缩短封堵器拆开包装后在空气中的暴露时间，术后规范使用抗生素等。2015 年欧洲指南建议，在植入人工瓣膜或其他人工心内植入物手术前（一般至少 1 小时）和术后 48 小时内应用抗生素，特别是对于存在口腔细菌污染的患者，最好在术前 2 周使用抗生素根除口腔细菌。而如果 CHD 介入术后的患者需要进行体表感染灶的切开、引流等操作时，也需要常规使用抗生素。对于分流性 CHD 患者，若其封堵器植入后仍存在残余分流，目前多数专家也建议使用抗生素预防 IE。以往的外科治疗 CHD 后，如 VSD 外科修补后，也建议抗生素预防 6 个月。因此，目前国外指南建议 CHD 介入治疗术后应给予 6 个月的抗生素治疗，从一些极晚期出现的 IE 病例来看，个别特殊患者也许需要更长时间的抗生素治疗。此外，由于 CHD 介入治疗后，封堵器或其他人工植入物表面内皮化需要一个长期的过程，在此过程中，金属或其他材料的表面会导致非细菌性血栓形成。因而建议 CHD 介入术后至少进行 6 个月的抗血小板治疗，这不仅可以预防血栓，也可以减少 IE 的发生。此外，也有人建议 CHD 患者在接受介入手术之后，应于术后 3 个月再进行剧烈的体育活动，以避免早期运动损伤引起的细菌感染。

（二）治疗

这类患者术后一旦发生了 IE，首先需要进行积极的抗生素治疗，其原则与现行常规相同，即要早期用药，足剂量，疗程宜长。建议根据血培养和药敏结果选药，首选杀菌剂，并监测血清杀菌滴度，随时调整药物剂量，必要时联合用药。对于 CHD 患者而言，葡萄球菌及链球菌感染最常见，且以右心 IE 较多见。从目前发表的相关病例报道可以看出，这类患者一旦发生 IE，绝大多数需进行外科手术干预，这不仅可以获得更为明确的病原学证据，而且可清除病灶，取出人工植入物，同时采用传统的外科方法修复心内畸形。

六、CHD 介入治疗并发 IE 的预后

从预后来看，CHD 合并 IE 的预后较好，总体死亡率与其他获得性 IE 相比较低，Sievert 等的研究显示，ASD 介入治疗术后 IE 的死亡率约为 1%。目前，我们对 CHD 介入术后发生 IE 的认识尚不深入，这不仅与其发病率低有关，还可能与器械本身特性相关。近些年，已有部分医疗企业对 CHD 介入器械进行改进，包括表面改性、填充物更换以及结构改良等，有可能进一步减少术后并发症的发生。还有专家指出，应尽快研发金黄色葡萄球菌疫苗，为 CHD 患者在手术前进行接种，从而预防术后 IE 的发生。

（中国人民解放军海军军医大学第一附属医院
白元）

参考文献

[1] Aoyagi S，Kawara T，Mizoguchi T，et al. Methicillin-resistant staphylococcus aureus endocarditis following

patch closure of a ventricular septal defect: report of a case. Surg Today, 1994, 24: 644-647.

[2] Amato JJ, Douglas WI, Eid GJ, et al. Removal of an infected ventricular septal defect patch after tetralogy repair. Ann Thorac Surg, 2000, 70: 2140-2142.

[3] Morris CD, Reller MD, Menashe VD. Thirty-year incidence of infective endocarditis after surgery for congenital heart defect. JAMA, 1998, 279 (8): 599-603.

[4] Walpot J, Amsel B, Rodrigus I, et al. Late infective endocarditis of an atrial septal occluder device presenting as a cystic mass. Echocardiography, 2011, 28: e131-133.

[5] Goldstein Jeffrey A, Beardslee Michael A, Xu HD, et al. Infective endocarditis resulting from CardioSEAL closure of a patent foramen ovale. Catheter Cardiovasc Interv, 2002, 55: 217e220.

[6] Gourav KK, Mandal B, Mishra AK, et al. Successful medical management of fungal infective endocarditis post VSD closure. Ann Card Anaesth, 2021, 24: 95-98.

[7] Yilmazer MM and Meşe T. Infective endocarditis developing early after percutaneous closure of a patent ductus arteriosus in a child using the Amplatzer Duct Occluder II. Cardiology in the Young, 2020, 30 (4): 591-593.

[8] Punishi Parekh, Shanti Narasimhan, Farida Karim, et al. Early infective endocarditis associated with an Amplatzer atrial septal occluder device in a 14-year-old male. Pediatric Cardiology, 2023, 44: 1187-1189.

[9] Christophe Saint-André, Xavier Iriart, Hopewell Ntsinjana, et al. Residual shunt after ductus arteriosus occluder implantation complicated by late endocarditis. Circulation, 2012, 125: 840-842.

[10] Allan K Nguyen, Brian A Palafox, Joanne P Starr, et al. Endocarditis and incomplete endothelialization 12 years after Amplatzer septal occluder deployment. Tex Heart Inst J, 2016, 43 (3): 227-231.

[11] Thyssen JP, Linneberg A, Menne T, et al. The epidemiology of contact allergy in the general population—prevalence and main findings. Contact Dermatitis, 2007, 57 (5): 287-299.

[12] Edelstein S, Yahalom M. Cardiac device-related endocarditis: epidemiology, pathogenesis, diagnosis and treatment-a review. Int J Angiol, 2009, 18: 167-172.

[13] Habib G, Lancellotti P, Antunes MJ, et al. 2015 ESC Guidelines for the management of infective endocarditis: The Task Force for the Management ofInfective Endocarditis of the European Society of Cardiology (ESC) Endorsed by: European Association for Cardio-Thoracic Surgery (EACTS), the European Association of Nuclear Medicine (EANM). Eur Heart J, 2015, 36 (44): 3075-3128.

[14] Sievert H, Babic UU, Hausdorf G, et al. Transcatheter closure of atrial septal defect and patent foramen ovale with ASDOS device (a multi-institutional European trial). Am J Cardiol, 1998, 82: 1405-1413.

第9节 心脏瓣膜、冠状动脉与心脏其他结构损伤

先天性心脏病（congenital heart disease，CHD）介入治疗中，器械选择不当、操作失误以及患者病变解剖位置特殊等原因，均可引起心脏病变毗邻结构或相关血管的损伤。其中心脏瓣膜的损伤较为常见，尤其是二、三尖瓣的损伤。比如在室间隔缺损介入治疗或肺动脉瓣植入过程中，由于鞘管需要穿过三尖瓣口，因此有时候可能会缠绕三尖瓣腱索，若发现不及时，术中操作不当可能导致重度三尖瓣反流。一旦发现此类情况，应重新建立动静脉轨道或者重新引导导管跨越三尖瓣口。笔者团队发现，室间隔缺损介入治疗中，如果有三尖瓣腱索缠绕时，患者会有不适感，部分患者会出现心率、血压较明显变化和氧饱和度下降。此外，部分室间隔缺损患者在介入治疗术后的若干年可能出现三尖瓣反流加重，这可能与封堵器的右盘面与三尖瓣隔瓣粘连有关，或者部分隔瓣组织被夹在右心室盘面与室间隔之间。此外，右心室漏斗部、下腔静脉、左肺动脉等血管损伤在CHD介入治疗中也时有发生。比如在动脉导管未闭（patent ductus arteriosus，PDA）介入治疗中，若封堵器放置位置不当，可能引起左肺动脉狭窄或者主动脉狭窄等并发症。还有一些较为罕见的远期并发症，如房间隔缺损封堵术后有可能会因封堵器选择偏大或封堵器盘片位置与主动脉后壁较为靠近，出现心房壁磨蚀，甚至磨蚀主动脉壁后出现心脏压塞。室间隔缺损封堵术后也有类似的并发症报道，但更为少见。

一、病例报告

病例1：动脉导管未闭封堵术中发现并纠正可能的主动脉狭窄

下文为一例作者所在中心的PDA介入治疗病例。该患者系3岁女性，出生6个月时因“上呼吸道感染”在当地医院就诊，听诊发现心脏杂音，经超声心动图检查诊断为PDA。平时体质较差，易患呼吸道感染。口唇无发绀，心前区有明显隆起，心界向左下扩大，胸骨左缘第2肋间闻及3/6级收缩期杂音，未闻及连续性杂音。肝脾不大，双下肢不肿。无杵状指（趾）。胸部X线片提示心影增大，肺血增多。入院后超声心动图明确PDA（图4-9-1）。

完善各项术前检查后，在入院第3天于全麻下行经导管PDA封堵术。患者取平卧位，全麻，常规消毒皮肤，穿刺右股静脉，置入6 F鞘管，经静脉鞘管送入端孔导管至右心室、肺动脉，测右心室压61/1（36）mmHg，肺动脉压59/26（34）mmHg。将端孔导管从肺动脉通过PDA进入主动脉，测主动脉压106/65（84）mmHg。经导引钢丝交换猪尾导管至降主动脉处，行主动脉造影（15 ml/s，总量10 ml），造影显示PDA呈窗型，分流量较大，直径9 mm（图4-9-2）。

手术过程：沿右侧股静脉送入9 F输送鞘管，并通过鞘管送入16 mm PDA封堵器。首先释放封堵器主动脉侧盘面，并将其回撤以封闭动脉导管主动脉端，随后继续回撤输送鞘管，使封堵器肺动脉侧盘面展开，然而，观察到封堵器成形效果不佳（图4-9-3），遂回收该封堵器。接着尝试换用14 mm室间隔缺损封堵器，释放后见封堵器形状仍不理想（图4-9-4），最终换用14 mmPDA成角封堵器，释放后封堵器成形理想（图4-9-5）。随后穿刺右侧股动脉，即刻行降主动脉造影见局部微量残余分流，确认后释放封堵器（图4-9-6）。术后听诊肺动脉瓣区杂音明显减轻。术后常规给予抗生素预防感染，并口服阿司匹林（25 mg/d），持续3个月。术后3天复查超声心动图提示动脉导管完全封堵，局部无残余分流，封堵器位置合适。

☞点评：

本例患儿年龄小，PDA比较大，而主动脉直径相对比较小，术中首先尝试使用16 mm PDA封

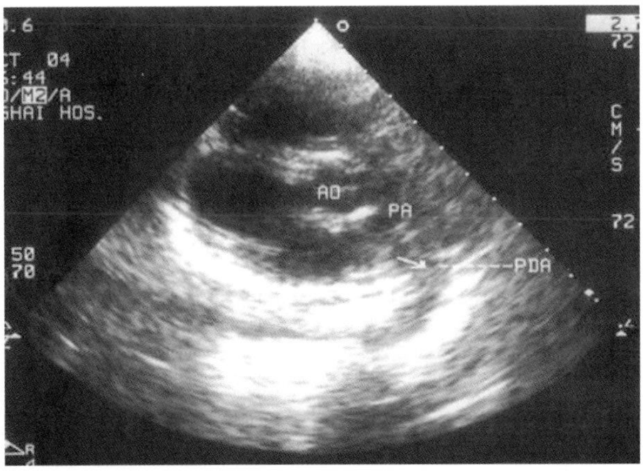

图4-9-1 经胸超声心动图主动脉短轴切面可见PDA（箭头所指）

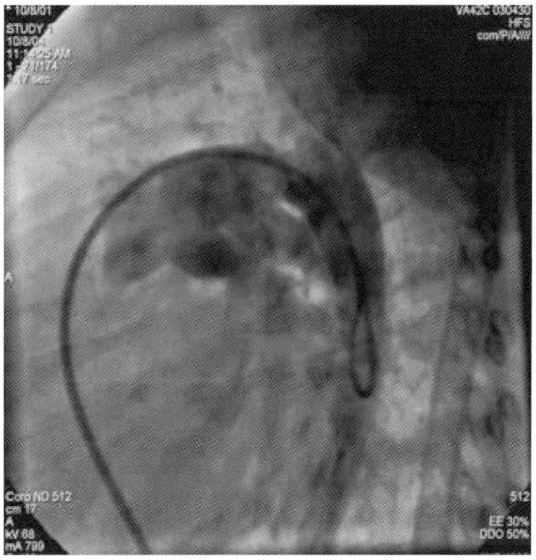

图4-9-2 升主动脉造影可见动脉导管未闭的血流

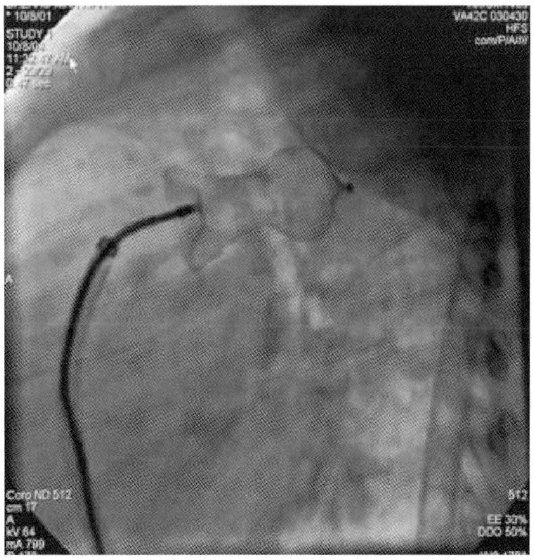

图4-9-3 16 mm PDA封堵器植入后，封堵器前端成形差，影响主动脉管腔

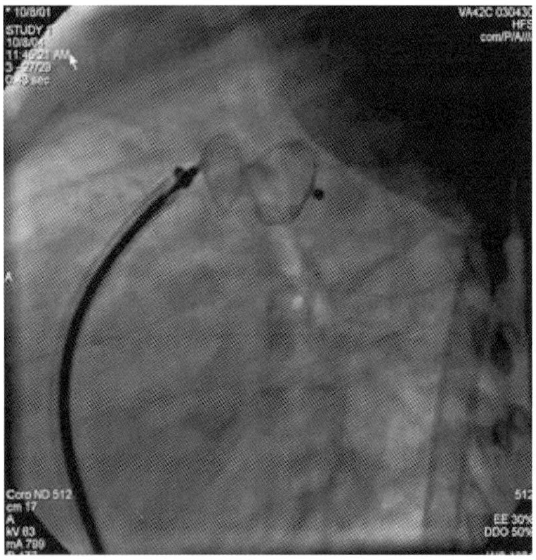

图 4-9-4 换成 14 mmVSD 封堵器后仍然成形较差，主动脉腔内金属成分过多

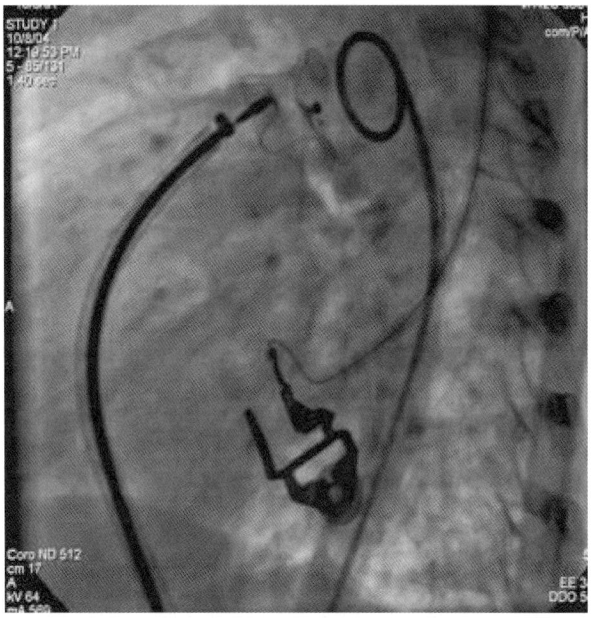

图 4-9-5 最终换用 14 mm PDA 成角封堵器后，可见封堵器主动脉侧盘面成形好，对主动脉管腔无影响

堵器，术中明显观察到封堵器的主动脉侧盘面鼓出，这种情况下极易引起主动脉管腔狭窄。随后改用 14 mm VSD 封堵器，但主动脉侧盘面成形仍不理想。分析其封堵器植入后可能发生主动脉狭窄的原因有：① PDA 与主动脉成角，封堵器植入后圆盘的上缘凸入主动脉腔内，不仅占有主动脉管腔，还可能引起主动脉变形；②主动脉侧无足够的壶腹部结构，封堵器的盘片呈正圆形，而主动脉管腔呈圆形，封堵器植入后，其圆盘部分占据部分动脉腔，进而导致主动脉变形；③由于患

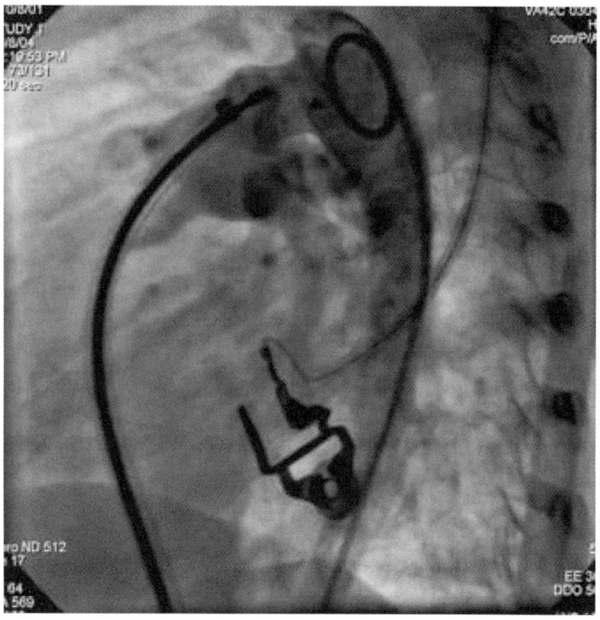

图 4-9-6 封堵后主动脉造影见封堵效果好，少量残余分流

儿为婴幼儿，主动脉直径相对小，正圆形的封堵器植入后更容易引起主动脉变形和管腔狭窄。最终，改用 14 mm 成角 PDA 封堵器，其大小与解剖结构匹配良好，封堵效果理想，且未引起主动脉变形和管腔狭窄。

（中国人民解放军海军军医大学第一附属医院 白元）

病例 2：房间隔缺损封堵术中左上肺静脉损伤 1 例

患者男性，61 岁，因“体检发现房间隔缺损 2 周”于 2023 年 2 月 20 日入院。入院后诊断为“先天性心脏病：房间隔缺损（继发孔型）；高血压 1 级”。既往有高血压病史 8 年；2011 年胸部外伤导致“左侧肋骨骨折、血气胸”，经保守治疗后痊愈；无吸烟、饮酒史。2023 年 2 月 6 日患者在我院门诊行超声心动图检查，结果显示：左心房内径 40 mm，左心室舒张末期内径 41 mm，右心室内径 33 mm，右心房内径 53 mm×48 mm，左心室射血分数 68%；房间隔存在两处回声中断，宽度分别约为 8 mm、7 mm，彩色多普勒显像显示：房间隔回声中断处可见左向右过隔血流束；连续多普勒测量三尖瓣最大反流速度 3.09 m/s，最大跨瓣压差 38 mmHg，估测肺动脉收缩压 46 mmHg。

2023年2月14日，经食管超声心动图提示：房间隔中部连续性中断，大小约15 mm，彩色多普勒显像探及左向右过隔血流信号，未见右向左分流；测量主动脉根部残缘2 mm，对侧残缘19 mm，二尖瓣环侧残缘16 mm，房顶部残缘12 mm，上腔静脉残缘5 mm，下腔静脉残缘17 mm，三尖瓣口收缩期探及中度反流信号，最大反流流速3.1 m/s，估测肺动脉收缩压45 mmHg。

入院后患者血常规、肝肾功能、凝血功能均未见异常，给予阿司匹林100 mg/d、氯吡格雷75 mg/d口服抗血小板治疗。经完善术前准备，排除手术禁忌，向患者及家属告知病情及风险，在获得知情同意后，于2023年2月23日行右心导管检查术。术前按100 U/kg给予肝素化，术中测得肺动脉压28/13（18）mmHg，右心室压30/3（12）mmHg，右心房压8/6（7）mmHg。随后在J型导丝指引下，将端孔导管经房间隔缺损置入左上肺静脉（图4-9-7），并交换为2.6 mm直头加硬导丝，选用14 F输送鞘，沿直头加硬导丝置入左心房（图4-9-8）。此时，患者诉咽喉部发痒、咳嗽，监测生命体征平稳，遂继续选用22 mm上海形状记忆合金房间隔缺损封堵伞（图4-9-9），释放后复查超声心动图，提示封堵伞形态良好，未见残余分流。然而，此时患者咳嗽加剧，且咳出鲜血，行肺部透视见左上肺纹理增粗（图4-9-10），考虑左上肺静脉损伤，随即回收房间隔缺损封堵伞，给予鱼精蛋白40 mg中和肝素，并终止手术。术后停用阿司匹林、氯吡格雷，给予氨甲环酸静滴止血治疗，急查血常规示白细胞、血红蛋白、血小板、网织红细胞未见异常，凝血功能未见异常。胸部CT提示：左肺上叶见片状实变影（图4-9-11），患者仍有咳嗽、咳大量暗红色痰。2023年3月1日复查胸部CT提示：左肺上叶见片状实变影，较前（2023年2月23日）吸收改善（图4-9-12），患者偶有咳嗽，咳少量暗红色痰。

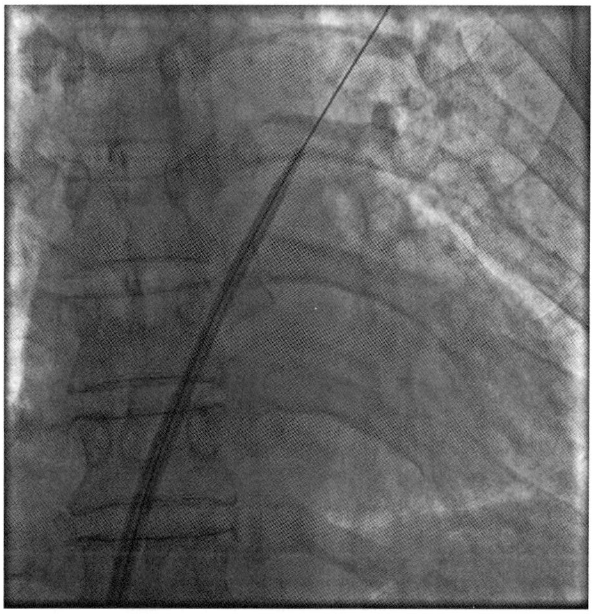

图4-9-8 交换2.6 mm直头加硬导丝，将14 F输送鞘置入左心房

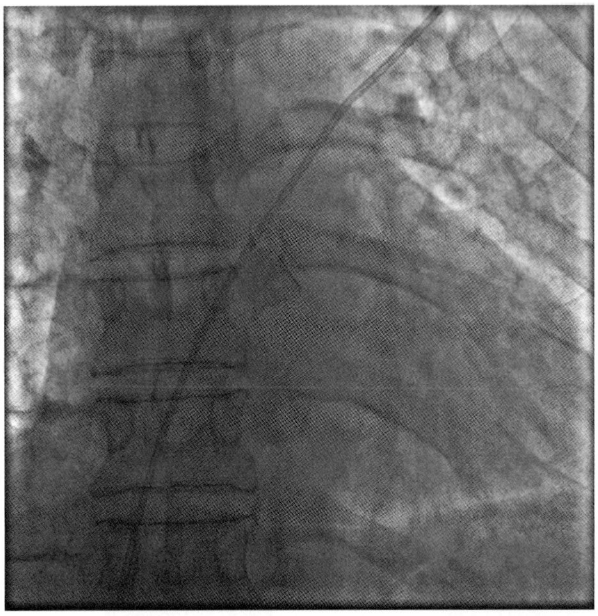

图4-9-7 在J型导丝指引下，将右心导管经房间隔缺损置入左上肺静脉

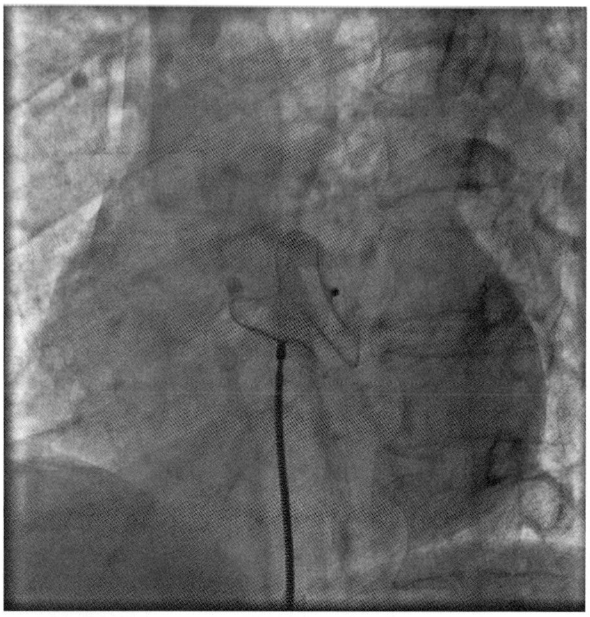

图4-9-9 选用22 mm上海形状记忆合金房间隔缺损封堵伞（左侧位45°）

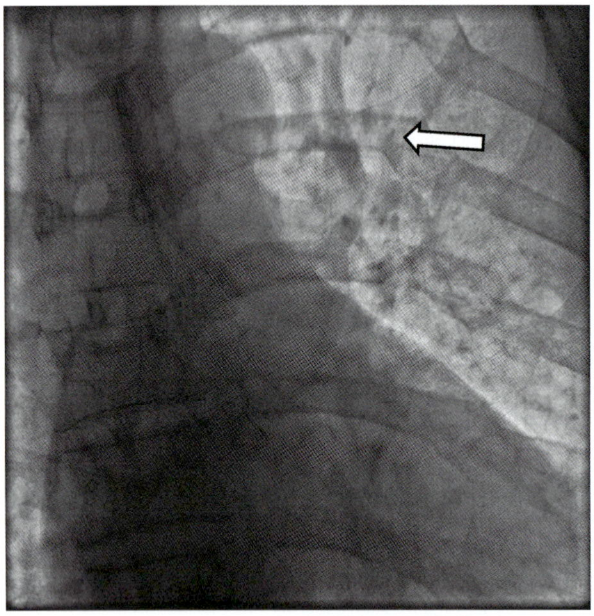

图 4-9-10　肺部透视见左上肺纹理增粗（白色箭头）

2023 年 3 月 7 日患者咳嗽、咳痰明显缓解，经再次完善术前准备，排除手术禁忌后，行房间隔缺损封堵术，术前按 80 U/kg 给予肝素化，术中在 J 型导丝指引下，将端孔导管经房间隔缺损置入右上肺静脉，交换为 2.6 mm 的 J 型加硬导丝（图 4-9-13），选用 14 F 输送鞘和 22 mm 上海形状记忆合金房间隔缺损封堵伞（图 4-9-14），释放后见封堵伞形态良好，未见残余分流（图 4-9-15），手术顺利完成。患者于 2023 年 3 月 13 日出院，术后 1 个月随访，患者未诉咳嗽、咳痰等症状，复查超声心动图提示：左心房内径 38 mm，左心室舒张末期内径 47 mm，右心室内径 27 mm，左心室射血分数 70%；房间隔中部探及封堵器强回声，位置正常，彩色多普勒显像显示封堵器及周边未见明显过隔血流信号。

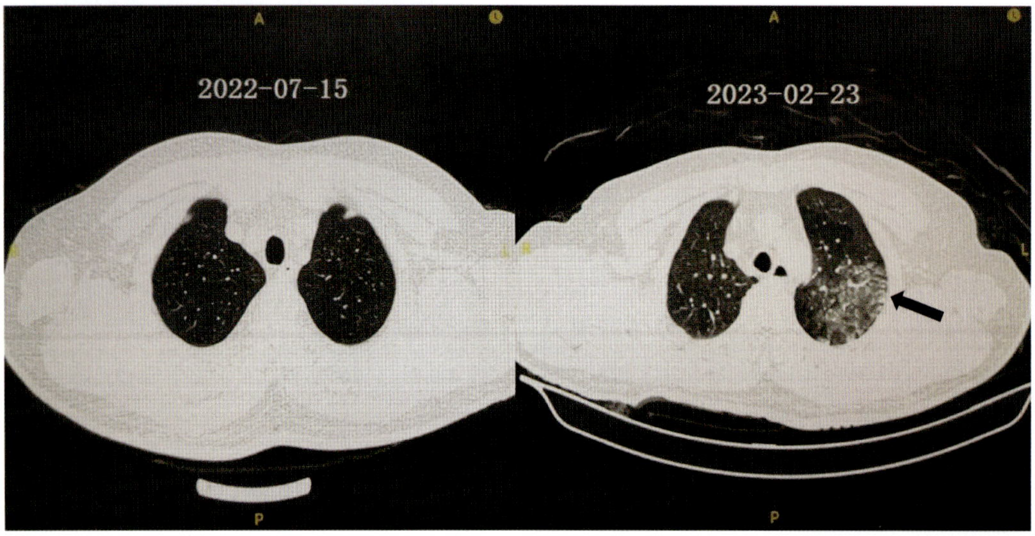

图 4-9-11　2023 年 2 月 23 日查胸部 CT 提示：左肺上叶见片状实变影（与 2020 年 7 月 15 日比较，黑色箭头）

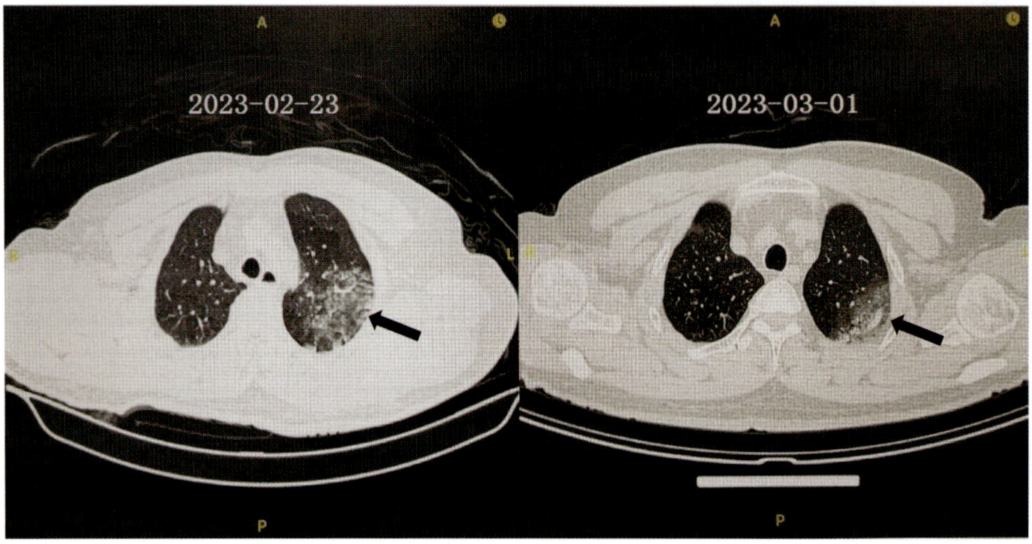

图 4-9-12　2023 年 3 月 1 日复查胸部 CT 提示：左肺上叶见片状实变影，较前（2023 年 2 月 23 日）吸收改善（黑色箭头）

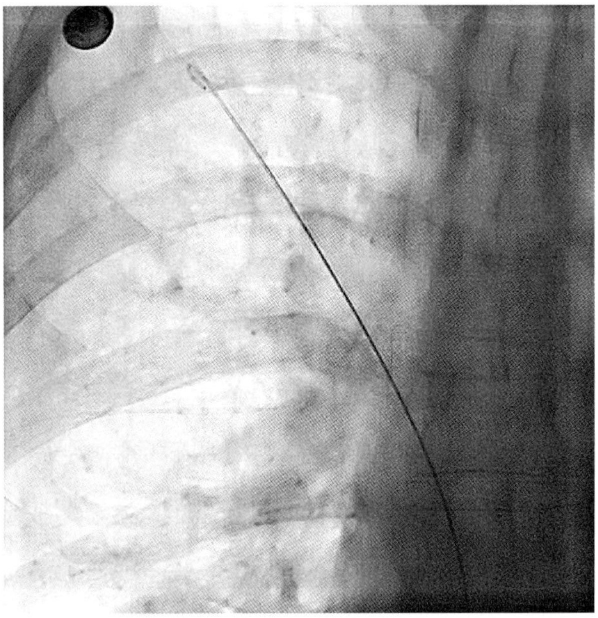

图 4-9-13 将 2.6 mm 的 J 型导丝置入右上肺静脉

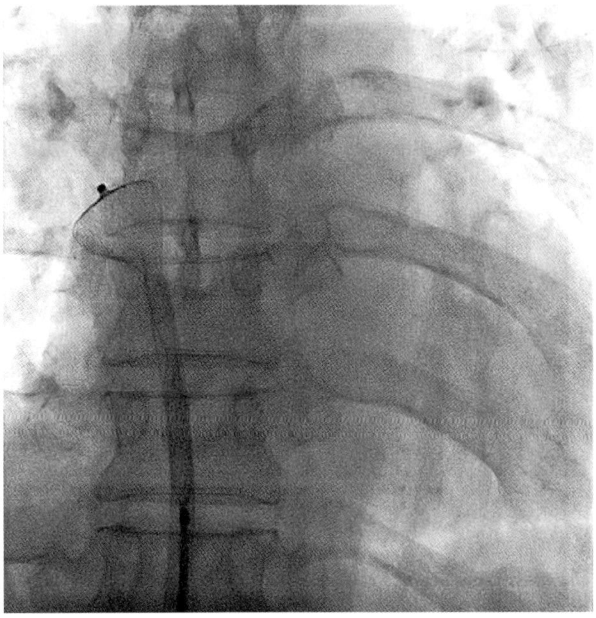

图 4-9-14 选用 14 F 输送鞘和 22 mm 上海形状记忆合金房间隔缺损封堵伞，在右上肺静脉口释放

☞ 点评：

房间隔缺损是最常见的先天性心脏病之一，其治疗方式主要包括外科手术修补、经皮介入封堵术、经胸微创封堵术等。经皮介入封堵治疗房间隔缺损具有创伤小、术后恢复快、住院时间短等优势，是房间隔缺损患者的首选治疗方案。

经皮介入封堵术常见并发症包括头痛或偏头痛、心律失常、二尖瓣关闭不全等，少见的并发症有封堵器移位和脱落、封堵器磨蚀、心包积

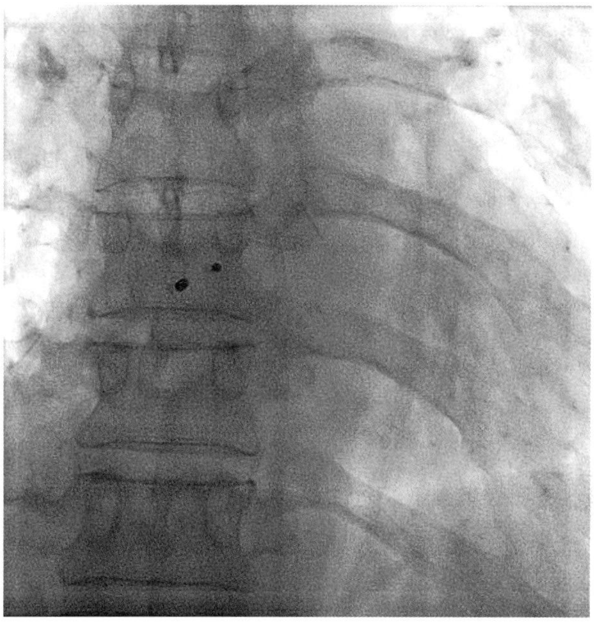

图 4-9-15 释放后见封堵伞位置、形态良好

液和心脏压塞，其中出血或血栓栓塞的发生率约 1%，出血包括胃肠道及颅内出血等，多为抗凝和抗栓相关并发症。本例患者既往有左侧胸部外伤史和血气胸病史，在介入封堵术中端孔导管、直头加硬导丝先后置入左上肺静脉时，患者出现咳嗽、咯鲜血症状，经中和肝素及静滴止血药物治疗后，咯血症状得到控制，术后胸部 CT 提示左肺上叶新发片状实变影，因此，考虑为左上肺静脉医源性损伤后出血。遗憾的是，术中没有进一步行延迟肺静脉造影，这有助于明确出血部位。

房间隔缺损介入封堵术后心脏和血管损伤的常见原因包括：器械操作不当、术者经验不足、封堵器选择过大等。本例患者在使用端孔导管和直头加硬导丝建立输送轨道过程中损伤左上肺静脉，导致肺部出血并发症，这在临床上非常少见。所幸的是，经过积极有效的治疗措施，患者出血症状得到控制。

需要注意的是，准备单纯房间隔缺损介入治疗的患者，如术前为窦性心律，通常术前不给予抗血小板药物治疗，封堵术后确认无并发症后才给予抗小板治疗；若合并心房颤动，则术前住院期间可给予标准量低分子量肝素抗凝治疗防止血栓形成，且封堵术前需行经食管超声心动图检查，明确有无左心房血栓存在情况。如左心房存在血栓，需视血栓具体情况考虑外科手术或抗凝治疗一段时间复查经食管超声心动图再次明确血栓情

况；如无血栓可考虑行介入治疗，介入手术当日晨停用低分子量肝素，术中可根据体重给予普通肝素以防止术中血栓形成，术后给予抗凝治疗。

本例患者停用双抗，并于第二次介入封堵术时减少了肝素化剂量，选用J型长导丝在右上肺静脉建立轨道，成功避免了再次损伤肺静脉，最后成功封堵房间隔缺损，患者顺利康复出院。这也提醒我们，术前详细询问病史、注意围术期相关处理，术中按步骤轻柔操作、术后密切观察，是减少介入封堵术并发症发生的关键。

（中国人民解放军东部战区总医院
连榅林　李言明　王磊）

参考文献

[1] Stapleton GE, Gowda ST, Bansal M, et al. SAPIEN S3 valve deployment in the pulmonary position using the Gore DrySeal Sheath to protect the tricuspid valve. Cathet Cardio Intervent, 2020, 96 (6), 1287-1293. https://doi.org/10.1002/ccd.29120.

[2] Meot M, Gaudin, R. Transcatheter patent arterial duct closure in premature infants: a new technique to ease access to the patent arterial duct, with particular benefit for the tricuspid valve. Archives of Cardiovascular Diseases, 2021, 114 (6-7): 482-489. https://doi.org/10.1016/j.acvd.2021.06.002.

[3] Abaci A, Unlu S, Alsancak Y, et al. Short and long term complications of device closure of atrial septal defect and patent foramen ovale: meta-analysis of 28, 142 patients from 203 studies. Cathet Cardio Intervent, 2013, 82 (7): 1123-1138. https://doi.org/10.1002/ccd.24875.

[4] Schmiady M, Kretschmar, O, Hübler M, et al. Late cardiac erosion after percutaneous ventricular septal defect closure: a complication after ventricular septal defect device implantation. European Heart Journal, 2020, 41 (14): 1410-1410. https://doi.org/10.1093/eurheartj/ehz617.

[5] 胡盛寿，潘湘斌，常谦．常见心血管疾病经外科途径进行介入诊疗的专家共识．中国循环杂志，2017，32 (2)：105-119.

[6] 陈智斌．三种不同手术方式治疗房间隔缺损的回顾性分析研究［D］．广州，广州医科大学，2018：1-65.

[7] Snijder RJ, Suttorp MJ, Berg JM, et al. Percutaneous closure of secundum type atrial septal defects: More than 5-year follow-up. World J Cardiol, 2015, 7 (3): 150-156.

[8] 王钢城，林开放．心脏房间隔缺损经导管介入诊治的临床分析．中外医学研究，2017，15 (35)：23-24.

[9] Wintzer-Wehekind J, Horlick E, Ibrahim R, et al. Effect of clopidogrel and aspirin vs aspirin alone on migraine headaches after transcatheter atrial septal defect closure: one-year results of the CANOA randomized clinical trial. JAMA Cardiol, 2021, 6 (2): 209-213.

[10] Hiraishi M, Tanaka H, Motoji Y, et al. Impact of right ventricular geometry on mitral regurgitation after transcatheter closure of atrial septal defect. Int Heart J, 2015, 56 (5): 516-521.

[11] Jalal Z, Hascoet S, Baruteau AE, et al. Long-term complications after transcatheter atrial septal defect closure: a review of the medical literature. Can J Cardiol, 2016, 32 (11): 1315.

[12] McElhinney DB, Quartermain MD, Kenny D, et al. Relative risk factors for cardiac erosion following transcatheter closure of atrial septal defects: a case-control study. Circulation, 2016, 133 (18): 1738-1746.

[13] Wang J, Patel M, Xiao M, et al.Incidence and predictors of asymptomatic pericardial effusion after transcatheter closure of atrial septal defect. EuroIntervention, 2016, 12 (2): e250-e256.

[14] Abaci A, Unlu S, Alsancak Y, et al. Short and long term complications of device closure of atrial septal defect and patent foramen ovale: meta-analysis of 28, 142 patients from 203 studies. Catheter Cardiovasc Interv, 2013, 82 (7): 1123-1138.

第10节　介入植入器械移位与脱落

近年来，介入治疗已成为结构性心脏病安全有效的治疗方法，对于部分种类结构性心脏病，特别是部分类型先天性心脏病（congenital heart disease，CHD）甚至已成为首选治疗方法。随着介入治疗技术与器械的日臻成熟与完善，介入植入器械移位与脱落这一并发症的发生情况较开展之初明显减少，但仍不能完全避免。在结构性心脏病封堵术中，封堵器移位或脱落常见于房间隔缺损（ASD）封堵术、动脉导管未闭（PDA）封堵术以及室间隔缺损（VSD）封堵术，其发生率分别为 0.24% ～ 5.56%、0.5% ～ 1.5%、1.12%。相比之下，冠状动脉瘘栓塞术和肺动静脉瘘栓塞术中此类并发症较为少见。此外，随着近年来卵圆孔未闭（patent foramen ovale，PFO）封堵术的广泛开展，亦有报道 PFO 封堵器术后脱落的情况发生。一旦发生植入器械的移位或脱落，可能导致严重后果，甚至威胁患者生命。

一、植入器械移位与脱落的常见原因

1. 适应证选择不当　多数封堵器移位或脱落情况与此有关。在 ASD 封堵术中，绝大部分封堵器脱落发生在下腔静脉侧无缘、边缘长度不足或边缘组织菲薄，以及部分上腔型 ASD 病例。这些情况下，由于封堵器边缘缺乏足够的组织支撑，造成封堵器释放后容易发生移位和脱落。朱鲜阳教授与国内结构性心脏病专家共同编写的《常见先天性心脏病介入治疗中国专家共识》及 2021 年发表的《常见先天性心脏病介入治疗指南》对 ASD、PDA、VSD 等的介入治疗适应证做出了合理指导，可作为准确把握适应证的依据。

2. 选择植入器械直径过小　对拟放置植入器械部位的缺损或瘘道直径测量偏小，导致所选择器械偏小，是引起植入器械移位或脱落的另一个主要原因。此外，术者过于追求完美，希望选择较小的植入器械使患者治疗效果更佳，最终造成植入器械的移位或脱落，也是导致植入器械移位和脱落的常见原因之一。

3. 病变部位解剖条件特殊　术前检查欠仔细，未能准确评估病变部位的解剖情况，遗漏病变解剖部位边缘长度不足、偏软等不适合介入治疗的情况，勉强进行介入治疗，从而造成植入器械移位或脱落。如 VSD 伴中－重度主动脉窦脱垂时，缺损可能受脱垂主动脉窦的影响，导致超声或左心室造影后 X 线影像测量的缺损直径较实际偏小。此外，对于解剖形态呈长管状或窗形的 PDA 病例，也应注意封堵器的选择，避免因封堵器选择偏小而造成封堵器移位或脱落。

4. 封堵器位置与形态的影像学判断欠准确　封堵器植入后，应当符合相应的形态和位置影像学表现。如 ASD 封堵器植入后，在 X 线左前斜位 40° ～ 50° 加头位 20° 角度下，两侧伞盘与房间隔平行，呈“H”型；在正位或右前斜位 20° 呈大盘套小盘的“双环”型。超声心动图在四腔心切面或剑下两房心切面显示两侧伞盘与房间隔平行，而在主动脉短轴切面显示两侧伞盘环抱住主动脉根部，呈“Y”字型。而 VSD 和 PDA 封堵器则具有明显的“腰征”。强调封堵器植入后，要反复核对 X 线和超声影像，确保封堵器位置与形态正确后方可释放封堵器。

5. 术中操作不当　安装封堵器时传送杆和封堵器相连接处的螺母未拧满，或术者推送植入器械时导致传送杆和封堵器连接处螺母发生旋转致解螺旋，当植入器械被推出传送鞘后发生脱落，或者释放植入器械过程中过度牵拉或推送植入器械，使得释放后植入器械发生移位或脱落。

6. 植入器械本身质量问题　在操作过程中，植入器械由于自身质量问题与传送杆发生脱离，造成植入器械脱落。

二、植入器械移位与脱落的识别

植入器械移位与脱落多发生于术中，一经释放即可发现。少部分发生于术后 24 小时内，通常是由于释放时植入器械位置欠佳或植入器械选择过小，受体位、心跳等影响进而脱落。极个别情况下，可能发生于术后 36 小时甚至 1 年后，这主要是封堵器脱落后未引起明显症状，导致发现延迟。封堵器脱落所致的症状与危险程度主要取决于脱落器械所处的器官位置。

1. 释放后即刻移位与脱落　当植入器械释放后，其形态和位置与释放前相比即刻发生改变，但未脱离病变部位，这种情况可能是因为器械脱离了传送杆的牵拉，实际上并未发生移位，但也需警惕移位的可能性，此时应在 X 线下多角度观察植入器械的形态与位置情况，并结合超声心动图检查加以判断，明确到底有无移位。对于植入器械已脱离病变部位的病例，则明确为植入器械脱落，需进一步明确植入器械最终脱落部位，并进行紧急处理，避免其他并发症发生。

2. 释放后非即刻移位与脱落　当植入器械释放后未发生即刻的移位与脱落，但术后不久出现植入器械移位与脱落，即为释放后非即刻移位与脱落。如果患者出现以下症状：原已减弱或消失的心脏杂音再度增强、术前未有的频发房性或室性早搏甚至短阵心动过速、胸闷及其他难以解释的临床症状（如腹痛、胸痛等），应高度怀疑植入器械移位或脱落，此时应立即行超声心动图检查，必要时行 X 线透视检查，明确是否存在植入器械移位或脱落以及脱落部位。

三、植入器械移位与脱落的处理

当植入器械发生移位时，应根据具体情况及时处理。对于虽有移位，却无明显残余分流，且脱落可能性也较小者，可密切观察；对于植入器械发生移位且残余分流明显，脱落可能性较大者，或植入器械已发生脱落者，应立即明确植入器械的最终所处位置，根据具体情况采用介入或外科手术方法取出植入器械，以避免进一步严重并发症甚至死亡的发生，同时需对原发病变进行相应的治疗。有条件的导管室应配备各种类型的异物钳或圈套器，便于应对各种突发情况的发生。

关于介入方法成功取出移位或脱落封堵器的先例，相关文献较多。使用介入方法取出移位或脱落的封堵器，通常遵循“先固定后取出”的原则。即首先用圈套器或异物钳将其固定或调整至相对安全或容易抓取的心脏腔室，其次是抓取封堵器将其拖回至输送鞘中。操作过程中要冷静、小心，避免造成心脏瓣膜、腱索、血管及重要脏器的损伤或造成其他严重并发症的发生。

（中国人民解放军北部战区总医院
王忠超　王琦光）

四、病例报告

病例 1：下腔型 ASD 介入治疗封堵器脱落 1 例

术前情况：患者男性，39 岁，因“间断活动后心慌、气短 1 年”就诊，门诊体检发现心脏杂音，进一步行超声心动图检查发现 ASD，为进一步诊治入院。查体：胸骨左缘第 2、3 肋间可闻及 2/6 级收缩期杂音，肺动脉瓣区第二心音固定分裂，无其他阳性体征。入院后化验检查未见明显异常。胸部 X 线片示双肺充血，心胸比值 0.56。心电图示窦性心律，不完全性右束支传导阻滞。经胸超声心动图（TTE）示继发孔 ASD（中央型）2.5 cm，上缘长 0.8 cm，下缘长 1.1 cm，三尖瓣关闭不全（中度）。患者在局麻下行右心导管检查、ASD 封堵术。

手术过程：封堵前于导管室再次行 TTE 及经食管超声心动图检查（TEE）示继发孔 ASD，缺损最大直径 3.1 cm，右心导管测量肺动脉压为 58/16（30）mmHg，选择 46 号国产 ASD 封堵器，在 14 F 长鞘传送下，封堵 ASD，体表超声监测未见心房间残余分流，二 / 三尖瓣、主动脉瓣、冠状静脉窦及肺静脉血流正常，封堵器位置与形态符合 ASD 封堵术后表现。X 线影像见封堵器位置及形态良好，多次牵拉封堵器未见异常（图 4-10-1）后释放封堵器。封堵器释放后即刻出现移位（图 4-10-2），继而脱落至右心房（图 4-10-3）并随血流进入右心室（图 4-10-4）。由于封堵器型号过大，不适合介入方法取出，立即联系心外科行紧急开胸手术。术中见心脏明显增大，以右心房、右心室增大为主，ASD 直径 3.0 cm，缺损为下腔型，房间隔下腔静脉侧无缘，封堵器完全脱落至右心室，未见其他心脏畸形。术中取出封堵器，继而以补片修补 ASD，手术顺利。

术后结果：外科术后常规治疗及复查后出院。

☞ **点评**：

ASD 是成人最常见的 CHD 之一，随着介入治疗材料与器械的发展和技术的日益成熟，ASD 封堵术以其安全、有效、并发症少、术后恢复快等诸多优点，已成为 ASD 的首选治疗方法。目

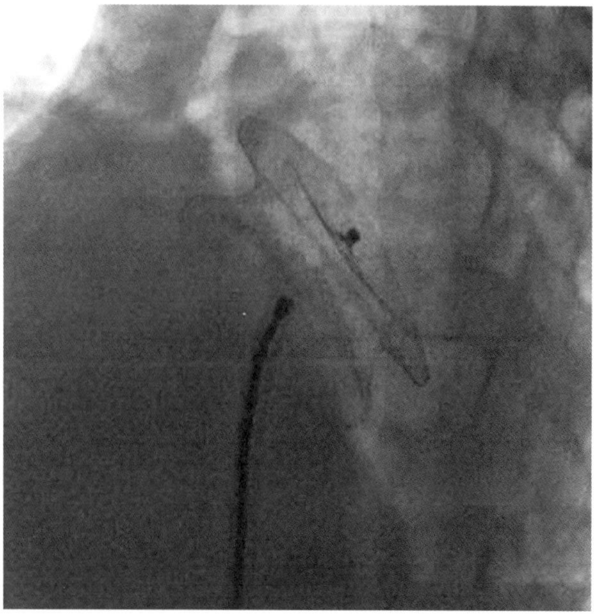

图 4-10-1　反复牵拉未见封堵器位置异常

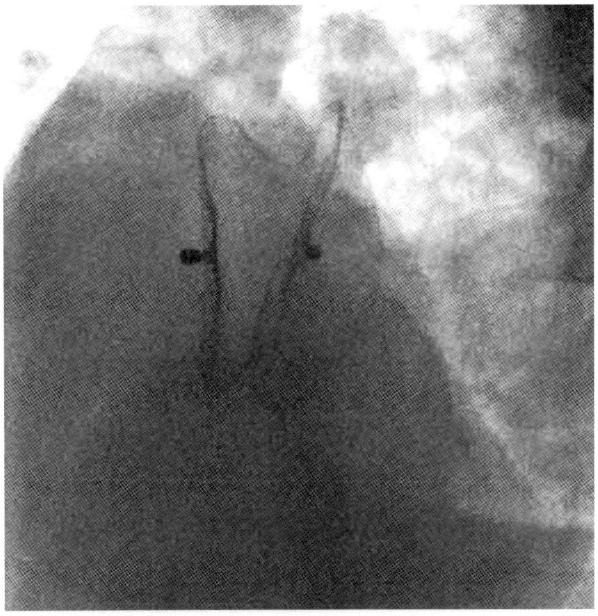

图 4-10-2 释放即刻发生封堵器异位

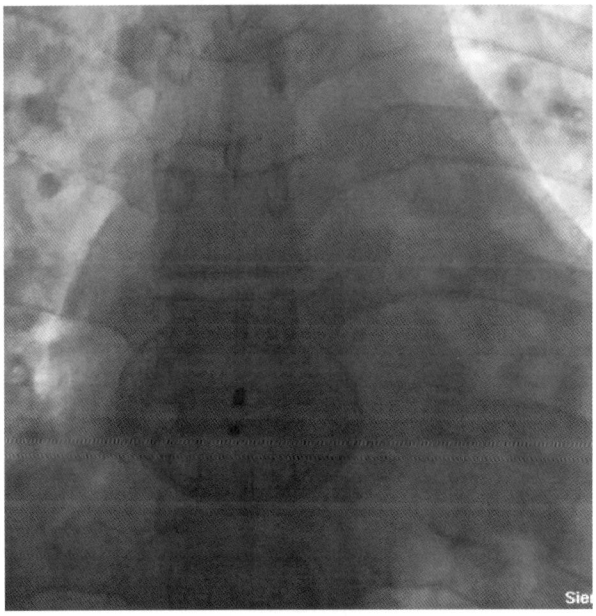

图 4-10-3 封堵器脱落至右心房

前，国内大部分三级医院和部分二级医院均已开展此项技术。然而，限于 ASD 解剖等因素，对于不适合行介入治疗的患者，仍建议选择外科手术治疗。对于较大 ASD 能否行介入治疗，术前 TTE 筛选至关重要，准确的 TTE 评估可以帮助医生为患者提供最佳治疗方案。对于解剖结构不能通过 TTE 准确判断者，需进一步行 TEE，以更好地判断有无介入治疗的可能。

对于 ASD 封堵术，封堵器脱落是其最严重的并发症之一。封堵器可以脱落至右心房或左心房，

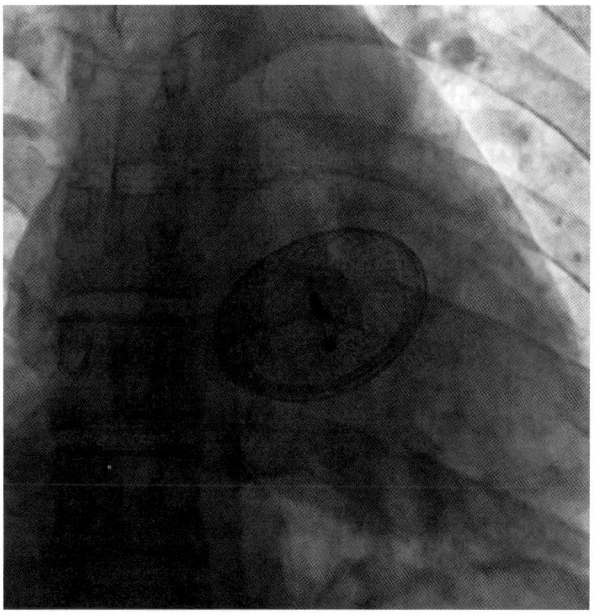

图 4-10-4 封堵器脱落至右心室

继而可能随血流漂移至心室或动脉。较大的封堵器可能进入右心室或左心室，甚至卡在心室流出道处，较小的封堵器可能进入肺动脉或主动脉。如封堵器堵塞心室流出道、肺动脉或主动脉等重要部位，可能造成患者死亡。

ASD 封堵器的移位或脱落，可发生在术中或术后，其最常见原因为适应证选择不当，对于 ASD 近下腔静脉侧边缘薄而短者，一定要警惕是否为下腔型 ASD，必要时需行 TEE 进一步明确诊断。另一个常见原因为封堵器选择过小。部分病例在封堵器推出输送鞘时即发生脱落，可能与旋接的螺丝在推送时发生旋转有关；部分发生在植入后，可能与 ASD 某侧边缘不足有关，如主动脉侧无残缘的 ASD，封堵时主动脉短轴切面观察主动脉侧双伞盘未见明显“Y”字型，则提示封堵器选择过小，这种情况如已释放封堵器，术后则可能出现主动脉侧伞盘移位至右心房，严重者可能出现封堵器脱落。对此种特殊解剖条件的 ASD，在释放封堵器前一定要反复推拉封堵器，并在超声心动图和 X 线透视下明确其位置、形状是否异常。

对于本病例，患者实为下腔型 ASD，ASD 下腔静脉侧并无边缘，不符合介入治疗适应证。但术前超声心动图检查误判为中央型 ASD，尽管选择了较大型号（46 号）的封堵器，且释放前推拉封堵器并未发生明显移位，但释放后终因解剖结构问题，ASD 下腔侧无缘无法支撑该封堵器而脱落。

一旦发生封堵器脱落，可根据脱落的封堵器

大小选择介入或外科手术方法取出。对于30号以下封堵器，可考虑通过异物钳或圈套器抓取的介入方法取出。而对于30号以上封堵器，则应慎重选择处理方式，建议直接选择外科手术方法取出，以避免因封堵器过大损伤腱索和瓣膜等重要结构。相对来讲，封堵器落入右心系统较易取出，而落入左心系统则较难取出。可尝试把封堵器从左心系统经ASD拉到右心系统，若不成功，且封堵器栓堵于重要脏器者，需行紧急外科手术，以免延误病情，引起严重不良后果甚至死亡。外科开胸手术时，可考虑同时行ASD修补术。

病例2：操作不当致PDA封堵器脱落1例

术前情况：患者女性，23岁。因“间断活动后气促1月余”就诊，TTE发现CHD、PDA，为进一步诊治收入院。体征：胸骨左缘2、3肋间可闻及连续性机器样杂音，P2正常，无其他特殊体征。入院后化验检查无特殊；胸部X线片示双肺血增多；心电图示窦性心律，左心室肥大；TTE示PDA 0.7 cm，二尖瓣关闭不全（轻度）。患者局麻下行右心导管检查，主动脉造影及PDA封堵术。

手术过程：术中测量肺动脉压24/8（13）mmHg。主动脉造影示动脉导管呈漏斗状，X线下测量PDA主动脉端内径15 mm，肺动脉端内径5 mm，长5 mm（图4-10-5）。选用9 F传送鞘，植入12/14国产PDA封堵器，封堵后即刻造影见封堵器位置良好，可见微量残余分流（图4-10-6）。释放封堵器过程中，医生误以为传送杆与封堵器已分离，回撤传送杆时，将封堵器一起拉到右心房，此时封堵器与传送杆分离，并随血流脱落到左肺动脉（图4-10-7）。立即更换12 F鞘管，送至左肺动脉处，其内置入鼠齿钳，于左肺动脉处捕捉到脱落的封堵器（图4-10-8），随12 F鞘管一起缓慢将其拉至下腔静脉（图4-10-9），将封堵器收入鞘管

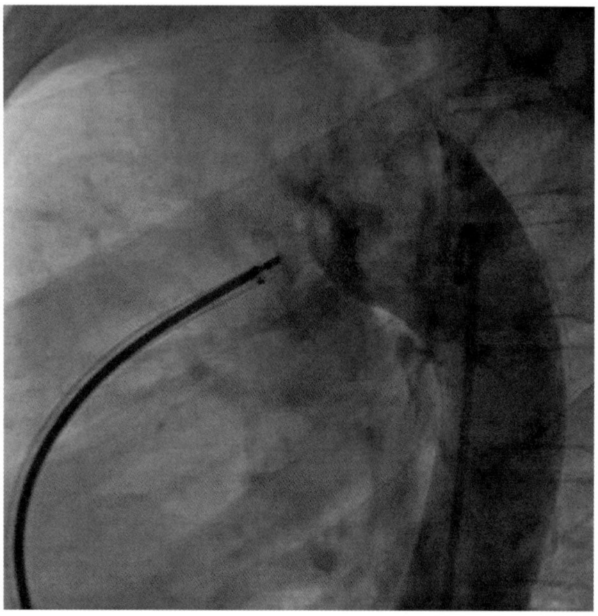

图4-10-6 12/14国产PDA封堵器封堵后即刻主动脉造影见封堵器位置良好，可见微量残余分流

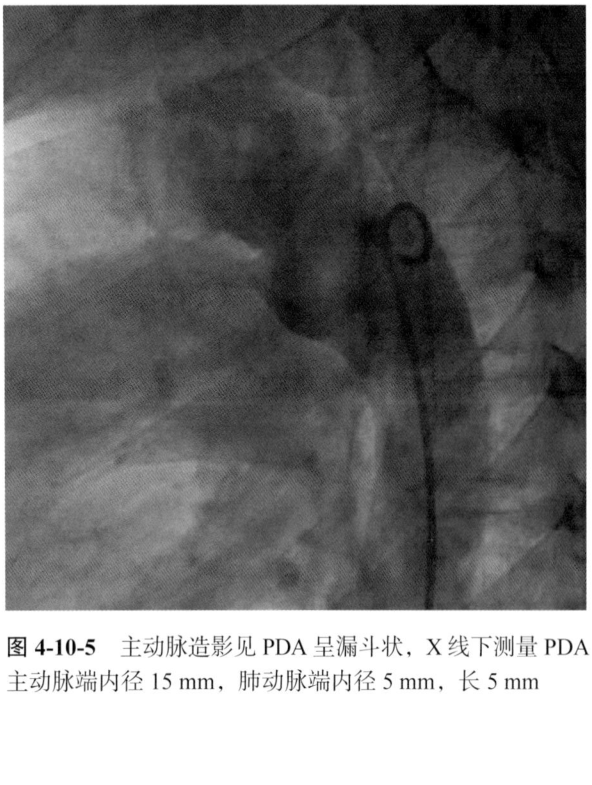

图4-10-5 主动脉造影见PDA呈漏斗状，X线下测量PDA主动脉端内径15 mm，肺动脉端内径5 mm，长5 mm

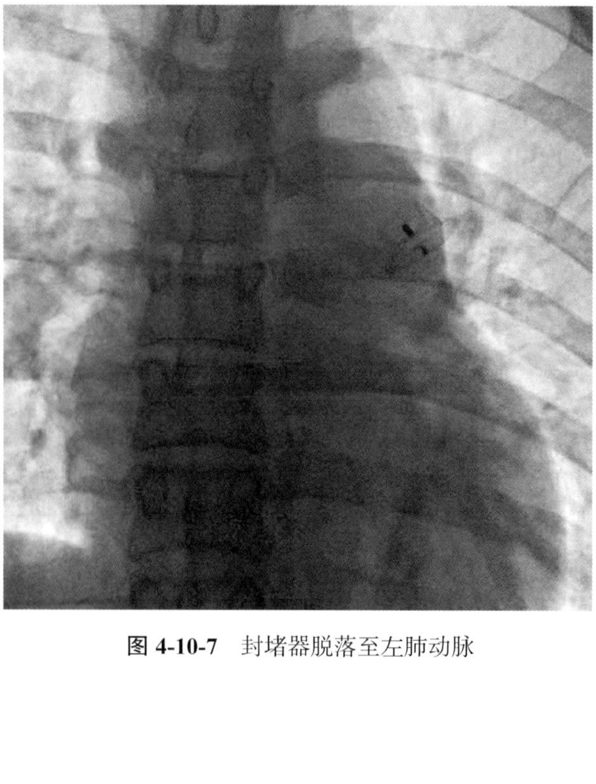

图4-10-7 封堵器脱落至左肺动脉

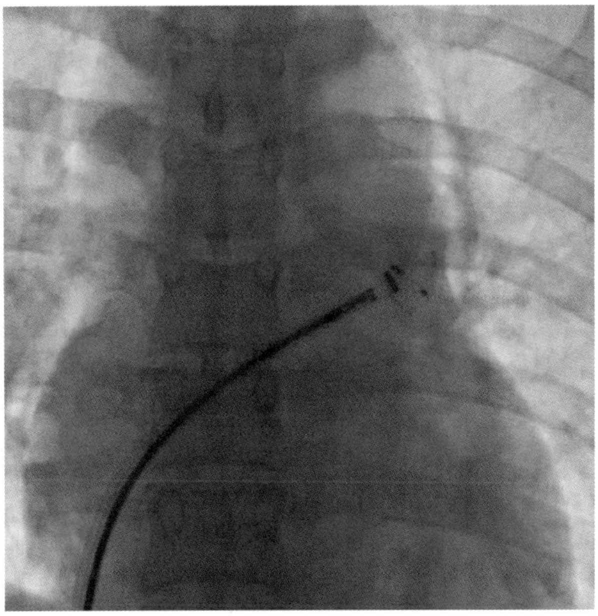

图 4-10-8 于左肺动脉用鼠齿钳捕捉封堵器

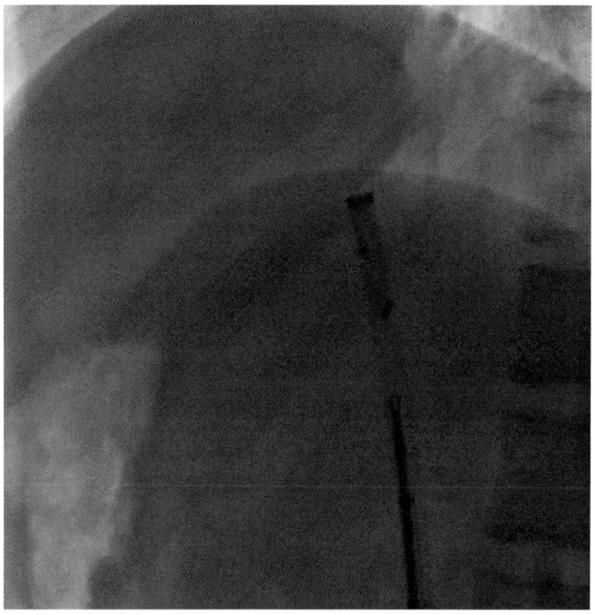

图 4-10-10 于下腔静脉处回拉封堵器至鞘管内

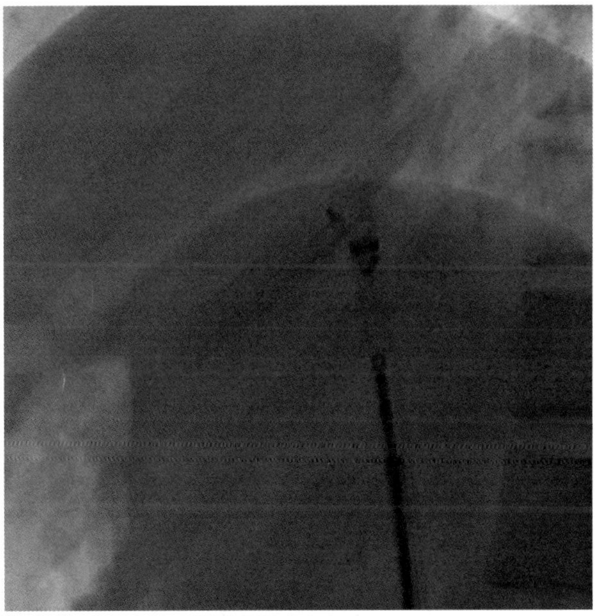

图 4-10-9 将封堵器与鞘管一起缓慢拉至下腔静脉

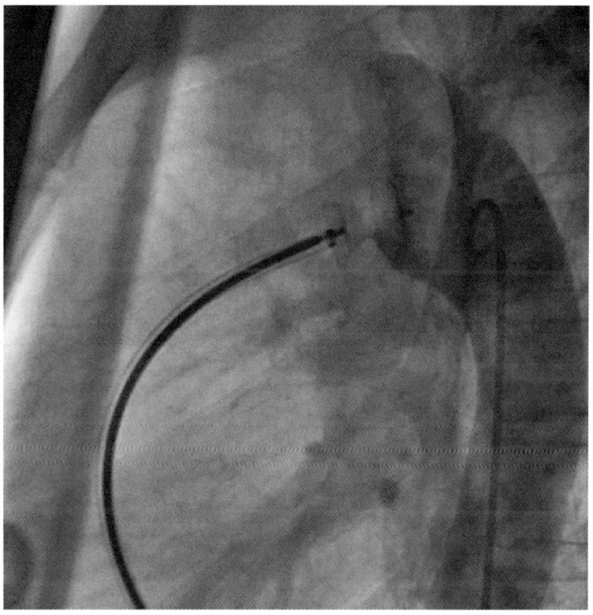

图 4-10-11 再次以 12/14 国产 PDA 封堵器封堵后行主动脉造影见封堵器位置良好，无残余分流

内并拉出体外（图 4-10-10），再次应用 12/14 国产 PDA 封堵器进行封堵，5 分钟后复查主动脉造影见封堵器位置良好，无残余分流（图 4-10-11），释放封堵器（图 4-10-12）。

术后结果：患者常规复查符合 PDA 封堵术后所见，术后 3 天出院。

☞ 点评：

PDA 是临床上最常见的 CHD 之一，是指主动脉与肺动脉之间的一种先天性异常通道，多位于主动脉峡部和左肺动脉根部之间。其发病率约占 CHD 的 15% ～ 21%，女性是男性的 2 倍。

自 1966 年 Porstmann 首先应用经导管泡沫塑料塞栓塞 PDA 获得成功以来，众多学者相继对栓塞方法和材料进行对比和改进。随着国产化封堵器材的临床推广与普及，传统的外科开胸手术已逐渐被 PDA 封堵术所替代，并成为首选治疗方法。尽管 PDA 封堵术已成为该病的常规治疗方法，但仍不可完全避免其相关并发症。

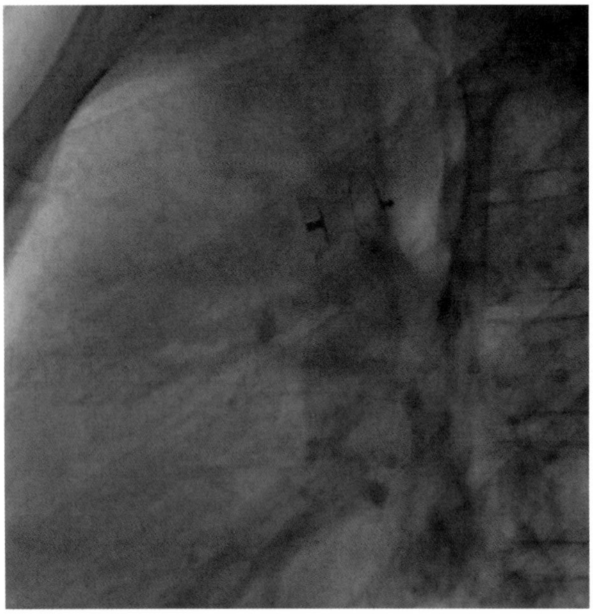

图 4-10-12 释放封堵器后 X 线影像

近年来的研究表明，在 PDA 封堵术中，封堵器脱落或移位的发生率约为 0.5% ～ 1.5%，随着介入治疗器械与技术的发展，其发生率已越来越低。PDA 封堵器的脱落部位可能包括腹主动脉、髂动脉，也可脱入肺动脉，但由于封堵器体积较大，很少脱入颅内动脉系统。其发生原因如前所述。本病例中，由于医生操作不当所致封堵器脱落的问题，已随 CHD 介入技术的普及与规范而变得越来越少见。但在极少数情况下，仍不能完全避免。医生操作不当所致的封堵器脱落多见于以下几种情况：①安装封堵器过程中，封堵器与传送杆之间的螺母未拧满，致使其在操作过程中发生脱落；②在输送鞘中推送封堵器时，传送杆与封堵器之间发生旋转致脱扣，在封堵器到达输送鞘末端时，未检查传送杆与封堵器间连接情况，直接推出封堵器，致使已与传送杆间发生分离的封堵器被推出传送鞘后发生脱落；③在放置封堵器过程中，由于封堵器放置不到位或位置欠佳而反复回收封堵器至输送鞘管内，再推出时发生封堵器与传送杆之间解离；④封堵器已放置到位，但在解螺旋释放封堵器时，误认为封堵器与传送杆间已分离，撤出输送鞘与传送杆时连带将封堵器一起拽出，造成封堵器移位甚至脱落。因此强调医生在具体操作过程中应规范、谨慎、认真，避免由于操作欠规范或缺乏认真态度而导致并发症的发生。

如术中释放封堵器后，X 线下或 TTE 检查 PDA 位置未见封堵器影像，则提示封堵器已脱落；此外，封堵术后短时间内患者突发胸痛、呼吸困难、大汗等症状时，应高度警惕封堵器脱落的可能；对于术前杂音明显者，如术后已消失或减轻的心脏杂音重新出现或变响，超声心动图检查见动脉导管重新开放而未见封堵器，即可证实封堵器已脱落，此时需在 X 线透视下寻找封堵器脱落部位，并视具体情况及时采取相应处理措施。

一旦发生封堵器脱落，应酌情采用网篮或异物钳通过介入方式将其取出。如同本病例处理方法，采用介入方式取出脱落的封堵器，并根据情况再次进行封堵。如捕捉脱落封堵器不顺利，或已栓塞重要脏器而难以取出时，则需紧急外科手术取出。重要脏器栓塞如发现或处理不及时，可能造成死亡，目前已有 PDA 介入治疗后封堵器脱落导致死亡的报道。

在 PDA 封堵术中，首先应根据降主动脉造影情况，选择合适型号的封堵器，避免封堵器选择过小；封堵器植入前应仔细检查封堵器械，包括输送鞘管及其附件有无质量问题；操作过程中推送封堵器时切忌旋转动作，封堵器到达 PDA 降主动脉端时需缓慢释放伞盘，力度适中，释放封堵器时，应确保封堵器已与传送杆完全脱离后再撤出输送鞘与传送杆，以免发生封堵器脱落。

病例 3：器械质量问题致心肌梗死后室间隔穿孔封堵器脱落 1 例

术前情况：患者女性，60 岁。入院前 1 年来间断胸背部疼痛，每次持续约 2 ～ 3 分钟，休息或含服硝酸甘油后可缓解。入院前 2 个月患者出现明显胸闷、气促伴咳嗽，咳少量白色黏痰，就诊于当地医院，行超声心动图检查发现肌部 VSD，大小约 1.0 cm，经住院治疗症状缓解后出院。此后上述症状逐渐加重，轻微活动即出现明显胸闷、气促，伴双下肢水肿，为进一步诊治入院。否认 CHD 病史。查体：胸骨左缘 3、4 肋间可闻及Ⅲ级收缩期反流性杂音，双下肢中度水肿。入院后化验检查无特殊；胸部 X 线片示心胸比值 0.66；心脏大血管 CTA 结果示肌部 VSD（1.3 cm×1.12 cm）；动态心电图示窦性心律、偶发房早，T 波改变；TTE 示 VSD（肌部，1.0 cm），二尖瓣关闭不全

（轻至中度），心包积液（少量）。结合病史、体征及辅助检查，诊断为：冠状动脉粥样硬化性心脏病，心肌梗死后室间隔穿孔（ventricular septal rupture，VSR）。经住院药物治疗，患者症状明显好转，局麻下行心导管检查、冠脉造影、左心室造影、VSR封堵术。

手术过程：术中测主动脉压106/72 mmHg，左心室压106/1 mmHg，左心室至主动脉连续压力曲线未见压力阶差。右心导管测右心房压13/2 mmHg，肺动脉压50/29（36）mmHg，右心室压50/1 mmHg，肺动脉至右心室连续压力曲线监测未见压力阶差。股动脉血氧饱和度95.9%，全肺阻力3.75 Woods，左向右分流占比69.9%。左冠脉造影见前降支近中段狭窄70%（图4-10-13），回旋支近中段狭窄70%（图4-10-14）；右冠脉远端狭窄70%～80%，可见狭窄后瘤样扩张（图4-10-15），后降支发育细小，起始部狭窄90%（图4-10-16）。左心室造影见造影剂经巨大肌部VSR分流至右心室（图4-10-17），VSR呈窗型，X线测量穿孔左心室面2.0 cm，右心室面1.6 cm。沿右股动脉送入JR4

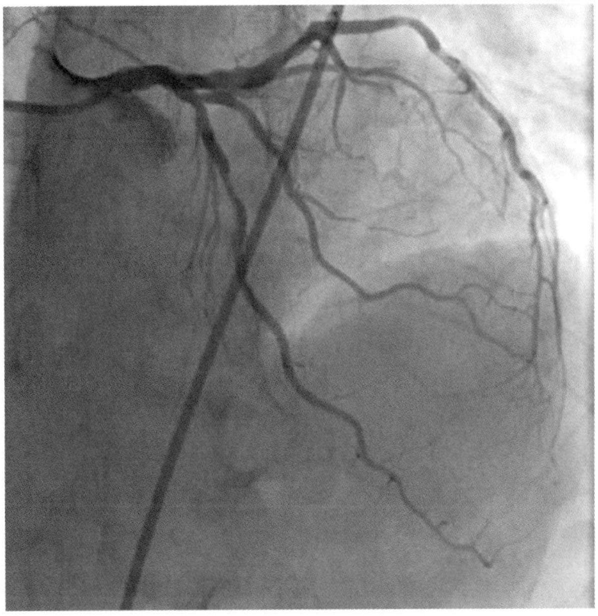

图4-10-13 前降支近中段70%狭窄

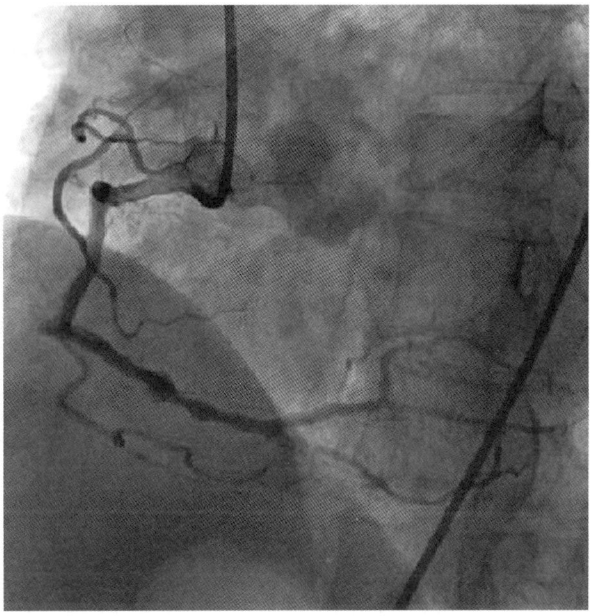

图4-10-15 右冠脉远端狭窄70%～80%，可见狭窄后瘤样扩张

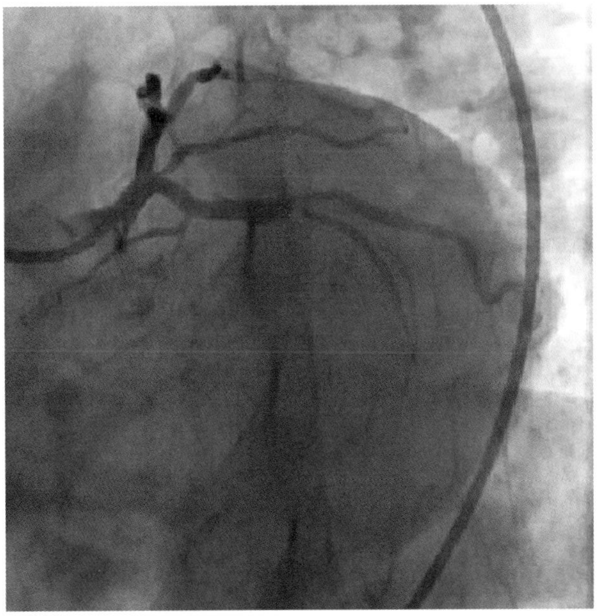

图4-10-14 回旋支近中段70%狭窄

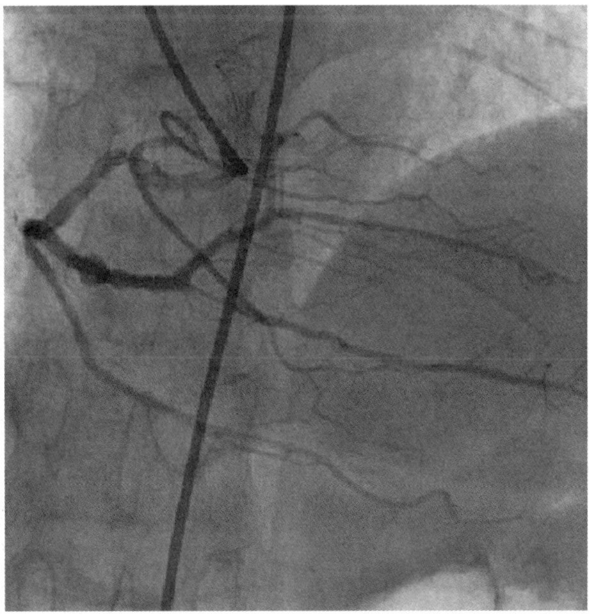

图4-10-16 右冠脉后降支发育细小，起始部狭窄90%

造影导管至左心室，送入 260 cm 泥鳅导丝经左心室、VSR 到达右心室并送至肺动脉。另取 6 F 端孔导管经右股静脉途径送至肺动脉，送网套导管至肺动脉，顺利抓取泥鳅导丝建立轨道。在 X 线监测下将 14 号长鞘于股静脉经 VSR 导入左心室，留置导丝，选用国产 24 号 A7B3-10 肌部 VSD 封堵器置于 VSR 处，X 线透视下见封堵器位置欠佳（图 4-10-18），左心室造影见大量造影剂于左心室经 VSR 分流至右心室（图 4-10-19）。拟撤回封堵器至输送鞘管内重新放置，但封堵器右心室面伞盘不能回收至输送鞘内（图 4-10-20），将输送鞘管连同封堵器拉回至下腔静脉与右心房交界处，再次回撤封堵器过程中，封堵器与传送杆螺扣连接处断裂，致使封堵器右心室面伞盘及部分左心室面伞盘位于鞘管内，部分左心室面伞盘呈球形位于鞘管外（图 4-10-21）。撤出已断裂的传送杆，沿该传送鞘置入网套导管抓取传送鞘内封堵器，缓慢回撤输送鞘管连带其内封堵器至右髂总静脉，穿刺左侧股静脉置入 10 F 输送鞘管至左髂总静脉，其内置入鼠齿钳，于左右髂总静脉交汇处抓

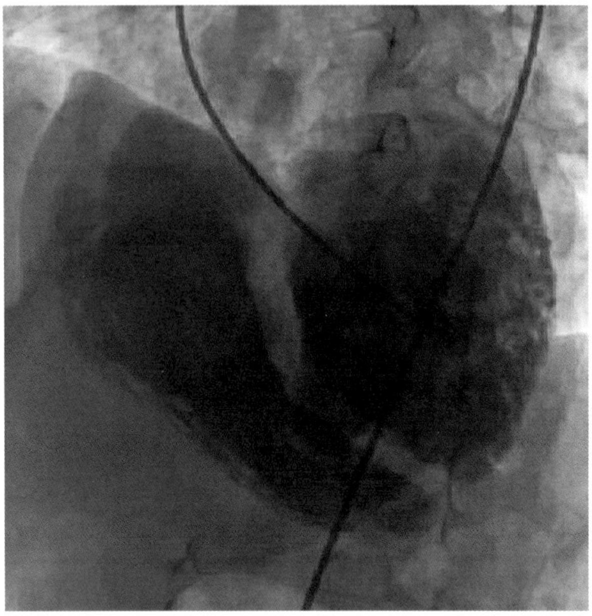

图 4-10-17 左心室造影见巨大窗型肌部 VSR，左心室面 2.0 cm，右心室面 1.6 cm

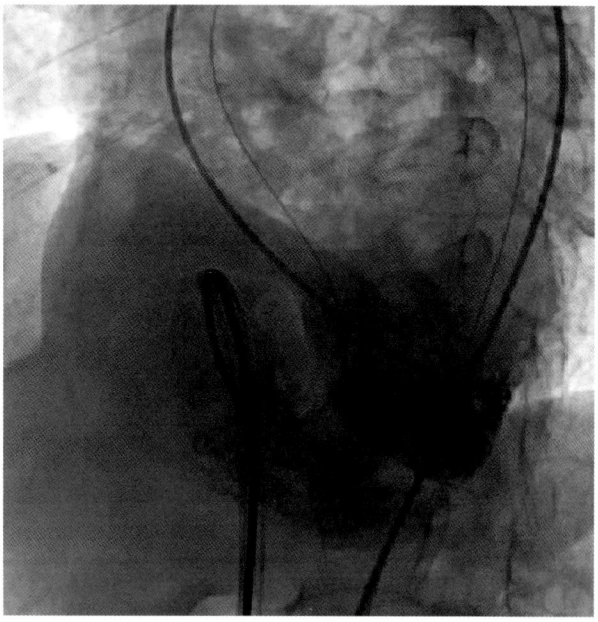

图 4-10-19 左心室造影见大量造影剂于左心室经 VSR 分流至右心室

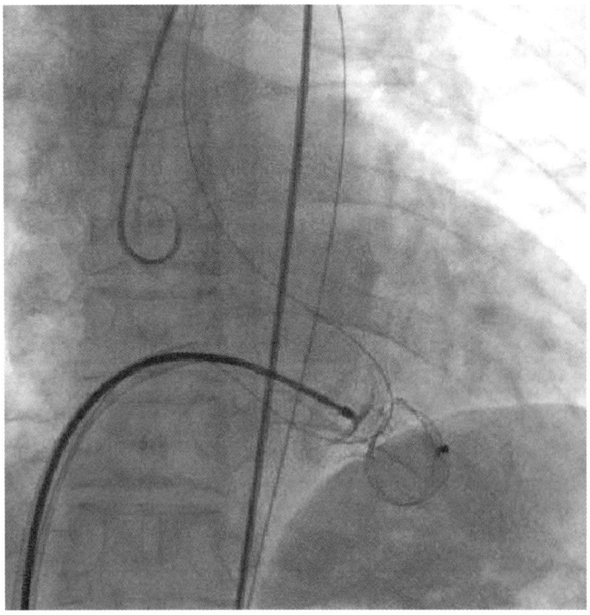

图 4-10-18 封堵器放置位置欠佳

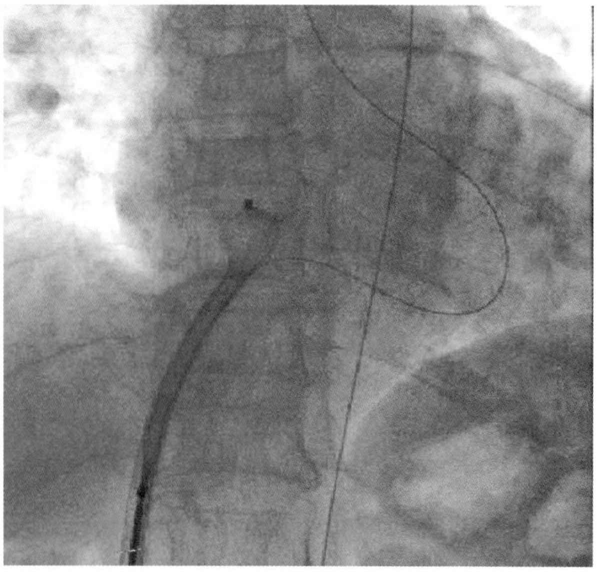

图 4-10-20 封堵器不能收回

取封堵器左心室面伞盘，固定封堵器并缓慢边拉边送（图 4-10-22），同时于右侧输送鞘管通过回撤已捕捉住封堵器的圈套导管，最终将封堵器成功收回至右侧输送鞘内并拉出体外（图 4-10-23）。再次选择 24 号 A7B3-10 肌部 VSD 封堵器置于 VSR 处，X 线透视下见封堵器位置良好（图 4-10-24），左心室造影见少量造影剂于左心室经 VSR 分流至右心室（图 4-10-25），释放封堵器（图 4-10-26）。

术后结果：术后常规治疗与复查，胸部 X 线片见封堵器位置正常，心胸比值 0.55，较术前明显缩小；心电图示窦性心律，T 波改变；TTE 示肌部室间隔闭合伞见左向右微量分流，二尖瓣关闭不全（轻度）。患者一般状况良好，术后 8 天出院。

☞ 点评：

VSD 是指左右心室间隔的完整性遭到破坏，导致左右心室之间出现异常交通的一类疾病。该

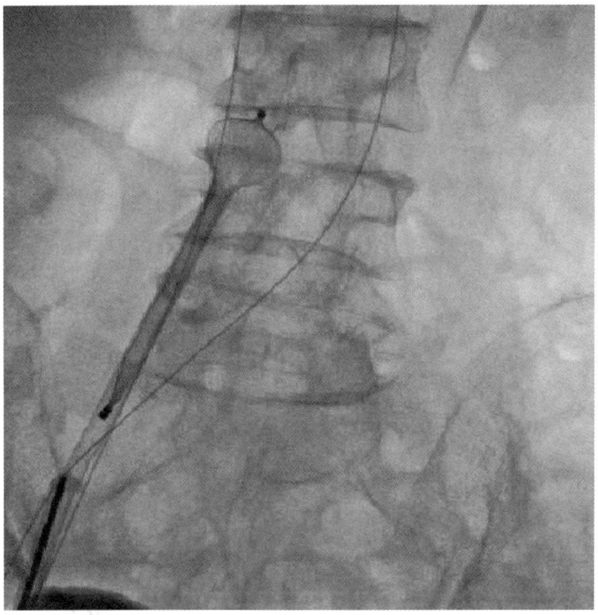

图 4-10-21 封堵器与传送杆螺扣连接处发生断裂，致使封堵器右心室面伞盘及部分左心室面伞盘位于鞘管内，部分左心室面伞盘呈球形位于鞘管外

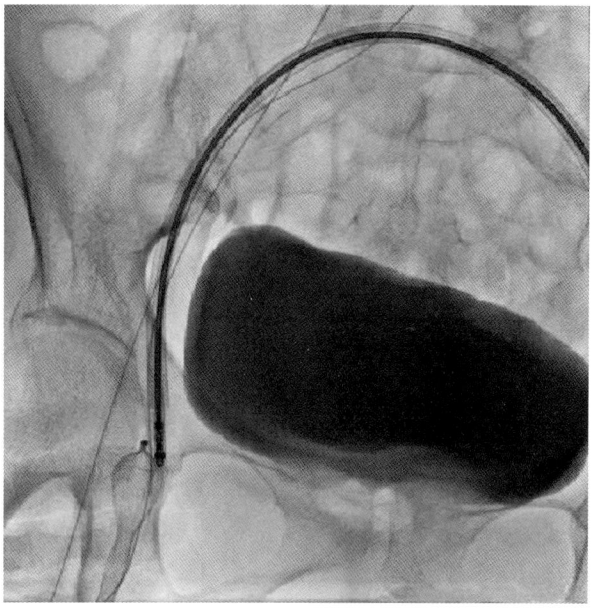

图 4-10-23 于右侧输送鞘管通过回撤已捕捉住封堵器的圈套导管最终将封堵器成功收回至右侧输送鞘内并拉出体外

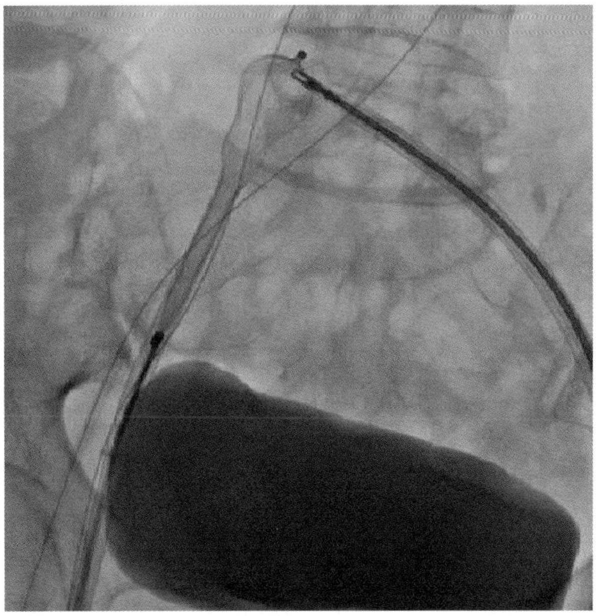

图 4-10-22 穿刺左股静脉，置入 10 F 输送鞘至左髂总静脉，其内置入鼠齿钳，于左右髂总静脉交汇处抓取封堵器左心室面伞盘，固定封堵器并缓慢边拉边送

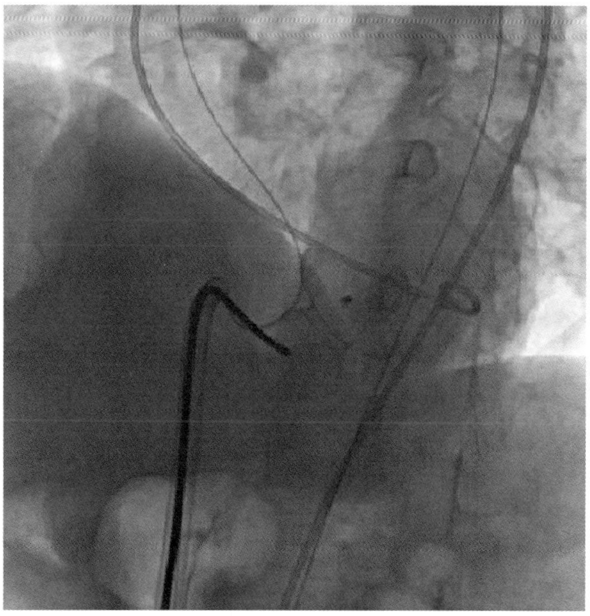

图 4-10-24 选择 24 号 A7B3-10 国产肌部 VSD 封堵器再次封堵，封堵器位置良好

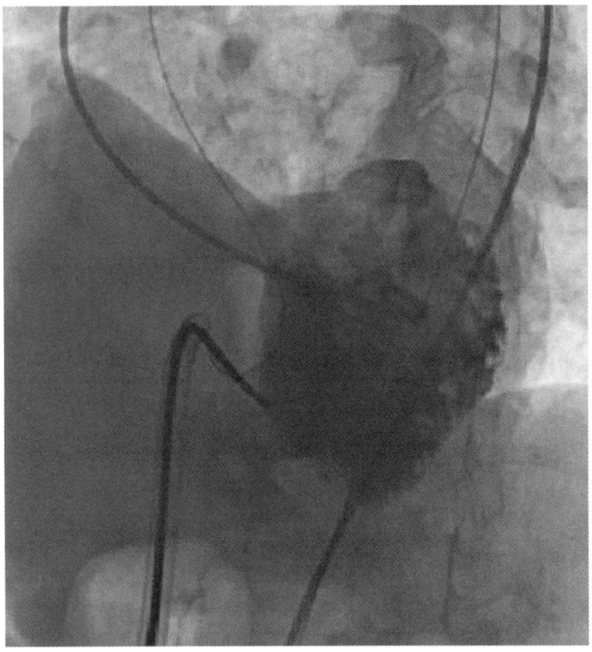

图 4-10-25 左心室造影见少量造影剂于左心室经 VSR 分流至右心室

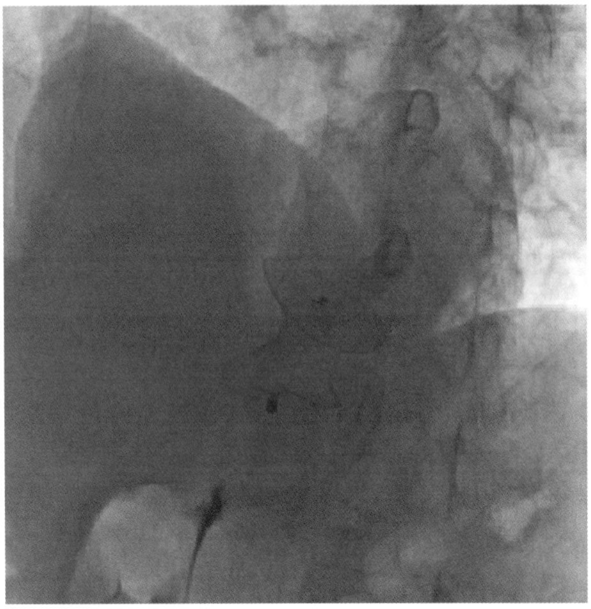

图 4-10-26 释放封堵器

病绝大多数为先天性，少数为后天性，如急性心肌梗死所致 VSR，另有少部分病例由外伤导致。先天性 VSD 是最常见的先天性心内畸形之一，约占 CHD 的 25%。由于 VSD 的局部解剖结构复杂，其介入治疗技术较 PDA 和 ASD 发展相对缓慢。直至 2001 年，Amplatzer 发明了新型 VSD 封堵器，并于 2002 年正式进入临床应用。特别是随着 VSD 国产封堵器械多样性和个体化的研发与临床应用，VSD 封堵术的成功率和安全性均显著提高，由于输送系统较细，对血管的损伤小，其并发症发生率较开展之初明显降低，因此迅速得到医患认可，并得以推广。

VSR 是少见而凶险的急性心肌梗死并发症，其发生率约为 0.2%。多发生在急性心肌梗死后 1 周内。由于是在急性心肌梗死的情况下突发心室水平的左向右分流，患者往往迅速出现心力衰竭、心源性休克等表现，内科治疗病死率高达 45% ～ 90%。除基础药物治疗外，为稳定病情，尤其是合并心源性休克的患者，应尽快采用主动脉内球囊反搏或左心室辅助装置，以减少左向右分流，提高舒张期冠脉灌注压，增加左心室前向血流和冠脉血流。

由于 VSR 后局部心肌坏死水肿，正常与坏死心肌之间分界不清，外科手术缝合困难，术后可能再次发生穿孔，甚至因手术失败导致死亡。延迟手术可能因病情进一步恶化而丧失手术时机。因此，手术时机的选择非常重要。目前认为，对于 VSR 直径＜ 15 mm、血流动力学稳定、无重要脏器衰竭、无恶化趋势或经药物和主动脉内球囊反搏治疗有效者，可适当延迟手术，一旦出现病情恶化，应立即进行急诊开胸手术。而穿孔直径＞ 15 mm 者，无论有无心源性休克，均建议急诊外科手术治疗。尽管强调早期外科干预，但 VSR 急诊手术的死亡率仍然很高，理想的干预时间仍存在较大争议。也有学者认为，对于低危患者，可先予内科保守治疗，密切观察病情变化，尽量延长到穿孔后 4 ～ 6 周再行外科手术治疗，以降低手术风险，提高存活率。

VSD 介入治疗技术的发展也为急性心肌梗死后 VSR 的治疗提供了新方法。介入治疗的成功经验和治疗失败或疗效差的原因有以下几点：①急性心肌梗死早期，由于血流动力学不稳定，病情较重，介入治疗的成功率低，死亡率高，适当的治疗时机是穿孔发生后 2 周，如病情允许，可延长至 4 周后再行介入治疗，可明显提高介入治疗成功率。②封堵器的大小也与手术成功率有关，目前，根据现有封堵器的直径，可治疗最大穿孔直径为 20 mm。③此外，封堵器植入后，易并发溶血及血小板下降，应加以注意。

VSR 的介入治疗技术难度大、风险高，术中可发生持续性室性心动过速、心室颤动，甚至并发阿–斯综合征发作，因此，术前应做好充分的应急准备。目前常用保留导丝放置封堵器技术，其优点是当选择的封堵器尺寸不合适时，可及时更换大小合适的封堵器，避免反复建立轨道延长操作时间，从而增加心律失常和心力衰竭的风险。对靠近心尖部的VSR，部分专家采用经颈静脉途径送入封堵器。若采用股动、静脉途径放置封堵器，使用非抗折鞘送入封堵器时，鞘管容易打折。当鞘管打折导致推送封堵器受阻时，可回撤鞘管或将鞘管拉向左心室侧，一般可顺畅地将封堵器送至穿孔处。另外，封堵术后可能发生溶血及血小板下降，因此，一般先行封堵治疗，如无溶血，再处理冠脉病变。

对于血流动力学不稳定的患者，介入封堵可更早地在危重患者中实施，部分或全部封堵VSR以减少左向右分流，为下一步治疗争取时间，可作为一种过渡性治疗措施。对于穿孔3～4周后病情稳定的患者，如有合适的封堵器械和条件，介入治疗可能比外科手术更安全。

在VSR介入治疗中，相对常见的并发症包括残余分流和封堵器移位或脱落。外科术后残余分流发生率高达37%，而介入治疗术后残余分流的发生率可能更高。VSR常常是多孔型的，介入治疗要点是封堵大的穿孔，或尽可能覆盖入口，一般不建议同时放置两个或多个封堵器。

VSR介入治疗早期封堵器移位或脱落，除本章所述的原因外，亦有可能是心肌坏死范围进一步扩大所致。而本病例中提到的因器械原因所致封堵器与传送杆脱落的发生率较低（文献报道约为0.12%），但仍不能完全避免。因此，应强调封堵术前对器械进行常规检查的重要性。一旦发生封堵器移位或脱落，如何避免不良情况进一步发生则更为重要。本病例即是按照本章前述的“先固定再取出”的原则，先将已与传送杆发生脱离的封堵器加以固定，避免进一步移位，再将其收回传送鞘内取出，并最终成功重新放置封堵器。

病例4：封堵器选择过小致PFO封堵术后封堵器脱落1例

术前情况：患者女性，29岁。因“发作性头痛3年余，加重1年”入院。患者3年前开始无明显诱因出现头痛，中等程度，为单侧，呈搏动性，持续数小时不等，平均每年发作数次，发作时无畏光、畏声，伴恶心，无呕吐，无肢体活动障碍，口服止痛药物可缓解。多次就诊于当地医院，完善脑部相关检查未发现病因。1年前患者上述症状明显加重，发作较前频繁，口服止痛药后缓解差，就诊于我院，行超声心动图检查提示PFO，右心声学造影检查示大量右向左分流，为进一步系统诊治入院。既往体健，无特殊病史。体格检查未见异常。入院后化验检查无特殊；头磁共振平扫未见异常信号；经颅多普勒超声未见异常；胸部CT示右肺下叶小结节；心电图正常；TTE结果示PFO，过房间隔左向右分流束4 mm；右心声学造影示静息状态及Valsalva动作后即刻可见大量右向左分流；腹部超声未见异常。结合患者病史、体征及辅助检查，诊断为：①PFO；②偏头痛。积极完善术前检查，给予抗凝等对症治疗后行右心导管检查、PFO封堵术。

手术过程：封堵前于导管室再次行TTE检查示PFO 4mm（图4-10-27和4-10-28），术中右心导管测量肺动脉压力32/16（21）mmHg。患者为

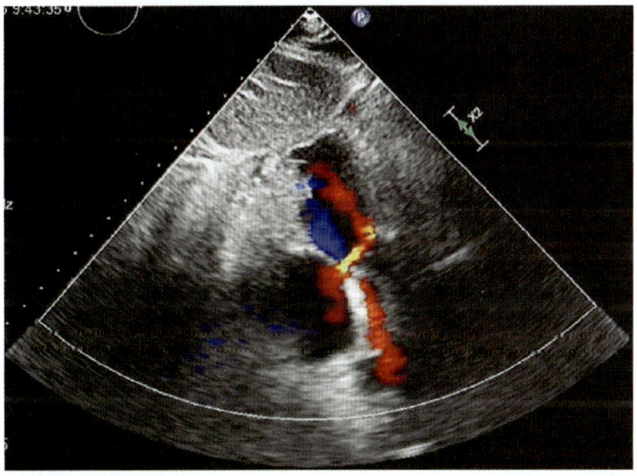

图4-10-27 TTE剑下两房心切面示PFO

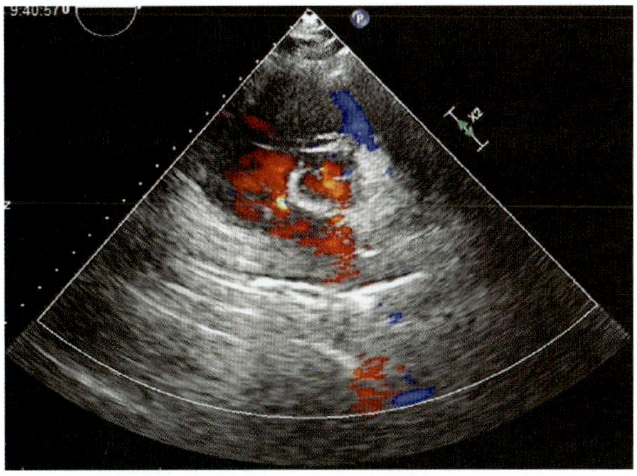

图4-10-28 TTE胸骨旁短轴切面示PFO

大型 PFO，术中选择 10 号 ASD 封堵器，在 9 F 长鞘传送下，封堵 PFO，TTE 监测未见心房间残余分流，二 / 三尖瓣、主动脉瓣、冠状静脉窦及肺静脉血流正常。X 线透视下见封堵器位置及形态良好，反复牵拉未见封堵器异常后释放封堵器（图 4-10-29 和 4-10-30），复查 TTE 见封堵器位置及形态均符合 PFO 封堵术后表现。

术后第二日再次复查 TTE，发现卵圆孔再次开放，房间隔未见封堵器影，X 线透视下见封堵器移位至降主动脉（图 4-10-31），立即局麻下行 PFO 脱落封堵器取出术，穿刺右侧股动、静脉，沿右股动脉送入 6 F 端孔导管至降主动脉，送入加硬导丝后退出端孔导管，随后导入 10 F 输送鞘管，退出内芯，送入圈套器，成功抓取封堵器并由股动脉撤出体外（图 4-10-32）。其后选择 14 号 ASD 封堵器再次封堵 PFO，X 线及 TTE 监测均提示封堵器位置及形态正常（图 4-10-33 和 4-10-34）。手术顺利，患者术后安返病房，术后第二日复查

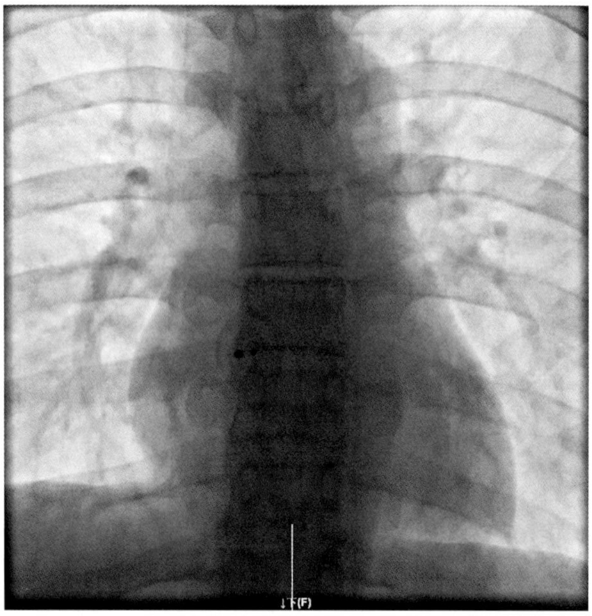

图 4-10-29 10 号 ASD 封堵器封堵 PFO，释放后 X 线下正位图像提示封堵器位置及形态正常

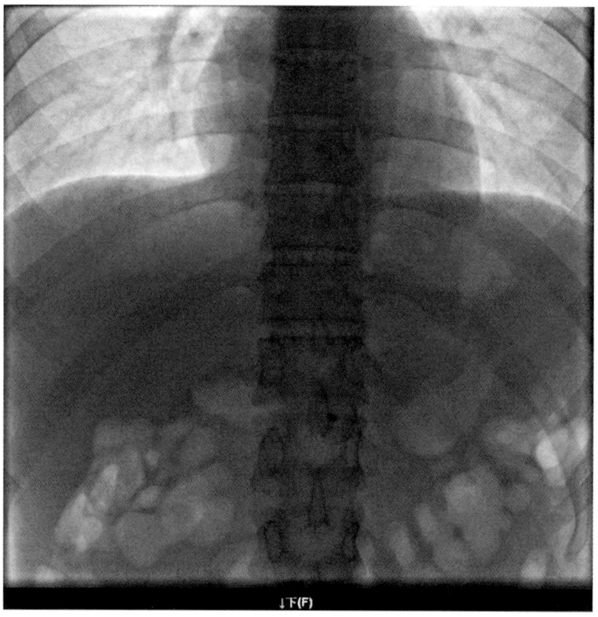

图 4-10-31 术后第二日封堵器脱落至降主动脉

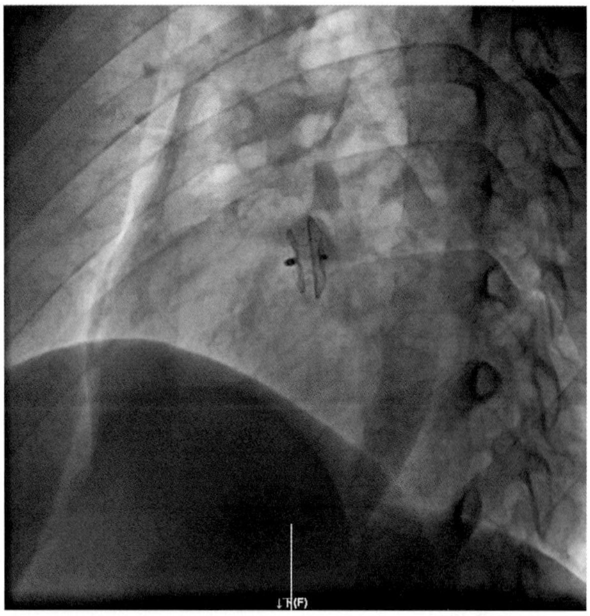

图 4-10-30 10 号 ASD 封堵器封堵 PFO，释放后 X 线下侧位图像提示封堵器位置及形态正常

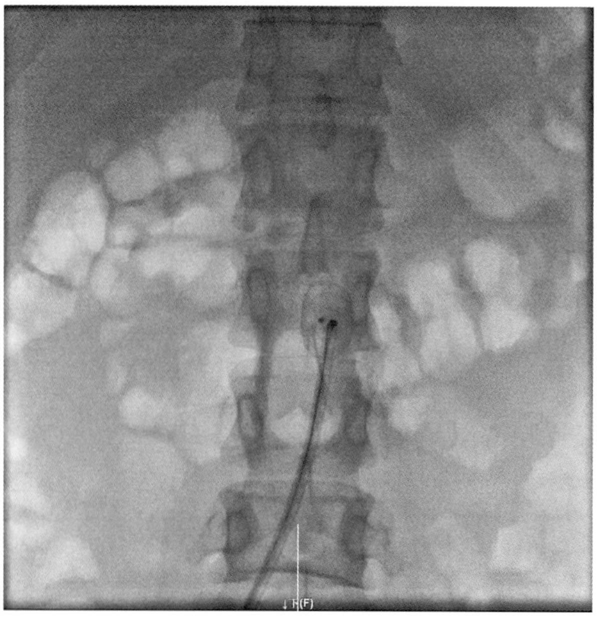

图 4-10-32 经右股动脉导入 10 F ASD 输送鞘，送入圈套导丝，成功抓取封堵器并由股动脉撤出体外

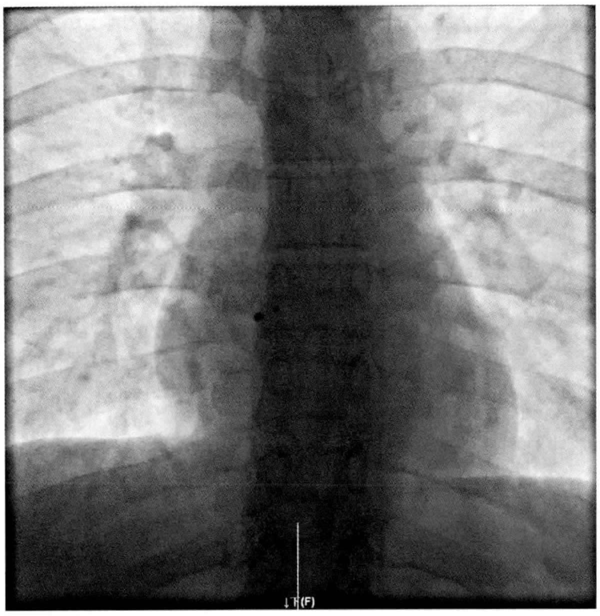

图 4-10-33 选择 14 号 ASD 封堵器再次封堵 PFO，X 线下正位影像示封堵器位置及形态正常

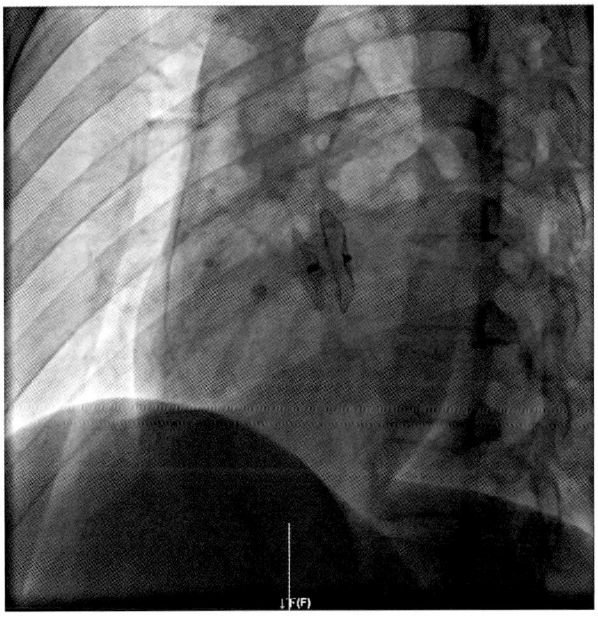

图 4-10-34 选择 14 号 ASD 封堵器再次封堵 PFO，X 线下侧位影像示封堵器位置及形态正常

TTE 符合 PFO 封堵术后表现。

术后结果：术后常规治疗与复查，胸部 X 线片见封堵器位置正常；心电图正常，较术前无明显改变；TTE 示房间隔未见残余分流，封堵器位置良好，各瓣膜活动正常。患者一般状况良好，术后 2 天出院。

☞ **点评：**

卵圆孔是胚胎时期心房间进行血液交换的正常生理性通道，大多数人在出生后 1 年内自然闭合，若 3 岁还未闭合，则为 PFO。约 25% ～ 30% 的成年人存在 PFO，表现为仅能用探针通过的微小裂隙。正常情况下，由于左心房压高于右心房压，左右心房间无经过 PFO 的分流，此时，PFO 无实际临床意义。然而，当 PFO 直径较大时，可在局部形成血液涡流甚至血栓。在某些特殊情况下，如 Valsalva 动作、咳嗽等导致右心房压力升高超过左心房压时，可致卵圆孔开放，出现右向左分流，此时，静脉系统的各类栓子可通过 PFO 进入左心房，继而进入体循环，造成颅脑动脉和（或）其他动脉的反常栓塞，引起缺血性卒中。目前研究认为 PFO 是反常性栓塞的病理解剖学基础。

德国病理学家 Cohnheim 于 1877 年首次提出 PFO 可能与脑卒中相关。Bridges 等于 1992 年首次报道经导管 PFO 封堵术。近年来，大量研究关注 PFO 与不明原因脑卒中（cryptogenic stroke，CS）的相关性，并取得重要进展。CLOSURE、PC 和 RESPECT 三项 RCT 研究对比了 PFO 封堵术与单纯抗血小板药物治疗 PFO 合并 CS 的疗效。结果表明，在预防复发性卒中或死亡方面，PFO 封堵术并未较单纯药物治疗获益更大。然而，上述阴性结果被认为与封堵器类型、研究设计和纳入标准不合理等因素有关。而于 2017 年发表在新英格兰医学杂志的 REDUCE、CLOSE 和 RESPECT 三项 RCT 研究以及 2018 年发表的亚洲高危 PFO 患者的 DEFENSE 研究结果均证实，相比单纯抗血小板治疗，PFO 封堵术可显著降低复发性卒中或短暂性脑缺血发作的发生率，上述 RCT 研究成果成为 PFO 封堵术用于 CS 二级预防的重要循证医学依据。

国外研究证实，经导管 PFO 封堵术后封堵器脱落的发生风险为 0.4% ～ 3%。国内相关报道较少，仅限于 PFO 封堵术后封堵器脱落的个案报道。研究表明，复杂型 PFO、封堵器选择过小、房间隔活动度大等是发生 PFO 封堵术后封堵器移位或脱落的重要危险因素。鉴于 PFO 封堵术中使用的封堵器多数较小，因此，大部分病例可用圈套器抓捕取出。前期研究对 3 种 PFO 封堵器的治疗效果进行直接对比，发现 660 例接受 PFO 封堵术的患者中，共 3 例发生封堵器脱落，且全部发生于 Helex 组，而 Amplatzer 和 CardioSEAL 组未发生，这提示 Helex 封堵器较 Amplatzer、CardioSEAL 等封堵器更易发生封堵器脱落事件。

PFO的解剖结构与ASD不同，其为房间隔原发隔与继发隔相搭而成的隧道样解剖结构。前期一项单中心研究发现，TEE测量的PFO最大直径与球囊测量的伸展径结果并不一致，无论是简单型还是复杂型PFO，其球囊测量结果均大于TEE测量结果，且复杂型PFO差异更大。这提示如条件允许，应根据球囊测量结果选择相应的PFO或ASD封堵器更为准确，以减少因封堵器选择过小所致封堵器脱落的发生风险。

PFO封堵器的选择需遵循个体化原则，一般来讲，中小型PFO通常使用PFO封堵器，大型PFO可以考虑使用合适型号的ASD封堵器，以避免PFO封堵器偏心放置或闭合不全，从而防止封堵器移位、脱落或残余分流的发生。与前期已发表的一项个案报道相似，本病例患者的PFO解剖特点为大型PFO，首次置入10号ASD封堵器后，尽管术中超声心动图与X线下观察封堵器位置及形态尚可，但终因PFO的实际伸展直径远大于TTE检查所得的PFO内径而发生术后封堵器脱落。更换14号ASD封堵器再次封堵后获得成功。以上结果表明，PFO的特殊解剖结构使得PFO的实际大小被低估，从而增加术后封堵器脱落或移位风险。因此，对于PFO较大的复杂病例，特别是合并房间隔膨出瘤或房间隔偏软等特殊解剖结构时，切忌单纯根据经验选择封堵器，建议术前完善TEE检查，充分评估PFO的大小及解剖特点，术中使用球囊测量PFO的伸展径，综合各方面因素以最终决定选择何种类型及大小的封堵器进行封堵，且术中牵拉试验应充分，以确保封堵器位置牢靠，避免封堵器移位和脱落情况发生。

（中国人民解放军北部战区总医院
王忠超　王琦光）

病例5：借助可调弯导管取出脱落房间隔缺损封堵器1例

患者男性，18岁，因“胸闷、气喘1年，加重10天”于2021年7月20日入院。患者外院行超声心动图检查，提示“先天性心脏病：房间隔缺损（继发孔型），右心房、右心室增大，三尖瓣轻度反流，肺动脉高压”，未行介入治疗。入院后复查超声心动图提示：左心房内径34 mm，左心室舒张末期内径34 mm，右心室内径36 mm，右心房内径56 mm×51 mm，左心室射血分数67%；多切面观察到房间隔中部连续性中断，缺损范围16～19 mm，主动脉根部残缘3 mm，对侧缘5 mm；胸骨旁四腔心切面测缺损距二尖瓣根部12 mm，对侧缘4 mm；剑下切面房间隔全长52 mm，上腔静脉侧残缘12 mm，下腔静脉侧残缘10 mm；彩色多普勒血流显像示该处可见左向右过隔血流信号，未见右向左分流；连续性多普勒估测肺动脉收缩压约60 mmHg。经术前准备，未发现明显手术禁忌，向患者及家属告知病情及手术风险并取得知情同意后，于2021年7月23日行右心导管检查术，测得肺动脉压56/24（38）mmHg，右心室压56/4（23）mmHg，右心房压11/4（7）mmHg。随后选用14 F输送鞘和24 mm国产房间隔缺损封堵器，术中推拉试验和经胸超声心动图均提示封堵器位置固定良好，未见左向右分流，但释放后封堵器立即脱落至二尖瓣瓣口处（图4-10-35），立即请心外科会诊，鉴于患者生命体征平稳，无胸闷、胸痛等不适症状，建议急诊外科手术备台，先尝试经导管取出脱落的房间隔缺损封堵器。

在Medronic 0.035英寸J型导丝指引下，将6 F多功能导管穿过房间隔缺损到左心房，然后交换Cordis 0.035英寸直头导丝，将14 F输送鞘送至左心房，再将6 F多功能导管经输送鞘送至左心房，将QTQ-15圈套器经6 F多功能导管送至左

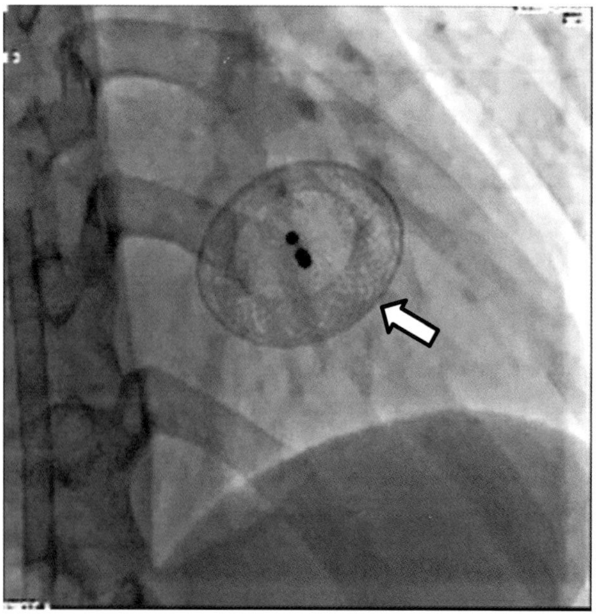

图4-10-35　封堵器脱落到左侧房室口（箭头提示）（后前位）

心房，尝试抓取脱落的房间隔封堵器右盘面螺帽。然而，由于脱落的房间隔封堵器卡在左侧房室口，输送鞘头端离左侧房室口较远，且脱落的房间隔封堵器卡在二尖瓣上，随心脏跳动而摆动明显（图 4-10-36），反复尝试均无法抓住脱落的封堵器右盘面螺帽。由于作者所在导管室常规开展冷冻消融手术，备有可调弯头端导管，随即将原输送鞘更换成 14 F 的 Flex Cath Advance 的可调弯头端导管。通过导管操纵杆，将可调弯头端导管的头端指向二尖瓣环靠近脱落的房间隔封堵器右盘面螺帽，再将 QTQ-15 圈套器经多功能导管通过可调弯头端导管，成功抓住将脱落的房间隔封堵器右盘面螺帽，缓慢拖离二尖瓣到左心房，进一步回拽到右心房。当准备回收封堵器时，发现封堵器右盘面螺帽与可调弯头端导管口成角 90°，无法顺利收进可调弯头端导管（图 4-10-37）。遂穿刺右侧锁骨下静脉，经另外一根 6 F 多功能导管将一个 QTQ-20 圈套器经上腔静脉送至右心房，成功抓住脱落的房间隔封堵器左盘面螺帽，然后上提 QTQ-20 圈套器，同时轻轻松开 QTQ-15 圈套器，让脱落的房间隔封堵器右盘面螺帽与可调弯头端导管口成角变小（图 4-10-38），同时拉紧 2

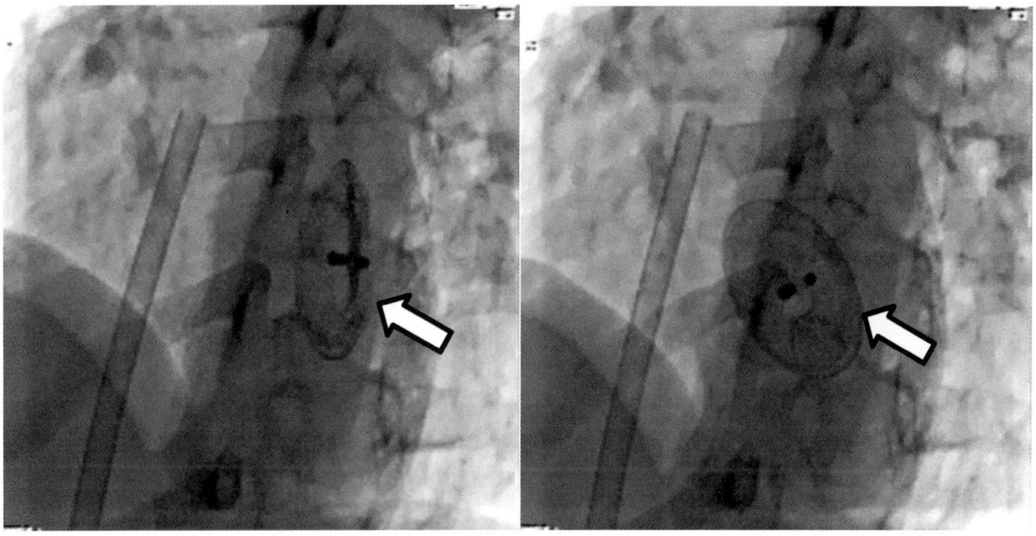

图 4-10-36 封堵器卡在二尖瓣口，活动度大（左侧位 45°，箭头提示）

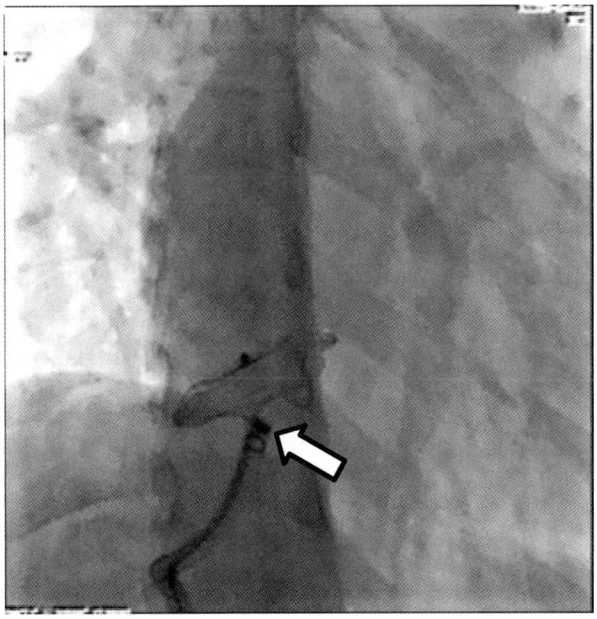

图 4-10-37 用可调弯头端导管抓住封堵器右侧盘面螺母，无法收进鞘内（箭头提示，螺母与导管成角 90° 横在鞘口）

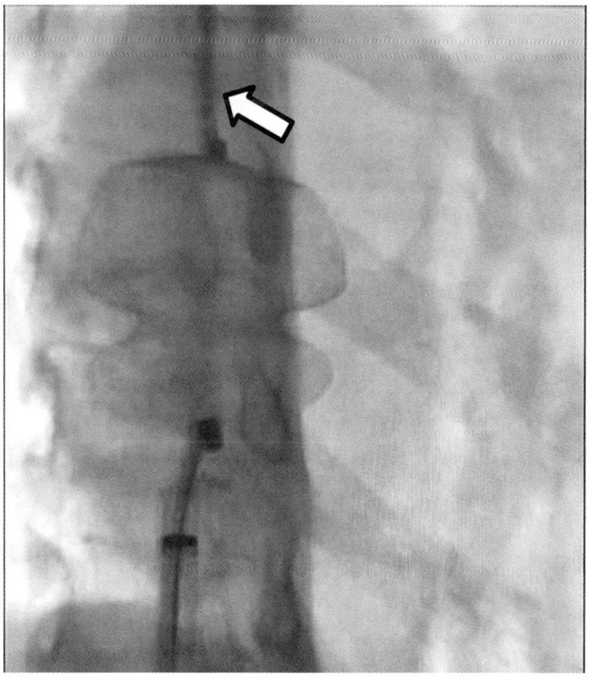

图 4-10-38 使用双圈套器技术，抓住封堵器左侧盘面螺帽上提，使右侧盘面螺母与导管纵向平行（箭头提示）

个圈套器，成功将房间隔封堵器收纳进可调弯头端导管（图 4-10-39），经股静脉途径取出体外。

1 周后，二次手术选用 26 mm 房间隔缺损封堵器，将房间隔缺损成功封堵（图 4-10-40）。术后复查超声心动图提示：左心房内径 33 mm，左心室舒张末期内径 35 mm，右心室内径 36 mm，右心房内径 35 mm×46 mm，左心室射血分数

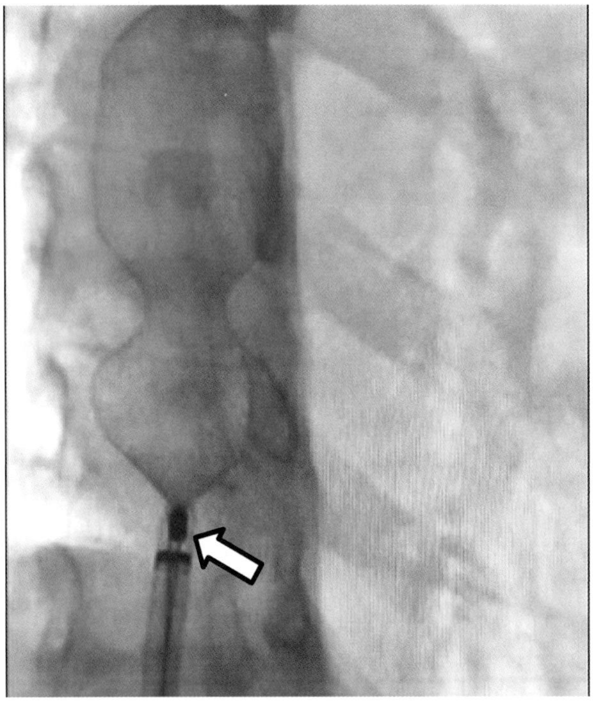

图 4-10-39 封堵器右侧盘面螺帽成功收进鞘（箭头提示）

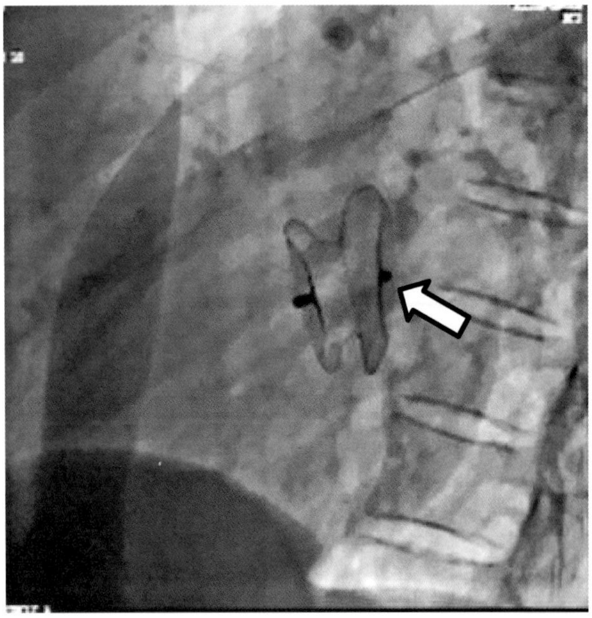

图 4-10-40 选用 26 mm 房间隔封堵器封堵成功（箭头提示）

69%；房间隔中部探及封堵器盘状强回声，可见双盘中间少许渗漏；连续性多普勒估测肺动脉收缩压约 35 mmHg。患者症状缓解，于 2021 年 8 月 3 日康复出院，术后 1 个月、3 个月、6 个月、9 个月和 1 年随访，均提示封堵器位置固定，未见残余分流，患者未再出现胸闷、气喘等症状。

☞ **点评：**

房间隔缺损是常见的先天性心脏病之一，约 60% ～ 70% 的房间隔缺损可以通过介入封堵术得到根治。封堵器脱落是房间隔缺损介入封堵术的严重并发症，其发生率为 0.24% ～ 2.3%。术前明确缺损的类型、部位、大小及与周围组织的关系是房间隔缺损介入封堵手术成功的关键。当前，绝大部分房间隔缺损介入封堵手术已经不再使用测量球囊导管进行缺损大小的评估。因此，术前准确的超声诊断尤为重要，但是不同超声医师对声窗选择和心脏切面处理的不同，以及房间隔缺损形状不规则，会影响对缺损位置、大小、边缘情况的评估，使得术中选用的封堵器与缺损解剖结构不匹配，从而导致封堵器脱落。此外，封堵术后血流动力学发生改变，在封堵当时及随后的几天，左心系统压力升高，右心系统压力随着分流消失而相应降低，房间隔两侧压力差的变化以及心脏本身持续搏动也可能导致封堵器脱落。

对于封堵器脱落，应及时发现并处理。封堵器释放后透视若发现封堵器不在原位，或术后患者出现胸闷、胸痛、心悸等不适症状，查体闻及新发心脏杂音，心电监测出现心律失常，都要考虑有无封堵器脱落。当出现封堵器脱落时，若患者生命体征不平稳，有明显不适症状，应紧急外科手术治疗；如果患者循环稳定，无严重心律失常，且边缘条件好能成功封堵，可先行经导管方法取出封堵器。对于直径较大的封堵器，可用圈套器抓住封堵器螺母，收进鞘内；对于直径较小的封堵器，可用圈套器或组织活检钳抓住封堵器腰部，拉进鞘内；如果封堵器落入右心室流出道，活动度大，抓取困难，可用猪尾导管将封堵器推到肺动脉，有效固定封堵器，便于圈套器抓住封堵器螺母，收进鞘内。

本例术前经胸超声心动图测得房间隔缺损大小为 16 ～ 19 mm，术中选择 24 mm 的封堵器尺寸偏小，导致封堵器脱落，随后选择 26 mm 的封堵

器封堵成功。术中发生封堵器脱落时，由于患者血流动力学稳定，采取经导管取出封堵器的策略，同时急诊外科手术备台。在尝试抓取脱落的封堵器时，由于封堵器脱落到左侧房室口，卡在二尖瓣上，常规导管操作无法靠近封堵器螺母，用猪尾导管勾拉存在封堵器落入左心室、卡到主动脉瓣的风险，所以选用可调弯头端导管，通过导管操纵杆使可调弯头端导管靠近脱落的封堵器螺母，成功抓住，最后用双圈套器技术，把封堵器收进鞘内，成功取出体外，避免了外科开胸手术。

（中国人民解放军东部战区总医院
连榅林　李言明　王磊）

病例6：房间隔缺损封堵器脱落介入取出1例

患者男性，52岁，因突发胸痛15天入院。患者7岁时曾发现房间隔缺损，但未接受治疗。本次因突发急性心肌梗死于外院行冠脉造影示前降支起始部95%狭窄。随后，患者转入我院，接受冠脉联合房间隔缺损封堵术的一站式介入治疗。术中反复尝试不同型号的封堵器（28 mm、26 mm、30 mm），但均未能成功。及时调整手术方案，成功植入1枚支架。随后，再次尝试更大号的房间隔缺损封堵器34 mm，最终成功封堵缺损。超声心动图及X线透视下确认封堵效果良好（图4-10-41），术后患者安全返回病房。然而，次日凌晨，患者突发室性心动过速，频发室性早搏，但生命体征尚平稳。床旁超声检查提示：封堵伞掉入右心室流出道，遂行脱落封堵伞取出术。在透视引导下，反复尝试使用网篮套住封堵器螺母，由于封堵器漂浮在右心室腔内，不易固定，网篮无法准确圈套封堵器螺母。且导管或导丝一刺激右心室流出道附近，患者即发生室性心动过速或心室颤动伴血流动力学不稳定。超声心动图示右心室心尖部及室间隔运动明显减弱，左心室射血分数53%。为维持血流动力学稳定，给予盐酸艾司洛尔、间羟胺等药物治疗，并先后使用两根冠脉导丝穿过封堵器至肺动脉以确保导丝穿过并固定封堵器。其后沿导丝送球囊至封堵器处，发现球囊无法通过，进一步证实导丝已经穿过封堵器阻流膜。将输送长鞘送至右心室，再沿输送长鞘送6 F端孔导管至右心室，随后将输送长鞘退回到右心房，确保端孔导管、网篮与冠状动脉导丝在进入右心室时路径一致，回拉封堵器时不易损伤腱索。在冠脉导丝固定作用下，封堵器位置和角度相对稳定，将网篮导管送至封堵器螺母处，推送端孔导管至封堵器焊接点，回拉网篮套紧封堵器螺母，最终成功将34 mm封堵器回收到14 F输送长鞘内顺利取出体外（图4-10-42）。患者拒绝再次封堵治疗，病情稳定后出院。

☞ 点评：

介入封堵术是治疗房间隔缺损的有效手段之一，但在临床实践中，房间隔封堵器脱落并不少见，大多发生在术中或术后24小时内。封堵器脱落的主要原因包括封堵器选择偏小、房间隔缺损边缘欠佳、封堵器固定位置欠佳等原因，房间隔

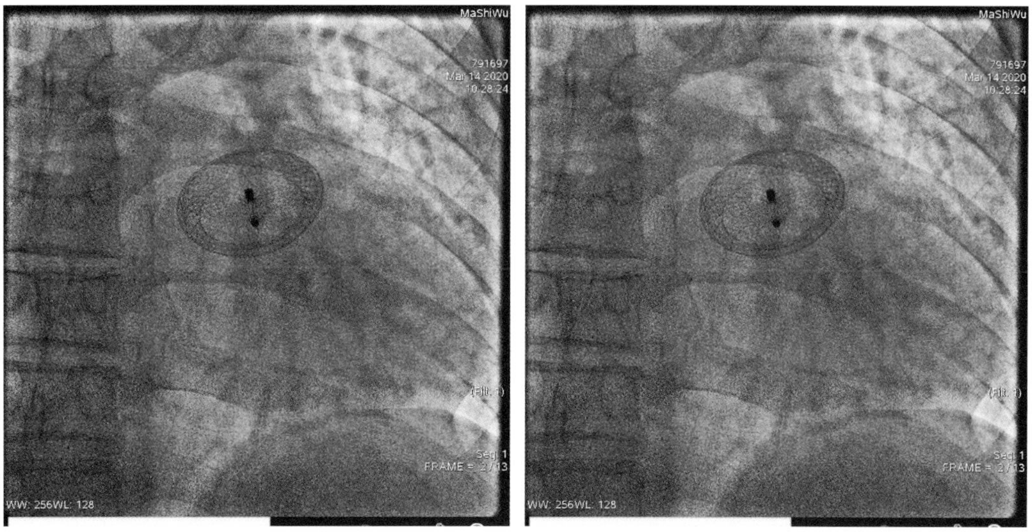

图4-10-41　封堵术后即刻及封堵器脱落至右心室流出道后影像

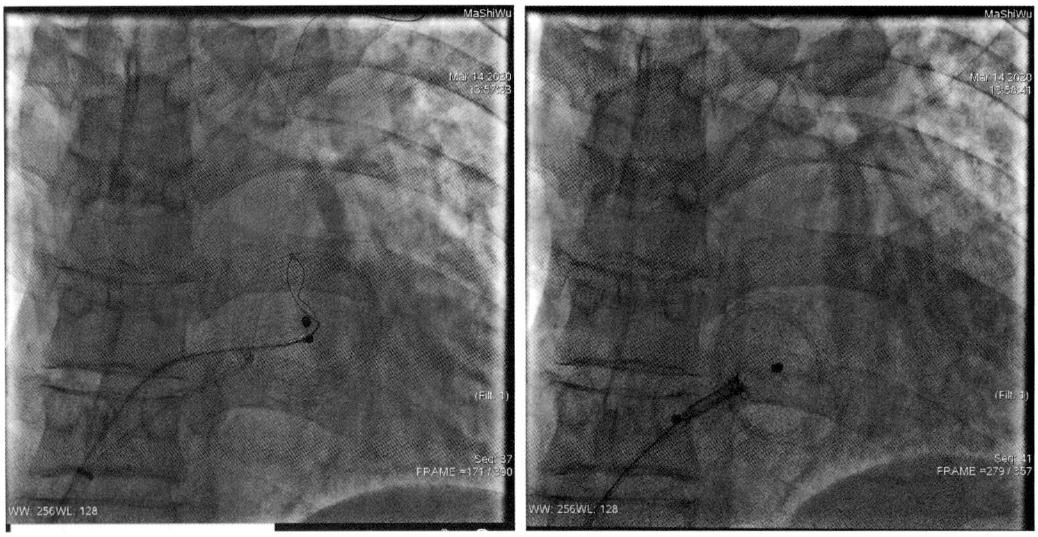

图 4-10-42 封堵器取出术中影像

缺损封堵器可脱落至左心房、左心室、主动脉、右心房、右心室、肺动脉等不同位置。

本病例封堵器脱落至右心室流出道，可导致如下情况：一是室性心律失常，甚至心室颤动，且伴有血流动力学不稳定；二是导致急性肺动脉高压，右心功能急速恶化，严重情况甚至可能引起猝死。因此，一旦发生封堵器脱落，需尽快将其取出。

处理：对于封堵器脱落，关键在于及时发现并采取介入或外科手术方法取出脱落的封堵器。本例患者先用冠脉导丝穿过封堵器至肺动脉固定封堵器，再用网篮圈套住封堵器螺母，最终成功回收封堵器。与外科手术相比，介入方法具有创伤小、术后恢复快等优点。

预防措施：封堵器脱落最常见的原因为封堵器选择偏小。因此，术前和术中需准确测量房间隔缺损相关参数，选择合适大小的封堵器至关重要。封堵器到位后，需通过 X 线透视和超声充分评估其位置和固定情况，以确保封堵效果的稳定性和安全性。

本病例特点：①封堵器脱落到肺动脉或主动脉，脱落封堵器相对容易固定，而封堵器脱落到心室，由于其漂浮在较大心室腔内，既不易固定也容易引起血流动力学障碍，回收封堵器过程中，网篮导管也不易准确到位，因此回收难度相对较大。②该患者为急性心肌梗死支架植入术后封堵器脱落至右心室，术中多次出现室性心动过速、心室颤动，回收封堵器风险较大。③脱落封堵器为 34 mm 的较大房间隔缺损封堵器，封堵器直径越大，回收难度越大。④本病例通过冠脉导丝和球囊固定封堵器，再通过网篮圈套封堵器螺母成功回收封堵器，为类似情况处理提供了相关经验。

（中国人民解放军联勤保障部队第九八〇医院
李志文　马彦卓　齐书英　汝磊生）

参考文献

［1］Levi d S，Moore JW. Embolization and retrieval of the Amplatzer septal occluder. Catheter Cardiovasc Interv，2004，61（4）：543-547.

［2］Pass RH，Hijazi Z，Hsu DT，et al. Multicenter USA Amplatzer patent ductus arteriosus occlusion device trial：initial and one-year results. J Am Coll Cardiol，2004，44（3）：513-519.

［3］朱鲜阳，韩秀敏，侯传举，等 . 膜部室间隔缺损介入治疗的疗效分析 . 介入放射学杂志，2004，2：108-110.

［4］秦永文，赵仙先，郑兴，等 . 自制封堵器闭合膜部室间隔缺损的疗效评价 . 介入放射学杂志，2004，2：104-107.

［5］何璐，张玉顺 . 卵圆孔未闭封堵之封堵器脱落 1 例 . 中国实用内科杂志，2019，39（07）：660-662.

［6］Abaci A，Unlu S，Alsancak Y，et al. Short and long term complications of device closure of atrial septal defect and patent foramen ovale：meta-analysis of 28，142 patients from 203 studies. Catheter Cardiovasc Interv，2013，82（7）：1123-1138.

［7］朱鲜阳 . 常见先天性心脏病介入治疗中国专家共识

一、房间隔缺损介入治疗．介入放射学杂志，2011，20（01）：3-9.

［8］秦永文．常见先天性心脏病介入治疗中国专家共识二、室间隔缺损介入治疗．介入放射学杂志，2011，20（02）：87-92.

［9］张玉顺．常见先天性心脏病介入治疗中国专家共识三、动脉导管未闭的介入治疗．介入放射学杂志，2011，20（03）：172-176.

［10］国家卫生健康委员会国家结构性心脏病介入质量控制中心．常见先天性心脏病经皮介入治疗指南（2021版）．中华医学杂志，2021，101（38）：3054-3076.

［11］Mashman WE，King SB，Jacobs WC，et al. Two cases of late embolization of Amplatzer septal occluder devices to the pulmonary artery following closure of secundum atrial septal defects. Catheter Cardiovasc Interv，2005，65（4）：588-592.

［12］Du ZD，Hijazi ZM，Kleinman CS，et al. Comparison between transcatheter and surgical closure of secundum atrial septal defect in children and adults：results of a multicenter nonrandomized trial. J Am Coll Cardiol，2002，39（11）：1836-1844.

［13］Peuster M，Boekenkamp R，Kaulitz R，et al. Transcatheter retrieval and repositioning of an Amplatzer device embolized into the left atrium. Catheter Cardiovasc Interv，2000，51（3）：297-300.

［14］Kolte D，Palacios IF. Patent foramen ovale closure for secondary prevention of cryptogenic stroke. Expert Rev Cardiovasc Ther，2021，19（3）：211-220.

［15］Giblett J P，Williams LK，Kyranis S，et al. Patent foramen ovale closure：State of the art. Interv Cardiol，2020，15：e15.

［16］Bridges ND，Hellenbrand W，Latson L，et al. Transcatheter closure of patent foramen ovale after presumed paradoxical embolism. Circulation，1992，86（6）：1902-1908.

［17］Meier B，Kalesan B，Mattle HP，et al. Percutaneous closure of patent foramen ovale in cryptogenic embolism. N Engl J Med，2013，368（12）：1083-1091.

［18］Carroll JD，Saver JL，Thaler DE，et al. Closure of patent foramen ovale versus medical therapy after cryptogenic stroke. N Engl J Med，2013，368（12）：1092-1100.

［19］Furlan AJ，Reisman M，Massaro J，et al. Closure or medical therapy for cryptogenic stroke with patent foramen ovale. N Engl J Med，2012，366（11）：991-999.

［20］蒋世良，黄连军，徐仲英，等．先天性心脏病介入治疗的严重并发症分析及其预防．中国循环杂志，2005，20（1）：21-24.

［21］Spies C，Tumnermanns I，Schrader R. Transcatheter closure of secundum atrial septal defects in adults with the Amplatzer septal occlude：intermediate and long-term results. Clin Res Cardiol，2007，96（6）：340-346.

［22］徐争鸣，郑宏，蒋世良，等．房间隔缺损封堵器脱落及相关并发症原因分析．中国介入心脏病学杂志，2012，20（1）．28-31.

［23］Bartel T，Bonatti JO，Muller S. Devices dislocation，probably due to paroxysmal coughing early after percutaneous closure of secundum type atrial septal defect. Am J Cardiol，2008，101（4）：548-549.

5 心脏瓣膜疾病介入治疗并发症

第 1 节　经导管二尖瓣缘对缘修复术并发症

经导管二尖瓣缘对缘修复术（TEER）作为治疗二尖瓣反流（MR）的重要微创手段，近年来在临床应用中取得了显著进展。然而，TEER 术后仍可能出现多种并发症，这些并发症的发生机制复杂，涉及手术操作、器械特性、患者自身病理状态及术后管理等多个因素。本节将根据并发症的类型，探讨其发生机制及相应的防治方法。

一、手术相关并发症

（一）心脏压塞

1. 发生机制　TEER 术中房间隔穿刺、器械操作或血管通路建立过程中可能损伤心包，导致血液积聚在心包腔内，进而引发心脏压塞。此外，术中抗凝药物的使用也可能增加出血风险，进一步加重心包积液。

2. 防治方法　术前充分评估患者的凝血功能，优化抗凝方案，避免过度抗凝。术中严格遵循操作规范，精准穿刺房间隔，减少心包损伤风险。术后密切监测患者的生命体征，尤其是心率、血压和中心静脉压。一旦出现心脏压塞的迹象，如血压下降、颈静脉怒张等，应立即行心包穿刺引流，并根据出血情况考虑外科干预。

（二）血管并发症

1. 发生机制　TEER 手术通常采用股静脉入路，大口径导管（如 24 F）的使用可能对血管造成损伤，导致血管穿孔、撕裂或假性动脉瘤。此外，血管穿刺部位的感染或血肿也可能引发血管并发症。

2. 防治方法　术前进行血管超声评估，选择合适的穿刺点，减少血管损伤风险。术中使用血管缝合器或压迫止血装置，确保穿刺点的止血效果。术后密切观察穿刺部位有无红肿、渗血或血肿形成，必要时进行血管超声检查。一旦发现血管并发症，应及时处理，如压迫止血、血管修复或外科干预。

（三）二尖瓣狭窄

1. 发生机制　TEER 术中夹合器的置入可能改变二尖瓣瓣口的形态，导致瓣口面积减小，进而引发二尖瓣狭窄。此外，夹合器的型号选择不当、夹合位置不佳或多个夹合器的使用也可能加重狭窄程度。

2. 防治方法　术前通过超声心动图精确评估二尖瓣瓣口面积和解剖结构，选择合适的夹合器型号。术中在 TEE 引导下精准调整夹合器的位置和角度，避免过度夹合。术后密切监测二尖瓣跨瓣压差，如出现明显狭窄（平均跨瓣压差＞5 mmHg），可考虑调整夹合器位置或更换夹合器。

二、器械相关并发症

（一）单叶夹合器脱位（SLDA）

1. 发生机制　夹合器与瓣叶的固定不牢固、瓣叶组织薄弱或夹合器型号选择不当可能导致单叶夹合器脱位。此外，术中操作不当或术后瓣叶活动度增加也可能引发 SLDA。

2. 防治方法　术前详细评估瓣叶的厚度、长度及活动度，选择合适的夹合器型号。术中在 TEE 引导下确保夹合器充分捕获瓣叶，夹合深度足够。术后密切监测二尖瓣反流情况，如出现 SLDA，可根据具体情况选择保守治疗、置入第二个夹合器或外科干预。

（二）夹合器血栓形成

1. 发生机制　夹合器作为异物植入体内后，可能引发血栓形成，尤其是在抗凝不足或高凝状态下。此外，夹合器的表面特性、位置及术后血流动力学改变也可能增加血栓风险。

2. 防治方法　术中严格维持 ACT 在 250 ～ 300 秒，确保充分抗凝。术后根据患者的具体情况选择合适的抗凝或抗血小板治疗方案，如阿司匹林联合氯吡格雷治疗 1 ～ 3 个月，根据临床经验及患者出血风险，决定首次口服时是否给予负荷抗血小板药物。定期复查超声心动图，监测夹合器表面有无血栓形成，一旦发现血栓，应及时调整治疗方案。

（三）瓣叶损伤

1. 发生机制　TEER 术中夹合器的夹持、推送或调整过程中可能损伤瓣叶组织，导致瓣叶撕裂、穿孔或腱索断裂。此外，复杂的二尖瓣解剖结构或瓣叶钙化也可能增加损伤风险。

2. 防治方法　术前通过超声心动图详细评估瓣叶的解剖结构和病理状态，避免在病变区域进行夹合。术中在 TEE 引导下谨慎操作，避免夹合器对瓣叶造成过度牵拉或损伤。如术后出现瓣叶损伤，可根据损伤程度选择保守治疗、置入第二个夹合器或外科修复。

（四）医源性房间隔缺损（iASD）

1. 发生机制　TEER 术中房间隔穿刺可能导致医源性房间隔缺损。术后左心房压力升高或夹合器位置不佳可能进一步加重房间隔缺损的分流。

2. 防治方法　术中在 TEE 引导下精准穿刺房间隔，避免过度损伤。术后密切监测患者的血氧饱和度和超声心动图，如出现右向左分流或低氧血症，可根据缺损大小和分流程度选择保守治疗或介入封堵。

（五）夹合器脱落栓塞

1. 发生机制　夹合器与瓣叶的固定不牢固、术中操作不当或术后瓣叶活动度增加可能导致夹合器脱落，进而引发栓塞事件。此外，夹合器的型号选择不当或术后抗凝不足也可能增加脱落风险。

2. 防治方法　术前详细评估瓣叶的厚度、长度及活动度，选择合适的夹合器型号。术中在 TEE 引导下确保夹合器充分捕获瓣叶，夹合深度足够。尤其因病情需要引入第二个或者多个夹合器时，建议在 X 线及超声引导下谨慎操作，在跨瓣前夹合器应关闭或保持较小的打开程度，以避免和之前置入的夹合器发生碰撞，导致夹合器松动、脱落。术后应密切监测二尖瓣反流情况，如出现夹合器脱落，可根据具体情况选择介入取栓或外科干预。

三、术后管理相关并发症

（一）感染性心内膜炎

1. 发生机制　TEER 术后患者由于免疫功能下降、手术创伤或抗凝药物的使用，可能增加感染性心内膜炎的风险，有报道称发生率约为 2.6%。此外，术中器械污染或术后伤口感染也可能引发感染性心内膜炎。

2. 防治方法　术前 0.5 ～ 1 小时预防性使用抗生素，术中严格遵守无菌操作规范，减少感染风险。术后密切监测患者的体温、血常规及感染指标，如出现发热、寒战或血培养阳性，应立即启动抗感染治疗，并根据病原菌选择敏感抗生素。必要时行超声心动图检查，评估瓣膜情况，如出现瓣膜赘生物或瓣膜功能障碍，需考虑外科干预。

（二）急性肾损伤

1. 发生机制　TEER 术中可能因全身麻醉、低血压或造影剂使用导致肾灌注不足，进而引发急性肾损伤。此外，术后患者可能因心功能不全或药物副作用进一步加重肾损伤。

2. 防治方法　术前评估患者的肾功能，优化麻醉方案，避免低血压。术中尽量减少造影剂的使用，必要时选择肾毒性较低的造影剂。术后密切监测肾功能指标，如血肌酐、尿素氮等，维持水、电解质平衡。如出现急性肾损伤，可根据病情选择保守治疗、血液透析或肾替代治疗。

（三）神经系统并发症

1. 发生机制　TEER 术中可能出现空气栓塞、血栓栓塞或器械操作导致的脑血管损伤，进而引发神经系统并发症，如脑梗死、脑出血或短暂性脑缺血发作。此外，术后患者可能因血压波动或心功能不全导致脑灌注不足，进一步加重神经系统损伤。

2. 防治方法　术中严格遵守操作规范，避免空气进入血管，确保导管和器械的通畅。术前对高危患者进行神经系统评估，术后密切监测患者的神志、言语和肢体活动情况。如出现神经系统并发症，应立即进行头颅 CT 或 MRI 检查，明确诊断后根据病情选择溶栓、抗凝或外科干预。

四、小结

TEER 术后并发症的发生机制复杂，涉及手术操作、器械特性、患者病理状态及术后管理等多个方面。通过术前充分评估、术中精准操作及术后密切监测，可有效降低并发症的发生率。对于已发生的并发症，应根据具体情况进行个体化处理，必要时进行多学科协作，以改善患者的预后。

五、病例报告

病例 1：单叶夹合器脱位再次介入治疗 1 例

术前评估：患者男性，77 岁，因“发作性胸痛、胸闷 5 年余，加重 1 年”入院。既往“心房颤动”及“心功能不全”史 5 年余，确诊“双侧椎动脉狭窄”1 月余，行左侧椎动脉开口支架成形术，术后规律口服双联抗血小板药物。入院诊断：①心脏瓣膜病，二尖瓣关闭不全（重度），二尖瓣后叶腱索断裂，二尖瓣后叶脱垂，三尖瓣关闭不全（轻-中度），主动脉瓣关闭不全（轻-中度）；②肺动脉高压（轻-中度）；③心律失常，长期持续性心房颤动；④冠状动脉粥样硬化性心脏病；⑤心功能不全，心功能Ⅲ级（NYHA 分级）；⑥左侧椎动脉支架植入术后状态。入院后给予双联抗血小板、调脂及稳定斑块、抑制心室重塑、控制心室率等药物强化治疗。术前冠脉造影：中度狭窄（LM20% 狭窄，LAD50% 狭窄，LCX、RCA 正常）。术前超声检查：DMR4＋，LVESD：41 mm，LVEF：58%，轻度三尖瓣反流；Carpentier 分型：Ⅱ型，前瓣长度 22 mm，后瓣长度 18 mm，脱垂位置 P2，脱垂宽度 12 ～ 13 mm，脱垂高度 5 mm（图 5-1-1A）。术前 STS 评分 17.446%。

手术过程：2021 年 8 月 20 日行 TEER 手术，房间隔穿刺（四腔心切面测量高度：距离二尖瓣瓣环平面 4 ～ 4.5 cm）后送入二尖瓣钳夹系统，在 TEE 引导下经三次捕获，最终同时捕捉二尖瓣前叶及后叶的 2 区，瓣叶捕获成功，术中超声评估：双孔化形成，超声评估反流降到微量，跨瓣压差 2 mmHg，外侧（Lateral 侧）还有一点脱垂（图 5-1-1B），瓣叶捕获长度测量：术前：前叶 22 mm，后叶 18 mm，术中测量瓣叶剩余长度：前叶 14 mm，后叶 4.8 mm，瓣叶捕获长度：前叶 8 mm，后叶 13.2 mm（图 5-1-1C），释放瓣膜夹后可见瓣膜夹活动度偏大。术后 4 天复查 TTE 提示后瓣脱落（SLDA）（图 5-1-1D），术后 7 天行 TEE 检查明确后瓣脱落（SLDA），怀疑术中后瓣捕获长度包含已断腱索。术后 10 天后再次行 TEER 手术，推送第二个瓣膜夹靠近第一个瓣膜夹，位于第一个瓣膜夹外侧，使其与第一个瓣膜夹平行，成功捕获瓣叶，超声显示反流减轻，瓣叶抓捕稳定（图 5-1-1E），内侧（Medial 侧）有残余反流，但由于第一枚瓣膜夹干扰，很难测量第二枚瓣膜夹的抓捕长度，经 X 线及超声明确两个瓣膜夹同步运动，且第一个瓣膜夹很稳定（图 5-1-1F），释放瓣膜夹，术后超声评估：跨瓣压差 2 mmHg，术后 MR 降为 1＋（图 5-1-1G），第一枚瓣膜夹内侧还存在反流，但是考虑到狭窄的风险，没有再植入一枚瓣膜夹。出院前再次超声评估：两个瓣膜夹稳定。

☞ 点评：

SLDA 多因夹合器与瓣叶固定不牢、瓣叶组织薄弱、夹合器型号选择不当或术中操作失误导致。本例中出现后叶 SLDA，可能与误捕获断裂腱索，导致夹合器稳定性下降有关，而释放瓣膜夹后 X 线下观察到的瓣膜夹活动度偏大提示了这一点。术后及时复查超声，发现了后叶 SLDA，在面临保守治疗、再次夹合还是外科手术的选择上，此例根据患者病情，选择再次介入手术，二次手术时通过平行置入第二个夹合器并调整位置，成功稳定瓣叶。本例借鉴：①术前需通过 TEE 明确瓣叶有效长度及腱索状态，避免误判脱垂区域。②超声引导下缓慢、精准操作夹子，避免多次夹合，以防损伤瓣叶装置 . 本例中多次捕获瓣膜，可能加重患者腱索断裂，对于宽脱垂（＞ 10 mm）或复杂病变，首次干预时可考虑双夹平行或“拉链式”置入，避免残余反流。③术中实时超声评估

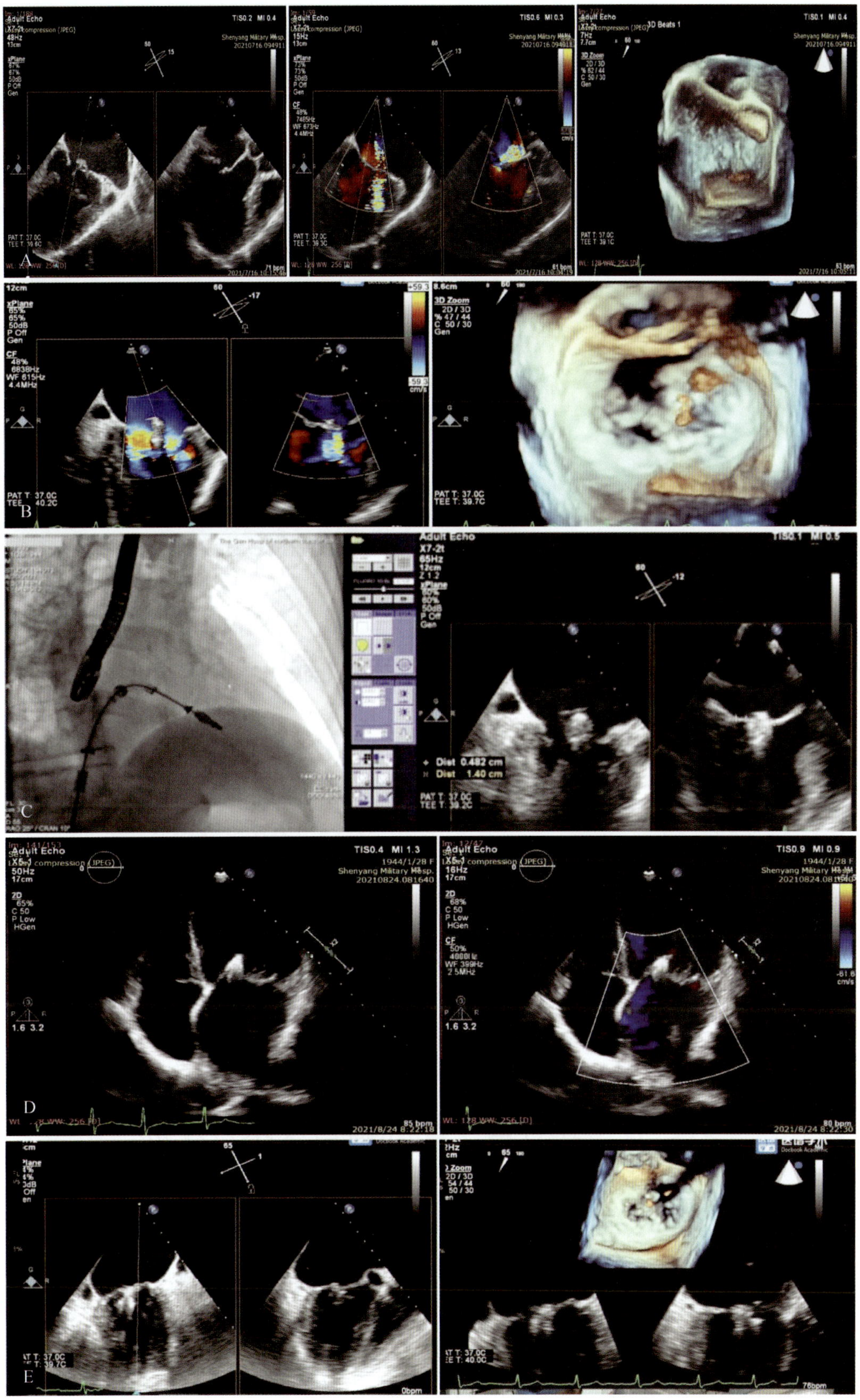

图 5-1-1　单叶夹合器脱位再次介入治疗

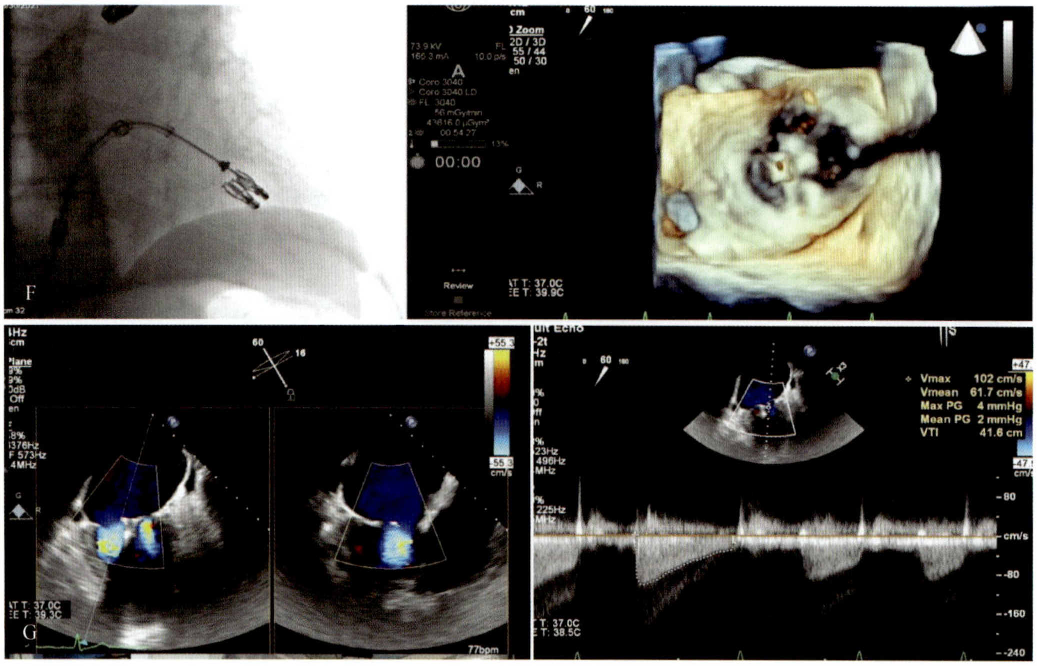

图 5-1-1 续

及术后早期复查是降低 SLDA 风险的关键，释放夹子前需通过多切面超声（左心室流出道切面、双房切面）及 X 线确认夹合器无摆动；术后可 24 ～ 48 小时内行超声复查。④发现 SLDA 后要综合判断患者病情，选择个体化的二次干预措施，本例中根据患者病情，选择短时间内再次介入手术，确保了患者的安全，也避免了开胸手术带来的损伤。

（中国人民解放军北部战区总医院
徐凯　林贵杨　王斌）

参考文献

[1] 葛均波，王建安，韩雅玲．经导管二尖瓣缘对缘修复术的中国专家共识．中华心血管病杂志，2022，50（9）：853-863.

[2] 吴永健，林逸贤，周达新，等．中国医师协会心血管内科医师分会结构性心脏病学组，亚太结构性心脏病俱乐部．中国经导管二尖瓣缘对缘修复术临床路径（2022 全文版）[J/OL]．中华心血管病杂志（网络版），2023，6：e1000153（2023-11-06）.

[3] 王建安，宋建平，程继芳．经导管二尖瓣缘对缘修复术围术期管理专家共识．中华急诊医学杂志，2024，33（02）：155-161.

第 2 节　经导管主动脉瓣置换术并发症

根据国际最新心脏瓣膜疾病管理指南，经导管主动脉瓣置换术（transcatheter aortic valve replacement，TAVR）是重度主动脉瓣狭窄的主要治疗方式。经导管主动脉瓣置换术具有风险低、创伤小、住院时间短及病死率低等优点。随着 TAVR 手术的广泛开展及应用，TAVR 术后的并发症得到更多的关注。因此，本节就入路血管并发症、冠状动脉阻塞、新发传导阻滞、瓣膜位移、瓣周漏、心脏压塞、栓塞事件、循环崩溃、急性肾损伤等并发症的研究进展及处理方法进行综述，以增加临床工作者对 TAVR 术后并发症的认识。

一、外周入路并发症

TAVR 手术常用入路有股动脉入路（89%）、经心尖入路（10%）、颈动脉入路（1%），此外还有个别报道腋动脉入路、升主动脉入路、腔静脉入路等。但总体而言，股动脉入路因安全性高，操作便捷占据主流趋势。低体重的瘦小患者股动脉内径约 5.5 ～ 6.0 mm，而目前器械普遍使用 20 ～ 22 F 大鞘，对股动脉内径要求在 6.0 ～ 6.6 mm 以上，因此入路并发症近年来越发受到重视。

（一）股动脉夹层、破裂

主要原因是患者入路较细，或撤鞘时血管痉挛强行拔鞘导致。

1. 预防措施　使用更细的输送系统、外周球囊逐级扩张，或更换其他入路等方式。核心在于术前 CT 评估时，对外周血管状态的评估，其中对股动脉血管的测量需要预留一定空间，不要完全贴靠造影剂显影的边缘测量，操作时边退鞘边“冒烟”确认血管状态。

2. 并发症处置　如果发生股动脉夹层甚至破裂，首先应立即阻断血流，可将大鞘鞘芯送至破口处减少血液外渗；如果破口较大，可使主动脉瓣扩张球囊（18 ～ 25 mm）于腹主动脉充盈来阻断下肢血流，为紧急处置争取时间。之后应植入覆膜支架或转外科开腹，置换人工血管，术中注意容量及血压控制。

（二）穿刺点缝合困难渗血

一般发生在穿刺点附近有钙化，或穿刺位置不够正中导致缝合时难以完全闭合。

（二）主动脉夹层

发生部位通常有两个。第一，是主动脉弓部，术前必须评估主动脉弓角、弓距大小，在弓角小于 90° 时，建议使用 Snare 进行辅助，或使用输送器头段瓣膜胶囊更软更短的输送系统。当弓距小于 90 mm 时，尽量使用瓣膜胶囊更细更短的输送器，Snare 此时作用有限。一旦暴力操作发生夹层，立即转外科开胸手术。第二，是升主动脉动脉段，特别对于横位心患者（主动脉瓣环平面与水平面夹角超过 60°），输送器通过主动脉弓后立即面临更大的转角主动脉弓，且大部分主动脉瓣狭窄患者，升主动脉都合并扩张，此时输送器可能会划伤升主动脉大弯侧，建议用 Snare 辅助跨瓣。一旦发生主动脉夹层，立即转外科开胸手术。

除了术中即刻发生主动脉夹层，术后远期也有延迟夹层的可能，原因主要是目前自膨式瓣膜长度为 50 mm 左右，如果患者升主动脉扭曲空间较小，瓣膜近端挂载点可能直刺升主动脉动脉壁，远期可能发生夹层。因此对升主动脉较短或横位心患者，主张使用更短的瓣膜进行植入。

二、冠状动脉阻塞

冠状动脉阻塞是 TAVR 较少见并发症，但有很高的病死率。一项纳入 16 063 例患者的荟萃分析显示，TAVR 并发冠状动脉阻塞的发生率约为 0.8%。在另一项研究中其发生率＜ 1%，但 30 天内致死率高达 40% ～ 50%，一旦发生将严重影响患者预后甚至危及生命。

（一）发生冠脉阻塞的原因

主要有：①直接被主动脉瓣瓣叶阻挡；②瓣叶挡住整个 Valsalva 窦；③间接阻挡冠脉；④被瓣叶上钙化结节阻挡；⑤被人工瓣的瓣架或裙边阻挡；⑥被血栓或退化的结构阻挡。绝大部分冠脉阻挡是因为自体主动脉瓣瓣叶被人工瓣推挤，从而遮挡冠脉开口或遮挡整个 Valsalva 窦血流，造成急性冠脉缺血。因此术前 CT 需要重点分析冠脉风险，当冠脉开口距离主动脉瓣瓣环高度小于 12 mm，瓣叶长度大于瓣环-左冠脉开口距离，Valsalva 窦最大内径小于 30 mm 时，易发生冠脉阻挡。此外瓣中瓣植入、瓣叶增厚、瓣叶团块样钙化且分布距离冠脉开口过近，也可能导致冠脉开口阻塞（图 5-2-1，表 5-2-1）。

（三）冠脉阻塞风险的预防

冠脉阻塞风险重在预防，目前常用的方案有：①预先在冠脉置入保护性导丝或未展开的支架，待置入瓣膜后发现确有冠脉阻塞风险，再展开预先置入的支架；②常规冠脉开口支架植入术，最小限度地伸入主动脉内，发生冠脉阻塞时可以更好地维持血流；③冠脉支架穿过冠脉口，并广泛延伸至主动脉内（烟囱技术），通过上述方式，多数冠脉阻塞均能顺利解决。此外，经导管生物假体原生瓣叶切割预防冠脉阻塞，简称经导管瓣叶撕裂（bioprostheticor native aortic scallop intentional laceration to preventiatrogenic coronary artery obstruction，BASILICA）技术，可用于 TAVR 术后补救冠脉阻塞，该技术使用导管发放定向射频能量切开原来的瓣叶，在冠脉开口前形成一个三角形空间。虽然 BASILICA 技术在理论上和小规模实验中表现出安全性、有效性，但也存在局限性，如对于瓣

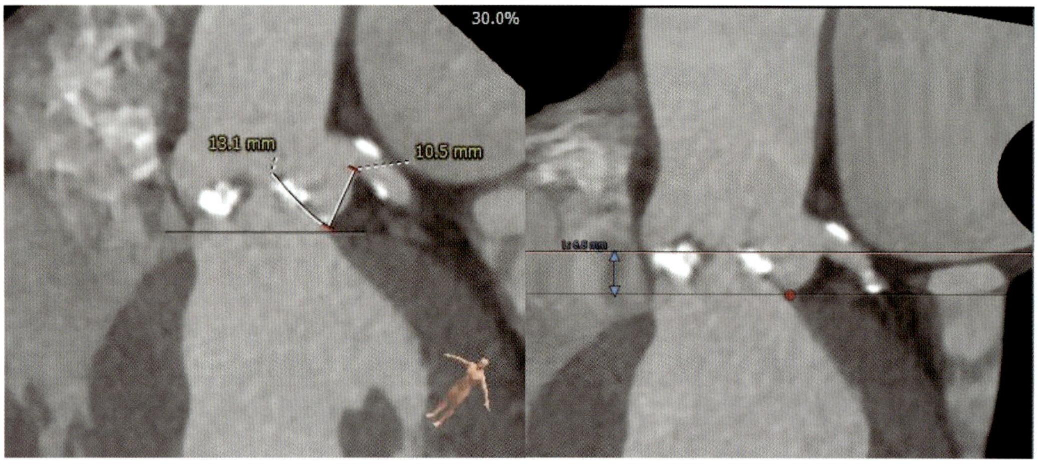

图 5-2-1 根据瓣叶长度与冠脉开口高度确定冠脉开口阻塞风险

膜裙边阻塞、体积庞大的钙化小叶、主动脉血肿压迫等造成的冠脉阻塞是无效的。值得注意的是，该技术要求撕裂口与冠脉口完全对齐。在心功能较差和冠脉明显狭窄的患者中，要特别注意撕裂后突然产生的主动脉瓣反流造成的血流动力学不稳定。

表 5-2-1 冠脉阻塞风险相关因素

因素	相关表现
瓣叶	1. 自身瓣叶过长，高于冠脉开口甚至窦管交界处的高度 2. 靠近冠脉开口的瓣叶存在钙化团块 3. 靠近冠脉开口的瓣叶过度增厚
主动脉窦	1. 冠脉开口高度低（< 12 mm） 2. Valsalva 窦较小（< 30 mm） 3. 窦管交界处高度低，且窦管交界直径较小 4. 主动脉瓣叶之间融合难以打开或者瓣叶存在巨大团块，预计人工瓣膜移向对侧的冠脉开口 5. 既往外科手术换瓣病史，如 David 和 Bentall 手术术后冠脉开口低
经导管瓣膜	1. 瓣膜植入位置过高 2. 自膨式瓣膜裙边不对称，裙边较高处对着冠脉开口

关于冠脉阻塞高风险因素，研究发现左冠脉口高度< 12 mm 的患者发生冠脉阻塞的发生率高达 86%，而对照组患者冠脉阻塞发生率仅为 26%（$P < 0.001$）；冠脉开口高度低于一定阈值可能会增加冠脉阻塞风险，左、右冠脉开口到瓣环的平均距离分别为（14.4±3.6）mm 和（16.7±3.6）mm，左冠脉开口平均高度比右冠脉开口低 2.1 ～ 2.6 mm，因此，左冠脉比右冠脉更容易受累。Valsalva 窦小也是冠脉阻塞的高风险因素之一，71.4% 的冠脉阻塞发生在主动脉窦内径< 30 mm 的患者中，而对照组仅为 33%（$P < 0.001$），提示主动脉窦部内径大小也是发生冠脉阻塞的重要因素，因此冠脉阻塞的发生与冠脉开口的高度及主动脉窦部内径大小密切相关。另外，女性发生冠脉阻塞的概率远大于男性，可能是因为主动脉窦直径大小和冠脉高度在性别之间的差异所造成的，即女性平均主动脉窦部尺寸更小，且冠脉开口高度更低。瓣中瓣也会增加冠脉阻塞风险，冠脉阻塞在瓣中瓣的患者中发生率约 3.5%，远远高于对照组的< 1%；采用球扩式瓣膜较采用自膨式瓣膜的冠脉阻塞风险更高（0.4% *vs.* 1.1%）。因此术前应进行充分的影像学评估，对于主动脉窦部< 30 mm、冠脉高度< 12 mm 以及瓣中瓣患者，术前应做好充分预防准备以减少该并发症发生。TAVR 引起的冠脉阻塞常累及左主干开口，且患者术中多为全麻状态，如未及时发现可直接危及生命。预先在冠脉置入导丝、球囊和支架等是良好的预防措施。

三、新发房室传导阻滞

房室传导阻滞是 TAVR 较常见的并发症，早期一代不可回收瓣膜临床试验传导阻滞发生率可达 30%，随着器械演变和手术习惯的改良，TAVR 手术发生传导阻滞的概率降低到近 10% 左右。TAVR 可引起左、右束支传导阻滞和房室传导阻滞，由于瓣膜支架在扩张和置入过程中会压迫传导束区域心肌，造成局部水肿、缺血乃至坏死，90% 以上的房室传导阻滞发生在 TAVR 术后 1 周内，但有些病例发生在术后 1 ～ 6 个月。

房室传导阻滞发生机制主要来自于植入的瓣膜与希氏束之间的距离，即膜部间隔长度和植入深度的距离（difference between membranous septum length and implantation depth，MSID），一旦 MSID 小于 3 mm，传导阻滞发生率将极大上升（图 5-2-2）。此外，径向支撑力过强、左冠窦钙化、流出道钙化等因素对传导阻滞影响也较大。

传导阻滞以预防为主，通常瓣膜定位在瓣环水平（0 位）或瓣下 3 mm 内即可有效减少传导阻滞发生率。研究发现在 TAVR 术后植入永久性起搏器患者中，无论植入哪种类型瓣膜，1 年后仅有 40% ～ 70% 患者出现起搏器依赖。此结果提示我们应对 TAVR 术后传导阻滞时，采取相对保守的永久性起搏器植入策略远期预后更好。

四、瓣膜位移

瓣膜释放是 TAVR 手术最核心、最关键的手术步骤。TAVR 瓣膜的释放过程中，由于受到各种力学的影响，容易出现瓣膜移位而使得瓣膜位置不良，导致瓣周漏、传导阻滞、冠脉堵塞、瓣中瓣等并发症。瓣膜移位在临床上并不少见，通过术前仔细的 CT 分析，选择合适的瓣膜类型和尺寸，释放前精确定位，保证快速起搏后释放，保持恰到好处的张力，加上目前的可回收系统，瓣膜移位的发生风险将大大降低。一旦发生了瓣膜移位，也可以通过球囊后扩张、瓣中瓣植入解决移位所导致的中重度瓣周漏，但对于某些严重的并发症，则需要通过外科干预才能解决。

（一）瓣膜移位的影响因素

1. 瓣膜受到向下挤压力　瓣膜支架部分打开，呈“开花”状态时，受到自体瓣膜向下挤压力，可使得瓣膜向下移位，尤其在二叶瓣（短轴方向不易打开）、严重钙化、选择大瓣膜的时候，瓣膜支架不易打开，容易出现瓣膜下滑。

预防策略：①采取高位释放策略。在传统位

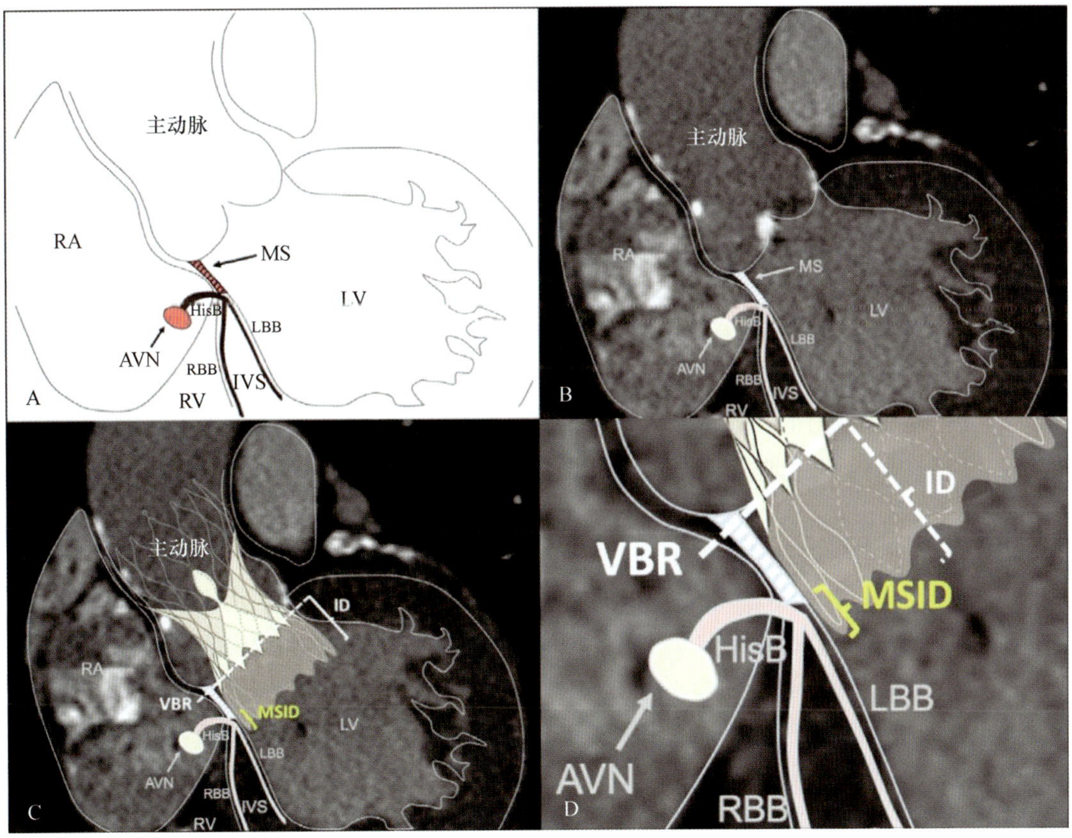

图 5-2-2　TAVR 术后发生传导阻滞的原理。**A.** 希氏束走行经过右冠窦与无冠窦交界处下方的室间隔膜部（MS）；**B.** CT 下室间隔膜部位置；**C.** 自膨式瓣膜植入位置过深时会覆盖 MS，瓣架流入端与希氏束之间的距离为 MSID；**D.** MISD 较小时，瓣架流入端挤压希氏束导致传导阻滞，即 MSID 小于 3 mm 导致传导阻滞风险显著升高。RA：右心房；AVN：房室结；His B：希氏束；LBB：左束支；RBB：右束支；LV：左心室；RV：右心室；IVS：室间隔；VBR：虚拟瓣环；ID：植入深度

置释放时，瓣膜受到挤压力是向下的，而高位释放时，瓣膜受到的挤压力接近于水平位，故不容易向下移位。②选择小一点瓣膜，或者适当扩开自身的瓣口，可以减少瓣膜释放时被挤压的力量，从而减少向下的挤压力。③术前充分预判瓣膜可能会受到向下挤压力，术中保持张力拉住输送系统，以产生对抗下滑的力量，但同样注意过大的拉力可使得瓣膜支架跳出瓣口。

2. 瓣膜受到向上挤压力　瓣膜如果定位过高，释放过程中产生向上的挤压力，使得瓣膜向上移位，“跳到”升主动脉。瓣叶越短，越要注意该现象的发生。有时，左心室流出道较小，也会产生向上的挤压力，使得瓣膜向上移位。

预防策略：①瓣膜开始释放时不要定位过高；②看准瓣环、窦底的位置，减少误判。

3. 主动脉瓣舒张期压　人工瓣膜打开工作后，会受到主动脉血流动力学的影响。左心室收缩期，人工瓣膜是打开的，压差低，瓣膜受到向上的冲力小。而在左心室舒张期，瓣膜关闭，人工瓣膜受到主动脉舒张压产生的向下力。另外，瓣膜越大，受到压力越大，越容易下滑。

预防策略：①降低血压：包括快速起搏，药物降压等。②预扩张不要太充分，使得瓣膜打开后瓣口面积较小。③选择小号的瓣膜。④释放时候保持输送系统张力。

4. 人工瓣与自体主动脉瓣同轴性　瓣膜支架与主动脉、左心室流出道不同轴，瓣膜释放时在左右窦重合释放体位，即使无冠窦侧瓣架位置已经为零位，左右窦侧深度依然较大（单中心经验认为左右窦侧人工瓣深入瓣环下 10 mm）很大可能会发生瓣膜下滑，导致瓣周漏、传导阻滞、干涉二尖瓣活动等并发症。此类情况多见于横位心、左右冠瓣钙化重而无冠窦无锚定结构的解剖形态。此种情况尽可能使用支撑性较好的导丝，瓣膜定位时给予足够张力，以尽可能改善轴向。

5. 定位、植入深度误判　猪尾导管不在窦底，定位误判；瓣环没在一个平面，导致瓣膜位置判断失误。预防策略：①主动脉根部造影时造影剂量要足，显示清窦底，确认猪尾导管在窦底。②瓣膜工作位，释放体位（三窦结构通常是 Cusp Overlapping）下需调整角度，将假体瓣膜瓣架对齐后，结合超声精准评估植入深度。

（二）瓣膜移位的处理措施

瓣膜未完全释放前，尝试回收。瓣膜已经完全释放，可考虑瓣中瓣处理。瓣膜移位后可再次 DSA 结合主动脉根部 CT 分析，制订策略，必要时外科开胸换瓣。

五、瓣周漏

瓣周漏是 TAVR 术后常见并发症，决定着手术成功与否。Takagi 等的研究结果显示，约 10%～40% 发生中重度瓣周漏，其病死率较无瓣周漏患者增加了 2.12 倍；Pibarot 等对 1592 例 TAVR 置入 SAPIEN 3 瓣膜患者的研究显示，30 天内无瓣周漏的发生率为 55.7%，轻度瓣周漏发生率为 32.6%，轻度至中度为 8.2%，中重度为 3.5%，中重度瓣周漏与 1 年内病死率和心力衰竭再住院率增加有关，轻度瓣周漏对短期死亡或再住院现象没有显著影响。然而 PARTNER 1 试验显示，即使轻度瓣周漏也会影响预后及增加病死率。因此，术前进行充分的评估，选择合理的扩张球囊和瓣膜型号，并做好预测方案是减少瓣周漏发生的关键。

导致瓣周漏发生原因主要有以下几点：①患者本身瓣膜、瓣环及左心室流出道存在严重钙化，对假体产生限制；②瓣膜与瓣环尺寸不匹配、瓣膜释放位置不当以及瓣膜后扩张不充分。因此，术前应充分进行影像学检查分析评估主动脉根部及瓣环；结合患者特点选择最适瓣膜类型和型号，如有裙边设计的瓣膜能显著降低瓣周漏的发生；明确瓣膜的置入位置做到精准定位；瓣膜应能有效贴合瓣环。因此，结合患者具体情况选择最适瓣膜对预防瓣周漏有重要作用。轻度瓣周漏通常会随着时间的推移有所减轻，但是中度或重度则不太可能改善，可以使用球囊扩张、瓣中瓣以及经皮瓣周漏封堵术。球囊扩张能使瓣膜和瓣环更贴合以达到降低瓣周漏发生率的目的；当瓣膜的置入深度过高、过低或者置入的瓣膜没有与原瓣膜紧密贴合时可以采用瓣中瓣技术；经皮瓣周漏封堵术是解决严重瓣周漏的一种可行且有效的策略。

六、心脏压塞

TAVR 术中心脏压塞发生率约 2%，常见的原因有：加硬导丝刺穿左心室、导丝刺破心尖；球囊扩张钙化团块挤伤主动脉环；临时起搏器电极损伤右心室等；针对心脏压塞，术中要严格规范操作，密切关注心包变化，主要预防策略有：导丝塑形时不要打折，非严重横位心患者考虑优先选择预塑型导丝，球囊扩张时或者进输送系统时固定好导丝；针对瓣环及流出道钙化病例不使用过大球囊扩张；术中密切关注超硬导丝位置及形态，避免张力过大，避免将导丝顶向心尖；临时起搏器电极张力不要太高，控制电极指向右心室心尖室间隔侧，采用漂浮电极等。术前术后超声常规评估心包变化。若发生心脏压塞，进行心包穿刺引流，必要时外科开胸探查修复。

七、栓塞事件

TAVR 术后脑血管事件主要包括：缺血性脑梗死、短暂性脑缺血发作（TIA）、脑出血等。Kapadia 等研究显示，在经股动脉路径中，TAVR 术后 30 天、1 年、3 年脑血管事件的发生率分别约为 0.67%、1.3% 和 1.9%，且经历过短暂性脑缺血的患者术后 1 年生存率低于未发生 TIA 患者（64% 比 83%）。Durko 等的 SURTAVI 研究显示，1660 例重度 AS 中危患者，大部分脑血管事件发生在 TAVR 术后早期，其发生率为 3.3%，低于外科主动脉瓣置换术（SAVR）后的 5.4%。TAVR 术后脑血管事件可分为早期事件和晚期事件，早期事件与导管操作过程中主动脉瓣、主动脉弓、左心室心肌的组织碎片以及血栓脱落相关，晚期事件主要与患者自身因素相关。在早期脑血管事件风险预测中，PARTNER 实验显示，主动脉瓣环面积较小的患者卒中发生率较高，约为 6.3%，因为小的主动脉瓣环会增加原有瓣膜与置入瓣膜之间的机械相互作用，导致其上的碎片脱落。另外，Auffret 等的荟萃分析发现，女性、慢性肾病、术后新发心房颤动也与 TAVR 术后早期脑血管事件风险增加相关。在晚期风险预测中，Kleiman 等选取 3687 例置入 CoreValve 瓣膜随访 1 年发现，体表面积较小、严重的主动脉钙化，以及过去 6 个月内跌倒是晚期脑血管事件的预测因子。

目前针对早期脑血管事件的预防措施主要包括：①脑保护装置（cerebral embolic protection device，EPD）；②抗栓治疗。EPD 是固定于主动脉弓部的一层肝素网，可以捕获＞ 140 μm 的颗粒。Julia 等研究结果表明，与无保护手术相比，使用过滤器 EPD 的病死率和卒中率分别减少 0.38% 和 2.44%（$P = 0.0045$）；在受试者中发现，非致残性卒中的发生率高于致残性卒中，这表明尽管 EPD 可以过滤较大的碎片，但不能完全预防围术期脑血管事件，即＜ 140 μm 的颗粒仍可以通过过滤器，且该装置主要过滤头臂干和左颈总动脉的血液，来源于左侧椎动脉的血供区不能受到保护。在 TAVR 抗栓方案中，国外学者报道使用阿司匹林或抗凝单药终身服用，如患者近期有过支架植入史可使用双抗或抗凝加阿司匹林。我国专家共识推荐 TAVR 术后应用双联抗血小板治疗 3 ～ 6 个月，其后改为单抗终身服用。在一项系统回顾性荟萃分析中，通过比较双联抗血小板和单抗血小板，结果发现 30 天卒中、自发性心肌梗死、全因死亡率以及大出血在双抗中有增加趋势。对于 TAVR 术后抗栓管理仍需进一步研究以制订稳定的术后管理方案。

八、循环崩溃

TAVR 术中循环崩溃指循环系统在很短时间内发生衰竭，不能满足机体供血、供氧的需求，包括心源性或血管源性，临床表现为患者血压下降，心率降低并逐步演变为心脏停搏。术中出现血流动力学崩溃，预示着灾难性心脏事件发生的可能，增加患者围术期死亡率，需迅速判断病因并及时处理（图 5-2-3）。

常见的导致循环崩溃的原因及对应的处理方式如下。

（一）急性主动脉瓣反流

常见于球囊扩张之后，造成急性反流，导致血压进行性下降，造影或者超声下可见大量反流。预防策略为预先评估患者主动脉瓣反流情况，尤其针对重度钙化性狭窄且无或少量反流的患者，综合考虑偏小号球囊预扩张。若发生循环崩溃，第一时间植入人工瓣膜，进行体外按压心肺复苏。另一部分患者自身心衰严重，心功能低下，球囊扩张阶段的高频起搏也易诱发循环崩溃，此类患者根据术前评估情况，需积极考虑 ECMO/ 体外循环支持下完成手术，并且手术团队紧密配合，以减少不必要的起搏时间。

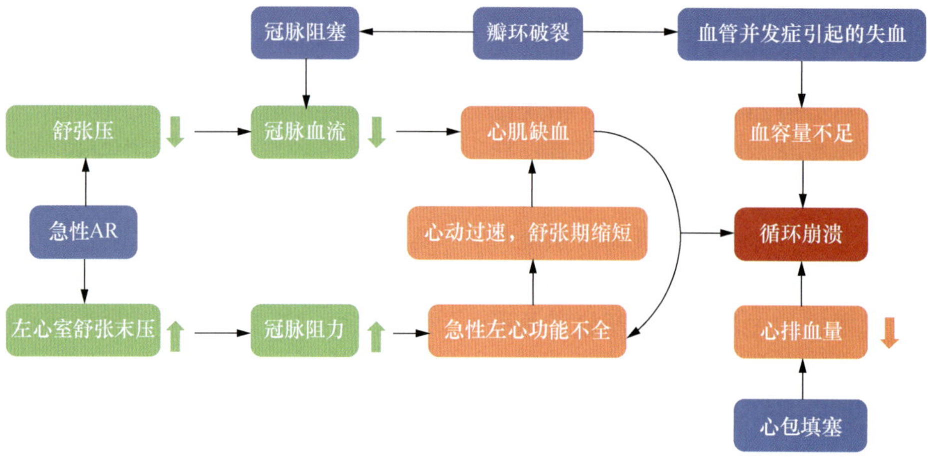

图 5-2-3　循环崩溃病因及病理生理

（二）冠脉阻塞

术中发生冠脉阻塞，也会即刻导致循环崩溃。冠脉阻塞的处理，术前评估是重中之重，针对冠脉阻塞高风险病例，积极准备保护方案，以及优化手术策略，包括选择收腰瓣膜、对瓣膜大小型号和植入深度做妥协，必要时考虑循环支持及外科后备支持。

（三）自杀性左心室（TAVR 术后压差迅速缓解，左心室后负荷急剧下降，过度收缩引发的动力性心室内压力阶差，导致急性心源性休克状态）

因长期 AS 导致左心室代偿性肥厚，左室心腔减小，TAVR 导致急性血流动力学改变，会加重流出道梗阻。瓣膜释放后，后负荷降低，过小的左心室容积导致血流不足以维持血压，易导致循环崩溃。针对此类患者，要尽量减少流出道梗阻，具体措施有：术前扩容，维持正常或稍高于正常的充盈压；减慢心率，可使用 β 受体阻滞剂，以增加左心室舒张充盈的时间；积极控制心房颤动，维持窦性心律；术后即刻不应使用降低后负荷和正性肌力的药物，如血管活性药物可考虑选择使用去甲肾上腺素，而非多巴胺。

（四）血管并发症

任何部位的血管破裂、出血，导致难以纠正的低血压，低容量性休克，都会导致血管源性循环崩溃。可能导致大出血的独立预测因素有：女性；输送系统外径过粗；严重的周围动脉疾病，如钙化、迂曲；血管缝合失败，未造影确认。TAVR 术中、术后建议常规依据病例特点，对升主或主动脉弓等，以及外周血管缝合后造影确认，第一时间识别出血事件，做出处理。

（五）其他

可能导致循环崩溃的原因还包括心脏压塞、急性二尖瓣反流、传导阻滞、瓣膜脱落翻转等。造成循环崩溃的原因很多，尤其是球囊预扩张后心功能储备差的患者，很可能血压低难以回升甚至心搏骤停。建议在预扩前，于手术台上备一支肾上腺素，一旦出现紧急情况，立即从辅助入路经猪尾导管推注至 Valsalva 窦内，进行心肺复苏。

九、急性肾损伤

急性肾损伤（acute kidney injury，AKI）是 TAVR 围术期较常见的并发症。研究显示，TAVR 后 10%～20% 的患者发生 AKI，从而延长患者住院时间、增加住院费用和术后病死率。因此，提高对 AKI 并发症的认识，制订预防或降低风险的策略有助于降低 TAVR 后 AKI 的风险。TAVR 术后 AKI 的独立预测因子包括基线期血红蛋白、血清肌酐、体重减轻、慢性肾脏病、肝脏疾病、心力衰竭、冠心病、慢性阻塞性肺疾病、转移癌、脑血管疾病、周围血管疾病、术中和术后出血及随后的输血等。研究显示，TAVR 装置的重新定位和取出也被认为是一个预测因素，一方面该操作会延长 TAVR 手术时间，另一方面可能导致血栓栓塞碎片进而发生肾损伤。此外，患有肾脏疾病是接受

TAVR治疗的患者预后较差的预测因素，Abbas等的研究结果表明，肾脏疾病患者发生AKI的风险较无肾脏疾病的患者高3.5倍。术前药物改善肾功能及水化，术中保证肾脏灌注、稳定的血流动力学以及应用栓塞保护装置，术后准确把控肾功能的变化，及时关注尿量、肌酐等均可预防AKI的发生。

十、总结与展望

目前TAVR并发症主要来自于两个方面，一是TAVR患者的病情普遍危重，由于主动脉瓣狭窄病程较长，在发展到重度时，心室壁往往增厚明显、升主动脉扩张甚至形成动脉瘤、二尖瓣继发反流、左心房扩大、出现心房颤动等，其他器官往往受累如出现肾衰竭、消化道出血等。因此术中患者的基础状态决定了很大一部分手术安全性。

另一方面，目前可选用器械仍然较为局限，如自膨瓣输送器普遍20 F，对股动脉5.5 mm以下患者无法保障其入路安全；又如瓣膜定位锚定时的轴向问题，如果轴向不佳往往发生瓣膜下滑甚至瓣周漏，传导阻滞风险也会极大升高，最佳的解决方式是未来能有可调弯定位的瓣膜。此外，主动脉瓣反流患者基数大，保守治疗预后差，目前尚无经股TAVR器械获得主动脉瓣反流适应证，传统瓣膜依靠径向支撑力锚定对反流患者很难达到理想的锚定效果。因此，未来在高危TAVR患者的循环辅助和TAVR器械等方面还应不断进行优化改进。

（中国人民解放军空军军医大学第二附属医院
李妍　马文帅）

参考文献

[1] Chaudhry MA，Sardar MR. Vascular complications of transcatheter aortic valve replacement：A concise literature review. World Journal of Cardiology（WJC），2017，9（7）：574-582.

[2] Overtchouk P，Modine T. Alternate access for TAVI：Stay clear of the chest. Interventional Cardiology（London），2018，13（3）：145.

[3] VARC-3 WRITING COMMITTEE；Généreux P，Piazza N，Alu MC，et al. Valve Academic Research Consortium 3：Updated Endpoint Definitions for Aortic Valve Clinical Research. J Am Coll Cardiol，2021，77（21）：2717-2746.

[4] Mach M，Okutucu S，Kerbel T，et al. Vascular complications in TAVR：incidence，clinical impact，and management. J Clin Med，2021，10（21）：5046.

[5] Faroux L，Guimaraes L，Wintzer-Wehekind J，et al. Coronary artery disease and transcatheter aortic valve replacement：JACC State-of-the-Art Review. J Am Coll Cardiol，2019，74（3）：362-372.

[6] Jabbour RJ，Tanaka A，Finkelstein A，et al. Delayed coronary obstruction after transcatheter aortic valve replacement. J Am Coll Cardiol，2018，71（14）：1513-1524.

[7] Kim RJ，Mcgehee E，Mack MJ. Left main occlusion secondary to aortic root rupture following transcatheter aortic valve replacement managed by left main stenting. Catheter Cardiovasc Interv，2013，83（1）：E146-E149.

[8] Garot P. TAVR-Related coronary obstruction：Preventive wires or stenting? JACC Cardiovasc Interv，2020，12（6）：748-750.

[9] Ribeiro HB，Webb JG，Makkar RR，et al. Predictive factors，management，and clinical outcomes of coronary obstruction following transcatheter aortic valve implantation：insights from a large multicenter registry. J Am Coll Cardiol，2013，62：1552-1562.

[10] Buellesfeld L，Stortecky S，Kalesan B，et al. Aortic root dimensions among patients with severe aortic stenosis undergoing transcatheter aortic valve replacement. JACC Cardiovasc Interv，2013，6（1）：72-83.

[11] Ribeiro HB，Nombela-Franco L，Urena M，et al. Coronary obstruction following transcatheter aortic valve implantation：asystematic review. JACC Cardiovasc Interv，2013，6（5）：452-461.

[12] Jilaihawi H，Kashif M，Fontana G，et al. Cross-sectional computed tomographic assessment improves accuracy of aortic annular sizing for transcatheter aortic valve replacement and reduces the incidence of paravalvular aortic regurgitation. J Am College Cardiol，2012，59（14）：1275-1286.

[13] Palmerini T，Chakravarty T，Saia F，et al. Coronary protection to prevent coronary obstruction during transcatheter aortic valve replacement. JACC Cardiovasc Interv，2020，13（6）：739-747.

[14] Lederman RJ，Babaliaros VC，Rogers T，et al. Preventing coronary obstruction during ranscatheter aortic valve replacement：from computed tomography to BASILICA. JACC Cardiovasc Interv，2019，12（13）：1197-1216.

[15] 祝磊，欧袁伟翔，李茜，等．经导管主动脉瓣置换术并发冠状动脉阻塞的研究进展．华西医学，2020，35（09）：1039-1043.

[16] Auffret V，Puri R，Urena M，et al. Conduction disturbances after transcatheter aortic valve replacement：current status and future perspectives. Circulation，2017，136（11）：1049-1069.

[17] Sengupta A，Alexis SL，Lee T，et al. Cusp overlap technique：should it become the standard implantation technique for self-expanding valves? Curr Cardiol Rep，2021，23（11）：154.

[18] Rodés-Cabau J，Ellenbogen KA，Krahn AD，et al. Management of conduction disturbances associated with transcatheter aortic valve replacement：JACC Scientific Expert Panel. J Am Coll Cardiol，2019，74（8）：1086-1106.

[19] Li J，Sun Y，Zheng S，et al. Anatomical predictors of valve malposition during self-expandable transcatheter aortic valve replacement. Front Cardiovasc Med，2021，8：600356.

[20] Takagi H，Umemoto T. Impact of paravalvular aortic regurgitation after transcatheter aortic valve implantation on survival. Int J Cardiol，2016，221：46-51.

[21] Pibarot P，Hahn RT，Weissman NJ，et al. Association of paravalvular regurgitation with 1-year outcomes after transcatheter aortic valve replacement with the SAPIEN 3 valve. JAMA Cardiol，2017，2（11）：1208-1216.

[22] Kodali SK，Williams MR，Smith CR，et al. Two-year outcomes after transcatheter or surgical aortic-valve replacement. N Engl J Med，2012，366（18）：1686-1695.

[23] 吴丽映，陈海生，李彬，等．经导管主动脉瓣膜置换术在重症主动脉瓣膜病中的临床应用．中国心血管病研究，2021，19（1）：31-35.

[24] Rouleau SG，Brady WJ，Koyfman A，et al. Transcatheter aortic valve replacement complications：A narrative review for emergency clinicians. Am J Emerg Med，2022，56：77-86.

[25] Feldt K，Dalén M，Meduri CU，et al. Reducing cardiac tamponade caused by temporary pacemaker perforation in transcatheter aortic valve replacement. Int J Cardiol，2023，377：26-32.

[26] Wang C，Hamburger J，Bhatt H. Cardiac tamponade after transcatheter aortic valve replacement using a transaortic approach. A Case Rep，2014，3（9）：113-115.

[27] Kapadia S，Agarwal S，Miller DC，et al. Insights into timing，risk factors，and outcomes of stroke and transient ischemic attack after transcatheter aortic valve replacement in the PARTNER trial（placement of aortic transcatheter valves）. Circ Cardiovasc Interv，2016，9（9）：e002981.

[28] Durko AP，Reardon MJ，Kleiman NS，et al. Neurological complications after transcatheter versus surgical aortic valve replacement in intermediate-risk patients. J Am Coll Cardio，2018，72（18）：2109-2119.

[29] Davlouros PA，Mplani VC，Koniari I，et al. Transcatheter aortic valve replacement and stroke：a comprehensive review. J Geriatr Cardiol，2018，15（1）：95-104.

[30] Van Mieghem NM，El Faquir N，Rahhab Z，et al. Incidence and predictors of debris embolizing to the brain during transcatheter aortic valve implantation. JACC Cardiovasc Interv，2015，8（5）：718-724.

[31] Rodes-Cabau J，Pibarot P，Suri RM，et al. Impact of aortic annulus size on valve hemodynamics and clinical outcomes after transcatheter and surgical aortic valve replacement：insights from the PARTNER trial. Cir Cardiovasc Interv，2014，7（5）：701-711.

[32] Auffret V，Regueiro A，Trigo MD，et al. Predictors of early cerebrovascular events in patients with aortic stenosis undergoing transcatheter aortic valvereplacement. J Am Coll Cardiol，2016，68（7）：673-684.

[33] Kleiman NS，Maini BJ，Reardon MJ，et al. Neurological events following transcatheter aortic valve replacement and their predictors：A Report from the corevalve trials. Circ Cardiovasc Interv，2016，9（9）：e003551-e003551.

[34] Julia S，Kapadia SR，Kodali S，et al. Rate of peri-procedural stroke observed with cerebral embolic protection during transcatheter aortic valve replacement：a patient-level propensitymatched analysis. Eur Heart J，2019，40（17）：1334-1340.

[35] Eckstein J，Liu S，Toleva O，et al. Antithrombotic therapy after transcatheter aortic valve replacement：current perspective. Curr Opin Cardiol，2021，36（2）：117-124.

[36] 周达新，潘文志，吴永健，等．经导管主动脉瓣置换术中国专家共识（2020 更新版）．中国介入心脏病学杂志，2020，28（6）：301-309.

[37] Gandhi S，Schwalm JD，Velianou JL，et al. Comparison of dualantiplatelet therapy to mono-antiplatelet therapy after transcatheter aortic valve implantation：systematic review and meta-analysis. Can J Cardiol，2015，31（6）：775-84.

[38] Deharo P，Jaussaud N，Grisoli D，et al. Impact of direct transcatheter aortic valve replacement without balloon aortic valvuloplasty on procedural and clinical outcomes：Insights From the FRANCE TAVI Registry. JACC Cardiovasc Interv，2018，11（19）：1956-

1965.

[39] El-Gamel A. Cardiovascular collapse during transcatheter aortic valve replacement：diagnosis and treatment of the "Perilous Pentad". Aorta (Stamford), 2013, 1 (6): 276-282. Published 2013 Dec 1.

[40] Tang GH，Ahmad H，Cohen M，et al. Calcium resection to relieve left main coronary obstruction in transcatheter aortic valve replacement. J Card Surg，2016，31（5）：315-317.

[41] Thiele H，Ohman EM，de Waha-Thiele S，et al. Management of cardiogenic shock complicating myocardial infarction：an update 2019. Eur Heart J, 2019, 40(32): 2671-2683.

[42] El-Gamel A. Cardiovascular collapse during transcatheter aortic valve replacement：diagnosis and treatment of the "Perilous Pentad". Aorta (Stamford), 2013, 1 (6): 276-282.

[43] Abbas S，Qayum I，Wahid R，et al. Acute kidney injury in transcatheter aortic valve replacement. Cureus，2021，13（5）：e15154.

[44] Chandrasekhar J，Sartori S，Mehran R，et al. Incidence，predictors，and outcomes associated with acute kidney injury in patients undergoing transcatheter aortic valve replacement：from the BRAVO-3 randomized trial. Clin Res Cardiol，2021，110（5）：649-657.

[45] Crowhurst JA，Savage M，Subban V，et al. Factors contributing to acute kidney injury and the impact on mortality in patients undergoing transcatheter aortic valve replacement. Heart Lung Circ，2016，25（3）：282-289.

6 周围动脉疾病介入治疗并发症

第1节 锁骨下动脉病变经皮介入治疗并发症

一、引言

随着人口老龄化的加剧以及生活方式的变化，周围血管疾病发病人数逐年增加，对微创介入治疗的需求也逐渐增大。随着动脉造影及腔内技术的不断发展，血管腔内技术的应用逐日增加，操作相关性动静脉损伤的概率也随之增加。关于锁骨下动脉介入治疗并发症总体发生率的调查数据比较少。根据新西兰对近11年间医源性血管损伤的病例统计，其中40%是由于血管造影引起，28%是由于支架植入引起，13%由于血管外科或其他外科手术引起。如果对医源性血管损伤没有足够的认识及适当的处理，可能危及患者的肢体存活甚至生命。

介入治疗引起锁骨下动脉损伤的主要类型包括：动脉夹层、假性动脉瘤、动静脉瘘、血管破裂、血栓栓塞、血管闭塞、支架移位及支架内再狭窄或闭塞等，而导致出现此类并发症的原因可能是动脉粥样硬化性管腔狭窄或走行迂曲导致导丝或导管通过不畅、导丝内膜下通过导致内膜损伤、导管头端位于血管壁斑块上、导管与管腔不同轴、用力注射造影剂时使斑块破裂及内膜撕裂等。

二、典型病例与点评

（一）典型病例

病例1：血管闭塞

患者，女，75岁，以右上肢乏力伴皮温下降半年入院。半年前因右上肢动脉血栓于当地医院行介入治疗，此后间断有右上肢乏力冰冷不适。门诊彩超提示腋动脉、肱动脉闭塞。查体：右上肢皮温低，右侧肱动脉、桡动脉、尺动脉搏动未触及。术前口服阿司匹林、氯吡格雷。术中经右侧股动脉入路行造影提示右侧腋动脉、肱动脉闭塞，导丝通过病变后行球囊扩张成形术，术后造影示血流通畅（图6-1-1），皮温及动脉搏动恢复。术后抗凝3天，继续口服阿司匹林、氯吡格雷。

夹层和血管闭塞在血管腔内治疗中是经常可能遇到的问题，导丝或导管通过病变、球囊扩张造成的内膜撕裂均可导致夹层形成甚至血管闭塞。因锁骨下动脉腔内操作导致主动脉夹层，甚至严重的A型动脉夹层而行心外科急诊手术亦有报道。小的局限性夹层如果无明显血流动力学改变，或破口逆向血流开放，可给予观察；大的影响血流的夹层可用球囊进行贴附，或植入支架固定内膜并保持血管通畅。动脉硬化性锁骨下动脉病变大多为短段病变，锁骨下动脉腔内治疗出现的夹层在植入支架后大多可闭合，开口处闭塞开通时出现的主动脉夹层，术后应严密观察和随访，严重的主动脉夹层应及时处理，以免出现灾难性后果。

病例2：支架内再狭窄

患者，男，43岁，以右上肢发凉无脉3个月入院。患者2年前因右侧腋动脉假性动脉瘤行支架植入术，术后症状好转出院，3个月前出现右上肢发凉无脉。造影提示腋动脉支架内再狭窄，导丝配合导管反复尝试通过闭塞段，造影确认导丝在支架内真腔通过后，使用腔内减容后造影显示血流通畅。

锁骨下动脉以前斜角肌为界分为3段：起始部至前斜角肌内缘为第1段，前斜角肌后方为第2段，前斜角肌外缘至第一肋骨外缘为第3段。其分支有椎动脉、甲状颈干及胸廓内动脉等。锁

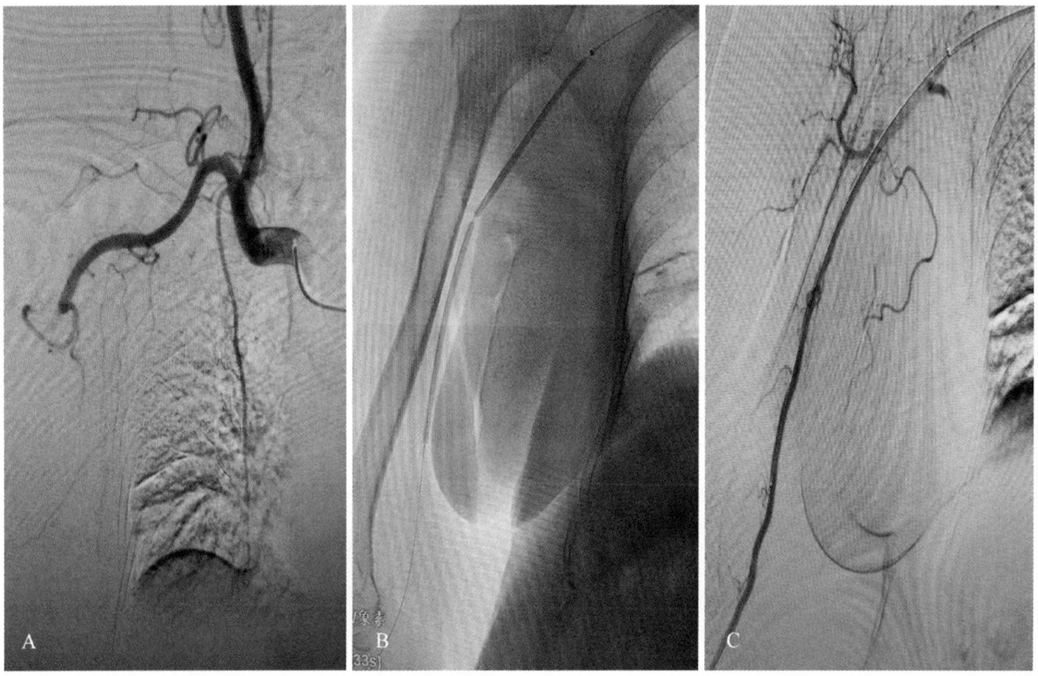

图 6-1-1 A. 腋动脉闭塞；B. 导丝通过病变后球囊扩张；C. 扩张后血流通畅

骨下动脉相关并发症中，轻度并发症为动脉外膜及中膜受损或破裂，其危险在于并发血管破裂出血、假性动脉瘤；中度并发症为动脉壁的部分破裂，由于动脉壁基层的收缩，可使裂口扩大而出血不止，形成巨大血肿；重度并发症为损伤致血管完全断裂，出现严重大出血，但由于动脉断端环形肌的收缩和内膜卷曲及外周血肿压迫使出血受到限制，因血流的中断，可能出现患侧上肢无脉。介入操作相关并发症的主要机制是内膜挫伤，继而伤及肌层及外膜，最终出现血栓形成，导致动脉闭塞。锁骨下动脉病变在以往以球囊扩张为主时再狭窄率高，以后支架的应用使得腔内治疗的远期通畅率得到提高，5 年通畅率可达 80% 以上。早期支架内闭塞或狭窄，往往是支架长度或直径选择不当。支架应覆盖病变长度，尤其是对于锁骨下动脉开口处的病变，覆盖不完全容易导致再狭窄。有时支架需向主动脉腔内进入 1 ～ 2 mm，以确保病变得到充分的扩张。甚至可用球囊将伸入主动脉腔内部分扩张成喇叭口状，使开口部位得到充分扩开，并减少支架伸入主动脉腔内对以后主动脉腔内治疗的影响。定位支架位置时，经肱动脉入路鞘管造影有时有难度，可经股动脉入路进行主动脉造影或放入导丝做标记以协助对锁骨下动脉开口定位，有利于支架的准确释放。动脉硬化介入治疗围术期及长期抗血小板药物的使用，控制血糖、血脂等动脉粥样硬化的药物治疗是维持通畅率的重要部分。需教育患者坚持长期服药，并定期复查，以保持较好的通畅率。

病例 3：支架覆盖不良

患者，男，66 岁，左上肢乏力冰冷 2 年。造影提示左侧锁骨下动脉起始段闭塞，左侧锁骨下动脉盗血。同侧上肢入路，导丝通过病变后经球囊扩张预处理病变，于病变处植入自膨式支架。术中自膨式支架释放过程中由于定位偏远心端，狭窄部位产生挤压效应，支架向远心端移位，未能覆盖起始段病变，弥补性植入第 2 枚支架，再次造影见支架覆盖全病变，血流通畅（图 6-1-2）。

病例 4：支架膨胀不全再狭窄

患者，女，63 岁，左上肢无力 3 年，加重 1 年。患者 3 年前因左上肢无力，于当地医院行左侧锁骨下动脉支架植入术，术后症状较前缓解。1 年前再次出现左上肢乏力症状，复查造影提示支架内再狭窄。股动脉入路造影见原自膨式支架远端膨胀不全，支架内再狭窄，增生明显。导丝通过病变后经球囊扩张，植入一枚球扩式支架，造影血流通畅（图 6-1-3）。

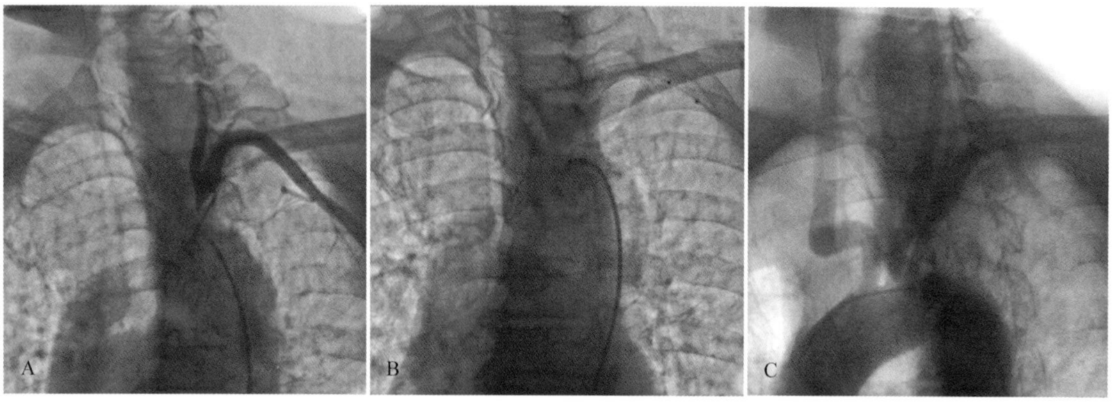

图 6-1-2 A. 术前；B. 术中支架移位，未能覆盖起始段病变；C. 弥补性植入第 2 枚支架

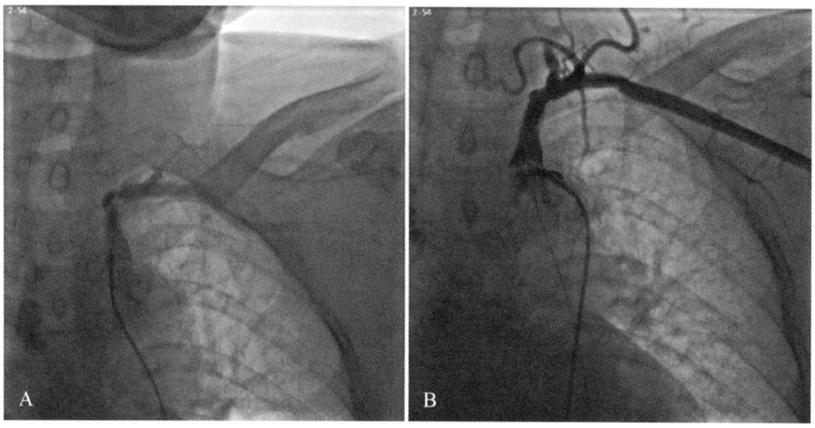

图 6-1-3 A. 原自膨式支架膨胀不全，支架内再狭窄；B. 植入一枚球扩式支架

病例 5：支架选择过短并发生移位

患者，女，58 岁，因左上肢无脉 2 年就诊。造影提示左侧锁骨下动脉起始段闭塞。股动脉入路，导丝顺利通过病变，球囊扩张定位后植入支架，术中支架选择较短，支架未能贴合血管植入，支架末端正好位于左侧锁骨下动脉弯曲处，导致血管严重成角，遂补救性植入支架。

锁骨下动脉介入治疗支架移位或脱落的风险及带来的严重后果比其他部位要更大。术中准确测量血管直径，选择直径合适的支架，一般直径略大 1 ～ 2 mm 的支架，可降低脱落等风险；弓上动脉解剖异常、血管入路迂曲或预扩张不够，有可能导致在进入球囊扩张支架输送系统时，支架从扩张球囊上脱落，堵塞远端脏器或肢体动脉。对于这种情况使用导引导管或长鞘保护，在球囊扩张支架定位后，再回撤导引导管或长鞘、扩张球囊释放支架会更安全。对于所使用的自膨式支架的定位性（如前跳或后跳）特点应有充分的了解，释放时的预先调整和释放中的微调有助于支架的准确释放，减少支架的移位；支架因为伸入主动脉腔内过多，增加支架脱落风险，或向远心端移位覆盖椎动脉开口，增加椎动脉阻塞的风险。因此，对于解剖入路困难、病变部位迂曲的病例，应根据情况选用直径合适的支架，小心谨慎释放，可减少支架移位或脱落的风险（图 6-1-4）。本病例中，支架选择较短导致支架与血管严重成角，险些酿成悲剧。

（二）点评

锁骨下动脉及腋动脉病变的处理，介入操作及开放手术均可选择，而介入治疗因其操作简单，并发症低，可作为首选。入路选择常为股动脉，有缺血表现的急性损伤及破裂患者，球囊止血配合用覆膜支架治疗损伤位置。腔内技术减少了手术探查的病死率和缺血区域的潜在神经损伤。由于在诊断、腔内治疗、生命体征监测等情况时大量使用上肢动脉，故医源性血管损伤的发生率也大

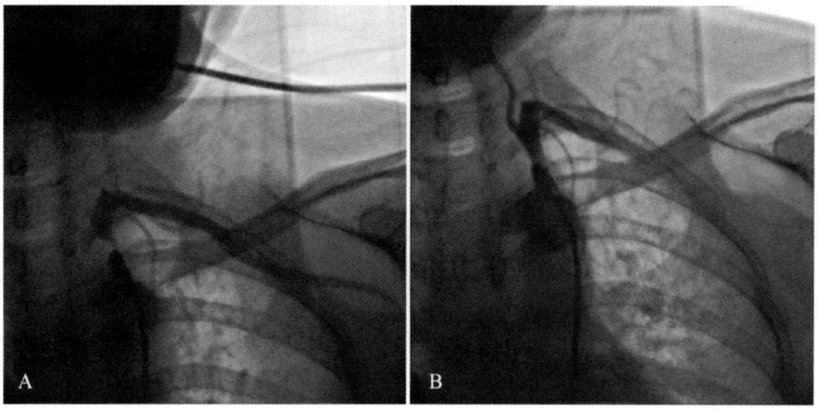

图 6-1-4　A. 病变造影；**B.** 自膨式支架过短，造成血管严重成角

大增加，其中以肱动脉穿刺或切开最为常见，文献报道为 0.6% ～ 4.0%，但事实上远高于这个数字，因为很多上肢动脉损伤闭塞后是无症状的，这与上肢动脉有更广泛的侧支循环有关。锁骨下动脉损伤闭塞的原因包括肱动脉切开后缝合的方式、术中和术后抗凝、导管留置时间、导管交换数量等。其他因素包括多次在同一部位穿刺、导管在血管中输送困难、局部有动脉粥样斑块、操作者缺乏经验等。锁骨下动脉损伤后的表现包括血栓形成、动脉夹层、假性动脉瘤、穿刺点裂口持续出血、动静脉瘘等。大多数病变位于动脉穿刺或切开部位，也可能出现在腋动脉或锁骨下动脉。导管周围形成一圈血栓，当导管后撤时将血栓刮脱形成血栓栓塞，这类情况较常见，与手术时间较长、抗凝不足有关。此外，可发生动脉内膜损伤或夹层，并可能导致动脉穿通或动脉壁破裂。一旦动脉损伤出现急性缺血表现是外科治疗的指征，而无症状者的治疗尚有争议。血管腔内技术如弹簧圈栓塞、血管内支架、覆膜支架移植物已广泛应用于医源性血管损伤，从而减少了手术创伤，降低了病死率。动脉夹层形成多因球囊扩张血管成形术或主动脉腔内治疗使用较大的血管鞘时发生。动脉夹层形成后主要表现为远端动脉搏动减弱或消失和局部缺血的特征。是否急诊手术修复，取决于缺血的严重程度。如疑发生动脉夹层，最好行动脉造影，以确定夹层的部位和范围，并了解流入道和流出道情况。手术方案取决于动脉夹层的部位和范围，通常较长和较大范围的动脉夹层需做旁路移植术。手术入路依动脉造影的流入和流出道所决定。一些较局限的动脉夹层仅需做病变部位内膜切除、补片成形术。动脉血栓形成后闭塞可引起不同程度的缺血，其程度与闭塞的平面和范围有关。如仅单独做动脉取栓术，约半数病例可成功。因此，术前动脉造影检查有利于了解动脉血栓的范围，并了解动脉流入和流出道，以备旁路移植时作为依据。动脉撕裂少见，多由于在较严重的动脉硬化节段施行经皮腔内血管成形术（percutaneous transluminal angioplasty，PTA），并使用较大暴力所致。动脉撕裂后可能立即出现急性失血表现，X 线透视下可见大量造影剂外泄，同时病变部位出现持续性疼痛。一旦确诊动脉撕裂，应立即再置入一根球囊导管至动脉撕裂处，扩张球囊以压迫止血。同时做好各项术前准备，立即施行急诊手术。在成功控制近端血流后，才可移除球囊导管。虽然血管穿孔破裂的发生率很低，但无名动脉、锁骨下动脉近心端部分位于前纵隔和胸腔内，一旦出现严重的穿孔或破裂均可带来致命性的后果。因此锁骨下动脉腔内操作切忌粗暴，尤其是血管有解剖学变异和开通闭塞性病变时，应保持足够的耐心，小心操作。锁骨下动脉大穿孔或破裂至胸腔，有大出血和生命危险的可能。进行锁骨下动脉腔内治疗，常规准备覆膜支架以备血管穿孔破裂大出血时急救用，可提高腔内治疗安全性。一般锁骨下动脉腔内治疗的成功率在 90% 以上，如果反复尝试开通不成功，决不粗暴操作，改行血管旁路移植手术。

引起锁骨下动脉损伤的因素很多，在很大程度上是由于医疗技术的发展、操作难度的增加、认识的不足和操作的不规范引起，预防和减少损伤发生要求术者通过多种途径，尽量缩短学习曲线、有高度的责任心和警惕性，及早发现并尽量将医源性血管损伤降到最低。

三、周围动脉和脑动脉栓塞并发症

锁骨下动脉腔内治疗时有发生周围动脉和脑动脉栓塞并发症的风险。导管与导丝开通血管、球囊扩张时撕裂斑块、支架释放后网孔对内膜斑块的割裂，导致血栓、斑块脱落，可导致脑血管和上肢动脉栓塞，出现神经系统并发症或上肢缺血。但实际上远端栓塞引起的神经系统并发症并不多见。Mathias 等统计 483 例锁骨下动脉介入治疗的并发症中，短暂性脑缺血发生率为 0.6%，远端动脉栓塞发生率为 0.8%。锁骨下动脉病变以近心端的第 1 段病变多见，常引起椎动脉窃血，Ⅲ期窃血时椎动脉血流为反向，近心段锁骨下动脉病变处理后，仍需一段时间恢复正向血流，因此后循环系统椎动脉相关的神经系统并发症并不多见，也不常规采取椎动脉保护措施。但如果锁骨下动脉病变邻近椎动脉开口部位时，有必要对椎动脉进行脑保护，采用双导丝技术或脑保护装置。双导丝是将其中 1 根 0.014 in（1 in = 2.54 cm）导丝置于椎动脉进行保护。脑保护装置可根据情况从股动脉或肱动脉入路送入滤网或球囊进行保护。无名动脉（头臂干）病变的腔内治疗有颈动脉和椎动脉栓塞的风险，相对来说脑血管栓塞的风险增加，对脑保护的要求更高一些，但总体栓塞的风险仍不高。经股动脉入路进行无名动脉腔内治疗时一般不采用颈动脉保护装置。但如果病变部位血栓负荷多，或右锁骨下动脉近心段闭塞经肱动脉开通时，血栓或斑块脱落的风险高，可考虑采用颈动脉保护装置进行脑保护。如果处理右锁骨下动脉开口病变，可能会影响右颈总动脉，可考虑放置对吻支架，保护右颈总动脉。如果考虑腔内治疗后栓塞的风险高，可直接考虑血管旁路移植术。另外，术中充分的抗凝也是减少血栓形成和栓塞的重要措施。当颈动脉具有严重病变、锁骨下动脉是其重要的脑血供来源时，如多发性大动脉炎多累积多个弓上血管，腔内治疗时应注意采取较少的球囊扩张时间，以及预防治疗后脑高灌注导致的出血性脑卒中发生。围术期血压的监测、经颅多普勒、脑电图监测以及甘露醇等脱水剂的预防性应用，有助于降低脑灌注并发症的发生率。

血管入路并发症包括穿刺点血肿、假性动脉瘤、动脉夹层、血栓形成、远端动脉栓塞以及血肿或压迫导致的肢体肿胀，甚至深静脉血栓形成等。轻柔操作和术后正确的按压是预防并发症的关键。大多数血肿或假性动脉瘤通过压迫可处理，少数需开放手术。超声引导下瘤腔内注射凝血酶是处理假性动脉瘤的一个较好方法。术前对于入路血管直径、动脉硬化程度的仔细评估有助于降低并发症的发生，尤其是选用肱动脉入路时应格外小心，因肱动脉直径较股动脉小，如果对入路血管直径有顾虑，术前的超声检查有助于评估，必要时更近心段血管的穿刺或切开可降低并发症的发生。

大多数文献报道锁骨下动脉闭塞性疾病腔内治疗的 5 年通畅率可达 80% 以上，局部并发症发生率仅为 4.5%，卒中和死亡发生率为 3.56%。因此总体来说，锁骨下动脉腔内治疗的并发症发生率较低，但仍有潜在的神经系统并发症及大出血风险，对腔内技术要求较高，需要充分的术前评估和小心谨慎的操作，同时坚持药物治疗和定期随访，才能取得良好的效果。

（中国人民解放军总医院第二医学中心
程康　王斌　曹丰）

参考文献

[1] Fingerhut Abe，Leppäniemi Ari K，Androulakis George A，et al. The European experience with vascular injuries. Surg Clin North Am，2002，82：175-188.

[2] 常书福，姚康，董智慧，等 . 冠状动脉造影致左锁骨下动脉夹层行支架植入介入治疗一例 . 上海医学，2014，37（09）：822-828.

[3] 张健 . 锁骨下动脉损伤的诊断及治疗 . 中国实用外科杂志，2014，34（12）：1136-1138.

[4] 唐烽，唐胜军，谭益，等 . 医源性锁骨下动脉损伤的诊断与治疗 . 重庆医学，2011，40（12）：1187-1188.

[5] 辛世杰，胡海地，荆玉辰 . 医源性血管损伤处理原则 . 中国实用外科杂志，2020，40（12）：1384-1387.

[6] 陈忠，杨耀国 . 腔内血管技术在医源性血管损伤诊断与治疗中临床价值 . 中国实用外科杂志，2014，34（12）：1138-1140.

第2节　主动脉疾病腔内隔绝术并发症

一、引言

根据疾病病理类型，主动脉疾病包括主动脉夹层和主动脉瘤。根据病变部位，主动脉疾病可分为胸主动脉疾病、腹主动脉疾病和胸腹主动脉疾病。主动脉疾病腔内隔绝术是指用腔内移植物在保留重要分支动脉通畅的同时，隔绝扩张的主动脉瘤体和（或）主动脉裂口，实现微创治疗。因其创伤小、手术时间短、失血少、恢复快、并发症少，已成为主动脉疾病的主流治疗方法。但随着病例数的增加和随访时间的延长，我们在临床上观察到一些主动脉疾病腔内隔绝术后出现不同情况的不良反应或并发症，往往需要再次腔内介入治疗或开放手术治疗。再干预已经成为评价初次手术效果的重要指标之一，是被高度关注的问题。根据并发症发生的时间，可分为早期并发症（＜30天）和中远期并发症（＞30天）。并发症发生的原因，有些与疾病进程演变有关，有些与腔内移植物有关，还有些与操作者技术水平有关，主动脉疾病腔内隔绝术的术后并发症见表6-2-1。

二、主动脉疾病腔内隔绝术早期并发症

（一）导入动脉损伤

主动脉疾病患者的动脉硬化较重，常合并髂动脉、股动脉严重狭窄或闭塞。如果移植物的输送鞘管直径比导入动脉大，或者导入动脉严重扭曲，在进出移植物过程中容易出现导入动脉的破裂或夹层。这一并发症不仅发生在导丝、导管及输送系统导入时，也会发生于输送系统退出时。如果髂、股动脉在移植物导入时发生破裂，因为有移植物的占位效应，出血征象暂时不表现出来，患者的生命体征可能无明显变化。但当撤出鞘管时，高速、高压的血流经髂、股动脉裂口进入腹膜后或盆腔，患者可在极短时间内出现血压降低、心率增快等休克表现。目前，有些柔顺性较好的输送系统可以通过扭曲的髂动脉，而严重的环形钙化斑块成为髂动脉破裂的主要危险因素。如果怀疑髂、股动脉破裂，要保留好导丝，并立即放置移植物的髂支或Viabahn（Gore）等覆膜移植物隔绝裂口，快速止血。若暂时无合适移植物可

表6-2-1　主动脉疾病腔内隔绝术并发症

早期	中远期
X线损伤（对患者及术者的潜在损伤）	移植物移位
导入动脉损伤（股或髂动脉夹层、破裂、假性动脉瘤或血栓形成）	移植物近端逆行撕裂A型夹层
动脉栓塞（主动脉附壁血栓脱落）	移植物远端再发夹层
移植物放置位置失误	内漏
重要分支动脉遮蔽或阻塞（颈总动脉、肾动脉、肠系膜上动脉等）	主动脉瘤或夹层破裂
截瘫	主体及分支移植物狭窄、闭塞、扭曲或血栓形成
内漏	移植物覆膜破裂、材料疲劳、金属支架断裂、脱载
主动脉破裂	移植物相关感染
腔内隔绝术后炎症反应综合征	
分支移植物压迫、成角、狭窄、夹层、阻塞	
造影剂相关不良反应（过敏、急性肾衰竭）	
重要脏器出血（肾、脾、肝）	
急性心律失常或心脏破裂	
移植物近端逆行撕裂A型夹层	
移植物远端再发夹层	
血胸、胸腔感染、腹膜后血肿等	
迷走神经反射	

供使用，可以选择大球囊在髂动脉近端或腹主动脉远端阻断血流，争取移植物准备时间，保证心、脑、肾、肠等重要脏器血供。如果无法行腔内治疗，或导丝不小心脱出，应快速经对侧在腹主动脉下段阻断，中转经腹膜后路径行血管裂口修补或髂总-股动脉旁路术。

1. 预防方法

（1）在规划手术预案时，应考虑到入路血管损伤、破裂的可能，应提前准备好大球囊、髂支或覆膜移植物。

（2）在移植物进入前，可使用相应球囊逐级扩张，做好入路准备。

（3）提前准备好相应口径的血管鞘，提前预置或退出移植物后引入，保留好导丝，经鞘造影，一旦发现入路血管破裂或损伤，及时采取措施。

（4）在手术过程中，尽量确保导丝头端一直在视野范围内。

（5）经导丝跟进导管或鞘时，保持导丝张力，确保导丝不继续前进。

2. 处理方法

（1）回撤移植物输送系统时，保留好导丝，适度回撤鞘后立刻经鞘造影，若发现股动脉、髂动脉破裂或断裂，可立即引入移植物髂支或覆膜移植物，隔绝破裂口。

（2）若无相应规格的覆膜移植物可用，可使用大球囊阻断髂总动脉开口或腹主动脉下段，暂时止血，积极寻求替代治疗方案。

（3）若导丝脱出，重新引入导丝困难，可快速经对侧翻山引入导丝行腔内隔绝，或用大球囊阻断髂总动脉开口或腹主动脉下段，积极中转经腹膜后路径行血管裂口修补或髂总-股动脉旁路术。

（4）怀疑有内脏动脉损伤出血，应立即造影明确诊断，建立导丝通路，引入覆膜移植物隔绝；若裂口刚好位于分支开口，可视情况牺牲掉不重要的分支动脉，或用三明治技术保留分支动脉。

（5）若实质脏器损伤，可超选供血动脉，行弹簧圈或 Glubran 胶栓塞，但注射速度应慢一些，警惕异位栓塞可能。

（二）栓塞

主动脉疾病围术期发生动脉栓塞，主要是操作过程中主动脉附壁血栓脱落，栓子顺血流方向引起颈内动脉、椎动脉、锁骨下动脉、腹腔干动脉、肠系膜上动脉、肾动脉、下肢动脉等栓塞。如果栓子较小，患者可无明显临床症状；如果栓子较大，可造成脑梗死、上肢缺血、脾梗死、肠坏死、肾梗死、下肢缺血等严重并发症。

1. 预防方法

（1）对胸腹主动脉疾病，特别是胸腹主动脉瘤患者，当主动脉有大量附壁血栓，导丝配合导管到达指定位置时，动作应轻柔，争取一次到位，避免导丝来回进出。

（2）用 J 型头导丝尽量循主动脉腔旋转进入，遇到阻力时应及时调整方向或路径。

（3）在主动脉弓、腹主动脉内脏区操作时，尽量减少移植物在此处的来回摩擦，争取一次性通过此区域。

（4）释放支架移植物后，按一个方向撤出输送系统，避免反复上推。

（5）经股动脉入路，应在手术前后触摸下肢动脉搏动，若搏动有差异，应及时处理。

2. 处理方法

（1）若患者生命体征出现异常，怀疑颅内动脉栓塞，可立即行颅内动脉取栓术。

（2）若怀疑内脏动脉栓塞，可立即行溶栓吸栓术，必要时支架辅助。

（3）若怀疑下肢动脉栓塞，可立即行溶栓吸栓术，或股动脉切开 Forgaty 球囊取栓术，必要时支架辅助。

（三）内漏

内漏是主动脉疾病腔内隔绝术最常见的并发症之一，可发生于手术即刻或随访期内。它是指主动脉腔内隔绝术后血流仍可以进入瘤腔或假腔内，导致动脉瘤或假腔仍有增大破裂的风险。据报道，内漏发生率在降主动脉腔内治疗中可达 3% ～ 10.5%。根据主动脉瘤腔内隔绝术后内漏来源，内漏可分为 Ⅰ ～ Ⅴ 型。有的内漏与病变性质、主动脉解剖形态、技术方法有关，如 Ⅰ 型内漏；有的内漏与瘤体或假腔上的分支有关，如 Ⅱ 型内漏；有的内漏与移植物构型和操作者经验有关，如 Ⅲ 型、Ⅳ 型内漏；还有的内漏在影像学上没有明确表现，但随访期间确实发现瘤体或假腔扩大，内漏分型见表 6-2-2。

表 6-2-2 内漏分型

分型	来源
Ⅰ型	移植物与主动脉管壁间的缝隙
Ⅰa 型	近端移植物与主动脉管壁间的缝隙
Ⅰb 型	远端移植物与动脉管壁间的缝隙
Ⅱ型	瘤体或假腔上的分支动脉
Ⅲ型	移植物之间衔接、重叠不够
Ⅳ型	移植物壁纤维孔或针眼
Ⅴ型	来源不明，难以归于上述 4 种内漏

关于内漏的处理仍存在争议。对于术中发现的少量内漏，可以随访观察等待血栓化，直至内漏减少或消失。对于大量内漏，应积极处理，降低瘤腔或假腔增大破裂的风险。不同于主动脉瘤，主动脉夹层存在近端裂口和一至多个远端裂口，若主动脉夹层腔内隔绝术后存在内漏，血流进入假腔后可经过远端裂口回到真腔，通畅的血流难以使假腔血栓化，所以内漏对主动脉夹层的影响要大于主动脉瘤。因此，主动脉夹层腔内隔绝术后内漏的处理应更加积极。如果是Ⅰ型或Ⅲ型内漏，可以通过球囊扩张贴附、裸支架支撑的方法使移植物与动脉壁、移植物与移植物贴合更加紧密。也可以通过近端或远端加短段延长段来增加锚定长度解决内漏。如果术中发现难以解决的Ⅰ型和Ⅲ型内漏，不一定强求立刻中转开放手术，可以随访后二期处理。

1. 预防方法

（1）术前精确测量主动脉参数，选择合适口径的移植物，对预防Ⅰ型内漏非常重要。

（2）术中精确操作，与助手密切配合，保证移植物精准释放在预定位置，防止后移，预防Ⅰ型内漏。

（3）术中必要时预防性栓塞肋间动脉、腰动脉、肠系膜下动脉，预防Ⅱ型内漏。

（4）移植物与移植物重叠段要足够，常规使用球囊后扩重叠段，预防Ⅲ型内漏。

（5）尽量使用一体化或组合分支型移植物，减少烟囱方法的使用，预防烟囱技术本身缺陷造成的内漏。

（6）根据术前主动脉解剖，选择近端可塑形移植物或前移近端锚定区，规避鸟嘴现象，降低移植物远期后移造成的内漏概率。

（7）瘤腔内填充生物蛋白胶（纤维蛋白原与凝血酶复合物），促进瘤腔瞬间血栓化，并形成“致密”血栓，可有效预防各型内漏。

2. 处理方法

（1）对Ⅰ型内漏，可近端（Ⅰa 型）或远端（Ⅰb 型）延长移植物处理内漏；若延长移植物不可取，可超选假腔或瘤腔弹簧圈或生物蛋白胶栓塞漏口，减少内漏。

（2）对Ⅱ型内漏，经假腔超选分支动脉栓塞处理内漏；腹主动脉瘤腔内隔绝术后，有时需经腹穿刺瘤腔超选分支动脉处理内漏，必要时瘤腔注射生物蛋白胶促进瘤腔血栓化。

（3）对Ⅲ型内漏，可使用球囊贴覆移植物重叠区域，或引入新的移植物覆盖重叠区域。

（4）对Ⅳ型内漏，需引入新的移植物覆盖疑似内漏区域。

（5）对Ⅴ型内漏，因来源不明，尚无有效处理方法，必要时可使用开放手术彻底解决。

（四）截瘫

胸腰段脊髓的血供主要来源于相应肋间动脉及腰动脉后支所形成的脊髓前动脉，其中根最大动脉是脊髓前动脉的主要滋养血管，保留它可避免截瘫。但根最大动脉的起源位置不固定，发自左侧第 6 肋间动脉至第 12 肋间动脉的概率是 75%，发自第 1 至第 3 腰动脉的概率是 15%，起源于 T6 以上肋间动脉的概率较小，一般位于 T8 ～ L3 之间。而 B 型胸主动脉夹层的近端裂口多位于左锁骨下动脉开口以远 1 ～ 3 cm 的降主动脉，即 T3、T4 水平，理论上只需用短段移植物覆盖近端裂口，移植物远端尽量不超过 T6，避免覆盖 3 对以上肋间动脉可最大程度预防截瘫，特别是近端裂口离左锁骨下动脉开口很近、近端锚定区不足、需覆盖左锁骨下动脉开口的患者。但主动脉夹层与主动脉瘤不同，如果移植物过短，在血流冲击下，移植物远端可能刺破夹层内膜片，引起真假腔塌陷、融合等其他严重并发症。覆盖长度过短，还可能造成近端第二裂口变成主裂口，仍有大量血液进入假腔导致主动脉破裂的风险。

1. 预防方法

（1）尽量保留左锁骨下动脉和左椎动脉的正向血流，若近端锚定区不足，可使用一体化单分支移植物、移植物原位开窗＋分支支架、开放转流等方式延长锚定区。

（2）对术前评估需覆盖长段主动脉患者，如胸腹主动脉瘤患者，可预防性脑脊液穿刺引流，预防截瘫。

（3）可使用新型远端打孔胸主动脉移植物，保留肋间动脉血供。

（4）在使用不同方法保留分支动脉血供时，例如平行支架技术、开窗分支技术，允许有少量内漏提供肋间动脉或腰动脉血供，预防截瘫；若长期随访内漏不消除，可二期手术治疗内漏。

（5）对串联病变，如胸主动脉瘤+腹主动脉瘤，可选择分期腔内隔绝术，给予脊髓缺血的缓冲时间。

2. 处理方法

（1）若患者术后截瘫，应立即脑脊液引流，抗凝、激素冲击、吸氧等治疗。

（2）若积极处理后，患者截瘫症状有所好转，还要高压氧等继续康复治疗。

（五）分支动脉狭窄、血栓形成或闭塞

移植物分支狭窄或血栓形成常见于需要重建重要分支动脉时，发生原因可能与球囊扩张过度、移植物皱褶形成、移植物扭曲、移植物放置位置、流出道动脉硬化斑块堵塞等有关。

球囊扩张过度：腹主动脉瘤行腔内隔绝术时，移植物接腿处常使用球囊扩张贴附，增加密封性。如果扩张过度，可能会挤压对侧髂支，特别是瘤腔不大的腹主动脉瘤患者，可能造成髂支狭窄逐渐闭塞。

移植物皱褶形成：腔内隔绝术是依靠移植物与血管壁间的相互作用力锚定，因此在术前精确测量的基础上，选择移植物尺寸会包含一定程度的放大率，主动脉瘤的放大率约为20%，即将一个相对大口径的移植物放在一个相对小的空间里，势必造成移植物不能完全展开，产生皱褶。这些皱褶在分支动脉成角时对血流动力学的影响会更大，可能造成分支动脉狭窄、闭塞或血栓形成。

分支移植物释放时成角：例如主动脉夹层使用一体化单分支型腔内移植物治疗时，可能由于主动脉解剖形态，或主体支架释放时前跳或后移，分支移植物与主体移植物成角，影响血流正常通过，在随访期可能发生分支移植物闭塞。

移植物放置过高而遮挡对侧血流：腹主动脉瘤选择分叉型移植物时，若一侧移植物重叠太多，放置位置过高，可能遮挡对侧髂支影响其血流，造成对侧分支移植物血栓形成或闭塞。

流出道不佳：腔内操作时斑块或血栓脱落导致栓塞远端流出道，或髂总动脉扩张需要将移植物放置于髂外动脉，而患者下肢动脉多发硬化闭塞，流出道欠佳，可能导致髂支移植物血栓形成或闭塞。

支架相互作用：使用平行支架技术（八爪鱼技术、三明治技术）保留重要分支动脉时，支架间的相互作用不均匀，可能会导致某个分支支架被压瘪、狭窄或闭塞。

1. 预防方法

（1）术前精细测量，选择合适口径的移植物，非必需时应降低支架放大率，防止支架过多皱褶。

（2）术中使用球囊扩张移植物重叠段时，仔细观察球囊形态呈矩形时，应快速泄压。

（3）术中释放分支型移植物时，需要助手密切配合顶住超硬导丝，避免主体移植物前跳或后移，确保分支移植物不成角。

（4）使用分叉型移植物时，接腿髂支近端勿超过分体 Marker，避免遮挡对侧髂支。

（5）根据术前影像，应考虑到分支流出道情况，必要时可以联合开通流出道；若术中发现流出道新发栓塞，应及时解除。

（6）术中造影已发现分支移植物狭窄、扭曲、展开不良，应及时使用球囊扩张或内衬裸支架的方法解除狭窄。

（7）对于多个分支患者，应制订详细随访计划，及时发现问题并纠正。

2. 处理方法

（1）术后发现分支动脉狭窄、血栓形成或闭塞，应寻求入路积极开通狭窄或闭塞的分支动脉。

（2）判断发生狭窄或闭塞的原因，可用球囊扩张、支架植入等方法解除病因。

（3）若髂血管闭塞，可能是流出道不佳造成，需在开通髂血管的同时开通同侧下肢血管。

（六）移植物近端逆行撕裂 A 型夹层

移植物近端逆行撕裂 A 型夹层（retrograde type A aortic dissection，RTAD）是主动脉疾病腔内隔绝术后的严重并发症，可发生于早期和中晚期，早期多见。往往是由于腔内移植物近端位于主动脉弓处，与主动脉管壁小弯侧贴合不紧密，

出现“鸟嘴”，在血流冲击下，移植物近端刺破主动脉，引发 A 型夹层，可导致主动脉破裂、心脏压塞等严重并发症，也可导致患者猝死。

1. 预防方法

（1）解剖条件允许时，将移植物近端越过主动脉拐角处，使移植物与小弯侧贴合紧密。

（2）尽量选择近端不带裸冠、较柔韧的主动脉移植物。

（3）可使用近端可调控的新型主动脉移植物，避免“鸟嘴”。

2. 处理方法

（1）RTAD 一旦发生，患者病情往往危重，急剧变化，若有机会应积极开胸挽救患者生命。

（2）积极控制血压和心率，避免 RATD 进一步撕裂。

（七）转为开放手术

当导入动脉严重狭窄、释放支架失败、无法进入真腔等导致腔内隔绝术失败或无法进行时，必要时可转为开放手术。如果在操作过程中发生主动脉假腔或主动脉瘤破裂，而又无法用腔内方法立刻隔绝，应立即中转开放手术。此种情况非常紧急，可于破裂近端先放置阻断球囊控制出血，保证大脑、心脏等重要脏器的血供。

1. 预防方法

（1）术前应仔细评估血管入路，若股动脉严重钙化狭窄，预计球囊扩张也难以满足移植物输送要求，应谋划解剖髂外动脉或髂总动脉行腔内手术。

（2）对真腔极度纤细的主动脉夹层患者，应设计好手术入路，一般需要上下导丝会师，建立贯穿导丝，确保导丝在真腔内走行。

（3）对主动脉严重扭曲、可能导致移植物输送系统回撤困难的病例，应考虑双超硬导丝加持，帮助输送系统回撤。

（4）有的主动脉夹层需要使用一体化分支型移植物，应注意两根导丝的同轴问题，可使用长鞘确保工作导丝和牵引导丝始终同轴。

2. 处理方法　若患者病情变化需要中转开放手术，应果断处置，积极准备，以最快时间中转。

（八）腔内隔绝术后反应综合征

腔内隔绝术后短期内患者可能出现 C 反应蛋白升高、发热（常见于术后第 2 天起，午后发热，体温一般不超过 38.5℃）、白细胞轻度升高、血糖升高等一系列炎症反应，同时伴随不同程度的红细胞和血小板降低、凝血因子消耗，有时伴有主动脉周围渗出及胸腔积液等临床表现。一般术后即有，持续 2 ～ 3 天，甚至 7 ～ 15 天。其可能的原因为：移植物的异物反应、假腔或瘤腔内血栓形成后的吸收、血栓形成时对血小板的消耗、移植物对血细胞的机械破坏以及造影剂、X 线辐射的影响等。对于年龄大于 80 岁、并存疾病多、动脉瘤大、手术复杂的患者，腔内隔绝术后反应综合征的发生率高且程度重。

1. 预防方法

（1）排除其他原因感染，术后可使用小剂量糖皮质激素类药物减轻炎症反应，出院时口服小剂量消炎镇痛类药物。

（2）及时补充血红蛋白、血小板及凝血因子，根据下降趋势，预先及足量补充。

（3）对于严重患者，延缓出院时间，密切观察。

2. 处理方法

（1）腔内隔绝术后反应综合征的发生是机体对抗手术应激及移植物植入的反应，临床观察发现越是相对年轻的患者，发生腔内隔绝术后反应综合征的可能性越大，严重程度越重，处理方法主要是对症处理，减轻症状。

（2）对术前即有炎症表现的老年患者，全麻术后可镇静、呼吸机辅助呼吸，度过炎症高峰期后再拔除气管插管。

（九）急性心律失常或心脏破裂

急性心律失常或心脏破裂常发生于术中，特别是胸主动脉疾病的腔内隔绝术。一般是由于引入主动脉移植物时，超硬导丝未抵住瓣窦部而通过主动脉瓣进入心室，干扰心电活动，或超硬导丝头端塑形不合格刺破心室壁。

1. 预防方法

（1）对于主动脉严重扭曲的患者，一味增加导丝力量对移植物引入没有帮助，而应刚柔并济，及时卸掉超硬导丝力量使移植物顺导丝滑入。

（2）手术中，超硬导丝头端抵住瓣窦后应尽量位于视野内，在引入移植物时，注意观察导丝头端位置有无变化，且有助手观察心电监护，若心率或心律有明显变化应及时调整。

2. 处理方法

（1）若发生急性心律失常，可回撤导丝，解除病因，必要时利多卡因注射或电除颤。

（2）若术中发生心脏破裂，应立即中转开胸手术，尽可能挽救患者生命。

二、主动脉疾病腔内隔绝术中远期并发症

（一）移植物断裂和移位

主动脉腔内移植物是将聚四氟乙烯（PTFE）或涤纶膜缝合在金属支架表面，移植物的耐久性与膜和金属骨架的性能有关，移植物的改进与材料学的进步密切相关。虽然移植物在上市之前都经过严苛的体外实验检验，但持续血流冲击加上主动脉随心动周期产生的重复形变，导致有一定比例的移植物发生断裂或移位，这一现象在早期移植物中更明显。

另一方面，腹主动脉内脏区的腔内治疗方法是逐渐成熟的，早期没有合适的移植物和方法在隔绝病变的同时保留内脏区血供，研究者提出用多层裸支架达到治疗效果，一般需要 2 ～ 3 层裸支架重叠释放。金属支架间长期摩擦、金属疲劳、血流冲击、持续形变，使得多层裸支架的破裂率明显高于覆膜移植物。

随着随访时间的延长，移植物断裂或移位现象已引起大家的关注，工程师们正在对比研究移植物的骨架设计来降低移植物断裂的可能性，研究认为环形支架移植物相较于传统“Z”型支架移植物，能有效降低支架移植物的破裂率。

1. 预防方法

尽管大多数移植物断裂或移位与支架设计、性能和血流动力学有关，但有些情况也是可以预防的。

（1）根据患者情况，选择更能贴合主动脉走行的移植物，减少移植物与主动脉成角等，消除血流动力学对支架的影响，预防移植物移位。

（2）选择更好的手术方法，解决主动脉隔绝与分支动脉保留的矛盾，减少移植物断裂和移位风险。

（3）加强患者血压控制和随访，及时发现移植物相关问题，预防更严重的次生灾害。

（4）选用新型材料，改进现有技术，合作研发更耐久的新型移植物，从根本上降低移植物断裂或移位可能性。

2. 处理方法

（1）在随访期，移植物发生断裂，应植入补救支架，或选择更优的替代方法解决问题，规避因方法陈旧可能再次发生的并发症。

（2）若移植物发生移位，应在移植物近端植入支架，消除移植物移位带来的影响。

（二）术后再干预

再干预是指在初次主动脉腔内隔绝术后，患者因并发症而不得不再次进行的干预，其已成为衡量手术效果的重要指标之一。再干预方式可分为腔内治疗和开放手术治疗。

主动脉夹层腔内隔绝术后再干预的常见原因包括内漏、新发夹层或动脉瘤、假腔未完全血栓化致主动脉扩张、逆行撕裂夹层、分支狭窄或闭塞、髂动脉闭塞、移植物移位或支架断裂等。主动脉瘤腔内隔绝术后再干预的常见原因包括内漏、动脉瘤增大、主动脉破裂、分支闭塞、近端扩张等。

1. 预防方法

（1）重视首次主动脉腔内隔绝术，精细规划手术预案，选择合适的移植物和手术方法，减少围术期和术后并发症，降低再干预率。

（2）术者努力提高手术技能，精确锚定移植物，减少人为因素对治疗效果的影响。

（3）加强患者随访和管理，控制好危险因素，降低并发症发生率。

2. 处理方法

（1）经股动脉的腔内治疗是再干预最常用的手术方式，一般可选择补救支架、主动脉或分支放置延长移植物，治疗移植物移位、组合支架脱节、支架边缘刺破管壁或内漏。

（2）应用支架或球囊进行动脉成形，或溶栓吸栓等机械去栓方式，治疗分支狭窄、闭塞或血栓形成。

（3）应用弹簧圈、生物蛋白胶、Onyx 胶来治疗内漏。

（4）有些并发症的处理难以继续使用腔内方式，需要开放手术，例如严重内漏但没有路径进行有效填塞，需开腹穿刺瘤腔进行栓塞或蛋白胶注入。

（5）明确移植物感染，需开放手术取出移植物行血管置换。

（6）分支缺血腔内治疗失败，需行颈-颈动脉、颈-锁骨下动脉、股-股动脉转流术等。

（三）术后内漏

主动脉腔内隔绝术后，由于血管重构、移植物形变和血流动力学等影响，在随访期内可能会发现迟发性内漏。因此，即使是围术期无明显内漏的患者，也要加强术后随访。常用的检查方法包括CT血管成像（computed tomography angiography，CTA）、超声多普勒、磁共振血管成像（magnetic resonance angiography，MRA）、数字减影血管造影（digital substraction angiography，DSA）（各种方法的优缺点见表6-2-3）。一般主张术后1、3、6、12个月及以后每年进行CTA检查。随访中应注意夹层真假腔直径、主动脉分支通畅情况、动脉瘤瘤颈直径和长度、瘤体直径和成角的变化以及移植物是否移位。但必须强调的是，CTA有一定的漏诊率，与影像抓捕时相和延迟时间有关；且CTA对内漏的分型也存在一定难度。而超声多普勒具有无创、易操作的优势，可动态观察血流动力学变化，具有较高的敏感性和特异性，但超声检查易受患者体型、肠道积气、操作者水平等因素的影响。MRA具有与CTA相似的优点，但缺点是部分金属支架对磁共振检查有限制，且容易产生伪影。DSA是检查外周血管的金标准，能够明确内漏分型及指导治疗方案，但缺点是血管造影为有创检查，且当瘤腔或假腔内有大量附壁血栓时，不能显示瘤腔的真实结构。

主动脉腔内隔绝术的目的是预防动脉瘤破裂，而早期发现内漏对预防腔内隔绝术后主动脉瘤持续增大、破裂具有重要意义。当主动脉扭曲、动脉瘤瘤颈过宽、动脉瘤尺寸较大、瘤颈扭曲成角、肋间动脉依然通畅、瘤腔或夹层假腔内的附壁血栓较少或未完全血栓化时，主动脉腔内隔绝术后大约20%的患者会出现内漏，其中7%在术后1个月的首次CTA检查中被发现，而13%在后期随访中被发现。有充分的证据表明Ⅰ型和Ⅲ型内漏对动脉瘤的作用更大。研究表明，Ⅰ型和Ⅲ型内漏患者术后2年动脉瘤的增大明显高于Ⅱ型内漏或无内漏患者。而且，Ⅰ型和Ⅲ型内漏患者术后1～72个月（平均15.4个月）的动脉瘤破裂率为3.4%，Ⅱ型内漏患者术后动脉瘤的破裂率为0.5%。因此，比较一致的观点是Ⅰ型和Ⅲ型内漏需要积极治疗，可以使用补救支架、主动脉或分支放置延长移植物的方法治疗Ⅰ型和Ⅲ型内漏。Ⅱ型内漏在随访期动脉瘤有明显增大，也应积极治疗，治疗方法包括导管技术或者开腹瘤腔穿刺并应用弹簧圈或生物蛋白胶栓塞侧支、腹腔镜下结扎分支动脉等。

表6-2-3 常用影像检查方法优缺点

方法	优点	缺点
超声多普勒	安全、无创、价廉，首选的定性诊断	定量不准
CTA	准确，信息最全面，定量诊断最佳方法	需注射造影剂，对肾功能有影响
MRA	准确性接近CTA，无肾功能损害	检查时间长，容易产生伪影
DSA	外周血管检查金标准	属于有创检查，有时难以显示瘤腔的真实结构

1. 预防方法

（1）重视首次手术，加强术前谋划，选用合适方法和移植物行腔内隔绝术，减少术后内漏的发生。

（2）加强患者随访，及时发现迟发性内漏并及时处理，将并发症扼杀在萌芽中。

（3）选择合适的随访方法，瘤腔或假腔增大怀疑有内漏时，应果断行DSA明确内漏来源和类型。

2. 处理方法　同前文“主动脉疾病腔内隔绝术早期并发症”有关内漏的处理。

（四）腔内移植物边缘再发夹层

发生于支架移植物边缘的再发夹层，即内膜再发破裂，是比较常见、死亡率相当高的并发症，据报道发生率为3.4%，死亡率高达26.3%。主动脉夹层腔内隔绝术后内膜再发破裂，其原因是由于主动脉夹层疾病本身的自然进程，还是由于支架移植物对主动脉壁的损伤，尚无定论。已经发生的B型夹层在药物保守治疗期间会反复再发夹层，所以脆弱的主动脉壁和夹层的疾病进展有关。然而，大部分腔内隔绝术后再发的内膜破裂都发生在移植物的近端或远端边缘，特别是远端，提示支架移植物对局部主动脉壁的机械力学损伤，例如支架移植物远端的放大率要明显大于移植物近端，可能是再发夹层的重要危险因素。

发生于移植物近端的再发破裂可表现为术后

再发夹层，可发展为逆行撕裂A型夹层（RTAD），大多需要开放手术治疗；发生于移植物远端的再发破裂可表现为再发夹层，往往出现假腔瘤样变，甚至进行性瘤样扩张，或包裹性破裂形成假性动脉瘤，需再次行腔内隔绝术。

1. 预防方法

（1）许多腔内移植物边缘再发夹层与主动脉管壁本身脆弱有关，若情况允许，首次腔内隔绝术应尽量在慢性期进行。

（2）主动脉移植物的回弹力在近远端最集中，要求移植物放置的近远端最好是主动脉相对健康的区域。

（3）深入研究主动脉夹层的解剖结构特点和形变规律，改进移植物构型，使其更顺应主动脉解剖特点，目前进口和国产的近端可调控主动脉移植物已上市。

（4）采用限制性裸支架技术，解决移植物远端口径与主动脉真腔不匹配、放大率过大的难题。

（5）设计新型主动脉移植物，解决近端“鸟嘴”难题，吸收血液能量，减少血流冲击，“主动脉防波支架移植物系统”已获批国家发明专利（ZL 2016 11101678.4）。

2. 处理方法

（1）若近端发生RTAD，一般需要开放手术处理。

（2）若远端发生再发夹层或假腔增大，需要延长主动脉移植物。

（五）移植物感染

单纯的金属裸支架感染未见报道，但覆膜移植物的感染是少见而严重的并发症。移植物感染常表现为高热、胸背痛、脓毒血症、细菌性动脉瘤、感染性血栓等，有的还会并发主动脉-消化道瘘。主动脉夹层腔内隔绝术后移植物感染较主动脉瘤患者少见，炎性腹主动脉瘤术后发生移植物感染相对较多，若术前明确为感染性的主动脉瘤，采用腔内治疗前应仔细斟酌。

一旦明确移植物感染，条件允许时应果断采取开放手术去除支架及受累的血管，延期或即期行解剖外旁路术。轻度感染，在有效抗感染治疗基础上，可切除病灶，行原位重建。血管重建时选择何种移植物仍存在争议，理论上人工血管仍有再次感染的可能性，国内有专家使用大隐静脉行主动脉、髂动脉置换。

1. 预防方法

（1）根据患者年龄、病史、动脉瘤形态，术前应正确区分动脉瘤病因，排除感染性动脉瘤的可能。

（2）若明确为感染性动脉瘤，应尽可能选择开放手术治疗。

（3）若动脉瘤已破裂或濒临破裂，且患者伴随明显腹痛、失血症状，即使高度怀疑是感染性动脉瘤，在权衡利弊后可选择腔内隔绝术救命，随访后二期行主动脉置换术。

（4）高度怀疑感染性动脉瘤，又无明确证据时，可在腔内隔绝术时取动脉瘤腔内的血或血栓行培养或基因测序，确定病原菌，选择针对性抗生素，足疗程抗感染。

2. 处理方法

（1）明确移植物感染，且患者能耐受开放手术时，尽量选择开放手术处理。

（2）高度怀疑移植物感染，患者能耐受开放手术时，应尽量选择开放手术；患者难以耐受开放手术时，应在充分告知情况下解决主要矛盾，腔内手术依然是可供选择的方案。

（六）主动脉-消化道瘘

主动脉-消化道瘘是比较少见的腔内隔绝术并发症，可分为原发性和继发性。原发性主动脉-消化道瘘常见于感染性或炎性动脉瘤，动脉瘤破裂后血流侵蚀肠壁，患者以腹痛、呕血就诊，病情危重。继发性主动脉-消化道瘘可见于主动脉瘤腔内隔绝术后，移植物过大的持续张力，裸冠刺破主动脉壁和肠壁引起瘘。患者一般有呕血症状，消化内镜检查可见金属支架影。

1. 预防方法

（1）首次腔内隔绝术前，明确动脉瘤病因，选择合适方法治疗。

（2）行腔内隔绝术前精细测量主动脉参数，选择合适大小的移植物治疗，避免放大率过大。

2. 处理方法

（1）若明确主动脉-消化道瘘，条件允许时最好选择开放手术处理。

（2）若首次腔内隔绝术后发生主动脉-消化道瘘，条件具备时也应选择开放手术；患者难以耐受时，在权衡利弊后可选择腔内手术解决主要矛盾，挽救生命后再择机进一步处理。

三、典型病例

病例1：主动脉夹层腔内隔绝术后支架断裂和远端瘤样扩张

患者，女，83岁，因“背部疼痛2天”于2018年7月22日入院。既往高血压病史20余年，无吸烟、饮酒史，无特殊感染史，无相关疾病家族史。患者2009年因主动脉夹层在我科住院，夹层裂口位于头臂干平面小弯侧，因此夹层累及主动脉弓包括头臂干动脉、左颈总动脉和左锁骨下动脉、降主动脉和腹主动脉。患者先于2009年11月10日在全麻下行右颈总动脉-左颈总动脉-左锁骨下动脉人工血管转流术，后于2009年11月24日在全麻下行胸主动脉夹层腔内隔绝术，由于患者股总动脉偏细，早期的输送系统口径较粗，手术入路为右侧髂总动脉，为我国首例一体化单分支型胸主动脉腔内移植物植入病例，且为双移植物组合病例，患者术后恢复良好，顺利出院，出院后规律随访。2天前患者出现后背痛，难以缓解，急查全主动脉CTA提示降主动脉支架断裂扭曲成角，支架远端主动脉扩张成瘤。于2018年8月1日全麻下行主动脉夹层腔内隔绝+左肾动脉支架植入术。患者背痛症状消失，复查全主动脉CTA提示主动脉重构良好，顺利出院（图6-2-1）。

（1）点评：本例患者为老年女性，2009年行首次腔内隔绝术，当时受材料和器具限制，移植物输送系统对手术入路要求较高，且并无合适移植物解决裂口隔绝和分支保留的矛盾。长海医院血管外科景在平教授团队自主研发的具有自主知识产权的一体化单分支型腔内移植物为此类患者的治疗提供了解决方案。

（2）发生原因：在随访9年后，由于血流动力学和患者自身主动脉解剖形态影响，降主动脉移植物金属骨架发生断裂扭曲成角，刺破主动脉导致远端瘤样扩张，患者出现明显“主动脉破裂”症状。

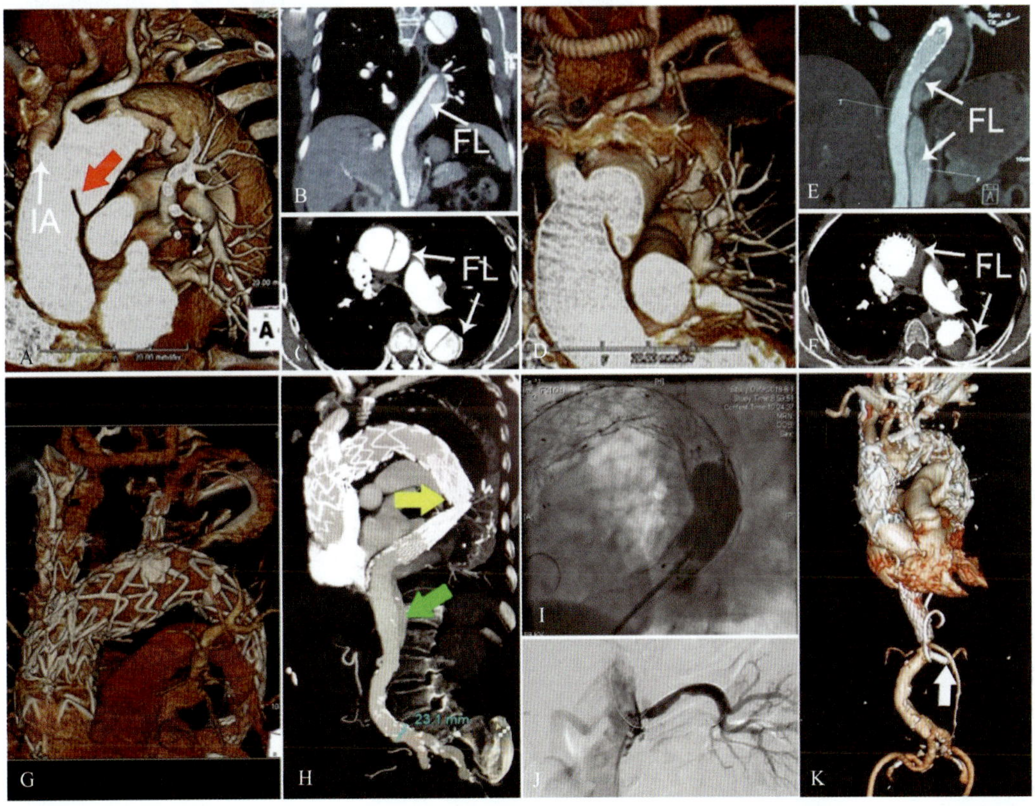

图6-2-1 主动脉夹层腔内隔绝术后支架断裂和远端瘤样扩张病例。**A.** 患者手术前的主动脉CTA提示近端裂口位于头臂干平面主动脉弓小弯侧；**B** 和 **C.** 术前主动脉CTA冠状面和横断面显示假腔；**D.** 右颈总动脉-左颈总动脉-左锁骨下动脉人工血管转流术后CTA结果；**E** 和 **F.** 术后主动脉CTA冠状面和横断面分别显示假腔血栓化和真腔扩张良好；**G.** 术后5年随访主动脉CTA提示假腔血栓化，弓上转流血管通畅；**H.** 9年随访全主动脉CTA提示远端主动脉扩张（绿箭头），支架断裂扭曲成角（黄箭头）；**I.** 第二次主动脉腔内隔绝术移植物植入后用CODA（Cook Medical）球囊扩张贴附断裂扭曲成角处；**J.** 位于左肾动脉开口的远端裂口用Viabahn（Gore）和裸支架隔绝贴附；**K.** 第二次术后随访CTA提示主动脉重构良好，左肾动脉支架通畅

（3）处理方法：第二次主动脉腔内隔绝术时植入新的胸主动脉移植物，用CODA球囊塑形，并用覆膜支架覆盖位于左肾动脉开口的远端裂口，患者背痛症状消失，主动脉重构良好，解决了并发症。

值得一提的是，长海医院血管外科陆清声教授团队正研发主动脉弓上三分支移植物，已完成体外实验和动物实验，上市前临床研究处于入组阶段，这将为全微创解决累及主动脉弓的主动脉夹层提供更多可供选择的治疗方案。

病例2：主动脉腔内隔绝术后主体支架移位和分支支架血栓形成

患者，男，54岁，因“突发言语不清1月余”于2018年8月1日入院。既往高血压病史20余年，有脑梗死病史，具体不详。吸烟20年，已戒烟1个月，无饮酒史，无相关疾病家族史。患者2013年因“突发胸痛4天，再发9小时”，后被诊断为主动脉壁内血肿（主动脉弓降交界处）在我科住院，于2013年11月26日在全麻下行胸主动脉夹层腔内隔绝+左锁骨下动脉支架植入术，选用的支架为一体化单分支型胸主动脉腔内移植物，后恢复良好，顺利出院，未规律随访，只在术后2年随访过一次。1个多月前患者突发言语不清，行颈动脉CTA提示双侧颈内动脉轻度硬化狭窄，左锁骨下动脉闭塞（图6-2-2）。

（1）点评：本例患者为中年男性，因主动脉壁间血肿于2013年行主动脉腔内隔绝术，使用的是一体化单分支型胸主动脉移植物。

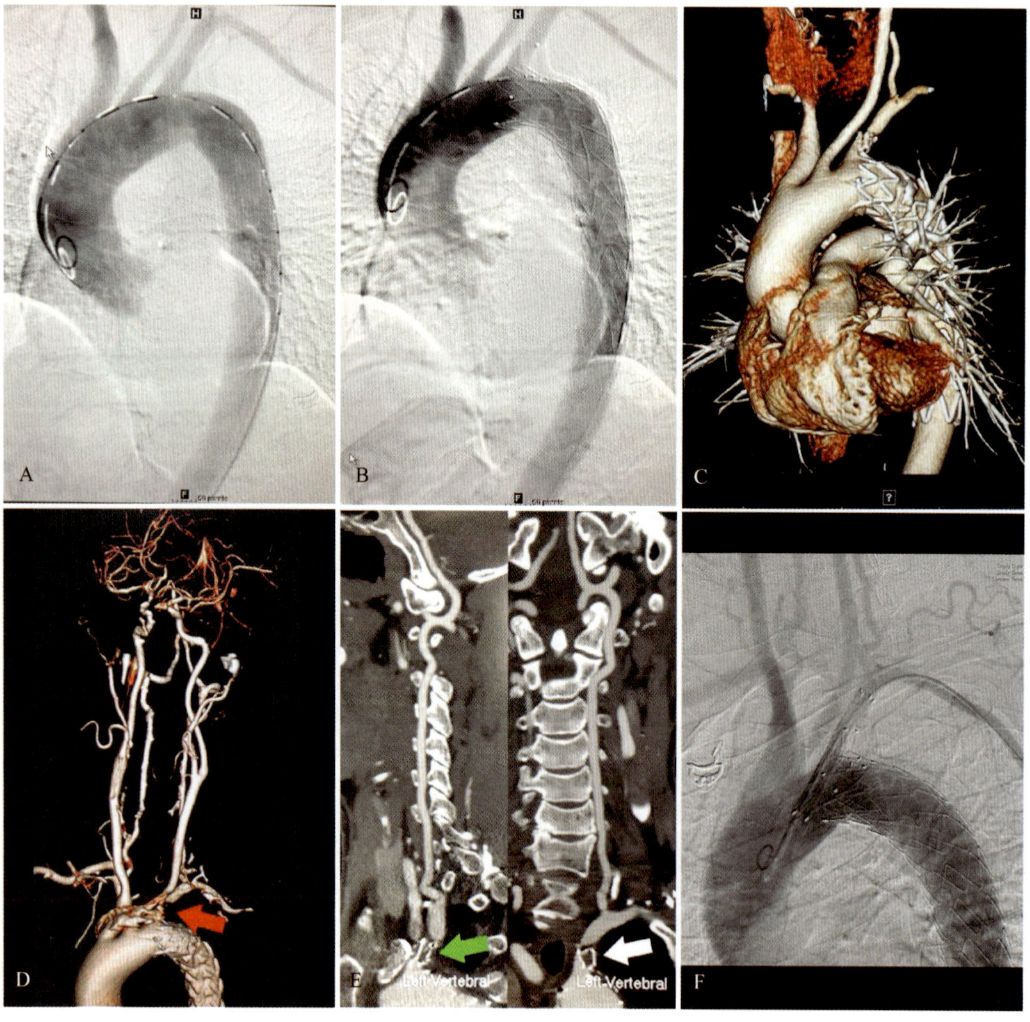

图6-2-2 主动脉腔内隔绝术后主体支架移位和分支支架血栓形成病例。**A.** 首次腔内隔绝术前主动脉造影提示主动脉壁内血肿位于主动脉弓降交界处；**B.** 首次腔内隔绝术后主动脉造影提示移植物位置良好，分支支架通畅；**C.** 术后2年随访主动脉CTA提示分支动脉通畅，主动脉可能有后移，但患者无任何临床症状；**D.** 57个月随访颈动脉CTA提示左锁骨下动脉支架闭塞（红色箭头）；**E.** 矢状面和冠状面显示分支支架内血栓形成（绿色和白色箭头）；**F.** 用支架再次干预后造影提示左锁骨下动脉恢复正向血流

（2）发生原因：对比术后随访CTA，发现主动脉主体支架后移，导致主体与分支支架的角度变化，分支支架逐渐血栓形成后引起左椎动脉正向血流障碍，发生“突发言语不清”等脑梗死样症状。

主体支架移位不仅可能造成分支支架成角、闭塞或血栓形成，也有可能造成I型内漏，使主动脉假腔高灌注，导致主动脉破裂。

（3）处理方法：对于内脏区分支动脉闭塞或血栓形成，例如肾动脉、肠系膜上动脉、腹腔干动脉、髂内动脉，可使用导丝配合普通导管或支撑导管正向开通。对于外周动脉闭塞或血栓形成，例如锁骨下动脉、颈动脉、髂外动脉，可正向开通，也可逆向开通，但要精细操作确认真腔，防止撕裂主动脉。本例患者直接穿刺左肱动脉，导丝配合导管通过血栓段，用球囊扩张后，覆膜支架支撑。

病例3：主动脉腔内隔绝术后主动脉-十二指肠瘘

患者，女，58岁，因“反复呕血黑便26天”于2018年7月6日收入急诊观察室。既往体健，无高血压、糖尿病病史，无相关疾病家族史。患者于2015年7月因“腹痛、高热”至外院就诊，后被诊断为“腹主动脉假性动脉瘤，感染性动脉瘤可能”，因动脉瘤濒临破裂，患者于7月13日在外院急诊全麻下行腹主动脉瘤腔内隔绝术。所使用的移植物是Endurant腹主动脉移植物系统（Medtronic，23-23-70 mm）。后患者于2015年7月17日复查腹主动脉CTA提示腹主动脉右肾根部局部见结节状低密度灶，最大截面约28 mm×28 mm，增强后边缘环形强化。出院后，患者长期反复低热，食欲不振，但未出现腹痛，多次复查腹主动脉CTA未见明显变化。2018年5月有证据表明为结核分枝杆菌感染。2018年6月开始间断呕血，为鲜红色。在患者呕血时行主动脉CTA检查发现主动脉-十二指肠瘘，内镜插至十二指肠看到原移植物裸段。后于2018年7月8日在全麻下行腹主动脉腔内隔绝＋腹腔干动脉栓塞＋肠系膜上动脉支架植入＋股股转流＋左肾动脉支架植入术。术后患者出血停止，顺利出院（图6-2-3）。

（1）点评：该患者为中年女性，2015年因“腹主动脉假性动脉瘤，感染性动脉瘤可能”，急诊全麻下行腹主动脉瘤腔内隔绝术。

（2）发生原因：虽然患者被高度怀疑是感染性动脉瘤，但为了挽救患者生命，也可以先行腔内隔绝术，手术指征明确。该患者主动脉较细，

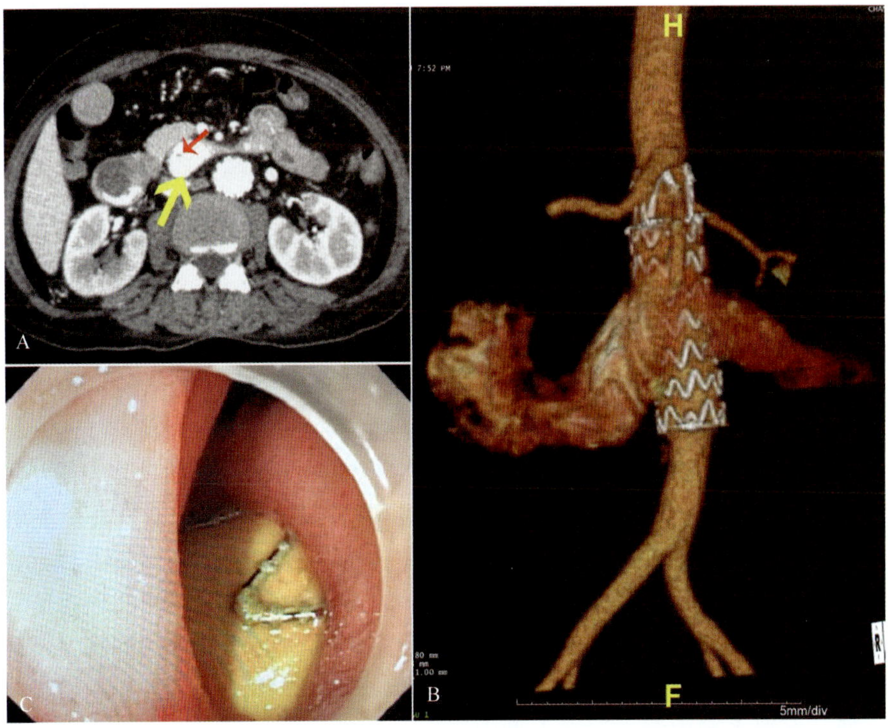

图6-2-3 主动脉腔内隔绝术后主动脉-十二指肠瘘病例。**A.** 患者呕血时立刻行全主动脉CTA提示十二指肠水平段内大量造影剂充填；**B.** 主动脉CTA三维重建影像提示主动脉-十二指肠瘘；**C.** 急诊消化内镜看到移植物裸段

正常段主动脉横径约16 mm，选用的腔内移植物为23 mm，放大率约43.75%。过大的放大率，加上主动脉周围感染病灶，可能是移植物裸段刺破主动脉引起十二指肠瘘的原因之一。

（3）处理方法：首次腔内隔绝术后患者长期反复低热、食欲不振，全身情况较差，行开放手术取出移植物、重建腹主动脉的可能性不大，所以患者一直药物治疗，控制症状，直至呕血入院。进一步评估患者血红蛋白58 g/L，仍数次呕鲜红色血，生命体征不平稳，开放手术依然难以耐受，遂再次行腔内微创手术。最大的矛盾是患者难以耐受开放手术，腔内手术虽然能暂时控制症状，但长期预后不佳。

病例4：主动脉夹层腔内隔绝术后多次再干预

患者，男，63岁，因“季肋部胀痛1个月”于2012年5月1日收入院。患者2009年3月因“胸主动脉夹层”在北京某医院开胸行主动脉夹层支架植入术，恢复良好。术后3个月复查全主动脉CTA提示近端假腔部分血栓化，远端支架受压狭窄。2010年感背部隐痛，出现声音嘶哑，2010年9月复查全主动脉CTA提示支架远端刺破主动脉，假腔明显增大。2011年3月15日在我院全麻下行胸主动脉夹层腔内隔绝＋右腋动脉-双股动脉人工血管旁路术，术后患者声音嘶哑症状明显好转，但仍有胸痛发作，复查全主动脉CTA提示裂口隔绝良好，但存在Ⅰ型内漏。2011年6月，患者出现咯血，复查全主动脉CTA提示原支架近端Ⅰ型内漏进展，在外院全麻下开胸行内漏修补＋升主动脉-左颈动脉旁路术，术后咯血停止，胸痛缓解，复查全主动脉CTA提示近端内漏消失。2011年11月复查全主动脉CTA提示远端Ⅰ型内漏。后于2012年5月7日在全麻下行胸降主动脉覆膜支架植入术，术后复查全主动脉CTA提示内漏消失（图6-2-4）。

（1）点评：该患者为中老年男性，因主动脉夹层开胸行主动脉支架植入，后续因多次并发症再次进行手术治疗，病程长，病情复杂。

（2）发生原因：这些并发症（移植物远端刺破主动脉再发破裂、近端Ⅰ型内漏、远端Ⅰ型内漏等）有的是因为特定时期移植物的局限性导致，有的是治疗理念不足造成，

（3）处理方法：根据患者每次出现的并发症不同，有针对性地制订手术策略“查漏补缺”，提示我们主动脉夹层的治疗是一项复杂而综合的工程，需要考虑血流、主动脉和移植物三者之间相互作用可能产生的后果。既要在每次术前精细制订手术方案，又要在术中认真操作，努力实现预案，还要在术后加强随访，及时发现并发症端倪。更重要的是，要对全主动脉有系统观念，切不可一叶障目、管中窥豹。随着材料学和器具研发的进步，现已有多款新型胸主动脉移植物上市，“会呼吸、可调弯……”等，一定会提高主动脉夹层的治疗效果，减少再干预次数。

病例5：主动脉夹层术后内漏及髂血管闭塞

患者，男，70岁，因“背部疼痛半年余”于2022年8月10日收入我院。患者高血压病史40余年，平时口服降压药血压控制可，吸烟史50余年，6～7支/日，无糖尿病及相关疾病家族史。2021年6月28日患者因“主动脉夹层”在上海某医院行“胸主动脉夹层腔内隔绝＋左锁骨下动脉烟囱植入＋腹主动脉夹层腔内隔绝术”，术后患者诉有间歇性背部疼痛，后逐渐出现左侧肢体无力，行走距离变短，未予重视。2022年6月26日至30日，患者出现发热，伴背部疼痛，后被诊断为肺炎，予抗感染治疗后好转。但住院期间复查全主动脉CTA提示胸主动脉夹层术后，大量Ⅰ型内漏，假腔通畅；腹主动脉夹层术后，左髂血管闭塞。后于2022年8月15日在全麻下行主动脉夹层腔内隔绝＋股-股动脉转流术。术后患者背痛症状消失，下肢血供恢复，间歇性跛行症状消失。1个月后复查全主动脉CTA提示假腔灌注压力降低，部分血栓化，仍存在Ⅰ型内漏，股-股转流人工血管通畅（图6-2-5）。

（1）点评：该患者为中老年男性，因主动脉夹层行腔内隔绝术，但复查全主动脉CTA时发现主体支架近端位于烟囱支架以远，一种可能是主体支架释放时后跳，另一种可能是患者术前即有升主动脉、主动脉弓的扩张，市面上最大的胸主动脉移植物都显小，带来的后果是大量血液经主体和烟囱支架间隙进入假腔，出现Ⅰ型内漏，患者背痛症状未完全缓解。

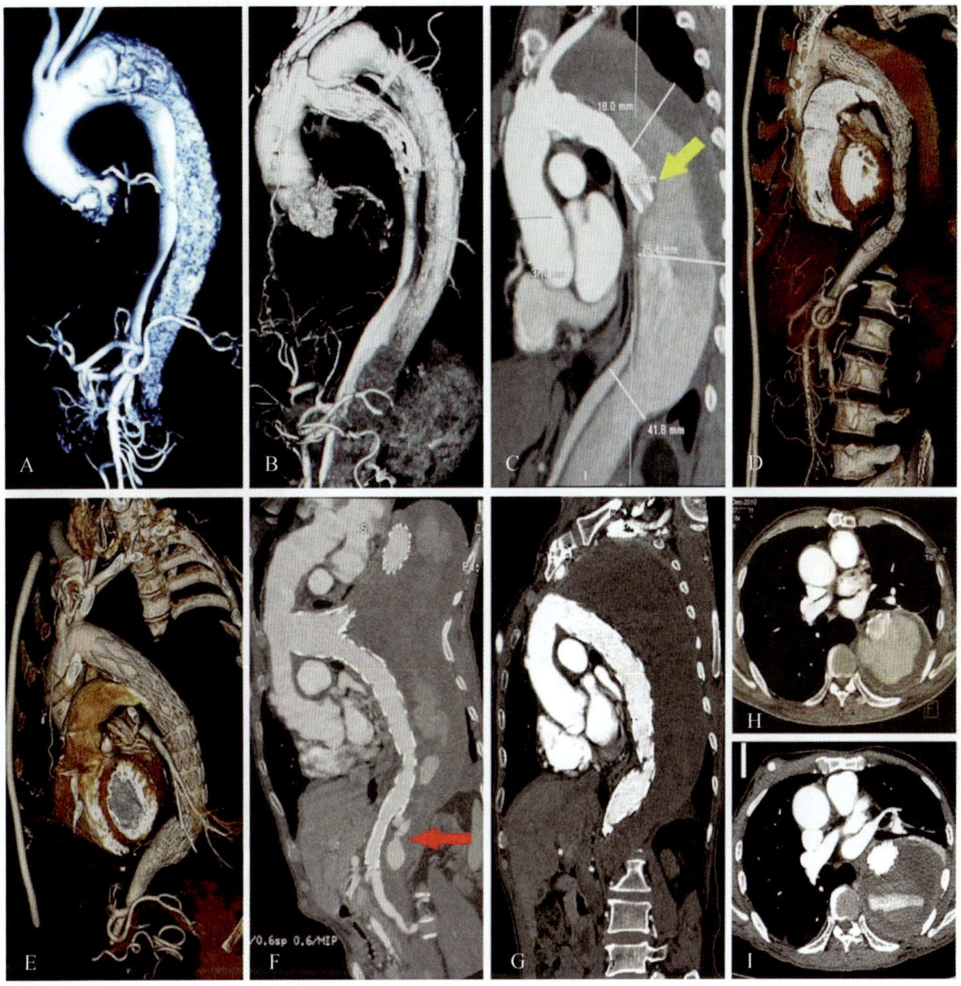

图 6-2-4 主动脉夹层腔内隔绝术后多次再干预病例。**A.** 患者第一次手术前的全主动脉 CTA 提示假腔巨大，肾动脉平面以下的真腔受压几乎闭塞；**B.** 第一次术后 3 个月随访的全主动脉 CTA 提示假腔近端已部分血栓化，支架远端真腔受压；**C.** 第一次术后 18 个月的全主动脉 CTA 提示支架远端刺破主动脉，假腔扩张；**D.** 第二次术后 10 天复查的全主动脉 CTA 提示裂口隔绝良好，支架近端存在Ⅰ型内漏；**E.** 第三次术后 3 个月复查的全主动脉 CTA 提示近端内漏消失；**F.** 第三次术后 5 个月复查的全主动脉 CTA 提示支架远端Ⅰ型内漏；**G.** 第四次术后复查的全主动脉 CTA 提示远端内漏消失；**H** 和 **I.** 第二次手术前后同一平面的降主动脉最大径提示裂口隔绝良好，假腔血栓化

（2）发生原因：该患者的治疗至少存在六个疑问：第一，如果患者术前升主动脉、主动脉弓有扩张，无合适胸主动脉移植物可选，是否开胸手术更为合适？第二，如果患者术前主动脉弓未扩张，选择一体化分支型移植物，或原位开窗＋分支支架的方法是否更优？第三，如果要选择烟囱技术，左锁骨下动脉植入覆膜分支支架，会不会比裸支架更好？第四，患者腹主动脉夹层是胸主动脉夹层撕裂所致，并非孤立性腹主动脉夹层，学术界一致的观点是，对于主动脉夹层Ⅰ期手术只处理近端裂口，远端裂口随访，该患者同期处理胸主动脉夹层和腹主动脉夹层的依据是什么？第五，患者腹主动脉段为非健康区，选择近端裸冠带倒钩的腹主动脉分体式移植物是否有危险？第六，患者在术后不久即发生左下肢缺血表现，后复查发现左髂血管闭塞，是因为假腔血流动力学影响，还是流出道问题？

由于首次手术团队未全面考虑患者情况，选择了比较偏激的处理方式，不仅没能解决患者问题，还对后续治疗造成了干扰。

（3）处理方法：患者近端Ⅰ型内漏，大量血液进入假腔，导致假腔压力增大，第二次治疗虽然在真腔延长了移植物覆盖区域，但并未从根本上解决问题，长期效果有待随访。股-股动脉转流对恢复左下肢血供很有帮助。

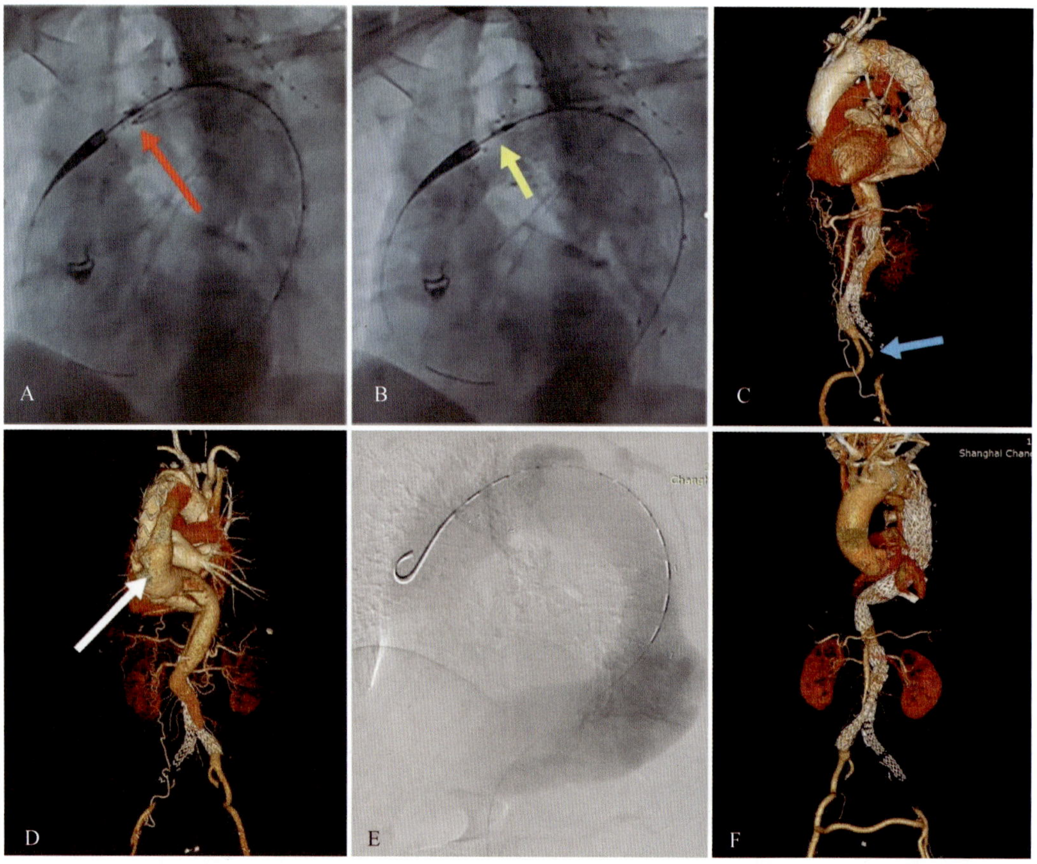

图 6-2-5 主动脉夹层术后内漏及髂血管闭塞病例。**A 和 B.** 患者在外院第一次手术胸主动脉移植物释放前后的位置对比，可见主体支架后移（红、黄箭头）；**C 和 D.** 患者术后间断背痛，左下肢无力，行走距离变短，因肺炎住院复查全主动脉 CTA 提示胸主动脉术后，Ⅰ型内漏，假腔通畅（白箭头），腹主动脉夹层术后，左髂血管闭塞（蓝箭头）；**E.** 患者第二次手术造影可见大量造影剂进入假腔，行胸主动脉移植物植入，股-股转流；**F.** 患者第二次手术 1 个月后复查全主动脉 CTA 提示假腔灌注压力降低，部分血栓化，仍存在Ⅰ型内漏，股-股转流人工血管通畅

（中国人民解放军海军军医大学第一附属医院　张磊　陆清声）

参考文献

[1] Isselbacher EM，Preventza O，Hamilton Black J 3rd，et al. 2022 ACC/AHA guideline for the diagnosis and management of aortic disease：a report of the American Heart Association/American College of Cardiology Joint Committee on clinical practice guidelines. Circulation，2022，146（24）：e334-e482.

[2] Li DL，Zhang HK，Chen XD，et al. Thoracic endovascular aortic repair for type B aortic dissection：analysis among acute，subacute，and chronic patients. J Am Coll Cardiol，2016，67（10）：1255-1257.

[3] Zhang L，Zhao ZQ，Chen YQ，et al. Reintervention after endovascular repair for aortic dissection：a systematic review and meta-analysis. J Thorac Cardiovasc Surg，2016，152（5）：1279-1288.e3.

[4] Rosen RJ，Green RM. Endoleak management following endovascular aneurysm repair. J Vasc Interv Radiol，2008，19：S37-43.

[5] Lu Q，Feng J，Yang Y，et al. Treatment of type I endoleak after endovascular repair of infrarenal abdominal aortic aneurysm：success of fibrin glue sac embolization. J Endovasc Ther，2010，17（6）：687-693.

[6] Chen Y，Zhang L，Liu Z，et al. Fibrin glue sac filling for preventing type II endoleak，short-term outcomes of a prospective randomized controlled trial. J Endovasc Ther，2024，31（5）：1005-1012.

[7] Dong ZH，Fu WG，Wang YQ，et al. Retrograde type A aortic dissection after endovascular stent graft placement for treatment of type B dissection. Circulation，2009，119（5）：735-741.

[8] Chen Y，Zhang S，Liu L，et al. Retrograde type A aortic dissection after thoracic endovascular aortic repair：a systematic review and meta-analysis. J Am Heart Assoc，2017，6（9）：e004649.

[9] Wu M，Zhang L，Bao J，et al. Postoperative glucocorticoid enhances recovery after endovascular aortic repair for chronic type B aortic dissection：a single center experience.

BMC Cardiovasc Disord，2016，16：59.

[10] Zhang L，Zhou J，Lu Q，et al. Potential risk factors of re-intervention after endovascular repair for type B aortic dissections. Catheter Cardiovasc Interv，2015，86（1）：E1-E10.

[11] Feng J，Lu Q，Zhao Z，et al. Restrictive bare stent for prevention of stent graft-induced distal redissection after thoracic endovascular aortic repair for type B aortic dissection. J Vasc Surg，2013，57（2 Suppl）：44S-52S.

第3节 颅内动脉介入治疗并发症

一、颅内动脉瘤栓塞术急性血栓形成

颅内动脉瘤介入栓塞治疗具有创伤小、安全性和有效性高的特点，在临床获得越来越广泛的应用，已成为颅内动脉瘤治疗的主要手段。然而，介入手术的围术期并发症同样不容忽视。对于宽颈动脉瘤的栓塞，术中往往需要支架辅助治疗，以防止弹簧圈逸出而堵塞载瘤动脉。支架内急性血栓形成是导致患者预后不良的常见并发症之一。研究表明，支架辅助弹簧圈栓塞术中3%～6%的患者会发生支架内血栓形成，囊性动脉瘤血栓的发生率大于夹层动脉瘤。支架内血栓形成的主要原因包括：①微导管、微导丝、支架、弹簧圈等作为体外异物进入血管内，可诱发外源性凝血机制，其提供的“脚手架”功能以及血液本身对异物的黏附效应，容易形成血栓；②操作过程中血管内皮损伤，引起血小板在局部聚集，导致血栓形成；③导丝、导管等材料的机械刺激，导致血管痉挛，远端血管低血流状态；④通路导管加压滴注的压力不足，血液在压力差作用下逆流，如发现不及时，管腔内血栓形成，再次造影时血栓被冲到远端血管内；⑤操作不当、支架贴壁不良、支架未充分扩张、长支架及小口径支架、残余狭窄及植入多枚支架、手术时间长，均会使血栓形成的概率增加；⑥患者高凝体质、出血急性期以及阿司匹林抵抗或氯吡格雷慢代谢等，也会增加血栓形成风险。

一旦发生围术期支架内血栓形成，能否在最短的时间内溶解或取出血栓，直接决定患者的预后。常用处理方法包括：药物治疗、接触性动脉溶栓、机械碎栓、球囊扩张、导管抽吸等方法，必要时采取支架内取栓术。如术中再通成功，造影各血管显影良好，50%～70%患者预后良好并完全恢复，15%～20%患者遗留局灶性的神经功能障碍，2%～10%有严重的神经功能障碍，4%～6%的患者抢救无效死亡。

（一）典型病例

病例1：颅内动脉瘤支架辅助栓塞术中急性血栓形成并移位

患者，女，48岁，剧烈头痛继而意识不清6小时入院。头部CT提示蛛网膜下腔出血，起病后病情进行性加重，来诊途中逐渐意识不清，并多次呕吐，小便失禁。头部CTA检查示右侧小脑后下动脉瘤。既往高血压病史8年，主动脉夹层支架植入术后8年。诊断为右侧小脑后下动脉瘤破裂出血、急性脑积水。在局麻下行右侧侧脑室穿刺置管外引流术，脑积水缓解，病情好转后行全麻下脑血管造影术＋支架辅助右侧小脑后下动脉瘤弹簧圈栓塞术，术前5小时给予阿司匹林及氯吡格雷各300 mg口服。手术顺利，术毕造影见导引导管头端血栓形成，并伴随造影剂被血流冲到远端，堵塞支架。经微导管接触溶栓后，再通成功，远端血管显影良好，术后持续泵入替罗非班及口服双联抗血小板药物，患者最终恢复良好（图6-3-1）。

病例2：颅内动脉瘤支架辅助栓塞术后支架内原位血栓形成

患者，男，52岁，头痛6小时入院，嗜睡，自发睁眼，问答正确，四肢活动自如。头部CT提示蛛网膜下腔出血，CTA显示右侧颈内动脉闭塞，右侧后交通动脉瘤，左侧大脑前动脉A1段闭塞。诊断：蛛网膜下腔出血（Hunt-Hess分级Ⅱ级），右侧后交通动脉夹层动脉瘤，右侧颈内动脉闭塞，高血压病3级。在全麻下行全脑血管造影术＋支架辅助右侧后交通动脉瘤弹簧圈栓塞术，术中替

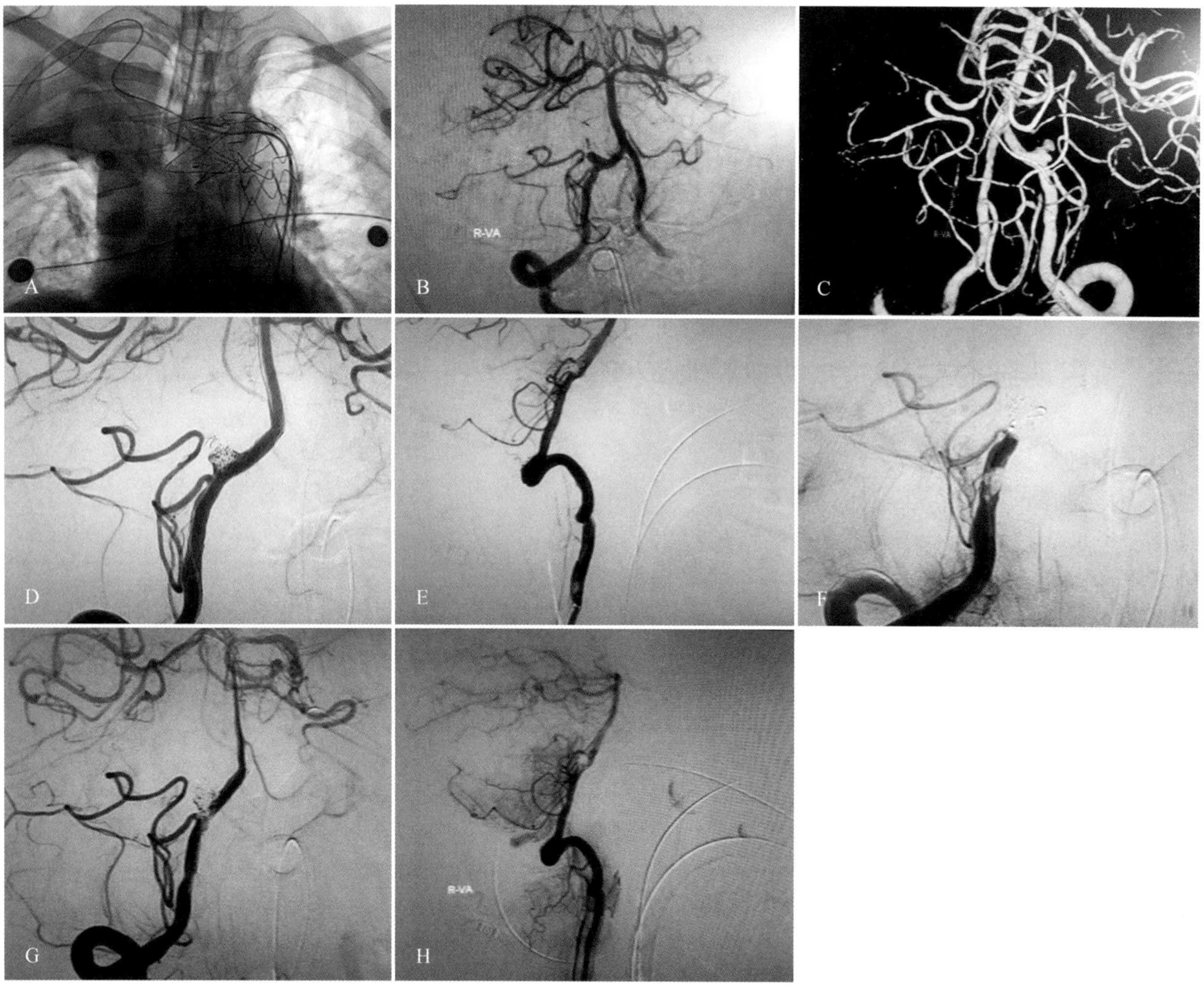

图 6-3-1 **A**. 主动脉夹层支架植入术后；**B** 和 **C**. 右侧小脑后下动脉瘤，瘤呈宽颈，形态不规则，瘤顶见籽瘤；**D**. Enterprise 支架（4.0 mm×23 mm）辅助弹簧圈栓塞；**E**. 术毕导引导管头端可见血栓形成；**F**. 血栓被血流冲到远端，堵塞支架，支架远端血管不显影；**G** 和 **H**. 微导管接触溶栓后，再通成功，远端血管显影良好，观察 15 分钟后血流仍然稳定

罗非班注射液静脉推注 6 ml 后，继续以 6 ml/h 持续泵入 24 小时，术后即刻造影显示载瘤动脉通畅，右侧大脑中动脉及双侧大脑前动脉均显影良好。术后 1 小时患者出现左侧肢体活动障碍，复查 DSA 显示支架内血栓形成，支架远端血管未显影。遂局麻下行微导管动脉接触溶栓后，再通成功（因局麻下患者躁动，图像效果较差，但仍可见右侧大脑中动脉及双侧大脑前动脉均显影）。术后持续泵入替罗非班注射液，口服双联抗血小板药物。患者术后意识清楚，额叶片状梗死灶，遗留左侧肢体活动障碍。术后 6 个月复查动脉瘤不显影，载瘤动脉及各分支血管通畅（图 6-3-2）。

（二）点评

鉴于脑血管介入术中急性血栓形成的诸多原因，术前应对患者全身状况及血管条件进行充分评估，对于可预见需要使用支架的病例，在术前进行足量、足时的双联抗血小板药物治疗，并进行 CYP2C19 基因检测及血栓弹力图检测，对于氯吡格雷慢代谢者及经规范双联抗血小板治疗血栓弹力图不达标者，需要调整抗血小板治疗方案。另外，术中抗凝是抑制血栓形成的最后一道屏障，尤其对于出血急性期患者，术前未能进行充分抗血小板治疗，也没有条件进行基因检测及血小板功能测定，此时术中抗凝和抗血小板用药就显得尤为重要。除常规的肝素抗凝外，替罗非班作为一种高效的可逆性非肽类血小板糖蛋白（GP）Ⅱb/Ⅲa 受体拮抗剂，对各种刺激因素诱发的血小板聚集都有效。因此，对于动脉瘤出血急性期患者，支架释放后立即给予替罗非班对于预

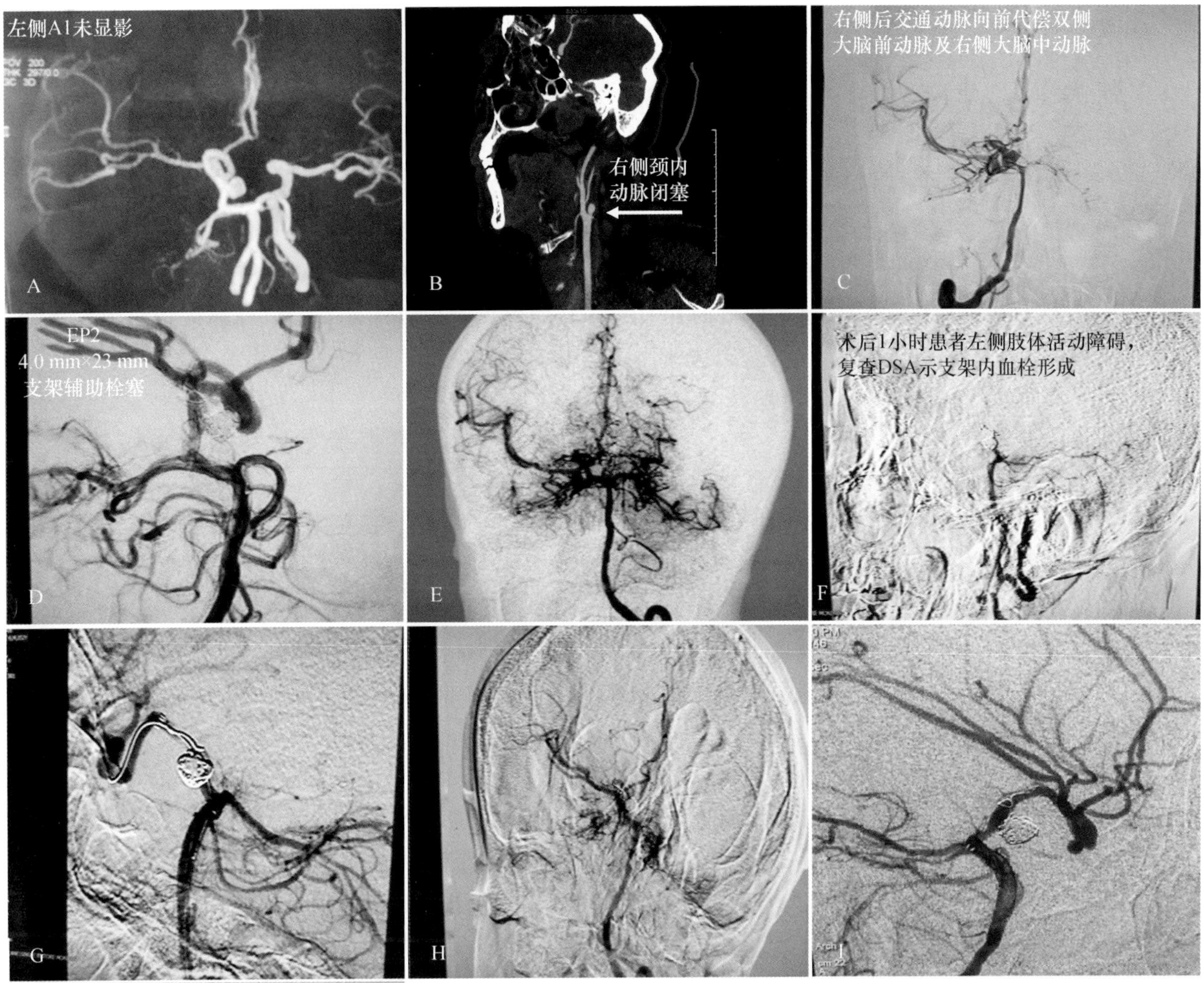

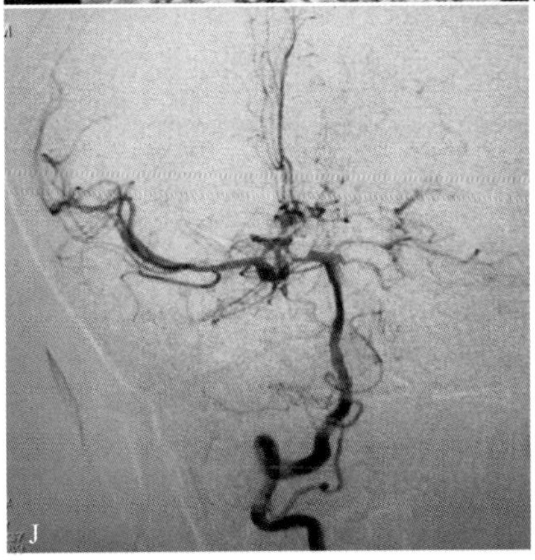

图 6-3-2 **A** 和 **B**. 右侧颈内动脉闭塞，右侧后交通动脉宽颈动脉瘤，瘤顶可见籽瘤；**C**. 右侧椎动脉经右侧后交通动脉向右侧大脑中动脉及双侧大脑前动脉供血；**D**. 经椎动脉置入导引导管，在 Enterprise 支架（4.0 mm×23 mm）辅助下栓塞动脉瘤；**E**. 动脉瘤栓塞术后，载瘤动脉通畅，右大脑中动脉及双侧大脑前动脉均显影良好；**F**. 术后 1 小时患者左侧肢体活动障碍，复查 DSA 见支架内血栓形成，支架远端血管未显影；**G** 和 **H**. 局麻下行微导管动脉接触溶栓后，再通成功（因局麻下患者躁动，图像效果较差，但仍可见右侧大脑中动脉及双侧大脑前动脉均显影）；**I** 和 **J**. 术后 6 个月复查造影正侧位，显示动脉瘤不显影，载瘤动脉及各分支血管通畅

防血栓形成有重要意义。病例 1 为术中导引导管头端形成血栓，考虑可能与导管对血管壁的反复刺激、抗血小板或滴注冲洗不充分等有关。一般情况下通过导引导管抽吸为最直接的手段，无奈该病例的血栓随造影剂一同被冲向支架处，只能通过微导管接触性溶栓方式处理，所幸效果满意。病例 2 为术后 1 小时形成血栓，该患者术前未服用抗血小板药物，术中植入支架时予以替罗非班注射液静脉推注 6 ml 后，继续以 6 ml/h 持续泵入 24 小时，但仍然发生急性血栓形成，考虑可能与血管条件差、抗血小板不充分以及植入物致栓性强等因素有关。术后复查造影的同时，采用微导管接触性动脉溶栓，血管成功再通，术后继续静脉抗血小板治疗，辅以扩容、降低纤溶代谢物及抗血管痉挛药物综合治疗。术后 6 个月复查造影显示血管通畅，但因其血管条件较差，患者随访

时仍留有轻度的肢体功能障碍。

二、颅内动脉狭窄支架成形术中动脉夹层

颅内动脉狭窄性病变在行介入治疗时，导丝及导管通过狭窄段、球囊预扩张或单行球囊扩张过程中，均有形成夹层的可能，这种医源性创伤发生率为3%～13%。病变越严重则前向血流越慢，甚至局部闭塞导致血流中断，需要及时发现、及时处理，否则会导致严重后果。

夹层形成需要和急性血栓形成或近端栓子脱落进入责任血管相鉴别。夹层形成后所致血流减慢如误判为新发血栓形成，会造成治疗决策的不当，而影响最终疗效。术中造影时，如果动脉表现为偏心性狭窄伴外管径扩张、串珠征或节段性狭窄、双腔征、假腔内造影剂滞留、内膜瓣甚至出现夹层动脉瘤等征象，可明确为夹层形成。其中，双腔征和内膜瓣为直接征象，可作为动脉夹层病变的诊断依据。三维旋转血管成像（three dimensional rotational angiography，3D-RA）可以获得高分辨率的三维血管重建图像，能够评价血管横截面特点，在诊断“双腔征”方面优于传统的DSA，有助于提高“串珠征”的诊断率。DSA检查的局限性在于不能直接显示动脉管壁情况，故当动脉硬化的管径正常时可能漏诊，管腔狭窄或闭塞时不易与动脉粥样硬化、动脉炎等疾病相鉴别；当颅内夹层病变伴有壁内血肿形成或瘤腔内部分血栓形成时，不能显示病变的全貌。颅内动脉狭窄性病变介入治疗时造成的夹层，其治疗关键在于准确判断是否形成了夹层，一旦明确应迅速选择合适的球囊进行贴敷后，予以颅内支架植入。医源性创伤形成的夹层，有时难以判断其始发部位及长度，稳妥起见可以植入稍长支架，以保证完全覆盖夹层破口。在操作过程中要保持导丝位于远端血管腔内，如导丝不慎脱出，再次进入时需明确进入远端血管真腔内，再进行进一步操作，以防止造成更严重的损伤。

（一）典型病例

病例3：操作中导丝误进入斑块内形成夹层

患者，男，67岁，因阵发性头晕2年于2022年8月2日入院。既往高血压病史15年，无烟酒嗜好，MRA及CTA显示双侧大脑中动脉重度狭窄，DSA证实左侧大脑中动脉起始部严重狭窄。予以阿司匹林100 mg每日1次、氯吡格雷75 mg每日1次、阿托伐他汀钙20 mg每日1次口服1周后，于8月9日全麻下行左侧大脑中动脉狭窄球囊扩张支架植入术，术中导丝植入时形成夹层并导致远端血管闭塞，予以球囊扩张后植入支架，患者预后良好（图6-3-3）。

病例4：球囊扩张导致夹层形成

患者，女，66岁，主因阵发性头晕伴左侧肢体无力2个月于2022年12月29日入院。MRA显示右侧大脑中动脉重度狭窄，DSA证实后予以球囊扩张治疗。手术操作顺利，术中选用2.25 mm×15 mm颅内球囊扩张（图6-3-4）。

（二）点评

颅内动脉狭窄性病变介入治疗时夹层的形成与患者血管因素及术者操作密切相关，患者的血管因素医生无法改变，但是医生可以通过自身的努力来减少医源性损伤。病例1狭窄部位血管呈折角，如术前认真评估血管情况，应该能预见到导丝通过时会比较困难，术中使用中间导管增加支撑力及操作系统的稳定性，选择合适的导丝，导丝通过狭窄段时准确、轻柔操作，可有效避免导丝进入夹层腔，好在术中及时发现夹层并做了妥善处理，患者未出现严重并发症。病例2系球囊扩张后形成夹层，目前比较认可的是颅内血管狭窄扩张至亚满意即可，选择较小的球囊、在球囊扩张及泄压时缓慢的操作，均能有效减少夹层形成的概率。一旦出现夹层，应准确判断，选择合适球囊予以贴敷并观察一段时间，如夹层不闭合则需要支架成形，选择略长的支架，确保遮盖夹层入口。

三、颅内动脉闭塞开通支架成形术后颅内出血

颅内支架植入术治疗症状性颅内血管狭窄及血管闭塞越来越受到人们的重视，目前已有大量相关报道，并证实其安全有效。但事实也证明，

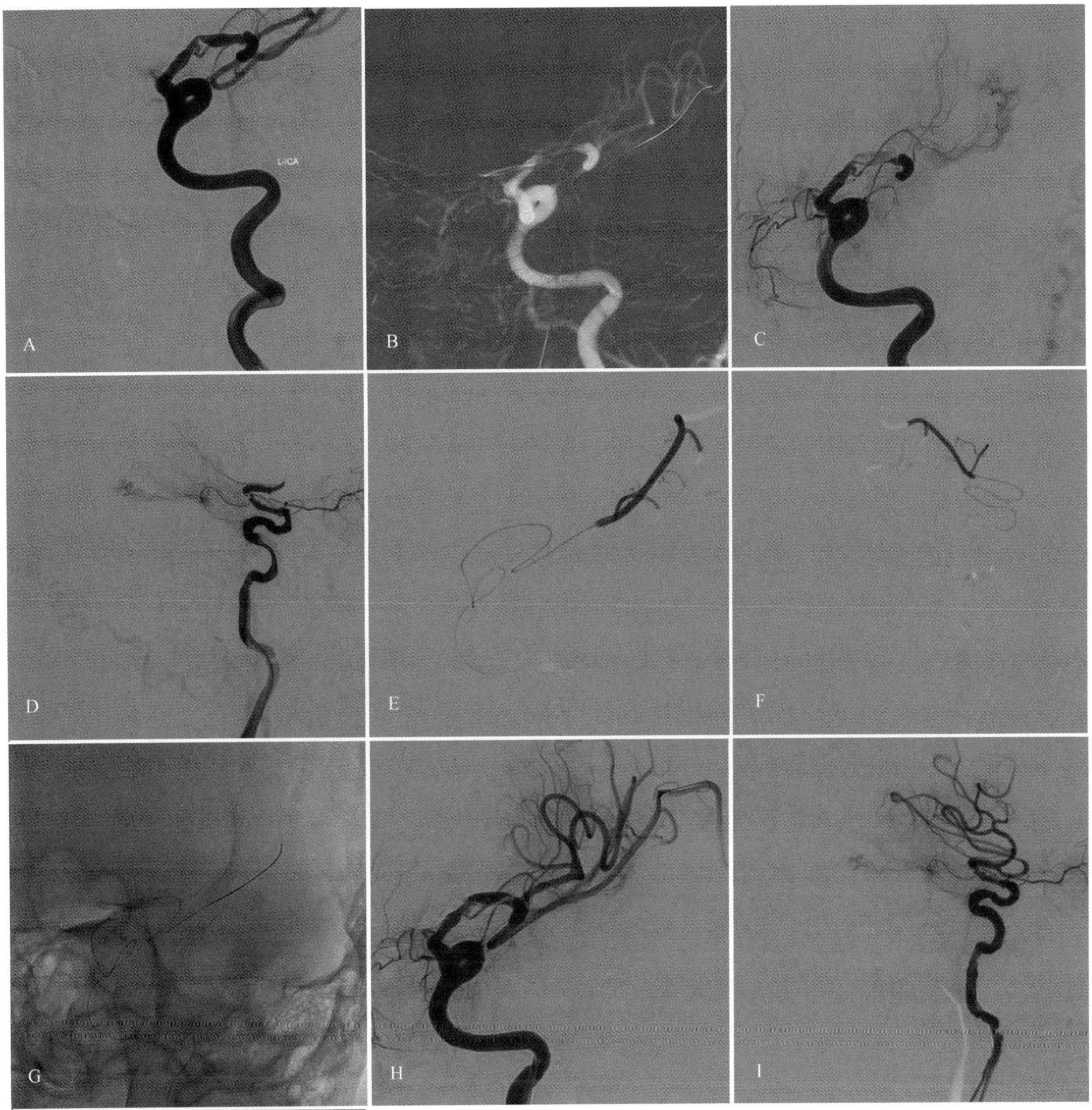

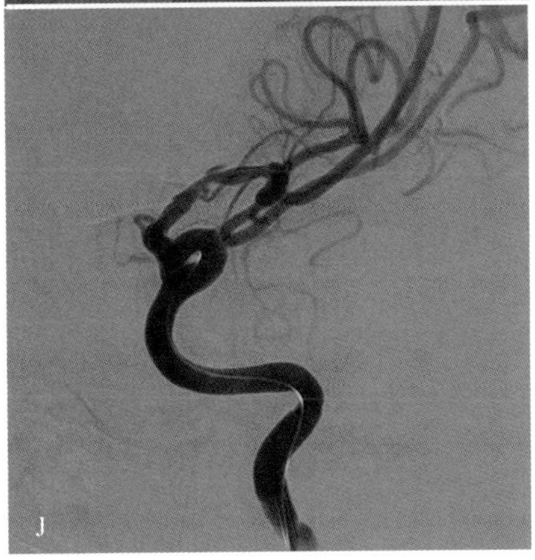

图 6-3-3 **A**. 患者大脑中动脉 M1 段起始部重度狭窄，狭窄处呈折角样改变；**B**. 路图下导丝通过狭窄段到达大脑中动脉远端，在操作过程中导丝通过狭窄段时比较困难，多次调整后才到达大脑中动脉远端；**C**. M1 段形成夹层，正位像表现为双腔征、假腔内造影剂滞留；**D**. 侧位像表现为串珠样，大脑中动脉远端不显影；**E** 和 **F**. 经微导丝送入微导管，撤出导丝后经微导管造影，显示远端位于血管真腔内；**G**. 球囊到达夹层处并进行扩张；**H**. 球囊扩张后，正位像可见双腔征及内膜瓣；**I**. 侧位像可见串珠样改变，远端血管显影良好；**J**. 释放支架后，支架外仍有残腔存在，狭窄改善

在获得可观收益的同时，一些可能出现的并发症也是不容忽视的。其中，颅内支架植入术后出血就是其常见且严重的并发症之一。

颅内支架植入术后出血的原因及危险因素可从以下几方面进行分析。

（1）支架选择过大：支架选择过大会导致血

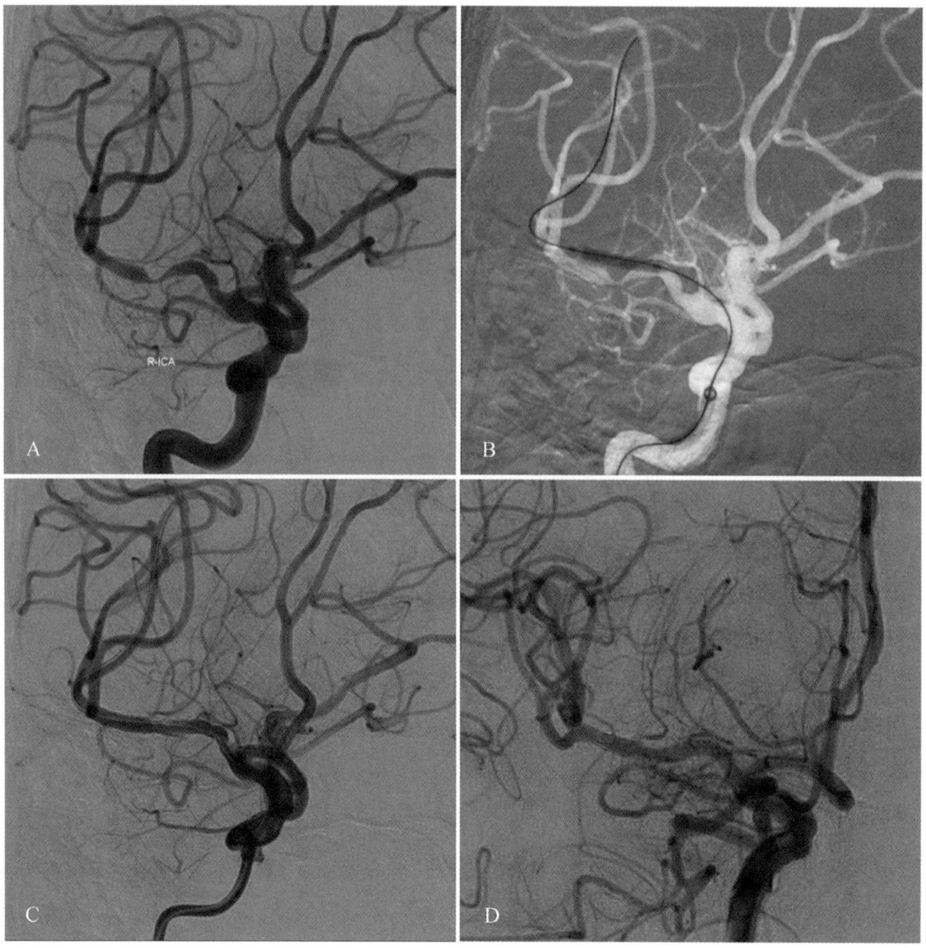

图 6-3-4 **A**. 图示术前狭窄情况，斑块位于大脑中动脉上壁；**B**. 球囊扩张情况，显示球囊与血管匹配；**C**. 大脑中动脉下壁形成夹层，可见内膜瓣及双腔征；**D**. 支架释放后内膜瓣及双腔征消失

管破裂，一般原则是所选支架直径略大于狭窄段正常动脉的管径即可。颅内血管全部位于蛛网膜下腔，周围没有任何支撑组织，加之长期动脉粥样硬化导致血管本身结构不良、脆性增加，因此在狭窄段植入金属支架并扩张释放后，就有潜在致血管破裂的风险。狭窄长度越长、成角越大，支架植入术成功率越低，血管破裂并发症的发生率越高。

（2）球囊选择过大：颅内动脉狭窄患者，在放置支架前大部分需要球囊预扩张，部分患者可选择单独裸球囊或药物球囊扩张。如果扩张速度过快或压力过大，加之长期动脉粥样硬化且脆性增加、弹性降低，即使选择偏小直径的球囊、给予命名压力扩张，也可造成相应节段或者邻近部位的血管破裂风险，进而形成围术期的颅内出血并发症。颅内扩张压力及狭窄段的几何形态也与血管破裂有关。

（3）皮质动脉穿孔：颅内血管支架植入过程中微导丝头端必须要通过狭窄血管进入狭窄远端皮质动脉分支，才能使支架有一个好的支撑力而到位。如果在支架释放过程中导丝过度移动，导丝头端就有穿破皮质动脉的风险。国内资料提示在置放微导丝的过程中，要在路图下尽量将导丝超选进入较大的分支。有条件者同时监测正侧位影像，没有条件者必须反复调整透照角度，证实导丝位于血管内，且找出最佳角度。在支架置放的过程中如果出现微导丝头端的突然且大幅度移动，可能造成血管穿破的风险，进而发生颅内出血。

（4）过度灌注：再灌注损伤及过度灌注是十分凶险的并发症，多见于高度狭窄的患者。颅内血管长期处于低血流灌注的状态，且颅内未充分代偿受损的血管自主调节功能。一旦大量血流涌入，极易造成过度突破。高灌注产生的最严重后果就是颅内出血。颅内出血可表现为脑实质内出血、蛛网膜下腔出血和硬膜下血肿。患者术前血管严重狭窄，脑内自动调节功能丧失，狭窄的血管被解除后，即使无明显血压增高，亦可能由于该血管供应区的过度灌注导致颅内出血发生。

（一）典型病例

病例5：球囊扩张后血管壁机械性损伤

患者，男，61岁，以“突发左侧肢体活动不灵伴言语不利1个月”为主诉，于2020年9月6日入院。患者2020年7月13日突发左侧肢体活动不灵伴言语不利，在当地医院行头部磁共振弥散加权成像（DWI）提示右侧半卵圆中心及放射冠急性脑梗死。

患者诊断高血压有6年余，平日血压最高可达255/120 mmHg（1 mmHg = 0.133 kPa），平日应用马来酸依那普利片控制血压，每日1次口服，每次1片，血压可控制在135/75 mmHg。否认糖尿病、冠心病等其他基础疾病。诊断：右侧大脑中动脉闭塞，右侧半卵圆中心、放射冠急性脑梗死。入院后给予患者阿司匹林100 mg每日1次，氯吡格雷100 mg每日1次，阿托伐他汀20 mg每晚1次。于2020年12月7日局麻下行全脑血管造影术，显示“右侧大脑中动脉闭塞，远端可通过大脑前动脉软膜支及颈外动脉略有代偿”。于2022年12月10日根据CYP2C19基因型（快代谢型）以及血栓弹力图（thromboelastography，TEG）（AA抑制率94%，ADP抑制率30%），更换双联抗血小板方案为：阿司匹林100 mg每日1次，替格瑞洛90 mg每日2次。患者于2020年9月11日全麻下行右侧大脑中动脉闭塞再通球囊扩张支架成形术：微导丝越过闭塞段后超选至大脑中动脉上干远端，选用Gateway 1.5 mm×15 mm球囊于大脑中动脉M1段给予命名压力扩张，即刻造影见大脑中动脉远端血管显影，但M1段近端可见一重度狭窄，后选用Gateway 2.25 mm×15 mm球囊放置于M1段近端狭窄段，给予命名压力扩张。随即放置Enterprise 4.5 mm×14 mm支架，造影见M1段狭窄明显改善，血管形态恢复良好，大脑中动脉远端血管充盈良好。术后患者出现轻微头痛症状，无恶心、呕吐，无肢体活动障碍及言语障碍。复查头部CT见右侧外侧裂内及右侧额颞顶叶脑沟内高密度影，考虑为蛛网膜下腔出血及造影剂外渗，未见明确低密度梗死灶。为防止术后出血增加，暂未予以常规抗血小板聚集及抗凝方案。替代给予尼莫地平注射液原液微量泵泵入，速度4 ml/h，密切监测血压，控制收缩压于120～140 mmHg，监测心功能同时增加补液量，进一步降低血管痉挛的发生率。术后24小时查头部CT：与术后即刻头部CT相比，外侧裂及脑沟之间高密度影明显减少，证实高密度影中有部分造影剂成分。术后患者仍有轻微头痛症状，临时给予口服止痛药对症治疗，继续维持每日1500～2000 ml补液量，继续给予抗血管痉挛治疗，未出现严重颅内高压及血管痉挛表现。术后72小时患者头痛症状明显改善，恢复阿司匹林100 mg每日1次，长期应用；替格瑞洛90 mg每日2次，拟服用6个月。术后1周患者出院时外侧裂及脑沟内高密度影消失，转至康复医院继续康复治疗（图6-3-5）。

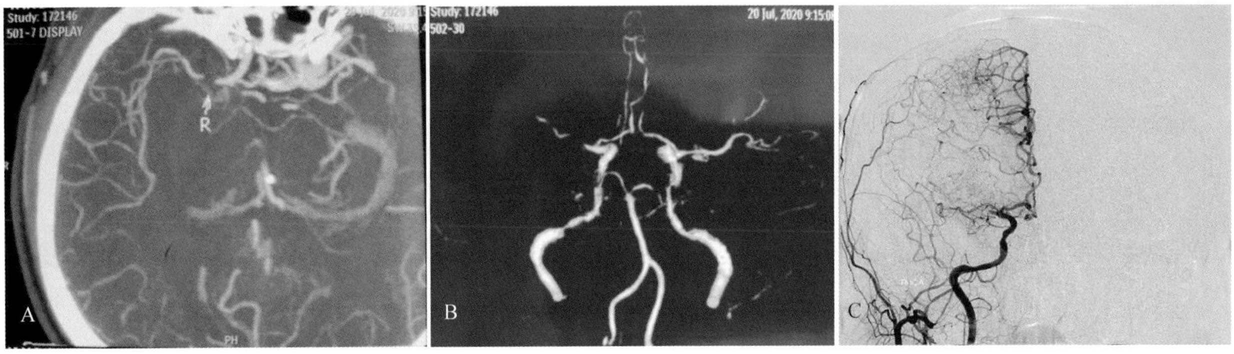

图6-3-5 **A**. 颅内CTA检查提示右侧大脑中动脉极重度狭窄；**B**. 颅内动脉CTA三维重建提示右侧大脑中动脉M1段极重度狭窄，远端血管显示不清；**C**和**D**. 入院后的右侧颈总动脉颅内正、侧位造影，显示右侧大脑中动脉闭塞；**E**和**F**. 术后即刻正、侧位造影，右侧大脑中动脉形态良好、管腔通畅，大脑中动脉远端显影良好，软膜支显影良好；**G**. 术后半小时头部CT，右侧外侧裂内及右侧额颞顶叶脑沟内高密度影，未见明确低密度梗死灶；**H**. 术后24小时头部CT，与术后即刻头部CT相比，外侧裂和脑沟之间高密度影减少

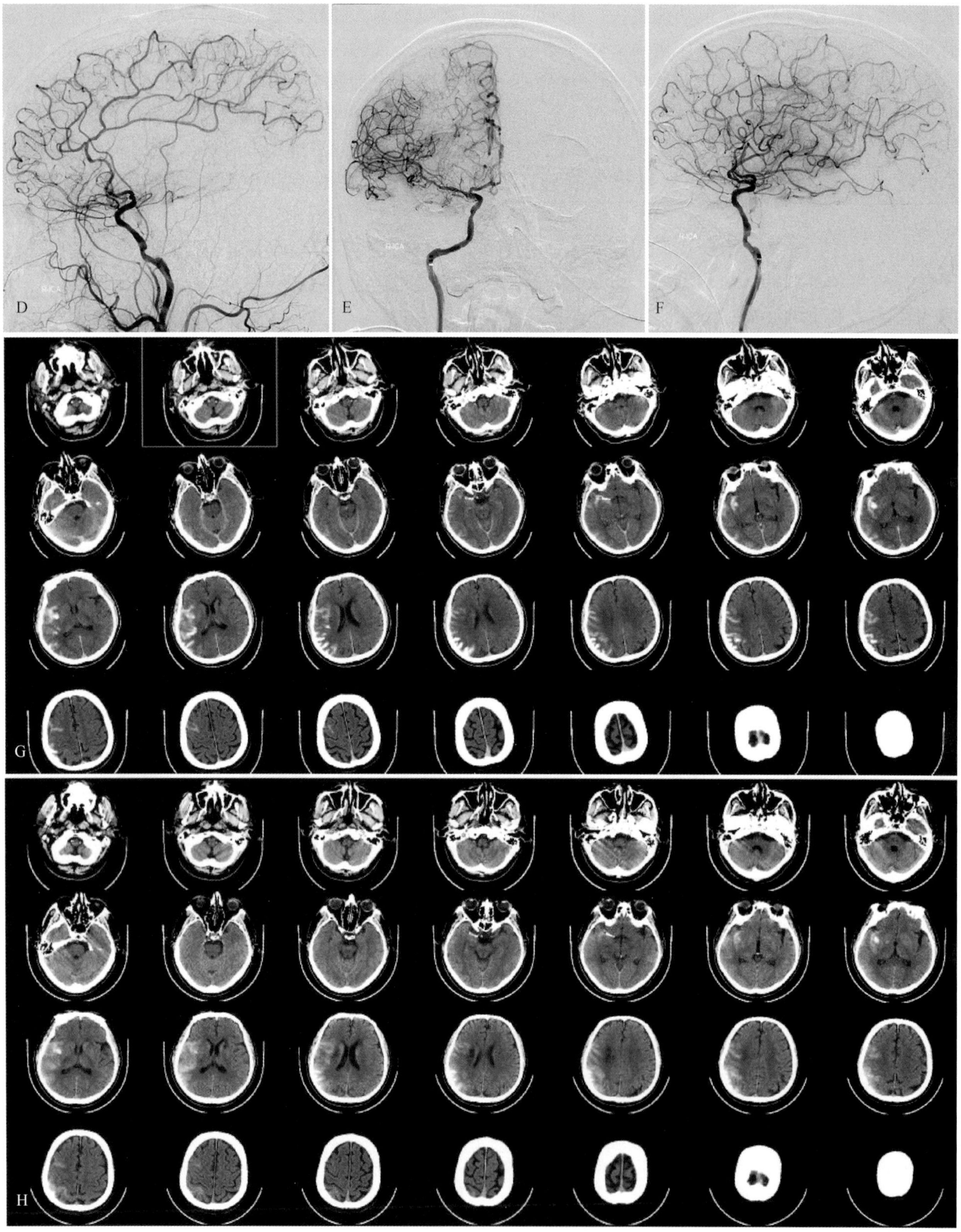

图 6-3-5 续

（二）点评

颅内动脉闭塞后再通及颅内动脉狭窄支架成形术后，为防止支架植入导致灌注区的急性过度灌注，在术中和术后短期内要保持相对较低的血压，防止出现更严重的并发症。由于脑出血的发生往往与过度灌注综合征相关，所以积极控制血压仍是最有效的防治方法。本例患者术后发现有少量出血及造影剂外渗表现，出血及外渗原因考虑因闭塞开通后远端血管过度灌注的可能性大。主要预防措施包括：①加强围术期的血压监测，根据基础血压水平、狭窄程度、开通程度、侧支循环等因素个体化地控制血压（甚至低于基础血压），是防止发生的有效措施；②围术期进行血流速度监测能为血压控制提供直接证据；③术后常规行头部检查以了解有无早期出血；④一旦出现颅内出血则可能导致预后差，需根据情况中和肝素，停止抗血小板药物，必要时行脑血肿穿刺引流术。值得注意的是，支架植入后抗凝药物的使用与脑出血后停用抗凝及抗血小板药物明显矛盾；一旦出现颅内出血后停用抗凝及抗血小板药物是必要的，但什么时候开始恢复使用，目前尚无循证医学证据与专家共识。本病例在发现出血及外渗后停用抗血小板及抗凝药物，直到术后第3天重新启动抗血小板及抗凝药物。患者出院时恢复良好，颅内高密度影消失，且未发生神经功能障碍表现。

四、血流导向装置植入导致血栓形成

血流导向装置（flow diverter，FD）是一种较新型的用于治疗颅内动脉瘤的材料，由于其高金属覆盖率和高网孔率的设计，流入动脉瘤的血液会受到限制并逐渐形成血栓，以促进FD及动脉瘤瘤颈处内皮细胞的生成，最终覆盖瘤颈，实现载瘤动脉的重建。支架内血栓形成是FD植入术的主要并发症，可能导致支架闭塞、远端血管栓塞、载瘤动脉及支架覆盖动脉闭塞。其可以发生在术中、术后早期，亦可发生迟发性缺血，严重影响患者预后。IntrePED研究的906例患者中，有36例（4.0%）发生急性缺血性卒中。一项单中心Pipeline栓塞装置（Pipeline embolization device，PED）植入的预后回顾性分析中（注：PED是美国食品药品监督管理局批准的首个血流导向装置），835例患者中21例（2.5%）发生支架内血栓。Chao Wang等单中心回顾性研究中，496例患者行单纯PED植入术，术后27例（5.4%）发生缺血性卒中。

支架内血栓形成的危险因素可从患者临床特点、病变特点、介入操作因素等多方面进行分析。

（1）患者临床特点：在基于IntrePED试验的单因素回归分析中，PED治疗后发生缺血性卒中的相关因素包括男性、高血压、大脑中动脉PED植入、梭形动脉瘤、巨大动脉瘤和多个PED植入。也有研究表明，动脉瘤囊颈部的较高血压和动脉瘤穿支可能增加支架内血栓形成的风险。

（2）病变特点：研究表明后循环动脉瘤放置FD相比于前循环具有更高的缺血性卒中风险，且预后更差。这可能由于病变位置毗邻脑干及脑神经，且载瘤动脉具有诸多纤细脆弱的穿支动脉。同时梭形动脉瘤具有更高的FD植入后血栓形成风险，且与发病相关的梭形动脉瘤通常是大型或巨大动脉瘤，平均大小接近25 mm，平均瘤颈宽度为26 mm，可能是由于动脉瘤体积大导致支架贴壁不良、抗血小板治疗提前停止以及需要植入多个PED导致。

（3）抗血小板药物：抗血小板药物的使用是预防支架内血栓形成的最有效手段，术前标准双联抗血小板方案使用至少5～7日；并且条件允许下，根据CYP2C19基因检测氯吡格雷代谢差异，中或低代谢患者酌情换用P2Y12受体拮抗剂替格瑞洛。Saber等纳入29例研究中统一抗血小板药物方案治疗的共2002例患者，表明大剂量阿司匹林和氯吡格雷至少服用6个月可有效降低支架放置后血栓形成风险，且未增加远期出血风险。根据术中支架表现，如覆盖重要分支等，可使用糖蛋白Ⅱb/Ⅲa受体拮抗剂（替罗非班、阿昔单抗等）有效预防或挽救性治疗FD植入术后血栓形成。

（4）术中介入操作：介入治疗操作中会发生支架与血管贴壁不佳、支架回缩、导管鞘管血栓产生等。贴壁不良会导致支架内皮化延迟，从而增加术后延迟期内发生支架内血栓形成的风险。选择合适的支架是保证贴壁的基础，测量过程中以5F/6F中间导管直径校准，选择合适直径及长度的支架；支架较长，其弯曲增多，会增加释放难度。释放后使用微导丝成袢在支架内“按摩”或使用球囊扩张等方式确保贴壁。

（一）典型病例

病例6：支架术后微血栓形成

患者，女，62岁，以“发现左侧颈内动脉后交通段动脉瘤10天”为主诉，于2020年12月6日入院。既往否认高血压、糖尿病、冠心病等基础疾病。诊断：左侧颈内动脉后交通段大动脉瘤。入院后给予阿司匹林 100 mg 每日 1 次，氯吡格雷 100 mg 每日 1 次，阿托伐他汀 20 mg 每晚 1 次。于 2020 年 12 月 7 日局麻下行全脑血管造影术，显示“左侧颈内动脉后交通段大动脉瘤，指向内下，瘤体约 12.2 mm×11.7 mm，后交通动脉起自动脉瘤基底部，大脑后动脉呈胚胎型”。于 2022 年 12 月 10 日根据 CYP2C19 基因型（中等代谢型）以及血栓弹力图（AA 抑制率 95%，ADP 抑制率 27%），更换双联抗血小板方案为：阿司匹林 100 mg 每日 1 次，替格瑞洛 90 mg 每日 2 次。患者于 2020 年 12 月 22 日全麻下行左侧颈内动脉后交通段动脉瘤血流导向装置植入术联合弹簧圈栓塞术：于左侧颈内动脉后交通段至海绵窦段植入一枚 PED 5 mm×35 mm，依次置入 16 mm×40 mm、14 mm×30 mm、9 mm×30 mm 弹簧圈予以栓塞。术后给予抗血小板聚集方案：阿司匹林 100 mg 每日 1 次，长期应用；替格瑞洛 90 mg 每日 2 次，拟服用 6 个月；低分子量肝素钠 5000 IU 皮下注射，每日 1 次，应用 3 天。术后即刻出现运动型失语，予以替罗非班 5 ml 原液，溶入生理盐水稀释成 20 ml，于动脉端予以缓慢注射，替罗非班原液以 5 ml/h 速度持续泵入。术后 2 小时查头部 CT，提示左侧额顶叶水肿明显，未见明确低密度梗死灶。术后 12 小时突发失语加重，呈混合型失语，伴右侧肢体肌力下降，右侧上肢肌力Ⅱ级，右侧下肢肌力Ⅲ级。术后 20 小时行颅脑磁共振 DWI，提示左侧额顶叶多发新发梗死灶。术后 24 小时复查全脑血管造影，提示载瘤动脉通畅，动脉瘤内血栓形成迅速。予以足量补液、持续替罗非班原液泵入，48 小时后桥接双联抗血小板、低分子量肝素钠抗凝治疗，甲泼尼龙 80 mg 每日 1 次静脉输液减轻局部炎症反应、依达拉奉清除氧自由基等对症治疗。患者于 2020 年 12 月 29 日失语较前缓解，基本恢复正常，右侧肢体肌力恢复至Ⅴ级，于该日出院，出院后抗血小板聚集方案为：阿司匹林 100 mg 每日 1 次，长期应用；替格瑞洛 90 mg 每日 2 次，服用 6 个月。术后 1 年随访，患者言语及肢体均恢复至正常，无其他新发缺血性卒中发生；全脑血管造影显示，动脉瘤瘤体栓塞完全，胚胎型大脑后动脉血流良好，载瘤动脉通畅（图 6-3-6）。

（二）点评

血流导向装置植入导致的急性、亚急性血栓事件，多数与支架贴壁不良、瘤内血栓形成过快、支架表面微血栓脱落、支架周围穿支较多、多个血流导向装置植入有关。本例患者为老年女性，患者血管条件差，钙化较多且通路迂曲，动脉瘤瘤体大，且瘤颈较宽，可行常规动脉瘤支架辅助栓塞术，或者行血流导向装置植入术。然而对于大动脉瘤甚至巨大动脉瘤而言，常规支架辅助栓塞复发率相对较高，这可能与弹簧圈压缩有关，未来支架内膜化程度亦较 FD 效果差，因此最终选择行血流导向装置植入术联合弹簧圈栓塞术。本例患者术后经历急性缺血性卒中事件，但经积极静脉抗血小板聚集、足量补液、应用激素、抗凝以及强改善微循环治疗后，预后相对良好，且远期复查效果亦满意。缺血原因考虑为动脉瘤内血栓形成过快，以及瘤颈处支架表面微血栓形成。除此之外，血流导向装置支架为编织支架，放置过程中需以“推拉释放”的方式辅助支架完美贴壁，如支架贴壁不良或支架锚定后移动，可导致血管内皮损伤，内膜下组织和胶原暴露过多，激活血小板和纤维蛋白附着及沉积形成血栓，进而导致大负荷量血栓形成，这亦是 FD 支架导致缺血不良事件的一大原因。术前足量、足时的双联抗血小板聚集治疗对于预防术中及术后血栓形成事件至关重要，CYP2C19 基因型检测以及血小板功能检测能够分别从“因”“果”两个角度，辅助双联抗血小板方案制订和疗效评估。本例可借鉴的经验包括：①对于大动脉瘤及巨大动脉瘤而言，血流导向装置对于动脉瘤闭塞程度、远期支架内膜化以及复发率，均优于常规支架辅助栓塞。②术前足量、足时的双联抗血小板聚集治疗十分重要，条件允许，可结合基因检测及血小板功能检测，依结果调整抗血小板方案。③即使通过“推拉释放”方式以及微丝或微管按摩后 FD 支架释放完美贴壁，但仍需注意部分患者可能发生支架表面微血栓事件，及早应用静脉抗血小板聚集药物（如替罗非班）不失为一种可靠的选择。④如果出现血流导向装置术后急性缺血事件，早期给予激素、静脉抗血小板药、足量补液、抗凝、强改善微循环，以及必要时应用三联抗血小板治疗，可早期恢复微循环灌注及拮抗脑组织缺血损伤。

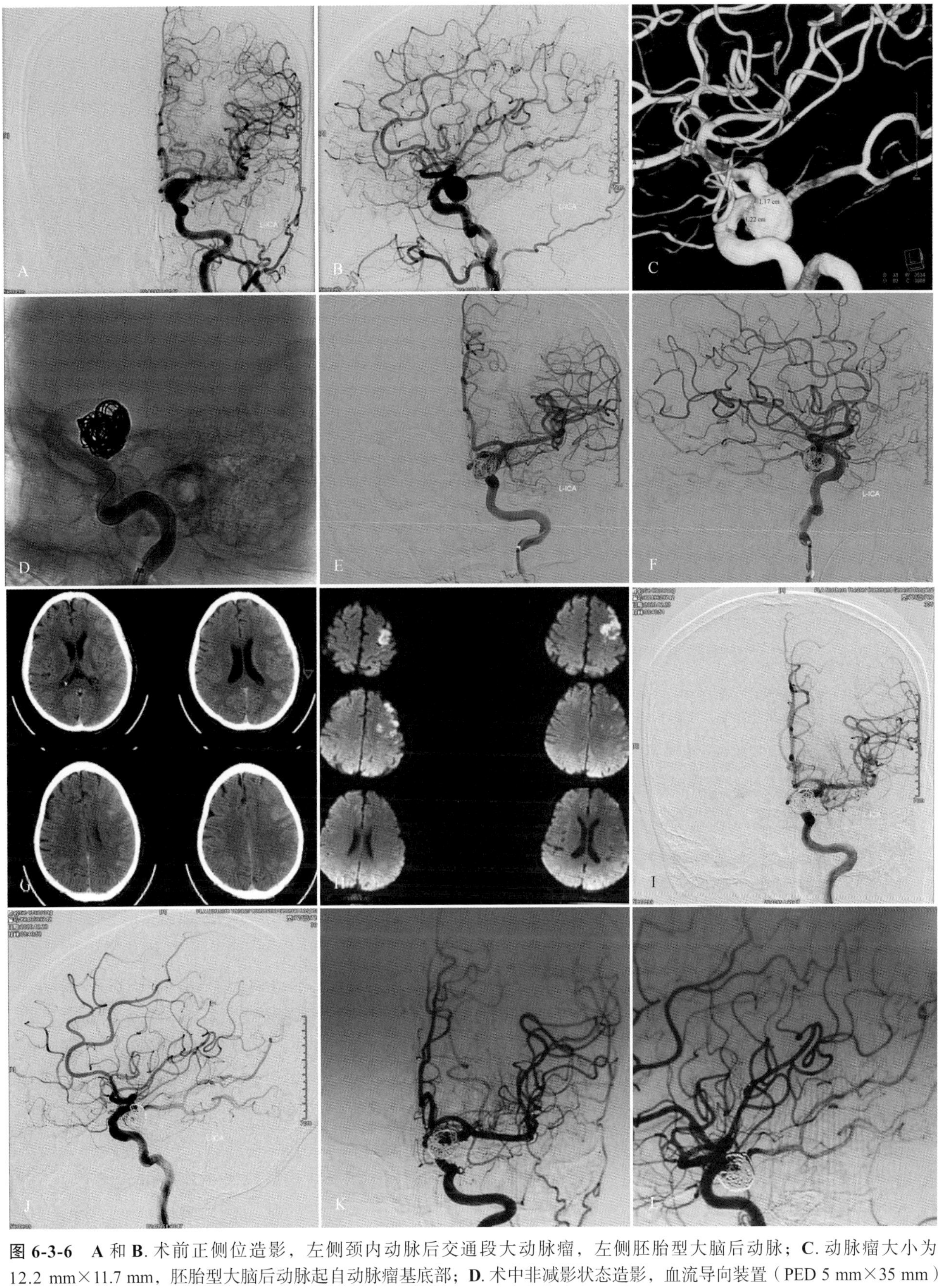

图 6-3-6 A 和 B. 术前正侧位造影，左侧颈内动脉后交通段大动脉瘤，左侧胚胎型大脑后动脉；**C.** 动脉瘤大小为 12.2 mm×11.7 mm，胚胎型大脑后动脉起自动脉瘤基底部；**D.** 术中非减影状态造影，血流导向装置（PED 5 mm×35 mm）植入完毕，远端位于颈内动脉末端、分叉以前，近端位于颈内动脉海绵窦段，瘤内予以弹簧圈（首枚成篮圈 16 mm×40 mm）栓塞，瘤颈位置予以非致密栓塞以保护胚胎型大脑后动脉血流；**E 和 F.** 术后即时正侧位造影，动脉瘤内造影剂滞留明显、但仍有动脉瘤瘤体显影，胚胎型大脑后动脉血流良好；**G.** 术后 2 小时头部 CT，左侧额顶叶水肿明显，未见明确低密度梗死灶；**H.** 术后 20 小时颅脑磁共振 DWI，左侧额顶叶多发弥散受限，提示新发梗死灶；**I 和 J.** 术后 24 小时复查造影，未见颈内动脉急性血栓形成，动脉瘤瘤体内血栓形成迅速；**K 和 L.** 术后 1 年复查造影，动脉瘤瘤体栓塞完全，胚胎型大脑后动脉血流良好，载瘤动脉通畅

五、血流导向装置植入术相关动脉瘤破裂出血

血流导向装置（FD）是一种治疗颅内动脉瘤的新型装置，以改变血流动力学并重建载瘤动脉、促进动脉瘤愈合为主要治疗原理，经多年探索不断拓宽适应证至后循环动脉瘤、破裂动脉瘤以及其他复杂动脉瘤等。多项大型研究（PUFS、InterPED、ASPIRe）共纳入1092例患者的1221个颅内动脉瘤，动脉瘤平均最大径为12.0 mm±7.8 mm、瘤颈宽6.6 mm±4.8 mm；结果显示，围术期患侧严重缺血性卒中发生率为3.7%（40/1091），严重颅内出血发生率为2.0%（22/1091），死亡率为3.3%（36/1091），合并严重并发症和死亡率为7.1%（78/1091），颅内动脉瘤完全闭塞率在术后180天为75.0%（111/148）、1年时为85.5%（94/110）。研究结果表明，PED可有效治疗颅内动脉瘤，并奠定了血流导向装置应用的基础，颅内动脉瘤闭塞率在随访期间逐渐升高，并且对于最大径较大且宽颈的颅内动脉瘤，其安全性尚可接受。除前述缺血性并发症外，出血性并发症的发病率仍不可忽视，在最新中国PED栓塞颅内动脉瘤的上市后多中心注册研究——PLUS研究中，术后出血性并发症的发生率为4.1%，且预后较差。FD术后出血类型主要分为迟发性动脉瘤破裂出血、迟发性脑实质出血等。其发病机制仍不明确，迟发性颅内动脉瘤破裂通常被认为与血流导向装置植入后产生的血流动力学变化相关，发病率为1%～2%，多发生在术后30天内，既往出血、颅内动脉瘤尺寸大及后循环病变是其危险因素。其中约50%以上为大型或巨大型动脉瘤，一旦破裂，死亡率高达72%，考虑原因为：①动脉瘤体积较大时瘤内血流的流出道受阻，瘤内压力失衡；②瘤内血栓形成后激化扩展伴随瘤壁炎性浸润，诱发破裂出血；③血流动力学改变导致射流征明显冲击瘤壁。颅内巨大动脉瘤流入道血液流速快、流量大。联合弹簧圈栓塞是否可以降低巨大动脉瘤出血风险，仍需要大规模临床试验证实。Uchiyama等研究表明，相较于单支架植入，多密网支架套叠使用可以有效降低动脉瘤内血流速度，对于大型动脉瘤（直径≥10 mm）的治疗效果更好。

针对动脉瘤迟发性破裂，应对方式主要包括术后严格控制血压、术后使用激素降低瘤内炎性反应。通过多个血流导向装置套叠、弹簧圈栓塞减少瘤内张力，可以稳定血栓形成。然而，上述临床预防方式的有效性仍需大型试验进一步证实。

（一）典型病例

病例7：颅内动脉瘤密网支架植入术中动脉瘤破裂

患者，男，44岁，以“头痛6日余”为主诉，于2023年7月4日入院。既往否认高血压、糖尿病、冠心病等基础疾病。于我院急诊行头部CTA示右侧后交通动脉大型动脉瘤，未见蛛网膜下腔出血。入院后考虑既往突发剧烈头痛病史，脑膜刺激征（+），先行腰椎穿刺术明确是否出血。腰椎穿刺可见澄清透明脑脊液，红细胞计数0。遂给予阿司匹林100 mg每日1次，氯吡格雷100 mg每日1次，阿托伐他汀20 mg每晚1次。于2023年7月5日局麻下行全脑血管造影术，显示“右侧后交通动脉大动脉瘤，指向外下，瘤体约10.06 mm×8.62 mm，瘤颈约6.88 mm，后交通动脉起自动脉瘤基底部”。于2023年7月6日根据CYP2C19基因型（慢代谢型），更换双联抗血小板方案为：阿司匹林100 mg每日1次，替格瑞洛45 mg每日2次。于2023年7月11日全麻下行右侧后交通动脉大动脉瘤血流导向装置植入术联合弹簧圈栓塞术：术前予以甲泼尼龙80 mg静脉滴注，术中于右侧颈内动脉后交通段至海绵窦段置入一枚PED 4.75 mm×18 mm，依次置入16 mm×40 mm、12 mm×30 mm弹簧圈予以栓塞。正侧位造影显示，毛细血管期可见动脉瘤造影剂渗出，考虑动脉瘤破裂。遂沿微导丝送入4 mm×9 mm Gateway球囊于血流导向装置近端以命名压扩张阻断右侧颈内动脉血流，并予以右侧颈动脉压颈，约30分钟后开放造影，见动脉瘤腔造影剂充盈延迟，未见新发渗出，载瘤动脉通畅。术后抗血小板聚集方案为：替格瑞洛45 mg每日2次、甲泼尼龙80 mg每日1次静脉滴注，严格控制血压，并于术后持续右侧颈内动脉压颈30分钟。术后2小时查头部CT，提示脚间池、基底池、第三脑室部分高密度影。患者神志清楚，无肢体活动障碍及言语功能障碍。次日行腰椎穿刺术可见微浊淡黄色脑脊液，

红细胞计数 2000×10^{6}/L。出院时患者无新发不适主诉（图 6-3-7）。

（二）点评

血流导向装置植入后导致的出血性并发症事件主要包括术中出血和术后迟发性出血事件，多数情况下与 FD 植入术后血流动力学改变有关，亦可能与微栓塞后梗死区出血性转化有关。有文献报道，FD 术后出血性并发症发生率为 3% ～ 3.5%，而 PLUS 研究提示出血性并发症发生率为 4.1%，且多数患者预后较差。多篇文献提示，大型或巨大型动脉瘤、后循环动脉瘤、Willis 环远端动脉瘤、既往动脉瘤破裂史或蛛网膜下腔出血病史、多个 FD 植入等均为 FD 支架植入术后

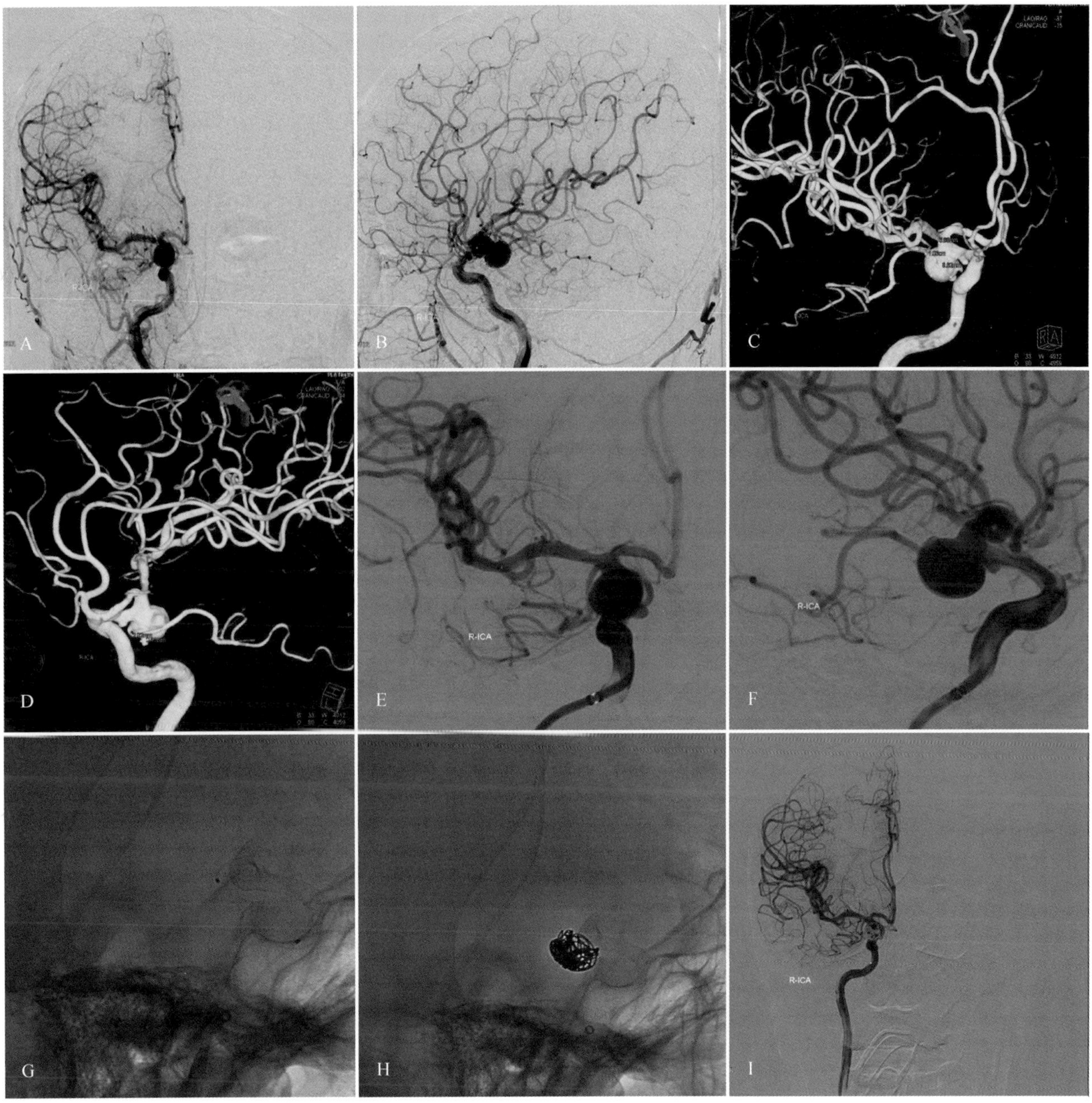

图 6-3-7　A 和 B. 术前正侧位造影，右侧后交通动脉大动脉瘤；**C 和 D.** 动脉瘤大小为 10.06 mm×8.62 mm，后交通动脉起自动脉瘤基底部；**E 和 F.** 支架植入后即刻正侧位造影，动脉瘤内造影剂滞留明显，支架内通畅；**G.** 术中非减影状态造影，血流导向装置（PED 4.75 mm×18 mm）植入完毕，远端位于颈内动脉末端、分叉以前，近端位于颈内动脉海绵窦段，瘤内予以弹簧圈（首枚成篮圈 16 mm×40 mm）栓塞，瘤颈位置予以非致密栓塞以保护胚胎型大脑后动脉血流；**H.** 植入 16 mm×40 mm、12 mm×30 mm 弹簧圈后非减影状态造影；**I ～ L.** 弹簧圈植入后即刻正侧位造影，毛细血管期可见动脉瘤造影剂外渗滞留；**M ～ P.** 4 mm×9 mm Gateway 球囊阻断颈内动脉血流并辅以同侧压颈；**Q 和 R.** 开放后正侧位造影，动脉瘤内造影剂滞留明显，无造影剂渗出；**S.** 术后 2 小时头部 CT，提示脚间池、基底池、第三脑室部分高密度影；**T.** 术后 2 周复查头部 CT，FD 联合弹簧圈动脉瘤栓塞术后，颅内未见高密度影

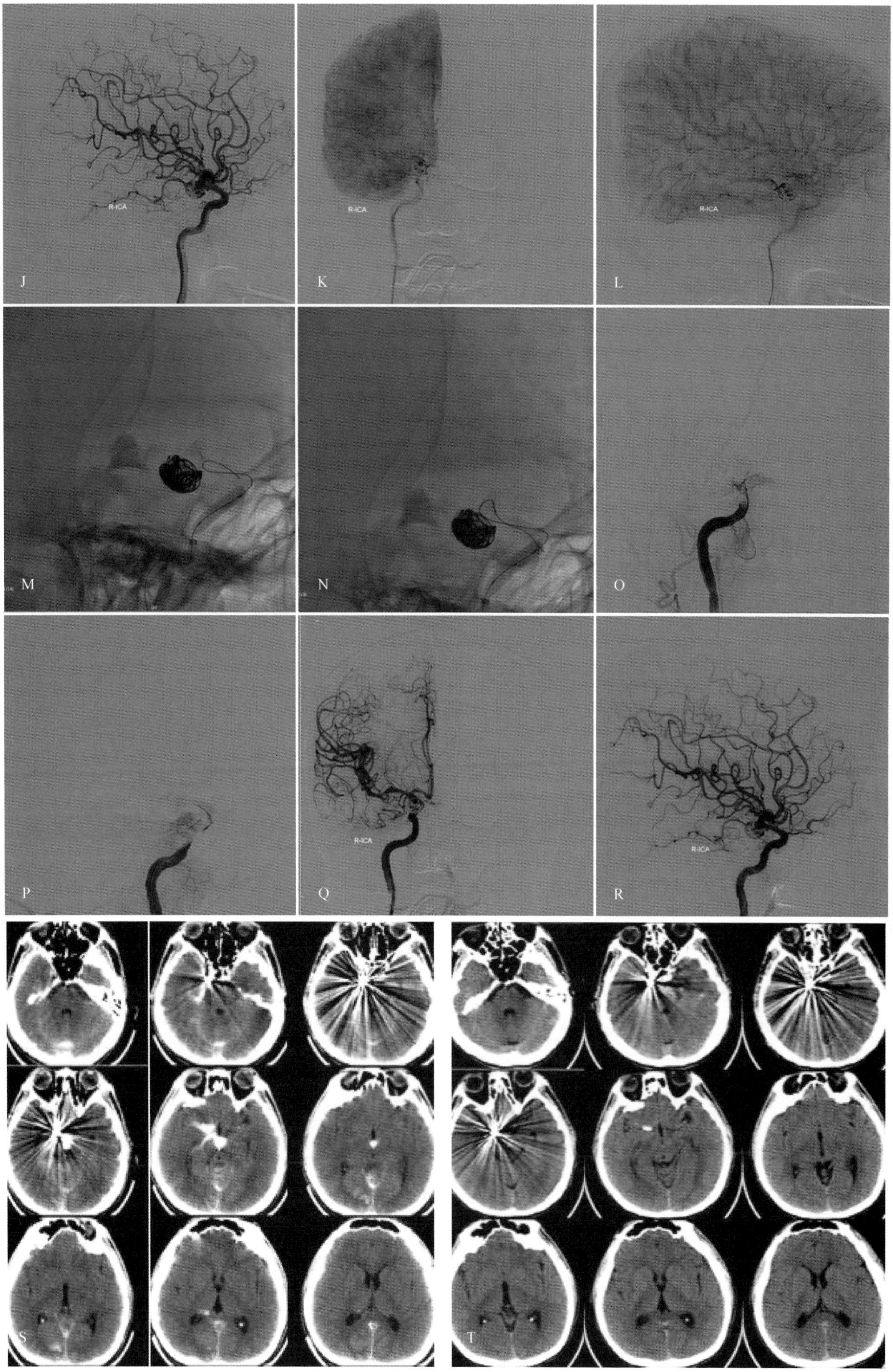

图 **6-3-7** 续

出血的危险因素。往往出血多数发生在术后早期，即围术期内，以迟发性动脉瘤破裂及迟发性脑实质出血为主，术中动脉瘤破裂出血较术后出血少见。本例患者为中年男性，入院前6日即出现头痛，提示动脉瘤不稳定，或处于濒临破裂状态，同时动脉瘤瘤体较大，瘤颈相对窄，该形态在FD术后易导致血流动力学的明显变化。常规支架辅助栓塞在复发率及内膜化方面，均无明显优势，且术前行腰椎穿刺术检测，未见脑脊液内存在红细胞，即动脉瘤术前未破裂，故予以规律双联抗血小板治疗，拟最终行FD支架植入。本例患者经历术中动脉瘤破裂出血，采取球囊压迫阻断以及患侧压迫颈动脉以降低正向血流冲击，同时配合麻醉师积极控制血压后，出血未见增多，且术后复查CT见少量蛛网膜下腔出血，出血分布呈改良Fisher分级1级。术后予以静脉控制血压、激素降低颅内压及减轻占位效应等措施，患者术后出血症状并不严重。术中动脉瘤破裂原因可能为动脉瘤顶处长期惯性驱动血流冲击，使内膜弹力层断裂消失，最终导致瘤壁变薄，术前存在间断头痛症状即为动脉瘤极不稳定且濒临破裂的征象。同时由于动脉瘤瘤体大、瘤颈窄的因素，可能FD放置后血流动力学明显改变，疏松弹簧圈填塞不能使血栓形成过快及早期愈合，导致瘤壁纤薄处不稳定而易出血、渗血。因此，对于破裂动脉瘤以及未破裂的症状性动脉瘤而言，选择FD治疗方式结合弹簧圈栓塞是否致密，是动脉瘤内壁血流动力学变化的决定性因素。本例可借鉴的经验包括：①对于大型或巨大型动脉瘤，术前务必仔细评估动脉瘤的形态，充分预知血流动力学变化带来的潜在风险，从而决定FD手术方式及弹簧圈栓塞密度。②如出现术中动脉瘤破裂出血，控制患侧载瘤动脉血压是有效的控制措施，如压颈以及球囊阻断。③围术期血压控制、术后出血早期应用激素、适当予以降低颅内压等对症治疗极为重要。④动脉瘤血流动力学模型，以及术后定期增强MRI检测瘤腔内血栓机化情况、术后磁共振DWI监测小或微缺血灶而防止出血性转化等辅助检查手段，亦可起到预防动脉瘤出血性并发症的作用。

（中国人民解放军北部战区总医院
梁国标　王效增）

参考文献

[1] Qureshi AI，Luft AR，Sharma M，et al. Prevention and treatment of thromboembolic and ischemic complications associated with endovascular procedures：Part II—Clinical aspects and recommendations. Neurosurgery，2000，46（6）：1360-1375；discussion 1375-1366.

[2] Mocco J，Fargen KM，Albuquerque FC，et al. Delayed thrombosis or stenosis following enterprise-assisted stent-coiling：is it safe？ Midterm results of the interstate collaboration of enterprise stent coiling. Neurosurgery，2011，69（4）：908-913；discussion 913-904.

[3] Derdeyn CP，Cross DT 3rd，Moran CJ，et al. Postprocedure ischemic events after treatment of intracranial aneurysms with Guglielmi detachable coils. Neurosurg，2002，96（5）：837-843.

[4] 刘伟，王卓然，郭庆东，等. 颅内动脉瘤支架辅助栓塞术中急性血栓形成的治疗. 中华神经外科疾病研究杂志，2018，17（02）：130-134.

[5] 肖国民，蒋泳，岑波，等. 颅内动脉瘤支架辅助栓塞术后并发急性支架内血栓形成（附3例报道并文献复习）. 中国临床神经外科杂志，2021，26（07）：553-555.

[6] 李鹏飞，刘东辉，赵阳，等. 支架辅助颅内动脉瘤栓塞术后急性血栓形成的分析及处理. 卒中与神经疾病，2019，26（02）：223-226.

[7] Sun Y，Li X，Ding Y，et al. Balloon angioplasty vs. stenting for symptomatic intracranial arterial stenosis. Frontiers in Neurology，2022，13：878179.

[8] Kadooka K，Hagenbuch N，Anagnostakou V，et al. Safety and efficacy of balloon angioplasty in symptomatic intracranial stenosis：a systematic review and meta-analysis. J Neuroradiol，2020，47：27-32.

[9] Wang T，Yang K，Luo J，et al. Outcomes after stenting for symptomatic intracranial arterial stenosis：a systematic review and meta-analysis. J Neurol，2020，67：581-590.

[10] Nguyen TN，Zaidat OO，Gupta R，et al. Balloon angioplasty for intracranial atherosclerotic disease：periprocedural risks and short-term outcomes in a multicenter study. Stroke，2011，42：107-111.

[11] Kang K，Yang B，Zhao X，et al. Cerebral hemodynamic changes after endovascular recanalization of symptomatic chronic intracranial artery occlusion. Frontiers in Neurology，2020，11：318-323.

[12] Gao F，Mo D，Miao Z，et al. Endovascular recanalization for nonacute intracranial vertebral artery occlusion according to a new classification. Stroke，2020，51（11）：3340-3343.

[13] Ni H，Shi HB，Zhao LB，et al. Balloon angioplasty

combined with tirofiban as a first-line rescue treatment after failed mechanical thrombectomy for middle cerebral artery occlusion with underlying atherosclerosis. World Neurosurg，2022，166：306-312.

[14] Yao YD，Liu AF，Jiang WJ，et al. Outcomes of late endovascular recanalization for symptomatic non-acute atherosclerotic intracranial large artery occlusion. Clin Neurol Neurosurg，2019，187：105567.

[15] Kallmes DF，Hanel R，Lopes D，et al. International retrospective study of the pipeline embolization device：a multicenter aneurysm treatment study. American Journal of Neuroradiology，2015，36（1）：108-115.

[16] Lylyk I，Scrivano E，Lundquist J，et al. Pipeline embolization devices for the treatment of intracranial aneurysms，single-center registry：long-term angiographic and clinical outcomes from 1000 aneurysms. Neurosurgery，2021，89（3）：443-449.

[17] Wang C，Luo B，Li T，et al. Comparison of the Pipeline embolization device alone or combined with coiling for treatment of different sizes of intracranial aneurysms. Stroke Vasc Neurol，2022，7（4）：345-352.

[18] Brinjikji W，Lanzino G，Cloft HJ，et al. Risk factors for ischemic complications following Pipeline embolization device treatment of intracranial aneurysms：results from the intreped study. Am J Neuroradiol（AJNR），2016，37（9）：1673-1678.

[19] Kallmes DF，Brinjikji W，Cekirge S，et al. Safety and efficacy of the Pipeline embolization device for treatment of intracranial aneurysms：a pooled analysis of 3 large studies. Journal of Neurosurgery，2017，127（4）：775-780.

[20] Kang H，Zhou Y，Luo B，et al. Pipeline embolization device for intracranial aneurysms in a large chinese cohort：Complication risk factor analysis. Neurotherapeutics，2021，18（2）：1198-1206.

[21] Hanel RA，Cortez GM，Lopes DK，et al. Prospective study on embolization of intracranial aneurysms with the pipeline device（PREMIER study）：3-year results with the application of a flow diverter specific occlusion classification. Journal of NeuroInterventional Surgery，2023，15（3）：248-254.

[22] Yang X，Wu F，Liu Y，et al. Predictors of successful endovascular treatment in severe cerebral venous sinus thrombosis. Annals of Clinical and Translational Neurology，2019，6（4）：755-761.

第 4 节　颈动脉介入治疗并发症

目前脑血管疾病、心血管疾病、恶性肿瘤是引起死亡的三大主要原因，脑血管疾病也是致残率最高的疾病。根据世界卫生组织监测心脑血管疾病的趋势和决定因素的前瞻性研究，成人颈动脉狭窄的脑卒中患病率为 10% ～ 20%，脑卒中病死人数占城市死亡人数的 20%，占农村死亡人数的 19%。在所有脑卒中患者中，缺血性脑卒中占 80%，而颅外段颈动脉狭窄作为脑缺血的主要原因，据国内外研究报道，20% ～ 30% 的患者脑缺血是由颈动脉狭窄导致。因此，解决颈动脉狭窄的主要目的是预防缺血性脑血管事件的发生和解除颈动脉狭窄所产生的症状。

颈动脉狭窄的主要原因包括动脉粥样硬化、大动脉炎及纤维肌肉结构不良，此外还包括外伤、动脉扭转、先天性动脉闭锁、肿瘤、动脉及动脉周围炎、放疗后纤维化，其中动脉粥样硬化是颈动脉狭窄的主要原因。在欧美国家动脉粥样硬化引起的颈动脉狭窄达 90%，国内目前缺乏相应的统计研究。

颈动脉粥样硬化病变引起的颈动脉狭窄主要累及起始部及颈内与颈外动脉分叉处。在动脉粥样硬化的基础上，可以产生附壁血栓及微栓子脱落；斑块内出血、纤维化及钙化可引起狭窄进行性加重；管壁溃疡、夹层及动脉瘤形成引起局部血流动力学变化，最终导致颈动脉狭窄、闭塞及脑组织缺血。

颈动脉狭窄的临床表现依据狭窄程度而定，轻中度狭窄无明显症状，伴随症状者则称为“症状性颈动脉狭窄”，主要表现为头晕、记忆力减退、定向力减退、意识障碍、黑矇、偏侧面部及肢体运动与感觉障碍、言语表达障碍等。而依据发病时间分为短暂性脑缺血发作和脑卒中，其划分标准为“24 小时”，发病 24 小时内缓解称为短暂性脑缺血发作（transient ischemic attack，TIA），超过 24 小时称为脑卒中。

颈动脉狭窄的主要治疗方式包括药物治疗、血管内介入治疗和外科颈动脉内膜切除术（carotid endarterectomy，CEA）。药物治疗，通过降压、抗凝、调脂等过程来稳定动脉粥样斑块、减缓血栓形成、减缓动脉粥样硬化进展，从而降低脑缺血事件的发生，并不能从根本上去除斑块或者完全恢复脑组织血流。传统的CEA通过直视下剥离狭窄处斑块，恢复颈动脉前行血流，这种治疗方式一直作为治疗颈动脉狭窄的最佳治疗手段，但存在术中出血多、围术期脑卒中与心肌缺血发生率高等不足。介入治疗作为近几十年出现的治疗方式，包括颈动脉支架成形术（carotid artery stenting，CAS）和颈动脉球囊成形术，伴随器械水平的迅速发展，加之CAS具有微创、手术并发症发生率低等特点，目前被临床医生广泛接受。值得指出的是，对于特殊高危人群建议行腔内介入治疗，如病变分叉高、颈部放射治疗导致狭窄、手术不可及的部位（椎动脉、锁骨下动脉起始部位、严重颅内病变）、合并严重心肺疾病不适合麻醉的患者。欧美脑卒中指南将颈动脉狭窄行介入治疗作为颈动脉狭窄首选的治疗方案。

本节就颈动脉狭窄行介入治疗操作及围术期管理中的注意事项进行简述，以最大程度地降低并发症发生。

一、颈动脉介入治疗适应证、禁忌证和手术流程

严格掌握介入治疗的适应证和禁忌证，规范手术操作是减少颈动脉介入治疗术中及围术期并发症的主要措施。以下简述颈动脉狭窄介入治疗的适应证、禁忌证及颈动脉规范化操作中的注意要点。

（一）适应证

颈动脉狭窄介入治疗的适应证包括主要适应证、次要适应证和特殊适应证。

（1）主要适应证：①影像学证实颈动脉狭窄达到70%以上并伴有明显症状或体征者；②颈动脉狭窄为50%以上伴有明确的溃疡或不稳定斑块。

（2）次要适应证：①无症状性单侧颈动脉狭窄大于80%；②无症状性双侧颈动脉狭窄均大于70%；③无症状性双侧颈动脉狭窄，狭窄直径为50%～70%，但需要进行全麻的重大手术者，为预防发生术中脑缺血事件可进行术前单侧CAS（优势侧）。

（3）特殊适应证：影像学检查证实颈动脉闭塞、长度≤10 mm、远端流出道通畅伴有明确的并发症和体征者，在技术可行的情况下属于特殊适应证。

（二）禁忌证

颈动脉狭窄介入治疗的禁忌证包括以下方面。

（1）严重的神经系统疾患，如病变侧脑神经功能完全丧失、瘫痪。

（2）颈动脉完全闭塞，病变长度＞10 mm，伴有影像证实的血管内血栓和多段狭窄者。

（3）具有出血倾向的同侧颅内动静脉畸形或动脉瘤，又不能提前或同时给予治疗者。

（4）3个月内发生过颅内出血或4周内发生大面积脑梗死者。

（5）严重的心、肝、肾功能障碍，以及造影剂过敏者。

（三）检查评估

拟行颈动脉介入治疗的患者，需先行影像学检查，明确诊断。目前颈动脉狭窄常用的影像学方法包括彩色血流多普勒超声（color flow Doppler sonography，CFDS）、CT血管成像（computed tomography angiography，CTA）、磁共振血管成像（magnetic resonance angiography，MRA）、数字减影血管造影（digital subtraction angiography，DSA）、血管内超声（intravascular ultrasound，IVUS）。其中CFDS作为初步诊断最常用的影像学手段，能够准确提供颈动脉狭窄的部位、狭窄程度、斑块性质、管壁厚度及血流速度。CTA和MRA与DSA的诊断符合率均为90%。而DSA目前仍然作为诊断颈动脉狭窄的“金标准”，是治疗方案的依据。参照北美颈动脉外科研究学会的标准：狭窄率＝（1－A/B）×100%（A：最狭窄处血管内直径；B：狭窄处远端正常血管内直径）。狭窄程度分级：轻度（0～29%）、中度（30%～69%）、重度（70%～99%）。

（四）操作注意事项

颈动脉狭窄介入治疗操作需注意以下事项。

（1）术中血压的控制：如果患者基础血压不正常，在开通颈动脉狭窄前给予适当的降压，推荐收缩压降至正常或比基础血压低20～30 mmHg。

（2）术前即刻静脉推注肝素 50 U/kg，术中持续导管加压灌注肝素等渗盐水。

（3）颈动脉窦压力反射的处理：在颈动脉狭窄扩张或者支架植入术前，备好阿托品，一旦出现心动过缓或血压过低，可静脉推注 0.5 ～ 1.0 mg；若血压控制在 90 mmHg 以上，给予多巴胺类升压药。术后行动脉血压监测至少 24 小时，或者直至血压稳定。如果出现心搏骤停或者心率持续＜ 40 次 / 分，植入临时起搏器。值得注意的是行球囊扩张之后部分患者血压降低，行阿托品升压之后患者的血压会急剧升高，存在脑过度灌注的风险。因此，扩张前基础心率为显著心动过缓者（心率持续＜ 45 次 / 分），建议预防性应用阿托品 0.5 ～ 1.0 mg，静脉注射。

（4）球囊扩张：预扩张主要依据病变的特征决定。对于颈动脉近端闭塞或预计栓子保护装置（embolic protection device，EPD）通过困难的病变，先用小球囊（2 ～ 3 mm）进行预扩张；对于狭窄程度＞ 70% 的患者，预先用等大直径的球囊（5 ～ 6 mm）扩张；支架植入术后残余狭窄＞ 30%，需行后扩张。

（5）术中推荐局部麻醉，必要时采用全身麻醉。

（五）术后注意事项

为减少术后血栓事件的发生，术后经静脉滴注肝素或经皮下低分子量肝素治疗至少 24 小时。术后抗血小板治疗方案与术前相同，维持 6 ～ 12 月（阿司匹林及氯吡格雷）。对于动脉粥样硬化引起的颈动脉狭窄，调脂治疗同样至关重要。

（六）与冠心病联合介入治疗策略

由于颈动脉狭窄主要由于动脉粥样硬化所致，故在关注颈动脉狭窄的同时，对于颈动脉之外的动脉粥样硬化病变不容忽略，如冠状动脉、肾动脉、锁骨下动脉、髂动脉等病变。这种“整体”观念对于降低术后不良事件，提高患者术后生存质量至关重要。本中心对 72 例颈动脉狭窄患者行超声及动脉血管造影提示，约 49% 患者合并冠状动脉狭窄，需要介入干预。我们需要清楚地认识到颈动脉狭窄合并冠心病的患者，颈动脉支架植入术本身存在风险，CAS 操作过程中可诱发血流动力学不稳定，特别是支架释放时或球囊扩张时血压下降导致心肌供血不足，有引起急性心肌梗死及死亡等危险。然而，目前对于颈动脉狭窄合并冠心病的治疗策略缺乏共识，只能通过随机临床试验进行确定。对于颈动脉狭窄合并冠心病的患者，在治疗策略上应该根据症状和疾病的严重程度制订个体化方案。我们建议颈动脉与冠状动脉同时存在可行介入治疗的狭窄病变时，优先解决严重的病变或易引起症状的病变。对于稳定型冠心病患者，先行 CAS，以尽可能减少脑血管不良事件的发生。如颈动脉病变与冠状动脉狭窄同时存在严重狭窄，则先解决冠状动脉病变，择期解决颈动脉狭窄。为避免手术间隔期间脑血管事件的发生，建议冠状动脉支架术 3 天后解决颈动脉病变。但是需要注意，同台一次手术在减少手术间隔期间脑血管事件发生率、减少医疗费用、缩短住院时间方面有意义，但同台手术操作时间长，患者同时经受颈部血管及冠状动脉介入手术的两次干预打击，大大增加了介入治疗风险。

二、颈动脉介入治疗并发症

（一）脑梗死及死亡

脑梗死及死亡是 CEA 术后关注的并发症，也是 CAS 最严重的事件。颈动脉狭窄行 CEA 还是 CAS，主要依据 2 种治疗方式术后不良事件的发生情况，尤其是脑卒中及死亡事件。

如今，已经开展了许多比较 CEA 和 CAS 的随机对照试验和 meta 分析。尽管各个研究的结果略有不同，但与 CAS 相比，CEA 被认为是预防有症状或无症状颈动脉狭窄患者发生脑卒中更有效、更安全的治疗方法。

Müller 等的一项纳入 22 项研究涉及 9753 名患者的 meta 分析显示，与 CEA 相比，对症状性颈动脉狭窄进行 CAS 的围术期卒中或死亡风险更高，这种额外的风险主要归因于 70 岁以上人群中发生的轻微非致残性卒中的风险增加。在围术期之后，CAS 预防复发性卒中方面与 CEA 一样有效。然而，结合手术安全性和预防复发性卒中的长期疗效来看，仍然有利于 CEA。而在无症状颈动脉狭窄患者中，与 CEA 相比，CAS 的围术期卒中或死亡风险可能会略有增加，其风险增加 72%。

此外，一项纳入 51 项研究涉及 223 313 名 CEA 患者和 72 961 名 CAS 患者的 meta 分析显示，随着时间的推移，尤其是在2005年之后，CEA术后发生卒中或死亡的风险似乎已大幅降低，但似乎没有证据表明CAS术后卒中或死亡率发生变化。这项研究发现，有症状患者在CEA术后出现卒中或死亡的风险为3.44%，在2005年之后卒中或死亡风险明显低于2005年之前的风险（2.68% *vs.* 5.11%）。随着时间推移，评估年度趋势的meta回归分析表明，在有症状患者中，CEA发生卒中或死亡风险每年减少6.1%；而在无症状患者中，CEA术后发生卒中或死亡的总体风险为2.00%，2005年以后研究中的综合风险显著低于早期研究（1.50% *vs.* 3.17%），并且CEA术后卒中或死亡风险每年减少6.9%。

关于CAS术后的卒中或死亡相关风险，在有症状患者中，CAS术后的卒中或死亡风险并没有随着时间的推移而发生显著变化，在13项研究中，总体风险为4.77%，CAS术后卒中或死亡发生率每年下降2.7%，重度卒中与轻度卒中的比率约为2∶3。同样，2005年之前的研究与后来的研究相比较，无症状患者CAS术后的卒中或死亡发生率没有显著变化，在13项研究中，其总体风险为2.59%，CAS术后卒中或死亡发生率每年降低1.8%，重度卒中和轻微卒中的比率约为2∶3。

但CAS仍具有其相应的优点：CAS是微创手术，它不需要全身麻醉，侵入性较小，手术后需要的住院时间较短，并且不存在与术后伤口愈合和颈神经损伤相关的问题。根据EVA-3S、SPACE和ICSS结果，70岁以下患者在手术后120天内卒中或死亡的风险，CAS为5.8%，CEA为5.7%。70岁以上患者应避免颈动脉支架植入术，因为介入操作会增加卒中的风险。

是否使用栓子保护装置（EPD）也可以影响CAS术后发生缺血性卒中的可能。前瞻性观察性试验和meta分析的数据表明，EPD可显著降低栓塞并发症的风险。根据颈动脉支架植入登记处的综述，在使用和未使用EPD时，脑卒中和死亡的风险分别为2.2%和5.3%。在368名接受颈内动脉支架手术的患者中，使用无保护装置的封闭式细胞支架的最终围术期卒中率为2.5%，术后脑卒中发生率为5.2%。两项研究纳入了1069例使用滤网式保护装置和闭孔支架的颈内动脉支架植入术，报道围术期和术后脑卒中的发生率分别为1.6%和1.9%。

一些其他因素，例如血管解剖结构、颈动脉形态（含血栓病变、不稳定的软斑块、颈动脉回声低和同心钙化宽度≥3 mm）、颈动脉病变的症状、脑储备减少（痴呆、既往多次脑卒中或颅内微血管病）和操作者的经验等都会作为脑卒中的预测指标而影响支架植入结局。

通过随机临床试验结果（尤其是早期的随机对照试验）发现，因为技术不成熟、术者缺乏足够的经验和缺乏EPD使患者预后很难预测，致使其应用受限。Wallstent试验因其较高的并发症而过早终止，CAS术后30天的死亡和卒中发生率达12.1%，而CEA为4.1%；CAVATAS研究显示术后两组间死亡和卒中的发生率均达10%，3年内死亡和卒中的发生率相似（14%）。目前针对外科高危患者的对比研究显示，CAS术后30天心肌梗死（MI）、卒中和死亡率为4.8%，CEA为9.8%，如果去除MI事件，CAS组为5.5%，CEA组为8.4%，术后3年CAS卒中发生率为6.7%，CEA为7.1%。一项meta分析显示两组间术后30天、1年卒中和死亡发生率无差异，主要基于不同研究入选患者的标准不一致导致。

Leo H牵头针对全球50个中心的1600例颈动脉狭窄患者行1∶1的随机对照研究发现，相比CEA，CAS术后5年功能障碍性脑卒中的累积发生率均无统计学差异（6.4% *vs.* 6.5%），而术后5年全部脑卒中的累积发生率亦无统计学差异（15.2% *vs.* 9.4%）。EVA-3S研究结果显示CAS与CEA术后4年脑卒中事件发生率相似（6.3% *vs.* 4.0%）。SPACE研究结果显示CAS与CEA术后2年的脑卒中事件无统计学差异（5.7% *vs.* 4.7%）。这些研究结果表明至少CAS在术后脑梗死发生方面给患者带来的获益与CEA等同。因此，基于以上研究及本中心多年研究结果，熟知CAS术中及术后脑缺血事件的原因对于降低其发生率至关重要：①术中栓子脱落，由于导丝反复刺激不稳定斑块、预扩球囊的不准确定位、支架选择过短或者不准确定位导致斑块脱落；②缺乏脑保护滤器装置，在脑保护滤器装置及其相关器械出现之后，CAS术后脑卒中发生率急剧下降；③术后支架血栓形成或者慢性再狭窄，导致同侧脑组织供血减少，进而导致脑组织缺血事件的发生。因此，术中一旦发生严重的血栓事件立即行溶栓或取栓治疗。

结合以上结果，我们认为当明确颈动脉狭窄时，我们推荐优先选择介入治疗颈动脉狭窄病变。

另外，术前和围术期有效的抗栓治疗是公认预防手段，对于该类患者标准化的术前抗栓对于降低围术期及术后远期脑卒中事件至关重要，治疗方案同外周动脉粥样硬化性疾病方案：①术前1天给予负荷剂量氯吡格雷300 mg、阿司匹林肠溶片300 mg，其后氯吡格雷75 mg/d、阿司匹林肠溶片100 mg/d；②术后继续口服阿司匹林肠溶片100 mg/d长期维持，氯吡格雷75 mg/d维持3个月至半年。此外，强调调脂药物的应用，尤其对于术前稳定斑块、延缓狭窄进程具有至关重要的作用。

（二）脑过度灌注损伤

脑过度灌注综合征（cerebral hyperperfusion syndrome，CHS）是接受颈动脉血管成形支架植入术患者的一种严重并发症，其发生原因包括脑血管、颈动脉、椎动脉支架成形术和血管成形术，但是大多发生在颈动脉内膜切除术和颈动脉支架成形术后，其最有可能发生在手术后的早期，并且是CAS术后发生脑卒中的重要原因。在接受CAS治疗的13 492名患者中，报告的总体CHS风险为3.5%。在术后发生CHS的患者中，47%患者因CHS而发生卒中，而在这些卒中患者中有54%是致命或致残的。

需要指出的是，所有行颅颈动脉血运重建术的患者均发生脑血流量和灌注增高，但是只有较术前基线水平高1倍，才称之为脑过度灌注损伤。

明确脑过度灌注损伤发生机制，对于治疗和预防其发生具有重要意义。脑过度灌注损伤主要存在以下三方面机制：①压力感受器功能障碍。当血压急剧升高时，颈动脉压力感受器会感知这种变化，缓冲血压升高；行CAS之后可造成这种功能一定程度的缺失，导致脑动脉血流增加。②三叉神经血管调节障碍。三叉神经对血管是一种保护功能，它能够使血管张力在血管收缩药物作用下恢复至术前基线水平，同时也可以释放血管活性神经肽引起脑血流增加，而这种调节能力在三叉神经切断之后明显降低。需要指出的是，部分患者脑灌注量并未增加却出现严重症状。③脑血流的自主调节机制。脑动脉血流调节功能范围为50～150 mmHg，当血压低于50 mmHg或高于150 mmHg时，脑血流则会被动地随血压变化而变化。当颈动脉狭窄时，颈动脉会最大程度扩张而满足脑组织血供，当血管恢复至正常管径时，脑动脉失去了对脑血流的调节和控制能力，致灌注压高出血管的承受能力。

脑过度灌注指严重颈动脉狭窄解除之后，同侧脑血流量增多，从而导致脑水肿甚至颅内出血的发生，文献报道脑出血发生率为0.5%左右。围术期有效的血压控制是预防脑过度灌注的有效手段。癫痫发作及颅内出血被认为是最严重的脑过度灌注损伤的表现，一旦出现，立即停止抗凝，必要时行脑室引流或外科治疗。

（三）颈动脉并发症

颈动脉痉挛，多可自行恢复，也可采用血管扩张药如硝酸甘油、尼莫地平动脉推注即刻奏效。颈动脉支架急性血栓形成，应在积极抗栓和抗凝的基础上，考虑行导管取栓治疗。

（四）迷走神经反射并发症

迷走神经反射并发症主要表现为心动过缓、心搏骤停及低血压，是由颈动脉球内感受器对机械压迫导致的迷走神经反射引起。常常出现在颈动脉分叉处的球囊扩张时，也可以发生在支架植入时。因此，球囊扩张或支架植入前应该准备阿托品，术中一旦发生迷走神经反射即静脉推送0.5～1.0 mg，能够有效地防治心动过缓。必要时使用临时起搏器，发生低血压时，应用升压药如多巴胺。

（五）颈动脉夹层

颈动脉夹层一般为术中操作不谨慎，导丝对病变管壁的摩擦、穿刺、球囊扩张压力过大、支架释放压力过大而引起。因此，术中操作需要熟练、谨慎、快速，一旦发生夹层用支架进行治疗。部分患者在介入治疗前已经发生自发性颈动脉夹层，因此介入治疗过程中需要仔细阅读影像，支架需要完全覆盖夹层病变处。

（六）一般并发症

一般并发症包括穿刺点损伤、局部血肿、造影剂过敏、造影剂肾病，处理原则参照相关章节。

三、典型病例

病例1：左侧颈内动脉起始部重度狭窄支架植入后急性血栓形成取栓后再通

患者，男，74岁，主诉右侧肢体发作性无力3个月。3个月前，患者出现右侧肢体发作性无力，每次持续数秒至数分钟，休息后缓解，每周发作一两次，劳累及情绪激动时易发作，发作时意识及语言清楚，无头痛、抽搐、尿便失禁。近半个月，患者右侧肢体无力发作频率有所增加，每周发作三四次。1周前患者在当地医院行头磁共振检查未见明显脑梗死征象，行颈部动脉彩超检查提示左侧颈内动脉起始部重度狭窄（狭窄程度70%～90%），开始每日口服阿司匹林片100 mg及硫酸氢氯吡格雷片75 mg。患者为行左侧颈动脉支架植入介入手术住院。

入院抽血化验血常规、尿常规、肝肾功能、血糖、血脂及出凝血时间等结果在大致正常范围内，心电图及心脏彩超结果大致正常，头灌注CT检查提示左侧额颞顶部低灌注（Ⅰ期Ⅰ型）。患者左侧颈内动脉起始部狭窄程度超过50%，且有相应临床症状，有手术指征，排除手术禁忌。患者及家属选择颈动脉支架植入介入手术，未选择颈动脉内膜切除术。

做术前准备，拟在局麻监测下行全脑血管造影（DSA）、经皮颈内动脉保护装置置入术、经皮左侧颈内动脉起始部球囊扩张成形术、经皮左侧颈内动脉起始部重度狭窄支架植入术。患者经右侧股动脉穿刺植入8F短鞘管、5F单弯造影管行双侧颈动脉及双侧锁骨下动脉正侧位造影，见左侧颈内动脉起始部重度狭窄，狭窄率约80%（图6-4-1 A）。经股动脉鞘管植入8F导引导管，达左侧颈总动脉，经导引导管Y阀置入直径5 mm的保护伞，达左侧颈内动脉颈段上端后释放，沿保护伞导丝输送5 mm×30 mm球囊至左侧颈内动脉起始狭窄处，以命名压扩张（图6-4-1 B）。撤出球囊，沿保护伞导丝输送（6～8）mm×40 mm颈动脉支架，覆盖左侧颈内动脉起始狭窄处及颈总动脉末端后释放，造影见支架以远颈内动脉不显影（图6-4-1 C），考虑颈内动脉起始处斑块破裂，血栓上行至保护伞内，堵塞颈动脉引起。再次造影见左侧颈内动脉内支架上段不显影，颈内动脉内血栓蔓延迅速（图6-4-1 D），患者出现意识模糊、失语及右侧肢体症状。回收保护伞，见颈内动脉显影，支架贴壁良好，但左侧大脑前动脉及左侧大脑中动脉上干不显影（图6-4-1 E），考虑因颈内动脉内血栓逃逸导致颅内血管急性闭塞。首先行左侧大脑前动脉闭塞取栓：300 cm微导丝与微导管经导引导管Y阀置入，路图指引下，通过左侧大脑前动脉闭塞段，撤出微导丝，经微导管微量造影显示左侧大脑前动脉显影后，交换同一微导丝至左侧大脑前动脉A3段，经微导丝输送取栓支架至左侧大脑前动脉A2段，经支架微导管输送4 mm×20 mm取栓支架，释放于左侧大脑前动脉闭塞段（图6-4-1 F），静置5 min后，导引导管负压抽吸，同时回撤取栓支架至体外，造影见左侧大脑前动脉闭塞再通。继续行左侧大脑中动脉闭塞取栓：300 cm微导丝与微导管经导引导管Y阀置入，路图指引下，通过左侧大脑中动脉上干闭塞段，撤出微导丝，经微导管微量造影显示左侧大脑中动脉上干显影后，交换同一微导丝至左侧大脑中动脉M3段，经微导丝输送取栓支架至左侧大脑中动脉M2段，经支架微导管输送4 mm×20 mm取栓支架，释放于左侧大脑中动脉上干闭塞段（图6-4-1 G），静置5 min后，导引导管负压抽吸，同时回撤取栓支架至体外，造影见左侧大脑中动脉上干闭塞再通。正侧位造影显示左侧颈内动脉系统通畅，前向血流达TIMI 3级，颈动脉支架贴壁良好（图6-4-1 H和I）。患者术后仍有意识、语言及右侧肢体障碍，给予抗凝、抗血小板、改善脑循环等药物治疗，及时康复锻炼。在术后3个月，患者意识恢复清楚，有混合性失语，右侧肢体肌力恢复至2级。

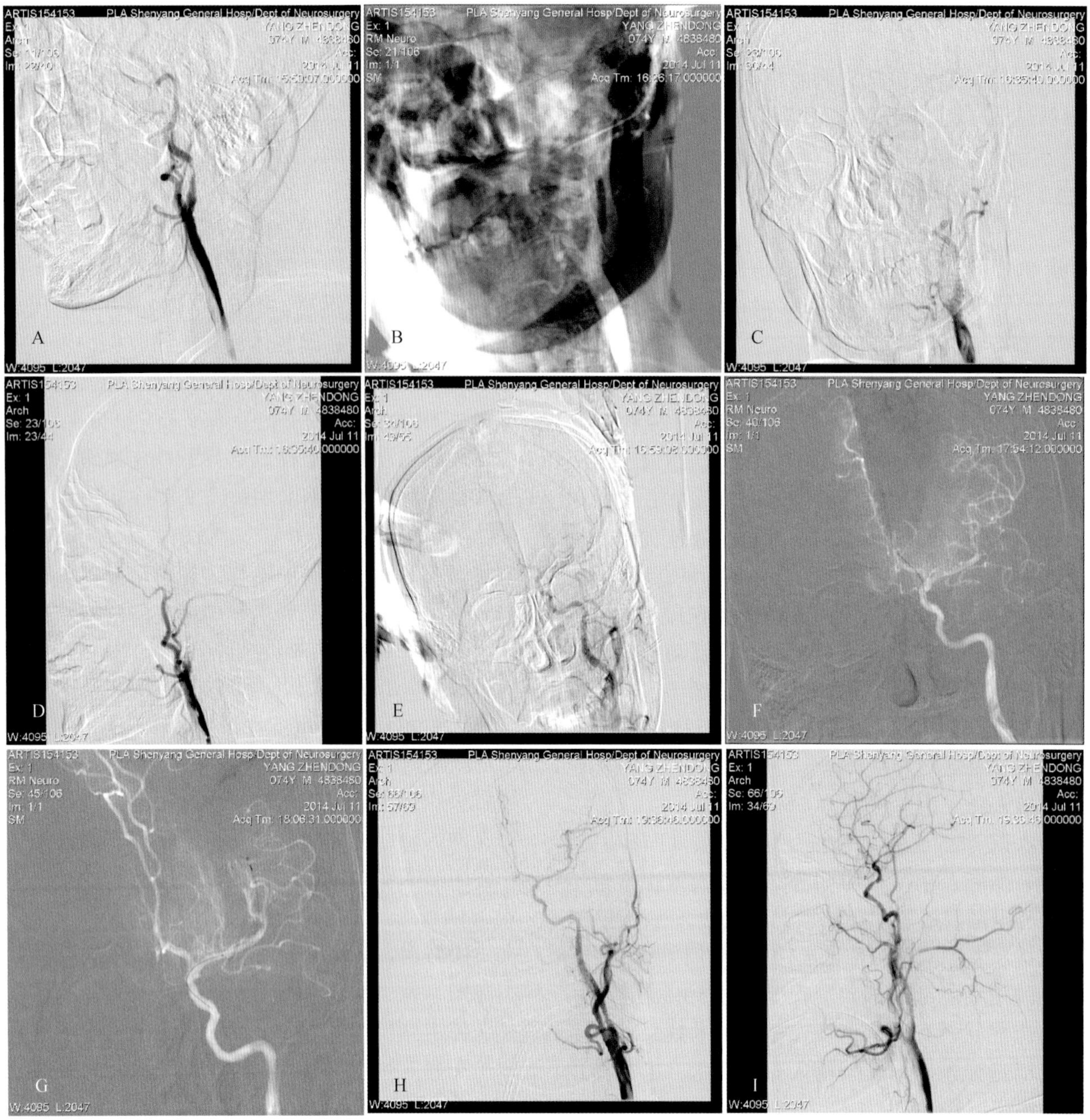

图 6-4-1 **A.** 左侧颈内动脉起始部重度狭窄；**B.** 保护伞到位，沿保护伞导丝输送 4 mm×20 mm 球囊至狭窄处，以命名压扩张；**C.** 释放（6 ～ 8）mm×40 mm 颈动脉支架后，造影见颈内动脉支架以远急性闭塞，考虑急性血栓形成；**D.** 急性血栓生长蔓延快，支架内也很快血栓；**E.** 取栓后，颈内动脉再通，但左侧大脑前动脉及左侧大脑中动脉上干急性闭塞，考虑颈内动脉血栓逃逸引起；**F.** 行左侧大脑前动脉取栓；**G.** 行左侧大脑中动脉上干取栓；**H.** 侧位显示左侧颈内动脉系统通畅；**I.** 正位显示左侧颈内动脉系统通畅

（中国人民解放军北部战区总医院　王效增　彭程飞　董玉书）

参考文献

［1］Bonati LH，Dobson J，Featherstone RL，et al. Long term outcomes after stenting versus endarterectomy for treatment of symptomatic carotid stenosis：the International Carotid Stenting Study（ICSS）randomized trial. Lancet，2015，385（9967）：529-538.

［2］Zhang L，Zhao Z，Ouyang Y，et al. Systematic review and meta-analysis of carotid artery stenting versus endarterectomy for carotid stenosis：A chronological and worldwide study. Medicine（Baltimore），2015，94（26）：

e1060.

[3] International Carotid Stenting Study investigators; Ederle J, Dobson J, Featherstone RL, et al. Carotid artery stenting compared with endarterectomy in patients with symptomatic carotid stenosis (International Carotid Stenting Study): an interim analysis of a randomised controlled trial. Lancet, 2010, 375 (9719): 985-997.

[4] Bonati LH, Ederle J, McCabe DJ, et al. Long-term risk of carotid restenosis in patients randomly assigned to endovascular treatment or endarterectomy in the Carotid and Vertebral Artery Transluminal Angioplasty Study (CAVATAS): long-term follow-up of a randomised trial. Lancet Neurol, 2009, 8 (10): 908-917.

[5] Mas JL, Trinquart L, Leys D, et al. Endarterectomy versus angioplasty in patients with Symptomatic Severe Carotid Stenosis (EVA-3S) trial: results up to 4 years from a randomised, multicentre trial. Lancet Neurol, 2008, 7 (10): 885-892.

[6] Ederle J, Bonati LH, Dobson J, et al. Endovascular treatment with angioplasty or stenting versus endarterectomy in patients with carotid artery stenosis in the Carotid And Vertebral Artery Transluminal Angioplasty Study (CAVATAS): long-term follow-up of a randomised trial. Lancet Neurol, 2009, 8 (10): 898-907.

[7] Panic N, Leoncini E, de Belvis G, et al. Evaluation of the endorsement of the preferred reporting items for systematic reviews and meta-analysis (PRISMA) statement on the quality of published systematic review and meta-analyses. PLoS One, 2013, 8 (12): e83138.

[8] Ederle J, Davagnanam I, van der Worp HB, et al. Effect of white matter lesions on the risk of periprocedural stroke after carotid artery stenting versus endarterectomy in the International Carotid Stenting Study (ICSS): a prespecified analysis of data from a randomised trial. Lancet Neurol, 2013, 12 (9): 866-872.

[9] White CJ. Carotid artery stenting. J Am Coll Cardiol, 2014, 64 (7): 722-731.

[10] Calvet D, Mas JL, Algra A, et al. Carotid Stenting Trialists' Collaboration. Carotid stenting: is there an operator effect? A pooled analysis from the carotid stenting trialists' collaboration. Stroke, 2014, 45 (2): 527-532.

[11] Lanza G, Setacci C, Cremonesi A, et al Carotid artery stenting: second consensus document of the ICCS/ISO-SPREAD joint committee. Cerebrovasc Dis, 2014, 38 (2): 77-93.

[12] Halliday A, Harrison M, Hayter E, et al. Asymptomatic Carotid Surgery Trial (ACST) Collaborative Group. 10-year stroke prevention after successful carotid endarterectomy for asymptomatic stenosis (ACST-1): a multicentre randomised trial. Lancet, 2010, 376 (9746): 1074-1084.

[13] Arslan S, Köklü E, Yüksel IÖ, et al. Two-year results of carotid artery stenting. Turk Kardiyol Dern Ars, 2014, 42 (5): 429-434.

[14] Mas JL, Arquizan C, Calvet D, et al. Long-term follow-up study of endarterectomy versus angioplasty in patients with symptomatic severe carotid stenosis trial. Stroke, 2014, 45 (9): 2750-2756.

[15] Safian RD, Jaff MR, Bresnahan JF, et al. Protected carotid stenting in high-risk patients: results of the SpideRX arm of the carotid revascularization with ev3 arterial technology evolution trial. J Interv Cardiol, 2010, 23 (5): 491-498.

[16] Kim MJ, Ha SK. Outcomes following carotid endarterectomy and carotid artery stenting in patients with carotid artery stenosis: A retrospective study from a single center in South Korea. Medical Science Monitor, 2023, 29: e939223.

[17] Müller MD, Lyrer P, Brown MM, et al. Carotid artery stenting versus endarterectomy for treatment of carotid artery stenosis. Cochrane Database of Systematic Reviews, 2020, 2020 (2) [2023-05-14].

[18] Lokuge K, de Waard DD, Halliday A, et al. Meta-analysis of the procedural risks of carotid endarterectomy and carotid artery stenting over time. Br J Surg, 2018, 105 (1): 26-36.

[19] Osipova O, Popova I, Starodubtsev V, et al. Is it possible to prevent cerebral embolization by improving the design and technology of carotid stent implantation? Expert Review of Cardiovascular Therapy, 2020, 18 (12): 891-904.

[20] Huibers A E, Westerink J, De Vries E E, et al. Editor's choice-cerebral hyperperfusion syndrome after carotid artery stenting: A systematic review and meta-analysis. European Journal of Vascular and Endovascular Surgery, 2018, 56 (3): 322-333.

第5节 肾动脉介入治疗并发症

一、引言

肾动脉血管内介入治疗是肾动脉重度狭窄的一线推荐方法，跟冠状动脉介入治疗一样，需要掌握好手术流程，严格把握一些关键节点，包括手术技巧、围术期管理、术中注意事项等，经严格的培训之后，可显著降低并发症。总体上，肾动脉介入治疗是一种安全的治疗手段，并发症发生率约为0.5%，死亡率接近零。但肾动脉介入病例比冠状动脉介入病例少很多，从事这方面工作的临床医生经验相对比较少，在临床实践中仍需注意可能的并发症发生。

二、肾动脉介入治疗并发症

（一）股动脉假性动脉瘤

股动脉假性动脉瘤是指行经皮穿刺后，血液通过动脉壁裂口进入血管周围组织并形成一个或多个腔隙（瘤腔），收缩期动脉血液经过载瘤动脉与瘤腔之间的通道（瘤颈部）流入瘤腔内，舒张期血流回流到动脉内的一种病理现象。其发生涉及介入操作的各个环节、术前和术后用药以及患者自身血管解剖与功能状况。一般发生在术后24～48小时，患者自觉穿刺部位疼痛，穿刺部位出现进行性增大的肿块、搏动感、震颤以及血管杂音，可出现血管破裂、压迫周围神经、血栓栓塞、皮下组织坏死等不良后果。

1. 预防

（1）正确使用抗凝剂治疗：术前应正确使用抗凝剂治疗，定期查血常规及凝血功能。

（2）积极控制高血压：患者收缩压水平增高是经皮介入治疗术后出现股动脉假性动脉瘤的危险因素，血压波动过大或收缩压明显增高均可造成股动脉假性动脉瘤的发生。

（3）规范介入手术穿刺技术：操作人员由于穿刺点过高或过低，或刺破动脉后壁，或误入股浅动脉，均可使假性动脉瘤的发生率增加。

（4）正确压迫。①介入术后压迫处理：介入手术结束拔出鞘管后，用左手的示指和中指压迫股动脉穿刺处，一般在皮肤穿刺点的正上方1.5～2 cm处，至少压迫20分钟。②超声引导术后压迫处理：发生假性动脉瘤后应立即给予超声引导下用弹力绷带持续加压包扎，卧床休息24～72小时，并保持绷带松紧度适中，以能扪及远端动脉搏动为标准。

（5）避免腹压增加：①术前充分控制上呼吸道感染，因剧烈或频繁的咳嗽可造成腹压上升，可能造成穿刺部位出血或加压包扎移位。②保持大便通畅。患者可因大便干燥、排便用力而导致腹压增高，出现股动脉假性动脉瘤。

2. 治疗

（1）一旦发生股动脉假性动脉瘤后，可采用弹力绷带加压包扎修复或超声指导下压迫修复。在超声探头指引下压迫假腔与股动脉相通处，使血流及频谱信号消失，一般压迫10分钟后轻轻松开并观察，若动脉瘤破口处血流或频谱信号仍然存在，再次压迫至破口闭合，然后用弹力绷带持续加压并卧床休息24小时以上，2～3天后复查超声，血管腔及血流频谱信号消失为有效。失败的患者可选择超声指导下局部注射凝血酶，通常瘤体直径＜3.5 cm或瘤体体积＜6 cm的股动脉假性动脉瘤可自发形成血栓。

（2）压迫无效则需行外科手术修补。

（二）肾动脉穿孔

肾动脉穿孔主要为导丝操作不当所致。造影可见肾实质内造影剂潴留，肾囊大量积液。如破口小、出血程度轻，可用球囊反复堵塞肾动脉数次（每次3～5分钟），并注射鱼精蛋白中和肝素，往往有效。若此方法无效，可行超选择性动脉栓塞术。

病例1：肾动脉支架术后肾动脉损伤

患者，男，71岁，高血压病史10年，最高血压180/100 mmHg。肾动脉超声示左肾动脉流速321 cm/s，提示左肾动脉狭窄。行肾动脉造影术（图6-5-1）。

患者支架植入后见造影剂外渗，提示肾动脉损伤。考虑患者肾动脉造影剂外渗部位在支架内，

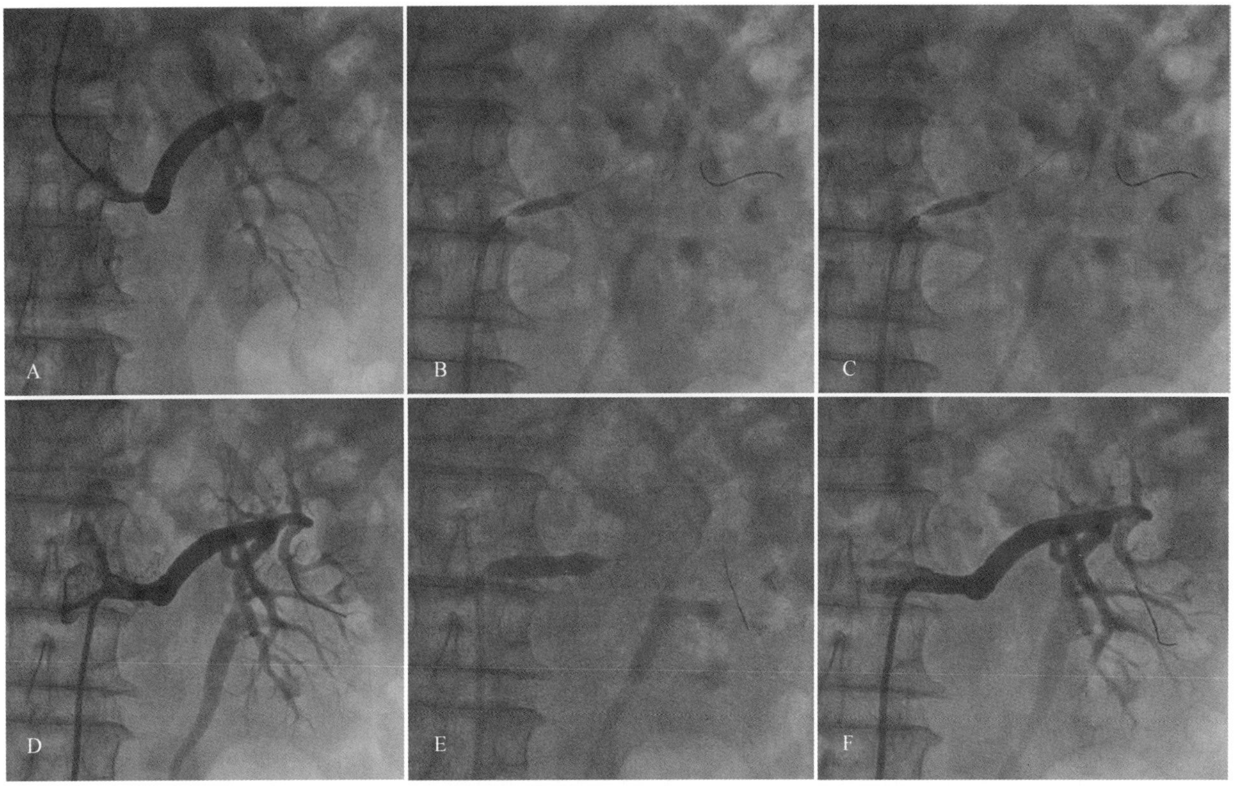

图 6-5-1　A 和 **B**. 球囊扩张（7F 肾动脉指引导管；Runthrough 导丝；Maverick 球囊 4.0 mm×15 mm，14 atm）；**C**. 支架植入（Invatec 支架 7.0 mm×20 mm，18 atm）；**D**. 复查造影可见少量造影剂外渗：**E**. 支架球囊 4 atm 下封堵 4 分钟；**F**. 复查无造影剂外渗

且外渗量较小，首选球囊封堵观察，该患者封堵 4 分钟后出血停止，观察 20 分钟后无继续外渗。下手术台后密切监测患者生命体征，术后患者无不适。观察 2 天后患者正常出院。

（三）肾动脉栓塞

介入操作可能导致动脉斑块破裂、脱落，如果斑块、胆固醇结晶栓塞较多分支，可引起肾功能损伤。这表现为介入术后，肾内血流明显减少，肾功能受损，目前尚无明确的诊断方法。临床上患者多仅为轻、中度肾功能受损，而严重者发生急性肾衰竭则需依赖透析疗法。目前，远端保护装置在肾动脉介入治疗中预防栓塞的地位仍不明确。

（四）腹主动脉夹层

腹主动脉夹层往往是由于操作中球囊或支架直径过大或扩张加压过高所致，或由于粗暴操作造影导管或指引导管所致。如发现操作部位有撕裂的内膜片，若夹层较小，可观察 20 ～ 30 分钟：若夹层局限，未向近远端撕裂，可考虑严格控制血压待其自愈；若夹层扩展，需积极行外科血管修复治疗。

病例 2：肾动脉支架术中腹主动脉夹层

患者，男，62 岁，发现肾动脉狭窄 2 个月。既往高血压病史 30 余年，血压最高 170/100 mmHg，（图 6-5-2）。

考虑患者夹层累及部位局限，患者也无明显症状，术中给予药物控制收缩压在 100 ～ 120 mmHg，心率控制在 60 ～ 75 次 / 分。观察 20 分钟后患者无不适，复查造影见夹层无变化，遂结束手术，于病房密切监测患者心率、血压情况。观察 2 天后患者正常出院。

病例 3：肾动脉支架术中腹主动脉夹层

患者，女，70 岁，血压升高 2 年，最高血压 180/120 mmHg，药物控制不佳。超声提示右肾萎缩，右肾动脉闭塞，左肾动脉峰值流速 264 cm/s（图 6-5-3）。

考虑患者夹层累及部位局限，患者也无明显症状

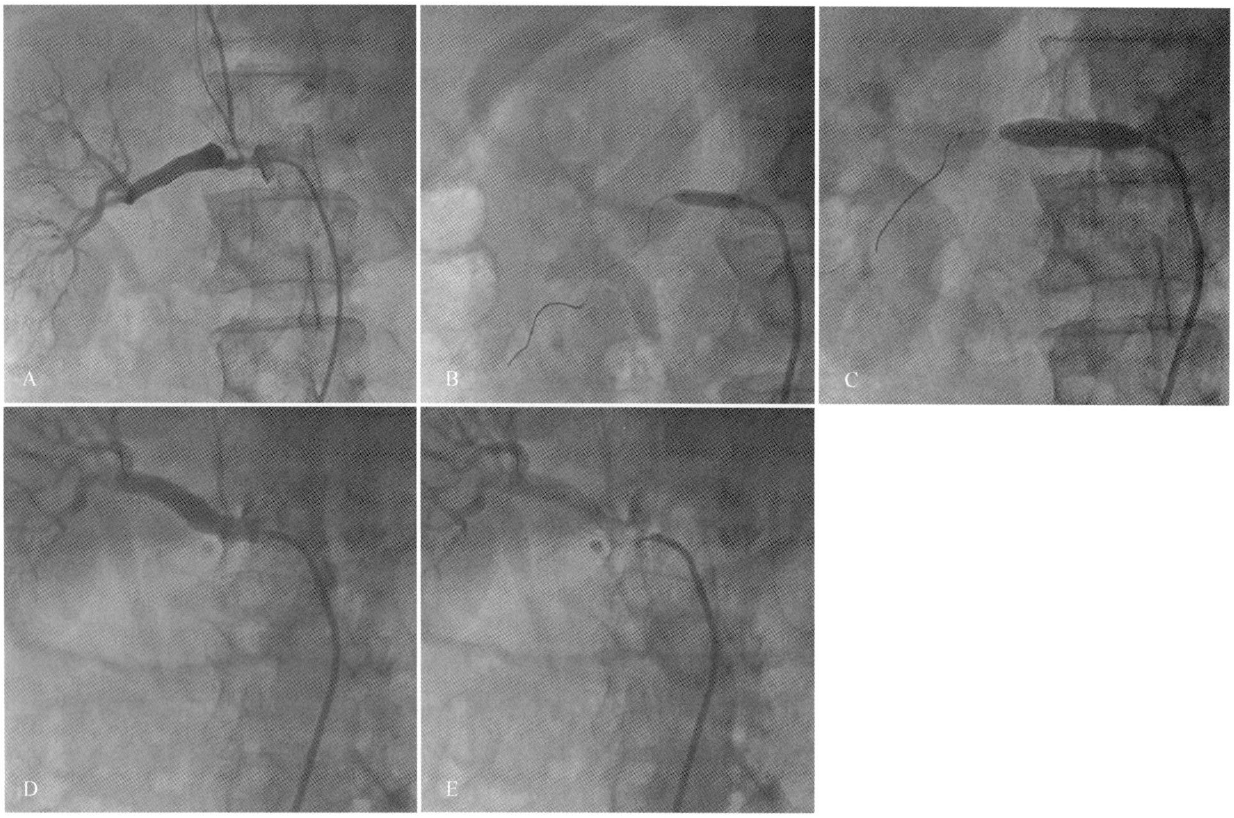

图 6-5-2　A 和 **B**. 球囊预扩张（7F 肾动脉指引导管；BMW 导丝；Invatec 球囊 4.0 mm×20 mm，12 atm）；**C**. 支架植入（Hippocampus 支架 7.0 mm×20 mm，12 atm）；**D**. 支架开口上缘见夹层影；**E**. 观察 20 分钟夹层无变化，结束手术

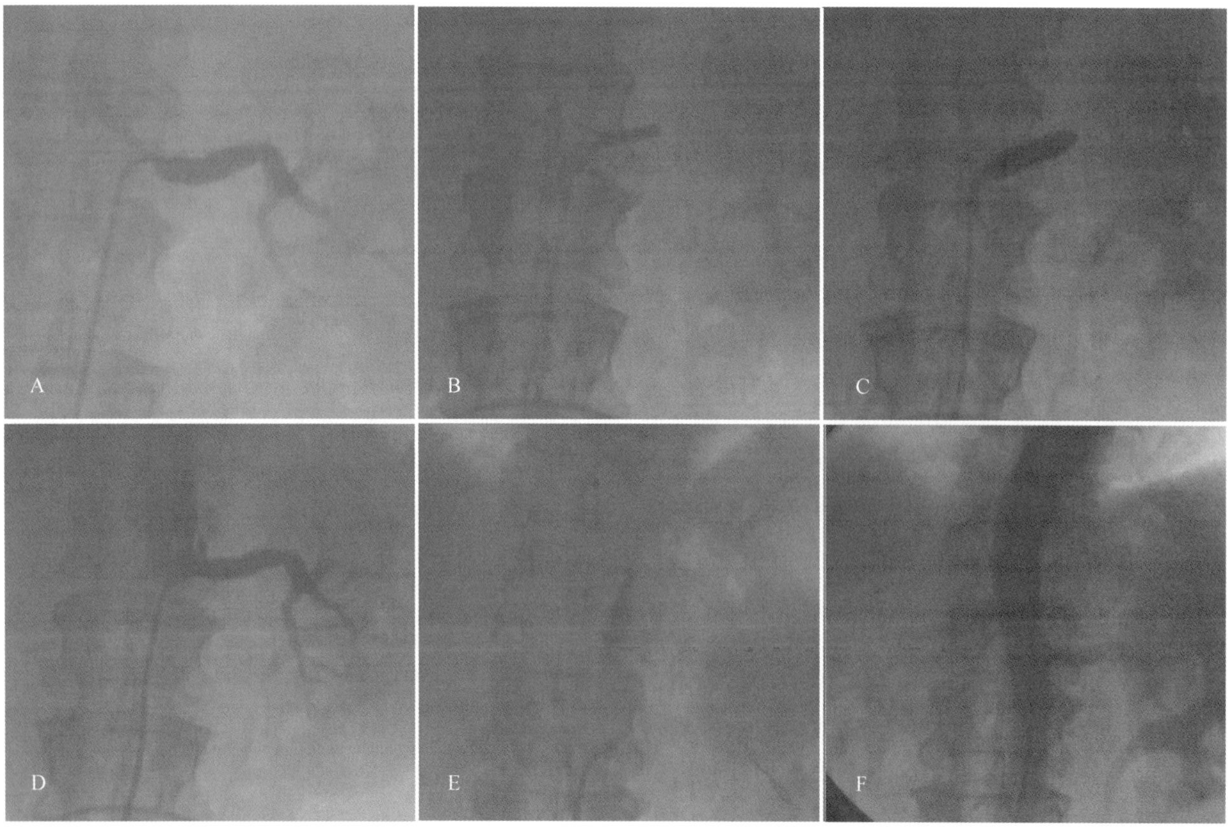

图 6-5-3　A 和 **B**. 球囊扩张（6F 肾动脉指引导管；BMW 导丝；Invatec 球囊 4.0 mm×14 mm，10 atm）；**C**. 支架植入（Invatec 支架 7.0 mm×15 mm，14 atm）；**D**. 腹主动脉夹层影；**E**. 主动脉造影剂滞留；**F**. 降压，30 分钟后造影提示夹层无进展，结束手术

状，术中给予药物控制收缩压在 100 ~ 120 mmHg，心率控制在 60 ~ 75 次 / 分。观察 30 分钟后患者无不适，复查造影见夹层无变化，结束手术，于病房密切监测患者的心率、血压情况。观察 2 天后患者正常出院。

（五）肾动脉破裂

肾动脉破裂往往由于操作中球囊或支架直径过大或扩张加压过高所致，或由于导丝操作不当导致穿出动脉血管所致。如发现操作部位有造影剂大量外漏，患者腹痛明显，要立刻球囊压迫止血，反复数次（每次 3 ~ 5 分钟），并注射鱼精蛋白中和肝素。如无效，要尽快用覆膜支架堵住破口；对无法用覆膜支架处理的破口，需尽快进行血管外科直视手术。

（六）造影剂肾病

有研究表明，虽然肾动脉介入治疗与其他周围动脉介入治疗比较，造影剂肾病的风险并未显著增加，但直接向肾动脉注入造影剂，尤其是有肾功能异常的患者，有增加造影剂肾病的风险，需要严密防范。尽可能少用造影剂，至少不超过剂量上限，推荐最大造影剂用量＝ 5 ml× 体重（kg）/ 基础血清肌酐（mg/dl）。术前 6 ~ 12 小时开始静脉补液（生理盐水 1 ~ 2 ml/min），保证充足的血容量，术后 4 小时保证尿量在 1000 ml 以上，常规术后继续生理盐水水化 12 ~ 24 小时。要监测尿量、尿常规、肾功能 24 ~ 48 小时。

（七）未规范造影致误植入肾动脉支架

目前推荐血管重建最小阈值为直径狭窄 50%。但对于肾动脉直径狭窄 50% ~ 70% 的患者，要有明确的血流动力学依据，一般以跨病变收缩压差＞ 20 mmHg 或平均压差＞ 10 mmHg 为准。直径狭窄＞ 70% 是比较有力的解剖学指征。但对肾动脉造影不熟悉或经验较少的介入医生有时在造影时未将肾动脉开口完全显露或造影剂不集中，导致将正常的肾动脉开口或较轻的肾动脉开口狭窄误认为较重的肾动脉狭窄，而误植入支架，产生不必要的医疗行为。

病例 4：肾动脉造影不规范致误判狭窄

患者，男，47 岁，发现血压升高 1 年余，最高血压 200/130 mmHg。超声提示右肾动脉狭窄（图 6-5-4）。

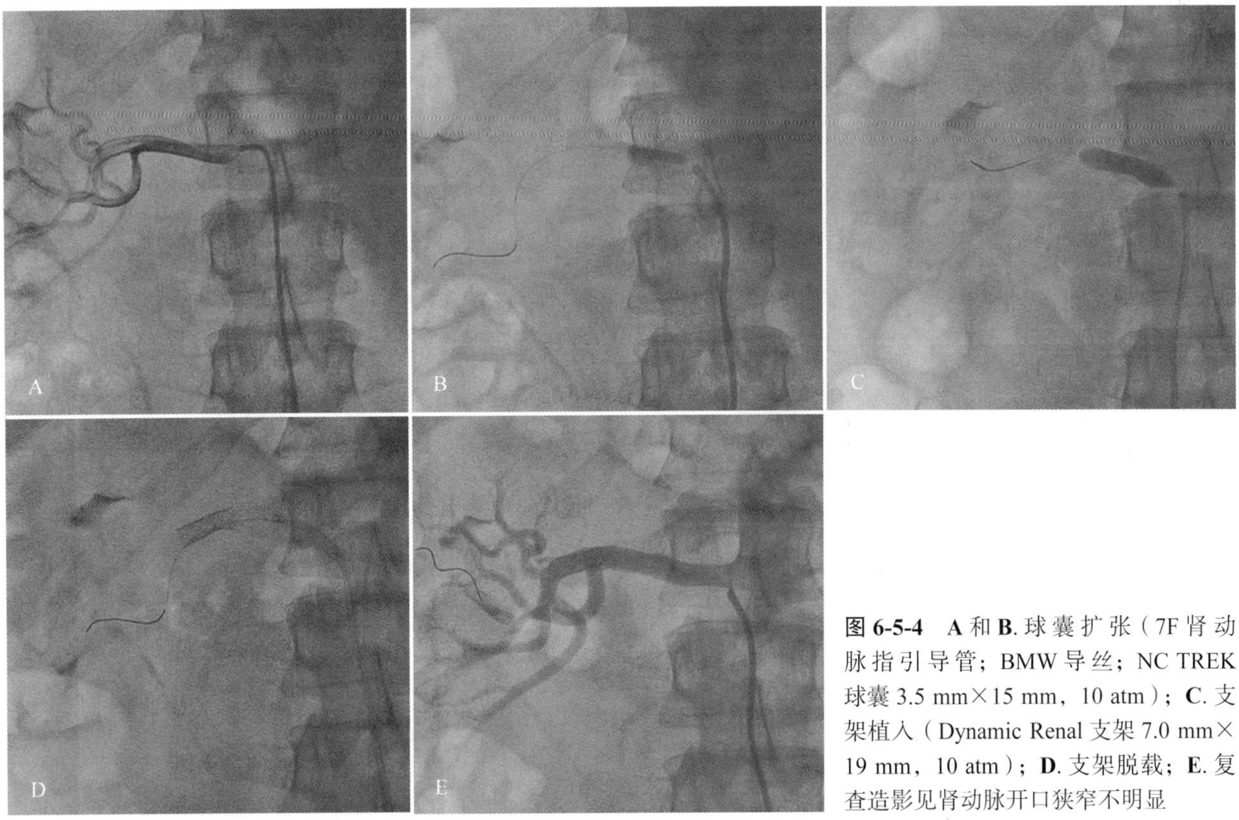

图 6-5-4　A 和 **B**. 球囊扩张（7F 肾动脉指引导管；BMW 导丝；NC TREK 球囊 3.5 mm×15 mm，10 atm）；**C**. 支架植入（Dynamic Renal 支架 7.0 mm×19 mm，10 atm）；**D**. 支架脱载；**E**. 复查造影见肾动脉开口狭窄不明显

该患者肾动脉造影时造影导管深插，同时造影剂推注不集中，导致误认为开口严重狭窄，此时应同时关注压力情况，若经验不足则易误判。因支架已脱载至肾动脉中段，考虑取出困难，原位释放支架补救。给予抗血小板治疗，定期复查。

（中国人民解放军总医院第一医学中心
孙志军　蒋博）

第 6 节　髂腹动脉介入治疗并发症

一、前言

周围动脉疾病介入治疗大致分为主动脉、头颈动脉、内脏动脉、肢体动脉等部位，主要针对血管闭塞性疾病、血管扩张性或破裂性疾病、血栓性疾病、出血性疾病，多数病例需经股动脉穿刺路径。以膈肌以下、腹股沟韧带以上腹盆部区域为目标的介入治疗包括腹主动脉瘤腔内修复术、肠系膜上动脉腔内成形＋支架植入术、肾动脉腔内成形＋支架植入术、髂动脉瘤腔内血管修复术、髂动脉经皮腔内血管成形术（PTA）＋支架手术等，该区域的主要动脉有腹主动脉、髂总动脉、髂外动脉、髂内动脉，内脏动脉有腹腔干、肠系膜上动脉、双侧肾动脉、肠系膜下动脉等，其中腹腔干又发出肝总动脉、脾动脉、胃左动脉等（图 6-6-1 和图 6-6-2）。另外，进行其他区域介入治疗时，如颅内动脉介入治疗、颈动脉介入治疗、锁骨下动脉介入治疗、主动脉夹层覆膜支架腔内隔绝术、下肢动脉介入治疗等，也可能会引起腹主动脉、髂动脉及其分支并发症的情况。

大部分介入治疗并发症都是可以避免的，术者应该对介入治疗的适应证和禁忌证把握得更为规范，懂得手术原理、苦练操作技术、总结经验教训、熟知处理原则，才能确保患者介入手术的安全。

二、腹主动脉瘤腔内修复术

腔内修复是将覆膜支架通过表浅动脉切口，经血管送达病变部位精确释放，对血管破裂性和预期破裂性扩张病变进行修复的治疗方法。腹主动脉瘤腔内修复术（endovascular aortic aneurysm

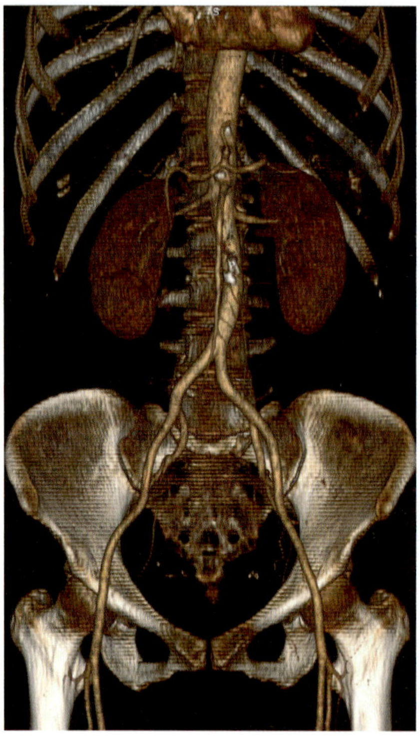

图 6-6-1　腹盆部 CTA 重建图像

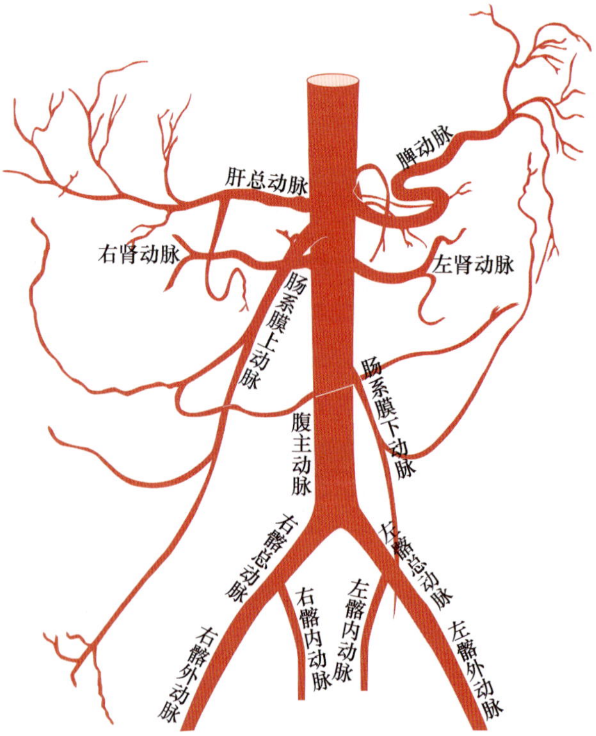

图 6-6-2　腹盆部动脉解剖示意图

repair，EVAR）于 1991 年首次报道，目的是防止动脉瘤破裂致死，将血流从近端正常动脉传送到远端正常动脉。

腔内修复技术对解剖学评估要求严格，粗糙的检查会造成测量偏差和错误判断，如忽视过于扭曲的髂动脉走行可能会导致髂支过短（图 6-6-3）。CT 血管成像（CTA）是术前最重要的检查，可以从中获得术前需要的所有解剖学数据，如瘤颈长度与直径、瘤颈成角、瘤体长度、髂总动脉直径与长度等，进而可以评估肾动脉开口位置、近端锚定区、瘤区、远端锚定区及径路血管情况（图 6-6-4）。

近端锚定区指最下方肾动脉开口下缘至动脉瘤上缘之间的腹主动脉，观察内容包括长度、内径、形态、钙化、成角、附壁血栓、血管壁状况等。瘤区指动脉瘤上缘至下缘之间的区域，观察内容包括形态、最大直径、长度、附壁血栓、瘤壁、腰动脉及肠系膜下动脉通畅情况等。远端锚定区指可用来锚定远端支架的自体相对正常的髂总动脉或髂外动脉，应尽量避免选择严重狭窄、迂曲成角或瘤样改变的血管段，观察内容包括动脉内径、成角、钙化、狭窄、瘤样扩张、长度以及髂内动脉位置、通畅性、有无狭窄及瘤样扩张等。径路血管是覆膜支架及输送系统通过的路径，通常指髂总动脉、髂外动脉和股动脉，输送系统能否通过径路血管是术前评估的重要内容；观察内容包括径路血管的内径、成角、迂曲、钙化与狭窄等（图 6-6-5）。术者需熟知各参数的意义，在术中要对术前所制订的计划进行验证（图 6-6-6）。

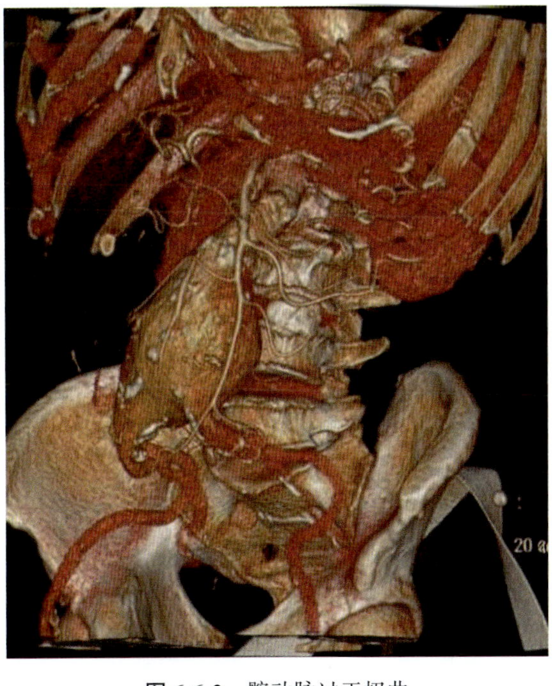

图 6-6-3　髂动脉过于扭曲

腹主动脉瘤腔内修复术的并发症可发生于支架植入过程中及术后，一些并发症是由患者特殊的解剖结构造成的，周密的术前方案可以减少此类并发症。

（一）内漏

内漏（endoleak）是动脉瘤腔内修复术中特有的并发症，是指覆膜支架植入后在移植物腔外、被旷置的瘤体及邻近血管腔内出现活动性血流的

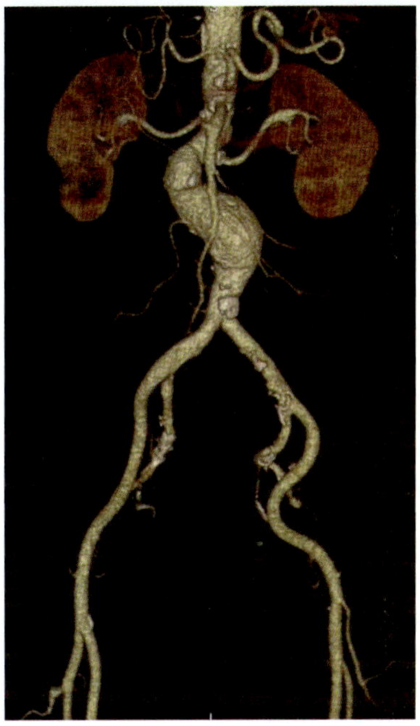

图 6-6-4　术前 CTA 解剖学信息

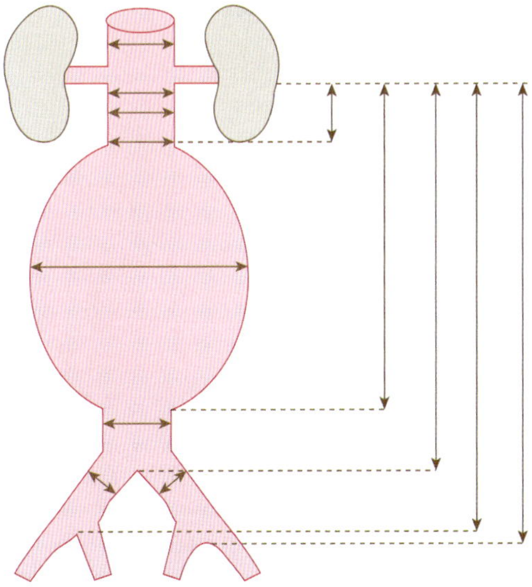

图 6-6-5　术前参数测量

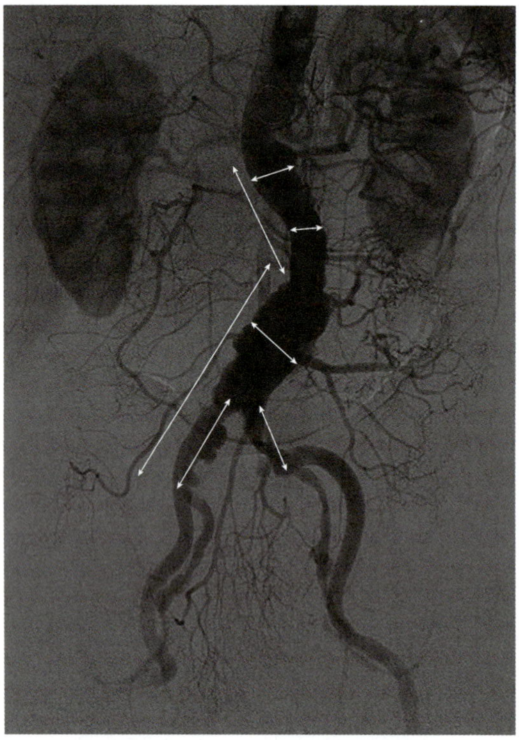

图 6-6-6　术中参数测量

现象。内漏可分为四种类型（图 6-6-7）。

Ⅰ型：因覆膜支架与自体血管无法紧密贴合而形成内漏，包括近端和远端边缘，从覆膜支架末端渗漏至动脉瘤腔内。

Ⅱ型：漏血来自侧支血管的血液反流，包括腰动脉、肠系膜下动脉、骶中动脉、髂内动脉等。

Ⅲ型：因覆膜支架自身接口无法紧密结合或人工血管破裂而形成内漏。

Ⅳ型：术后 1 个月内经覆盖支架的人造血管壁编织缝隙形成的弥漫性渗漏。

Ⅰ型内漏的常见原因包括血管成角、瘤颈过短、血管钙化、支架型血管直径选择错误以及瘤颈部血管呈锥形、梯形或不规则形等（图 6-6-8）。Ⅱ型内漏的原因为侧支血管反流，最常见的来源是肠系膜下动脉和腰动脉（图 6-6-9）。Ⅲ型内漏与重叠长度、移植物结构及成角有关。Ⅳ型内漏为移植物的质量缺陷。术中造影是诊断内漏的最直接手段。任何时相发现造影剂进入支架型血管外瘤腔内即可诊断为内漏。

Ⅰ型内漏是引起腔内修复失败的主要原因。早期内漏通常是Ⅰ型或者Ⅲ型，在近远端瘤腔出现的迟发显影，也要考虑Ⅰ型或Ⅲ型内漏。Ⅰ型内漏持续存在时，通常不需要附加延长的近端支架型血管，植入跨肾动脉的裸支架可能会解决内漏，因为可以增加覆膜支架的径向张力，以消除Ⅰ型内漏。

Ⅲ型内漏的处理原则是增加锚定区支架型血管的支撑力和接触面积，在有足够的接触面积时通常采用球囊成形术来治疗。若支架重叠区不足，可植入髂支作为补充。Ⅰ型远端和Ⅲ型内漏的处理相对简单，只要有足够的锚定长度和支撑力，多能使内漏获得纠正。

Ⅱ型内漏多能自愈，当发现Ⅱ型内漏引起瘤体扩张时，可采用介入栓塞侧支血管等方法予以治疗（图 6-6-10）。有研究发现在术前或术中预防性栓塞主动脉侧支能降低Ⅱ型内漏的风险。

术后内漏多因术中内漏未能妥善处理，瘤腔无法完全形成血栓而演变为术后持续性内漏，理论上讲，任何类型的内漏只要引起瘤体进一步扩张均应积极治疗。

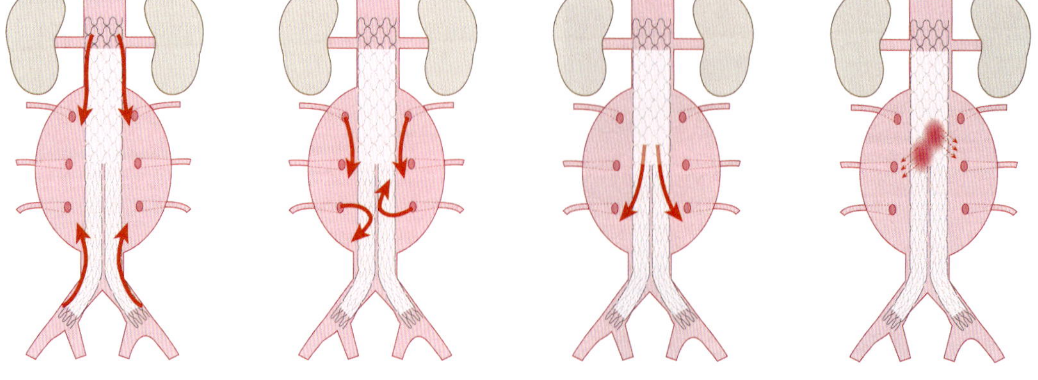

图 6-6-7　腹主动脉瘤腔内修复术后内漏分型

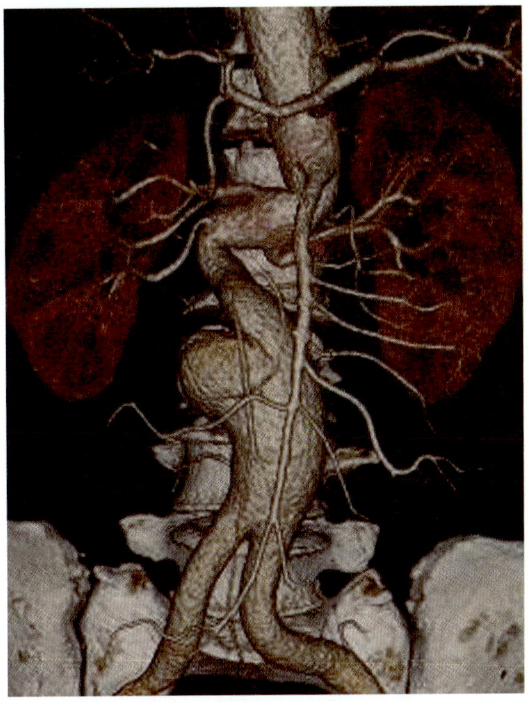

图 6-6-8 近端锚定区血管成角

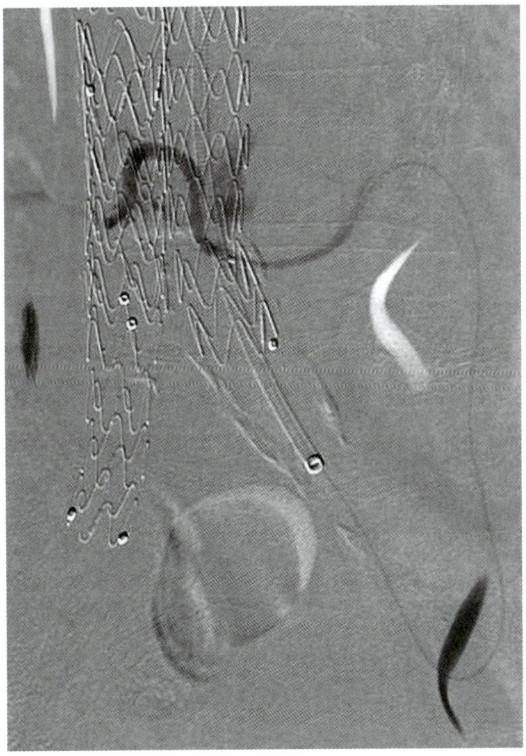

图 6-6-9 腰动脉反流导致Ⅱ型内漏

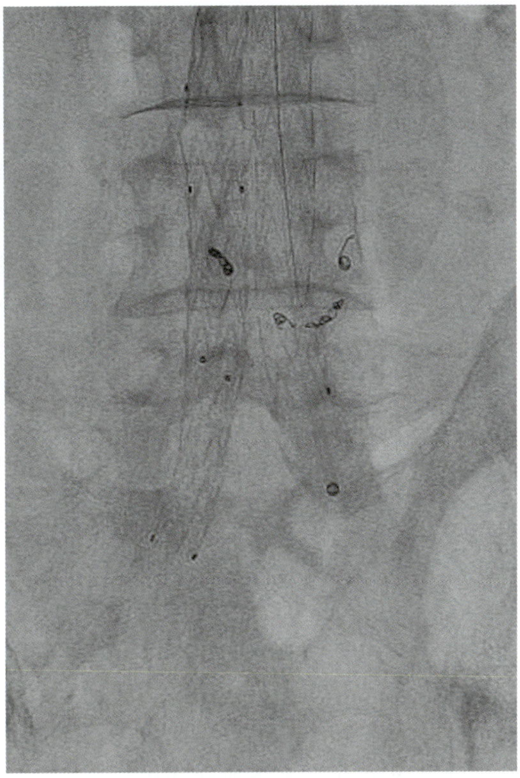

图 6-6-10 介入栓塞腰动脉侧支血管

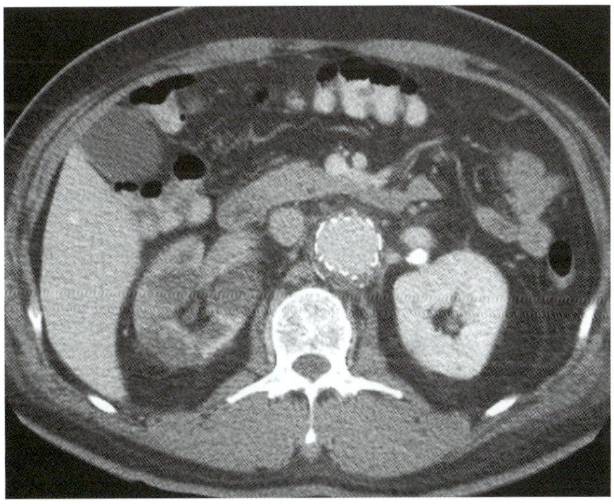

图 6-6-11 术中定位过高致使右肾动脉闭塞

（二）重要分支动脉阻塞

重要分支动脉阻塞往往是由覆膜支架跨开口释放引起，有时是因为发生急性血栓栓塞导致。例如，肾动脉阻塞的病例多为覆膜支架释放过高引起（图 6-6-11），一旦发生需要紧急补救，可将覆膜支架拉向足端，若支架上缘在肾动脉水平以上且带倒钩，则应避免使用这种方法，因其可能会撕裂肾动脉开口以上的主动脉；若无法成功，可在肾动脉放置球扩式支架以保留肾动脉血流，肾动脉支架植入时可尝试使用肱动脉入路。因导丝操作或释放后球囊扩张瘤颈致使附壁血栓移位引起栓塞时，可以尝试应用导管进行抽吸或应用 Fogarty 球囊取栓导管取栓。

（三）瘤体破裂

瘤体破裂是腔内修复术最严重的并发症（图6-6-12），引起瘤体破裂的原因可能与腔内技术操作和血压波动有关。术中瘤体破裂可以考虑快速腔内修复或立即中转手术，假如覆膜支架已经到位，应尽快释放，迅速完成腔内技术操作，这要求有熟练的技术和手术组人员密切配合。瘤体破裂并发症处理方法的选择应根据具体状况，便捷、快速、可靠是选择治疗方法的原则，如果患者极不稳定，近端主动脉球囊阻断可以在支架释放前争取一些时间。

（四）覆膜支架移位或植入部位不当

直径较大、角度较陡的支架最容易发生术后移位。术中发生的移位多数也与操作技术有关，由于对释放装置不熟悉造成前冲或下拉，可以使支架向上或向下移位。向上移位或覆膜支架植入的位置过高，可以阻塞肾动脉造成急性肾缺血性并发症；相反，向下移位或覆膜支架植入过低，则可能会形成Ⅰ型内漏（图6-6-13）。支架组件间的相互移位是导致Ⅲ型内漏的重要原因。

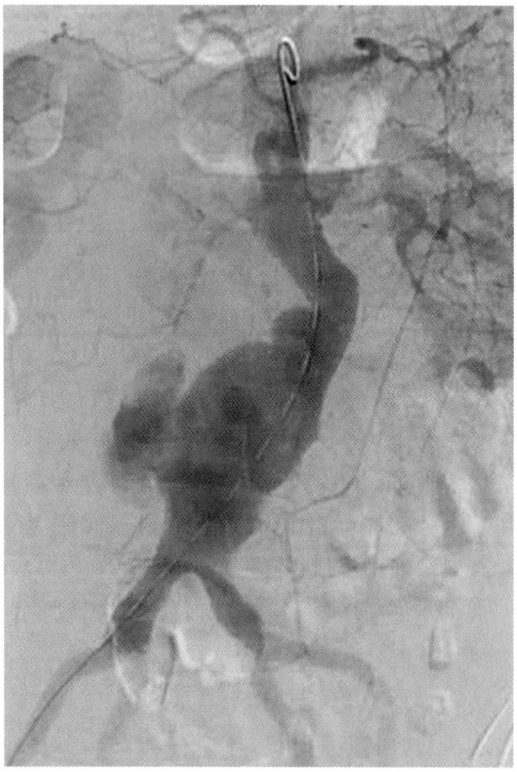

图6-6-12 腹主动脉瘤破裂

（五）髂支支架内闭塞

髂支支架内闭塞需要知晓具体原因，有时继发近端血栓形成后更需要鉴别清楚原始闭塞部位及可能的发生原因。髂支支架近端闭塞与腹主动脉分叉直径较小或钙化狭窄严重、对侧髂支压迫覆盖等原因有关。髂支支架远端闭塞与髂动脉扭曲、狭窄、钙化、髂动脉支架尺寸过大和流出道不佳有关（图6-6-14）。

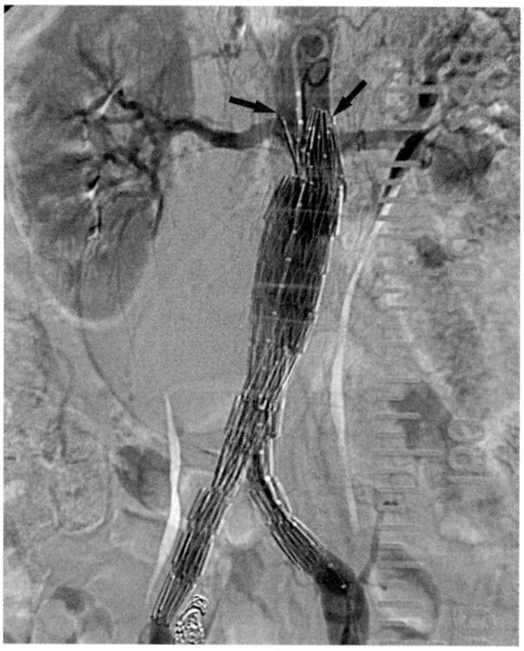

图6-6-13 腹主动脉瘤腔内修复术后1年复查支架向下移位

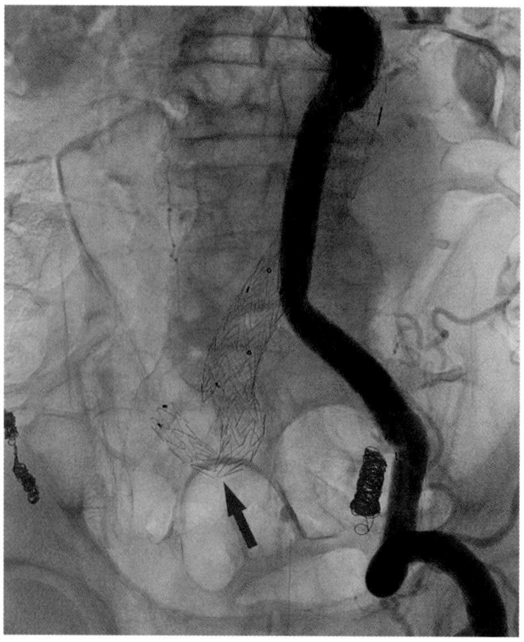

图6-6-14 造影显示右侧髂支闭塞

（六）输送径路血管损伤

输送径路血管损伤包括血管夹层、破裂和断裂等（图 6-6-15）。引起血管损伤的主要原因为腔内器械对径路血管的机械性损伤，因此熟练而轻柔的操作、透视下监测操作过程是必要的。在导丝、导管通过时也可以造成内膜下夹层，因此仔细确认导丝放入真腔非常必要。应当注意选择容易通过病变血管的口径细、柔顺性好、带亲水涂层的输送装置。当发生血管破裂时，可在破裂部位放置延长支架型血管，如技术困难应果断中转手术。在中转手术的过程中，首先应当放置球囊阻断破裂血管近、远端血流，防止出血性休克的发生。

三、主髂动脉介入治疗

肾下腹主动脉及髂动脉狭窄或闭塞可以引起下肢或盆腔组织和脏器缺血性疾病（图 6-6-16），临床表现为臀肌或下肢的活动后疼痛，即间歇性跛行，如果病情持续加重，会引起慢性严重下肢缺血，影响生活质量，甚至危及生命。其常见病因是动脉粥样硬化，其他少见病因包括放射性动脉炎、肌纤维发育不良、创伤、医源性损伤或血管炎等。

根据病变血管受累部位和范围，临床表现为单侧或双侧下肢间歇性跛行或臀肌跛行、病变侧股动脉搏动减弱或消失。少数男性因双侧髂动脉受累或髂内动脉闭塞引起缺血性功能障碍。随着病变的进展，患者跛行症状逐渐加重，甚至出现静息痛，严重者出现下肢组织溃疡、坏死。主髂动脉缺血性病变的临床分期与下肢动脉硬化闭塞症的分期相同，对临床症状的判定具有重要意义。目前临床上通用的分期方法有两种，即 Fontaine 分期和 Rutherford 分级（表 6-6-1）。

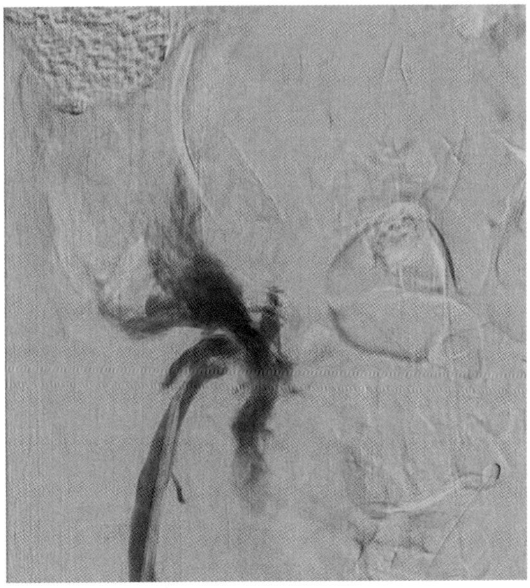

图 6-6-15 髂外动脉破裂，造影剂外渗

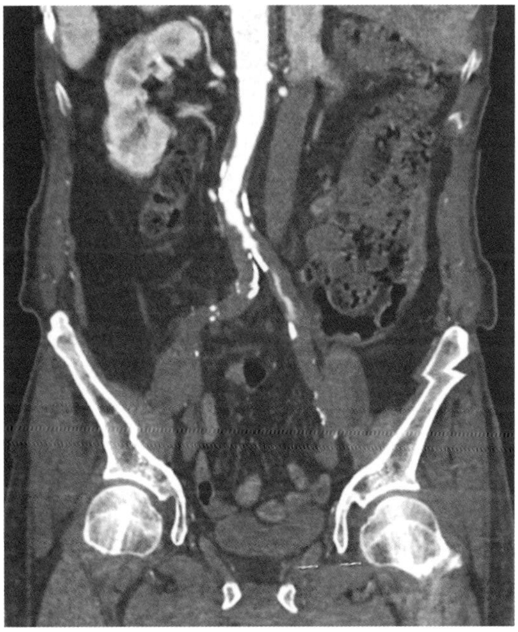

图 6-6-16 CTA 示双侧髂动脉闭塞

表 6-6-1 下肢动脉硬化闭塞症的临床分期

Fontaine 分期		Rutherford 分级		
分期	临床表现	分级	类别	临床表现
Ⅰ期	无症状	0 级	0	无症状
Ⅱa 期	轻微跛行	Ⅰ级	1	轻微跛行
Ⅱb 期	中度至重度跛行	Ⅰ级	2	中度跛行
		Ⅰ级	3	重度跛行
Ⅲ期	缺血性静息痛	Ⅱ级	4	缺血性静息痛
Ⅳ期	溃疡或坏疽	Ⅲ级	5	轻度组织丧失
		Ⅳ级	6	溃疡或坏疽

习惯上将主髂动脉病变分为三型：Ⅰ型，病变局限于腹主动脉下段和双髂总动脉；Ⅱ型，病变已向远端累及髂内、髂外动脉和股总动脉；Ⅲ型，病变向远端累及腹股沟以远的股浅动脉。外周动脉疾病泛大西洋学会专家共识（Trans-Atlantic Inter-Society Consensus，TASC Ⅱ）对下肢动脉病变的不同部位、长度进行分型来指导病变血管的重建（图 6-6-17）。腔内技术和器材的发展使得腔内治疗适应证逐渐扩大，由于介入治疗具有微创、并发症少、恢复快等优势，TASC Ⅱ C、D 型病变应用腔内治疗的比例日益扩大，成为大多数主髂动脉缺血性病变的首选治疗方案。

主髂动脉介入治疗的血管入路取决于病变部位、对侧髂动脉是否存在病变、下肢动脉是否需要同时治疗、穿刺血管是否存在病变、主髂动脉分叉部成角及扭曲情况、靶病变是否为慢性完全闭塞病变、肱动脉或桡动脉是否可用等因素（图 6-6-18）。

孤立性髂动脉病变采取同侧股动脉入路即可顺利完成手术，且具有路径短、支撑力好的优点。当患侧髂动脉病变未累及髂总动脉起始部，或需要同期处理该侧下肢动脉病变时，可选择对侧股动脉穿刺入路，使用专用鞘管采用“翻山技术”翻越腹主动脉分叉部到达患侧髂动脉。对于双侧髂动脉长段或全程闭塞或经双侧股动脉入路开通失败的患者，可经上肢入路逆行穿刺，器械进入降主动脉至腹主动脉分叉部以远，该路径需要较长的器械和加强的支撑力。开通闭塞性病变时，导丝经同侧逆行通过病变部位时，较易进入动脉内膜下，无法进入真腔时应及时更换入路，或选择返回真腔的特殊器械，也可以采用内膜下返回真腔技术。在术中建议先用小直径球囊预扩张，根据情况再升级为较大直径球囊，预扩张后植入直径合适的支架。

主髂动脉介入治疗中可能有以下并发症风险。

A型病变 • CIA狭窄（单侧、双侧） • EIA<3 cm狭窄（单侧、双侧）	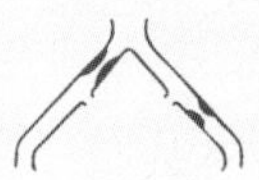
B型病变 • 肾下腹主动脉狭窄长度<3 cm • 单侧CIA闭塞 • 累及EIA、长度在3～10 cm但未累及CFA的狭窄 • 单侧EIA闭塞，但不累及IIA和CFA	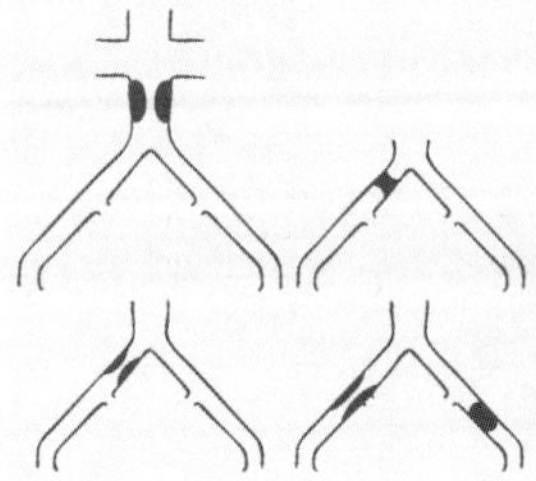
C型病变 • 双侧CIA闭塞 • 双侧EIA狭窄长度3～10 cm，未累及CIA • 单侧EIA狭窄累及CFA • 单侧EIA闭塞，累及IIA或CFA • 单侧EIA闭塞，伴有严重钙化	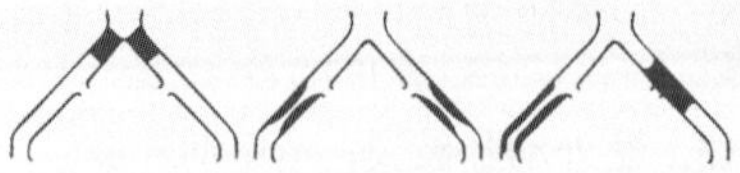
D型病变 • 肾下主髂动脉闭塞 • 弥漫性病变包括腹主动脉、双侧髂动脉 • 单侧CIA、EIA、CFA弥漫性多个狭窄病变 • 双侧EIA闭塞 • 髂动脉狭窄伴有不适合腔内修复治疗的腹主动脉瘤，或者其他需要开放手术的病变	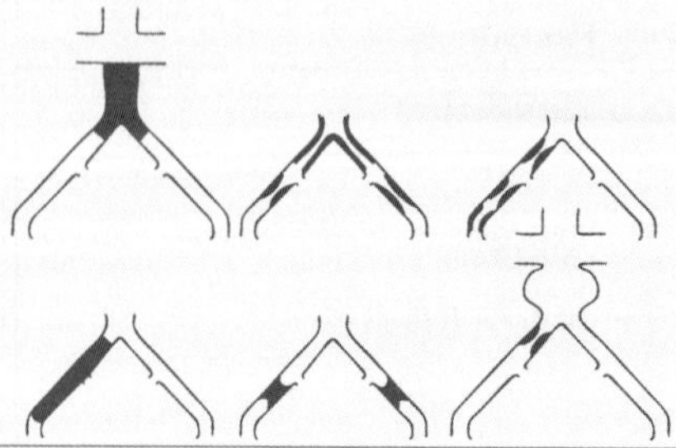
注：CFA，股总动脉；CIA，髂总动脉；EIA，髂外动脉；IIA，髂内动脉	

图 6-6-17 主髂动脉 TASC Ⅱ分型

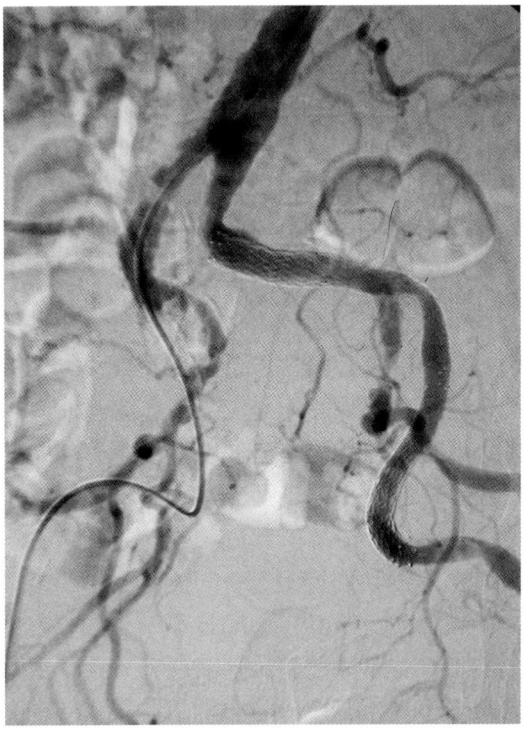

图 6-6-18 血管入路情况评估

（一）夹层

髂动脉夹层在髂动脉介入治疗中相对比较常见，可出现在治疗过程中的多个阶段。夹层常因过度扩张或导丝推送过程中损伤血管引起，也可能在穿刺过程中穿刺针刺入动脉壁中膜，随后导丝可引起一个夹层面。如果夹层的内膜片足以影响血流，就会引起血管急性闭塞。

避免夹层发生，需要谨慎操作、做好预防，尽量做到以下几点：①不放心的操作应及时透视或造影，导丝或导管遇有阻力时，要查明原因，不要强行操作；②操作要轻柔，动作要规范，不要在无导丝引导时推送导管；③在预扩张时要适度，避免过度扩张，植入的支架要充分覆盖扩张段。

一旦夹层出现，切记要保留住导丝，千万不要使导丝脱出。当导丝、导管损伤血管壁或血管成形术引起夹层时，需要第一时间评价夹层累及的范围和影响程度（图 6-6-19）。由于夹层会进展，故不要耽误时间，建议尽快植入合适的支架以确保前向血流。对于导丝已脱出的情况，建议使用操控性能良好的导丝返回原始管腔内，亦可以使用细导丝轻柔试探，成功之后再予以交换。对于导丝已脱出且血管发生急性闭塞的情形，若导丝通过困难，则建议从对侧动脉穿刺建立通路后再行尝试，以便于尽快返回真腔。如果夹层是由于支架植入而引起（图 6-6-20），则可能是支架边缘落脚点成角或内膜损伤，可以放置另一枚支架与前一支架部分重叠，完善血流导向，充分覆盖夹层区域。

（二）血管损伤穿孔

血管损伤穿孔是一种严重并发症，多由于导管、导丝或输送装置穿通血管壁三层结构引起。术中造影发现血管外有造影剂滞留，即可确定为血管损伤穿孔（图 6-6-21）。当髂动脉直径细小、

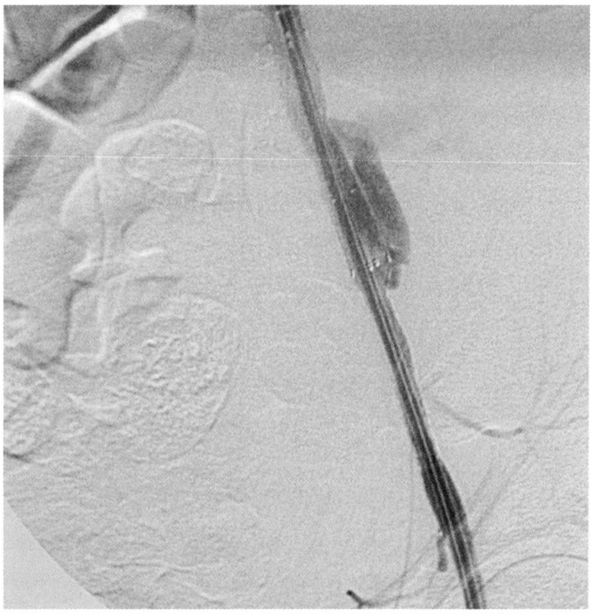

图 6-6-19 左髂动脉夹层

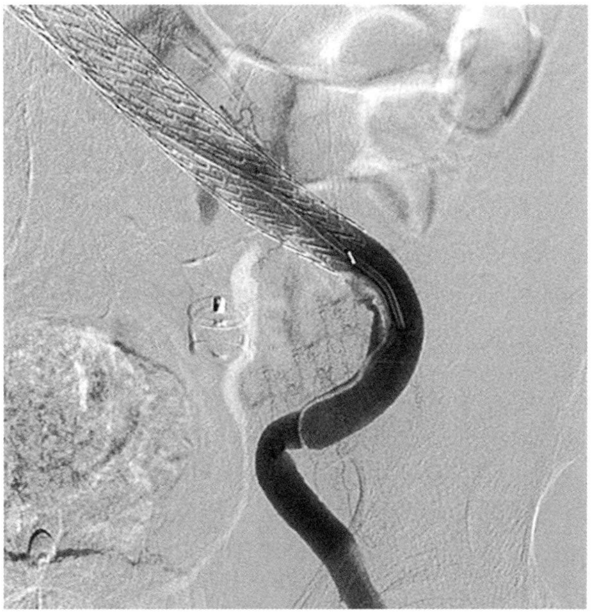

图 6-6-20 左髂动脉支架植入后出现夹层

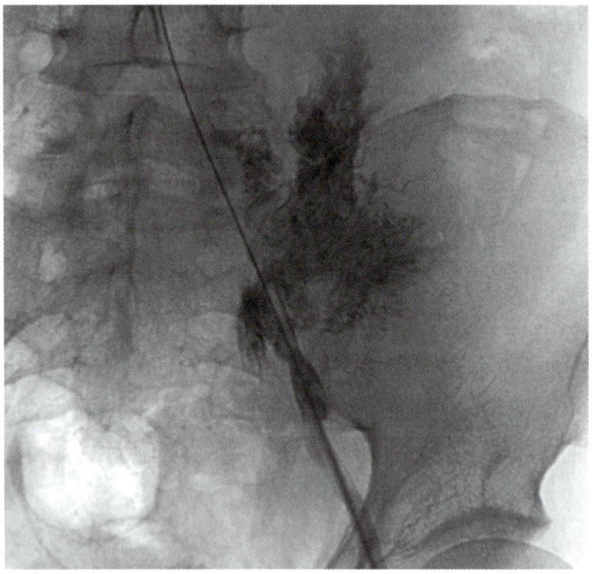

图 6-6-21　左髂动脉造影剂渗出

扭曲或钙化严重时，推送器械务必轻柔。在手术中尽量避免使用过硬的导丝头端通过病变，在开通闭塞病变时，单次推进距离不要过远，要多体位透视观察。术者要熟悉局部血管解剖学关系，仔细研读术前 CTA 图像，了解血管真腔走行范围，避免在内膜下贸然行进或高压造影。

根据器械致伤的性质不同，血管损伤的程度亦会不同。穿孔范围小且血管周围有软组织时，血肿可能较为局限；有些则容易造成持续血管外渗出而演变为假性动脉瘤、软组织内巨大血肿、骨筋膜室综合征等，这种情况下建议使用覆膜支架予以隔绝。如果出现髂外动脉分支或髂内动脉分支的损伤穿孔，可以采用弹簧圈栓塞出血血管。

（三）远端栓塞

远端栓塞常发生于病变远端血管继发血栓形成和病变处血管壁栓子脱落。胫前动脉、胫后动脉远端或足背动脉的远端栓塞，可以导致明显的症状。各种上游血管介入操作均可能造成大小不等的栓子脱落，尤其是病变处有新鲜血栓和斑块表面溃疡时。此外，抗凝不充分可以导致在鞘管或导引导管中血栓形成，不慎推入血管内也可以导致远端血管栓塞。

在介入治疗过程中，需要随时造影复查，既要关注病变段血管开通情况，也要观察病变远端血管的血流灌注情况。术中要重视患者的不适主诉，如患侧肢体疼痛、麻木、发凉等，需安排巡回护士及时查体，早期发现肢体或末梢缺血症状，如远端肢体尤其是末梢部位疼痛加剧、苍白或冰冷（图 6-6-22），则应考虑栓子脱落致远端栓塞的可能。远端栓塞贵在预防，包括围术期充分抗凝、抗血小板治疗，术中发现动脉鞘或导管回抽困难时，排除管头贴壁等原因后，要考虑到管腔内急性血栓形成的可能，不要贸然向前推进。

（四）急性血栓形成

支架内或病变血管急性血栓形成多与围术期抗凝或抗血小板治疗不充分、血管内皮损伤或未发现的高凝基础疾病等有关。介入操作时可以突发血栓形成，当出现夹层、痉挛、器械堵塞时间过长等情况时，均可引起支架或病变血管内血液淤滞而导致急性血栓形成。

如果造影发现血管远端显影不佳或造影剂排空迟滞，需立即鉴别是急性血栓形成还是其他可能导致血管急性闭塞的并发症。若证实为急性血栓形成，则可以采用溶栓导管接触性溶栓。若起因是血管远端流出道不畅等因素，则需要尽快开通血管远端，恢复有效前向血流。

四、肾动脉狭窄介入治疗

肾动脉狭窄是继发性高血压的常见病因之一。动脉粥样硬化、多发性大动脉炎和肌纤维发育不良是肾动脉狭窄的常见病因（图 6-6-23），其他少见病因包括血栓、栓塞、主动脉夹层累及、外伤、先天性肾动脉发育异常、结节性多动脉炎、白塞病、放射治疗后瘢痕、周围组织肿瘤以及束带压迫

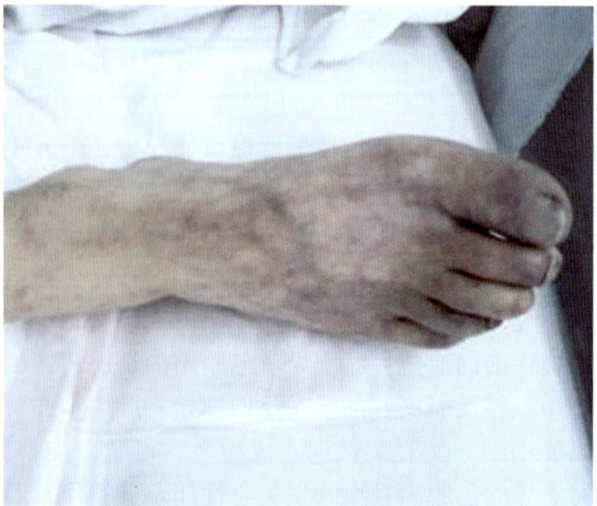

图 6-6-22　右足急性缺血改变

等，肾移植术后约 10% 的移植肾动脉发生狭窄。

肾动脉狭窄的合理治疗应基于完善的诊断，就其病因、解剖和病理生理特点进行针对性的治疗，除药物治疗外，一般推荐经皮介入治疗作为肾动脉血管重建的首选方法，直视手术仅适用于某些特殊情况。肾动脉血管重建的主要目标是：改善高血压，预防高血压所致并发症；改善肾功能及治疗严重肾动脉狭窄导致的一系列病理生理效应，包括慢性心力衰竭、反复发作的急性肺水肿和心绞痛，甚至可能免于透析。

介入治疗方法包括单纯肾动脉球囊扩张术和肾动脉支架成形术（图 6-6-24）。球囊扩张术最早应用于临床，但其术后肾动脉入口的弹性回缩常导致再狭窄。与球囊扩张术相比，肾动脉支架成形术显著提高了技术成功率和远期通畅率。

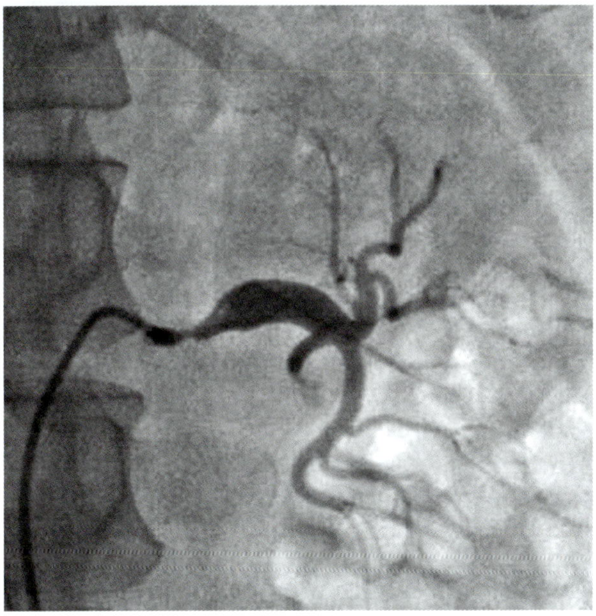

图 6-6-23 左肾动脉开口部狭窄

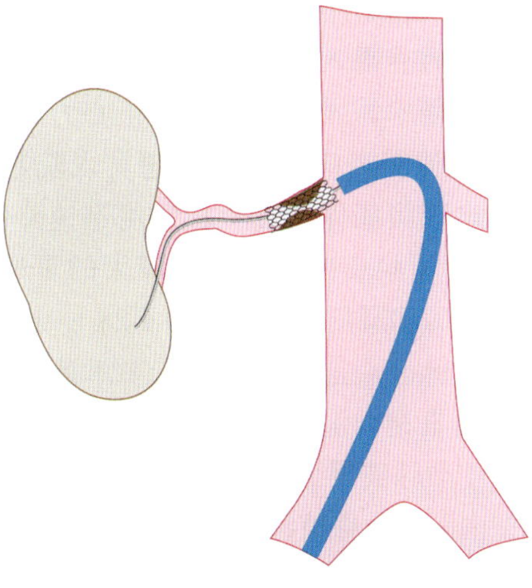

图 6-6-24 右肾动脉支架植入示意图

肾动脉介入治疗的常见并发症包括靶血管并发症、血管径路并发症、器械相关并发症、造影剂相关并发症等。解剖和病理是影响介入手术成功率的重要因素，如病变是开口处还是非开口处，或所治疗的狭窄是继发于动脉粥样硬化或是肌纤维发育不良。术中应注意轻柔操作，尤其应重视识别副肾动脉，对肾动脉真实管腔要精确评估，避免过度扩张。术前应了解肾动脉开口部角度，便于选择更为合适的穿刺入路（如桡动脉或肱动脉），也可以指导选择特殊塑形的导管。应根据肾动脉发出方向决定透视投照角度。对于肾动脉开口部斑块负荷重的病变，应尽量减少预扩张次数，避免胆固醇栓塞风险。

（一）肾动脉损伤

肾动脉开口处易于撕裂形成夹层。使用过大支架和过高压力扩张容易引起肾动脉血管损伤，尤其是存在偏心质硬的斑块时，高压扩张可能会穿破病变动脉外膜导致肾动脉穿孔（图 6-6-25）。球囊扩张时若患者出现无法解释的后腰痛，需要引起术者重视，一旦证实肾动脉穿孔，应使用球囊低压扩张封堵破裂口、使用鱼精蛋白中和肝素，如仍不奏效则考虑使用覆膜支架；如果发生大的动脉撕裂需要外科手术修补，应当避免放置支架给

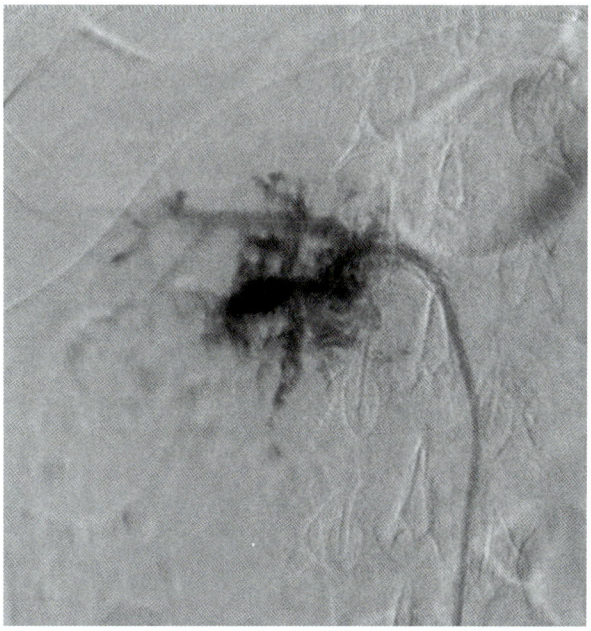

图 6-6-25 球囊扩张后右肾动脉穿孔

手术增加麻烦。

（二）肾包膜下血肿

由于肾实质血管很脆弱，导引导丝易穿破血管及肾组织，引起肾周外渗，形成肾包膜下血肿（图 6-6-26），术中应用肝素可加重出血。在手术器械进出时，导丝若未有效固定，容易使导丝远端穿破肾动脉分支末梢进入肾包膜下，为防止肾实质损伤，操作时术者与助手务必配合默契，保持导引导丝位置，使导丝末端位于透视视线之内。若患者出现肾区疼痛，造影发现明确的活动性肾动脉分支出血，则可以超选择性送入微导管对损伤动脉分支予以栓塞止血。

（三）胆固醇栓塞

胆固醇栓塞是难以预防的肾动脉介入手术并发症，常常是由于斑块负荷过重所致，胆固醇结晶导致远端肾组织弥漫栓塞，引起患者肾功能恶化。胆固醇栓塞的临床后果与胆固醇结晶的数量、大小以及栓塞的末端动脉位置有关，经验丰富的术者会尽量轻柔操作，选择偏小的球囊扩张，并且通常不做后扩张。也有一些术者会在肾动脉扩张前提前植入动脉保护伞（图 6-6-27），此类远端保护装置能够拦截大部分栓塞物，但是操作时尤其是回撤时要务必小心，以避免保护伞回撤时挂在肾动脉支架上。

（四）造影剂肾病

造影剂肾病是指使用造影剂后 48 小时内出现的任何急性肾损伤。有少部分患者行肾动脉介入治疗后会发生造影剂肾病或者急性肾衰竭，在

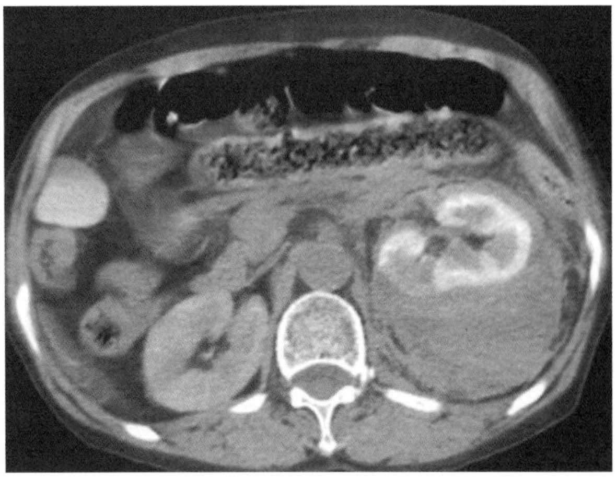

图 6-6-26 左肾包膜下血肿

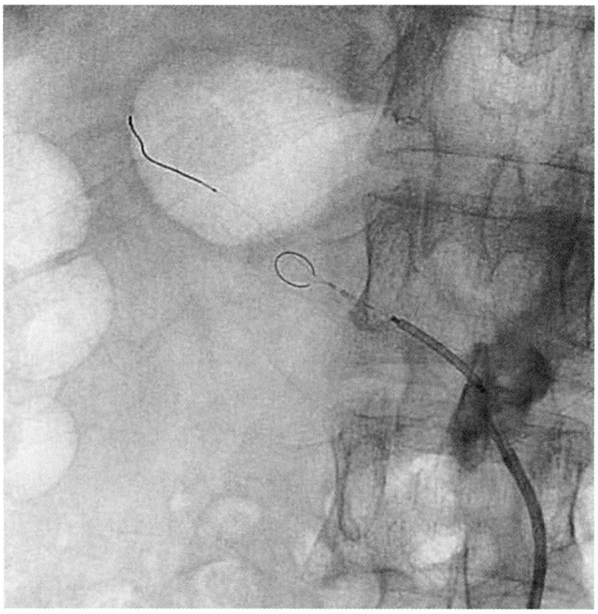

图 6-6-27 右肾动脉保护伞预先植入

已有肾功能损坏的患者中比例更高。其发生可能与合并的肾基础疾病、肾动脉低灌注以及造影剂对肾小管的毒性作用致肾小管阻塞、肾髓质缺氧、氧自由基损害、细胞凋亡和免疫炎症反应等有关。对于造影剂肾病高风险患者，建议在术前即给予充分的水化治疗，在术中严格限制造影剂用量。

五、典型病例

病例 1：经上肢入路的内漏再次补救

患者，男，82 岁，有冠心病、慢性阻塞性肺疾病、高血压和高脂血症等基础疾病，此次因肺部感染和心力衰竭入院。患者数年前曾行腹主动脉瘤腔内修复术，入院后给予纠正心力衰竭、抗感染治疗，肺部炎症控制不理想。入院数日后，患者突然出现腹痛伴血红蛋白浓度迅速降低，急诊 CTA 提示覆膜支架主支存在较大的Ⅲ型内漏，并伴有腹膜后和肾周血肿（图 6-6-28），提示可能存在腹主动脉破裂迹象。血管造影术证实了覆膜支架主支的Ⅲ型内漏，可见造影剂外渗滞留，提示存在腹主动脉破裂（图 6-6-29）。

Ⅲ型内漏多由移植物组件断裂或移植物被膜破损引起。术中为患者补充植入直径为 18 ～ 30 mm、长度为 105 mm 的 Hercules 腹主动脉–髂动脉单臂

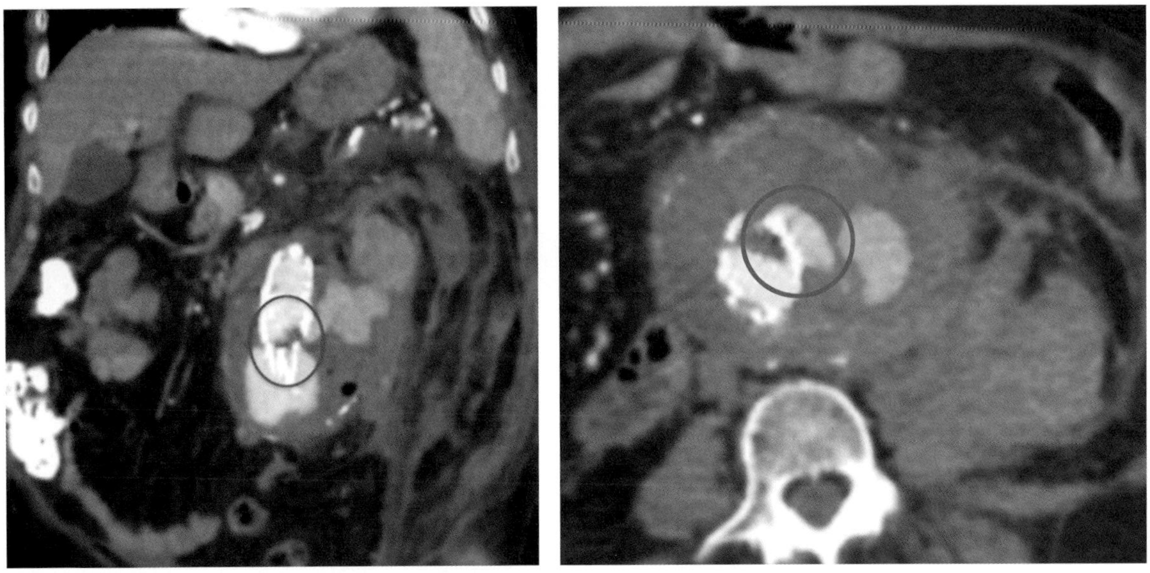

图 6-6-28 CTA 提示Ⅲ型内漏伴腹膜后和肾周血肿

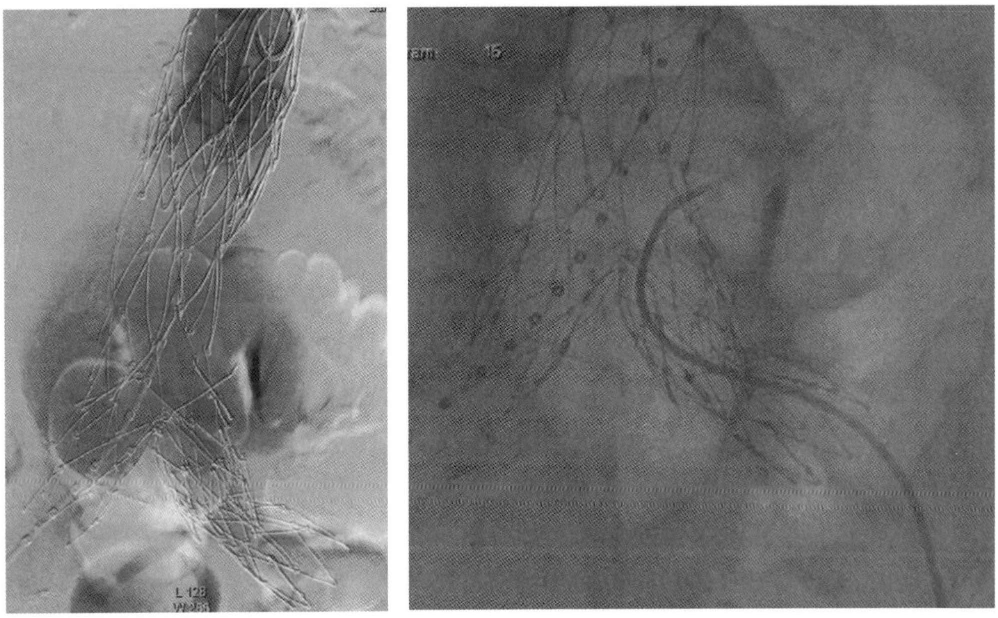

图 6-6-29 术中证实覆膜支架主支的Ⅲ型内漏

型锥形覆膜支架，近心端在原覆膜支架主支内释放，充分覆盖原支架破损处，远心端在右侧髂动脉释放（图 6-6-30）。之后使用血管塞将左侧髂总动脉彻底封堵（图 6-6-31），同时加做股-股动脉转流术。

术后患者临床情况进一步恶化，血小板计数下降，出现肾功能不全，感染加重。术后第 4 天，患者再次出现腹痛，血红蛋白浓度进一步下降。再次行急诊 CTA 提示在腹主动脉分叉水平存在内漏（图 6-6-32）。

患者情况紧急，新的内漏因血流与瘤腔直接相通导致血管破裂的风险较大，需尽快干预。但是，患者感染未能得到良好控制，再次植入新的覆膜支架或开放手术均不是最佳选择。况且，患者再次行腔内治疗的血管通路也不理想，由于左侧髂总动脉已经做了封堵术，显然不能采取左侧股动脉路径，而右侧股动脉已行股-股动脉转流术，采取该通路可能会导致下肢严重缺血事件的发生。经仔细分析，考虑新出现内漏的原因是新植入支架的远端着陆点与旧支架贴合不良所致，使用球囊再次扩张即可解决，于是采用双侧桡动脉入路。

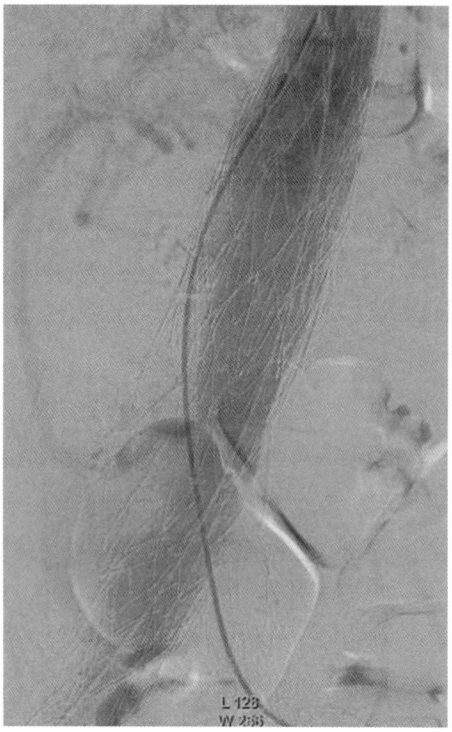

图 6-6-30 腹主动脉-右髂动脉覆膜支架植入

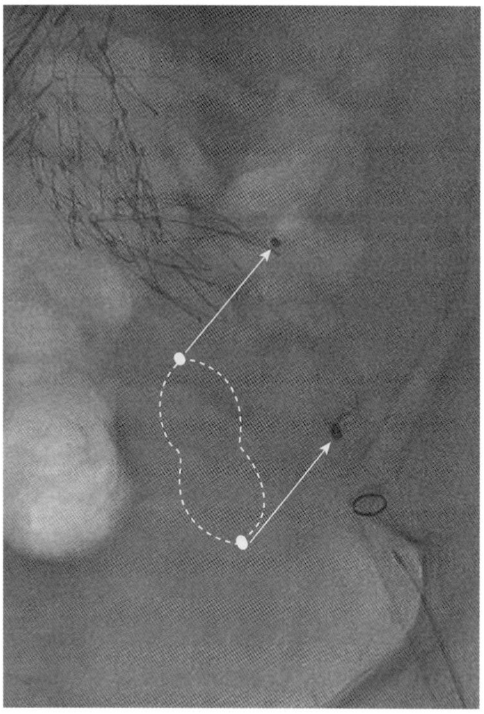

图 6-6-31 血管塞封堵左侧髂总动脉

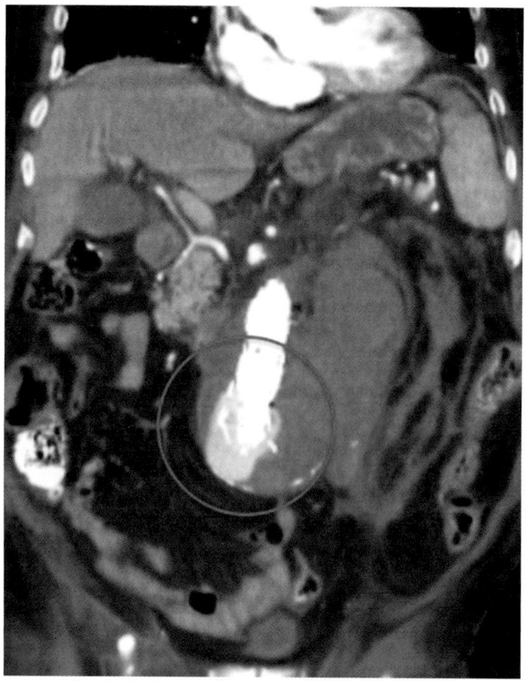

图 6-6-32 CTA 示腹主动脉分叉水平存在内漏

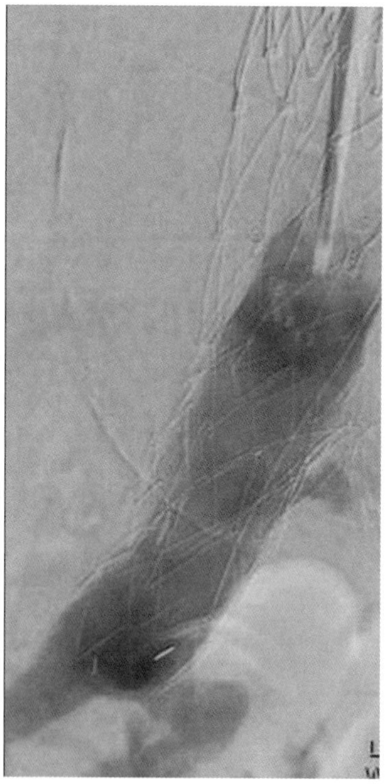

图 6-6-33 术中造影发现造影剂渗漏

术中造影证实了以上推测，在肾动脉水平的腹主动脉造影没有观察到造影剂渗漏，在旧支架右侧髂支的近端发现造影剂渗漏（图 6-6-33），于是从双侧桡动脉分别送入两个 8 mm×40 mm 球囊对新植入支架的主动脉分叉水平和髂动脉部分分次扩张，再使用两个 10 mm×40 mm 球囊再次扩张（图 6-6-34），复查造影显示内漏已经消失（图 6-6-35）。术后 4 个月及 18 个月随访，CTA 提示支架及转流血管通畅，未再有内漏发生。

☞ **点评**:

内漏的诊断至关重要，因为这关系到如何修复、是否应该开放手术。为了尽早发现内漏并

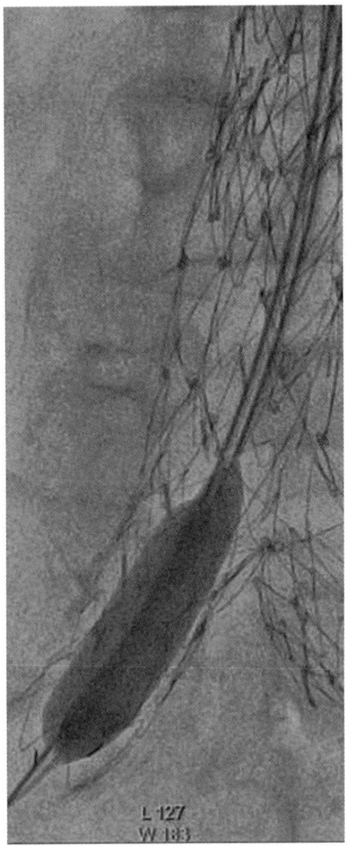

图 6-6-34 经上肢入路行双球囊扩张

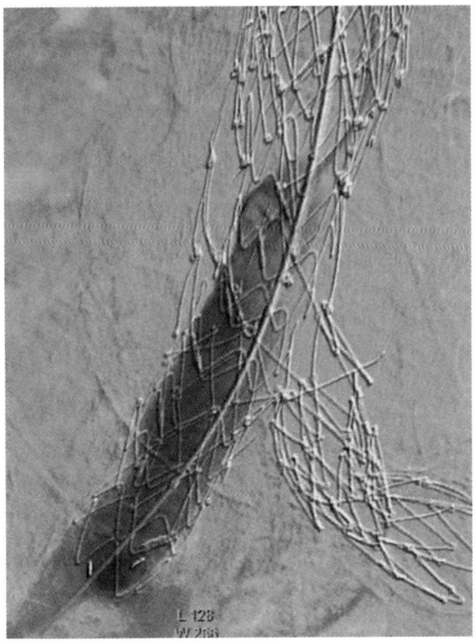

图 6-6-35 复查造影示内漏消失

辨别清楚内漏的分型，术后必须严格遵循系统随访方案，对患者进行影像学复查，CTA 是检测内漏最合适的成像方法。在长期高速血流冲击下，覆膜支架部件连接处可能会松脱，被覆材料可能会老化、破损甚至破裂，导致Ⅲ型内漏发生，Maleux 等报道腹主动脉瘤腔内修复术后 4 年内Ⅲ型内漏发生率为 2.1%。Ⅰ型和Ⅲ型内漏导致瘤腔直接暴露在系统血压下，破裂的风险较高。血管外科学会（Society for Vascular Surgery，SVS）临床指南推荐：Ⅰ型和Ⅲ型内漏建议尽早干预（ⅠB 级证据）。干预的指征主要依据内漏的分型以及相关的动脉瘤破裂风险，对于怀疑存在内漏的患者，都应仔细检查以排除Ⅰ型和Ⅲ型内漏。

Ⅲ型内漏的血管内治疗通常是通过再次植入覆膜支架来解决，但是分叉型支架再次植入往往较为困难，因此，使用单臂型覆膜支架配合股-股动脉转流是处理Ⅲ型内漏的可选方案。本例患者第一次手术前发现明确的覆膜支架主支Ⅲ型内漏，给予单臂型锥形覆膜支架处理，手术策略较为规范，但是，术后短时间之内出现再次内漏，则需要考虑第一次手术时是否遗漏了重要信息，有可能该内漏第一次手术时即存在，只是未被有效检出。正因为第一次手术时未能检出该内漏，按照第一次内漏修复手术策略，将左侧髂总动脉封堵并做了右股-左股动脉转流，从而失去了第二次手术时的下肢路径，手术入路的缺乏使得进一步修复内漏变得被动。幸而还有上肢入路可用，也有较为合适的球囊对吻挤压，才勉强完成了第二次手术。该患者基础疾病较多，感染未得到有效控制，又合并有内漏，开放手术和再次植入新的覆膜支架显然不是最佳选择，幸运的是经过第二次手术的球囊扩张，内漏得到修复，如若不然，则难以想象下一步的后果。总之，成功的手术在于充分的预判和充足的准备。

病例 2：支架植入术中腹主动脉破裂

患者，女，39 岁，因顽固性高血压和下肢间歇性跛行入院。查体发现双侧股动脉搏动微弱，听诊可闻及腹部血管杂音，上、下肢血压相差较大，卧位测量显示上臂血压为 210/110 mmHg，下肢血压为 120/70 mmHg。实验室检查提示各项炎性指标为阴性，表明处于血管炎稳定期。经股动脉血管造影见左侧肾动脉呈 90% 狭窄，主动脉胸腰段（T10 ～ 11 和 L1 ～ 2 水平）显著狭窄（图 6-6-36），狭窄段上下压力阶差胸段为 45 mmHg，腰段为 40 mmHg。先期处置左肾动脉狭窄，行左肾动脉球囊扩张成形术，无明显残余狭窄，故未

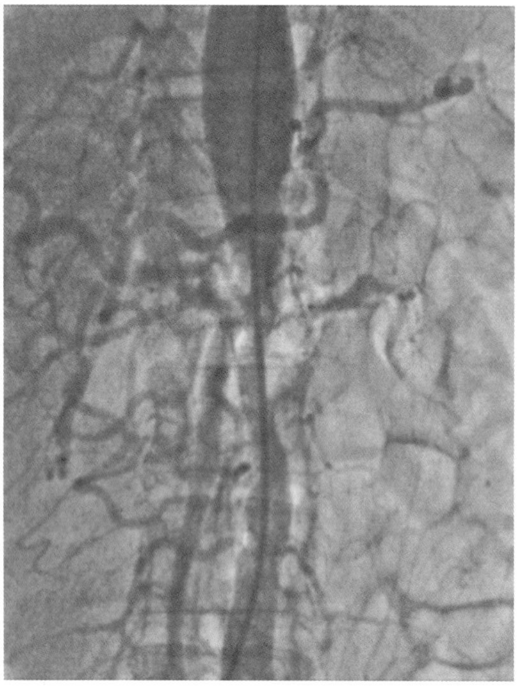

图 6-6-36 主动脉胸腰段显著狭窄

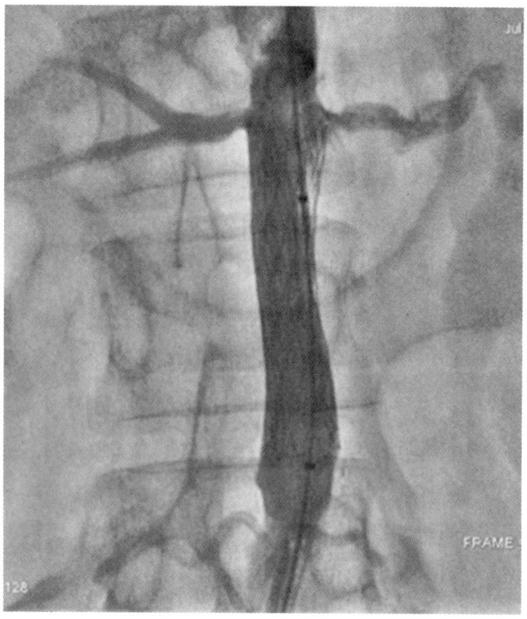

图 6-6-37 支架植入后造影

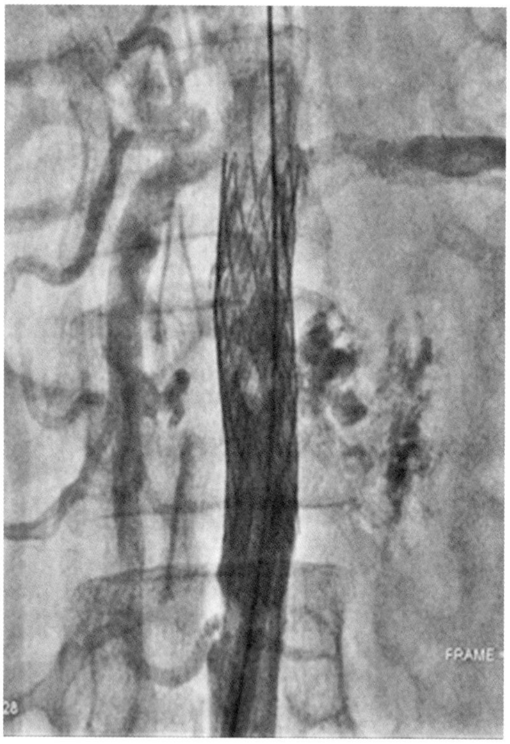

图 6-6-38 球囊扩张后出现大量造影剂渗漏

植入肾动脉支架。

术后 1 周，拟行主动脉成形术，采用右侧股动脉入路，植入 8F 鞘管，穿刺左侧桡动脉行有创压力监测，肝素化后，做多角度主动脉造影，充分显示狭窄节段和参照节段。

用 12 mm×40 mm 球囊扩张胸段主动脉病变，将 14 mm×40 mm Palmaz 支架手工挤压在 14 mm×40 mm 球囊上，输送到位后以 4 atm 压力释放，之后用该球囊以 8 atm 压力进一步扩张。

然后处理腹主动脉病变，先使用 12 mm×40 mm 球囊以 4 atm 压力对病变进行扩张，因无长度合适的球囊可用，将 14 mm×50 mm 的 Palmaz 支架手工挤压在 14 mm×40 mm 球囊上，用较短的球囊输送略长支架到位后以 4 atm 压力释放（图 6-6-37），同样再以该球囊以 8 atm 压力对支架分次扩张。球囊扩张时患者诉明显腰背部疼痛，球囊回缩后，有创动脉压监测显示收缩压从 200 mmHg 迅速降至 100 mmHg，立即复查造影显示腹主动脉支架左侧出现大量造影剂渗漏（图 6-6-38），迅速再将球囊置于渗漏处，并以 3 atm 充盈，以期依靠球囊临时封堵渗漏点，同时使用鱼精蛋白中和肝素，有创动脉压监测显示血压未进一步下降，收缩压稳定在 120 mmHg 左右。

腹主动脉破裂穿孔是严重并发症，必须积极处理，如果将封堵球囊去除后通过右侧股动脉入路植入覆膜支架，该交换过程时间过长，可能会出现大量出血进而导致严重后果。因此，采取了保留右侧股动脉入路的球囊继续进行封堵，紧急穿刺左侧股动脉，并将 300 cm 0.035 in 导丝送至封堵球囊下方，球囊减压的瞬间将导丝通过腹主动脉（图 6-6-39），并将头端送至主动脉弓，再将 12 mm×61 mm 球扩式覆膜支架从左侧股动脉路径送入，在透视下依靠骨性标志定位，抽瘪并移

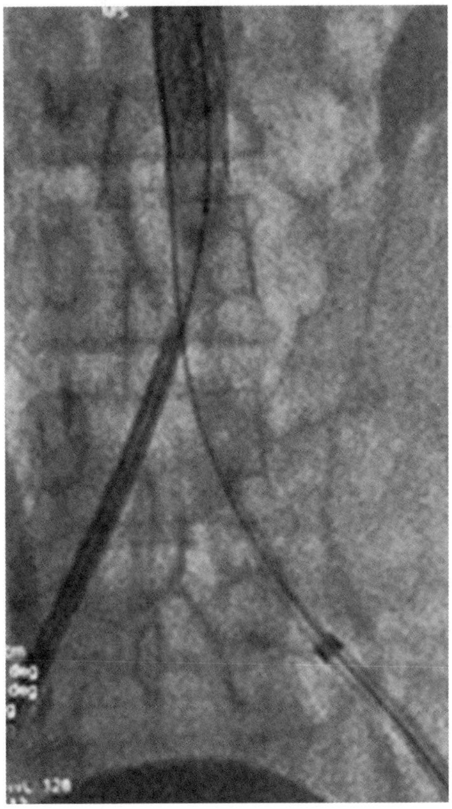

图 6-6-39 穿刺对侧，送入导丝

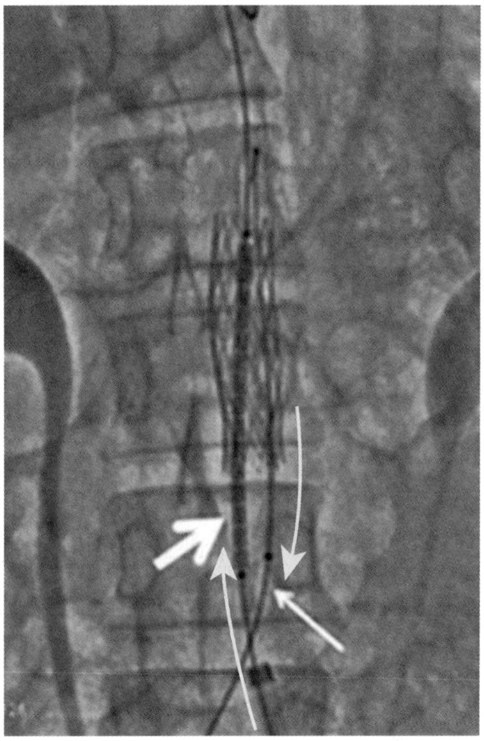

图 6-6-40 封堵球囊与覆膜支架迅速交换

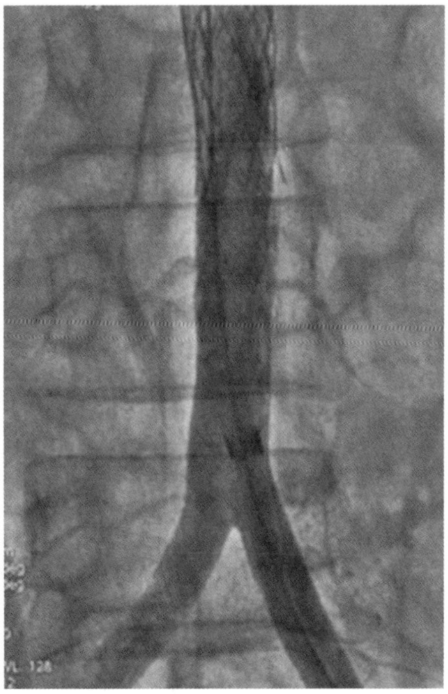

图 6-6-41 复查造影示造影剂渗漏完全终止

除封堵球囊及右股动脉导丝的同时，将覆膜支架推送至渗漏部位迅速释放（图 6-6-40）。复查造影显示造影剂渗漏已经完全终止，血管成形满意（图 6-6-41），复测胸段和腰段压力阶差均已消失，结束手术。

术后复查患者的血红蛋白浓度稳定，出院后 6 个月随访，顽固性高血压和下肢间歇性跛行症状已缓解。

☞ 点评：

随着支架系统制造工艺的进步和介入技术在大血管疾病中的广泛应用，腔内治疗成为某些主动脉疾病治疗的首选方案。腔内治疗术中出现的主动脉破裂会导致快速大量出血，是致命的严重并发症，必须得到及时有效的处置。该病例在患者出现症状时，第一时间考虑到复查造影，发现造影剂渗漏后立即给予球囊低压封堵，为后续的操作赢得了宝贵的时间。对于这种危及生命的严重并发症，处理的第一步是先稳住患者生命体征，再考虑如何进一步处置。由于存在主动脉破裂风险，在术前准备时，就要考虑到一旦出现此类严重并发症时如何补救，要在术前将相关器械准备到位以处于备用状态，防止因器械准备不足出现严重后果。在手术操作中，球囊尺寸过大、扩张压力过高、过于严重的偏心钙化、球囊破裂及粗暴操作，均可能增加主动脉损伤甚至破裂穿孔的风险。大动脉炎活动期是导致外科手术及介入治疗失败的重要危险因素，该患者术前的临床检查提示各项炎性指标阴性，故不存在介入治疗禁忌证，并无适应证把握不严的问题。术者用不匹配的球囊输送支架，可能会因为支架受力不均导致支架边缘刺伤血管。

而对于采用覆膜支架植入，该例手术的操作细节值得称赞，在同一入路植入覆膜支架可能会因操作不慎或出血速度过快导致手术失败，而使用对侧入路或上肢入路则可以最大可能地减少封堵球囊回缩后的时间，将出血风险降到最低。从对侧入路送入导丝时，如该例所做的，也是需要尽量缩短封堵球囊的回缩时间，直至覆膜支架送到封堵球囊附近处于备用状态时，方能迅速撤除封堵球囊。在此之前，一个很重要的步骤是要数清楚骨性标志，以实现快速定位并减少阻塞重要血管分支的风险。在手术中心态平和最为重要，要懂得适可而止，在此类病变的补救性覆膜支架释放时，不必追求形态学完美，可以允许有轻微的狭窄，要避免再次高压力扩张导致穿孔部位进一步加大。

病例 3：迟发性髂动脉损伤

患者，女，34 岁，在妊娠 37 周时因凶险性前置胎盘合并 Rh（D）阴性血型入院，估计剖宫产术中出血量较大，患者有保留子宫的强烈意愿，故选择术前预置双侧髂总动脉球囊，术中充盈双侧球囊，剖宫产手术顺利，球囊阻断时间约为 15 分钟。术后次日上午，患者在床上翻身时突然出现左侧腰痛和背部疼痛，并伴有心悸、气促，血压为 92/50 mmHg，心率为 145 次 / 分，考虑存在大出血，行急诊床旁超声见中下腹部有 14 cm×9.1 cm×5 cm 的液性包块，急诊 CTA 提示左侧髂总动脉至髂外动脉的血管破裂（图 6-6-42）。血管造影显示左侧髂总动脉有少量造影剂外渗，遂急诊行腔内治疗，在左侧髂总动脉至髂外动脉植入覆膜支架，复查造影显示双侧髂总动脉及髂外动脉血流通畅，未再见造影剂渗出（图 6-6-43）。

术后病情稳定，第 3 日复查超声提示原血肿体积已经变小，复查 CTA 见覆膜支架定位准确，双侧髂总动脉及髂外动脉灌注良好。出院后定期随访，术后 6 个月，血肿已完全吸收。术后 1 年复查 CTA 见支架良好。

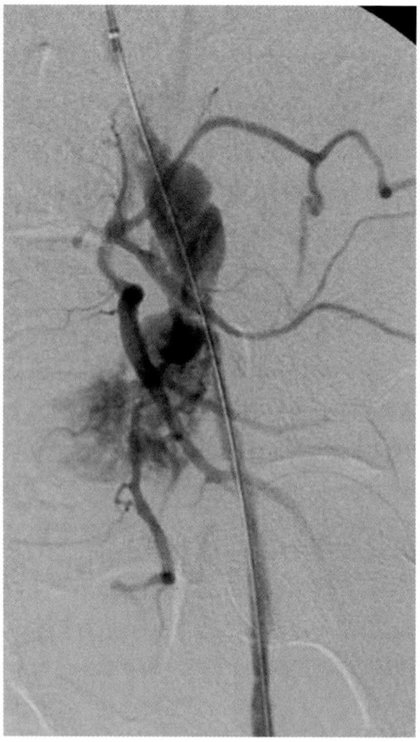

图 6-6-42 CTA 示左侧髂动脉造影剂渗出

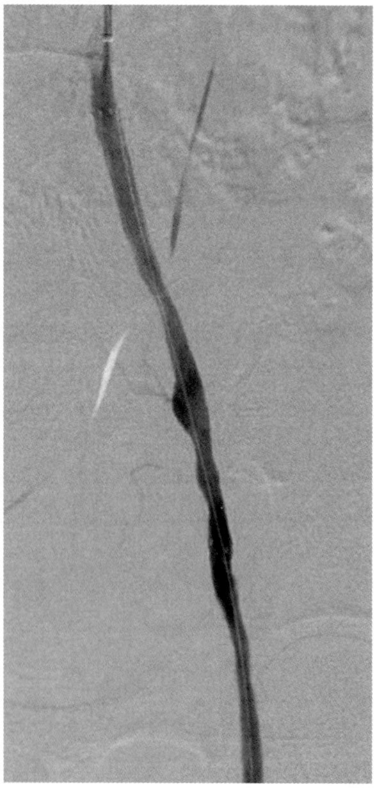

图 6-6-43 支架植入后复查造影见血流通畅，未再见造影剂渗出

☞ 点评：

凶险性前置胎盘易导致突发难治性大出血，介入治疗可以减少剖宫产术中出血量，降低子宫

切除率。介入治疗主要包括球囊阻断术和动脉栓塞术，其中球囊阻断术包括腹主动脉下段阻断、髂总动脉阻断或髂内动脉球囊阻断术，球囊阻断术能有效预防和减少术中出血，将抢救性治疗转变为预防性治疗。球囊阻断多采用球囊低压力扩张，并发症包括血管损伤、远端肢体缺血、缺血再灌注损伤等。其中，血管损伤包括假性动脉瘤、髂动脉夹层、动静脉瘘和髂动脉破裂等，出现血管损伤并发症的原因包括技术及操作因素、球囊移位及扩张压力过高等。该例患者术后次日才出现症状，估计在剖宫产术中球囊阻断时血管损伤（如夹层或假性动脉瘤）已经存在，第二日翻身时方出现迟发性出血。髂动脉损伤甚至穿孔是一种罕见且凶险的并发症，即使发生率较低，也提示术者需要加强术后观察，关注双下肢皮温、皮色等情况，对患者的不适主诉多加分析，早期借助床旁超声等检查手段检出异常，以便于及时处置。在术前精确计划阻断方案非常重要，但是对于孕产妇，受制于射线照射的风险，使术前CTA评估变得不可能实施，在球囊阻断术中则需要进一步利用血管造影精准选择合适直径和长度的球囊。在转运至外科手术室的过程中，也要牢固固定球囊杆，防止搬动患者时对球囊造成牵拉。为防止内漏形成，该例患者的左侧髂内动脉也可以预先使用弹簧圈进行栓塞，一般而言，对单侧髂内动脉主干栓塞并不会造成盆腔脏器缺血。

病例4：超滑导丝致腹部脏器损伤

患者，女，65岁，因颅内动脉瘤入院。术前MRA观察到患者的前交通动脉瘤瘤颈宽大，术中可能需支架辅助栓塞，遂于术前1周服用双联抗血小板药物。术中采用全身麻醉，经右侧股动脉穿刺，将0.035 in超滑导丝送至腹主动脉，引导80 cm 6F动脉长鞘植入，之后对前交通动脉瘤进行充分栓塞，手术时长3小时55分钟。手术结束时，观察到收缩压低于80 mmHg，脉搏大于100次/分，麻醉师诉手术开始后1小时，血压开始降低至90 mmHg，当时即给予升压药，随后血压逐渐降低伴有心率增快。急查血红蛋白浓度，从术前的12.8 g/dl降至术后的10.0 g/dl，担心存在穿刺点周围渗血，立即以鱼精蛋白中和肝素，复查造影并未见到髂动脉及股动脉出血（图6-6-44），随即使用Angio-Seal封堵器对股动脉穿刺点止血后结束手术。

术后患者出现大汗伴四肢湿冷，收缩压和心率分别为90 mmHg和120次/分，立即给予补液升压，并安排急诊腹部CT平扫，CT显示右侧肾包膜下血肿及腹膜后出血（图6-6-45）。回顾术中视频，发现超滑导丝在引导长鞘时，导丝曾进入右肾动脉内，其头端最远达右肾上极区域（图6-6-46）。考虑到动脉瘤栓塞术中已经使用了300 ml造影剂，故没有做腹部CTA，患者血红蛋白浓度已降至7.7 g/dl，决定立即返回导管室准备介入栓塞。

穿刺左侧股动脉，植入4F动脉鞘，使用猪尾导管完成腹主动脉造影，未见明确出血征象，再行右肾动脉造影，明确肾动脉分支及出血点位置后，送入微导管，超选择进入肾上极动脉，超选择造影可见造影剂明确渗出（图6-6-47），即采用

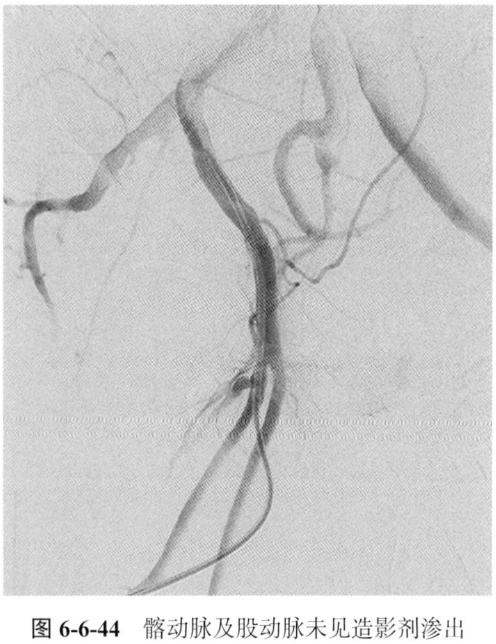

图6-6-44 髂动脉及股动脉未见造影剂渗出

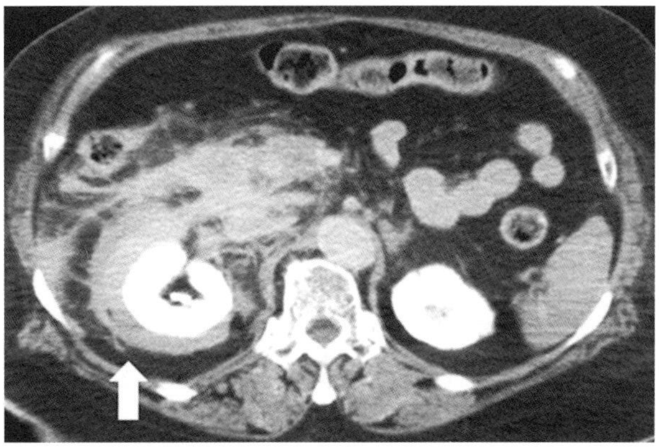

图6-6-45 CT示右侧肾包膜下血肿及腹膜后出血

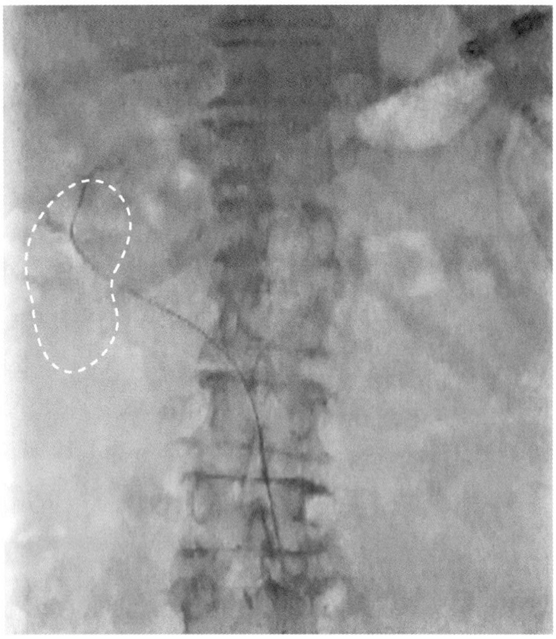

图 6-6-46 术中视频回顾

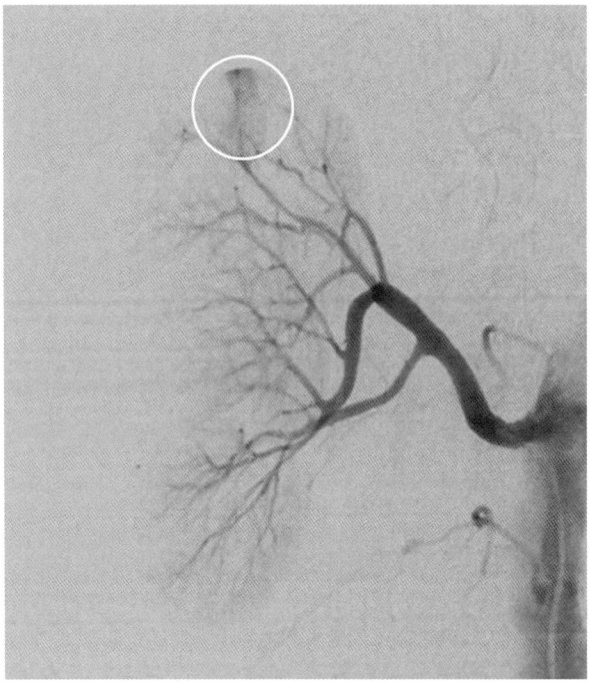

图 6-6-47 右肾上极动脉见造影剂明确渗出

NBCA 组织胶对该分支进行栓塞，后撤微导管发现仍有造影剂外渗，随即再用 NBCA 对外渗分支进行逐一栓塞。栓塞完毕后，行肾动脉造影，肾动脉各分支未再见造影剂外渗（图 6-6-48）。术后给予输血等治疗，复查显示血红蛋白浓度稳定，术后随访腹膜后血肿及右肾包膜下血肿逐渐消散。

☞ **点评：**

本例肾动脉分支穿孔诊断明确，为医源性损

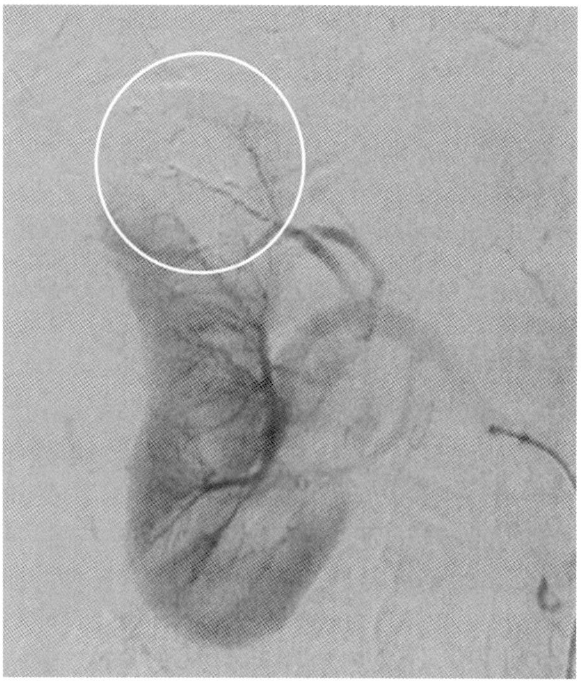

图 6-6-48 栓塞完毕后肾动脉造影，肾动脉各分支未再见造影剂渗出

伤，并导致肾包膜下血肿及腹膜后出血。慢性肾功能不全、血小板糖蛋白Ⅱb/Ⅲa 受体拮抗剂应用及高位股动脉穿刺是发生腹膜后出血的高危因素。本例患者肾功能正常，未使用糖蛋白Ⅱb/Ⅲa 受体拮抗剂，股动脉穿刺部位正常，尽管患者术前 1 周服用双联抗血小板药物，术中亦使用了肝素，但均为规范剂量，故自发性肾出血可以排除。0.035 in 超滑导丝采用亲水涂层设计，导丝表面非常光滑，超滑设计减少了导丝通过时对血管的损伤，但也失去了导丝头端的触觉反馈，使得术者对导丝前端所面临的阻力变得不敏感。超滑导丝的钻缝能力强，一旦进入血管分支，则很难像缠绕型导丝那样使术者及时感觉到。不仅肾动脉血管成形时要保证导丝头端一直能在影像视野区域内被观察到，做任何操作或任何部位介入治疗，当超滑导丝前送时，也一定要熟知血管的走行方向，观察导丝的行进轨迹，轻柔匀速地推送导丝，及时发现轻微的阻力或导丝的异常行进方向，在推送中如遇阻力不应强行推进，避免出现血管分支穿孔。对医源性肾动脉分支穿孔的早期识别极为重要，尤其是当患者症状逐渐加重的情况下，急诊 CT 能够有助于及时发现异常的结构变化，而介入栓塞治疗则可以迅速栓塞出血部位，除了组织胶外，还有明胶海绵、PVA 颗粒、弹簧

圈等栓塞物可供选择，其中明胶海绵等半永久型栓塞物可以在术后一段时间后使血管再通，最大程度地保全有效肾单位，不失为一种首选治疗手段。医源性血管损伤，重在预防，本例即便没有留存透视图像，也应该想到超滑导丝的不规范操作是导致肾动脉分支损伤的罪魁祸首。

（中国人民解放军火箭军特色医学中心
靳志涛　张铮　丁力平）

参考文献

［1］Daye D，Walker TG. Complications of endovascular aneurysm repair of the thoracic and abdominal aorta：evaluation and management. Cardiovasc Diagn Ther，2018，8（Suppl 1）：S138-S156.

［2］Gozzo C，Caruana G，Cannella R，et al. CT angiography for the assessment of EVAR complications：a pictorial review. Insights Imaging，2022，13（1）：5.

［3］Qrareya M，Zuhaili B. Management of postoperative complications following endovascular aortic aneurysm repair. Surg Clin North Am，2021，101（5）：785-798.

［4］Bailey SR，Beckman JA，Dao TD，et al. ACC/AHA/SCAI/SIR/SVM 2018 appropriate use criteria for peripheral artery intervention：a report of the American College of Cardiology Appropriate Use Criteria Task Force，American Heart Association，Society for Cardiovascular Angiography and Interventions，Society of Interventional Radiology，and Society for Vascular Medicine. J Am Coll Cardiol，2019，73（2）：214-237.

［5］Feldman DN，Armstrong EJ，Aronow HD，et al. SCAI guidelines on device selection in aorto-iliac arterial interventions. Catheter Cardiovasc Interv，2020，96（4）：915-929.

［6］Patel RA，White CJ. Tips and tricks in renal artery angioplasty and stenting：angiography，stent placement，embolic protection，complications，and contrast induced nephropathy. Minerva Cardioangiol，2010，58（1）：113-26.

［7］Goel SS，Shishehbor MH. Renal complications in patients undergoing peripheral artery interventions. Interv Cardiol Clin，2014，3（3）：441-448.

第7节　下肢动脉介入治疗并发症

下肢血管疾病患者近2.3亿人，常伴有不良预后，如冠心病、卒中、截肢等。介入治疗是下肢血管疾病进展到严重阶段的重要治疗方式，但由于下肢动脉的特殊解剖及治疗策略不同，可能导致不同并发症。下肢动脉起始于股总动脉，股总动脉在腹股沟韧带附近分出股深动脉后，继续于大腿处直行向下延伸为股浅动脉，股浅动脉最初走行于大腿前方，经大腿内侧横跨收肌管后走行于股骨远端的后方，到达膝盖部分时则延伸为腘动脉，腘动脉分成胫前动脉和胫后动脉，胫前动脉延续为足背动脉，胫后动脉分出腓动脉后经内踝后方转入足底，分为足底内侧动脉和足底外侧动脉。因腘动脉近端血管（股腘动脉段）和腘动脉以远动脉疾病的介入治疗方式和常见并发症有较大区别，现分述如下。

一、股腘动脉段介入治疗并发症

（一）引言

股浅动脉是人体中最长的动脉，其形状和弹性受周围肌肉及关节活动的影响大，更易于发生动脉粥样硬化、钙化和溃疡，也易于发生纤维斑块和局部血栓。腘动脉走行于膝盖的背侧，最容易受到膝盖重复活动的影响。除股深动脉外，股腘动脉段形态很少呈直管状，且侧支较多。股深动脉在肢体远端建立了一个纵横交错的侧支循环。在股浅动脉慢性闭塞时，该侧支循环能部分代偿小腿和足部血液，故而不能忽视股深动脉维持下肢血液循环的重要性。

下肢动脉粥样硬化主要表现为间歇性跛行、疼痛，严重时由于四肢远端灌注不足，产生缺血性溃疡和坏疽等临床表现。其早期处理主要为内科治疗，包括缓解症状、抗血小板治疗及心血管危险因素控制等，如锻炼、戒烟、控制血糖、调脂治疗及降压治疗。但如内科治疗效果欠佳，就需考虑腔内介入治疗。实际上，随着微创介入治疗技术的逐步发展，如腔内球囊扩张、支架植入及斑块旋切术的出现，其应用适应证也越来越被拓宽。

传统的血管成形术已在临床应用数十年，并取得了成功，但通常它们更适合用于髂血管病变的处理，因为它们具有更好的入口血流及远段血管条件，且多为狭窄病变，而非闭塞性病变。由于股腘动脉段病变处理难度大，且易发生栓塞事件，故而介入治疗在其及更远区域的应用受到了极大限制。球囊扩张血管成形术能引起斑块撕裂、内膜和中膜分离以及血管壁过分牵拉扩张，导致内源性凝血途径激活、血小板黏附及血栓形成。如继发纤维增殖，还能导致细胞内基质沉积、内膜异常增殖，最终导致血管内再狭窄形成。

对那些有严重症状的缺血性下肢疾病，股深动脉功能受损常是导致急性症状加重的原因。此时，通过斑块旋切术或行股深动脉、股总动脉球囊对吻扩张处理，多可明显缓解症状。此类患者还可发生栓塞，但通常被忽视，在发现时多已发展成为较大血栓或蓝趾综合征。有学者提出使用血栓保护装置处理此类病变，但尚未得公认，故而未在临床上常规应用。

支架植入可用于阻止球囊扩张血管成形术后血管再狭窄、血管弹性回缩或影响血流的夹层发生。支架用于股腘动脉段病变的早期研究结果比较鼓舞人心，在支架植入后 18 个月仍有约 90% 的通畅率，但随后的研究却令人失望。研究表明，内膜异常增殖及支架内再狭窄是影响动脉通畅率的主要原因，其中股浅动脉或腘动脉支架由于易受到附近肌肉收缩压力的影响，常变形或折断，导致再狭窄或晚期血栓形成。针对股腘动脉段，现有指南推荐，间歇性跛行不首选支架介入治疗，仅在血管成形术失败后有残余狭窄或血管夹层形成时使用。

杂交手术由于创伤更小，恢复更好、更快，近年来逐渐受到重视，尤其是对于那些仅做介入手术血运重建效果不佳或者解剖条件不适合的患者。

虽然随着腔内介入技术的成熟和设备改进，许多无法耐受开放性手术的患者也得到治疗，并取得了良好疗效，但任何一种医疗实践都存在风险。一项 meta 分析总结了 10 项随机对照研究，纳入 656 例病例，提示介入治疗股腘动脉段病变的并发症发生率为 8.53% ～ 12.67%。并发症有可能引起严重后果，导致患者预后不良，甚至危及肢体存活及生命。Pentecost 观察 3784 例介入操作，发现入路并发症最为常见，发生率约 4%，包括出血或血肿（3.4%）、假性动脉瘤（0.5%）、动静脉瘘（0.1%）等。动脉成形术部位并发症发生率为 3.5%，其中 3.2% 为血栓形成，0.3% 为血管破裂或穿孔。远端血管并发症为栓塞和血管夹层，发生率分别为 2.3% 和 0.4%。全身并发症主要有肾衰竭（0.2%）、致死性心肌梗死（0.2%）和脑卒中（0.55%）。肢体残疾和总体死亡率均为 0.2%。另外，2% 的患者在介入治疗后需要外科干预。因为常见的入路并发症（如穿刺处感染、假性动脉瘤、动静脉瘘等）和全身并发症在另外章节中有详述，本节就不再赘述，主要介绍股腘动脉段特殊介入操作及工具相关并发症。

（二）影响并发症发生的高危因素

周围动脉疾病发生的高危因素通常也是影响治疗成功率的因素。最近研究显示，男性、糖尿病及慢性肾病是影响下肢血管疾病发病的独立危险因素。糖尿病患者在血管内介入治疗后支架内再狭窄率显著升高。此外，舒张期高血压及病变血管狭窄程度常能预测血管成形术的即刻成功率。但令人意外的是，最近有研究证实，高胆固醇血症或高血压与膝关节以下的血管疾病发生无显著相关性。而吸烟与周围动脉粥样硬化显著相关，且同时影响腔内血管再通治疗后的血管通畅率。研究表明，每天吸烟 10 支以上与下肢介入治疗后中期再狭窄率升高明显有关。此外，患者症状也能预测介入成功率，单纯跛行与严重缺血症状患者相比，严重缺血患者预后一般很差。

介入治疗即刻失败的原因常包括内膜撕裂、血管壁弹性回缩或动脉破裂等。其早期预警指标包括高龄、股浅动脉闭塞或发生血管残余狭窄、夹层或闭塞。此外，病变类型及长度等因素亦会影响中、长期血管通畅率。一般说来，狭窄病变的治疗后血管通畅率好于阻塞病变。完全阻塞病变常发生血栓形成，且多在术后几小时内发生。通常，局部病变比长节段病变容易处理，向心性狭窄治疗成功率高于偏心性狭窄。此外，入口血流及远段血管条件差的患者常有不良预后；而血管内超声提示无钙化、夹层或斑块破裂的病变，或残余狭窄小于 30% 的病变，多有良好预后。内膜不良增生或斑块进展导致的再狭窄常是晚期治疗失败的最常见原因。

（三）特殊介入操作及工具相关并发症

相比于开放手术，血管内介入治疗有许多优势，如能在局部麻醉下进行、大多数患者可耐受、并发症较少、住院时间及恢复时间较短。虽有微创优势，但也存在不利之处，如栓塞、血栓形成、夹层、穿孔、出血、粥样硬化性狭窄或阻塞、动脉瘤或动静脉瘘形成等。现将股腘动脉段介入治疗中，从准备到完成整个过程可能存在的并发症分述如下。

1. 影像学检查中造影剂相关并发症　虽然磁共振成像、多普勒超声血流图等多种术前影像学检查已取得许多令人印象深刻的进展，但其相较于血管造影检查的优势并不明显。尤其是磁共振成像用于腘窝下部动脉检查时，常存在对比度欠佳的缺点，而对于严重钙化病变或低血流病变，多普勒超声检查结果也常不能满足需要。故而，血管造影仍是目前了解股腘动脉段病变的常用方法及金标准。但血管造影需要使用造影剂。虽然为减少不良反应及患者不适，现大多数造影都已使用碘造影剂及低渗造影剂，它们具有较少的过敏风险及容量负荷，但对于某些特殊患者，仍不能忽视其肾毒性，必要时可能需要更换造影剂。

2. 穿刺部位相关并发症　经导管血管造影术常经股动脉完成。行股浅动脉、股深动脉、腘动脉或以下动脉介入治疗的医生必须熟练掌握顺行法介入治疗。在某些肥胖患者或对于操作不熟练的医生，顺行法介入治疗可能存在困难。顺行法介入治疗常发生动静脉瘘、假性动脉瘤等，也可发生血管夹层、腹膜后血肿等。在处理股浅动脉或腘动脉病变时，对侧入路是一个可供选择的、既好又安全的途径。但是，如果主-髂动脉分叉处存在迂曲或有腔内支架植入时，则该入路治疗也很困难。桡动脉途径是冠状动脉内介入治疗常用路径，但它治疗股腘动脉段疾病却存在困难，不是因为技术性问题，而是由于没有可应用的导管、支架等。腘动脉穿刺是下肢介入医生必须掌握的技术之一。有学者提出，经对侧入路送入小导管，通过注射造影剂显影腘动脉，可指导腘动脉穿刺。结合置入鞘管，此种方法能减少血肿、夹层发生。除存在严重的穿刺部位并发症外，如穿刺点过于靠下，由于股深动脉、股浅动脉深部缺乏骨性组织支撑，拔出鞘管时，可发生难于压迫的出血。

3. 导丝操作相关并发症　由于腘动脉以下区域血管直径较小且比较敏感，导丝通过时可能引起小血管痉挛及继发血栓形成，操作时需轻柔。

4. 球囊扩张和支架植入相关并发症　腘窝下部区域的介入治疗，目前仍主张仅使用球囊扩张血管成形术，少用支架植入。球囊扩张成形术中，过度充盈可导致球囊破裂，而球囊尺寸过大常导致血管壁损伤，严重者导致血管急性闭塞，常发生于夹层继发血栓形成时。目前，球囊扩张血管成形术后血管急性闭塞发生率为2%～4%，其危险因素包括糖尿病、女性、抗血小板治疗不充分以及高龄等。长节段病变、闭塞病变以及多血管病变的急性闭塞发生率更高。血管急性闭塞时，会出现疼痛、皮肤苍白、无脉以及下肢皮温低等症状和体征，与支架内血栓形成相似。

与标准球囊相比，药物球囊能明显减少远期血管再狭窄，更高浓度的紫杉醇效果更佳。但亦有研究提示应用药物洗脱技术可能会增加患者死亡率，故临床应用时需要注意。

支架植入时，选择合适尺寸的支架是其关键步骤。如选择支架尺寸太小，支架植入后常发生移位，可从股浅动脉近端移位至股动脉。支架植入或球囊扩张血管成形术另一常见并发症可能是远端栓塞。发生远端栓塞时，部分病例可行血栓切除术，而有些病例则需行溶栓治疗。但溶栓时需除外溶栓禁忌证。常见的溶栓治疗禁忌证包括近期颅内、胸腔、腹部手术史及近期卒中史，以及活动性胃肠道或泌尿生殖道出血、中枢神经系统转移性癌症、出血体质等。

支架植入另一可能的并发症是支架变形、折断。由于股浅动脉走行表浅或腘动脉跨关节走行，易受到压迫、扭曲、牵拉等生物外力作用，导致植入支架变形、折断。多支架植入或支架重叠植入增加折断风险，临床应用时应尽量避免，使用镍钛合金自膨式支架能减少此类风险。关于支架折断与支架植入远期疗效的研究，目前不同人群有不同结果，仍需要更多研究进一步证实。

5. 缺血再灌注损伤　缺血再灌注损伤是介入治疗下肢血管疾病，尤其是闭塞病变后出现的严重并发症。目前认为缺血再灌注损伤的发生机制主要有：肢体缺血，组织以无氧代谢为主，导致乳酸堆积，细胞内酸中毒，引起细胞肿胀、凋亡坏死；再灌注后组织重新供氧，激活炎症介质，循环至全身，造成多系统损害。临床表现为术后患肢肿胀，张力升高，同时还可能出现意识障碍、呼吸困难、尿量减少等表现。严重缺血再灌注损伤可导致骨筋膜室综合征，增加肌肉坏死、感染及败血症风险。

6. 其他应用装置相关并发症

（1）斑块旋切术和消斑术：血管内斑块旋切术和消斑术能提高病变血管通畅率，但存在夹层形成、斑块碎裂、远端栓塞等风险。同样，机械性血栓切除术装置的使用也存在斑块碎裂风险。

（2）冷冻成形术：利用冷损伤，冷冻成形术曾被用于抑制血管再狭窄。虽然此类手术并发症少见，但仍须加强术后监测。其可能的并发症主要有严重下肢疼痛、皮肤苍白、腘动脉和足背动脉无脉症等。血管造影能了解其可能原因，如股浅动脉急性闭塞、痉挛、夹层形成或栓塞等。

（3）激光治疗：由于过高温度导致周边组织损伤，早期阶段的激光治疗应用受到极大限制。目前，由于增加了冷却头，该问题得到了解决，然而仍存在急性再闭塞、穿孔及栓塞等术中并发症的可能。

（四）并发症早期诊断

1. 体格检查　体格检查是早期发现并发症的关键环节。检查时，需注意触诊股动脉、腘动脉、胫动脉、足背动脉的搏动强弱，并测量踝臂指数（ankle brachial index，ABI）。它能动态观察下肢动脉循环状况，早期发现可能的异常并发症。

2. 影像学检查　虽然血管造影仍是评估下肢血管再血管化程度的金标准，但由于存在多种并发症可能，目前反复检查仍倾向于多普勒超声检查。必要时可行磁共振血管成像、X 线计算机断层成像（CT）或 CT 血管成像。

（五）并发症处理

1. 溶栓或血栓抽吸　一旦怀疑急性闭塞或支架内血栓形成，应考虑经对侧入路行血管造影以了解阻塞部位。为恢复血流，可行血栓抽吸、机械捣栓或穿刺部位下选择性溶栓。但需认识到，部分患者即使经导管溶栓，仍可能无法恢复很好的血流，不能缓解严重的缺血症状。一旦累及股深动脉，股腘动脉段搭桥术可能是选择之一。

2. 支架移位　通过多普勒超声或血管造影可明确支架移位的诊断。此时可考虑经对侧股动脉入路，使用镍钛合金捕捞夹使移位支架复位。

3. 穿孔和出血　股腘动脉段介入治疗中，穿孔及出血发生较少。如发生出血或撕裂则为术中急诊状况，通常可通过延长球囊扩张时间或使用覆膜支架得到治疗。

4. 缺血再灌注损伤　较轻的缺血再灌注损伤，可仅抬高患肢，注意观察。对于严重的缺血再灌注损伤，如骨筋膜室综合征，则可能需要行筋膜切开，其可有效地减轻组织内压力。部分严重病例，可能需切除部分功能次要的肌肉，以降低骨筋膜室内压力，减少毒素吸收及全身并发症的发生。

5. 外科治疗　当下肢毁损严重，已不可能进一步行血管介入治疗时，可考虑行外科治疗。

（六）并发症预防

并发症预防可从多方面入手，如联合不同类型影像学检查以减少造影剂并发症，或根据不同类型和位置病变，选择不同入路以减少入路并发症等，现分述如下。

1. 影像学检查　不同患者具有不同的造影剂肾毒性风险，其中肾功能不全或糖尿病患者风险较高。这些患者需尽量减少使用造影剂。数字技术可减少造影剂用量及 X 线暴露，数字减影技术能进一步提高信噪比。然而，有些严重狭窄病变比较复杂，为更好显示病变，可能需要多角度观察，但它却是以增加造影剂用量为代价的。此时，联合其他检测方式，如狭窄病变压力梯度测试及血管内超声，可在不增加造影剂用量的基础上进一步提高诊断准确性。最近，有学者报道，肾病患者可在多普勒超声引导下行球囊扩张血管成形术，其引导安全、有效，能使穿刺可视化，并准确指导选择合适大小的球囊及支架。通过监测血流动力学及影像学参数，还能确定不同技术的有效性，并避免放射损害。

2. 入路选择　腹股沟部位以下的血管病变介入治疗可采用同侧顺行法或对侧逆行法。同侧顺行法易发生夹层或血肿，而对侧逆行法此类并发症较少，故而被更多采用。对于大多数导管室，顺行法还存在操作难度大的缺点，故而更少被采用。桡动脉途径虽简单实用，但现在仍少被采用，因目前大多数球囊、旋切装置及支架输送系统都太短，经此途径多不能完成操作。随着器械的发展，桡动脉途径或许能成为另一替代途径。如存在多部位病变，最好采用先处理远端、再处理近端的策略。

3. 支架选择　虽然球扩式支架具有直径稳定准确的优点，但在股腘动脉段的介入治疗中，仍较多地使用自膨式支架，因为它们具有较好的柔顺性，且能较好地对抗外加的生物压力。支架变形或扭曲多发生于关节部位，尽可能使用最短支架可较好地避免该并发症发生。使用镍钛合金自膨式支架能提高血管通畅率，但即使使用该类支架，对于长病变，仍不能避免支架变形或折断的风险。

缠绕式支架由于具有贴壁面积少的优点，损伤血管壁机会较少；而自膨式缠绕支架更适合迂曲血管及易受压或活动关节部位股腘动脉段的介入治疗。尽管有这些优点，缠绕式支架仍不适合用于重度钙化病变及偏心性病变，而传统的球扩式支架仍是该类病变的首选支架。有介入医师将冠状动脉内药物支架用于腘窝下部动脉介入治疗，但多数仍存在血栓形成风险。而且由于该类支架缺乏足够的抗张强度，常被压迫变形。故而此类支架在该区域介入治疗中的应用争议较大，尚须进一步研究。

4. 支架内血栓和远端栓塞预防　大多数学者认为，支架植入后外周循环的血管生物反应可能与冠状动脉循环相似，故而目前使用与冠状动脉内支架植入后一致的抗血小板策略。氯吡格雷为目前常用抗血小板药物，它具有易用、安全的特点。有学者主张股浅动脉支架植入后，联合应用氯吡格雷1个月后长期使用阿司匹林。

血栓保护装置常用于冠状动脉及颈动脉介入治疗。最近，有观察性研究报道在股腘动脉段行血管成形术或支架植入术时使用球囊及滤网阻塞装置捕获移动的血栓栓塞物质。报道显示，5例患者均顺利送入装置，且成功阻挡血栓并顺利撤出。无论使用球囊或滤网阻塞装置，其疗效仍需进一步的注册研究证实。

5. 再狭窄预防　再狭窄是介入治疗中的常见并发症，其预防措施包括血管内消斑术、药物洗脱支架、术中抗凝药物的选用、超声波治疗、光动力血管成形术、放射治疗、冷冻血管成形术等，现分述如下。

血管内消斑术增加血管通畅率，可预防远期再狭窄发生。有报道使用斑块旋切术及血管内膜切除术治疗周围血管疾病。一项注册研究使用有切开装置及储存室的SilverHawk斑块旋切同轴系统，治疗股腘动脉段的短、中节段病变，取得了较好疗效。虽然装置消斑能力已无争议，但仍有研究者提出需注意该治疗存在夹层形成、斑块碎裂、远端栓塞等风险。也有研究者使用机械血栓切除装置（Rotarex，德国）成功治疗急性、亚急性、慢性周围血管血栓栓塞性疾病。但研究者同时指出，该类装置不用于重度钙化疾病，且需注意其远端栓塞并发症。报道指出，研究中48例患者，有10例发生了远端栓塞，其中6例需要行血栓抽吸术。

术前、术中应用不同抗血小板、抗凝药物有不同的远期血管通畅率。术前应用阿司匹林可减少介入治疗中血管急性闭塞的发生。介入治疗时，一般使用普通肝素进行抗凝，以阻止血栓并发症发生，但需在活化凝血时间（activated coagulation time，ACT）监测下进行。通常，在没有应用血小板糖蛋白Ⅱb/Ⅲa受体拮抗剂的情况下，大多数中心多采用ACT＞300秒的标准。有报道称，对于复杂的股腘动脉段病变，联合应用阿昔单抗有更好的6个月血管通畅率。一项观察性研究表明，直接凝血酶抑制剂（比伐卢定）可安全、有效地用于下肢血管内介入治疗中，相对于普通肝素，可能具有更早拔管、更少出血的优点。

中断或抑制内膜异常增生的药物包括皮质激素、血管紧张素转换酶抑制剂、血管内皮生长因子、环孢素等。它们可用于制作药物支架，但临床显示有效的主要有雷帕霉素和紫杉醇。最近，一项名为SIROCCO的临床研究提示，对于下肢血管疾病，雷帕霉素洗脱支架与裸支架相比，具有更好疗效的倾向，但无统计学意义。

激光辅助血管成形术有益于长节段股浅动脉闭塞病变的再血管化，但长期血管开通率的维持及生活质量的改善仍需要严密的监测及多次介入干预。Steinkamp团队指出，即使激光辅助血管成形术的首次再血管化很成功，也不能保证后续仅单独行球囊扩张的远期疗效。最近，一项关于严重下肢缺血激光辅助血管成形术的一期、二期临床试验提示，准分子激光辅助血管成形术是严重下肢缺血的有效治疗措施，尤其是当无法选择外科搭桥术或其他治疗方式时。

部分研究表明，经皮腔内血管成形术后行血管内放射治疗可抑制股腘动脉段内膜异常增生，增加血管开通率。虽然血管内短距离放射治疗可以提高血管开通率，但进一步的研究却显示其不但不能降低血管成形术或支架植入术后早期血管炎症反应，甚至可能增强炎症反应趋势。故而研究者提出短距离放射治疗不是因为抗炎反应而降低血管再狭窄率。最近，有报道指出，介入治疗联合血管内短距离放射治疗仅具有较好的短期疗效，其远期效果较差，对达 5 年复发的斑块狭窄几乎无效。

球囊成形术联合冷冻治疗是最近的新兴技术，尤其是近期的双球囊技术，可在 6 ～ 8 atm 压力下形成冷冻损伤。一项报道在 102 例患者（31% 患有糖尿病并同时吸烟）中应用了该技术，成功率达 85.3%，残余狭窄率为 11.2%±11.2%（与对照组相比差异有统计学意义）。9 个月后该组患者仍有 80% 的临床血管通畅率。

已有报道可在血管成形术后利用 1 MHz 超声头行冠状动脉内超声波治疗，但其在股腘动脉段介入治疗中的应用尚未见报道。超声波治疗具有很好的近期疗效，安全性也很好，但其晚期血管丢失及内膜异常增生率与传统的介入治疗相似。

光动力治疗亦被用于血管成形术后的再狭窄治疗。有一项 7 例患者的报道，其在 2 ～ 6 个月前曾行血管成形术，术后出现再狭窄或闭塞症状。研究者使用 50 J/cm^2 红色激光，经光纤送入之前的血管成形术部位进行治疗。术后 6 个月使用多普勒超声检查提示其收缩期峰值流速比中位数由之前的 4.7（四分位值范围为 3.7 ～ 5.7）降为 1.4（四分位值范围为 1.0 ～ 1.8），$P = 0.04$。约 48 个月后，没有患者发生严重下肢缺血或溃疡症状，无血管并发症发生，仅 1 例在治疗后 18 个月有轻微的跛行。

（七）典型病例

Voruganti 等报道了一例股浅动脉支架外移病例。患者，女，65 岁，有吸烟、高血压、冠状动脉和周围动脉疾病病史，因右大腿疼痛性肿块被转诊。患者 12 年前因间歇性跛行接受右股浅动脉血管成形术及支架植入术，当时使用 6 mm×40 mm EverFlex 裸金属支架（美敦力公司，明尼阿波利斯，明尼苏达州）治疗右股浅动脉局限性重度狭窄。术后 4 个月，患者出现支架内再狭窄症状，接受球囊扩张术，并植入 5 mm×100 mm Vlabahn 覆膜支架（W. L. Gore 公司，纽瓦克，特拉华州）。8 个月后，患者再次出现支架内狭窄症状，行重复球囊扩张术，并植入 5 mm×100 mm 及 5 mm×50 mm Vlabahn 覆膜支架（图 6-7-1）。3 年前，患者因左

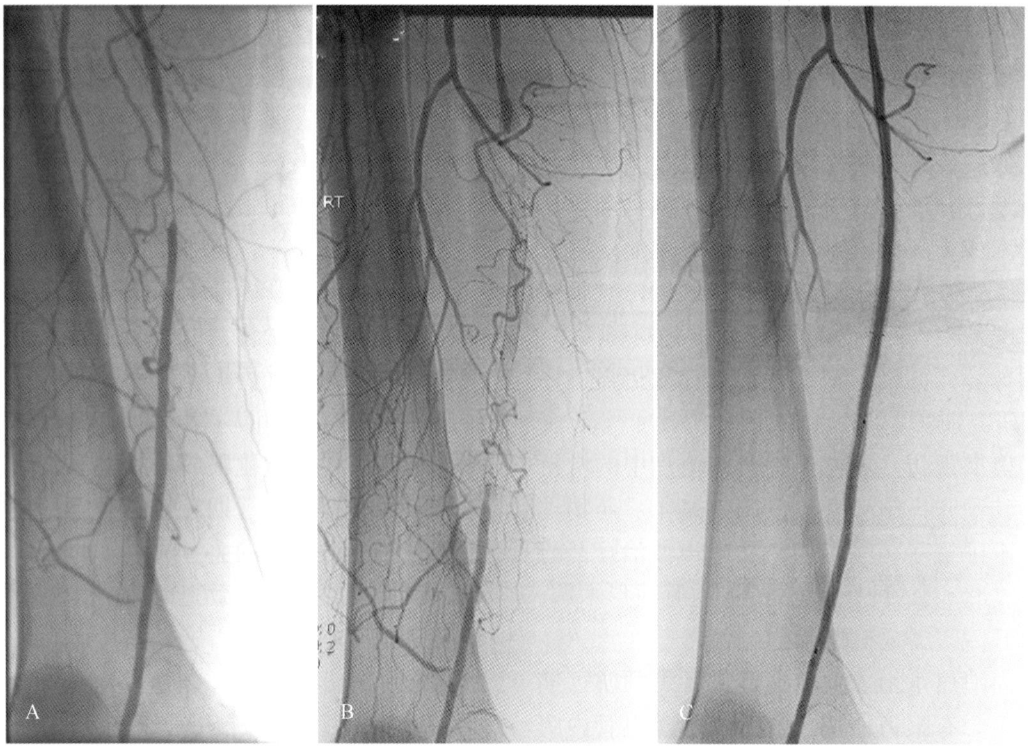

图 6-7-1 **A.** 12 年前右股浅动脉局限性重度狭窄；**B.** 初次血管成形术和支架植入术后 1 年支架内再狭窄近乎闭塞；**C.** 行右股浅动脉再通治疗后血管造影

下肢症状进行血管造影检查，发现右股浅动脉支架完全闭塞且移位至正常解剖位置之外，但当时无症状，未予处理。2年后，患者右大腿逐渐出现疼痛性肿块并持续加重，遂转诊至威斯康星医学院血管外科中心。体格检查显示患者右大腿内侧存在红斑、压痛性坚硬肿块。CT血管造影证实闭塞血管处支架侵蚀至股浅动脉周围组织（图6-7-2），超声检查提示周围积液及炎性改变。患者股浅动脉完全闭塞，膝下腘动脉通过侧支循环重建血流。患者接受手术治疗，经内侧切口行外移支架移除术、膝下腘窝探查及脓肿引流。术中发现大腿肌肉组织内存在炎性积液及移位支架。由于严重炎症反应，近端解剖困难。移除外移支架后，于膝上腘动脉主要侧支下方钳夹血管，并取出仍位于血管内的远端支架。术中未见近端反流，但远端反流活跃，提示侧支循环对膝下肢体灌注良好。因此，近端及远端动脉予以结扎，未行旁路移植术。术野以氯己定溶液冲洗并留置15 Fr Blake引流管。术后右下肢灌注未见异常，术中培养未检出细菌或真菌感染。随访15年，患者病情稳定，无静息痛或组织缺损。

（八）小结

周围动脉疾病是老年人群发病率较高的一类常见疾病。末端动脉由于其自身的结构和功能特点，更易于发生动脉粥样硬化、钙化及溃疡。当控制危险因素及药物治疗不能缓解间歇性跛行和（或）缺血症状时，就须考虑行血管内介入治疗。针对股腘动脉段疾病导致的间歇性跛行，目前指南不推荐首选支架植入；但对于球囊血管成形术后存在残余狭窄、弹性回缩及影响血流的夹层病变，目前仍推荐支架植入治疗。相比开放手术，支架植入治疗具有很多优势，可局麻下进行，具有更好的耐受性、更短的住院周期及恢复时间。但其也存在栓塞、夹层形成、血栓形成、穿孔、出血、动脉粥样硬化性狭窄或闭塞、动脉瘤及动静脉瘘等并发症可能。

很多介入医师最常考虑的问题是何时应该停止手术。换句话说，当你遇到夹层或其他须考虑终止手术的并发症时，停止手术或转诊至外科治疗的时机选择是至关重要的。许多介入医师都可能有此经历，当血管为闭塞病变或复杂病变时，通过同侧顺行法或对侧入路达到股浅动脉病变进行介入治疗，结果出现了夹层。虽然其未影响到血流或股深动脉，我们却花了大量时间去寻找真腔，最终得不偿失。如果我们及时终止手术，考虑下次入院再行手术，可能是最好选择。而且最好改为腘动脉途径，其对于这种复杂病变的治疗不失为一种有效方式。有报道称，该途径可能具有更少的射线照射、更低的患者风险和更高的成功率。此时，也许最好和外科团队共同商议下一步处理方式，必要时转诊至外科或更有经验的介入治疗中心进行治疗，特别是对那些高血栓负荷病变、钙化病变的病例。有些介入医生认为此类病变的年轻患者更适合搭桥手术，特别是对于那些入口血流及远段血管条件好且是长节段、重度钙化的患者。

决定经皮介入手术成功率的重要因素包括合适的患者、合适的造影和手术装置及辅助方法的选择。造影剂动脉造影仍是目前评估下肢再血管

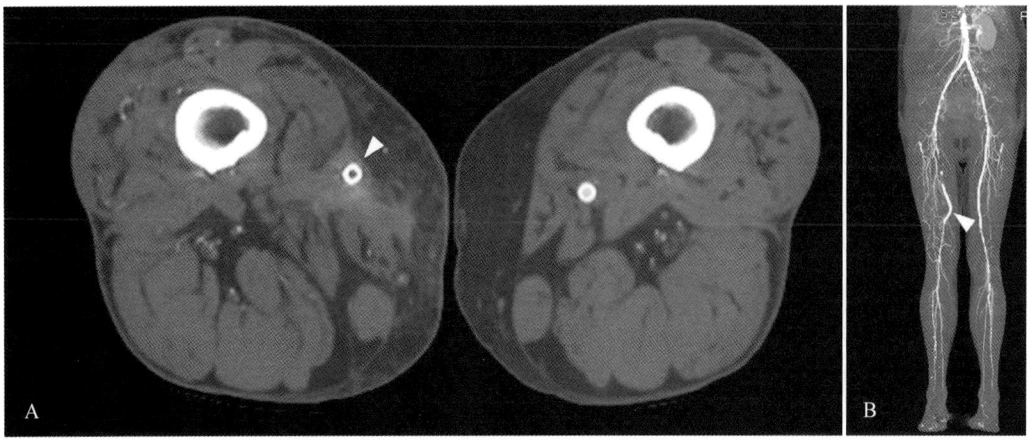

图6-7-2 **A.** 右股浅动脉支架在解剖位置外闭塞，周围有积液；**B.** 重建的CT血管造影显示初次治疗后12年，右股浅动脉支架外移并闭塞，箭头表示血管外移支架

化疗效的金标准。而自膨式支架仍是目前股腘动脉段介入治疗的常用支架，因为它们具有较好的柔顺性及对抗外加生物压力的能力。抗栓治疗是重要的辅助治疗，血栓保护装置也已逐步应用于股腘动脉段介入治疗中碎裂血栓栓塞物质的捕获。再狭窄是迄今为止介入治疗最常见的并发症，其预防及治疗措施包括药物洗脱支架、术中应用局部抗增生药物、超声波治疗、光动力血管成形术、放射治疗、冷冻血管成形术等。这些治疗多数仍处在早期临床试验阶段，其阻止再狭窄的远期效应还需要进一步证实。目前，临床医生常联合采用多种治疗模式，以处理严重下肢缺血，避免股腘动脉段疾患导致截肢发生。

介入医生在考虑行股腘动脉段介入手术时，无论采取对侧或腘动脉途径以及同侧顺行技术，均需顾及患者手术的舒适度。此外，介入医生还需掌握除栓技巧，熟练操作不同导丝、支架及血栓捕获装置，同时尽可能熟悉滤栓装置操作。保持与血管外科医生的良好沟通，是处理复杂病变（如夹层、穿孔）的必要条件。另外，导管室尚需常备覆膜支架、弹簧栓、血栓抽吸导管、捕获装置及溶栓药物，以备不时之需。

二、腘动脉以远血管段介入治疗并发症

（一）引言

关于腘动脉以远血管段（膝下动脉）介入治疗的可行性、有效性及远期疗效，目前仍有较大争议。很多学者认为胫动脉腔内介入治疗具有较高的风险和失败率。因此，目前腔内介入治疗仅用于处理那些严重的或危及肢体存活的膝下动脉病变，而几乎不用于仅有间歇性跛行症状的患者。膝下动脉血管成形术的另一重要应用指征是合并有股腘动脉疾病的患者，它可改善股腘动脉血管成形术或支架植入术及搭桥术的入口血流及远段血管条件，提高远期通畅率。

有严重缺血症状的患者常存在多支血管病变，或同一血管存在多处病变。理论上，这些病变行外科干预远期效果可能更好，如股动脉-远端血管搭桥术，甚至足背动脉搭桥术。但该类患者多为高龄患者，常合并高血压、高血脂、糖尿病、慢性阻塞性肺病等基础疾病，且动脉硬化为全身性疾病，造成多器官潜在病变，故而下肢血管疾病通常表现为“病在腿上，险在全身”。这致使该类患者外科开放手术死亡率达 6%。随着腔内介入技术的成熟和设备改进，腔内介入治疗膝下动脉病变的病例数逐渐增多，尤其是那些无法耐受开放性手术的患者也得到了治疗。但是，对于该区域病变，介入医生的手术经验是相当重要的，新手最好不要轻易尝试。

虽然膝下动脉疾病患者常伴发多种基础疾病，具有较高的手术风险，但关于介入治疗的文献报道却显示其并发症发生率并不是太高，其原因可能有二：第一，在以往治疗病例中，因考虑到过高的治疗风险，采用了相对严格的适应证来选择患者；第二，由于担心危及肢体存活的并发症，多数中心均由有经验的介入医生完成介入手术。

目前，膝下动脉介入治疗的并发症发生率据报道为 2% ～ 6%，且多数为入路并发症。死亡率也较低，多是伴心血管疾病的患者。Soder 报道，膝下动脉球囊扩张血管成形术死亡率为 1.8%，远低于开放手术的死亡率。Dorros 报道，284 例有严重下肢缺血的患者行腔内介入治疗，其中 2 例（0.7%）院内死亡，1 例（0.4%）术中死亡，3 例（1%）需紧急行外科手术。由于此类患者多伴有糖尿病，另一常见并发症是造影剂肾病。Dorros 报道中有 20 例（7%）发生了造影剂肾病。动脉闭塞发生率＜ 3%，多由于夹层、痉挛及远端栓塞引起。胫动脉远端或足背动脉的栓塞可能加重本已存在的缺血症状。动脉穿孔率达 3%，多由于导丝误入小边支或者血管成形时损伤所致，严重时引起血管破裂。出血严重时可导致骨筋膜室综合征。

（二）影响并发症发生的高危因素

顺行入路增加严重血肿、腹膜后出血等并发症的发生风险，特别是在肥胖患者或严重血管钙化患者。糖尿病患者血管多呈弥漫性钙化，常合并糖尿病肾病，风险更高。终末期肾病患者多存在长节段、严重钙化病变，不但远期血管通畅率不佳，且具有更高的并发症发生率。虽然上述患者均存在较高的介入手术风险，但其外科开放手术风险更高，故而介入手术常常是其最终选择。

（三）特殊介入操作及工具相关并发症

1. 导丝或球囊操作相关并发症　膝下血管介入治疗多采用球囊扩张治疗，再狭窄发生率高，文

献报道1年通畅率为22%～92%，但通常不影响患肢成活率。对于膝下血管狭窄病变，即使为长节段，导丝也多能顺利通过膝下血管，通常无大的并发症发生。但对于胫部血管，常存在痉挛等并发症，尤其是年轻无钙化患者。因为痉挛有时与动脉夹层表现相似，鉴别可能存在困难。

亲水涂层导丝触觉反馈较差，易于进入内膜下假腔而不被察觉；且易于滑入边支，增加小血管穿孔风险。球囊血管成形术可导致夹层形成，尤其是严重钙化血管。如成形术后存在严重的残余狭窄，容易发生急性再闭塞。

短节段闭塞病变，导丝多能顺利从腔内通过。但对于长节段闭塞病变，有时只能从内膜下通过以进行再血管化治疗，即内膜下成形术。该技术在动脉壁内膜与中膜间人为制造夹层腔隙，跨越闭塞病灶，贯通近远端真腔，达到血管再通目的。这种技术的通常做法是，用亲水涂层导丝仔细寻找内膜与中膜之间腔隙，并逐步向前扩展，有时可借助球囊在病变的内膜下扩张，制造一个空间，直至再回到远端血管真腔。但是，对于严重下肢缺血患者或者只有一条血管可用的远端血管通畅患者，应慎重进行内膜下成形术，尤其要避免夹层影响到远端血管通畅，以备介入治疗失败时外科搭桥手术使用。该技术的主要并发症是穿孔。Hayes报道，内膜下成形术血管穿孔发生率显著增加。

2. 溶栓药物相关并发症　使用溶栓药物处理近端血栓栓塞病变可能进一步导致远端栓塞发生。溶栓期间，由于远端动脉或肌肉血管栓塞，患者甚至感觉到疼痛加重。

3. 支架植入相关并发症　通常，支架植入仅用于有并发症发生时，如夹层等。最近，有若干研究报道，支架植入用于处理膝下动脉局部病变，可提高远期血管通畅率，且无血管治疗部位并发症发生。但有关何种支架更适合该区域介入治疗，目前仍没有肯定意见。参照其他血管段，可选用自膨式支架或球扩式支架。由于目前可供使用的自膨式支架类型不多，膝下动脉介入治疗较多采用了冠状动脉内应用的球扩式支架。由于胫动脉、腓动脉有比股腘动脉更好的周围组织保护，球扩式支架可安全地应用于它们的治疗，而不必担心生物外力压迫的影响。目前亦未见报道提示膝下动脉植入球扩式支架因生物外力压迫而变形。

4. 其他应用装置相关并发症　目前，几种新方法正进行临床试验以处理复杂病变或再狭窄病变。其中，有些可能被进一步用作膝下动脉介入治疗的辅助措施。切割球囊处理膝下动脉会导致夹层形成（约20%）及血流动力学障碍，迫使植入本不需要的支架。故而，目前对其采取审慎的态度，仅用于开口病变或内膜异常增生病变。

斑块旋切装置正越来越多地用于膝下动脉介入治疗。一项关于SilverHawk斑块旋切系统治疗周围血管疾病的注册试验显示，穿孔或栓塞发生率较低（＜2%）。Zeller报道的并发症发生率为3%，其中1例患者由于装置未顺利通过病变而引起靶血管间歇性阻塞。

激光辅助血管成形术被广泛用于严重肢体缺血患者的治疗。Laird报道，其疗效好且并发症发生率低。但目前没有专门用于下肢血管治疗的研究报道。

（四）并发症早期诊断

由于存在极大的外科手术风险，即使病变特征不太适合介入治疗，通常也推荐患者首先接受介入治疗，但这增加了介入并发症发生的可能性。血管造影既是筛选适合介入治疗患者的最佳方法，也是评估术中、术后并发症发生的可靠方法。介入治疗中行远端胫动脉及其他小腿动脉造影时，需评估远端血管通畅情况，并注意观察有无新的闭塞发生。介入手术结束时，注意延长造影采集时间，避免遗漏可能的小穿孔病变。

介入术后正确随访亦是早期发现并发症的重要措施，内容包括下肢缺血症状的缓解情况及下肢血流情况的评估。通常，超声多普勒可完成下肢血流的评估。但对于严重钙化病变，单纯形态学评估往往不够，还需评估胫动脉或足背动脉生物学功能情况。有学者主张介入术后4周测量足踝动脉压，了解小腿血管功能。

（五）并发症处理

支架植入能有效治疗夹层形成。穿孔多可通过球囊短暂压迫得到处理。如若不行，使用压力带于穿孔下肢近端加压亦能快速封闭穿孔。该部位血管穿孔几乎不需要弹簧栓塞处理。如经以上处理，造影仍提示有血液外渗，可能需要植入金属裸支架或覆膜支架。如果是由于球囊腔内扩张或斑块旋切造成的血管破裂，延长球囊压迫时间往往不能达到止血目的，而只能行覆膜支架植入。由于存在血栓形成风险，此时最好不要逆转抗血小板治疗。溶栓或血栓抽吸存在远端栓塞风险。有学者推荐使用机械血栓抽吸装置（如 AngioJet）以减少该情况发生。如为动脉粥样硬化斑块碎片导致的持续性阻塞，可考虑进行支架植入以恢复血流。

（六）并发症预防

新装置（如更细的导丝、更小的球囊及导管）的使用及丰富的介入手术经验是避免严重并发症发生的首要条件。

多数介入医生喜欢采用简单的顺行入路治疗小腿血管疾病；其入路并发症较多，使用小鞘管可减少该类风险。简单的球囊血管成形术或某些小支架植入，可使用 4F 鞘管。肥胖患者或穿刺部位血管严重钙化，应首选对侧入路进行介入治疗。使用抗折性鞘管、导引导管、小球囊能增加对侧入路的介入成功率。长的 5F 鞘管可当作导引导管使用。导引导管联合使用快交换导管可提供很好的近端支持。

如果经顺行法入路导丝不能顺利通过病变，可考虑使用小针穿刺胫动脉逆行进入病变。但该入路要求膝下胫前动脉或胫后动脉有足够大的直径；而且，必须由有经验的介入医生完成，因为介入操作可能破坏仅存的一条、适用于外科搭桥治疗的远端血管通路。由于膝下动脉敏感、易痉挛，有学者主张在操作前使用抗痉挛药物（如动脉内注射 0.1 ～ 0.2 mg 硝酸甘油、30 ～ 60 mg 罂粟碱、12.5 mg 妥拉唑林或口服 10 mg 硝苯地平），可避免严重血管痉挛及继发血栓形成。严格的抗凝治疗也是预防并发症发生的重要一环。操作前，使用 5000 IU 普通肝素，术中根据监测活化凝血时间（ACT）调整最佳肝素用量是一个比较好的选择。

狭窄病变推荐使用冠状动脉用 0.014 in 导丝，特别是对于较远端的病变。对于闭塞病变，最好用亲水 0.018 in 导丝。因为亲水导丝穿孔风险较大，使用时需特别小心，一旦成功通过病变，应及时更换为普通导丝。此外，导丝头端应该始终保持在视线之内，以免误入边支而导致穿孔。

长节段病变应使用 12 cm 以上球囊，以避免反复扩张。有学者主张使用 Amphirion 球囊导管。该球囊直径小、球囊长、通过性好，是根据膝下动脉直径由远及近递增的特点而制造。球囊近、远端直径相差 0.5 mm，符合正常血管解剖结构，长 210 mm，直径有 2.0/2.5 mm、2.5/3.0 mm 等；其可使膝下动脉长段病变均匀扩张，减少扩张次数，减少动脉夹层形成。此外，可通过 0.018 in 导丝的 Savvy 球囊（强生，美国）是另一个膝下动脉介入治疗中常被使用的长球囊，它具备长段、低压及顺应性好等优点。

选择合适尺寸的球囊是避免严重并发症（如夹层形成、血管穿孔或破裂）的关键环节。使用小球囊预扩张是降低严重钙化病变血管穿孔的有效措施。

目前尚没有研究关注膝下动脉介入治疗中及术后的抗血小板治疗。由于胫动脉直径与冠状动脉相似，目前学者们主张使用与冠状动脉一致的抗血小板策略，即阿司匹林联合氯吡格雷，尤其是支架植入后。

（七）小结

严重缺血症状是目前膝下动脉腔内介入治疗的唯一适应证。由于技术及设备进展，膝下动脉腔内介入治疗亦越来越多地用于外科开放手术高危患者（如糖尿病、肾功能不全等）。

膝下动脉介入治疗的并发症发生率据报道为 2% ～ 6%，且多以入路并发症为主。如仅行简单的血管成形术或小支架植入术，采用顺行法入路时推荐使用 4F 鞘管。新设备（如更细的导丝、更小的球囊导管等）的使用及介入医生的丰富经验是避免严重并发症发生的首要条件。冠状动脉用 0.014 in 导丝推荐用于狭窄病变，尤其是远端病变。而闭塞病变推荐使用亲水 0.018 in 导丝，以增强通过性；但亲水导丝可能增加导丝误入内膜下及边支的风险，同时增加斑块处穿孔风险。根据血管直径选择合适大小的球囊是避免严重夹层形成、血管穿孔或破裂的关键步骤。支架植入能有效处理夹层形成，而穿孔常需要短暂的球囊压迫封闭。导管室需常备覆膜支架、溶栓药物、血栓抽吸导管及弹簧栓等，以备不时之需。

联合应用氯吡格雷及阿司匹林抗血小板治疗是重要的辅助治疗措施。

（中国人民解放军陆军军医大学第二附属医院
晋军　谭虎）

参考文献

[1] Shamaki GR，Markson F，Soji-Ayoade D，et al. Peripheral artery disease：a comprehensive updated review. Curr Probl Cardiol，2022，47（11）：101082.

[2] Beckman JA，Schneider PA，Conte MS. Advances in revascularization for peripheral artery disease：revascularization in PAD. Circ Res，2021，128（12）：1885-1912.

[3] Abramson BL，Al-Omran M，Anand SS，et al. Canadian Cardiovascular Society 2022 guidelines for peripheral arterial disease. Can J Cardiol，2022，38（5）：560-587.

[4] Criqui MH，Matsushita K，Aboyans V，et al. Lower extremity peripheral artery disease：contemporary epidemiology，management gaps，and future directions：a scientific statement from the American Heart Association. Circulation，2021，144（9）：e171-e191.

[5] European Stroke Organisation，Tendera M，Aboyans V，et al. ESC Guidelines on the diagnosis and treatment of peripheral artery diseases：Document covering atherosclerotic disease of extracranial carotid and vertebral，mesenteric，renal，upper and lower extremity arteries：the task force on the diagnosis and treatment of peripheral artery diseases of the European Society of Cardiology（ESC）. Eur Heart J，2011，32：2851-2906.

[6] Hirsch AT，Haskal ZJ，Hertzer NR，et al. ACC/AHA 2005 practice guidelines for the management of patients with peripheral arterial disease（lower extremity，renal，mesenteric，and abdominal aortic）：a collaborative report from the American Association for Vascular Surgery/Society for Vascular Surgery，Society for Cardiovascular Angiography and Interventions，Society for Vascular Medicine and Biology，Society of Interventional Radiology，and the ACC/AHA Task Force on Practice Guidelines（Writing Committee to Develop Guidelines for the Management of Patients With Peripheral Arterial Disease）：endorsed by the American Association of Cardiovascular and Pulmonary Rehabilitation；National Heart，Lung，and Blood Institute；Society for Vascular Nursing；TransAtlantic Inter-Society Consensus；and Vascular Disease Foundation. Circulation，2006，113：e463-e654.

[7] Scottish Intercollegiate Guidelines Network. Diagnosis and management of peripheral arterial disease. A national clinical guideline. Edinburgh：Scottish Intercollegiate Guidelines Network，2006.

[8] Abramson BL，Huckell V，Anand S，et al. Canadian Cardiovascular Society Consensus Conference：peripheral arterial disease-executive summary. Can J Cardiol，2005，21：997-1006.

[9] Nesbitt E，Schmidt-Trucksass A，Il'yasov KA，et al. Assessment of arterial blood flow characteristics in normal and atherosclerotic vessels with the fast Fourier flow method. MAGMA，2000，10：27-34.

[10] Davies MG，Waldman DL，Pearson TA. Comprehensive endovascular therapy for femoropopliteal arterial atherosclerotic occlusive disease. J Am Coll Surg，2005，201：275-296.

[11] Gruentzig AR. Percutaneous transluminal coronary angioplasty. Semin Roentgenol，1981，16：152-153.

[12] Sigwart U，Puel J，Mirkovitch V. Intravascular stents to prevent occlusion and restenosis after transluminal angioplasty. N Engl J Med，1987，316：701-706.

[13] Simpson JB，Selmon MR，Robertson GC，et al. Transluminal atherectomy for occlusive peripheral vascular disease. Am J Cardiol，1988，61：96-101G.

[14] Lammer J. Femoropopliteal artery obstructions：from the balloon to the stentgraft. Cardiovasc Interv Radiol，2001，24：73-83.

[15] Henry M，Amor M，Beyar I，et al. Clinical experience with a new nitinol self-expanding stent in peripheral artery disease. J Endovasc Surg，1996，3：369-379.

[16] Gray BH，Sullivan TM，Childs MB，et al. High incidence of restenosis/reocclusion of stents in the percutaneous treatment of long-segment superficial femoral artery disease after suboptimal angioplasty. J Vasc Surg，1997，25：74-83.

[17] Dormandy JA，Rutherford RB. Management of peripheral arterial disease（PAD），TASC Working Group TransAtlantic Inter-Society Consensus（TASC）. J Vasc Surg，2000，31（Suppl）：S1-296.

[18] Rafetto JD，Montgomery J，Eberhardt，et al. Differences in risk factors for lower extremity arterial occlusive disease. J Am Coll Surg，2005，201：918-924.

[19] Abizaid A，Kornowski R，Mintz GS et al. The influence of diabetes mellitus on acute and late outcomes following coronary stent implantation. J Am Coll Cardiol，1998，32：584-589.

[20] Dalsing MC，Cockerill E，Deupree R，et al. Outcome predictors in selection of balloon angioplasty or surgery for peripheral arterial occlusive disease，Veterans Administration Cooperative Study No. 199. Surgery，1991，110：636-643.

[21] Diehm N，Shang A，Silvestro A，et al. Association of cardiovascular risk factors with pattern of lower limb atherosclerosis in 2659 patients undergoing angioplasty. Eur J Vasc Endovasc Surg，2006，31：59-63.

[22] Kannel WB, Higgins M. Smoking and hypertension as predictors of cardiovascular risk in population studies. J Hypertens Suppl, 1990, 8: S3-8.

[23] Hiatt WR, Hoag S, Hamman RF. Effect of diagnostic criteria on the prevalence of peripheral arterial disease: the San Luis Valley Diabetes Study. Circulation, 1995, 91: 1472-1479.

[24] London NJ, Srinivasan R, Naylor AR, et al. Subintimal angioplasty of femoropopliteal artery occlusions: the long term results. Eur J Vasc Surg, 1994, 8: 148-155.

[25] Schillinger M, Exner M, Mlekusch W, et al. Effect of smoking on restenosis during the 1st year after lower limb endovascular interventions. Radiology, 2004, 231: 831-838.

[26] Matsi PJ, Manninen HI, Vanninen RL, et al. Femoropopliteal angioplasty in patients with claudication: primary and secondary patency in 140 limbs with 1-3 year follow up. Radiology, 1994, 191: 727-733.

[27] Hunink MG, Wong JB, Donaldson MC, et al. Revascularization for femoropopliteal disease; a decision and cost-effectiveness analysis. JAMA, 1995, 274: 165-171.

[28] Strecker EP, Boos IB, Gottmann D. Femoropopliteal artery stent placement: evaluation of long-term success. Radiology, 1997, 205: 375-383.

[29] Clark TW, Groffsky JL, Soulen MC. Predictors of longterm patency after femoropopliteal angioplasty: results from the STAR registry. J Vasc Interv Radiol, 2001, 12: 923-933.

[30] Vogt KC, Just S, Rasmussen JG, et al. Prediction of outcome after femoropopliteal balloon angioplasty by IVUS. Eur J Vasc Endovasc Surg, 1997, 13: 563-568.

[31] Hingorani A, Ascher E, Markevich N, et al. A comparison of magnetic resonance angiography, contrast arteriography, and duplex arteriography for patients undergoing lower extremity revascularization. Ann Vasc Surg, 2004, 18: 294-301.

[32] Wholey MH, Suri R, Potoak D, et al. Plaque excision in 2005 and beyond: issues of the past have yet to be resolved. Endovasc Today, 2005: 40-44.

[33] Wholey MH, Toursarkissian B, Postoak D, et al. Early experience in the application of distal protection devices in treatment of peripheral vascular disease of the lower extremities. Cathet Cardiovasc Interv, 2005, 64: 227-235.

[34] Duc SR, Schoch E, Pfyffer M, et al. Recanalization of acute and subacute femoropopliteal artery occlusions with the rotarex catheter: one year follow-up, single center experience. Cardiovasc Interv Radiol, 2005, 28: 603-610.

[35] Laird Jr JR, Reiser C, Biamino G, et al. Excimer laser assisted angioplasty for the treatment of critical limb ischemia. J Cardiovasc Surg (Torino), 2004, 45: 239-248.

[36] Ascher E, Marks NA, Schutzer RW, et al. Duplex guided balloon angioplasty and stenting for femoropopliteal arterial occlusive disease: an alternative in patients with renal insufficiency. J Vasc Surg, 2005, 42: 1108-1113.

[37] Lugmayr HF, Holzer H, Kastner M, et al. Treatment of complex atherosclerotic lesions with nitinol stents in the superficial femoral and popliteal arteries: a midterm follow-up. Radiology, 2002, 222: 37-43.

[38] Sabeti S, Schillinger M, Amighi A, et al. Primary patency of femoropopliteal arteries treated with nitinol versus stainless steel self-expanding stents: propensity score-adjusted analysis. Radiology, 2004, 232: 516-521.

[39] Scheinert D, Scheinert S, Sax J, et al. Prevalence and clinical impact of stent fractures after femoropopliteal stenting. J Am Coll Cardiol, 2005, 45: 312-315.

[40] Zeller T, Rastan A, Schwarzwalder U, et al. Percutaneous peripheral atherectomy of femoropopliteal stenosis using a new-generation device: six-month results from a single-center experience. J Endovasc Ther, 2004, 11: 676-685.

[41] Dorffler-Melly J, Mahler F, Do DD, et al. Adjunctive abciximab improves patency and functional outcome in endovascular treatment of femoropopliteal occlusions: initial experience. Radiology, 2005, 237: 1103-1109.

[42] Katzen BT, Ardid MI, MacLean AA, et al. Bivalirudin as an anticoagulation agent: safety and efficacy in peripheral interventions. J Vasc Interv Radiol, 2005, 16: 1183-1187.

[43] Scheinert D, Laird JR Jr, Schroder M, et al. Excimer laser-assisted recanalization of long, chronic superficial femoral artery occlusions. J Endovasc Ther, 2001, 8: 156-166.

[44] Steinkamp HJ, Rademaker J, Wissgott C, et al. Percutaneous transluminal laser angioplasty versus balloon dilation for treatment of popliteal artery occlusions. J Endovasc Ther, 2002, 9: 882-888.

[45] Minar E, Pokrajac B, Maca T, et al. Endovascular brachytherapy for prophylaxis of restenosis after femoropopliteal angioplasty: results of a prospective, randomized study. Circulation, 2000, 102: 2694-2699.

[46] Krueger K, Landwehr P, Bendel M, et al. Endovascular gamma irradiation of femoropopliteal de novo stenosis immediately after PTA: interim results of prospective randomized controlled trial. Radiology, 2002, 224: 519-528.
[47] Schillinger M, Mlekusch W, Wolfram RM, et al. Endovascular brachytherapy: effect on acute inflammatory response after percutaneous femoropopliteal arterial interventions. Radiology, 2004, 230: 556-560.
[48] Diehm N, Silvestro A, Do DD. Endovascular brachytherapy after femoropopliteal balloon angioplasty fails to show robust clinical benefit over time. J Endovasc Ther, 2005, 12: 723-730.
[49] Laird J, Jaff MR, Biamino G, et al. Cryoplasty for the treatment of femoropopliteal arterial disease: results of a prospective, multicenter registry. J Vasc Interv Radiol, 2005, 16: 1067-1073.
[50] Regar E, Thury A, van der Giessen WJ, et al. Sonotherapy, antirestenotic therapeutic ultrasound in coronary arteries: the first clinical experience. Cathet Cardiovasc Interv, 2003, 60: 9-17.
[51] Jenkins MP, Buonaccorsi GA, Raphael M, et al. Clinical study of adjuvant photodynamic therapy to reduce restenosis following femoral angioplasty. Br J Surg, 1999, 86: 1258-1263.
[52] Mansfield RJ, Jenkins MP, Pai ML, et al. Long-term safety and efficacy of superficial femoral artery angioplasty with adjuvant photodynamic therapy to prevent restenosis. Br J Surg, 2002, 89: 1538-1539.
[53] Tsetis D, Belli AM. The role of infrapopliteal angioplasty. Br J Radiol, 2004, 77: 1007-1015.
[54] Krankenberg H, Sorge I, Zeller T, et al. Percutaneous transluminal angioplasty of infrapopliteal arteries in patients with intermittent claudication: acute and oneyear results. Cathet Cardiovasc Interv, 2005, 64: 12-17.
[55] Pomposelli FB, Marcaccio EJ, Gibbons GW, et al. Dorsalis pedis arterial bypass: durable limb salvage for foot ischemia in patients with diabetes mellitus. J Vasc Surg, 1995, 21: 375-384.
[56] Soder HK, Manninen HI, Jaakkola P, et al. Prospective trial of infrapopliteal artery balloon angioplasty for critical limb ischemia: angiographic and clinical results. J Vasc Interv Radiol, 2000, 11: 1021-1031.
[57] Lofberg AM, Lorelius LE, Karacagil S. The use of below-knee percutaneous transluminal angioplasty in arterial occlusive disease causing chronic critical limb ischemia. Cardiovasc Interv Radiol, 1996, 19: 317-322.
[58] Dorros G, Jaff M, Dorros AM, et al. Tibioperoneal (outflow lesion) angioplasty can be used as primary treatment in 235 patients with critical limb ischemia. Five years follow-up. Circulation, 2001, 104: 2057-2062.
[59] Faglia E, Dalla Paola L, Clerici G, et al. Peripheral angioplasty as the first-choice revascularization procedure in diabetic patients with critical limb ischemia: prospective study of 993 consecutive patients hospitalized and followed between 1999 and 2003. Eur J Vasc Endovasc Surg, 2005, 29: 620-627.
[60] Mishkel G, Goswami M. A practical approach to endovascular therapy for infrapopliteal disease and the treatment of critical leg ischemia: savage or salvage angioplasty? J Invas Cardiol, 2005, 17: 45-51.
[61] Rand T, Basile A, Cejna M, et al. PTA versus carbofilm coated stents in infrapopliteal arteries: pilot study. Cardiovasc Interv Radiol, 2006, 29: 29-38.
[62] Bosiers M, Hart J, Deloose K, et al. Endovascular therapy as the primary approach for limb salvage in patients with critical limb ischemia: experience with 443 infrapopliteal procedures. Vascular, 2006, 14: 63-69.
[63] Brosi P, Baumgartner I, Silvestro A, et al. Below-the-knee angioplasty in patients with end-stage renal disease. J Endovasc Ther, 2005, 12: 704-713.
[64] Bolia A, Sayers R, Thompson M, et al. Subintimal and intraluminal recanalization of occluded crural arteries by percutaneous balloon angioplasty. Eur J Vasc Surg, 1994, 8: 214-219.
[65] Vraux H, Hammer F, Verhelst R, et al. Subintimal angioplasty of tibial vessel occlusions in the treatment of critical limb ischemia: mid-term results. Eur J Vasc Endovasc Surg, 2000, 20: 441-446.
[66] Hayes PD, Chokkalingam A, Jones R, et al. Arterial perforation during infrainguinal lower limb angioplasty does not worsen outcome: results from 1409 patients. J Endovasc Ther, 2002, 9: 422-427.
[67] Morshedi-Meibodi A, Dieter R. Endovascular treatment of infrapopliteal lesions. An overview of the promising approaches to treating CLI and the role of debulking devices. Endovasc Today, 2006, 5: 43-49.
[68] Ansel G, Sample N, Botti C Jr, et al. Cutting balloon angioplasty of the popliteal and infrapopliteal vessels for symptomatic limb ischemia. Cathet Cardiovasc Interv, 2004, 61: 1-4.
[69] Rubin BG. Plaque excision in the treatment of peripheral arterial disease. Perspect Vasc Surg Endovasc Ther, 2006, 18: 47-52.

[70] Zeller T, Rastan A, Schwarzwalder U, et al. Midterm results after atherectomy-assisted angioplasty of below knee arteries with use of the Silverhawk device. J Vasc Interv Radiol, 2004, 15: 1391-1397.

[71] Laird J, Zeller T, Gray B, et al. Limb salvage following laser-assisted angioplasty for critical limb ischemia: results of the LACI multicenter trial. J Endovasc Ther, 2006, 13: 1-11.

[72] Scheinert D, Biamino G, Schmidt A. Preliminary experience with DESs in tibial arteries. Endovasc Today, 2006, 5: 60-62.

[73] Siablis D, Kraniotis P, Karnabatidis D, et al. Sirolimus eluting versus bare stents for bailout after suboptimal infrapopliteal angioplasty for critical limb ischemia: 6-month angiographic results from a nonrandomized prospective single-center study. J Endovasc Ther, 2005, 12: 685-695.

[74] Botti CF, Ansel GM, Silver MJ, et al. Percutaneous retrograde tibial access in limb salvage. J Endovasc Ther, 2003, 10: 614-618.

[75] Schneider PA, Laird JR, Tepe G, et al. Treatment effect of drug-coated balloons is durable to 3 years in the femoropopliteal arteries: long-term results of the IN.PACT SFA randomized trial. Circ Cardiovasc Interv, 2018, 11: e005891.

[76] Rosenfield K, Jaff MR, White CJ, et al. Trial of a paclitaxel-coated balloon for femoropopliteal artery disease. N Engl J Med, 2015, 373: 145-153.

[77] Tepe G, Zeller T, Albrecht T, et al. Local delivery of paclitaxel to inhibit restenosis during angioplasty of the leg. N Engl J Med, 2008, 358: 689-699.

[78] Caradu C, Lakhlifi E, Colacchio EC, et al. Systematic review and updated meta-analysis of the use of drug-coated balloon angioplasty versus plain old balloon angioplasty for femoropopliteal arterial disease. J Vasc Surg, 2019, 70: 981-995.e10.

[79] Lipsitz EC, Veith FJ, Ohki T. The value of subintimal angioplasty in the management of critical lower extremity ischemia: failure is not al-ways associated with a rethreatened limb. J Cardiovasc Surg (Torino), 2004, 45: 231-237.

[80] Schmidt A, Ulrich M, Winkler B, et al. Angiographic patency and clinical outcome after balloon-angioplasty for extensive infrapopliteal arterial disease. Catheter Cardiovasc Interv, 2010, 76: 1047-1054.

7 肥厚型梗阻性心肌病化学消融并发症

肥厚型心肌病（hypertrophic cardiomyopathy，HCM）主要是由于编码肌小节相关蛋白的基因致病性变异所致或者是病因不明的、以心肌肥厚为特征的心肌病，左心室壁受累常见，需排除其他心血管疾病或者全身性、代谢性疾病引起的心室壁增厚。随着临床和分子遗传学研究的不断深入，尤其家族谱系筛查的推广以及更敏感的心脏影像学诊断的实施，HCM的患病率据估计至少为1/200。中国医学科学院阜外医院单中心研究发现，HCM从2016年起成为该院门诊和住院患者最常见的心肌病类型，占心肌病门诊及住院患者的45%，并且呈持续上升态势。HCM根据左心室流出道是否狭窄分为肥厚型梗阻性心肌病（hypertrophic obstructive cardiomyopathy，HOCM）和肥厚型非梗阻性心肌病。约70%的患者存在静息或潜在流出道梗阻，可导致胸闷、胸痛、心悸、黑曚、晕厥等临床症状，并且是导致心血管死亡的独立危险因素。对于HOCM，应初始给予药物治疗，包括β受体阻滞剂、钙离子拮抗剂等，但仍有部分患者疗效差，对于此类患者，目前的主要治疗方法包括外科心肌切除术和经皮腔内室间隔心肌消融术（percutaneous transluminal septal myocardium ablation，PTSMA）。外科手术是治疗HOCM的金标准，多项研究证明，在有经验的中心，外科手术死亡率低，治疗效果确切，但手术技术难度高，创伤较大，部分患者如合并严重肺部疾病或脑血管疾病往往不能耐受外科手术。自Sigwart等于1995年首次报道了经皮腔内室间隔心肌消融术（PTSMA）治疗HOCM以来，PTSMA已成为一种替代外科手术的治疗方法。2011年ACC/AHA提出的肥厚型心肌病治疗指南中，对于有左心室流出道梗阻的患者，化学消融被列为Ⅱb类推荐治疗方法。2014年欧洲心脏病学会提出的肥厚型心肌病诊疗指南也将化学消融列为一项重要的治疗手段。2012年的一项平均随访期5.7年的非随机对照研究及2016年的一项meta分析表明，当年龄、性别相匹配时，经化学消融的肥厚型梗阻性心肌病患者与进行外科手术的患者，这两组患者的生存率不存在明显差异。PTSMA的原理是通过向冠状动脉室间隔支注入无水乙醇，使部分室间隔心肌坏死，以致流出道梗阻减轻。与外科手术治疗相比，化学消融的优势在于其对于患者本身的创伤较小，患者恢复更快。但由于HOCM疾病本身的特点和PTSMA依靠人为技术造成心肌坏死达到治疗目的，所以存在一些并发症的可能。如何预防和治疗PTSMA并发症的发生，减轻患者痛苦，减少死亡风险，可能比PTSMA治疗HOCM本身更为重要。

一、经皮腔内室间隔心肌消融术（PTSMA）概述

（一）术前准备

术前准备同一般心血管病介入治疗，常规行左、右冠状动脉造影。造影时，可以选择右前斜位和后前位加头位，充分暴露基底部的室间隔支动脉。拟消融的室间隔支血管多数起源于左前降支（LAD），以近段、近中段为佳，一般不超过LAD中段，走行为前上至后下方向。造影结束后测定左心室流出道压力阶差（left ventricular outflow tract pressure gradient，LVOTG），测量方法如下：①单导管技术，用端孔导管在左心室与主动脉间连续测压，获得连续压力曲线，测量LVOTG。②双导管技术，经一通路送端孔导管于主动脉瓣上，经另一通路送猪尾型端孔导管置入左心室心尖部，同步测量主动脉根部及左心室腔内压力曲线，在无主动脉瓣疾病时，其压差即为LVOTG。

静息LVOTG＜50 mmHg时，需测量激发LVOTG，测量方法如下：

（1）瓦氏动作。

（2）早搏刺激法：建议采用固定联律间期单个早搏刺激，根据心率确定联律间期，RS1 联律间期应在易损期外。也可用导管刺激产生单个室性早搏，测量室性早搏后第一个窦性心搏的 LVOTG。为测量准确，间隔数分钟可重复操作。

（3）药物刺激法：①多巴酚丁胺激发试验，以 5 μg/（min·kg）为起始剂量静脉泵入多巴酚丁胺，每隔 5 分钟增加 5 μg/（min·kg），最大剂量 20 μg/（min·kg）。每次剂量泵入 2 分钟后进行超声心动图或导管检查，LVOTG ＞ 70 mmHg 为阳性。②异丙肾上腺素激发试验，2‰异丙肾上腺素静滴，当心率增加 30% 以上时进行超声心动图或导管检查，LVOTG ＞ 70 mmHg 为阳性。

应注意，测量激发 LVOTG 有潜在的风险，应用要慎重。

（二）PTSMA 操作方法

置入临时起搏电极至右心室心尖部，调试临时起搏器工作良好，备用。肝素 50 ～ 100 IU/kg，使活化凝血时间（ACT）达到 250 ～ 300 秒，防止血栓形成。用左冠状动脉导引导管和置于左心室的猪尾型导管持续监测 LVOTG，送入 0.014 in 导引导丝至拟消融的室间隔支动脉，根据该室间隔支血管的粗细、大小选择合适直径和长度的 Over-The-Wire（OTW）球囊，沿导丝将其送至室间隔支动脉近端。在选择球囊直径前，建议根据血压情况，先经导引导管向冠状动脉内注入硝酸甘油 100 ～ 200 μg，以扩张冠状动脉，防止选择球囊直径偏小。加压扩张球囊封堵拟消融的室间隔支动脉，通过球囊中心腔快速注射造影剂 1 ～ 3 ml，行超选择性室间隔支血管造影，了解局部血管供应区域，排除该室间隔支至左前降支（LAD）或右冠状动脉（RCA）的侧支循环。用生理盐水 5 ～ 10 ml 经球囊中心腔清除造影剂后，建议尽可能采用心肌声学造影（myocardial contrast echocardiography，MCE）。经球囊中心腔快速注射心肌声学造影剂六氟化硫微泡（商品名：声诺维）1 ～ 2 ml，在经胸超声心动图监测下完成 MCE，确定拟消融血管与肥厚梗阻区域的匹配关系，若 MCE 确定拟消融的室间隔支动脉支配肥厚梗阻的基底部室间隔，即可确定为消融靶血管。另外，球囊封堵 10 ～ 15 分钟后，患者心脏听诊杂音明确减轻和导管测压 LVOTG 下降，也是确定消融靶血管的一种方法。在消融前，确保球囊在测试过程中没有移位，封堵压力无衰减，临时起搏工作良好。然后，为减轻患者胸痛，消融前 10 ～ 15 分钟静脉注射吗啡 5 ～ 10 mg，并根据室间隔支动脉及其支配供血区域的大小，初步判断无水乙醇的用量。经球囊中心腔连续缓慢匀速（0.5 ～ 1.0 ml/min）注入 96% ～ 99% 无水乙醇 1 ～ 2 ml（实际注射入室间隔支的剂量）。若压差无变化，且无房室传导阻滞（atrioventricular block，AVB）发生，可适度增加乙醇注入量，但须注意无水乙醇用量越少越安全。注射乙醇推力不宜太大，整个过程应在 X 线透视下进行，以防充盈的球囊弹出误将乙醇注入 LAD。推注乙醇时应避免回抽动作，以防球囊中心腔凝血。同时应严密观察患者的血压、LVOTG 和心电图变化（心率、心律、ST-T 等）及胸痛的严重程度，注射过程中出现 AVB 或严重室性心律失常或血流动力学变化时应立即暂停注射。

消融成功终点：通常认为 LVOTG 下降≥ 50%，或静息 LVOTG ＜ 30 mmHg，是手术成功的标志。

术中如 LVOTG 变化不满意，在无不良事件发生时，可在 MCE 指导下寻找其他室间隔支动脉。消融结束后，不应立即撤出球囊，观察 5 ～ 10 分钟再将球囊减压至负压状态，并保持在原位数分钟后，方可在 X 线透视下快速撤离体外。重复冠状动脉造影，可见消融的室间隔支动脉完全闭塞，少部分可见残余血流。术后，于末次肝素后 2 ～ 4 小时，ACT ＜ 180 秒，拔出动脉鞘管。术后 24 ～ 48 小时，根据临床情况酌情撤除临时起搏导管。

（三）术后注意事项

为了快速识别和治疗可能的并发症，消融术后应监护心电、血压 24 ～ 48 小时。常规检查穿刺部位有无血肿，复查心电图有无新出现的传导阻滞，复查超声心动图观察有无心包积液或原有心包积液有无增多等。监测心肌酶和氨基末端脑钠肽前体（NT-proBNP）变化，若术后出现三度 AVB 等异常情况，应延长心电血压监护及临时起搏电极保留时间。三度 AVB 长时间不恢复（术后 1 ～ 2 周），需置入 DDD 永久起搏器。若 PTSMA 术后症状复发，LVOTG 回升，可以考虑再次 PTSMA，但应在距第一次 PTSMA 3 个月后进行。

二、PTSMA 疗效

Sigwart 报道了最初 3 例 PTSMA 的效果，术前 LVOTG 为 25 ～ 74 mmHg，术后均消失。经过 3 ～ 10 个月随访，3 例患者症状消失或明显减轻。Knight 报道 18 例 HOCM 的 LVOTG 由术前 67 mmHg 降至 25 mmHg，在 3 个月随访时降至 22 mmHg，患者症状随之减轻。德国 Seggewiss 等早期进行了当时世界最大样本 PTSMA（百余例）疗效及安全性的观察，对比术前和术后 3 个月、1 年和 2 年的 LVOTG 和心功能变化，结果显示 LVOTG 随着时间的推移进一步下降，心功能改善，运动时间及耐力也逐渐增加。Sorajja 等报道术后 4 年 PTSMA 与外科切除肥厚心肌的生存率相当（图 7-1）。Leonardi 等对 19 项 PTSMA 研究（涉及患者 2207 例）和 8 项外科室间隔心肌切除术研究（涉及患者 1887 例）进行了 meta 分析，结果发现两者术后全因死亡率和猝死率均降低，无统计学差异。

三、PTSMA 并发症

PTSMA 围术期死亡率为 1.0% ～ 1.4%，死因多为乙醇溢漏、左前降支夹层、急性乳头肌功能不全、顽固性心室颤动、心脏压塞、肺栓塞、泵衰竭及心脏传导阻滞。远期死亡率约为 0.5%，死因为猝死、肺栓塞、心力衰竭及非心源性死亡。围术期并发症主要有三类：①心律失常，包括需置入永久起搏器的传导阻滞（8.3%）、左束支传导阻滞（6.0%）、右束支传导阻滞（46%）和心室颤动（2.2%）；②冠状动脉损伤与心肌梗死，包括冠状动脉夹层（1.8%）、冠状动脉痉挛（1.4%）、非靶消融部位心肌梗死或室间隔穿孔；③其他，包括

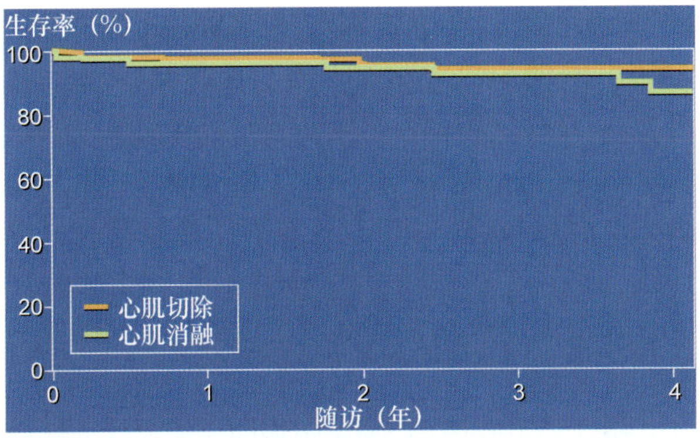

图 7-1 PTSMA 与外科切除肥厚心肌的术后生存率比较

卒中（1.1%）、心脏压塞（0.6%）等。

（一）围术期心律失常

PTSMA 发生右束支传导阻滞可能无害，但发生左束支传导阻滞则有潜在风险，可能增加术后植入永久性心脏起搏器的概率。早期研究中，消融术后需植入永久性心脏起搏器者高达 38%，现降至 10% 左右。这与以下危险因素有关：女性患者、弹丸式注射乙醇、多支消融、术前存在左束支传导阻滞和一度 AVB。

MCE 有助于选定理想的室间隔支，减少梗死面积，降低三度 AVB 的发生率。另外，缓慢注射乙醇亦有助于减少使用起搏器的概率。

（二）冠状动脉损伤与非靶消融部位心肌梗死

冠状动脉损伤主要由于导丝操作不当导致。导丝操作造成冠状动脉损伤与夹层的防治同经皮冠状动脉介入治疗，建议选择末端柔软的导丝。非靶消融部位心肌梗死常由于乙醇溢漏导致。无水乙醇注入室间隔支后可迅速使局部血管内皮受损，激活血小板，导致急性血管痉挛、血栓形成，从而达到闭塞血管的目的，造成人为心肌梗死，以消除左心室流出道肥厚的心肌，减轻流出道梗阻。室间隔变薄的过程相当于急性心肌梗死的修复过程，患者病情的缓解是持久的。患者术中心电图 ST 段抬高或压低、术后有新增前间壁或高侧壁异常 Q 波，以及心肌酶谱升高说明经化学消融所致的心肌坏死性改变。

乙醇溢漏主要见于乙醇逆流左前降支，轻者可诱发冠状动脉痉挛，重者可造成冠状动脉急性血栓形成，导致急性闭塞，形成急性前壁心肌梗死，也可通过室间隔支走行变异或侧支循环致使乙醇流向非靶消融区域。虽然 MCE 可帮助确定消融区域，减少非靶消融部位心肌梗死，但仍有 20% 患者在短暂血管堵塞后可诱发侧支循环开放，造成非靶消融部位心肌梗死或传导系统损伤。

（三）心脏压塞

一旦怀疑心脏压塞应立即行超声心动图检查评估心包积液，出现血流动力学不稳定应尽快行心包穿刺引流，必要时请心脏外科协助治疗，严密观察，积极对症治疗通常不会导致严重后果。

四、PTSMA 并发症的防治

PTSMA 作为一种破坏性手术，有一定风险。因此为降低 PTSMA 的并发症，要求术者做到术前充分评估、术中精细操作、术后严密观察。

（一）手术适应证的选择

2023 年中国成人肥厚型心肌病诊断与治疗指南明确了 PTSMA 手术的适应证和禁忌证：

1. 适应证　同时具备临床适应证至少一项、血流动力学适应证和形态学适应证的患者建议行 PTSMA，并建议在三级医疗中心由经验丰富的团队进行（Ⅰ类推荐，证据水平 C）。

（1）临床适应证：①经过规范药物治疗 3 个月，静息或轻度活动后仍出现临床症状，或有严重不良反应，基础心率控制在 60 次 / 分左右，纽约心脏协会（NYHA）心功能分级Ⅲ / Ⅳ级或加拿大心血管学会（CCS）胸痛分级Ⅲ级；②尽管症状不严重，NYHA 心功能分级未达到Ⅲ / Ⅳ级，但有其他猝死的高危因素，或有运动诱发的晕厥；③外科室间隔切除术或植入带模式调节功能的双腔起搏器失败；④有增加外科手术危险的合并症。

（2）血流动力学适应证：经胸超声心动图静息状态下 LVOTG ≥ 50 mmHg，或激发后 LVOTG ≥ 70 mmHg。

（3）形态学适应证：①室间隔厚度≥ 15 mm，梗阻位于室间隔基底段，且合并与收缩期前向运动（systolic anterior motion，SAM）征有关的左心室流出道及左心室中部压力阶差，排除乳头肌受累和二尖瓣叶过长；②冠状动脉造影有合适的室间隔支，室间隔支解剖形态适合介入操作。心肌声学造影可明确拟消融的室间隔支为梗阻心肌提供血供，即消融靶血管。

2. 禁忌证（Ⅲ类推荐，证据水平 C）

（1）非梗阻性 HCM。

（2）合并必须行心脏外科手术的疾病，如严重二尖瓣病变、冠状动脉多支病变等。

（3）无或仅有轻微临床症状，无其他高危因素。

（4）不能确定靶室间隔支或球囊在室间隔支不能固定。

（5）室间隔厚度≥ 30 mm，呈弥漫性增厚。

（6）终末期心力衰竭。

（7）年龄虽无限制，但原则上对年幼患者禁忌，高龄患者应慎重。

（8）已经存在左束支传导阻滞者。

（二）靶血管的选择

正确选择梗阻相关的室间隔支动脉，精确定位消融范围是 PTSMA 手术成功的关键。但心脏结构及血管分布存在复杂性和不确定性，靶血管来源最常见的是冠状动脉左前降支的第一室间隔支，而回旋支、对角支、左冠状动脉主干也有可能，同时有研究报道超过 25% 的 HOCM 患者存在额外室间隔灌注，这为手术带来了风险。而心肌声学造影（MCE）对于靶血管的确定、靶血管与消融心肌之间的关系、梗阻部位及范围的确定有着独特的优势。

靶血管的主要判定方法如下：

（1）功能法。使用球囊封闭室间隔支后（一般＞ 5 分钟）LVOTG 下降；进一步注射造影剂证实，肥厚的室间隔由靶血管供血，室间隔支能被充分消融，无侧支血运至左前降支及右冠状动脉。

（2）心肌声学造影（MCE）法。MCE 是通过冠状动脉选择性地注射造影微气泡（声学造影剂），使含造影剂的心肌超声心动图显像增强（由于微气泡直径在 10 μm 以下，且血液流变学特征与红细胞相似），从而实时定量评价心肌灌注。由于存在解剖的高度变异性，靶血管有时难以确定，故需要 MCE 帮助确认或校正靶血管，避免误消融损伤正常的心肌。为预防高度或三度 AVB，心肌声学造影确定靶血管的方法对 PTSMA 具有很好的指导意义。球囊封闭室间隔支后，通过球囊导管缓慢注射微泡造影剂 3 ～ 5 ml，注射前、后经胸超声心动图持续监测。

Faber 等应用 MCE 来引导 PTSMA，3 个月后的随访发现 MCE 组（131 例）较非 MCE 组（31 例）LVOTG 下降更为明显，且并发症更少。同时近年来实时三维超声心动图（RT-3DE）、核素心肌灌注静息显像（MPI）及多层计算机断层成像（CT）技术的发展对于 PTSMA 治疗的引导和评估有着很大的作用，提高了 PTSMA 手术操作的速度和安全性。

邓丹等尝试在 PTSMA 中辅助应用冠状动脉内心电图（intracoronary electrocardiogram，IC-ECG）

在第一室间隔支球囊位置的远端监测ST段改变。结果发现，在注射无水乙醇的21例患者中，所有患者IC-ECG均存在显著的ST段抬高，而体表心电图导联上未显示ST段抬高（≥0.1 mV）。该作者认为，若IC-ECG显示冠状动脉内ST段抬高大于基线水平的2.5倍，绝对值＞0.4 mV，表明注射的乙醇量已造成足够程度的心肌坏死；反之，若未发生任何并发症（如房室传导阻滞），则可追加乙醇用量，其ST段增幅程度与乙醇用量成正相关。因此，在PTSMA中辅以IC-ECG可实时有效地监测心肌损伤，提高PTSMA的疗效和安全性。此外，国外学者认为，在PTSMA过程中通常使用的冠状动脉内造影技术，可能需多次注射造影剂以确定合适的室间隔靶血管，既花费时间又增加辐射暴露；而在心肌声学造影前加入CT显像，通过提供冠状动脉解剖和心肌血供的详细信息，似乎为确定合适的靶血管提供了一种优势。该结果发现，与传统PTSMA相比，尽管LVOTG、心功能的改善情况无明显差异，但在确定靶血管上可明显减少操作次数，对靶血管的定位更加准确。

（三）PTSMA球囊的选择

乙醇逆流入左前降支可诱发冠状动脉痉挛，甚至造成血管急性闭塞，导致前壁心肌梗死。乙醇逆流的可能原因为球囊封闭靶血管的时间太短、球囊型号太小、球囊近端突入左前降支。避免乙醇逆流的技巧为，球囊的直径应略大于靶血管的直径，以保证球囊扩张时紧密地封闭靶血管；根据室间隔支动脉直径选择合适的Over-The-Wire球囊（动脉与球囊直径按1∶1.1）。此外，球囊准确定位于靶血管开口之后，打开球囊并通过球囊导管向远端用力注射造影剂，判断是否有造影剂逆流及球囊移位；持续透视监测下注射乙醇以及时发现球囊移位，须缓慢注射乙醇（约5分钟）；乙醇注射结束后，球囊扩张封闭靶血管至少10分钟，以防乙醇外渗。

（四）乙醇用量及速度

靶血管的适度阻滞也是现在乙醇室间隔消融术（alcohol septal ablation，ASA）研究的热点。阻滞过强会导致严重心律失常，甚至死亡；而阻滞过弱则达不到手术目的，易造成再次梗阻。

PTSMA的乙醇用量主要取决于两个指标：一个为消融成功终点，另一个为出现AVB等严重心律失常。现有多个研究显示PTSMA并发症与乙醇用量有关。欧洲6国的一项大型研究显示，对588例患者行PTSMA，术中无水乙醇的注射量平均为1.5 ml，在近4个月的随访时间里，93%的患者症状得到改善，LVOTG从平均88 mmHg（58～123 mmHg）下降到平均21 mmHg（11～41 mmHg），NYHA心功能分级从Ⅲ（Ⅰ～Ⅲ）级改善到Ⅰ（Ⅰ～Ⅱ）级；主要不良事件（死亡、电复律治疗的快速心律失常、心肺复苏）和死亡的发生率分别为2.4%和0.7%，因约9%需永久性起搏器植入，从而降低了并发症发生率；同时也指出乙醇剂量＜1 ml时对于降低LVOTG效果并不明显。同样，Sathyamurthy等研究报道将注射无水乙醇的量限制在2 ml内，8年后的存活率依然高达92%。

目前主要根据靶血管直径大小及分支情况，初步判定推注无水乙醇的剂量及患者对其的耐受程度。若该室间隔支动脉直径粗且分支多，提示支配心肌范围较大，栓塞该室间隔支后心律失常发生率较高。注意推注无水乙醇的速度，一般控制在0.5～1 ml/min，推注速度不宜过快，应该密切观察患者心电图与血压改变及不良反应，同时观察球囊的位置是否固定良好。一旦发现球囊移位或者患者出现胸痛加重伴有心电图与血压等的变化，应立即停止推注，重复造影观察血管情况，并及时处理。20%患者在短暂血管堵塞后可诱发侧支循环开放，另外分次注射乙醇也可能导致侧支循环开放，致使非靶消融部位心肌梗死或传导系统损伤，应予注意。

（五）栓塞介质的改进

由于无水乙醇作为消融介质存在一定的弊端，例如其流动渗透性相对较强，消融过程中可引起较大面积的心肌梗死，也可泄漏至非靶血管中，引起无关心肌的误消融。因此，近年来HOCM介入治疗进展主要集中在如何更准确地确定靶血管，并试图寻找新的途径和材质，降低乙醇消融的相关并发症。

1. 带膜支架室间隔支开口机械阻隔　带膜支架（covered stent）由普通金属支架及覆于其上的膜性结构组成，通过机械性阻隔作用，可以有效闭塞异常血管通道开口，从而消除动脉瘤等血管畸形。

Gaspar 等首次报道了 1 例运用带膜支架治疗 HOCM 合并心肌桥所致前壁心肌轻度缺血的病例。在血管内超声的精确引导下，分别用 2 个带膜支架封闭开口于左前降支至第二室间隔支动脉的心肌桥及三支室间隔动脉。术后患者 LVOTG 及前壁心肌缺血消失，并在随后 4 个月的随访中症状未再出现。同时 Vanderheyden 等的个案报道也提示类似的近期效果。

然而 Fifer 等的研究结果对带膜支架的长期效果提出了质疑。由于来自右侧冠状动脉的侧支循环供应阻塞的室间隔支，因此尽管行带膜支架封闭第一室间隔支后，患者的血流动力学得到显著改善，但是在 3 ～ 10 个月的随访中，患者 LVOTG 又回升至 97 mmHg。虽然 Sianos 等的长期随访效果支持带膜支架治疗对 HOCM 患者带来的益处，然而这是 1 例源于先前 PTSMA 失败的病例，因此作者推测手术的成功可能由于初始乙醇消融破坏了心肌内微血管网，随之产生心肌纤维化所致。

目前运用带膜支架治疗 HOCM 的病例中，尚无支架内再狭窄及血栓形成的报道，然而这可能是该方法存在的最大风险；同时如何避免由于潜在室间隔支反流灌注或侧支循环形成对远期效果的影响，是该方法亟待解决的重要问题。

2. 弹簧圈栓塞室间隔支　由于乙醇的流动性，术中难以掌控乙醇精准流向目标心肌；且室间隔支存在一定的解剖变异，可出现与梗阻部位不匹配的现象；若乙醇向非室间隔支渗漏，还可能造成严重和广泛的心肌梗死。弹簧圈心脏毒性小，对目标栓塞血管具有高度选择性，可对靶血管进行精准栓塞，不会造成其他血管误栓塞，对心肌具有高度选择及保护性，相对于乙醇能更进一步减少室间隔损伤面积，且可进行试栓塞，进一步加强手术可控性。国内外现有资料表明，在治疗 HOCM 的众多方法中，弹簧圈栓塞冠状动脉室间隔支在缓解患者症状、改善心功能、降低 LVOTG、减少心源性猝死方面同样有效，且受试者均未发生房室传导阻滞和室性心律失常，这可能与弹簧圈栓塞仅造成靶血管供应的局部心肌坏死，而其靶血管支配以外的心肌不会受到影响有关。值得注意的是，弹簧圈受靶血管大小的影响，不能栓塞细小血管，这将使得该术式的临床应用受到限制，弹簧圈还存在移位可能，若迁移至其他心肌供血血管，可能存在引起心肌梗死的风险，且弹簧圈定位精准细微，不能造成完全性室间隔损伤，这也可能成为一部分患者疗效欠佳的因素。目前 MCE 联合弹簧圈经皮室间隔心肌消融术治疗 HOCM 多为个案报道，并无大样本的长期临床试验探讨该方案的优缺点，若将此方案规范运用于临床还需进一步临床观察。

3. 经皮冠状动脉成形术导丝栓塞室间隔支　尽管行弹簧圈室间隔支栓塞取得了与乙醇化学消融类似的短期效果，但是弹簧圈栓塞治疗的费用相对较高。因此 Trehan 等将经皮腔内冠状动脉成形术（percutaneous transluminal coronary angioplasty，PTCA）导丝柔软的头端切成 1 cm 的小片段通过 Over-The-Wire 球囊送入室间隔支，成功阻塞了靶血管。在 1 年的随访观察中，患者的症状得到完全缓解。LVOTG 由术前的 187 mmHg 降至 20 mmHg，同时与弹簧圈治疗类似，该例患者未出现完全性房室传导阻滞的并发症。由于 PTCA 导丝在导管室是常规必备的，而且这种方法不需要特殊的输送导管，因此易于开展、成本低。然而如何制订标准的操作流程，避免类似弹簧圈治疗的缺陷尚需进一步摸索。

4. 微球替代无水乙醇行室间隔心肌消融术　微球室间隔心肌消融术（microsphere septal myocardial ablation，MSA）是应用微球注入合适的室间隔支，主要是第一、二室间隔支，部分合适的第三室间隔支同时栓塞，使得该室间隔支供血的心肌发生缺血性坏死，从而引起室间隔中段至基底段厚度变薄，左心室流出道梗阻减轻或解除。Vriesendorp 等于 2013 年报道了 2 例行 MSA 治疗 HOCM，术后即刻 LVOTG 下降至 10 mmHg，取得了很好的短期疗效，但其病例数少，且缺乏中长期随访。胡小莹等研究发现，HOCM 患者的心肺运动功能减低与最大左心室室壁厚度呈独立负相关。林国钦等研究表明，栓塞足够多的室间隔支，可以减小较多的室间隔厚度，从而更好地改善 HOCM 患者的心功能。与术前比较，术后患者心功能明显改善。MSA 的另一个亮点是无围术期死亡病例，且术中、术后随访未监测到完全性房室传导阻滞、心室颤动等心律失常，无安装永久性心脏起搏器及死亡病例。其原因可能与所用的材料不同有关，无水乙醇为纯液体，渗透力强，到达的范围相对不可控；微球直径 300 μm，大于冠状微动脉的直径，所以微球无法进入冠状微动脉，微球栓塞室间隔支引起心肌梗死的范围相对固定，从而避免影响房室结或心脏其他部位，到目前为止未观察到完全性房室传导阻滞与室间隔缺损，可能可以减少起搏器的安装率。

5. 聚乙烯醇泡沫颗粒、可吸收明胶海绵颗粒和氰丙烯酸酯类黏附材料栓塞靶室间隔支

（1）聚乙烯醇（PVA）泡沫颗粒：PVA 是临床上用于子宫肌瘤或肿瘤栓塞治疗的常用栓塞剂。当注射入动脉时 PVA 黏附在血管壁上，使血管内的血流减慢，通过促进血栓形成、炎症浸润及异物反应引起附着部位的血管局部坏死。Gross 等观察了 PVA 栓塞室间隔支治疗 HOCM 的效果。为了避免类似乙醇通过毛细血管网进入远端血管所带来的并发症，他们运用直径为 45 ～ 150 μm 的 PVA 泡沫颗粒，选择性栓塞毛细血管前的室间隔支血管。术后血管造影提示 18 例 HOCM 患者靶向室间隔支均成功栓塞，LVOTG 由术前静息时的（83±32）mmHg 下降到（31±35）mmHg；3 年随访表明，所有患者劳力性气促症状显著改善，左心室流出道面积显著增加，同时与传统乙醇消融相比均未观察到完全性房室传导阻滞等并发症的出现。由于 PVA 致室间隔梗死的机制主要通过单纯血管栓塞实现，因此作者认为 PVA 致心律失常的风险比无水乙醇小。

（2）氰丙烯酸酯类黏附材料：氰丙烯酸酯类（cyanoacrylate）黏附材料是治疗中枢神经系统动静脉畸形的液体栓塞剂。Matos 等首先在动物实验中评估了氰丙烯酸正丁酯（N-BCA）栓塞左前降支不同分支的效果。随后 Oto 等将这类材料运用于 1 例肥厚型室间隔存在室间隔支及后降支双重血液供应的 HOCM 患者中。由于氰丙烯酸酯与血液接触能够发生瞬时聚合反应，因此第一及第二室间隔支成功栓塞后，未观察到后降支供应的远端区域梗死；同时利用这一特性，该研究组在未扩张球囊的情况下，缓慢注射过程中未观察到氰丙烯酸酯反流入左前降支。但是作者也指出为了减小此类风险，微导管需要插入室间隔支足够深，而且操作者需要积累足够的经验防止氰丙烯酸酯黏附在导管头端。尽管术后即刻通过导管及多普勒超声测量表明该例患者 LVOTG 消失，然而中长期的效果尚需进一步随访观察。

（3）可吸收明胶海绵（absorbant gelatin sponge，AGS）：Liamas-Esperon 等报道了 1 例反复 PTSMA 治疗失败的病例，通过将 AGS 颗粒与造影剂及生理盐水混合，缓慢注入第一室间隔支后成功栓塞靶向血管。术后即刻及 2 年随访中 LVOTG 消失，未出现完全性房室传导阻滞的并发症，患者症状得到了持续改善。然而之前室间隔支反复乙醇注射与 AGS 对肥厚室间隔心肌消融的效果是否具有协同作用尚不十分清楚，同时对于 AGS 的最适剂量还有待进一步摸索。

临床上尝试用聚乙烯醇泡沫颗粒、可吸收明胶海绵颗粒和氰丙烯酸酯类黏附材料治疗 HOCM，具有较理想的疗效及安全性，但这些仅限于个案报道，需更大样本的临床研究证实安全性及临床疗效。

6. 射频室间隔心肌导管消融　射频消融术是目前心律失常介入治疗的常规方法。该方法能够通过高频电流在心肌局部产生的阻抗性热效应，使折返环路的局部心肌组织坏死，从而达到电隔离的目的。

Lawrenz T 首先于 2004 年报道了该方法，此方法可多次重复进行，同时引起永久性房室传导阻滞的危险性较低。为了避免射频消融对束支传导的损害，Emmel 等运用 LocaLisa 系统标测出希氏束，然后在经胸超声心动图引导下，运用盐水消融导管从心尖至主动脉瓣基底部对肥厚室间隔行连续线性消融。在该研究纳入的 2 例儿童 HOCM 患者中，术后即刻 LVOTG 没有显著改变，但是 7 天及 6 周超声心动图随访表明患者血流动力学及症状均得到明显改善。目前该方法仅限于不适合 PTSMA 的儿童 HOCM 患者，其安全性及临床疗效有待于更大样本的临床研究进一步证实。除射频室间隔心肌导管消融外，还有研究者提出了冷冻室间隔心肌导管消融、激光室间隔心肌导管消融以及高强度聚焦超声心肌导管消融，然而目前仅限于动物实验，还有待进一步研究。

7. 磁导航技术　PTSMA 的技术难度主要表现在导引导丝进入靶室间隔支困难，磁导航技术的引进可能有望克服这一技术难题。Buergler JM 等比较了磁导航系统协助下 PTSMA 与传统的 PTSMA，认为磁导航技术可缩短导丝通过室间隔支的时间，提高手术成功率和有效避免因反复安放导丝引起夹层的潜在风险，增加 PTSMA 手术

的安全性，特别是对于室间隔支存在解剖变异的 HOCM 患者。

长期随访研究显示，PTSMA 可以改善 HOCM 患者的临床症状和心功能，提高生活质量。但由于 PTSMA 技术要求高，人为地引起心肌损伤、坏死，发生并发症的可能性较大，因此术者要经过严格培训，把握好适应证和禁忌证，选择好靶血管，注意乙醇剂量和注射速度，减少并发症的发生。

五、典型病例

化学消融肥厚型梗阻性心肌病致急性下壁心肌梗死

患者，男，65 岁，因发作性胸痛 5 年，加重 5 天，于 2015 年 1 月 9 日入院。患者无高血压及糖尿病史，吸烟 40 年，无家族遗传史。患者入院前 5 天于当地医院行左心室造影检查，测跨左心室流出道压力阶差 80 mmHg。诊断：肥厚型梗阻性心肌病。入院后查心脏彩超示：左心房内径 41 mm，左心室舒张末期内径 44 mm，室间隔厚度 19 mm，左心室后壁厚度 13 mm。心电图示：窦性心动过缓，Ⅱ、Ⅲ、aVF、V_4 ～ V_6 导联 ST 段压低，T 波倒置（图 7-2）。

给予阿司匹林 300 mg 顿服，其后 100 mg 每日 1 次，氯吡格雷 300 mg 顿服，其后 75 mg 每日 1 次。

2015 年 1 月 12 日行冠状动脉造影示：右优势型，左主干、前降支、左回旋支、右冠状动脉大致正常，血流均为 TIMI 3 级。左心室造影示室间隔肥厚。测得心尖部压力 326 mmHg、主动脉内压力 150 mmHg，压力阶差为 176 mmHg，有行化学消融的适应证（图 7-3）。

化学消融过程如下：经桡动脉推送 5F 猪尾型导管至左心室心尖部，穿刺右股动脉，植入 7F 动脉鞘。穿刺右股静脉，植入 6F 静脉鞘，经股静脉鞘送起搏电极至右心室，以 50 次 / 分保护性起搏。经股动脉鞘送 7F EBU 3.5 指引导管至左冠状动脉口，经指引导管推送导丝至第 5 室间隔支，1.5 mm×8 mm OTW 球囊至第 5 室间隔支近段，以 12 atm 扩张球囊，经中心腔造影显示造影剂未渗漏至左前降支，与对侧冠状动脉无交通支。

经 OTW 球囊中心腔共 3 次注入无水乙醇，每次 1 ml，注射时间 30 ～ 60 秒，观察 5 分钟后，再进行下一次注射（图 7-4）。注射 2 次无水乙醇后压力阶差降至 100 mmHg。第 3 次注入无水乙醇时，患者突然主诉胸痛剧烈，伴随血压下降，立即复查左冠状动脉造影，左前降支血流正常，右冠状动脉造影示右冠状动脉中段 100% 闭塞，血流 TIMI 0 级。ECG 示起搏心律，Ⅱ、Ⅲ、aVF 导联 ST 段上移（图 7-5）。

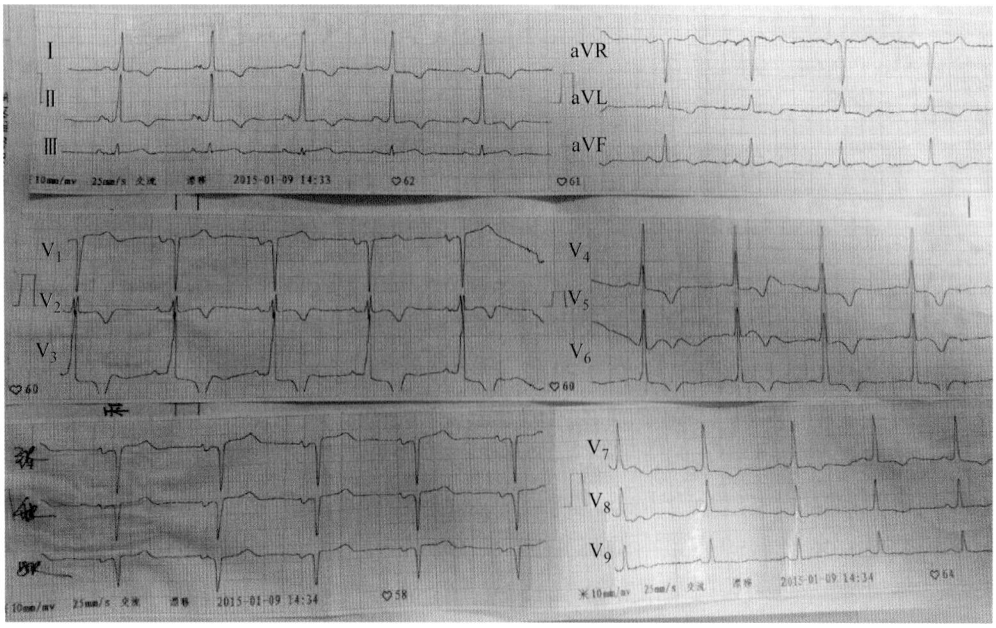

图 7-2 入院心电图

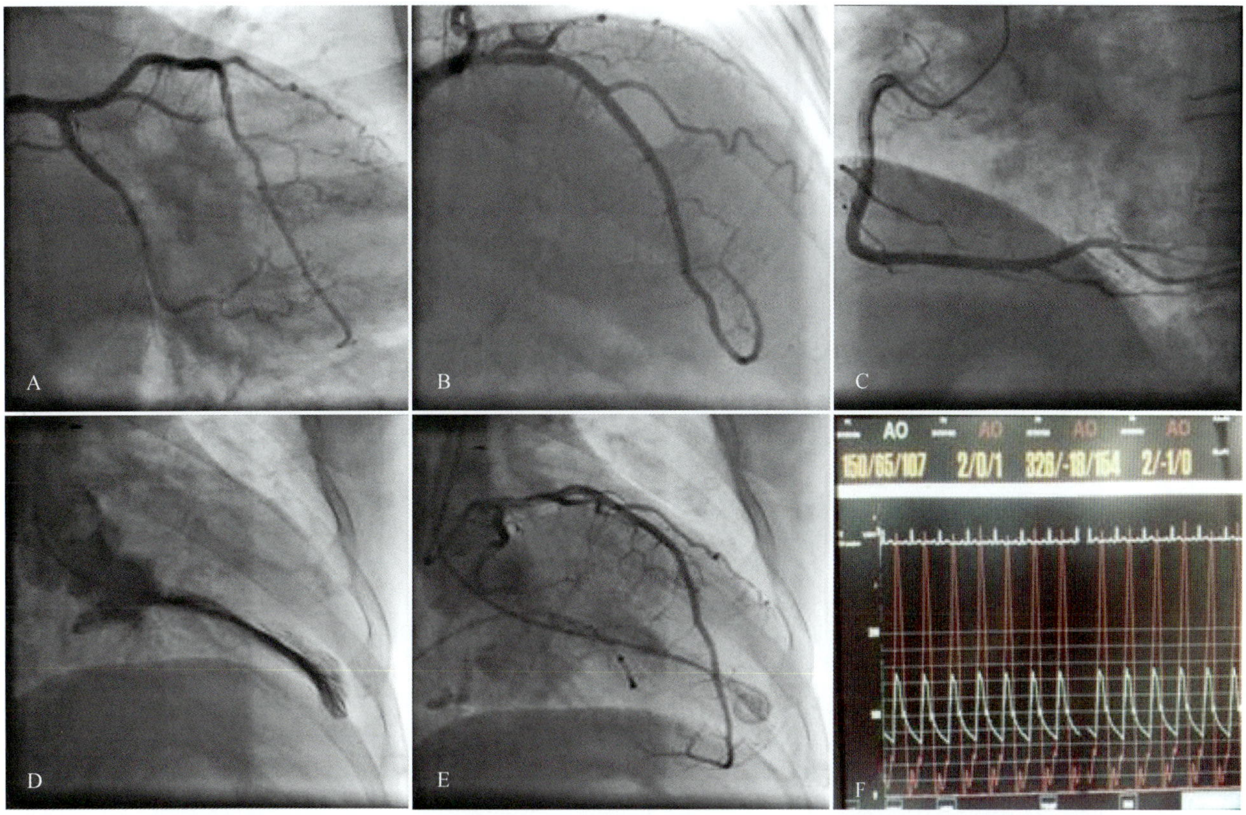

图 7-3 2015 年 1 月 12 日冠状动脉造影。**A** 和 **B**. 左主干、前降支、左回旋支大致正常，血流 TIMI 3 级；**C**. 右冠状动脉大致正常，血流 TIMI 3 级；**D**. 左心室造影示室间隔肥厚；**E**. 同时行左心室及左冠状动脉造影；**F**. 测得心尖部压力 326 mmHg、主动脉内压力 150 mmHg，压力阶差为 176 mmHg

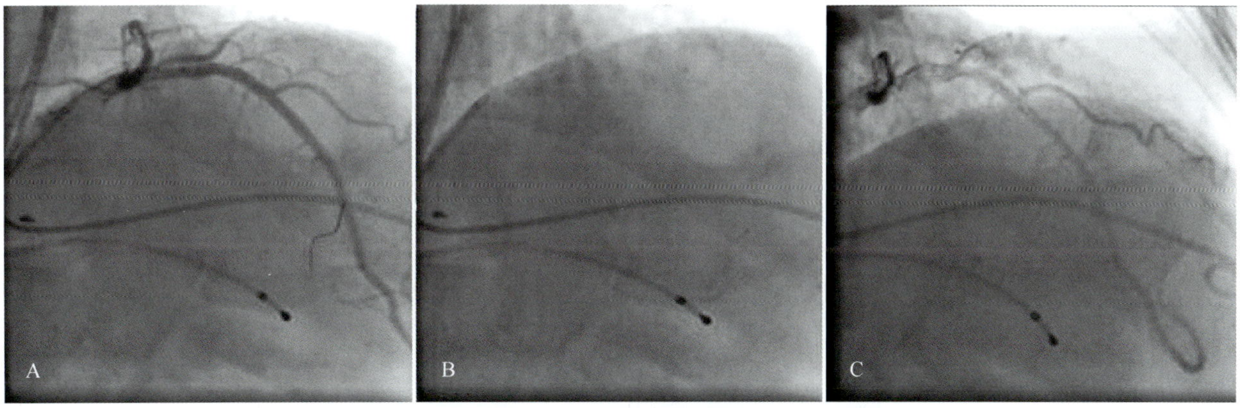

图 7-4 **A**. 经指引导管推送导丝至第 5 室间隔支；**B**. 经中心腔造影显示造影剂未渗漏至左前降支，与对侧冠状动脉无交通支；**C**. 经 OTW 球囊中心腔共 3 次注入无水乙醇，每次 1 ml，注射时间 30 ～ 60 秒

立即快速补液，静点多巴胺、间羟胺提升血压。经股动脉送 JR4.0 指引导管至右冠状动脉口，推送导丝至右冠状动脉远段，2.5 mm×15 mm 球囊扩张右冠状动脉中远段，并于冠状动脉内先后推注替罗非班共 25 ml。复查造影见血流逐渐恢复至 TIMI 2 级（图 7-6）。此时，血压可维持在 90 ～ 100/50 ～ 60 mmHg，心率 50 ～ 70 次 / 分，均为交界性或室性心律。决定回监护室继续观察治疗。Ⅱ、Ⅲ、aVF 导联 ST 段逐渐回到基线水平（图 7-7）。

返回心内监护病房后给予心电、血压监测，予吸氧、止痛、镇静等处置。心电监护示短阵室性心动过速，予胺碘酮静推及静点抑制室性心动过速，予多巴胺及间羟胺静点维持血压，同时继续予以补液、纠正离子及酸碱平衡紊乱等治疗。经积极治疗后患者生命体征平稳，无血流动力学

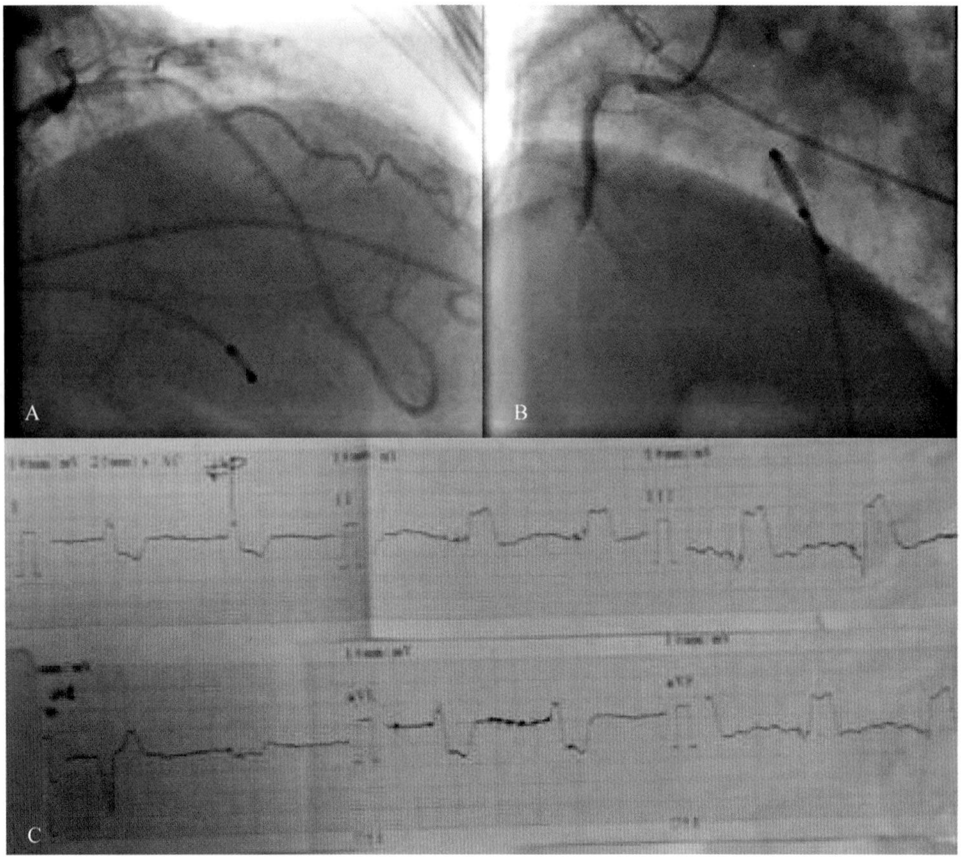

图 7-5 **A**. 复查左冠状动脉造影，未见异常；**B**. 复查右冠状动脉造影见右冠状动脉中段 100% 闭塞，血流 TIMI 0 级；**C**. 心电图示起搏心律，Ⅱ、Ⅲ、aVF 导联 ST 段上移

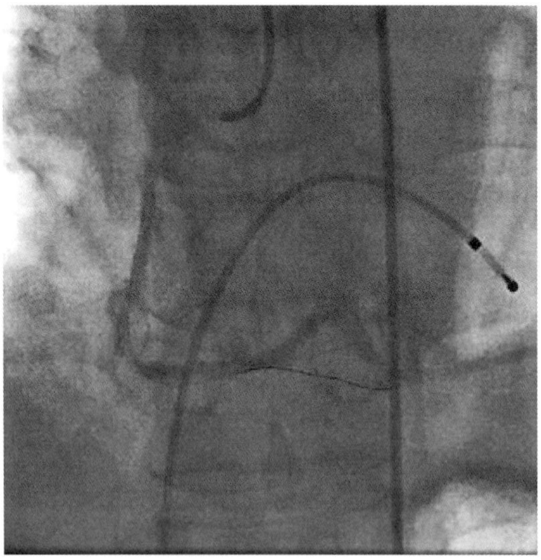

图 7-6 复查造影见血流逐渐恢复至 TIMI 2 级

障碍，胸闷、气短症状较前减轻，短阵室性心动过速较前减少。2015 年 1 月 16 日开始自主心率可维持在 60 ～ 80 次 / 分，血流动力学稳定，于 2015 年 1 月 18 日拔出临时起搏器，仍为窦性心律、室性心律与交界性心律交替出现。2015 年 1 月 21 日出现心室颤动 1 次，给予电除颤后转为窦性心律，并予胺碘酮口服。术后 1 个月，心律恢复窦性心律后出院。

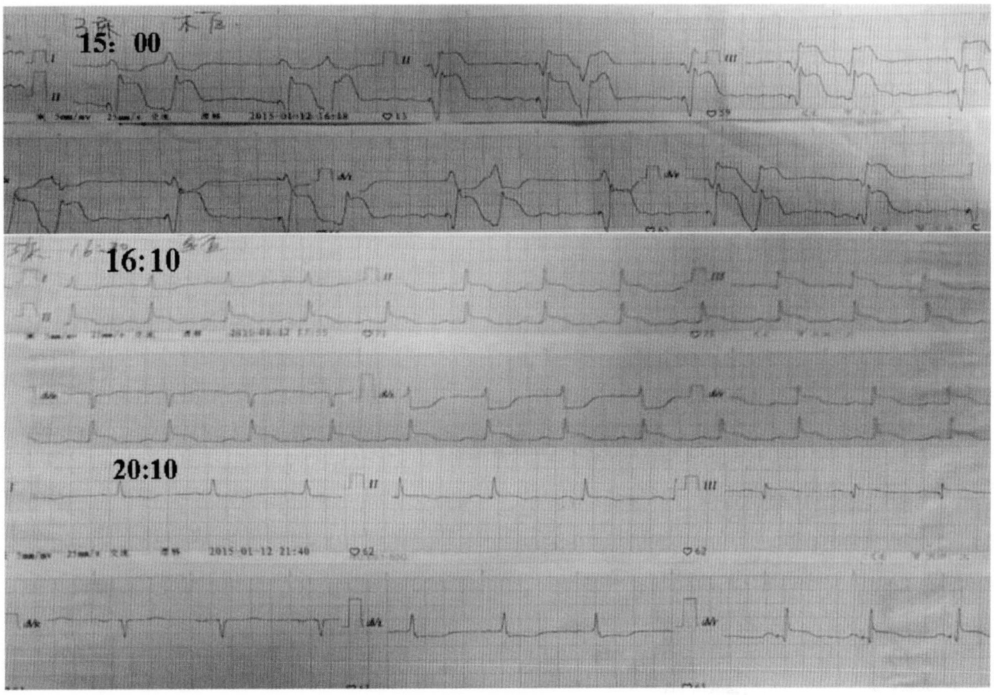

图 7-7 返回监护室后多次复查心电图见Ⅱ、Ⅲ、aVF 导联 ST 段逐渐回到基线水平

（中国人民解放军北部战区总医院 王耿 慕燕艳 刘达 李馨妍 韩雅玲）

参考文献

[1]《中国成人肥厚型心肌病诊断与治疗指南 2023》部分更新要点 . 实用心脑肺血管病杂志，2023，31（03）：73.

[2] Maron MS，Olivotto I，Zenovich AG，et al. Hypertrophic cardiomyopathy is predominantly a disease of left ventricular outflow tract obstruction. Circulation，2006，114（21）：2232-2239.

[3] Autore C，Bernabò P，Barillà CS，et al. The prognostic importance of left ventricular outflow obstruction in hypertrophic cardiomyopathy varies in relation to the severity of symptoms. J Am Coll Cardiol，2005，45（7）：1076-1080.

[4] Maron MS，Olivotto I，Betocchi S，et al. Effect of left ventricular outflow tract obstruction on clinical outcome in hypertrophic cardiomyopathy. N Engl J Med，2003，348（4）：295-303.

[5] Ommen SR，Maron BJ，Olivotto I，et al. Long-term effects of surgical septal myectomy on survival in patients with obstructive hypertrophic cardiomyopathy. J Am Coll Cardiol，2005，46（3）：470-476.

[6] American College of Cardiology Foundation/American Heart Association Task Force on Practice Guidelines. 2011 ACCF/AHA guideline for the diagnosis and treatment of hypertrophic cardiomyopathy：executive summary：a report of the American College of Cardiology Foundation/American Heart Association Task Force on Practice Guidelines. J Thorac Cardiovasc Surg，2011，142（6）：1303-1338.

[7] Task Force members；Elliott PM，Anastasakis A，Borger MA，et al. 2014 ESC Guidelines on diagnosis and management of hypertrophic cardiomyopathy：the Task Force for the Diagnosis and Management of Hypertrophic Cardiomyopathy of the European Society of Cardiology（ESC）. Eur Heart J，2014，35（39）：2733-2779.

[8] Sorajja P，Ommen SR，Holmes DR Jr，et al. Survival after alcohol septal ablation for obstructive hypertrophic cardiomyopathy. Circulation，2012，126（20）：2374-2380.

[9] Singh K，Qutub M，Carson K，et al. A meta analysis of current status of alcohol septal ablation and surgical myectomy for obstructive hypertrophic cardiomyopathy. Catheter Cardiovasc Interv，2016，88（1）：107-115.

[10] Veselka J，Anavekar NS，Charron P. Hypertrophic obstructive cardiomyopathy. Lancet，2017，389（10075）：1253-1267.

[11] Knight C，Kurbaan AS，Seggewiss H，et al. Nonsurgical septal reduction for hypertrophic obstructive cardiomyopathy：outcome in the first series of patients. Circulation，1997，95（8）：2075-2081.

[12] Seggewiss H，Faber L，Gleichmann U. Percutaneous transluminal septal ablation in hypertrophic obstructive cardiomyopathy. Thorac Cardiovasc Surg，1999，47（2）：94-100.

[13] Leonardi RA，Kransdorf EP，Simel DL，et al. Meta-analyses of septal reduction therapies for obstructive hypertrophic cardiomyopathy：comparative rates of overall mortality and sudden cardiac death after treatment. Circ Cardiovasc Interv，2010，3（2）：97-104.

[14] Alam M，Dokainish H，Lakkis N. Alcohol septal ablation for hypertrophic obstructive cardiomyopathy：a systematic review of published studies. J Interv Cardiol，2006，19（4）：319-327.

[15] Sorajja P，Valeti U，Nishimura RA，et al. Outcome of alcohol septal ablation for obstructive hypertrophic cardiomyopathy. Circulation，2008，118（2）：131-139.

[16] Kwon DH，Kapadia SR，Tuzcu EM，et al. Long-term outcomes in high-risk symptomatic patients with hypertrophic cardiomyopathy undergoing alcohol septal ablation. JACC Cardiovasc Interv，2008，1（4）：432-438.

[17] Fifer MA，Vlahakes GJ. Management of symptoms in hypertrophic cardiomyopathy. Circulation，2008，117（3）：429-439.

[18] 刘蓉，乔树宾，胡奉环，等 . 肥厚型心肌病化学消融术后合并晚发三度房室传导阻滞五例 . 中华心血管病杂志，2012，40（12）：1009-1011.

[19] Delling FN，Sanborn DY，Levine RA，et al. Frequency and mechanism of persistent systolic anterior motion and mitral regurgitation after septal ablation in obstructive hypertrophic cardiomyopathy. Am J Cardiol，2007，100（11）：1691-1695.

[20] Lakkis N，Plana JC，Nagueh S，et al. Efficacy of nonsurgical septal reduction therapy in symptomatic patients with obstructive hypertrophic cardiomyopathy and provocable gradients. Am J Cardiol，2001，88（5）：583-586.

[21] 罗晓亮，杨伟宪，乔树宾，等 . 肥厚型梗阻性心肌病患者经皮室间隔心肌消融术后并发症分析 . 中国循环杂志，2018，33（7）：700-704.

[22] Wustmann K，Zbinden S，Windecker S，et al. Is there functional collateral flow during vascular occlusion in angiographically normal coronary arteries? Circulation，2003，107（17）：2213-2220.

[23] Wallace EL，Thompson JJ，Faulkner MW，et al. Septal perforator anatomy and variability of perfusion bed by myocardial contrast echocardiography：a study of hypertrophic cardiomyopathy patients undergoing alcohol septal ablation. J Interv Cardiol，2013，26（6）：604-612.

[24] Faber L，Ziemssen P，Seggewiss H. Targeting percutaneous transluminal septal ablation for hypertrophic obstructive cardiomyopathy by intraprocedural echocardiographic monitoring. J Am Soc Echocardiogr，2000，13（12）：1074-1079.

[25] Mur JLM，Tahoces LS，Barcelo JLM，et al. Three-dimensional contrast echocardiography-guided alcohol septal ablation in hypertrophic obstructive cardiomyopathy. Eur Heart J Cardiovasc Imaging，2014，15（2）：226.

[26] Cai M，Tian YQ，He ZX. Myocardial radionuclide imaging in patients with hypertrophic cardiomyopathy. Nucl Med Commun，2013，34（4）：298-305.

[27] 邓丹，孟璟，曲小龙，等 . 室间隔化学消融术治疗肥厚型梗阻性心肌病的临床疗效分析 . 第三军医大学学报，2017，39（16）：1673-1678.

[28] Meng J，Qu X，Huang H，et al. Intracoronary electrocardiogram during alcohol septal ablation for hypertrophic obstructive cardiomyopathy predicts myocardial injury size. Clin Exp Pharmacol Physiol，2016，43（1）：75-80.

[29] Yanagiuchi T，Tada N，Haga Y，et al. Utility of preprocedural multidetector computed tomography in alcohol septal ablation for hypertrophic obstructive cardiomyopathy. Cardiovasc Interv Ther，2019，34（4）：364-372.

[30] Naidu SS. Invasive thoughts：honoring two decades of alcohol septal ablation for hypertrophic cardiomyopathy. J Invasive Cardiol，2013，25（8）：369-370.

[31] Veselka J，Lawrenz T，Branny M，et al. Outcomes of alcohol septal ablation for hypertrophic obstructive cardiomyopathy：A European multicentre and multinational study. Eur Heart J，2013，34（Suppl 1）：2177.

[32] Sathyamurthy I，Nayak R，Oomman A，et al. Alcohol septal ablation for hypertrophic obstructive cardiomyopathy—8 years follow up. Indian Heart J，2014，66（1）：57-63.

[33] Gaspar J，Martínez-Ríos MA，Vonderwalde C，et al. Pericardium-covered stent for septal myocardial ablation in hypertrophic obstructive cardiomyopathy. Catheter Cardiovasc Interv，1999，47（1）：73-79.

[34] Vanderheyden M，Willaert W，Claessens P. Nonalcoholic percutaneous transluminal septal ablation for hypertrophic cardiomyopathy with obstruction. Am J Cardiol，2002，89（3）：361-362.

[35] Fifer MA，Yoerger DM，Picard MH，et al. Images in cardiovascular medicine. Covered stent septal ablation for hypertrophic obstructive cardiomyopathy：initial success but ultimate failure resulting from collateral formation. Circulation，2003，107（25）：3248-3249.

[36] Sianos G，Papafaklis MI，Vourvouri EC，et al.

Images in cardiovascular medicine. Hypertrophic obstructive cardiomyopathy：septal ablation with overlapping sirolimus-eluting and covered stents after failed alcoholization and concomitant coronary artery disease. Circulation，2006，114（17）：e553-555.

［37］Llamas-Esperón GA，Sandoval-Navarrete S. Percutaneous septal ablation with absorbable gelatin sponge in hypertrophic obstructive cardiomyopathy. Catheter Cardiovasc Interv，2007，69（2）：231-235.

［38］Durand E，Mousseaux E，Coste P，et al. Non-surgical septal myocardial reduction by coil embolization for hypertrophic obstructive cardiomyopathy：early and 6 months follow-up. Eur Heart J，2008，29（3）：348-355.

［39］刘会，吴强，谭洪文，等. 弹簧圈栓塞冠状动脉间隔支治疗梗阻性肥厚型心肌病的疗效观察. 中华心血管病杂志，2017，12（45）：1044-1048.

［40］Trehan V，Mukhopadhyay S，Rangasetty UC. Percutaneous transseptal myocardial ablation with wire（PTSAW）：a new technique. J Invasive Cardiol，2004，16（4）：204-206.

［41］Vriesendorp PA，Van Mieghem NM，Vletter WB，et al. Microsphere embolisation as an alternative for alcohol in percutaneous transluminal septal myocardial ablation. Neth Heart J，2013，21（5）：245-248.

［42］胡小莹，乔树宾，孙兴国，等. 肥厚型心肌病患者的心肺功能评估和相关因素研究. 中国循环杂志，2021，36（4）：372-378.

［43］林国钦，林俊敏，翁志成，等. 微球室间隔心肌消融术治疗肥厚型梗阻性心肌病的安全性和有效性. 中国循环杂志，2022，37（06）：590-594.

［44］Gross CM，Schulz-Menger J，Krämer J，et al. Percutaneous transluminal septal artery ablation using polyvinyl alcohol foam particles for septal hypertrophy in patients with hypertrophic obstructive cardiomyopathy：acute and 3-year outcomes. J Endovasc Ther，2004，11（6）：705-711.

［45］Matos GF，Hammadeh R，Francois C，et al. Controlled myocardial infarction induced by intracoronary injection of n-butyl cyanoacrylatein dogs：a feasibility study. Catheter Cardiovasc Interv，2005，66（2）：244-253.

［46］Oto A，Aytemir K，Deniz A. New approach to septal ablation：glue（cyanoacrylate）septal ablation. Catheter Cardiovasc Interv，2007，69（7）：1021-1025.

［47］Lawrenz T，Kuhn H. Endocardial radiofrequency ablation of septal hypertrophy. A new catheter-based modality of gradient reduction in hypertrophic obstructive cardiomyopathy. Z Kardiol，2004，93（6）：493-499.

［48］Emmel M，Sreeram N，deGiovanni JV，et al. Radiofrequency catheter septal ablation for hypertrophic obstructive cardiomyopathy in childhood. Z Kardiol，2005，94（10）：699-703.